Patologia do Trabalho

3ª edição

Medicina do Trabalho / Saúde Ocupacional

Outros livros de interesse

A Ciência e a Arte de Ler Artigos Cientificos – **Braulio Luna Filho**
A Didática Humanista de um Professor de Medicina – **Decourt**
A Questão Ética e a Saúde Humana – **Segre**
A Saúde Brasileira Pode Dar Certo – **Lottenberg**
A Vida por um Fio e por Inteiro – Elias **Knobel**
Artigo Científico – do Desafio à Conquista – Enfoque em Testes e Outros Trabalhos Acadêmicos – **Victoria Secaf**
As Lembranças que não se Apagam – Wilson Luiz **Sanvito**
Coluna: Ponto e Vírgula 7ª ed. – **Goldenberg**
Como Ter Sucesso na Profissão Médica – Manual de Sobrevivência 4ª ed. – Mario Emmanuel **Novais**
Cuidados Paliativos – Diretrizes, Humanização e Alívio de Sintomas – **Franklilin Santana**
Dicionário de Ciências Biológicas e Biomédicas – **Vilela Ferraz**
Dicionário Médico Ilustrado Inglês-Português – **Alves**
Epidemiologia 2ª ed. – **Medronho**
Gestão Estratégica de Clínicas e Hospitais – **Adriana Maria** André
Guia de Consultório – Atendimento e Administração – **Carvalho Argolo**
Internet – Guia para Profissionais da Saúde 2ª ed. – **Vincent**
Medicina: Olhando para o Futuro – **Protásio** Lemos **da Luz**
Medicina, Saúde e Sociedade – **Jatene**
Nem Só de Ciência se Faz a Cura 2ª ed. – **Protásio da Luz**
O Que Você Precisa Saber sobre o Sistema Único de Saúde – **APM-SUS**
Patologia do Trabalho (2 vols.) 2ª ed. – **René Mendes**
Politica Públicas de Saúde Interação dos Atores Sociais – **Lopes**
Psiquiatria Ocupacional – Duílio Antero de **Camargo** e Dorgival **Caetano**
Saúde Ocupacional: Autoavaliação e Revisão – **Gurgel**
Sono – Aspectos Profissionais e Suas Interfaces na Saúde – **Mello**
Trabalho em Turnos e Noturno na Sociedade 24 Horas – **Rotemberg e Frida**
Tratado de Medicina de Urgência – **Lopes** e **Penna Guimarães**
Um Guia para o Leitor de Artigos Científicos na Área da Saúde – **Marcopito Santos**
Vias Urinárias – Controvérsias em Exames Laboratoriais de Rotina 2ª ed. – **Paulo** Antonio Rodrigues **Terra**

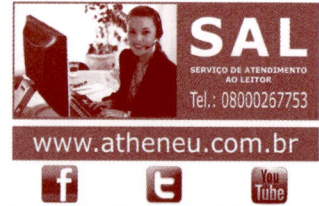

SAL – SERVIÇO DE ATENDIMENTO AO LEITOR
Tel.: 08000267753
www.atheneu.com.br
Facebook.com/editoraatheneu   Twitter.com/editoraatheneu   Youtube.com/atheneueditora

Patologia do Trabalho

3ª edição

René Mendes (Organizador)

Médico especialista em Saúde Pública e em Medicina do Trabalho. Mestre, Doutor e Livre-docente em Saúde Pública pela Universidade de São Paulo. Professor Titular do Departamento de Medicina Preventiva e Social da Faculdade de Medicina da Universidade Federal de Minas Gerais – UFMG (aposentado). Foi Presidente da Associação Nacional de Medicina do Trabalho – ANAMT, 2001-2004, 2004-2007. Membro Honorário da Comissão Internacional de Saúde Ocupacional (ICOH). Consultor.

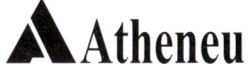

EDITORA ATHENEU

São Paulo	Rua Jesuíno Pascoal, 30
	Tel.: (11) 2858-8750
	Fax: (11) 2858-8766
	E-mail: atheneu@atheneu.com.br
Rio de Janeiro	Rua Bambina, 74
	Tel.: (21) 3094-1295
	Fax: (21) 3094-1284
	E-mail: atheneu@atheneu.com.br
Belo Horizonte	Rua Domingos Vieira, 319, conj. 1.104

PRODUÇÃO EDITORIAL: Sandra Regina Santana

Dados Internacionais de Catalogação na Publicação (CIP)
(Câmara Brasileira do Livro, SP, Brasil)

Patologia do trabalho/René Mendes, (organizador). – 3. ed. – São Paulo: Editora Atheneu, 2013.

Bibliografia
Vários colaboradores.
ISBN 978-85-388-0375-1

1. Doenças profissionais 2. Medicina do trabalho 3. Saúde pública 4. Serviços de saúde ocupacional 5. Trabalho e classes trabalhadoras – Doenças 6. Trabalho e classes trabalhadoras – Cuidados médicos I. Mendes, René, 1945-.

13-04386
CDD-616.9803
NLM-WA 400

Índices para catálogo sistemático:

1. Patologia do trabalho : Medicina 616.9803

2. Trabalho : Patologia : Medicina 616.9803

Colaboradores

Adebal de Andrade Filho

Médico pela Universidade Federal de Minas Gerais – UFMG. Especialista em Clínica Médica pelo Hospital João XXIII, da Fundação Hospitalar do Estado de Minas Gerais – FHEMIG. Plantonista do Hospital João XXIII – FHEMIG, Belo Horizonte, Minas Gerais.

Alexandre Coimbra

Médico pela Faculdade de Medicina de Ribeirão Preto da Universidade de São Paulo – FMRPUSP. Especialista em Ortopedia e Traumatologia pela Sociedade Brasileira de Ortopedia e Traumatologia – SBOT. Curso de Especialização em Medicina do Trabalho pela Fundação Centro Nacional de Segurança, Higiene e Medicina do Trabalho – Fundacentro. Especialista em Ortopedia e Traumatologia pela Deutsche Gesellschaft für Orthopädie und Traumatologie, Oskar-Helene-Heim – Universidade Livre de Berlim, Alemanha. Mestre em Engenharia Mecânica pela Faculdade de Engenharia de Guaratinguetá, Universidade Estadual Paulista – Unesp. Mestre em Dirección y Gestión de Los Sistemas de Seguridad Social pela Organização Iberoamericana de Seguridad Social, Universidade de Alcalá, Espanha. Foi Chefe do Serviço de Ortopedia e Traumatologia do Hospital e Maternidade Frei Galvão, Guaratinguetá/SP; Diretor Clínico do mesmo Hospital; Representante do Instituto Nacional do Seguro Social – INSS, na Comissão Consultiva FAP/NTEP; Chefe da Divisão de Perícias Ocupacionais, na Coordenação Geral de Benefícios por Incapacidade, INSS, Brasília, DF; Coordenador-Geral de Perícias Médicas, na Diretoria de Saúde do Trabalhador, INSS, Brasília, DF.

Alfredo Jorge Cherem

Médico Fisiatra e Médico do Trabalho. Doutor pela Universidade Federal de Santa Catarina – UFSC. Foi Presidente da Associação Catarinense de Medicina do Trabalho – ACAMT e Representante Técnico da Superintendência Regional Sul (RET) da Reabilitação Profissional do Instituto Nacional do Seguro Social – INSS. Atualmente, é Perito Médico do INSS e Professor de pós-graduação em cursos de Medicina do Trabalho e Engenharia de Segurança do Trabalho. Florianópolis – SC.

Ana Cláudia Camargo Gonçalves Germani

Médica pela Faculdade de Medicina do ABC. Especialista em Medicina do Trabalho, Mestre e Doutora pela Faculdade de Medicina da Universidade de São Paulo – FMUSP. Foi colaboradora do Centro de Promoção da Saúde do Hospital das Clínicas da Faculdade de Medicina da Universidade de São Paulo – CPS-HCFMUSP, por dez anos. Atualmente é Professora Doutora do Departamento de Medicina Preventiva da FMUSP e Presidente da Associação Brasileira de Promoção da Saúde – ABPS. São Paulo – SP.

Ana Paula Scalia Carneiro

Médica e Doutora em Saúde Pública pela Faculdade de Medicina da Universidade Federal de Minas Gerais – UFMG. Pneumologista do Serviço Especializado em Saúde do Trabalhador do Hospital das Clínicas da UFMG. Intensivista do Hospital do Instituto de Previdência dos Servidores do Estado de Minas Gerais – IPSEMG. Leitora "B" de Pneumoconioses do National Institute for Occupational Safety and Health – NIOSH. Belo Horizonte – MG.

Andréa Maria Silveira

Médica pela Faculdade de Medicina da Universidade Federal de Minas Gerais – UFMG. Mestre em Sociologia Industrial e Urbana e Doutora em Ciências Humanas pela UFMG. Diretora de Ensino, Pesquisa e Extensão do Hospital das Clínicas da UFMG. Belo Horizonte – MG.

Angelo Raimundo de Souza Filho

Médico pela Universidade do Estado do Rio de Janeiro – UERJ. Especialização em Medicina do Trabalho pela UERJ. Oficial Médico R1 do Exército Brasileiro. Especialista em Defesa Química Biológica e Nuclear pela Escola de Instrução Especializada. Foi Inspetor de Armas Nucleares, Biológicas e Químicas (*NBC Inspector*) junto à Organização das Nações Unidas. Membro da Diretoria da Sociedade Brasileira de Atendimento Integral ao Trauma – SBAIT e da Comissão de Organização do Congresso Mundial de Trauma da SBAIT, em 2012. Rio de Janeiro – RJ.

Arlindo Gomes

Médico pela Faculdade de Medicina da Universidade Federal do Rio de Janeiro – UFRJ. Mestre em Saúde Coletiva pelo Instituto de Estudos em Saúde Coletiva – IESC/UFRJ. Foi Assessor de Saúde Ocupacional da Petrobras. Presidente da Associação Brasileira de Medicina do Trabalho – ABMT e Diretor Científico da Associação Nacional de Medicina do Trabalho – ANAMT. Atualmente é Médico do Trabalho da Petrobras e Médico Regulador da Central de Regulação da Região Metropolitana II – Rio de Janeiro.

Armando Augusto Martins Campos

Engenheiro Mecânico pela Universidade Federal do Pará – UFPA. Engenheiro de Segurança do Trabalho, com especialização em *Seguridad* Integral pela Fundación Mapfre da Espanha. Mestre em Sistemas de Gestão pela Universidade Federal Fluminense. Doutorando em Engenharia Civil pela Universidade Federal Fluminense. É Diretor da ADMC Serviços de Consultoria e Docente de Cursos de Engenharia de Segurança. Mentor do curso a distância "Introdução a Sistemas Integrados de Gestão" do Senac/SP. Articulista da *Revista Proteção*, na qual subscreve a coluna sobre CIPA. Representante da Força Sindical no Grupo de Trabalho Tripartite (GTT) responsável pela elaboração do texto da Norma Regulamentadora 33 sobre "Segurança e Saúde no Trabalho em Espaços Confinados". Autor dos livros *CIPA – Uma Nova Abordagem* (20ª. edição – 2012); e *Prevenção e Controle de Risco* (6ª. edição – 2012) pela Editora SENAC/SP e da publicação *Guia para Trabalhos em Espaço Confinado* (2ª. edição – 2009). São Paulo – SP.

Berenice Isabel Ferrari Goelzer

Engenheira Civil pela Universidade Federal do Rio Grande do Sul – UFRGS e Higienista Ocupacional. *Master* em Saúde Pública e em Higiene Industrial pela Universidade de Michigan (Ann Arbor, EUA). Atuou por 25 anos como cientista, responsável por Higiene Ocupacional, em nível internacional, na Organização Mundial da Saúde (OMS), Genebra, Suíça. Pesquisadora na Universidade de North Carolina (Chapel Hill, EUA). Primeira Chefe de Higiene Ocupacional na Fundacentro – São Paulo, Brasil. Professora convidada da Faculdade de Saúde Pública da USP. Responsável por Higiene Ocupacional no SESI – Porto Alegre. Professora de Higiene do Trabalho na Escola de Engenharia da UFRGS. Até meados de 2012, foi editora da *Newsletter* da IOHA – International Occupational Hygiene Association (Associação Internacional de Higiene Ocupacional). Certificada como CIH (Comprehensive Industrial Hygiene Practice) durante 35 anos (até 2010) pelo American Board of Industrial Hygiene, EUA. Certificada em Higiene Ocupacional pela ABHO (Associação Brasileira de Higienistas Ocupacionais). Agraciada com os prêmios internacionais: "William P. Yant *Award*" (da AIHA), recebido em Washington, DC, EUA, 1996 e "*Life Achievement Award*" da Associação Internacional de Higiene Ocupacional (IOHA), recebido em Bergen, Noruega, 2002. Proferiu a Jeffrey S. Lee *Lectureship* 2004 (AIHCE 2004, em Atlanta, EUA). Membro das seguintes associações profissionais: ABHO (Brasil), American Conference of Governmental Industrial Hygienists (ACGIH, EUA), British Occupational Hygiene Society (BOHS, Inglaterra). Conselheira Especial, por seis anos, e *Board Member*, por três anos, da International Occupational Hygiene Association (IOHA). Durante 40 anos, Membro da American Industrial Hygiene Association (AIHA) e durante mais de 20 anos, da Societé Suisse d' Hygiène au Travail (da qual foi membro-fundadora). Autora de inúmeras publicações, incluindo capítulos de obras coletivas, como a Enciclopédia de Saúde e Segurança Ocupacional da OIT, livros, publicações da OMS, artigos em revistas e *Newsletters*. Atualmente é Consultora em Higiene Ocupacional e docente em vários cursos. Porto Alegre – RS.

Carlos Roberto de Medeiros
Médico pela Faculdade de Medicina da Universidade de São Paulo – FMUSP. Especialista em Imunologia Clínica e Alergia pela Associação Brasileira de Alergia e Imunopatologia – ASBAI/AMB. Especialização em Medicina do Trabalho pela FMUSP. Doutor em Ciências, Área de Concentração Imunologia Clínica e Alergia, pela FMUSP. Atualmente, é Diretor Técnico do Hospital Vital Brazil, Instituto Butantan. São Paulo – SP.

Casimiro Pereira Júnior
Médico pela Faculdade de Ciências Médicas da Pontifícia Universidade Católica do Paraná – PUC-PR. Especialização em Medicina do Trabalho pela Faculdade de Saúde Pública da Universidade de São Paulo – FSP/USP. Título de Especialista em Medicina do Trabalho pela Associação Médica Brasileira e Conselho Federal de Medicina. Mestre em Engenharia de Produção – Área de Ergonomia, pela Universidade Federal de Santa Catarina – UFSC. Ex-Presidente da Associação Nacional de Medicina do Trabalho – ANAMT. Florianópolis – SC.

Ceila Maria Sant'Anna Málaque
Médica pela Universidade Estadual de Londrina. Mestrado e Doutorado pela Faculdade de Medicina da Universidade de São Paulo. Médica no Hospital Vital Brazil do Instituto Butantan e no Instituto de Infectologia Emílio Ribas. São Paulo – SP.

Christina Terra Gallafrio Novaes
Médica pela Faculdade de Medicina da Universidade de São Paulo – FMUSP. Residência Médica em Moléstias Infecciosas e Parasitárias, pelo Hospital das Clínicas da FMUSP – HCFMUSP. Médica do Hospital Vital Brazil/Instituto Butantan. São Paulo – SP.

Cid Alves
Médico pela Universidade Federal Fluminense – UFF. Pós-graduado em Engenharia Biomédica pelo Instituto Alberto Luiz Coimbra de Pós-graduação e Pesquisa em Engenharia – COPPE/UFRJ. Especialização em Medicina do Trabalho pela Universidade do Estado do Rio de Janeiro – UERJ. Especialista em Medicina Hiperbárica pela Marinha do Brasil. Ex-Pesquisador da Fundacentro/RJ. Atuou como Médico na Petrobras. Atualmente é Perito Legista da Secretaria de Segurança do Estado do Rio de Janeiro. Rio de Janeiro – RJ.

Claudia Roberta de Castro Moreno
Bióloga pela Universidade Mackenzie. Mestre e Doutora em Saúde Pública pela Faculdade de Saúde Pública da Universidade de São Paulo – FSP/USP. Pós-doutora pela USP e pela Universidade Federal de São Paulo – Unifesp. Livre-docente pela USP. Ex-Coordenadora do Programa de Pós-graduação em Saúde Pública da Faculdade de Saúde Pública da USP. Presidente da Comissão de Relações Internacionais da FSP/USP. Professora-associada na FSP/USP. São Paulo – SP.

Cristian Kotinda Junior
Médico pela Faculdade de Medicina da Universidade de Santo Amaro. Residência Médica em Medicina do Trabalho pela Faculdade de Medicina da Universidade de São Paulo – FMUSP. Médico do Trabalho do Banco Santander Brasil S/A. São Paulo – SP.

Cristiane Rapparini
Médica pela Faculdade de Medicina da Universidade Federal do Rio de Janeiro – UFRJ. Graduada em Prevenção de Acidentes com Perfurocortantes (*Sharps Injury Prevention*) pela Faculdade de Ciências da Saúde da Touro University International. Doutora em Infectologia pela Universidade Federal do Rio de Janeiro. Foi Médica Infectologista da Gerência de DST/AIDS da Secretaria Municipal de Saúde do Rio de Janeiro; Médica Infectologista do Serviço de Doenças Infecciosas e Parasitárias do Hospital Universitário Clementino Fraga Filho – UFRJ. Atualmente é Diretora do Projeto Riscobiologico.org, desde a sua fundação, em agosto de 2000. Rio de Janeiro – RJ.

Dante José Pirath Lago

Médico do Trabalho pela Universidade Federal de Santa Catarina – UFSC. Especialista em Medicina do Trabalho pela ANAMT/AMB. Especialista em Saúde Coletiva pela antiga Escola de Saúde Pública do Governo do Estado do Paraná. Especialista em Dependências Químicas pela Pontifícia Universidade Católica do Paraná – PUC Paraná. Ex-Presidente da Associação Paranaense de Medicina do Trabalho – APAMT. Ex-Vice-presidente da Associação Nacional de Medicina do Trabalho – ANAMT – Região Sul. Atualmente é Gerente de Saúde, Segurança e Meio Ambiente da Volvo do Brasil. Presidente do Conselho Executivo da Fundação Solidariedade, entidade que abriga crianças e adolescentes em situação de vulnerabilidade. Curitiba – PR.

Davi Ventura Barnabé

Médico pela Faculdade de Ciências Médicas de Minas Gerais – FCMMG. Especialização em Medicina do Trabalho. Cirurgião Vascular pela Sociedade Brasileira de Angiologia e Cirurgia Vascular. Belo Horizonte – MG.

Deilson Elgui de Oliveira

Biomédico pelo Instituto de Biociências de Botucatu da Universidade Estadual de São Paulo – Unesp. Doutor em Patologia pela Faculdade de Medicina de Botucatu, Unesp. Pós-doutorado em Carcinogênese Viral pela Weill Medical College, Cornell University, New York, EUA. Ex-Coordenador do *Genepath Laboratory*. Professor-assistente de Patologia e Pesquisador do Departamento de Patologia da Faculdade de Medicina de Botucatu – Unesp, onde lidera o Grupo de Pesquisa em Carcinogênese Viral e Biologia do Câncer. Autor de inúmeras publicações sobre temas de Carcinogênese Viral, Biologia do Câncer e Patologia Molecular. Membro da United States and Canadian Academy of Pathology (USCAP) e da American Association for Cancer Research (AACR). Botucatu – SP.

Délio Campolina

Médico pela Faculdade de Ciências Médicas de Minas Gerais. Especialista em Clínica Médica e Patologia Clínica. Farmacêutico-bioquímico pela Faculdade de Farmácia da Universidade Federal de Minas Gerais – UFMG. Mestre em Infectologia e Medicina Tropical pela Faculdade de Medicina da UFMG – FM/UFMG. Professor convidado da disciplina Estágios em Toxicologia Clínica da FM/UFMG. Coordenador do Serviço de Toxicologia do Hospital João XXIII. Belo Horizonte – MG.

Dvora Joveleviths

Médica pela Universidade Federal de Ciências da Saúde de Porto Alegre – UFCSPA. Mestre em Gastroenterologia pela Universidade Federal do Rio Grande do Sul – UFRGS. Doutora em Hepatologia e Patologia pela UFCSPA. Diretora de Exercício Profissional da Sociedade Gaúcha de Medicina do Trabalho – SOGAMT. Presidente da Sociedade Gaúcha de Gastroenterologia – SGG. Coordenadora da Residência Médica em Medicina do Trabalho do Hospital de Clínicas de Porto Alegre. Regente da disciplina de Saúde do Trabalhador da UFRGS. Professora Adjunta da UFRGS. Porto Alegre – RS.

Éber Assis dos Santos Júnior

Médico pela Faculdade de Medicina da Universidade Federal de Minas Gerais – UFMG. Especialização em Medicina do Trabalho pela Faculdade de Ciências Médicas de Minas Gerais. Mestre em Saúde Pública (Área de Concentração Saúde e Trabalho) pela Faculdade de Medicina da UFMG. Perito Médico Previdenciário da Gerência Executiva do INSS em Belo Horizonte. Foi Responsável Técnico da Reabilitação Profissional e é atual Chefe Substituto do Serviço de Saúde do Trabalhador. Médico Clínico da Prefeitura de Belo Horizonte (Plantonista da Unidade de Pronto-atendimento Norte). Belo Horizonte – MG.

Edith Seligmann-Silva

Médica psiquiatra pela Universidade Federal do Pará – UFPA. Doutora pela Faculdade de Medicina da Universidade de São Paulo – FMUSP. Especialista em Saúde Pública pela Faculdade de Saúde Pública da USP – FSP/USP. Foi Supervisora de Saúde Mental junto à Secretaria de Estado de Saúde de São Paulo. Foi responsável pela disciplina de pós-graduação Saúde Mental e Trabalho na Faculdade de Medicina da Universidade de São Paulo. Foi Professora-Adjunta na Escola de Administração de Empresas de São Paulo da Fundação Getúlio Vargas (EAESP-FGV). Pesquisadora na área de Saúde Mental Relacionada ao Trabalho (SMRT) de 1980 até o presente. Consultora em pesquisas voltadas a temas de Saúde Mental Relacionada ao Trabalho e ao Desemprego. São Paulo – SP.

Edmar Villar de Queiroz Neto
Médico pela Universidade Federal do Rio de Janeiro – UniRio. Especialização em Medicina do Trabalho pela Universidade do Estado do Rio de Janeiro – UERJ. MBA em Gestão de Saúde pelo Instituto Coppead de Administração – Coppead-UFRJ. Coronel Médico reformado do Corpo de Bombeiros Militar do Estado do Rio de Janeiro – CBMERJ. Médico do Trabalho Sênior da Petrobras, responsável pela Contingência de Saúde Corporativa. Rio de Janeiro – RJ.

Eduardo Algranti
Médico pela Faculdade de Medicina da Santa Casa de São Paulo. Mestre em Pneumologia pela Universidade do País de Gales, Grã-Bretanha. Doutor em Saúde Pública pela Faculdade de Saúde Pública da Universidade de São Paulo. Foi Chefe do Serviço de Medicina da Fundacentro/CTN. Leitor B pelo National Institute for Occupational Safety and Health – NIOSH. Diretor do Centro Colaborador Fundacentro em Saúde Ocupacional da Organização Mundial da Saúde – OMS. Membro do Comitê Assessor em Saúde Ocupacional da OMS. São Paulo – SP.

Eduardo Ferreira Arantes
Médico com Especialização em Medicina do Trabalho pela Universidade São Francisco de São Paulo. Especialista em Ergonomia pela Faculdade de Ciências Médicas de Minas Gerais e em Gestão de Saúde pela Fundação Getúlio Vargas – FGV. Foi Coordenador de Higiene e Saúde Ocupacional da Braskem S.A. Conselheiro Estadual de Saúde nos biênios 2007/2008 e 2009/2010. Membro da CIST (Comissão Intersetorial de Saúde do Trabalhador) no Conselho Estadual de Saúde. Representante da ABIQUIM (Associação Brasileira das Indústrias Químicas) na Comissão Nacional Permanente do Benzeno; Representante do FIEB (Federação das Indústrias da Bahia) na Comissão Regional Permanente do Benzeno. Coordenador da Comissão de Saúde do Trabalhador no COFIC (Comitê de Fomento Industrial de Camaçari – BA). Professor convidado da Escola Politécnica da UFBA (Universidade Federal da Bahia). Professor convidado do curso de Engenharia de Segurança do Trabalho da Unicastelo-SP. Professor convidado do curso de Odontologia do Trabalho do CENO-BA (Centro de Estudos Odontológicos). Atualmente é Gerente de Planejamento e Desenvolvimento da Unidade de Qualidade de Vida do Departamento Nacional do SESI em Brasília. Autor de vários livros sobre promoção da saúde e qualidade de vida. Membro do Conselho Nacional de Saúde. Brasília – DF.

Eduardo Mello De Capitani
Médico pela Universidade Estadual de Campinas – Unicamp. Mestre em Medicina e Doutor em Saúde Coletiva pela Unicamp. Especialista em Medicina do Trabalho pela ANAMT. Especialista em Saúde Pública pela Unicamp. Livre Docente pela Faculdade de Ciências Médicas da Unicamp. Professor Associado da Disciplina de Pneumologia do Departamento de Clínica Médica da FCM-Unicamp. Coordenador do Centro de Controle de Intoxicações da FCM-HC-Unicamp. Campinas – SP.

Elizabete Medina Coeli Mendonça
Médica pela Universidade Federal de São Paulo – Unifesp. Residência Médica em Pneumologia no Instituto de Assistência Médica ao Servidor Público Estadual – IAMSPE. Tecnologista da Fundacentro. São Paulo – SP.

Elizabeth Costa Dias
Médica graduada pela Faculdade de Medicina da Universidade Federal de Minas Gerais – UFMG. Especialista em Medicina do Trabalho pela UFMG, em Saúde Pública, pela Escola Nacional de Saúde Pública da Fiocruz. Mestre em Medicina Tropical, pela UFMG. Doutorado em Saúde Coletiva pela Unicamp e Pós-doutorado na Division of Occupational and Environmental Health/Department of Environmental Health – School of Hygiene and Public Health – Johns Hopkins University, Baltimore, Maryland, EUA e CEPAL/ILPES/Banco Mundial/PNUD, Santiago, Chile. Professora aposentada do Departamento de Medicina Preventiva e Social, da Faculdade de Medicina da UFMG, onde mantém atividades de ensino e orientação de alunos da Graduação Médica, Residência em Medicina do Trabalho e Pós-graduação em Promoção da Saúde, e linha de investigação e produção técnico-científica no tema "Formulação de políticas e organização da atenção à saúde dos trabalhadores". Pesquisadora convidada do Centro de Estudos em Saúde do Trabalhador e Ecologia Humana da Fundação Oswaldo Cruz – Fiocruz, Rio de Janeiro. Belo Horizonte – MG.

Elizabeth de Souza Nascimento

Farmacêutica pela Faculdade de Ciências Farmacêuticas da Universidade de São Paulo – USP, Departamento de Análises Clínicas e Toxicológicas. São Paulo – SP. Doutora em Ciência dos Alimentos pela Universidade de São Paulo. Atualmente é Professora Doutora da USP, Consultora do Instituto Nacional de Metrologia Normalização e Qualidade Industrial, Consultora – International Life Sciences Institute. Atua na área de Toxicologia, com ênfase em Toxicologia de Alimentos e Ocupacional. São Paulo – SP.

Ênio Roberto Pietra Pedroso

Médico pela Faculdade de Medicina da Universidade Federal de Minas Gerais – UFMG. Mestre em Medicina Tropical pela Faculdade de Medicina da UFMG. Doutor em Medicina Tropical pela Faculdade de Medicina da UFMG. Foi Vice-diretor e Diretor da Faculdade de Medicina da UFMG. Vice-Diretor do HC/UFMG. Docente do Curso de Pós-graduação em Ciências da Saúde: Infectologia e Medicina Tropical, do Departamento de Clínica Médica da Faculdade de Medicina da UFMG. Belo Horizonte – MG.

Érika Vieira Abritta

Médica pela Faculdade de Medicina da Universidade Federal de Minas Gerais – UFMG. Residência em Medicina do Trabalho no Hospital das Clínicas da UFMG. Pós-graduanda em Perícia Médica na Fundação Unimed, com conclusão em Outubro de 2013. Médica do Trabalho Coordenadora Nacional do PCMSO da Telefônica-Vivo. Colaboradora da equipe de consultores da René Mendes Consultoria. São Paulo – SP.

Everardo Andrade da Costa

Médico Otorrinolaringologista pela Faculdade de Medicina da Universidade Federal de Minas Gerais – UFMG. Mestre em Distúrbios da Comunicação pela Pontifícia Universidade Católica de São Paulo – PUC-SP. Doutor em Saúde Coletiva pela Universidade Estadual de Campinas – Unicamp. Professor Colaborador da Disciplina de Otorrinolaringologia, Cabeça e Pescoço, da Faculdade de Ciências Médicas da Unicamp. Professor Colaborador do Programa de Pós-graduação em Saúde Coletiva da FCM/Unicamp. Consultor de empresas na área de Doenças Otorrinolaringológicas Relacionadas com o Trabalho. Campinas – SP.

Fábio Fernandes Dantas Filho

Médico pela Universidade Federal do Ceará. Residência em Medicina do Trabalho pelo Hospital de Clínicas de Porto Alegre – UFRGS. Médico do Trabalho do Serviço de Medicina Ocupacional e do Ambulatório de Doenças do Trabalho do Hospital de Clínicas de Porto Alegre. Porto Alegre – RS.

Fan Hui Wen

Médica pela Faculdade de Medicina da Universidade de São Paulo – USP. Mestre em Epidemiologia pela Escola Paulista de Medicina, Universidade Federal de São Paulo – Unifesp. Doutora em Saúde Coletiva, pela Faculdade de Ciências Médicas da Universidade Estadual de Campinas – Unicamp. Foi Diretora do Hospital Vital Brazil, Instituto Butantan. Responsável Técnica pelo Programa Nacional de Vigilância dos Acidentes por Animais Peçonhentos, da Secretaria de Vigilância em Saúde, Ministério da Saúde. Diretora do Centro de Desenvolvimento Cultural do Instituto Butantan. Atualmente é Coordenadora de Projetos da Diretoria Técnica do Instituto Butantan.

Fausto Leopoldo Mascia

Engenheiro Mecânico pela Universidade Federal de Uberlândia – MG. Mestre em Engenharia de Produção pela Universidade Federal de Santa Catarina – UFSC. Doutor em Ergonomia pela École Pratique des Hautes Études. Docente no Departamento de Engenharia de Produção da Escola Politécnica USP. São Paulo – SP.

Francisco Oscar de Siqueira França

Médico pela Faculdade de Medicina da Universidade de São Paulo -- FMUSP. Doutor em Doenças Infecciosas e Parasitárias pela FMUSP. Livre-docente na mesma área e instituição. Foi Médico do Hospital Vital Brazil, do Instituto Butantan da Secretaria de Estado da Saúde de São Paulo, tendo exercido cargos de chefia e vice-chefia naquele Hospital. Atualmente, é Professor-associado da Faculdade de Medicina da Universidade de São Paulo no Departamento de Moléstias Infecciosas e Parasitárias. É Chefe de Grupo da Enfermaria da Divisão de Clínica de Doenças Infecciosas e Parasitárias do Hospital das Clínicas da Faculdade de Medicina da USP (HC-FMUSP). Área de *expertise*: Clínica de Doenças Infecciosas e Parasitárias, com ênfase em Medicina Tropical e na área de Epidemiologia, Clínica e Tratamento de Acidentes por Animais Peçonhentos. São Paulo – SP.

Francisco J.R. Paumgartten

Médico pela Faculdade Nacional de Medicina da Universidade Federal do Rio de Janeiro – UFRJ. Especialista em Psiquiatria pela UFRJ. Doutor em Ciências pela Escola Paulista de Medicina, Universidade Federal de São Paulo – Unifesp. Pós-doutorado no Instituto de Embriofarmacologia e Toxicologia – Freie Universiataet Berlin, Berlim, Alemanha. Foi Professor Adjunto de Farmacologia da Universidade Federal Fluminense. Atualmente é Professor e Pesquisador Titular da Escola Nacional de Saúde Pública – Fundação Oswaldo Cruz – Fiocruz, Ministério da Saúde. Chefe do Laboratório de Toxicologia Ambiental – ENSP-Fiocruz. Pesquisador Nível 1 – CNPq. Membro da Câmara Técnica de Medicamentos da Anvisa-MS. Rio de Janeiro – RJ.

Frederico Bruzzi de Carvalho

Médico pela Universidade Federal de Minas Gerais – UFMG. Especialista em Medicina Intensiva. Gerente do CTI do Hospital Eduardo de Menezes da Fundação Hospitalar do Estado de Minas Gerais – FHEMIG. Rotina do CTI e Supervisor da Residência em Medicina Intensiva do Hospital Odilon Behrens. Belo Horizonte – MG.

Frida Marina Fischer

Graduada em Ciências Biológicas pelo Instituto de Biociências da Universidade de São Paulo. Especialização em Saúde Pública e Ergonomia. Mestrado, Doutorado e Livre-docência na área de Saúde Ambiental, com ênfase em Saúde do Trabalhador, pela Faculdade de Saúde Pública da USP. Pós-doutorado pelo *Institute of Occupational Health*, Dortmund, Alemanha. Professora Titular do Departamento de Saúde Ambiental, Faculdade de Saúde Pública da Universidade de São Paulo. Atual presidente da *Working Time Society* e *Chair* do Subcomitê *Shiftwork and Working Time* da *International Commission on Occupational Health* (ICOH). Editora Associada da *Revista de Saúde Pública*. Colaboradora *ad hoc* de agências de fomento e de periódicos nacionais e internacionais na área de saúde do trabalhador, ergonomia, cronobiologia humana e social. Pesquisador 1B do CNPq. Temas de pesquisa de maior interesse: organização do trabalho em turnos e noturno, sono, sonolência e fadiga, envelhecimento funcional precoce e trabalho de jovens aprendizes e estagiários. São Paulo – SP.

Graziela Rodrigues Loureiro de Oliveira

Médica pela Universidade Federal do Espírito Santo – UFES. Médica do Trabalho, Hospital de Clínicas de Porto Alegre (HCPA). Pós-graduação em Medicina do Trabalho pela Universidade Federal do Rio Grande do Sul (UFRGS). Porto Alegre – RS.

Guilherme Augusto Carvalho Salgado

Médico pela Faculdade de Medicina da Universidade Federal de Minas Gerais – FM-UFMG. Residência Médica em Medicina do Trabalho no Hospital das Clínicas da Universidade Federal de Minas Gerais. Pós-graduação em Perícias Médicas pela Fundação Unimed. MBA em Gestão Executiva pelo Insper. Atualmente é Sócio Diretor da René Mendes Consultoria. São Paulo – SP.

Heloisa Brunow Ventura Di Nubila

Médica pela Universidade Federal do Paraná – UFPR. Pediatra pela UFPR e Neurologista pela Faculdade de Medicina da Universidade de São Paulo – FMUSP. Mestre em Neurologia pela FMUSP e Doutora em Saúde Pública pela Faculdade de Saúde Pública da USP. Foi Assessora Técnica da Coordenação da área Temática de Saúde da Pessoa com Deficiência no Município de São Paulo. Especialista de nível superior na área de Classificações no Centro Colaborador da OMS para a Família de Classificações Internacionais em Português, no Departamento de Epidemiologia da Faculdade de Saúde Pública da USP. Membro do FDRG (*Functioning and Disability Reference Group*) e do ICF-URC (*Up-date and Revision Committee for ICF*) da WHOFIC CC Network (*World Health Organization Family of International Classifications Collaborating Centers Network*). Integrante do GT sobre a CIF do Conselho Nacional de Saúde. Integrante do Grupo de Trabalho Interministerial, instituído pelo Decreto sem número, de 26/9/2007, para avaliar o modelo de classificação e valoração das deficiências utilizado no Brasil e definir a elaboração e adoção de um modelo único para todo o país. São Paulo – SP.

Henrique Olival Costa

Médico Otorrinolaringologista e Cirurgião de Cabeça e Pescoço. Doutor pela Faculdade de Medicina da Universidade de São Paulo – FMUSP. Ex-editor da *Revista Brasileira de Otorrinolaringologia*. Diretor científico e de publicações da Associação Brasileira de Otorrinolaringologia. Professor Titular da Faculdade de Ciências Médicas da Santa Casa de Misericórdia de São Paulo. Atualmente é Vice-coordenador do Instituto Nacional de Ciência e Tecnologia para estudo do HPV. São Paulo – SP.

Herling Gregorio Aguilar Alonzo

Médico pela Universidad Nacional Autónoma de Honduras. Mestre e Doutor em Saúde Coletiva pela Universidade Estadual de Campinas – Unicamp. Foi Consultor Técnico (Unesco e OPAS) na Coordenação Geral de Vigilância em Saúde Ambiental da Secretaria de Vigilância em Saúde do Ministério da Saúde. É Professor-doutor do Departamento de Saúde Coletiva da Faculdade de Ciências Médicas da Unicamp. Campinas – SP.

Hudson de Araújo Couto

Médico pela Faculdade de Ciências Médicas de Minas Gerais. Doutor em Administração pela Universidade Federal de Minas Gerais. Ex-Gerente de Recursos Humanos e Coordenador de Medicina e Segurança do Trabalho. Atualmente é Professor de Fisiologia do Curso de Graduação e Coordenador da Pós-graduação em Medicina do Trabalho da Faculdade de Ciências Médicas de Minas Gerais. Autor de diversos livros na área de Ergonomia. Belo Horizonte – MG.

Ilce Ferreira da Silva

Graduada em Enfermagem e Obstetrícia pela Universidade Federal do Espírito Santo – UFES. Mestre em Epidemiologia e Doutora em Saúde Pública pela Escola Nacional de Saúde Pública da Fundação Oswaldo Cruz – Fiocruz. Foi Coordenadora do Núcleo de Estudos e Pesquisas do Hospital do Câncer II/Instituto Nacional do Câncer e Professora Adjunta do Departamento de Epidemiologia e Bioestatística da Universidade Federal Fluminense – UFF. Atualmente é Pesquisadora em Saúde Pública no Instituto Fernandes Figueira da Fiocruz. Rio de Janeiro – RJ.

Ildeberto Muniz de Almeida

Médico. Mestre e Doutor em Saúde Pública pela Faculdade de Saúde Pública da Universidade de São Paulo – FSP/USP. Professor-assistente Doutor do Departamento de Saúde Pública da Faculdade de Medicina de Botucatu – Unesp. Foi um dos organizadores do Fórum: "Acidentes de trabalho: análise, prevenção e aspectos associados", disponível em http://www.moodle.fmb.unesp.br/course/view.php?id=52 – iniciativa de educação permanente para a vigilância em saúde dos trabalhadores com ênfase nos acidentes de trabalho. Botucatu – SP.

Isabella Ballalai

Médica pela Faculdade de Medicina de Petrópolis. Diretora Médica da Rede Vacinni de clínicas de vacinação. Diretora Médica do Centro de Medicina do Viajante – CBMEVi. Presidente da Sociedade Brasileira de Imunizações – Rio de Janeiro. Diretora da Sociedade Brasileira de Imunizações – Brasil. Membro do Departamento de Imunizações da Sociedade Brasileira de Infectologia. Membro do Comitê Técnico Assessor em Imunizações do Estado do Rio de Janeiro. Rio de Janeiro – RJ.

Jefferson Benedito Pires de Freitas

Médico pela Faculdade de Medicina de Petrópolis. Mestre em Saúde Pública pela Faculdade de Saúde Pública da Universidade de São Paulo. Atualmente, atua como Professor Instrutor do Departamento de Medicina Social da Faculdade de Ciências Médicas da Santa Casa de São Paulo. Médico Pneumologista do Centro de Referência em Saúde do Trabalhador da Freguesia do Ó da Secretaria Municipal de Saúde de São Paulo e Médico do Trabalho do Sindicato dos Trabalhadores das Indústrias Químicas, Plásticas, Farmacêuticas e Similares de São Paulo. São Paulo – SP.

Jessé Reis Alves

Médico pela Universidade Federal do Espírito Santo. Mestre em Doenças Infecciosas e Doutor em Medicina pela Universidade Federal de São Paulo – Unifesp. Responsável pelo Serviço de Vacinação e *Check-up* do Viajante da Fleury S/A. e atual responsável pelo Núcleo de Medicina do Viajante do Instituto de Infectologia Emílio Ribas. Certificado pela International Society of Travel Medicine e atual Vice-presidente da Sociedade Latino-americana de Medicina do Viajante e Sociedade Brasileira de Medicina de Viagem. São Paulo – SP.

Joel Edmur Boteon

Médico pela Faculdade de Ciências Médicas da Santa Casa de São Paulo. Especialização em Oftalmologia pela Faculdade de Ciências Médicas da Santa Casa de São Paulo. Especialização em Oftalmologia pela Universidade Federal de Minas Gerais – UFMG. Doutor em Oftalmologia pela UFMG. Pós-doutorado na Université de Paris IV (Paris-Sorbonne). Atualmente é Professor-associado IV da Universidade Federal de Minas Gerais. Área de atuação: Oftalmologia, com ênfase em Córnea e Moléstias Externas, em especial: Transplantes de Córnea e Resposta Epitelial e Endotelial da Córnea às Substâncias Biológicas. Belo Horizonte – MG.

José Tarcísio Buschinelli
Farmacêutico pela Faculdade de Ciências Farmacêuticas da Universidade de São Paulo – USP. Médico pela Faculdade de Ciências Médicas da Santa Casa de Misericórdia de São Paulo. Médico do Trabalho pela Santa Casa de Misericórdia de São Paulo. Mestre em Saúde Pública pela Faculdade de Saúde Pública da USP. Doutor em Toxicologia pela USP. Professor-assistente de Medicina do Trabalho na Santa Casa de São Paulo. Pesquisador da Fundacentro. São Paulo – SP.

Josebel Rubin
Engenheiro mecânico pela Universidade Estadual Paulista – Unesp, Campus Guaratinguetá – FEG. Especialista em Proteção ao Trabalho em Máquinas e Equipamentos. Foi Coordenador do Projeto Máquina Risco Zero (Parceria Fundacentro/Sindicato dos Metalúrgicos de São Paulo). Membro do Comitê Inmetro para Avaliação de conformidade dos Componentes de Segurança do Trabalho em máquinas – criado em 2009 e em desenvolvimento. Presidente do INPAME – Instituto Nacional de Prevenção aos Acidentes com Máquinas e Equipamentos – e Membro Fundador. Professor de Segurança do Trabalho em Máquinas no Curso de Especialização em Engenharia de Segurança do Trabalho da Universidade Paulista – UNIP. Auditor e Professor do INPAME. Membro de Comissões de Segurança do Trabalho do CB-04 (ABNT). São Paulo – SP.

Júlia Issy Abrahão
Psicóloga pela Universidade de Brasília – UnB. Mestre pela Université Paris V – Paris. Doutora pelo Conservatoire National des Arts et Métiers – Paris. Pós-doutorado na École Pratique des Hautes Études en Sciences Sociales – Paris. Pós-doutorado na Université Paris V – Paris. Professora Visitante na Universidade de São Paulo, Escola Politécnica, Departamento de Engenharia de Produção. Pesquisadora Associada na Faculdade de Arquitetura e Urbanismo da Universidade de Brasília/ UnB. Chefe do Departamento de Psicologia Social e do Trabalho da UnB. Diretora-Presidente da Fundação de Empreendimentos Científicos e Tecnológicos – Finatec/Brasília. Brasília – DF.

Julizar Dantas
Médico pela Universidade Federal de Minas Gerais – UFMG. Especialização em Medicina do Trabalho pela UFMG e Especialista em Cardiologia pela Faculdade de Ciências Médicas de Minas Gerais – FCMMG. Mestre em Saúde Pública, Área de Concentração em Saúde e Trabalho pela UFMG. Professor convidado do Curso de Especialização em Medicina do Trabalho da Fundação Educacional Lucas Machado (FELUMA/FCMMG). Foi Médico do Trabalho Sênior da Petrobras. Professor convidado da Fundação Unimed. Membro da Diretoria de Promoção da Saúde da União Brasileira de Qualidade – UBQ. Diretor de Educação continuada da Associação Mineira de Medicina do Trabalho – AMIMT (2009-2011). Cap PM QOR da Polícia Militar do Estado de Minas Gerais (PMMG). Belo Horizonte – MG.

Laerte Idal Sznelwar
Médico pela Universidade Estadual de Campinas – Unicamp. Doutor em Ergonomia pelo *Conservatoire National des Arts et Métiers, Laboratoire d'Ergonomie et Neurophysiologie du Travail*, Paris, França. Pós-doutor em Psicodinâmica do Trabalho, pelo *Conservatoire National des Arts et Métiers, Laboratoire de Psyhcologie du Travail et de l'Action/ Psychanalyse Santé et Travail*, Paris, França. Foi pesquisador do Departamento Intersindical de Estudos e Pesquisas de Saúde e dos Ambientes de Trabalho – DIESAT. Coordenador do Serviço de Medicina do Trabalho da antiga Companhia Municipal de Transportes Coletivos – CMTC. Pesquisador da Fundacentro, Coordenador do Serviço Especializado de Segurança e Medicina do Trabalho – SESMT do Hospital Albert Einstein. É Professor do Departamento de Engenharia de Produção da Escola Politécnica da Universidade de São Paulo. São Paulo – SP.

Leila de Souza da Rocha Brickus
Graduada em Química pela Universidade Federal Fluminense, IQ/UFF, Niterói, Rio de Janeiro. Mestre e Doutora em Química Orgânica pela Universidade Federal do Rio de Janeiro, IQ/UFRJ. Pós-doutorado pela Universidade da Califórnia – Riverside, Califórnia, EUA. Foi Assistente de Pesquisa no Laboratório de Salinidade do Departamento de Agricultura dos Estados Unidos (U.S.D.A – *U.S.Salinity Laboratory*, Riverside – Califórnia, EUA). Professora-associada do Programa de Toxicologia Ambiental, Escola Nacional de Saúde Pública, Fundação Oswaldo Cruz, Rio de Janeiro, RJ; Membro do comitê técnico e editorial da OMS para a elaboração de recomendações sobre exposições a agentes biológicos em meio ambientes internos. Atualmente é Pesquisadora Associada do Centro de Estudos da Saúde do Trabalhador e Ecologia Humana – CESTEH, ENSP, Fundação Oswaldo Cruz, Rio de Janeiro – RJ, e Consultora Sênior em qualidade do ar de interiores. Rio de Janeiro – RJ.

Leonilde 'Lô' Mendes Ribeiro Galasso (Assistente Editorial da 3ª edição)

Graduada em Ciências Sociais pela Pontifícia Universidade Católica de São Paulo – PUC/SP. Especializada em Saúde Pública pela Faculdade de Saúde Pública da Universidade de São Paulo – FSP/USP. Doutora em Saúde Pública, Área de Saúde do Trabalhador, pela FSP/USP. Foi colaboradora da Fundacentro e do CLASET – Centro Latino-americano de Segurança e Saúde no Trabalho da OIT. Foi docente do SENAC no Curso de Pós-graduação em Ergonomia. Professora convidada do Curso de Especialização em Medicina do Trabalho da Facudade de Medicina da USP – FMUSP e do Curso de Capacitação para Gestão Avançada de Qualidade de Vida no Trabalho da Fundação Instituto de Administração – FIA. Autora de textos técnicos e de obras literárias. Área de atuação: Fatores Psicossociais e Estresse no Trabalho. São Paulo – SP.

Lúcia Rotenberg

Bióloga. Doutora em Psicologia pelo Instituto de Psicologia da Universidade de São Paulo – IP/USP. Pesquisadora em Saúde Pública, Vice-chefe do Laboratório de Educação em Ambiente e Saúde do Instituto Oswaldo Cruz, Fiocruz, Rio de Janeiro – RJ.

Luciana Maria Martins Menegazzo

Médica pela Faculdade de Medicina da Universidade Federal de Pernambuco – UFPE. Especialista em Clínica Médica pela Faculdade de Ciências Médicas da Santa Casa de São Paulo – FCMSCSP. Especialista em Nefrologia pela Faculdade de Medicina da Universidade de São Paulo – FMUSP. Extensão Universitária em Medicina Hiperbárica pelo CIAAMA da Marinha do Rio de Janeiro. Extensão Universitária em Medicina Hiperbárica pela USP. Curso de Especialização em Medicina do Trabalho pela FCMSCSP. Título de Especialista em Medicina do Trabalho pela AMB/CFM/ANAMT. Atividade como Médica Hiperbarista no Grupo Oxigênio Hiperbárico de São Paulo, operando câmaras hiperbáricas *monoplace* e *multiplace* desde 1992. Atividade como Médica do Trabalho efetiva da Prefeitura de São Paulo, desde 2005. São Paulo – SP.

Luiz Augusto Cassanha Galvão

Médico pela Faculdade de Medicina do ABC. Mestre em Saúde Pública pela Escola Nacional de Saúde Pública da Fundação Oswaldo Cruz – ENSP-Fiocruz. Professor licenciado e ex-Coordenador do Centro de Estudos de Saúde do Trabalhador e Ecologia Humana (CESTEH-ENSP/Fiocruz). Ex-Coordenador do Centro Antiveneno da Bahia – CIAVE. Foi Coordenador do Programa de Qualidade Ambiental, Divisão de Saúde e Ambiente, Organização Pan-americana da Saúde (OPS/OMS) e, atualmente, é Gerente de Desenvolvimento Sustentável e Saúde Ambiental da OPAS/OMS. Washington – DC, EUA.

Luiz Carlos Morrone

Médico pela Faculdade de Ciências Médicas da Santa Casa de São Paulo – FCMSCSP. Mestre e Doutor em Saúde Pública pela Faculdade de Saúde Pública da Universidade de São Paulo – USP. Foi Encarregado do Setor de Medicina do Trabalho, Diretor do Serviço de Medicina Social e Assistente da Diretoria do Hospital do Servidor Público Estadual (HSPE-FMO). Assistente da Superintendência do Instituto de Assistência Médica ao Servidor Público Estadual (IAMSPE). Médico do Serviço de Medicina Industrial do SESI, Médico do Trabalho da SABESP. Diretor da Secretaria de Relações do Trabalho. Médico do Trabalho da Varig. Gerente de Saúde da COSIPA. Coordenador do Programa de Saúde do Trabalhador (PST) da Secretaria de Estado da Saúde de São Paulo – SES-SP e da Prefeitura Municipal de São Paulo. Professor Instrutor, Assistente e, atualmente, Professor Adjunto do Departamento de Medicina Social da FCMSCSP. São Paulo – SP.

Luiz Eugênio Nigro Mazzili

Cirurgião-dentista pela Faculdade de Odontologia da Universidade de São Paulo. Mestre e Doutor em Ciências Odontológicas – Odontologia Social, pela Faculdade de Odontologia da Universidade de São Paulo. Especialista em Odontologia Legal e em Odontologia do Trabalho. Atuou como Cirurgião-dentista na Prefeitura Municipal de São Paulo. Atuou em perícia ocupacional. Foi Encarregado do Setor Odontológico do Departamento Médico da Secretaria Municipal da Administração de São Paulo; Cirurgião-dentista da Atenção Básica (Secretaria Municipal da Saúde) e Cirurgião-dentista do Departamento de Saúde do Servidor da Prefeitura de São Paulo (DESS – SEMPLA). É Professor Doutor junto ao Departamento de Odontologia Social da Faculdade de Odontologia da Universidade de São Paulo – Área de Odontologia Forense e Ética aplicada. Docente de diversos cursos de pós-graduação no Brasil, como professor convidado, nas áreas de Odontologia Social e Coletiva, Ética Profissional, Odontologia Legal e do Trabalho. Autor de diversas publicações sobre temas de Odontologia do Trabalho. São Paulo – SP.

Luiz Felipe Silva
Engenheiro Mecânico. Mestre e Doutor em Saúde Pública pela Faculdade de Saúde Pública da Universidade de São Paulo – FSP/USP. Coordenou a vigilância em saúde do trabalhador no Centro de Referência em Saúde do Trabalhador do Estado de São Paulo – CEREST-SP. Atualmente é Professor no Instituto de Recursos Naturais da Universidade Federal de Itajubá – UNIFEI. Itajubá – MG.

Marcelo Ribeiro Duarte
Biólogo pela Faculdade de Ciências Médicas e Biológicas de Botucatu da Universidade Estadual de São Paulo – Unesp. Mestre em Ciências Biológicas (Zoologia) pelo Instituto de Biociências da Unesp, Campus de Botucatu. É Assistente Técnico de Pesquisa Científica VI do Laboratório de Coleções Zoológicas do Instituto Butantan, São Paulo – SP.

Márcia Bandini
Médica Especialista em Medicina do Trabalho pela Associação Médica Brasileira. Doutora pela Universidade de São Paulo. Atuou como Consultora e Gestora de Saúde e Higiene Ocupacional em várias empresas. Atualmente, é Gerente Regional de Saúde e Segurança para a Alcoa América Latina & Caribe. Diretora da Associação Nacional de Medicina do Trabalho – ANAMT. Professora Convidada em cursos de pós-graduação da Universidade de São Paulo. São Paulo – SP.

Margarida Maria Silveira Barreto
Médica pela Escola Baiana de Medicina e Saúde Pública. Especialização em Medicina do Trabalho pela Faculdade de Ciências Médicas da Santa Casa de São Paulo. Especialista em Higiene Industrial pela Faculdade SENAC de Educação em Saúde. Mestre e Doutora em Psicologia Social pela Pontifícia Universidade de São Paulo – PUC/SP. Foi Assessora Técnica do Sindicato dos Trabalhadores nas Indústrias Químicas, Farmacêuticas, Cosméticos e Plásticos de São Paulo. Atualmente é Professora convidada do Curso de Especialização em Medicina do Trabalho – Departamento de Medicina Social – da Faculdade de Ciências Médicas da Santa Casa de São Paulo. Vice-coordenadora no Núcleo de Estudos Psicossociais da Dialética Exclusão/Inclusão Social – NEXIN/PUC. Coordenadora-geral da Rede Nacional de Combate ao Assédio Laboral e outras manifestações de Violência no Trabalho. São Paulo – SP.

Maria Cecília Pereira Binder
Médica pela Faculdade de Medicina de Ribeirão Preto da Universidade de São Paulo. Doutora em Medicina pela Faculdade de Ciências Médicas da Universidade Estadual de Campinas. Pós-doutorado no Departamento de Acidentologia do Institut National de Recherche et de Sécurité (INRS), Nancy, França. Professora-assistente Doutora do Departamento de Saúde Pública da Faculdade de Medicina da Universidade Estadual Paulista – Unesp, Campus de Botucatu – SP.

Maria Cecília Verçoza Viana
Médica, Especialista em Medicina do Trabalho pela Associação Médica Brasileira – AMB. Médica do Trabalho do Hospital Nossa Senhora da Conceição – Porto Alegre. Chefe da Unidade SESMT do Hospital de Clínicas de Porto Alegre. Porto Alegre – RS.

Mário Ferreira Júnior
Médico pela Faculdade de Medicina da Universidade de São Paulo – FMUSP. Mestre em Saúde Ocupacional pela Université Catholique de Louvain, Bélgica. Doutor em Patologia do Trabalho pela FMUSP. Auditor Fiscal Médico do Trabalho do Ministério do Trabalho e Emprego – MTE em São Paulo. Coordenador do Centro de Promoção da Saúde – Serviço de Clínica Geral – HC-FMUSP. São Paulo – SP.

Marisa Moura
Médica pela Universidade do Estado do Rio de Janeiro – UERJ. Especialista em Toxicologia Clínica pelo Hospital Fernand Widal (Paris VI). Mestre em Saúde Pública pela Escola Nacional de Saúde Pública da Fundação Oswaldo Cruz – Fiocruz. Doutora em Saúde Coletiva pelo Instituto de Medicina Social da UERJ. Trabalha no Centro de Estudos da Saúde do Trabalhador e Ecologia Humana da Fiocruz. Rio de Janeiro – RJ.

Miguel Abud Marcelino

Médico pela Universidade Federal do Rio de Janeiro – UFRJ. Mestre em Saúde Pública e Meio Ambiente pela Fundação Oswaldo Cruz. Especialista em Infectologia pela Sociedade Brasileira de Infectologia (SBI-Cremerj) e em Medicina do Trabalho (FCC/UniRio-Cremerj). Professor-assistente de Saúde Coletiva na Faculdade de Medicina de Petrópolis/RJ – FMP/FASE. Perito Médico Previdenciário na Gerência Executiva do INSS em Petrópolis/RJ. Integrante do Grupo de Trabalho Interministerial responsável pela proposição de novos parâmetros e procedimentos de avaliação das pessoas com deficiência para acesso ao Benefício de Prestação Continuada (BPC), conforme Portaria Interministerial MDS/MPS nº 1, de 15/6/2005. Integrante do Grupo de Trabalho Interministerial, instituído pelo Decreto sem número, de 26/9/2007, para avaliar o modelo de classificação e valoração das deficiências utilizado no Brasil e definir a elaboração e adoção de um modelo único para todo o país. Integrante do Grupo de Trabalho Interministerial responsável pelo monitoramento do modelo de avaliação de pessoas com deficiência para acesso ao BPC, conforme Portarias Interministeriais MDS/MPS/INSS nº 2, de 20/12/10 e nº 1, de 5/1/2012. Rio de Janeiro – RJ.

Nelson José de Lima Valverde

Médico com especialização em Medicina do Trabalho pela Faculdade de Ciências Médicas da Universidade do Estado do Rio de Janeiro – UERJ. *Fellow* em Radiopatologia da Agência Internacional de Energia Atômica no *Radiation Emergency Assistance Center/Training Site* – REAC/TS – Oak Ridge Associated Universities, Oak Ridge, Tennessee, EUA. Ex-Chefe do Departamento de Saúde de Furnas Centrais Elétricas S/A. Atuou, pelo Ministério da Saúde, junto ao Laboratório de Ciências Radiológicas da Universidade do Estado do Rio de Janeiro. Colaborador em Radiopatologia da Agência Internacional de Energia Atômica – AIEA, da Organização Pan-americana da Saúde – OPAS e da Organização Mundial da Saúde – OMS, em várias missões de treinamento e avaliação de acidentes radiológicos em diferentes países. Perito-colaborador em Emergências Radiológicas da OMS. Consultor da Fundação Eletronuclear de Assistência Médica – FEAM e das Indústrias Nucleares do Brasil – INB. Colaborador da Comissão Nacional de Energia Nuclear – CNEN. Autor de inúmeros artigos publicados em revistas como *British Journal of Radiology, Health Physics, Health Physics News, Prehospital and Disaster Medicine, Revista da Associação Médica Brasileira* etc. Colaborador de várias publicações da AIEA. Autor, com a Dra. Teresa Leite e o Dr. Alexandre Maurmo, do Manual de Ações Médicas em Emergências Radiológicas (Editora Capax Dei, 2010). Revisor Técnico e docente do curso *Training course on medical response to malicious events with involvement of radioactive materials*, da Associação Internacional de Energia Atômica – AIEA. Agraciado com vários prêmios e menções honrosas por sua atuação em situações de emergência radiológica, formação de pessoal e desenvolvimento de aplicações pacíficas da energia nuclear. Rio de Janeiro – RJ.

Newton Miguel Moraes Richa

Médico com especialização em Medicina do Trabalho pela Universidade Federal do Rio de Janeiro – UFRJ. Especialista em Organização e Administração Hospitalar pela Universidade Estadual do Rio de Janeiro – UERJ. Mestre em Sistemas de Gestão pela Universidade Federal Fluminense – UFF. Foi Médico do Trabalho do Centro de Pesquisas e Desenvolvimento Leopoldo Américo Miguez de Mello – CENPES da Petrobras. Coordenador e Professor dos Cursos de Especialização em Medicina do Trabalho e em Engenharia de Segurança do Trabalho da UERJ. Chefe da Assessoria de Saúde Ocupacional da Petrobras; Assessor da Diretoria do Inmetro para assuntos de Saúde, Meio Ambiente e Segurança; Pesquisador Sênior responsável pela área de Saúde (subáreas: Promoção da Saúde e Saúde Ocupacional) do Projeto Monitoramento de Informação para a Gerência Corporativa de Segurança, Meio Ambiente e Saúde da Petrobras; Coordenador do Programa de Controle Médico e Saúde Ocupacional (PCMSO) da Sinopec International Petroleum Service do Brasil na obra do Duto Cabiúnas-Vitória. Atualmente é Consultor de Saúde, Meio Ambiente e Segurança (SMS) do Instituto Brasileiro de Petróleo, Gás e Biocombustíveis e Professor do Curso de Especialização em Engenharia de Segurança do Trabalho da UFRJ. Rio de Janeiro – RJ.

Osvaldo Flávio de Melo Couto

Médico pela Faculdade de Medicina da Universidade Federal de Minas Gerais – UFMG. Mestre em Ciências da Saúde pela mesma Faculdade. Especialista em Gastroenterologia pela Federação Brasileira de Gastroenterologia. Especialista em Hepatologia pela Universidade de Pittsburgh, EUA. Membro Titular da Sociedade Brasileira de Hepatologia. Membro do Grupo de Fígado, Vias biliares, Pâncreas e Baço do Instituto Alfa de Gastroenterologia do Hospital das Clínicas da UFMG. Belo Horizonte – MG.

Pasesa Pascuala Quispe Torrez
Médica pela Universidade de San Andrés da Cidade de La Paz, Bolívia. Médica Infectologista pelo Hospital das Clínicas da Faculdade de Medicina da Universidade de São Paulo – HCFMUSP. Médica infectologista do Núcleo de Extensão em Medicina Tropical (NUMETROP) – Convênio do Departamento de Moléstias Infecciosas e Parasitárias, entre a FMUSP e o Município de Santarém, Pará. Mestranda do Curso de Doenças Infecciosas e Parasitárias da FMUSP. São Paulo – SP.

Paulo Augusto de Lima Pontes
Médico Especialista em Otorrinolaringologia e Cirurgia de Cabeça e Pescoço, pela Escola Paulista de Medicina. Doutor pela mesma faculdade. Atualmente é Professor Titular e Diretor do Campus São Paulo – Vila Clementino da Universidade Federal de São Paulo – Unifesp. Autor de inúmeros livros, capítulos de livros e artigos. Foi palestrante no exterior e no Brasil. Foi agraciado com 15 prêmios e/ou homenagens. Foi presidente da Sociedade Brasileira de Otorrinolaringologia. Foi presidente do XIX Congresso Mundial de Otorrinolaringologia, realizado em 2009 em São Paulo. Atualmente é presidente da Federação Internacional das Sociedades de Otorrinolaringologia. São Paulo – SP.

Paulo Henrique Ferreira Bertolucci
Médico pela Universidade Federal do Rio Grande do Sul – UFRGS. Mestre e Doutor pela Escola Paulista de Medicina, Universidade Federal de São Paulo – Unifesp. Pós-doutorado pela University of London, Inglaterra. Livre Docente pela Escola Paulista de Medicina – Unifesp. É Professor-associado Livre-docente da Disciplina de Neurologia da Escola Paulista de Medicina – Unifesp. São Paulo – SP.

Paulo Hilário Nascimento Saldiva
Médico pela Faculdade de Medicina da Universidade de São Paulo – FMUSP. Professor Titular do Departamento de Patologia da FMUSP. Chefe do Departamento de Patologia e Presidente da Comissão de Pesquisa da FMUSP; Presidente do Conselho de Integração da Pesquisa do Sistema FMUSP-HC. Membro do Comitê Científico da Harvard School of Public Health na área de poluição. Membro do Comitê da OMS para a classificação das neoplasias pulmonares e também para a definição dos padrões globais de poluição atmosférica. Concentra suas atividades de pesquisa nas áreas de Anatomia Patológica, Fisiopatologia Pulmonar, Doenças Respiratórias e Saúde Ambiental e Ecologia Aplicada. São Paulo – SP.

Paulo Mattos
Médico pela Universidade do Estado do Rio de Janeiro – UERJ. Mestre e Doutor em Psiquiatria pela Universidade Federal do Rio de Janeiro – UFRJ. Pós-doutorado em Bioquímica, também pela UFRJ. Atualmente é Professor-associado do Instituto de Psiquiatria da UFRJ e Pesquisador do Instituto D´Or de Pesquisa e Ensino. Rio de Janeiro – RJ.

Paulo Roberto de Veloso Reis
Médico com especialização em Medicina do Trabalho pela Escola Bahiana de Medicina e Saúde Pública da Universidade Católica de Salvador – EBMSP/UCSAL. Mestre Acadêmico em Ciência da Informação pelo Instituto de Ciência da Informação da Universidade Federal da Bahia – ICI/UFBA. Pós-graduado em Perícia Médica pela Fundação Unimed. Professor dos Cursos de Pós-graduação em Engenharia de Segurança e Higiene Ocupacional da UFBA. Consultor e Assessor do Grupo Tripartite de Saúde e Segurança do Trabalho (GT-SST) da Confederação Nacional da Indústria – CNI. Representante Técnico da Bancada Patronal na Comissão Consultiva sobre Nexo Técnico Epidemiológico Previdenciário – NTEP. Consultor médico-legal em questões previdenciárias e judiciais de diversas empresas. Coordenador de Informação de Saúde da SIS – Sistemas de Informação de Saúde. Salvador – BA.

Paulo Soares de Azevedo
Médico pela Universidade Federal de Pernambuco – UFPE. Especialista em Medicina do Trabalho pela Associação Nacional de Medicina do Trabalho – ANAMT/AMB. Especialista em Cardiologia. Foi Professor de Cardiologia na Universidade Estácio, Chefe de Serviços Médicos da Light Serviços Eletricidade S/A e Médico do Trabalho Perito no Tribunal Regional do Trabalho 1ª Região. É Membro da Câmara Técnica de Medicina do Trabalho do Conselho Regional de Medicina do Estado do Rio de Janeiro. Rio de Janeiro – RJ.

Ricardo de Castro Cintra Sesso

Médico pela Escola Paulista de Medicina, Universidade Federal de São Paulo – EPM/Unifesp. Mestre e Doutor em Medicina/Nefrologia pela EPM/Unifesp. Mestre em Epidemiologia Clínica pela University of Pennsylvania, EUA. Pós-doutorado em Epidemiologia Clínica pela Johns Hopkins University, EUA. Professor-associado do Departamento de Medicina, Disciplina de Nefrologia, EPM/Unifesp. São Paulo – SP.

Ricardo Luiz Lorenzi

Graduado pela Faculdade de Odontologia da Universidade de São Paulo – USP. Mestre em Saúde Pública, Área de Epidemiologia, pela Faculdade de Saúde Pública da Universidade de São Paulo – FS/USP. Doutor em Saúde Pública, Área de Epidemiologia, pela mesma Faculdade. Foi Assistente de Planejamento da Secretaria de Estado da Saúde; Membro de equipe técnica de Vigilância em Saúde do Trabalhador e autoridade sanitária, na Coordenação de Vigilância em Saúde da Prefeitura Municipal de São Paulo – COVISA/SMS-SP. Membro de equipe técnica de Vigilância em Saúde do Trabalhador e autoridade sanitária, no Centro de Vigilância Sanitária do Estado de São Paulo – CVS/SES-SP. Tecnologista atuante na área de Epidemiologia da Fundação Jorge Duprat Figueiredo de Segurança e Medicina do Trabalho – Fundacentro. São Paulo – SP.

Roberto Heloani

Graduado em Direito pela Faculdade de Direito da Universidade de São Paulo e em Psicologia pela Pontifícia Universidade Católica de São Paulo – PUC/SP. Mestre em Administração de Empresas pela Fundação Getúlio Vargas (FGV/SP). Doutor em Psicologia pela PUC/SP. Pós-doutorado em Comunicação na Escola de Comunicação e Artes da USP – ECA/USP. Livre-docente pela Unicamp. Foi Professor e Pesquisador na FGV/SP durante 22 anos. Professor no Curso de Especialização em Medicina do Trabalho durante 15 anos. Professor Titular na Unicamp – linha de pesquisa: Trabalho, Saúde e Subjetividade. É Professor conveniado junto à Université de Paris X – Nanterre. Membro efetivo da Comissão Geral de Ética, lotada na Faculdade de Ciências Médicas da Unicamp. Membro da equipe do site: www.assediomoral.com.br. São Paulo – SP.

Rosalina Jorge Koifman

Médica pela Faculdade de Ciências Médicas da Universidade do Estado do Rio de Janeiro – UERJ. Mestre em Medicina Social pela Universidad Autonoma Metropolitana Xochimilco, México. Doutora em Saúde Pública pela Escola Nacional de Saúde Pública da Fundação Oswaldo Cruz – ENSP/Fiocruz. Foi Coordenadora do Departamento de Vigilância Epidemiológica da Secretaria Municipal de Saúde do Rio de Janeiro. Atualmente é Pesquisadora Titular na Escola Nacional de Saúde Pública – ENSP/Fiocruz. Bolsista de Produtividade Nível 2 do Conselho Nacional de Desenvolvimento Científico e Tecnológico – CNPq. Membro do Conselho Consultivo do Instituto Nacional do Câncer (CONSINCA), na qualidade de Representante da Associação Brasileira de Saúde Coletiva (Abrasco). Coordenadora da Área de Concentração Epidemiologia Ambiental, Programa de Pós-graduação em Saúde Pública e Meio Ambiente (ENSP/Fiocruz). Rio de Janeiro – RJ.

Sabrina da Silva Santos

Bióloga pela Faculdade de Ciências Biológicas da Universidade do Estado do Rio de Janeiro – UERJ. Mestre em Ciências pela Escola Nacional de Saúde Pública da Fundação Oswaldo Cruz – ENSP/Fiocruz, onde atualmente é doutoranda do Programa de Saúde Pública e Meio Ambiente. Rio de Janeiro – RJ.

Salim Amed Ali

Médico Especialista em Medicina do Trabalho pela Associação Nacional de Medicina do Trabalho – ANAMT/AMB. *Fellow* na Johns Hopkins University (EUA) e na University of San Francisco (EUA) em Dermatologia Ocupacional. Autor do livro *Dermatoses Ocupacionais*. São Paulo: Fundacentro/Ministério do Trabalho e Emprego, 2010 e do *Atlas de Dermatoses Ocupacionais*. São Paulo: Fundacentro/Ministério do Trabalho e Emprego, 2009. Professor na área de Dermatologia Ocupacional. São Paulo – SP.

Sandra Irene Cubas de Almeida

Médica pela Faculdade de Medicina da Universidade de São Paulo – FMUSP. Mestre em Otorrinolaringologia pela Escola Paulista de Medicina-Unifesp. Doutora em Medicina pela Escola Paulista de Medicina – Unifesp. Especialização em Medicina do Trabalho pela Faculdade de Ciências Médicas da Santa Casa de Misericórdia de São Paulo. Membro Titular da Associação Brasileira de Otorrinolaringologia. Coordenadora do Departamento de Foniatria da Associação Brasileira de Otorrinolaringologia e Cirurgia Cérvico-Facial – ABORL-CCF. Membro da Sociedade Alemã de Otorrinolaringologia e Cirurgia Cérvico-Facial. Otorrinolaringologista-Foniatra da Disciplina de Otorrinolaringologia do Hospital das Clínicas da Faculdade de Medicina da USP – HC-FMUSP. São Paulo – SP.

Satoshi Kitamura

Médico com especialização em Medicina do Trabalho pela Escola Paulista de Medicina. Mestre em Saúde Pública pela School of Public Health, University of Michigan, EUA. Doutor em Ciências Médicas pela Faculdade de Ciências Médicas da Universidade Estadual de Campinas – Unicamp. Foi Médico estagiário e Chefe da Divisão de Medicina da Fundacentro, Coordenador de Medicina do Trabalho da General Motors do Brasil, Chefe dos Serviços Médicos da Rhodia S.A. e Shell Brasil S.A., Assessor de Medicina e Higiene Ocupacional da Rhodia S.A., Brasil e América Latina. Atualmente é Professor Assistente Doutor da Área de Saúde do Trabalhador da Faculdade de Ciências Médicas da Unicamp. Áreas de atuação: Medicina do Trabalho – Clínica e Gestão; Higiene e Toxicologia Ocupacional, Educação Médica e Educação a distância. Campinas – SP.

Seiji Ushida

Psicólogo pelo Instituto de Psicologia da Universidade de São Paulo – IP-USP. Mestre e Doutor em Psicologia Social pelo IP-USP. Pós-doutorado no Conservatoire National des Arts et Métiers – CNAM – Paris, França. Atualmente é Professor da Escola de Administração de Empresas da Fundação Getúlio Vargas – EAESP-FGV, nos cursos de graduação e pós-graduação. Pesquisador acadêmico, consultor organizacional e clínico de consultório. São Paulo – SP.

Selma Lancman

Terapeuta Ocupacional pela Faculdade de Medicina da Universidade de São Paulo – FMUSP. Mestre em Saúde Coletiva pela Universidade Federal da Bahia. Doutorado em Saúde Mental pela Universidade Estadual de Campinas – Unicamp. Pós-doutorado em Psicodinâmica do Trabalho pelo Conservatoire National des Arts et Métiers – CNAM. Pós-doutorado em Terapia Ocupacional pela Université de Montreal, Canadá. Atualmente é Professora Titular do Departamento de Fisioterapia, Fonoaudiologia e Terapia Ocupacional da FMUSP e Secretária-geral da Association Internationale de Specialistes en Psychodynamique du Travail (AISPDT). São Paulo – SP.

Sérgio Koifman

Médico pela Universidade do Estado do Rio de Janeiro (1974). Mestrado em Medicina Social, área de Epidemiologia, pela Universidad Nacional Autonoma de Mexico – Xochimilco. Doutorado em Medicina Preventiva pela Universidade de São Paulo e pós-doutorado na School of Ocupational Health, McGill University, Montreal, Canadá. Pesquisador titular da Fundação Oswaldo Cruz, onde coordena o Programa de Pós-graduação em Saúde Pública e Meio Ambiente da Escola Nacional de Saúde Pública/ Fiocruz, sendo docente permanente no mesmo programa e no Mestrado em Saúde Coletiva da Universidade Federal do Acre (Associação Temporária UFAC – Fiocruz pela CAPES). É pesquisador 1A do CNPq desde 1997 e atua como consultor *ad-hoc* do CNPq, FAPESP, FAPERJ, CAPES e Ministério da Saúde. Tem experiência acadêmica na área de Saúde Coletiva, com ênfase em Epidemiologia Ambiental e Epidemiologia do Câncer. Rio de Janeiro – RJ.

Sergio Roberto de Lucca

Médico pela Faculdade de Ciências Médicas da Universidade Estadual de Campinas – FCM-Unicamp. Doutor em Saúde Coletiva pela FCM-Unicamp. Foi Gerente de Saúde, Segurança e Meio Ambiente de empresas. Ex-Diretor de Patrimônio da Associação Nacional de Medicina do Trabalho – ANAMT. É Membro do Comitê de Título de Especialista da ANAMT desde 2003. Atualmente é Coordenador da Área de Saúde do Trabalhador do Departamento de Saúde Coletiva da FCM-Unicamp. Campinas – SP.

Thaís Catalani Morata

Fonoaudióloga pela Pontifícia Universidade Católica de São Paulo – PUC-SP. Mestre em Distúrbios da Comunicação pela PUC-SP. Doutora em Distúrbios da Comunicação pela University of Cincinnati, EUA. Pós-doutorado pelo National Research Council, EUA. Foi Pesquisadora visitante do National Institute for Working Life, na Suécia. Atualmente é Coodenadora de Pesquisa na Indústria de Manufatura do National Institute for Occupational Safety and Health, EUA. Diretora do Safe-in-Sound Excellence in Hearing Loss Prevention Awards™, membro do corpo editorial do Cochrane Occupational Safety and Health Review Group e do International Journal of Audiology. Tem experiência nas áreas de Fonoaudiologia e Saúde Pública, com ênfase em Saúde do Trabalhador, atuando principalmente nos seguintes temas: prevenção, intervenção, revisões sistemáticas. Cincinnati – OH, EUA.

Therezinha Verrastro

Médica pela Faculdade de Medicina da Universidade de São Paulo – FMUSP. Mestre e Doutora em Medicina e Hematologia e Livre-docente em Hematologia pela FMUSP. Chefe do Serviço de Hematologia de Hospital Brigadeiro da Previdência Social, do Ministério da Saúde. Organizadora, editora e autora de livros e capítulos de livros de Hematologia. São Paulo – SP.

Tiago Severo Peixe

Farmacêutico-Bioquímico pela Universidade Estadual de Ponta Grossa – UEPG/PR. Especialista em Saúde e Segurança do Trabalho pela Organização Internacional do Trabalho – OIT/Organização das Nações Unidas –ONU. Mestre e Doutor em Toxicologia e Análises Toxicológicas pela Faculdade de Ciências Farmacêuticas da Universidade de São Paulo – FCF/USP. Professor de Toxicologia da Universidade Estadual de Londrina – UEL/PR. Londrina – PR.

Uiara Bandineli Montedo

Engenheira, Mestre em Engenharia de Produção pela Universidade Federal de Santa Catarina – UFSC. Doutora em Engenharia de Produção pela UFSC. Fez Doutorado Sanduíche na França, com bolsa concedida pela CAPES, tendo sido recebida na Université Bordeaux 2, na École Pratique des Hautes Études – EPHE – e na Agence Nationale pour l'Amélioration des Conditions de Travail – ANACT. Tem experiência na área de Engenharia de Produção, com ênfase em Ergonomia. Integrante do Grupo de Pesquisas do TTO – Trabalho, Tecnologia e Organização do Trabalho – e do Grupo de Pesquisa em *Design*, ambos do Departamento de Engenharia de Produção da Escola Politécnica da Universidade de São Paulo e do Grupo de Estudos sobre o Trabalho Agrícola – GETA – da Faculdade de Engenharia Agrícola – FEAGRI – da Universidade Estadual de Campinas – Unicamp. É professora dos cursos de Engenharia da Escola Politécnica/USP e do Curso de *Design* da FAU/USP, além do Curso de Especialização em Ergonomia em Sistemas de Produção da USP. Secretária e fundadora do Grupo de Trabalho em Ergonomia Agrícola e Florestal da Associação Brasileira de Ergonomia – ABERGO – desde agosto de 2010. Membro do grupo de pesquisa em Ergonomia e Usabilidade do Departamento de Engenharia de Produção da Escola Politécnica da USP. Membro do Laboratório de Análise, Desenvolvimento e Operação de Sistemas – LADOS – e do Laboratório de Engenharia e Projeto do Trabalho – LEPT, ambos do Departamento de Engenharia de Produção da Escola Politécnica da USP. Participa da Comissão de Estudo Especial de Ergonomia da Interação Humano – Sistema ABNT/CEE-126. Professora doutora RDIDP – Dedicação Exclusiva à Docência e à Pesquisa – do Departamento de Engenharia de Produção da Escola Politécnica (Poli) da USP. São Paulo – SP.

Victor Wünsch Filho

Professor Titular de Epidemiologia da Faculdade de Saúde Pública da Universidade de São Paulo – USP. Concluiu seu doutorado em Saúde Pública pela Faculdade de Saúde Pública da USP em 1992 e obteve o título de Livre-docente em Epidemiologia pela mesma instituição em 2000. Atua nas áreas de Epidemiologia do Câncer e Epidemiologia dos Agravos à Saúde Relacionados ao Trabalho. Os termos mais frequentes na contextualização de sua produção científica são: câncer, câncer ocupacional, tumores de cabeça e pescoço, estudos caso-controle, epidemiologia e saúde do trabalhador. É orientador nos cursos de mestrado e doutorado do Programa de Pós-graduação de Saúde Pública da FSP/USP. É membro da Coordenação de Saúde da FAPESP desde 2004. São Paulo – SP.

Volney de Magalhães Câmara

Médico pela Universidade Federal do Rio de Janeiro – UFRJ. Mestre em Medicina Ocupacional pela Universidade de Londres, Inglaterra. Doutor em Saúde Pública pela Escola Nacional de Saúde Pública da Fundação Oswaldo Cruz – ENSP/Fiocruz. Professor Titular. Foi Chefe de Departamento e Coordenador do Curso de Pós-graduação. Atualmente é Professor Titular e Vice-Diretor do Instituto de Estudos em Saúde Coletiva da Universidade Federal do Rio de Janeiro – IESC/UFRJ. Editor Associado da *Revista de Saúde Pública* (São Paulo). Editor Territorial Ibero-América da *Revista de Salud Ambiental* (Madri, Espanha) e dos *Cadernos de Saúde Coletiva* (UFRJ). Consultor da Organização Pan-Americana da Saúde em Washington. Rio de Janeiro – RJ.

William Waissmann

Médico pela Universidade do Estado do Rio de Janeiro. Especialista em Nutrologia pela Universidade Federal do Estado do Rio de Janeiro – UFRJ. Especialista em Saúde do Trabalhador e Ecologia Humana pela Escola Nacional de Saúde Pública/Fundação Oswaldo Cruz. Especialista em Medicina do Trabalho pela Fundação Técnico-educacional Souza Marques. Mestre e Doutor em Saúde Pública pela Escola Nacional de Saúde Pública/Fundação Oswaldo Cruz. *Fellow* na Johns Hopkins School of Public Health. Ex-Diretor de Fiscalização Sanitária do Estado do Rio de Janeiro. Ex-diretor da Sociedade Brasileira de Toxicologia; ex-Diretor da Sociedade Brasileira de Nutrologia. Pesquisador Titular da Fundação Oswaldo Cruz. Médico da Agência Nacional de Vigilância Sanitária – Anvisa. Membro da Comissão de Estudo Especial de Nanotecnologia da Associação Brasileira de Normas Técnicas (ABNT/CEE 89) e membro do Grupo de Desenvolvimento de "Diretrizes sobre Proteção de Trabalhadores contra Riscos Potenciais de Nanomateriais Manufaturados" (*Guidelines on Protecting Workers from Potential Risks of Manufactured Nanomaterials*) da Organização Mundial de Saúde – OMS. Rio de Janeiro – RJ.

Prefácio da 3ª Edição – 2013

Antes de iniciar a redação deste prefácio, fui rever no mestre Houaiss se haveria outra palavra equivalente a *prefácio*, para tentar sair do lugar-comum. Deparei-me com seus sinônimos: *anteâmbulo, antelóquio, exórdio, prolegômenos, prefação, proêmio, proginasma, prolusão*, entre outros. Fiquei na dúvida se seriam doenças novas e raras, não cobertas por este livro de Patologia do Trabalho, e acabei preferindo escrever apenas um *prefácio* – ainda que não seja fácil – mas, dos males, o menor. E será pequeno mesmo, posto que, grande, é o livro... E agora, ainda maior e melhor do que seus antecessores: *Medicina do Trabalho – Doenças Profissionais*, 1980 e *Patologia do Trabalho*, 1ª edição de 1995, e 2ª edição, atualizada e ampliada, de 2002, e subsequentes reimpressões.

Seguindo a lógica geral de organização do livro, já adotada na 2ª edição, mantivemos, nesta 3ª edição, os quatro grandes blocos: (a) bases históricas e conceituais; ferramentas de abordagem e de análise; (b) principais perigos e riscos do(no) trabalho; (c) estudo da patologia do trabalho, sistematizado segundo os grupos da CID – 10, e (d) a promoção da saúde e a prevenção do adoecimento relacionado com o trabalho.

Mantida esta lógica, todos os blocos foram revistos, atualizados e ampliados, na tentativa de acompanhar a evolução em todas as frentes: novas e mais refinadas ferramentas de trabalho e de análise; a introdução de perigos e riscos, se não rigorosamente novos, apenas mais recentemente admitidos e reconhecidos como tal; doenças e outros agravos à saúde não necessariamente novos na sua existência, mas reconhecidos na categoria de "relacionados com o trabalho" há relativamente pouco tempo e, por último, o resgate, a valorização e a visibilidade dadas a abordagens e estratégias mais ampliadas e diversificadas, destinadas a promover a saúde e, principalmente, a prevenir, controlar e, na medida do possível, eliminar a Patologia do Trabalho.

O primeiro segredo dessa riqueza continua o mesmo: identificar as pessoas certas para os temas certos; convidá-las para serem parceiras em uma obra coletiva, neste projeto coletivo, longo e penoso, mas, por certo, recompensador nos resultados, como mais uma vez se pode ver e ler, já com o livro na mão. Mais de uma centena de amigos e colegas ilustres se dispuseram a essa empreitada, e a todos expressamos nossa gratidão imensurável.

Não se trata tão somente de concretizar a edição de um grande livro, ou de um livro grande (e até uma "obra de peso", literalmente). Trata-se, sim – e este é o segundo segredo – de capitalizar ao máximo a vivência e experiência nacionais dos problemas do mundo real, nas condições brasileiras atuais. Aqui e agora. Muito mais, portanto, do que traduções e adaptações de textos gerados em outras realidades, que, contudo, devem ser conhecidos, sobretudo num mundo globalizado. Mas eles foram abundantemente citados e referidos ao longo dos 58 capítulos e do Posfácio, que compõem esta 3ª edição.

Assim como fiz nos prefácios anteriores, citarei aqui, também, o poeta mineiro Carlos Drummond de Andrade (1902 – 1987), ampliando o trecho transcrito do poema *Mãos Dadas* (em *Sentimento do Mundo*, 1940), do qual se extraiu um curto período, em edição anterior:

Não serei o poeta de um mundo caduco.
Também não cantarei o mundo futuro.
Estou preso à vida e olho meus companheiros.
Estão taciturnos, mas nutrem grandes esperanças.
Entre eles, considero a enorme realidade.
O presente é tão grande, não nos afastemos.
Não nos afastemos muito, vamos de mãos dadas.

Finalizando, devo agradecer a muitos que, ao longo desses dez anos de percurso entre a 2ª e a 3ª edição, ajudaram-me a não desistir dessa intenção e fortaleceram-me para tornar mais leve esta complexa empresa ("empreendimento para a realização de um objetivo": Houaiss). Entre eles, à Profa. Elizabeth Costa Dias, que, por sua competência profissional e companheirismo, muito me incentivou e ajudou para o sucesso desta "empresa"; à Giselle Ribeiro, que, no seu devido tempo, ajudou-nos a revisar os textos e a organizar o que seria uma obra virtual, uma "Wikipedia", como, por um bom tempo, tentamos fazer; à Dra. Leonilde Mendes Ribeiro Galasso, amiga de longa data e, sobretudo, extremamente competente "assistente editorial" (título que utilizo por me faltarem palavras para traduzir melhor o papel que desempenhou, sobretudo de janeiro de 2012 em diante), e uma palavra muito especial aos 101 amigos e colegas ilustres sem os quais quase nada do que foi feito se faria...

São Paulo, maio de 2013.

René Mendes

Prefácio da 2ª Edição, Atualizada e Ampliada

Sete anos se passaram desde o lançamento da 1ª edição deste tratado de Patologia do Trabalho, e 22 anos desde o lançamento de seu precursor *Medicina do Trabalho – Doenças Profissionais*. O livro de 1980 foi adquirido, nos anos que seguiram seu lançamento, por mais de seis mil profissionais, e foi considerado um *best seller*, na época. O livro de 1995 foi adquirido por mais de 12 mil pessoas, número que, para um livro técnico rotulado como "livro de Medicina", também configura uma procura extraordinária, conforme atestado pela Editora Atheneu e pela rede de distribuidores e livreiros que atuam nesta área profissional. Mais do que sucessos editoriais, estes números nos mostram que a área de Saúde e Trabalho, no Brasil, cresce e se desenvolve fortemente, posto que são cada vez mais numerosos e exigentes os profissionais desta área – médicos do trabalho, médicos sanitaristas, especialistas em Saúde do Trabalhador, enfermeiros do trabalho, toxicologistas ocupacionais, epidemiologistas, ergonomistas, higienistas ocupacionais, engenheiros de segurança, psicólogos, advogados, sociólogos e outras profissões afins – que procuram textos idôneos e atualizados, que, como este, combinam um embasamento conceitual e doutrinário rigoroso e sólido, com a provisão de ferramentas-de-trabalho extremamente úteis para as distintas práticas profissionais. Em ambos os casos, são o resultado da amalgamação perfeita entre a extração acadêmica de ensino e pesquisa – a mais sólida e reconhecida em nosso meio – e a partilha generosa de reconhecida experiência prática e militância profissional, cuja combinação assegura o respeito e a autoridade – as marcas mais fortes deste tratado de Patologia do Trabalho. Agregue-se a lembrança de um *plus* extremamente diferenciador desta obra: trata-se de doutrina e prática nas condições reais, brasileiras, originadas muito perto de onde os 76 autores ou colaboradores vivem e trabalham. Refletem – com certeza – o permanente desiderato de pensar globalmente, agir localmente.

Pois bem, é com imensa alegria, emoção e alívio, que temos o prazer de apresentar esta 2ª. edição, atualizada e largamente ampliada, que somente se tornou possível graças ao sinergismo e à potencialização – para utilizar termos da Toxicologia – dos esforços, de uma imensa boa vontade e dedicação, e da capacidade de dizerem no papel o que pensam e o que fazem estes 76 colegas e amigos, chamados no jargão bibliográfico de colaboradores ou coautores. Pela titulação e experiência desses colaboradores e coautores – adiante sumariadas – é claramente perceptível o imenso valor desta obra, posto que ela reune o que há de melhor em nosso país, ainda que não tenha se esgotado o celeiro de valores que, certamente, irão se juntar a este empreendimento coletivo, nas próximas edições deste tratado.

Na dimensão quantitativa, a diferença básica entre esta 2ª. edição e a 1ª. é facilmente perceptível, posto que o número de capítulos mais do que duplicou (de 24 passou a 53), e o número de páginas mais que triplicou, obrigando a Editora a organizar o texto em dois volumes.

Na dimensão qualitativa ou de conteúdo, algumas diferenças, entre esta 2ª. e a 1ª. edição, foram introduzidas e merecem ser destacadas neste Prefácio. O capítulo de História da Patologia do Trabalho (1) recebeu importante ampliação, pelas contribuições inéditas introduzidas pelo Dr. William Waissmann; criou-se um belíssimo e grande capítulo de introdução ao Estudo dos Mecanismos de Patogênese do Trabalho (3), que consumiu nosso esforço pessoal de muitos meses; a Epidemiologia agora está a cargo de epidemiologistas, com produção própria em Epidemiologia Ocupacional; criou-se a grande Seção II, que, ao longo de 14 capítulos novos, analisa a Patologia do Trabalho a partir dos "agentes" ou "fatores de risco" ou "*hazards*" – o que muitos haviam solicitado; na Seção III, introduziram-se muitos grupos novos de doenças relacionadas ao trabalho, empurrando para diante a fronteira da Patologia do Trabalho, bem além do habitualmente tratado em outros textos e, em alguns casos, além da já abrangente Lista de Doenças Relacionadas ao Trabalho, em boa hora adotada em nosso país; e, finalmente, criou-se a Seção IV, onde se discutem as bases para redução e eliminação da nocividade do trabalho, num espectro muito amplo de enfoques e ferramentas.

Aliás, o livro todo, mas principalmente esta Seção IV, revelam nossa preocupação em trazer diferentes olhares e distintas escolas de pensamento e posicionamento ideológico, desde que comprometidas com a saúde dos trabalhadores. E esta é a grande riqueza desta obra, pois ela está explicitamente posicionada em favor da defesa da saúde dos trabalhadores e da mudança das relações entre Trabalho e Saúde, atualmente marcadas por grande assimetria de forças, e por perversa inequidade (quando não, também, iniquidade) das políticas, dos programas e das ações para reduzir e eliminar a nocividade do trabalho.

Nesse sentido, portanto, além de se constituir em preciosa fonte de informações e farta demonstração de erudição bibliográfica, capazes de multiplicar ao infinito a utilidade do que consta em seu texto, o tratado de Patologia do Trabalho constitui uma referência nacional e até internacional, de como uma sociedade (ou parte dela), num dado momento histórico, se posiciona a respeito da doença relacionada com o trabalho. Estuda-a, investiga-a, mas, sobretudo, não a aceita como "inerente" ao trabalho, ou como um "infortúnio" do trabalho. Esta sociedade – constituída não somente pelos autores desta obra e pelas instituições que representam, mas, também, pelos milhares de leitores e estudiosos que leem, estudam, discutem e divulgam esta obra, bem como por tantos outros batalhadores de mesma estirpe – quer dizer ao mundo que acredita na utopia do trabalho sem doença, melhor dito, do trabalho com saúde. Por conseguinte, a leitura deste tratado não será um passatempo para ocupar a ociosidade de curiosos e desocupados, nem um exercício de diletantismo e erudição, mas sim, antes de tudo, uma expressão do compromisso, do engajamento, do inconformismo, e da disposição de luta pela mudança, no contrafluxo de uma cultura fortemente permissiva e tolerante em relação à violência do trabalho e no trabalho. Como dissemos no prefácio da 1ª. edição, uma ferramenta do trabalho, prática, para o aqui e o agora, nas palavras de nosso poeta maior – Drummond – "*...o tempo é a minha matéria, o tempo presente, os homens presentes, a vida presente*" (em *Mãos Dadas*).

Outras coisas que queríamos dizer ficam para o prefácio da 3a. edição...

Resta dizer que uma obra desta envergadura não é feita sem o concurso harmônico e coordenado de muitos. Os principais são, sem dúvida, os 76 colaboradores ou coautores, a quem agradecemos uma vez mais. Agradeço, também, a todas as pessoas que, mais de perto, nos ajudaram nesta longa e complexa tarefa, entre os quais destacamos a Profa. Elizabeth Costa Dias, o Dr. Éber Assis dos Santos Júnior, o Dr. Osvaldo Flavio de Melo Couto, o Augusto Campos, a Renata Rocha, a Zaida Nunes, a Lúcia, e o grande companheiro de trabalho e amigo Cristiano.

Belo Horizonte, abril de 2002.

René Mendes

Prefácio da 1ª Edição

Quinze anos se passaram entre o lançamento do meu livro anterior, *Medicina do Trabalho – Doenças Profissionais*, e o lançamento deste tratado de Patologia do Trabalho. Na verdade, o sucesso editorial do livro de 1980 fez com que rapidamente ele se esgotasse, e há quase dez anos sou perguntado sobre uma segunda edição do *Medicina do Trabalho – Doenças Profissionais*.

Creio que aquele livro cumpriu um importante papel. Ocupou um espaço. Tornou-se referência obrigatória de norte a sul do Brasil. Apreciamos este sucesso, e os frutos diretos ou indiretos ainda continuam a aparecer hoje.

No entanto, quinze anos, nos tempos como os de hoje e em uma área como a das inter-relações entre o Trabalho e Saúde, é tempo demasiadamente longo para ser atendido por segundas ou terceiras edições e, pior, por reimpressões.

Foi assim que buscamos avançar na direção da superação e de uma atualização também conceitual. A mudança do título revela, em parte, nossa crença de que a Medicina do Trabalho não é a única forma de se trabalhar com a atenção à saúde dos trabalhadores. Assim, também, as Doenças Profissionais não são, necessariamente, a única ou a melhor (pior?) expressão do impacto do trabalho sobre a saúde dos trabalhadores.

Assim, *Patologia do Trabalho* se, por um lado, reduz sua presença na área de planejamento e organização dos serviços de atenção à saúde dos trabalhadores, abrindo espaço para outras contribuições tão necessárias nessa área temática, por outro amplia muito o estudo do impacto do trabalho sobre a saúde.

Amplia conceitualmente, na medida em que tenta superar o estreito território das "doenças profissionais", avançando na direção das "outras doenças relacionadas com o trabalho". Daí sua lógica de organização: inicialmente por órgãos, aparelhos ou sistemas atingidos pelos efeitos do trabalho, e depois, segundo grandes categorias de problemas ou tipos de trabalho que, potencialmente, atingem a economia da saúde.

Avança conceitualmente, na medida em que tenta trazer para a região mais iluminada do palco problemas da fronteira do conhecimento, tais como a questão do câncer, dos efeitos neurocomportamentais, dos efeitos sobre a reprodução, apenas para mencionar três exemplos de problemas enfocados neste livro.

Quando leio, no Monumento às Bandeiras, em São Paulo, esculpido em pedra por Brecheret, que os bandeirantes

"...brandiram achas, empurraram quilhas,

vergando a vertical de Tordesilhas",

quero crer, emocionado e confiante, que o nosso *Patologia do Trabalho*, de certo modo, irá ajudar a fazer o mesmo: vergar a vertical de Tordesilhas, para além das fronteiras demarcadas. Fronteiras dos conceitos obsoletizados pelo tempo. Fronteiras dos preconceitos cultivados. Fronteiras cristalizadas que, muitas vezes, convêm à manutenção do *status quo*, especialmente quando o sofrimento é dos outros – dos trabalhadores – e não nosso, dos cientistas, intelectuais, pesquisadores, técnicos.

Por isso, este livro incomodará a muitos, na medida em que subverte a "ordem estabelecida". Estabelecida pela tradição, pela burocracia, pelo comodismo, para não dizer, pela ignorância.

Ao avançar doutrinariamente, ele não deixa de ser, também, uma ferramenta do trabalho, prática, para o aqui e o agora. Nas palavras de nosso poeta maior – Drummond – "...*o tempo é a minha matéria, o tempo presente, os homens presentes, a vida presente*" (em *Mãos Dadas*).

A garantia de sua utilidade e abrangência quase enciclopédica está visível não somente por seu tamanho, mas por um passeio que eu convido o leitor a fazer pelo Índice Remissivo, a partir da página 631. Ouso dizer que é o capítulo mais importante deste livro. Ali se faz não somente a integração das várias partes, mas também um exercício taxonômico interessante. Ali é um dos lugares em que aparece a "lógica" do organizador e sua contribuição para o conhecimento.

No Índice Remissivo buscou o organizador, também, se colocar na posição de usuário, de leitor, de consulente, enfim, da pessoa mais importante que existe, sem a qual não faria sentido escrever um livro tão trabalhoso. Por onde ela gostaria ou necessita entrar?

Após a visão de conjunto obtido pelo passeio ao Índice Remissivo, o leitor tem à sua disposição 24 capítulos. Registro aqui agradecimento aos muitos colaboradores deste livro, que o enriqueceram com sua experiência e conhecimento.

O agradecimento deveria se estender a muitos, entre os quais destaco os amigos da Editora Atheneu, os colegas e amigos da Faculdade de Medicina da Universidade Federal de Minas Gerais, da Universidade Johns Hopkins e, ainda, a alguns companheiros da Universidade Estadual de Campinas, onde vivi parte da minha carreira.

Fecho o prefácio com a crença de que este livro ajudará a mudar o futuro. Cito Drummond – outra vez – para com ele recitar sua utopia: "Ó vida futura! nós te criaremos" (em *Elegia 1938*).

Belo Horizonte, abril de 1995.

René Mendes

Sumário

VOLUME 1

PARTE A

Bases Históricas e Conceituais. Ferramentas de Abordagem e de Análise

1. **Bases Históricas da Patologia do Trabalho, 3**
   René Mendes
   William Waissmann

2. **Patogênese do Adoecimento Relacionado com o Trabalho, 49**
   René Mendes
   Deilson Elgui de Oliveira

3. **Princípios da Toxicocinética e da Toxicodinâmica, 121**
   Elizabeth de Souza Nascimento
   Tiago Severo Peixe

4. **Conceito de Adoecimento Relacionado ao Trabalho e sua Taxonomia, 137**
   René Mendes

5. **Estabelecimento de Nexo Causal entre Adoecimento e Trabalho: a Perspectiva Clínica e Individual, 185**
   Andréa Maria Silveira
   Sérgio Roberto de Lucca

6. **A Contribuição da Epidemiologia para o Estabelecimento das Relações Causais entre Trabalho e Condições de Saúde dos Trabalhadores e Outros Usos, 211**
   René Mendes
   Victor Wünsch Filho

7. **Estabelecimento de Nexo Causal entre Adoecimento e Trabalho: a Perspectiva Médico-Legal e Judicial, 237**
   Casimiro Pereira Júnior

8. **Estabelecimento de Nexo Causal entre Adoecimento e Trabalho: a Perspectiva da Perícia Médica Previdenciária, 249**
   Éber Assis dos Santos Júnior
   Alfredo Jorge Cherem

9. **A Classificação Internacional de Funcionalidade, Incapacidade e Saúde (CIF) e Potenciais Aplicações em Saúde do Trabalhador, 293**
   Miguel Abud Marcelino
   Heloisa Brunow Ventura Di Nubila

PARTE B
Principais Perigos e Riscos do (no) Trabalho

10. **Busca de Informações sobre Produtos Químicos na Internet, 327**
Paulo Roberto de Veloso Reis

11. **Ruído, Ultrassom e Infrassom, 351**
Luiz Felipe Silva

12. **Vibrações de Corpo Inteiro e Vibrações Localizadas, 381**
Luiz Felipe Silva

13. **Radiações Ionizantes, 423**
Nelson José de Lima Valverde

14. **Campos Elétricos, Magnéticos e Eletromagnéticos: Campos Estáticos, Frequências Extremamente Baixas (ELF), Radiofrequências e Micro-ondas, 463**
René Mendes

15. **Radiações Eletromagnéticas não Ionizantes no Espectro da Radiação Óptica: Infravermelho, Luz Visível, Ultravioleta e *Lasers*, 499**
René Mendes

16. **Tensões por Trocas Térmicas: Calor, 531**
Cristian Kotinda Júnior
Guilherme Augusto Carvalho Salgado

17. **Tensões por Trocas Térmicas: Frio, 541**
René Mendes
Érika Vieira Abritta

18. **Pressões Atmosféricas Anormais, 553**
Cid Alves
Luciana Maria Martins Menegazzo

19. **Condições de Risco de Natureza Mecânica, 577**
Luiz Felipe Silva
Josebel Rubin

20. **Acidentes do Trabalho com Material Biológico (Objetos Perfurocortantes), 613**
Cristiane Rapparini
Arlindo Gomes

21. **Acidentes Provocados por Animais Peçonhentos, 631**
Fan Hui Wen
Ceila Maria Sant'Anna Málaque
Carlos Roberto de Medeiros
Marcelo Ribeiro Duarte
Pasesa Pascuala Quispe Torrez
Christina Terra Gallafrio Novaes
Francisco Oscar de Siqueira França

22. **Assédio Moral e Insegurança no Emprego: seus Impactos sobre a Saúde dos Trabalhadores, 661**
Margarida Maria Silveira Barreto
Roberto Heloani

23. **Violência e Trabalho, 677**
Andréa Maria Silveira

24. **Acidentes do Trabalho: Descompasso entre o Avanço dos Conhecimentos e a Prevenção, 701**
Maria Cecília Pereira Binder
Ildeberto Muniz de Almeida

25. **Trabalho em Turnos e Noturno: Impactos sobre o Bem-Estar e Saúde dos Trabalhadores. Possíveis Intervenções, 753**
Frida Marina Fischer
Claudia Roberta de Castro Moreno
Lúcia Rotenberg

26. **A Qualidade do Ar dos Ambientes de Interiores, 783**
Leila de Souza da Rocha Brickus
William Waissmann
Marisa Moura

27. **Impactos das Nanotecnologias sobre a Saúde e a Segurança dos Trabalhadores, 809**
William Waissmann
Marisa Moura
Leila de Souza da Rocha Brickus

VOLUME 2

PARTE C
Estudo da Patologia do Trabalho, Sistematizado segundo os Grupos da CID-10

28. **Doenças Infecciosas e Parasitárias Relacionadas com o Trabalho, 833**
Ênio Roberto Pietra Pedroso
Osvaldo Flávio de Melo Couto

29. **Tumores Malignos Relacionados com o Trabalho, 917**
Sérgio Koifman
Victor Wünsch Filho
Rosalina Jorge Koifman
Ricardo Luiz Lorenzi
Ilce Ferreira da Silva
Sabrina da Silva Santos

30. **Hematopatologia Relacionada com o Trabalho, 989**
Therezinha Verrastro

31. **Doenças Endócrinas Relacionadas ao Trabalho, 1015**
William Waissmann

32. **Psicopatologia e Saúde Mental no Trabalho, 1053**
Edith Seligmann-Silva

33. **Doenças do Sistema Nervoso Relacionadas com o Trabalho e Avaliação Neuropsicológica na Patologia do Trabalho, 1097**
Paulo Mattos
Paulo Henrique Ferreira Bertolucci

34. **Doenças do Olho Relacionadas com o Trabalho, 1115**
Joel Edmur Boteon

35. **Doenças do Ouvido Relacionadas com o Trabalho, 1137**
Everardo Andrade da Costa
Thaís Catalani Morata
Satoshi Kitamura

36. **Distúrbios da Voz Relacionados com o Trabalho, 1167**
Henrique Olival Costa
Paulo Augusto de Lima Pontes
Sandra Irene Cubas de Almeida

37. **Doenças Cardiovasculares Relacionadas ao Trabalho, 1177**
Julizar Dantas
Davi Ventura Barnabé

38. **Doenças Respiratórias Relacionadas com o Trabalho, 1229**
Eduardo Algranti
Eduardo Mello De Capitani
Ana Paula Scalia Carneiro
Paulo Hilário Nascimento Saldiva
Elizabete Medina Coeli Mendonça

39. **Doenças da Cavidade Oral Relacionadas com o Trabalho (Odontopatologia Ocupacional), 1291**
Luiz Eugênio Nigro Mazzili

40. **Doença Hepática Ocupacional e Ambiental (DHOA), 1315**
Dvora Joveleviths
Maria Cecília Verçoza Viana
Graziela Rodrigues Loureiro de Oliveira
Fábio Fernandes Dantas Filho

41. **Dermatoses Relacionadas com o Trabalho, 1341**
Salim Amed Ali

42. **Doenças Osteomusculares Relacionadas com o Trabalho: Membro Superior e Pescoço, 1391**
Alfredo Jorge Cherem
Alexandre Coimbra

43. **Doenças Osteomusculares Relacionadas com o Trabalho: Coluna Vertebral, 1423**
Hudson de Araújo Couto

44. **Nefropatias Relacionadas com o Trabalho, 1459**
Ricardo de Castro Cintra Sesso

45. **Doenças da Reprodução e Malformações Congênitas Relacionadas com o Trabalho, 1479**
Francisco J. R. Paumgartten

46. **Intoxicações Agudas Relacionadas com o Trabalho, 1505**
Adebal de Andrade Filho
Délio Campolina
Frederico Bruzzi de Carvalho

47. **A Patologia do Trabalho numa Perspectiva da Saúde Ambiental, 1543**
Volney de Magalhães Câmara
Luiz Augusto Cassanha Galvão
Herling Gregorio Aguilar Alonzo

48. **Casuística Ilustrativa da Patologia do Trabalho, 1569**
Luiz Carlos Morrone
José Tarcísio Buschinelli
Jefferson Benedito Pires de Freitas

PARTE D
A Promoção da Saúde e a Prevenção do Adoecimento Relacionado com o Trabalho

49. **Princípios e Práticas de Promoção da Saúde no Trabalho, 1613**
Guilherme Augusto Carvalho Salgado
Ana Cláudia Camargo Gonçalves Germani
Mário Ferreira Júnior

50. **Contribuição da Psicodinâmica do Trabalho para a Transformação e Melhoria da Organização e do Conteúdo do Trabalho, 1627**
Seiji Uchida
Selma Lancman
Laerte Idal Sznelwar

51. **Contribuição da Ergonomia para a Transformação e Melhoria da Organização e do Conteúdo do Trabalho, 1639**
Júlia Issy Abrahão
Fausto Leopoldo Mascia
Uiara Bandineli Montedo
Laerte Idal Sznelwar

52. **A Importância da Higiene Ocupacional para a Melhoria das Condições e Ambientes de Trabalho, 1655**
Berenice Isabel Ferrari Goelzer

53. **Contribuição da Segurança do Trabalho para a Melhoria das Condições e Ambientes de Trabalho, 1687**
Armando Augusto Martins Campos

54. **Contribuição da Gestão da Informação em Saúde para a Promoção da Saúde e Prevenção das Doenças, 1725**
Paulo Roberto de Veloso Reis
Eduardo Ferreira Arantes

55. **Imunização e Vacinação na Prevenção das Doenças Infecciosas: Perspectiva da Medicina do Trabalho, 1779**
Arlindo Gomes
Paulo Soares de Azevedo
Isabella Ballalai

56. **A Promoção da Saúde e a Prevenção de Doenças Focadas nos Trabalhadores Viajantes e Expatriados, 1811**
Márcia Bandini
Jessé Reis Alves

57. **A Prevenção e o Manejo do Problema de Álcool e outras Drogas em Trabalhadores, 1837**
Dante José Pirath Lago

58. **Contribuições da Medicina do Trabalho no Planejamento e Gestão das Atividades de Preparação para Situações de Emergência e Catástrofes, 1853**
   Angelo Raimundo de Souza Filho
   Edmar Villar de Queiroz Neto
   Newton Miguel Moraes Richa

Pósfacio – A Utopia do Trabalho que Também Produz Saúde: as Pedras no Caminho e o Caminho das Pedras , 1881
   Elizabeth Costa Dias

Índice Remissivo

PARTE A

**Bases Históricas e Conceituais.
Ferramentas de Abordagem e de Análise**

Bases Históricas da Patologia do Trabalho

1

René Mendes
William Waissmann

- Introdução
- Doença e trabalho na Antiguidade
- As "doenças dos trabalhadores": da Idade Média a Ramazzini
- A importância de Bernardino Ramazzini
- A Revolução Industrial e seus impactos sobre a saúde dos trabalhadores
- A Patologia do Trabalho no Brasil até a segunda metade do século XIX
- Das "doenças dos trabalhadores" às "doenças profissionais"
- A relação trabalho/saúde na ótica da Saúde Pública no Brasil
- As condições de trabalho no início da industrialização no Brasil: do impacto sobre a saúde dos trabalhadores
- A Medicina Legal e a Patologia do Trabalho no Brasil
- A Patologia do Trabalho no Estado Corporativista (1930-1945)
- Da "Saúde Pública" à "Higiene do Trabalho" e à "Saúde Ocupacional"
- Das "doenças profissionais" às "doenças relacionadas com o trabalho"
- Destaques e alguns registros sobre o desenvolvimento da Patologia do Trabalho no Brasil, nas décadas de 1980 e 1990
- Breve panorama da produção atual do conhecimento sobre Patologia do Trabalho no Brasil
- Referências

Introdução

A história de uma ciência não deveria ser uma simples coleção de biografias, nem, com maior razão, um quadro cronológico ornado de histórias. Ela deveria ser uma história da formação, da deformação e da retificação de conceitos científicos (Georges Canguilhem, "A Constituição da Fisiologia Como Ciência", 1963, In: "Estudos de História e de Filosofia das Ciências". Rio de Janeiro: Forense, 2012, p. 251).

Este capítulo tem como finalidade partilhar com o leitor algumas informações e análises de como se teria dado a construção do conhecimento a respeito dos determinantes, da natureza, dos processos e dos mecanismos de adoecimento dos trabalhadores quando relacionado a condições e ambientes de trabalho. Trata-se aqui de oferecer um ponto de partida para a instrumentalização dos principais atores sociais envolvidos, no sentido de impulsionarem mudanças sociais, políticas e tecnológicas que assegurem a não repetição dos mesmos erros, e a construção de um novo mundo possível, em que o trabalho possa ser determinante de saúde e vida, e não mais de sofrimento, doença, incapacidade e morte.

Parafraseando Juan Cesar Garcia (1932-1984) – investigador e intérprete da história social da Medicina – a tese central que orienta este capítulo é a de que "a prática e o saber no campo da saúde – incluindo a pesquisa – estão articulados à transformação histórica do processo de produção econômica" (Garcia, 1981a). Epistemologicamente, entende-se que a concepção e a proposição de ações de saúde-doença não surgem por um simples jogo do pensamento, mas têm sua origem na experiência dos indivíduos com o mundo material objetivo, nas relações práticas do homem com as coisas e nas relações das pessoas entre si. Assim, a determinação do saber e da prática será buscada no conjunto das relações que constitui o todo social e, em última instância, na estrutura econômica (Garcia, 1981a). Os saberes e as práticas específicas do conhecimento da saúde e das doenças dos trabalhadores se construíram ao longo dessa estrutura. Foi nos processos produtivos, marcos de cada momento da história humana, de suas possibilidades sociotécnicas, que se concretizaram as transformações geradoras da patologia de origem laboral, um dos escopos básicos deste trabalho.

Resgatar a história do conhecimento não é um exercício de erudição, nem um fim em si mesmo. Tampouco é um privilégio dos historiadores. É uma obrigação dos estudiosos e amantes de uma ciência-arte (ou arte-ciência?!). Um requisito para os construtores do devir.

Conhecer a saga do conhecimento na área em que trabalhamos dá mais sentido ao pedaço da caminhada que nos propomos a fazer. Ajuda-nos, também, a valorizar mais o lugar em que estamos hoje, e a vislumbrar melhor onde se quer chegar. E não deixa de ser, também, um método profilático contra a tentação de "reinventar a roda" ou de agir como se tudo estivesse começando agora, e conosco...

Portanto, resgatar a história ou conhecer a saga é, antes de tudo, uma atitude. De humildade? Sim, mas muito mais de dispormos as nossas forças, a nossa inteligência e o nosso compromisso – temporais, limitados e finitos – na perspectiva do eterno, do ilimitado e do infinito.

Doença e trabalho na Antiguidade

Historiadores da Medicina do porte de Henry Sigerist (1891-1957) e George Rosen (1910-1977), mostram, em seus estudos, que já é possível detectar alguma referência sobre a associação entre o trabalho e a saúde-doença – ainda que escassa – desde os papiros egípcios e, mais tarde, na tradição judaica e no mundo greco-romano.

Ao menos desde o antigo Egito reconhece-se a existência de doenças associadas ao trabalho. Lesões de braços e mãos em pedreiros são descritas nos papiros de Sellier (Dembe, 1996), dermatites pruriginosas laborais são citadas no papiro de Ebers (Wright e Goldman, 1979) e havia atendimento médico organizado em certos locais de trabalho, como minas e pedreiras, na construção de pirâmides e de outros monumentos, e em expedições à procura de minas de cobre e turquesa (Leca, 1983).

A importância do equilíbrio mental e físico de trabalhadores não era desconhecida. Havia dinastias onde se outorgavam dias de descanso predeterminados e se concediam licenças para pais acompanharem filhas a festas (importante fato social), filhos cuidarem de mães enfermas e maridos e pais poderem permanecer em casa, por um dia, quando suas mulheres ou filhas se encontrassem em período menstrual. Citam-se, também, casos de concessão de pensão por invalidez de origem laboral, e de reintegração ao trabalho com solicitação de cobertura de gastos médicos motivados por acidente médico (Ebid, 1985).

Ao lado da longa tradição de textos e práticas rituais judaicas relacionadas à saúde, em geral sem que se possa apontar rigorosa precisão temporal de sua origem, sabe-se de textos judaicos que já vigiam como normas, demonstrando interessante preocupação com as relações potencialmente danosas do trabalho. Chegava-se a considerar, nestes textos, a licitude de atos patronais, em função dos costumes sociais de seus empregados. E no *Talmude*, por exemplo, estabelecia-se, claramente, a proibição de que patrões e "amos" exigissem, mesmo sob pagamento extra, horas adicionais de trabalho que desrespeitassem os hábitos culturais de sono e vigília de seus empregados ou "servos" (Kottek, 1995).

Considerações sobre alimentação e doenças em trabalhadores também eram objeto dos textos judaicos. O patrão deveria suprir seus empregados com alimentos, não poderia submetê-lo a trabalhos indignos ou exagerados e deveria respeitá-lo como homem. Mesmo no caso de um homem vender-se como "servo" (o termo empregado para a época e tradição judaicas não se ajusta a "escravo", nem a "trabalhador") a um patrão, o livro do *Êxodo* tipifica condições para tal, inclusive esclarecendo o tempo exercido de trabalho quando na vigência de doenças, já que o tempo máximo de servidão era de seis anos.

Além de ter que fornecer tratamento, havia regras para a compensação ou não do tempo de adoecimento. Se o tempo de adoecimento não ultrapassasse quatro anos, dentro dos seis de servidão, era considerado tempo efetivo total trabalhado. Se fosse maior, havia que ser reposto. Porém, isto era aplicável apenas se o trabalhador não pudesse exercer nenhuma função. Se houvesse a possibilidade do exercício de um trabalho menos penoso, contabilizava-se o tempo como trabalho efetivo, antecipando, por milênios, o conceito de readaptação de funções para o trabalhador acidentado (Kottek, 1995).

Apesar destas referências, é compreensível o desinteresse reinante pelo tema saúde-trabalho nos Impérios dominantes, uma vez que os trabalhos mais pesados ou de mais elevado risco eram destinados a escravos, comumente oriundos das nações subjugadas (Sigerist, 1936; Sigerist, 1951; Rosen, 1953; Rosen, 1958; Jaccard, 1960; Rosen, 1979; Cardoso, 1984) e cujos esforços conformavam um dos pilares dos próprios impérios mercantis escravistas, como exemplo os Impérios Grego e Romano da Antiguidade, que eram caracterizados, como especificado por Darcy Ribeiro, pela "institucionalização da propriedade individual da terra, pelo incentivo à liberdade de comércio e pela mais ampla generalização do apresamento de prisioneiros de guerra para convertê-los em escravos pertencentes a senhorios individuais" (Ribeiro, 1987).

Mesmo assim, e apesar das relações entre saúde e trabalho não se constituírem na preocupação primária de Hipócrates (460-375 a.C.) em seu clássico *Ares, Água e Lugares*, que se centra em ensinamentos ligados às relações entre ambiente – incluindo clima, topografia, qualidade da água e mesmo organização política – e saúde (Sigerist, 1951; Rosen, 1979), Goldwater (1936) menciona que o *Corpus Hippocraticum* (tratados relativos à saúde escritos por Hipócrates e seus seguidores) é a produção que mais alusões fez às doenças ocupacionais, até Ramazzini (1633-1714). Encontram-se em seus textos referências a doenças de quem trabalhava montado a cavalo (lombociatalgia, paralisias, impotência e esterilidade), de pescadores (morte precoce por má qualidade alimentar), metalúrgicos, mineiros, tintureiros, alfaiates, agricultores, cavalariços e de outras profissões.

De modo diverso de outros autores de até o século XVIII, que, em sua maioria, limitaram-se a relacionar substâncias a doenças, Hipócrates reconheceu riscos ocupacionais específicos e mesmo ligou doenças particulares a ocupações (Goldwater, 1936; Hunter, 1978). Seus textos não se voltavam ao trabalho, não o tratavam como uma especificação, mas não se furtavam a perceber a associação entre certos elementos naturais ou não relacionados às ocupações e à patologia humana.

De Hipócrates até Claudio Galeno (c.131 – c.200), considerado o maior médico do Império Romano, há, além de escritos médicos – muitos deles relatando as doenças presentes em escravos e detentos no trabalho em minas (Schilling, 1975) –, um número considerável de citações não médicas onde se relacionam doenças e ocupações, como visto em textos de Platão (427-347 a.C.) e Aristóteles (384-322 a.C.). Platão descrevia os atletas profissionais como sonolentos, cansados e sujeitos a vertigens, enquanto Aristóteles associava o montar sistemático e profissional a cavalo com impotência sexual e esterilidade, e à função de corredores profissionais, o desenvolvimento de doenças cefálicas (Castiglione, 1947; Goldwater, 1936; Wright e Goldman, 1979).

Ainda na antiga Grécia, Titus Maccius Plautus (c.254 – 184 a.C), cem anos mais tarde, descreveu que artistas e alfaiates possuíam problemas posturais e que alguns apresentavam sequelas graves, em função das posturas peculiares que eram obrigados a assumir em seus trabalhos (Goldwater, 1936).

Não é de estranhar que também em Roma, em um ambiente onde havia grande influência da cultura grega, de presença frequente e distinta de médicos, e onde se desenvolveram várias escolas médicas, tenha havido algum direcionamento da prática médica aos esteios da civilização romana. Assim, legiões militares, as escolas de gladiadores, as companhias teatrais e as corporações de trabalhadores possuíam, muitas vezes, seus próprios médicos, voltados ao tratamento das doenças desenvolvidas por estes profissionais. Não há, neste período, como em nenhum outro da história clássica, uma abordagem de fulcro exclusivo ocupacional; os médicos tratavam as doenças de indivíduos; nestes casos, de grupos de indivíduos organizados por seus ofícios (Giordani, 1987).

Entretanto, esta aproximação em relação a várias atividades de trabalho, e o desenvolvimento médico em Roma, permitiu que, também deste período, tenha sido possível a recuperação de textos relacionando quadros mórbidos a ocupações.

Sabe-se, por exemplo, que Virgílio descreveu problemas mentais em marinheiros. Marcial (c. 40-c. 100) foi o primeiro a descrever os riscos ocupacionais do manuseio do enxofre, e Juvenal (c. 60-c. 140) relacionou o desenvolvimento de veias varicosas em religiosos ao fato de permanecerem muito tempo de pé, e associou a cegueira de ferreiros ao trabalho com materiais incandescentes (Goldwater, 1936; Rosen, 1958).

Caio Plínio, o Velho (23-79), autor de *De Historia Naturalis* (20 volumes), após visitar alguns locais de trabalho, principalmente galerias de minas, descreve, impressionado, o aspecto dos trabalhadores expostos ao **chumbo**, ao **mercúrio** e a **poeiras**. Menciona, então, a iniciativa dos escravos de utilizarem à frente do rosto, à guisa de máscaras, panos ou membranas (de bexiga de carneiro) para atenuar a inalação de poeiras (Goldwater, 1936).

Já Lucrécio (c. 96-55 a.C.), estudando, em especial, a mineração de ouro, foi o primeiro a relatar as vidas curtas dos cavouqueiros das minas, e perguntava: "Não viste ou ouviste como morrem em tão pouco tempo, quando ainda tinham tanta vida pela frente?" (*apud* Ramazzini, 1971). Tal pergunta, marcada pela sensibilidade e indignação de um poeta, traz à nossa geração ensinamentos importantes, como por exemplo:

- a **morte prematura** como a mais dramática marca do trabalho sobre a vida dos trabalhadores;
- o fundamento de uma técnica epidemiológica recentemente desenvolvida e que tem se mostrado útil para medir a importância relativa de um problema de saúde pública: estimar os "anos potenciais de vida perdidos" (Romeder e McWhinnie, 1978).

Não se devem encerrar os relatos referentes a autores do período clássico da Antiguidade sem a descrição de trabalhos de Galeno (130-200 dC). Galeno foi um escritor prolífico e um debatedor vigoroso, tendo dominado a história médica subsequente por séculos. Seu principal trabalho escrito consistiu de uma extensa sistematização e síntese do conhecimento médico até então existente, baseando-se no *Corpus Hippocraticum* e nos escritos de Platão e Aristóteles, amparados por sua grande experiência prática da Medicina (Margotta, 1996; Rosen, 1958).

Os escritos de Galeno contêm quase tantas referências às doenças ocupacionais quanto os de Hipócrates. Tendo visitado uma mina de sulfato de cobre em Chipre, observou e relatou que os trabalhadores que transportavam um líquido vitriólico, faziam-no correndo para fora da mina com toda velocidade para evitarem perecer no meio dos seus trabalhos, já que o odor era muito ativo e a sensação de sufocação, intensa. Dentre outras citações de Galeno, há relatos de doenças associadas a corredores, fazendeiros, lutadores e trabalhadores que usavam a voz excessivamente e aos que trabalhavam com gesso. Não deixou de fazer ver que alguns distúrbios estavam presentes mesmo em estudantes e intelectuais, que podiam apresentar tonturas e dores no peito em função de se exporem aos vapores provenientes de velas em seus estudos noturnos (Margotta, 1996; Rosen, 1958).

Durante o período clássico foram reconhecidas as relações entre doenças e ocupações. Entretanto, este reconhecimento, enquanto ato médico, não redundava em modificações específicas do espaço laboral, nem construiu um corpo estruturado de conhecimento teórico especializado que avançasse além dos conhecimentos médicos gerais, para uma preocupação especificamente direcionada às relações entre trabalho e saúde.

Não há nenhum tratado clássico que se preocupe exclusivamente com uma ocupação específica e com as doenças a ela relacionadas ou com uma doença específica e as ocupações que poderiam causá-la (nem mesmo os textos hipocráticos). Por mais avançado que possa parecer o pensamento clássico, não se deve esquecer que a Medicina e o médico acompanhavam o percurso da sociedade. O fazer o "bem" ("o princípio da beneficência") e o não fazer o "mal" ("o princípio da 'não maleficência'"), bases da moral hipocrática, tinham aplicações diferenciadas óbvias e bem determinadas em sociedades escravagistas. A melhoria concreta das condições de trabalho e a Medicina como espaço de referência a estas mudanças, de modo similar e recorrente a vários momentos da história, mesmo recente, não se anunciavam enquanto atributo social do saber e da prática (salvo exceções) dos médicos.

As "doenças dos trabalhadores": da Idade Média a Ramazzini

Pouco é conhecido sobre as relações entre trabalho e saúde na Idade Média (Heers, 1975; Gimpel, 1977). A recuperação escassa de textos médicos, porém, não exclui que se possa presumir quanto a número provavelmente considerável de acidentes e doenças associados ao trabalho.

Diferentemente do que se costuma propagar, o medievo foi período de intensas modificações tecnológicas, como as relacionadas à moagem de grãos, à confecção de papéis, ao domínio do velejar, à melhoria de ferramentas metálicas e da queima do carvão, ao uso de chaminés, à utilização de andaimes na construção civil, além da permanência de várias atividades de grande risco, com poucas modificações quanto à proteção à saúde dos trabalhadores.

Entretanto, alguns dos relatos que se obtêm das relações de trabalho e saúde são de interesse. Avicena (980 – 1036 ou 1037), autor do *Canon* e um dos grandes médicos do período, descreveu de modo preciso a cólica plúmbica, sem que houvesse, contudo, preocupação em fazê-lo dentro de uma associação particular a ocupações (Goldwater, 1936).

Waldron (1985) menciona que o encontro de ossadas em escavações no mosteiro medieval inglês de Merton, em Surrey, revelou prevalência elevada de hiperostose esquelética disseminada idiopática, quando comparada a outras comunidades de mesma faixa etária. Associando seus achados com o de outros autores, Waldron lança a hipótese de se tratar de doença de natureza ocupacional, no caso associada à baixa atividade física e à grande ingestão calórica, ambas determinadas, em última instância, pelo isolamento e o labor de natureza religiosa.

Em outro trabalho contemporâneo, Dickerson (1967) analisa os trabalhadores de catedrais da Idade Média. Mostrando que eram itinerantes, viajando de um lugar para outro sem muitos pertences pessoais, Dickerson relata que, em especial nos séculos XII e XIII, certas cidades europeias, como se em disputa, construíam catedrais cada vez mais altas, em ritmo acelerado, incorporando os avanços tecnológicos da época, mas sem atenção à saúde dos trabalhadores.

Isto acabou redundando em mortes por desmoronamento de suas superestruturas, como as ocorridas na catedral de Beauvais, que ruiu por duas vezes, ou mesmo em outros acidentes graves, como os ocorridos na reconstrução, após incêndio, em 1174, da catedral de Canterbury, que resultaram em lesões permanentes no próprio arquiteto, que se viu obrigado a abandonar a obra. Um dos possíveis indicadores da frequência destas lesões – chama a atenção Dickerson (1967) – é a descrição de que o fornecimento de luvas para proteção das mãos era considerado um privilégio utilizado pelos capatazes para o controle dos trabalhadores.

Mais tardiamente, as observações sobre as relações entre saúde e trabalho vão direcionar-se ao momento histórico em curso nos séculos XV e XVI, havendo uma enorme influência das mudanças socioeconômicas em curso durante este período. O desenvolvimento tecnológico, a ascensão marcante da burguesia e das possibilidades comerciais e o poder centralizador dos Estados determinaram um grande incremento nas atividades relacionadas à mineração e ao manuseio de metais nobres. As atividades ligadas ao transporte marítimo também sofreram importantes transformações, como resultado da expansão mercantilista e das novas e prolongadas rotas de navegação.

Não é sem motivo, então, que o primeiro livro inteiramente dedicado aos riscos de uma ocupação, redigido por Ulrich Ellenbog (1440-1499), tenha surgido ainda no século XV (em 1473, apesar de só editado em 1524). O livro, de fato mais um "manual de instruções" dirigido aos ourives da cidade imperial de Augsburg, descreve riscos encontrados no trabalho de ourivesaria e outros tipos de trabalho com metais, e contém advertências sobre como mitigar os riscos, em especial quanto aos efeitos perigosos dos vapores de prata, mercúrio e chumbo. Apesar de vários aspectos da intoxicação por vapores de mercúrio e chumbo terem sido mencionados por autores mais antigos como Hipócrates, Plínio, Galeno e outros, o "manual de instruções" de Ellenbog foi o primeiro texto a tratar, especificamente, do envenenamento laboral por metais. Ellenbog elencou sintomas e sinais, reconheceu que os vapores eram mais perigosos do que os metais em si, enfatizou a importância da boa ventilação, e chegou a recomendar as drogas a serem utilizadas nos casos de intoxicação (Ellenbog, 1927; Goldwater, 1936; Rosen, 1958; Huberman, 1974; Nogueira, 1979; Cipolla, 1984; Krolls *et al.*, 1994).

Ainda no século XV, Johannes de Vigo, importante cirurgião, dedicou um capítulo de seu livro à febre dos marinheiros. Este capítulo não somente é uma das primeiras contribuições sistematizadas à Medicina do Trabalho, como também é, provavelmente, um dos primeiros ensaios sobre doenças tropicais (Goldwater, 1936; Rosen, 1958).

No século XVI, há contribuições ainda em mais elevada escala. Torna-se crescente o número de trabalhos médicos ligados à saúde dos marinheiros, em especial com o aumento dos períodos embarcados, conhecendo-se, desde aquele século, a importância do uso de vegetais frescos e frutas na prevenção do escorbuto. Em 1598, publica-se o primeiro trabalho inglês dedicado à Medicina Naval, o que se transforma em rotina nos anos subsequentes (Goldwater, 1936; Rosen, 1958). Do mesmo modo, persistem os trabalhos sobre mineração e trabalho com metais.

Nesse contexto, surgem os famosos livros de Agricola (1494-1555) e de Paracelso (1493-1541). Em 1556, um ano após a morte de Georg Bauer, mais conhecido pelo seu nome latino de Georgius Agricola, era publicado, em latim, seu livro *De Re Metallica* (Fig. 1.1). Após estudar diversos aspectos relacionados à extração de metais argentíferos e auríferos e à sua fundição, dedica o último capítulo aos acidentes do trabalho e às doenças mais comuns entre os mineiros. Agricola (1950) dá destaque especial à chamada "asma dos mineiros", provocada por poeiras, que descreveu como sendo "corrosivas". A descrição dos sintomas e a rápida evolução da doença sugerem tratar-se de silicose, eventualmente acompanhada de câncer de pulmão.

Segundo as observações de Agricola, em algumas regiões extrativas, as mulheres chegavam a casar sete vezes, roubadas que eram de seus maridos, pela morte prematura encontrada na ocupação que exercem (Agricola, 1950).

A crueldade apontada neste relato também traz ensinos importantes, entre os quais: há pessoas que morrem mais facilmente que outras, ou melhor, a mortalidade em determinados grupos humanos é mais elevada do que em outros. Trabalhadores de mineração subterrânea **morrem mais (elevada mortalidade) e morrem antes (morte precoce).** O conhecimento desta realidade – como a de outras similares que até hoje existem em nosso país – pode ser desvelado por qualquer pessoa, e principalmente por quem melhor conhece o processo de trabalho e os riscos a que está exposto: o próprio trabalhador.

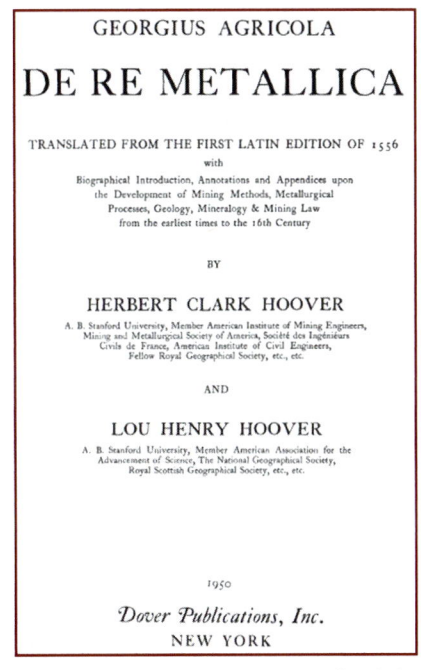

Fig. 1.1. *Facsimile* da página de rosto do livro *De Re Metallica*, de Georgius Agricola.

Aliás, o próprio Agricola já sabia como estes problemas poderiam ser evitados. Não se tratava de uma questão médica e sim de problemas de natureza político-organizacional e tecnológica, que se expressavam no tipo de processo de trabalho utilizado, cuja modificação, acrescida da introdução de meios para melhorar a ventilação das minas, poderia proteger os trabalhadores da inalação de poeiras lesivas. Na verdade, eram observações epidemiológicas, nascidas do senso comum, seguidas da clara compreensão sobre a verdadeira natureza do problema, muito antes de serem esclarecidos pela ciência médica os mecanismos fisiopatológicos de produção da silicose (Agricola, 1950; Rosen, 1979).

Onze anos mais tarde (apesar de elaborada em 1533) surge a publicação de Paracelso (Aureolus Philippus Theophrastus Bombast von Hohenheim) (1493-1541), *Von der Bergsucht und anderen Bergkrankheitem*, dedicada às doenças ocupacionais de mineiros e fundidores. São três volumes com influência definitiva na área de estudos da relação entre saúde e trabalho e que tratam (1) de doenças, principalmente pulmonares, dos mineiros; (2) de doenças de fundidores e metalúrgicos; e (3) de doenças causadas pelo mercúrio. Paracelso, seu autor, viveu durante muitos anos em um centro mineiro da Boêmia, e são numerosas as suas observações relacionando métodos de trabalho ou substâncias manuseadas a sintomas e doenças, com a elaboração de procedimentos terapêuticos a serem utilizados em envenenamentos. É de Paracelso, por exemplo, a descrição da *mala metallorum*, uma doença pulmonar que atingia os mineiros da região de Schneeberg, entre a Saxônia e a Boêmia, matando-os em plena juventude (Castiglione, 1947; Hunter, 1978; Goldwater, 1936).

Outros médicos eminentes da época redigiram trabalhos sobre a saúde de trabalhadores. Jean François Fernel (1497-1558) fez descrição pormenorizada da intoxicação por mercúrio (1557) e relatou um caso de sífilis transmitida à parteira, pela parturiente, no momento do parto. Felix Platter (1536-1614) descreveu a presença de hemoptise em porteiros e vigias. Falópio (Gabriele Falloppio, 1523-1562) mencionou a intoxicação por mercúrio em mineiros, e Fabrício (Girolamo Fabrizzi, 1533-1619), associado a Falópio, fez menção a casos de hérnia relacionada ao trabalho, tanto em um carpinteiro que teria levantado carga elevada, como em músicos e monges como consequência do excessivo uso da voz (Goldwater, 1936).

O século XVI viu florescer, ainda, muitos trabalhos sobre as doenças dos militares, classe numerosa e influente na época, destacando-se os trabalhos de Ambroise Paré (1510-1590), Leonardo Botallo (1530-1600), entre outros. Apesar das inovações presentes no corpo teórico da Medicina, durante a Renascença, os avanços, do ponto de vista prático, pouco se fizeram sentir, tanto nas questões relacionadas à saúde pública em geral, quanto nas relacionadas ao trabalho, em particular (Goldwater, 1936).

A administração da saúde e os sistemas de higiene permaneceram similares aos do período medieval e as ações de saúde relacionadas ao trabalho permaneciam muito restritas. Um bom exemplo é o papel preventivo de cítricos quanto ao escorbuto: mesmo reconhecidos desde o século XV, e reafirmados extensamente durante os séculos XVI e XVII, foi somente ao final do século XVIII que a Marinha britânica formalizou os meios para prevenção do escorbuto em seus marinheiros (Rosen, 1958).

A partir do século XVII, houve um número crescente de contribuições para a literatura médica, sobre males tidos como de origem ocupacional. Destacam-se compilações e observações feitas por vários autores como: Georg Horst, em 1615, e Guglielmo Grataroli (1516-1568), em 1652, sobre a saúde dos eruditos; Glauber (1604-1670), em 1657, sobre a saúde dos marítimos; Lucantonio Porzio (1639-1723), em 1685, e Screta, em 1687, sobre a saúde dos soldados; Lanzoni, sobre a saúde dos salineiros, e Plemp sobre a saúde dos advogados (Rosen, 1958; Westfall, 1988).

Vários estudos e textos do século dedicaram-se, também, ao trabalho de mineração e de fundição de metais. É nesta tradição que se situam os trabalhos de Leonardus Ursinus, Petrus Forestus (1521-1597), Athanasius Kircher (1602-1680), Michael Etmuller (1648-1683) e Georgius Wedelius (1645-1721), que escreveram, direta ou indiretamente, sobre tais temas. É também nesta temática que se concentram os importantes trabalhos de Martin Pansa, discípulo de Agricola, publicados no começo do século XVII, e de Samuel Stockhausen.

Pansa atribuiu aos efeitos nocivos de fumos e vapores que se originavam dos minerais manuseados em minas e refinarias às doenças encontradas em mineiros (Corn, 1975). Em 1656, Stockhausen publica um texto de grande importância no século XVII, baseado em sua experiência estudando as doenças dos mineiros e de refinadores de metais, descrevendo os sintomas das pneumopatias de mineiros e fundidores e ajudando a esclarecer as diferenças entre os efeitos do chumbo, mercúrio, cobalto e outros metais (Goldwater, 1936).

Os primeiros relatos de intoxicação por vapores na extração de carvão devem-se a Jan Baptista van Helmont (1580-1644) (ele mesmo foi a vítima), que relatou, também, a presença de certa variedade de "asma" entre mineiros, considerando-a causada por vapores metálicos (que produziriam, para ele, constrição de vasos no pulmão) (Goldwater, 1936; Westfall, 1988).

Wedelius, além de suas contribuições referentes ao trabalho de mineração e com metais, relatou riscos ocupacionais presentes entre trabalhadores que manipulavam gesso, em soldadores e em sapateiros, chegando a encontrar (em autópsias) depósitos de gesso no pulmão de estucadores. Mas a primeira autópsia em caso de silicose foi realizada por Ysbrand van Diemerbroeck (1609-1674), da Holanda, que encontrou areia nos pulmões de trabalhadores de cantaria, assim como depósitos de poeira de diamantes, em cortadores de diamantes (Nogueira, 1979).

O fim do século XVII, porém, pode ser considerado como um divisor de águas na história do conhecimento sobre as doenças relacionadas ao trabalho, posto que em 1700 foi publicado o clássico *De Morbis Artificum Diatriba (Tratado sobre as Doenças dos Trabalhadores)*, de autoria de Bernardino Ramazzini (1633-1714). O livro constituiu-se no primeiro tratado completo sobre doenças relacionadas ao trabalho e foi a obra de referência para a área, até o século XIX, quando a Revolução Industrial determinou a geração de novos problemas sanitários.

Ramazzini, italiano, médico e professor de Medicina em Módena e em Pádua, mantinha contatos com médicos, professores e outros cientistas de seu tempo e foi autor de várias obras, compiladas por seu sobrinho Bartolomeu na *Opera Omnia Medica et Physiologica*. *Diatriba*, seu texto mais importante (Ramazzini, 1971), creditou a ele o epíteto de **Pai da Medicina do Trabalho** (Estrela, 1971; Schilling, 1975).

Até a obra de Ramazzini, por melhores que fossem os textos sobre as doenças relacionadas ao trabalho, elas representavam referências esporádicas, mesmo que estudadas exaustivamente, a problemas isolados. Ramazzini estudou os riscos ocupacionais e as doenças associadas a mais de 50 profissões.

Alguns de seus ensinamentos refletiram-se em Giambattista Morgani (1682-1771), quando em seu clássico de Patologia, *De Sedibus et Causis Morborum*, publicado em Veneza, em 1761, fez incluir referências à ocupação anterior de todos os casos descritos (Rosen, 1979; Berlinguer, 1988).

A importância de Bernardino Ramazzini

Há cerca de dez anos comemoraram-se três séculos do lançamento da primeira edição da obra-prima de Bernardino Ramazzini (1633-1714), intitulada *De Morbis Artificum Diatriba*, ao português elegantemente traduzida, pelo Dr. Raimundo Estrela (1911-2000), como *As Doenças dos Trabalhadores*. Apesar do tempo decorrido, torna-se extremamente oportuno investigar, analisar e divulgar um pouco mais algumas facetas da vida deste mestre da Medicina, muito mais como um exercício de inspiração, do que de erudição ou história (Fig. 1.2).

Na verdade, o estudo da vida e obra de Ramazzini não é inédito, posto que centenas de estudiosos e pesquisadores da história da Medicina, no mundo inteiro e no Brasil, têm se dedicado a este fascinante exercício, havendo muitos deles publicado seus achados e reflexões em revistas especializadas e na forma de livros sobre história da Medicina, história da Medicina Social, história da Saúde Pública ou história da Medicina do Trabalho. Entre os historiadores da Medicina Social e Saúde Pública, Henry Sigerist (1891-1957) e George Rosen (1910-1977) destacaram-se por suas contribuições de abrangência universal, onde a obra de Ramazzini é tratada de forma muito especial.

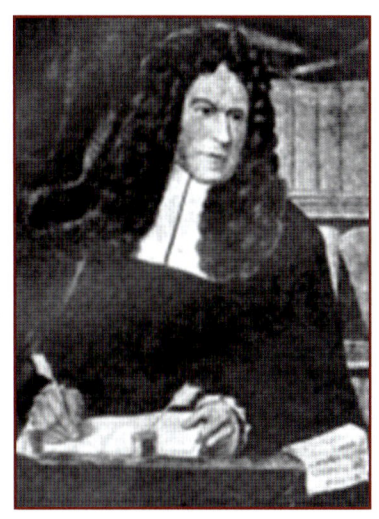

Fig. 1.2. Bernardino Ramazzini (1633-1714).

Entre nós, parece ter sido o Dr. Francisco Carneiro Nobre de Lacerda Filho um dos primeiros a estudar, publicar e divulgar a vida e obra de Ramazzini, já nos idos de 1940, e depois em 1956, em seu livro *Homens, Saúde e Trabalho*. É de 1956, também, a contribuição do Dr. Bernardo Bedrikow (1924-2008), quando publicou o texto *Ramazzini – O Pai da Medicina do Trabalho*, que, por seu conteúdo e beleza, permanece mais atual que nunca. Mais tarde, o Dr. Raimundo Estrela, ao apresentar a tradução da obra-prima de Ramazzini ao português, sobre sua vida e obra se pronunciou, com a erudição e o estilo próprios de um fino escritor como era. Outrossim, é quase certo que outros colegas também o tenham feito, em diferentes momentos e lugares, o que reforça nossa tese sobre a **inesgotabilidade** desta fonte de inspiração para a nossa vida e profissão.

Nosso biografado ilustre nasceu na Itália, em Carpi, na Emilia-Romagna, no dia 4 de outubro de 1633. Desenvolveu sua formação escolar básica em escola jesuítica da mesma cidade, indo aos 19 anos para a Universidade de Parma, a fim de completar sua formação em filosofia. Cursou posteriormente Medicina na mesma universidade, tendo-se graduado em 21 de fevereiro de 1659, portanto com pouco mais de 25 anos. Cabe lembrar que na Itália, desde o século XIII, os estudos filosóficos de três anos de duração antecediam, obrigatoriamente, a formação acadêmica e prática do médico.

Sentindo a necessidade de prosseguir seus estudos e ampliar sua experiência prática, Ramazzini fixou-se por alguns anos em Roma, onde, acompanhado de seu mestre Antonio Maria Rossi, trabalhou em diversos hospitais da cidade. Afirmam alguns que, nesta primeira fase de sua vida profissional, Ramazzini teria também trabalhado alguns anos nas comunidades de Canino e de Marta, na província de Viterbo.

Consta que Ramazzini, durante seus primeiros anos de prática profissional, teria então adoecido, aparentemente por malária-quartã, com crises de icterícia, o que o forçou a retornar à casa de seus pais, em Carpi.

Após seu casamento com Francesca Righi, com quem teve três filhos, Ramazzini estabeleceu-se como médico prático em Módena, onde, a partir de 1671, exerceu a profissão em tempo integral, tendo adquirido grande reputação como médico e cientista interessado em temas de física e áreas afins. A fase de sua vida em Módena vai de 1671 a 1700.

Na procura de cérebros privilegiados e brilhantes para formar os quadros daquela novel Universidade de Módena, o Duque Francesco II d'Este, em 1682, convidou Ramazzini para lecionar na cadeira de Medicina Teórica, e depois de três anos, nas cadeiras de Medicina Teórica e de Medicina Prática. Então com 49 anos, Ramazzini permaneceu lecionando por longos 19 anos. Foi este, seguramente, seu tempo de vida profissional mais profícuo, época em que publicou regularmente inúmeras observações e estudos em vários campos da Medicina e de outras ciências, tanto na forma de artigos como na de livros.

Ramazzini começa a se tornar mais conhecido e reconhecido fora de sua região e país, vindo, em 1690, a tornar-se membro da prestigiosa Academia Caesario-Leopoldina dos Curiosos da Natureza, em Viena, para a qual foi eleito com a idade de 57 anos. Nesse ambiente, foi-lhe atribuído o cognome de Hipócrates III, posto que lesse assiduamente Hipócrates em grego, e conhecesse sua vida e obra como poucos. Torna-se amigo e confrade de cientistas como Marcello Malpighi (1628-1694), Giovvani Lancisi (1654-1720), Gottfried Leibniz (1646-1704) – entre outros – com quem muitas vezes encontrou-se na Itália, mantendo, ademais, ativa correspondência com muitos deles.

Nesta época, ano acadêmico de 1690/91, Ramazzini inicia no curso médico de Módena suas aulas sobre a matéria que denominou *De Morbis Artificum* – as doenças dos trabalhadores. Suas observações e apontamentos de aula, mais tarde constituidores de seu *diatriba* – tratado – que intitulou *De Morbis Artificum Diatriba*, resultaram da amalgamação de uma sólida bagagem de erudição na literatura histórica, filosófica e médica disponível – como se verá adiante –, com as observações colhidas em visitas a locais de trabalho e em entrevistas com trabalhadores (Fig. 1.3).

Conforme relato feito pelo próprio Ramazzini, o despertar do seu interesse pelas doenças dos trabalhadores e pela elaboração de um texto voltado para este tema deu-se a partir da observação do trabalho dos "cloaqueiros", em sua própria casa, em Módena. Esses trabalhadores tinham a tarefa de esvaziar as "cloacas" (fossas negras) que armazenavam fezes e outros dejetos, como, aliás, ainda era feito rotineiramente, há até não muito tempo atrás, em diversas cidades brasileiras, e, excepcionalmente, por trabalhadores de empresas de saneamento básico.

Pois bem, demos a palavra ao nosso biografado ilustre:

> Observei que um dos operários, naquele antro de Caronte, trabalhava açodadamente, ansioso por terminar; apiedado de seu labor impróprio, interroguei-o por que trabalhava tão afanosamente e não agia com menos pressa, para que não se cansasse demasiadamente, com o excessivo esforço. Então, o miserável, levantando a vista e olhando-me desse antro, respondeu: 'ninguém que não tenha experimentado poderá imaginar quanto custaria permanecer neste lugar durante mais de quatro horas, pois ficaria cego'. Depois que ele saiu da cloaca, examinei seus olhos com atenção e os notei bastante inflamados e enevoados; em seguida procurei saber que remédio os cloaqueiros usavam para essas afecções, o qual me respondeu que usaria o único remédio, que era ir imediatamente para casa, fechar-se em quarto escuro, permanecendo até o dia seguinte, e banhando constantemente os olhos com água morna, como único meio de aliviar a dor dos olhos. Perguntei-lhe ainda se sofria de algum ardor na garganta e de certa dificuldade para respirar; se doía a cabeça enquanto aquele odor irritava as narinas e se sentia náuseas. 'Nada disso, respondeu ele, somente os olhos são atacados e se quisesse prosseguir neste trabalho muito tempo sem demora perderia a vista, como tem acontecido aos outros'. Assim, atendendo-me, cobriu os olhos com as mãos e seguiu para casa. Depois observei muitos operários dessa classe, quase cegos ou cegos completamente, mendigando pela cidade... (Ramazzini, 1971).

Como bem destaca o Dr. Bernardo Bedrikow (1924-2008), em seu interessante estudo sobre a vida e obra de Ramazzini,

> a imagem do limpador de fossas não mais abandonou o espírito curioso daquele médico (...). Interessado também pelas artes e pela mecânica, visitou as pobres oficinas do tempo, e logo ficou impressionado com as condições miseráveis dos trabalhadores (1956).

Assim, afirmaria mais tarde Ramazzini (1971):

> enquanto exercia minha profissão de médico, fiz frequentes observações, pelo que resolvi, no limite de minhas forças, escrever um tratado sobre as doenças dos operários. Reconhecia, porém, que é evidente que em uma só cidade, em uma só região, não se exercitam todas as artes, e, de acordo com os diferentes lugares, são também diversos os ofícios que podem ocasionar várias doenças. Pedia, para tanto, a indulgência dos leitores, que certamente o indultaram.

Em 1700, ano da publicação em Módena da primeira edição do *De Morbis Artificum Diatriba*, o Senado da República de Veneza ofereceu a Ramazzini a segunda cadeira de Medicina Teórica, na Universidade de Pádua. Esta Universidade, fundada em 1222, já gozava de elevado prestígio na Europa, tendo se tornado, então, um dos maiores centros de ensino médico no mundo. Após 29 anos em Módena, 19 dos quais como professor de Medicina, Ramazzini considerou o convite como um coroamento de sua carreira, e uma manifestação de consideração e estima, vindo a aceitá-lo, já com seus 67 anos. O contrato oferecido era de seis anos, renováveis.

Com efeito, em 12 de dezembro de 1700 Ramazzini pronunciava sua aula inaugural naquela tradicional e antiga universidade, tendo escolhido como tema o futuro da Medicina no novo século (XVIII), à luz dos desenvolvimentos ocorridos no século XVII. Poucos no mundo poderiam fazê-lo com tão amplo horizonte filosófico, artístico, histórico, literário e médico, como Ramazzini, na plenitude de uma vida tão rica e diversificada.

Em 1706, Ramazzini foi convidado, também, a lecionar, como professor visitante, na Universidade de Veneza, onde poderia ministrar seus cursos em qualquer época do ano. Aos 76 anos de idade, Ramazzini, embora em acelerado progresso de sua doença ateroesclerótica crônica, que já o debilitava (sofrera um episódio agudo e grave, provavelmente um infarto do miocárdio, aos 69 anos) e o deixara quase cego (desde os 70 anos começou a notar sério dano de sua visão), continuava a aceitar novas e desafiantes tarefas, voltadas às mais distintas áreas da ciência e da literatura.

Não parou nunca de trabalhar, de aprender e de ensinar, tendo sido alcançado pela morte da forma como certamente desejou morrer: na frente de seus alunos, discípulos e colegas, ao tentar vestir a beca, para iniciar mais uma aula, desfaleceu, apoplético e já inconsciente, vindo a falecer no mesmo dia, a saber, 5 de novembro de 1714, portanto com a idade de 81 anos, um mês e um dia. Foi enterrado em uma das igrejas de Pádua, mas em túmulo anônimo.

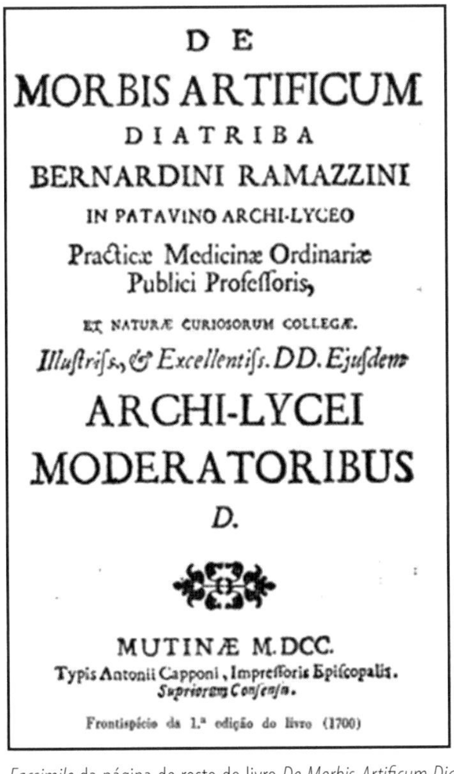
D E
MORBIS ARTIFICUM
DIATRIBA
BERNARDINI RAMAZZINI
IN PATAVINO ARCHI-LYCEO
Practicæ Medicinæ Ordinariæ
Publici Professoris,
EX NATURÆ CURIOSORUM COLLEGÆ.
Illustriss., & Excellentiss. DD. Ejusdem
ARCHI-LYCEI
MODERATORIBUS
D.
MUTINÆ M.DCC.
Typis Antonii Capponi, Impressoris Episcopalis.
Superiorum Consensu.
Frontispício da 1.ª edição do livro (1700)

Fig. 1.3. *Facsimile* da página de rosto do livro *De Morbis Artificum Diatriba*, de Bernardino Ramazzini.

Caberia perguntar, na parte final destas breves "notas biográficas" sobre Ramazzini, quais teriam sido suas principais contribuições para o desenvolvimento da Medicina e da Saúde, voltadas para a promoção, a proteção e a recuperação da saúde dos trabalhadores.

Em primeiro lugar, **a preocupação e o compromisso com uma classe de pessoas habitualmente esquecida e menosprezada pela Medicina.** O próprio Ramazzini (1971) reconhece, no prefácio de seu tratado, que

> *... ninguém que eu saiba pôs o pé nesse campo [doenças dos operários]. (...) É, certamente, um dever para com a mísera condição de artesãos, cujo labor manual, muitas vezes considerado vil e sórdido, é, contudo, necessário e proporciona comodidades à sociedade humana...*

Com esta sensibilidade e com erudição histórica invejável, Ramazzini (1971) entendera que

> *... os governos bem constituídos têm criado leis para conseguirem um bom regime de trabalho, pelo que é justo que a arte médica se movimente em favor daqueles que a jurisprudência considera com tanta importância, e empenhe-se (...) em cuidar da saúde dos operários, para que possam, com a segurança possível, praticar o ofício a que se destinaram.*

Com efeito, praticou e ensinou Ramazzini (1971) que

> *o médico que vai atender a um paciente operário não deve se limitar a pôr a mão no pulso, com pressa, assim que chegar, sem informar-se de suas condições; não delibere de pé sobre o que convém ou não convém fazer, como se não jogasse com a vida humana; deve sentar-se, com a dignidade de um juiz, ainda que não seja em cadeira dourada, como em casa de magnatas; sente-se mesmo num banco, examine o paciente com fisionomia alegre e observe detidamente o que ele necessita dos seus conselhos médicos e dos seus cuidados preciosos.*

Em segundo lugar, destaca-se sua visão sobre a **determinação social da doença.** Como bem assinala George Rosen (1958),

> *Ramazzini estabeleceu ou insinuou alguns dos elementos básicos do conceito de Medicina Social. Estes incluem a necessidade do estudo das relações entre o estado de saúde de uma dada população e suas condições de vida, que são determinadas pela sua posição social; os fatores perniciosos que agem de uma forma particular ou com especial intensidade no grupo, por causa de sua posição social; e os elementos que exercem uma influência deletéria sobre a saúde e impedem o aperfeiçoamento do estado geral de bem-estar (tradução nossa).*

Em terceiro lugar, destaca-se a **contribuição metodológica** de Ramazzini, para o exercício correto da Medicina, quando voltada às questões de saúde e trabalho. Dito em outras palavras, Ramazzini praticou e ensinou os passos corretos.

Começam eles pelo **estudo da literatura** existente. A erudição bibliográfica de Ramazzini é impressionante, dificilmente superada por outro mestre da Medicina do Trabalho. A este propósito, Pericle di Pietro, em seu estudo *Le Fonti Bibliografiche Nella "De Morbis Artificum Diatriba" di Bernardino Ramazzini*, identificou e analisou a vasta bibliografia utilizada por Ramazzini, relacionando em ordem alfabética os autores citados, e localizando a fonte exata da citação feita, isto é, o nome da obra, o parágrafo e a página. Foram, então, reconhecidos por di Pietro nada menos que 182 autores, citados por Ramazzini nesse livro. Foram também listadas as referências ou citações, que alcançam a impressionante cifra de aproximadamente 540.

Os passos de abordagem utilizados e ensinados por Ramazzini seguem-se pelas **visitas ao local de trabalho** e pelas **entrevistas com trabalhadores**. Aliás, como antes visto, foi o impacto da observação do trabalho e o da conversa com o trabalhador que levou Ramazzini a se dedicar ao tema das doenças dos trabalhadores, como o fez. É verdade que o que ele viu e ouviu caía sobre terra fértil, preparada, própria da alma sensível para observar a condição humana – filósofo, amante das artes e das letras, poeta e médico que era – não tardando, portanto, em germinar, florescer e frutificar através da obra e da vida de pessoa tão irrequieta e atuante quanto o nosso biografado.

Mais tarde, com a sistematização de seus estudos sobre as doenças dos trabalhadores, Ramazzini (1971) pôde afirmar com a autoridade dos verdadeiros mestres:

> *Eu, quanto pude, fiz o que estava ao meu alcance, e não me considerei diminuído visitando, de quando em quando, sujas oficinas a fim de observar segredos da arte mecânica. (...) Das oficinas dos artífices, portanto, que são antes escolas de onde saí mais instruído, tudo fiz para descobrir o que melhor poderia satisfazer o paladar dos curiosos, mas, sobretudo, o que é mais importante, saber aquilo que se pode sugerir de prescrições médicas preventivas ou curativas, contra as doenças dos operários.*

À abordagem clínico-individual, cujos fundamentos foram ensinados por Hipócrates (460-375 a.C.), Ramazzini agregou a prática da **história** ou **anamnese ocupacional**. Assim, ensinou ele,

> *um médico que atende um doente deve informar-se de muita coisa a seu respeito pelo próprio e por seus acompanhantes (...). A estas interrogações devia acrescentar-se outra: 'e que arte exerce?'. Tal pergunta considero oportuno e mesmo necessário lembrar ao médico que trata um homem do povo, que dela se vale para chegar às causas ocasionais do mal, a qual quase nunca é posta em prática, ainda que o médico a conheça. Entretanto, se a houvesse observado, poderia obter uma cura mais feliz (Ramazzini, 1971).*

Ampliando a abordagem clínico-individual, Ramazzini introduziu, também, a análise coletiva ou epidemiológica, categorizando-a segundo **ocupação** ou **profissão** – cerca de 55 – o que lhe permitiu construir e analisar **perfis epidemiológicos** de adoecimento, incapacidade ou morte, como até então não eram feitos. Com justiça, portanto, Ramazzini é também respeitado pela Epidemiologia, por haver introduzido esta categoria de análise no estudo da distribuição da doença.

Uma quarta área em que Ramazzini deixou sua indelével contribuição foi a da **sistematização e classificação das doenças segundo a natureza e o grau de nexo com o trabalho**. Com efeito, ao descrever as "doenças dos mineiros" (capítulo I de seu livro), Ramazzini (1971) entendeu que

> *... o múltiplo e variado campo semeado de doenças para aqueles que necessitam ganhar salário e, portanto, terão de sofrer males terríveis em consequência do ofício que exercem, prolifera (...) devido a duas causas principais: a primeira, e a mais importante, é a natureza nociva da substância manipulada, o que pode produzir doenças especiais pelas exalações danosas, e poeiras irritantes que afetam o organismo humano; a segunda é a violência que se faz à estrutura natural da máquina vital, com posições forçadas e inadequadas do corpo, o que pouco a pouco pode produzir grave enfermidade.*

A propósito das "doenças dos que trabalham em pé" (capítulo XXIX de seu livro), assim se expressa Ramazzini (1971):

> *... até agora falei daqueles artífices que contraem doenças em virtude da nocividade da matéria manipulada; agrada-me, aqui, tratar de outros operários que por outras causas, como sejam a posição dos membros, dos movimentos corporais inadequados, que, enquanto trabalham, apresentam distúrbios mórbidos, tais como os operários que passam o dia de pé, sentados, inclinados, encurvados, correndo, andando a cavalo ou fatigando seu corpo por qualquer outra forma.*

De fato, deste critério de classificação empírica utilizado por Ramazzini é possível pinçar as bases para uma sistematização da Patologia do Trabalho, onde, no primeiro grupo, estariam as "doenças profissionais", ou *tecnopatias*, e no segundo, as "doenças adquiridas pelas condições especiais em que o trabalho é realizado", ou *mesopatias* – classificação até hoje utilizada para fins médico-legais e previdenciários em muitos países, inclusive no Brasil.

> **RAMAZZINI SOBRE EFEITOS DAS SUBSTÂNCIAS TÓXICAS NOCIVAS SOBRE A SAÚDE MENTAL DE TRABALHADORES:**
> - **Mineiros subterrâneos (mercúrio):** *"não conseguem atingir três anos de trabalho; no espaço de quatro meses apenas, aparecem tremores dos membros, tornando-se vertiginosos e paralíticos..."*.
> - **Douradores (mercúrio e outros metais):** *"... ficou tonto, surdo e mudo"* (...) *"confusão mental".*
> - **Oleiros e ceramistas (trabalham com chumbo quente):** *"primeiro surgem tremores nas mãos, depois ficam paralíticos, dementes..."*
> - **Estanhadores:** *"...ansiedade"* (...) *"vagava como sonâmbulo pela casa, até que começava a clarear o dia".*
> - **Pintores (pigmentos e solventes):** *"tremores nos membros"* (...) *"melancolia".*

> **RAMAZZINI SOBRE EFEITOS DA ORGANIZAÇÃO DO TRABALHO SOBRE A SAÚDE MENTAL DE TRABALHADORES:**
> - **Amoladores (afiadores):** *"labutam o dia inteiro, e, ainda mais, aqueles que não têm a cabeça muito firme, depois do trabalho, ficam vendo a mó dar voltas em sua mente".*
> - **Padeiros:** *"eles trabalham de noite e dormem quase todo o dia, como as pulgas, pelo que temos nesta cidade antípodas, que vivem ao contrário dos demais homens".*
> - **Tipógrafos:** *"os mesmos tipógrafos declararam que, depois de haverem trabalhado durante todo o dia e de terem saído das oficinas, sentem de noite esses caracteres impressos na sua mente, por muitas horas, até que as imagens de outras coisas os afastem".*
> - **Marinheiros e Remeiros:** *"os nautas estão submetidos a contínuas vigílias; e como de sua vigilância depende a salvação de todos os que estão no navio, mal têm tempo de conciliar o sono, caso deles se apodere a tristeza, da qual sofrem mesmo dormindo..."*.
> - **Pescadores:** *"quando os demais operários cansados do labor diurno metem-se na cama para passarem comodamente a noite, num sono reparador, as noites dos pescadores estão cheias de trabalho e insônias".*
> - **Literatos (autores, professores):** *"perturbam-se os poetas com ideias fantásticas que dia e noite fervilham na mente, pelo que ficam atônitos, impertinentes e magros"* (...) *"amantes da vida solitária".*
> - **Nutrizes (amas de leite):** *"sofrem ataques de histeria, por residirem em palácios de nobres, alimentadas com comidas saborosas e nutritivas, porém afastadas do trato conjugal"* (...) *"por nutrirem crianças em casas estranhas, elas ficam impedidas de tratar seus maridos"* (...) *"isto faz elas desejarem relações proibidas, agitarem-se dia e noite com fatais inquietações e caírem em imensas crises histéricas* (...) *delírios* (...) *maltratando o corpo das crianças..."*.
> - **Pintores:** *"vivem segregados do convívio social"* (...) *"conturbam a mente com ideias fantásticas"* (...) *"tendência à melancolia".*

Muitas outras contribuições poderiam ser aqui identificadas, tais como sua visão das **inter-relações entre a Patologia do Trabalho e o meio ambiente**, quando estuda as "doenças dos químicos" (capítulo IV de seu livro), e a **ênfase na prevenção primária** das doenças dos trabalhadores, o que ele faz no interior de inúmeros capítulos de seu livro. Ainda, é no estudo das "doenças dos químicos" que ele descreve a utilização potencial de registros de óbito para o estudo dos impactos da poluição ambiental sobre a saúde das comunidades – estratégia metodológica que até hoje se utiliza.

Não havendo mais espaço para prosseguirmos, concluímos com as palavras do historiador da Medicina, Henry Sigerist, quando afirmou que este livro de Ramazzini significa para a história das doenças do trabalho o que o livro de Vesalius significa para a Anatomia, ou o de Harvey, para a Fisiologia, ou o de Morgani, para a Patologia. Sua leitura é a melhor forma de conhecer Bernardino Ramazzini, e a adoção de seus múltiplos ensinamentos é a melhor forma de homenageá-lo e de cultivar a sua memória (Fig. 1.4).

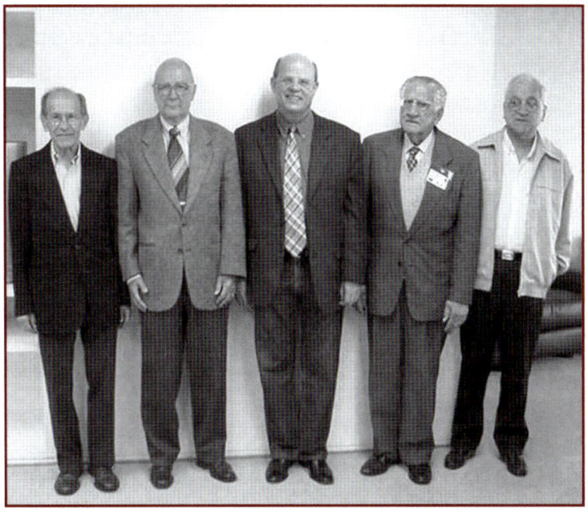

Fig. 1.4. No ano 2000, os 300 anos do livro de Ramazzini foram amplamente celebrados no mundo inteiro. No Brasil, a Fundacentro nomeou uma comissão para revisar a tradução da obra, que resultou em refinada edição comemorativa.

Foto: Presidente da Fundacentro e membros da Comissão, reunidos em 1999, na Fundacentro.

▶ A Revolução Industrial e seus impactos sobre a saúde dos trabalhadores

Os impactos da Revolução Industrial ocorrida na Europa – Inglaterra, França e Alemanha, principalmente – sobre a vida e a saúde das pessoas têm sido objeto de numerosos estudos. Historiadores sociais, cientistas políticos, economistas e outros têm enfocado este período da história – principalmente de 1760 a 1850 – com detalhes descritivos e analíticos extremamente minuciosos e perspicazes, até porque o fenômeno, em sua natureza, tem se repetido em outras regiões e épocas, sem que as lições mais duras e cruéis tenham sido bem apreendidas (Engels, 1975; Huberman, 1974).

No bojo destes impactos sociais destacam-se os impactos sobre a saúde dos trabalhadores. As condições do trabalho longo, penoso e perigoso, e os ambientes de trabalho agressivos ao conforto e à saúde rapidamente produziram graves danos à saúde dos trabalhadores. Toda sorte de acidentes graves, mutiladores e fatais, como intoxicações agudas e outros agravos à saúde, impactaram os trabalhadores, incluindo crianças de cinco, seis ou sete anos, e mulheres, preferidas que eram – crianças e mulheres – pela possibilidade de lhes serem pagos salários mais baixos (Hunter, 1978).

A citação de alguns estudos daquela época, além de servir para elucidar a construção do conhecimento da Patologia do

Trabalho, em um período que se estende até o final do século XIX, pontua-os como marcos políticos a estimular a reforma normativa para a melhoria das condições de trabalho, para o que será utilizado, em especial, o exemplo inglês, já que foi a Inglaterra o berço e o principal ambiente de desenvolvimento da Revolução Industrial.

Um caso típico é o de Percivall Pott (1714-1788), referência obrigatória no estudo da construção do conhecimento em Patologia do Trabalho. Estudando vários casos de lesões escrotais, Pott, cirurgião em Londres, estabeleceu nexo causal entre o câncer de escroto e o trabalho nas chaminés, executado na adolescência dos pacientes. Outros médicos da época consideravam o tumor como de origem venérea. Ao estabelecer o nexo causal com a ocupação pregressa, em bases exclusivamente epidemiológicas – ouvindo a opinião dos trabalhadores, como conta o próprio Pott –, antecipou-se o cirurgião aos achados dos estudos experimentais desenvolvidos no começo do século XX por Yamagiwa e Ichikawa, e à descoberta da substância química cancerígena 3,4-benzopireno, ocorrida na década de 1940 (Hunter, 1978; Larson e Bennett, 1978; Waldron, 1983).

Arguto expositor, a descrição de Pott sobre a grave doença que acometia os jovens limpadores de chaminé, seguida da de outros colegas, promoveu forte reação nos meios médico e religioso que, pressionando o parlamento inglês, acabaram reforçando a necessidade de que promulgassem novas leis visando à proteção de menores. Em 1788, aprovam-se leis direcionadas à redução da exploração de crianças pré-puberes e a regulação de várias exigências quanto à proteção laboral, incluindo uso de vestes protetoras, higienização de ambientes e outros, conformando a primeira ação legislativa de natureza preventiva e de supervisão quanto à higiene na indústria inglesa (Melicow, 1975).

Mas a situação dos trabalhadores permanecia precária. Novos estudos e relatos demonstravam a situação da classe trabalhadora. Charles Turner Thackrah (1795-1833), médico da cidade industrial de Leeds, demonstra, em 1831, em sua obra *The Effects of the Principal Arts, Trades and Professions, and of Civic States and Habits of Living on Health and Longevity, with Suggestions for the Removal of many of the Agents which Produce Disease and Shorten the Duration of Life,* que as deploráveis condições de trabalho e vida predominantes na cidade eram responsáveis pelo fato de aí haver taxas de doença e mortalidade mais elevadas do que nas regiões circunvizinhas (Hunter, 1978; Rosen, 1979).

As péssimas condições de trabalho e vida, entretanto, acabavam muitas vezes por comprometer a própria produção, em face da grande constância de acidentes e/ou doenças que reduziam a intensidade produtiva. É deste modo, e também como reação à capacidade de organização e clamor popular, que se impôs o surgimento de novas ações normativas sanitárias voltadas a este problema (Waissmann e Castro, 1996).

Não passou despercebido às camadas mais privilegiadas da sociedade inglesa o risco que tal situação representava ao seu poderio e à sua saúde. Associados aos riscos de fortes revoltas populares e à redução do contingente de força de trabalho barata, reconheceram-se, também, os riscos à população mais privilegiada, trazidos pela eclosão de surtos de doenças (como a cólera, por exemplo) entre a população mais pobre (Rosen, 1958; Foucault, 1982).

Havia, assim, a necessidade de controlar a "perigosa" força de trabalho pobre. Havia que se diminuir o potencial de as doenças dos ricos se disseminarem aos pobres. Em prol disto, pôde o poder político, para o bem maior de manutenção do modo de produção que começava a se impor e de seus controladores, editar novas normas que determinassem algumas melhorias às condições sanitárias laborais. Surgem o *Health and Morals of Apprentices Act* (1802), com regulamentação da idade mínima para o trabalho, a redução da jornada de trabalho e medidas de melhoramento ambiental das fábricas. Segue-se o *Factory Act* (1833), lei das fábricas, que amplia as medidas de proteção dos trabalhadores em todas as fábricas que utilizavam a força hidráulica ou do vapor, havendo, desde então, empresas que começaram a contratar médicos para o controle da saúde dos trabalhadores, nos locais de trabalho (Nogueira, 1967; Hunter, 1978; Schilling, 1975; Nogueira, 1979).

Mudanças mais substantivas, entretanto, somente começaram a surgir com a nova Lei dos Pobres (1834), que incluiu a normatização da saúde dos trabalhadores na área têxtil (a esfera não têxtil, mesmo a mineira, somente foi contemplada a partir de 1842 ou depois) (Rosen, 1958; Vieira, 1995).

Durante todo o século XIX, várias novas leis foram sendo promulgadas, em especial decorrentes da maior pressão dos trabalhadores, organizados em sindicatos, e, por fim, fazendo-se representar no parlamento inglês. E com base nas normas de origem germânica, inicia-se o efetivo reconhecimento do direito à indenização, sem necessidade de prova, por sequelas decorrentes de acidentes do trabalho.

Para além da Inglaterra, entretanto, muito se estudou, desde o início da Revolução Industrial, sobre a saúde dos trabalhadores. A França, líder em Medicina e Higiene durante a primeira metade do século XIX, produziu numerosos estudos do tipo dos comentados anteriormente. A figura proeminente do período foi o médico Louis René Villermé (1782-1863), mais conhecido pelo seu estudo *Tableau de l'Etat Physique et Moral des Ouvriers Employés dans les Manufactures de Coton, de Laine et de Soie,* publicado em 1840 (Fig. 1.5).

Conforme afirma na introdução deste estudo clássico, Villermé propunha-se a analisar a morbidade dos trabalhadores através da "... descrição comparativa das similaridades e diferenças entre trabalhadores da mesma atividade, mas que trabalham em diferentes locais, e trabalhadores do mesmo estabelecimento, mas em atividades diferentes", inaugurando, assim, uma das técnicas mais utilizadas em Epidemiologia (Villermé, 1840, apud OPS, 1988).

Em 1839, Tanquerel des Planches (1809-1862) publicou seu *Traité des Maladies de Plomb ou Saturnines,* baseado na observação de 1.200 casos, e que veio a se tornar um clássico

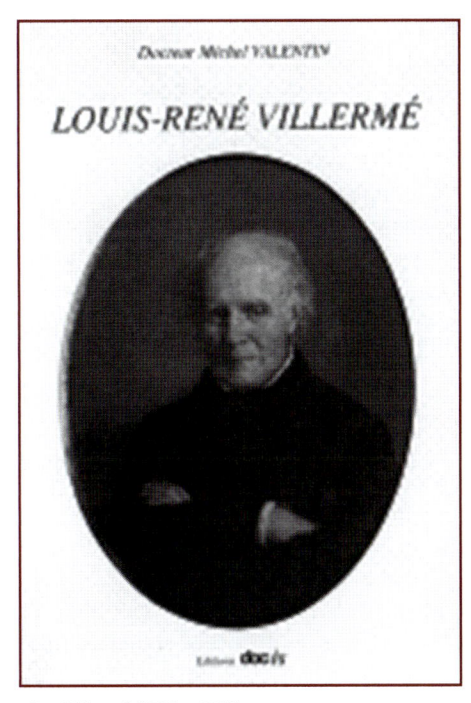

Fig. 1.5. Louis René Villermé (1782 – 1863).

da Patologia do Trabalho, tanto na Europa como em outros continentes. Como será mencionado adiante, a contribuição deste médico francês chegou à Bahia, poucos anos após sua publicação, tornando-se citação obrigatória dos estudiosos do saturnismo naquele estado.

A evolução dos conhecimentos sobre o impacto das condições e dos ambientes de trabalho na morbimortalidade por doenças respiratórias, em trabalhadores da mineração, tem nos estudos de William Farr (1807-1883) um dos marcos mais importantes, tanto pelos seus achados em si, como pela metodologia utilizada (Fig. 1.6). Farr, chefe do Departamento de Estatística do *General Register Office* da Inglaterra, analisou a mortalidade dos mineiros de diferentes regiões de seu país, conforme se vê nas Tabelas 1.1 e 1.2.

Tabela 1.1. Média anual do número de mortes, por 1.000 mineiros e por 1.000 homens não mineiros, em Cornwall, por todas as causas, de 1849 a 1853

Idades	Mineiros	Não mineiros
15-25	8,90	7,12
25-35	8,96	8,84
35-45	14,30	9,99
45-55	33,51	14,76
55-65	63,17	24,12
65-75	111,23	58,61

Fonte: Mortality of Miners: A selection from the reports and writings of William Farr. In: Buck C, Llopis A, Nájera E, Terris M (Ed.) The challenge of epidemiology: Issues and selected readings. Washington, D. C.: Pan American Health Organization, 1988, p.67-71.

Tabela 1.2. Média anual do número de mortes, por 1.000 mineiros e por 1.000 homens não mineiros, em Cornwall, por doenças pulmonares, de 1860 a 1862

Idades	Mineiros	Não mineiros
15-25	3,77	3,30
25-35	4,15	3,83
35-45	7,89	4,24
45-55	19,75	4,34
55-65	43,29	5,19
65-75	45,04	10,48

Fonte: Mortality of Miners: A selection from the reports and writings of William Farr. In: Buck C, Llopis A, Nájera E, Terris M (Ed.) The challenge of epidemiology: Issues and selected readings. Washington, D. C.: Pan American Health Organization, 1988, p.67-71.

A riqueza das contribuições de Farr não se esgotou nestes estudos. Contudo, destas duas tabelas, pinçadas de sua obra, as seguintes observações podem ser destacadas, a propósito deste capítulo:

- os trabalhadores de mineração morriam mais e morriam mais cedo, por todas as causas de morte, o que é visível pelas taxas de mortalidade mais elevadas do que as de não mineiros, em cada faixa etária;
- os trabalhadores morrem mais ou morrem mais cedo, por doenças respiratórias;
- é possível quantificar este "excesso" de morte: ele chega a ser quase cinco vezes mais elevado na faixa etária de 45-55 anos, e de quase oito vezes, na faixa etária de 55-65 anos. Esta forma de comparar constitui o fundamento do raciocínio de risco relativo, que passou a ser uma das técnicas mais utilizadas nos estudos de coortes.

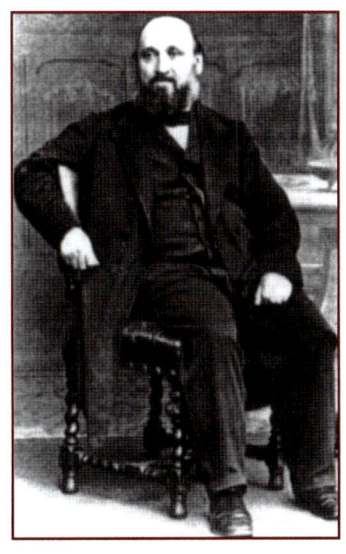

Fig. 1.6. William Farr (1807-1883).

Como contraponto do efeito morte, de inquestionável caracterização, são descritos, desde aquela época, danos à saúde de difícil caracterização objetiva e rigorosamente "médica", mas de inconfundível nexo com o trabalho. Fazem parte desta gama de efeitos mal definidos a *fadiga*, o *envelhecimento precoce*, o *desgaste* e as *alterações do comportamento* – estas já entrando no campo explícito da Psicopatologia do Trabalho (Weindling, 1985; McIvor, 1987).

Como exemplo, vale referir as primeiras descrições sobre os efeitos da exposição ocupacional ao **sulfeto de carbono**, vindas da indústria francesa. Em 1856, o Dr. Auguste Delpech assim descrevia suas observações em trabalhadores intoxicados:

> ... o que trabalha no 'enxofre' [CS,] não é mais um homem. Ele até pode continuar trabalhando dia após dia, mas ele nunca mais será capaz de ser uma pessoa independente... A depressão o afeta e ele perde sua força de vontade, sua autoestima, sua memória... Torna-se incapaz de trabalhar em outra atividade (Delpech, 1856, apud NIOSH, 1977).

Segundo o relato de um médico da Califórnia, a exposição aguda ao **sulfeto de carbono**, utilizado como raticida, transformara pessoas "honestas, laboriosas e geniais" em pessoas "acusatórias, que suspeitavam das outras, e paranoicas". De dois casos agudos ocorridos em irmãos de uma mesma família, um deles se suicidou. Outro trabalhador agrediu a tiros seu colega no trabalho...

Ainda sobre o **sulfeto de carbono**, a revista inglesa *Dangerous Trades*, em edição de 1902, descrevia uma indústria de vulcanização de borracha em que haviam sido colocadas grades nas janelas do prédio, a fim de evitar que os trabalhadores, nos surtos maníacos agudos causados pelo CS2, se jogassem pelas janelas (NIOSH, 1977).

▶ A Patologia do Trabalho no Brasil até a segunda metade do século XIX

Até há pouco tempo era crença difundida que em um país colônia por mais de três séculos, com utilização extensiva de mão de obra escrava até o fim do século XIX, não tivesse havido preocupação com a saúde dos trabalhadores. Não que esse tenha se constituído em tema primeiro de preocupação da administração pública ou da classe médica. Mas não podia se furtar o proprietário de terras de ver abater-se, de perder sua principal força produtiva, sua fonte básica de lucros, o trabalhador escravo. Como mostra Ribeiro (1997),

> os perigos cotidianos a que estavam expostos os escravos nos trabalhos da lavoura e da mineração, atividades que obrigavam a um contínuo lidar com a natureza, impulsionaram o desenvolvimento de uma arte terapêutica capaz de combater certos males que requeriam urgência no tratamento, como era o caso dos envenenamentos de modo geral.

Várias graves epidemias, como as de febre amarela, que assolaram Pernambuco e Bahia nos anos 1685-1690, ajudaram a despertar a corte para estas inter-relações, dado que a mão de obra dos engenhos de açúcar fora atingida pela mortandade – motivo de graves prejuízos para a economia da época (Lima, 1961; Franco, 1969).

Alguns dos textos iniciais em português (séculos XVII e XVIII) sobre a saúde no Brasil, versavam sobre doenças infecciosas e a necessidade de manutenção da saúde dos escravos das lavouras do Nordeste e das minas de Minas Gerais, de modo que se permitisse a continuidade da produção pela exploração da mão de obra escrava (Ribeiro, 1997; Bedrikow, 2003; Porto, 2006).

Em um salto até o século XIX, será possível detectar entre nós, após a chegada da família real portuguesa ao Brasil, e a consequente abertura dos portos, as primeiras ideias e os primeiros movimentos que encaram doença e saúde como questões de interesse público e social, ou seja, o nascedouro de uma Medicina Social brasileira. Tais tendências refletiriam um pouco de cada uma das razões de ser da Medicina Social na Europa de então: fortalecimento do *Estado*, de matiz inaugural germânico, proteção da **cidade**, de adoção francesa, e, mais tarde, atenção aos **pobres** e à **força laboral**, que se produz e reproduz a partir da Inglaterra (Rosen, 1958; Foucault, 1982; Nunes, 1989).

Assim, como extensão da influência francesa na gênese da Medicina brasileira, é nítida a preocupação pelos perigos que certas instituições como cemitérios, matadouros, hospitais, presídios e fábricas representavam para a cidade, já às voltas com condições topográficas e climáticas consideradas desfavoráveis. Pântanos significavam fontes dos perigosos miasmas, e morros e prédios eram vistos como obstáculos à livre circulação do elemento vital ar. A solução seria intervir na **cidade**, através do planejamento urbano com a participação de médicos, instituir a "polícia médica", encarregada de disciplinar o comércio, a alimentação pública, os portos, os alojamentos etc., e "medicalizar as instituições que representassem risco à segurança da cidade" (Nunes, 1989).

Segundo o lúcido ensaio interpretativo de Roberto Machado *et al.*, a Medicina Social no Brasil nasce com o objeto de "servir como apoio científico indispensável ao exercício do poder de Estado", em uma relação de imanência com um Estado que tem a pretensão de

> assumir a organização positiva dos habitantes, produzindo suas condições de vida, quando estabelece a possibilidade de um controle político individual ou coletivo que se exerça de forma contínua. A medicina nele está presente como condição de possibilidade de normalização da sociedade (Machado et al., 1978).

Esta hegemonia do pensamento médico social, em boa parte do século XIX, foi exercida a partir do Rio de Janeiro pela Sociedade de Medicina e Cirurgia do Rio de Janeiro (SOMERJ). Como ensina Oliveira (1982), referência fundamental deste momento da história da Medicina Social brasileira, a SOMERJ acaba por se fazer hegemônica em sua relação com o Estado. Ela se posiciona no e pelo Estado, como uma das "faces" intelectuais da hegemonia das classes dominantes escravagistas e da coroa. Seu discurso volta-se ao ambiente urbano, tendo como base o modelo francês de esquadrinhamento deste espaço e sua separação pelo potencial de risco sanitário e pelo controle populacional.

A resultante político-científica sobre a qual a SOMERJ se debruça é o ordenamento social e espacial, cuja não realização seria o fator preponderante na geração de males. Voltada às cidades, não aos homens, não concordando com a tese de contágio para várias doenças, como a cólera (o que acorda com os interesses das classes produtoras que representa), a SOMERJ prega que é a desordem, em suas variadas formas (moral, espacial, herdada, de organização social), a geradora de males. Assim como a Escola francesa que procura seguir, trata de encontrar, para os eventos mórbidos, um conjunto de fatos que a eles se associem. Descreve uma plêiade de causas de desordem (não uma rede de relacionamento causal, mas uma lista de possíveis causas) e defende sua resolução como tratamento para os eventos e melhoria das condições sanitárias.

Trabalhando para a "produção do domínio político-ideológico de um grupo social através da saúde" (Oliveira, 1982), a SOMERJ tenta dominar os processos de entrada e permanência nas escolas médicas dos profissionais afinados com sua ideologia e estimula a perseguição aos "curadores" não habilitados. A Faculdade Nacional de Medicina do Rio de Janeiro torna-se importante instrumento neste projeto de hegemonia na construção de uma Medicina Social brasileira, pois permite padronizar os modos de reconhecimento e elaboração dos problemas sanitários brasileiros. Trata-se da Faculdade atuando como normalizadora, a tentar tornar homogêneo o pensamento médico (Machado et al., 1978; Waissmann, 2000).

Algumas teses apresentadas à Faculdade de Medicina do Rio de Janeiro retratam bem este modo de ver as coisas também no campo das relações entre trabalho e saúde. Assim, Mendonça, em 1850, escrevendo *Das Fábricas de Charuto e Rapé, da Capital e seus Arrabaldes,* mostra sua grande preocupação pela localização destes estabelecimentos. Quanto a seus empregados, após citar Ramazzini e clássicos franceses, assinala, convicto, que

> *as nossas observações nos levam a considerar como gratuito o longo catálogo de afecções assinaladas como peculiares a esta classe de obreiros. Certamente que hoje ninguém mais nos virá dizer que os trabalhadores das fábricas de tabaco estão sujeitos a doenças (...) como estabeleceram os autores citados, que só viram exceções na regra geral (Mendonça, 1850).*

Para comprovar suas observações, informa que

> *os proprietários das fábricas (...) estão tão convencidos da inocuidade das emanações destes estabelecimentos sobre seus trabalhadores e empregados, que não usam precauções higiênicas nas fábricas. Este fato vem ainda corroborar o que dissemos relativamente a não se observarem nestas fábricas moléstias que se lhes possam assinar como peculiares (Mendonça, 1850).*

O mesmo tema volta a ser abordado por Silva, dois anos mais tarde. Embora reconhecesse que as fábricas estivessem instaladas em casas baixas, mal arejadas e que necessitavam da instalação de ventiladores, confirma a total inadequação das informações da literatura, uma vez que os empregadores continuavam a garantir a inocuidade desta atividade. Repetia, aliás, literalmente, períodos inteiros do trabalho de Mendonça (Silva, 1852).

Ainda em 1852, Godoy Jr. dedica sua tese ao *Estudo das Fábricas de Velas de Sebo e das de Sabões do Rio de Janeiro, que Influência têm Exercido na Saúde de seus Empregados e Vizinhos?*. Embora garanta a inexistência de doenças profissionais típicas destes trabalhadores, assinala a elevada prevalência da tísica pulmonar, atribuindo-a à mudança brusca de temperatura nos diferentes ambientes das fábricas. Menciona ainda a existência de diarreia crônica entre os escravos, atribuindo sua causa ao costume de acrescentarem à sua ração alimentar sebos e outras gorduras em processo de saponificação. "Os empregados que têm alimentação decente e separada nunca tiveram esta moléstia", completa o autor (Godoy Jr., 1852).

Lage, um ano mais tarde, repete o estudo anterior, enfatizando com mais vigor o perigo dos miasmas desprendidos das emanações fétidas da matéria orgânica em putrefação, nas fábricas de velas e sabões. Neste sentido, Cunha, por sua vez, propõe-se a investigar *Que influências têm Produzido a Mudança do Matadouro de Santa Lusia para São Christovão sobre a Salubridade d'Estes Lugares, Precedida da Exposição da Ação que sobre seus Empregados Exerce tal Profissão.* Refletindo a preocupação da época, conclui que o novo matadouro

> *está situado em lugar onde a ventilação é pouco enérgica e a água naturalmente insuficiente para a lavagem constante do edifício, a decomposição se fará em mais larga escala e as emanações pútridas mais concentradas poderão influir poderosamente sobre os habitantes de sua circunvizinhança.*

Nada escreve sobre os riscos para a saúde dos empregados (Lage, 1853; Cunha, 1854).

Em 1853, Banho retoma o tema das fábricas de tabaco e charutos no Rio de Janeiro com algumas inovações auspiciosas. Menciona ter pessoalmente visitado sete das 67 fábricas de charutos existentes, onde teria realizado entrevistas com os empregadores, com alguns trabalhadores e com médicos destes estabelecimentos (Dr. Frederico Doelinger e Dr. Luiz Vicente de Simoni). Lamenta não poder realizar um estudo mais amplo, já que os donos das fábricas, demonstrando grande má vontade, negaram-se a recebê-lo em seus estabelecimentos de trabalho (Banho, 1853).

Mas não eram apenas da SOMERJ as tentativas de se estabelecer um determinado modelo político-científico como o hegemônico na Medicina Social em gestação no Brasil. Se nas escolas de Medicina o pensamento técnico e político se afinavam ao da SOMERJ, alguns médicos baianos, como mostram Machado *et al.* (1978) e Oliveira (1982), formaram um grupo de reflexão técnica e política, posteriormente reconhecido como **Escola Tropicalista Baiana**, que se expandiu e acabou por criar, como seu espaço de divulgação de ideias, a *Gazeta Médica da Bahia,* que circulou entre 1866 e 1934.

Divulgadora do modelo anglo-germânico de Medicina, sua base técnica se pautava na busca de causalidades específicas, na procura de critérios de especificidade, sem deixar de dar importância ao contorno sociopolítico. Defensores da tese do contágio para várias doenças, como a cólera, diferenciavam as ações necessárias no plano individual daquelas do nível coletivo, e, positivistas, republicanos e antiescravagistas, eram contra-hegemônicos e críticos incansáveis da crônica inanição dos governos baianos e brasileiros quanto aos cuidados necessários com a saúde da população, até por reconhecerem que "uma ação profilática ampla dependia muito mais do interesse do estado em realizá-la do que propriamente dos avanços da ciência médica" (Oliveira, 1982).

O objeto temático principal da Escola era, em seu início, *senso latu,* a Higiene. Sua origem tinha como base a tradição germânica, que propunha que o controle social viria com a intervenção do Estado na administração sanitária e pautava-se no uso do conhecimento em prol da luta da burguesia, como aliada das classes laboriosas.

Na Escola, que com o tempo se ampliou e viu-se incorporada por professores da Faculdade de Medicina de Salvador, a proclamação da República e a abolição da escravatura fizeram com que houvesse mudanças em sua ordenação política. Vários de seus ideais tornaram-se hegemônicos. De fato, alguns de seus membros passaram a ocupar posição de destaque na administração sanitária. Muda também a Higiene, que passou a incorporar ideias liberais e a se dividir em cadeiras autônomas, como a Medicina Legal, a Psiquiatria e a Bacteriologia. A Medicina Legal passou a concentrar, ela mesma, a Psiquiatria e a Medicina do Trabalho, apesar de a Psiquiatria ser disciplina isolada no Brasil desde 1882 (Oliveira, 1982; Tambellini, 1988).

Foi de destaque, no que concerne à Patologia do Trabalho, o matiz antiescravagista da Escola. Nada menos que dez teses de doutoramento apresentadas à Faculdade de Medicina da Bahia, no curto período de 1880 a 1903, versavam sobre a intoxicação crônica profissional por chumbo. Em boa parte destes trabalhos, é mencionada casuística própria ou de outros médicos. Assim, são comuns expressões como: "já é bem conhecido entre nós que a profissão que mais produz esta moléstia é, sem dúvida, a dos pintores" (Castilho, 1880); "abraçamos [como tema para a tese] uma entidade mórbida com a qual já temos lutado por muitas vezes (...) tanto nos hospitais, como fora deles" (Ceylão, 1881); "é bem conhecido entre nós que a profissão que mais expõe à moléstia em questão é, incontestavelmente, a dos pintores, e por isto, com razão, chamam-na cólica dos pintores" (Bittencourt, 1888).

Todos estes trabalhos têm em comum a menção ao clássico francês sobre chumbo, de Tanquerel des Planches, e às lições do mestre José Luiz de Almeida Couto, da cadeira de Clínica Médica, o qual imaginamos que tenha exercido grande influência na escolha do tema, em tantos médicos recém-formados.

▶ Das "doenças dos trabalhadores" às "doenças profissionais"

É interessante notar que o conhecimento e o interesse sobre a saúde e doença dos trabalhadores evoluem em função de determinantes "macro", de natureza econômica, política e tecnológica, relativamente difusos e inespecíficos, mas também atrelados a determinantes "micro", fortemente incidentes sobre o modo de pensar, de investigar e de agir.

Olhando para os últimos anos do século XIX e as duas primeiras décadas do século XX, é possível reconstituir a migração da Patologia do Trabalho do âmbito da "Medicina Social" para o da "Higiene" e seus desdobramentos na direção da "Medicina Legal" e, por extensão, de uma "Medicina do Seguro" e de "Saúde Pública". Isto, simultaneamente a um grande avanço do conhecimento anatomopatológico, fisiopatológico e clínico das principais entidades nosológicas.

Como se dá esta migração?

Na "Medicina Social", a Patologia do Trabalho é observada como "doença dos trabalhadores", detectável através dos perfis de morbidade e mortalidade de trabalhadores de diferentes categorias profissionais, como, aliás, se viu nos trabalhos de Charles Turner Thackrah, William Farr, Louis Villermé e outros.

Esta forma de analisar os problemas encaminha para a necessária identificação de determinantes sociais, quer de natureza mais "estrutural", como o "modo de produção", quer mais localizado no próprio "processo de trabalho". Assim, "... a causa de uma doença não era para ser vista apenas como uma ruptura de processos fisiológicos, passível de ser resolvida pela intervenção clínica..." (Milles, 1985). No entanto, continua o autor, ainda hoje "... os médicos normalmente não desejam ou são incapazes de confrontar os métodos da produção capitalista que se mostram lesivos à saúde..." (Milles, 1985).

Com a "era bacteriológica", inaugurada por Louis Pasteur (1822-1895) e Robert Koch (1843-1910), ganha corpo a ideia de que para cada doença existiria um agente etiológico. A prevenção ou a erradicação da doença seria, em princípio, possível, com a eliminação da "causa", quer por medidas "higiênicas", quer pela imunização.

Este deslocamento do eixo **social** – vago, difuso, incômodo para uma sociedade capitalista emergente – para o eixo das **causas específicas** impulsiona fortemente os estudos e a práxis da Patologia do Trabalho. As "doenças dos trabalhadores" já podem ser nomeadas e associadas a agentes etiológicos específicos. Por extensão do conceito, o lugar das bactérias, dos vírus e de outros agentes etiológicos de doença é ocupado por **agentes químicos** (chumbo, benzeno, mercúrio etc.), por **agentes físicos** (ruído, frio, calor, radiações etc.) e mesmo **agentes biológicos** de origem ocupacional.

As doenças respiratórias graves que afetam os mineiros e outros trabalhadores "expostos a poeiras patogênicas" são batizadas como *pneumoconioses* por Zenker, em 1866. A pneumoconiose "causada pela sílica" é denominada por Visconti de silicose. Se, por um lado, esta lógica poderia facilitar o encaminhamento das medidas de prevenção e controle das doenças, por outro, tal deslocamento prestou-se para escamotear outras dimensões da natureza do problema, refletindo a ideologia prevalente e, ao mesmo tempo, alimentando-a (Milles, 1985; Waissmann, 1993).

A partir da "era bacteriológica", os enfoques da Patologia do Trabalho abrem-se em duas vertentes. A da **Medicina Legal**, que vai se dedicar ao estudo dos nexos causais entre determinado agravo à saúde e a ocupação exercida pelo indivíduo, servindo à Medicina do Seguro, que busca a reparação pecuniária do "infortúnio" do trabalho, e a da **Higiene**, voltada para identificar as causas e prevenir a ocorrência. Da extensão da lógica da Higiene, agora aplicada à fábrica, nasce a "Higiene Industrial".

Para fins de seguro, as "doenças profissionais" aproximam-se dos "acidentes do trabalho". Como dizia um toxicologista de Berlim, "a produção das doenças profissionais, em particular as intoxicações profissionais, pode ser vista como o somatório de numerosos pequenos acidentes" (Lewin, 1900, *apud* Milles, 1985).

Com efeito, buscam-se mecanismos de equiparação entre acidentes do trabalho e doenças profissionais, estas reduzidas, então, a entidades clínicas relativamente bem definidas ou, como mais tarde foram denominadas, a doenças profissionais específicas.

Que doenças mereceriam este "enquadramento"? As enfermarias dos hospitais já estavam cheias de trabalhadores doentes. A partir da **Clínica del Lavoro**, idealizada e dirigida por Luigi Devoto, a partir de 1904, em Milão, criam-se muitas outras em diversos países europeus. A de Milão torna-se centro de referência obrigatório para todos os estudiosos de Patologia do Trabalho, tanto na Europa, quanto no mundo inteiro.

A emergência de grandes casuísticas de doentes portadores de "doenças profissionais" e a necessidade de haver um fórum para a troca de experiências e a harmonização de conceitos e critérios para uma "Medicina do Seguro" levam à ideia de se criarem eventos internacionais de Patologia do Trabalho, iniciados a partir de 1906, com a realização do I Congresso Internacional de Doenças do Trabalho, na cidade de Milão.

O movente deste evento merece ser referido, até por sua dimensão cruel, pouco divulgada. Em 1902, durante o Congresso Italiano de Hidrologia e Climatologia, o Chefe do Departamento de Educação da cidade de Milão, senador Malachia De Cristoforis (1832-1915), propôs a realização de um congresso internacional de doenças do trabalho, para comemorar a abertura do túnel Simplon e, especificamente, em memória dos 10 mil trabalhadores que haviam morrido na construção do túnel de São Gottardo (Vigliani, 1986). O atraso nos preparativos finais da inauguração do túnel fez com que o congresso viesse a se concretizar somente em 1906, de 9 a 16 de junho, evento que levou à criação da Comissão Permanente Internacional de Saúde Ocupacional, cuja tarefa principal seria a de organizar um congresso internacional a cada três anos (Vigliani, 1986). A propósito, em 2012 realizou-se a 30ª edição do Congresso Internacional da *International Commission on Occupational Health* – ICOH, na cidade de Cancún, no México. O de 2015 será realizado em Seul, na Coreia do Sul.

O II Congresso Internacional, realizado em Bruxelas, em 1910, destacou em sua agenda a questão da equiparação de acidentes do trabalho e doenças profissionais, para fins legais. Consideravam-se, então, as experiências inglesa e alemã como paradigmas para uma harmonização internacional ou, pelo menos, europeia (Milles, 1985).

Como desdobramento deste evento, Theodor Sommerfeld e Richard Fischer foram encarregados pela Comissão Permanente Internacional de elaborar uma "tabela" de doenças profissionais legalmente enquadradas, para fins de reparação do Seguro.

A eclosão e o desenvolvimento da Grande Guerra postergaram estas providências, mas com o Tratado de Versalhes e a criação da Organização Internacional do Trabalho (OIT), em 1919, o tema da "lista" de doenças profissionais reapareceu, agora em foro tripartite: governos-empregadores-trabalhadores, e de abrangência mais universal.

Com efeito, em 1925, a OIT elabora sua primeira lista, constando de apenas três doenças – saturnismo, hidrargirismo e carbúnculo –, baseada na da Alemanha que, àquela altura, já tinha 11 doenças listadas (Milles, 1985). Em 1934, a lista foi ampliada para 10 doenças profissionais; em 1964, para 15; em 1980, a lista foi expandida para 29 grupos de doenças profissionais, e uma reunião de especialistas, convocada pela OIT em 1991, propôs uma lista muito ampliada, de 68 doenças, a fim de atualizar o anexo da Convenção 121, da OIT, de 1964 (Lesage, 1998).

Cabe salientar que, em 25 de março de 2010, o Conselho de Administração da OIT aprovou, em Genebra, uma nova lista de "doenças profissionais", com 106 doenças. A referida lista, amplamente divulgada no mundo inteiro e no Brasil, substituiu a lista anterior que estava anexada à Recomendação nº 194, da OIT, do ano 2002. Segundo a própria OIT, a nova lista inclui uma variedade de doenças profissionais reconhecidas internacionalmente, de doenças causadas por agentes químicos, físicos e biológicos a doenças respiratórias e de pele, distúrbios músculo-esqueléticos e câncer ocupacional.

Pela primeira vez, transtornos mentais e comportamentais foram incluídos na lista da OIT, de forma específica. Como ressalta a Organização, esta lista também tem itens abertos em todas as seções, que permitem incluir o reconhecimento da origem profissional de doenças ali ainda não especificadas, desde que estabelecido um nexo entre a exposição a fatores de risco decorrentes das atividades de trabalho e os agravos à saúde do trabalhador.

Vê-se, portanto, quanto da Patologia do Trabalho foi construído (e inibido?) em função de uma "Medicina do Seguro", auxiliada pela Medicina Legal. Esta marca estará fortemente presente no desenvolvimento do tema em nosso país, como se verá adiante.

De fato, como ilustra Waissmann (2000), a fonte geradora inicial dos próprios congressos médicos na área de Patologia do Trabalho, a tradição securitária e um de seus objetos primeiros – a redução do valor dos prêmios devidos – é o que passa a nortear, de modo hegemônico, a construção do saber e da prática médica em Medicina do Trabalho, gerando como que uma cultura de exclusão, uma **Cultura de Limites**, que pode ser conceituada como

> ... um conjunto de interpretações e práticas, oriundas da tradição normativa de matiz securitário, que visa a restringir as associações entre fatores laborais e a gênese de doenças pela imposição do reconhecimento da existência de "limites" que permitem distinguir entre origens laborais e não laborais de distúrbios apresentados por trabalhadores (Waissmann, 2000).

▶ A relação trabalho/saúde na ótica da Saúde Pública no Brasil

No início da vida republicana e na primeira quadra do século XX, a posição do Brasil na divisão internacional do trabalho é tipicamente a de economia agroexportadora, fortemente baseada no café. Com os capitais gerados pela exportação do café, inicia-se o primeiro ciclo de industrialização do país, em particular na região Sudeste. Neste contexto, "saúde passa a ser uma questão social" (Braga e Paula, 1980) e a preocupação pela Patologia do Trabalho terá matizes interessantes, cuja caracterização e interpretação não vão aqui além de um ensaio.

Refletindo a tendência europeia, a antiga "**Higiene**" parece abrir-se em duas vertentes, a da **Saúde Pública** e a da **Medicina Legal**. A Patologia do Trabalho adquire lugar de destaque em ambas.

Pelo lado da **Saúde Pública**, vê-se o Estado atento ao problema das doenças de quarentena, que limitavam o comércio, e com as doenças que reduziam a produtividade no setor agroexportador. Como interpreta Juan Cesar Garcia (1932-1984), as grandes questões no campo da saúde "referiam-se a como reduzir as quarentenas e erradicar as doenças que incidem sobre a produção agrícola" (Garcia, 1981a). As doenças de quarentena eram, entre outras, a cólera, a peste e a febre amarela. Além do risco para o comércio exterior, "a febre amarela – frequente no porto de Santos e cidades importantes na produção cafeeira – representava um perigo para a corrente migratória europeia que constituía a força de trabalho fundamental para a produção do café" (Garcia, 1981a). Já o impaludismo, o tifo exantemático e a ancilostomose estavam entre as doenças que incidiam diretamente na produção (Garcia, 1981a).

É neste contexto que vemos Oswaldo Cruz (1872-1917), o sanitarista de mais elevado renome no Brasil, priorizando a "saúde dos portos" e dirigindo-se pessoalmente às frentes de trabalho, como a construção da ferrovia Madeira-Mamoré, em 1910. Ali, como em outros grandes projetos no exterior, a preocupação voltava-se ao combate das epidemias de "doenças infecciosas relacionadas com o trabalho", tais como a malária e a ancilostomose, que incapacitavam e matavam milhares de trabalhadores (Brazil Railway Company, 1910; Rocha, 1953; Araújo, 1961; Ferreira, 2005; Hardman, 2005). Aliás, observações ainda mais dramáticas por suas proporções de devastação de vidas estão registradas, também, nas tentativas de construção do Canal do Panamá (Gorgas, 1915; Leonard, 1992; McCullough, 2004; Parker, 2007).

No dizer de Paulo Arthur Pinto da Rocha,

> era de tal vulto a mortandade entre operários, que as obras se encontravam paralisadas. Grassava o impaludismo em suas mais graves formas, acometendo 90% dos trabalhadores e matando em tão altas cifras, que a Madeira-Mamoré, associada da Port of Pará, já não encontrava raças onde contratar seu pessoal, uma vez que até chineses e a alto preço já para lá tinham ido morrer (Rocha, 1953).

É desta estrada de ferro – a "ferrovia do diabo" – que se diz haver tantos dormentes sob a linha quanto o número de trabalhadores mortos em sua construção, estimado em cerca de 6.200 (Ferreira, 1959; Ferreira, 2005; Hardman, 2005). Aliás, o autor Manoel Rodrigues Ferreira dedica seu livro "à memória de todos aqueles que, desde o século passado, tombaram na construção da Estrada de Ferro Madeira-Mamoré, desde engenheiros a trabalhadores braçais, brasileiros e de todas as nacionalidades, todos empenhados em vencer uma das mais soberbas manifestações da natureza na face da terra: a Amazônia!" (Ferreira, 1959; Ferreira, 2005).

Na verdade, a relação trabalho/doença é vista em duas mãos de direção: o trabalho – mais "local de trabalho" que "processo de trabalho" – favorecendo a doença endêmica na região e/ou "importada", e a doença prejudicando o trabalho.

Esta última preocupação, aliás, será forte marca da Patologia do Trabalho na época. No bojo desta preocupação, de marcante matiz ideológica, está a questão da produtividade ou, vista pelo outro lado da mesma moeda, a questão da preguiça, da indolência. Para estas, encontram-se as **causas**: são efeitos de doenças endêmicas parasitárias, principalmente a ancilostomose. A caricatura daquele momento é o Jeca Tatu, personagem criada por Monteiro Lobato, símbolo do caboclo atrasado, ignorante e preguiçoso do interior do Brasil. Publicou-se o nome pela primeira vez no artigo que o escritor enviou para O Estado de S.Paulo, em 1914, sob o título de Urupês. Lobato estava convencido de que o estado de apatia do pobre caipira, responsável também pelos outros defeitos, era causado pelo "amarelão", isto é, a ancilostomose.

Para um dos mais expressivos sanitaristas da época – Belizário Penna (1868-1939) – que fora com Oswaldo Cruz à construção da ferrovia Madeira-Mamoré, em 1910,

> ... dois são os cancros que vão roendo os órgãos vitais da nação e arrastando-a para a ruína: a pandemia da preguiça da população rural, causada pelos parasitas do sangue e dos intestinos, pela escravização do trabalho e pela ignorância; e a epidemia da cobiça entre as classes dirigentes ... (Penna, 1924).

A ancilostomose era então a "doença da preguiça" ou o "gérmen da preguiça" (Garcia, 1981b; Ettling, 1981).

Com esta visão, e com o mundo em guerra, necessitando de insumos estratégicos, vem a Comissão Rockefeller, em 1917, oferecendo ao país ajuda financeira e técnica para a institucionalização, o aparelhamento e o ensino da Saúde Pública e controle das endemias rurais – particularmente a ancilostomose – como fizera no sul dos Estados Unidos e em outras regiões do mundo (Ettling, 1981).

Mais tarde, sanitaristas brasileiros, com bolsa da Fundação Rockefeller, foram às mais afamadas escolas de Saúde Pública nos Estados Unidos – *Harvard* e *Johns Hopkins* – voltando de lá com a ideia de desenvolver a **Higiene Industrial** em nosso país. É o caso de João Barros Barreto (1891-1956), do Rio de Janeiro, e Benjamim Alves Ribeiro (1901-1988), de São Paulo.

Na órbita institucional é criada em 1923, isto é, com o Regulamento Sanitário Federal decorrente da Reforma Carlos Chagas, uma Inspetoria de Higiene Industrial, no âmbito do Departamento Nacional de Saúde Pública, que existiu até 1930 (Estrela, 1969).

▶ As condições de trabalho no início da industrialização no Brasil: do impacto sobre a saúde dos trabalhadores

Simultaneamente ao trabalho da **Saúde Pública**, no início do século em nosso país, começa a ficar mais nítida a insuficiência de sua "intervenção" nos locais de trabalho. Não bastam "medidas de higiene" e as boas intenções dos sanitaristas. A questão das condições de vida e saúde dos trabalhadores industriais – enquanto classe em formação – é vista como expressão de relações sociais e, portanto, os instrumentos de mudança são políticos e econômicos. Mobilizam-se ou não, em função da capacidade de articulação e de força do movimento social e, aqui, dos movimentos de trabalhadores, na época, em início de organização.

Com efeito, o movimento social volta-se às condições de trabalho, à duração da jornada, à idade mínima, ao trabalho noturno, ao repouso remunerado, ao trabalho de menores e de mulheres e aos ambientes de trabalho, chamando a atenção ao impacto desta "Revolução Industrial" sobre a saúde e a vida dos trabalhadores, como tem sido fartamente estudado, nos últimos anos, por Boris Fausto, Leôncio Martins Rodrigues, Warren Dean, Paulo Sérgio Pinheiro e Edgard Carone, entre outros.

De acordo com o relato de Warren Dean (1971),

> as condições de trabalho eram duríssimas: muitas estruturas que abrigavam as máquinas não haviam sido originalmente destinadas a essa finalidade: além de mal iluminadas e mal ventiladas, não dispunham de instalações sanitárias. As máquinas se amontoavam ao lado umas das outras e suas correias e engrenagens giravam sem proteção alguma. Os acidentes se amiudavam porque os trabalhadores cansados, que trabalhavam, às vezes, além do horário sem aumento de salário, ou trabalhavam aos domingos, eram multados por indolência ou pelos erros cometidos, se fossem adultos; ou surrados, se fossem crianças. Em 1917, uma pessoa que visitou uma fábrica na Moóca, na Capital, ouviu operários de 12 e 13 anos de idade, da turma da noite, que se queixavam de ser frequentemente espancados e mostraram, como prova do que diziam, as equimoses e ferimentos que traziam. As fotografias ocasionais do revezamento de turmas numa ou noutra fábrica nos exibem uma horda de espectros descarnados e andrajosos, apinhados à saída, precedidos de crianças descalças e raquíticas, com os rostos inexpressivos voltados para a câmara ou para o chão.

No estudo de Boris Fausto é citado o exemplo de cardadores da indústria têxtil que trabalhavam 16 horas por dia, das 5 às 22 horas, com uma hora para a refeição, e nos domingos até às 15 horas. Aliás, fazendo-se a industrialização à custa da indústria têxtil, acentuava-se a procura da mão de obra feminina e de crianças que, a partir dos sete anos de idade, já eram empregadas nestas fábricas. Este autor, baseado em documentário da época, confirma as referências aos espancamentos e às multas, bem como à mutilação de crianças pelas máquinas, muitas vezes provocadas por adormecerem sobre elas em funcionamento (Fausto, 1977).

Entre os médicos da Praia Vermelha, no Rio, levantam-se vozes inflamadas que se aliam às correntes ideológicas organizatórias da classe operária – "trabalhismo", socialismo reformista e mesmo anarquismo – deplorando tão infames condições e propondo medidas que corrigissem estas distorções. Em sua tese de doutoramento, apresentada à Faculdade de Medicina do Rio de Janeiro, o médico Luciano Gualberto defende a regulamentação da duração da jornada de trabalho, da idade mínima para o início no trabalho e a necessidade de benefícios previdenciários aos acidentados do trabalho (talvez como reflexo da proposta pioneira de Medeiros e Albuquerque, apresentada ao Congresso, em 1904):

> *Entre nós, aqui no Rio de Janeiro, não há dia em que se não deem múltiplos desastres (acidentes do trabalho). Os noticiários dos jornais estão sempre cheios de casos dessa ordem. São os desastres a bordo, nos grandes trapiches, nas construções da cidade, nos diversos estabelecimentos industriais, nas empresas de transportes etc. A vítima, mal se deu a ocorrência, é logo transportada para a Santa Casa de Misericórdia, hospital mantido pela caridade pública, onde sofrerá operações e curativos que o caso exigir, e nada mais. Os patrões, quando muito (cousa bastante rara) pagam-lhe a condução para o hospital. As despesas de operações e curativos cousa alguma custam, pois o operário dá entrada naquele estabelecimento com guia da polícia da circunscrição (...) dizendo-o indigente (...). O operário não foi, não é e nem pode ser classificado como um indigente (Gualberto, 1907).*

O médico Raul de Frias Sá Pinto, reforçando o que foi posto por Dr. Gualberto, refere-se ao operário que, "nas atuais condições de vida, não morre naturalmente, é assassinado aos poucos". Defendia, já em 1907, a necessidade da intervenção do Estado na regulamentação das relações de trabalho e a criação de uma Caixa de Seguros (Pinto, 1907).

Idêntica posição seria assumida, em 1913, pelo médico Genserico Dutra Ribeiro, ao observar as condições de trabalho das crianças do Rio, e por Everardo João Gouvêa, em 1916 (Ribeiro, 1913; Gouvêa, 1916).

Sob a influência direta das imigrações e como reflexo dos movimentos sindicais europeus, as lideranças ideológicas conseguem mobilizar a classe operária na grande "questão social". Seguem-se as famosas greves de 1907, 1912 e as grandes greves de 1917-1920 – mais de 200 – somente nos Estados de São Paulo e Rio de Janeiro (Dean, 1971).

Apesar de intensificarem-se, neste período, os movimentos por uma legislação específica de acidentes do trabalho, é possível reconhecerem-se os primórdios da legislação trabalhista brasileira no Código Comercial e no Regulamento 737, ambos de 1850. Eles traziam algumas referências à questão trabalhista, estabelecendo o prazo para aviso prévio e indenização por demissão antes do prazo acordado em contratos de trabalho com tempo determinado, e a manutenção dos vencimentos, por três meses, em caso de acidentes do trabalho com afastamento (Lima, 1991; Martins, 2000). Martins (2000) e Gonçales (2000) mostram, ainda, que, antes da República e da abolição da escravatura, já vinham se estabelecendo mútuas e sistemas assemelhados de Previdência no Brasil: o Decreto nº 2.711, de 1860, regulamentava o financiamento de montepios e sociedades de socorros mútuos; o Decreto nº 3.397, de 1888, criava a Caixa de Socorros para os trabalhadores das estradas de ferro públicas; o Decreto nº 9.212, de 1889, estabelecia o montepio obrigatório para os empregados dos Correios, e o Decreto nº 10.269 criava um fundo especial de pensões para os empregados das oficinas da Imprensa Régia.

Com a proclamação da República, alguns políticos e pensadores começam a manifestar-se mais abertamente a favor dos trabalhadores. Em 1889, menos de um mês após a proclamação da República, Demétrio Ribeiro, Ministro da Agricultura, dizia:

> *A República é o regime do bem público; o bem público é preparado pela própria sociedade, cuja principal parte é formada pela massa enorme dos proletários, que concorrem como principal elemento de produção para a formação da riqueza pública; (...) é essa classe da sociedade, menosprezada até hoje, que mais atenção deve merecer do governo (Ribeiro, 1889, apud Lima, 1991).*

Ainda de acordo com Lima (1991), Demétrio Ribeiro tinha como proposta que não se pudesse impor trabalho excessivo que fizesse mal ao trabalhador; que este tivesse como constituir família, ter casa e poder desfrutar de "... *lazeres imprescindíveis à cultura de seu coração e à instrução do seu espírito*" (Ribeiro, 1889, apud Lima, 1991). Conseguiu Ribeiro, ainda, de acordo com Lima (1991): determinar que houvesse 15 dias de férias aos funcionários de seu Ministério; através do Decreto 221, de 1890, conceder aposentadoria aos empregados da Estrada de Ferro Central do Brasil; pelos Decretos 405 e 565, estender este benefício a empregados de outras ferrovias.

O ministro teria conseguido, ainda, iniciar a regulação do trabalho do menor em estabelecimentos fabris, pelo Decreto nº 1.313, de 1891, talvez a primeira legislação "trabalhista" voltada à regulação laboral (Lima, 1991). Mas o Decreto, em época de industrialização acelerada e centralização administrativa, não teve repercussão, tornando-se letra morta (Lima, 1991).

Com a pressão popular promulgam-se, em 1903, a Lei nº 979, que facultava aos agricultores e indústrias rurais a organização de sindicatos, e, em 1907, a Lei nº 1.637, que estendia o direito às outras profissões, inclusive profissões liberais (Lima, 1991; Tortorello, 1994).

Mas com leis que pouco garantiam aos trabalhadores, foram as greves e, em especial após 1917, o Tratado de Versalhes, que fizeram começar a ecoar, na Câmara Alta e no Senado, vozes propondo fixar as relações de trabalho através de uma legislação específica. A indenização por acidentes do trabalho constituiu o objeto de várias proposituras, desde a de Medeiros e Albuquerque em 1904, até a apresentada, em 1915, pelo senador Adolfo Gordo, sem qualquer resultado prático (Dean, 1971; Fausto, 1977; Lacerda, 1980; Lima, 1991).

Das avançadas proposituras dos deputados Maurício de Lacerda e Nicanor Nascimento nascia, em 1917, o minguado projeto de Código do Trabalho, em que já havia sido eliminada a fiscalização das empresas. Mesmo assim, perambulou o projeto pelo Congresso durante muito tempo, o suficiente para que os empresários se manifestassem através de um projeto substitutivo, elaborado pelo Centro Industrial do Brasil. O retrocesso neste substitutivo era nítido, pois a jornada de trabalho não deveria ser de oito horas diárias, como previa o projeto original, mas de dez; eliminavam-se os tribunais de conciliação e arbitragem, enquanto os princípios da indenização por acidentes eram inteiramente alterados, tornando-a quase impossível: ela somente se daria quando o acidente não se devesse a força maior, culpa ou dolo da própria vítima ou de estranhos (Fausto, 1977; Rodrigues, 1966).

Após várias manobras e debates, e sob a pressão do recém-assinado Tratado de Versalhes, foi finalmente aprovada a primeira Lei sobre Acidentes do Trabalho, o Decreto Legislativo nº 3.724, de 15 de janeiro de 1919, e seu Regulamento, de 12 de março de 1919. Saliente-se o fundamento jurídico da teoria do risco profissional, desde esta primeira lei, da limitação de sua competência aos acidentes ocorridos em atividades específicas (no ambiente agrícola, sustentáculo econômico do país, somente se admitia como acidente indenizável o ocorrido com "máquina inanimada") e da necessidade da intervenção da autoridade policial em todas as ocorrências de acidentes do trabalho.

▶ A Medicina Legal e a Patologia do Trabalho no Brasil

Tal como ocorreu na Europa, o deslocamento do eixo da Patologia do Trabalho para o lado de uma "Medicina do Seguro" provocou, também no Brasil, o estreitamento da ótica das "doenças dos trabalhadores", termo introduzido por Ramazzini, em 1700, para o das "doenças profissionais", equivalentes aos "acidentes do trabalho".

A partir de 1890, o ambiente especial de discussão de temas relacionados à Patologia do Trabalho passa a ser a Medicina Legal, reunindo membros pertencentes ou não aos quadros da Faculdade de Medicina da Bahia. Como a inaugural Higiene, também a Medicina Legal dependia da assunção de seus discursos pelo Estado, mas diferia dela por entender que a intervenção e o controle social devessem ser exercidos tendo como base uma nova organização jurídico-administrativa (Machado et al., 1978; Oliveira, 1982).

O final do século XIX e o início do XX encontraram a Bahia em grandes dificuldades econômicas, incapaz de ter poder político para fazer frente às necessidades sanitárias encontradas pela Escola, para o estado. Ao mesmo tempo, o surto de desenvolvimento do Sudeste, no mesmo período, fez com que se confirmassem alguns estudos de membros da Escola para ambientes urbanos. Estavam dadas as condições para que muitos dos integrantes da Escola viessem ao Rio de Janeiro.

Dentre eles cabe destaque a Raimundo Nina Rodrigues (1862-1906), professor de Medicina Legal da Faculdade de Medicina da Bahia, membro da Escola e crítico mordaz do governo e da própria Faculdade. Um dos motivos básicos, inclusive, da migração de Nina Rodrigues para o Rio de Janeiro, onde irá assumir a cátedra de Medicina Legal, é uma grande análise que fez sobre as causas da ineficiência da Faculdade. Não poupando professores, administração, política educacional e a interferência do Estado, Nina Rodrigues, que viu rejeitada sua análise pelos quadros da Faculdade, encerra sua produção voltada às "questões tropicais", em 1896, e cai em ostracismo no meio acadêmico baiano (Oliveira, 1982).

No Rio de Janeiro, dedicado à Medicina Legal, Nina Rodrigues em muito modifica suas teses daquelas inicialmente defendidas pela Escola. Seus estudos buscam no substrato anatomopatológico não a detecção do exposto pela Clínica, mas a detecção das mazelas sociais, como o crime e as doenças mentais. Entende que a Medicina Legal é o foro de ações típicas em Segurança Pública, mas também o espaço de cuja fonte deviam beber os legisladores. Se o Estado concentrador procura segurança em um modelo autoritário, para dar conta das "hordas de desempregados pós-abolição", a Medicina Legal estava pronta a fornecer o embasamento técnico necessário para a regulamentação e execução deste controle social. Com várias análises de base eugênica, e introduzindo ideias pretensamente evolucionistas, Nina Rodrigues fornece justificativas para a exclusão social de cidadãos, "demonstrando", por exemplo, que tanto os negros como os mestiços possuíam, em si, traços de "degeneração moral" e "incapacidade mental" (Oliveira, 1982).

Seguindo-se a Nina Rodrigues, muda para o Rio de Janeiro, em 1903, Julio Afrânio Peixoto (1876-1947), que irá progressivamente assumir as cátedras de Medicina Legal nas Faculdades de Medicina e de Direito, e publicar tratados de Higiene, Medicina Legal, Infortunística e outros temas. Raimundo Estrela considera Afrânio Peixoto como o "pioneiro da Medicina do Trabalho no Brasil" (Ribeiro, 1940; Estrela, 1977) (Fig. 1.7).

Daquela geração, faz-se no Rio de Janeiro Leonídio Ribeiro (1893-1976). Sua tese de Livre-Docência na Faculdade de Medicina, em 1925, irá versar sobre *Hérnia e Acidente do Trabalho*. Juntos, Peixoto e Ribeiro irão exercer significativa influência na formação do pensamento e das práticas de Medicina Legal e, por extensão, daquela Medicina relacionada à Patologia do Trabalho.

Para São Paulo, é convidado por Arnaldo Vieira de Carvalho (1867-1920), fundador e primeiro diretor da Faculdade de Medicina, o professor Oscar Freire de Carvalho (1882-1923), que irá implantar, de 1918 até 1923, ano de sua morte, a cátedra de Medicina Legal. Segue a Oscar Freire o professor Flamínio Fávero (1895-1982), até 1955, e, posteriormente, o professor Hilário Veiga de Carvalho (1906-1978). Com

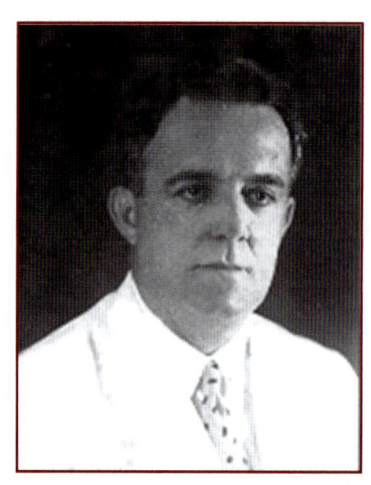

Fig. 1.7. Afrânio Peixoto (1876-1947).

a aposentadoria compulsória do professor Hilário, segue, após breve interregno, Armando Canger Rodrigues (1921-1984) e, depois, Marco Sègre (Fávero, 1938; Carvalho; Bruno e Segre, 1964; Carvalho e Segre, 1977). Uma das produções mais significativas dessa época é o tratado sobre *Acidentes do Trabalho*, que tem como autores não apenas três das maiores expressões da Medicina Legal brasileira – Afrânio Peixoto, Flamínio Fávero e Leonídio Ribeiro – como também a expressão maior do "sanitarismo" da época, João de Barros Barreto (Peixoto et al.,1934).

Com efeito, a evolução dos conceitos e da prática da Patologia do Trabalho em nosso meio dá-se através da Infortunística, viés que impregnou fortemente a Medicina do Trabalho. Como diz Afrânio Peixoto na introdução de seu tratado, escrito em 1934,

> a infortunística é a parte da medicina legal que estuda os infortúnios ou riscos industriais, sejam agudos, físicos e químicos, propriamente acidentes do trabalho, sejam subagudos ou crônicos, tóxicos e biológicos, as doenças profissionais (Peixoto et al.,1934).

Dizemos "viés que impregnou fortemente a Medicina do Trabalho", quer pela ideia subjacente, sempre presente, do **infortúnio**, isto é, da infelicidade, da desventura, da desgraça, da falta de sorte, quer pela ideia de **risco inerente** ao trabalho, que sempre impregnou o conceito legal de agravo à saúde relacionado ao trabalho – ambos os conceitos servindo para, de alguma forma, escamotear a análise da gênese destes eventos. E, ainda, pela questão do **nexo causal**, fundamental na lógica da Medicina Legal e de uma "Medicina do Seguro", voltada a atender ao interesse das seguradoras, o que afirma Waissmann (2000) ser o norte hegemônico emprestado à Medicina direcionada à saúde dos trabalhadores durante todo o século.

Esta lógica está explícita na Exposição de Motivos do Ministério do Trabalho, Indústria e Comércio, que serviu de justificativa ao Presidente Getúlio Vargas para a decretação da lei de acidentes do trabalho, de 1944, o Decreto-Lei 7.036. De acordo com a comissão consultiva de juristas criada para analisar o texto proposto para o decreto, da qual também participou o professor Flamínio Fávero,

> ... o acidente é um risco profissional que ameaça a todos os que trabalham e, sobretudo, os que exercem um ofício manual, de cujos efeitos ninguém pode estar livre. Não interessa pesquisar a causa nem o responsável. O acidente deve ser considerado como um risco inerente ao exercício da profissão.

Da amalgamação de olhares e lógicas da Medicina Legal com os da Medicina do Trabalho e da Medicina do Seguro desenvolveu-se o conceito – reproduzido dos franceses e dos italianos, ao que parece, e depois amplamente utilizado entre nós – de, entre as doenças do trabalho, *lato sensu*, separar as *tecnopatias* ou doenças profissionais das *mesopatias*, estas adquiridas ou desencadeadas "em função de condições especiais em que o trabalho é realizado e [que] com ele se relacionem diretamente". Desta forma se expressa, ainda hoje, a legislação vigente (Brasil, 1991).

Efetivamente, grande parte da produção do conhecimento sobre o adoecimento relacionado ao trabalho, em nosso meio, principalmente entre a década de 1930 e a de 1960, irá enfocar as *mesopatias*, tanto por serem provavelmente mais frequentes que as "doenças profissionais", como e, sobretudo, porque representavam, de fato, a grande demanda sobre o seguro de acidentes de trabalho. Necessitando as *mesopatias* terem seu nexo causal determinado, em bases individuais, é possível entender como elas mobilizaram legistas e advogados, por muito tempo, demonstrando, mais uma vez, a dependência securitária na construção do conhecimento em Medicina do Trabalho.

▶ A Patologia do Trabalho no Estado Corporativista (1930-1945)

Apesar de a intervenção do Estado ter se iniciado já na década de 1920, ela se deu mais em nível da criação de uma legislação pouco eficiente. O Estado, que deveria ser fiscalizador e controlador, não exercia estas funções, mantendo-se, também, afastado do custeio e da administração dos serviços recém-criados.

Na periodização do Estado corporativista proposta pelo professor Antonio Ferreira Cesarino Júnior (1906-1992), o **período socialista** vai de 1931 a 1934, quando "numerosas leis trabalhistas mudaram completamente a maneira de se encarar, entre nós, a questão social...". Seguem-se o período **social-democrático** (1934-1937) e o período **corporativista** propriamente dito (1937-1945) (Cesarino Jr., 1980) (Fig. 1.8).

Para atender às grandes diretrizes políticas, o Estado é reestruturado, e é para o recém-criado Ministério do Trabalho, Indústria e Comércio que o Estado define a atuação, aliás intensa, no campo da **Higiene e Segurança do Trabalho**, retirando da Saúde Pública suas funções anteriores neste campo.

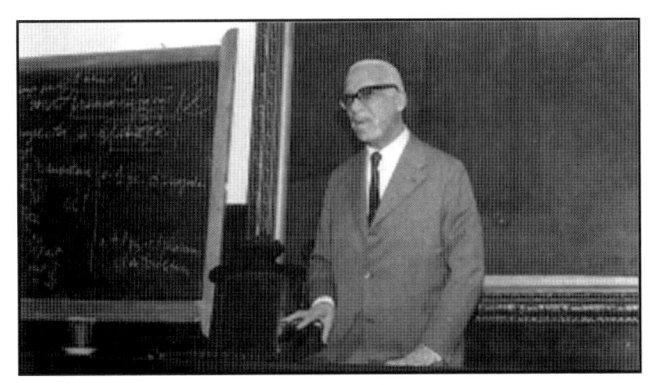

Fig. 1.8. Prof. Antonio Ferreira Cesarino Júnior (1906-1992).

Assim, são nomeados pelo Ministro do Trabalho, em 1934, os primeiros **inspetores-médicos do trabalho**, "a fim de procederem à inspeção higiênica nos locais de trabalho e estudos sobre acidentes e doenças profissionais" (Mello, 1951). Posteriormente, foi criado um Serviço de Higiene do Trabalho na Inspetoria do Departamento Nacional do Trabalho.

Por conseguinte, prosperam neste período as preocupações com a Patologia do Trabalho no país, tendo como marcas o atrelamento do campo ao Ministério do Trabalho e a opção pelo "modelo francês" por parte da Inspeção Médica do Trabalho, bem como a adesão às normas internacionais do trabalho, emanadas pela OIT, como paradigmas.

É neste pano de fundo que se dá o intenso trabalho de médicos como Zey Bueno, Decio Parreiras, Hugo de Brito Firmeza, Évio Santos de Bustamante e Talitha do Carmo Tudor, entre outros. Em Minas Gerais, este trabalho foi inicialmente desenvolvido pelos médicos Adauto Valle Morta e Jesús Santos, seguidos por Manoel Corta Barcellos (Santos, 1982) (Fig. 1.9).

Na verdade, estas lideranças fundaram uma verdadeira Escola do Ministério do Trabalho, que muita influência exerceu na formação do pensamento sobre a Patologia do Trabalho no Brasil (Bueno e Cunha, 1943; Parreiras, 1943; Firmeza, 1944; Parreiras, 1944; Parreiras, 1945; Firmeza, 1949; Bustamante, 1956; Parreiras, 1970).

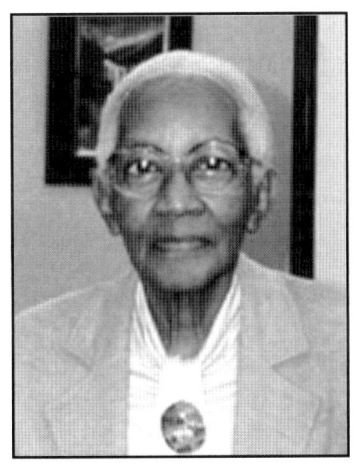

Fig. 1.9. Dra. Talitha do Carmo Tudor (1913-2003)

Numa vertente muito próxima a essa, ocorreram importantes passos para o conhecimento da patologia respiratória ocupacional – em especial as pneumoconioses. Trata-se dos estudos realizados pelo Departamento Nacional da Produção Mineral (DNPM) e pelo Ministério do Trabalho na mineração subterrânea de ouro e de carvão, em Minas Gerais, em Santa Catarina e no Rio Grande do Sul.

Desta "geração" de informes e relatórios destacam-se algumas publicações que merecem ser conhecidas e estudadas nos dias de hoje, não somente pela qualidade de seu conteúdo, mas, infelizmente, também, pela atualidade dos problemas que elas abordam.

Referimo-nos, por exemplo, ao relatório do Dr. Carlos Martins Teixeira, do DNPM, referente à visita realizada às minas de Morro Velho/Nova Lima, publicado no *Boletim do Ministério do Trabalho, Indústria e Comércio*, em 1936 (Mineração Aurífera, 1936). Aliás, esta fase da história da Patologia do Trabalho em nosso país está fartamente retratada na vida daquele periódico.

Em 1940, o DNPM publica extenso estudo intitulado *Higiene das Minas de Ouro. Silicose. Morro Velho, Minas Gerais,* realizado por Carlos Martins Teixeira, Manoel Curty, Ephrem Macedo e Octavio Barbosa. Este último era diretor da Divisão de Fomento da Produção Mineral daquele Departamento, e os três primeiros médicos integrantes de uma comissão nomeada para estudar as condições de higiene e salubridade das diversas minas de Morro Velho (Fig. 1.10).

Este relatório alia o estudo teórico às observações colhidas pela Comissão durante dez meses de trabalho, em Nova Lima – MG. Anexos ao estudo estão os relatórios de 40 radiografias de tórax enviadas para leitura ao *Miners' Phthisis Medical Bureau,* de Johannesburgo, na África do Sul; o exame anatomopatológico de um trabalhador de Morro Velho,

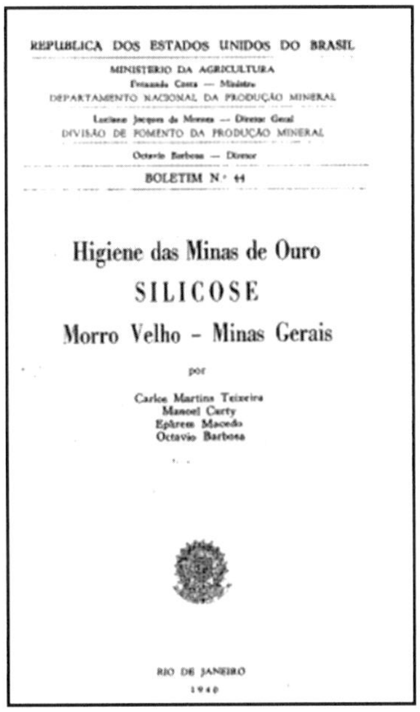

REPUBLICA DOS ESTADOS UNIDOS DO BRASIL

MINISTERIO DA AGRICULTURA

DEPARTAMENTO NACIONAL DA PRODUÇÃO MINERAL

DIVISÃO DE FOMENTO DA PRODUÇÃO MINERAL

BOLETIM N.° 44

Higiene das Minas de Ouro

SILICOSE

Morro Velho - Minas Gerais

por

Carlos Martins Teixeira
Manoel Curty
Ephrem Macedo
Octavio Barbosa

RIO DE JANEIRO

1940

Fig. 1.10. *Facsímile* da página de rosto do Boletim do DNPM, n°. 44, de 1944.

realizado pelo professor Paulo Elejalde; ensaios físicos e químicos de resíduo mineral de pulmão, por Manoel Moreira e Jorge da Cunha; "algumas considerações sobre a silicose pulmonar", pelo professor Manoel de Abreu, e uma apreciação sobre as "condições ambientais nas minas de Morro Velho", por Octávio Barbosa (Brasil. Departamento Nacional da Produção Mineral, 1940).

Em 1942, o DNPM publica o Boletim nº 53, dedicado ao estudo da *Higiene das Minas de Ouro – Silicose e Outras Doenças dos Mineiros da Passagem,* realizado por Carlos Martins Teixeira, José de Araújo Lima, Manoel Moreira e Manoel Curty. Nas minas da Passagem, foram examinados 1.009 trabalhadores, 423 dos quais foram submetidos à telerradiografia de tórax, que revelou 50 casos de *silicose*, em alguns de seus estágios, correspondendo a uma prevalência de 11,82% entre os radiografados. Por outro lado, 8,7% dos trabalhadores examinados teriam também *tuberculose pulmonar,* o que, segundo os autores, seria o dobro da prevalência em outras populações de mesmo nível socioeconômico. O professor Manoel de Abreu aprofunda-se melhor neste aspecto específico (Brasil. Departamento Nacional da Produção Mineral, 1942).

Paralelamente aos estudos e relatórios elaborados por técnicos do DNPM, na época vinculado ao Ministério da Agricultura, o Ministério do Trabalho houve por bem nomear uma outra comissão de médicos para rever o problema, atendendo, desta forma, à reivindicação sindical da região. Esta comissão, constituída pelos doutores Décio Parreiras, Milton Fernandes Pereira e Sebastião Brown, visitou durante três semanas as minas de ouro daquela região, vindo a elaborar o relatório *Condições de Trabalho nas Minas de Ouro,* publicado no Boletim do Ministério do Trabalho, Indústria e Comércio, em 1942 (Parreiras *et al.*, 1942).

Após descrever minuciosamente os locais e as condições de trabalho, incluindo a avaliação quantitativa de alguns parâmetros de Higiene do Trabalho, a comissão utilizou dados de mortalidade e morbidade geral e específica por causa, a fim de detectar o impacto dos acidentes do trabalho e das doenças profissionais, com ênfase nas *pneumoconioses*. Na verdade, parte dos dados foi aproveitada dos estudos anteriores realizados pela comissão de técnicos do DNPM, pois não foram repetidos estudos radiológicos (Parreiras *et al.*, 1942).

Chamava a atenção dos estudiosos da época a frequente associação entre silicose e tuberculose pulmonar, ou silicotuberculose. Esta preocupação e a correspondente experiência foram levadas a vários fóruns científicos, como, por exemplo, ao I Congresso Brasileiro de Higiene e Segurança do Trabalho, realizado no Rio de Janeiro, em 1949 (Teixeira e Moreira, 1949); ao I Congresso Americano de Medicina do Trabalho, realizado em Buenos Aires, no mesmo ano (Firmeza, 1949); e ao V Congresso Nacional de Tuberculose, realizado em Belo Horizonte, em 1951 (Teixeira e Moreira, 1951; Travassos, 1951). O DNPM dedica seu Boletim No. 89 ao tema da *Silicose e Silicotuberculose* (Brasil. Departamento Nacional da Produção Mineral, 1951).

A contribuição do DNPM para a construção do conhecimento da Patologia do Trabalho no Brasil completa-se com as monografias sobre *Higiene das Minas de Carvão do Estado de Santa Catarina,* publicada em 1952 (estudo realizado por Manoel Moreira); sobre *Problemas Médico-Sociais da Indústria Carbonífera Sul-Catarinense,* publicada em 1953 (estudo realizado por Francisco de Paula Boa Nova Júnior), e com a monografia *Higiene das Minas – Asbestose,* publicada em 1956 (Brasil. Departamento Nacional da Produção Mineral, 1952, 1953, 1956). Esta última, ao que parece, é a primeira referência sobre *asbestose* no Brasil. Trata-se de estudo realizado nas minas de asbesto em Veriato, Nova Lima/MG e na usina de beneficiamento do minério. Após realizarem minucioso estudo clínico e radiológico de 80 trabalhadores, os doutores Carlos Martins Teixeira e Manoel Moreira identificaram seis casos de fibrose nas bases pulmonares, que julgaram compatíveis com formas iniciais de asbestose (Fig. 1.11).

Quanto à *pneumoconiose* dos trabalhadores do carvão, os primeiros estudos no Brasil foram realizados pelos médicos do Ministério do Trabalho, doutores Manoel Pereira e Hugo Firmeza, nas minas de São Jerônimo e Butiá, no Rio Grande do Sul (Pereira e Firmeza, 1943). Uma revisão de casos a partir de aposentadorias concedidas, relativas à mesma região, foi realizada pela Divisão de Higiene Industrial, do Instituto Oswaldo Cruz, em 1945 (Oliveira, 1945).

▶ Da "Saúde Pública" à "Higiene do Trabalho" e à "Saúde Ocupacional"

O preço pago pelos trabalhadores por permanecerem nas indústrias durante os anos da Segunda Guerra Mundial, em condições extremamente adversas e em intensidade de trabalho extenuante, foi – em algumas categorias – tão pesado

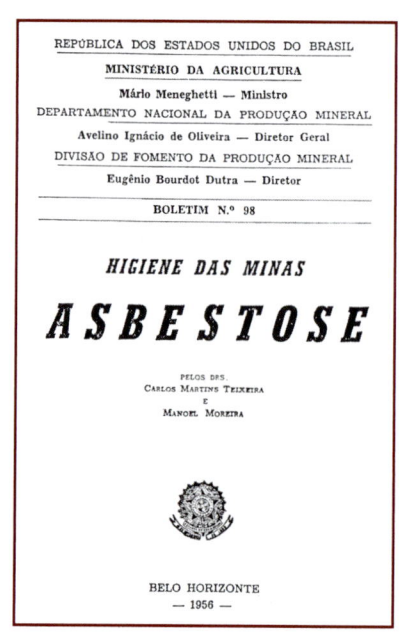

Fig. 1.11. *Facsimile* da página de rosto o Boletim do DNPM nº. 98, de 1956.

e doloroso quanto o da própria guerra. Sobretudo porque, terminado o conflito bélico, o gigantesco esforço industrial do pós-guerra estava recém iniciado (Corn, 1991).

Em um contexto econômico e político como o da guerra e o do pós-guerra, o custo provocado pela perda de vidas – abruptamente por acidentes do trabalho, ou mais insidiosamente por doenças do trabalho – começou a ser também sentido tanto pelos empregadores ávidos de mão de obra produtiva, quanto pelas companhias de seguro, às voltas com o pagamento de pesadas indenizações por incapacidade provocada pelo trabalho.

A tecnologia industrial evoluíra de forma acelerada, traduzida pelo desenvolvimento de novos processos industriais, novos equipamentos e pela síntese de novos produtos químicos, simultaneamente ao rearranjo de uma nova divisão internacional do trabalho.

Entre muitos outros desdobramentos deste processo, desvela-se a relativa impotência da Medicina do Trabalho, para intervir sobre os problemas de saúde causados pelos processos de produção. Crescem a insatisfação e o questionamento dos trabalhadores e dos empregadores, onerados pelos custos diretos e indiretos dos agravos à saúde.

A resposta, racional, "científica" e aparentemente inquestionável traduziu-se na ampliação da atuação médica direcionada ao trabalhador, pela intervenção sobre o ambiente, com o instrumental oferecido por outras disciplinas e outras profissões (Corn, 1991).

A **Saúde Ocupacional** surge, principalmente dentro das grandes empresas, com o traço da multiprofissionalidade e a ênfase na **Higiene Industrial**, refletindo a origem histórica dos serviços médicos nas fábricas e o lugar de destaque da indústria nos países "industrializados"...

A racionalidade "científica" da atuação multiprofissional e a estratégia de intervir nos locais de trabalho, com a finalidade de controlar os riscos ambientais, refletem a influência das escolas de Saúde Pública, onde as questões de saúde e trabalho já vinham sendo estudadas há algum tempo. Intensificam-se, nessa época, o ensino e a pesquisa dos problemas de Saúde Ocupacional nas escolas de Saúde Pública (principalmente nos Estados Unidos – Harvard, Johns Hopkins, Michigan, Pittsburgh), com forte matiz ambiental.

Assim, de um lado, a Saúde Ocupacional passa a ser considerada como um ramo da Saúde Ambiental; de outro, desenvolvem-se fortes unidades de Higiene Industrial em instituições universitárias. No estabelecimento da Higiene do Trabalho nos centros acadêmicos de projeção mencionados, os nomes de Theodore Hatch, Phillip Drinker e John Bloomfield, entre outros, passam a constituir referência obrigatória (Baetjer, 1980).

No Brasil, a adoção e o desenvolvimento da Saúde Ocupacional deram-se tardiamente, estendendo-se em várias direções. Já na "segunda geração" de sanitaristas brasileiros, por exemplo, destaca-se a contribuição de João de Barros Barreto (1890-1956) e de Jorge Saldanha Bandeira de Mello, no Rio de Janeiro, e de Benjamim Alves Ribeiro (1901-1988), em São Paulo.

Barreto, já como sanitarista experiente, introduz, em 1925, o ensino da **Higiene do Trabalho** no Curso de Sanitaristas ministrado no Rio. Para tanto, vale-se, sem dúvida, das observações colhidas nos cursos que realizara na Universidade Johns Hopkins e na Universidade Harvard, nos Estados Unidos, como bolsista da Fundação Rockefeller (Mello, 1942).

O professor Benjamim Alves Ribeiro, em São Paulo, introduziu o ensino da Higiene Industrial a partir de 1934, no Instituto de Higiene, como reflexo do que observara tanto na Johns Hopkins quanto em diversos institutos de Higiene do Trabalho visitados na Europa. Deixou, também, considerável produção científica, que inclui estudos sobre acidentes do trabalho na **indústria têxtil** e sobre a exposição ocupacional ao *sulfeto de carbono* na fabricação de raion (com a colaboração de Bernardo Bedrikow, Herbert Stettiner e Maria Inês Lambert); um estudo sobre a coproporfirina urinária em expostos ao chumbo (com a colaboração de Herbert Stettiner) e outro sobre a metodologia de estudo da silicose (com a colaboração de Diogo Pupo Nogueira (1919 –2003), Silas Fonseca Redondo, Herbert Stettiner e Diógenes Certain), entre outros trabalhos (Ribeiro, 1950; Ribeiro e Stettiner, 1958; Ribeiro et al., 1959; Ribeiro et al., 1964) (Fig. 1.12).

Distintamente da Primeira República, onde a pesquisa e a produção do conhecimento ocorreram principalmente no interior dos institutos de pesquisa do Estado, e da República Nova (1930-1945), onde eles se deram como expressão de uma política corporativista e, de certa forma, paternalista – e neste caso, através da presença ostensiva do Ministério do Trabalho – abre-se, a partir de 1945, o leque de atores.

Vêm eles – a produção e a disseminação do conhecimento – como consequências da própria organização corporativa do capital, por exemplo, através do Serviço Social da Indústria (SESI) ou da Associação Brasileira para a Prevenção de Acidentes (ABPA), ou diretamente das empresas, via seus serviços médicos de empresa. Vêm através do Serviço Especial de Saúde Pública (SESP) e de mecanismos de coopera-

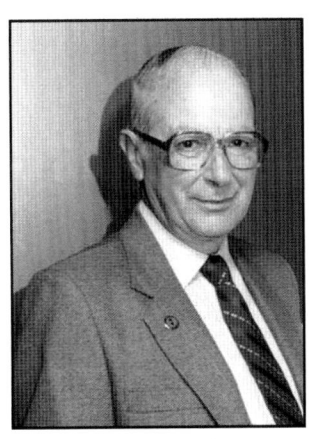

Fig. 1.12. Prof. Diogo Pupo Nogueira (1919-2003).

ção técnica e econômica estrangeira e internacional. Vêm da Universidade, através das faculdades de Direito, de Engenharia, de Medicina e de Saúde Pública, quando vivia o país seu segundo surto de industrialização, com indústrias de base e, posteriormente, com indústrias de bens de consumo – o automóvel como marca desse período.

É nesse contexto que se desenvolve, significativamente, a Patologia do Trabalho em nosso país, cujo perfil é refletido na produção de conhecimento e em sua divulgação, paralelamente ao desenvolvimento de recursos humanos.

Entra em declínio a "escola francesa" da Inspeção Médica do Trabalho, dando lugar à "escola norte-americana" da Higiene Industrial e da Saúde Ocupacional. Exemplificam esta quadra da história os movimentos surgidos no Rio de Janeiro e em São Paulo, tendo como núcleos básicos o Serviço Especial de Saúde Pública (SESP) e o Serviço Social da Indústria (SESI), respectivamente.

A partir de 1949, e após a vinda do consultor engenheiro John J. Bloomfield, começa a se instalar em Niterói o Serviço de Higiene Industrial, fruto de um convênio entre o SESP e o governo estadual e com o auxílio do Ponto IV. Deste núcleo pioneiro participaram os engenheiros Pedro Monteiro Gondim, José Maria Murgel Taveira, George Taylor e o médico Daphnis Ferreira Souto (Bloomfield, 1950; Taylor e Gondim, 1955; SESI, 1966; Souto, 2003) (Fig. 1.13).

Como fruto do trabalho deste grupo do Rio é desencadeado o núcleo de São Paulo, no Serviço, posteriormente Subdivisão e depois Departamento de Higiene e Segurança Industrial do SESI. Neste grupo de São Paulo estavam os engenheiros Fernando de Barros Ferraz, precocemente falecido em 1952, e Silas Fonseca Redondo, e o médico Bernardo Bedrikow (1924-2008) (Fig. 1.14).

Ambos os núcleos tomaram como ponto de partida a etapa sistemática e clássica de identificar os problemas de Saúde Ocupacional prioritários, realizando "inquéritos preliminares" no estado do Rio de Janeiro, no município de São Paulo e nas minas de carvão (SESI, 1955; Gondim e Latgé, 1959; Taylor, 1959; Souto, 2003).

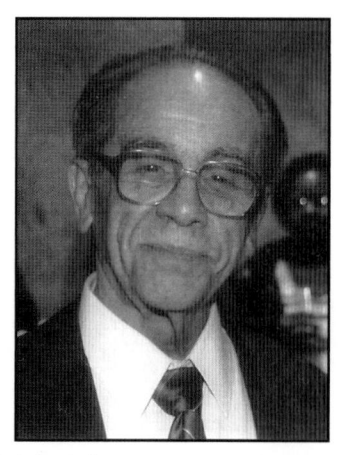

Fig. 1.13. Dr. Daphnis Ferreira Souto.

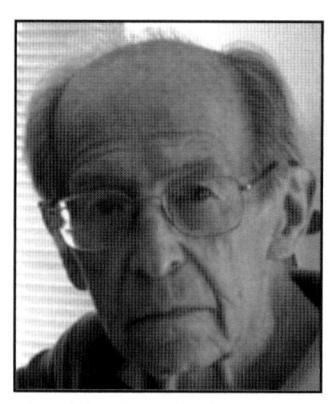

Fig. 1.14. Prof. Bernardo Bedrikow (1924-2008).

Qual foi a contribuição destes "inquéritos preliminares"?

Além do desenvolvimento da metodologia em si, os inquéritos ajudaram a desvelar aspectos do universo dos perigos e dos riscos ocupacionais, até então desconhecidos, permitindo, de maneira mais sistemática e objetiva, a hierarquização dos principais problemas de interesse para a saúde dos trabalhadores.

Assim, por exemplo, o Inquérito Preliminar de Higiene Industrial no município de São Paulo, realizado pelo SESI, entre 1952 e 1954, mostrou que 20,3% de todos os trabalhadores industriais do município de São Paulo estavam expostos a **agentes produtores de dermatoses ocupacionais**; 7,3% de todos os trabalhadores estavam expostos a **solventes orgânicos**; 5,5%, a **poeiras de sílica**; 5,4%, a **chumbo**; e assim por diante (o inquérito menciona cerca de 35 agentes ou grupos de agentes de doenças profissionais) (SESI, 1955; SESI, 1966).

O inquérito similar realizado no estado do Rio de Janeiro mostrou, por exemplo, que 25,6% de todos os trabalhadores industriais daquele estado estavam expostos a **poeiras orgânicas**; 15,6%, a **temperaturas elevadas**; 10,7%, a **poeiras silicosas**; 10,5%, a **gases e vapores tóxicos**; entre outros (Gondim e Latgé, 1959; Souto, 2003).

No caso do município de São Paulo, seguiram-se ao Inquérito Preliminar de Higiene Industrial inquéritos epidemiológicos de morbidade, que se concentraram, em um primeiro momento, na patologia do trabalho que pareceu ser a de mais elevada ocorrência, a julgar pelo número de trabalhadores potencialmente expostos: as *dermatoses ocupacionais*.

Com efeito, o inquérito de morbidade, realizado por Norberto Belliboni, Abrahão Rotberg, Walter Pimenta e Bernardo Bedrikow, mostrou que, dos 2.138 trabalhadores industriais examinados, 221 eram portadores de afecções cutâneas, das quais 73 foram consideradas de natureza ocupacional (ou seja, 33% de todas as afecções, em 3,5% de todos os trabalhadores examinados) (Belliboni *et al.*, 1955).

É interessante notar que as pneumoconioses – a *silicose*, em especial – concentraram o interesse de diferentes atores sociais nos principais centros do país. São exemplificativos deste interesse os estudos realizados pelo Serviço de Recenseamento Torácico do SESI de São Paulo, no bojo dos censos abreugráficos.

Neste contexto, por exemplo, o professor Hermelino Gusmão, com a colaboração de Bernardo Bedrikow, de Ítalo João de Stefano e de Jamil Nicolau Aun, realizou o estudo intitulado *Contribuição para o Estudo da Silicose Pulmonar nas Indústrias Urbanas Paulistas,* a partir de 56 casos de silicose detectados dentre mais de 25 mil abreugrafias realizadas pelo SESI em 1.258 indústrias. Este trabalho recebeu o "Prêmio Alvarenga" de 1956 e, publicado na *Revista Paulista de Tisiologia e Tórax,* ocupa mais de 200 páginas, fartamente ilustradas (Gusmão *et al.*, 1956).

Por ocasião do II Congresso Americano de Medicina do Trabalho, realizado no Rio de Janeiro, em 1952, Newton Toledo Ferraz *et al.* apresentaram o estudo *Contribuição para o Estudo da Silicose nas Indústrias de São Paulo,* baseado em 121 casos, detectados a partir de 329.353 abreugrafias, obtidas em 1.830 empresas (Ferraz *et al.*, 1952).

Em 1964, Domingos Minervino *et al.* apresentaram ao Congresso Americano de Medicina do Trabalho, realizado em São Paulo, um estudo de 278 trabalhadores silicóticos, detectados através de abreugrafia e seguidos no tempo. O período abrangido pelo estudo ia de 1947 a 1963, constituindo à época, talvez, a mais numerosa casuística do país (Minervino *et al.*, 1964). Aliás, o Serviço de Recenseamento Torácico, dirigido pelo professor Minervino e, após seu falecimento, pelo Dr. Nelson Matteis Garrafa, constituiu-se no mais importante centro de treinamento em leitura de radiografias de pneumoconioses, até como parte prática de cursos ministrados pela Faculdade de Saúde Pública da Universidade de São Paulo.

O interesse pela *silicose* apareceu até nos ambientes mais conservadores da Medicina paulista. Assim, por exemplo, a tese de livre-docência do professor Constantino Mignone, apresentada à Faculdade de Medicina da Universidade de São Paulo, no Departamento de Anatomia Patológica, versava sobre a *silicose pulmonar* e fora baseada em necrópsias de casos oriundos do Hospital São Luiz Gonzaga (Hospital do Jaçanã), em São Paulo, de onde saíram outros estudos (Mignone, 1939). O mesmo tema da silicose, anos mais tarde, foi estudado por René Mendes, em sua tese de doutorado em Saúde Pública (Mendes, 1978, 1979) e por Luiz Carlos Morrone, em sua dissertação de mestrado em Saúde Pública (Morrone, 1979).

Outro tema que despertou interesse de estudiosos e pesquisadores foi a *intoxicação profissional pelo chumbo (saturnismo),* refletindo não somente a importância real do clássico problema, como também o que acontecia no Exterior, onde o chumbo era de longe o agente tóxico ocupacional/ambiental mais estudado.

Como já foi mencionado, no Brasil o ciclo de estudos sobre o *saturnismo* foi iniciado na Bahia, com as inúmeras teses apresentadas à Faculdade de Medicina.

Uma das publicações mais preciosas para a história da Patologia Ocupacional e Ambiental em nosso país é a monografia *Águas Potáveis e Encanamentos de Chumbo (Memória Histórica do Saturnismo do Recife),* cuja riqueza de detalhes até hoje obriga a admiração (Azevedo, 1906).

Em 1943, é publicado um estudo, realizado por médicos do Ministério do Trabalho, sobre a usina de chumbo de Apiaí, São Paulo, em que são descritos casos típicos de intoxicação profissional crônica (Bueno e Cunha, 1943).

Em 1948, Barros Barreto *et al.* publicam minucioso estudo sobre o risco da intoxicação profissional por chumbo em indústria gráfica (Barreto *et al.*, 1948). A hipertensão arterial em expostos ao chumbo é estudada por Marques em 1948. Em 1949, Bastos *et al.* publicam estudo sobre a excreção urinária de coproporfirina em trabalhadores expostos a este metal (Bastos *et al.*, 1949).

Em 1950, surgem as publicações de Oliveira e Cavalcanti sobre o problema de exposição ao chumbo na indústria gráfica, e de Durval Rosa Borges sobre o valor da contagem de reticulócitos no sangue (Borges, 1950).

O valor de vários parâmetros laboratoriais no controle da exposição e no diagnóstico da intoxicação é objeto da tese e das publicações que se seguiram, realizadas pelo professor Otávio Germek, da Faculdade de Farmácia e Bioquímica da Universidade de São Paulo (Germek, 1951a; Germek, 1951b; Germek, 1951c). O valor das coproporfirinas urinárias, semiquantitativamente determinadas, foi estabelecido entre nós e amplamente utilizado a partir da publicação e divulgação do trabalho de Benjamim Alves Ribeiro e Herbert Stettiner, publicado em 1958 (Ribeiro e Stettiner, 1958).

A partir do final da década de 1970, a coproporfirina urinária semiquantitativa cai em desuso, cedendo lugar às avaliações quantitativas, à dosagem do ácido delta-aminolevulínico urinário (ALA-U) e à zinco-protoporfirma (ZPP), e outros indicadores de efeito (Spínola, 1975; Bedrikow, 1976; Salgado, 1976a; Salgado, 1976b; Spínola, Fernícola e Mendes, 1980).

Entre os eventos que contribuíram para marcar a década de 1950, estão a realização do II Congresso Americano de Medicina do Trabalho, no Rio de Janeiro, em 1952, e, como extensão daquele evento, um ciclo de conferências intituladas "As Ciências Médicas a Serviço do Trabalho Humano", no Instituto de Aposentadoria e Pensões dos Marítimos daquela cidade, tendo como professor convidado Camille Simonin, diretor do Instituto de Medicina Legal e de Medicina Social da Universidade de Strasbourg, França (Simonin, 1952).

Ainda na década de 1950, inicia-se o ensino da Medicina do Trabalho nos cursos médicos, com os professores Jorge Saldanha Bandeira de Mello e Zey Bueno, no Rio de Janeiro, e José Benedicto de Moraes Leme, Joaquim Augusto Junqueira (1917-1991) e Antônio Ferreira Cesarino Júnior (1906-1992), em Sorocaba-SP (Fig. 1.15).

Na década de 1960, relacionam-se com o desenvolvimento da Patologia do Trabalho a ampliação da Subdivisão de Higiene e Segurança Industrial do SESI – São Paulo (1960);

Dr. Bernardo Bedrikow, fazendo um relato sobre o Ambulatório do Departamento de Higiene e Segurança Industrial do SESI – São Paulo:

"... Os estudos que seguiram o inquérito, os contatos com as empresas, as solicitações dirigidas ao Serviço trouxeram aos profissionais que nele militavam uma informação crescente sobre a ocorrência de casos de doenças profissionais em São Paulo. A mudança, em 1960, do Serviço para instalações mais adequadas, num conjunto assistencial que o SESI construiu próximo à Vila Maria, na zona leste da capital, permitiu criar um ambulatório específico para o atendimento dos pacientes.

Nesse local dispunha-se de consultório, funcionando ao lado do Laboratório de Toxicologia, já bem equipado e próximo ao Setor de Engenharia Ocupacional e Higiene Industrial. No mesmo edifício, um ambulatório médico permitiu também a fácil consulta aos médicos de várias especialidades.

O Ambulatório de doenças profissionais rapidamente se consolidou como um centro para o atendimento de casos encaminhados pelos médicos de empresas, pelos ambulatórios do próprio SESI ou de outras instituições, e pelo próprio Serviço – como parte de atendimento a solicitações de assistência e orientação de empresa – ou espontaneamente, por iniciativa de trabalhadores.

No Ambulatório, procurava-se confirmar as suspeitas de doenças profissionais ou, uma vez estabelecido um diagnóstico, fazer o tratamento e, com o auxílio da Engenharia Ocupacional, orientar a prevenção nos locais de trabalho.

A influência do Ambulatório de doenças profissionais do SESI pode ser avaliada em três aspectos:

- **aspectos clínicos:** as doenças profissionais, ou ao menos as mais características do grupo, passaram a ser reconhecidas como entidades existentes na prática clínica corrente, e não como raridades bibliográficas. Mesmo em hospitais de ensino, despertou-se o interesse pela caracterização da origem profissional de doenças, seja encaminhando pacientes ao Ambulatório do SESI, seja solicitando a colaboração dos médicos da entidade, para acompanhar doentes internados ou em ambulatório.
- **didáticos:** o Ambulatório foi amplamente utilizado para fins de ensino e treinamento de médicos e estudantes de medicina, psicólogos, fonoaudiólogos, e mesmo outros profissionais, seja informalmente, seja em programas de residência, estágios ou cursos organizados, de duração variável. O SESI nunca teve a finalidade de executar pesquisas, sendo a prestação de serviços sua principal atribuição; entretanto, diversos estudos e investigações foram realizados, servindo de fonte para publicação, apresentações em reuniões nacionais e internacionais, temas para teses e dissertações.
- **previdenciários:** o reconhecimento das doenças profissionais em número crescente levou à necessidade da prevenção, de um lado, e da reparação financeira, de outro. Surgiram dificuldades para a aceitação de casos pela Previdência Social, nem sempre preparada para os reconhecer como doenças profissionais, ou seja, como acidentes do trabalho, para fins legais. Após algum tempo de funcionamento, o Ambulatório foi credenciado pelo Instituto Nacional da Previdência Social (INPS de então), para fins de atendimento às doenças profissionais, de início com exclusividade e, mais tarde, compartilhando essa atribuição com outros serviços organizados.

Patologias mais comuns:

- **saturnismo:** coincidindo com uma etapa do desenvolvimento industrial do país, surgiram milhares de casos de intoxicação crônica pelo chumbo e seus compostos inorgânicos, na ainda incipiente indústria automobilística e de autopeças, reconhecidos e controlados no Ambulatório do SESI. A fim de estabelecer uma norma de conduta, foi elaborado um acordo entre os serviços médicos dessas indústrias e o SESI. A esses casos somaram-se os das indústrias de baterias elétricas, tintas e pigmentos, gráficas, indústrias químicas e outras. Raros foram os casos atendidos e atribuídos ao chumbo-tetraetila, aditivo da gasolina. A padronização e a simplificação do método semiquantitativo de exame de excreção urinária de coproporfirina, segundo estudo realizado na Faculdade de Saúde Pública da USP, facilitaram a larga utilização desse recurso auxiliar para o reconhecimento dos casos de saturnismo. O dispositivo descrito nesse estudo era levado às fábricas, como aparelho portátil, e utilizado em exame de screening de grandes grupos de trabalhadores, ou em pequenas empresas. Enquanto isso, o Laboratório de Toxicologia do SESI aparelhou-se para exames de mais elevada precisão e sensibilidade, o que facilitou a adoção de técnicas por laboratórios públicos e privados. Houve muita preocupação de conhecer os valores de chumbo no sangue e na urina, de coproporfirina e de ácido delta-aminolevulínico em populações não expostas profissionalmente ao metal [Ver Bedrikow, 1976]. Disseminou-se a experiência do tratamento quelante, com o 'Versenate' (salmonocálcico-dissódico do ácido etileno-diamino-tetra-acético). Em mais de uma ocasião o Ambulatório contribuiu para diagnosticar saturnismo em crianças moradoras nas imediações de indústrias. As linhas gengivais de Burton foram objeto de estudos clínicos e anatomopatológicos [Ver Esteves, Sbrissa Netto e Moucdy, 1980; Sbrissa Netto et al., 1975];
- **dermatoses profissionais:** durante muitos anos, confirmando um achado do 'Inquérito Preliminar', os casos de doenças de pele representaram a maior proporção de pacientes do Ambulatório, tendo como causa o cimento, os óleos de corte e lubrificantes, o cromo e seus compostos, madeiras, plásticos, inúmeros outros produtos irritantes ou sensibilizantes. A inclusão de um dermatologista especialmente interessado em doenças profissionais contribuiu muito para aprimorar o atendimento, criando uma bateria de provas de sensibilização, aperfeiçoando os métodos de diagnóstico e tratamento. Um método original para o tratamento de úlceras devidas ao cromo foi desenvolvido, mediante o emprego de resinas de troca iônica, graças a um trabalho conjunto dos médicos e químicos do Laboratório do SESI;
- **pneumoconioses:** em cooperação com o Serviço de Recenseamento Torácico do SESI, foram identificados milhares de casos de silicose e outras pneumoconioses em indústrias metalúrgicas, cerâmicas, vidrarias, fábricas de abrasivos e outras indústrias urbanas. A tristemente célebre epidemia de silicose no município de Pedreira foi detectada graças à leitura de abreugrafias de rotina, por radiologista experiente [Ver Ferraz et al., 1952; Gusmão et al. 1956; Minervino et al., 1964; Morrone, 1979];
- **intoxicações por mercúrio:** na fabricação e usos de instrumentos, nas indústrias de cloro e de soda, na fabricação de herbicidas [Ver Xavier et al., 1976];
- **intoxicações por manganês:** na metalurgia dos minérios desse metal e nas fábricas de aços especiais [Ver Almeida, Gomes e Zaia, 1970];
- **intoxicações por agrotóxicos:** seja em trabalhadores de fábricas, seja em aplicadores de inseticidas organofosforados e clorados;
- **intoxicações pelo benzeno e outros solventes:** gravíssimos casos de intoxicação por benzeno foram detectados em indústria de produtos plásticos, químicos e outros [Ver Morrone e Andrade, 1974];
- **intoxicação pelo triortocresilfosfato:** aditivo da gasolina e empregado numa fábrica de eletrodomésticos [Ver Bedrikow, Campana e Moussali, 1984];
- **intoxicação por sulfeto de carbono:** nas fábricas de raiom pelo processo viscose.

1 | Bases Históricas da Patologia do Trabalho

*Na área das doenças profissionais causadas por agentes físicos destacou-se, numa época, o número elevado de casos, alguns extremamente graves, devidos à brusca **descompressão** em trabalhadores dos tubulões pneumáticos, na construção de grandes edifícios e obras públicas, inclusive na perfuração dos túneis para o transporte subterrâneo. A **surdez profissional,** por sua vez, passou a ser a mais frequente causa de atendimento no Ambulatório. Casos menos numerosos, mas de elevada gravidade, foram os devidos a **radiações ionizantes,** usadas no exame de tubulações metálicas e em laboratórios especializados.*

Com o passar do tempo, houve mudanças nítidas no perfil das doenças mais frequentes, com uma diminuição do número de casos de dermatoses, o aparecimento de doenças devidas a agentes biológicos (exemplo: hepatite a vírus em funcionários do serviços de saúde) e, ultimamente, as doenças do aparelho osteomuscular ligamentoso, como as 'lesões por esforços repetitivos' (LER), as asmas profissionais e outros.

*Numerosos episódios interessantes ocorreram como parte da experiência do Ambulatório: os primeiros casos de intoxicação por **manganês,** detectados graças à argúcia de um sacerdote, ao observar a dificuldade de trabalhadores para caminhar, erroneamente atribuída ao abuso do álcool. Um gravíssimo caso de intoxicação por **mercúrio,** com sérios distúrbios psíquicos que levaram a incendiar a pequena fábrica, na qual havia morrido o pai do paciente, também vítima de uma psicose aguda. Os casos de **dermatite artefacta** que, às dezenas, ocorreram no porto de Santos, e cujo diagnóstico só foi confirmado após a internação dos pacientes, sob rigorosa observação, por dias e dias seguidos.*
Hoje a criação dos Centros de Referência e de ambulatórios em hospitais de ensino vem trazendo mais facilidades para o atendimento dos casos de doenças profissionais."

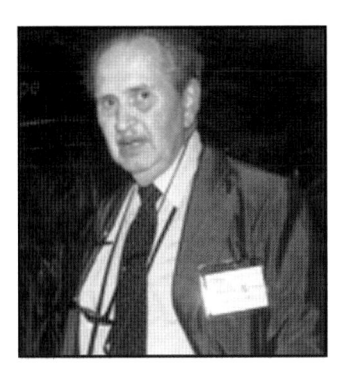

Fig. 1.15. Dr. Joaquim Augusto Junqueira (1917-1991).

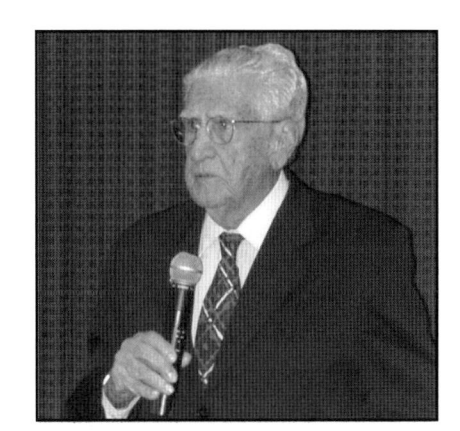

Fig. 1.16. Prof. Oswaldo Paulino (1915-2006).

a realização do Congresso Americano de Medicina do Trabalho (1964) e do Primeiro Seminário Latino-Americano de Saúde Ocupacional (1964), em São Paulo; a fundação da Associação Nacional de Medicina do Trabalho – ANAMT (1968) e o III Congresso Pan-Americano de Medicina do Trabalho (1968), em Santos, organizado pelo Professor Oswaldo Paulino (Fig. 1.16).

Do ponto de vista institucional, a marca mais característica da Saúde Ocupacional em nosso país se expressa na criação da **Fundação Centro Nacional de Segurança, Higiene e Medicina do Trabalho** (Lei 5.161, de 21 de outubro de 1966) e sua instalação em 1969. A Fundacentro, acrônimo que foi mantido nas posteriores modificações do nome dessa Fundação, busca cumprir o papel de "instituto de Saúde Ocupacional", referido, historicamente, aos estabelecidos desta natureza, desenvolvidos na Finlândia, na Suécia (infelizmente extinto), no Chile, no Peru, em Cuba, na Espanha, na Coreia do Sul e nos Estados Unidos da América (NIOSH), entre outros.

Em 1968 é criada a Associação Nacional de Medicina do Trabalho – ANAMT, e em 1977, realiza-se o 1º. Congresso da ANAMT, na cidade de São Bernardo do Campo (Fig. 1.17).

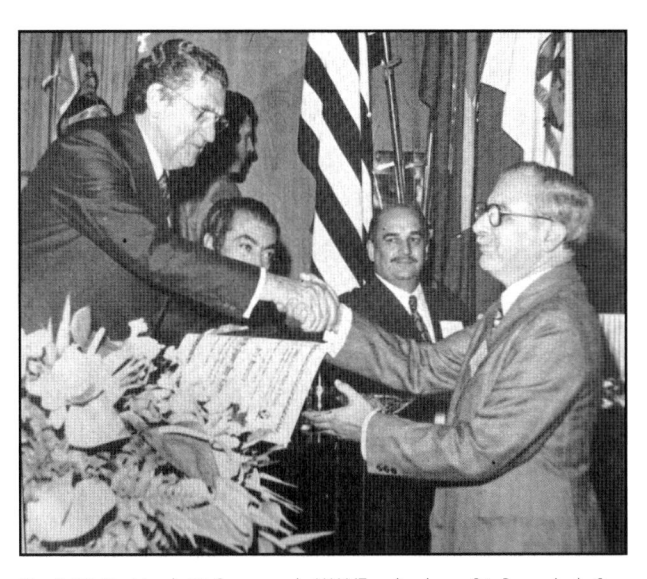

Fig. 1.17. Registro do 1º. Congresso da ANAMT, realizado em São Bernardo do Campo, vendo-se o Prof. Oswaldo Paulino, o Prof. Diogo Pupo Nogueira e o Dr. Roberto Raphael Weber, na época Secretário de Saúde e Segurança do Trabalho, do Ministério do Trabalho.

Das "doenças profissionais" às "doenças relacionadas com o trabalho"

Como já assinalamos anteriormente, nos países industrializados e, particularmente, na Europa, a Patologia do Trabalho concentrou-se – do final do século XIX até quase metade do século XX – na questão das "doenças profissionais", quer pela gravidade real do problema, quer pelas necessidades dos sistemas de seguro.

Com efeito, casos "novos" ou graves de doenças profissionais encheram clínicas, hospitais, revistas médicas e livros, a ponto de estar consolidado, por volta de 1950, um corpo de conhecimentos clínicos e toxicológicos suficiente para que essas doenças não mais incidissem em nenhuma parte do mundo.

Assim, por exemplo, a partir de 1930, a OIT começa a consolidar uma coletânea de textos relativos à Patologia do Trabalho e a sua prevenção, e organiza sua enciclopédia sobre *Ocupação e Saúde*, em francês e inglês, revista e ampliada em 1971, em 1983 e em 1998, já como *Enciclopédia de Saúde e Segurança Ocupacional*, traduzida em vários idiomas.

Em 1929, Alice Hamilton (1869-1970) publica a primeira edição de *Industrial Toxicology*, repleta de descrições clínicas de intoxicações de origem profissional, observadas pela autora e colhidas das casuísticas da época. A interessante história de vida de Alice Hamilton pode ser lida no livro *Exploring the Dangerous Trades: The Autobiography of Allice Hamilton M.d*, publicado, originalmente, em 1943, e disponível em reimpressões que se sucederam (Hamilton, 1943).

Em 1938, começa a ser editada a revista francesa *Archives de Maladies Professionnelles*, que passa a ser uma das leituras obrigatórias dos interessados em Patologia do Trabalho no mundo inteiro (*La Medicina del Lavoro* já circulava desde 1901).

Em 1948, é publicada a primeira edição do livro de Henri Desoille (em parceria com Jean Scherrer e René Truhaut), *Précis de Médecine du Travail;* em 1948, são publicados os dois volumes de Donato Boccia, *Tratado de Medicina del Trabajo;* em 1950, o de Camille Simonin, *Médecine du Travail;* em 1955, o de Donald Hunter (1898-1978), *The Diseases of Occupations*. O de Ernst Baader (1892-1962), escrito em alemão, é traduzido na Espanha em 1960 (*Enfermedades Profesionales*), também repleto de observações clínicas do próprio autor. O livro de Rutherford T. Johnstone e Seward E. Miller é traduzido para o espanhol em 1955 (*Medicina del Trabajo e Higiene Industrial*) e o de Juan Kaplan, escrito na Argentina, é publicado em 1953 (*Medicina del Trabajo*).

Dentre os autores nacionais, o conhecimento sobre Patologia do Trabalho é refletido, de forma relativamente detalhada, nos textos do professor João de Barros Barreto, sobre *Higiene do Trabalho Industrial* (1937); de Décio Parreiras, sobre *Medicina do Trabalho e Clínica de Doenças Profissionais* (1943) e de Marigildo Camargo Braga *et al.* sobre *Medicina do Trabalho e Infortunística*, publicado por volta do ano 1970.

Os textos de apoio aos cursos organizados pela Faculdade de Saúde Pública (professores Benjamim Alves Ribeiro e Diogo Pupo Nogueira) foram, por muito tempo, referência dos estudiosos e profissionais relacionados com a área. Outrossim, os textos publicados pela Fundacentro, na forma de apostilas, tiveram uma disseminação muito grande na década de 1970 e constituíram-se em referência obrigatória dos cursos de especialização em Medicina do Trabalho, até meados da década de 1980.

Já a partir de 1980, o livro *Medicina do Trabalho – Doenças Profissionais,* organizado por René Mendes, passou a ser referência básica no campo da Patologia do Trabalho, seguido, em 1995, pela publicação de Patologia do Trabalho, em sua primeira edição, e em 2002/2003, em segunda edição, seguida de várias reimpressões.

Outros livros, importados, ganharam mais espaço e exerceram influência no pensamento sobre Patologia do Trabalho e nas práticas correspondentes.

Concorrente com este conhecimento acumulado sobre as doenças profissionais "clássicas", baseado em casuísticas de clínicas, de hospitais, de empresas e do Seguro Social, observa-se, principalmente a partir da década de 1930, um deslocamento (um retorno?) do "olhar clínico" para o "olhar epidemiológico", voltado ao estudo do comportamento da morbidade e da mortalidade de trabalhadores, enquanto "classe", categorias ou profissões específicas.

Este olhar, na verdade mais complementar que concorrente, (re)aparece trazido, basicamente, por quatro forças. A primeira é constituída pela **"entrada" de pesquisadores externos à estrutura hegemônica** – constituída pelo Estado, pela Medicina do Trabalho, nas empresas e pela fração da Medicina mais vinculada às seguradoras –, ligados a instituições acadêmicas e de pesquisa, interessados em conhecer melhor de quê adoecem e morrem os trabalhadores, e com estes mais explicitamente comprometidos (Ribeiro e Lacaz, 1984; Buschinelli, Rocha, Rigotto, 1993; Betancourt, 1995; Rodríguez, 1995; Rodríguez, 2005).

A segunda força decorre do **instrumental de abordagem**. À medida que os quadros mais dramáticos foram desaparecendo (como resultado das modificações dos processos de trabalho, da substituição de tecnologias ou do melhoramento das condições e dos ambientes de trabalho), técnicas de investigação mais sensíveis foram sendo requeridas. Muitos destes danos à saúde não podiam ser "vistos" na observação clínica e individual, "caso a caso", mas passaram a ser detectados em populações de trabalhadores através de técnicas epidemiológicas.

A terceira força é de natureza eminentemente **demográfica**. Com o aumento da expectativa de vida, efeitos de longo prazo, tardios, começaram a ser detectados. Este é o caso, por exemplo, do assim chamado "câncer ocupacional", cujo tempo de latência (tempo entre o início da exposição e o aparecimento do efeito) pode ser tão longo quanto 20, 30 ou mais anos. Quando os trabalhadores morriam mais cedo, não havia tempo suficiente para a eclosão destes efeitos tardios, mesclados entre as doenças crônico-degenerativas (Olshaqnsky e Ault, 1986; Wünsch Filho, 2004).

> **QUEM FOI RAIMUNDO ESTRELA: O TRADUTOR DO LIVRO DE RAMAZZINI PARA O PORTUGUÊS (1971):**
>
> Para nós – médicos do trabalho de geração relativamente mais nova – o nome do Dr. Raimundo Estrela (1911-2000) está intimamente associado ao nome de Bernardino Ramazzini (1633-1714), por ser, no meio brasileiro, um de seus mais autênticos e dignos cultores. Graças ao Dr. Raimundo Estrela, *De Morbis Artificum Diatriba*, a obra-prima de Ramazzini – o Pai da Medicina do Trabalho – publicada pela primeira vez em Latim, em Módena, na Itália, em 1700, tornou-se o elegante e acessível tratado sobre As Doenças dos Trabalhadores, em Português, primeiramente publicado no Rio de Janeiro, em 1971.
>
> Para os médicos do trabalho de uma geração anterior, que foram e ainda são os nossos mestres e paradigmas de referência profissional e ética, tais como a Dra. Talitha do Carmo Tudor, o Prof. Oswaldo Paulino, o Dr. Daphnis Ferreira Souto, o Prof. Diogo Pupo Nogueira – além dos que já se foram de entre nós – o nome do Dr. Raimundo Estrela significa isto tudo que nós da geração mais nova já víamos nele, acrescido da imperdível riqueza do convívio estimulante e alegre com um colega ilustre, cuja vida e obra são uma síntese tão rara da integridade, da inteireza, do coração puro e desapegado das vaidades mais frívolas e supérfluas, em pessoa de excelente formação em Medicina, em História, e, em especial, na arte de escrever bem.
>
> Pois bem, o Dr. Raimundo Estrela era baiano, nascido em Casa Nova, cidade que o lago de Sobradinho cobriu. Formou-se pela Faculdade de Medicina da Universidade da Bahia, em 1937. Exerceu a profissão em circunstâncias nem sempre fáceis e cômodas como, por exemplo, o fez no início de sua carreira, no lugarejo de Pau-de-Colher, nos confins do município onde nasceu. Poucos, talvez saibam que Pau-de-Colher, entre 1934 e 1938, foi o epicentro de um "pequeno Canudos" do fanatismo messiânico, e que o Dr. Raimundo Estrela ali trabalhou como cirurgião-de-guerra, como médico da Prefeitura, e depois para lá retornou como Prefeito de Casa Nova, nomeado ao final da terrível e sanguinária convulsão social. Ali trabalhou de 1938 a 1940, mudando-se, então, para a cidade de Ilhéus, onde permaneceu por cerca de quatro anos.
>
> De 1944 até o início dos anos 90, o Dr. Raimundo Estrela viveu no Rio de Janeiro, onde exerceu a Medicina e o Magistério. "Nunca fiz bico dos meus empregos. Por isso não consegui de meu chefe do Serviço Médico do Ministério da Educação e Cultura, a transferência para a Universidade do Brasil, requisitada pelo Reitor Pedro Calmon", registrou o Dr. Estrela, em uma de suas recentes obras.
>
> Como Professor da Cadeira de Higiene Industrial, na Escola Técnica Federal, o Dr. Raimundo Estrela sempre procurou preparar suas aulas e textos, buscando nas fontes bibliográficas primárias, as informações autênticas e cuidadosamente garimpadas. Dele são a descoberta e o estudo das primeiras Teses de Medicina no Brasil, abordando, já no século XIX, temas de Medicina do Trabalho, invariavelmente referidos ao livro de Ramazzini, provavelmente via textos franceses lidos e estudados pelos médicos àquela época. Aliás, desde 1777 o tratado de Ramazzini já se tornara acessível no idioma Francês, e eu, René Mendes, sou um dos poucos, no mundo, que tem um exemplar raro desta primeira edição francesa.
>
> Nas décadas de 40 e 50, o Dr. Raimundo Estrela participou ativamente da criação e da vida da Associação Brasileira de Medicina do Trabalho (ABMT), no Rio de Janeiro, e como erudito pesquisador de História da Medicina, com ênfase na Medicina do Trabalho, o Dr. Raimundo Estrela não somente organizou e franqueou valiosa biblioteca, como ajudou a criar e desenvolver o "Clube de Ramazzini" – como se faz em outras partes do mundo – lugar que veio a se tornar ponto de encontro da cultura da boa Medicina do Trabalho carioca e brasileira.
>
> Nestas circunstâncias, e como "ramazziniano" convicto e entusiasmado que era, aceitou o desafio proposto pelo Dr. Francisco Carneiro Nobre de Lacerda Filho, médico e baiano como Estrela, e dirigente da Liga Brasileira Contra os Acidentes do Trabalho, para traduzir ao português o obra-prima de Ramazzini – *De Morbis Artificum Diatriba* – que a Liga publicou, em 1971.
>
> Cabe registrar que o Dr. Nobre de Lacerda Filho parece ter sido o primeiro a divulgar, no Brasil, a vida e obra de Ramazzini, quando publicou, em 1940, na revista Bahia Médica, substancioso trabalho sobre o tema. Fê-lo, outra vez, em 1956, em seu livro Homens, Saúde e Trabalho.
>
> Refletindo sua permanente inquietude intelectual e seu extremo rigor na pesquisa histórica, o Dr. Raimundo Estrela publicou, também, interessantes estudos intitulados *Dr. Antonio Neves da Rocha. Precursor da Segurança, Higiene e Medicina do Trabalho no Brasil* (Rio de Janeiro, Escola Técnica Federal, 1972), e *Afrânio Peixoto. Pioneiro da Medicina do Trabalho no Brasil* (Rio de Janeiro, Editora Cátedra, 1977). Recorde-se que o Dr. Afrânio Peixoto também era baiano como Estrela e Nobre de Lacerda Filho e, além de médico (propulsor da Medicina Legal científica no Brasil, fundada pelo também baiano Nina Rodrigues), foi também político, crítico literário e escritor.

A quarta força reflete o **critério utilizado para definir o que é dano à saúde**. Como se verá adiante, os critérios não somente dependem do "estado da arte", isto é, das bases técnicas e científicas que os fundamentam e viabilizam sua utilização, como também passam a refletir a cultura – e, portanto, a história – de um país, de uma região e a política e a dinâmica das forças dos diversos atores sociais envolvidos (Dwyer, 2006). Os estudos de efeitos comportamentais provocados pela exposição a baixas doses de chumbo e de solventes orgânicos exemplificam esta questão (Landrigan *et al.*, 1975; Cranmer e Goldberg, 1986; Bleecker *et al.*, 1991).

Esse aspecto, o da conceituação do dano à saúde, não deixava de refletir a hegemonia das ações médicas da área, somente modificadas pela progressiva pressão dos trabalhadores organizados. O que se admitia como dano de origem laboral vinculou-se, em especial, aos interesses securitários, fossem privados ou públicos, como expresso nas normas nacionais de "proteção" à saúde dos trabalhadores. Este limite de ações, infelizmente, não deixou de impregnar, comumente, as forças que sustentavam o novo "olhar" em Patologia do Trabalho (Waissmann, 2000).

Assim, dentre os inúmeros exemplos que poderiam ser citados, pode ser retomada a história do **sulfeto de carbono** (CS_2), já anteriormente mencionada, a propósito dos agravos à saúde dos trabalhadores, decorrentes de exposições extremamente elevadas, ainda que não necessariamente longas, bem como a história do **benzeno**.

No caso do CS_2, passou-se da fase das *psicopatias agudas* para a das *neuropatias periféricas,* incluindo a *neurite ótica* e a *cegueira* (Vigliani, 1954). Na medida em que foram baixando os níveis de exposição, trabalhadores permaneceram expostos por mais tempo, o que permitiu analisar mais criteriosamente "do quê adoeciam e morriam". Descobriram-se, então, *efeitos vasculares difusos* e *ateroesclerose,* traduzidos por elevada incidência de doença isquêmica coronariana e, consequentemente, elevada proporção de mortes causadas por essa patologia em trabalhadores expostos (Tiller, Schilling e Morris, 1968; Hernberg et al., 1970; Tolonen *et al.*, 1975; Tolonen, Nurminen e Hernberg, 1979).

Com a acentuada redução da exposição ao CS_2, alcançada nas indústrias finlandesas onde estes estudos foram desenvolvidos, os autores passaram a acreditar, a partir de 1985, que já não existia excesso de mortes por doença isquêmica coronariana entre os expostos ao CS_2, achado que também teria sido observado na indústria do raiom, nos Estados Unidos (Nurminen e Hernberg, 1985; MacMahon e Monson, 1988).

Pelo menos por agora, e com os instrumentos de detecção atualmente disponíveis, o **limite de tolerância** para o CS_2, atualmente recomendado pelo NIOSH, nos Estados Unidos, é de 1 ppm, valor muito próximo a zero, e que poderia encerrar a longa e sofrida história dos danos à saúde dos trabalhadores, iniciada em 1856, época em que os níveis de exposição alcançavam, ao que tudo indica, centenas de partes por milhão (*Agency for Toxic Substances and Disease Registry* - ATSDR, 1996; Levy, Wagner, Rest e Weeks, 2005).

Em relação ao benzeno, há mais de cem anos são conhecidos seus efeitos sobre a saúde dos trabalhadores. Desde 1897, existem relatos na literatura científica dando conta de efeitos da exposição repetida ao benzeno, principalmente sobre a formação do sangue de trabalhadores expostos (Santesson, 1897, *apud* Fielder, 1982).

As descrições clínicas mais detalhadas, publicadas a partir da década de 1930, mostraram a elevada ocorrência de multiformes achados hematológicos afetando as séries vermelha, branca e plaquetária. Contudo, a atenção ficou concentrada na *anemia aplástica* ou *aplasia medular,* que representava a fase irreversível e terminal de muitos destes casos. Os relatos mais dramáticos faziam menção a níveis de exposição ao benzeno que iam de 75 ppm a cerca de 1.300 ppm (Bowditch e Elkins, 1939; Hunter, 1939; Mallory, Gall e Brickley, 1939; Morrone e Andrade, 1974).

Nesta mesma linha, tornaram-se clássicos os trabalhos sobre os efeitos da exposição ao benzeno em trabalhadores da indústria de calçados, como, por exemplo, os estudos realizados em fábricas na Turquia. Em um desses estudos, as concentrações ambientais médias de benzeno eram de 30 a 210 ppm, e o tempo de exposição variou de três meses a 17 anos (Aksoy *et al.*, 1971).

Na medida em que foram sendo reduzidos os níveis de exposição, principalmente nos países industrializados, o eixo dos estudos dos efeitos foi sendo deslocado, do enfoque clínico-laboratorial das alterações hematológicas indicadoras da depressão da medula óssea, em especial a *aplasia de medula,* para os estudos epidemiológicos sobre a mortalidade de trabalhadores expostos, com vistas a detectar a ocorrência excessiva de outras doenças hematológicas, notadamente as *leucemias* (Vigliani e Saita, 1964; Aksoy, Erdem e Dinçol, 1974; Vigliani, 1976).

Este redirecionamento correu paralelo, pelo menos em alguns países industrializados, com a implementação de medidas de controle ambiental, como pode ser indiretamente observado através da evolução dos "limites de tolerância" para o benzeno naqueles países. Assim, por exemplo, o *Threshold Limit Value* (TLV), da *American Conference of Governmental Industrial Hygienists* (ACGIH), era de 100 ppm, em 1946; passou para 50 ppm, em 1947; para 35 ppm, em 1948; para 25 ppm, em 1957; para 10 ppm, em 1974, e o que foi proposto, em 1990, é de 0,1 ppm (ACGIH, 1990). Aliás, o *Permissible Exposure Level* (PEL), estabelecido pela *Occupational Safety and Health Administration* (OSHA) dos Estados Unidos, de 10 ppm passou para 1 ppm, em 1987 – valor que a OSHA já tentara estabelecer em 1978. O limite de tolerância (TLV) atualmente recomendado pela ACGIH é de 0,5 ppm (com valor-teto de 2,5 ppm), e pelo NIOSH o limite recomendado de exposição (REL) é de 0,1 ppm (ACGIH, 2009; ATSDR, 2007).

Os estudos epidemiológicos realizados a partir da década de 1970 foram construindo um corpo de conhecimento que permite, atualmente, atribuir ao **benzeno** não somente a *leucemia mieloide aguda* (mais fortemente a ele associada), como também a *leucemia mieloide crônica,* a *leucemia linfocítica crônica,* a *leucemia linfocítica aguda,* os *linfomas não-Hodgkin* e o *mieloma múltiplo* (OSHA, 1987; Young, 1989; Goldstein e Kipen, 1995; Levy, Wagner, Rest e Weeks; ATSDR, 2007). Pior que isto, mesmo com esses estudos, não se tem certeza, até hoje, de que existam níveis de exposição ao benzeno efetivamente "seguros".

Com efeito, os estudos epidemiológicos de avaliação de risco, conduzidos pela OSHA, estimam que a exposição no nível de 1 ppm, durante toda a vida laboral, produz um excesso de 95 mortes por leucemia em cada 1.000 trabalhadores que foram expostos ao benzeno. Com esta mesma metodologia, estima-se que, no nível de 1 ppm, a exposição durante toda a vida laboral ainda provoque um excesso de 10 mortes por leucemia em cada 1.000 trabalhadores (OSHA, 1987).

Outra revisão da literatura e estudo de avaliação de risco *(risk assessment)* conclui que entre 1.000 trabalhadores expostos ao benzeno em concentração de 10 ppm, durante 30 anos de trabalho, ocorre um excesso de cerca de 50 mortes por leucemia, isto é, acima das sete mortes esperadas em função da incidência "basal" nesta população (Austin, Delzell e Cole, 1988; ATSDR, 2007).

Reforçando estes inquietantes achados, foi possível demonstrar, através de avaliação de risco mais minuciosa, que trabalhadores ocupacionalmente expostos ao benzeno, a uma exposição média de 10 ppm durante 40 anos, teriam um risco aumentado de morrer por leucemia de 154,5 vezes. Baixando para 1 ppm, o excesso de risco decresceria para 1,7 vezes. Em 0,1 ppm, o risco seria virtualmente equivalente ao risco "basal" da população não exposta (Rinsky *et al.*, 1987).

Por estas duas "histórias", aqui tomadas para ilustrar o enorme universo de conhecimento de Patologia do Trabalho produzido nas últimas décadas, nota-se que cada vez mais se torna impossível restringir às "doenças profissionais" o território dos danos à saúde produzidos pelo trabalho. O impacto sobre a morbimortalidade dos trabalhadores dá-se de forma **inespecífica** e intrometido na nosologia **comum**. Veio daí o conceito de "doenças relacionadas com o trabalho", ou melhor, de "outras doenças relacionadas com o trabalho", já que as ditas "profissionais" também o são.

Para o Comitê de Especialistas da Organização Mundial de Saúde, "doenças relacionadas com o trabalho"

> ... pode ser um termo apropriado para descrever agravos outros que, em adição às doenças profissionais legalmente reconhecidas, ocorrem em trabalhadores quando o ambiente ou as condições de trabalho contribuem significativamente para a ocorrência de doenças, porém em graus variados de magnitude (WHO, 1985).

Outras muitas "histórias" poderiam ilustrar esta trajetória das "doenças profissionais" às "doenças relacionadas com o trabalho". Listaremos, então, apenas algumas, com suas respectivas referências, deixando indicado o caminho para quem quiser reconstituir esta caminhada. Algumas delas versam sobre:

- câncer do pulmão (Doll, 1955) e mesotelioma de pleura e de peritônio (Wagner *et al.*, 1960; Newhouse e Thompson, 1965) causados pela exposição a **poeiras de asbesto ou amianto**;
- câncer de pulmão em expostos à **radiação ionizante** (radiologistas) (March, 1944);
- câncer do pulmão em trabalhadores expostos ao **cromo** (Machle e Gregorius, 1948; Baetjer, 1950);
- câncer de bexiga em trabalhadores expostos a **"anilinas"**: **benzidina, 2-naftilamina, 4-aminobifenila, e produção de auramina e magenta** (Case *et al.*, 1954; Case e Pearson, 1954);
- câncer do pulmão e do etmoide em trabalhadores de refinarias de **níquel** (Doll, 1958);
- câncer da cavidade nasal e dos seios paranasais em carpinteiros e marceneiros expostos a **poeiras de madeira** (serragem) (Acheson *et al.*, 1968);
- angiossarcoma hepático em trabalhadores expostos a **cloreto de vinila** (Creech e Johnson, 1974);
- câncer do pulmão em trabalhadores siderúrgicos (Lloyd e Ciocco,1969; Lloyd *et al.*, 1970) e em trabalhadores de coquerias na **indústria siderúrgica** (Redmond *et al.*,1972);
- efeitos neurocomportamentais em trabalhadores expostos a **solventes** (Axelson *et al.*, 1976);
- infertilidade de trabalhadores que manipulam **dibromocloropropano (DBCP)** (Whorton *et al.*, 1977; Whorton *et al.*, 1979);
- **trabalho estressante** e doença cardiovascular (Karasek *et al.*, 1981).

Destaques e alguns registros sobre o desenvolvimento da Patologia do Trabalho no Brasil, nas décadas de 1980 e 1990

A emergência da "Saúde do Trabalhador" em nosso país deu-se a partir da década de 1980, no contexto da transição democrática, e em sintonia com o que ocorreu no mundo ocidental (Mendes e Dias, 1991). A denominação "Saúde do Trabalhador" aparece incorporada na nova Lei Orgânica de Saúde, que estabelece sua conceituação e define as competências do Sistema Único de Saúde neste campo (Brasil, 1990).

Entre as características básicas da década de 1980, no que se refere à Patologia do Trabalho, observa-se que:

- ganha corpo um novo pensar sobre o processo saúde-doença e sobre o papel exercido pelo trabalho na sua determinação (Tambellini, 1987);
- há o desvelamento circunscrito, porém inquestionável, de um adoecer e morrer dos trabalhadores, caracterizado por verdadeiras "epidemias", tanto de doenças profissionais "clássicas" (intoxicação por **chumbo, mercúrio e benzeno e a silicose**), quanto de "novas" doenças relacionadas ao trabalho, como as lesões por esforços repetitivos (LER/DORT), por exemplo (Ribeiro *et al.*, 1981; Ribeiro e Lacaz, 1984; Augusto, 1985; Augusto, 1987; Simpósio "Leucopenia", 1987; DIESAT, 1989; Rocha, 1989; Rocha, 1990; Augusto, 1991);
- são denunciadas as políticas públicas e o sistema de saúde, incapazes de dar respostas às necessidades de saúde da população e dos trabalhadores em especial (Associação Brasileira de Pós-graduação em Saúde Coletiva – ABRASCO, 1990);
- surgem novas práticas sindicais em saúde, traduzidas em reivindicações de melhores condições de trabalho, através da ampliação do debate, da circulação de informações, da inclusão de pautas específicas nas negociações coletivas, da reformulação do trabalho das CIPAs, no bojo da emergência do "novo sindicalismo" (DIESAT, 1989; Rigotto, 1992).

Esse processo social de transformações desdobrou-se em uma série de iniciativas e expressou-se nas discussões da **VIII Conferência Nacional de Saúde**, na realização da **I Conferência Nacional de Saúde dos Trabalhadores**, e foi decisivo para a mudança de enfoque estabelecida na nova

Constituição Federal de 1988. Seguiram-se a isso também a **II e a III Conferências Nacionais de Saúde do Trabalhador**, em 1994 e em 2005, respectivamente.

Na implementação deste "novo" modo de lidar com as questões de saúde relacionadas ao trabalho em nosso país, foi fundamental o papel desempenhado pelas assessorias técnicas sindicais, estudando os ambientes e condições de trabalho, levantando riscos e constatando danos para a saúde, decodificando o saber acumulado em um processo contínuo de **socialização** da informação, resgatando e sistematizando o saber operário, vivenciando, na essência, a relação educador-educando (Oddone *et al.*,1986; Dias, 1993; Merlo, 2004; Silva, 2004).

Cumpre destacar a contribuição ao desenvolvimento da área de Saúde do Trabalhador, trazida pelos técnicos que, em nível das instituições públicas – as universidades e institutos de pesquisa, a rede de serviços de saúde e fiscalização do trabalho –, somam esforços na luta por melhores condições de Saúde e Trabalho, através da capacitação profissional, da produção do conhecimento, da prestação de serviços e da fiscalização das exigências legais (Mendes, 1986; Fischer; Gomes e Colacioppo, 1989; Costa *et al.*, 1989; Mendes e Wünsch Filho, 2007).

Da universidade vem uma contribuição crescente, quer no campo das ideias, através de uma prática teórica enfocada em questões relativas ao processo saúde-e-doença em sua relação com o trabalho, quer na pesquisa, como na tentativa de viver a relação docente/assistencial. E dentro deste referencial maior da universidade, da escola médica e dos hospitais universitários, destacam-se os ambulatórios especializados no atendimento da Patologia do Trabalho.

No desenvolvimento deste campo de prática, é oportuno referir, para registro histórico, o Ambulatório de Doenças Profissionais da Fundacentro, implantado em 1972, em convênio com a Escola Paulista de Medicina, e fechado em 1976; e o Ambulatório de Medicina do Trabalho da Unicamp, funcionando desde 1978. Ambos cumpriram um importante papel no desvelamento da Patologia do Trabalho, especialmente das "doenças profissionais" incidentes em nosso meio, e no treinamento de médicos (Nunes *et al.*, 1974; Ferreira Jr.; Iguti e Mendes, 1982; Kazava *et al.*, 1982).

Da produção da Unicamp relativa à Patologia do Trabalho, destacam-se, ainda, as teses de José Luiz Riani Costa, sobre *asbestose*; de Eduardo Mello de Capitani, sobre *pneumoconiose da rocha fosfática*; de Ericson Bagatin, sobre *silicose* em trabalhadores de cerâmica; e de Sergio Roberto de Lucca, sobre **acidentes do trabalho fatais**, este retomando tema iniciado em 1981, com o trabalho de Renata Rivera Ferreira e René Mendes (Mendes, 1978; Mendes, 1979; Mendes, 1980; Ferreira e Mendes, 1981; Costa, 1983; Costa; Ferreira Jr. e Mendes, 1983; Costa, 1984; Costa e Ferreira Jr., 1984; Ferreira Jr., 1986; De Capitani, 1987; Bagatin, 1988; De Capitani, 1989; De Lucca, 1992).

Em 1983, foi inaugurado o Ambulatório de Doenças Profissionais do Hospital das Clínicas, da Universidade Federal de Minas Gerais, atual Centro de Referência Estadual de Saúde do Trabalhador – CEREST (MG). Desde sua concepção e instalação, sempre esteve comprometido com o objetivo de somar esforços e contribuir para desvelar a ocorrência de agravos pouco reconhecidos e registrados em Minas e, de um modo geral, no país inteiro, mesmo nos dias de hoje. Um amplo leque de alianças sociais – academia, serviços públicos de saúde e organizações de trabalhadores – permitiu a sua instalação (Dias-Lauar *et al.*, 1984; Dias, 1992; Assunção *et al.*, 2000; Mendes, 2000; Dias, 2010).

Nestes anos de funcionamento, a contribuição do Ambulatório de Doenças Profissionais do Hospital das Clínicas da UFMG pode ser avaliada, entre outros indicadores, pelo crescimento do número de casos de doenças profissionais diagnosticados em Minas Gerais, como pelos frutos indiretos resultantes da atuação das dezenas de profissionais que por ali passaram – como médicos residentes, principalmente – e que hoje atuam no campo da Saúde do Trabalhador, em diversos lugares do país (Dias, 1992; Assunção *et al.*, 2000; Mendes, 2000).

Da produção científica direta ou indiretamente relacionada com esse serviço universitário, destacam-se, entre outros, os estudos sobre intoxicação profissional por chumbo, sobre as lesões por esforços repetitivos e a sistematização de procedimentos e rotinas para diagnóstico e condutas diante das patologias profissionais mais comuns. Na década que se seguiu, destacam-se, na produção do conhecimento sobre Patologia do Trabalho, o campo das doenças respiratórias relacionadas ao trabalho e o dos estudos sobre o adoecimento dos trabalhadores rurais – entre outros (Rocha e Horta, 1987; Rigotto, 1989; Ladeira e Ladeira, 1991; Silveira e Marine, 1991; Assunção, 1992; Assunção *et al.*, 2000; Mendes, 2000; Silva *et al.*, 2005; Carneiro *et al.*; 2010; Guerra e Silveira, 2010).

Na Faculdade de Medicina da Universidade de São Paulo, destaca-se, em suas origens, o trabalho da professora Marcília Medrado Faria, que vinha concentrando a produção do conhecimento na esfera dos problemas de desgaste do trabalhador industrial – avaliados pelos acidentes de trabalho, por doenças profissionais, por doenças relacionadas com o trabalho e por sofrimento em geral – em sua relação com a organização do trabalho e com as políticas públicas e privadas (Medrado-Faria *et al.*, 1983a, Medrado-Faria *et al.*, 1983b; Medrado-Faria, 1987; Medrado-Faria *et al.*, 1987; Pimenta, 1989; Borges, 1990).

Mais recentemente, foi aberto o Ambulatório de Doenças Profissionais da Santa Casa de São Paulo, sob a responsabilidade e supervisão dos Professores Luiz Carlos Morrone, José Tarcísio Penteado Buschinelli e Jefferson Benedito Pires de Freitas. Serve de apoio, também, à Residência em Medicina do Trabalho daquela entidade. Constitui destaque, na década de 1990, o movimento encabeçado pelo Ministério da Saúde e pelo Ministério da Previdência Social, no sentido de elaborar uma lista brasileira de "doenças relacionadas ao trabalho", que pudesse atender aos dispositivos legais de ambas as áreas – Saúde e Previdência – ainda que com finalidades distintas, mas complementares, e que ajudasse a orientar todos os atores sociais interessados em Patologia do Trabalho.

Com efeito, no Brasil até 1999, as "doenças profissionais", as "doenças do trabalho" ou as "doenças relacionadas ao trabalho" não apenas ressentiam-se da falta de uma conceituação rigorosa, como tendiam a ser conceituadas exclusivamente pelo olhar da Previdência Social, no bojo da Lei nº 8.213/91 e de seus decretos regulamentadores dos benefícios da Previdência Social, como o Decreto nº 2.172/97, vigente até maio de 1999, e o Decreto nº 3.048/99, que o sucedeu. Como se pode notar por esse viés histórico, as doenças relacionadas ao trabalho existiam, legalmente, apenas como uma extensão do conceito de "acidente do trabalho", como reza o Artigo 20 da Lei nº 8.213/91.

No entanto, em 1997/1998, em função da percepção de expressões técnicas, políticas e mesmo legais, o Ministério da Previdência Social desencadeou a iniciativa de atualizar "sua lista" de doenças profissionais e do trabalho, dando-se conta de que, na verdade, esta "lista de doenças" não existia, posto que a suposta "lista de doenças profissionais e do trabalho", mencionada na Lei nº 8.213/91, anexada ao Decreto nº 2.197/1997, nada mais era que uma lista de **agentes patogênicos**, agrupados em Agentes Químicos, Agentes Físicos, Agentes Biológicos, Poeiras Orgânicas etc., sem a identificação das **doenças** decorrentes dos efeitos da exposição ocupacional aos referidos agentes.

Este fato vinha contribuindo para a geração de inúmeras controvérsias e conflitos, tanto entre os segurados e a Previdência Social, como entre o Sistema de Saúde e a Previdência Social, posto que a ausência de listas ou relações de doenças aumentava a subjetividade das decisões técnicas e administrativas, além de favorecer e estimular a transferência destes conflitos para a esfera judicial. Os conflitos e mal-entendidos eram agravados pela ausência não apenas dos **nomes** das doenças reconhecidas para fins do Seguro Social brasileiro, como também de **critérios diagnósticos** para estas mesmas entidades, bem como de **critérios para avaliação da incapacidade laborativa**.

Assim, como fruto de uma bem sucedida articulação política no âmbito intragovernamental, o Ministério da Previdência Social solicitou o pronunciamento e a clara ocupação do espaço institucional do Ministério da Saúde, no sentido de obter uma "lista de doenças" originada na Saúde, para uso da Previdência. Nesta mesma época, o Ministério da Saúde, por meio da então Coordenação de Saúde do Trabalhador (COSAT) – do (então) Departamento de Gestão de Políticas de Saúde, da Secretaria de Políticas de Saúde – tomou a iniciativa de elaborar uma lista de doenças profissionais ou do trabalho, para orientar o Sistema Único de Saúde (SUS) no concernente ao **diagnóstico** destas nosologias, e às medidas decorrentes. Esta oportuna iniciativa deu-se, também, em função do pronunciamento do Conselho Nacional de Saúde – CNS, através da Resolução nº 220, de 6 de março de 1997, a qual solicitou, do Ministério da Saúde, uma série de ações requeridas para o desenvolvimento da Saúde do Trabalhador no SUS.

Com efeito, a questão da "lista de doenças relacionadas ao trabalho" refletia a compreensão do Conselho Nacional de Saúde e do próprio Ministério da Saúde a respeito do Parágrafo 3º, Inciso VII, Artigo 6º da Lei nº 8.080/90, o qual atribui ao SUS a tarefa de elaborar as referidas listas ou relações.

Para operacionalizar a iniciativa de elaborar uma lista de doenças relacionadas ao trabalho, o Ministério da Saúde criou uma Comissão de Especialistas em Patologia do Trabalho. Por proposta da própria Comissão, decidiu-se que a lista ou relação de doenças deveria, idealmente, ser também desenvolvida e reconhecida pela Previdência Social e, se possível, deveria utilizar os mesmos nomes e conceituações, assim como os mesmos critérios para caracterização diagnóstica. Evitar-se-ia assim, a criação de duas listas, eventualmente conflitantes, isto é, uma "lista do SUS" e a "lista da Previdência".

Para alcançar este desiderato, a Comissão de Especialistas elaborou, em um primeiro momento, uma relação de doenças que podem ser causadas por, ou estão etiologicamente relacionadas com cada um dos agentes patogênicos ou grupos de agentes patogênicos constantes do então vigente Anexo II do Decreto nº 2.172/97. Para tanto, a Comissão utilizou os melhores tratados e compêndios de Patologia do Trabalho, e, de forma muito especial, as listas ou relações adotadas por outros países – nomeadamente Espanha, França, Itália, União Europeia, Argentina e Chile.

Assim, de 27 agentes patogênicos ou grupos de agentes patogênicos, chegou-se, então, a cerca de 200 entidades nosológicas específicas, todas elas referidas à Classificação Internacional de Doenças (CID), na sua 10ª Revisão (CID-10). O produto desta etapa de trabalho permitiu elaborar a "Lista A", isto é, uma tabela de entradas por "agentes".

Em um segundo momento, foi elaborada a lista propriamente dita de doenças, tomando-se a taxonomia e a codificação da **Classificação Estatística Internacional de Doenças e Problemas Relacionados à Saúde** (CID), na sua 10ª Revisão (CID-10). Para cada doença da CID-10, listada no primeiro momento, buscou-se identificar agentes causais ou fatores de risco de natureza ocupacional; em primeiro lugar, os reconhecidos na legislação previdenciária brasileira, seguidos dos que já são amplamente reconhecidos pela legislação de outros países, ou que constavam nos melhores e mais atualizados tratados de Patologia do Trabalho.

Quando os agentes causais ou fatores de risco já constam de nossa legislação, menciona-se, entre parêntesis, o número do Quadro, tal como ordenado no Anexo II do então vigente Decreto nº 2.172/97, por exemplo: Asbesto ou Amianto (Quadro 2). Quando não constam do referido decreto, os agentes causais ou fatores de risco de natureza ocupacional foram escritos em itálico. Deste exercício, chegou-se à "Lista B".

Chegou-se, assim, à chamada lista de "dupla entrada", isto é, por "agente" e por "doença". Médicos do Sistema de Saúde que atendem trabalhadores partirão, via de regra, da "doença" ("Lista B"), chegando a prováveis agentes causais ou fatores de risco de natureza ocupacional. Médicos do Trabalho e Médicos Peritos do INSS preferirão, provavelmente, entrar pela "Lista A", isto é, partir dos agentes causais ou fatores de risco, chegando às doenças causalmente relacionadas com estes agentes ou fatores de risco. A dupla entrada, outrossim, tem efeito pedagógico tanto para as profissões de saúde que fazem diagnósticos de doença, como para os que atuam preferencialmente na prevenção dos danos pelo controle dos riscos.

Em maio de 1999, o Ministério da Previdência e Assistência Social (MPAS) decidiu adotar, de imediato, a relação que estava sendo elaborada pelo Ministério da Saúde, publicando-a, então, como Anexo II do Decreto nº 3.048, de 6 de maio de 1999. Sua adoção, contudo, restringiu-se, ainda, apenas ao âmbito da Perícia Médica do INSS.

Com efeito, depois da adoção pela Previdência Social, na forma do Anexo II do Decreto nº 3.048/99, a mesma lista foi publicada pelo Ministério da Saúde, sob o título de "Lista de Doenças Relacionadas ao Trabalho", o que se deu pela Portaria nº 1.339/GM, de 18 de novembro do mesmo ano.

Do ponto de vista conceitual, a Comissão de Especialistas preferiu trabalhar com a compreensão ampla de **"doenças relacionadas** com o trabalho", o que permitiu a superação da confusa denominação ou – talvez – da sutil diferença entre "doenças profissionais" e "doenças do trabalho", presentes na conceituação legal (Lei nº 8.213/91). Consequentemente, foram incluídas nas listas pelo menos três categorias, que, segundo a classificação proposta por Schilling (1984), abrangeriam:

- Grupo I: Doenças em que **o trabalho é causa necessária**, tipificadas pelas "doenças profissionais", *strictu sensu*, e pelas intoxicações profissionais agudas.
- Grupo II: Doenças em que **o trabalho pode ser um fator de risco**, contributivo, mas não necessário, exemplificadas por todas as doenças "comuns", mais frequentes ou mais precoces em determinados grupos ocupacionais, sendo que, portanto, o nexo causal é de natureza eminentemente epidemiológica. A hipertensão arterial e as neoplasias malignas (cânceres), em determinados grupos ocupacionais ou profissões, constituem exemplo típico.
- Grupo III: Doenças em que **o trabalho é provocador de um distúrbio latente**, ou **agravador de doença já estabelecida ou pré-existente**, ou seja, **concausa**, tipificadas pelas doenças alérgicas de pele e respiratórias e pelos distúrbios mentais, em determinados grupos ocupacionais ou profissões.

Há que se registrar que esse trabalho de elaboração das listas de doenças relacionadas ao trabalho, desenvolvido entre 1998 e 1999, somente pôde ser efetivado graças a um grande esforço coletivo. Sob a coordenação da Drª. Jacinta de Fátima Senna da Silva, então Coordenadora da COSAT/MS, participaram, nas distintas fases, os Professores Jorge da Rocha Gomes (FSP-USP) (Fig. 1.18), Ildeberto Muniz de Almeida (FMB-UNESP) e René Mendes (FM-UFMG), além dos Doutores Jairo D'Albuquerque Veiga (MS), Maria Maeno Settimi (CEREST/SP) e José Carlos do Carmo (CEREST/SP). No capítulo sobre Dermatologia, foi consultado o Dr. Salim Amed Ali (Fundacentro). No capítulo sobre Transtornos Mentais, foram consultadas as Professoras Edith Seiligman-Silva (EAE-FGV), Silvia Rodrigues Jardim (IPUB-UFRJ) e a Psicóloga Andréia Garbim (CEREST/SP). Os Professores Doutores Ruy Laurenti e Augusto Hasiak Santo, do Centro Colaborador da OMS para a Classificação de Doenças em Português, da Faculdade de Saúde Pública da USP, foram consultados quanto à utilização correta dos conceitos e procedimentos da CID-10.

Neste resgate de "antecedentes", é importante salientar que, em 2001, em ação coordenada pelo Ministério da Saúde e pela Organização Pan-Americana da Saúde, foi publicado o livro *Doenças Relacionadas ao Trabalho – Manual de Procedimentos para os Serviços de Saúde* (700 páginas). Seu *"objetivo é de orientar os profissionais de saúde, em especial aqueles que atuam na atenção básica – no tocante à prevenção, à vigilância e à assistência à saúde dos trabalhadores. Visa também a possibilitar a caracterização das relações entre as doenças e as ocupações, o que é indispensável para promover a qualidade, a capacidade resolutiva e a integralidade das ações e dos serviços dirigidos à população trabalhadora"* (Brasil. Ministério da Saúde. OPAS/OMS, 2001).

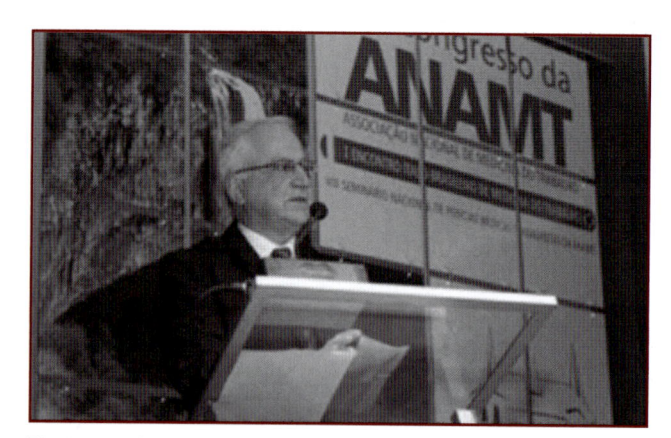

Fig. 1.18. Prof. Jorge da Rocha Gomes.

❱ Breve panorama da produção atual do conhecimento sobre Patologia do Trabalho no Brasil

Constitui tarefa praticamente impossível mapear, com propriedade, o panorama da produção atual do conhecimento sobre Patologia do Trabalho no Brasil, sobretudo pela acentuada tendência de crescimento e desenvolvimento, nas últimas duas ou três décadas, tanto do número de estudiosos da matéria, quanto do número de instituições que incluem a Patologia do Trabalho em suas agendas de pesquisa, considerando, também, a diversidade de atores, de enfoques e mesmo de metodologias de abordagem.

Algumas tentativas têm sido feitas para reunir e sistematizar a produção dita "científica", na forma de dissertações de mestrado e teses de doutorado, constituindo-se estas tentativas em valiosas fontes de referência e estudo. Registra-se, contudo, o viés do critério de "inclusão" claramente acadêmico, o qual poderia estar excluindo – mesmo que involuntariamente – autores, instituições e estudos que não gozam do mesmo *status* formal, neles incluídos os estudos desenvolvidos pelos movimentos sociais, por organizações não governamentais (ONGs), por entidades sindicais, assim como análises e estudos intrainstitucionais, como os do Ministério da Saúde, do Ministério do Trabalho e Emprego, do Ministério da Previdência Social, da Fundacentro, da Fundação Oswaldo Cruz, entre outras instituições (Lacaz e Santos, 2010).

Entre esses estudos, enumeramos – entre outros – o conduzido por René Mendes, intitulado *Produção científica brasileira sobre Saúde e Trabalho, publicada na forma de dissertações de mestrado e teses de doutorado, 1950 a 2002*, publicado em 2003 (Mendes, 2003); o estudo elaborado pela Prof[a]. Vilma Sousa Santana, do Instituto de Saúde Coletiva da UFBA, intitulado *Saúde do Trabalhador no Brasil: pesquisa na pós-graduação*, publicado em 2006 (Santana, 2006), e ainda, o estudo conduzido por Marcio Luís Soares Bezerra e Eduardo Borba Neves, do Rio de Janeiro, intitulado *Perfil da produção científica em Saúde do Trabalhador*, publicado em 2010 (Bezerra e Neves, 2010). Mendes (2003) trabalhou com 860 teses e dissertações, do período entre 1950 e 2002; Santana (2006) trabalhou com 1.025 documentos, indo de 1970 até 2004, com sete inclusões anteriores a 1970; e Bezerra e Neves (2010) analisaram 170 artigos científicos.

No estudo realizado em 2003, relativo ao período de 1950 a 2002, reconhecíamos que, para além das 860 teses e dissertações encontradas e sistematizadas, "certamente estão faltando muitas, principalmente aquelas produzidas em outras áreas, como o Direito, as Ciências Sociais, a História, a Economia, a Administração, as Engenharias etc.". Reconhecíamos, também, que

> *difícil até será definir os critérios de inclusão, pois ao irmos da Medicina do Trabalho – senso estrito – ao campo das relações entre a Saúde e o Trabalho – ou vice-versa – será de todo esperado que se encontre produção em muitas áreas do conhecimento que fazem fronteira com o campo da Saúde, e com a Saúde no Trabalho, Saúde Ocupacional ou Saúde do Trabalhador (Mendes, 2003).*

Apesar das limitações de tratarmos da produção científica unicamente formal, acadêmica e de pós-graduação – talvez por ser a mais registrada e acessível – julgamos adequado, para as finalidades imediatas desta parte do capítulo 1 deste livro, adotar a análise de conteúdo temático realizada pela Prof[a]. Vilma Santana, em seu estudo de 2006, como uma espécie de indicador ou "proxy" de quais seriam os temas de Patologia do Trabalho mais estudados no Brasil nos últimos 40 anos. Saliente-se que ela o fez, também, distribuindo seus achados ao longo de quatro décadas, o que lhe permitiu analisar as tendências de frequência temática, no período em questão (1970 a 2004).

Assim, analisada a bibliografia segundo o tema predominante, relacionado com a Patologia do Trabalho, foram observados por Santana (2006), em ordem decrescente de frequência, os seguintes problemas de saúde dos trabalhadores:

- Problemas ergonômicos e doenças osteomusculares (13,9%);
- Saúde mental e trabalho (5,4%);
- Ruído e perda auditiva (5,3%);
- Acidentes e violência no trabalho (4,9%);
- Silicose e outras doenças respiratórias ocupacionais (2,2%);
- Agrotóxicos e seus efeitos sobre a saúde (2,6%);
- Riscos biológicos e doenças infecciosas (1,9%);
- Chumbo e saturnismo (1,6%);
- Trabalho noturno e trabalho em turnos (1,4%);
- Benzeno e solventes (1,1%);
- Mercúrio (1,1%);
- Câncer e ocupação (0,6%).

Saliente-se que não se trata, necessariamente, de uma lista dos principais problemas de saúde dos trabalhadores no Brasil, segundo sua frequência (incidência ou prevalência) e, possivelmente, também não, segundo sua gravidade ou importância em Saúde Pública e/ou em Saúde do Trabalhador. Trata-se, em princípio, apenas dos temas mais abordados nas dissertações e teses de pós-graduação, o que poderia estar refletindo, também, um efeito de seleção de temas e candidatos, como também, muito provavelmente, um efeito da disponibilidade de centros de pós-graduação, de pesquisadores e orientadores, e do direcionamento de suas respectivas linhas de pesquisa. Contudo, na escassez de outros indicadores, poder-se-ia ter uma ideia ("proxy") de quais seriam os principais problemas de saúde dos trabalhadores que têm sido estudados, problemas certamente existentes nas condições brasileiras de vida e de trabalho, nas décadas mais recentes.

Como bem observado pela Prof[a]. Vilma Santana, a análise dos perfis temáticos predominantes nos estudos dos anos 90 mostra

> *o aumento do número de estudos sobre doenças crônicas relacionadas ao trabalho, como doenças mentais,*

hipertensão arterial, riscos cardiovasculares, doenças e sintomas ósteo-musculares, e características dos conceptos de trabalhadoras gestantes (Santana, 2006).

Sobre os grupos ocupacionais predominantes nos estudos da década de 1990, Santana (2006) entendeu que "prosperam os estudos sobre o pessoal de saúde, em especial os que focalizam a atividade e os profissionais de enfermagem, realizados nas escolas de enfermagem, mas também nos programas de pós-graduação em saúde coletiva."

Na década dos anos 2000 (analisada por Santana até o ano de 2004), o perfil da produção científica de pós-graduação (em 360 teses e dissertações) – no referente a temas de Patologia do Trabalho – mostra relativa semelhança e continuidade à década dos anos 1990. Há grande concentração de pesquisas sobre o trabalho no ramo de atividades de saúde, especialmente do trabalho em enfermagem, focalizando principalmente a saúde mental, sintomas e doenças osteomusculares, problemas ergonômicos, riscos químicos e biológicos, e acidentes perfurocortantes, ainda segundo a percepção da Prof.ª Vilma Santana (2006). A propósito dos distúrbios mentais relacionados ao trabalho, a recente publicação de Glina e Rocha (2010) oferece ampla revisão e atualização do tema no contexto brasileiro.

A mesma pesquisadora observou, também, além do crescimento exponencial da produção científica na forma de teses e dissertações, ao longo do tempo, mudanças no perfil temático. Houve um:

crescimento absoluto e relativo do número de teses e dissertações sobre doenças ósteo-musculares (de 50% aproximadamente), doenças mentais (100%), em especial entre os trabalhadores da saúde (72%) e outras enfermidades ou desfechos, como obesidade, fadiga, envelhecimento, alterações vocais, entre outros, raras nas décadas anteriores (Santana, 2006).

Além disto, a autora detectou a queda dos números absolutos e relativos das teses e dissertações sobre acidentes do trabalho e silicose, problemas graves e comuns nos estudos das décadas anteriores. Permanece relativamente estável a proporção de estudos sobre ruído e perdas auditivas, segundo seu entendimento.

Utilizando metodologia distinta, Bezerra e Neves (2010) chegaram a conclusões não tão distantes dos achados de Santana (2006). O período abrangido pelo estudo foi de 2001 a março de 2008, havendo sido analisados 170 artigos completos que estavam disponíveis na base de dados SciELO (*Scientific Electronic Library Online*), sob os descritores "Saúde do(s) Trabalhador(es)" e "Saúde Ocupacional". Em relação ao tipo ou natureza dos problemas de saúde analisados pelos autores nas publicações encontradas, destacaram-se os problemas de "saúde mental", em primeiro lugar nas publicações (13,5%), e as "lesões osteomioarticulares", em segundo lugar, com 10,6%. Seguiram-se, então, "outras formas de agravo à saúde" (hipertensão, violência física etc.), "efeitos da exposição a agentes químicos", "acidentes do trabalho", "efeitos da exposição ocupacional a agentes biológicos" e "problemas auditivos", em ordem decrescente. Sobre as principais profissões ou ocupações estudadas pelos autores destes 170 trabalhos, predominou o grupo das "profissões da saúde" (20,6%), seguido de grupos pertencentes a mais de uma categoria profissional, "trabalhadores de Serviços", "trabalhadores da Indústria", "trabalhadores rurais", "trabalhadores da Educação", e outros, também em ordem decrescente.

O predomínio dos estudos sobre os problemas de saúde dos trabalhadores da Saúde (20,6% dos 170 trabalhos analisados), os autores pensam ser possível explicar pelo fato de a maior parte da produção do conhecimento originar-se dos programas de pós-graduação na área da Saúde Coletiva e de autores vinculados a grupos de pesquisa na área da Saúde, "área que atrai, mormente, pesquisadores da saúde e que trabalham em organizações, instituições de ensino e outros locais diretamente ligados a essa área, e que por isso tendem a utilizar-se da facilidade de exploração desse nicho" (Bezerra e Neves, 2010). Pensamos, contudo, que talvez esta seja uma das explicações, porém ela, muito provavelmente, não esgota a análise da importância real do problema.

Finalizando, chamamos a atenção do leitor para o fato de que todos estes temas de Patologia do Trabalho, abreviadamente citados, listados ou mencionados sob uma perspectiva histórica e panorâmica serão retomados e expandidos ao longo dos próximos capítulos. Na verdade, esta história não terminou, aliás, nunca terminará. Ao contrário, ela está em plena construção, no dia a dia de nosso trabalho e de nossas ideias.

▶ Referências

Acheson EL *et al.* Nasal cancer in woodworkers in the furniture industry. British Medical Journal, 2: 587-96, 1968.

ATSDR – Agency for Toxic Substances and Disease Registry. Toxicological Profile for Carbon Disulfide. 1996. Disponível em:<http://www.atsdr.cdc.gov/toxprofiles/tp82.pdf>

ATSDR. Toxicological Profile for Benzene. 2007. Disponível em: <http://www.atsdr.cdc.gov/ToxProfiles/tp3.pdf>

Agricola G. De Re Metalica (De Re Metalica, 1556). Tradução de HC Hoover & LH Hoover. New York: Dover Publications, 1950.

Aksoy M, Erdem S, Dinçol G. Leukemia in shoe-workers exposed chronically to benzene. Blood, 44: 837-41, 1974.

Aksoy M *et al.* Haematological effects of chronic benzene poisoning in 217 workers. British Journal of Industrial Medicine, 28: 296-302, 1971.

Almeida AJ, Gomes JR, Zaia PA. Importância do inquérito epidemiológico em Medicina do Trabalho. Uma epidemia de manganismo. Resumo. In: CONGRESSO BRASILEIRO DE HIGIENE, 18., 1970, São Paulo. Anais...São Paulo, 1970, p.III.

ACGIH – American Conference of Governmental Industrial Hygienists. Notice of intended changes: benzene. Applied Occupational and Environmental Hygiene, 57: 453-63, 1990.

ACGIH – American Conference of Governmental Industrial Hygienists.TLVs e BEIs2009. Cincinnati: ACGIH, 2009.

Araújo HCS. Oswaldo Cruz – sua vida e sua obra. Revista do Instituto Histórico e Geográfico Brasileiro, 250: 257-72, 1961.

ABRASCO – Associação Brasileira de Pós-Graduação em Saúde Coletiva. Saúde e trabalho: desafios para uma política. Rio de Janeiro: Abrasco, 1990.

Assunção AA (Org.). Manual de rotinas do ambulatório de doenças profissionais. Belo Horizonte: Imprensa Universitária, 1992.

Assunção AA et al. As contribuições do DMPS para a constituição da Saúde do Trabalhador em Minas Gerais. In: Miranda PSC, Costa HS, Fonseca Sobrinho D (Org.). DMPS e Saúde Pública: Olhares Singulares Sobre a História. Belo Horizonte: UFMG – Faculdade de Medicina, 2000. p.95-104.

Augusto LGS. Benzolismo em uma siderúrgica. Saúde Ocupacional e Segurança, 10: 153-87, 1985.

Augusto LGS. Benzenismo em trabalhadores do Parque Industrial de Cubatão. Causas e providências. Boletim da Sociedade Brasileira de Hematologia e Hemoterapia, 9(144): 106-9, 1987.

Augusto LGS. Estudo longitudinal e morfológico (medula óssea) em pacientes com neutropenia secundária à exposição ocupacional crônica ao benzeno. Campinas, 1991. [Dissertação de Mestrado, Faculdade de Ciências Médicas da Unicamp].

Austin H, Delzell E, Cole P. Benzene and leukemia – a review of theliterature and a risk assessment. American Journal of Epidemiology, 127(3): 419-39, 1988.

Axelson O et al. A case-referent study of neuropsychiatric disorders among workers exposed to solvents. Scandinavian Journal of Work Environment and Health, 2: 14-20, 1976.

Azevedo R. Águas potáveis e encanamentos de chumbo (Memória histórica do saturnismo do Recife). Recife: Empresa d'A Província, 1906.

Baader E. Enfermedades profesionales. Madrid: Editora Paz Montalvo, 1960.

Baetjer AM. Pulmonary carcinoma in chromate workers. II. Incidence on basis of hospital records. AMA Archives of Industrial Hygiene and Occupational Medicine, 2: 505-12, 1950.

Baetjer AM. The early days of industrial hygiene – their contribution to the current problems. American Industrial Hygiene Association Journal, 41: 773-7, 1980.

Bagatin E. Avaliação clínica radiológica e da função pulmonar em trabalhadores expostos à poeira de sílica. Campinas, 1988. [Tese de Doutorado, Faculdade de Ciências Médicas da Unicamp]

Banho AA. Que moléstias predominam sobre os que se empregam nas fábricas de tabaco e de charutos estabelecidas no Rio de Janeiro? Rio de Janeiro, 1853. [Tese, Faculdade de Medicina do Rio de Janeiro, Rio de Janeiro].

Barbosa IMF. Enfrentando preconceitos – um estudo da escola como estratégia de superação de desigualdade. Campinas: Área de Publicações/CMU, 1997. 250 p. (Coleção Tempo & Memória).

Barreto JB et al. Fatores com influência sobre a saúde e o conforto de operários em indústria gráfica. Memórias do Instituto Oswaldo Cruz, 46(2): 355-413, 1948.

Bastos R et al. Excreção urinária de coproporfirina em operários que trabalham com chumbo. Memórias do Instituto Oswaldo Cruz, 47: 211-30, 1949.

Bedrikow B. Ramazzini – O Pai da Medicina do Trabalho. CIPA Jornal, 7(74): 2-3, 1956.

Bedrikow B. Coproporfirinas urinárias. Revista Paulista de Medicina, 88: 36-7, 1976.

Bedrikow B, Campana CL, Moussali L. Estudo de uma epidemia de intoxicações por triortocresilfosfato. Revista Brasileira de Saúde Ocupacional, 12(46): 49-52, 1984.

Bedrikow B. Parece Ramazzini... Revista Brasileira de Medicina do Trabalho, 1(1): 72-3, 2003.

Belliboni N et al. Estudo preliminar das dermatoses industriais em São Paulo. Arquivos da Faculdade de Higiene e Saúde Pública, 19(1/2): 181-8, 1955.

Berlinguer G. A Doença. Tradução de Virgínia Gawryszewski. São Paulo: Cebes-Hucitec, 1988.

Betancourt O. La salud y el trabajo – Reflexiones teórico metodológicas. Monitoreo epidemiológico. Atención básica en salud. Quito: Ediciones CEAS, 1995.

Bezerra MLS, Neves EB. Perfil da produção científica em Saúde do Trabalhador. Saúde & Sociedade. São Paulo, 19(2): 384-94, 2010.

Bittencourt VT. Intoxicação saturnina. Salvador, 1888. [Tese, Faculdade de Medicina da Bahia].

Bleecker ML et al. Dose-related subclinical neurobehavioral effects of chronic exposure to low levels of organic solvents. American Journal of Industrial Medicine, 19: 715-28, 1991.

Bloomfield JJ. Problemas de Higiene Industrial no Brasil. Tradução de Maria P. Deane. Rio de Janeiro: Serviço Especial de Saúde Pública, 1950.

Borges DR. Prevenção da intoxicação pelo chumbo através da contagem de reticulócitos. Revista Paulista de Medicina, 36: 39-44, 1950.

Borges LH. Transtornos mentais entre trabalhadores de uma usina siderúrgica. São Paulo, 1990. [Dissertação de Mestrado, Faculdade de Medicina da USP].

Bowditch M, Elkins HB. Chronic exposure to benzene (benzol). 1. The industrial aspects. Journal of Industrial Hygiene and Toxicology, 21: 321-30, 1939.

Braga JCS, Paula SG. Saúde e Previdência – estudos de política social. 2a ed. São Paulo: Hucitec, 1980.

Brasil. Departamento Nacional da Produção Mineral. Higiene das minas de ouro. Silicose. Morro Velho, Minas Gerais. Boletim da Divisão de Fomento da Produção Mineral 44. Rio de Janeiro: DNPM, 1940.

Brasil. Departamento Nacional da Produção Mineral. Higiene das minas de ouro. Silicose e outras doenças dos mineiros da Passagem. Boletim da Divisão de Fomento da Produção Mineral 53. Rio de Janeiro: DNPM, 1942.

Brasil. Departamento Nacional da Produção Mineral. Silicose e silicotuberculose. Boletim da Divisão de Fomento da Produção Mineral 89. Rio de Janeiro: DNPM, 1951.

Brasil. Departamento Nacional da Produção Mineral. Higiene das minas de carvão do Estado de Santa Catarina. Boletim da Divisão de Fomento da Produção Mineral 92. Rio de Janeiro: DNPM, 1952.

Brasil. Departamento Nacional da Produção Mineral. Problemas médico-sociais da indústria carbonífera sul-catarinense. Boletim da Divisão de Fomento da Produção Mineral 95. Rio de Janeiro: DNPM, 1953.

Brasil. Departamento Nacional da Produção Mineral. Higiene das minas. Asbestose. Boletim da Divisão de Fomento da Produção Mineral 98. Rio de Janeiro: DNPM, 1956.

Brasil. Lei nº 8.080, de 19 de setembro de 1990. Dispõe sobre as condições para a promoção, proteção e recuperação da saúde, a organização e o funcionamento dos serviços correspondentes e dá outras providências. Brasília: Assessoria de Comunicação Social do Ministério da Saúde, 1990. Disponível em: <<a href="http://www.planalto.gov.br/ccivil_03/Leis/L8080.htm">http://www.planalto.gov.br/ccivil_03/Leis/L8080.htm</a>>

Brasil. Lei Básica da Previdência Social. Lei no 8.213, de 24 de julho de 1991. Dispõe sobre os Planos de Benefícios da Previdência social e dá outras providências. São Paulo: LTR, 1991. Disponível em: <http://www.planalto.gov.br/ccivil_03/Leis/L8213cons.htm>

Brasil. Ministério da Saúde. Lista de doenças relacionadas ao trabalho: Portaria nº 1.339/GM, de 18 de novembro de 1999. Brasília: Ministério da Saúde, 2000. Disponível em: <<a ref="http://www.planalto.gov.br/ccivil_03/Leis/L8080.htm">http://www.saude.ba.gov.br/cesat/Legislacao/Portaria%20Federal%201.339.pdf</a>>

Brasil. Ministério da Saúde. OPAS/OMS. Doenças Relacionadas ao Trabalho: Manual de Procedimentos para os Serviços de Saúde. Brasília, 2001. Organizado por Elizabeth Costa Dias; colaboradores: Ildeberto Muniz de Almeida et al. Disponível em: <http://dtr2001.saude.gov.br/editora/produtos/livros/pdf/02_0388_M1.pdf>

Brazil Railway Company. Construção de estradas de ferro em regiões insalubres. Rio de Janeiro: Jornal do Comércio, 1910.

Bueno Z, Cunha LP. A usina de chumbo e prata de Apiaí. Boletim do Ministério do Trabalho, Indústria e Comércio, 108: 119-27, 1943.

Buschinelli JTP, Rocha LE, Rigotto RM (Orgs.). Isto é Trabalho de Gente? Vida, Doença e Trabalho no Brasil. Petrópolis: Vozes, 1994.

Bustamante ES. Benzolismo profissional. Medicina e Engenharia do Trabalho, 23: 31-9, 1956.

Cardoso CF. Trabalho compulsório na antiguidade. Rio de Janeiro: Graal, 1984.

Carneiro APS et al. Dificuldades no diagnóstico das doenças respiratórias relacionadas ao asbesto: relato de três casos. Revista Médica de Minas Gerais,20(2): S88-S93, 2010. Suplemento 2.

Carvalho HV de, Sègre M. Medicina social e do trabalho. São Paulo: McGraw-Hill, 1977.

Carvalho HV de, Bruno AML, Sègre M. Medicina social. São Paulo: Editora da USP, 1964.

Case RAM, Pearson JT. Tumors of the urinary bladder in workmen engaged in the manufacture and use of certain dyestuff intermediates in the British chemical industry. II. Further consideration of the role of aniline and of the manufacture of auramine and magenta (fuchsine) as possible causative agents. British Journal of Industrial Medicine, 11: 213-31, 1954.

Case RAM et al. Tumors of the urinary bladder in workmen engaged in the manufacture and use of certain dyestuff intermediates in the British chemical industry. I. The role of aniline, benzidine, alpha-naphthylamine and beta-naphthylamine. British Journal of Industrial Medicine, 11:75-104, 1954.

Castiglione A. História da Medicina. São Paulo: Nacional, 1947.

Castilho EF. Intoxicação saturnina chronica. Salvador, 1880. [Tese, Faculdade de Medicina da Bahia].

Cesarino Jr AF. Direito social. São Paulo: LTR Editora – EDUSP, 1980.

Ceylão MA. Intoxicação saturnina chronica. Salvador, 1881. [Tese, Faculdade de Medicina da Bahia].

Cipolla CM. História econômica da Europa pré-industriaI. Tradução de Joaquim João Coelho da Rosa. Lisboa: Edições 70, 1984.

Corn J. Historical perspective to a current controversy on the clinical spectrum of plumbism.The Mildbank Memorial Fund Quaterly Health and Society, 53(1): 93-114, 1975.

Corn J. Historical perspective on work, health, and productivity. In: Green G, Baker F (Ed.).Work, health, and productivity.New York: Oxford, 1991. p.19-29.

Costa IF et al. Programa de saúde dos trabalhadores – a experiência da zona norte: uma alternativa em Saúde Pública. São Paulo: Oboré, 1989.

Costa JLR. Estudo da asbestose no município de Leme – SP. Campinas, 1983. [Dissertação de Mestrado, Faculdade de Ciências Médicas da Unicamp].

Costa JLR. Asbestose: um exemplo de abordagem alternativa das doenças profissionais no Brasil. Revista Brasileira de Saúde Ocupacional, 12(48): 7-19, 1984.

Costa JLR, Ferreira Jr YM. Doenças relacionadas ao asbesto (amianto). Revista Brasileira de Saúde Ocupacional, 12(47): 21-30, 1984.

Costa JLR, Ferreira Jr YM, Mendes R. Asbesto e doença: introdução ao problema no Brasil. Revista da Associação Médica Brasileira, 29(112): 18-21, 1983.

Cranmer JM, Goldberg L. Neurobehavioral effects of solvents. Neurotoxicology, 7: 1-95, 1986.

Creech Jr. JL., Johnson MN. Angiosarcoma of liver in the manufacture of polyvinyl chloride.JournalofOccupational Medicine, 16: 150-1, 1974.

Cunha ALB. Que influência tem produzido a mudança do matadouro de Santa Lusia para São Christovão sobre a salubridade d'estes lugares, precedida da exposição da ação que sobre seus empregados exercem tal profissão. Rio de Janeiro, 1854. [Tese, Faculdade de Medicina do Rio de Janeiro].

De Capitani EM. Risco de pneumoconiose em trabalhadores expostos à rocha fosfática. Campinas, 1987. [Dissertação de Mestrado, Faculdade de Ciências Médicas da Unicamp].

De Capitani EM. Prevalência de pneumoconiose em trabalhadores expostos à rocha fosfática. Revista de Saúde Pública, 23(2): 98-106, 1989.

De Lucca SR. Epidemiologia dos acidentes do trabalho fatais na região de Campinas, no período de 1979 a 1989. Campinas, 1992. [Tese de Doutorado, Faculdade de Ciências Médicas da Unicamp].

Dean W. A industrialização de São Paulo: 1880-1945. Tradução de Octavio Mendes Cajado. São Paulo: Difel, 1971.

Delpech A, 1856, apud NIOSH – National Institute for Occupational Safety and Health. Criteria for a recommended standard... Occupational exposure to carbon disulfide. Cincinnati: NIOSH, 1977.

Dembe AE. Occupation and disease: how social factors affect the conception of work-related disorders. New Haven: Yale University, 1996.

DIESAT – Departamento Intersindical de Estudos e Pesquisas de Saúde e dos Ambientes de Trabalho.Insalubridade: morte lenta no trabalho. São Paulo: Oboré, 1989.

Dias EC. O ambulatório de doenças profissionais do Hospital das Clínicas de Belo Horizonte e a saúde do trabalhador em Minas Gerais. Revista de Médica de Minas Gerais, 23: 149-52, 1992.

Dias EC. Evolução e aspectos atuais da saúde do trabalhador no Brasil. Boletín de la Organización Panamericana de la Salud, 115(3): 202-14, 1993.

Dias EC. 25 anos de criação do Ambulatório de Doenças Profissionais do Hospital das Clínicas da UFMG: Celebrando o passado e construindo o futuro. Revista Médica de Minas Gerais, 20(2): 1-2, 2010. Suplemento 2, Editorial.

Dias-Lauar EC et al. Implantação de programa de Saúde Ocupacional no Ambulatório do Hospital das Clínicas da Universidade Federal de Minas Gerais. Revista Brasileira de Saúde Ocupacional, 12(48): 71-4, 1984.

Dickerson OB. Cathedral workers during the middle ages.Journal of Occupational Medicine, 9(12): 605-10, 1967.

Doll R. Mortality from lung cancer in asbestos workers. British Journal of Industrial Medicine,12: 81-6, 1955.

Doll R. Cancer of the lung and nose in nickel workers. British Journal of Industrial Medicine, 15: 217-23, 1958.

Dwyer T. Vida e morte no trabalho: Acidentes do trabalho e a produção social do erro. Campinas: Editora da Unicamp; Rio de Janeiro: Multiação Editorial, 2006.

Ebid I. Occupational medicine in the time of the pharaohs. In: International Congress of the History of Medicine, XXIXth., Acts/Proceedings... Cairo: The International Society of the History of Medicine and The Egyptian Society of the History of Medicine, v.1, sections A & B, 1985. p.28-34.

Ellenbog U. Von den gifftigenbesen Temmpffen und Reuchen. (Reprodução da primeira impressão de 1473, F. Koelsch& F. Zoepfl). Munique: [s.n.], 1927.

Engels F. A situação da classe trabalhadora em Inglaterra (La situation de la classe laborieuse en Anglaterre, 1892). Tradução de Análía Torres, feita da versão francesa. Porto: Edições Afrontamento, 1975.

Esteves RC, Sbrissa Netto JM, Moucdy A. Algumas considerações sobre as manifestações bucais do saturnismo. Revista da Faculdade de Odontologia de São Paulo, 181: 25-34, 1980.

Estrela R. Evolução da medicina do trabalho no Brasil: legislação atual. Saúde Ocupacional e Segurança, 41:16- 7, 1969.

Estrela R. A propósito deste livro e de suas traduções. In: Ramazzini B. As Doenças dos Trabalhadores. São Paulo: Fundacentro, 1971.

Estrela R. Afrânio Peixoto, pioneiro da Medicina do Trabalho no Brasil. Rio de Janeiro: Editora Cátedra, 1977.

Ettling J. Germ of laziness.Rockefeller philanthropy and Public Health in the New South.Cambridge, 1981.

Fausto B. Trabalho urbano e conflito social: 1890-1920. Rio de Janeiro: Difel, 1977.

Fávero F. Medicina Legal. v. 1. São Paulo: Martins, 1938.

Ferraz NT et al. Contribuição para o estudo da silicose nas indústrias de São Paulo. In: Congresso Americano de Medicina do Trabalho, 2., Rio de Janeiro, 1952. Anais... Rio de Janeiro: União Americana de Medicina do Trabalho, 1952. p.421-2.

Ferreira MR. A ferrovia do diabo: A história de uma estrada de ferro na Amazônia. São Paulo: Melhoramentos, 1959.

Ferreira MR. A Ferrovia do diabo. São Paulo: Melhoramentos, 2005.

Ferreira RR, Mendes R. Alguns aspectos epidemiológicos dos acidentes de trabalho fatais ocorridos em Campinas, SP, Brasil. 1972-1978. Revista de Saúde Pública, 15: 251-62, 1981.

Ferreira Jr YM. Estudo da asbestose no município de Leme. Revista Brasileira de Saúde Ocupacional, 14(55): 16-8, 1986.

Ferreira Jr YM, Iguti AM, Mendes R. Aspectos operacionais de um ambulatório universitário de Medicina do Trabalho. A experiência da Unicamp. Saúde Ocupacional e Segurança, 171:44-7, 1982.

Fischer FM, Gomes JR, Colacioppo S (Org.). Tópicos de Saúde do Trabalhador. São Paulo: Hucitec, 1989.

Firmeza H. Saturnismo crônico. Trabalho e Segurança Social, 6: 164-70, 1944.

Firmeza H. Ambientes de indústrias pesadas e minas subterrâneas. Imprensa Médica, 25: 29-44, 1949.

Foucault M. Microfísica do poder. Rio de Janeiro: Graal, 1982. p.79-98.

Franco O. História da febre amarela no Brasil. Revista Brasileira de Malariologia e Doenças Tropicais, 212: 315-520, 1969.

Garcia JC. Historia de las instituciones de investigación en salud en América Latina, 1880-1930. Educación Médica y Salud, 151:71-88, 1981a.

Garcia JC. The laziness disease.History & Philosophy of the Life Sciences, 3: 31-59, 1981b.

Germek OA. Contribuição para o estudo dos meios capazes de traduzir as alterações primeiras resultantes da ação do chumbo sobre o organismo humano. Consequências que daí decorrem para profilaxia dessa intoxicação. São Paulo, 1951a. [Tese de Livre-Docência, Faculdade de Farmácia e Odontologia da USP].

Germek OA. A dosagem das coproporfirinas urinárias. Anais da Faculdade de Farmácia e Odontologia de São Paulo, 9: 137-47, 1951b.

Germek OA. A dosagem do chumbo na urina. Anais da Faculdade de Farmácia e Odontologia de São Paulo, 9: 123-35, 1951c.

Gimpel J. A revolução industrial da Idade Média. Tradução de Álvaro Cabral. Rio de Janeiro: Zahar, 1977.

Giordani MC. História de Roma. Petrópolis: Vozes, 1987.

Glina DMR, Rocha LE (Org.). Saúde mental no trabalho: Da teoria à prática. São Paulo: Roca, 2010.

Godoy Jr. JF. Das fábricas de velas de sebo e das de sabões do Rio de Janeiro, que influência têm exercido na saúde de seus empregados e vizinhos? Rio de Janeiro, 1852. [Tese, Faculdade de Medicina do Rio de Janeiro].

Goldstein BD, Kipen HM. Hematologic disorders. In: Levy BS, Wegman DH. Occupational Health: recognizing and preventing work-related disease. 3rd ed. Boston: Boston, Little and Brown, p.575-90, 1995.

Goldwater LJ. From Hippocrates to Ramazzini: early history of industrial medicine. Annals of Medical History, 8(1): 27-35, 1936.

Gonçales UO. Manual de direito previdenciário. São Paulo: Atlas, 2000.

Gondim PM, Latgé M. Problemas de Higiene Industrial no Estado do Rio de Janeiro. Revista do Serviço Especial de Saúde Pública, 10(1/2): 565-606, 1959.

Gorgas WC. Sanitation in Panama. New York: Appleton, 1915.

Gouvêa EJ. Considerações higiênicas sobre a criança e mulher. Rio de Janeiro, 1916. [Tese, Faculdade de Medicina do Rio de Janeiro].

Gualberto L. Prevenção ao operário em caso de acidentes de trabalho. Rio de Janeiro, 1907. [Tese, Faculdade de Medicina do Rio de Janeiro].

Guerra DF, Silveira AM. Epidemia de intoxicação por chumbo em empresa de fundição secundária. Revista Médica de Minas Gerais, 20(2): S24-S30, 2010. Suplemento 2.

Gusmão HH et al. Contribuição para o estudo da silicose nas indústrias urbanas paulistas. Revista Paulista de Tisiologia e Tórax,17: 347-553, 1956.

Hamilton A. Exploring the dangerous trades: The autobiography of Alice Hamilton, M.d. Boston: Little, Brown and Company, 1943.

Hardman FF. Trem-fantasma: A ferrovia Madeira – Mamoré e a modernidade na selva. São Paulo: Companhia das Letras, 2005.

Heers J. Le travail au moyen age.Paris: Presses Universitaires de France, 1975. (Que Sais-Je?, 1186).

Hernberg S et al. Coronary heart disease among workers exposed to carbon disulphide. British Journal of Industrial Medicine, 27: 313-25, 1970.

Huberman L. História da riqueza do homem. 10a ed. Rio de Janeiro: Zahar, 1974.

Hunter FT. Chronic exposure to benzene.II. The clinical effects. Journal of Industrial Hygiene and Toxicology, 21:331-54, 1939.

Hunter D. The diseases of occupations. 6th ed. London: Hodder and Stoughton, 1978.

ILO Adopts New List of Occupational Diseases, 2010. Disponível em: <http://ohsonline.com/articles/2010/03/29/ilo-adopts-new-list-of-occupational-diseases.aspx

Jaccard P. História social do trabalho. Tradução de Rui de Moura. Lisboa: Livros Horizonte, 1960.

Karasek RA et al. Job decision latitude, job demands, and cardiovascular disease: a prospective study of Swedish men. American Journal of Public Health,71: 694-705, 1981.

Kazava KH et al. Considerações sobre a casuística do Ambulatório de Medicina do Trabalho da Faculdade de Ciências Médicas da Unicamp. Revista Brasileira de Saúde Ocupacional,10(39): 7-11, 1982.

Kottek SS. Gems from the Talmud: hygiene and public health VII – health care of workers. Israel Journa lof Medical Sciences, 31: 702-3, 1995.

Krolls TB et al. Passado, presente e futuro da Medicina do Trabalho na Alemanha. Revista Brasileira de Saúde Ocupacional, 22(84): 15-28, 1994.

Lacaz FAC, Santos APL. Saúde do trabalhador, hoje: revisitando atores sociais. Revista Médica de Minas Gerais, 20(2): S5-S12, 2010. Suplemento 2.

Lacerda MC. A evolução legislativa do direito social brasileiro. Rio de Janeiro: Nova Fronteira, 1980.

Ladeira AM, Ladeira RM. Experiência da clínica de doenças ocupacionais do Hospital das Clínicas da Universidade Federal de Minas Gerais no tratamento do saturnismo. Revista Brasileira de Saúde Ocupacional, 19(74): 7-19, 1991.

Lage FAB. Das fábricas de velas de sebo, e das de sabões do Rio de Janeiro: que influência têm exercido na saúde de seus empregados e vizinhos? Que regras hygienicas se devem nellas seguir? Rio de Janeiro, 1853. [Tese, Faculdade de Medicina do Rio de Janeiro].

Landrigan PJ et al. Neuropsychological dysfunction in children with chronic low-level lead absorption.Lancet, 1: 708-12, 1975.

Larson DL, Bennet JE. Chimney sweeper's disease revisited: first case reported in black. Plastic and Reconstructive Surgery, 61(.2): 281-283, 1978.

Leca A-P. La medicine egyptienne au temps des pharaons. Paris: R. Dacosta, 1983.

Leonard J. William Gosgas, Soldado de la Salud Pública. Boletín de la Oficina Sanitária Panamericana, 112(3): 223-243, 1992.

Lesage M. Work-related diseases and occupational diseases: The ILO international list. In: Stellman JM (Ed.). Encyclopaedia of occupational health and safety. 4th ed. Geneva: International Labour Office, 1998. p.26.2-26.6.

Levy BS, Wagner GR, Rest JM, Weeks JL. preventing occupational diseases and injury. 2nd ed. Washington – DC: American Public Health Association, 2005.

Lewin L, 1990, apud Milles D. From workers' diseases to occupational diseases: the impact of experts' concepts on workers' attitudes. In: Weindling P (Ed.). The social history of occupational health.London: Croom Helm, 1985. p.55-77.

Lima HF. Formação industrial do Brasil: período colonial. Rio de Janeiro: Editora Fundo de Cultura, 1961.

Lima MA. A proteção ao trabalho e a contribuição de Lindolfo Collor. In: Lima M de A (Org.) As origens da legislação trabalhista brasileira: exposições de motivos de Lindolfo Collor. Porto Alegre: Fundação Paulo do Couto e Silva, 1991. p.9-102.

Lloyd JWet al. Long-term mortality of steelworkers. IV. Mortality by work area. Journal of Occupational Medicine, 12:151-7, 1970.

Lloyd JW, Ciocco A. Long-term mortality study of steelworkers. I Methodology.Journal of Occupational Medicine, 11: 299-310, 1969.

Machado Ret al. Danação da norma: medicina social e constituição da psiquiatria no Brasil. Rio de Janeiro: Graal, 1978.

Machle WF, Gregorius F. Cancer of the respiratory system in the United States chromate-producing industry.Public Health Reports, 63: 114-127, 1948.

Macmahon B, Monson RR. Mortality of the US rayon industry.Journal of Occupational Medicine, 30(9): 696-705, 1988.

Mallory TB, Gall EA, Brickley WJ. Chronic exposure to benzene (benzol) III.The pathological results.Journal of Industrial Hygiene and Toxicology, 21: 355-77, 1939.

March HC. Leukemia in radiologists in a 20 year period.American Journal of Medical Sciences, 220: 282-90, 1944.

Margotta R. The history of medicine.New York: Smithmark, 1996.

Marques AC. Variações da pressão arterial em trabalhadores expostos ao chumbo. Brasil Médico, 62(23/24): 220-2, 1948.

Martins SP. Direito da seguridade social. São Paulo: Atlas, 2000.

McCullough D. Uncamino entre dos mares: la creación del canal de Panamá. Madrid: Editorial Espasa Calpe, 2004. [Traducción de FranciscoGurzaIrazoqui].

McIvor AJ. Employers: the government, and industrial fatigue in Britain, 1890-1928. British Journal of Industrial Medicine, 44: 724-32, 1987.

Medrado-Faria MA. Valores hematológicos em trabalhadores em exposição ao benzeno. Boletim da Sociedade Brasileira de Hematologia e Hemoterapia, 9(144): 100-5, 1987.

Medrado-Faria MA *et al*. Saúde e trabalho: acidentes de trabalho em Cubatão. Revista Brasileira de Saúde Ocupacional, 11(42): 7-23, 1983a.

Medrado-Faria MA *et al*. Alguns aspectos sociais relacionados à ocorrência de acidentes do trabalho em um município industrial: o caso de Cubatão. Revista Brasileira de Saúde Ocupacional,11(43): 25-35, 1983b.

Medrado-Faria MA *et al*. Saúde e trabalho industrial: valores hematológicos de trabalhadores residentes no Pólo Sídero-Petroquímico de Cubatão-SP. Revista Brasileira de Saúde Ocupacional, 15(60): 17-29, 1987.

Melicow M. PercivallPott: 200th anniversary of first report of occupation-induced cancer of scrotum in chimney-sweepers (1775). Urology, 6: 745-752, 1975.

Mello JSB. Atmosfera dos interiores dos edifícios e locais de trabalho. Rio de Janeiro, 1942. [Tese de Cátedra, Faculdade de Medicina do Rio de Janeiro].

Mello JSB. Introdução à Higiene Industrial. Rio de Janeiro: Ministério da Educação e Cultura, 1951.

Mendes JMR, Wünsch DS. Elementos para uma nova cultura em segurança e saúde no trabalho. Revista Brasileira de Saúde Ocupacional, 32(115): 153-63, 2007.

Mendes R. Epidemiologia da silicose na região sudeste do Brasil. Contribuição para seu estudo através de inquérito de pacientes internados em hospitais de tisiologia. São Paulo, 1978. [Tese de Doutorado, Faculdade de Saúde Pública da USP].

Mendes R. Estudo epidemiológico sobre silicose pulmonar na região sudeste do Brasil, através de inquérito em pacientes internados em hospitais de tisiologia. Revista de Saúde Pública, 13: 7-19, 1979.

Mendes R (Org.). Medicina do Trabalho – Doenças Profissionais. São Paulo: Sarvier, 1980.

Mendes R. Doutrina e prática da integração da Saúde Ocupacional no setor Saúde: contribuição para definição de uma política. São Paulo, 1986. [Tese de Livre-Docência, Faculdade de Saúde Pública da USP].

Mendes R. A contribuição do DMPS na FM/UFMG para o desenvolvimento e implementação da "saúde do trabalhador" no Sistema de Saúde no Brasil: Um olhar francamente não isento. In: Miranda PSC, Costa HS, Fonseca Sobrinho D(Org.). DMPS e Saúde Pública: Olhares Singulares Sobre a História. Belo Horizonte, UFMG – Faculdade de Medicina, 2000, p.91-94.

Mendes R. Produção científica brasileira sobre Saúde e Trabalho, publicada na forma de dissertações de mestrado e teses de doutorado, 1950-2002. Parte 1: Bibliografia em ordem cronológica e alfabética. Revista Brasileira de Medicina do Trabalho, 1(2): 87-118, 2003.

Mendes R, Dias EC. Da Medicina do Trabalho à saúde do trabalhador. Revista de Saúde Pública, 25(5): 341-9, 1991.

Mendonça JNG. Das fábricas de charuto e rapé, da capital e seus arrabaldes. Rio de Janeiro, 1850. [Tese, Faculdade de Medicina do Rio de Janeiro].

Merlo ARC (Org.). Saúde e Trabalho no Rio Grande do Sul: Realidade, Pesquisa, Intervenção. Porto Alegre: Editora UFRGS, 2004.

Mignone C. Anatomia patológica da silicose pulmonar. São Paulo, 1939. [Tese de Livre-Docência, Faculdade de Medicina da USP].

Milles D. From workers' diseases to occupational diseases: the impact of experts' concepts on workers' attitudes. In: Weindling P (Ed.). The social history of occupational health.London: Croom Helm, 1985, p.55-77.

Mineração Aurífera. Boletim do Ministério do Trabalho, Indústria e Comércio, 2: 25-39,1936.

Minervino DM *et al*. A silicose pulmonar nas indústrias de São Paulo. In: Congresso Americano de Medicina do Trabalho, 1964, São Paulo. Anais... São Paulo: Associação Brasileira para a Prevenção de Acidentes – ABPA, 1964. p.268-80.

Morrone LC. Epidemiologia da silicose no Estado de São Paulo. São Paulo, 1979. [Dissertação de Mestrado, Faculdade de Saúde Pública da USP].

Morrone LC, Andrade M. Anemia aplástica pelo benzeno em uma indústria de equipamentos plásticos – ocorrência de quatro casos fatais. In: Congresso Nacional de Prevenção de Acidentes do Trabalho, 1974, São Paulo. Anais... São Paulo, Fundacentro, 1974. p.741-8.

Mortality of Miners: A selection from the reports and writings of William Farr. In: Buck C, Llopis A, Nájera E, Terris M (Ed.)The challenge of epidemiology: Issues and selected readings. Washington, D. C.: Pan American Health Organization, 1988, p.67-71.

NIOSH – National Institute for Occupational Safety and Health. Criteria for a recommended standard... Occupational exposure to carbon disulfide. Cincinnati: NIOSH, 1977.

Newhouse ML, Thompson H. Mesothelioma of pleura and peritoneum following exposure to asbestos in the London area.British Journal of Industrial Medicine, 224: 261-6, 1965.

Nogueira DP. Serviços médicos de empresas industriais no Município de São Paulo. São Paulo, 1967. [Tese de Doutorado, Faculdade de Saúde Pública da USP].

Nogueira DP. Histórico. In: Fundacentro (Org.). Curso de Engenharia do Trabalho. São Paulo: Fundacentro. v.1, 1979. p. 9.

Nunes A et al. Alguns caracteres epidemiológicos de doenças profissionais no município de São Paulo, tomados a partir de 210 casos atendidos no Ambulatório da Fundacentro – São Paulo. In: Congresso Nacional de Prevenção de Acidentes do Trabalho, 13º., 1974, São Paulo. Anais... Rio de Janeiro: DNSHT, 1974. p.421-9.

Nunes ED. Medicina social no Brasil: um estudo de sua trajetória. In: Campos GWS, Merhy EE, Nunes ED (Org.). Planejamento sem normas. São Paulo: Hucitec, 1989. p.113-33.

Nurminen M, Hernberg S. Effects of intervention on the cardiovascular mortality of workers exposed to carbon disulphide: a 15 year follow-up. British Journal of Industrial Medicine, 42, p.32-5, 1985.

OSHA – Occupational Safety and Health Administration.Occupational exposure to benzene: final rule. Federal Register (Part II), p.34460-34578, 11 Sept. 1987.

Oddone I et al. Ambiente de trabalho: a luta dos trabalhadores pela saúde. São Paulo: Hucitec, 1986.

Oliveira CR. Medicina e estado: origem e desenvolvimento da medicina social – 1866-1896. Rio de Janeiro, 1982. [Tese de Doutorado, Instituto de Medicina Social, UERJ].

Oliveira OG, Cavalcanti TA. O problema do chumbo numa indústria gráfica. Memórias do Instituto Oswaldo Cruz, 48: 125-41, 1950.

Oliveira OG. Condições de trabalho humano nas minas de carvão de Arroio dos Ratos e Butiá. Arquivos de Higiene, 15(4): 65-158, 1945.

Olshaqnsky SJ, Ault B. The fourth stage of the epidemiologic transition: the age of delayed degenerative diseases.Milbank Quarterly,64:355-91, 1986.

Parker M. Panama Fever: The Epic Story of the Building of the Panama Canal. New York: Anchor Books, 2007.

Parreiras D. Medicina do Trabalho: clínica de doenças profissionais. Rio de Janeiro: Ed. Henrique Velho, 1943.

Parreiras D. Intoxicações profissionais pelo chumbo e seus compostos: saturnismo crônico. Hospital, 252: 213-20, 1944.

Parreiras D. Doenças profissionais do sangue e de seus órgãos de formação. Revista Brasileira de Medicina Pública, 11: 31-7, 1945.

Parreiras D. Alterações do sangue de origem profissional. Imprensa Médica, 26(433): 58-63, 1970.

Parreiras D et al. Condições de trabalho nas minas de ouro. Boletim do Ministério do Trabalho, Indústria e Comércio, 9: 181-209, 1942.

Peixoto A et al. Acidentes do trabalho. Rio de Janeiro: Editora Guanabara – Weissmann- Koogan, 1934.

Penna B. Saúde e trabalho. Conferência lida na sede da Liga Agrícola Brasileira. São Paulo: Monteiro Lobato, 1924.

Pereira MF, Firmeza H. Condições de trabalho nas minas de São Jerônimo e Butiá. Boletim do Ministério do Trabalho, Indústria e Comércio, 10: 195-224, 1943.

Pimenta AL. A compreensão dos trabalhadores sobre o processo saúde-doença no ambiente de trabalho. Estudo de casos de intoxicação por chumbo no município de Bauru SP. São Paulo, 1989. [Dissertação de Mestrado, Faculdade de Medicina da USP].

Pinto RFS. Higiene do Trabalho. Rio de Janeiro, 1907. [Tese de Doutoramento, Faculdade de Medicina do Rio de Janeiro].

Porto A. O sistema de saúde do escravo no Brasil do século XIX: doenças, instituições e práticas terapêuticas. História, Ciências, Saúde – Manguinhos, 13(4): 1019-27, 2006.

Ramazzini B. As doenças dos trabalhadores (De morbis artificum diatriba, 1700). Tradução de Raimundo Estrela. São Paulo: Fundacentro, 1971.

Ramazzini B. As doenças dos trabalhadores (De morbis artificum diatriba, 1700). Tradução de Raimundo Estrela. São Paulo: Fundacentro, 2000.

Redmond CK et al. Long-term mortality study of steelworkers. VI. Mortality from malignant neoplasms among coke oven workers. Journal of Occupational Medicine,14:621-9, 1972.

Ribeiro BA. Frequência e gravidade de acidentes do trabalho em indústrias têxteis do município da capital do Estado de São Paulo. Arquivos da Faculdade de Higiene e Saúde Pública. 4(1): 11-20, 1950.

Ribeiro BA, Stettiner HMA. Determinação semiquantitativa de coproporfirina urinária. Arquivos da Faculdade de Higiene e Saúde Pública, 12: 165-80, 1958.

Ribeiro BA et al. Exposição ao sulfeto de carbono e sulfeto de hidrogênio na fabricação do raiom pelo processo da viscose, no Estado de São Paulo. Arquivos da Faculdade de Higiene e Saúde Pública, 13(1): .219-41, 1959.

Ribeiro BA et al. Sobre a ocorrência de silicose em função da exposição à poeira de sílica livre: método de investigação e exemplo de aplicação prática. In: Congresso Americano de Medicina do Trabalho, 1964, São Paulo. Anais... São Paulo: Associação Brasileira para a Prevenção de Acidentes – ABPA, 1964. p.241-67.

Ribeiro D. O processo civilizatório: estudos de antropologia da civilização: etapas da evolução sócio-cultural. Petrópolis: Vozes, 1987.

Ribeiro D, 1889, apudLima MA. A proteção ao trabalho e a contribuição de Lindolfo Collor. In: Lima M de A (Org.) As origens da legislação trabalhista brasileira: exposições de motivos de Lindolfo Collor. Porto Alegre: Fundação Paulo do Couto e Silva, 1991, p.9-102.

Ribeiro GD. A criança operária. Tese – Faculdade de Medicina do Rio de Janeiro, Rio de Janeiro, 1913.

Ribeiro HP, Lacaz FAC (Org.). De que adoecem e morrem os trabalhadores. São Paulo: DIESAT, 1984.

Ribeiro L (Org.). Medicina no Brasil. Rio de Janeiro: Imprensa Nacional, 1940.

Ribeiro MD et al. Hypertension and economic activities in São Paulo, Brazil. Hypertension, 3: 233-7,1981. Supplement 2.

Ribeiro MM. A ciência dos trópicos: a arte médica no Brasil do século XVIII. São Paulo: Hucitec, 1997.

Rigotto RM. Rotina básica para condução de casos de intoxicação crônica por chumbo e seus compostos inorgânicos. Revista Brasileira de Saúde Ocupacional, 66: 44-9, 1989.

Rigotto RM. Não somos máquinas: um estudo das ações sindicais em defesa da saúde na Grande BH. Belo Horizonte, 1992. [Dissertação de Mestrado, Faculdade de Educação da UFMG].

Rinsky RA et al. Benzene and leukemia – an epidemiological assessment. New England Journal of Medicine,316: 1044-50, 1987.

Rocha LAR, Horta GO. Avaliação da intoxicação profissional por chumbo em indústrias de acumuladores elétricos na Grande Belo Horizonte. Revista Brasileira de Saúde Ocupacional, 15(60): 6-12, 1987.

Rocha LE. Tenossinovite como doença do trabalho no Brasil: a atuação dos trabalhadores. São Paulo, 1989. [Dissertação de Mestrado, Faculdade de Medicina da USP].

Rocha LE. Tenossinovite e trabalho: análise das comunicações de acidentes do trabalho (CAT) registradas no município de São Paulo. Revista Brasileira de Saúde Ocupacional, 18(70): 29-39, 1990.

Rocha PAP. Um pouco da história da medicina sanitária no Brasil. Revista Brasileira de História da Medicina, 41: 3-33, 1953.

Rodrigues LM. Conflito industrial e sindicalismo no Brasil. São Paulo: Difel, 1966.

Rodríguez CA. Herramientas en materia de salud laboral. Buenos Aires: Oficina del Libro Internacional, 1995.

Rodríguez CA. La salud de los trabajadores: Contribuciones para una asignatura pendiente. Buenos Aires: Superintendencia de Riesgos del Trabajo, 2005.

Romeder JM, Mc Whinnie JR. Le développement des années potentielles de vie perdus comme indicateur de mortalité pré-maturée. Revue de Epidemiologie et Santé Publique, 261: 97-115, 1978.

Rosen G. Economic and social policy in the development of public health: an essay of interpretation. Journal of the History of Medicine and Allied Sciences, 8: 406-30, 1953.

Rosen G. A history of public health. New York: MI Publications, 1958.

Rosen G. Da polícia médica à medicina social: ensaios sobre a história da assistência médica. Tradução de Angela Loureiro. Rio de Janeiro: Graal, 1979.

Salgado PT. Controle e diagnóstico laboratorial da intoxicação pelo chumbo. São Paulo, 1976. [Dissertação de Mestrado, Faculdade de Ciências Farmacêuticas da USP].

Salgado PT.Diagnóstico laboratorial da intoxicação pelo chumbo. Revista Brasileira de Saúde Ocupacional, 4(13): 10-31, 1976b.

Santana VS. Saúde do trabalhador no Brasil: pesquisa na pós-graduação. Revista de Saúde Pública, v. 40, p.101-11, 2006. Número especial.

Santesson CG, 1897, apud Fielder RJ. Benzene. London: Her Majesty's Stationery Office – Health and Safety Executive, 1982. (Toxicity Review Series, 4).

Santos J. Medicina do Trabalho. Anais da Academia Mineira de Medicina, 13: 173-206, 1982.

Sbrissa Netto JM et al. Linha de Burton. Estudo clínico e histopatológico. In: Congresso Nacional de Prevenção de Acidentes do Trabalho, 14., Rio de Janeiro, 1975. Anais... São Paulo: Fundacentro, 1975.

Schilling RSF.Occupational health practice. London: Butterworths, 1975.

Schilling RSF. More effective prevention in occupational health practice? Occupational Medicine, 34(3): 71-79, 1984.

SESI – Serviço Social da Indústria. Inquérito preliminar de Higiene Industrial no município de São Paulo. São Paulo, 1955 (mimeo).

SESI – Serviço Social a Indústria. Higiene e segurança industrial. São Paulo: SESI, 1966. (Separata "SESI 18 Anos Divisão de Assistência Social", p.199-452).

Sigerist HE. Historical background of industrial and occupational diseases. Bulletin of the New York Academy of Medicine, 12(11): 597-609, 1936.

Sigerist HE. A history of medicine.v.1. New York: Oxford University Press, 1951.

Silva AM. Os "novos" adoecimentos e o papel da Medicina do Trabalho. Revista Brasileira de Medicina do Trabalho, 2(2): 90-93, 2004.

Silva AN. Que moléstias predominam sobre os que se empregam nas fábricas de tabaco e de charutos estabelecidas na cidade do Rio de Janeiro? Rio de Janeiro, 1852. [Tese, Faculdade de Medicina do Rio de Janeiro].

Silva JM, Novato-Silva E, Faria HP. PinheiroTMM. Agrotóxico e trabalho: uma combinação perigosa para a saúde do trabalhador rural. Ciência & Saúde Coletiva, 10(4): 891-903, 2005.

Silveira AM, Marine Rl. A avaliação da experiência do Ambulatório de Doenças Profissionais do Hospital das Clínicas da UFMG no tratamento dos trabalhadores com saturnismo. Revista Brasileira de Saúde Ocupacional, 7(74): 7-19, 1991.

Simonin C. Les Sciences medicales au service du travail humain. Rio de Janeiro: Instituto de Aposentadoria e Pensões dos Marítimos, 1952.

Simpósio "Leucopenia". Relatório e conclusões finais do Simpósio "Leucopenia". Boletim da Sociedade Brasileira de Hematologia e Hemoterapia, 9(144): 156-60, 1987.

Souto DF. Saúde no Trabalho: Uma Revolução em Andamento. Rio de Janeiro: Editora Senac Nacional, 2003.

Spínola AG. Variáveis epidemiológicas no controle do saturnismo. Salvador, 1975. [Tese para Professor Assistente, Faculdade de Medicina da UFBA]. 1975.

Spínola AG, Fernícola NAG, Mendes R. Intoxicação profissional por chumbo. In: Mendes R (Org.). Medicina do Trabalho – doenças profissionais. São Paulo: Sarvier, 1980, p.437-60.

Tambellini AT. Da Medicina do Trabalho à saúde dos trabalhadores: implicações para a política de saúde dos trabalhadores. In: Congresso da Associação Nacional de Medicina do Trabalho, 5., 1987, Florianópolis. Anais... Florianópolis: Associação Nacional de Medicina do Trabalho – ANAMT, 1987. p.39-60.

Tambellini AT. A medicina do século XX no Brasil. In: Congresso Internacional de Americanistas, 1988, Amsterdam (mimeo).

Taylor GJ. Relatório do inquérito preliminar de Higiene Industrial nas minas de carvão no Brasil. Revista do Serviço Especial de Saúde Pública. 10(.2): 607-31, 1959.

Taylor GJ, Gondim PM. Desenvolvimentos recentes da Higiene Industrial no Brasil. Revista do Serviço Especial de Saúde Pública, 7(2): 583-93, 1955.

Teixeira CM, Moreira M. Higiene das minas no Brasil. In: Congresso Brasileiro de Higiene e Segurança do Trabalho, 12., 1949, Rio de Janeiro. Anais... Rio de Janeiro, 1949. p.253-67.

Teixeira CM, Moreira M. Silicose e silicotuberculose. In: Congresso Nacional de Tuberculose,5., 1951. Belo Horizonte. Anais... São Paulo: Federação Brasileira das Sociedades de Tuberculose, 1951. p.647-70.

Tiller JR, Schilling RSF, Morris JN. Occupational toxic factor in mortality from coronary heart disease.British Medical Journal, 4: 407-11, 1968.

Tolonen M *et al*. A follow-up study of coronary heart disease in viscose rayon workers exposed to carbon disulphide. British Journal of Industrial Medicine, 32: 1-10, 1975.

Tolonen M, Nurminen M, HernbergS. Ten-year coronary mortality of workers exposed to carbon disulphide. Scandinavian Journal of Work Environment and Health,5: 109-14, 1979.

Tortorello JA. Acidente do trabalho: teoria e prática. São Paulo: Saraiva, 1994.

Travassos JSA. Silicose e tuberculose. In: Congresso Nacional de Tuberculose,5., 1951, Belo Horizonte. Anais... São Paulo: Federação Brasileira das Sociedades de Tuberculose, 1951. p.671-86.

Vieira SI. Introdução à Segurança, Higiene e Medicina do Trabalho. In: VIEIRA, S. I. (Coord.) Medicina Básica do Trabalho. v.1. Curitiba: Genesis, 1995.

Vigliani EC. Carbon disulphide poisoning in viscose rayon factories. British Journal of Industrial Medicine, 11:235-44, 1954.

Vigliani EC. Leukemia associated with benzene exposure. Annals of the New York Academy of Sciences, 271: 143-151, 1976.

Vigliani EC. The first 50 years of the International Permanent Commission on Occupational Health. Medicina del Lavoro, 77(6): 583-5, 1986.

Vigliani EC, Saita G. Benzene and leukemia. New England Journal of Medicine, 217: 872-6, 1964.

Villermé LR. Tableau de l'etat physique et moral e des ouvriers employés dans les manufactures de coton, de laine et de soie. Paris: Jules Renouard et Cie. Libraires, 1840. Apud:Organización Panamericana de la Salud. El desafío de la epidemiologia e problemas y lecturas seleccionadas. Washington: OPS, 1988, p.33-6.

WagnerJC *et al*. Diffuse pleural mesothelioma and asbestos exposure in the North Western Cape Province. British Journal of Industrial Medicine, 17: 260-71, 1960.

Waissmann W. O trabalho na gênese da doença isquêmica do coração. Rio de Janeiro, 1993. [Dissertação de Mestrado, Escola Nacional de Saúde Pública da Fundação Oswaldo Cruz].

Waissmann W. A "Cultura de Limites" e a da desconstrução médica das relações entre saúde e trabalho. Rio de Janeiro, 2000. [Tese de Doutorado, Escola Nacional de Saúde Pública da Fundação Oswaldo Cruz].

Waissmann W, Castro JAP. A evolução das abordagens em saúde e trabalho no capitalismo industrial. In: Teixeira P, Valle S (Org.) Biossegurança – uma abordagem multidisciplinar. Rio de Janeiro: FIOCRUZ, 1996. p.15-25.

Waldron HA. A briefhistoryofscrotalcancer. British Journal of Industrial Medicine, 40: 390-401, 1983.

Waldron T. Dish at Merton Priory: evidence for a "new" occupational disease? British Medical Journal, 291(6511): 1762-3, 1985.

Weindling P (Ed.). The social history of occupational health.London: Croom Helm, 1985.

Westfall RS.Catalog of the scientific community of the 16th and 17th centuries.Virtual Library for the History of Science, Technology and Medicine, 1988.Disponível em: <http://mathforum.org/library/view/3790.html>

Whorton D *et al*. Infertility in male pesticide workers. Lancet, 2:1259-61, 1977.

Whorton D *et al*. Testicular function in DBCP exposed pesticide workers. Journal of Occupational Medicine, 21: 161-6, 1979.

WHO – World Health Organization.Identification and control of work-related diseases.Report of a WHO Expert Committee. Geneva: WHO, 1985. [Technical Report Series, 714].

Wright RC, Goldmann L. Contact dermatitis. International Journal of Dermatology, 18(8): 665-8, 1979.

Wünsch FilhoV. Perfil epidemiológico dos trabalhadores. Revista Brasileira de Medicina do Trabalho, 2(2): 103-117, 2004.

Xavier OG *et al*. Exposição ao mercúrio: experiência da subdivisão de Higiene e Segurança Industrial do SESI – São Paulo. In: Assembleia Médica Mundial, XXX, 1976, São Paulo. Trabalhos apresentados... São Paulo. 1976.

Young N. Benzene and lymphoma. American Journal of Industrial Medicine 15:495-98, 1989.

2

Patogênese do Adoecimento Relacionado com o Trabalho

René Mendes
Deilson Elgui de Oliveira

- **Conceitos introdutórios**
- **Formas de "agressão": como o trabalho pode tornar-se nocivo ou perigoso?**
  Nocividade do trabalho determinada por processos de trabalho intrinsecamente nocivos ou perigosos
  "Objetos de trabalho" intrinsecamente nocivos ou perigosos
  "Meios de trabalho" inadequados, desconfortáveris, nocivos ou perigosos
  "Ambientes de traballho" desconfortáveis, incômodos, nocivos ou perigosos
  "Condições de trabalho" nocivas
  Nocividade do trabalho determinada pela "dose", "quantidade" ou "carga de trabalho" excessivas
  "Dose" ou "quantidade" no seu sentido estrito
  Conceito ampliado de "dose", "quantidade" ou "carga de trabalho"
  Nocividade do trabalho determinada pela duração ou configuração do "tempo de trabalho" – uma sistematização tentativa
  Como o trabalho pode se tornar nocivo ou perigoso: extensão do conceito
  Extensão da nocividade do trabalho para o ambiente domiciliar ou familiar
  Extensão da nocividade do trabalho para a comunidade circunvizinha
  Extensão da nocividade do trabalho para o meio ambiente ampliado ou remoto
  O trabalho em ambientes artificiais, especiais ou desfavoráveis à vida humana
- **Estratégias de "defesa" e de "adaptação" na patogênese do adoecimento relacionado ao trabalho**
  Determinantes da "vulnerabilidade" aos patógenos do trabalho
  A construção das "defesas" contra os patógenos do trabalho
  Alguns exemplos de mecanismos de "defesa" contra patógenos do trabalho
  Mecanismos de "adaptação" na patogênese do adoecimento relacionado ao trabalho
  Alguns exemplos de mecanismos de "adaptação" em patogênese do trabalho
- **Natureza da "lesão": como o trabalho nocivo ou perigoso produz "dano" à saúde dos trabalhadores?**
  Introdução

Causas comuns de agressão celular
Deprivação de oxigênio
Radicais livres
Morte celular
Necrose
Apoptose
Adaptações celulares
Atrofias e hipertrofias: adaptações baseadas em alteração do crescimento celular
Hiperplasias: adaptação baseada em alterações da proliferação celular
Metaplasias e displasias: adaptações baseadas em mudanças na proliferação e diferenciação
Neoplasias: distúrbios não adaptativos de proliferação e diferenciação celular
Disgenesias ou malformações congênitas
Alterações regressivas
Acúmulos de lipídios
Acúmulos de proteínas
Acúmulos de glicogênio
Pigmentos
Calcificação patológica
Envelhecimento celular
Inflamações
Distúrbios hemodinâmicos
Edema
Hiperemias
Hemostasia, hemorragia e tromboses
Embolia
Infartos
Choque
Distúrbios genéticos
Mutações
Doenças genéticas
Distúrbios da imunidade
Reações de hipersensibilidade
Doenças autoimunitárias
Imunodeficiências
Outros
- **Referências**

Conceitos introdutórios

Etimologicamente o termo **patologia** significa estudo das doenças (do grego *pathos* = doença, sofrimento, e logos = estudo, doutrina). Mais especificamente, a *Patologia* pode ser definida como "a ciência que estuda as causas das doenças, os mecanismos que a produzem, as sedes e as alterações morfológicas e funcionais que apresentam" (Pereira, 1998; Pereira, 2000a). De fato, para esclarecer os fenômenos estudados, a patologia relaciona diferentes áreas do conhecimento médico, notadamente articulando **etiologia** (causas), **patogênese** (mecanismos), **anatomia patológica** (repertório de alterações morfológicas dos tecidos) e a **fisiopatologia** (alterações funcionais dos órgãos afetados).

Saliente-se, inicialmente, que o principal marco de referência da patogênese do adoecimento relacionado ao trabalho é o conhecimento oferecido pela patologia geral, que define os principais padrões morfofuncionais e moleculares de doenças de diferentes naturezas e ocorrendo em diferentes partes do organismo. A despeito de sua óbvia utilidade, a patologia geral tem algumas limitações, principalmente no que se refere às explicações sobre o modo como o trabalho atua na etiologia ou modificando a fisiopatologia e, em última análise, como influencia a dinâmica do processo saúde-doença, quer no nível de um indivíduo, quer em nível populacional. A propósito, é importante notar que o esclarecimento destas difíceis questões requer a integração das informações da epidemiologia com as da patologia.

Neste contexto, denomina-se lesão o conjunto de alterações morfológicas, moleculares e/ou funcionais que surge nos tecidos após agressão aguda ou estresse prolongado. As alterações morfológicas que caracterizam as lesões podem ser observadas com a vista desarmada (alterações macroscópicas) ou ao microscópio ótico ou eletrônico (alterações ditas microscópicas ou ultraestruturais, respectivamente). As alterações moleculares (que podem tardar a se traduzir em alterações morfológicas) são detectadas com o emprego de métodos bioquímicos, imunológicos e de biologia molecular. Já os transtornos funcionais manifestam-se por alterações da função de células, tecidos, órgãos ou sistemas, compreendendo os fenômenos fisiopatológicos (Pereira, 1998; Rubin e Farber, 1999; Pereira, 2000a). Lesões são dinâmicas: surgem, evoluem e tendem para a cura ou para a cronicidade. Por esse motivo, são também referidas como processos patológicos, sendo que a palavra "processo" reitera a característica de sucessão de eventos. Assim, é compreensível que o aspecto morfológico de uma lesão varie em diferentes fases de sua evolução (Pereira, 2000a).

O principal alvo dos agentes agressores são as moléculas, especialmente as macromoléculas, de cuja ação dependem as funções vitais. Como regra geral, é plausível admitir que a maioria das lesões inicia-se em nível molecular. Em nível celular, alterações morfológicas podem surgir em consequência de modificações na estrutura e/ou função das membranas, do citoesqueleto, de organelas citoplasmáticas, do patrimônio genético e outros componentes celulares, além do acúmulo de substâncias em compartimentos intracelulares.

A ação dos agentes agressores faz-se por ação direta ou indireta. Por ação direta, o agente pode exercer ação detergente sobre as membranas, inibir ou modificar enzimas, ou sua afinidade pelo(s) substrato(s), alterar a estrutura primária ou conformação espacial de outras macromoléculas etc. A maioria dos agentes lesivos, entretanto, apresenta também (às vezes exclusivamente) mecanismos indiretos de ação, o que pode se dar, por exemplo, pelo comprometimento no metabolismo energético da célula, prejuízo no fornecimento de nutrientes e oxigênio, modificação nos níveis de radicais livres intra e extracelulares, ou mesmo, porque desencadeiam respostas locais ou sistêmicas capazes de causar lesão ou morte celular.

Expostas a agressão crônica, i.e., ao estresse continuado, as células sofrem modificações estruturais e em sua expressão gênica, algumas das quais na perspectiva de se manterem viáveis. Em outras palavras, a alteração da homeostasia do tecido leva a modificações de suas células, que podem vir a estabelecer respostas adaptativas que possibilitem sua sobrevivência enquanto perdurarem as condições adversas. No entanto, para além de certos limites, os fenômenos adaptativos (*e.g.*, atrofia, hipertrofias e hiperplasias) não são possíveis ou suficientes, o que pode culminar com aumento no número e gravidade das lesões, morte celular ou mesmo o desencadeamento de lesões precursoras de doenças com repercussões importantes no organismo (*e.g.*, metaplasias e displasias precedendo o aparecimento de cânceres de origem epitelial). A Fig. 2.1, adaptada a partir do esquema utilizado por Rubin e Farber (1999), apresenta uma visão geral de como a célula reage às agressões ou estresse.

O "modelo celular" embasa o raciocínio e a sistematização do conhecimento biológico da patologia geral. Adicionalmente, pode ser entendido como modelo em escala reduzida de complexidade do que se imagina ocorrer com o ser humano e, de certa forma, nos grupos sociais, quando analisados sob a ótica das ciências sociais ou mesmo por uma visão ecológica. A Fig. 2.2 esquematiza estas relações entre "agressão", "defesa", "adaptação" e "lesão".

Dentro deste contexto, cabe enunciar que este capítulo tem o propósito de introduzir no estudo da patologia do trabalho o estudo dos mecanismos de produção da doença, neste caso, das "doenças relacionadas com o trabalho", ou seja, o estudo de como, de que modo o trabalho pode produzir doença ou sofrimento. É o que estamos denominando "patogênese do adoecimento relacionado com o trabalho".

Com efeito, o estudo desta patogênese parte do estudo dos mecanismos gerais de produção da doença. Contudo, uma vez adotado o conceito de "doença relacionada com o trabalho" e, por extensão, a classificação proposta por Richard Schilling para caracterizar a natureza do nexo de causa e efeito entre doença e trabalho (grupos I, II e III), percebe-se que a patogênese do adoecimento relacionado ao trabalho poderia ser vista sob três ângulos principais:

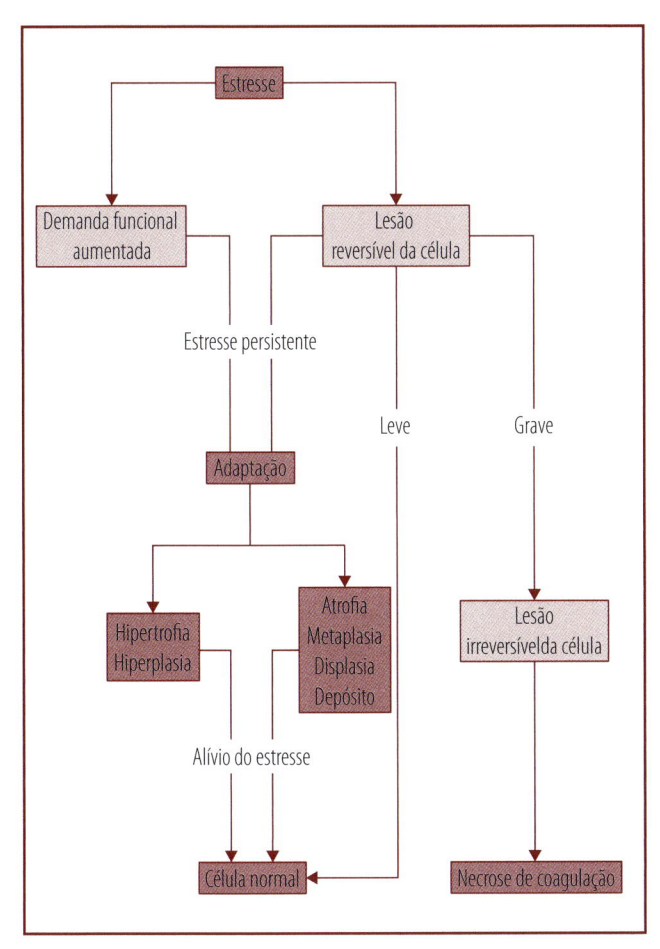

Fig. 2.1. Reações das células ao estresse (Adaptado de Rubin e Farber, 1999).

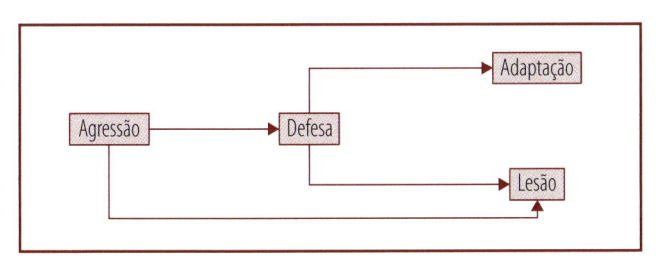

Fig. 2.2. Respostas do organismo às agressões.

- **Patogênese da doença "específica" do trabalho (Grupo I de Schilling), em que o trabalho é considerado causa necessária** – fundamentalmente, seria a patogênese das "doenças profissionais", senso estrito, mas cujos processos patológicos podem se assemelhar muito aos de outras doenças tidas como "comuns" ou aparentemente "não relacionadas com o trabalho". Porém, partindo do conceito (e também crença e compromisso) da evitabilidade da doença profissional típica – e consequente possibilidade de erradicação – o estudo da patogênese, neste caso, passaria a se constituir, progressivamente, no estudo dos mecanismos de produção de doenças que poderiam perfeitamente deixar de ser produzidas, portanto, de "doenças em vias de extinção". Eliminada(s) a(s) causa(s), não se esperaria mais haver a doença. Portanto, estudos dos mecanismos de produção não seriam mais urgentemente necessários, exceto em "novas doenças", ou em doenças criadas por "novas condições de risco", ou condições de risco insuficientemente conhecidas. A silicose constitui um excelente exemplo de "doença em vias de extinção" ou "doença marcada para morrer...". A asbestose, com muito mais razão, enquadra-se também nessa categoria de doenças. Mesmo nesses casos, porém, há uma óbvia interface entre os mecanismos de patogênese geral e os de patogênese do trabalho.

- **Patogênese da doença "não específica", em que o trabalho constitui um "fator de risco" contributivo ou aditivo, na etiologia multifatorial** – como se sabe, este grande e complexo grupo de "doenças relacionadas com o trabalho", que constituem o grupo II da classificação de Schilling, são doenças aparentemente "comuns", onde evidências epidemiológicas – mais do que clínicas – demonstram aumento (excesso) da frequência, precocidade na incidência, aumento da gravidade e do curso evolutivo e prognóstico, ou mesmo a combinação de duas ou três dessas características, em determinados grupos ocupacionais. A hipertensão arterial e o câncer de pulmão possivelmente constituem os melhores exemplos desse grupo de doenças. Nessas "doenças relacionadas com o trabalho", o estudo dos mecanismos de produção da doença, além de mostrar um extenso território comum partilhado pela patogênese geral e pela patogênese das doenças relacionadas ao trabalho, poderá ajudar a elucidar questões fundamentais da real natureza desta última. Em última instância, é o que pretendem os estudos epidemiológicos, quando tentam identificar os "fatores de risco" na etiologia multicausal ou multifatorial de um sem número de doenças. Busca-se, quer pela epidemiologia, quer pela patologia, conhecer, se possível, um a um, todos os "fatores de risco", a fim de abrir a possibilidade da prevenção da doença, por meio da modificação, redução ou eliminação desses fatores.

- **Patogênese da doença "não específica", em que o trabalho pode desencadear ou agravar condições preexistentes ou latentes** – este grupo de doenças caracteriza o grupo III da classificação de Schilling e encontra os exemplos mais característicos nas doenças dos sistemas imunitário, endócrino e psíquico. Nesse grupo, a compreensão dos mecanismos de produção, ou melhor, de desencadeamento e/ou agravamento da doença, tem uma importância duplamente relevante. De um lado, o estudo da patogênese do trabalho poderia ajudar a entender os mecanismos gerais de produção da doença (não relacionados ao trabalho); de outro, observações obtidas no estudo da patogênese geral poderiam, por analogia, ou por extensão, ser úteis para ampliar a compreensão da patogênese do trabalho e, por extensão prática, ser úteis à prevenção e ao manejo destas "doenças relacionadas com o trabalho". São, portanto, interfaces, fronteiras ou territórios comuns que precisam ser mais bem conhecidos pela Medicina do Trabalho.

Em resumo, a compreensão da patogênese das doenças relacionadas ao trabalho tem como propósito entender como se produz a doença com três finalidades principais:
- detectar a doença o mais precocemente possível;
- tratar corretamente, se assim for possível e
- prevenir sua ocorrência.

Combinam-se, portanto, propósitos da "prevenção primária" e da "prevenção secundária", como se faz ou se deveria fazer na boa Medicina do Trabalho.

Para tanto, este capítulo irá enfocar, em primeiro lugar, o estudo do trabalho como "agressor" ou gerador de "estresse", analisado em três ângulos: qualitativo, quantitativo e temporal. Após uma breve discussão sobre os mecanismos de defesa e de adaptação em patogênese, aprofunda-se o estudo detalhado dos mecanismos de produção de "lesão" ou "dano", discutidos sob diferentes ângulos. Por último, uma ampla e atualizada seção de bibliografia, na qual também são listadas as referências citadas no capítulo, é oferecida como apoio e orientação para estudos mais detalhados.

▸ Formas de "agressão": como o trabalho pode tornar-se nocivo ou perigoso?

Antes de tratar de como o trabalho pode tornar-se nocivo ou perigoso, é importante que se dê o devido destaque aos aspectos positivos do trabalho. Como bem destaca o Professor Oscar Betancourt, o trabalho, como essencialidade do ser humano, permitiu o desenvolvimento e a transformação da humanidade. Até nas condições mais precárias o trabalho pode proporcionar esses resultados. Cabe, ainda, salientar que o desenvolvimento das capacidades físicas, intelectuais e emotivas surge ao se realizar uma atividade, ao dominar um meio de trabalho determinado, ao relacionar-se com seus companheiros, ao transformar o objeto em produto e ao oferecer um serviço (Betancourt, 1999).

Existem tarefas que, por suas características de riqueza e diversidade, permitem o desenvolvimento de capacidades físicas ou mentais profundas. Igualmente, as atitudes de solidariedade e companheirismo criam um ambiente agradável de trabalho (Betancourt, 1999). As relações harmônicas são uma condição importante para o bem-estar. Como bem destaca o autor:

"(...) é necessário reconhecer e detectar estas qualidades do trabalho para proporcioná-las na hora de executar os programas de saúde dirigidos aos trabalhadores" (Betancourt, 1999).

De igual maneira, nas pessoas não existem tão somente manifestações que refletem problemas de saúde. Ao contrário, múltiplas qualidades, capacidades e valores do ser humano expressam-se no trabalho e na vida extralaboral, constituindo o que o mesmo autor denomina "manifestações positivas". É possível que surja sensação de bem-estar, realização plena, alegria, desenvolvimento e exercício dos valores característicos do ser humano, como solidariedade, companheirismo, amizade com os companheiros e companheiras de trabalho (Betancourt, 1999).

Assim, capacidade física para o trabalho, desenvolvimento muscular, níveis altos de rendimento cardiopulmonar, habilidades e destrezas, capacidade de realizar as atividades sem dificuldade são algumas das expressões positivas que se deve tomar em conta, para sua promoção (Betancourt, 1999).

Concordamos com os Professores Christophe Déjours e Elizabeth Abdoucheli, quando, no contexto da psicopatologia do trabalho, afirmam que:

"o trabalho revela-se como um mediador privilegiado, senão único, entre inconsciente e campo social e entre ordem singular e ordem coletiva. (...) O trabalho não é apenas um teatro aberto ao investimento subjetivo, ele é também um espaço de construção do sentido e, portanto, de conquista da identidade, de continuidade e historização do sujeito. Dessa forma, ao lado da economia das relações amorosas, a dinâmica das relações sujeito-organização do trabalho poderá ocupar um lugar significativo no processo de reapropriação e de emancipação de um homem sempre em luta contra a ameaça de tornar-se doente, sempre em luta para conservar sua identidade na normalidade, sempre em busca de ocasiões para trazer uma contribuição original à construção social, num movimento que, tendo em confiança a clínica, parece tão essencial quanto aquele que anima sua demanda de amor" (Dejours e Abdoucheli, 1994).

Com esta visão primeira, e tendo-a como o desiderato das ações de saúde e segurança no trabalho, buscar-se-á entender, agora, o outro extremo: como o trabalho pode tornar-se nocivo ou perigoso para o ser humano.

Se iniciarmos pela sistematização utilizada no estudo da patogênese geral, veremos que as explicações sobre a origem das doenças partem da célula. Como tal, as "causas" de agressão à célula são geralmente divididas em "causas exógenas" – vindas de fora para dentro e "causas endógenas", vindas de dentro para fora. As "exógenas" são representadas pelos agentes físicos, químicos e biológicos e os desvios da nutrição. As causas "endógenas" estão relacionadas com o patrimônio genético, com a resposta imunitária e com os fatores emocionais (Pereira, 1998; Pereira, 2000a).

No clássico tratado "Robbins e Cotran – Bases Patológicas das Doenças", ao serem discutidas as "causas" de lesão celular, a maior parte das influências adversas sobre as células é organizada em poucos grupos, que incluem as deprivações de oxigênio, agentes físicos, químicos, infecções, reações imunológicas, alterações genéticas e distúrbios nutricionais (Kumar *et al.*, 2010). Com base nessa classificação, alguns exemplos de causas frequentes de lesão celular são oferecidos a seguir na Tabela 2.1.

A partir desta organização das "causas" de lesão ou agressão celular, a maior parte dos bons textos de patologia geral organiza uma sistematização dos principais "mecanismos de ação", ou de como as lesões celulares são produzidas. Parte desta discussão dos mecanismos interiores irá voltar mais adiante, neste capítulo.

Antes, porém, tentaremos responder à pergunta: como o trabalho pode se tornar nocivo ou perigoso? Ou, o que torna o trabalho uma "carga", uma causa de sofrimento ou uma causa de "desgaste" (termo que não adotamos) ou uma causa de doença ou mesmo de morte?

Nocividade do trabalho determinada por processos de trabalho intrinsecamente nocivos ou perigosos – uma tentativa de sistematização

Ao entrarmos no estudo dos principais mecanismos patogenéticos do adoecimento relacionado ao trabalho, é importante notar que a primeira resposta à pergunta inicialmente formulada – **como o trabalho pode se tornar nocivo ou perigoso?** – surge da observação de que a natureza ou qualidade do trabalho pode ser intrinsecamente nociva ou perigosa.

Assim, para iniciarmos o estudo deste ângulo do problema, lembraremos – como já fizemos no Capítulo 1 – que coube ao médico Bernardino Ramazzini (1633-1714) propor, em seu clássico *De Morbis Artificum Diatriba*, publicado em 1700, as bases de uma primeira classificação das formas como o trabalho pode agredir a saúde e a vida dos trabalhadores.

Oferecemos a palavra, portanto, ao "pai da medicina do trabalho", para que ele inicie a descrição das "doenças dos mineiros", no Capítulo I de seu tratado sobre *As Doenças dos Trabalhadores*:

Tabela 2.1. Causas frequentes de agressão e lesão celular	
Causas	Exemplos
Falta de oxigênio	Hipóxia e isquemia Perda da capacidade de transportar oxigênio (anemia, intoxicação por CO, etc.)
Agentes físicos	Abrasão Calor e frio Choque elétrico Radiações Traumas
Agentes químicos	Arsênico Cianeto Agrotóxicos Drogas de uso recreacional (*e.g.*, Etanol) Drogas de uso terapêutico Poluentes ambientais Sais de mercúrio
Infecções	Vírus Rickettsias Bactérias Fungos Parasitas (*e.g.*, protozoários, helmintos)
Reações imunológicas	Reações de hipersensibilidade Imunossupressão (inata ou adquirida)
Alterações genéticas	Anomalias cromossômicas (*e.g.*, trissomia 21, na síndrome de Down)
Distúrbios nutricionais e metabólicos	Aterosclerose Deficiências de vitaminas (*e.g.*, escorbuto, na deficiência de vitamina C) Hiperlipidemias Kwashiokor Obesidade

Baseado em Kumar *et al.*, 2010.

"... o múltiplo e variado campo semeado de doenças para aqueles que necessitam ganhar salário e, portanto, terão de sofrer males terríveis em conseqüência do ofício que exercem, prolifera, (...) devido a duas causas principais: a primeira, e a mais importante, é a natureza nociva da substância manipulada, o que pode produzir doenças especiais pelas exalações danosas, e poeiras irritantes que afetam o organismo humano; a segunda é a violência que se faz à estrutura natural da máquina vital, com posições forçadas e inadequadas do corpo, o que pouco a pouco pode produzir grave enfermidade" (Ramazzini, 2000).

A propósito das "doenças dos que trabalham em pé" (Capítulo XXIX de seu livro), assim se expressa Ramazzini:

"... até agora falei daqueles artífices que contraem doenças em virtude da nocividade da matéria manipulada; agrada-me, aqui, tratar de outros operários que por outras causas, como sejam a posição dos membros, dos movimentos corporais inadequados, que, enquanto trabalham, apresentam distúrbios mórbidos, tais como os operários que passam o dia de pé, sentados, inclinados, encurvados, correndo, andando a cavalo ou fatigando seu corpo por qualquer outra forma" (Ramazzini, 2000).

Percebe-se, portanto, que na visão ramazziniana, dois poderiam ser os modos de como o trabalho pode agredir a saúde e a vida do trabalhador:

- Gerando "perigos" ou "condições de risco[1] (*hazards*)" novos, próprios ou específicos, isto é, inexistentes fora daquela condição específica. Ramazzini utiliza o termo "natureza nociva da substância manipulada", ou "nocividade da substância manipulada", adiantando a noção de que a "nocividade[2] ou "toxicidade[3]" é intrínseca ou inerente ao processo de trabalho adotado. (A ideia de "inerência" do risco ou do perigo – termo de forte matiz ideológico – tem sido inadequadamente utilizada para justificar a ocorrência de dano ou lesão à saúde ou à vida do trabalhador, o que contraria o conceito de "evitabilidade" ou "prevenibilidade"). Os "acidentes de trabalho" e as "doenças profissionais" ou "doenças relacionadas com o trabalho", do grupo I da classificação de Schilling, exemplificam bem esta categoria; e

- Exigindo posturas ou movimentos, gestos ou ritmos não necessariamente intrínsecos à natureza da atividade, mas introduzidos em condições muito especiais em que o trabalho é realizado. Tais condições seriam supostamente raras, verdadeiramente "especiais" ou excepcionais, mas acabam por se tornar prolongadas, habituais e contínuas. Ramazzini entendia que, por exigirem gestos ou movimentos antifisiológicos, ou antianatômicos (que hoje chamaríamos "antiergonômicos"), ou monótonos, ou pesados, ou de duração demasiadamente longa, acabam agregando violência ao trabalho, isto é, "... *a violência que se faz à estrutura natural da máquina vital, com posições forçadas e inadequadas do corpo, o que pouco a pouco pode produzir grave enfermidade*" (Ramazzini, 2000). Boa parte das "doenças relacionadas ao trabalho" do grupo II da classificação de Schilling exemplifica esta compreensão, não apenas correta desde que foi enunciada em 1700, como crescentemente importante em dias como os de hoje (Ribeiro, 1997; Ribeiro, 1999).

Após Ramazzini, muitos outros tentaram sistematizar e classificar os modos ou maneiras como o trabalho pode agredir a saúde e a vida humanas, havendo esbarrado nas mesmas dificuldades de todos os exercícios classificadores. Entre as muitas classificações propostas, destaca-se, por sua racionalidade e por seu referencial teórico, a interessante "nova maneira de classificar" elaborada por Oscar Betancourt, em seu livro *Salud y Seguridad en el Trabajo* (Betancourt, 1999).

Com efeito, como diz Betancourt (1999), a classificação convencional dos "riscos do trabalho" permite identificar bem sua natureza (física, química, biológica ou psicossocial) ocultando, porém, suas origens, determinações e relações. Torna-se, portanto, imperioso buscar outras alternativas para agrupar o que o autor denomina "processos perigosos". Nessa direção, o autor tomou como eixo de análise os componentes ou elementos do processo de trabalho, propondo a classificação sugerida na Tabela 2.2.

Tabela 2.2. Classificação dos "processos perigosos", segundo Betancourt (1999)
Processos perigosos
Processos perigosos do objeto de trabalho;
Processos perigosos dos meios de trabalho;
Processos perigosos que surgem da interação entre o objeto, os meios de trabalho e a atividade; e
Processos perigosos que surgem da organização e divisão de trabalho.

---

[1] Condições de Risco (*hazard*): "Um agente químico, físico ou biológico ou um conjunto de condições que apresentam uma fonte de risco, mas não risco *per se*." "Fonte de risco físico, químico ou biológico; características de um sistema que representa o potencial para um acidente" (Kolluru, 1996).

[2] Nocividade: "Qualidade de nocivo". Nocivo: "prejudicial, perigoso, danoso; do latim *nocivus*" (Cunha, 1997); noci–: "elemento de composição que indica relação com ferimento, lesão ou dor (do latim, *noceo* = lesar, ferir)" (Rey, 1999).

[3] Toxicidade: "Capacidade de uma substância química, droga ou fármaco de causar efeito tóxico em um organismo exposto a eles. Tóxico: capaz de causar dano aos organismos vivos, em função de uma interação química. Substância que desenvolve ação ou efeito adverso sobre os organismos vivos, podendo causar-lhes a morte" (Rey, 1999).

Como se sabe, o conceito de *processo de trabalho* foi inicialmente desenvolvido por Marx. De acordo com este autor, o trabalho é um processo no qual os seres humanos atuam sobre as forças da natureza, submetendo-as ao seu controle e transformando os recursos naturais em formas úteis à sua vida. Ao modificar a natureza, o trabalhador coloca em ação suas energias fisicomusculares e mentais (Liedke, 1997).

Na compreensão marxista, os elementos componentes do *processo de trabalho* são: a) a atividade adequada a um fim, o trabalho propriamente dito; b) objeto de trabalho, a matéria sobre a qual se aplica trabalho; e c) os meios de trabalho. O objeto de trabalho tanto pode ser a matéria em seu estado de natureza (a terra, por exemplo), como objetos resultantes de trabalho anterior, as matérias-primas. Os meios de trabalho são os instrumentos utilizados pelo trabalhador. Como diz Liedke (1997), é o instrumental disponível que distingue as condições sociais nas quais se realiza o trabalho em um dado período histórico. Incluem-se aqui, desde os instrumentos mais simples de transformação da natureza, a utilização de força animal, mecânica, elétrica, hidráulica, assim como, mais recentemente, a possibilidade de se utilizarem semicondutores que revolucionaram as técnicas de produção.

Alternativamente, faremos menção, por sua utilidade para os fins deste capítulo, à interessante sistematização descrita pelo Professor Paulo Antonio Barros Oliveira (com base em Itiro Iida), a propósito das "preocupações da ergonomia" (Tabela 2.3).

Tomando a sistematização proposta por Betancourt (1999), aliás, baseada na sistematização do conceito marxista de "processo de trabalho" (Liedke, 1997), e amalgamando-a com as "preocupações da ergonomia" – tal como as sistematizou Oliveira (1997) –, com a proposta de sistematização das "condições e meio ambiente de trabalho" – tal como propõe Neffa (1988) – é possível propor uma forma de organizar as respostas à pergunta inicialmente formulada: como o trabalho pode se tornar nocivo ou perigoso? Ou, o que torna o trabalho uma "carga", uma causa de sofrimento, ou uma causa de "desgaste", ou uma causa de doença, ou mesmo de morte?

Tabela 2.3. Preocupações da ergonomia (Oliveira, 1997)

- Homem (ser humano): características físicas, fisiológicas, influência do gênero, idade, formação, motivação, história de vida.
- Máquina: englobando os meios materiais e os objetos de trabalho – ferramentas, equipamentos, mobiliário, instalações.
- Ambiente: espaço de trabalho, incluindo aspectos físicos, químicos e biológicos, como temperatura, ruídos, gases, vibrações, iluminação e cores, entre outros.
- Informações: comunicações entre os elementos do posto de trabalho, a transmissão, a recepção e o processamento de informações.
- Organização do trabalho: integração dos elementos no sistema produtivo, incluindo horários e turnos de trabalho, formação de equipes, hierarquia.
- Consequências do trabalho: gastos energéticos, fadiga, estresse, controle de tarefas, estudos de erros e acidentes.

Assim, a primeira parte da resposta será: existem processos de trabalho que são, *per se*, nocivos ou perigosos. A Tabela 2.4 organiza e exemplifica possibilidades em que a nocividade ou o perigo são intrinsecamente ligados à natureza do processo de trabalho.

Tabela 2.4. Nocividade ou perigo em processos de trabalho
Possibilidades de nocividade ou perigo, não mutuamente exclusivas

- Objetos de trabalho intrinsecamente nocivos ou perigosos – Ex: matérias-primas de alta toxicidade (venenos, tóxicos etc.) ou de elevada "periculosidade", ou de baixo ponto de fulgor, ou de baixo ponto de evaporação, e "cargas perigosas". A maior parte das substâncias químicas carcinogênicas utilizadas como matéria-prima em processos de trabalho enquadra-se neste grupo.
- Meios de trabalho inadequados, desconfortáveis, nocivos ou perigosos – Ex: tecnologias perigosas; máquinas ou ferramentas obsoletas ou sem proteção; postos de trabalho ergonomicamente mal desenhados; veículos sem manutenção etc.
- Ambientes de trabalho desconfortáveis, incômodos, nocivos ou perigosos – Ex: ambientes de trabalho com ruído excessivo; ambientes excessivamente quentes ou excessivamente frios; ambientes confinados; iluminação insuficiente ou excessiva para a natureza do trabalho etc. Pode ocorrer uma potencialização entre, por exemplo, trabalhar com "objetos de trabalho" intrinsecamente nocivos ou perigosos, em ambientes adversos, mal ventilados, excessivamente quentes e úmidos, ruidosos etc.
- Condições de trabalho: fatores sociotécnicos e organizacionais do processo de produção como, por exemplo: a organização do trabalho; o conteúdo do trabalho; a duração e a configuração do tempo de trabalho; os sistemas de remuneração; a ergonomia; o modo de gestão da força de trabalho (estabilidade ou precariedade, o sistema e os níveis de autoridade hierárquica, o estilo de gestão, o sistema de incorporação e desenvolvimento das pessoas); e os serviços sociais e assistenciais (da empresa e/ou das organizações sindicais) para bem-estar dos trabalhadores e de suas famílias.

"Objetos de trabalho" intrinsecamente nocivos ou perigosos

Alguns exemplos: poeiras de sílica-livre (quartzo)

Como será discutido adiante, a inalação de poeiras de sílica-livre cristalizada (quartzo) está associada a uma série de efeitos adversos sobre o aparelho respiratório, ocasionando uma pneumoconiose clássica: a silicose (Kitamura, Bagatin e De Capitani, 1996; Greaves, 2000). As Figs. 2.3 e 2.4, extraídas de Hnizdo e Sluis-Cremer (1993), ilustram claramente o risco de silicose em relação à dose cumulativa de poeira de sílica, com base na experiência com mineiros de ouro da África do Sul.

Para que a exposição ocupacional se torne efetivamente lesiva ao organismo do trabalhador, no que se refere à *silicose*, alguns fatores dependentes do "agente" (sílica-livre ou quartzo) são importantes: (a) concentração de poeira no ar ou número de partículas em suspensão; (b) teor de sílica nas partículas; e (c) tamanho das partículas.

Entre as propriedades que controlam o comportamento físico e químico das partículas individuais num sistema aerossol – tamanho ou extensão parcial, distribuição do tamanho, forma, massa específica, carga elétrica etc. – é o tamanho da partícula que define a chamada "fração respirável". Sabe-se que as partículas de tamanho superior a 10mm de diâmetro depositam-se rapidamente, enquanto as menores que 5mm permanecem suspensas no ar. Partículas maiores que 3mm geralmente são retidas nas vias aéreas superiores (nariz, faringe, traqueia e brônquios), enquanto as menores que 3mm podem penetrar nos alvéolos e ali permanecer. Parece que o depósito alveolar é tanto maior quanto menor for a partícula, de 3 a 1mm. No entanto, de 1 a 0,25mm, a retenção decresce.

Segundo a legislação brasileira em vigor (Brasil, 1999), as seguintes entidades, com seus respectivos códigos da CID-10, são etiologicamente relacionadas com a inalação de poeiras de sílica-livre e estão atualmente listadas na legislação brasileira:

- Neoplasia maligna dos brônquios e do pulmão (C 34.–);
- *Cor pulmonale* (I 27.9);
- Outras doenças pulmonares obstrutivas crônicas (Inclui "Asma obstrutiva", "Bronquite crônica", "Bronquite obstrutiva crônica") (J 44.–);
- Silicose (J 62.8);
- Pneumoconiose associada com tuberculose ("Sílico-tuberculose") (J 63.8);
- Síndrome de Caplan (J 99.1; M 05.3).

Cabe lembrar – como será desenvolvido mais adiante, neste livro – que a proibição ou banimento da exposição ocupacional a poeiras de sílica-livre cristalizada (quartzo) já está entre as prioridades de países mais desenvolvidos, da Organização Mundial da Saúde (OMS) e da Organização Internacional do Trabalho (OIT), com vistas à erradicação total da silicose, e à redução da incidência do câncer de pulmão (Finkelstein, 2000; Greaves, 2000). No Brasil, a silicose continua a ser detectada em trabalhadores com histórias de exposição antiga e histórias de exposição relativamente recentes (Ribeiro *et al.*, 2001; Carneiro *et al.*, 2006; Luz *et al.*, 2011).

✓ *Alguns exemplos: exposição ocupacional e ambiental a poeiras de amianto/asbesto crisotila*

Há mais de 100 anos é conhecida a elevada patogenicidade das fibras de amianto/asbesto, quando inaladas. Esta longa e penosa história começou com a descrição da asbestose, uma pneumoconiose grave e totalmente evitável, e seguiu-se com a descoberta das associações causais entre amianto (todos os tipos de fibra, incluindo a crisotila, ou "amianto branco", única modalidade extraída no Brasil), e câncer de pulmão (todos os tipos histológicos) e, mais tarde, o mesotelioma maligno de pleura, de peritônio e de pericárdio.

Na atual legislação brasileira sobre doenças relacionadas ao trabalho, vigente desde 1999, (Portaria GM 1.339/99 e Anexo II do Decreto 3.048/99) (Brasil, 1999), as seguintes doenças estão relacionadas com a exposição ocupacional ao amianto/asbesto:

- Neoplasia maligna do estômago (C 16.-);
- Neoplasia maligna da laringe (C 32.-);
- Neoplasia maligna dos brônquios e do pulmão (C 34.-);
- Mesotelioma da pleura (C 45.0);
- Mesotelioma do peritônio (C 45.1);
- Mesotelioma do pericárdio (C 45.2);
- Placas epicárdicas ou pericárdicas (I 34.8);
- Asbestose (J 60.-);
- Derrame pleural (J 90.-);
- Placas pleurais (J 92.-).

No entanto, continuam a ser descritas ou confirmadas novas associações causais entre amianto/asbesto e doença,

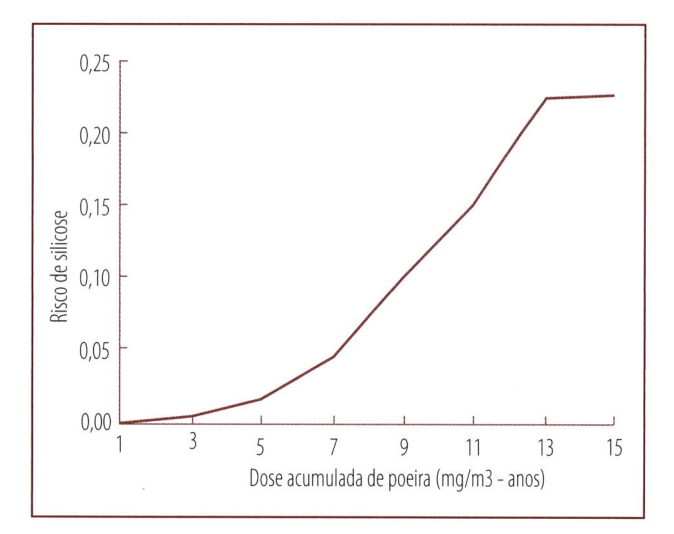

Fig. 2.3. Risco de silicose em relação à dose acumulada de poeira, mg/m^3 – anos. Trabalhadores da mineração de ouro, África do Sul, acompanhados de 1968/71 a 1991 (Extraído de Hnizdo e Sluis-Cremer, 1993).

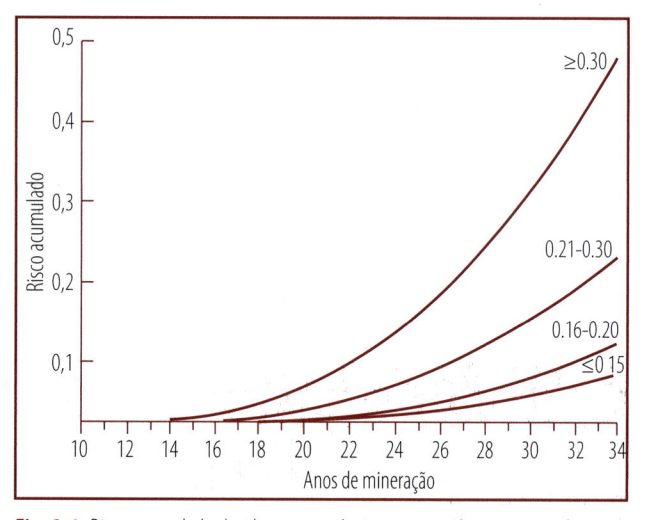

Fig. 2.4. Risco acumulado de silicose em relação aos anos de mineração, de acordo com os níveis de poeiras respiráveis. Trabalhadores de mineração de ouro, África do Sul, acompanhados de 1968/71 a 1991 (Extraído de Hnizdo e Sluis-Cremer, 1993).

principalmente com tumores malignos, como foi recentemente enunciado pela Agência Internacional de Pesquisa sobre o Câncer (IARC/OMS), em sua revisão de 2012:

> "Existe **evidência suficiente** em humanos para a carcinogenicidade de todas as formas de asbesto (crisotila, crocidolita, amosita, tremolita, actinolita e antofilita). Asbesto causa mesotelioma e câncer de pulmão, de laringe e de ovário. Também associações positivas têm sido observadas entre exposição a todas as formas de asbesto e o câncer de faringe, de estômago e coloretal. Para o câncer coloretal, o Grupo de Trabalho esteve dividido quanto à evidência, se ela era ou não suficientemente forte para garantir sua classificação como **suficiente**. Existe **evidência suficiente** em animais de experimentação para a carcinogenicidade de todas as formas de asbesto (crisotila, crocidolita, amosita, tremolita, actinolita e antofilita). Todas as formas de asbesto (crisotila, crocidolita, tremolita, actinolita e antofilita) são **carcinogênicas para o ser humano (Grupo I)**" (IARC, 2012 – grifos no original).

✓ *Alguns exemplos: exposição ocupacional e ambiental ao chumbo*

O chumbo é tóxico a múltiplos órgãos e sistemas, incluindo o sistema nervoso central e periférico, os glóbulos vermelhos, os rins, o sistema cardiovascular, os órgãos da reprodução – masculino e feminino. Em homens, compromete a espermatogênese, com redução da fertilidade; em mulheres, aumenta o risco de abortamento espontâneo. Ambos os efeitos estão associados a exposições relativamente baixas, tidas como seguras até há poucos anos. Outrossim, o chumbo é uma toxina especialmente tóxica no desenvolvimento neurológico fetal e de recém-nascidos, tendo sido demonstrado que crianças precocemente expostas a níveis sanguíneos de chumbo entre 10 e 20mg/dl têm prejuízo da inteligência, desenvolvem distúrbios de atenção e adquirem alterações irreversíveis do comportamento (Apostoli e Boffetta, 2000; Landrigan, Boffetta e Apostoli, 2000).

O tema da exposição ocupacional e ambiental ao chumbo tem longa história, como já mencionado no Capítulo 1. Embora tenham mudado o nível de exposição, as fontes de exposição e o perfil dos expostos e intoxicados, o problema ainda continua a preocupar, sobretudo por atingir populações mais vulneráveis. Assim, por exemplo, Carvalho et al. (2000) descreveram o problema em crianças de uma creche em Salvador; Mattos et al. (2009) analisaram a questão do chumbo em crianças e adolescentes no Rio de Janeiro; Paoliello e De Capitani (2006), analisaram o problema no Brasil, com base em informações relativamente recentes, e Ferron et al. (2012) descreveram casos recentes de intoxicação ambiental por chumbo, em crianças de Porto Alegre. A sobre-exposição e a intoxicação encontradas neste estudo de 2012 estavam associadas a fontes de contaminação na comunidade, possivelmente em atividades de reciclagem de lixo no local de moradia, agravadas por outros fatores de risco reveladores de elevada vulnerabilidade social.

"Meios de trabalho" inadequados, desconfortáveis, nocivos ou perigosos

✓ *Alguns exemplos: máquinas obsoletas e inseguras*

Estudo realizado na Zona Norte do Município de São Paulo, pelo Professor Luiz Felipe Silva, em sua clássica dissertação de mestrado em Saúde Pública, mostrou que as máquinas foram responsáveis por 25% de todos os acidentes do trabalho graves ocorridos na região, destacando-se, em primeiro lugar, as prensas, seguidas em ordem decrescente por "máquinas inespecíficas", serras, cilindros/calandras, máquinas para madeira, máquinas de costura, impressoras, guilhotinas, tornos, máquinas para levantar cargas, esmeris, politrizes, injetoras de plástico, máquinas têxteis, entre outras de mais baixa ocorrência (Silva, 1995).

Na produção de 196 acidentes graves com máquinas, entre os quais 67 casos com amputação de dedos ou mão, as prensas destacaram-se, mais uma vez, sendo responsáveis por 36% dos acidentes seguidos de amputação. As serras, as guilhotinas e as máquinas para madeira constituíram o grupo de máquinas responsável pela maioria dos acidentes graves. Outrossim, as prensas foram responsáveis por 42% dos casos de esmagamento de dedos ou mão, seguidas das impressoras e guilhotinas (Silva, 1995).

Na experiência do Sindicato dos Metalúrgicos de Osasco e Região, em São Paulo:

> "... operando máquinas que necessitam de manutenção, que não possuem dispositivos de proteção ou que, mesmo os tendo, são adulteradas para trabalhar mais rápido, aumentando a produção, milhares de trabalhadores foram e continuam sendo mutilados. A falta de treinamento adequado para manipular equipamentos também é um dos fatores que implica mutilações" (Sindicato dos Metalúrgicos de Osasco e Região, 1999).

"Ambientes de trabalho" desconfortáveis, incômodos, nocivos ou perigosos

✓ *Alguns exemplos: mineração de carvão associada a câncer de pulmão*

O trabalho na mineração subterrânea tem sido classicamente associado à ocorrência de doenças respiratórias ocupacionais específicas (Schilling 1), como a "pneumoconiose dos trabalhadores do carvão", mas também a doenças do grupo Schilling 2, como a tuberculose, a doença pulmonar obstrutiva crônica (DPOC), e outras doenças respiratórias, rotuladas como "não malignas" (Kuempel et al., 1995; Isidro et al., 2004).

Contudo, recentemente, aumentaram, também, as evidências a respeito do excesso de casos de câncer de pulmão entre trabalhadores da mineração subterrânea de carvão mineral. Com efeito, estudo realizado em Xuanwei, China, mostra que naquela região já era conhecida a elevada incidência de câncer de pulmão, então explicada pela utilização de carvão betuminoso e de antracita como fontes energéticas domésticas, para fins de aquecimento e para uso em fogões. Mais recentemente, estudos realizados na mesma região vieram a mostrar que, além das prováveis fontes de exposição domiciliares originadas pela combustão de carvão mineral betuminoso, em umas destas formas, também o trabalho em minas subterrâneas de carvão, em más condições ambientais e sem ventilação adequada, estaria claramente associado ao excesso de incidência de câncer de pulmão naquela região (Hosgood et al., 2012).

Com efeito, o risco de câncer de pulmão em mineiros de carvão mostrou-se elevado (*odds ratio* de 2,7, com intervalo de confiança de 95% = 1,3 a 5,6), quando comparado com o de trabalhadores não mineiros. Além disto, foi observada relação dose-resposta medida pelo tempo de trabalho/exposição na mineração subterrânea, evidenciado por um *odds ratio* de 3,8 (intervalo de confiança de 95% = 1,4 a 10,3), em mineiros subterrâneos com mais de 10 anos de trabalho, quando comparados com trabalhadores não mineiros (Hosgood III et al., 2012).

✓ *Alguns exemplos: trabalho de marinheiros*

Ramazzini (1633-1714) já se referira aos perigos, riscos e danos à saúde dos marinheiros e, embora tenham mudado os navios, as máquinas, as rotas e as cargas, a vida no mar parece que continua a produzir efeitos adversos – não poucos – sobre os nautas e marinheiros.

Com efeito, trabalho publicado por Roberts e Marlow (2005), analisa uma face pouco conhecida do mundo atual dos transportes marítimos, no caso, a questão dos acidentes e mortes de marinheiros da Marinha Mercante Britânica, no período 1976-2002. Em estudo longitudinal sobre a mortalidade "ocupacional" de 1.136.427 anos de trabalho na marinha (denominador para o estudo epidemiológico trazer as variáveis: número de pessoas e tempo de trabalho ou de "exposição ao risco"), os autores analisaram 835 mortes traumáticas relacionadas com o trabalho, das quais, 564 causadas por acidentes, 55 por suicídio, 17 por homicídio e 14 por álcool e drogas. Além disso, as causas de morte de 185 trabalhadores da marinha mercante britânica não puderam ser esclarecidas, número liderado (178 casos) pelo desaparecimento no mar ou por terem sido as vítimas encontradas afogadas. A taxa de mortalidade para os 530 acidentes fatais relacionados com o trabalho, no período de 1976 a 2002, foi de 46,6 por 100.000 marinheiros-anos, o que significou, segundo os autores, 27,8 vezes a taxa de mortalidade da força de trabalho na Grã Bretanha, no mesmo período. Os autores concluíram que o trabalho marítimo continua sendo uma atividade de elevado perigo e risco, e que melhorias são requeridas, no campo de práticas de trabalho perigosas e no campo do cuidado à vida de marinheiros sob risco de suicídio (Roberts e Marlow, 2005).

"Condições de trabalho" nocivas

✓ *Alguns exemplos: organização do trabalho e estresse*

Em relação ao "estresse" – na sua concepção mais utilizada – e sua relação com o trabalho, é oportuno lembrar que modelos de organização do trabalho fortemente "tayloristas" parecem ocupar um lugar de destaque nos assim chamados "fatores psicossociais do trabalho" e, portanto, em sua gênese. Esta compreensão vem se tornando mais clara após os estudos de Baker (1985), Karasek et al. (1981) e de Karasek e Theorell (1990), que ajudaram a esclarecer e a sistematizar os até então imprecisos "fatores psicossociais do trabalho", traduzindo-os, do ponto de vista conceitual e operacional, em variáveis mais objetivas e até certo ponto mensuráveis, como são as altas demandas psicológicas, o grau de autonomia ou poder de decisão do trabalhador, o baixo nível de qualificação do trabalhador, o grau de motivação ou reconhecimento de seu trabalho e o isolamento social.

Estas características psicossociais do trabalho, assim analisadas, levaram à formulação de modelos teóricos que permitem analisar, de forma mais sistemática, os fatores estressogênicos relacionados ao trabalho, e seu impacto sobre a saúde dos trabalhadores. O modelo proposto por Karasek *et al.* (1981), para explicar o estresse relacionado ao trabalho, com base nos "fatores psicossociais do trabalho", organizados segundo as dimensões de "demanda-controle", foi enriquecido com a interessante contribuição de Johnson e Hall (1988), os quais chamaram a atenção para a necessidade de incorporar a variável "apoio social no local de trabalho", neste modelo explicativo (ver Fig. 2.13).

Segundo este modelo, a tensão (*strain*) resultaria do efeito conjunto das demandas de situações de trabalho (estressores) e de moderadores ambientais de estresse, particularmente do grau de autonomia ou do poder de decisão (controle) disponível ao trabalhador que vai enfrentar estas demandas. Karasek *et al.* (1981) utilizam as dimensões das demandas (ou exigências) psicológicas e o poder de decisão ou autonomia (poder de controle), para criarem uma matriz que permite descrever quatro diferentes situações de trabalho, do ponto de vista psicossocial, a saber: trabalho de alta exigência, trabalho ativo, trabalho passivo e de baixa exigência. Estas situações resultam das combinações de altas exigências ou baixas exigências, e de altos níveis de autonomia ou poder de decisão, ou de baixos níveis de autonomia ou poder de decisão.

Assim, situações *de trabalho de alta exigência* seriam aquelas com altas demandas psicológicas e baixo poder de decisão. É nestas situações de trabalho que são esperadas, acima da média, manifestações de tensão e desgaste mental, que incluem a fadiga, a ansiedade, a depressão, além de manifestações de desgaste físico. Seriam expressões da autonomia limitada ou restringida, frente a estressores do trabalho. Neste grupo estão incluídas as atividades geradoras de distúrbios osteomusculares relacionados com o trabalho (DORT), por exemplo, em trabalhadores de linhas de montagem, em digitadores, em costureiras da indústria de confecções, entre outras profissões ou atividades econômicas.

Situações de trabalho ativas seriam aquelas com altas demandas, mas com alto grau de autonomia ou poder de decisão. Nestas, seria possível a promoção do crescimento profissional, intelectual ou de habilidades, com aumento de produtividade, sem dano à saúde. Teoricamente enquadram-se nesta categoria de alta demanda, mas elevado grau de autonomia, o médico, o cirurgião, o enfermeiro-chefe, diretores de banco, engenheiros-chefes etc.

Situações de trabalho passivas são aquelas que combinam baixas demandas e baixo grau de autonomia ou poder de decisão. Empregos ou postos de trabalho passivos seriam aqueles em que se perdem habilidades, empregos empobrecedores. Este tipo de situação de trabalho, segundo o modelo teórico de Karasek *et al.* (1981), conforma outro tipo de ameaça à saúde dos trabalhadores envolvidos, já não mais em termos de estresse psicológico, mas, ao contrário, de monotonia, desinteresse, desmotivação, sendo exemplificada por profissões como vigias, porteiros, "tomadores de conta" etc.

Finalmente, situações *de trabalho de baixa exigência* seriam aquelas com baixas demandas e alto poder de decisão. Este tipo de situação seria então relaxante e mesclada com lazer. Nestes tipos de trabalhos, a incidência de manifestações de tensão e desgaste mental, se ocorrer, será em níveis muito inferiores à média esperada. Trabalhadores nestas situações seriam mais felizes e teriam condições de saúde mais favoráveis. Os autores do modelo exemplificam esta quarta possibilidade com o trabalho de cientistas ou pesquisadores de ciências naturais, marceneiros, mecânicos de automóveis etc.

Dentro deste modelo, ainda, "poder de decisão ou grau de autonomia" seria uma categoria composta, na verdade, por dois distintos conceitos: o primeiro, intimamente ligado às habilidades intrínsecas da profissão (domínio técnico, científico, ou habilidades manuais, experiência, conhecimento acumulado etc.), ou, pelo menos, para o desempenho das tarefas esperadas; o segundo, o poder de decisão, os graus de liberdade para a tomada de decisão, mais dependentes da posição deste trabalhador qualificado e capaz, na estrutura hierárquica da organização e, muito especialmente, do modelo de organização do trabalho prevalente. A combinação de conceitos caracteriza o que os autores denominam "controle".

A Fig. 2.5 esquematiza o "modelo demanda x controle", proposto por Karasek *et al.* (1981), para explicar o estresse relacionado ao trabalho.

Embora a dimensão das demandas psicológicas do trabalho seja difícil de ser medida, há muito se tem tentado medir os efeitos destas demandas, quer por indicadores experimentalmente confirmados, como a clássica manifestação de au-

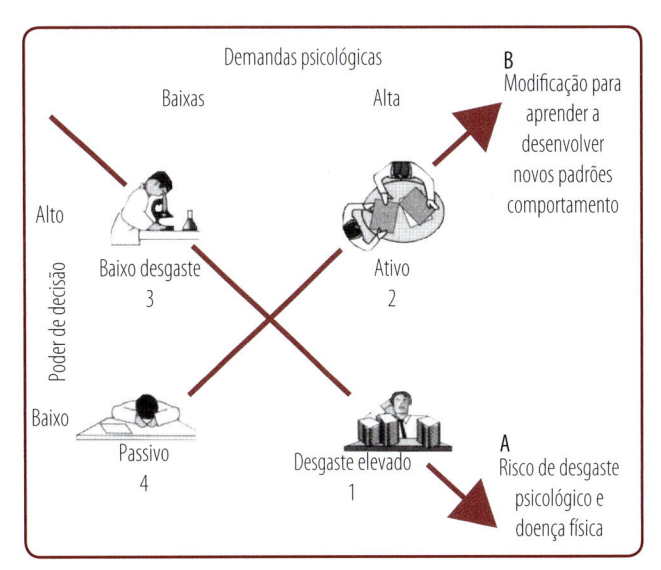

Fig. 2.5. Esquema do modelo demanda x controle, proposto por Kasasek *et al.* (1998), para explicar o estresse relacionado ao trabalho.

mento da excreção urinária de catecolaminas ou a avaliação do grau de fadiga. As fontes destas demandas incluem o trabalho monótono, pressão imposta pelo tempo, conteúdo pobre do trabalho, alta carga de trabalho percebida e alto nível de concentração requerida pelo trabalho (Bongers *et al.*, 1993).

Como bem observam Karasek e Theorell (1990), mesmo o trabalho prazeroso e excitante, mas com muita sobrecarga, pode ser causa de demandas psicológicas importantes. Além disto, conflitos pessoais, a obsolescência das habilidades e do conhecimento, e a insegurança no emprego podem constituir fontes potenciais de demandas psicológicas sobre o trabalhador.

Segundo o modelo demanda-controle, o desgaste de trabalho (*job strain*) está diretamente associado ao que denominam "ambientes de trabalho de alta exigência", manifestando-se por múltiplos efeitos adversos sobre a saúde dos trabalhadores. Entre estes efeitos sobre a morbidade e/ou mortalidade, o mais estudado pelos próprios proponentes do modelo é a morbimortalidade cardiovascular, mas outras doenças têm sido analisadas à luz deste modelo, notadamente os distúrbios osteomusculares relacionados com o trabalho (DORT), a dor lombar relacionada com o trabalho, entre outras (Araújo *et al.*, 2003).

A bibliografia estrangeira, internacional e brasileira sobre a utilização deste modelo é muito ampla, abrangendo trabalhadores dos mais diferentes segmentos econômicos. Destacam-se por sua atualidade e pela natureza do segmento analisado, entre outros, os estudos de Luiz Sérgio Silva e Sandhi Maria Barreto, sobre trabalhadores bancários (Silva e Barreto, 2010; Silva e Barreto, 2012). Em refinaria de petróleo, o problema da hipertensão arterial foi estudado, sob este conceito, por Dantas, Mendes e Araújo (2004), entre outros.

Muitos outros autores e escolas têm tentado explicar o estresse relacionado ao trabalho, destacando-se, entre eles, o modelo proposto por Frankenhaeuser (1991), que enfatiza as respostas biológicas ou endócrinas dos trabalhadores submetidos ao estresse. Baseada em estudos realizados em locais de trabalho, esta autora classifica as respostas ao trabalho em dois eixos, a partir dos quais poderia predizer diferentes respostas endócrinas, isto é, esforço (alto ou baixo) e afeto (positivo ou negativo). Elevado esforço (ou altas demandas, segundo o outro modelo) está associado com aumento da secreção de catecolaminas; afeto negativo (sem ajudas ou com baixo controle, segundo o outro modelo) está associado com a secreção de cortisol. Segundo este modelo explicativo do estresse, trabalho caracterizado por elevado esforço e afeto positivo produz aumento da secreção de catecolamina com não-elevação ou mesmo supressão da secreção de cortisol. Trabalho com elevado esforço, e afeto negativo, está associado com a elevação de cortisol e de catecolaminas. Pouco esforço e afeto positivo seriam o estado basal, com mínima resposta endócrina.

Como afirmam Evanoff e Rosenstock (1994), este modelo complementa o de demanda-controle proposto por Karasek *et al.* (1981) e é largamente utilizado. Na verdade, o controle do processo de trabalho e a carga ou sobrecarga de trabalho constituem os elementos-chave dos dois modelos explicativos. O modelo de Karasek enfoca mais as variáveis "externas" do trabalho e as relaciona com os impactos sobre a saúde.

O de Frankenhaeuser enfoca mais as reações fisiológicas dos indivíduos a essa situação "externa".

Após discutirem os vários modelos do que denominam "estressores psicofisiológicos" relacionados ao trabalho, Evanoff e Rosenstock tentam fazer uma síntese esquemática e visual de como e onde agem, e de como se inter-relacionam, construindo, com este objetivo, o esquema da Fig. 2.6, aqui reproduzido com a mesma finalidade.

Nocividade do trabalho determinada pela "dose", "quantidade" ou "carga de trabalho" excessivas

Avançando no estudo da patogênese das doenças relacionadas ao trabalho, cabe formular uma segunda resposta à pergunta inicialmente formulada: **como o trabalho pode tornar-se nocivo ou perigoso?** Ela surge da observação de que o trabalho pode induzir ou obrigar a que os que o realizam façam-no em condições que se tornam adversas, nocivas ou perigosas, não necessariamente por sua natureza ou qualidade, mas por sua quantidade. Mais vezes a quantidade será excessivamente elevada, advindo daí o dano à saúde; eventualmente, a quantidade será excessivamente baixa ou insuficiente, e isto poderá provocar o dano à saúde. O primeiro caso é facilmente exemplificado pela exposição a

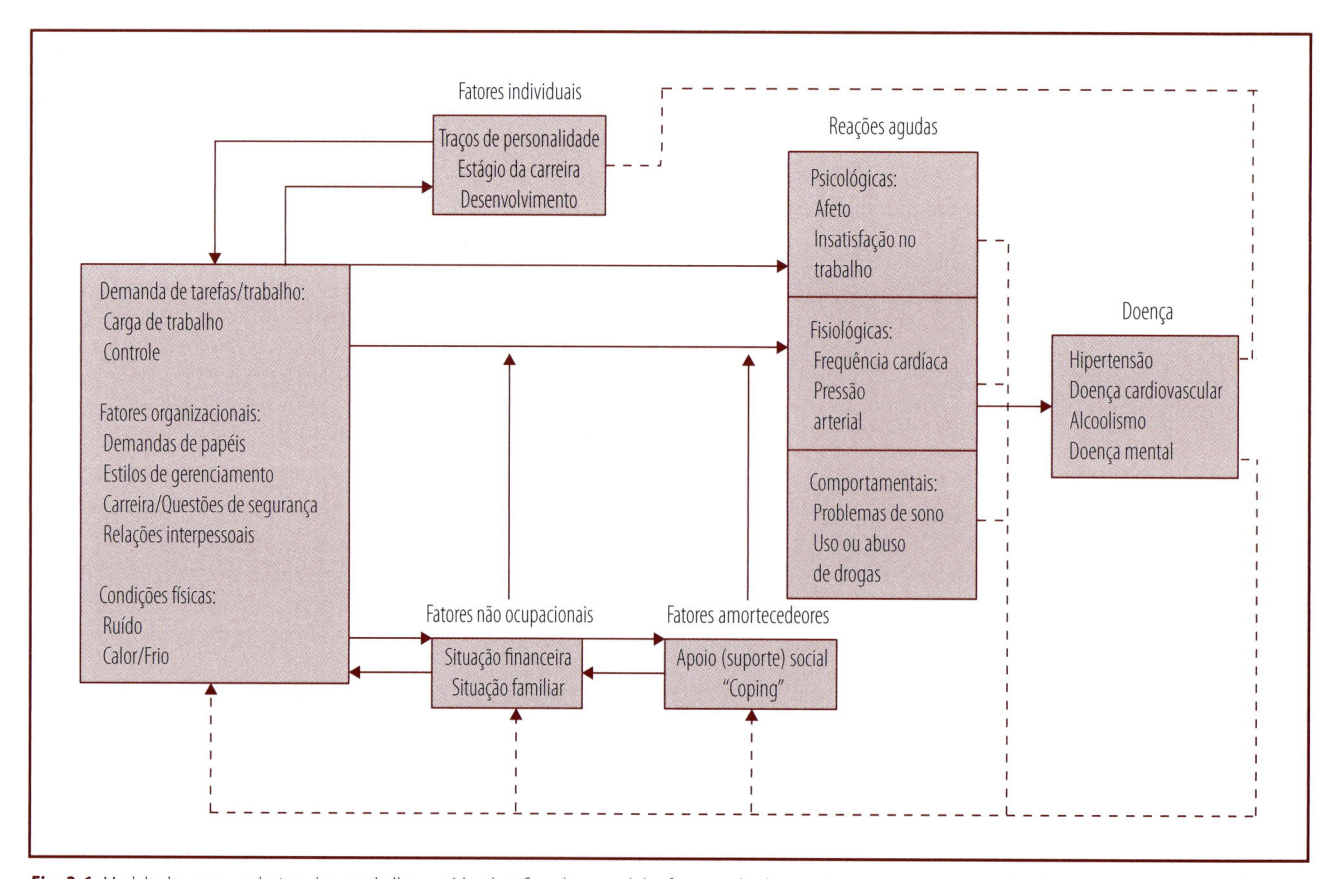

Fig. 2.6. Modelo de estresse relacionado ao trabalho e saúde, identificando o papel dos fatores individuais e não ocupacionais na contribuição para os estressores de trabalho, na produção de efeitos adversos sobre a saúde, agudos e crônicos (Adaptado de Evanoff e Rosenstock, 1994).

concentrações elevadas de substâncias químicas tóxicas, a níveis elevados de pressão sonora, a cargas físicas excessivamente pesadas, entre outros exemplos. O segundo caso pode ser exemplificado pela monotonia no trabalho, pelo trabalho em ambientes confinados, em ambientes anecoicos, em ambientes com pouca ou nenhuma luz, e até – em casos dramáticos – pela morte por falta de ar, ou melhor, de oxigênio.

"A dose faz o veneno!" O conhecido aforismo (na sua forma simplificada[4]), atribuído a Paracelso (1493-1541) pode aqui ser utilizado, tanto no seu sentido estrito, aplicável a substâncias químicas tóxicas, vistas pelo olhar da higiene ocupacional e da toxicologia ocupacional (que se apropriam de conceito fundamental da farmacologia e da toxicologia geral), como no seu sentido ampliado, ao ser estendido este conceito para as "doses" ou "quantidades" de trabalho, ou "cargas de trabalho" excessivas.

Ainda no sentido estrito, lembraríamos que no campo da toxicologia do desenvolvimento humano é também conhecido o chamado "Princípio de Karnofsky", segundo o qual, "qualquer agente químico pode provocar alguma atividade teratogênica, em alguma dose, no tempo apropriado, em algum animal" (citado por Shepard, Fantel e Mirkes, 1993), o que também se aplica ao campo da patologia do trabalho, quando mulheres ou homens em idade fértil expõem-se, por força do trabalho, a substâncias químicas potencialmente tóxicas ou perigosas. O conceito poderá ser ampliado para outras "condições de risco" (*hazards*) de potencial teratogênico, na dependência da quantidade ou dose, assim como do tempo de exposição.

"Dose" ou "quantidade" no seu sentido estrito

Um dos fundamentos clássicos do raciocínio básico utilizado em patogênese das doenças relacionadas ao trabalho é o que estabelece uma associação entre "exposição" (ou "dose"), e "resposta" (ou "efeito"), cuja tradução quantitativa pode ser expressa na forma de "curvas de dose-efeito" ou de "curvas de dose-resposta". As curvas de "dose-efeito" mostram a relação entre a dose e a magnitude de um efeito. Estas curvas podem adotar formas distintas. Dentro de uma amplitude de dose, podem ser lineares, ainda que com mais elevada frequência não o sejam. As "curvas de dose-resposta" mostram a relação entre a dose e a proporção de indivíduos que respondem com um determinado efeito. Em geral as "curvas de dose-resposta" são sigmoides (crescentes, com assíntotas superiores e inferiores, ainda que nem sempre de 100 e 0%).

Este raciocínio tem servido tanto para explicar a importância dos "perigos" ou "condições de risco" (*hazards*), de natureza química, física e biológica, bem como para embasar a lógica da prevenção dos danos ou efeitos adversos sobre a saúde. Este raciocínio, aplicável à maioria das condições de risco, e sobre o qual também se assenta a lógica dos "limites de exposição permitidos" ou "limites de tolerância", pode não se aplicar para condições de risco geradoras de câncer – substâncias químicas carcinogênicas, por exemplo – que, como se verá adiante, não são, muitas delas, dose-dependentes.

A Tabela 2.5 ilustra com o exemplo do monóxido de carbono (CO) a associação entre dose e efeito, comum no raciocínio da higiene ocupacional e da toxicologia ocupacional.

A Tabela 2.6 ilustra este raciocínio com o caso do ruído excessivo, de origem ocupacional, associando, na mesma tabela, o conceito de "dose" ou "quantidade", com o de "tempo de exposição".

Tabela 2.5. Relação entre a concentração de monóxido de carbono (CO) na atmosfera, formação de carboxi-hemoglobina (HbCO) e efeitos nocivos

Concentração de CO no ar inalado (PPM)	% de HbCO	Efeitos
	0,3-0,7	Valores "normais". Nenhum efeito aparente
20	2-3	Aumento seletivo do fluxo sanguíneo para os órgãos vitais para compensar a redução no transporte de oxigênio
50	5-9	Alterações no sistema nervoso central: diminuição da percepção visual e do tempo
100	16-20	Alterações cardíacas e funcionais, cefaleia
250-500	20-40	Cefaleia, náuseas, vômitos; diminuição da destreza manual
1.000	50-70	Síncope, convulsões, coma e morte

Tabela 2.6 Exemplo de relação "dose", "tempo" e "resposta", com base na exposição ocupacional ao ruído, e seus "efeitos" auditivos

Nível de pressão sonora	Porcentagem de expostos com dano auditivo (anos de exposição)		
dB (A) Leq.	5	10	15
80	0	0	0
85	1	3	5
90	4	10	14
95	7	17	24

O nível de pressão sonora ("intensidade") é expresso em decibel, medido do circuito de compensação A e ponderado pelo tempo de exposição às várias "intensidades" durante a jornada de trabalho (nível equivalente, Leq) (Adaptado de Gomes, 1989).

Tomando-se a "dose-dependência" como a regra, e a não dose-dependência como exceção, pode-se observar que o trabalho, no sentido mais amplo do termo, pode obrigar a que os trabalhadores se exponham a "doses" ou "quantidades" muito superiores àquelas presentes na comunidade, ou

---

[4] A citação completa poderia ser assim traduzida: *"Existe alguma coisa que não é veneno? Todas as coisas são venenos, e nada existe que não seja veneno. Somente a dose é que determina que algo não é veneno."*

seja, acima da "linha basal" de exposição, ou, emprestando o conceito da epidemiologia, acima dos "níveis endêmicos", considerados normais, usuais ou habituais. Como já se disse antes, a diferença não está na natureza *per se* do poluente, contaminante ou "agente" (termo que não utilizamos), mas sim na quantidade deste poluente ou contaminante, seja de natureza física, química, biológica ou mesmo organizacional.

Vale registrar a observação de que o clássico conceito de "limites de exposição permitidos", "limites de tolerância" e outros termos e muitas siglas relacionadas ao mesmo conceito, isto é, de que existiriam limites de exposição relativamente seguros, abaixo dos quais a maioria dos trabalhadores expostos não adoeceria, carece, cada vez mais, ser visto com cautela e agudo senso crítico. Se esta necessidade já se tornara evidente com a questão da exposição ocupacional a substâncias químicas cancerígenas (Peto, 1979), com substâncias químicas sensibilizantes, percebe-se, atualmente, que muitos dos "limites seguros" parecem não ser tão seguros assim. Isto é válido tanto para os parâmetros ambientais, próprios da higiene ocupacional, como para diversos indicadores biológicos de exposição e/ou efeito; aliás, Cordeiro (1995) já havia demonstrado entre nós a impropriedade dos limites de exposição ocupacional ao chumbo, em sua tese instigantemente intitulada Quando Começa o Saturnismo?

Saliente-se, a propósito deste "*box*" ilustrativo, que o valor do limite de tolerância biológica para o chumbo, sugerido pelo pesquisador, muito embora correto à luz de seus próprios achados e à luz do que se propunha à época de seu estudo, atualmente também já pode ser considerado demasiadamente elevado, ou mesmo inaceitável segundo sugere Hernberg (2000), em sua excelente revisão sobre a evolução dos conhecimentos sobre os efeitos da exposição ocupacional ao chumbo. A propósito do valor de 30mg/100mL (como recomendado pela ACGIH e OSHA em 1995), este autor apropriadamente comenta: "

> ... *esta é uma direção correta, mas aparentemente continua-se a pensar que trabalhadores são diferentes, uma espécie mais resistente, que pode suportar os efeitos tóxicos do chumbo de forma melhor do que a população geral, cujos níveis sanguíneos de chumbo deveriam estar, e de fato estão, abaixo de 10mg/100 ml*" *(Hernberg, 2000).*

Esta mesma questão pode ser exemplificada pela recente demonstração de que, no caso da exposição ocupacional a poeiras de sílica-livre cristalina (quartzo), os clássicos limites de exposição permitidos (PELs e TLVs), estabelecidos pelas respectivas agências (OSHA, ACGIH) – e que equivalem ao nosso limite de tolerância –, nem são seguros para evitar silicose, menos ainda para evitar câncer de pulmão (Finkelstein, 2000).

Com efeito, a análise detalhada de oito estudos de coortes realizados e/ou em andamento, em diversos países do mundo (África do Sul, Canadá, China, Escócia e Estados Unidos) permitiu mostrar a Finkelstein (2000), que o risco de desenvolvimento de silicose (categoria 1/1 ou mais, da Classificação Internacional de Radiografias de Pneumoconioses da OIT, revisada em 1980), mantendo-se o atual limite estabelecido pela OSHA, de 0,1mg/m^3, seria de 5% a 10%. No caso do câncer de pulmão, o risco, nestes níveis de concentração, estaria aumentado em cerca de 30% ou mais. Para silicose, a relação exposição-resposta seria não-linear, e a redução da exposição a poeiras teria um benefício maior que linear, em termos de redução do risco. Com base nos dados analisados, 30 anos de exposição a 0,1mg/m^3 levariam o risco de adquirir silicose, no percurso de vida do trabalhador, a cerca de 25%, enquanto a redução da exposição para níveis de 0,05mg/m^3 (a metade, portanto) baixaria o risco para 5%. Aliás, 0,05mg/m^3 já é há mais tempo o "limite de exposição recomendado por motivos de saúde" (REL), estabelecido pelo NIOSH *(National Institute for Occupational Safety and Health),* dos Estados Unidos.

Na mesma linha está o estudo realizado por Stayner *et al.* (1997), em coortes de trabalhadores expostos a crisotila, nos Estados Unidos, quando conclui que:

> "*Foi absolutamente impossível determinar um limite de tolerância para os modelos matemáticos desenvolvidos para interpretar as relações exposição-resposta, tan-*

Quando começa o saturnismo?

"Trata-se de um estudo observacional, transversal, com população de estudo aleatorizada, cujo objetivo foi estudar a ocorrência de manifestações nervosas centrais e periféricas em trabalhadores expostos ao chumbo, com indicadores biológicos de exposição (PB-S) e de efeito (ALA-U) abaixo dos atuais limites de tolerância biológica, estabelecidos no Brasil.

Para tanto, através de um algoritmo randômico, foram alocados 20 trabalhadores expostos ocupacionalmente ao chumbo em uma fábrica de baterias elétricas de médio porte no interior do Estado de São Paulo, que apresentavam valores de PB-S e ALA-U no momento do estudo, bem como nos dois anos precedentes, sempre abaixo de 60m/dl e 10mg/l, respectivamente. Estes trabalhadores foram submetidos a exames eletroneurográficos dos nervos mediano direito, ciático, poplíteo externo direito, radial direito, radial esquerdo e sural direito; bem como a um conjunto de avaliações neurocomportamentais constituído pelos testes Profile of Mood State, Wechsler Memory Scale, Memória Auditiva Beatriz Lefévre, Bateria Mecânica Léon Walther, Atenção Concentrada Suzy Cambrais e Wechesler Adult Intelligence Scale. Estes resultados foram comparados aos obtidos em um grupo de controle de 20 trabalhadores alocados randomicamente a partir de uma indústria metalúrgica de grande porte no interior do Estado de São Paulo.

No grupo exposto foram encontrados sinais inequívocos de comprometimento dos nervos radiais (diminuição da velocidade de condução do impulso nervoso), e sinais de comprometimento de memória, humor e coordenação motora fina. Quando comparadas com os resultados do grupo controle, as diferenças dos exames eletroneurográficos e neurocomportamentais obtiveram nível de significância p=0,0067 e p=0,0194, respectivamente.

Ajustando-se um modelo de regressão linear simples, velocidade de condução do impulso elétrico do nervo radial sobre a plumbemia, sugere-se que o valor do limite de tolerância biológica para a PB-S deva ser reduzido para 32mg/dl" (Fonte: Cordeiro, 1995) *to para o câncer de pulmão, quanto para a asbestose. Somente se conseguiu um limite de exposição seguro, na concentração zero. Portanto, nossas análises não conseguem dar suporte aos argumentos a favor de um limite seguro para a exposição à crisotila, quer em termos de câncer de pulmão, quer em termos de asbestose" (Stayner et al., 1997).*

Conclui-se, portanto, que explicar a patogênese das doenças relacionadas ao trabalho como determinada pela "dose" ou "quantidade" das condições de risco (ou do "agente", termo utilizado por alguns), obriga a que as preocupações de prevenção dos efeitos adversos sobre a saúde – "dano" ou "lesão" – comecem pela busca incessante da contínua redução da "exposição", da "dose" ou da "quantidade" (tarefa típica da higiene do trabalho), até abaixo de "limites permitidos de exposição ocupacional", prossigam até abaixo dos "limiares de ação" (geralmente definidos como metade dos valores dos limites permitidos de exposição), e persigam ou a "exposição zero" – no caso de carcinógenos ocupacionais –, ou os níveis de "exposição basal" da população geral, não exposta ocupacionalmente, no caso das outras condições de risco. Em outras palavras: tomar a decisão política de colocar a tecnologia a serviço da proteção da saúde dos trabalhadores, que não são "uma espécie mais resistente", emprestando o termo utilizado pelo Prof. Sven Hemberg, há pouco citado a propósito do chumbo.

Conceito ampliado de "dose", "quantidade" ou "carga de trabalho"

Não necessariamente nocivos ou perigosos por sua natureza, inúmeros processos de trabalho podem tornar-se prejudiciais à saúde, graças à intensidade dos gestos de trabalho ou da utilização dos meios de trabalho, e/ou de sua duração nas jornadas diárias, semanais, mensais, anuais, e, às vezes, na vida inteira. Incluímos estas condições geradoras de nocividade ao trabalho dentro do conceito ampliado de nocividade ou perigo determinados pela "dose" ou "quantidade" de trabalho, e, mais adiante, aperfeiçoaremos este conceito utilizando a noção de "carga de trabalho", seja de trabalho físico ou de trabalho psíquico e mental. Numa linguagem extremamente simples: realizar estas atividades não somente poderia ser inócuo à saúde, como poderia ser até prazeroso. Contudo, estas mesmas atividades tornam-se prejudiciais se tiverem que ser feitas em determinada intensidade (ritmo, velocidade) e/ou por tempo demasiadamente longo, cruzando a fronteira do prazeroso ou agradável (melhor do que "inócuo" à saúde, ou "não insalubre"), para entrar no território do francamente prejudicial ou lesivo ao corpo e ou à mente do trabalhador.

Como sabido, na maior parte das vezes, estas condições não são uma escolha pessoal dos trabalhadores, os quais, por não deterem o controle dos meios de produção – como bem salienta a interpretação marxista –, sujeitam-se a ritmos e exigências que lhes são impostos pela "produção" ou pela "máquina", como parte da cadeia produtiva do modo de produção tipicamente capitalista, aperfeiçoado pelo "fordismo".

Assim, na sua expressão mais clássica e paradigmática, o processo de produção dito "fordista" fundamenta-se na linha de montagem acoplada à esteira rolante, que evita o deslocamento dos trabalhadores e mantém um fluxo contínuo e progressivo das peças e partes, permitindo a redução dos tempos mortos e, portanto, da porosidade. O trabalho, nestas condições, torna-se repetitivo, parcelado e monótono, sendo sua velocidade e ritmo estabelecidos independentemente do trabalhador, o qual o executa através de uma rígida disciplina (Larangeira, 1997).

Como bem salienta a autora, é preciso destacar que "fordismo" não se confunde com "taylorismo". Trata-se de processos de trabalho com traços particulares, que podem, no entanto, encontrar-se juntos numa mesma empresa. O "taylorismo" caracteriza-se pela intensificação do trabalho através de sua racionalização científica (estudo dos tempos e movimentos na execução de uma tarefa), tendo como objetivo eliminar os movimentos inúteis através da utilização de instrumentos de trabalho mais adequados à tarefa (Larangeira, 1997).

A "reestruturação produtiva" contribuiu para modificar e, de certa forma, aperfeiçoar a lógica fordista e taylorista, sofisticando as formas de intensificação do trabalho.

Assim, por exemplo, a propósito da automação em empresas de autopeças em Minas Gerais, afirma André Mourthé, que:

"as máquinas modernas agregam funções antes separadas sequencialmente, reduzindo significativamente o tempo de produção via redução dos tempos mortos. Um dos gerentes entrevistados nessa empresa afirmou que o trabalho também se intensificou, pois, além do aumento da velocidade da produção, os trabalhadores estão agregando algumas funções antes realizadas por mais de um trabalhador. Na palavra do gerente: 'enquanto a máquina está em operação, o operário, agora, realiza várias funções, tais como transportar as peças para o posto seguinte, realizar alguns ajustes na máquina e poder operar outras, limpar o chão de seu local de trabalho, não sobrando mais aquele tempinho para fumar o cigarro e beber um café.' Neste ponto é importante ressaltarmos que esse tipo de intensificação do trabalho não é viabilizado apenas pela incorporação da automação, mas também pela introdução das mudanças organizacionais do tipo células de manufatura, just in time, entre outros..." (Mourthé, 1999).

Com este entendimento, tentaremos introduzir o conceito de "carga de trabalho", tomando inicialmente as palavras do pesquisador argentino Julio Neffa, para quem:

"contrariamente ao enfoque tradicional que considerava, analiticamente, um por um, os efeitos dos fatores de risco, nós pensamos que este seria um enfoque parcializado que não toma em consideração os efeitos

sinérgicos e combinados que podem ou diminuir ou multiplicar os riscos. Mais ainda, pensamos que, devido a isto, todos os fatores influenciam de maneira global e unificada, tanto sobre o coletivo de trabalho como sobre cada um dos trabalhadores. Este conjunto de repercussões e exigências do posto de trabalho, caracterizado por uma tarefa ou por um trabalho prescrito, é o que denominamos carga global de trabalho" (Neffa, 1988).

Para este mesmo autor, a *carga global de trabalho* é, então, a resultante dos diversos fatores do meio ambiente de trabalho (riscos químicos, físicos e biológicos; fatores tecnológicos e de segurança etc.) e das condições de trabalho (conteúdo e organização do trabalho; duração e configuração do tempo de trabalho; os sistemas de remuneração; a transferência de tecnologias; o modo de gestão da força de trabalho; os serviços sociais, assistenciais e de bem-estar dos trabalhadores; as possibilidades de participação etc.), que estão determinados pelo processo de trabalho vigente na empresa (Neffa, 1988).

Todos estes fatores, que têm sua origem e estão determinados pelo processo de trabalho – acrescenta o autor – são o resultado das inter-relações existentes entre a empresa ou organização, por uma parte, e os fatores "externos" macroeconômicos e sociais, por outra. Estas inter-relações, porém, não são estáticas e sim dinâmicas, e variam segundo a correlação de forças sociais (Neffa, 1988).

O mesmo autor analisa a "carga global de trabalho" em três dimensões que geralmente se somam, a saber: a carga física e o esforço muscular, a carga mental e a carga psíquica (Neffa, 1988).

É importante, neste momento, chamar a atenção para a utilização um tanto ambígua que se tem feito do termo "carga de trabalho". Na verdade, concordamos com a Professora Eliza Echternacht, quando afirmava que:

> *"carga de trabalho é uma categoria desenvolvida especialmente por duas disciplinas distintas, porém envolvidas em campos de estudo que se interfaceiam: o trabalho e os modos de adoecer das coletividades humanas trabalhadoras. São elas a ergonomia, em suas influências francesas, e a epidemiologia, em suas influências latino-americanas" (Echternacht, 1998b).*

Assim, para a epidemiologia, a categoria "carga de trabalho" origina-se dos esforços de construção – desenvolvidos na década de 1970 – do "Modelo de Determinação Social do Processo Saúde-Doença", como o proposto pela Professora Asa Cristina Laurell e sua escola, no México, e, entre nós, pelo Professor Luíz Augusto Facchini – entre outros –, frente às insuficiências dos modelos ecológicos e multicausais para explicar a determinação da saúde-doença. O conceito de "carga de trabalho", neste contexto, propõe-se a superar a categoria "risco" ou "fatores de risco", predominante na cultura epidemiológica mundial (Laurell e Noriega, 1989; Facchini, 1994).

Para a ergonomia, trata-se de um instrumento conceitual auxiliar na busca do entendimento sobre as repercussões da atividade de trabalho sobre a saúde e o desempenho do trabalhador, orientando a formulação de critérios de intervenção sobre situações de trabalho específicas (Echternacht, 1998b). Para esta autora, trata-se de um conceito pouco valorizado e pouco desenvolvido, embora seja uma noção básica em ergonomia, recebendo ora críticas, ora novas leituras. Para reforçar esta avaliação, a mesma autora cita a pesquisadora Leal Leal Ferreira, quando esta afirma que "todo estudo ergonômico, em última instância, pretende diminuir a carga de trabalho dos trabalhadores", para, em seguida, citar o pesquisador francês Alain Wisner, para quem o termo "carga de trabalho" estaria *"condenado em razão da falta de nitidez dos conceitos"* (Echternacht, 1994b).

Na verdade, o espectro dos efeitos das "doses", "quantidades" ou "cargas de trabalho" excessivas é muito amplo e multiforme, sendo conhecido pelo ser humano, ao que parece, desde os primórdios, quando o "suor do rosto", bem como "espinhos e cardos" – expressões de penosidade – teriam sido agregados ao trabalho humano até então prazeroso, conforme o relato bíblico, registrado no terceiro capítulo do livro de Gênesis.

Deste amplo e cada vez mais complexo espectro de efeitos, escolheremos três exemplos, dentre muitos outros que serão vistos mais adiante neste livro.

O primeiro exemplo é de todas as manifestações a mais primitiva e ubíqua: a fadiga. Não há quem não a conheça, se alguma vez trabalhou mais do que deveria ter trabalhado, ou descansou menos do que deveria ter descansado.

O conceito de **fadiga** pode ser visto numa dimensão fisiológica e localizada, mais vezes denominada **fadiga muscular,** mas o conceito ampliado é o de **fadiga psíquica, fadiga nervosa, fadiga crônica,** ou simplesmente, **fadiga geral,** como corretamente denomina Grandjean (1998). Ela pode ser devida a diferentes causas, como bem esquematiza a Fig. 2.7.

Como bem destaca o mesmo autor, num ciclo de trabalho diário, a fadiga em si é uma sensação saudável, se o trabalhador pode interromper a jornada de trabalho, repousar, descansar, dormir e se recuperar plenamente. Se, contudo, não há essa possibilidade, ou é ela qualitativa ou quantitativamente insuficiente, a fadiga torna-se desconfortável, incômoda, e, finalmente, insuportável. A "fadiga clínica", a "fadiga crônica" e o "estresse" serão já manifestações de ultrapassagem do "normal" ou "fisiológico" ao "patológico" (Grandjean, 1998; Helbig e Rohmert, 1998).

O segundo exemplo constitui um dos problemas mais conhecidos e discutidos na atualidade: as assim (ainda) chamadas **Lesões por Esforços Repetitivos** (LER). Como seu próprio nome sugere, elas constituem um bom exemplo de como atividades não necessariamente nocivas à saúde, por sua repetitividade, podem produzir "lesões", ou "distúrbios osteomusculares relacionados com o trabalho" (Echternacht, 1998a; Couto, 2000).

Como corretamente explica o Professor Álvaro Merlo, as LER podem ser provocadas por problemas de ordem ergonômica, vinculados às características dos postos de trabalho,

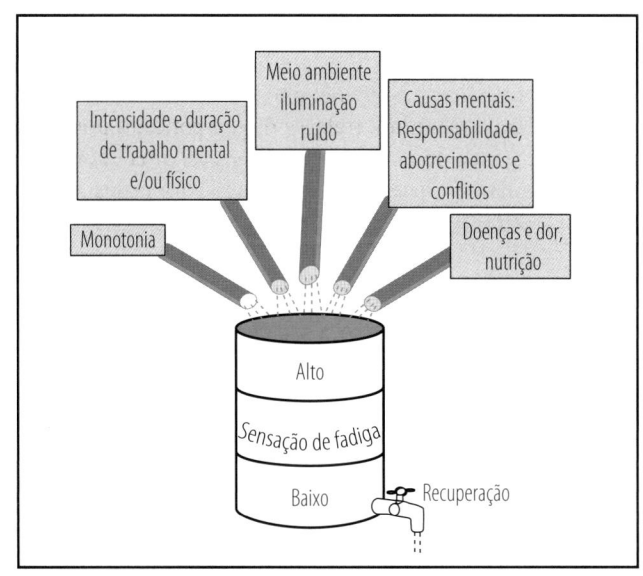

Fig. 2.7. Representação esquemática dos efeitos cumulativos das causas de fadiga, no dia a dia (Adaptado de Grandjean, 1998).

dos instrumentos utilizados pelo trabalhador e das condições dos ambientes de trabalho (Merlo, 1997). Porém:

> "a organização do trabalho tem uma importante responsabilidade, também, sobre o surgimento e a rápida expansão da LER, principalmente nas atividades industriais onde predomine a taylorização/fordização do trabalho, com a realização de tarefas de forma repetitiva – sucedendo-se, portanto, sempre os mesmos gestos – em alta velocidade, com horas extras frequentes e pressão da hierarquia para maior produtividade, seguidamente agravada pela própria cumplicidade do trabalhador, obtida, entre outros, graças aos prêmios à produção" (Merlo, 1997).

Com efeito, por muito tempo a determinação das LER/DORT foi explicada pela relação de potencialização entre quatro "fatores biomecânicos", a saber: alta repetitividade do mesmo padrão do movimento; força excessiva; postura estática e posições erradas do corpo humano, particularmente dos membros superiores; e vibração e compressão mecânica das estruturas dos membros superiores.

Fadiga aguda e fadiga crônica
"A fadiga por sobrecarga metabólica aguda apresenta como principais consequências os efeitos do ácido lático nos tecidos: dores musculares, cãibras durante o trabalho, dolorimento muscular e músculos endurecidos nos dias que se seguem ao trabalho excessivamente pesado. Geralmente está associada ou a uma alta motivação para o trabalho, ou a uma motivação desencadeada pela vontade de ganhar mais. É muito comum em empresas que estimulam a produtividade através de bônus sobre o salário. É pouco provável que um acúmulo de ácido lático ocasionado por uma sobrecarga metabólica aguda venha a ocasionar o óbito, porque, provavelmente, muito antes, o trabalhador estará sentindo os efeitos do acúmulo de ácido lático no organismo, com tontura, cãibra e desmaio, autolimitando o processo.

Outra manifestação importante são os tremores, que podem comprometer a habilidade da pessoa para serviços de precisão.

Já a fadiga por sobrecarga metabólica crônica aparece de forma mais insidiosa, e se manifesta em propensão para distúrbios músculo-ligamentares, como distensão, tendinites e tenossinovites; aparece a sensação de fadiga de já começar o turno de trabalho cansado, de dormir mal e de propensão para doenças. Os trabalhadores em geral procuram compensar este tipo de fadiga através da chamada "pausa furtiva", demorando-se um tempo excessivo para realizar tarefas simples, demorando muito tempo na instalação sanitária etc. Enfim, a pausa furtiva acaba funcionando como o mecanismo de defesa do trabalhador para se proteger da sobrecarga metabólica." (Fonte: Couto, 1995)

A insuficiência deste "modelo biomecânico" vem sendo amplamemente demonstrada por muitos (Echternacht, 1998a; Punnett, 2000), e entre nós, mais recentemente, o Professor Hudson de Araújo Couto também a demonstrou em sua tese de doutorado (Couto, 2000). Em seu estudo, este autor propõe um modelo causal que incorpora a interação dinâmica destes "fatores biomecânicos" com quatro outras variáveis: "organismo tenso", "predisposição individual", "realidade social" e "eventos desencadeantes" (Couto, 2000).

A **Síndrome de Esgotamento Profissional** (*Burnout*), por sua vez, constitui outro exemplo de resposta prolongada a estressores emocionais e interpessoais crônicos no trabalho. Tem sido descrita como resultante da vivência profissional em um contexto de relações sociais complexas, envolvendo a representação que a pessoa tem de si e dos outros. O trabalhador que antes era muito envolvido afetivamente com os seus clientes, com os seus pacientes ou com o trabalho em si, desgasta-se e, em um dado momento, desiste, perde a energia ou "queima completamente". O trabalhador perde o sentido de sua relação com o trabalho, desinteressa-se e qualquer esforço lhe parece inútil (Schaufeli e Enzmann, 1998).

Considera-se que:

> "para poder queimar-se completamente (to burnout), a pessoa primeiro precisa estar "acesa" ("on fire"). Uma pessoa que não tem uma motivação inicial pode, eventualmente, desenvolver estresse, alienação, depressão, uma crise existencial, ou fadiga, mas não burnout" (Pines, 1993 apud Schaufeli e Enzmann, 1998).

Assim, deve ser feita uma diferenciação entre o *burnout*, que seria uma resposta ao estresse laboral crônico, e outras formas de resposta ao estresse. A síndrome de *Burnout* envolve atitudes e condutas negativas com relação aos usuários, clientes, à organização e ao trabalho, sendo uma experiência subjetiva que acarreta prejuízos práticos e emocionais para o trabalhador e a organização. O quadro tradicional de estresse não envolve tais atitudes e condutas, sendo um esgotamento pessoal que interfere na vida do indivíduo, mas não de modo direto, na sua relação com o trabalho.

Pode estar associada a uma suscetibilidade aumentada para doenças físicas, uso de álcool ou outras drogas para obtenção de alívio, e ao suicídio.

A síndrome afeta principalmente profissionais da área de serviços ou "cuidadores", quando em contato direto com os usuários, como os trabalhadores da educação, da saúde, policiais, assistentes sociais, agentes penitenciários, professores entre outros (Fig. 2.8).

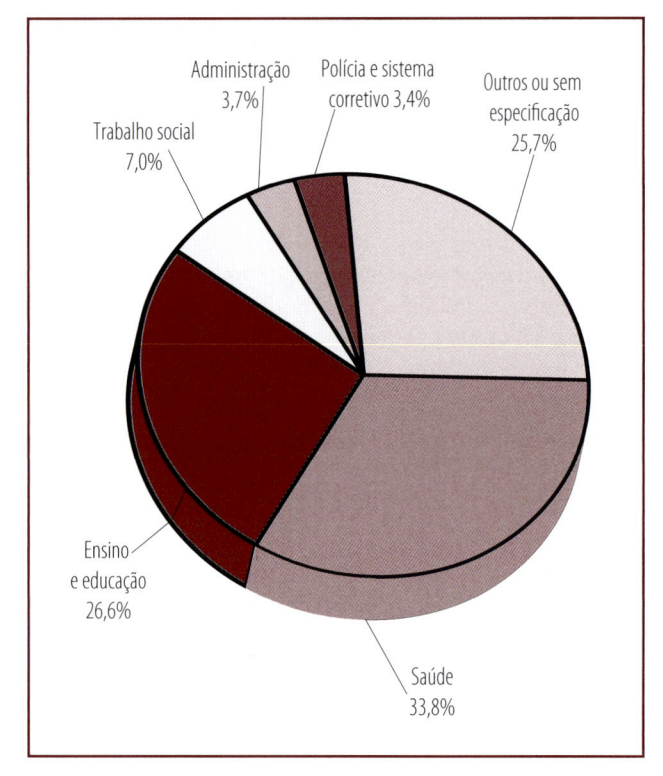

Fig. 2.8. Profissões e campos ocupacionais de mais elevada incidência da síndrome de Burnout, obtidos pela utilização do *Maslach Burnot Inventory* (MBI), com base em 473 estudos publicados em artigos de revistas especializadas ou em livros e em 538 dissertações ou teses, entre 1978 e 1996 (Extraído de Schaufeli e Enzmann, 1998).

Ultimamente, têm sido descritos aumentos de prevalência de síndrome de esgotamento profissional em trabalhadores provenientes de ambientes de trabalho que passam por transformações organizacionais como: dispensas temporárias do trabalho, diminuição da semana de trabalho sem reposição de substitutos, enxugamento (*downsizing*), a chamada reestruturação produtiva. O risco da Síndrome de Esgotamento Profissional é mais elevado para todos aqueles que vivem a ameaça de mudanças compulsórias na jornada de trabalho e declínio significativo na situação econômica. Todos os fatores de insegurança social e econômica aumentam o risco (incidência) de esgotamento profissional em todos os grupos etários.

No meio brasileiro, há dezenas de estudos sobre o *burnout*, nas mais distintas profissões e em ramos de atividade muito diversos. Entre estas múltiplas áreas onde a Síndrome tem sido descrita, registre-se – por sua curiosidade – a ocorrência entre cientistas e pesquisadores, em decorrência do aumento da competitividade científica (De Meis *et al.*, 2003).

A Tabela 2.7 tenta listar as várias teorias explicativas da Síndrome de Esgotamento Profissional (*burnout*), a partir da excelente revisão feita por Schaufeli e Enzmann (1998).

Após analisarem estas várias teorias explicativas da Síndrome de Esgotamento Profissional (*burnout*), os autores tentam resumi-las em uma proposta de explicação integradora, baseada em três pilares que estariam sempre presentes na determinação do *burnout*:

> *"Uma forte motivação inicial é condição necessária para o desenvolvimento de burnout; burnout está associado com ambientes de trabalho desfavoráveis; o processo de burnout é de autoperpetuação devida ao uso de estratégias inadequadas de "coping" (Schaufeli e Enzmann, 1998).*

Como se vê, as respostas à pergunta sobre o que torna o trabalho agressivo ou lesivo à saúde são complexas. A sistematização aqui adotada – como certamente, qualquer outra – pode não ser suficiente para organizar estas respostas, apontando para a necessidade e o permanente desafio de se analisarem os mecanismos de patogênese do adoecimento relacionado ao trabalho, de forma integral e integrada, necessariamente sob os olhares de distintas disciplinas e enfoques.

Nocividade do trabalho determinada pela duração ou configuração do "tempo de trabalho" – uma tentativa de sistematização

Ao ampliarmos o estudo dos principais mecanismos de patogênese do adoecimento relacionado ao trabalho, é importante notar que uma terceira resposta à pergunta inicialmente formulada – como o trabalho pode tornar-se nocivo ou perigoso? – surge da observação de que a nocividade do trabalho poderia não ser dele próprio, ou das atividades que o conformam, mas determinada ou agravada pela duração ou pela configuração do "tempo de trabalho", entendido "tempo de trabalho" nas mais distintas acepções, que vão desde o tempo na vida em que se começa a trabalhar; o tempo na vida em que se para de trabalhar; o tempo ou duração do trabalho numa jornada de trabalho (jornada, do francês *jour* = dia), nas semanas, nos meses, nos anos e, enfim, na vida. "Duração", no sentido de tempo acumulado, e "configuração", no sentido de sua distribuição, ou a forma como a duração está organizada ou distribuída no próprio referencial de periodização do tempo: vida, época da vida, ano, estação do ano, mês, semana, dia, hora, minuto...

> *"Ter poder é controlar o tempo dos outros e o seu próprio", afirmou Jacques Attali, em seu livro Histórias do Tempo, e é com esta compreensão que a duração e/ou configuração do tempo são esculpidas direta ou indiretamente pelo trabalho. É com esta compreensão, também, que a nocividade do trabalho é construída, sempre que o controle sobre o trabalho-tempo, ou tempo-trabalho, é perdido. De forma mais radical, vem de Marx o conceito de que 'o capitalista rouba do trabalhador o*

tempo que deveria ser usado para respirar o ar livre e gozar a luz do sol'" (citado por Servan-Schreiber, 1991).

Com estas reflexões iniciais, tentaremos organizar as ideias centrais sobre como a duração ou a configuração do "tempo de trabalho" podem tornar o trabalho nocivo à vida e saúde do trabalhador (Tabela 2.8).

Com esta proposta de sistematização, elaborada, aliás, por Neffa (1988), agregaremos alguns breves comentários e exemplos, visando a reforçar o conceito de que a nocividade do trabalho pode estar sendo introduzida ou agravada não pelo trabalho em si, mas por sua "duração" e/ou "configuração", no contexto conceitual em que esses termos foram utilizados nesta seção.

Alguns exemplos: a questão do trabalho precoce

Assim, sobre o **trabalho precoce**, isto é, o trabalho infantil ou do adolescente, o mundo inteiro vem demonstrando sua preocupação e interesse, em distintas perspectivas (WHO, 1987; ILO, 1996; Forastieri, 1997; Ferreira, 2001; Galasso, 2005).

Tabela 2.7. Quadro sinótico das teorias explicativas da Síndrome de Esgotamento Profissional (*burnout*) e comentários de Schaufell e Enzmann (1998)

Teorias explicativas	Comentários
Enfoques individuais	
• "*Burnout* é uma falha na retenção da autoimagem idealizada" • "*Burnout* é uma desilusão progressiva", em quatro estágios: entusiasmo, estagnação, frustração, apatia • "*Burnout* é causado por expectativas erradas: expectativas de eficácia, expectativas de resultados, expectativas de reconhecimento" • "*Burnout* é devido a uma sequência de ações equivocadas" • "*Burnout* é causado pela perda de recursos" • "*Burnout* é um distúrbio narcisista" • "*Burnout* é o desbalanço entre funções conscientes e funções inconscientes" • "*Burnout* são mecanismos existenciais" • Outras explicações	"Virtualmente todos os enfoques individuais enfatizam que para a emergência da síndrome de *Burnout*, é necessária uma forte motivação (para ajudar), consciente ou inconsciente, ao lado de metas, expectativas e aspirações de elevado valor. Além disto, estes enfoques levam em consideração que as características psicológicas individuais frequentemente não se ajustam às experiências profissionais do emprego. Existe, portanto, um desencontro entre as intenções e a realidade. Como resultado desta inadequação, ocorre o estresse no trabalho, que pode levar ao *Burnout*, se não forem tomadas as medidas individuais ou organizacionais para a mobilização dos recursos para lidar com as defesas."
Enfoques interpessoais	
• "*Burnout* é causado pela falta de competência social" • "*Burnout* é sobrecarga emocional" • "*Burnout* é devido à falta de reciprocidade" • "*Burnout* é um contágio emocional" • "*Burnout* é um trabalho emocional" • Outras explicações	"Alguns enfoques interpessoais descrevem o *burnout* como o resultado de falta de competência social ou como uma reação à sobrecarga emocional. Outros enfoques tentam explicar o desenvolvimento do *burnout*, apontando processos psicossociais de base, tais como falta de reciprocidade, contágio emocional, ou trabalho emocional. Em contraste com a maioria dos enfoques individuais, os enfoques interpessoais – parcialmente, ao menos – são apoiados por evidências empíricas."
Enfoques organizacionais	
• "*Burnout* é um choque de realidade": orientação inadequada, alta carga de trabalho, rotina, limitação do escopo de contato com o cliente ou paciente, falta de autonomia, metas organizacionais incongruentes, liderança e supervisão inadequadas, isolamento social • "*Burnout* é um processo virulento" • "*Burnout* é um desajuste entre a pessoa e cargo ou função" • Outras explicações	"Apesar das diferenças, os três enfoques concordam que fatores organizacionais similares (por exemplo: demandas qualitativas e quantitativas de trabalho, falta de autonomia ou controle, falta de reconhecimento ou retorno, valores e metas institucionais incongruentes e falta de apoio social ou da comunidade) são importantes fatores relacionados com o desenvolvimento de *burnout*. Além disto, eles mostram que os efeitos negativos do *burnout* não atingem apenas os indivíduos, mas também as instituições, baixando sua produtividade e eficiência, além da baixa qualidade dos serviços."
Enfoques societais	
• "*Burnout* é alienação" • "*Burnout* é o resultado de uma discrepância entre funções de superfície e funções latentes das organizações" • "*Burnout* é produto cultural" • Outras explicações	"Os enfoques societais salientam o papel de determinantes objetivos estruturais e culturais, que existem, sem considerar as interpretações subjetivas dos indivíduos. Outra característica destes enfoques é sua natureza transacional ou dialética. Os trabalhadores não são considerados vítimas passivas, mas agentes ativos, individual e coletivamente, que moldam suas próprias condições de vida e de trabalho, as quais podem ou não contribuir para o *burnout*."

Tabela 2.8. Como a duração do tempo de trabalho e/ou a configuração do tempo de trabalho podem produzir ou agregar nocividade ao trabalho

Duração ou configuração do tempo de trabalho passíveis de regulamentação	Nocividade potencial para a vida ou a saúde, gerada ou agravada pela falta de regulamentação adequada ou pela falta de seu cumprimento
Idade mínima de admissão ao trabalho	• Prejuízo das atividades escolares e de formação educacional, psicológica e profissional • Dano físico, mental ou psicológico provocado por cargas excessivas de trabalho • Efeitos adversos de exposições ocupacionais a substâncias químicas tóxicas, principalmente hematotóxicas, neurotóxicas, sensibilizantes respiratórios e cutâneos e substâncias carcinogênicas • Outros
Duração máxima da jornada de trabalho (limitação da jornada)	• Fadiga por causa direta (carga de trabalho prolongada) e por causa indireta (insuficiência do tempo requerido para recuperação) (Ver Grandjean, 1998; Helbig e Rohmert, 1998) • Fator de risco direto para algumas doenças desencadeadas ou agravadas por longas jornadas de trabalho (Ex: Doença Coronariana Crônica, LER/DORT, Dor Lombar, Estresse, Disfonia Ocupacional, Síndrome de *Burnout* etc.) • Fator de risco indireto para algumas doenças, por competir com o tempo livre e/ou atividades físicas • Prejuízo para a vida em sociedade, para a vida familiar, para outras atividades ou *hobbies* e para o lazer e ócio • "síndrome da Morte Súbita Inesperada" (*Sudden Unexpected Death Syndrome*), no caso de esforços físicos prolongados • "Morte Súbita por Trabalho Excessivo" (*Karoshi*, principalmente no trabalho de executivos) • Outros
Pausas autorizadas, dentro da jornada de trabalho, para recuperar-se da fadiga	• Fadiga por causa direta (carga de trabalho prolongada) e por causa indireta (insuficiência do tempo requerido para recuperação) (Ver Grandjean, 1998; Helbig e Rohmert, 1998) • Fator de risco direto para algumas doenças desencadeadas ou agravadas por jornadas sem pausas (Ex: LER/DORT, Dor Lombar, Disfonia Ocupacional etc.) • Outros
Períodos de descanso hebdomadário (ou semanal)	• Fadiga por causa direta (carga de trabalho prolongada) e por causa indireta (insuficiência do tempo requerido para recuperação) (Ver Grandjean, 1998; Helbig e Rohmert, 1998) • Fator de risco direto para algumas doenças desencadeadas ou agravadas por longas jornadas de trabalho (Ex: Doença Coronariana Crônica, LER/DORT, Dor Lombar, Estresse, Disfonia Ocupacional, Síndrome de *Burnout* etc.) • Fator de risco indireto para algumas doenças, por competir com o tempo livre e/ou atividades físicas • Prejuízo para a vida em sociedade, para a vida familiar, para outras atividades ou *hobbies* e para o lazer e ócio. • "Síndrome da Morte Súbita Inesperada" (*Sudden Unexpected Death Syndrome*), no caso de esforços físicos prolongados. • "Morte Súbita por Trabalho Excessivo" (*Karoshi*, principalmente no trabalho de executivos. • Outros
Licenças por conta de férias remuneradas anuais e por outras razões	• Fadiga por causa direta (carga de trabalho prolongada) e por causa indireta (insuficiência do tempo requerido para recuperação) (Ver Grandjean, 1998; Helbig e Rohmert, 1998) • Fator de risco direto para algumas doenças desencadeadas ou agravadas por longas jornadas de trabalho (Ex: Doença Coronariana Crônica, LER/DORT, Dor Lombar, Estresse, Disfonia Ocupacional, síndrome de *Burnout* etc.) • Fator de risco indireto para algumas doenças, por competir com o tempo livre e/ou atividades físicas • Prejuízo para a vida em sociedade, para a vida familiar, para outras atividades ou *hobbies* e para o lazer e ócio • "Síndrome da Morte Súbita Inesperada" (*Sudden Unexpected Death Syndrome*), no caso de esforços físicos prolongados • "Morte Súbita por Trabalho Excessivo" (*Karoshi*, principalmente no trabalho de executivos • Outros

Continua

Duração ou configuração do tempo de trabalho passíveis de regulamentação	Nocividade potencial para a vida ou a saúde, gerada ou agravada pela falta de regulamentação adequada ou pela falta de seu cumprimento
Horas e jornadas de trabalho de caráter extraordinário	• Fadiga por causa direta (carga de trabalho prolongada) e por causa indireta (insuficiência do tempo requerido para recuperação) (Ver Grandjean, 1998; Helbig e Rohmert, 1998) • Fator de risco direto para algumas doenças desencadeadas ou agravadas por longas jornadas de trabalho (Ex: Doença Coronariana Crônica, LER/DORT, Dor Lombar, Estresse, Disfonia Ocupacional, Síndrome de Burnout etc.) • Fator de risco indireto para algumas doenças, por competir com o tempo livre e/ou atividades físicas • Prejuízo para a vida em sociedade, para a vida familiar, para outras atividades ou hobbies e para o lazer e ócio. • "Síndrome da Morte Súbita Inesperada" (Sudden Unexpected Death Syndrome), no caso de esforços físicos prolongados. • "Morte Súbita por Trabalho Excessivo" (Karoshi,) principalmente no trabalho de executivos. • Outros
Trabalho noturno e trabalho em turnos	• Alterações de ritmos biológicos • Desempenho/acidentes: vários estudos evidenciaram aumento de erros e acidentes do trabalho durante certos períodos do dia e da noite • Sono: dificuldades de sono para os trabalhadores em turnos • Alterações cardiovasculares: aumento do risco relativo de desenvolver doenças cardiovasculares • Alterações gastrintestinais: distúrbios do apetite e problemas gastrintestinais • Efeitos cumulativos • Impactos negativos sobre a morbidade entre ex-trabalhadores em turnos • Impactos negativos sobre a mortalidade dos trabalhadores • Outros impactos
Idade máxima de permanência na atividade	• Interferência negativa com o direito ao lazer e ao ócio • Interferência negativa com a vida em sociedade, com a família, com amigos, com o cultivo de hobbies e outras atividades criativas ou de entretenimento • Prejuízo de desempenho profissional, decorrente da crescente dificuldade para processar informações, agravada pelos efeitos da idade sobre a audição e a visão • Efeitos adversos causados por sobrecarga de trabalho, sobretudo em portadores de deficiências físicas (movimentos, marcha etc.) • Outros

Entre nós, vários são os grupos e autores que estudam o tema, principalmente sob o ângulo da saúde, destacando-se, entre estes, os trabalhos de Filhote (1995), Asmus *et al.* (1996), Mauro (1996), Minayo Gomez e Meirelles (1997), Cruz Neto e Moreira (1998), Meirelles (1998), Pinheiro (1999), Asmus (2001), Oliveira e Robazzi (2001), Dias, Assunção, Guerra e Prais (2002), entre outros.

Uma boa sistematização do tema pode ser encontrada no artigo de revisão intitulado *Trabalho precoce e riscos à saúde*, elaborado por Franklin *et al.* (2001), o qual permite ao estudioso apreender as principais dimensões da questão, sobretudo na perspectiva da saúde. Outrossim, uma boa análise crítica a respeito da mesma temática, porém numa perspectiva conceitual ampliada, pode ser encontrada no ensaio elaborado pelo pesquisador Marcos Artenmio Fischborn Ferreira, intitulado *Trabalho infantil e produção acadêmica nos anos 90: tópicos para reflexão* (Ferreira, 2001).

Alguns exemplos: a questão do trabalho em turnos

Sobre o **trabalho em turnos**, vale lembrar que a razão de estabelecê-lo pode ser de ordem técnica, social ou econômica. Desde as atividades essenciais do setor público (telecomunicações, serviços de eletricidade, água, serviços de saúde, segurança pública) àquelas ligadas às atividades do setor industrial, onde a interrupção dos processos de produção somente deveria ocorrer durante paradas programadas para serviços de manutenção. Nestes casos inserem-se quase todas as indústrias petroquímicas, químicas, de petróleo, siderúrgicas, cimento, vidro, papel e mineração, que são empresas de processo contínuo. O setor de serviços também apresenta significativo número de estabelecimentos que mantêm turnos de trabalho. Citam-se como exemplos: transportes urbanos e interurbanos, rodoviário, aéreo e fluvial; serviços de saúde e outros serviços de emergência; segurança pública; eletricidade; distribuição e tratamento de água e esgotos; telecomunicações; serviços de compensação bancária; restaurantes e bares; hotéis; supermercados; estabelecimentos de lazer etc. (Fischer, Lieber e Brown, 1995).

Uma grande parcela dos trabalhadores em turnos sofre com o desconforto e mal-estar causados pelas jornadas de trabalho não diurnas. Estas provocam, principalmente, a dessincronização interna dos ritmos biológicos e os conflitos nas áreas social e doméstica.

A interferência do trabalho com a administração dos ciclos dos tempos fisiológicos entre vigília e sono e sua repercussão sobre a saúde do trabalhador podem ser claramente exemplificadas pelo caso dos motoristas profissionais de longas distâncias, que dirigem caminhões de carga ou ônibus de passageiros. Com efeito, entre **motoristas de ônibus interestaduais,** Mello et al. (2000), do Núcleo Interdisciplinar de Fisiologia do Exercício e Psicobiologia, da Universidade Federal de Uberlândia, mostraram que 60% destes profissionais queixam-se da interferência de sono com sua atividade profissional e 16% admitiram já haver adormecido no volante. Queixas de irritabilidade, insônia, fadiga, depressão e ansiedade tiveram prevalência muito elevada. Cabe lembrar, também, concorrente contribuição da "síndrome da apneia obstrutiva do sono", que em motoristas de caminhão mostrou-se presente em 11,5% dos trabalhadores, conforme os estudos de Lemos et al. (2009).

Entre as **profissões da saúde,** podem ser citados os estudos da Professora Maria Helena Palucci Marziale, realizados em enfermeiros de Ribeirão Preto-SP (Marziale, 1990), e o da Professora Milva Maria Figueiredo De Martino, realizado em enfermeiros de Campinas-SP (De Martino, 1996). O estudo em Ribeirão Preto teve como objetivo detectar sintomas e sinais de fadiga mental em enfermeiras atuantes em instituição hospitalar com esquema de trabalho em turnos alternantes, através de um indicador subjetivo (*check-list*) e de indicadores objetivos: frequência crítica de fusão da luz (*Flicker*) e tempo de reação simples a estímulo auditivo.

Foram analisadas, durante 15 dias consecutivos, as jornadas trabalhadas nos turnos manhã, tarde e noite por 12 enfermeiras das unidades de internação das clínicas médica, cirúrgica e ginecológica de um hospital universitário governamental. Para a autora, a análise dos resultados sugere que a grande alternância existente entre os turnos é prejudicial à saúde e à vida sociofamiliar e profissional desses sujeitos. Haja vista que em apenas uma semana a enfermeira pode trabalhar em três turnos diferentes. As enfermeiras revelaram insatisfação pelo esquema de trabalho adotado e apresentaram sintomas e sinais de fadiga mental. A incidência dos sintomas ocorreu na seguinte ordem: turno da noite > turno da manhã > turno da tarde, quando comparados os valores obtidos no início e final da jornada trabalhada, com evidência dos sintomas relativos a embotamento e distúrbios do sono. Indícios de fadiga mental foram detectados através da verificação de *Flicker* na ordem: turno da manhã > turno da noite > turno da tarde, quando comparados os valores no início e final dos turnos. Em contrapartida, através da verificação do tempo de reação simples, os indícios foram detectados da seguinte maneira: turno da noite > turno da manhã > turno da tarde em relação aos dados obtidos no início e final dos turnos trabalhados.

Por outro lado, estudo transversal realizado em hospital universitário no município de São Paulo – SP, entre 2004 e 2005, com a participação de 696 trabalhadores da saúde (enfermeiros, técnicos e auxiliares de enfermagem), mostrou que a variável "tempo insuficiente para o repouso" estava estatisticamente associada à jornada profissional (OR=2,47) e à jornada total (OR=1,48). Do mesmo modo, a variável "tempo insuficiente para o lazer" mostrou-se significativamente associada à jornada profissional (OR=1,58) (Silva, Rotenberg e Fischer, 2011). As mesmas autoras também realizaram outros estudos sobre a questão do trabalho em turnos e trabalho noturno de trabalhadores da saúde (Portela et al., 2004: Portela et al., 2005; Fischer et al., 2006; Silva et al., 2010), assim como outros pesquisadores e estudiosos em nosso meio (Mauro et al., 2010).

Alguns exemplos: morte por trabalho excessivo

Finalmente, alguns comentários sobre a morte por trabalho excessivo. Descrito primeiramente no Japão, no final da década de 1970, o *karoshi* – no idioma japonês – vem sendo crescentemente observado também em outros países, tendo como característica comum a ocorrência em indivíduos do sexo masculino, de meia-idade, saudáveis, responsáveis (e geralmente entusiasmados) por intenso trabalho gerencial ou administrativo, com escassas pausas para repouso diário, nos fins de semana ou férias anuais (Haratani, 1998). Estima-se que no Japão, na época em torno do ano 2000 a 2004, mais de seis milhões de trabalhadores trabalhavam 60 ou mais horas semanais, e mais de 300 casos de morte súbita em trabalhadores foram reconhecidos como acidentes do trabalho fatais provocados por sobrecarga de trabalho ("*karoshi*") (Iwasaki, Takahashi e Nakata, 2006). Com efeito, estudos realizados pela OIT, em meados da década 1990, mostravam que a média do número de horas trabalhadas anualmente pelos trabalhadores japoneses era a mais alta dos países desenvolvidos (2.017 horas anuais no Japão, 1.904 horas nos EUA, 1.763 horas na França e 1.769 horas no Reino Unido). Outro estudo realizado naquele país, envolvendo algumas dezenas de milhares de trabalhadores, mostrou que 65% dos trabalhadores entrevistados queixavam-se de fadiga física associada ao seu trabalho e 48% queixavam-se de fadiga mental, também vinculada ao trabalho. Outrossim, 57% dos trabalhadores declararam sentir muita ansiedade, aborrecimentos e estresse em seu emprego ou trabalho (Haratani, 1998).

Um fenômeno ainda mais grave vem sendo observado no Japão, e a literatura médica começa a registrar observações dramáticas sobre o *karojisatsu*, literalmente, suicídio pelo excesso de trabalho (Inoue e Matsumoto, 2000; Hiyama e Yoshihara, 2008).

Tema mais próximo a nós diz respeito à morte súbita de trabalhadores cortadores manuais de cana de açúcar, cuja explicação tem sido atribuída ao excesso de trabalho pesado, decorrente do atrelamento entre a produtividade (produção medida por tonelada de cana cortada) e a remuneração, como bem analisado por Alves (2006). Aquilo que temos denominado de causas das causas, reflexão imprescindível para melhorar e ampliar o entendimento da patogênse do adoecimento relacionado com o trabalho.

Explicações um pouco mais multifatoriais foram também propostas por outros pesquisadores: *"o conjunto de informações disponíveis indica que a maioria das mortes possivelmente tenha ocorrido devido a uma combinação da precariedade da saúde individual do trabalhador, más condições de trabalho, excesso de esforço físico e sobrecarga térmica"* (Bitencourt, Ruas e Maia, 2012).

Decerto, ambas as explicações se complementam, apontando para a questão central: condições de trabalho precárias e cargas excessivas de trabalho podem ser altamente patogênicas para os trabalhadores, e as primeiras observações dos danos à saúde nestes trabalhadores têm sido, nestes casos, as últimas: morte súbita no trabalho! Por certo, completamente inaceitável no século 21!

Como o trabalho pode se tornar nocivo ou perigoso: extensão do conceito

Para finalizar esta parte do capítulo de patogênese do adoecimento relacionado ao trabalho, que busca responder à pergunta inicialmente formulada – **como o trabalho pode tornar-se nocivo ou perigoso?** – foi criada esta seção, dedicada a elencar, ainda que de modo sucinto, algumas outras formas em que o trabalho pode se tornar nocivo ou perigoso. Sem necessariamente um rigor conceitual ou taxonômico, estas outras formas vêm da observação do senso comum, todos as conhecem, estando, também, amplamente registradas na literatura científica nacional, estrangeira e internacional, ainda que sob outros ângulos de interesse ou outros olhares interpretativos. Nesta seção, estas "outras formas" serão dispostas sequencialmente, sem relação hierárquica entre elas, e sua força estará nos exemplos ou "casos" concretos, trazidos da experiência e da literatura.

Extensão da nocividade do trabalho para o ambiente domiciliar ou familiar

Como é bem sabido, inúmeras circunstâncias de trabalho fazem com que as condições de risco, além de envolverem o trabalhador em seu posto de trabalho, ou seu microambiente de trabalho, se estendam, também, para o interior dos domicílios, colocando sob risco o cônjuge, os filhos e outros moradores destes domicílios. As condições de risco são literalmente trazidas de fora para dentro, pelo(a) trabalhador(a), mais vezes por sua roupa de trabalho, ou por outros meios, às vezes acidentais e insólitos. É o que tem sido também denominado "exposição ocupacional indireta" ou "paraocupacional" (do grego: "junto" ou "ao lado de").

Talvez o caso mais conhecido e grave seja o do *mesotelioma maligno de pleura ou de peritônio*, causado pela inalação de poeiras de **asbesto** (amianto), inicialmente bem documentado na África do Sul, depois no Canadá, em países europeus e mesmo entre nós, no Brasil, onde crescentes diagnósticos e registros começam a ser feitos, relativos a exposições não diretamente ocupacionais. Do exterior, o registro mais conhecido vem do Canadá, onde um estudo epidemiológico demonstrou aumento da mortalidade por tumores malignos pleurais em mulheres residentes em comunidades de mineração de asbesto, naquele país, aumento estimado em sete vezes o esperado (Camus, Siemiatycki e Meek, 1998).

No Brasil, a literatura científica nacional, embora ainda extremamente escassa neste assunto, já traz o registro de três casos clínicos de mesotelioma maligno de pleura com associação etiológica a asbesto, detectados no Hospital das Clínicas da Unicamp, pelo Professor Eduardo Mello De Capitani *et al.* Os casos ocorreram na região de Campinas-SP, num período de dois anos, e foram detalhadamente investigados do ponto de vista clínico, laboratorial, anatomopatológico e por minuciosa investigação anamnéstica ocupacional e ambiental. Um dos três casos havia sido exposto ao asbesto por período muito curto (cerca de um ano); outro teve exposição doméstica a partir do asbesto trazido do ambiente de trabalho por seu pai, durante sua infância, e o terceiro caso teve contaminação ocupacional indireta (De Capitani *et al.*, 1997).

Para estes autores:

> *"... procurou-se evidenciar tal associação epidemiológica, visando a alertar profissionais médicos, quanto à possível elevação da incidência de tal tumor nesta década e, futuramente, por características próprias da história natural desse tipo de tumor"* (De Capitani et al., 1997).

Em suas conclusões, os autores destacam que:

> *"A ocorrência de mesotelioma maligno de pleura relacionada à exposição a asbesto, no passado, parece ser realidade em nosso meio, como mostram estes três casos clínicos. Destaca-se a necessidade da anamnese ocupacional e ambiental detalhada na abordagem desses casos, alertando-se para maior atenção no diagnóstico de tumores primários da pleura e do peritônio, nos próximos anos, em função do provável aparecimento de novos casos relacionados à exposição ao asbesto pregressa, tendo em vista o intervalo de tempo entre o início da manipulação do asbesto em nosso país e o aparecimento destes primeiros casos coincidir com o tempo de latência médio esperado para a ocorrência de mesotelioma maligno"* (De Capitani et al., 1997).

Estudo realizado na França com 125 crianças, cujos pais trabalhavam em pequenas empresas com exposição ocupacional a **chumbo**, mostrou que, embora estas crianças não tivessem qualquer contato profissional direto com o chumbo, as concentrações de chumbo no seu sangue eram significativamente mais elevadas do que a plumbemia de crianças da mesma idade, tomadas como referência. Além disto, e confirmando a suspeita de contaminação domiciliar pela roupa e outros objetos trazidos pelos pais trabalhadores expostos, o estudo mostrou estreita correlação estatística entre a plumbemia das crianças com os níveis de seus respectivos pais, e com os níveis de chumbo no ar dos locais de trabalho (Laforest *et al.*, 1999). Entre nós, já em 1982, o Professor Annibal Muniz Silvany Neto havia analisado o problema da intoxicação pelo chumbo, sob uma perspectiva ainda mais ampla (Silvany Neto, 1982).

A exposição ao **mercúrio metálico**, em atividades de garimpo na região amazônica, também tem sido analisada sob o ângulo da exposição domiciliar, principalmente pelos estudos do Professor Volney de Magalhães Câmara (Câmara *et al.*, 2000).

O caso dos **agrotóxicos** é, também, altamente ilustrativo deste modo de analisar a extensão da nocividade do trabalho, e tem sido objeto de inúmeros estudos, no mundo inteiro e no Brasil. Não somente as roupas dos trabalhadores são levadas para casa, como, com muita frequência, os produtos químicos tóxicos são estocados em casa, expondo todos os membros da família ao risco de, inadvertidamente, ingerirem ou inalarem estes produtos. Eventualmente, os filhos também exercem tarefas auxiliares de preparação das misturas para aplicação, ou de descarte das embalagens, ou mesmo as utilizam em casa, para diversos fins (Garcia, 1996; Silva, 2000).

Extensão da nocividade do trabalho para a comunidade circunvizinha

Como será visto mais adiante neste livro, em capítulo próprio, com muita frequência ocorre a extensão da nocividade do trabalho, do "local de trabalho", do "posto de trabalho" e do "estabelecimento de trabalho" para o meio ambiente. Do "intramuros" para o "extramuros". Os exemplos mais típicos são o de plantas industriais, refinarias, siderúrgicas etc., quando poluem o meio ambiente (Freitas, 1996). Contudo, muitas outras circunstâncias exemplificam esta possibilidade, podendo ser mencionado o caso das atividades de garimpo, que utilizam mercúrio metálico, quando a poluição pode ocorrer não somente na microrregião onde se concentra a atividade, mas, também, pode se estender por toda uma bacia hidrográfica (Couto, 1991; Câmara e Corey, 1992).

O caso do **mercúrio** na bacia amazônica pode ser exemplificado pelos estudos realizados pela Professora Sandra Hacon, que resultaram em sua tese de doutorado (Hacon, 1996). Esse estudo caracteriza os cenários de exposição e avalia o risco quantitativo das emissões de mercúrio (Hg) para os indivíduos ocupacional e ambientalmente expostos na área urbana de Alta Floresta-MT. A caracterização do processo de assentamento da população, assim como o histórico da economia local e regional, principalmente no que se refere à comercialização de ouro na região, são informações importantes na qualificação dos cenários de exposição de Alta Floresta-MT. A avaliação dos meios de exposição evidenciou que a população adulta e infantil de Alta Floresta estava exposta a baixas doses de Hg. O peixe consumido pela população apresentava elevadas concentrações de Hg, variando de 0,5-3,6mg/kg. Entretanto, devido ao baixo consumo de peixe pela população em geral, esta via de exposição não parece comprometer a saúde do público em geral. O grupo dos pescadores e suas famílias, como esperado, foi aquele que apresentou risco potencial de intoxicação mercurial. O grupo ocupacionalmente exposto pode ser considerado como o grupo crítico em relação à exposição ao Hg vapor. Para a população infantil, acima de quatro anos, a inalação de Hg vapor foi a principal via de exposição, com exceção dos filhos de pescadores que, por apresentarem padrão de consumo similar aos adultos, foram caracterizados como um grupo de risco. Para o grupo infantil entre um e quatro anos, a exposição ao vapor de Hg constituiu-se no principal meio de exposição.

Em áreas urbanas, são também bem conhecidas situações como, por exemplo, o caso das **galvanoplastias**, entre nós bem analisado, entre outros, por Amêndola (1997), em sua dissertação de mestrado, sugestivamente intitulada: "*Risco químico: poluição interna e do ambiente*". Lembra este autor, que "*das cinco empresas visitadas, três localizavam-se em área residencial, com risco inclusive para a população e apresentando, ainda, processos de produção e de trabalho ultrapassados e com tratamento de efluentes ineficaz, com possibilidade de contaminação do ambiente*" (Amêndola, 1997).

Os efeitos das **fumaças das queimadas de cana de açúcar** (tecnologia de corte manual) sobre populações urbanas têm preocupado autoridades sanitárias, e têm sido objeto de estudos e publicações no campo da Saúde Ambiental, como, por exemplo, os estudos da Professora Helena Ribeiro (Ribeiro, 2008) e a tese de doutorado do Professor José Eduardo Delfini Cançado (Cançado, 2003), entre outros.

Outra situação muito comum é o caso do **transporte de cargas perigosas,** em que o veículo de transporte – caminhão, trem, barco etc. – faz longos percursos, cruzando muitas áreas, com frequência no interior de áreas urbanas densamente povoadas (Amorim, 1997).

No extremo da gravidade desta expansão potencial da nocividade do trabalho situam-se os assim chamados "**acidentes ampliados**", isto é, de grandes proporções, os quais têm sido objeto de preocupação nos mais distintos ângulos de análise (Freitas, Porto e Gomez, 1995; Freitas, 1996; Galli, 1997; Freitas, Porto e Machado, 2000).

Indo do grande e geral ao pequeno e particular, mencionamos – a título de reforço exemplificativo da ideia de extensão da nocividade do trabalho para além dos "muros da fábrica" – o relato de dois casos de asma "paraocupacional" causada pela inalação de vapores de tolueno diisocianato (TDI). Um deles ocorreu em trabalhador de uma oficina mecânica, situada próximo a uma fábrica de espuma de látex, onde o TDI era utilizado; o outro caso ocorreu em uma funcionária de escritório, cuja sala estava localizada perto de uma fábrica de móveis onde o TDI era utilizado na preparação de um tipo especial de verniz (De Zotti, Muran e Zambon, 2000).

Extensão da nocividade do trabalho para o meio ambiente ampliado ou remoto

Os círculos concêntricos de progressiva extensão da nocividade do trabalho (Fig. 2.9) começam no interior da casa ou família do trabalhador, passam pela comunidade vizinha, ou meio ambiente circunvizinho, e alcançam áreas geográficas mais amplas e remotas, assim como grupos populacionais não diretamente expostos por circunstâncias de trabalho.

Esta condição é tipicamente exemplificada pela presença e consumo de resíduos de **agrotóxicos** em alimentos de origem vegetal e animal, como tem sido amplamente denunciado. Com efeito, Caldas e Souza (2000) publicaram excelente estudo de avaliação do risco crônico da ingestão de resíduos de pesticidas na dieta brasileira, o qual demonstrou que a "ingestão diária máxima teórica" (IDMT) para grande número de pesticidas ultrapassava as "doses diárias aceitáveis" (IDA) em áreas metropolitanas brasileiras. Entre estes pesticidas de consumo diário involuntário destacou-se o inseticida organofosforado paration metílico, cujos resíduos estavam presentes no arroz, feijão, frutas cítricas e no tomate, entre outros alimentos. Neste mesmo sentido, a Agência Nacional de Vigilância Sanitária (ANVISA) divulgou, em 2006, uma Nota Técnica, intitulada *Resíduos de Agrotóxicos em Alimentos*, com o objetivo de alertar a sociedade brasileira sobre esta grave questão. Com razão, assim se expressou a ANVISA: "*Se para o consumidor o maior risco é a longo prazo, para o trabalhador rural o problema é imediato. A falta de orientação adequada também acaba deixando os agricultores menores em uma situação de maior exposição ao risco. Além de trazer problemas para a saúde do trabalhador rural, a falta de instrução correta pode gerar reflexos na mesa do consumidor*" (Anvisa, 2006). Longe de estar equacionado, o problema continua a despertar a preocupação e o interesse de vários atores sociais, com expressões no campo da pesquisa toxicológica de interesse dos consumidores (Ciscato, Gebara, Monteiro, Manginelli e Spinosa, 2010).

Outras formas de analisar este fenômeno incluem a utilização de conceitos mais elaborados e a visão das inter-relações entre produção, saúde, meio ambiente, saúde do trabalhador e saúde do consumidor. Nestas reflexões, incluímos as contribuições trazidas por Luiz Augusto Cassanha Galvão, ao desenvolver sua dissertação de mestrado, abordando o instigante tema: "*Onde vivemos, onde trabalhamos e o que consumimos faz mal à saúde? Uma contribuição à discussão sobre o trabalho*" (Galvão, 1989).

Reforçando o conceito de amplificação do risco e do dano, a partir de locais de trabalho – presentes ou pregressos – trazemos a este capítulo o "*case*" da "Exposição Humana a Resíduos Organoclorados na Cidade dos Meninos, Muncípio de Duque de Caxias, Rio de Janeiro" (Brasil. Ministério da Saúde, 2008), segundo consta do Relatório de Trabalho da Comissão Técnica Assessora, na atualização de 2008:

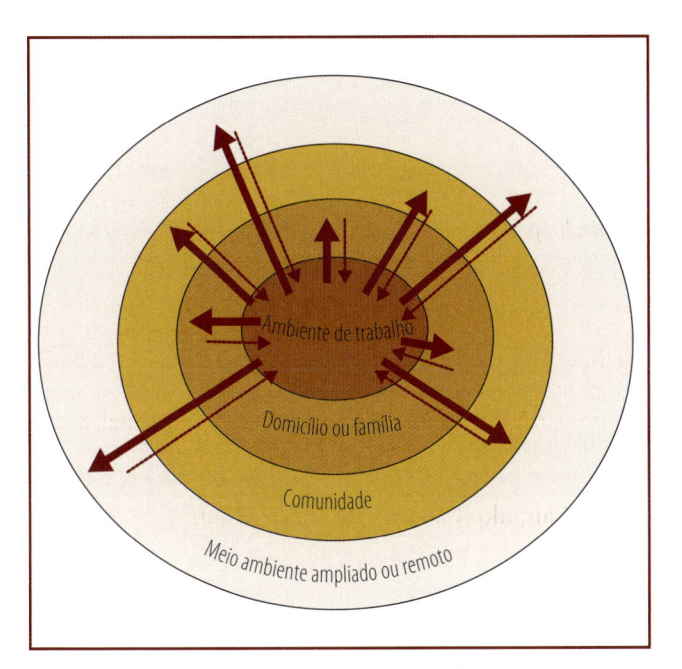

Fig. 2.9. Círculos concêntricos esquemáticos, ilustrativos dos níveis de extensão da nocividade do trabalho.

Exposição a resíduos organoclorados na cidade dos meninos, Duque de Caxias – RJ

"Após a avaliação dos dados existentes sobre a população residente na área denominada Cidade dos Meninos, foram inicialmente identificados três agrupamentos populacionais: o primeiro grupo é composto por cerca de 370 famílias predominantemente de ex-funcionários da antiga fábrica de pesticidas e de funcionários e ex-funcionários de órgãos públicos instalados na região e seus familiares, cujas casas estão situadas ao longo da estrada da Camboaba (grupo 1 – residentes ao longo da estrada da Camboaba); o segundo grupo é composto por aproximadamente 1.000 famílias residentes no Bairro Santa Isabel, uma área loteada pela Prefeitura de Duque de Caxias, geograficamente separada do grupo 1 por uma elevação do relevo (grupo 2 – Bairro Santa Isabel); o terceiro grupo é composto por cerca de 70 famílias que estão em residências dispersas às margens do canal do Pilar e do rio Capivari (grupo 3 – invasões periféricas).

Outros três grupos foram assim definidos: grupo 4 – ex-trabalhadores da fábrica que não residem mais na área; grupo 5 – ex-internos do Abrigo Cristo Redentor; e grupo 6 – população residente no entorno da Cidade dos Meninos. Os indivíduos dos grupos 4 e 5 sofreram, potencialmente, exposição passada.

O estudo de avaliação de risco que subsidiou as recomendações que serão aqui apresentadas foi realizado apenas na área próxima à estrada da Camboaba, habitada atualmente pelo grupo 1. Portanto, as conclusões de número 5 a 15 dizem respeito apenas a esse grupo populacional.

> Não há informações suficientes para avaliar o potencial de exposição dos indivíduos pertencentes aos grupos 2, 3, 4, 5 e 6.
>
> Os resíduos organoclorados provenientes da antiga fábrica de pesticidas da Cidade dos Meninos concentram-se no foco principal (área da antiga fábrica) e em focos secundários. Os focos secundários encontram-se dispersos no ambiente, principalmente no leito da estrada da Camboaba, na Igreja Evangélica e em residências e suas imediações.
>
> Os compostos químicos HCH e seus isômeros, DDT e seus metabólitos, clorofenóis (2,4,5 e 2,4,6 TCF), clorobenzenos (1,2,4 TCB), dioxinas e furanos foram identificados nos compartimentos ambientais em níveis que podem causar dano ao ambiente e/ou à saúde.
>
> Existem marcadores de exposição em humanos para os compostos químicos identificados, porém sua dosagem em fluidos e secreções corpóreas não permite o aporte de informações relevantes para previsão de efeitos à saúde. Segundo revisão da literatura científica de estudos experimentais e epidemiológicos realizados com esses compostos químicos, não é possível estabelecer uma associação entre os níveis sanguíneos dos mesmos e efeitos para a saúde. No entanto, sua dosagem auxilia na documentação da exposição individual e como indicativo da efetiva interrupção da exposição.
>
> Com relação aos marcadores de exposição, deve-se levar em consideração que em casos de exposição a doses baixas de organoclorados, os níveis dos mesmos no sangue tendem a aumentar até que se estabeleça um equilíbrio em relação aos depósitos corpóreos, o que, no caso do DDT, ocorre aproximadamente em 12 meses. A partir da cessação de exposição, esses resíduos são eliminados lentamente, com dinâmicas características para cada composto químico. Por exemplo, estudos realizados em trabalhadores expostos mostram que, para o HCH, a eliminação completa ocorre em um período médio de 7 a 8 anos.
>
> Possíveis efeitos tóxicos decorrentes da exposição aos compostos químicos identificados na Cidade dos Meninos incluem, além da carcinogenicidade, alterações neurológicas, hepáticas, hematológicas, endócrinas, reprodutivas, renais e imunológicas.
>
> Não existem marcadores de efeito, nem de suscetibilidade, específicos para os compostos químicos identificados.
>
> A ausência de níveis mensuráveis dos compostos químicos no organismo não exclui o risco adicional de câncer e outras doenças, considerando que o organismo pode ter sofrido alterações moleculares em exposição no passado.
>
> Há informações suficientes para afirmar que há rotas completas (alimentos e solo) e potenciais (água e ar) de exposição humana na área estudada. Apesar de existirem dados suficientes para concluir sobre os riscos para a saúde e fazer recomendações de ações, a avaliação da extensão da contaminação ambiental não está completa.
>
> Apesar de os dados ambientais existentes indicarem exposição em níveis elevados para a população do grupo 1 como um todo, não foi identificado o grau de exposição individual dos membros incluídos nesse grupo.
>
> Considerando que as doenças, na sua maioria, têm múltiplos determinantes (exemplo: dieta, estilo de vida, fatores genéticos) e a importância relativa dos diversos fatores é dificilmente mensurável, nem sempre é possível afirmar o nexo causal entre doença e exposição. Nesse sentido, o detalhamento de informações sobre as fontes de contaminação e a existência de uma população definida tornam essa área de grande interesse para a comunidade científica. O resultado da investigação sobre a causalidade pode produzir novos conhecimentos acerca dos potenciais efeitos decorrentes da exposição ambiental a essas substâncias e gerar informações que poderão melhorar a assistência à saúde da população no futuro.
>
> Há disponibilidade de informações gerais de saúde da população nos bancos do Sistema de Informações da Atenção Básica (SIAB) em sistemas de PSF. Essas informações, no entanto, não têm sido avaliadas de forma sistemática quanto aos potenciais efeitos adicionais para a saúde decorrentes da exposição aos compostos químicos de interesse" (Brasil. Ministério da Saúde, 2008).

Conclui-se, portanto, que a extensão da nocividade potencial originada no interior de processos produtivos não se limita aos trabalhadores diretamente envolvidos. Pode estender-se aos membros de suas famílias, aos moradores das comunidades circunvizinhas, às pessoas envolvidas na cadeia completa de produção-comercialização/distribuição e eventual aplicação, aos "consumidores", no seu sentido mais amplo, levando as fronteiras da nocividade potencial a áreas geográficas e grupos populacionais remotos e desconhecidos. Tal compreensão, construída a partir de distintos exemplos utilizados nesta seção, ajuda-nos, também, a situar o problema da nocividade do trabalho para além da "patologia do trabalho", no estrito senso, indo para a "patologia ambiental", e, mais corretamente, para o âmbito da saúde pública.

O trabalho em ambientes artificiais, especiais ou desfavoráveis à vida humana

Por último, mas não menos importante, destaca-se a nocividade do trabalho criada ou agravada pela imposição econômica ou tecnológica de exercê-lo em condições ambientais especiais, artificiais ou desfavoráveis à vida humana.

Um conjunto de exemplos ilustra esta seção final, com a lembrança de que a maioria dos mecanismos fisiopatológicos envolvidos, e dos quadros clínicos decorrentes, será estudada em outros capítulos deste livro.

Isto posto, ilustraremos esta seção com as seguintes condições ambientais especiais, artificiais ou desfavoráveis à vida humana:

✓ *Trabalho em ambientes hipobáricos e em grandes altitudes*

Estas condições são exemplificadas pelo trabalho na mineração em grandes altitudes (mais de 4.000 metros), como nos Andes, nos Alpes, no Himalaia e em algumas outras localizações específicas, em condições de baixa pressão parcial de oxigênio. Vale lembrar que o trabalho em áreas de elevada altitude obriga, muitas vezes, a que os trabalhadores e suas famílias tenham que fixar residência naquelas áreas inóspitas.

Na verdade, seja na perspectiva da Patologia, seja na perspectiva filosófica e ética, obrigar pessoas (principalmente as que são levadas ou trazidas de outros lugares) a trabalharem em elevadas altitudes – na mineração, principalmente – constitui-se numa significativa "agressão", eventualmente atenuada por alguns mecanismos de "adaptação", os quais, na nossa opinião, talvez ajudem a atenuar, mas não eliminam a violência intrínseca a estas opções econômicas e tecnológicas, claramente desumanas.

Com efeito, recente trabalho de revisão, que analisou 97 artigos sobre o tema (76 foram considerados relevantes), Vearrier e Greenberg (2011) conseguiram elaborar excelente estudo do tipo "estado da arte", a respeito dos múltiplos impactos adversos do trabalho em altura sobre a saúde dos trabalhadores, principalmente na mineração, sistematizando-os por localização anatômica e funcional, isto é, sobre o sistema cardiovascular; sobre o sistema respiratório; sobre o sistema nervoso; sobre o sistema renal; sobre o sistema hematopoiético; sobre o sistema osteomuscular, e assim por diante. Apesar da boa qualidade de seu estudo, erraram ao recomendar que, frente a tantos perigos, riscos e danos, seria de todo recomendável fazer a adequada seleção médica dos trabalhadores. Os autores melhoraram suas conclusões e recomendações ao defenderem a apropriada e progressiva aclimatização, e mais ainda, recomendarem a vigilância da saúde e a redução da permanência humana naqueles ambientes. O assunto, obviamente, requer uma discussão mais aprofundada, mas sua menção neste capítulo é no sentido de provocar nossas reflexões sobre as causas das causas dos adoecimentos relacionados com o trabalho.

✓ *Trabalho confinado senso estrito, e confinado senso lato*

O exemplo mais típico, entre nós, é "trabalho embarcado", seja em embarcações marítimas, com percursos de 10, 20 ou 30 dias de duração, seja em plataformas marítimas, da indústria do petróleo, com confinamento de 14 a 21 dias ou mais, em alto mar.

Entre os muitos estudos realizados sobre esta temática, no Brasil e no exterior, selecionamos, para esta seção do capítulo, o de Rose Mery dos Santos Costa Leite, intitulado *Vida e trabalho na indústria de petróleo em alto mar na Bacia de Campos*, publicado em 2009, no qual a autora se propõe a analisar o que ela denomina "realidade" dos trabalhadores das plataformas marítimas de petróleo da Petrobrás. Aliás, trata-se de uma síntese e adaptação de sua dissertação de mestrado, intitulada *O trabalho nas plataformas marítimas de petróleo na Bacia de Campos: a identidade do trabalhador offshore*, apresentada em 2006 (Leite, 2006; Leite, 2009). Seu enfoque principal – razão pela qual o selecionamos – é o do confinamento, nas dimensões de vida e de trabalho, e nada melhor do que dar a ela a palavra: "... *durante catorze dias, os trabalhadores permanecerão sem contatos pessoais com os amigos de terra, familiares, etc., sem ingirirem nenhuma bebida alcoólica, folgarem os finais de semana e feriados, comemorarem datas importantes, assistirem de perto os seus times jogarem e muito menos faltarem ao trabalho, pois estarão isolados, envoltos pelo metal, pelo azul do céu e o azul-marinho do mar*" (Leite, 2009).

Uma variação do tema do trabalho confinado embarcado foi o objeto dos estudos de Milena Maciel de Carvalho, em dissertação de mestrado orientada pelo Professor Carlos Minayo Gómez, da Escola Nacional de Saúde Pública (ENSP/FIOCRUZ), intitulada *Vida e trabalho de marítimos embarcados do setor offshore* (Carvalho, 2010). Este estudo focou, em especial, as relações entre trabalho e vida cotidiana de marítimos embarcados em empresa de apoio marítimo (*offshore*), formados pela Marinha Mercante Brasileira. Tal como observado em trabalhadores que permanecem fixos em plataformas *offshore*, este estudo também foi capaz de apreender os impactos do confinamento sobre a vida pessoal e familiar dos trabalhadores: "*dada a condição de confinamento, verificou-se que os trabalhadores permanecem imersos ao ambiente de trabalho, mesmo nas horas de descanso e lazer. O descanso não se mostrou efetivo e evidenciou impactos negativos no sono desses trabalhadores*", resumiu a autora (Carvalho, 2010).

✓ *Trabalho em ambientes hiperbáricos*

Estas condições de trabalho especiais, artificiais ou desfavoráveis para a vida e saúde dos trabalhadores, podem ser exemplificadas pelo trabalho de mergulhadores profissionais; trabalho em tubulões da construção civil; trabalho em profundidades, como a pesca da lagosta, a coleta de pérolas ou o garimpo subaquático; trabalho em câmaras hiperbáricas submarinas; trabalho na prospecção e produção de petróleo etc., como bem abordado no capítulo correspondente, neste livro.

✓ *Trabalho em ambientes de baixas temperaturas*

Estas condições de trabalho especiais, artificiais e desfavoráveis são exemplificadas pelo trabalho em câmaras frigoríficas; atividades florestais, agrícolas, pastoris e outras atividades extrativas, em regiões gélidas etc. Estas também são bem discutidas no capítulo "Tensões por trocas térmicas: frio".

✓ *Trabalho em ambientes de altas temperaturas*

O trabalho em fundições e em outras atividades que expõem à sobrecarga térmica também constitui seção própria, dentro do capítulo "Tensões por trocas térmicas: calor", neste tratado.

✓ *Trabalho em ambientes artificialmente aclimatizados ou purificados*

Estas condições de trabalho são exemplificadas pelas salas para computadores eletrônicos, salas para indústria microeletrônica, salas estéreis para a indústria de alimentos, para laboratórios farmacêuticos e produtos biológicos, e em centros cirúrgicos, entre outros.

Destacam-se, neste contexto, os temas da poluição do ar em ambientes internos e o da "síndrome dos edifícios doentes", questões que foram muito bem revisadas, recentemente, por Schirmer colaboradores (2011). Para estes autores, *"ar interno é aquele de áreas não industriais, como habitações, escritórios, escolas e hospitais"*, citando, mais adiante, referência atribuída à Organização Mundial da Saúde, segundo a qual *"mais da metade dos locais fechados como empresas, escolas, cinemas, residências e até hospitais têm ar de má qualidade. Essa baixa qualidade é causada, principalmente, pela má higienização dos aparelhos de ar condicionado e pela falta de controle periódico sobre as possíveis fontes de contaminação"* (Schirmer et al., 2011). Os mesmos autores citam, novamente, a OMS, segundo a qual, a *"síndrome dos edifícios doentes"* seria *"uma situação na qual os ocupantes ou usuários de um prédio específico apresentam sintomas sem origem determinada e sem a possibilidade de constatação de uma determinada etiologia, sendo, portanto, desconhecida"* (Schirmer et al., 2011)

Com efeito, estudos realizados em ambientes de trabalho de São Paulo, confirmaram a importância do tempo de uso ou "idade" dos sistemas e aparelhos de ar condicionado em escritórios e outros locais de trabalho; a importância de sua manutenção, e como as queixas respiratórias se manifestam entre os trabalhadores, de modo a configurar – corretamente – a tipificação de "doença respiratória relacionada com o trabalho" (Graudenz et al., 2002; Graudenz et al., 2004; Graudenz et al., 2005). Em vista de sua importância, este tema é tratado em profundidade no capítulo "A qualidade do ar de interiores", neste tratado.

Como se vê, seria inesgotável a lista de condições de trabalho exemplificativas deste modo de entender os mecanismos de patogênese do adoecimento relacionado ao trabalho.

▶ Estratégias de "defesa" e de "adaptação" na patogênese do adoecimento relacionado ao trabalho

Após definirem-se alguns conceitos introdutórios, foram estudados, na primeira parte deste capítulo, os principais mecanismos de "agressão" na patogênese do adoecimento relacionado com o trabalho, buscando responder à desafiadora pergunta: como o trabalho pode se tornar nocivo ou perigoso?

Seguindo a lógica orientadora da estrutura deste capítulo do livro, ou seja, o "modelo celular" emprestado da patologia geral, que trabalha com as relações entre "agressão", "defesa", "adaptação" e "lesão" – agora grandemente estendido para o campo da patogênese do adoecimento relacionado ao trabalho – serão vistos, nesta seção, os principais mecanismos de "defesa" e de "adaptação", partindo do conceito de que toda agressão ou estresse continuado desencadeia respostas adaptativas locais ou sistêmicas, destinadas a melhorar as condições para escapar da agressão ou do estresse, ou para eliminá-los. Quando, porém, ultrapassam certos limites, tais respostas podem ser extremamente adversas para o indivíduo. Estaremos, a partir de então, no território das "lesões", cujo estudo irá constituir a última parte deste capítulo.

A Fig. 2.10 esquematiza estas relações entre "agressão", "defesa", "adaptação" e "lesão".

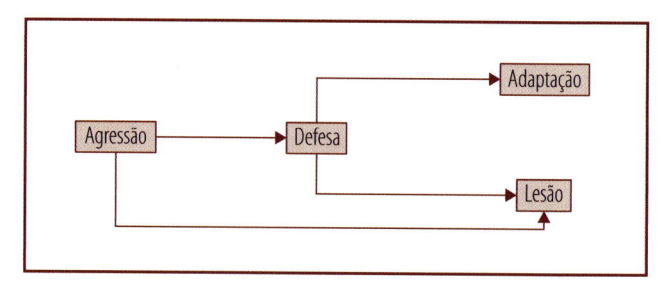

Fig. 2.10. Esquema das relações entre "agressão", "defesa", "adaptação" e "lesão".

A sistematização do estudo dos mecanismos de "defesa" inicia-se pela identificação dos determinantes da vulnerabilidade (suscetibilidade) aos patógenos do trabalho, e segue pelo estudo de como são construídas as defesas contra estes patógenos. Os mecanismos de "adaptação" constituem a terceira parte desta seção.

Determinantes da "vulnerabilidade" aos patógenos do trabalho

Conceito e sistematização

O grau de sucesso ou insucesso dos mecanismos de "agressão" irá depender não apenas da natureza e intensidade da "agressão", mas, muito especialmente, do grau de vulnerabilidade do trabalhador como indivíduo, ou da comunidade de trabalhadores, numa perspectiva coletiva.

Do senso comum e da conceituação genérica do termo, vulnerabilidade será entendida como diz o *Dicionário Aurélio*: *"qualidade ou estado de vulnerável"*, e vulnerável, como *"o ponto pelo qual alguém pode ser atacado ou ferido"*. Tal como na vida em geral e em outras questões vitais para o ser humano, também em patogênese do adoecimento relacionado ao trabalho, *"o ponto pelo qual alguém pode ser atacado ou ferido"* – em todos os sentidos – é a grande e desafiadora questão. No campo da patologia do trabalho, dela se preocupa especialmente a Medicina do Trabalho enquanto especialidade médica, com recursos e interfaces com inúmeras outras áreas e disciplinas, com destaque para a Biologia Molecular, a Genética, a Medicina, a Psiquiatria, a Epidemiologia e a Saúde Pública.

Com efeito, no campo da Saúde Pública, Saúde Coletiva e Epidemiologia, o conceito de "vulnerabilidade" vem sendo largamente utilizado. Decerto, as chances de exposição, de adoecimento, de tratamento – se ainda for possível – e de morte não se distribuem aleatoriamente, mas são socialmente determinadas, e, em nosso meio, são marcadas pela desigualdade social e pela ausência de equidade. Falta de equidade no acesso a serviços de saúde; falta de equidade nos resultados das intervenções médicas; falta de equidade na natureza e "velocidade" do desfecho. Assim, o conceito renovado de "vulnerabilidade" supera o caráter individualizante e probabilístico do clássico conceito de "risco", ao apontar a vulnerabilidade como um conjunto de aspectos que vão além do individual, abrangendo aspectos coletivos, contextuais, que levam à suscetibilidade a doenças ou agravos. Esse conceito também leva em conta aspectos que dizem respeito à disponibilidade ou a carência de recursos destinados à proteção das pessoas (Sánchez e Bertolozzi, 2007).

Já há muito tempo preferimos os conceitos de vulnerabilidade e vulnerável aos de suscetibilidade e suscetível, posto que estes, muitas vezes, servem para reforçar a utilização ideologizada do conceito de "predisposição" e "predisposição individual".

O Prof. Luís Rey, em seu *Dicionário de Termos Técnicos de Medicina e Saúde*, define como suscetível:

> "a condição ou estado da pessoa que não possui resistência contra determinado agente patogênico e que, por essa razão, pode contrair a doença se posto em contato com esse agente. Predisposto para desenvolver uma doença não-transmissível." (Rey, 1999).

O Prof. Robert A. Lewis, em seu Lewis *Dictionary of Toxicology*, define como suscetível:

> "sensitivo, sensível, vulnerável, desprotegido; predisposto à influência de um estímulo, um tóxico ou uma infecção" (Lewis, 1998).

As ideias de "vulnerável" e "desprotegido" nos agradam, nesta introdução ao estudo da patogênese do trabalho. Equivalem ao que o Prof. A. F. Cesarino Júnior – mestre do Direito Social e da Medicina do Trabalho – denominava "hipossuficiente".

Com este entendimento, Rocha e Ferreira Jr. (2000) desenvolveram, também, um interessante modelo teórico de inter-relações entre o que denominam "fatores de risco" ocupacionais e os mecanismos etiopatogênicos e fisiopatológicos das formas mais frequentes de manifestação clínica dos DORT/LER. Em seu modelo, listam um elenco de "fatores macroconjunturais" (ao nível da sociedade); um elenco de "fatores macroestruturais" (ao nível da empresa); um elenco de "fatores microestruturais" (ao nível de departamento): biomecânicos, organizacionais e psicossociais; um elenco de "fatores individuais": hábitos ligados ao trabalho, hábitos não ligados ao trabalho, psicoemocionais, antecedentes mórbidos, biológicos e de personalidade. No modelo, descrevem-se, depois, os mecanismos etiopatogênicos (carga muscular estática, carga muscular dinâmica e carga mental) e mecanismos fisiopatológicos, os quais irão se desenvolver, se ocorrer o que denominam "superação da capacidade de adaptação".

O que são estas "outras variáveis", segundo denominou Couto (2000), em seu modelo explicativo das LER/DORT, e os "outros fatores" do modelo de Rocha e Ferreira Jr. (2000) – principalmente os "fatores individuais" –, senão determinantes da maior ou menor vulnerabilidade dos trabalhadores aos assim chamados "fatores biomecânicos", que por muito tempo serviram para explicar a origem das LER/DORT?

Na verdade, estas observações feitas a propósito do problema das LER/DORT estendem-se a todos os problemas de patologia do trabalho, e nós as colocamos sob o conceito ampliado de "*determinantes da vulnerabilidade*", lembrando que, em epidemiologia, "**determinante**":

> "diz-se de qualquer fator, acontecimento, característica ou outra entidade definível que causa mudança nas condições de saúde ou em outro processo definido" (Rey, 1999).

A Tabela 2.7, que atrás foi construída a partir das teorias explicativas da síndrome de esgotamento profissional ou síndrome de *Burnout*, exemplifica o extremo da dificuldade para identificar claramente os mecanismos de "agressão" (ou como o trabalho pode tornar-se nocivo ou perigoso), dificuldade expressada pela identificação de cerca de 18 teorias explicativas, as quais mostram que o problema se situa muito mais no campo da "vulnerabilidade" do trabalhador e na falência ou inadequação dos mecanismos de "defesa" e de "adaptação", que propriamente na "nocividade" do trabalho. Mais adiante, neste capítulo, ver-se-ão outros exemplos de complexidade equivalente (por exemplo: síndrome da hipersensibilidade a múltiplas substâncias químicas, entre outras).

Pois bem, a Tabela 2.9 é uma tentativa de listar e sistematizar os principais determinantes da vulnerabilidade dos trabalhadores aos patógenos do trabalho.

Infelizmente escapa aos limites de espaço impostos a este capítulo analisar em profundidade cada um destes mais de 25 determinantes de vulnerabilidade aos patógenos do trabalho. Todos eles mereceriam ser conceituados, sistematizados e exemplificados pela abundante literatura científica e experiência acumulada. Isto provavelmente irá acontecer no decorrer dos demais capítulos deste livro, como será visto por sua leitura e estudo.

No entanto, já pela visão de conjunto oferecida pela Tabela 2.13, não será difícil imaginar que as "defesas" aos patógenos do trabalho construam-se a partir de cada "determinante de vulnerabilidade", isto é, no seu oposto correspondente. Em outras palavras: se estes são os "pontos pelos quais as pessoas podem ser atacadas ou feridas" – na acepção de vulnerável, fornecida por Aurélio –, seria justamente a partir deles que as barreiras de proteção ou defesa contra os patógenos do trabalho deveriam ser construídas. É o que será visto na próxima seção.

Tabela 2.9. Determinantes da vulnerabilidade aos patógenos do trabalho	
Natureza dos determinantes da vulnerabilidade	Principais determinantes de vulnerabilidade
Determinantes ou circunstâncias de natureza predominantemente socioeconômica e/ou cultural	• Baixa posição social; situação socioeconômica difícil; posição da classe social (medida por renda, moradia, escolaridade etc.) • Baixa escolaridade ou analfabetismo (para a maioria das profissões) • Desvantagens no "capital social" (Pierre Bourdieu, Amartya Sen etc.) • Más condições gerais de saúde • Más condições nutricionais • Gênero feminino (habitualmente as mulheres estão em desvantagem) • Dificuldade de acesso a serviços de saúde • Dificuldade de acesso à informação • Escasso grau de autonomia (na vida e no trabalho) • Escasso grau de controle (na vida e no trabalho) • Isolamento social (escasso ou ausente apoio social) • Outros estressores sociais
Determinantes de natureza predominantemente biológica	• Inaptidão física e mental à natureza da tarefa • Idades extremas (crianças ou adolescentes e idosos) • Gênero feminino e ciclo gravídico-puerperal e de amamentação • Grupos étnicos mais vulneráveis a determinados estressores ambientais • Genótipos favorecedores de hipersuscetibilidade • Respostas imunológicas deficientes (primárias ou adquiridas) ou exacerbadas (primárias ou adquiridas, devido à sensibilização prévia, por exemplo) • Estado "basal" de saúde física ou mental desfavorável • Desvantagens ou *handicaps* (podem ser mais de natureza cultural que biológica): deficiência visual, deficiência auditiva, deficiência física, deficiência mental etc. • Outros determinantes biológicos
Determinantes de natureza predominantemente comportamental	• Hábitos pessoais ou coletivos considerados desfavoráveis à saúde (eventualmente de natureza "cultural") • Comportamentos induzidos considerados desfavoráveis à saúde (dieta, tabagismo, sedentarismo etc) • Dependência química • Isolamento social • Outros determinantes comportamentais
Outros determinantes de vulnerabilidade	• Circunstâncias políticas adversas • Restrição a direitos humanos básicos • Trabalho compulsório, forçado ou trabalho escravo • Trabalho em condições extremamente adversas, por exemplo, decorrentes de catástrofes ou desastres naturais, ou guerras • Trabalho em condições de epidemias graves • Outros determinantes de vulnerabilidade

A Construção das "defesas" contra os patógenos do trabalho

Conceito e sistematização

O grau de sucesso ou insucesso dos mecanismos de "agressão" irá depender não apenas da natureza e intensidade da "agressão", e do grau de "vulnerabilidade" aos patógenos do trabalho, mas também da eficiência ou eficácia dos mecanismos de "defesa" do trabalhador como indivíduo, ou da comunidade de trabalhadores, numa perspectiva coletiva. Não existissem essas possibilidades e não estivessem elas, até certo ponto, ao alcance de cada um de nós, não somente as "lesões" se fariam com mais frequência e gravidade, como também, a força das "agressões" geradas ou agravadas pelo trabalho (como se viu na primeira parte deste capítulo) não poderia ser enfrentada de forma consciente, determinada e organizada. Seria capitular frente a um suposto determinismo, prejudicial à lógica que nos anima no campo da saúde: a possibilidade humana de promover a saúde e de prevenir a doença, principalmente se a doença – no seu sentido mais amplo – for devida, direta ou indiretamente, ao trabalho.

Aliás, este conceito está em sintonia com a própria ideia de saúde, como mais recentemente a conceitua a Organização Mundial da Saúde:

> "condição em que um indivíduo ou grupo de indivíduos é capaz de realizar suas aspirações, satisfazer suas necessidades e **mudar ou enfrentar o ambiente**. A saúde é um recurso para a vida diária, e não um objetivo de vida; é um conceito positivo, enfatizando recursos sociais e pessoais, tanto quanto as aspirações físicas" (OMS, 1984 apud Rey, 1999. Grifo introduzido).

Dito em outras palavras:

> *"saúde é o estado caracterizado pela integridade anatômica, fisiológica e psicológica; pela capacidade de desempenhar pessoalmente funções familiares, profissionais ou sociais; **pela habilidade para tratar com tensões físicas, biológicas, psicológicas ou sociais**" (Rey, 1999. Grifo introduzido).*

Aliás, "defesa" (Fig. 2.11) é uma das forças instintivas mais fundamentais no enfrentamento com o mundo exterior, em resposta ao que se experimenta como "ameaça". A "defesa" poderá ser passiva, quando se busca evitar ou escapar da ameaça, ou ativa, pelo ataque ou luta, como nos ensina a natureza e se observa dos comportamentos instintivos.

Na patogênese do adoecimento relacionado ao trabalho, os mecanismos de "defesa" vão desde as complexas respostas do sistema neuroendocrinoimunitário até os mecanismos de defesa que a psicanálise tenta desvendar, passando pela capacidade de mobilização individual e coletiva para a ação política, utilizando a informação e os acúmulos conhecidos da ciência e da tecnologia, com a conquista e apropriação de direitos.

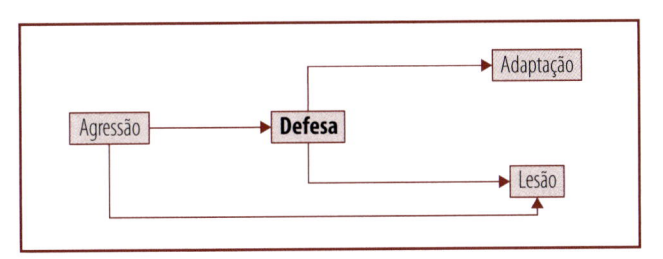

Fig. 2.11. Esquema das relações entre "agressão", "defesa", "adaptação" e "lesão", com destaque para "defesa".

No contexto da psicanálise, por exemplo, Freud definiu "defesa" como:

> *"o conjunto das manifestações de proteção do eu contra as agressões internas (de ordem pulsional) e externas, suscetíveis de constituir fontes de excitação e, por conseguinte, de serem fatores de desprazer" (Roudinesco e Plon, 1998).*

ou:

> *"o conjunto de operações cuja finalidade é reduzir, suprimir qualquer modificação suscetível de pôr em perigo a integridade e a constância do indivíduo biopsicológico" (Lagache, 2000).*

Ainda no campo da psicanálise, foram estudados – principalmente através dos estudos de Anna Freud, publicados a partir de 1936 – os diferentes tipos de operações em que a "defesa" pode ser especificada, o que se denominou "mecanismos de defesa", sendo os mais conhecidos, o "recalque", a "regressão", a "formação reativa", o "isolamento", a "anulação retroativa", a "projeção", a "introjeção", o "retorno sobre a própria pessoa", a "inversão em seu contrário", a "sublimação", a "negação pela fantasia", a "idealização", a "identificação com o agressor", entre outros mecanismos de defesa, individuais ou coletivos (Lagache, 2000).

Os mecanismos de defesa, específicos de outras áreas como a imunologia, a infectologia, a cancerologia e a neuroendocrinologia – entre muitas outras – estarão sendo discutidos mais adiante, em distintos capítulos deste livro.

A Tabela 2.10 constitui uma tentativa de identificação e sistematização dos principais mecanismos de "defesa" contra os patógenos do trabalho.

Tabela 2.10. Principais mecanismos de "defesa" contra os patógenos do trabalho	
Natureza dos mecanismos de "defesa"	Exemplos de mecanismos de "defesa"
"Defesas" de natureza predominantemente socioeconômica, política ou cultural	• Ascensão social na vida (numa sociedade de classes) e no trabalho ("mobilidade vertical") • Boas condições gerais de saúde • Boas condições nutricionais • Facilidade de acesso a serviços de saúde (prevenção primária, secundária e terciária) • Facilidade de acesso à informação • Elevado grau de autonomia (na vida e no trabalho) • Elevado grau de controle do processo de trabalho • Empoderamento (*empowerment*) do trabalhador • Apoio social e solidariedade no trabalho • Outras defesas socioeconômicas ou culturais
"Defesas" de natureza predominantemente biológica	• Aptidões física e mental adequadas à natureza da tarefa • Resposta imunológica competente e adequada • Imunização específica contra patógenos do trabalho (vacinação) • Outras defesas biológicas

continua

Natureza dos mecanismos de "defesa"	Exemplos de mecanismos de "defesa"
"Defesas" de natureza predominantemente comportamental	• Desenvolvimento de novas competências, capacidades ou habilidades • Desenvolvimento de comportamentos induzidos, considerados favoráveis à saúde (dieta, exercício físico, controle de peso etc.) • Busca ou construção de mecanismos de cooperação, de solidariedade e de "apoio social no trabalho" (Johnson e Hall, 1988; Johnson, 1989; 1991) • Capitalização da experiência acumulada e da "senioridade" (Assunção, 1993; Assunção, 1998) • "Habilidades da prudência" (Cru, 1983) • "Inteligência astuciosa" (Detienne e Vernant, 1974) • Defasagem entre o trabalho prescrito e o trabalho real (Daniellou, Laville e Teiger, 1983) • Utilização de outras estratégias defensivas individuais (Déjours, 1988) • Utilização de outras estratégias defensivas coletivas (Déjours, 1988) • Outros recursos comportamentais de defesa
Outros mecanismos de "defesa"	• Circunstâncias políticas favoráveis • Exercício pleno dos direitos humanos básicos, inclusive direito de livre associação e liberdade sindical • Outros mecanismos de defesa contra os patógenos do trabalho

Alguns exemplos de mecanismos de "defesa" contra patógenos do trabalho

Capitalização da experiência acumulada, da "senioridade" e da cooperação

Não necessariamente com este rótulo, mas com esta ideia proveniente da sabedoria do senso comum, a Professora Ada Ávila Assunção desenvolveu em sua dissertação de mestrado, realizada na França, interessante estudo sobre a questão do envelhecimento dos trabalhadores e os mecanismos utilizados para assegurar o desempenho no trabalho, a despeito das desvantagens da idade e das adversidades das condições de trabalho, no caso, as do trabalho noturno (Assunção, 1993).

Em seu estudo, a pesquisadora demonstrou que os mecanismos adquiridos pela experiência tornaram perfeitamente possível aos trabalhadores compensarem os efeitos combinados da idade e do trabalho noturno, obtendo, assim, os resultados desejados pela produção.

Como afirma em seu estudo:

> "os resultados permitiram também colocar em evidência diferenças importantes entre uma equipe e outra, sobretudo no que se refere à maneira em que eles organizam a cooperação. Elabora-se a hipótese de que para manterem o seu nível de desempenho, os trabalhadores compensariam as suas deficiências através de estratégias particulares, adquiridas pela experiência e, sobretudo, pela maneira em que eles repartem as tarefas durante a noite. O número de deslocamentos e a qualidade de comunicações variam em função da representação que cada um tem do processo. Tal representação modula, igualmente, a maneira com que eles utilizam os dispositivos, podendo, ao mesmo tempo, possibilitar

a implementação das estratégias para evitar os efeitos do trabalho noturno sobre a saúde" (Assunção, 1993).

Já em sua tese de doutorado, também defendida na França, mas com o trabalho de campo realizado em nosso país (em um restaurante universitário em Belo Horizonte), a pesquisadora conseguiu demonstrar – no caso das lesões por esforços repetitivos – modalidades individuais e coletivas de gestão de situações de trabalho, implementadas pelos membros de uma equipe, para compensar as deficiências de que sofrem alguns deles.

Partindo da hipótese de que a experiência profissional permite desenvolver as competências e o saber-fazer, os quais possibilitam aos indivíduos atingidos por LER permanecerem no trabalho e regularem as suas exigências do trabalho, foi possível mostrar os reajustes informais que os trabalhadores implementam para assegurar os objetivos da produção, diante das características dos indivíduos e das condições de trabalho.

Segundo a autora:

> "as trabalhadoras acometidas pelas LER permanecem no trabalho devido ao lugar privilegiado que elas ocupam na produção, permitindo a cooperação dos colegas, e desta maneira, equilibrar as suas deficiências" (Assunção, 1998).

Como bem destaca a autora, o estudo ultrapassa o campo estrito das LER, para analisar de uma maneira mais ampla o modo de inserção destas mulheres no grupo de trabalho e os equilíbrios que se constroem entre três aspectos do trabalho: as suas deficiências físicas, as suas competências profissionais e as relações que elas estabelecem com os outros membros da equipe.

Para ela, a abordagem das LER pelo estudo das relações entre envelhecimento e trabalho repousa sobre a ideia de uma construção permanente, pelo trabalhador, de seus modos operatórios, a fim de atingirem os objetivos em condições socialmente determinadas, levando em consideração os constrangimentos que representam, de um lado, as condições de trabalho, e de outro as suas próprias capacidades. No estudo de caso, verificou-se que, com a experiência, as trabalhadoras do restaurante desenvolveram competências que possibilitaram a implementação de estratégias individuais e coletivas para compensar as dificuldades que acompanham o avançar em idade e as dificuldades geradas pelos efeitos das condições penosas de trabalho (Assunção, 1998).

Com efeito, no dizer de Christopher Déjours:

> "entre o homem e a organização prescrita para a realização do trabalho existe, às vezes, um espaço de liberdade que autoriza uma negociação, invenções e ações de modulação do modo operatório, isto é, uma invenção do operador sobre a própria organização do trabalho, para adaptá-la às suas necessidades, e mesmo para a tornar mais congruente com seu desejo. Logo que esta negociação é conduzida a seu último limite, e que a relação homem – organização do trabalho fica bloqueada, começa o domínio do sofrimento, e da luta contra o sofrimento" (Déjours, 1988 apud Seligmann-Silva, 1994).

Defesas psicológicas que escondem os perigos

Sob este rótulo, a Profa. Edith Seligmann-Silva, na 1ª edição deste livro, teve o mérito de consolidar, em linguagem acessível, o estado-da-arte sobre a utilização de mecanismos psicológicos associados à invisibilidade do sofrimento mental vinculado ao trabalho, analisando duas vertentes: a decorrente dos mecanismos psicológicos de defesa individual e a que diz respeito a um sistema de defesa coletivamente construido (Seligmann-Silva, 1995).

Salienta a autora que, tanto em nível individual quanto em nível coletivo, a negação é a principal defesa adotada. Assim, para aguentar o sofrimento, encontrar uma forma de conviver com ele e com a situação de trabalho que o provoca, a solução encontrada é "decretar" que o mal-estar não existe, negando ao mesmo tempo suas causas: as situações perigosas, coercitivas ou, de qualquer outro modo, penosas (Seligmann-Silva, 1995).

A mesma negação se faz presente também em nível coletivo, onde as coisas se passam como se um grande e secreto poder unisse os membros do coletivo, tornando-os uma espécie de comunidade ou confraria invulnerável aos perigos, prossegue a autora.

Salienta a autora que as estratégias coletivas de defesa psicológica, muito bem estudadas por Chistophe Déjours, incluem práticas de desafio ao perigo, que funcionam como uma espécie de batismo de fogo ou ritual de iniciação para os trabalhadores novatos. Algo como um "trote", no qual, após defrontado com situações de risco, o "calouro" passa a ser considerado membro do grupo dos imunizados contra o perigo (Déjours, 1988; Déjours e Abdoucheli, 1994; Seligmann-Silva, 1995).

Tem-se, desta forma, uma dinâmica na qual, em primeiro lugar, o perigo é tornado invisível, para que, em seguida, o medo também o seja. Assim – prossegue – numa situação em que, para a esfera consciente dos trabalhadores, desapareceu o perigo e não existe medo, por que haveriam eles de utilizar os equipamentos de proteção individual (EPIs)? Utilizar tais equipamentos seria como desmentir a "verdade", decretada em pacto secreto, de que para os integrantes deste coletivo não existe ameaça à vida, isto é, não existem riscos (Seligmann-Silva, 1995).

A questão é bem precisada por Déjours, que considera que o sistema defensivo coletivamente estruturado configura uma verdadeira "ideologia defensiva profissional". A propósito da mesma, afirma:

> "A ideologia defensiva profissional – este ponto deve ser sublinhado – não possui nenhuma eficácia concreta na luta contra o próprio risco. Ela visa tão somente à atenuação da percepção do risco e ao prosseguimento do trabalho. Ineficaz em relação ao risco, ela, no entanto, é muito eficaz mentalmente, pois, mascarando o medo, diminui o sofrimento dos trabalhadores" (Déjours, 1988 apud Seligmann-Silva, 1995).

Defesas imunitárias induzidas por vacinação

A vacinação e imunização no trabalho e/ou de trabalhadores constitui um dos exemplos mais antigos e característicos da possibilidade de se induzirem defesas imunitárias, sobretudo em trabalhadores expostos a riscos biológicos, como, por exemplo, os trabalhadores da saúde. Não faltam exemplos e histórias bem sucedidas. Entre nós, no Brasil, os exemplos mais recentes incluem a vacinação contra hepatite B em trabalhadores da atenção básica à saúde (Garcia e Facchini, 2008); em trabalhadores de saúde do setor público de Belo Horizonte (Assunção et al., 2012), e em cirurgiões-dentistas na cidade de Montes Claros (Ferreira et al., 2012), entre outros.

Mecanismos de "adaptação" na patogênese do adoecimento relacionado ao trabalho

Conceito e sistematização

O sucesso dos mecanismos de "defesa", frente aos mecanismos de "agressão" – num contexto de "vulnerabilidade" (suscetibilidade) dependente de inúmeros determinantes internos e externos ao indivíduo, doravante rotulado "trabalhador" –, poderá ser avaliado pela prevalência de duas alternativas não mutuamente exclusivas: a "adaptação" e/ou a "lesão". Na falência parcial ou total das barreiras de "defesa", os esforços pela saúde teriam como desiderato mínimo – quiçá ideal – a "adaptação".

A Fig. 2.12 esquematiza – uma vez mais – estas relações entre "agressão", "defesa", "adaptação" e "lesão".

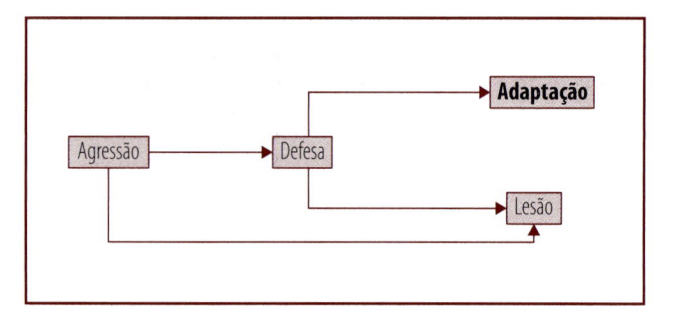

Fig. 2.12. Respostas do organismo às agressões, com destaque para a "adaptação".

No contexto de patologia do trabalho, "adaptação" será entendida como:

"capacidade que possuem os organismos vivos de se ajustarem a novas condições ambientais com vantagens para a sobrevivência e êxito reprodutivo. Ajustamento biológico progressivo à ação prolongada ou repetida de um fator ou condição nova. A adaptação é o resultado de modificações induzidas nos sitemas de regulação das funções biológicas que determinam mudanças estruturais, funcionais ou comportamentais mais adequadas às novas condições de vida. A manutenção da saúde é o resultado de um ajustamento relativamente estável do organismo ao seu ambiente, de modo a assegurar pleno desempenho de suas funções e atividades normais. A falta de adaptação implica o aparecimento de alguma forma de doença" (Rey, 1999).

Ou, emprestando do campo da Psicologia:

"a reação harmônica, porém não isenta de tensões, entre um organismo e o meio ambiente, mediante a qual se pode conseguir a satisfação eficaz (isto é, sem excessivo gasto de energia) das necessidades. A adaptação é sempre relativa, já que uma harmonização total e sem tensões entre o organismo e seu meio (equilíbrio pleno entre assimilação e acomodação) não se alcança praticamente nunca" (Dorsch, 1994).

A Tabela 2.11 identifica e sistematiza os principais mecanismos de "adaptação" em patogênese do adoecimento relacionado ao trabalho.

Tabela 2.11. Principais mecanismos de "adaptação" na patogênese do adoecimento relacionado ao trabalho	
Natureza dos mecanismos de "adaptação"	Mecanismos de "adaptação": exemplos
"Adaptação" de natureza predominantemente socioeconômica ou cultural	• Modificações no "entorno" social e cultural: mudanças de "horário comercial", "horário bancário", horários de meios de transporte etc. • Mudanças legais e normativas • Mudanças tecnológicas • Mudança de "valores culturais" em função de "ideologias de trabalho" • Desenvolvimento de mecanismos de *coping* • Outros mecanismos socioeconômicos ou culturais de adaptação
"Adaptação" de natureza predominantemente biológica	• Respostas fisiológicas de curto prazo: taquicardia, vasodilatação, hiperpneia, respostas da íris acomodando a pupila à intensidade da luz etc. • Hipertrofia muscular dos segmentos mais solicitados • Hiperceratose de áreas de atrito • "Aclimação", "aclimatação" ou "aclimatização" bem exemplificadas no trabalho em temperaturas extremas (calor ou frio), no trabalho em grandes altitudes (hipóxia crônica), no trabalho em ambientes hiperbáricos etc. • Adaptações cronobiológicas de médio e longo prazos • "Senioridade" e envelhecimento • Outros mecanismos biológicos de adaptação
"Adaptação" de natureza predominantemente comportamental	• Capacitação e treinamento • Exercícios e condicionamento físico induzidos por "necessidades" do trabalho: atletas, bailarinos, modelos etc • Desenvolvimento de aptidões ou de "talentos" • Mudanças de hábitos alimentares, em função do trabalho (horários, qualidade e quantidade de alimentação etc.): aeronautas, motoristas profissionais, trabalhadores noturnos, trabalho em temperaturas extremas etc. • Mudanças de hábitos de sono, em função do trabalho (horários, quantidade etc.) • Desenvolvimento de mecanismos de *coping* • (Des)ajustes comportamentais induzidos pela "ideologia do trabalho" • Outros mecanismos comportamentais de adaptação

Alguns exemplos de mecanismos de "adaptação" aos patógenos do trabalho

Aclimatação ao calor

Utilizam-se os termos "aclimatação" ou "aclimação" para conceituar:

> "a faculdade que tem um ser vivo de, em função de algumas adaptações, viver e reproduzir-se em um meio novo, diferente do habitual. Condição resultante da adaptação de determinado organismo ou espécie a uma nova temperatura, altitude, clima, ambiente ou situação" (Rey, 1999).

As modificações adaptativas fisiológicas que aprimoram a tolerância ao calor são denominadas, coletivamente, aclimatação ao calor. A maior parte da aclimatação se processa durante a primeira semana de exposição ao calor, sendo quase completa ao término de dez dias. A adaptação hidreletrolítica (aumento da taxa de sudorese e diminuição do sódio no suor) somente ocorre, de forma completa, após três semanas, e a adaptação cardíaca, após três meses (Couto, 1995; McArdle, Katch e Katch, 1998).

A Tabela 2.12 sintetiza as principais respostas à aclimatação e seus efeitos.

Tabela 2.12. Ajustes fisiológicos durante a aclimatação ao calor

Respostas à aclimatização	Efeitos
Melhor fluxo sanguíneo cutâneo	Transporta o calor metabólico dos tecidos profundos para a superfície (concha) corporal
Distribuição efetiva do débito cardíaco	Circulação apropriada para a pele e os músculos, a fim de atender às demandas do metabolismo e da termorregulação; maior estabilidade na pressão arterial durante o exercício
Queda no limiar para o início da sudorese	O esfriamento por evaporação começa precocemente durante o exercício
Distribuição mais eficiente do suor sobre a superfície da pele	Utilização ideal da superfície eficiente para o esfriamento por evaporado
Maior produção de suor	Maximiza o esfriamento por evaporação
Menor concentração de sal no suor	O suor diluído preserva os eletrólitos no líquido extracelular
Queda na temperatura cutânea e central e na frequência cardíaca para um exercício padronizado	Libera uma maior porção do débito cardíaco para ser distribuído aos músculos ativos
Menos dependência do catabolismo dos carboidratos durante o exercício	Efeito de preservação dos carboidratos

Adaptado de McArdle, Katch e Katch, 1998.

Aclimatação ao frio

A aclimatação das mulheres-ama ao frio

"Os seres humanos possuem uma capacidade muito menor de adaptação a uma exposição prolongada ao frio do que a uma exposição prolongada ao calor. Alguma indicação de adaptação ao frio foi proporcionada pelos estudos feitos com as mulheres-ama, que são as mergulhadoras da Coreia e do sul do Japão. Essas mulheres conseguem tolerar diariamente uma exposição prolongada, ao mergulharem em busca de alimentos na água fria, cuja temperatura no inverno é de aproximadamente 10°C. Durante o verão, quando a temperatura da água é de 25°C, as mulheres-ama realizam três sessões de mergulho, cada uma delas com uma duração de aproximadamente 45 minutos. No inverno é realizada apenas uma sessão de mergulho de 15 minutos a cada dia. Tanto no verão quanto no inverno, em geral, as mulheres permanecem na água até que a temperatura oral tenha declinado até aproximadamente 34°C. Durante o verão, elas conseguem permanecer na água por 15 minutos a mais que no inverno. Os mergulhos no inverno versus verão também preservavam as diferenças entre temperatura cutânea média e temperatura corporal média, que eram sempre mais baixas durante os mergulhos realizados no inverno. Estudos fisiológicos mostraram que as mulheres-ama tinham respostas termogênicas abafadas (limiar mais alto para os calafrios) que homens e mulheres coreanos não mergulhadores, até que a temperatura da água alcançava 28,2°C, que é a temperatura da água mais baixa na qual pelo menos 50% do grupo começava a ter calafrios. Claramente, as mergulhadoras-ama mostram um limiar mais alto aos calafrios para a imersão em água fria que os outros grupos que não mergulhavam.

Além de uma aparente obstinação psicológica, a capacidade das mulheres-ama em tolerar o frio foi atribuída a um metabolismo em repouso elevado. No inverno, constata-se um aumento de aproximadamente 25% em comparação com as mulheres que não mergulhavam e que viviam na mesma comunidade. Curiosamente, o conteúdo em gordura corporal das mulheres-ama não é maior que aquele de mulheres equivalentes que não mergulhavam. Portanto, é possível que algumas adaptações circulatórias ajudem essas mergulhadoras, por retardarem a transferência de calor da parte central para a pele" (Fonte: McArdle, Katch e Katch, 1998).

Aclimatação no Trabalho em Grandes Altitudes

A maior adversidade para a vida ou trabalho em ambientes de grandes altitudes (acima de 3.000 metros) consiste na diminuição da pressão parcial de oxigênio, o que leva a reduzir o gradiente de pressão responsável pela passagem do oxigênio do alvéolo à célula, mesmo que a concentração de oxigênio no ar permaneça em 20,93% do ar. A pressão parcial do oxigênio a 5.500 metros de altura é a metade da pressão parcial de oxigênio no nível médio do mar. Nessas condições, mecanismos adaptivos tentam intervir na direção de um processo de aclimatação que envolve todas as etapas do sistema de transporte de oxigênio: ventilação alveolar, difusão pulmonar, circulação e difusão no tecido (Rom, 1998).

Com efeito, a hiperventilação é a primeira resposta observada na ascensão, e é proporcional ao nível de altitude e ao grau de estímulo hipóxico. O aumento da ventilação ocorre em horas e alcança o máximo em três a quatro dias. O efeito da resposta ventilatória é elevar a pO_2 alveolar e arterial e aumentar o gradiente de difusão entre o sangue e os tecidos. Uma alcalose respiratória está invariavelmente presente. A resposta é mediada pelos quimiorreceptores carotídeos e aórticos, que respondem à hipoxemia (Rom, 1998).

A difusão pulmonar pode também aumentar na altitude, por diferentes mecanismos: (a) aumento dos volumes pulmonares, o que leva a aumentar a superfície da área alveolar, para as trocas gasosas; (b) hipertensão pulmonar, que resulta no recrutamento capilar; e (c) eritrocitose, que aumenta o número absoluto de glóbulos vermelhos no leito capilar, disponíveis para as trocas gasosas. No entanto, a capacidade de difusão parece não aumentar (Rom, 1998).

O débito cardíaco aumenta transitoriamente devido à taquicardia, posto que, num primeiro momento, não há aumento do volume sanguíneo total. Com a aclimatação, o débito cardíaco, tanto no repouso como no exercício, não difere significativamente dos valores encontrados ao nível do mar, frente à mesma carga de trabalho. Ocorre uma redução no débito cardíaco máximo, que pode ser alcançada pelo exercício, o que é mais visto em pessoas que chegam ao ambiente de elevada altitude, que em nativos dessas regiões. Ocorre uma queda na saturação arterial com o exercício na altura, que é proporcional ao nível de altitude. Estudos realizados em pessoas recém-chegadas a essas regiões mostram uma redução de 20% a 60%, da capacidade aeróbica, em relação ao nível do mar, dependendo da altura (Rom, 1998).

As respostas adaptativas mais importantes ocorrem com o sangue. A hipóxia é um importante estímulo da produção de células vermelhas, e a eritropoiese aumenta dentro das primeiras horas de chegada à altura. A eritropoetina rapidamente aumenta, mas, após poucos dias, ela diminui para um valor intermediário entre o nível do mar e o pico de altura alcançada. Embora a eritropoiese da altitude aumente a capacidade carreadora de oxigênio, a massa aumentada de glóbulos vermelhos aumenta a viscosidade sanguínea (Rom, 1998).

Em nível tecidual ocorrem também vários processos adaptativos: (a) pode haver mais capilares abertos para a liberação de oxigênio; (b) com a maior difusão de oxigênio, aumenta a mioglobina no músculo; (c) a densidade das mitocôndrias pode aumentar, e (d) na altitude, aumenta a concentração do citocromo, a fim de manter a captação de oxigênio constante (Rom, 1998).

A não aclimatação, seja pelo não respeito aos tempos requeridos pelos processos adaptativos, seja por doenças de base, seja pela incapacidade parcial ou total de adaptação, pode levar a uma série de doenças que se desenvolvem no curto, médio ou longo prazos, a saber: a "doença aguda da montanha", o "edema cerebral da alta altitude", o "edema pulmonar da alta altitude", a "hemorragia retiniana da alta altitude", a "insuficiência ventricular direita", a "hipertensão pulmonar" e a "doença crônica da montanha" ("Doença de Monge") – entre outras – abrigadas na CID-10 sob o código T 70.2. A "Doença de Monge" – caracterizada por cianose, eritrocitose extrema, baixa saturação arterial de oxigênio, hipertensão pulmonar com muscularização das artérias pulmonares e hipertrofia direita – é tipicamente uma doença da falência dos processos adaptativos na altitude, havendo sido descrita e estudada pelo médico peruano Carlos Monge (1884-1970).

"Apoio (Suporte) Social no Trabalho"

Nesta tentativa de identificar alguns exemplos de mecanismos de "adaptação", utilizados em patogênese do adoecimento relacionado ao trabalho, voltamos ao já comentado "modelo demanda-controle", desenvolvido por Karasek *et al.* (1981), para salientar seu enriquecimento com a interessante contribuição de Johnson e Hall (1988). Estes autores chamaram a atenção para a necessidade de incorporar a variável "apoio (suporte) social no trabalho", a este modelo explicativo do estresse e – acrescentamos – de outras condições de interesse para a saúde do trabalhador. Desde então, mais vezes se tem feito menção ao "modelo demanda-controle-apoio".

A Fig. 2.13 mostra esquematicamente o "modelo demanda-controle-apoio" proposto por Johnson e Hall (1988), ampliando e enriquecendo o "modelo de demanda-controle" proposto por Karasek *et al.* (1981), esquematicamente visto na Fig. 2.5.

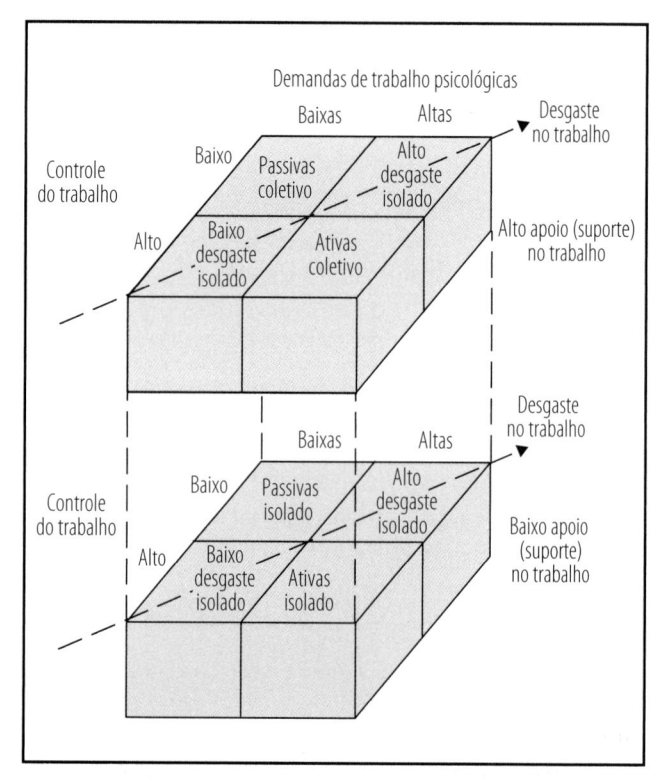

Fig. 2.13. O modelo de demanda-controle-apoio (suporte). As setas representam níveis crescentes de tensão no trabalho ("*job strain*") (extraído de Johnson e Hall, 1988).

Como bem revisado por Henry (1982), há muito tempo já se tenta entender como a interação social impacta – positiva ou negativamente – a produção da saúde-doença. Assim, elevados níveis de apoio social têm sido identificados como protetores contra doenças relacionadas ao "estresse", assim como o oposto: baixos níveis de apoio aumentam a vulnerabilidade das pessoas a estas doenças (Henry, 1982).

Estas observações, algumas do senso comum e outras resultantes de estudos mais recentes e de teorias explicativas relativamente inovadoras, levaram House, Landis e Umberson (1988) a sugerirem que a ausência de relacionamentos sociais constitui um dos fatores de risco mais importantes para a saúde humana, de magnitude equivalente ao hábito de fumar cigarros, ou à hipertensão arterial, ou à elevação dos lípides sanguíneos, ou à obesidade, ou à falta de exercício físico. A proposta destes autores foi inicialmente motivada a partir da análise crítica dos achados de dois estudos epidemiológicos sobre mortalidade cardiovascular realizados nos EUA – em Michigan e na Geórgia – os quais mostraram, na compreensão dos autores, que o relacionamento social das pessoas tinha poder preditivo sobre a mortalidade, tanto de homens quanto de mulheres, de uma ampla faixa da população, após ajustar os fatores de risco de natureza biológica ou médica. Em termos de morbidade, os autores também foram capazes de chegar às mesmas observações, ainda que não com tanta abundância de evidências.

Como corretamente afirmam as Professoras Lys Esther Rocha e Débora Miriam Raab Glina, o apoio social percebido refere-se à natureza das interações que ocorrem nos relacionamentos sociais, especialmente a forma pela qual essas interações são avaliadas pela pessoa, quanto à possibilidade de fornecer apoio. Para estas autoras, existem diferentes tipos de apoio social:

> "afeiçoamento, integração social, oportunidade de ser cuidado, reasseguramento do valor de alguém, senso de aliança confiável, obtenção de orientação, ajuda material, serviços e apoio de informação. Sinteticamente, portanto, poder-se-iam diferenciar três classes de apoio social: apoio emocional, apoio tangível e apoio de informações. O apoio tangível ocorre sob a forma de mercadorias e serviços durante períodos de sofrimento mental. O apoio de informações refere-se a sugestões de ações específicas que um indivíduo pode tomar para combater um estressor. O apoio emocional refere-se ao reforço do valor da pessoa e que os outros se importam com ela" (Rocha e Glina, 2000).

Neste sentido, Johnson (1989) entende que o "**apoio social no local de trabalho**" pode favorecer a saúde do trabalhador, atuando de quatro formas distintas, mas complementares:

- indo ao encontro das necessidades humanas básicas de companheirismo e de se sentir pertencente a um grupo social;
- servindo como um recurso para suavizar o impacto das demandas de trabalho;
- influenciando os processos de socialização de adultos, através da promoção de padrões de comportamento ativo ou passivo; e
- juntamente com o controle do trabalho, o apoio social no trabalho permite desenvolver um sistema de ajustes ou adaptação (*coping*), de interesse coletivo, capaz de proteger grupos de trabalhadores, contra pressões e demandas estruturais.

Portanto, a presença e a qualidade de apoio social no trabalho poderão criar um importante diferencial entre locais de trabalho de elevada intensidade de demandas. No caso da prevalência da doença cardiovascular na população sueca, Johnson e Hall (1988) encontraram que os grupos de mais elevado risco pareciam ser os submetidos a altas demandas, baixo controle e baixo apoio social. No extremo oposto, os de mais baixo risco (para doença cardiovascular) são os trabalhadores submetidos a baixas demandas, com alto grau de controle e alto grau de suporte social.

Resultados semelhantes foram encontrados na análise de outros eventos mórbidos relacionados com o trabalho, particularmente os acidentes do trabalho e doenças da coluna lombar (Johnson, 1991).

Outras estratégias de "coping"

No contexto dos estudos sobre ações e intervenções preventivas dos agravos à saúde relacionados com o trabalho – com destaque especial para o estresse no trabalho –, ganha espaço cada vez mais amplo e profundo a compreensão sobre a possibilidade de ou se desenvolver algum controle sobre os estressores, ou se mudarem atitudes e crenças sobre o estressor em si mesmo, ou se mudarem as respostas aos estressores, lançando mão, para tanto, de alguns recursos disponíveis (Rocha e Glina, 2000).

Vem desta compreensão e esforço a ideia de "*coping*", aplicada dentro do marco de referência da ideia de "adaptação" ou "mecanismos bem-sucedidos de adaptação". Rocha e Glina (2000), citando o trabalho clássico de Lazarus e Folkman (*Stress, Appraisal and Coping*), explicam que o *coping* serve a duas funções básicas: (a) gerenciar ou alterar o problema – *coping* enfocado no problema; e (b) regular a resposta emocional ao problema – *coping* enfocado na emoção.

Para estas autoras, o *coping* enfocado no problema manifesta-se por estratégias similares às utilizadas na solução de problemas. Os esforços são frequentemente dirigidos à definição do problema, gerando soluções, pesando as alternativas em termos de custos e benefícios, escolhendo entre elas e agindo de acordo. Prosseguem as autoras, lembrando que:

> "o coping enfocado no problema envolve tanto estratégias dirigidas ao ambiente, tais como: alterar pres-

sões ambientais, barreiras, recursos e procedimentos, quanto estratégias dirigidas para dentro, a mudanças cognitivas ou motivacionais, tais como: mudar o nível de aspiração, reduzir o envolvimento do ego, encontrar canais alternativos para gratificação, desenvolver novos padrões de comportamento ou aprender novas habilidades e procedimentos. Embora estas últimas não sejam técnicas típicas de solução de problemas, elas são dirigidas a ajudar a pessoa a gerenciar ou resolver o problema" (Rocha e Glina, 2000).

O *coping* enfocado na emoção – ainda citando as autoras e o que ensinam Lazarus e Folkman – constitui um grande grupo de estratégias que consiste de processos cognitivos dirigidos a lidar com emoções ativadas por certos eventos e assim manter o equilíbrio emocional, incluindo estratégias tais como evitar, minimizar, distanciar-se, atenção seletiva, comparações positivas e atribuir valor positivo a eventos negativos. "Certas formas de *coping* enfocado na emoção levam a uma mudança na forma pela qual um evento é construído, sem mudar a situação objetiva", admitem as autoras (Rocha e Glina, 2000).

Finalmente, citando o trabalho de Cohen e Lazarus (*Coping With Stresses of Illness*), Rocha e Glina (2000) agrupam as estratégias de *coping* em cinco categorias: (a) busca de informação, que envolve reunir dados sobre o evento estressante; (b) ação direta, que envolve a tomada de medidas específicas para enfrentar um estressor; (c) inibição da ação, como, por exemplo, eximir-se de ações que possam ser perigosas, embaraçosas ou impulsivas; (d) esforços intrapsíquicos, que envolvem processos tais como a negação, intelectualização etc.; e (e) voltar-se para os outros, para ajuda e apoio emocional.

No contexto deste capítulo sobre os mecanismos de patogênese do adoecimento relacionado ao trabalho, particularmente sobre os mecanismos de "defesa" e de "adaptação" contra os patógenos do trabalho, ousaríamos afirmar que as estratégias de *coping*, bem estudadas – como se viu na questão do estresse e do estresse relacionado ao trabalho – têm também sido utilizadas, com algum sucesso, no "gerenciamento" de muitos outros problemas que ameaçam a saúde e a vida dos trabalhadores. Podem não solucionar os problemas na sua origem, na sua determinação, mas podem, eventualmente, torná-los menos penosos, com o risco, no entanto, de que esta "suavização" se transforme em "alienação", "acomodação" e "conformismo". Certamente não somos os primeiros a alertar para este risco.

Estresse ocupacional em analistas de sistemas

"O estudo teve como objetivo avaliar as repercussões do trabalho sobre a vida e a saúde dos analistas de sistemas. Em termos metodológicos, optou-se pela abordagem interdisciplinar, buscando articular metodologia quantitativa e qualitativa. A metodologia qualitativa compreendeu a realização de entrevistas semi-estruturadas, observação de posto de trabalho e análise ergonômica da tarefa. A metodologia quantitativa abrangeu a elaboração de questionário com base em revisão da literatura e dados coletados através das entrevistas. O questionário foi auto-aplicado por 553 analistas de sistemas e 136 trabalhadores de diferentes ocupações definidos como população-comparação. Foram estudadas duas empresas de processamento de dados da Grande São Paulo, sendo uma estatal e a outra um banco privado. A análise estatística utilizada privilegiou uma abordagem "macro", sem selecionar um fator ou repercussão específica, com o objetivo de mostrar a complexidade e os fatores mais importantes e suas associações, medidas através da análise de regressão. Em relação às características sociodemográficas, 66,9% dos analistas de sistemas tinham entre 25 e 39 anos; 59,3% pertenciam ao sexo masculino, 84,1% tinham curso superior completo e a maioria ganhava mais de 20 salários mínimos. Em relação ao processo de trabalho foram estudados os conteúdos das tarefas dos analistas de sistemas, analistas de suporte, analistas de produção e analistas de metodologia, além das transformações sofridas pelo trabalho em decorrência da evolução da informática. No que se refere às condições de trabalho, os principais fatores foram: (a) exigência de tempo (prazos curtos em razão do impacto político/social do trabalho, sobrecarga e horário irregular de trabalho); (b) carga mental de trabalho (trabalho constante com a mente, pensar detalhadamente e alto grau de responsabilidade); (c) relação com o computador (descrita como absorvente, envolvendo raciocínio formal e binário e induzindo à busca pela perfeição, sob o ritmo rápido da máquina). As principais repercussões sobre a vida e a saúde foram: manifestações visuais; afecções musculares; fadiga; irritabilidade, perturbações do sono e o trabalho como fator de interferência na vida pessoal e familiar. Entre os fatores intervenientes, a satisfação com o trabalho revelou-se como "fator protetor", reduzindo a frequência de repercussões sobre a saúde e a vida dos analistas de sistemas, assim como o lazer, o suporte familiar e o apoio de colegas e chefes" (Fonte: Rocha, 1996).

No campo de estudo dos problemas relacionados com o trabalho em turnos, Fischer, Lieber e Brown (1995) desenvolveram um interessante modelo dos fatores que intervêm na adaptação (*coping*) ao trabalho em turnos. Explicam os autores que, por longo tempo, se pesquisou quais seriam as características individuais mais favoráveis para se alcançar a adaptação no trabalho. Grande número de publicações na área de cronobiologia enfatizou este ponto. Concluiu-se que indivíduos com hábitos de vespertinidade mais acentuados seriam mais bem-sucedidos para trabalhar à noite do que pessoas com preferências nitidamente matutinas. Foram analisados outros aspectos relacionados com a adaptação, tais como a idade do trabalhador, a qualidade da habitação, a idade dos filhos, como fatores intervenientes da qualidade dos sonos diurno e noturno. As repercussões do apoio familiar e comunitário para superar os desencontros dos horários de folga do trabalhador com sua família e amigos foram discutidas amplamente.

No entanto, poucos autores teriam focalizado a questão "tolerância ao trabalho em turnos" de uma maneira integrada, isto é, dando atenção aos fatores biológico-comportamentais, interagindo de forma contínua com os fatores do trabalho e com os fatores psicossociais, como propõem fazer Fischer, Lieber e Brown (1995), como segue.

Assim, os fatores biológico-comportamentais seriam compostos das seguintes variáveis: características pessoais, características dos ritmos biológicos, reatividade psicofisiológica, características do sono. A variável resultante deste grupo determinaria o funcionamento psicofisiológico.

Os fatores do trabalho seriam os seguintes: o conteúdo do trabalho, as capacidades dos trabalhadores, as condições organizacionais, o ambiente de trabalho, os fatores motivacionais. A variável resultante deste grupo levaria ao desempenho e à satisfação no trabalho.

Os fatores psicossociais seriam constituídos das variáveis: estratégias cognitivas e expectativas, hábitos e costumes regionais e familiares e condições de vida. A variável resultante levaria à realização e satisfação pessoais.

Acreditam os autores que:

> "as variáveis de cada grupo e os três conjuntos de fatores interagem entre si, influenciando na resultante de cada um dos grupos de fatores e no resultado final, que é a adaptação ao trabalho em turnos ou ao que poderia ser mais bem denominado de coping ao trabalho em turnos. A expressão coping não tem uma boa tradução em português, poderia ser compreendida, neste contexto, como estratégias e suas resultantes que definiriam como a pessoa suporta ou tolera a situação de estar trabalhando em turnos, em determinado lugar, período e tempo. Um bom, regular ou mau coping seria transitório: depende da intensidade das inter-relações das variáveis e de suas resultantes serem mais favoráveis, ou desfavoráveis ao trabalhador. Assim como um estado de saúde não é algo fixo e imutável, da mesma forma são dinâmicas as diferentes adaptações que se consegue frente a uma situação de trabalho. Exemplos: trabalhadores submetidos a árduas condições de trabalho, ambientes insalubres com riscos de acidentes do trabalho, baixa motivação no trabalho terão, possivelmente, pior desempenho e satisfação no trabalho. A exposição a fatores nocivos em ambientes perigosos e desconfortáveis levará a desequilíbrios biológicos e emocionais que refletirão sobre o funcionamento psicofisiológico. Condições organizacionais desfavoráveis tornarão mais difíceis os ajustes do tempo de sono e lazer, coincidentes com as aspirações individuais e familiares, assim como trarão maiores perturbações de sono, influenciando tanto o funcionamento psicofisiológico como a satisfação individual, todos estes relacionados com a adaptação ao trabalho" (Fischer, Lieber e Brown, 1995).

A Fig. 2.14 esquematiza o modelo teórico de interferência dos fatores que intervêm na adaptação (coping) ao trabalho em turnos, desenvolvido por Fischer, Lieber e Brown (1995).

Ainda sobre o coping como mecanismo de "adaptação" no trabalho em turnos, citaremos a recente tese de doutorado, elaborada pela Professora Claudia Raberta de Castro Moreno, que estudou uma possível estratégia de adaptação ao débito de sono provocado pelo trabalho noturno em uma população de mulheres: a fragmentação do sono, ou seja, a realização de mais de um episódio de sono ao longo das 24 horas (Moreno, 1998).

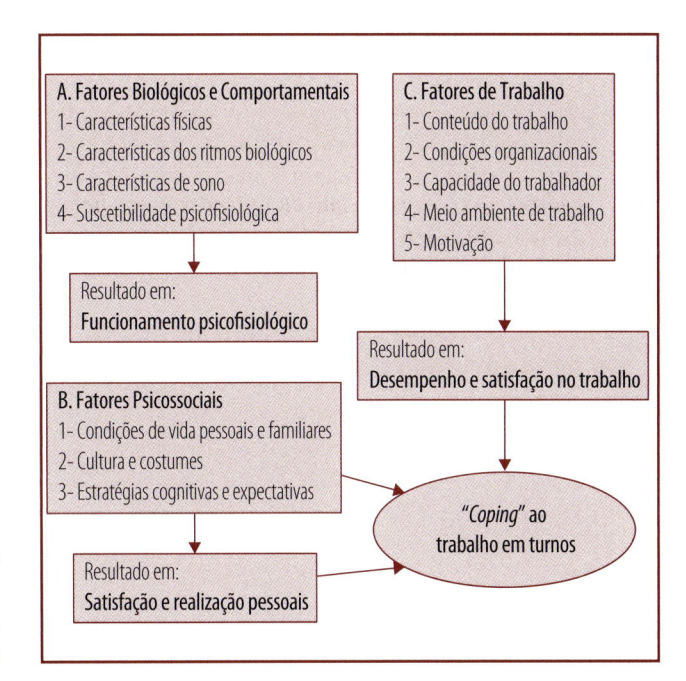

Fig. 2.14. Modelo teórico de interferência dos fatores que intervêm na adaptação — *coping* — ao trabalho em turnos (Fischer, Lieber e Brown (1995).

Relata a autora, que, em princípio, foram identificadas trabalhadoras que se autoavaliaram como bem adaptadas ao esquema de trabalho. A avaliação da adaptação foi realizada através de um formulário constituído a partir dos depoimentos das próprias trabalhadoras acerca do impacto do trabalho noturno. O acompanhamento do ciclo vigília-sono das trabalhadoras, por dez semanas consecutivas, através de protocolo de atividades preenchido por elas, permitiu identificar aquelas que fragmentavam o sono e, posteriormente, confrontar esse resultado com a autoavaliação da adaptação das trabalhadoras. Nessa última etapa, a amostra desse estudo consistia em 24 mulheres que trabalhavam em uma indústria farmacêutica de segunda a sexta-feira das 22:00 às 06:00h. Na ocasião da pesquisa, elas tinham entre 20 e 40 anos de idade. Para verificar a influência da fragmentação regular do sono foi possível controlar a fragmentação do sono. Neste estudo, foram avaliados sujeitos submetidos a um regime simulado de emergência de trabalho, envolvendo drástica redução do sono. Esta avaliação foi realizada com voluntários submetidos a uma fragmentação forçada de sono (Moreno, 1998).

Os resultados do estudo em laboratório mostraram que a fragmentação regular do sono não causa sonolência maior do que um único episódio de sono. O estudo no campo revelou que, para a maioria das trabalhadoras que dorme mais de um episódio de sono ao longo das 24 horas, e que se autoavaliam como bem adaptadas, a fragmentação do sono pode ser interpretada como uma estratégia de adaptação. Segundo a autora, há, entretanto, trabalhadoras que apesar de se autoavaliarem como bem adaptadas, não fragmentam o sono (Moreno, 1998).

Finalizamos esta seção, com a frase de René Dubos, com a qual concordamos:

"... a longo prazo, não deve haver nenhuma real adaptação aos ambientes de trabalho, especialmente aqueles criados pela moderna tecnologia e que não são adequados à natureza biológica e psicológica do homem; o que é chamado de adaptação, é usualmente alcançado apenas com o custo de prejuízo da saúde" (Citado por Fischer, Lieber e Brown, 1995).

▶ Natureza da "lesão": como o trabalho nocivo ou perigoso produz "dano" à saúde dos trabalhadores?

Introdução

Como já visto, lesão, no contexto deste capítulo, é o conjunto de alterações morfológicas, moleculares e/ou funcionais que surgem nos tecidos após agressões ou estresse prolongado. As alterações morfológicas que caracterizam as lesões podem ser observadas com a vista desarmada (alterações macroscópicas) ou ao microscópio ótico ou eletrônico (alterações ditas microscópicas, submicroscópicas ou ultraestruturais). As alterações moleculares, que muitas vezes se traduzem rapidamente em alterações morfológicas, podem ser detectadas com métodos bioquímicos e de biologia molecular. Os transtornos funcionais manifestam-se por alterações da função das células, tecidos, órgãos ou sistemas e representam fenômenos fisiopatológicos (Rubin e Farber, 1999; Pereira, 1998, Pereira 2000a).

As lesões são dinâmicas: começam, evoluem e tendem para a cura ou para a cronicidade. Por esse motivo, são também conhecidas como processos patológicos, indicando a palavra "processo" uma sucessão de eventos. É compreensível, portanto, que o aspecto morfológico de uma lesão seja diferente quando ela é observada em diferentes fases de sua evolução, ou processo (Pereira, 2000a) (Fig. 2.15).

O alvo dos agentes agressores são as moléculas, especialmente as macromoléculas, de cuja ação dependem as funções vitais. Portanto, toda lesão se inicia em nível molecular. As alterações morfológicas surgem em consequência de modificações na estrutura das membranas, do citoesqueleto e de outros componentes celulares, além de alterações envolvendo componentes da matriz extracelular e interstícios, incluindo o acúmulo de substâncias nos espaços intracelulares.

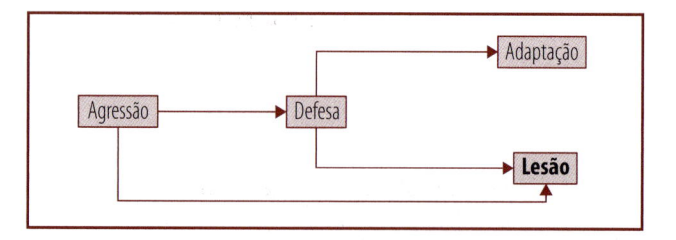

Fig. 2.15. Esquema das relações entre "agressão", "defesa", "adaptação" e "lesão", com destaque para "lesão".

Como já mencionado no início deste capítulo, o principal marco de referência da patogênese do adoecimento relacionado com o trabalho é o oferecido pela patologia geral, com sua óbvia utilidade, mas, também, com suas notórias insuficiências explicativas sobre a natureza dos processos gerais da doença e, principalmente, sobre o modo como o trabalho atua etiologicamente, ou como modifica a fisiopatologia e, em última análise, como influencia a dinâmica do processo saúde-doença, quer ao nível de um indivíduo, quer em nível populacional.

Por conseguinte, foi criado e desenvolvido, na organização deste capítulo, o conceito de "trabalho nocivo" ou "trabalho perigoso", justamente para deixar claro que a patogênese do adoecimento relacionado ao trabalho se inicia antes mesmo de o trabalho "atingir" o organismo do trabalhador, ou nele "entrar", "penetrar", período que, de certa forma, corresponde ao que Leavell e Clark denominavam "período de pré-patogênese". Seria o tempo e/ou o modo como o trabalho se torna "trabalho nocivo" ou "trabalho perigoso".

No percurso – que pode ser muito breve ou apenas virtual – entre o "trabalho nocivo" e a produção de "dano" ou "lesão", a "vulnerabilidade" do trabalhador será a resultante dinâmica e cambiante da atuação dos fascinantes mecanismos de "defesa" e/ou "adaptação".

A se tornar impossível ou indesejável a "adaptação", ou na falência parcial ou total das "defesas", instalam-se as "lesões" ou "danos", neste caso, atribuídos ao trabalho que se tornou "nocivo" ou "perigoso".

Esta seção do capítulo tem por propósito apresentar e discutir, ainda que rapidamente, os principais mecanismos de "lesão" ou "dano".

Para tanto, será tomado o referencial da patologia geral, segundo a qual,

> *"todas as doenças têm causa (ou causas) que age(m) por determinados mecanismos, os quais produzem alterações morfológicas e/ou moleculares nos tecidos, que resultam em alterações funcionais do organismo ou de parte dele, produzindo manifestações subjetivas (sintomas) ou objetivas (sinais). A patologia geral estuda os aspectos comuns às diferentes doenças, no que se refere às suas causas, mecanismos patogenéticos, lesões estruturais e alterações da função" (Pereira, 1998, Pereira, 2000a).*

Tomando-se como base os tratados de patologia mais conhecidos e adotados entre nós – em especial o de *Robbins e Cotran: Patologia* (Kumar et al., 2010) e o de *Bogliolo: Patologia* (Brasileiro Filho, 2011) –, construímos a Tabela 2.13, a seguir, que servirá de base para conceituar e discutir, mais adiante, os principais mecanismos patogenéticos das lesões celulares e processos patológicos mais comuns, a fim de compreender onde se insere a contribuição do "trabalho nocivo", o que será feito na base de exemplos.

Ver-se-á que o estudo da patogênese nas lesões ou das lesões celulares e dos processos patológicos gerais, por si só, servirá para explicar a maioria dos mecanismos patogené-

Tabela 2.13. Classificação dos principais mecanismos patogenéticos das lesões celulares e processos patológicos gerais mais comuns
Mecanismos patogenéticos
• Lesão Celular Isquêmica e Hipóxica
• Lesão Celular Induzida por Radicais Livres
• Dano Irreversível: morte celular
– Por Necrose
– Por Apoptose
• Distúrbios do Crescimento e da Diferenciação Celular:
– I. Hiperplasia, Hipoplasia e Aplasia
– II. Hipertrofia
– III. Atrofia
– IV. Metaplasia
– V. Neoplasias
– VI. Disgenesias ou Malformações Congênitas
• Degenerações ou Acúmulos Intracelulares:
– I. Lipídios (Esteatose ou Degeneração Gordurosa, Colesterol e Ésteres de Colesterol)
– II. Proteínas
– III. Glicogênio
– IV. Pigmentos
• Calcificação Patológica
• Envelhecimento Celular
• Inflamações
– Inflamação Aguda
– Inflamação Crônica
• Distúrbios Hemodinâmicos:
– I. Edema
– II. Hiperemia e Congestão
– III. Hemorragia
– IV. Hemostasia e Trombose
– V. Embolia
– VI. Infarto
– VII. Choque
• Distúrbios Genéticos
– Mutações
– Doenças genéticas
• Doenças de Imunidade:
– I. Reações de Hipersensibilidade
– II. Doenças Autoimunitárias
– III. Imunodeficiências
• Outros

ticos do "trabalho nocivo", mas não todos. Muitos deles são mais bem elucidados no âmbito da assim chamada "patologia especial" (estudo de órgãos ou tecidos específicos). Por outro lado, há mecanismos sem expressão morfológica, funcional e/ou molecular suficientemente esclarecidos pela patologia, como é o caso dos distúrbios do comportamento e de algumas doenças mentais.

Causas comuns de agressão celular

Deprivação de oxigênio

A redução do fornecimento de oxigênio às células é chamada **hipóxia,** enquanto a parada total desse suprimento é denominada **anóxia.** Hipóxia e anóxia são causas muito frequentes de lesões e doenças. Diversas causas produzem obstrução vascular que leva à redução do fluxo sanguíneo (oligoemia, com hipóxia) ou à sua parada (estase e isquemia, com anóxia). Dependendo da intensidade e da duração do fenômeno e da suscetibilidade à privação de O_2 e nutrientes, as células sofrem alterações reversíveis ou morrem. Os mecanismos moleculares que induzem ao aparecimento de lesões reversíveis ou irreversíveis, culminando em morte celular são, até certo ponto, compartilhados. Agentes agressores que inibem a utilização de O_2 na respiração celular provocam lesões semelhantes àquelas decorrentes da cessação de seu fornecimento por obstrução vascular (Pereira, 2000a).

A **lesão isquêmica** é a expressão clínica mais comum da lesão celular por privação de oxigênio. Alterações patológicas complexas ocorrem em diferentes sistemas celulares durante a **isquemia.** Com o tempo, essas alterações progridem em intensidade, finalmente atingindo componentes estruturais e bioquímicos vitais e resultando em morte celular por necrose. O infarto isquêmico é o protótipo dessa situação. Até certo ponto, contudo, por um período de tempo que varia entre os tipos celulares, as células afetadas podem se recuperar se o oxigênio e substratos metabólicos forem de novo oferecidos por restauração do fluxo sanguíneo. Entretanto, a reperfusão pode também contribuir para uma ampliação da lesão tecidual, caso as células metabolicamente comprometidas pela suspensão temporária da respiração aeróbica não tenham condições de lidar com a quantidade de espécies reativas do O_2 que são formadas nessa situação, ocasionando danos em diversos componentes celulares (ver adiante, em Lesões por Radicais Livres).

O primeiro ponto de ataque da **hipóxia** é a respiração aeróbica celular, isto é, a fosforilação oxidativa pelas mitocôndrias. À medida que a tensão de oxigênio dentro da célula cai, há perda da fosforilação oxidativa e diminuição da geração de ATP. A resultante depleção de ATP exerce diversos efeitos sobre a célula, notadamente o comprometimento do balanço hidroeletrolítico entre os meios intra e extracelulares e prejuízo da síntese de proteínas (Kumar et al., 2010).

Se a **isquemia** persistir, sobrevém a lesão irreversível. Esse processo tem como marcos morfológicos as modificações sofridas pelas mitocôndrias e pelo núcleo celular. Três fenômenos caracterizam a irreversibilidade de maneira consistente: 1) incapacidade de reverter a disfunção mitocondrial, agravando a depleção de ATP e impedindo todas as atividades celulares dependentes de energia; 2) fragmentação da cromatina, com consequente comprometimento do patrimônio genético da célula; e 3) perturbações na estrutura e função das membranas celulares. A lesão das membranas é um fator crucial na patogenia da lesão celular irreversível, e pode estar relacionado a diferentes **mecanismos** (Kumar et al., 2010), como:

- disfunção mitocondrial;
- perda dos fosfolipídios da membrana;
- anormalidades citoesqueléticas;
- espécies reativas de oxigênio;
- produtos de degradação de lipídios; e

- perda de aminoácidos intracelulares.

Em suma, a hipóxia afeta a fosforilação oxidativa e, por conseguinte, a síntese de suprimentos vitais de ATP. O desbalanço hidroeletrolítico que se instala na célula ocasiona, por exemplo, comprometimento das bombas de íons localizadas nas membranas celulares. O funcionamento inapropriado das bombas de sódio/potássio (ATP-dependentes) ocasiona influxo de água na célula, causando o edema celular (também denominado degeneração hidrópica). Nessa situação, estarão prejudicadas algumas organelas-chave, como o retículo endoplasmático rugoso, responsável pela síntese proteica, e lisossomas, cujo conteúdo enzimático poderá ser liberado no meio intracelular, desencadeando autólise. Importante, a falta de ATP compromete também os mecanismos de controle do cálcio intracelular; esse cátion divalente deixa de ser mantido em seus reservatórios intracelulares (e.g., mitocôndrias e retículo endoplasmático), tornando-se disponível no citoplasma, o que possibilita ativação inadvertida de enzimas proteolíticas e interfere no funcionamento de vias intra e interceulares de sinalização. O agravamento desse quadro leva à morte celular, notadamente a que se apresenta como necrose.

Os exemplos mais conhecidos de agentes químicos asfixiantes relacionados ao trabalho, e que atuam diretamente, combinando-se com algum componente molecular crucial ou organela celular, são o monóxido de carbono, o sulfeto de hidrogênio e o ácido cianídrico e os cianetos.

Radicais livres

Um segundo mecanismo de como determinadas substâncias químicas induzem lesão celular é o da atuação indireta, que ocorre com a maioria das substâncias químicas que se tornam biologicamente ativas após biotransformação, quando são convertidas em metabólitos mais hidrossolúveis. Essa modificação costuma ser realizada pelas oxidases de função mista da família do citocromo P-450, no reticuloendoplasmático liso do fígado e outros órgãos. Parcela desses metabólitos pode causar lesões por ligação covalente direta à proteína e lipídios da membrana, por exemplo.

Por outro lado, um mecanismo importante de lesão celular é a formação de **radicais livres,** espécies químicas hiperreativas, representadas, sobretudo, pelas **espécies reativas do oxigênio.** Radicais livres contribuem em processos tão variados quanto a lesão deflagrada por radiações e substâncias químicas, toxicidade pelo oxigênio e outros gases, senescência celular, lesão inflamatória e desenvolvimento de cânceres. Saliente-se, entretanto, que os radicais livres também desempenham papel benéfico ao organismo, sendo utilizados, por exemplo, na atividade de neutrófilos, eosinófilos e macrófagos contra microrganismos e células transformadas.

Radicais livres são espécies químicas que possuem um ou mais elétrons não pareados em seus últimos orbitais atômicos ou moleculares. Essa configuração instável propicia reações com moléculas adjacentes, como substâncias químicas inorgânicas ou orgânicas – proteínas, carboidratos, lipídios –, incluindo moléculas essenciais das membranas e ácidos nucleicos. Radicais livres também desencadeiam reações autocatalíticas, gerando novas espécies reativas pela interação com outras moléculas, o que propicia reação em cadeia e propagação da lesão celular (Valko *et al.*, 2007).

Diferentes fenômenos podem ocasionar a produção de radicais livres dentro das células, incluindo (Kumar *et al.*, 2010):

- absorção de energia radiante (por exemplo, luz ultravioleta, raios X);
- metabolismo enzimático de substâncias químicas exógenas ou drogas;
- reações de redução-oxidação que ocorrem durante processos metabólicos normais;
- os metais de transição, como o ferro e o cobre, doam ou aceitam elétrons livres durante as reações intracelulares e catalisam a formação de radicais livres; e
- óxido nítrico (NO), um mediador químico importante gerado por células endoteliais, macrófagos, neurônios e outros tipos celulares, pode atuar como um radical livre e também ser convertido no ânion peroxinitrito, altamente reativo, bem como em $NO_2\bullet$ e NO_3^-.

Embora os **efeitos** dessas espécies reativas sejam abrangentes, são particularmente relevantes para a lesão celular os danos oxidativos ocasionados no DNA, lipídios e proteínas (Valko *et al.*, 2007). Os radicais livres são naturalmente instáveis e costumam decompor-se espontaneamente. O superóxido, por exemplo, na presença de água decompõe-se em oxigênio e peróxido de hidrogênio. Para minimizar os efeitos prejudiciais da produção de radicais livres, as células possuem mecanismos de controle que estabelecem um limiar de produção e eliminação dessas espécies, denominado por alguns autores de homeostase de redução/oxidação, ou homeostase redox (Valko *et al.*, 2007). Contribuem na homeostase redox sistemas não enzimáticos e enzimáticos que modulam as reações por radicais livres, dentre os quais (Kumar *et al.*, 2010):

- **antioxidantes,** que bloqueiam o desencadeamento da formação de radicais livres ou os inativam e detêm a lesão por radicais;
- ferro e cobre, que catalisam a formação de espécies reativas de oxigênio. Os níveis dessas formas reativas são minimizados por ligação dos íons a **proteínas de armazenamento e transporte** (por exemplo: transferrina, ferritina, lactoferritina e ceruloplasmina), minorando a formação de OH; e
- uma série de enzimas atua como sistemas removedores de radicais livres e degrada o peróxido de hidrogênio e ânion superóxido. Essas enzimas localizam-se próximo a locais de geração destes oxidantes e incluem, por exemplo, catalase, superóxido-dismutases e glutationa-peroxidase.

Em muitos processos patológicos, os efeitos finais induzidos por radicais livres dependem do equilíbrio final entre a formação e a extinção dessas espécies reativas. Acredita-se que os radicais livres estejam envolvidos em muitos processos patológicos e fisiológicos, como será visto adiante, neste livro.

Constituem exemplos clássicos em patologia do trabalho, entre outros, os casos do tetracloreto de carbono, do paraquat, do ozônio (O_3), do óxido nitroso (NO) e o da intoxicação pelo oxigênio, nas atividades de mergulho profundo, que serão vistos, com mais detalhe, em outras seções deste livro.

No caso do tetracloreto de carbono (CCl_4), o efeito tóxico advém de sua conversão pelo complexo P-450 no radical livre tóxico altamente reativo $CCl_3\bullet$ (CCl_4 + e $CCl_3\bullet$ + Cl-). Os radicais livres produzidos localmente causam auto-oxidação dos ácidos graxos e poliênicos presentes dentro dos fosfolipídios da membrana, onde a decomposição oxidativa do lipídio é iniciada, e peróxidos orgânicos são formados após reagirem com oxigênio (peroxidação lipídica). Essa reação é autocatalítica, formando novas espécies reativas a partir dos próprios radicais peróxido. Isso acarreta degração rápida da estrutura e da função de organelas, pela desestruturação dos lipídios de suas membranas. Consequentemente, é prejudicada a exportação de lipídios dos hepatócitos em virtude da incapacidade de sintetizar proteínas requeridas para a formação de complexos com triglicerídios, de modo a possibilitar a secreção de lipoproteínas. O resultado é a esteatose hepática da intoxicação por CCl_4. No decorrer do processo ocorre lesão mitocondrial, seguida por edema celular pela maior permeabilidade da membrana plasmática. Acredita-se que a lesão da membrana plasmática seja causada por aldeídos graxos relativamente estáveis, que são produzidos por peroxidação lipídica no reticuloendoplasmático liso, mas são capazes de atuar em locais distantes. Segue-se a redistribuição do cálcio intracelular, com influxo de mais íons para a célula, e a morte celular (Kumar et al., 2010).

Quanto ao mecanismo de ação tóxica indireta do paraquat (derivado do bipiridil), sabe-se que esse herbicida sofre oxirredução que leva à formação de um ânion superóxido (O_2-), o qual gera oxigênio simples, responsável pela peroxidação de lipídios nas membranas celulares. O peróxido de hidrogênio e o ânion superóxido podem atacar os lipídios poli-insaturados presentes na membrana, para produzir hidroperóxidos lipídicos, os quais, por sua vez, podem reagir com outros lipídios insaturados para formar mais radicais livres, perpetuando, desta forma, o mecanismo de ação tóxica. O dano da membrana celular que resulta deste mecanismo reduz a integridade funcional da célula, afeta a eficiência do transporte e troca de gás, e induz à disfunção respiratória grave. No pulmão – um dos órgãos mais atingidos – são encontradas lesões no epitélio alveolar e proliferação fibroblástica intersticial acentuada (Ecobichon, 1995; Pereira, 2000d).

A intoxicação pelo oxigênio, a qual inclui a formação de superóxidos, H_2O_2 e radicais livres, leva à inibição do ciclo do ácido cítrico ("ciclo de Krebs") e consequente prejuízo da respiração celular, e interferência no mecanismo de transporte da membrana celular. O aumento da pressão parcial de oxigênio – por oxigenoterapia hiperbárica ou no mergulho profundo – produz efeitos respiratórios ("efeito Lorrain-Smith") e efeitos neurológicos ("efeito Paul Bert"). Os efeitos respiratórios decorrem de uma irritação inicial da árvore respiratória, com uma fase exsudativa e caracterizada por edema, hemorragia e destruição de células do endotélio capilar. Segue-se uma fase proliferativa com fibrose e proliferação de células do epitélio alveolar. Podem ocorrer, no mergulhador, exsudato fibrinoso e formação de membranas hialinas, caracterizando o dano alveolar difuso. Os efeitos neurológicos incluem episódios convulsivos, precedidos ou não de sinais de alerta. Os mecanismos de transporte de metabólitos e eletrólitos nas membranas celulares dos neurônios, a excessiva razão de oxigenação de constituintes celulares essenciais e a interferência na oxidação da glicose estão implicados na gênese da intoxicação neurológica pelo oxigênio (Alves, 1995).

Morte celular

Dois tipos principais de morte celular são atualmente discriminados em função de seus aspectos patogenéticos e morfológicos: a necrose e a apoptose. A observação de que um mesmo agente agressor pode desencadear ambos os tipos de morte celular indica certa sobreposição entre esses dois processos. Entretanto, necrose e apoptose se diferenciam em vários aspectos, principalmente em relação às suas consequências nos tecidos em que ocorrem. A Tabela 2.14, a seguir, sumariza as principais diferenças entre esses tipos de morte celular, discutidas brevemente a seguir.

Necrose

Necrose é o conjunto de alterações morfológicas que se seguem à morte celular, num tecido ou órgão vivo, resultante da degradação progressiva causada pelas enzimas sobre uma célula letalmente agredida. Dois processos simultâneos comandam as alterações da necrose: a desnaturação das proteínas (mais evidente na necrose de coagulação), e a digestão enzimática das células (mais evidente na necrose de liquefação). As enzimas provêm dos lisossomos das próprias células em necrose (situação em que o processo de digestão é denominado autólise); ou são degradadas na zona necrótica por leucócitos (heterólise) (Rey, 1999).

Quando a agressão é suficiente para interromper as funções vitais (cessam a produção de energia e as sínteses celulares), os lisossomos perdem a capacidade de conter as hidrolases no seu interior e estas saem para o citosol, são ativadas pelas altas concentrações de Ca^{2+} no citoplasma e iniciam o processo de autólise. Os lisossomos contêm hidrolases (proteases, lipases, glicosidases, ribonucleases e desoxirribonucleases) capazes de digerir praticamente todos os substratos celulares. É da ação dessas enzimas que dependem as alterações morfológicas observadas após a morte celular. Como

Tabela 2.14. Principais diferenças entre as mortes celulares por necrose e por apoptose

	Necrose	Apoptose
Tipo de processo	Passivo. Eventos não-controlados	Ativo. Eventos controlados e sequenciais
Natureza do processo	Patológica	Fisiológica ou patológica
Ocorrência	Massiva (muitas células, adjacentes)	Solitária (poucas células, isoladas)
Resgate da célula	Impossível	Possível, até certo ponto
Morfologia		
Núcleo	Pequenos aglomerados mal-delineados de cromatina. Núcleo condensado (picnose), com cariorrexe (fragmentação da cromatina) e cariólise (dissolução nuclear)	Cromatina condensada e bem delineada. Fragmentação nuclear e formação dos corpos apoptóticos (fragmentos celulares revestidos por membrana íntegra)
Citoplasma	Tumefeito (edema celular)	Condensado e desidratado
Membrana plasmática	Danificada ou lisada	Preservada, mas com composição alterada (inversão de fosfolípides). Vesiculação (blebs)
Principais efetores	Enzimas lisossomais (da célula necrótica ou de células inflamatórias)	Caspases (endógenas às células em apoptose)
Resolução	Lise e heterofagocitose dos restos celulares	Formação dos corpos apoptóticos e heterofagocitose
Resposta inflamatória	Presente e importante	Ausente ou discreta

anteriormente mencionado, os mecanismos gerais pelos quais os agentes agressores produzem necrose são (Pereira, 2000b):

- indução de anóxia, quer por obstrução vascular, quer por inibição dos processos respiratórios da célula;
- produção de radicais livres;
- ação direta sobre enzimas, inibindo processos vitais da célula (agentes químicos e toxinas); e
- agressão direta à membrana plasmática, criando canais hidrofílicos pelos quais a célula perde eletrólitos.

Uma característica importante das necroses é que esse tipo de morte celular desencadeia resposta inflamatória, o que contribui para ampliação da lesão tecidual. Digno de nota, todo o contexto de morte celular por necrose é patológico e está relacionado à lesão irreversível das células de um tecido letalmente agredidas.

Apoptose

A apoptose é a forma mais comum de morte celular programada. Em termos fisiológicos, é amplamente utilizada para a manutenção da população de células dos tecidos de um indivíduo adulto. Também tem papel importante no sistema imunitário: a apoptose é a base da seleção de linfócitos B e T, ocorrendo também para eliminação de células infectadas por vírus, células geneticamente instáveis, células senescentes e células que sofreram transformação maligna.

A morte celular por apoptose apresenta deflagração, mecanismos e aspectos morfológicos finais distintos da necrose. Entretanto, ambos os processos podem se sobrepor até certo ponto: uma célula que teve o processo de apoptose deflagrado pode ter sua morte derivada para necrose; o inverso, entretanto, não é observado. Para que a morte por apoptose se consolide, uma série de eventos bioquímicos sucessivos deve ocorrer. Em geral, esses eventos convergem para a ativação das caspases, família de enzimas responsáveis por grande parcela dos fenômenos que caracterizam esse tipo de morte celular programada.

Duas vias principais de apoptose são atualmente bem descritas, denominadas via intrínseca e via extrínseca. Em síntese, a via intrínseca (também denominada via mitocondrial) ocorre em resposta a sinais nucleares, como a identificação de lesões de DNA (por agentes genotóxicos ou subsequente à senescência celular), que proporcionam aumento da expressão do gene supressor tumoral TP53. Nesse caso, a atividade da proteína p53 (codificada por TP53) proporciona a inibição de genes antiapoptóticos (*e.g.*, BCL2, relacionado à manutenção da sobrevivência celular), ao mesmo tempo em que induz a expressão de genes pró-apoptóticos (*e.g.*, BAX). O desbalanço entre genes pró e antiapoptóticos, em favor da expressão dos primeiros, proporciona mudanças na permeabilidade da membrana mitocondrial, com liberação de componentes como o citocromo c. No citoplasma, o citocromo c possibilita a formação de um complexo de ativação de caspases, o apoptossomo, que ocasiona clivagem da pró-caspase 9 em caspase 9 e, por ação desta, a ativação em cascata de caspases efetoras, responsáveis pelas atividades que irão culminar na morte celular (*e.g.*, fragmentação da cromatina, clivagem de proteínas do citoesqueleto, inversão de lipídios de membrana plasmática, e formação dos corpos apoptóticos, dentre outras). Já na via extrínseca (ou via de receptores de morte), o sinal inicial do processo usualmente é dado pela interação de certos receptores de superfície, notadamente os da família do fator de necrose tumoral (TNF), com seus respectivos ligandos, ocasionando a formação da caspase 8 pela clivagem de seu precursor, a pró-caspase 8, e da cascata de caspases efetoras na sequência. Em determinadas situações, a via extrínseca tem início pela ativação direta da caspase 8 por certas enzimas, como a granzima B introduzida por linfócitos T citotóxicos nas suas células-alvo.

Para fins de melhor entendimento, a apoptose pode ser dividida em fases, razoavelmente organizadas de modo cronológico, como se segue:

- deflagração, caracterizada pelo "sinal de morte", que é resultado da ativação da via de sinalização intrínseca (mitocondrial) ou extrínseca (por receptores de superfície);
- ativação de enzimas proteolíticas, notadamente as caspases (cisteína-proteases);
- quebras de DNA por endonucleases e fragmentação nuclear;
- inversão dos fosfolípides da membrana plasmática, sinalizando para células fagocíticas a necessidade de remoção dos fragmentos da célula apoptótica (*i.e.*, corpos apoptóticos) por heterofagocitose;
- heterofagocitose dos corpos apoptóticos.

Ao contrário da necrose, a apoptose não desencadeia resposta inflamatória local relevante. Embora seja um mecanismo fisiológico para manutenção da homeostasia dos tecidos, alterações nos níveis de apoptose são observadas em diversas doenças humanas, seja aquelas relacionadas a agentes exógenos (incluindo substâncias químicas e agentes físicos como a radiação ultravioleta), distúrbios do sistema imunitário (*e.g.*, doenças autoimunitárias), doenças degenerativas (*e.g.*, doença de Alzheimer) e neoplasias malignas.

Adaptações celulares

O controle da divisão e da diferenciação celular é feito por um sistema integrado e complexo que mantém a população de células de um tecido dentro de certos limites fisiológicos, isto é, em homeostase. Alterações nesses sistemas regulatórios resultam em distúrbios do crescimento, da proliferação ou da diferenciação celular. Em algumas circunstâncias, proliferação e diferenciação celular são simultaneamente afetadas. Lesões que decorrem de alterações no crescimento, proliferação e diferenciação celular são, em geral, reversíveis, de modo que o tecido resgata suas características originais quando a agressão à qual ele era submetido é eliminada. Essa característica fomentou o entendimento de que as lesões reversíveis que surgem no contexto de agressão crônica dos tecidos podem ser consideradas adaptações das células às condições adversas experimentadas durante algum tempo.

De maneira geral, podemos classificar em quatro categorias patogenéticas as principais adaptações celulares, conforme se segue:

- **Adaptações de crescimento celular:** aquelas nas quais as modificações se dão pela diminuição ou aumento da complexidade estrutural e funcional de uma célula. Nesse contexto enquadram-se as **atrofias** e as **hipertrofias**, respectivamente.
- **Adaptações de proliferação celular:** caracterizadas pelo aumento da proliferação celular frente a um estímulo de aumento de demanda do tecido. Esse contexto é representado pelas **hiperplasias**.
- **Adaptações de diferenciação celular:** decorrente de alteração no programa de diferenciação terminal das células de um tecido, contexto representado pelas **metaplasias**.
- **Adaptações de proliferação e diferenciação celular:** nas quais os tecidos sofrem simultaneamente alterações nos níveis de proliferação celular e na diferenciação de suas células. Em termos de adaptações, no sentido de lesões usualmente reversíveis, isso é observado nos estágios iniciais de **displasias**.

Emboram também sejam distúrbios de proliferação e diferenciação celular, **neoplasias** não são adaptações. Tanto as neoplasias benignas como as malignas (estas últimas denominadas cânceres) são conjunto à parte de lesões que com frequência se desenvolvem em tecidos cronicamente agredidos, com aspectos peculiares no que se refere à sua etiopatogenia e história natural. Maiores detalhes acerca das neoplasias serão abordados oportunamente neste capítulo, e em particular no capítulo 29 da presente obra.

A Fig. 2.16 categoriza os principais tipos de adaptação celular mencionados, que serão sucintamente detalhados a seguir. Uma discussão mais aprofundada sobre o tema é apresentada em capítulo recomendado de outra obra (Elgui de Oliveira, 2010).

Atrofias e hipertrofias: adaptações baseadas em alteração do crescimento celular

Atrofia, por vezes também denominada hipotrofia, é a redução do tamanho do corpo, de um órgão ou de um tecido, usualmente após ter sido atingido seu completo desenvolvimento. O processo revela essencialmente uma redução

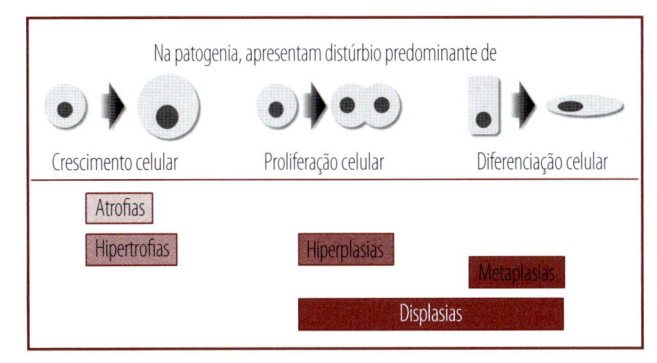

Fig. 2.16. Principais tipos de adaptação celular, categorizados de acordo com suas principais características patogenéticas. Cabe notar que, embora seja um distúrbio essencialmente de diferenciação celular, nas metaplasias a proliferação celular encontra-se aumentada; por outro lado, nas displasias observa-se comprometimento evidente de ambos os fenômenos biológicos: proliferação celular, invariavelmente aumentada, e diferenciação celular prejudicada.

da complexidade bilógica da célula, em virtude da diminuição dos estímulos que recebe para sua sobrevivência, além de morte celular por apoptose (em intensidade variável de acordo com o tempo de atrofia), no caso de órgãos ou tecidos atróficos. Caracteristicamente, nas atrofias é observada a diminuição do tamanho das células e de seus elementos estruturais a um nível mais econômico, compatível com sua sobrevida. Células atróficas apresentam redução do número e tamanho de organelas (*e.g.*, menor número de mitocôndrias, redução do retículo-endoplasmático), além de diminuição do citoesqueleto e do volume citoplasmático, consequências do aumento nas taxas de autofagia e da ativação do sistema ubiquitina-proteossomo, responsável pela degradação de proteínas.

Atrofias podem ser notadas em contextos fisiológicos ou patológicos. A **atrofia fisiológica** é observada durante o desenvolvimento do organismo, como na regressão do timo. Também na vida adulta podem ser observadas atrofias fisiológicas, como no caso de retorno do útero ao seu tamanho prévio à gestação, durante o puerpério.

Dentre as causas mais frequentes de **atrofias patológicas** estão:

- Redução da carga de trabalho ou desnervação (*e.g.*, atrofia de membros inferiores na paraplegia por secção medular), também conhecida por atrofia por desuso.
- Prejuízo do suprimento sanguíneo (*e.g.*, por obstrução vascular) ou compressão tecidual (*e.g.*, crescimento tumoral), ambos levando à isquemia.
- Inanição e problemas de nutrição, ou síndromes metabólicas (*e.g.*, caquexia no câncer).
- Doenças degenerativas (*e.g.*, atrofia do SNC na doença de Alzheimer).
- Perda da estimulação endócrina.
- Envelhecimento: atrofia senil.

O fenômeno antagônico à atrofia é a **hipertrofia**, definido como aumento da complexidade biológica da célula, com reflexos no volume do tecido ou órgão. No caso das hipertrofias, por outro lado, não se observa modificação no número de células. As hipertrofias são respostas adaptativas à maior demanda funcional ou maior disponibilidade de estímulos tróficos. Assim como as atrofias, hipertrofias podem ser fisiológicas ou patológicas.

A **hipertrofia fisiológica** ocorre em certos órgãos e em determinadas fases da vida, como a hipertrofia da musculatura uterina durante a gravidez. Outro exemplo de hipertrofia fisiológica é o da musculatura estriada esquelética do fisioculturista, alterofilistas ou em trabalhadores braçais. Este, talvez, é o exemplo mais conhecido de hipertrofia no senso comum e no âmbito da fisiologia e Medicina do Trabalho.

As **hipertrofias patológicas**, por outro lado, aparecem em decorrência de uma variedade de estímulos, em diferentes situações. Alguns exemplos relevantes são:

- hipertrofia do miocárdio, pela sobrecarga do coração nos caso de hipertensão arterial sistêmica (hipertrofia do ventrículo esquerdo, principalmente) ou na doença pulmonar obstrutiva crônica (hipertrofia e dilatação de ventrículo direito, denominado *cor pulmonale* crônico);
- hipertrofia da musculatura lisa da parede dos órgãos ocos, na região a montante de um obstáculo, como na bexiga de esforço (hipertrofia vesical), decorrente de obstrução da porção prostática da uretra de homens com hiperplasia nodular prostática;
- hipertrofia dos neurônios, exemplificada pela hipertrofia dos neurônios motores, do hemisfério cerebral não-lesado, em caso de hemiplegia; e
- hipertrofia de hepatócitos: por exemplo, após estimulação por barbitúricos, que induz aumento do volume das células hepáticas em decorrência de aumento do reticuloendoplasmático liso – fenômeno denominado de indução hepática.

Uma situação que pode ser considerada na transição entre as hipertrofias fisiológicas e as patológicas é a denominada hipertrofia compensatória. O exemplo mais típico de hipertrofia compensatória é o de comprometimento de apenas um de algum dos órgãos duplos do organismo, o que aumenta a demanda sobre o órgão contralateral preservado, tornando-o vicariante. É o ocorre, por exemplo, com indivíduos que doaram um de seus rins em vida. Adicionalmente, um rim vicariante pode ser consequência do comprometimento isquêmico (*e.g.*, por aterosclerose, trombos ou tromboêmbolos) do rim contralateral, o que ocasiona hipertrofia do rim não afetado em decorrência da atrofia e perda de função do rim em sofrimento isquêmico.

Hiperplasias: adaptação baseada em alterações da proliferação celular

Hiperplasia é conceituada como o aumento no número de células de um tecido. Assim como a hipertrofia, a hiperplasia é uma resposta ao aumento na demanda funcional ou aumento nos estímulos tróficos para as células. De fato, os mesmos estímulos que levam à hipertrofia podem ocasionar hiperplasia, de modo que a ocorrência de um fenômeno ou o outro depende fundamentalmente da capacidade regenerativa do tecido. Tecidos com elevado potencial de proliferação, ricos em células de reserva (*i.e.*, células-tronco somáticas), têm maior propensão a desenvolver hiperplasias, como é o caso dos epitélios em geral. Por outro lado, nos tecidos com baixo potencial de proliferação celular, as células respondem à elevação de demanda com o aumento de sua complexidade biológica, não de seu número. Esse é o caso, por exemplo, da musculatura cardíaca.

Hipertrofias e hiperplasias costumam estar intimamente associadas e com frequência ocorrem simultaneamente. Isso porque os órgãos são compostos por diferentes tipos celulares, com variação no potencial de proliferação. Frente a um aumento de demanda ou estimulação, seja ela fisiológica ou patológica, o fenômeno adaptativo que se expressa no órgão afetado é aquele que predomina dentre os seus tecidos. O aumento no volume e peso do coração de um indivíduo com hipertensão arterial, por exemplo, se dá predominantemente por hipertrofia de suas células musculares, enquanto homens a partir da quarta década de vida têm aumento do volume prostático, associado a variações nos níveis de hormônios esteroides, às custas de hiperplasia de suas células glandulares. Em tempo, o útero que se prepara para a gestação apresenta concomitantemente hiperplasia de suas células glandulares endometriais e hipertrofia das células musculares lisas.

A hiperplasia fisiológica ou normal pode ser classificada em **hormonal** e **compensatória, ou regenerativa.** Como exemplo do primeiro caso, temos aquela decorrente de proliferação do epitélio glandular da mama feminina na puberdade e durante a gravidez. Já a **hiperplasia compensatória** é bem exemplificada pela regeneração hepática após remoção de parte do fígado (hepatectomia parcial). Estima-se que 0,5% a 1,0% dos hepatócitos no fígado normal encontram-se em divisão, mas poucos dias após a hepatectomia as mitoses aumentam e atingem cerca de 10% das células hepáticas, estimuladas por hormônios (*e.g.,* glucagon), fatores de crescimento, incluindo o fator de crescimento dos hepatócitos (*Hepatocyte Growth Factor* – HGF), o fator de crescimento epidérmico (*Epidermal Growth Factor* – EGF), e citocinas, como a interleucina 6 (*Interleukin 6* – IL-6) e o fator de necrose tumoral alfa (*Tumor Necrosis Factor* – TNF) (Kumar *et al.*, 2010).

A estimulação hormonal excessiva responde por boa parte das **hiperplasias patológicas.** No hiperptuitarismo decorrente de adenomas de hipófise, por exemplo, hiperplasias de glândulas mamárias e da córtex de suprarrenais são consequência da atividade de tumores secretores de prolactina e do hormônio adrenocorticotrófico (*Adrenocorticotrophic Hormone* – ACTH), respectivamente. O processo regenerativo associado às inflamações também é propício ao aparecimento de hiperplasias: em algumas situações de inflamação crônica a produção de células para repor aquelas lesadas pode ser exagerada, de modo a ocorrer hiperplasia do epitélio ou do tecido conjuntivo, ocasionando lesões papilomatosas ou poliposas em pele ou mucosas. Digno de nota, a elevação nas taxas de proliferação celular aumenta o risco de desenvolvimento de lesões neoplásicas, de modo que, particularmente no caso das lesões de origem epitelial, as hiperplasias podem ser etapa precoce do desenvolvimento de tumores neoplásicos, que serão oportunamente considerados no presente capítulo.

Alterações como hipoplasias e aplasias são mais frequentemente efeitos de agressão citotóxica das células de um tecido, não estando, portanto, apropriadamente classificadas como fenômenos adaptativos. A hipoplasia e a aplasia da medula óssea induzidas pelo benzeno, por agrotóxicos clorados (DDT, lindano etc.) e pelas radiações ionizantes constituem – entre outros – exemplos clássicos em patologia do trabalho, e serão vistas nos capítulos correspondentes.

Metaplasias e displasias: adaptações baseadas em mudanças na proliferação e diferenciação celular

Metaplasia é a conversão reversível de um tipo de célula adulta em outro tipo celular, também adulto. Embora ainda se veicule que metaplasias são a substituição de células sensíveis ao estresse por tipos celulares mais bem preparados para suportar o ambiente adverso, essa interpretação é inapropriada por suscitar a equivocada conclusão de que lesões metaplásicas são reflexo de uma resposta benéfica do organismo à agressão crônica. De fato, é necessário se redefinir a conceituação popular de que metaplasias são a mudança de um tecido bem diferenciado (adulto ou maduro) por outro igualmente bem diferenciado, mas mais resistente.

O mecanismo que leva ao aparecimento das metaplasias é sutil e envolve mudanças no perfil de expressão gênica das células sobreviventes de uma agressão crônica, como resultado da interpretação dos novos sinais disponíveis no microambiente alterado. De um modo geral, admite-se que a morte celular nesse contexto induz a proliferação das células de reserva do tecido, mas as novas células geradas respondem aos estímulos provenientes de um microambiente diferente do original, o que terá impacto nas características de diferenciação celular que assumirão.

> **Esôfago de Barret**
>
> A condição conhecida como "Esôfago de Barret", relacionada à doença de refluxo gastroesofágico (DRGE), exemplifica bem o processo de formação de metaplasias epiteliais. A luz do esôfago normal é revestida de epitélio estratificado escamoso em toda a sua extensão. Esse tecido é apropriado para resistir à agressão mecânica ocasionada pelo tráfego dos alimentos pelo órgão após a deglutição. Em indivíduos com refluxo, entretanto, o retorno de conteúdo gastroduodenal agride substancialmente o terço distal do esôfago, ocasionando morte celular pela exposição das células ali residentes a um pH extremo e à grande quantidade de enzimas que atuam para digestão do alimento (derivadas do pâncreas, principalmente). Em virtude da morte celular, as células-tronco esofágicas sobreviventes são estimuladas a proliferar, mas sua progênie irá se desenvolver em condições muito diferentes daquelas do esôfago normal, mais assemelhadas às condições fisiológicas do duodeno. As novas condições do microambiente modificado pelo refluxo gastroesofágico proporcionam uma reprogramação gênica das células que estão se diferenciando no epitélio do terço distal do esôfago, de tal modo que elas se desenvolvem com características semelhantes às células da mucosa do intestino, originando área metaplásica de epitélio glandular do tipo intestinal. Ainda que possa responder um pouco melhor à condição de refluxo, o epitélio metaplásico não é adequado à fisiologia do esôfago. Se a DRGE não for tratada, a morte celular persistente proporciona exercebação do fenômeno regenerativo, podendo favorecer a transformação celular e o aparecimento do câncer esôfágico.

Outros contextos comuns de desenvolvimento de metaplasias:
- agressões mecânicas repetidas, como as provocadas nos tecidos da cavidade oral por próteses dentárias mal-ajustadas;

- irritação por calor prolongado, como a causada no epitélio oral, por alimentos quentes, ou a provocada no lábio, pela haste do cachimbo;
- irritação química persistente, cujo exemplo clássico é a ação da inalação da fumaça do cigarro sobre o epitélio do trato respiratório; e
- inflamações crônicas, como nas mucosas brônquica, gástrica e no colo uterino.

Assim como as metaplasias, as **displasias** são lesões caracterizadas por aumento de proliferação celular com alterações na diferenciação. Entretanto, enquanto nas metaplasias há mudança no programa de expressão gênica, de modo a se obterem células com diferenciação terminal distinta da original, nas displasias há comprometimento da diferenciação, de modo que as células não alcançam mais os níveis esperados de especialização. Por essa razão, nas displasias observam-se células com aspectos mais primitivos, que não desempenham adequadamente as atividades que deveriam desempenhar no tecido. Células nessas condições são denominadas atípicas (por não terem as características esperadas para as células normais do tecido) e as áreas displásicas do tecido apresentam alterações arquiteturais (*e.g.*, perda da extratificação normal). Digno de nota, displasias são alterações particularmente observadas em tecidos de origem epitelial. Podem variar desde as mais leves até as mais graves, em termos de gravidade. Apenas as displasias leves apresentam elevado potencial de reversibilidade; displasias graves já são entendidas como neoplasias malignas limitadas ao epitélio, etapa que precede o desenvolvimento de carcinomas que efetivamente invadem os tecidos nos quais se desenvolveram.

Como exemplos clássicos de lesões relacionadas ao trabalho associadas a displasias podem ser citadas a ceratose actínica, as ceratodermias (hiperceratose palmar ou plantar) causadas pelo arsênico e pelo cimento, que serão vistas com mais detalhe nas seções correspondentes.

Na Lista de Doenças Relacionadas ao Trabalho, adotada no Brasil, foi incluído o grupo L 57.-, da CID-10, correspondente às "alterações da pele devidas à exposição crônica à radiação não-ionizante", o qual inclui a Ceratose Actínica (L 57.0), a "Pele do Agricultor" e a "Pele de Marinheiro" (L 57.8). Trata-se de uma displasia geralmente resultante da exposição crônica à luz solar e está associada ao acúmulo de ceratina em excesso. Como tal, ocorrem incidências particularmente elevadas em indivíduos de pigmentação clara. Caracteriza-se por placas cobertas de escamas secas, aderentes, pardacentas, no dorso das mãos e na face. Estima-se que em 20% a 25% dos pacientes com ceratose actínica ou senil surja carcinoma espinocelular. Foi, também, incluída a "Ceratose Palmar e Plantar Adquirida" (CID-10, L 85.1), associada ao arsênio e compostos arsenicais.

Neoplasias: distúrbios não adaptativos de proliferação e diferenciação celular

Neoplasia pode ser conceituada como tecido anormal e sem significação fisiológica, formado pela multiplicação contínua de células cuja reprodução deixou de ser regulada pelos mecanismos homeostáticos, apresentando-se, em geral, sob a forma de um tumor que evolui de forma autônoma e quase sempre nociva ao organismo. Segundo as características clínicas que apresenta (velocidade de crescimento, invasividade, tendência à produção de metástases etc.) e o risco que cria para a saúde e para a vida do paciente, distinguem-se as **neoplasias benignas** (tumores benignos) e as **neoplasias malignas** (ou cânceres), sem que essa distinção convencional seja muito clara sempre (Rey, 1999).

Quanto ao conhecimento atual sobre a patogênese das neoplasias e os **mecanismos da carcinogênese**, em bases moleculares, eles podem ser resumidos da seguinte forma:

- A discriminação entre neoplasias benignas e malignas pode ser inicialmente abordada pela análise de características macroscópicas das lesões. A conclusão diagnóstica precisa, entretanto, requer análise das características microscópicas das células neoplásicas, particularmente para as neoplasias malignas. Características anatomopatológicas micro e macroscópicas de neoplasias benignas e malignas são sumarizadas na Tabela 2.15. Os cânceres, em particular, decorrem essencialmente de acúmulo de alterações no patrimônio genético das células, ainda que a instabilidade genética seja variável quando doenças específicas são consideradas.
- A formação de cânceres é um processo multifatorial (por ter múltiplos elementos relacionados à sua etiologia) e que ocorre em múltiplas fases, que comumente se estendem por décadas, no caso dos cânceres esporádicos acometendo indivíduos adultos (maior parcela de doenças).
- Na etiologia de neoplasias participam elementos de diferentes naturezas, tais como agentes físicos, químicos e biológicos. Também há a contribuição de fatores relacionados à constituição genética do indivíduo, à sua cultura e hábitos de vida, fatores nutricionais, dietéticos e fatores imunológicos.
- Em sua grande maioria as doenças neoplásicas têm origem clonal, i.e., as lesões se desenvolvem a partir da linhagem de células derivadas de uma mesma célula progenitora geneticamente comprometida no tecido. A **clonalidade** das lesões pode ser avaliada, por exemplo, em mulheres heterozigotas para marcadores polimórficos ligados ao cromossomo X, como a enzima glicose-6-fosfato-desidrogenase (G6PD), análises de polimorfismos de comprimento de fragmentos de restrição ou, mais recentemente, análises de polimorfismos de nucleotídeos únicos (*Single Nucleotide Polymorphisms* – SNPs)
- Diferentes classes de genes normais são frequentemente afetados durante a carcinogênese: 1) protoncogenes – reguladores positivos da proliferação celular; 2) genes supressores de tumores – reguladores

Tabela 2.15. Principais diferenças macro e microscópicas entre neoplasias benignas e cânceres, com foco em tumores sólidos

	Neoplasias benignas	Neoplasias malignas (cânceres)
Aspectos macroscópicos	1. Lesão homogênea 2. Aspecto geral semelhante ao do tecido normal adjacente, de mesma histogênese 3. Crescimento expansivo, usualmente com formação de pseudocápsula (resposta cicatricial periférica) 4. Interface bem definida em relação ao tecido normal adjacente (e.g., bordas suaves) 5. Grande número de planos de simetria, i.e. lesão mais simétrica 6. Lesões múltiplas presumivelmente são novos tumores primários (formados de novo) 7. Lesão de crescimento lento 8. Alterações degenerativas infrequentes	1. Lesão mais heterogênea (variável) 2. Aspecto geral difere do tecido normal adjacente 3. Crescimento invasivo (exceção: carcinomas in situ, que são lesões pré-invasivas); ausência de pseudocápsula 4. Interface pouco definida em relação ao tecido normal adjacente (e.g. bordas endentadas ou indiscerníveis) 5. Poucos ou nenhum plano de simetria, i.e., lesão mais assimétrica 6. Lesões múltiplas em geral denunciam doença disseminada (e.g., metástases) 7. Lesão de crescimento mais rápido 8. Alterações degenerativas frequentes (e.g., necrose, hemorragia, ulcerações etc.)
Aspectos microscópicos	1. Preservação da diferenciação celular: o tecido neoplásico se assemelha ao tecido normal de mesma histogênese. 2. Manutenção de aspectos morfológicos relacionados à especialização celular. 3. As células neoplásicas apresentam morfologia equivalente à de suas congêneres normais – células típicas. 4. Ausência de pleomorfismo celular: o tecido neoplásico tem aspecto mais homogêneo. 5. Figuras de mitose infrequentes e de aspecto convencional (i.e., típicas) 6. Ausência de invasão e disseminação neoplásica.	7. Diferenciação celular comprometida em nível variável: o tecido neoplásico oscila de boa diferenciação (baixo grau histológico) até a indiferenciação, ou anaplasia (elevado grau histológico). 8. Perda de aspectos morfológicos relacionados à especialização celular. 9. Presença de alterações citológicas, tais como aumento na relação núcleo/citoplasma, hipercromasia (alteração das características de coloração histoquímica), alteração na distribuição da cromatina nuclear, nucléolos evidentes, múltiplos e/ou anômalos etc., presença de células atípicas. 10. Presença de pleomorfismo celular: o tecido neoplásico tende a ter aspecto mais heterogêneo, com variação na forma e tamanho das células neoplásicas (anisocitose) e seus núcleos (anisocariose). 11. Figuras de mitose frequentes (principalmente em lesões de alto grau histológico), por vezes atípicas, bizarras (e.g., metáfases/anáfases tripolares). 12. Presença de invasão tecidual, com potencial comprometimento de estruturas estromais, como vasos (sanguíneos ou linfáticos) e nervos (invasão perineural). Possível disseminação neoplásica (e.g., presença de células neoplásicas disseminadas para nódulos linfáticos por metastatização). Obs.: Todas essas características se tornam mais graves de acordo com o grau de comprometimento da diferenciação celular (i.e., mais importantes em doenças de maior grau histológico).

negativos da proliferação celular; 3) genes reguladores da apoptose (pró e antiapoptóticos); 4) genes de reparo do DNA; e 5) genes relacionados à senescência e imortalização celular. Além destes, o comprometimento da função normal de micro RNAs (miRNAs) codificados no genoma celular também tem papel importante na transformação celular e desenvolvimento de cânceres.

- As alterações genéticas relacionadas ao aparecimento dos cânceres acontecem e se acumulam ao longo das etapas do processo denominado carcinogênese. As etapas da carcinogênese, sintetizadas na Fig. 2.17, foram identificadas com base em estudos epidemiológicos e experimentais.

A Agência Internacional para Pesquisa sobre o Câncer (*International Agency for Research on Cancer* – IARC), vinculada à OMS e sediada em Lyon, na França, revisa permanentemente a literatura científica e outros informes relativos ao risco cancerígeno humano, classificando as exposições nas categorias indicadas na Tabela 2.16.

Neoplasias malignas, notadamente aquelas relacionadas às atividades laborais, são abordadas em maior profundidade no Capítulo 29 – "Tumores malignos relacionados com o trabalho".

Disgenesias ou malformações congênitas

As **disgenesias ou malformações** compreendem as alterações do desenvolvimento presentes ao nascimento (congênitas), que já se visualizam e manifestam no recém-nascido ou surgem durante o crescimento do indivíduo, enquanto as estruturas completam a sua evolução. Nas disgenesias graves, frequentemente os embriões ou fetos são espontaneamente abortadores, nascem mortos (natimortos) ou o recém-nascido sucumbe logo após o parto, nos primeiros meses ou anos de vida (Becker, 1997).

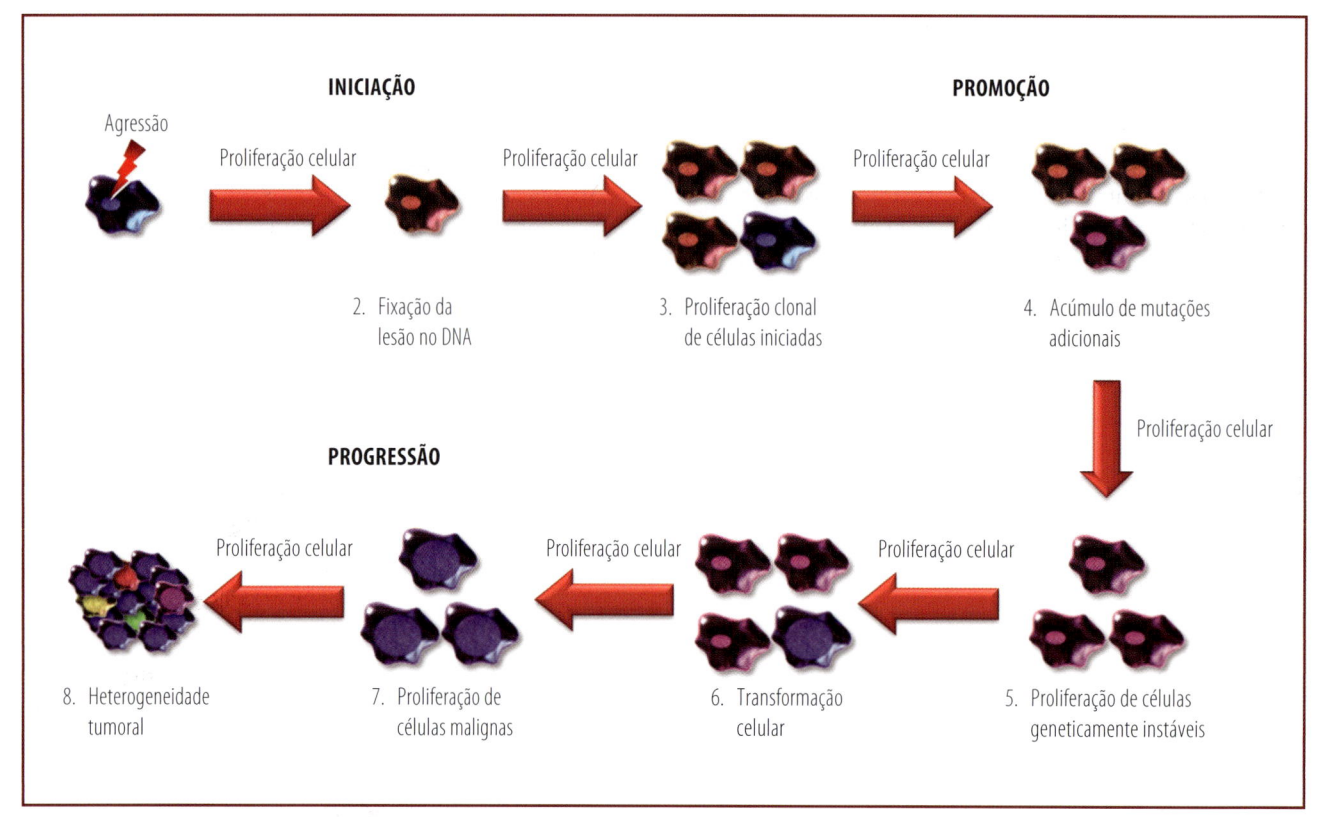

Fig. 2.17. Etapas da carcinogênese (Adaptado de Elgui de Oliveira, 2002).

Tabela 2.16. Classificação de exposições/agentes de acordo com o risco cancerígeno para humanos, segundo IARC, 2012.		
Grupo	Risco para seres humanos	Ocorrências
Grupo 1	Cancerígeno	108
Grupo 2 2A 2B	Provavelmente cancerígeno Possivelmente cancerígeno	64 272
Grupo 3	Não classificado segundo sua carcinogenicidade	508
Grupo 4	Provavelmente não cancerígeno	1

* Número de agentes/exposições classificados até agosto de 2012 (Monografias IARC vol. 1 até 105)

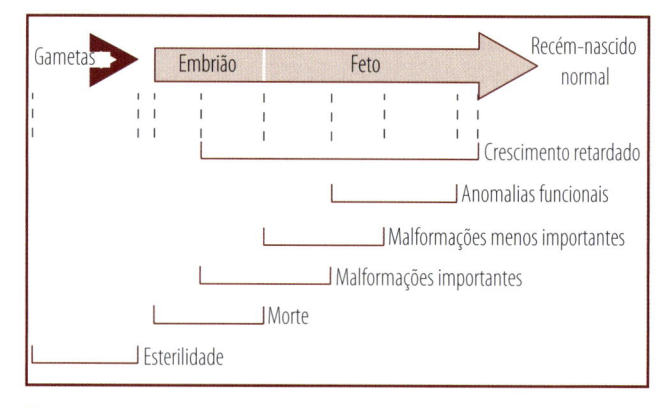

Fig. 2.18. Sensibilidade do desenvolvimento do organismo aos defeitos do nascimento (adaptado de Eaton e Robertson, 1994).

Malformações simples, localizadas ou circunscritas, não raro múltiplas, são designadas de **anomalias**, enquanto as mais complexas, que modificam a configuração do indivíduo, constituem as **deformidades** (Becker, 1997).

Teratogenicidade é a propriedade ou capacidade de produzir malformações fetais. **Teratogênico** é o adjetivo próprio de, relativo a, ou que causa malformação congênita ou monstruosidade durante o desenvolvimento embrionário (Rey, 1999) (Fig. 2.18).

Quanto à **frequência** e à **importância** das malformações congênitas, é conhecido que (Shepard, Fantel e Mirkes, 1993):

- defeitos congênitos são a principal causa de morte na primeira infância (retiradas as doenças infecciosas e relacionadas com a desnutrição);
- 2% a 3% das crianças que nascem têm alguma anormalidade congênita importante;
- outras anormalidades menos importantes frequentemente são detectadas casualmente em cerca de 1% das crianças reexaminadas;
- no final do 1º ano, mais 5% de anormalidades costumam ser encontradas, que incluem aneuploidia

cromossômica, retardo mental (3% das crianças em idade escolar) e outros defeitos renais e cardíacos; e
- embriões e fetos que morrem espontaneamente *in utero* têm uma prevalência de 20% de anormalidades.

As **causas** conhecidas de malformações congênitas podem ter natureza **genética, ambiental** ou **multifatorial**.

As malformações de **origem genética** podem ser divididas em dois grupos: aquelas associadas a aberrações cromossômicas (10% a 15% dos vivos malformados) ou de herança mendeliana (2% a 10%). Dentre aquelas que têm fatores ambientais em sua etiologia estão as relacionadas a **infecções maternas ou placentárias** (rubéola, toxoplasmose, sífilis, citomegalovírus, vírus da imunodeficiência humana), aos **estados patológicos maternos** (diabetes, fenilcetonúria e endocrinopatias), ao uso de **drogas e outras substâncias químicas** (álcool, antagonistas do ácido fólico, andrógenos, fenitoína, talidomida, warfarina, ácido 13-cis-retinóico etc.) e **radiações.** No terceiro grupo, estão as malformações para as quais se verifica a contribuição tanto de fatores genéticos como, também, um ou mais fatores ambientais.

Por causas ditas naturais ou desconhecidas, cerca de 60% dos conceptos malformados são perdidos. Cerca de 40% dos abortamentos espontâneos têm aneuploidia. O conhecimento sobre as causas dos defeitos congênitos e sobre a prevenção é muito limitado. Cerca de 20% dos defeitos congênitos estão associados com mutações genéticas e outros 5% com aberrações cromossômicas. Menos de 10% das anormalidades remanescentes são conhecidas como devidas a agentes teratogênicos. Cerca da metade dos mais de 2.000 agentes testados em animais de laboratório é teratogênica, 30 dos quais têm sido comprovados no ser humano. No entanto, a maioria dos mais de 90 mil produtos químicos em uso não foi adequadamente testada quanto à sua toxicidade sobre o desenvolvimento (Shepard, Fantel e Mirkes, 1993).

Embora sejam complexas e ainda não completamente elucidadas as **patogêneses** das malformações congênitas, alguns princípios gerais são relevantes, independentemente do agente etiológico. Em particular, o momento do insulto teratogênico pré-natal é relevante na frequência de ocorrência e no tipo de malformação produzida. Teratógenos e defeitos genéticos podem comprometer a morfogênese normal atuando em um ou mais dos fenômenos sumarizados a seguir:
- migração celular apropriada para localizações pré-determinadas, o que inclusive influencia o desenvolvimento de outras estruturas;
- proliferação celular, que tem impacto no tamanho e forma dos órgãos embrionários;
- interações celulares de tecidos derivados de estruturas diferentes, com reflexos na diferenciação de um ou de ambos os tecidos;
- interações células-matriz extracelular, com reflexos no crescimento, proliferação e diferenciação celulares;
- morte celular programada, que contribui para se estabelecer a estrutura e função apropriada de tecidos e órgãos durante a embriogênese; e,
- influências hormonais e forças mecânicas, que afetam a morfogênse em diferentes níveis.

Muitas malformações congênitas refletem falha da morfogênse normal, de modo que alterações dos genes que controlam esses eventos possam causar defeitos congênitos. Nesse sentido, merecem destaque, pelo menos, duas famílias de genes responsáveis pela produção de fatores de transcrição com atividade essencial na embriogênese:
- **genes PAX**: Família de genes que codificam fatores de transcrição que compartilham um domínio de ligação ao DNA denominado PD (*Paired-box Domain*), constituído de 128 aminoácidos na proteína. Esse domínio é altamente conservado na filogenia, presente desde nemátodos até seres humanos. Em humanos, até o momento são descritos 9 genes PAX (PAX1 até PAX9), expressos durante a embriogênese e suprimidos em estágios tardios da formação do embrião. Na embriogênese, os genes PAX são comumente expressos no SNC, mas cada membro é também expresso de maneira específica em outros tecidos, contribuindo para o seu desenvolvimento. Por exemplo, além do SNC, PAX3 é também expresso em tecido muscular, enquanto PAX9 tem atividade principalmente no timo, dentes e tecido ósseo, contribuindo na formação do esqueleto, particularmente na região craniofacial. A alteração de genes PAX está relacionada ao desenvolvimento de cânceres e/ou malformações. Em humanos, alterações no gene PAX3 estão relacionadas ao desenvolvimento de rabdomiossarcomas e sarcoma de Ewing, enquanto que, em PAX9, se associam a ausência de timo, paratireoides, dentes e defeitos craniofaciais e em membros (Wang *et al.*, 2008).
- **genes homeobox**: Família de genes cujos produtos regulam diferentes processos celulares, incluindo proliferação, diferenciação, apoptose, morfologia, adesão e migração. Suas proteínas são fatores de transcrição que compartilham um homeodomínio (HD) com 61 aminoácidos, responsável por sua ligação ao DNA. Variações em HD permitem a classificação dos genes homeobox em subfamílias, como Hox, Msx, Pax, Lim, e Six. Em seres humanos são descritos pelo menos 200 genes homeobox. Assim como os genes PAX, alterações nos genes homeobox estão relacionadas a problemas na embriogênese (Mark, Rijli e Chambon, 1997) e desenvolvimento de cânceres (Samuel e Naora, 2005). Adicionalmente, a exposição embrionária a agentes químicos que, sabidamente, aumentam ou diminuem a expressão dos genes homeobox, mutações e deleção experimental produzem malformações, reforçando o papel dos genes homeobox na formação do organismo.

Alterações regressivas

Acúmulos intracelulares são lesões reversíveis caracterizadas pelo acúmulo de substâncias no interior das células. Reserva-se o uso de "degeneração" às lesões cuja característica morfológica fundamental é a identificação dos depósitos intracelulares patológicos (Pereira, 2000b). De maneira geral, as substâncias armazenadas podem ser produtos normais produzidos pelas células, mas acumulados em excesso (*e.g.*, água, lipídios, proteínas e carboidratos), substâncias anormais exógenas (*e.g*, minerais ou produtos de agentes infecciosos) ou endógenas (produto de síntese ou metabolismo alterado), ou pigmentos.

As substâncias podem acumular-se de maneira transitória ou permanente. Podem, também, ser inofensivas para as células, ou exercer efeitos citotóxicos importantes. Os depósitos com frequência ocorrem no citoplasma, notadamente em lisossomos, e menos comumente no núcleo. Em alguns casos, a própria célula produz e acumula a substância; em outros, apenas armazena produtos gerados em outra parte do organismo.

Acúmulos intracelulares anormais em células não neoplásicas podem resultar de diferentes processos, mas, em geral, se enquadram em uma das situações gerais descritas a seguir (Kumar *et al.*, 2010):

- Uma substância endógena normal é produzida a uma taxa normal ou aumentada, porém a taxa de metabolismo é inadequada para removê-la. Um exemplo desse tipo de processo é a **esteatose**, ou **degeneração gordurosa** no fígado em virtude do acúmulo intracelular de triglicerídeos.
- Uma substância endógena normal ou anormal acumula-se devido a defeitos genéticos ou adquiridos no metabolismo, no acondicionamento, transporte ou secreção dessas substâncias. Como exemplo, podem ser citadas as doenças relacionadas a defeitos genéticos de enzimas envolvidas no metabolismo dos lipídios e carboidratos, que cursam com depósito intracelular de substâncias, principalmente nos lisossomos. São as chamadas **"doenças de depósito"**. Outro exemplo é a deficiência de alfa$_1$-antitripsina, na qual a substituição de um único aminoácido na enzima acarreta defeitos no dobramento da proteína e seu acúmulo no retículo endoplasmático do fígado, na forma de inclusões eosinofílicas globulares.
- Uma substância exógena anormal deposita-se e acumula-se porque a célula não tem a maquinaria enzimática para degradá-la, nem a capacidade de transportá-la para outros locais. O acúmulo de **partículas de carbono** e substâncias químicas não metabolizáveis, como **partículas de sílica,** são exemplos desse tipo de alteração.

Acúmulos de lipídios

Todas as principais classes de lipídios podem se acumular nas células: triglicerídeos, colesterol/ésteres de colesterol e fosfolipídios. Os termos **esteatose** e **degeneração gordurosa** descrevem o acúmulo anormal de triglicerídeos dentro das células parenquimatosas. Com frequência é visto no fígado, porque este é o principal órgão envolvido no metabolismo lipídico, mas também é notado no coração, músculo e rins. As causas de esteatose incluem toxinas, desnutrição proteica, diabetes melito, obesidade e anóxia. Nos países desenvolvidos, a causa mais comum de esteatose hepática, é o abuso de álcool, mas recentemente tem sido notado um aumento significativo de casos de fígado gorduroso associado à síndrome metabólica e à obesidade.

Mecanismos diferentes respondem pelo acúmulo de triglicerídeos no fígado. Os ácidos graxos livres do tecido adiposo ou alimento ingerido são normalmente transportados até os hepatócitos. No fígado, eles são esterificados para triglicerídeos, convertidos em colesterol ou fosfolipídios, ou oxidados a corpos cetônicos. A liberação de triglicerídeos dos hepatócitos requer associação a apoproteínas para formar lipoproteínas, as quais podem então percorrer a circulação. O acúmulo excessivo de triglicerídeos dentro do fígado pode resultar de defeitos em qualquer um dos eventos na sequência, desde a entrada dos ácidos graxos até a saída das liproproteínas.

Uma série de defeitos desse tipo é induzida pelo **etanol**, ou álcool etílico, uma hepatotoxina que altera as funções mitocondriais e microssômicas. O **tetracloreto de carbono** (CCl_4) e a desnutrição proteica atuam reduzindo a síntese de apolipoproteínas, o que também ocorre pela inanição, que ainda aumenta a mobilização dos ácidos graxos das reservas periféricas.

A importância da **degeneração gordurosa** depende da causa e da intensidade do acúmulo. Quando leve, pode não ter nenhum efeito sobre a função celular. A menos que algum processo intracelular vital seja afetado de maneira irreversível (como, por exemplo, na intoxicação por CCl_4), a degeneração gordurosa, *per se*, é reversível. Como uma forma intensa de lesão, a esteatose pode prenunciar a morte celular, mas as células podem morrer sem sofrer degeneração gordurosa (Kumar *et al.*, 2010).

O metabolismo celular do **colesterol** é estreitamente regulado, de modo que a maioria das células usa o colesterol para a síntese das membranas celulares, sem acúmulo intracelular de colesterol ou seus ésteres. Os acúmulos, contudo, manifestados histologicamente por vacúolos intracelulares, são observados em diversos processos patológicos (Kumar *et al.*, 2010):

- **aterosclerose:** nas placas ateroscleróticas, células de músculo liso e macrófagos dentro da camada íntima da aorta e grandes artérias estão repletas de vacúolos lipídicos, a maioria dos quais é composta de colesterol e ésteres de colesterol;
- **xantomas:** o acúmulo intracelular de colesterol dentro de macrófagos também é típico dos estados hiperlipidêmicos adquiridos e hereditários. Encontram-se

aglomerados de células cspumosas (xantomatosas) no tecido conjuntivo subepitelial da pele e nos tendões, produzindo massas tumorais conhecidas como xantomas;

- **inflamação e necrose:** macrófagos espumosos são frequentemente encontrados em locais de lesão e inflamação celulares, devido à fagocitose de colesterol das membranas lesadas, incluindo as de células parenquimatosas, leucócitos e eritrócitos, ou alguns agentes infecciosos, como fungos; e
- **colesterolose:** este termo refere-se a acúmulos focais de macrófagos cheios de colesterol na lâmina própria da vesícula biliar. O mecanismo de acúmulo é ignorado.

Em patologia do trabalho, um dos exemplos mais conhecidos é o espectro de efeitos da exposição ocupacional ao **sulfeto de carbono** (CS_2), entre os quais se destaca o efeito de aterogênese, traduzido clínica e epidemiologicamente pelo excesso de mortes por doença coronariana, em trabalhadores expostos acima de determinados níveis (Waissmann, 1993). Embora o mecanismo de toxicidade não esteja completamente esclarecido, têm sido encontradas alterações importantes no metabolismo da glicose e dos lipídios, ao lado de alterações na coagulação sanguínea. O mecanismo de produção do ateroma induzido por CS_2 parece envolver, também, a lesão direta do endotélio, acoplada com hipotireoidismo, posto que um tiocarbamato (tiureia), uma potente substância antitireoidiana, é o principal metabólito do CS_2 (Ramos, Chacon e Acosta Jr., 1995).

Acúmulos de proteínas

Os excessos de **proteínas** dentro das células, suficientes para causar acúmulo morfologicamente visível, têm diversas causas. Algumas causas de acúmulo intracelular de proteínas são óbvias. Os excessos podem ser apresentados à célula além de sua capacidade de metabolizá-los rapidamente, como no caso do acúmulo de (Kumar *et al.*, 2010):

- **gotículas de reabsorção nos túbulos renais proximais.** São encontradas em doenças renais associadas à perda de proteínas na urina (proteinúria);
- **síntese de quantidades excessivas de proteína secretora normal,** como ocorre em células plasmáticas dedicadas à síntese ativa de imunoglobulinas; e
- **defeitos de dobramento da proteína** podem originar alguns depósitos, em uma variedade de doenças.

Do ponto de vista morfológico e tintorial (característica do tecido após coloração por técnica histológica), utiliza-se o termo **degeneração hialina** para descrever o acúmulo de material acidófilo, vítreo, no interior da célula. O material acumulado é indiscutivelmente proteico, mas as alterações que levam ao seu acúmulo variam de caso para caso. Em alguns, a degeneração resulta da condensação de filamentos intermediários de citoesqueleto e proteínas associadas, que formam corpúsculos no interior das células. Em outros, representa acúmulo de material de origem virótica; algumas vezes, o que se descreve como degeneração hialina são, na realidade, corpos apoptóticos; ainda em alguns casos, o material hialino depositado é constituído por proteínas endocitadas (Pereira, 2000b).

Em patologia do trabalho, um bom exemplo é a **proteinose alveolar** secundária à inalação de poeiras de sílica. Considerada como uma variante da inflamação intersticial, ela se deve, provavelmente, à produção e eliminação excessiva de surfactante e lipídio associados, provocada pela inalação de grandes quantidades de finas partículas de sílica cristalina e outras partículas inorgânicas. Os alvéolos encontram-se cheios de exsudato amorfo, eosinofílico, com PAS positivo (Algranti, De Capitani e Bagatin, 1995). Proteinose alveolar também é um dos achados no Edema Pulmonar da Alta Altitude (RAPE), que pode estar associado ao trabalho (Reeves, 1995).

Acúmulos de glicogênio

O **glicogênio** é uma reserva de energia prontamente disponível que está no citoplasma. Depósitos intracelulares excessivos de glicogênio (degeneração glicogênica) são encontrados em pacientes com uma anormalidade do metabolismo da glicose ou glicogênio. O **diabetes melito** é o principal exemplo de um distúrbio do metabolismo da glicose. Nessa doença, o glicogênio é encontrado nas células epiteliais das partes distais dos túbulos contornados proximais e, às vezes, na alça descendente de Henle, bem como nos hepatócitos, células das ilhotas de Langerhans e células miocárdicas. O glicogênio também se acumula no meio intracelular em um grupo de distúrbios intimamente relacionados, todos genéticos, coletivamente conhecidos como "doenças de depósito de glicogênio", ou "glicogenoses". Nessas doenças, defeitos enzimáticos na síntese ou degradação de glicogênio resultam em acúmulo maciço, com lesão secundária e morte celular (Kumar *et al.*, 2010).

Pigmentos

Denomina-se **pigmentação** o processo de formação e/ou acúmulo, normal ou patológico, de substâncias insolúveis e coloridas – os pigmentos – em certos locais do organismo. **Pigmentação patológica** pode representar o resultado de alterações bioquímicas profundas, sendo o acúmulo ou redução de determinados pigmentos um dos aspectos mais importantes de várias doenças. Grande número de pigmentos origina-se de substâncias sintetizadas pelo próprio organismo: são os **pigmentos endógenos.** Outros, denominados **pigmentos exógenos,** são formados no exterior e, por via respiratória, digestiva ou parenteral, penetram e depositam-se em diversos órgãos. As **pigmentações endógenas** resultam, em geral, de hiperprodução e acúmulo de pigmentos sintetizados no próprio organismo. Podem ser (Pitella e Vasconcelos, 2000):

- pigmentos hemoglobínicos ou hemoglobinógenos (derivados da hemoglobina): pigmentos biliares (hiperbilirrubinemia ictérícia), hematoidina (formada em focos hemorrágicos), hemossiderina, hematina, pigmento malárico (hemozoína), pigmento esquistossomóticos;
- melanina: hipopigmentação e hiperpigmentação, associados a distúrbios envolvendo células melanocíticas;
- lipofucsina: também denominada lipocromo, cromolipídio, hemofucsina, ceroide, pigmento de desgaste ou pigmento de envelhecimento;
- ácido homogentísico (na ocronose).

Pigmentações exógenas são formadas a partir dos pigmentos que penetram no organismo juntamente com o ar inspirado e com os alimentos deglutidos ou introduzidos por via parenteral, como ocorre nas injeções e tatuagens. As partículas em geral se depositam nos pontos do primeiro contato com as mucosas ou a pele. Aí podem ficar retidas, ser eliminadas ou transportadas para outros locais pela circulação linfática ou sanguínea, ou pelos macrófagos (Pitella e Vasconcelos, 2000).

Dos pigmentos inalados, os mais frequentes são a **fuligem, carbono ou partículas de carvão.** Sua deposição causa a **antracose,** condição comum nos pulmões de fumantes e de indivíduos residentes em cidades de grande e médio porte, nas quais a poluição do ar é um problema relevante. O pigmento de carvão inalado alcança os pulmões e é fagocitado pelos macrófagos alveolares, que migram até os linfonodos regionais. A antracose é comumente identificada como manchas enegrecidas irregulares no parênquima dos pulmões, na superfície pleural e nos linfonodos do hilo pulmonar. No caso de indivíduos tabagistas, o acúmulo progressivo do pigmento produz uma coloração negra particularmente associada a áreas de destruição do parênquima pulmonar, em particular, espaços aéreos distais aos bronquíolos terminais – o enfisema. Em mineiros de carvão mineral (hulha), os agregados de poeira de carvão podem induzir uma reação fibroblástica exuberante, ocasionando doença pulmonar grave conhecida como **pneumoconiose dos trabalhadores do carvão.**

A **tatuagem** é uma forma de pigmentação exógena localizada na pele. Os pigmentos inoculados são fagocitados por macrófagos cutâneos, nos quais residem pelo resto da vida das pessoas tatuadas. Os pigmentos geralmente não suscitam resposta inflamatória.

A **argiria** é o processo causado pela deposição e acúmulo de prata metálica nos tecidos, principalmente na pele (sobretudo nas partes descobertas), na retina, nas mucosas e órgãos internos, que se manifesta por pigmentação permanente, azulada ou cinza-ardósia, dessas estruturas. Resulta da redução local dos sais de prata que penetram no organismo, após prolongada exposição a eles (geralmente ingestão terapêutica). Em toxicologia, o termo é utilizado para nomear a intoxicação por prata ou sais de prata, principalmente entre ourives e outros profissionais, que podem apresentar lesões oftálmicas, por deposição do metal na conjuntiva, ou lesões dermatológicas (Rey, 1999).

Melanodermia ou melanose é a hiperpigmentação da pele por aumento da melanina. Na patologia do trabalho destacam-se as melanodermias provocadas por agentes físicos e químicos. Entre os agentes físicos estão o trauma repetido, a fricção, as queimaduras térmicas, a luz ultravioleta artificial e natural decorrente da exposição solar, entre outros. Entre os agentes químicos destacam-se os hidrocarbonetos derivados do petróleo, como alcatrão, hulha, asfalto, betume, parafina, piche, coaltar, creosoto, breu, óleos de corte, antraceno e dibenzoantraceno, parafenilenodiamina e seus derivados, naftóis adicionados a corantes. Poeiras de determinadas madeiras também podem provocar melanodermia. É importante lembrar que estes agentes também podem produzir outros efeitos cutâneos como fotodermatoses, foliculites, acnes e hiperplasia epitelial.

As lesões melanodérmicas localizam-se, predominantemente, nas áreas expostas à luz solar, revelando um componente fototóxico. As áreas mais comprometidas são a face e o pescoço, e a menos acometida é o tronco. Podem ser encontradas, com frequência, lesões no couro cabeludo, com eritema, prurido e descamação. O quadro histológico mostra aumento focal do pigmento melânico na camada basal da epiderme, com infiltrado linfocitário perianexial e perivascular discreto. Podem ser observados edema e cromatoforese. O diagnóstico diferencial deve levar em consideração outras causas de melanodermia adquirida, incluindo doenças sistêmicas endócrino-metabólicas, infecciosas e melanomas (nos casos localizados).

Calcificação patológica

Calcificação patológica significa o depósito anormal de sais de cálcio, juntamente com quantidades menores de ferro, magnésio e outros sais minerais. É um processo comum que ocorre em uma variedade de distúrbios patológicos. Há duas formas de calcificação patológica. Quando o depósito ocorre localmente em tecidos inviáveis, ou morrendo, é conhecido como **calcificação distrófica.** Ela ocorre a despeito de níveis séricos normais de cálcio e na ausência de perturbações do metabolismo de cálcio. Em contraste, o depósito de sais de cálcio em tecidos vitais é conhecido como **calcificação metastática** e, quase sempre, reflete alguma perturbação do metabolismo do cálcio, levando à hipercalcemia (Kumar et al., 2010).

A **calcificação distrófica** é mais frequente que a metastática e ocorre de maneira mais localizada, em especial no tecido conjuntivo fibroso hialinizado de lesões antigas, na parede de vasos esclerosados (por exemplo: placas ateromatosas, arterioesclerose de Monckberg, artérias uterinas de mulheres idosas etc.), em tendões, em valvas cardíacas e em alguns tumores (por exemplo: leiomiomas uterinos, meningeomas, carcinomas mamários, tumores papilares da tireoide e do ovário etc.). Em órgãos tubulares (ductos e vesículas), a calcificação pode envolver núcleos orgânicos de detritos celulares e células descamadas, favorecendo a formação de cálculos (Pittella e Vasconcelos, 2000). A **calcificação metastática**, por sua vez, decorre de absorção aumentada de cálcio no tubo gastrintestinal, por excesso de vitamina D, mobilização excessiva de cálcio nos ossos (*e.g.*, por imobilização prolongada), osteólise (*e.g.*, mieloma ou metástases ósseas) e hiperparatireoidismo (*e.g.*, renal, nutricional ou por síndrome paraneoplásica).

Os cristais de fosfato de cálcio depositados nas calcificações patológicas são similares à hidroxiapatita do osso. A deposição ocorre em duas etapas: iniciação (ou nucleação) e crescimento. A nucleação é a acomodação dos hexágonos de hidroxiapatita na intimidade da molécula do colágeno ou da osteonectina, podendo ter lugar tanto dentro como fora das células. A etapa de crescimento do núcleo consiste na progressão autocatalítica da deposição dos sais e é influenciada por múltiplos fatores extracelulares, como níveis de cálcio, fósforo, fosfatase alcalina, análogos da osteoclacina, osteopontina e vitamina D, pH local, balanço hormonal, suprimento sanguíneo e solução de continuidade de tecidos moles (Pitella e Vasconcelos, 2000).

O exemplo mais conhecido de calcificação patológica, em patologia do trabalho, é o que ocorre na pleura, associado à exposição ocupacional ao asbesto. O acometimento pleural aparece sob a forma de espessamento pleural em placas, espessamento pleural difuso, derrame pleural benigno e atelectasias redondas. Calcificações pleurais são consequentes a espessamentos pleurais antigos. As placas pleurais são, dentre todas as doenças associadas ao asbesto, as mais prevalentes. Elas ocorrem predominantemente na pleura parietal, ao longo dos caminhos de drenagem linfática, sobre o diafragma e na pleura mediastinal. Normalmente, aparecem após um período de latência prolongado (em torno de 15 a 20 anos), e não se associam a alterações funcionais de importância, a não ser se forem extensas (Algranti, De Capitani e Bagatin, 1995).

A **fluorose do esqueleto** (CID M 85.1) decorre da deposição de flúor no esqueleto de animais e do homem, traduzindo-se no aumento da opacidade radiológica dos ossos, afilamento das costelas, calcificação dos ligamentos intervertebrais e, em alguns casos, motilidade dos dentes. Considera-se como uma combinação de osteoesclerose e osteomalácia. A ocorrência da fluorose pode ser de origem ambiental e ocupacional. Esta é relativamente rara, uma vez que os efeitos extremamente irritativos e destrutivos da exposição ao flúor obrigam a adoção de medidas de controle ou o afastamento do trabalhador da área (fonte) de exposição. Aparece em exposições crônicas, em longo prazo. No quadro clínico, o flúor depositado nos ossos pode ser reconhecido ao exame radiológico. Nos estágios iniciais, o aumento de densidade aparece ao nível da coluna lombar e pelve, podendo ocorrer também à ossificação dos ligamentos. Estudos recentes têm demonstrado que estes achados, em muitos casos, não são acompanhados de manifestações clínicas. À medida que aumenta, a deposição óssea pode levar à exostose de ossos longos. Os ligamentos sacrotuberosos e sacrociáticos começam a calcificar; as vértebras podem se fundir.

Envelhecimento celular

Com a idade, há alterações fisiológicas e estruturais em quase todos os sistemas orgânicos. O envelhecimento individual é afetado em alto grau por fatores genéticos, exposição a agressores ambientais, dieta, condição social e ocorrência de doenças relacionadas à idade, como a aterosclerose, diabetes e osteoartrite. Além disso, há evidências de que as alterações induzidas pelo envelhecimento nas células, *i.e.*, pela **senescência celular**, são um componente importante no envelhecimento do organismo. Os processos relacionados à senescência celular não são completamente elucidados, mas se assume que o acúmulo progressivo de lesões subletais decorra de alterações moleculares, que podem proporcionar uma capacidade diminuída das células do organismo de desempenharem suas funções adequadamente e responderem às mudanças de seu microambiente.

Diversas funções celulares declinam progressivamente com a idade. Observa-se redução da eficiência da fosforilação oxidativa pelas mitocôndrias, bem como da síntese de ácidos nucleicos e de proteínas em geral (estruturais e enzimáticas, receptores celulares, fatores de transcrição etc). Digno de nota, células senescentes têm uma capacidade reduzida de captação de nutrientes e de reparo de lesão cromossômica (Kumar *et al.*, 2010). Outro elemento importante a se notar é que, durante o envelhecimento, se observa comprometimento da compactação da cromatina nuclear, em decorrência de mudanças na modificação epigenética de histonas (Feser & Tyler, 2011).

Além da importância da regulação do tamanho do telômero ("hipótese telômero-telomerase"), a longevidade celular também pode ser determinada pelo equilíbrio entre lesão resultante de eventos metabólicos que ocorrem dentro da célula, e as respostas moleculares neutralizantes, que podem reparar a lesão. Um grupo de produtos do metabolismo normal são as **espécies reativas do oxigênio (EROs)**, subprodutos da fosforilação oxidativa e importantes mediadores de agressão celular por diferentes agentes, conforme visto previamente. EROs causam modificações covalentes das proteínas, lipídios e ácidos nucleicos. A quantidade de lesão oxidativa, que aumenta proporcionalmente ao envelhecimento do organismo, pode ser um componente importante da senescência, e o acúmulo de lipofuscina nas células em envelhecimento é visto como um sinal denunciador dessa lesão. Algumas observações reforçam a **teoria da lesão oxidativa** no envelhecimento celular (Kumar *et al.*, 2010):

- a restrição de ingestão calórica reduz os níveis de lesão oxidativa em estabilidade dinâmica, alentece as alterações relacionadas à idade e estende a duração máxima da vida em mamíferos;
- a variação na longevidade entre diferentes espécies correlaciona-se inversamente com as taxas de geração mitocondrial do radical ânion superóxido; e
- a hiperexpressão das enzimas antioxidantes superóxido-dismutase (SOD) e catalase estende a duração da vida em formas transgênicas de *drosophila*.

Assim, parte do mecanismo que regula o envelhecimento pode ser a lesão cumulativa que é gerada por subprodutos tóxicos do metabolismo, como radicais de oxigênio. Um aumento da lesão oxidativa poderia resultar da exposição ambiental repetida a influências do tipo radiação ionizante e/ou de uma progressiva redução dos mecanismos de defesa antioxidante (por exemplo, vitamina E, glutadiona-peroxidase) (Kumar *et al.*, 2010).

De forma sintética, pode-se dizer que os mecanismos de envelhecimento celular envolvem eventos programados na proliferação e diferenciação celulares – como encurtamento do telômero – e as consequências de lesões ambientais progressivas, sobrepujando os mecanismos de defesa da célula. A lesão por radicais livres em proteínas, lipídios e DNA, bem como as modificações pós-tradução das proteínas (por exemplo, glicação, ou glicosilação não enzimática) são dois exemplos bem estudados desses efeitos induzidos exogenamente. A incapacidade de reparar lesões oxidativas ou de reparar lesões do DNA parece ser particularmente importante no envelhecimento celular e pode contribuir para o envelhecimento prematuro das células, em certos distúrbios (Kumar *et al.*, 2010) (Fig. 2.19).

Inflamações

Conceitua-se como **inflamação** o conjunto de modificações que ocorrem no organismo, desencadeadas por qualquer tipo de lesão ou distúrbio de seu equilíbrio interno, e se traduz por alterações vasculares, histológicas e humorais, segundo um padrão básico e uniforme para a generalidade das espécies, e cuja evolução tende a reconstituir as estruturas lesadas, bem como restabelecer a homeostasia do organismo. A inflamação é a resposta do tecido conjuntivo a uma lesão, e sua complexidade depende da complexidade estrutural do conjuntivo. Nos organismos superiores, inicia-se com as alterações do fluxo sanguíneo (congestão local e circulação lenta – estase), exsudação de plasma, marginação, aderência e diapedese dos leucócitos (promovida por substâncias químicas liberadas pelos endotélios, plaquetas e pelos próprios leucócitos). A inflamação é mantida localmente por mediadores químicos que provocam vaso dilatação (prostaglandinas e óxido nítrico); aumentam a permeabilidade dos capilares (aminas vasoativas – histamina e serotonina –, fatores C_3 e C_5 do complemento, bradicinina e leucotrienos C_4, D_4 e E_4); atraem os granulócitos, macrófagos e linfócitos para o local

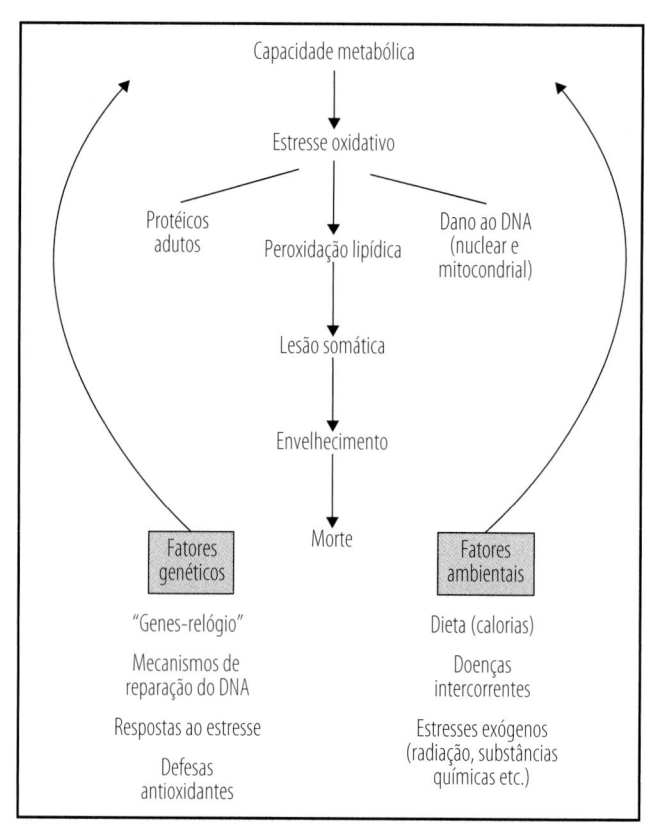

Fig. 2.19. Hipótese esquemática dos mecanismos responsáveis pelo envelhecimento biológico (Adaptado de Rubin e Farber, 1999).

(fragmento C_{5a} do complemento, leucotrieno B_4, lipídios quimiotáticos etc.); agregam e ativam as plaquetas ("fator ativador plaquetário" ou PAF) e produzem a desgranulação dos eosinófilos e dos mastócitos, liberando grande quantidade de enzimas que digerem células mortas, microrganismos e materiais estranhos (Rey, 1999; Kumar *et al.*, 2010).

A **inflamação aguda** é um mecanismo de resposta imediata do organismo a uma infecção ou lesão, que deve restabelecer a homeostasia do meio interno. O processo é de curta duração, podendo completar-se desde alguns minutos até um a dois dias, e caracterizado principalmente por exsudação de líquido e proteínas plasmáticas (edema) e migração de leucócitos para fora dos vasos sanguíneos, em resposta a uma lesão histológica de qualquer natureza. Esta ou os próprios agentes patogênicos ativam os mediadores químicos que, agindo juntos ou em sequência, condicionam a evolução da resposta inflamatória (Rey, 1999). Pode conduzir a um dos seguintes resultados:

- resolução completa;
- cura por substituição de tecido conjuntivo (fibrose);
- formação de abscesso; e
- evolução para inflamação crônica.

Inflamação crônica é o processo inflamatório de longa duração, que pode originar-se diretamente da evolução de uma inflamação aguda, quando persistem fatores patogênicos envolvidos. Pode resultar da repetição frequente de inflamações agudas que tendem a desenvolver um componente crônico; ou de um processo insidioso e reação indolente a estímulos patogênicos persistentes, mas de baixa intensidade (Rey, 1999).

A inflamação crônica apresenta duração prolongada: ocorre por semanas, meses ou mesmo por toda a vida do indivíduo. Destruição tecidual e tentativas de reparação ocorrem simultaneamente durante a inflamação crônica em atividade. São contextos comuns de ocorrência de inflamação crônica:

- infecções microbianas intracelulares, como em certas infecções virais, na tuberculose, nas leishmaníases etc., cujos agentes são de baixa toxicidade, mas desenvolvem reação imunológica;
- exposição prolongada a substâncias potencialmente tóxicas, não degradáveis, como as partículas de sílica-livre cristalizada (quartzo), causadora da pneumoconiose denominada silicose; e
- reações imunológicas persistentes, sobretudo nos casos de autoimunidade, como na artrite reumatoide, por exemplo.

Histologicamente, a inflamação crônica se caracteriza por infiltração de células mononucleares recrutadas da circulação ou multiplicando-se *in loco*, inicialmente macrófagos, depois linfócitos e plasmócitos, mas também neutrófilos, eosinófilos e mastócitos, atraídos por fatores quimiotáticos (produzidos inclusive pelos macrófagos), que interagem e liberam diversos mediadores químicos de inflamação. Segue-se a formação de tecido de granulação, com proliferação de fibroblastos (fibroplasia), acúmulo de colágeno (fibrose) e produção de novos vasos sanguíneos de pequeno calibre (angiogênese). Os produtos liberados pelas células inflamatórias incluem substâncias microbicidas e radicais livres que agridem os próprios tecidos, causando necrose.

O **macrófago** é a célula mais importante da inflamação crônica, devido ao grande número de substâncias que o macrófago ativado produz. Algumas são tóxicas para a célula (por exemplo, íon superóxido e óxido nítrico) ou matriz extracelular (proteases); outros causam influxo de outros tipos celulares (por exemplo, citocinas, fatores quimiotáticos); e, ainda, outras causam proliferação de fibroblastros, depósito de colágeno e angiogênese (por exemplo, fatores de crescimento). Esse arsenal impressionante de mediadores torna os macrófagos poderosos aliados na defesa do organismo contra invasores indesejáveis, mas as mesmas armas também podem induzir destruição tecidual considerável, quando os macrófagos são impropriamente ativados. Assim, a destruição tecidual é uma das marcas da inflamação crônica (Kumar *et al.*, 2010).

Um dos exemplos de inflamação crônica, mais conhecidos em patologia do trabalho, é o das doenças pulmonares intersticiais (infiltrativas, restritivas) difusas, com fibrose pulmonar. Acredita-se que, qualquer que seja o tipo de doença intersticial ou a causa específica, a manifestação comum mais precoce da maioria das doenças intersticiais consiste em alveolite, isto é, um acúmulo de células efetoras inflamatórias no interior das paredes e espaços alveolares (Fig. 2.20).

Os estímulos iniciais que levam ao desenvolvimento de alveolite são tão heterogêneos quanto as causas (asbesto, sílica, vapores e gases irritantes etc.). Alguns desses estímulos, como espécies reativas derivadas do oxigênio e algumas substâncias químicas, são diretamente tóxicos para as células endoteliais e/ou células epiteliais. Além da toxicidade direta, um evento crítico observado consiste no recrutamento e na ativação de células efetoras inflamatórias e imunitárias. O recrutamento dos neutrófilos pode ser causado pela ativação do complemento, em alguns distúrbios, mas, além disso, os macrófagos alveolares, cujo número aumenta em todas as doenças intersticiais, liberam fatores quimiotáticos para os neutrófilos (por exemplo, IL-8, leucotrieno B_4). Alguns agentes quimiotáticos também ativam os neutrófilos, fazendo com que secretem proteases e radicais livres tóxicos de oxigênio, que contribuem ainda mais para a lesão tecidual e proporcionam um mecanismo de manutenção da alveolite. Em certas doenças, como a silicose, as reações imunes mediadas por célula resultam no acúmulo de monócitos e linfócitos T e na formação de granulomas. Acredita-se que as interações entre linfócitos e macrófagos e a liberação de linfocinas e monocinas sejam responsáveis pelo desenvolvimento da fibrose pulmonar altamente progressiva. O macrófago alveolar, em particular, desempenha um papel central no desenvolvimento da fibrose (Kumar *et al.*, 2010).

No caso da silicose, o quartzo (sílica-livre) pode causar lesão direta do tecido e das membranas celulares, através de sua interação com radicais livres e outros grupos químicos, na superfície da célula. A consequente lesão da membrana pode, em última análise, provocar morte celular. Entretanto, mais importante é a capacidade da sílica de estimular os macrófa-

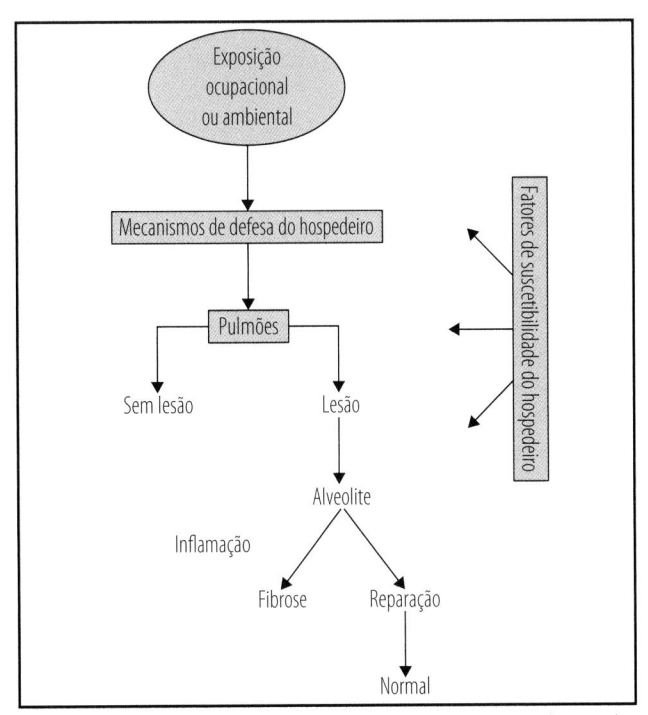

Fig. 2.20. Representação esquemática das relações entre exposições ambientais, lesão pulmonar, inflamação pulmonar, e fatores de suscetibilidade do hospedeiro.

gos a liberar diversos produtos que incitam resposta inflamatória (IL-I, FNT, fibronectina, mediadores lipídicos, radicais livres derivados do oxigênio e citocinas fibrogênicas), iniciando a proliferação de fibroblastos e a deposição de colágeno. Os mediadores pró-inflamatórios e fibrosantes também são críticos na patogenia da reação pulmonar ao asbesto. Muitos dos mediadores e citocinas atuantes na patogenia da fibrose intersticial difusa provavelmente desempenham algum papel na resposta patogênica a partículas inaladas (Kumar *et al.*, 2010).

Algumas das partículas podem ser captadas pelas células epiteliais ou atravessar o revestimento celular epitelial, interagindo diretamente com fibroblastos e macrófagos intersticiais. Algumas podem alcançar os linfáticos por drenagem direta no interior de macrófagos migradores, iniciando, assim, uma resposta imunitária aos componentes das partículas ou a proteínas próprias, modificadas pelas partículas. Essa resposta resulta em aplificação e extensão da reação local (Kumar *et al.*, 2010).

Distúrbios hemodinâmicos

Edema

Edema é conceituado como quantidade aumentada de líquido no interstício, devido a um desequilíbrio nos mecanismos de circulação de líquidos entre o sistema vascular e os espaços intersticiais, por aumento da pressão hidrostática ou redução da pressão osmótica do sangue, por aumento da permeabilidade vascular ou devido à retenção de sódio no organismo. Ocorre principalmente no tecido celular subcutâneo, nas mucosas e nos pulmões, acompanhando-se, muitas vezes, de derrame seroso nas cavidades adjacentes, como a pleura (derrame pleural, hidrotórax), o peritônio (ascite), o pericárdio (derrame pericárdico ou hidropericárdio) etc.

As grandes categorias fisiopatológicas de edema podem ser agrupadas em cinco grupos (Kumar *et al.*, 2010):
- **aumento da pressão hidrostática:** comprometimento do retorno venoso, como na insuficiência cardíaca congestiva, pericardite constritiva, ascite (cirrose hepática), obstrução ou compressão venosa, dilatação arteriolar (calor e desregulação neuro-humoral);
- **ressão oncótica plasmática reduzida** (hipoproteinemia): glomerulopatias perdedoras de proteína (síndrome nefrótica), cirrose hepática (ascite), desnutrição, glomerulopatia perdedora de proteína;
- **obstrução linfática:** inflamatória, neoplásica, pós-cirúrgica, pós-irradiação;
- **retenção de sódio:** ingestão excessiva de sal, com insuficiência renal, aumento da reabsorção tubular de sódio (hipoperfusão renal, aumento da secreção de renina-angiotensina-aldosterona); e
- **inflamação**.

Hiperemias

O termo **hiperemia** indica um aumento local do volume de sangue em um determinado tecido. Em termos patogenéticos, são reconhecidas a **hiperemia ativa** e a **passiva**. A **hiperemia ativa** resulta do aumento do influxo tecidual devido à dilatação arteriolar, como no músculo esquelético durante o exercício, ou em áreas de inflamação. O tecido afetado é mais vermelho em virtude do ingurgitamento com sangue oxigenado. Já a **hiperemia passiva**, ou **congestão**, resulta da redução do efluxo sanguíneo de um tecido. Pode ocorrer sistemicamente, como na insuficiência cardíaca, ou ser local, em consequência de obstrução venosa isolada. O tecido tem uma cor vermelho-azulada (cianose), sobretudo à medida que a congestão progressiva propicia acúmulo de hemoglobina desoxigenada nos tecidos afetados. A congestão dos leitos capilares está intimamente relacionada ao desenvolvimento de edema, de modo que congestão e edema comumente ocorrem juntos (Kumar *et al.*, 2010).

Hemostasia, hemorragia e tromboses

Hemostasia é fenômeno pelo qual ocorre estancamento de uma hemorragia por mecanismos fisiológicos, que basicamente envolvem: (a) contração transitória dos vasos sanguíneos lesados; (b) agregação de plaquetas e sua adesão no endotélio; e (c) formação de coágulo de fibrina (coagulação do sangue). Quando um vaso é lesado, as plaquetas acumulam-se rapidamente no local, aderem à parede vascular (estimuladas pela exposição do colágeno do subendotélio) e formam um tampão ("rolha hemostática primária") capaz de fechar os vasos menores. As plaquetas ativadas liberam uma série de mediadores inflamatórios e estimuladores de coagulação, tais como tromboxana, fibrinogênio, Fator de von Willebrand e fatores da coagulação V e XIII, ADP e serotonina. As fibras musculares da parede contraem-se, reduzindo o calibre do vaso; sob a ação da serotonina, essa contração se acentua. Com o passar do tempo, a ativação do sistema de coagulação propicia a formação de um tampão mais eficiente ("rolha hemostática secundária"), até que o processo se consolida, sobretudo quando o coágulo se contrai. Além de estancar temporariamente a hemorragia, o coágulo serve de base para a proliferação celular e reparação do tecido lesionado.

Hemorragia é conceituada como saída de sangue do sistema circulatório. É sempre patológica, exceto durante a menstruação. As hemorragias podem ser internas ou externas, espontâneas ou provocadas (nos ferimentos). Suas causas podem estar relacionadas à própria parede vascular e ser de natureza inflamatória, traumática ou tumoral, como em perturbações dos mecanismos de hemostasia. As hemorragias recebem nomes particulares segundo o lugar e a forma de ocorrência, como, por exemplo: epistaxe, equimose, hematêmese, hematoma, hematúria, hemopericárdio, hemoperitônio, hemoptise, hemotórax, melena, metrorragia, púrpura etc. (Rey, 1999).

Em Patologia do Trabalho, os exemplos mais conhecidos são os devidos aos traumatismos (por acidentes do trabalho), e as discrasias sanguíneas tóxicas, secundárias à ação tóxica sobre a medula óssea, como o caso extremo do benzeno e das radiações ionizantes.

Trombose é a formação intravascular de um trombo – massa de composição equivalente ao coágulo, porém patológica, sempre aderida à parede do vaso e formada somente em vida. Três elementos patogenéticos predispõem à formação de trombo, a chamada "tríade de Virchow": (a) lesão endotelial; (b) estase ou turbulência do fluxo sanguíneo; e (c) estado de hipercoagulabilidade sanguínea. A lesão endotelial é a influência dominante e isoladamente pode acarretar trombose. Estase e turbulência perturbam o fluxo laminar e possibilitam as plaquetas terem contato com o endotélio; previnem a diluição de fatores da coagulação ativados em virtude do prejuízo de fluxo renovado de sangue; retardam o influxo de inibidores de fatores da coagulação e promovem a conversão das células endoteliais para um estado trombogênico. Estados de hipercoagulabilidade podem ter diversas causas, desde primárias, hereditárias (genéticas), até secundárias (adquiridas) (Kumar *et al.*, 2010).

Trombos distinguem-se de **coágulos** notadamente porque são formados somente em vida, no interior de um vaso sanguíneo ou de uma das cavidades cardíacas. Diferem dos êmbolos, os quais podem originar, porque permanecem no local de sua formação. Morfologicamente os trombos podem ser de três tipos: o **trombo vermelho,** formado em virtude de estase sanguínea, semelhante a um coágulo obtido *in vitro* pela coagulação do sangue; o **trombo branco,** geralmente pequeno e que se localiza na parede dos capilares ou das arteríolas, sendo o resultado de uma conglutinação plaquetária; e o **trombo misto,** de estrutura complexa, tendo uma base branca (plaquetária) no ponto de sua implantação na parede vascular, e um corpo estratificado onde se alternam camadas de plaquetas e de coágulo vermelho. A evolução do trombo é muito variável, conduzindo geralmente a uma **reorganização**, com formação de tecido conjuntivo no lugar e posterior **recanalização** (o que pode reabrir a circulação com um vaso obstruído pelo trombo). Pode evoluir por **dissolução**, graças à atividade fibrinolítica. A evolução é grave quando se infecta – trombo séptico –, podendo sofrer fusão purulenta, ou quando se desloca da parede e passa a constituir um êmbolo e ocasionar infartos (veja adiante).

Embolia

Embolia é a obliteração súbita de um vaso sanguíneo por um corpo estranho – o **êmbolo** – transportado pela circulação. O êmbolo pode ser sólido ou consistente, como, por exemplo, fragmentos de coágulo de sangue, grumos de bactérias, material ateromatoso, material gorduroso (em caso de fratura óssea) ou células neoplásicas, mas pode também ser gasoso, como as bolhas de ar ou de nitrogênio (na embolia gasosa). Na designação de uma doença, a localização e a natureza do êmbolo são geralmente especificadas, por exemplo: embolia pulmonar, embolia gasosa cerebral. Praticamente 99% de todos os êmbolos representam parte de um trombo desalojado, daí o termo comumente usado **tromboembolismo**.

Embolia gordurosa é a síndrome decorrente da impactação de gotículas de gordura na rede microvascular do pulmão, de cérebro ou de outros órgãos, caracterizada por insuficiência respiratória, disfunção cerebral e petéquias. A causa quase exclusiva desta síndrome está na ocorrência de fratura recente da pelve, dos ossos longos e, particularmente, da diáfise do fêmur (Rey, 1999).

Embolia gasosa é a obliteração súbita de vasos sanguíneos por bolhas de ar ou de nitrogênio. Pode ser de origem traumática, cirúrgica ou obstétrica (Rey, 1999).

Uma forma particular de embolia gasosa, chamada de **doença por descompressão,** ocorre quando indivíduos são expostos a alterações bruscas da pressão atmosférica. Os mergulhadores e praticantes de pesca submarina e trabalhadores em construções submarinas estão sob risco. Quando o ar é inalado em alta pressão (por exemplo, em um mergulho em águas profundas), quantidades aumentadas de gás (em particular nitrogênio) tornam-se dissolvidas no sangue e tecidos. Se o mergulhador ascender (despressurizar) com rapidez excessiva, o nitrogênio expande-se nos tecidos e forma bolhas insolúveis no sangue, gerando **embolia gasosa**.

Agudamente, a formação de bolhas de gás dolorosas dentro dos músculos esqueléticos e tecidos de sustentação e ao redor das articulações é responsável pelo chamado "encurvamento". Os êmbolos de gás também podem produzir **isquemia focal** em diversos tecidos, incluindo cérebro e coração. Nos pulmões, podem sobrevir edema, hemorragias e atelectasia focal ou enfisema, levando à dificuldade respiratória, ou "sufocamento" (Kumar *et al.*, 2010).

Uma forma mais crônica da doença por descompressão é denominada **"mal dos caixões"** (em virtude de acometer trabalhadores de câmaras pressurizadas), no qual a persistência de êmbolos gasosos no sistema esquelético acarreta focos de **necrose isquêmica**. Os locais mais comuns são as cabeças dos fêmures, tíbias e úmeros (Kumar *et al.*, 2010).

Infartos

Infarto é conceituado como uma área de necrose isquêmica causada por oclusão do suprimento arterial ou da drenagem venosa em um determinado tecido. O infarto tecidual é uma causa comum e extremamente importante de doença clínica. Quase 99% dos infartos resultam de eventos trombóticos ou embólicos, e quase todos resultam de oclusão arterial. Às vezes, um infarto também pode ser causado por outros mecanismos, como vaso espasmo local, expansão de um ateroma devido à hemorragia dentro de uma placa, ou compressão extrínseca de um vaso (por exemplo, por tumor).

As consequências de uma oclusão vascular variam desde um efeito nulo ou mínimo, passando por todos os graus, até a morte de um tecido ou mesmo do indivíduo. Os principais determinantes incluem (Kumar *et al.*, 2010):

- a natureza do suprimento vascular;
- a taxa de desenvolvimento da oclusão;
- a vulnerabilidade de um dado tecido a hipóxia; e
- conteúdo de oxigênio no sangue.

Já se mencionou, anteriormente, a contribuição do dissulfeto de carbono na aterogênese, traduzida clínica e epidemiologicamente por aumento da incidência de doença coronariana, e mortes por infarto do miocárdio (Waissmann, 1993).

Choque

Choque é conceituado como uma síndrome clínica caracterizada por insuficiência aguda da perfusão capilar, que se acompanha de anóxia dos tecidos, estado de torpor e astenia, hipotensão, taquicardia, pulso rápido e pequeno, oligúria, hipotermia e cianose (Rey, 1999).

Em termos patogenéticos, choque pode ser agrupado em três categorias gerais (Kumar *et al.*, 2010):

- **choque cardiogênico,** que resulta de insuficiência da bomba do miocárdio. Esta pode advir de uma lesão miocárdica intrínseca (infarto), arritmias ventriculares, compressão extrínseca (tamponamento cardíaco), ou obstrução do fluxo de saída (por exemplo: embolia pulmonar);
- **choque hipovolêmico,** que resulta da perda de sangue ou volume plasmático. Pode originar-se de hemorragia, perda hídrica por queimaduras graves ou traumatismo;
- **choque séptico,** causado por infecção microbiana sistêmica. Mais comumente, ocorre no contexto de infecções por Gram-negativos (choque endotóxico), mas também pode ocorrer com infecções por Gram-positivos e fungos.

Menos comumente, o choque ocorre no contexto de um acidente anestésico ou traumatismo raquimedular (**choque neurogênico**), devido à perda do tônus vascular e acúmulo periférico de sangue. O **choque anafilático**, desencadeado por uma resposta de hipersensibilidade generalizada mediada por IgE, está associado à vasodilatação sistêmica e ao aumento da permeabilidade vascular. Nesses casos, a vasodilatação difusa causa aumento súbito da capacitância do leito vascular, que não é adequadamente preenchido pelo volume sanguíneo circulante normal. Hipotensão, hipoperfusão tecidual e anoxia celular são o desfecho (Kumar *et al.*, 2010).

Distúrbios genéticos

Mutações

Em genética, **mutação** é uma modificação de forma, qualidade ou alguma outra característica, em geral de caráter permanente. É uma mudança permanente e de caráter transmissível, que afeta a estrutura física de um cromossomo, ou que decorre da alteração bioquímica de códons em um gene.

Há vários tipos de mutação: (a) **mutação cromossômica,** que afeta grandes regiões de um cromossomo, causada, por exemplo, por quebra, deleção, inversão (em que um segmento cromossômico é inserido em ordem inversa) e translocação (em que uma parte de um cromossomo liga-se a um ao outro); (b) **mutação genômica,** afetando o número de cromossomos presentes (aneuploidia, poliploidia); (c) **mutação gênica por substituição** (tipo mais comum), quando um par de bases é substituído por outro, podendo tratar-se de uma transição, se uma purina é substituída por outra purina, ou uma pirimidina por outra pirimidina; ou tratar-se de uma transversão, se a troca é de uma purina por pirimidina ou vice-versa; (d) **mutação gênica por deleção,** quando há supressão de uma ou mais bases; e) **mutação gênica por inserção,** quando um ou mais pares de bases são inseridos no cromossomo; (f) **mutação gênica por erro na matriz de leitura,** quando há adição ou subtração que não é de um múltiplo de três bases, numa sequência codificada, determinando total alteração dos aminoácidos na feitura de uma proteína; e (g) **mutação gênica por alteração no ponto final de transcrição,** quando um dos três códons de terminação do RNA (UAG, UAA ou UGA) aparece no meio de uma mensagem genética, causando terminação prematura da transcrição e formação de um polipeptídio incompleto, em geral não-funcional (Rey, 1999).

As **consequências fenotípicas** das mutações dependem, sobretudo, do gene acometido, da sua participação na fisiologia, e da intensidade e tipo de produto gênico. O sistema nervoso e o desenvolvimento embrionário são os mais sensíveis às genopatias. Quanto às anormalidades funcionais, as mutações são classificadas em duas grandes categorias: (a) mutações com perda parcial ou total da função; (b) mutações com disfunção, modificação qualitativa ou ganho quantitativo de função. As **perdas de função** incluem a maioria dos casos que apresentam consequências menos relevantes, como os caracteres chamados de recessivos. As **difunções** envolvem os caracteres dominantes e, por isso, têm consequências mais graves (Guimarães e Moretti-Ferreira, 2000).

Cabe salientar que "as mutações ocorrem espontaneamente durante o processo de replicação do DNA. Certas influências ambientais, como a radiação, substâncias químicas e vírus, aumentam a taxa das chamadas mutações espontâneas. O potencial mutagênico dos agentes ambientais está vinculado ao seu papel na carcinogênese" (Kumar *et al.*, 2010).

Doenças genéticas

As doenças genéticas podem ser agrupadas em três categorias principais (Kumar *et al.*, 2010):

- **Doenças monogênicas:** inclui muitos distúrbios relativamente incomuns, como as doenças de depósi-

to e erros inatos do metabolismo, todos resultantes de mutações monogênicas de grande efeito. Como a maioria deles segue os padrões mendelianos de herança clássicos, também são chamados de **distúrbios mendelianos**.
- **Doenças com herança multifatorial:** resultam das ações combinadas de influências ambientais e de dois ou mais genes mutantes que têm efeitos aditivos. Elas abrangem algumas das doenças humanas mais comuns, como a hipertensão arterial e o diabetes melito. O **componente genético** exerce um efeito de dose – quanto maior o número de genes nocivos hereditários, mais intensa é a expressão da doença. A **contribuição ambiental** pode ser pequena ou grande e, em alguns casos, é necessária à expressão da doença.
- **Anomalias cromossômicas:** esta categoria inclui doenças que resultam de mutações genômicas ou cromossômicas e, portanto, estão associadas a alterações numéricas ou estruturais nos cromossomos. Alterações numéricas se referem à perda ou ganho de cromossomos do conjunto diploide, resultando em aneuploidia. Em geral, o fenômeno ocorre por não disjunção cromossômica durante a divisão celular. A perda de um cromossomo do par é denominada monossomia; a presença de um cromossomo extra no par é chamada de trissomia; dois cromossomos a mais, tetrassomia, e assim por diante. Alterações estruturais consistem em anormalidades na estrutura de um ou mais cromossomos, devido a quebras que ocorrem durante a reprodução celular. Assim, pode haver deleções, translocações, inversões, duplicações, isocromossomos e cromossomos em anel.

As frequências das doenças de etiologia genética são estimadas em: (a) doenças monogênicas: 1% da população geral; (b) herança multifatorial: manifestação até 25 anos, 5,3% da população geral; manifestação tardia: 60% da população geral; (c) anomalias cromossômicas: 0,5% na população geral; abortamentos no 1º trimestre: 50% dos casos; anomalias congênitas múltiplas: 2-20% nas enfermarias pediátricas; infertilidade ou esterilidade: 1-10% da população geral; retardo mental: 1-3% dos casos (Guimarães e Moretti-Ferreira, 2000).

Distúrbios da imunidade

Reações de hipersensibilidade

A hipersensibilidade é uma categoria de processos patológicos que resultam de interações específicas entre antígenos (exógenos ou endógenos) e anticorpos ou linfócitos sensibilizados. Segundo a classificação de Gell e Coombs, distinguem-se quatro tipos de hipersensibilidade, designados: tipo I, tipo II, tipo III e tipo IV (Rey, 1999).

A hipersensibilidade do tipo I é uma classe de processos patológicos decorrentes da liberação de substâncias farmacologicamente ativas, como histamina, leucotrienos, prostaglandinas, fator de ativação de plaquetas e fator quimiotático para eosinófilos. São substâncias produzidas por basófilos e mastócitos sensibilizados pela IgE após contato com o antígeno específico. As substâncias liberadas causam vasodilatação, aumento da permeabilidade capilar, contração dos músculos lisos e eosinofilia, que se manifestam clinicamente como urticária, angioedema, contração da musculatura brônquica, gastrintestinal e uterina, e hipotensão. O tipo I de hipersensibilidade é observado na asma alérgica extrínseca, na rinite alérgica sazonal, na anafilaxia sistêmica, na reação a picadas de insetos e em certos casos de reação a alimentos e drogas e também em alguns casos de urticária. Também é denominada "reação do tipo imediato", "reação atópica", "reação anafilática", "reação reagínica" ou "hipersensibilidade mediada por IgE".

A hipersensibilidade do tipo II ocorre quando os anticorpos reagem com os componentes antigênicos de células ou tecidos, que apresentam o antígeno ou um hapteno fortemente ligado a essas estruturas. A reação pode causar aderência opsônica (imunoaderência) e ativação do complemento até C3, com o que se produz a fagocitose por macrófagos; ou ativação completa do complemento, com citólise e lesão tecidual. São exemplos do fenômeno as anemias hemolíticas, a púrpura trombocitopênica (induzida por anticorpo), a anemia perniciosa, a leucopenia, o pênfigo etc. É também denominada "reação citotóxica", "citotoxicidade dependente de anticorpo", "citotoxicidade dependente de complemento citolítico".

A hipersensibilidade de tipo III ocorre quando os complexos antígeno-anticorpo formados, que são solúveis e circulam no sangue, vão se depositar nos vasos ou nos tecidos. Esses imunocomplexos ativam o sistema complemento, iniciando uma sequência de eventos de que resultam a migração de polimorfonucleares e a liberação, por estes, de enzimas proteolíticas lisossômicas e de fatores de permeabilidade em tecidos, com o que se desencadeia uma reação inflamatória aguda. Doenças que envolvem tal mecanismo são, por exemplo, a doença do soro, o lúpus eritematoso sistêmico, a artrite reumatoide, a poliarterite, a criomioglobulinemia, as pneumonites por hipersensibilidade, a aspergilose broncopulmonar, a glomerulonefrite aguda e as doenças renais associadas.

A hipersensibilidade de tipo IV decorre da sensibilização de linfócitos T por determinados antígenos, sendo de efeito tardio (depois de 24-48 horas de contato com o antígeno). Difere das demais formas de hipersensibilidade por não serem os anticorpos os envolvidos, mas células T ativadas, cuja ação sobre os tecidos faz-se por mecanismo citotóxico ou pela produção de substâncias solúveis, as linfocinas. Estas, por sua vez, ativam macrófagos que também participam das lesões celulares. Doenças que decorrem desse tipo de hipersensibilidade são, por exemplo, a dermatite de contato, algumas formas de sensibilidade a drogas, a tireoidite (em parte), os granulomas devidos a microrganismos intracelulares etc.

É também denominada "reação de hipersensibilidade celular", "reação mediada por células", "reação tardia", "reação do tipo tuberculínico". A hipersensibilidade de tipo retardado é uma variedade de hipersensibilidade de tipo IV, que é tipificada pela reação de tuberculina.

Os melhores exemplos de hipersensibilidade, de interesse da patologia do trabalho, ocorrem entre as doenças respiratórias e as dermatoses relacionadas com o trabalho. Assim, uma série de agentes orgânicos extrínsecos, na forma de fino particulado, podem ser inalados e provocar doenças por hipersensibilidade devida ao seu teor de antígenos proteicos e outras substâncias. Entre estas doenças respiratórias por hipersensibilidade relacionada ao trabalho, destacam-se a asma ocupacional e a pneumonite por hipersensibilidade.

Na asma ocupacional, a maior parte das respostas orgânicas é mediada por IgE específica, porém, há casos em que também anticorpos da classe IgG estão envolvidos. Agentes de alto peso molecular, como proteínas ou polissacárides, têm a capacidade de induzir reações imunológicas diretamente, enquanto agentes de baixo peso molecular agem como haptenos ou, caso sejam quimicamente reativos, podem modificar a estrutura das proteínas orgânicas. Anticorpos da classe IgE estão envolvidos nas reações do tipo imediato (Tipo I) e também em reações tardias envolvendo imunocomplexos (Tipo III). Em casos de exposição ao anidrido trimelítico, já foram demonstrados anticorpos da classe IgG envolvidos em reações asmáticas tardias e comprometimento parenquimatoso pulmonar (Algranti, De Capitani e Bagatin, 1995).

É interessante registrar que a sensibilização alérgica respiratória de trabalhadores, produtora de asma ocupacional, uma vez induzida, parece persistir por longo tempo. Como exemplificado em estudo realizado no Canadá, com 16 trabalhadores com história de asma ocupacional causada por substâncias químicas de alto peso molecular (metade dos quais por farinha de trigo e seus contaminantes), a reexposição aos mesmos alérgenos, em condições experimentais, levou ao desencadeamento de reação asmática imediata, ou melhor, três a quatro minutos após a exposição, apesar de estarem afastados da exposição por mais de cinco anos (Lemiere et al., 2000).

Estas observações são confirmadas por outros estudos, e alguns patologistas tentam explicar os mecanismos de persistência da sensibilização respiratória ocupacional, mesmo após o afastamento da exposição (Turato e Saetta, 2000).

O termo pneumonite por hipersensibilidade descreve um espectro de distúrbios pulmonares predominantemente intersticiais e imunologicamente mediados, causados pela exposição intensa e quase sempre prolongada a poeiras orgânicas e antígenos ocupacionais inalados. Com mais frequência, a hipersensibilidade resulta da inalação de poeiras orgânicas contendo antígenos constituídos de esporos de bactérias termofílicas, fungos verdadeiros, proteínas animais ou produtos animais. São descritas numerosas síndromes com designações específicas, dependendo da ocupação e da exposição do indivíduo. As evidências de estudos experimentais e em seres humanos sugerem fortemente uma patogenia por imunocomplexos do tipo III para as lesões iniciais, seguida de reação de hipersensibilidade tardia, do tipo IV, para os componentes granulomatosos.

A CID-10 e o Anexo II do Decreto nº 3.048/99 listam na "família" da Pneumonite por Hipersensibilidade a Poeira Orgânica (J 67.-) as seguintes entidades: Pulmão do Granjeiro (ou Pulmão do Fazendeiro) (J 67.0); Bagaçose (J 67.1); Pulmão dos Criadores de Pássaros (J 67.2); Suberose (J 67.3); Pulmão dos Trabalhadores de Malte (J 67.4); Pulmão dos que Trabalham com Cogumelos (J 67.5); Doença Pulmonar Devida a Sistemas de Ar Condicionado e de Umidificação do Ar (J 67.7); Pneumonites de Hipersensibilidade Devidas a Outras Poeiras Orgânicas (J 67.8); Pneumonite de Hipersensibilidade Devida a Poeira Orgânica não especificada (Alveolite Alérgica Extrínseca SOE; Pneumonite de Hipersensibilidade SOE) (J 67.0).

A hipersensibilidade tipo IV ocorre quando linfócitos-T sensibilizados induzem resposta mediada por célula, após um período de latência. O granuloma do berílio constitui um bom exemplo deste tipo de reação. O desenvolvimento da hipersensibilidade tardia leva à formação de granulomas não-caseosos nos pulmões e linfonodos hilares e, com menos frequência, no baço, fígado, rim, suprarrenais e linfonodos distantes. Os granulomas pulmonares tornam-se progressivamente fibróticos, dando origem a densidades nodulares finas e irregulares, que são detectadas em radiografias de tórax, lembrando sarcoidose.

Deve ainda ser lembrado que algumas substâncias químicas tóxicas podem induzir à produção de doença pulmonar não imunologicamente mediada, que mimetiza a doença imunomediada. Estas substâncias químicas irritam receptores de irritação do epitélio, o que causa secreção de mediadores inflamatórios sem envolvimento de anticorpos, resultando numa pseudorreação alérgica que lembra a hipersensibilidade tipo I ou imediata. Esta irritação de vias aéreas, não específica, é chamada de síndrome hiperreativa das vias aéreas, caracterizada por uma resposta brônquica aumentada à inalação de uma substância que, dependendo da dose, produz obstrução das vias aéreas. Por último, deve ser lembrado que alguns vírus e estímulos físicos, como o frio e o exercício físico, podem induzir à hiper-reatividade brônquica. A interação de vários destes fatores pode ser importante na indução da reatividade das vias aéreas, num mesmo indivíduo, como esquematizado na Fig. 2.21.

A fotoalergia é, basicamente, uma forma especial de hipersensibilidade retardada. Com efeito, a ingestão, injeção, inalação ou contato com determinadas substâncias químicas pode produzir hipersensibilidade à luz (usualmente luz ultravioleta). As duas formas principais de toxicidade associada à luz são a fototoxicidade e a fotoalergia. Fototoxicidade é a reação direta imediata, envolvendo interação de uma substância química com a luz de um determinado comprimento de onda, que resulta em dano imediato do tecido, que faz lembrar a queimadura solar.

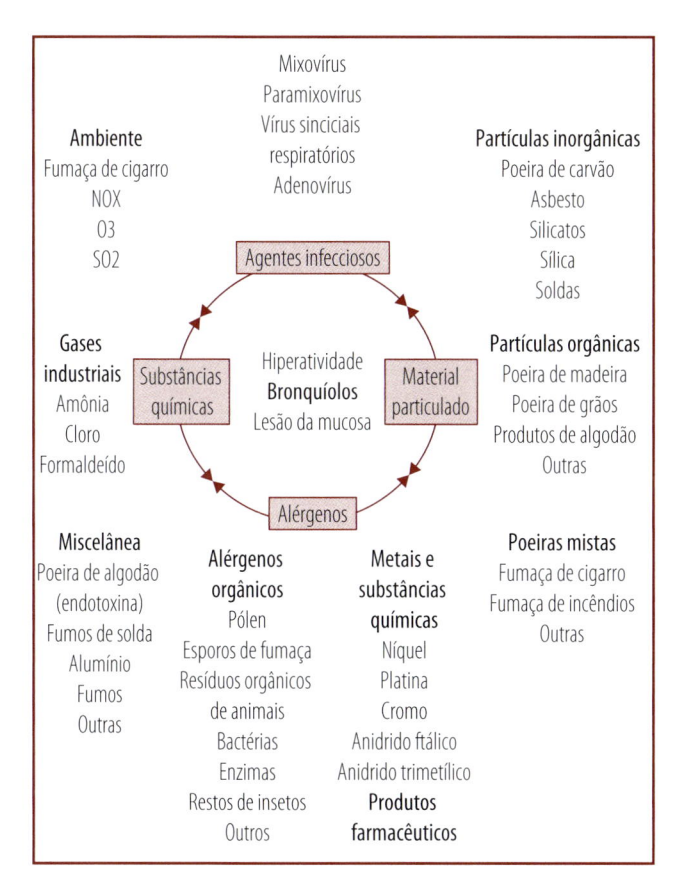

Fig. 2.21. Fatores extrínsecos que influenciam a função dos bronquíolos pulmonares, resultando em doença inflamatória e broncoespástica, acompanhada por distúrbio pulmonar obstrutivo. Raramente, estes fatores agem isoladamente (Adaptado de Craighead, 1995).

Os mecanismos moleculares deste tipo de reação são complexos e não são totalmente entendidos. Na maior parte das vezes, são oxigenodependentes e podem estar relacionados com a formação de radicais livres. Na esfera ocupacional, os mais conhecidos fototóxicos são a acridina, o antraceno, os fenantrenos e os fluorcumarinos. A fototoxicidade também pode ser causada por produtos endógenos, como na porfiria, resultante de um distúrbio no metabolismo das porfirinas. A ingestão de compostos clorados (hexaclorobenzeno, por exemplo) e a exposição ao chumbo exemplificam este quadro. As lesões da pele parecem ser devidas à absorção da luz visível pelas moléculas de porfirina. Já a fotoalergia é, basicamente, uma forma especial de hipersensibilidade retardada. O mecanismo completo ainda não é bem conhecido, mas parece que a luz modifica ou converte o hapteno a um antígeno completo, ligando covalentemente o hapteno a proteínas.

Doenças autoimunitárias

Doença autoimunitária é conceituada como qualquer doença em que ocorre perda de função ou destruição de tecidos normais de um paciente em consequência de processos imunológicos celulares ou humorais dirigidos contra componentes normais do próprio organismo. Um crescente número de doenças tem sido atribuído à autoimunidade. Algumas são de caráter sistêmico, como: artrite reumatoide, lúpus eritematoso sistêmico, ceratoconjuntivite seca (síndrome de Sjögren) e doença de Reiter. Outras afetam determinados órgãos em particular, como: anemia hemolítica autoimune, bócio difuso tóxico, diabetes melito insulinodependente, encefalomielite autoimune, gastrite atrófica autoimune da anemia perniciosa, miastenia grave, orquite autoimune, tireoidite autoimune, trombocitopenia autoimune etc. Condições hereditárias parecem estar envolvidas na ocorrência ou predisposição para esse tipo de doença, visto o caráter familiar da incidência de casos (Rey, 1999).

O desencadeamento da autoimunidade se deve à quebra da tolerância natural, que pode ser iniciada pelo lado do estímulo antigênico (alterações de autoantígenos, endógenas ou exógenas) ou pelo lado da regulação da resposta (modificações nos mecanismos de apresentação, de produção de citocinas ou de regulação dos linfócitos) (Pereira, 2000c).

A hipótese de que modificações nos autoantígenos, por agentes externos ou associados a outros antígenos, possam favorecer a apresentação deles às células auxiliares, tem sido admitida em vários estudos. Modificações de autoantígenos e formação de autoanticorpos são frequentes nas autoagressões induzidas por drogas. Por exemplo, a α-metildopa induz anemia hemolítica ao se associar com componentes da membrana do eritrócito, o que favorece a apresentação do antígeno Rh a células auxiliares e induz à síntese de autoanticorpos anti-Rh (Pereira, 2000c).

Outra possibilidade de ativação de clones autorreatores induzida por antígenos exógenos seria a presença de epítopos parecidos aos de autoantígenos. Quando epítopos semelhantes expostos nas células apresentadoras estão em grande quantidade, e se há expressão de moléculas coestimuladoras, o epítopo do autoantígeno, até agora ignorado (baixa densidade), transforma-se em epítopo estimulador das células T auxiliares, desencadeando a ativação do clone autorreator. Esse mecanismo explicaria, por exemplo, anticorpos anticoração e antineurônio na doença reumática, os quais se ligam a extratos de estreptococos b-hemolíticos, demonstrando que a bactéria possui epítopos capazes de originar reação cruzada com autoantígenos do coração e neurônios (Pereira, 2000c).

Imunodeficiências

Imunodeficiências são doenças caracterizadas por transtornos na montagem da resposta imunitária, resultando em síntese deficiente de anticorpos ou em imunidade celular inadequada. De acordo com suas causas, as imunodeficiências podem ser primárias (congênitas) ou secundárias (adquiridas) (Pereira, 2000c).

As **imunodeficiências primárias** (congênitas) decorrem de alterações no processo de diferenciação e maturação das células do sistema imunitário (Pereira, 2000c).

Das **imunodeficiências secundárias,** a síndrome da imunodeficiência adquirida (SIDA ou AIDS) é, atualmente, a mais importante e frequente, sendo causada pela infecção por um retrovírus do grupo lentivírus, denominado vírus da imunodeficiência humana (HIV), do qual se conhecem duas variedades: HIV-1 e HIV-2.

Os mecanismos responsáveis pela imunodeficiência ocasionada pelo HIV são múltiplos e complexos, mas o principal diz respeito à resposta celular, com redução do número e da capacidade funcional dos linfócitos T CD_4^+. No decorrer da infecção pelo HIV há uma lenta e progressiva perda dessas células. A depleção progressiva dessas células acarreta o surgimento da síndrome (AIDS) propriamente dita. Na atualidade, com o advento de terapia antirretroviral potente combinada (*Highly Active Anti retroviral Therapy* – HAART), os pacientes conseguem reconstituição imunitária parcial e estabilização do número de linfócitos T CD_4^+ circulantes, notadamente quando a terapia é iniciada prontamente (Lauar, 2012).

Além desta síndrome (AIDS), atualmente vem ocorrendo progressivo aumento de pacientes com imunocomprometimento secundário a outras doenças, principalmente no campo da Oncologia (pacientes submetidos a quimioterapias cada vez mais potentes e imunotóxicas). O mesmo ocorre com pacientes transplantados (Lauar, 2012).

Outros

Outra modalidade mais complexa de "sensibilização" produzida pelo trabalho (eventualmente em outras circunstâncias também) é o que tem sido descrito com o título de **Síndrome de Hipersensibilidade a Substâncias Químicas Múltiplas**, ou com denominações parecidas.

Descrita inicialmente por Schottenfeld e Cullen, em 1986, os quais a denominaram *occupation-induced post-traumatic stress disorders*, esta estranha e controversa síndrome, cujas tentativas de explicação vão da Psiquiatria à Imunologia, passando pela Neurologia e Rinologia, é desencadeada pela exposição acidental, ou mesmo continuada, a substâncias químicas de uso industrial, doméstico ou cosmético. O paciente que desenvolve esta síndrome passa a manifestar uma hipersensibilidade de sua função olfatória, sentindo odores não sentidos pela maioria das pessoas não sensibilizadas. A detecção destes odores desencadeia uma série de reações de ansiedade, angústia, desconforto, dispneia e sensação de morte iminente. Uma vez instalada esta síndrome – mais comum em mulheres do que em homens – o trabalho torna-se extremamente difícil para estes pacientes e, aliás, a própria vida torna-se difícil, posto que múltiplos estímulos olfatórios ambientais são capazes de provocar quadros psiquiátricos e somáticos cada vez mais frequentes e graves (Fiedler e Kipen, 1997; Shusterman, 2002).

Alguns autores tendem a agrupar na mesma base de explicação fisiopatológica a Síndrome de Disfunção Reativa das Vias Aéreas (RADS) – doença semelhante à asma, desencadeada pela exposição abrupta a substâncias químicas (gases, vapores ou fumos), mas sem mecanismo imunomediado (Bardana, 1999); a Síndrome de Disfunção Reativa das Vias Aéreas Altas (RUDS) – uma forma de rinite crônica também associada à exposição aguda a substâncias químicas; e a Síndrome de Hipersensibilidade a Substâncias Químicas Múltiplas (MCS), como anteriormente conceituada (Meggs, 1997) (Figs. 2.22 e 2.23).

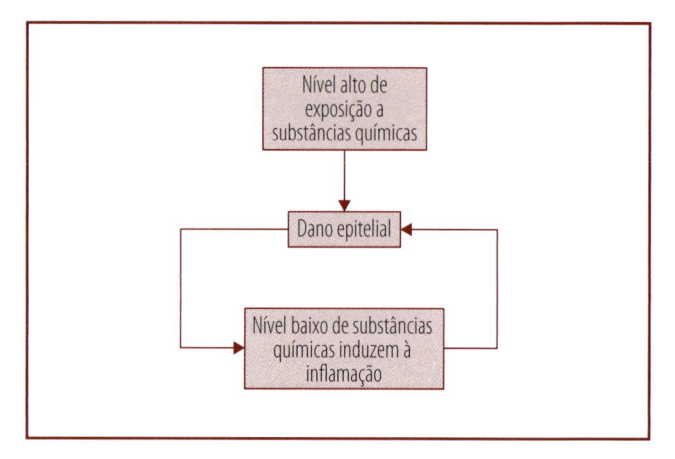

Fig. 2.22. Mecanismo proposto utilizado para induzir uma exposição a substâncias químicas em altas doses, que leva à sensibilidade a exposições químicas de baixa dose, via dano epitelial. Uma alça de retroalimentação (*feedback*) positiva é criada, na qual exposições de baixo nível perpetuam o dano epitelial, o que, por sua vez, leva a reduzir o limiar da resposta das substâncias químicas capazes de produzir dano epitelial (Adaptado de Meggs, 1977).

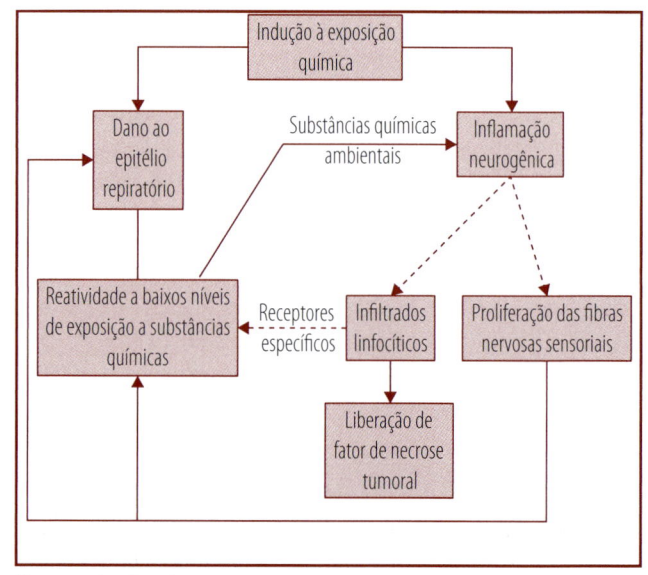

Fig. 2.23. Detalhes do mecanismo proposto para inflamações progressivas e sensibilidade a substâncias químicas, desencadeadas por uma exposição a substâncias químicas, em alta dose. As setas pontilhadas mostram as relações que são especulativas e que requerem mais estudos (Adaptado de Meggs, 1977).

O esquema da Fig. 2.24, adaptado do trabalho de Bascom *et al.* (1997), ajuda a sistematizar a compreensão dos distintos fenômenos que ocorrem na **Síndrome de Hipersensibilidade a Substâncias Químicas Múltiplas** e em outros membros da "família" da hipersensibilidade quimicamente induzida, termos às vezes confundidos ou mal denominados. Assim, para estes autores, "resposta aumentada" seria um termo abrangente que pode significar "sensibilidade aumentada", "reatividade aumentada" e "duração prolongada". "Sensibilidade aumentada" seria, no esquema, o deslocamento da curva exposição-resposta para a esquerda; "reatividade aumentada" seria a elevação da região de inflexão da curva de exposição-resposta; "duração aumentada" significaria, exatamente, o aumento na duração da resposta; "habituação" seria o termo empregado para indicar que repetidas apresentações de um estímulo estão produzindo, no correr do tempo, respostas de amplitude progressivamente mais reduzidas, e "adaptação" seria o termo para se referir à tendência de declínio das respostas, resultante da estimulação repetitiva de curto prazo, como observável em órgãos sensoriais.

Buscando compreender o fenômeno da hipersensibilidade quimicamente induzida, autores como Miller (1996; 1997), por exemplo, formularam uma nova teoria explicativa para as doenças, a partir do conceito de perda de tolerância induzida por toxicante (*toxicant-induced loss of tolerance*). Para esta autora, a sensibilidade química seria desenvolvida em dois estágios. No primeiro, ocorreria a perda de tolerância (possivelmente, mas não necessariamente devido à sensibilização) que segue a exposição aguda ou crônica a várias substâncias químicas ambientais, como pesticidas, solventes, ou ar contaminado, como na **Síndrome dos Edifícios Doentes**. Num segundo momento, ocorreria o desencadeamento de sintomas por quantidades extremamente pequenas de substâncias químicas previamente toleradas, de drogas, de alimentos, e de combinação de drogas e alimentos. Para ela, embora a sensibilidade a substâncias químicas possa ser uma das consequências deste processo de dois estágios, o termo sensibilidade a substâncias químicas não descreveria apropriadamente a natureza do processo. Caress e Steinemann (2003) investigaram o tema da hipersensibilidade a substâncias químicas múltiplas (MCS), realizando estudos populacionais ampliados, o que os levou a identificar a natureza dos mais frequentes desencadeantes (gatilhos ou *"triggers"*) atribuídos pelas pessoas entrevistadas (solventes e pesticidas) às inter-relações com outros fatores de risco, e à conclusão de que a referida síndrome teria etiologia muito mais fisiológica que psicológica (emocional).

A teoria da perda de tolerância induzida por toxicantes, como proposta por Claudia Miller, poderia ser aplicada à explicação patogenética de uma série de doenças, enfermidades e quadros mórbidos, como os por ela dispostos na Fig. 2.25 e que, no contexto deste capítulo do livro, remeteriam nossas reflexões para uma ampliação do conceito de sensibilidade a substâncias químicas – muitas delas relacionadas ao

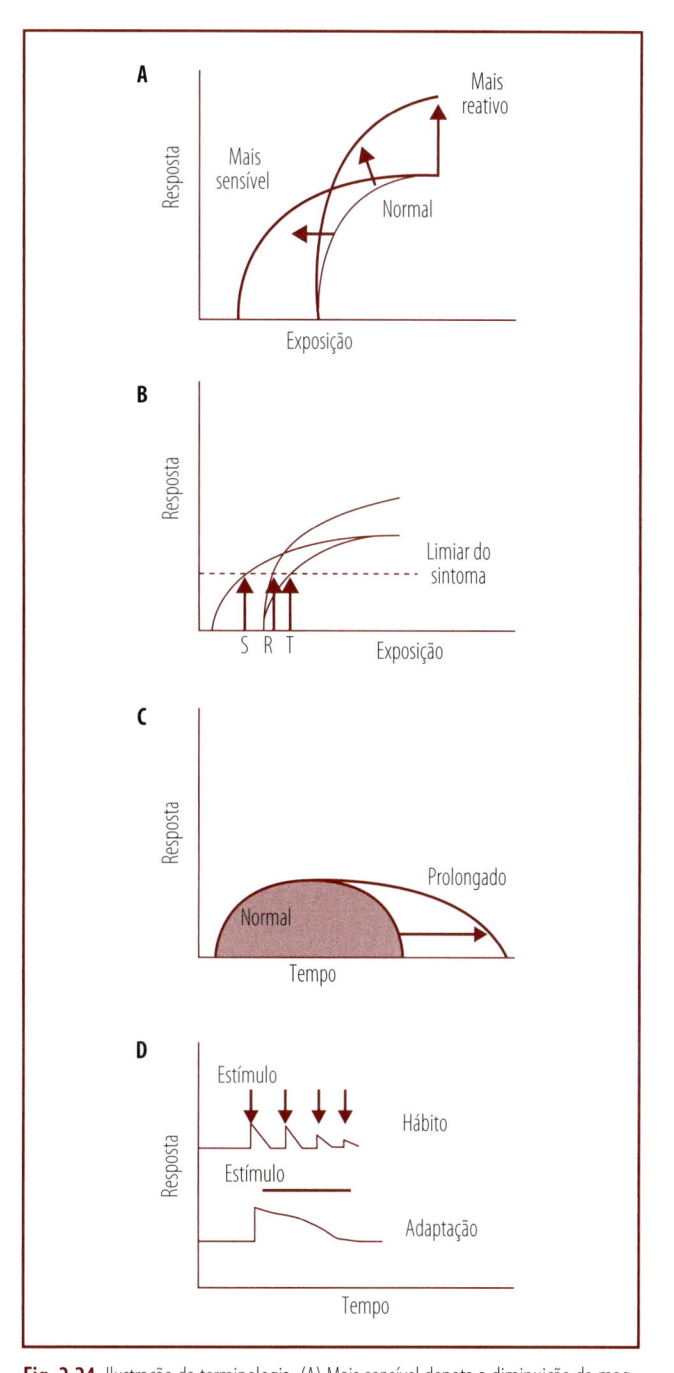

Fig. 2.24. Ilustração da terminologia. (A) Mais sensível denota a diminuição da magnitude da exposição requerida para iniciar a resposta; mais reativo denota um aumento na inclinação ou no nível máximo da curva de exposição resposta. (B) O limiar para sintomas percebidos pode ocorrer na posição média da curva de exposição-resposta (T). Como resultado, a descrição clínica de sensibilidade aumentada pode significar que o indivíduo tornou-se mais reativo (R) ou mais sensível (S). (C) O reconhecimento dos sintomas pode requerer que a resposta esteja presente por certo tempo de duração. A descrição clínica de sensibilidade aumentada pode significar que a resposta tornou-se mais prolongada. (D) O "Hábito" é uma diminuição na amplitude da resposta que ocorre com a repetida apresentação de um estímulo. "Adaptação" é uma diminuição progressiva na magnitude da resposta com prolongada apresentação de estímulo. O termo "adaptação" é, algumas vezes, utilizado para descrever tanto "adaptação" quando "hábito", como definidos acima (Adaptado de Bascom *et al.*, 1997).

Neuropsicológica
Sensibilidade a substâncias químicas múltiplas
Depressão
Enxaqueca e outras dores de cabeça
Convulsões
Outras

Ouvido, nariz, e garganta
Sinusite
Pólipos
Zumbido no ouvido
Otite recorrente

Cardiovascular
Arritmias
Hipertensão
Hipotensão
Fenômeno de Raynaud

Miscelânea
Síndrome de fadiga crônica
Síndromes de implante
Síndrome da Guerra do Golfo

Sensibilidade química

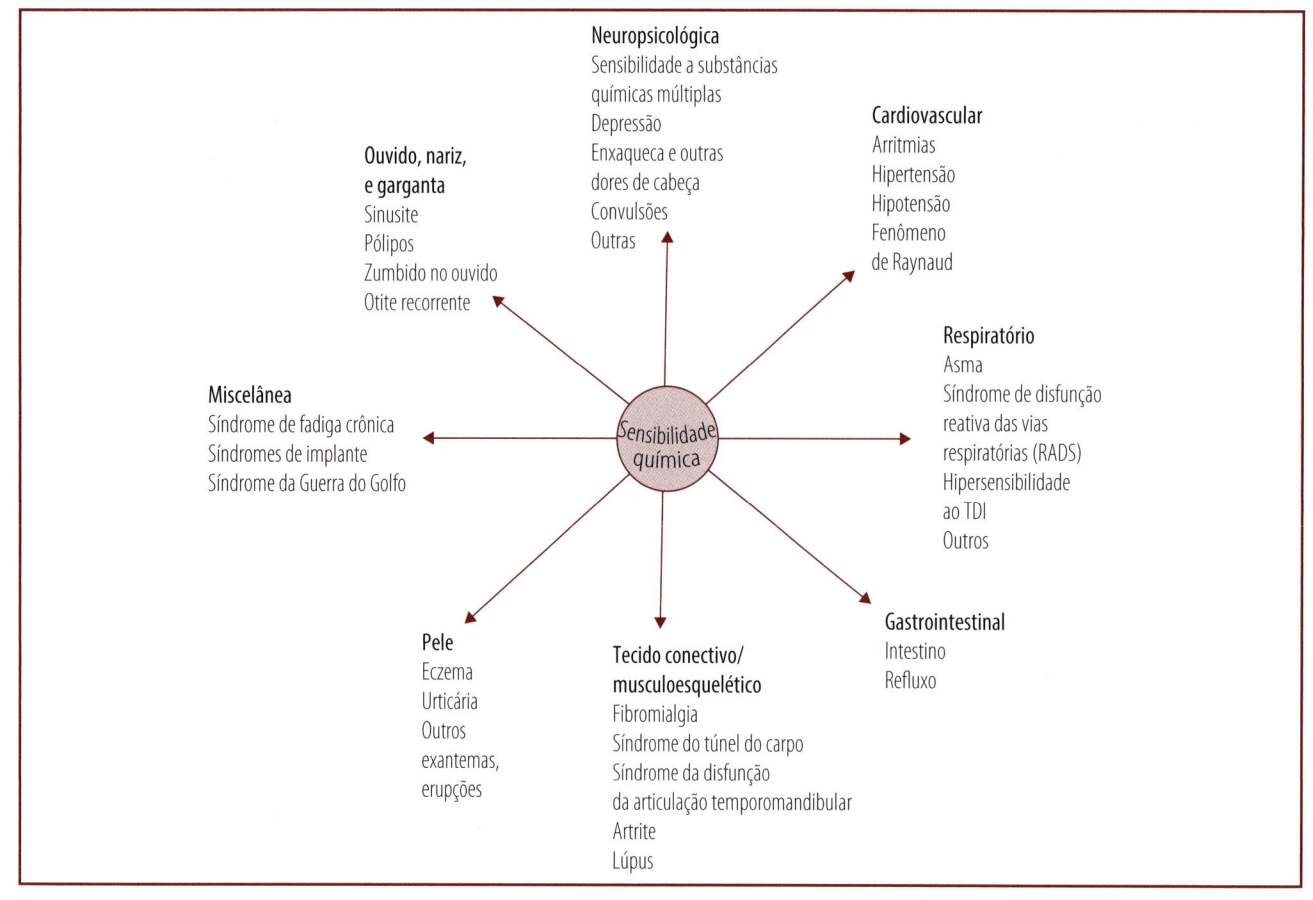

Respiratório
Asma
Síndrome de disfunção reativa das vias respiratórias (RADS)
Hipersensibilidade ao TDI
Outros

Pele
Eczema
Urticária
Outros exantemas, erupções

Tecido conectivo/ musculoesquelético
Fibromialgia
Síndrome do túnel do carpo
Síndrome da disfunção da articulação temporomandibular
Artrite
Lúpus

Gastrointestinal
Intestino
Refluxo

Fig. 2.25. Alguns quadros clínicos que têm sido relacionados à sensibilidade a substâncias químicas (Adaptado de Miller, 1997).

mundo do trabalho – numa perspectiva de crescente interpenetração entre a patologia do trabalho, a patologia ambiental e a patologia humana, em geral.

Este campo fascinante de estudos e de busca incessante de uma compreensão mais adequada dos intrincados mecanismos patogenéticos de inúmeras doenças mostra que, cada vez mais, os avanços dependerão da utilização de abordagens transdisciplinares e integradoras. É nesta linha que estão, por exemplo, os estudos que analisam as interações entre os fenômenos neuropsiquiátricos, os fenômenos endócrinos e os fenômenos imunológicos, na produção da doença em geral, e particularmente de uma série de entidades ainda mal-entendidas, muitas das quais estudadas em patologia do trabalho e em patologia ambiental. Nessa direção, os estudos de Psiconeuroimunologia – como o livro de Song e Leonard (2000) – mostram-se extremamente promissores.

▶ Referências

Algranti E, De Capitani EM, Bagatin E. Sistema Respiratório. In: Mendes R. (Ed.). Patologia do trabalho. Rio de Janeiro: Atheneu, p.89-137, 1995.

Alves C. Trabalho em ambientes hiperbáricos e sua relação com a saúde/doença. In: Mendes R (Ed.). Patologia do trabalho. Rio de Janeiro: Atheneu, p.573-96, 1995.

Alves F. Por que morrem os cortadores de cana? Saúde e Sociedade, 15:90-98, 2006.

Amendola PL. Risco químico: poluição interna e do ambiente. [Tese de Mestrado em Saúde Pública.] Rio de Janeiro: Escola Nacional de Saúde Pública da Fiocruz, 1997. 119 p.

Amorim A. Acidentes de transporte de cargas perigosas de trânsito: Em busca de um sistema de informação integrador dos setores saúde e meio ambiente. [Dissertação de Mestrado.] Rio de Janeiro: Escola Nacional de Saúde Pública da Fiocruz, 1997.

ANVISA. Agência Nacional de Vigilância Sanitária. Resíduos de agrotóxicos em alimentos. Revista de Saúde Pública, 40(2):361-3, 2006.

Apostoli P, Boffetta P. Why a conference on lead toxicity? Introductory remarks to the proceedings of the International Conference on Lead Exposure, Reproductive Toxicity, and Carcinogenicity, Gargnano, Italy, 7-9 June 1999. American Journal of Industrial Medicine, 38: 229-30, 2000.

Araújo TM, Graça CC, Araújo E. Estresse ocupacional e saúde: contribuições do modelo demanda-controle. Ciência e Saúde Coletiva, 8(4): 991-1003, 2003.

Asmus CF. Avaliação do processo produtivo em mineração de diamantes e suas repercussões sobre a saúde dos adolescentes garimpeiros. [Tese de Doutorado.] Rio de Janeiro: Coordenação dos Programas de Pós-Graduação em Engenharia da UFRJ, 2001.

Asmus CF, Ruzany MH, Barker SL, Meirelles ZV. Riscos ocupacionais na infância e na adolescência: uma revisão. Jornal de Pediatria, 72(4): 203-8, 1996.

Assunção AA. Idade e trabalho noturno. [Dissertação de Mestrado em Ergonomia.] Paris: École Pratique des Hautes Études, Ministère de l'Éducation Nationale, de Ia Recherche et de la Technologie, 1993.

Assunção AA. Da deficiência à gestão coletiva do trabalho: as lesões por esforços repetitivos no setor da alimentação coletiva. [Tese de Doutorado em Ergonomia.] Paris: École Pratique des Hautes Études, Ministère de l'Éducation Nationale, de Ia Recherche et de Ia Technologie, 1998.

Assunção AA, Araújo TM, Ribeiro RBN, Oliveira SVS. Vacinação contra hepatite B e exposição ocupacional no setor saúde em Belo Horizonte, MG. Revista de Saúde Pública, 46(4): 665-73, 2012.

Bardana Jr. EJ. Reactive airways dysfunction syndrome (RADS): guidelines for diagnosis and treatment and insight into likely prognosis. Annals of Allergy Asthma and Immunology, 83(6):583-6, 1999.

Bascom R et al. Neurogenic inflammation: with additional discussion of central and perceptual integration of nonneurogenic inflammation. Environmental Health Perspectives; 105 (Supp1.2): 53 1-37, 1997.

Becker PFL. Patologia geral. São Paulo: Sarvier, 1997.

Becklake M. Asbestos-related diseases. In: Stellman JM (Ed.). Encyclopaedia of Occupational Health and Safety. 4.ed. Geneva: International Labour Office, p.10.50-10.63, 1998.

Betancourt O. Salud y seguridad en el trabajo. Quito: OPS/ OMS-FUNSAD, 1999. p.44-5.

Bitencourt DP, Ruas AC, Maia PA. Análise da contribuição das variáveis meteorológicas no estresse térmico, associada à morte de cortadores de cana-de-açucar. Cadernos de Saúde Pública, 28(1): 65-74, 2012.

Boffeta P. Saracci R, Kogevinas M et al. Occupational carcinogenes. In: Stellman JM (Ed.). Encyclopaedia of Occupational Health and Safety. 4th ed. Geneva: International Labour Office, p.2.4-2.8, 1998.

Bongers PM, de Winter CR, Kompier MAJ, Hildebrandt VH. Psychosocial factors at work and musculoskeletal disease. Scandinavian Journal of Work Environment and Health, 19: 297–312, 1993.

Brasil. Ministério da Saúde. Lista das Doenças Relacionadas ao Trabalho. Portaria no. 1339/GM, de 18 de novembro de 1999. [Publicada em DOU de 19/11/1999, seção I, página 21].

Brasil. Ministério da Saúde. Secretaria de Vigilância da Saúde. Diretoria de Saúde Ambiental e Saúde do Trabalhador. Exposição humana a resíduos organoclorados na Cidade os Meninos, município de Duque de Caxias, Rio de Janeiro. Brasília – DF, 2008. [Relatório de Trabalho da Comissão Técnica Assessora ao Ministério da Saúde, instituída pela Portaria MS/GM no. 896, de 9 de maio de 2002 e, com republicação por meio da Portaria MS/GM no. 100, de 14 de novembro de 2008].

Brasileiro Filho G (Ed.). Bogliolo Patologia. 8ª ed. Rio de Janeiro: Editora Guanabara-Koogan, 2011, 1501p.

Caldas ED, Souza CKR. Avaliação de risco crônico da ingestão de resíduos de pesticidas na dieta brasileira. Revista de Saúde Pública, 34(5): 529-37, 2000.

Câmara VM, Corey G. Epidemiologia e meio ambiente: o caso dos garimpos de ouro no Brasil. México: Centro Panamericano de Ecologia Humana e Saúde, 1992.

Câmara VM, Tavares LMB, Filhote MIF, Malm O, Perez MA. A program for the control of indoor pollution by metallic mercury. Environmental Research, 83(2): 110-6, 2000.

Camus M, Siemiatycki J, Meek B. Nonoccupational exposure to chrysotile asbestos and the risk of lung cancer. New England Journal of Medicine, 338: 1565-1571, 1998.

Cançado JED. A poluição atmosférica e sua relação com a saúde humana na região canavieira de Piracicaba – SP. São Paulo, 2003. [Tese de Doutorado. Universidade de São Paulo].

Caress SM, Steinemann AC. A review of a two-phase population study of multiple chemical sensitivities. Environmental Health Perspectives, 111(12): 1400-7, 2003.

Carneiro APS, Barreto SM, Siqueira AI, Rocca PF. Índice de exposição à silica na atividade de mineração de ouro. Revista de Saúde Pública, 40(1):83-91, 2006.

Carvalho FM, Agui AS, Vieira LA, Gonçalves HR, Costa ACA. Anemia, deficiência de ferro e intoxicação pelo chumbo em crianças de uma creche de Salvador, Bahia. Revista Bahiana de Saúde Pública, 24(1/2):32-41, 2000.

Carvalho MM. Vida e trabalho de marítimos embarcados do setor offshore. Rio de Janeiro, 2010. [Dissertação de Mestrado em Ciências – Saúde Pública, ENSP/FIOCRUZ]

Ciscato CHP, Gebara AB, Monteiro SH, Manginelli S, Spinosa HS. Resíduos de pesticidas em amostras de feijão, ovo, arroz brasileiro eo potencial risco à saúde dos consumidores. Revista Brasileira de Toxicologia, 23(1/2): 22-27, 2010.

Collegium Ramazzini. Call for an international ban on asbestos. American Journal of Industrial Medicine, 36: 227-9, 1999a.

Collegium Ramazzini. Call for an international ban on asbestos. Scandinavian Journal of Work Environment and Health; 25(6)Special Issue:633-5, 1999b.

Cordeiro RC. Quando começa o saturnismo? [Tese de Doutorado]. Campinas: Faculdade de Ciências Médicas da UNICAMP, 1995.

Couto HA. Ergonomia aplicada ao trabalho. O manual técnico da máquina humana. v.1. Belo Horizonte: Ergo Editora, 1995.

Couto HA. O Fenômeno LER/DORT no Brasil: natureza, determinantes e alternativas das organizações e dos demais atores sociais para lidar com a questão. [Tese de Doutorado em Administração.] Belo Horizonte: Faculdade de Administração da UFMG, 2000.

Couto RCS. Buscando ouro, perdendo a saúde, um estdo sobre as condições de saúde no garimpo do Cumaru, Pará. [Dissertação de Mestrado em Saúde Pública.] Rio de Janeiro: Escola Nacional de Saúde Pública da Fiocruz, 134p., 1991.

Craighead JE (Ed.). Pathology of environmental and occupational disease. St. Louis: Mosby, 1995. 656 p.

Cru D. Les savoir-faire de prudence dans les métiers du bâtiment. Nouvelles contributions de la psychopathologie du travail à l' étude de la prévention. Cahiers Médico-Sociaux (Genève), 27:239-47, 1983. (Apud Dejours e Abdoucheli, 1994.)

Cruz Neto O, Moreira MR. Trabalho infanto-juvenil: motivações, aspectos legais e repercussão social. Cadernos de Saúde Pública, 14(2): 437-441, 1998.

Cunha AG. Dicionário etimológico Nova Fronteira da língua portuguesa. 9ª .impressão da 2ª . edição. Rio de Janeiro: Editora Nova Fronteira, 1997.

Daniellou F, Laville A, Teiger C. Fiction et réalité du travail ouvrier. Les Cahiers Français; 209:39-45, 1983. (Apud Dejours e Abdoucheli, 1994.)

Dantas J, Mendes R, Araújo TM. Hipertensão arterial e fatores psicossociais no trabalho em uma refinaria de petróleo. Revista Brasileira de Medicina do Trabalho, 2(1): 55-68, 2004.

De Capitani EM, Metze K, Frazato Jr C, Altemani AMA, Zambom L, Toro IFC, Bagatin E. Mesotelioma maligno de pleura com associação etiológica a asbesto: a propósito de três casos clínicos. Revista da Associação Médica Brasileira, 43(3): 265-72, 1997.

De Martino MMF. Estudo da variabilidade circadiana da temperatura oral, ciclo vigília-sono e testes psicofisiológicos em enfermeiros de diferentes turnos de trabalho. [Tese de Doutorado.] Campinas: Instituto de Biologia da UNICAMP, 1996.

De Meis L Velloso, A; Lannes, D; Carmo, M. S; De Meis, C. The growing competition in Brazilian science: rites of passage, stress and burnout. Brazilian Journal of Medical and Biological Research, 36(9):1135-41, 2003.

De Zotti R, Muran A, Zambon F. Two cases of paraoccupational asthma due to toluene diisocyanate (TDI). Occupational and Environmental Medicine, 57: 837-9, 2000.

Dejours C. A Loucura do trabalho: estudo de psicopatologia do trabalho. São Paulo: Editora Cortez, 1988. [Tradução de Ana Isabel Paraguay e Leda Leal Ferreira.]

Dejours C, Abdoucheli E. Itinerário teórico em psicopatologia do trabalho. In: Dejours C, Abdoucheli E, Jayet C (Eds.). Psicodinâmica do trabalho: contribuições da escola dejouriana à análise da relação prazer, sofrimento e trabalho. São Paulo: Atlas, 1994. p.119-45.

Della Rosa HV, Siqueira MEB. Indicadores biológicos de exposição e a medicina do trabalho. In: Fischer FM, Gomes JR, Colacioppo S (Eds.). Tópicos de saúde do trabalhador. São Paulo: Hucitec, 1989. p.133-56.

Detienne M, Vernant JP. Les ruses de l'intelligence. La métis chez les grecs. Paris: Flammarion, 1974. (Apud Dejours e Abdoucheli, 1994.)

Dias EC, Assunção AA, Guerra CB, Prais HA. Processo e trabalho e saúde dos trabalhadores na produção artesanal de carvão vegetal em Minas Gerais, Brasil. Cadernos de Saúde Pública, 18(1): 269-278, 2002.

Dorsch, F. Diccionario de psicologia. Barcelona: Herder, 1994.

Eaton DL, Robertson WO. Toxicology. In: Rosenstock L, Cullen MR (Eds.). Textbook of clinical and environmental medicine. Philadelphia: Saunders, 1994. p.116-49.

Echternacht EHO. A produção social das lesões por esforços repetitivos no atual contexto da reestruturação produtiva brasileira. [Tese de Doutorado.] Rio de Janeiro: COPPE da UFRJ, 1998aBecker PFL. Patologia geral. São Paulo: Sarvier, 1997.

Echternacht EHO. A produção social das lesões por esforços repetitivos no atual contexto da reestruturação produtiva brasileira. [Tese de Doutorado.] Rio de Janeiro: COPPE da UFRJ, 1998a.

Echternacht EHO. Sobre o Conceito de Carga de Trabalho. Belo Horizonte: 5p. [Mimeo], 1998b.

Ecobichon DJ. Toxic effects of pesticides. In: Klaassen CD. Casarett and Doull's Toxicology: The basic science of poisons. 5th ed. New York: McGraw-Hill, p.643-89, 1995.

Elgui de Oliveira D. Infecção pelo vírus de Epstein-Barr (EBV) e vírus do papiloma humano (HPV), expressão da proteína p53 e proliferação celular em carcinomas de nasofaringe e laringe. [Tese de Doutorado] Botucatu: Faculdade de Medicina, Universidade Estadual Paulista Júlio de Mesquita Filho; 2002.

Elgui de Oliveira D. Transtornos do crescimento e da diferenciação celular. In: Franco M, Montenegro MR, Brito T, Bacchi CE, de Almeida PC (Eds.). Patologia, Processos Gerais. 5ª. ed. São Paulo: Atheneu, p. 246-253, 2010.

Evanoff BA, Rosenstock L. Psichophysiologic stressors and work organization. In: Rosenstock L, Cullen MR (Eds.). Textbook of clinical occupational and environmental medicine. Philadelphia: Saunders, p. 717-728, 1994.

Facchini LA. Uma contribuição da epidemiologia: o modelo da determinação social aplicado à saúde do trabalhador. In: Buschinelli JTP, Rocha LE, Rigotto RM (Orgs.). Isto é trabalho de gente? Vida, doença e trabalho no Brasil. São Paulo: Vozes, p.178-86, 1994.

Ferreira MAF. Trabalho infantil e produção acadêmica nos anos 90: tópicos para reflexão. Estudos de Psicologia, 6(2): 213-225, 2001.

Ferreira RC, Guimarães ALS, Pereira RD, Andrade RM, Xavier RP, Martins AMEBL. Vacinação contra hepatite B e fatores associados entre cirurgiões-dentistas. Revista Brasileira de Epidemiologia, 15(2): 315-23, 2012.

Ferron MM, Lima AK, Saldiva PHN, Gouveia N. Environmental lead poisoning among children in Porto Alegre, Southern Brazil. Revista de Saúde Pública, 46(2): 226-233, 2012.

Feser J, Tyler J. Chromatin structure as a mediator of aging. FEBS Letters, 585(13): 2041-8, 2011.

Fiedler N, Kipen H. Chemical sensitivity: the scientific literature. Environmental Health Perspectives, 105(Suppl.2): 409-15, 1997.

Filhote MIF. Estratégias para prevenção de acidentes de trabalho em adolescentes escolares do Município de Teresópolis, Estado do Rio de Janeiro. [Dissertação de Mestrado.] Rio de Janeiro: Escola Anna Nery da UFRJ, 1995.

Finkelstein MM. Silica, silicosis, and lung cancer: a risk assessment. American Journal of Industrial Medicine, 38:8-18, 2000.

Fischer FM, Borges FNS, Rotenberg L, Latorre MRDO, Soares NS, Santa Rosa PL ET AL. Work ability of health care shiftworkers: what matters? Chronobiology International, 23(6): 1165-79, 2006.

Fischer FM, Lieber RR, Brown FM. Trabalho em turnos e as relações com a saúde-doença. In: Mendes R (Ed.). Patologia do trabalho. Rio de Janeiro: Atheneu, p.545-72, 1995.

Forastieri V. Children at work: health and safety risks. Geneva: International Labour Office, 138 p., 1997.

Frankenhaeuser M. A biopsychosocial approach to work life issues. In: Johnson JV, Johansson G (Eds.). The psichosocial work environment: work organization, democratization, and health. New York: Baywood, p.49-60, 1991.

Franklin HMOH, Peixoto TMAG. Níveis sanguíneos de HCH e DDT em guardas da SUCAM. Revista da Sociedade Brasileira de Toxicologia, 1(1/2):6-8, 1988.

Franklin RN, Pinto ECMM, Lucas JT, Linné M, Peixoto R, Sauer MTN, Silva CH, Nader PJH. Trabalho precoce e riscos à saúde. Adolescencia Latinoamericana, 2(2): 80-89, 2001.

Freitas CM. Acidentes químicos ampliados – incorporando a dimensão social nas análises de riscos. [Tese de Doutorado.] Rio de Janeiro: Escola Nacional de Saúde Pública da Fiocruz, 231 p, 1996.

Freitas CM, Porto MFS, Gomez CM. Acidentes químicos ampliados: um desafio para a saúde pública. Revista de Saúde Pública, 21:503-14, 1995.

Freitas CM, Porto MFS, Machado JMH. Acidentes industriais ampliados: desafios e pespectivas para o controle e a prevenção. Rio de Janeiro: Editora Fiocruz, 2000.

Galasso L. O trampo, a saúde, o futuro... Trabalho dos adolescentes, problemas e caminhos para uma vida melhor. Texto Lô Galasso; ilustrações de Paula Galasso; coordenação de Frida Marina Fischer. São Paulo: Faculdade de Saúde Pública da Universidade de São Paulo, Departamento de Saúde Ambiental, 2005.

Galli E. O porquê dos acidentes industriais: a dimensão social dos sistemas produtivos nas análises de causas de acidentes químicos maiores. [Dissertação de Mestrado.] São Paulo, Faculdade de Saúde Pública da USP, 1997.

Galvão LAC. Onde vivemos, onde trabalhamos e o que consumimos faz mal a saúde? Uma contribuição à discussão sobre o trabalho. [Dissertação de Mestrado.] Rio de Janeiro: Escola Nacional de Saúde Pública da Fiocruz, 159p, 1989.

Garcia EG. Segurança e saúde no trabalho rural com agrotóxico: contribuição para uma abordagem mais abrangente. [Dissertação de Mestrado.] São Paulo: Faculdade de Saúde Pública da USP, 1996.

Garcia LP, Facchini LA. Vacinação contra a hepatite B entre trabalhadores da atenção básica à saúde. Cadernos de Saúde Pública, 24(5): 1130-1140, 2008.

Gomes JR. Saúde de trabalhadores expostos ao ruído. In: Fischer FM, Gomes JR, Colacioppo S (Eds.). Tópicos de saúde do trabalhador. São Paulo: Hucitec, p.157-80, 1989.

Grandjean E. General fatigue. In: Stellman, JM (Ed.). Encyclopaedia of Occupational Health and Safety. 4.ed. Geneva: International Labour Office, p.29.36-29.38, 1998.

Graudenz GS, Kalil J, Saldiva PH, Gambale W, Latorre MR, Morato-Castro FF. Upper respiratory symptoms associated with aging of the ventilation system in artificially ventilated offices in São Paulo, Brazil. Chest, 122(2): 729-35, 2002.

Graudenz GS, Kalil J, Saldiva PH, Latorre MR, Morato-Castro FF. Decreased respiratory symptoms after interventions in artificially ventilated offices in São Paulo, Brazil. Chest, 125(1): 326-329, 2004.

Graudenz GS, Oliveira CH, Tribess A, Mendes C, Latorre MR, Kalil J. Association of air-conditioning with respiratory symptoms in office workers in tropical climate. Indoor Air, 15(1): 62-6, 2005.

Greaves IA. Not-so-simple silicosis: a case for public health action. American Journal of Industrial Medicine, 37: 245-51, 2000.

Guimarães RC, Moretti-Ferreira D. Doenças genéticas. In: Brasileiro Filho G (Ed.). Bogliolo Patologia. 6.ed. Rio de Janeiro: Editora Guanabara-Koogan, 2000. p.228-53.

Hacon SS. Avaliação do risco potencial para a saúde humana da exposição ao mercúrio na área urbana de Alta Floresta, MT Bacia Amazônica/Brasil. [Tese de Doutorado]. Niterói: Universidade Federal Fluminense, 182 p., 1996.

Haratani T. Karoshi: death from overwork. In: Stellman JM (Ed.). Encyclopaedia of Occupational Health and Safety. 4.ed. Geneva, International Labour Office, p.5.18-5.19, 1998.

Helbig R, Rohmert W. Fatigue and recovery. In: Stellman JM (Ed.). Encyclopaedia of Occupational Health and Safety. 4.ed. Geneva: International Labour Office, p.29.38-29.41, 1998.

Henry JP. The relation of social to biological processes in disease. Social Science and Medicine, 16: 369-80, 1982.

Hernberg S. Lead poisoning in a historical perspective. American Journal of Industrial Medicine, 38:244-54, 2000.

Hiyama T, Yoshihara M. New occupational threats to Japanese physicians: karoshi (death due to overwork) and karojisatsu (suicide due to overwork). Occupational and Environmental Medicine, 65(6): 428-9, 2008.

Hnizdo E, Sluis-Cremer GK. Risk of silicosis in a cohort of white South African gold miners. American Journal of Industrial Medicine, 24: 447-57, 1993.

Hosgood III HD, Chapman RS, Wei H, He X, Tian L, Liu LZ, Lai H, Engel LS, Chen W, Rothman N, Lan Q. Coal mining is associated with lung cancer risk in Xuanwei, China. American Journal of Industrial Medicine, 55: 5-11, 2012.

House JS, Landis KR, Umberson D. Social relationships and health. Science, 241: 540-5, 1988.

Inoue K, Matsumoto M. Karo jisatsu (suicide from overwork): a spreading occupational threat. Occupational and Environmental Medicine, 57: 284, 2000.

International Agency for Research on Cancer [Internet]. Agents classified by the IARC Monographs, Volumes 1–105 [atualizado em 07/Ago/2012]. Disponível em: http://http://monographs.iarc.fr/ENG/Classification

International Agency for Research on Cancer (IARC). Asbestos (chrysotile, amosite, crocidolite, tremolite, actinolite and anthophyllite). Lyon: IARC, 2012. [IARC Monographs – 100C]. Acessível em: http://monographs.iarc.fr/ENG/Monographs/vol100C/index.php

International Labour Office. Child labour: targeting the intolerable. Geneva: ILO, 1996.

Isidro MI, Rego FG, Reguero J, Cosio MA, Garcia-Ordas E, Anton Martinez JL, Martinez GC. Respiratory disease in a cohort of 2,579 coal miners followed up over 20-year period. Chest, 126: 622-629, 2004.

Iwasaki K, Takahashi M, Nakata A. Health problems due to long working hours in Japan: working hours, workers´ compensation (Karoshi), and preventive measures. Industrial Health, 44(4): 537-40, 2006.

Johnson JV. Collective control: strategies for survival in the workplace. International Journal of Health Services,19(3): 540-5, 1989.

Johnson JV, Johansson G (Eds.). The psychosocial work environment: work organization, democratization and health. Amityville, New York: Baywood Publishing, 1991.

Johnson JV, Hall EM. Job strain, work place social support, and cardiovascular disease: a cross-sectional study of a random sample of the Swedish working population. Amercian Journal of Public Health, 78(10): 1336-42, 1988.

Karasek RA, Baker D, Marxer F, Ahlbom A, Theorell T. Job decision latitude, job demands, and cardiovascular disease: A prospective study of Swedish men. American Journal of Public Health, 71:694-705, 1981.

Karasek RA, Theorell T. Healthy work: stress, productivity, and the reconstruction of working life. New York: Basic Books, 1990.

Kitamura S, Bagatin E, De Capitani EM. Toxicologia da sílica. Jornal de Pneumologia, 2(4): 185-94, 1996.

Kolluru RV. Risk assessment and management. A unified approach. In: Kolluru RV et al. (Eds.). Risk assessment and management for environmental health and safety professionals. New York: McGraw-Hill, p.1.l-1.41, 1996.

Kuempel ED, Stayner LT, Attfield MD, Buncher CR. Exposure-response analysis of mortality among coal miners in the United States. American Journal of Industrial Medicine, 28:167-184, 1995.

Kumar V, Abbas AK, Fausto, N, Aster JC. Robbins e Cotran – Pathologic basis of disease. 8th.ed. Philadelphia: Saunders Elsevier, 2010. 1450p.

Laforest L, Anmino MC, Alluard A. Étude epidemiologique de la contamination au plomb des enfants de salariés professionnellement exposés. Revue de Epidemiologie et Santé Publique, 47(5): 433-41, 1999.

Lagache D. Vocabulário da psicanálise Laplanche e Pontalis. São Paulo: Martins Fontes, 2000. [Tradução de Pedro Tamen.]

Landrigan PJ, Boffetta P, Apostoli P. The reproductive toxicity and carcinogenicity of lead: A critical review. American Journal of Industrial Medicine, 38: 231-43, 2000.

Larangeira SMG. Fordismo e pós-fordismo. In: Cattani AD (Org.). Trabalho e tecnologia. Dicionário crítico. Petrópolis: Vozes, 1997. p.89-94.

Lauar ID. Comunicação pessoal. 2012.

Laurell AC, Noriega M. Processo de produção e saúde. Trabalho e desgaste operário. São Paulo: Hucitec, 1989.

Leite RMSC. O trabalho nas plataformas marítimas de petróleo na Bacia de Campos: A identidade do trabalhador offshore. Rio de Janeiro, 2006. [Dissertação de Mestrado. UFRJ]

Leite RMSC. Vida e trabalho na indústria de petróleo em alto mar na Bacia de Campos. Ciência e Saúde Coletiva, 14(6): 2181-2189, 2009.

Lemiere C et al. Persistent specific bronchial reactivity to occupational agents in workers with normal nonspecific bronchial reactivity. American Journal of Respiratory and Critical Care Medicine, 162(3PtI): 976-80, 2000.

Lemos LC, Marqueze EC, Sachi F, Lorenzi-Filho G, Moreno CRC. Síndrome da apneia obstrutiva do sono em motoristas de caminhão. Jornal Brasileiro de Pneumologia, 35(6): 500-506, 2009.

Lewis RA. Lewis' dictionary of toxicology. Boca Raton: CRC Press, 1998.

Liedke ER. Processo de trabalho. In: Cattani AD (Org.). Trabalho e tecnologia. Dicionário crítico. Petrópolis: Vozes, 1997. p.181-3.

Luz FF, Stüker VC, Trevisan MB, Cirino SLMB. Silicose em ex-mineiros de extração de cobre. Ciência e Saúde Coletiva, 16(8): 3421-26, 2011.

Mark M, Rijli FM, Chambon P. Homeobox genes in embryogenesis and pathogenesis. Pediatric Research, 42(4): 421-9, 1997.

Marziale MHP. Estudo da fadiga mental de enfermeiras atuantes em instituição hospitalar com esquema de trabalhos em turnos alternantes. [Dissertação de Mestrado.] Ribeirão Preto: Faculdade de Filosofia, Ciências e Letras de Ribeirão Preto, 1990.

Mattos RCOC, Carvalho MAR, Mainenti HRD, Xavier Jr EC, Sarcineli PN, Carvalho LBV. Avaliação dos fatores de risco relacionados à exposição ao chumbo em crianças e adolescentes do Rio de Janeiro. Ciência e Saúde Coletiva, 14(6): 2039-48, 2009.

Mauro MLF. Saúde mental do adolescente trabalhador: um estudo sobre estudantes de escolas noturnas do Distrito de Barão Geraldo – Campinas, SP. [Dissertação de Mestrado.] Campinas: Faculdade de Ciências Médicas da Unicamp, 1996, 287p.

Mauro MYC, Paz AF, Mauro CCC, Pinheiro MAS, Silva VG. Condições de trabalho da enfermagem nas enfermarias de um hospital universitário. Escola Anna Nery Revista de Enfermagem, 14(1): 13-18, 2010.

McArdle W, Katch FI, Katch VI. Fisiologia do exercício, energia, nutrição e desempenho humano. 4ª. ed. Rio de Janeiro: Guanabara-Koogan, 1998. [Tradução de Giuseppe Taranto]

Meggs WJ. Hypothesis for induction and propagation of chemical sensitivity based on biopsy studies. Environmental Health Perspectives, 105(2): 476, 1997.

Meirelles ZV. Vida e trabalho de adolescentes no narcotráfico numa favela do Rio de Janeiro. [Tese de Mestrado.] Rio de Janeiro: Escola Nacional de Saúde Pública da Fiocruz, 1998.

Mendes R. Asbesto (amianto) e doença: revisão do conhecimento científico e fundamentação para uma urgente mudança da atual política brasileira sobre a questão. Cadernos de Saúde Pública, 17(1): 7-29, 2001.

Mello MT, Santana LM, Souza LM et al. Sleep patterns and sleep-related complaints of Brazilian interstate bus drivers. Brazilian Journal of Medical and Biological Research, 33(1): 71-7, 2000.

Merlo ARC. Lesões por esforços repetitivos. LER. In: Cattani AD (Org.). Trabalho e tecnologia. Dicionário crítico. Petrópolis: Vozes, 1997. p.143-7.

Miller CS. Chemical sensitivity: symptom, syndrome or mechanism for disease? Toxicology; 11: 69-86, 1996.

Miller CS. Toxicant-induced loss of tolerance – an emerging theory of disease? Environmental Health Perpspective, 105 (Suppl. 2): 445-53, 1997.

Minayo Gomez C, Meirelles Z. Crianças e adolescentes trabalhadores: um compromisso para a saúde coletiva. Cadernos de Saúde Pública, 13(supl.2): 135-40, 1997.

Moreno CRC. Fragmentação do sono e adaptação ao trabalho noturno. [Tese de Doutorado em Saúde Ambiental.] São Paulo: Faculdade de Saúde Pública da USP, 1998. 121 p.

Mourthé A. Impacto da automação sobre o emprego e as relações de trabalho em empresas de autopeças em Minas Gerais. In: Nabuco MR, Carvalho Neto A. (Orgs.). Relações de trabalho contemporâneas. Belo Horizonte: Instituto de Relações do Trabalho (IRT) da PUC-MG, 1999. p.87-124.

Neffa JC. Que son las condiciones y medio ambiente de trabajo? Propuesta de una nueva perspectiva. Buenos Aires: Editorial Humanitas, 1988.

Oliveira BRG, Robazzi MLCC. O trabalho na vida dos adolescentes: alguns fatores determinantes para o trabalho precoce. Revista Latino-americana de Enfermagem, 9(3): 83-89, 2001.

Oliveira PAB. Ergonomia. In: Cattani AD (Org.). Trabalho e tecnologia. Dicionário crítico. Petrópolis: Vozes, 1997. p.69-76.

Oliveira RM, Brilhante OM, Moreira JC, Miranda AC. Contaminação por hexaclorociclohexanos em área urbana da reaião sudeste do Brasil. Revista de Saúde Pública, 29(3): 228-33, 1995.

Paoliello MMB, De Capitani EM. Occupational and environmental human lead exposure in Brazil Environmental Research, 103(2): 288-297, 2006.

Pereira FEL. Introdução ao estudo da patologia. In: Brasileiro Filho G. (Ed.). Bogliolo Patologia Geral. 2ª. ed. Rio de Janeiro: Editora Guanabara-Koogan, 1998. p.1-5.

Pereira FEL. Etiopatogênese geral das lesões. In: Brasileiro Filho G (Ed.). Bogliolo Patologia. 6ª ed. Rio de Janeiro: Editora Guanabara-Koogan, 2000a. p.19-37.

Pereira FEL. Degenerações. Morte celular. Alterações do interstício. In: Brasileiro Filho G (Ed.). Bogliolo Patologia. 6ª ed. Rio de Janeiro: Editora Guanabara-Koogan, 2000b. p.38-69.

Pereira FEL. Noções de imunopatologia. In: Brasileiro Filho G. (Ed.). Bogliolo Patologia. 6ª ed. Rio de Janeiro: Editora Guanabara-Koogan, 2000c. p.195-227.

Pereira FEL. Patologia ambiental. In: Brasileiro Filho G (Ed.). Bogliolo Patologia. 6ª ed. Rio de Janeiro: Editora Guanabara-Koogan, 2000d. p.254-73.

Peto J. Dose-response relationships for asbestos-related disease: implications for hygiene standards. Part II. Mortality. Annals of the New York Academy of Sciences, 330: 195-203, 1979.

Pinheiro AB. O trabalho precoce em adolescentes matriculados em escolas municipais da zona sul do Rio de Janeiro. [Tese de Doutorado.] Rio de Janeiro: Escola Nacional de Saúde Pública da Fiocruz, 1999.

Pittella JEH, Vasconcelos AC. Pigmentações. Calcificações. In: Brasileiro Filho G (Ed.). Bogliolo Patologia. 6ª.ed. Rio de Janeiro: Editora Guanabara-Koogan, 2000. p.70-80.

Portela LF, Rotenberg L, Waissmann W. Self-reported health and sleep complaints among personnel working under 12 h night and day shifts. Chronobiology International, 21(6): 859-70, 2004.

Portela LF, Rotenberg L, Waissmann W. Health, sleep and lack of time: relations to domestic and paid work in nurses. Revista de Saúde Pública, 39(5):802-8, 2005.

Punnett L. Commentary on the scientific basis of the proposed Occupational Safety and Health Administration ergonomics program standard. (Editorial). Journal of Occupational and Environmental Medicine, 42(10): 970-81, 2000.

Rahman K. Studies on free radicals, antioxidants, and co-factors. Clinical Interventions in Aging, 2(2): 219-36, 2007.

Ramazzini, B. As doenças dos trabalhadores. São Paulo: Fundacentro, 2000. [Tradução de Raimundo Estrela.]

Ramos KS, Chacon E, Acosta Jr. D. Toxic responses of the heart and vascular systems. In: Klaassen CD. Casarett and Doull's Toxicology: The basic science of poisons. 5th ed. New York: McGraw-Hill, 1995. p.487-527.

Reeves JT. High altitude and human disease. In: Craighead JE (Ed.). Pathology of environmental and occupational disease. St. Louis: Mosby, 1995. p.103-15

Rey L. Dicionário de termos técnicos de medicina e saúde. Rio de Janeiro: Guanabara-Koogan, 1999. 825 p.

Restrepo M, Muñoz N, Day N, Parra JE, Hernadez C, Blettner M, Giraldo A. Birth defects among children born to a population occupationally exposed to pesticides in Colombia. Scandinavian Journal of Work Environment and Health, 18: 239-48, 1990.

Ribeiro FSN, Camargo EA, Algranti E, Wünsch Filho V. Exposição ocupacional à sílica no Brasil no ano de 2001. Revista Brasileira de Epidemiologia, 11(1): 89-96, 2008.

Ribeiro H. Queimadas de cana-de-açucar no Brasil: efeitos à saúde respiratória. Revista de Saúde Pública, 42: 370-6, 2008.

Ribeiro HP. A violência do trabalho no capitalismo: caso das lesões dos membros superiores por esforços repetitivos em trabalhadores bancários. [Tese de Doutorado.] São Paulo: Faculdade de Saúde Pública da USP, 1997.

Ribeiro HP. A violência oculta do trabalho: as lesões por esforços repetitivos. Rio de Janeiro: Editora Fiocruz, 1999.

Roberts SE, Marlow PB. Traumatic work related mortality among seafarers employed in British merchant shipping, 1976-2002. Occupational and Environmental Medicine, 62(3): 172-80, 2005.

Rocha LE. Estresse ocupacional em profissionais de processamento de dados: condições de trabalho e repercussões na vida e saúde dos analistas de sistemas. [Tese de Doutorado.] São Paulo: Faculdade de Medicina da USP, 1996.

Rocha LE, Ferreira Jr. M. Distúrbios osteomusculares relacionados ao trabalho. In: Ferreira Jr. M (Ed.). Saúde no trabalho: temas básicos para o profissional que cuida da saúde dos trabalhadores. São Paulo: Roca, 2000. p.286-319.

Rocha LE, Glina DMR. Distúrbios psíquicos relacionados ao trabalho. In: Ferreira Jr. M (Ed.). Saúde no trabalho: temas básicos para o profissional que cuida da saúde dos trabalhadores. São Paulo: Roca, 2000. p.320-51.

Rom WN. High-altitude illnesses. In: Rom WN (Ed.). Environmental and occupational medicine. 3rd ed. Philadelphia: Lippincott-Raven Publishers, 1998. p.1377-87.

Roundinesco E, Plon M. Dicionário de psicanálise. Rio de Janeiro: Jorge Zahar Editor, 1997. p.141-2.

Rubin E, Farber JL (Eds.). Pathology. 3rd .ed. Philadelphia: Lippincott-Raven, 1999. 1664 p.

Samuel S, Naora H. Homeobox gene expression in cancer: insights from developmental regulation and deregulation. European Journal of Cancer, 41(16): 2428-37, 2005.

Sánchez, AIM; Bertolozzi, MR. Pode o conceito de vulnerabilidade apoiar a construção do conhecimento em Saúde Coletiva? Ciência e Saúde Coletiva, 12(2): 319-324, 2007.

Schaufeli W, Enzmann D. The burnout companion to study and practice: a critical analysis. London: Taylor & Francis, 1998.

Shepard TH, Fantel AG, Mirkes PE. Developmental toxicology: prenatal period. In: Paul M (ed). Occupational and environmental reproductive hazards: a guide for clinicians. Baltimore: Williams & Wilkins, 1993.

Schirmer WN, Pian LB, Szymanski MSE, Gauer MA. A poluição do ar em ambientes internos e a síndrome dos edifícios doentes. Ciência e Saúde Coletiva, 16(8): 3583-90, 2011.

Schottenfeld RS, Cullen MR. Recognition of occupation-induced post-traumatic stress disorders. Journal of Occupational Medicine, 28: 365-9, 1986.

Seligmann-Silva E. Da psicopatologia à psicodinâmica do trabalho: marcos de um percurso. In: Dejours C, Abdoucheli E, Jayet C. (Eds.). Psicodinâmica do trabalho: contribuições da escola dejouriana à análise da relação prazer, sofrimento e trabalho. São Paulo: Atlas, 1994. p.15.

Seligmann-Silva E. Psicopatologia e psicodinâmica no trabalho. In: Mendes R (Ed.). Patologia do trabalho. Rio de Janeiro: Atheneu, 1995. p.287-310.

Servan-Schreiber, J-L. A arte do tempo. São Paulo: Cultura Editores Associados, 1991. p.179.

Shepard TH, Fantel AG, Mirkes PE. Development toxicology: prenatal period. In: Paul MP (Ed.). Occupational and environmental reproductive hazards: a guide for clinicians. Baltimore: Williams & Wilkins, 1993. p.37-51.

Shusterman D. Review of the upper airway, including olfaction, as mediator of symptoms. Environmental Health Perspectives, 110 Suppl. 4:649-53, 2002.

Silva AA, Rotenberg L, Fischer FM. Jornadas de trabalho na enfermagem: entre necessidades individuais e condições de trabalho. Revista de Saúde Pública, 45(6):1117-26, 2011.

Silva AA, Souza JMP, Borges FNS, Fischer FM. Health-related quality of life and working conditions among nursing providers. Revista de Saúde Pública, 44(4):718-25, 2010.

Silva JM. Processo de trabalho e condições de exposição aos agrotóxicos: o caso dos horticultores de Baldim, Minas Gerais, Brasil. [Dissertação de Mestrado em Engenharia de Produção.] Belo Horizonte: Escola de Engenharia da UFMG, 2000.

Silva LF. Acidentes de trabalho com máquinas: estudo a partir do sistema de vigilância no Programa de Saúde dos Trabalhadores da Zona Norte de São Paulo, em 1991. [Dissertação de Mestrado em Saúde Ambiental.] São Paulo: Faculdade de Saúde Pública da USP, 1995. 201p.

Silva LS, Barreto SM. Adaptação transcultural para o português brasileiro da escala effort-reward imbalance: um estudo com trabalhadores de banco. Revista Panamericana de Salud Publica, 27(1): 32-36, 2010.

Silva LS, Barreto SM. Stressful working conditions and poor self-rated health among financial services employees. Revista de Saúde Pública, 46(30): 407-16, 2012.

Silvany Neto AM. Urbanização e poluição industrial: determinação social da intoxicação pelo chumbo em crianças de Santo Amaro – Bahia. [Dissertação de Mestrado.] Salvador: Faculdade de Medicina da UFBA, 1982. 93p.

Sindicato dos Metalúrgicos de Osasco e Região. O drama dos trabalhadores mutilados. In: Vítimas dos Ambientes de Trabalho: Rompendo o Silêncio. Osasco: Sindicato dos Metalúrgicos de Osasco e Região, 1999. 176p.

Song C, Leonard BE. Fundamentals of psychoneuro-immunology. New York: Johns Wiley & Sons, 2000. 285 p.

Stayner LT, Smith R, Bayler J, Gilbert S, Steenland K, Dement J, Brown D, Lemen R. Exposure-response analysis of risk of respiratory disease associated with occupational exposure to chrysotile asbestos. Occupational and Environmental Medicine, 54: 646-52, 1997.

Turato G, Saetta M. Why does airway obstruction persist in asthma due to low-molecular-weight agents? A pathologist's view. Occupational Medicine, 15(2): 445-54, 2000.

Valko M, Leibfritz D, Moncol J, Cronin MT, Mazur M, Telser J. Free radicals and antioxidants in normal physiological functions and human disease. The International Journal of Biochemistry & Cell Biology, 39(1): 44-84, 2007.

Vearrier D, Greenberg MI. Occupational health of miners at altitude: adverse health effects, toxic exposures, pre-placement screening, acclimatization, and worker surveillance. Clinical Toxicology, 49(7): 629-40, 2011.

Waissmann W. O trabalho na gênese das doenças isquêmicas do coração. [Dissertação de Mestrado] Rio de Janeiro: Escola Nacional de Saúde Pública da Fiocruz, 1993.

Wang Q, Fang W-H, Krupinski J, Kumar S, Slevin M, Kumar P. Journal of Cellular and Molecular Medicine, 12(A): 2281-94, 2008.

World Health Organization. Children at work: special health risks. Report of a WHO Study Group. Geneva: WHO, 1987. [Technical Report Series, 765.]

Princípios da Toxicocinética e da Toxicodinâmica

Elizabeth de Souza Nascimento
Tiago Severo Peixe

◗ **Introdução**
◗ **Toxicocinética**
  Absorção
  Distribuição
  Biotransformação
  Eliminação
◗ **Toxicodinâmica**
  Mecanismos de ação tóxica
  Tipos de ligações
  Tipos de receptores
  Interações entre agentes tóxicos
  Mecanismos diferenciados
◗ **Bibliografia consultada**

Introdução

A Toxicocinética é a área da Toxicologia que estuda o comportamento do xenobiótico ou agente tóxico no organismo, ou seja, refere-se ao efeito do organismo sobre o xenobiótico. A Toxicodinâmica, por outro lado, relaciona-se ao efeito do agente tóxico sobre o organismo, como se verá adiante neste capítulo.

Toxicocinética

A Toxicocinética baseia-se na avaliação das fases: absorção, distribuição, biotransformação e eliminação (ADBE). Por meio de modelos matemáticos, pode-se predizer qual a concentração provável do toxicante no sítio de ação, em diferentes tempos, após a absorção. A Fig. 3.1 mostra o inter-relacionamento dos fenômenos anteriormente mencionados.

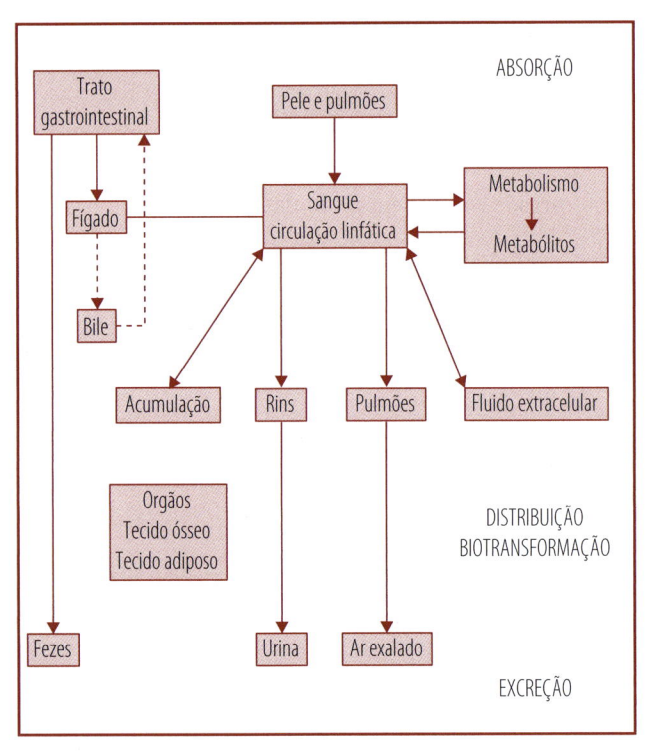

Fig. 3.1. Parâmetros toxicocinéticos no organismo.

Absorção

O fenômeno de absorção significa a passagem do toxicante do local de administração ou de exposição (membranas) para a corrente circulatória. O montante absorvido depende das características físico-químicas das moléculas e da rota de exposição. No que se refere às vias de exposição e à dose absorvida, pode-se inferir que a quantidade absorvida (dose interna) representa uma fração da dose externa (dose de exposição). Já para substâncias injetadas ou implantadas no organismo, a dose de exposição é praticamente a mesma que a absorvida, ou dose interna.

Transporte intermembranas

Para que o xenobiótico deixe a circulação e acesse o alvo, há a necessidade de transpassar barreiras biológicas, as quais são conhecidas como membranas celulares. Diferentes mecanismos estão relacionados às substâncias e às características da membrana a ser transposta. A Fig. 3.2 ilustra as principais barreiras biológicas no organismo.

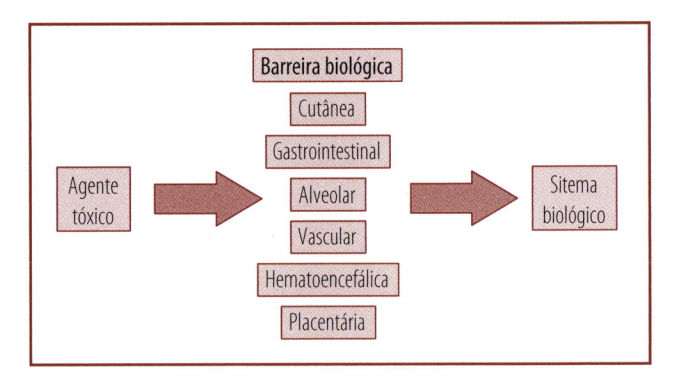

Fig. 3.2. Principais barreiras biológicas no organismo.

Fatores relacionados às substâncias

✓ *Solubilidade*

Há dois tipos de solubilidade: a hidrossolubilidade e a lipossolubilidade. Esta última se refere a moléculas que possuem grupamentos alquílicos, fenílicos, naftílicos etc., que, graças a essa condição, transpassam as membranas celulares com facilidade. À hidrossolubilidade relacionam-se grupamentos químicos que permitem a formação de pontes de hidrogênio com a molécula de água em solução: hidroxila – OH; carboxila – COOH; amino – NH_2; sulfidrila – SH; carbonila – C=O etc. Neste caso, o mecanismo de absorção é diferente do das moléculas lipofílicas.

✓ *Coeficiente de partição óleo-água*

O coeficiente de partição óleo-água é dado pela relação lipossolubilidade/hidrossolubilidade. Quanto maior, mais fácil o transporte da molécula através da membrana. É possível calculá-lo pela determinação da fração de uma quantidade da substância que se solubiliza em solvente orgânico, por aquela que o faz em água, quando agitada com dois volumes iguais nos dois meios:

$$\text{Coeficiente de partição óleo/água} = \frac{\text{quantidade solubilizada no óleo}}{\text{quantidade solubilizada na água}}$$

✓ *Grau de ionização*

A maioria dos xenobióticos são ácidos ou bases fracas e podem estar presentes soluções sob duas formas: ionizada e não ionizada. A fração ionizada é, muitas vezes, incapaz de penetrar a membrana lipídica por ser pouco lipossolúvel, ou incapaz de penetrar nos poros da membrana, por ser maior que estes. Já a fração não ionizada é geralmente lipossolúvel, e pode se difundir pelas membranas biológicas.

O grau de ionização ou dissociação de um eletrólito fraco depende do seu pKa e do pH do meio. Ou seja, há maior ou menor grau de ionização em relação ao pH do meio e o pKa da molécula. Para um ácido fraco, a dissociação ocorre conforme a equação:

$$R\text{-}COOH \rightleftarrows R\text{-}COO^- + H^+$$

De acordo com a equação de Henderson-Hasselbach, tem-se:

$$pka = pH + \log \frac{(R\text{-}COOH)}{R\text{-}COO^-}$$

- R-COOH: forma molecular (lipossolúvel);
- R-COO-: forma ionizada (hidrossolúvel).

Com esta equação, podemos inferir a facilidade de absorção nos diferentes meios, aplicando a fórmula de acordo com os dados:
- pKa ácido benzoico = 4,4
- pka suco gástrico = 1,4
- pH plasma = 7,4

No suco gástrico ocorrerá:

$10^{pka-pH} = \frac{(forma\ molecular)}{(forma\ ionizada)}$

$10^{4,4-1,4} = \frac{(forma\ molecular)}{(forma\ ionizada)}$

$10^{3} = \frac{(forma\ molecular)}{(forma\ ionizada)}$

ou seja, uma relação de 1000 moléculas não ionizadas para cada uma das que se dissociam. Portanto, prevalece a forma molecular, lipossolúvel, capaz de vencer a membrana celular.

Uma vez no plasma, o ácido benzoico se ionizará:

$10^{4,4-7,4} = \frac{(forma\ molecular)}{(forma\ ionizada)}$

$10^{-3} = \frac{(forma\ molecular)}{(forma\ ionizada)}$

Neste caso, a relação é de uma molécula na forma ionizada para 1000 (mil) que se dissociam. Portanto, prevalece a forma não molecular, não lipossolúvel, incapaz de vencer a membrana celular. A Tabela 3.1 retrata a influência do pH do meio e a fração ionizada sobre a formação de substâncias ionizáveis – ácido benzoico e anilina.

Tabela 3.1. Influência do pH do meio na fração ionizada/não ionizada

pH	Ácido benzoico	% não ionizado	Anilina	% não ionizado
1		99,9		0,10
2		99,0		1,00
3		90,0		10,0
4		50,0		50,0
5		10,0		90,0
6		1,00		99,0
7		0,10		99,9

✓ *Tamanho da partícula*

Embora ainda não comprovado, admite-se a existência de poros na membrana celular. Eles permitiriam a passagem de partículas hidrossolúveis de até 8 Å. Aquelas com diâmetro superior não sofreriam tal filtração. Certos cátions teriam dificultada sua passagem, uma vez que os poros apresentariam cargas positivas em razão das proteínas e do cálcio lá presentes. Os ânions se filtrariam com maior facilidade.

Formas de transporte intermembranas

Para um toxicante penetrar no interior do organismo, ele deve atravessar as membranas celulares. A passagem de tais agentes pelas membranas biológicas pode ocorrer por difusão simples ou passiva, filtração ou transporte especializado, o qual envolve difusão facilitada, pinocitose e transporte ativo. Para tal, é necessário que a substância se solubilize no meio, em contato com a membrana.

As membranas celulares geralmente têm a espessura variável de 7 a 9 nm e são constituídas de dupla camada de fosfolipídios, com grupos polares (fosfatidilcolina, fosfatidiletanolamina) voltados para as fases externas, e ácidos graxos enfileirados perpendicularmente, voltados para o espaço interno. Em microscopia eletrônica observam-se, de espaço em espaço, moléculas de proteínas inseridas nas bicamadas lipídicas e, por vezes, atravessando as membranas. As moléculas de proteínas são flexíveis e permitem a formação de espaços, que são preenchidos com água e formam os poros. Na Fig. 3.3 temos o modelo ilustrativo da estrutura "bilipídica" da membrana celular.

✓ *Transporte passivo, difusão simples*

O processo de difusão simples é dependente da existência de um gradiente positivo de concentração (entre o meio contaminado e o sangue). A difusibilidade de uma substância através das membranas biológicas depende de suas propriedades físico-químicas. As substâncias de baixo peso

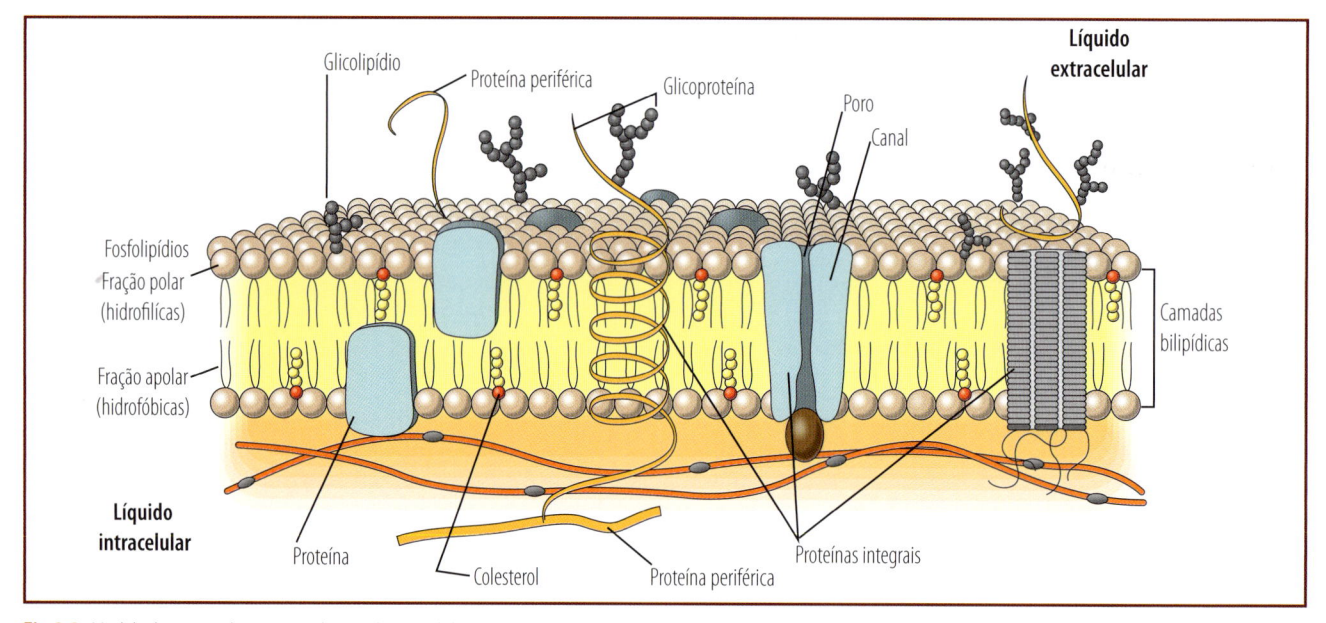

Fig.3.3. Modelo ilustrativo da estrutura da membrana celular.

molecular (até 600 daltons) atravessam os poros aquosos das membranas. Já as moléculas hidrofóbicas difundem-se através das zonas lipídicas. Em geral, os lipídios penetram mais facilmente nas membranas que as moléculas ionizadas.

✓ *Transporte ativo, endocitose ou difusão mediada por transportador*

Referem-se aos mecanismos pelos quais se difundem compostos de peso molecular elevado (polares ou lipossolúveis) e os que são transportados contra gradiente de concentração de absortividade de ácidos ou bases, em função do estado de ionização e/ou do pH do meio. Transportam-se mais facilmente as formas não-ionizadas. A quantidade absorvida depende da velocidade de absorção e do tempo de permanência do agente na superfície de transporte. A velocidade de absorção, em um sítio determinado, é influenciada pela quantidade de massa, área de transferência de massa, fluxo sanguíneo.

Os principais fatores que alteram a absorção são:
- Alta irrigação sanguínea;
- Tempo de permanência prolongado;
- Superfícies de absorção, microvilosidades intestinais;
- Superfícies delgadas, membranas pulmonares.

Os fatores que influenciam a velocidade de absorção do xenobiótico podem estar inter-relacionados. Como exemplo, citam-se as microvilosidades intestinais, que além de oferecerem grande superfície de contato, promovem tempos de permanência longos. Os epitélios de absorção são, ao mesmo tempo, as superfícies de contato entre o organismo e o ambiente. Portanto, tais estruturas formam parte das principais vias de absorção de xenobióticos.

Dentre as principais vias de absorção têm-se: **via oral**, **cutânea** e **inalatória**. Uma mesma dose pode possuir efeitos distintos? Sim, depende da via de absorção do toxicante. A via oral é aquela de exposição mais comum. Não obstante, as vias inalatória e cutânea são importantes rotas de absorção de substâncias como, por exemplo, em situações de exposição ocupacional.

Vias de absorção

✓ *Via oral*

Ao ingerirmos um agente tóxico, este chega ao Trato Gastro intestinal (TGI). A maior quantidade é absorvida no estômago e/ou no intestino delgado. Porém, pode haver absorção em qualquer porção do TGI, incluindo-se as absorções sublinguais e retais. O sítio de absorção depende do estado de ionização molecular do composto. Os ácidos fracos são mais absorvíveis no estômago, pois o pH desta região encontra-se inferior a 3,0. Já as bases fracas são menos ionizáveis em pH intestinal – acima de 11,0 –, sendo, portanto, facilmente absorvíveis neste meio. A absorção intestinal é também influenciada pela relação motilidade e tempo de permanência do toxicante; a quantidade transportada, em área/função do tempo, pode ser variável. Entende-se que a absorção dos xenobióticos segue os mecanismos de absorção de nutrientes. O elemento Pb (chumbo) é absorvido pelo TGI utilizando o mesmo transportador do elemento Ca (cálcio). Para que um composto ingerido possa atingir a corrente circulatória, os sistemas, tecidos, células do organismo, e tenha seu efeito toxicodinâmico, ele deve ser capaz de resistir aos seguintes desafios fisiológicos:

Ação de enzimas digestivas;
- o pH estomacal;

- a biodegradação pela flora intestinal;
- a biotransformação por enzimas microssomais hepáticas.

A absortividade do toxicante ingerido depende de suas propriedades físico-químicas. Compostos lipossolúveis de baixo peso molecular e compostos menos ionizáveis são mais bem absorvidos.

✓ Via cutânea

A pele diferencia-se do epitélio intestinal e dos alvéolos pulmonares – não está desenhada para a absorção de substâncias úteis ao organismo. A permeabilidade através da pele é muito baixa, devido a características histológicas próprias. Para que uma substância seja absorvida, ela deve se difundir através do extrato córneo e demais camadas epidérmicas, e encontrar os capilares sanguíneos e linfáticos. O transporte através da pele se faz por difusão simples, pois este órgão não conta com transportador ativo. A velocidade de absorção depende de vários fatores. Dentre eles, citam-se:

- a concentração do xenobiótico;
- a magnitude da localização no corpo da área de exposição;
- a condição da pele. Hidratação, eritemas e certas patologias aumentam a permeabilidade da membrana;
- a velocidade do fluxo sanguíneo;
- a temperatura e umidade ambientais;
- a interação com outras substâncias que podem modificar a permeabilidade da pele.

✓ Via inalatória

A via inalatória é a principal via de exposição a gases, vapores de líquidos voláteis, aerossóis e partículas suspensas no ar. Os sítios de absorção são o septo nasal e os pulmões. O nariz atua como um filtro inicial à penetração de partículas com diâmetro superior a 5mm. A absorção de gases e vapores funciona pelo mesmo mecanismo de troca gasosa que ocorre entre $CO_{2(g)}$ e $O_{2(g)}$. A velocidade de difusão dos gases no pulmão é alta devido à espessura da membrana alveolar, fluxo sanguíneo, bem como extensa superfície de contato. As substâncias ionizadas são as que possuem absorção mais lenta e, normalmente, são pouco voláteis. Assim, é menos possível a formação de gases ou vapores.

A concentração do xenobiótico que pode alcançar a corrente circulatória depende de seu coeficiente de partição ar/sangue, o qual influencia sua absorção e seu coeficiente de partição sangue/tecido, que afeta sua distribuição. As moléculas gasosas são absorvidas no espaço alveolar, dissolvendo-se no sangue, até a concentração em que ocorra equilíbrio. A solubilidade dos gases no sangue depende da solubilidade em água e da pressão parcial do gás no ar inalado.

O material particulado também é objeto de estudo em absorção pulmonar. A absorção pulmonar das partículas depende do diâmetro e da solubilidade da substância química presente na fase aerossólica da partícula. Partículas de 5µm ou maiores depositam-se na região nasofaríngea. Aquelas de diâmetro variando entre 1–5µm são depositadas na região traqueobrônquica, passíveis de ser eliminadas pelo movimento ciliar ou pelo muco, ou até serem deglutidas, passando pelo TGI (trato gastrointestinal). O material particulado com diâmetro inferior a 1µm penetra no conteúdo alveolar dos pulmões e pode alcançar a corrente circulatória por meio de macrófagos ou via circulação linfática.

Distribuição

Entende-se por distribuição de um xenobiótico sua localização e concentração nos diferentes tecidos. Ou seja, o toxicante deixa o local de absorção e atinge tecido alvo. Este fato é possível devido ao fato de o toxicante estar presente no sangue. Uma vez que o xenobiótico esteja na corrente circulatória, pode ser transportado aos distintos destinos, tais como: seus sítios de ação e os locais de depósito. São exemplos de depósitos: o fígado, os rins, o tecido adiposo e os ossos.

Alguns fatores interferem na distribuição de agentes tóxicos no organismo, como: o fluxo sanguíneo, a velocidade de difusão na interface tecido-sangue, a permeabilidade da membrana, a afinidade pelo tecido, o coeficiente de partição, dentre outros. No deslocamento para o sítio de ação, o composto pode ser captado por proteínas plasmáticas; transportado por células da circulação e microcirculação; ser suficientemente lipossolúvel para armazenar-se em tecido lipídico, e ver-se restrito a atravessar membranas seletivas, como a barreira hematoencefálica.

Ligação a proteínas

Os xenobióticos podem ligar-se reversivelmente às proteínas plasmáticas, por meios diversos, dentre estes: interações hidrofóbicas, pontes de hidrogênio e forças de Wander Waals. Uma molécula de proteína tem um número limitado de sítios, aos quais podem se ligar tanto os xenobióticos, quanto os compostos endógenos. Assim, um determinado agente tem que competir com as demais moléculas por sítios de ligações disponíveis. A união reversível do composto às proteínas impede a simples difusão, mas não limita o transporte ativo.

Transporte a tecidos

Os principais órgãos relacionados aos mecanismos de transporte ativo são os rins e o fígado. Nestes, moléculas podem ser captadas, armazenadas e/ou excretadas.

Transporte a tecidos lipídicos

Os tecidos lipídicos representam de 20 a 50% da massa corporal do indivíduo. As moléculas lipofílicas passam facilmente pelas membranas e se armazenam por difusão simples, podendo acumular-se nos tecidos que contenham maior carga lipídica. Tal forma de acumulação pode ser benigna, se o composto está em equilíbrio com sua porção livre no sangue, havendo a permanência da molécula neste fluido. Entretanto, pode haver elevação súbita da concentração da substância no sangue, diante de uma rápida mobilização de ácidos graxos e lípides, por perdas em razão de esforços extenuantes, prolongados, mobilização por metabolismo como glicogenólise, dentre outros.

Transporte a tecido ósseo

Certos íons, como os fluoretos, o chumbo e o estrôncio, intercambiam-se nas interfaces entre os ossos e o fluido extracelular. O tecido ósseo funciona como depósito a íons Pb^{2+}, por exemplo. Na formação óssea, os cristais de hidroxiapatita $[(Ca_{10}(PO_4)_6(OH)_2]$ funcionam como moléculas-guarda a íons com possibilidade de trocas iônicas entre o Ca^{2+} presente na molécula e íons de elementos químicos, tais como o flúor, estrôncio e Pb^{2+}.

Barreiras de exclusão

Os compostos, como já vimos, podem acumular-se em alguns sítios, mas também podem ser excluídos de outros. A barreira hematoencefálica protege o Sistema Nervoso Central da exposição a uma vasta gama de xenobióticos. O mesmo ocorre com a barreira placentária, que protege o feto, e com a barreira testicular, que protege os testículos.

A barreira hematoencefálica consiste em três mecanismos de exclusão:
- As células epiteliais dos vasos capilares do SNC estão inteiramente ligadas, não deixando poros aquosos entre as células. Tal fato impede a difusão de substâncias polares de baixo peso molecular.
- As células epiteliais dos vasos capilares do SNC estão rodeadas de células gliais (astrócitos), os quais impõem uma película adicional de proteção.
- A concentração das proteínas no líquido intersticial do SNC é mais baixa em relação ao organismo como um todo, fato que faz com que os lipídeos não contenham transportadores intercelulares. A proteção que proporciona a barreira varia de uma região cerebral à outra, devido às diferenças de aporte sanguíneo e à permeabilidade da barreira.

Fatores que afetam a distribuição

Dentre os fatores que influenciam a distribuição, têm-se: o fluxo sanguíneo e a afinidade do toxicante por órgãos ou tecidos. A distribuição pode alterar em função do tempo. Por exemplo, as Bifenilas Policloradas (PCB´s), primeiro se distribuem no fígado e músculos e, com o passar do tempo, se redistribuem à pele e tecido adiposo. Os compostos se redistribuem quando sua concentração nos órgãos varia, devido ao fato de os processos de acumulação, biotransformação e excreção possuírem diferentes velocidades nos sítios de distribuição. A fração livre do xenobiótico – porção que se encontra entre o plasma, não unido a proteínas e órgãos ou tecidos, e a concentração em cada tipo de tecido depende do coeficiente de partição do respectivo agente. Neste parâmetro toxicocinético, assim como a absorção, a lipossolubilidade possui um papel crucial.

Volume aparente de distribuição

O volume aparente de distribuição é uma forma de relacionar a quantidade de toxicante com a concentração plasmática, e é calculado dividindo-se a dose administrada pela concentração plasmática do elemento. Os compostos que se unem fortemente às proteínas e que são muito lipofílicos, encontram-se em concentrações muito baixas no plasma, permitindo inferir que seus volumes aparentes de distribuição sejam muito grandes, 100 L ou mais. Este valor não tem significado fisiológico; os compostos com menor afinidade a proteínas são medianamente lipofílicos, com volumes aparentes de distribuição ao redor de 7 L, que é considerado volume médio de distribuição em adultos.

O volume aparente de distribuição (V_d) pode ser representado pela equação:

$$V_d (L) = \text{dose administrada (mg)} / \text{concentração plasmática (mg/L)}$$

Utilizando-se a equação acima, pode-se estimar o valor de perda de massa do xenobiótico pelo organismo:

$$\text{Perda de massa (mg)} = \text{concentração plasmática (mg/L)} \times V_d (L)$$

Biotransformação

Como foi mencionado anteriormente, para reduzir a possibilidade de que uma substância possa produzir resposta tóxica, deve-se diminuir a quantidade de sua forma ativa capaz de atingir tecido alvo, bem como reduzir o tempo de permanência desta no sítio alvo. Para se obter tal efeito, pode-se elevar a difusibilidade do agente no tecido, com aumento da velocidade de excreção. Ambos os efeitos podem ser observados alterando-se a polaridade do xenobiótico, com a facilitação do processo de excreção renal, por exemplo. Os lipídios difundem-se rapidamente; com isso, ao se transformar um composto num composto mais polar, se reduz a velocidade de difusão.

Na detoxicação do composto benzeno, ou daqueles derivados aromáticos, que possuem uma solubilidade de 1 g em 1500 mL de água, faz-se a oxidação dando origem ao fenol, que é 100 vezes mais hidrossolúvel e, posteriormente, a conjugação de grupamento sulfato ao fenol, produzindo um composto que possui uma solubilidade de 1g em 3 mL. O resultado destas reações é a geração de um composto que é 500 vezes mais solúvel em água que na fase orgânica – portanto, que se excreta facilmente na urina.

Há casos em que a biotransformação resulta na produção de metabólitos com um grau de toxicidade maior que o composto original. Este fenômeno é chamado de bioativação. O estudo das reações constituintes da biotransformação é de grande importância, pois seu entendimento permite desvendar os mecanismos por meio dos quais os tecidos defendem-se dos xenobióticos, bem como o que ocorre ao se incrementar a toxicidade a partir das reações de biotransformação.

Basicamente, há dois tipos de reações que constituem etapas na biotransformação. As primeiras, chamadas de Fase I, envolvem mecanismos de óxido-redução, enquanto as seguintes são denominadas de Fase II, caracterizando-se eminentemente por reações de conjugação e/ou complexação.

Biotransformação de Fase I

A fase inicial da etapa de metabolismo é um conjunto de reações de oxidação que preparam os xenobióticos para a etapa seguinte, a Fase II. Tal fato é possível por transformações nas estruturas químicas das moléculas do toxicante, permitindo-se o reconhecimento pelos sistemas enzimáticos da segunda fase. Na realização deste trabalho, as células contam com sistemas enzimáticos que possuem a função de introduzir um átomo de oxigênio proveniente do oxigênio molecular (oxigenases de função mista). Os sistemas podem ser exemplificados pelas amino-oxigenases dos citocromos P-450, dentre elas, as monoamino-oxigenases, que oxidam os compostos sulfurados. Todo este aparato encontra-se localizado no retículo endoplasmático.

Os citocromos P-450 são formados por proteínas distintas: uma tem a função de redução, enquanto a outra é uma heme-proteína com atividade oxidante. Dentre as reações de primeira fase, as mais comuns são: oxidação, redução e degradação.

✓ *Reações de oxidação (Fig. 3.4)*

✓ *Reações de redução (Fig. 3.5)*

✓ *Reações de desaminação (Fig. 3.6)*

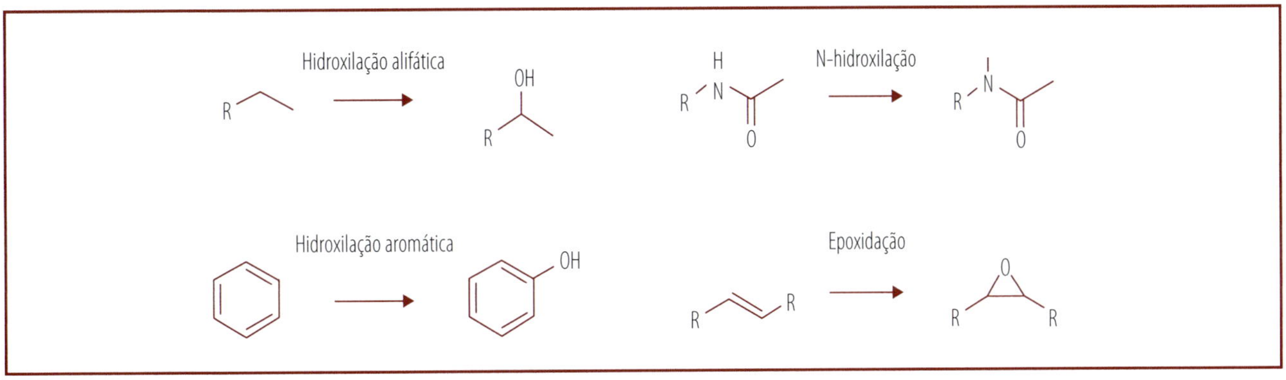

Fig.3.4. Reações comuns de oxidação na Fase I.

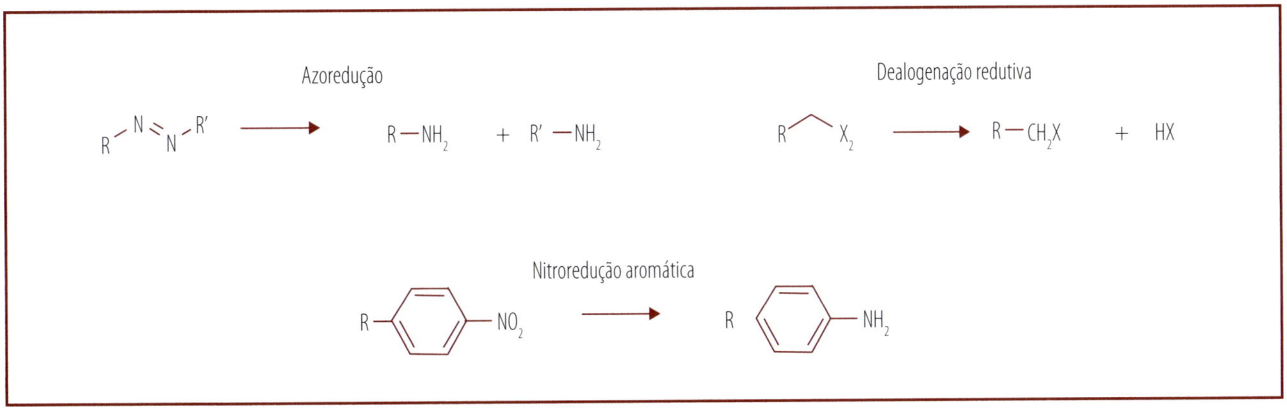

Fig.3.5. Reações comuns de redução na Fase I.

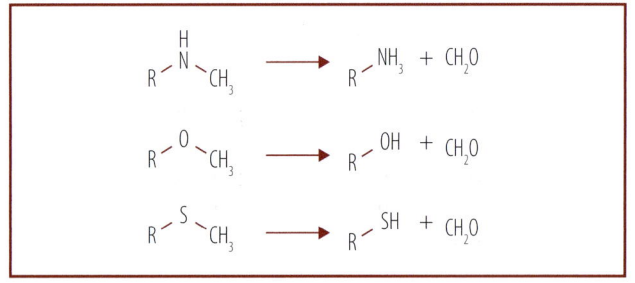

Fig.3.6. Reações comuns de desaminação na Fase I.

✓ *Reações de desepoxidação (3.7)*

Fig.3.7. Reações comuns de desepoxidação na Fase I.

✓ *Reações de redução de aldeído e cetonas (Fig. 3.8)*

Fig.3.8. Reações comuns de redução de aldeído e cetonas na Fase I.

✓ *Reações de desidrogenação de alcoóis (Fig. 3.9)*

Fig.3.9. Reações comuns de desidrogenação de alcoóis na Fase I.

✓ *Reações de desidrogenação de aldeídos (Fig. 3.10)*

Fig. 3.10. Reações comuns de desidrogenação de aldeídos na Fase I.

✓ *Reações de hidrólise de ésteres e amidas (Fig. 3.11)*

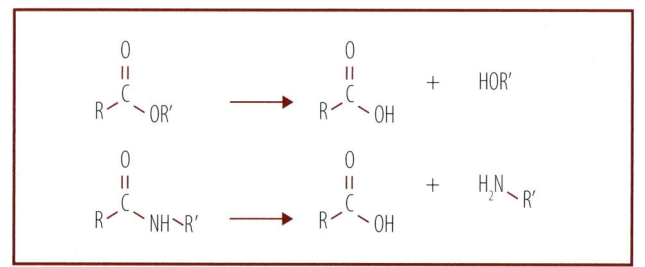

Fig.3.11. Reações comuns de hidrólise de ésteres e amidas na Fase I.

Biotransformação de Fase II

Como se mencionou anteriormente, as reações de biotransformação de Fase II consistem em reações de conjugação, catalisadas por um conjunto de enzimas, a maioria delas localizadas no citosol. Tais reações têm por objetivo agregar grupamentos polares aos produtos das reações de Fase I, permitindo-se que estes se tornem substratos às reações de conjugação. Os doadores dos grupos polares são compostos de alta energia, já que as reações de conjugação são termodinamicamente favoráveis. O resultado que se obtém com tais reações é o aumento na solubilidade em água do xenobiótico.

- **Glucoronidação** – a reação de glucoronidação consiste em agregar um grupo glucoronil em um grupo hidroxila, amina ou sulfidrila. A enzima que catalisa a reação é a UDP (glucoroniltransferase), a qual transfere grupo polar UDP ácido glicurônico. A enzima se encontra localizada no retículo endoplasmático. A diferença de outras enzimas de Fase II é que elas se situam no citosol. Os compostos glucoronidados são muito solúveis em água e aparecem na urina e na bile. Há um grande número de xenobióticos que são substratos desta enzima.

- **Sulfatação** – esta reação consiste na transferência de um grupo sulfato do PAPS(3´-fosfoadenosil-5´-fosfosulfato) a um grupo hidroxila ou amina no xenobiótico. A reação é catalisada por sulfotransferases, enzimas solúveis localizadas no citosol. O produto de reação é um sulfato orgânico ionizado, muito solúvel em água, que se excreta na urina.

- **Aminoacidação** – a reação está relacionada com a formação de uma união peptídica entre o grupo amino terminal de um aminoácido, normalmente glicina, e um grupo carboxila de um xenobiótico. Obviamente, para que esta reação ocorra é indispensável que o xenobiótico possua um grupo carboxila. Estes conjugados são eliminados na urina devido ao sistema de transporte renal, que reconhece o aminoácido.

- **Glutationização** – a glutationização consiste em uma adição da glutationa (GSH), por meio de seu grupo sulfidrila (nucleófilo), com um carbono eletrofílico do xenobiótico. A reação é catalisada pela glutationa-S-transferase e a glutationa, por si, é um cofator de alta energia. A glutationa é um tripeptídeo, Glu-Gli-Cis. O composto que se forma se degrada nos rins, gerando Cis-derivado, que se acetila para produzir um conjugado de ácido mercaptúrico, o qual é eliminado na urina. Tal reação é importante na detoxificação de epóxidos e peróxidos. A glutationa-S-transferase encontra-se nas células de muitos tecidos. Se esta reação diminuísse significativamente o nível celular de glutationa, o organismo poderia sofrer consideráveis danos, devido à peroxidação de lipídios ou por outros mecanismos de agressão química.

- **Metilação** – a metilação possui um papel menor na biotransformação de xenobióticos, exceto na detoxificação do arsênio. Os compostos inorgânicos de arsênio transformam-se em metabólitos monometilados ou dimetilados, que são menos tóxicos. A reação se dá pela transferência de um grupo metila a uma hidroxila, amina ou sulfidrila, e é catalisada por metiltransferases; o composto metila é a SAM (S-adenosil-metionina). A metilação é importante na transformação de compostos endógenos, e forma parte da biossíntese de vários aminoácidos e esteroides, assim como na metilação do DNA. As reações da Fase I ativam grupos funcionais, a metilação os mascara, impedindo que participem das reações de Fase II. Portanto, a metilação de xenobióticos diminui a taxa de eliminação dos compostos.

Como se pode ver, várias das reações da Fase II requerem os mesmos grupos funcionais (Fig. 3.12). Assim, as reações de compostos que podem ser modificados por mais de uma enzima entram em mecanismos reacionais competitivos. A capacidade de ocorrência de reações, deste modo, é definida pela quantidade de cofatores presentes no tecido quando este é exposto a um xenobiótico. A Tabela 3.2 ilustra as capacidades e afinidades das reações de conjugação.

Por exemplo, o fenol contém um grupamento hidroxila, e pode ser biotransformado por uma glucoroniltransferase ou uma sulfotransferase. A capacidade de ocorrência destas reações estará relacionada com a concentração intracelular de UDP ou PAPS.

Na exposição a baixas concentrações de fenol há incremento de sulfoésteres na urina. Caso se administrem quantidades crescentes de fenol, se incrementará a concentração de sulfoéster e, posteriormente, aparecerá o derivado glucoronidato. Isto significa que o fenol tem maior afinidade pela sulfotransferase, reação que procederá até que se esgote a disponibilidade de PAPS. Ao se eximir o PAPS, passa-se ao uso do UDP. No caso da N-acetilação, as afinidades e capacidades podem ser intercambiáveis devido ao polimorfismo desta enzima (acetiladores lentos contra os acetiladores rápidos).

Tabela 3.2. Capacidades e afinidades das reações de conjugação

Reação	Capacidade	Afinidade
Glucoronidação	Alta	Baixa
Aminoacidação	Média	Média
Sulfatação	Baixa	Alta
Glutationização	Baixa	Alta
Acetilação	Variável	Variável

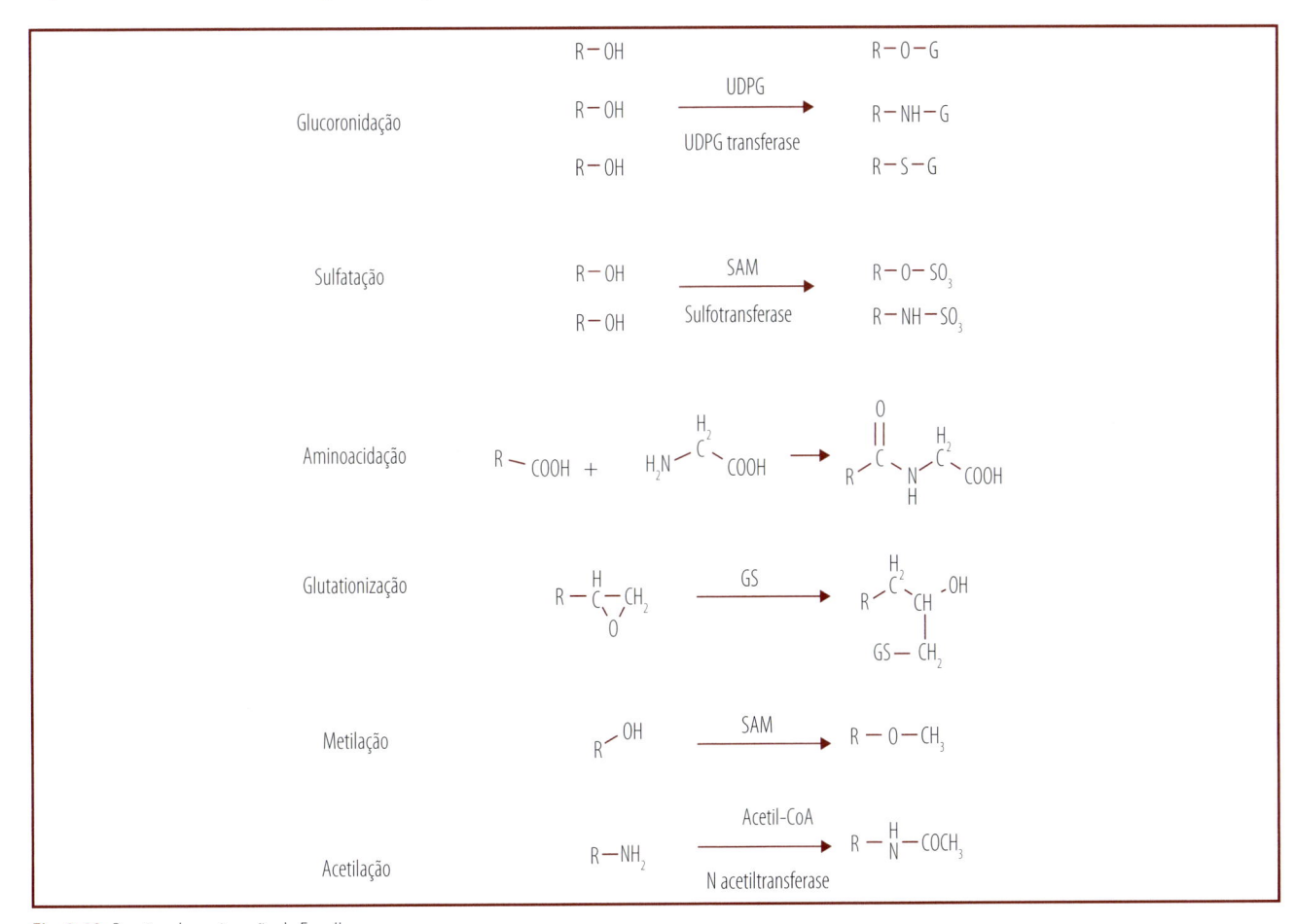

Fig. 3.12. Reações de conjugação de Fase II.

✓ *Bioativação*

A bioativação é o conjunto de reações metabólicas que incrementam a toxicidade dos xenobióticos; ou seja, os metabólitos resultantes da biotransformação da substância absorvida são mais tóxicos que o composto original. A maioria das bioativações é produzida por enzimas de Fase I, embora algumas das enzimas de Fase II também possam bioativar alguns agentes tóxicos. Este efeito indesejável ocorre ao se produzirem espécies químicas muito reativas, normalmente compostos eletrofílicos com grande afinidade por nucleófilos. A molécula de DNA, as proteínas e os lipídios são nucleófilos. A maioria das reações gera produtos de adição, adutos de DNA e adutos de proteínas.

O paracetamol se N-hidroxila no fígado, via citocromo P-450. O produto de hidroxilação reage com proteínas hepáticas, produzindo hepatotoxicidade. Os adutos de DNA são um tema de estudo de notória relevância, com a possibilidade de formação de células carcinogênicas. O benzo-alfa-pireno é um composto carcinogênico que é bioativado no fígado, formando um epóxido altamente eletrofílico que se liga ao DNA.

A Fig. 3.13 ilustra compostos bioativados após passagem pela via CYP 450.

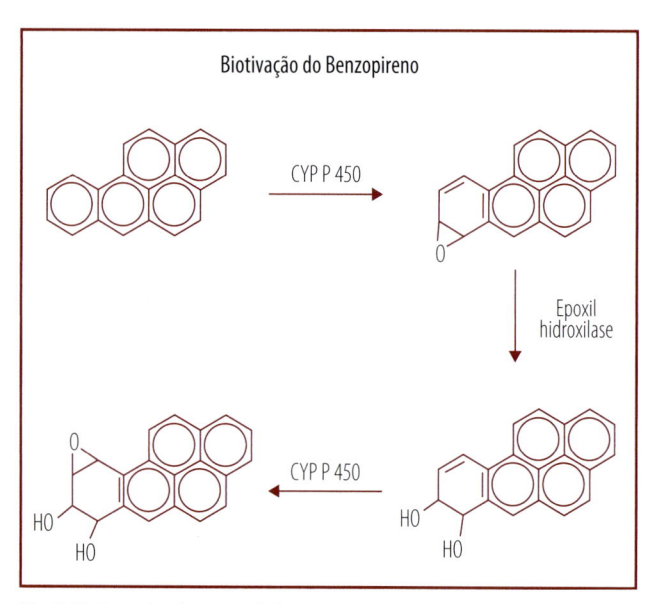

Fig.3.13. Exemplos de reações de bioativação.

Existem vários mecanismos por meio dos quais uma substância pode incrementar a toxicidade de outra:

- **Indução enzimática**: um xenobiótico pode induzir uma enzima que bioativa outro. Por exemplo, o etanol, que induz a síntese de citocromo P-450, que bioativa o tetracloreto de carbono. Esta interação faz com que o tetracloreto de carbono seja mais tóxico ao se administrar etanol em conjunto.
- **Inibição enzimática**: a inibição pode incrementar a bioativação. Como exemplo, citam-se substâncias que inibem a aldeído desidrogenase, como o dissulfiram, fármaco utilizado na terapêutica antietílica. O composto é praticamente desprovido de ação farmacológica. No entanto, juntamente com a ingestão de álcool etílico, altera de forma acentuada o metabolismo intermediário do etanol, e causa aumento da concentração sanguínea de acetaldeído em até 5 a 10 vezes o nível obtido, quando o indivíduo não recebeu tratamento prévio com dissulfiram.

Eliminação

A remoção de um composto de origem a partir do corpo – eliminação – começa assim que o xenobiótico é entregue aos órgãos de depuramento, tais como o fígado, os rins e os pulmões. A eliminação começa imediatamente, mas pode não ser o processo predominante da fase cinética até a absorção e distribuição serem concluídas. Como esperado, a integridade funcional dos principais sistemas de órgãos (cardiovascular, renal e hepático) é o principal determinante da eficiência de remoção dos xenobióticos.

Dentre os fatores que influenciam a eliminação, incluem-se a idade (de maturação enzimática); competição ou inibição de processos de eliminação interagindo com os xenobióticos; saturação de processos enzimáticos; sexo; genética, e as propriedades físico-químicas dos compostos.

A excreção pode ocorrer por meio dos rins, pulmões, trato gastrointestinal, e secreções corporais (suor, lágrimas, leite). Moléculas hidrofílicas (polares) ou xenobióticos ionizados e/ou os metabólitos, devido à sua solubilidade em água, são geralmente excretados por via renal.

A escolha dos indicadores biológicos de exposição (IBE´s): como exemplo, o ácido trans, trans-mucônico urinário, IBE ao benzeno, pode ser determinado na urina de trabalhadores expostos ao solvente. O conceito das fases toxicocinéticas é de suma importância para interpretação dos resultados laboratoriais.

▶ Toxicodinâmica

Como mencionado anteriormente, a Toxicodinâmica refere-se à ação do xenobiótico no organismo. Tal situação é possível devido a fatores fisiológicos e bioquímicos pertencentes aos "órgãos alvo", seja em receptores extra e intracelulares e moléculas reguladoras. Dentre os exemplos de componentes, as proteínas constituem a classe mais abundante de receptores a agentes tóxicos. Exemplificam-se: receptores de hormônios, fatores de crescimento, neurotransmissores, enzimas de vias metabólicas ou reguladoras (ex. acetilcolinesterase), papéis estruturais (ex. tubulina) e, no contexto atual, os ácidos nucleicos DNA e RNA.

O mecanismo de ação de um xenobiótico é fator importante para a identificação de sinais e sintomas e a correlação com possíveis situações de intoxicação, bem como na escolha da terapêutica. Em classificações de ações de xenobióticos em órgãos alvo, relatam-se os dois principais como *agonistas* e *antagonistas*. Os primeiros referem-se a compostos que se ligam em receptores fisiológicos e simulam efeitos de agentes reguladores endógenos. Já os antagonistas interferem na ação dos agonistas, seja por ligação ou competição pelo sítio alvo com o toxicante. A Fig. 3.14 ilustra os principais mecanismos de toxicidade a xenobióticos.

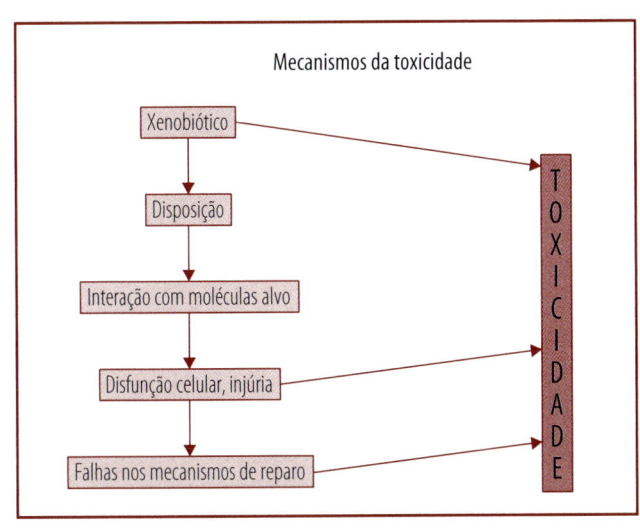

Fig.3.14. Principais mecanismos de toxicidade a xenobióticos.

A atividade reguladora é chamada atividade intrínseca. Assim, antagonistas são desprovidos de atividade intrínseca, pois somente ocupam o ambiente de ligação, sem desenvolver estímulo. As ligações de toxicantes envolvem ligações químicas conhecidas, tais como interações de Van Der Waals, covalentes, hidrófobas; pontes de hidrogênio e dipolo-dipolo, iônicas. A afinidade entre o xenobiótico e o sítio de ação é mediada pela força de ligação, promovendo maior ou menor intensidade na ação resultante, conceito que se denomina: relação estrutura-atividade.

A ação de xenobióticos relacionada à Toxicologia de Medicamentos e à temática de QSAR (*Quantitative Structure-Activity Relationship*) é de valiosa importância atualmente. Com alterações na conformação molecular é possível criar fármacos mais eficazes, com maior seletividade entre diferentes células e tecido, fato que está diretamente relacionado às modificações da estrutura química dos ativos farmacoterapêuticos, o que permite a diminuição dos efeitos colaterais e intoxicações medicamentosas.

Mecanismos de ação tóxica

Ao ser distribuído e atingir o alvo, o xenobiótico possui a capacidade de ligar-se ao sítio de ação. Tal situação é mediada por reações químicas como, por exemplo: ligações covalentes e não-covalentes, que podem alterar a conformação dos ligantes devido à abstração de hidrogênio, transferência eletrônica, ou enzimaticamente.

Tipos de ligações

✓ *Ligações não covalentes*

As interações polares, ou com formação de cátions ou ânions, envolvem ligações com membranas celulares, receptores intracelulares, canais iônicos, e a algumas enzimas. Tais interações são geralmente reversíveis, devido à pequena energia de ligação nestes pontos.

✓ *Ligações covalentes*

Praticamente irreversíveis, estas ligações alteram permanentemente as moléculas endógenas. A título de exemplo, menciona-se a formação de adutos com ligantes eletrofílicos, como tensoativos catiônicos ou aniônicos. Estes toxicantes reagem com átomos nucleófilos, que são abundantes em macromoléculas, como a estrutura helicoidal do DNA.

A interação de compostos organofosforados no sítio de ligação da enzima acetil-colinesterase, reforçando a ação da acetilcolina em receptores muscarínicos e nicotínicos, pode exemplificar os tipos de ligações covalentes e não-covalentes. Os fosforados inibem a enzima, ligando-se à hidroxila do resíduo da serina (interação entre o oxigênio do sítio do receptor e o fósforo do composto praguicida); tal ligação é covalente, sendo praticamente irreversível – o que se relaciona com o grau de intoxicação e situação clínica de uso de pralidoxina, um anticolinérgico antagonista de receptores da acetilcolinesterase.

✓ *Abstração de hidrogênio*

Radicais livres neutros podem abstrair átomos de hidrogênio de compostos endógenos, convertendo estes em radicais. Os radicais podem também remover hidrogênios de grupos CH_2 de aminoácidos livres e converter aminoácidos residuais em proteínas, em seguida, em carbonilas, formando ligações cruzadas com o DNA.

✓ *Transferência de elétrons*

Os xenobióticos podem trocar elétrons em formas oxidadas ou reduzidas de moléculas, levando à formação de compostos chamados *by-products* ou produtos de reação. Por exemplo, os nitritos ($NO_{(s)}$) podem oxidar o Fe (II) da hemoglobina em Fe (III), gerando a meta-hemoglobina.

✓ *Reações enzimáticas*

Algumas toxinas atuam enzimaticamente em proteínas específicas. A toxina diftérica bloqueia a função do fator de enlongação 2 na síntese de proteínas, e a toxina da cólera ativa a proteína G em seu mecanismo de ação.

Tipos de receptores

Há quatro principais grupos de receptores alvos de ações de xenobióticos no organismo:

- receptores ligados a canais iônicos (ionotrópicos);
- receptores ligados à proteína G (metabotrópicos);
- receptores ligados à quinase;
- receptores ligados à transcrição de genes (receptores nucleares).

✓ *Receptores ligados a canais iônicos (ionotrópicos)*

São receptores de membranas acoplados diretamente a um canal iônico, onde atuam neurotransmissores rápidos (receptor nicotínico da acetilcolina, receptor GABA e receptor glutamato). Quando a acetilcolina, por exemplo, liga-se ao receptor nicotínico, há alteração na conformação das proteínas componentes do receptor, de forma que se abre um poro entre essas proteínas, permitindo a passagem de íons sódio e potássio.

✓ *Receptores ligados à proteína G (metabotrópicos)*

Estão acoplados a sistemas efetores intracelulares por meio de uma proteína G. Nessa classe, incluem-se muitos hormônios e transmissores lentos, como os receptores muscarínicos para acetilcolina e receptores adrenérgicos. A proteína G é uma proteína de membrana que consiste em três subunidades ($\alpha\beta\gamma$). Quando o receptor é ocupado pelo agonista, a subunidade α se dissocia e fica livre para ativar um efetor (uma enzima de membrana ou canal iônico). Em alguns casos, a subunidade $\beta\gamma$ pode ser a espécie ativadora.

Os três sistemas efetores acoplados à proteína G são: sistema adenilato ciclase/AMPc (adenosina monofosfato cíclico), sistema da fosfolipase C/fosfato de inositol e regulação de canais iônicos. O sistema adenilato ciclase/AMPc ativa várias proteínas quinases que controlam a função celular de várias maneiras distintas, causando a fosforilação de várias enzimas, transportadores e outras proteínas.

No momento de ativação do sistema fosfolipase C/fosfato de inositol catalisa a formação de dois mensageiros intracelulares, o IP3 e DAG, a parir do fosfolipídio de membrana. O IP3 aumenta o nível de cálcio citossólico, por meio da liberação de cálcio intracelular. Tal elevação inicia numerosos eventos, incluindo contração, secreção, ativação enzimática e hiperpolarização de membrana. O DAG ativa a proteína quinase C, que controla muitas funções celulares por intermédio da fosforilação de várias proteínas.

✓ *Receptores ligados à quinase*

São receptores de membrana que incorporam um domínio intracelular de proteína quinase (em geral, tirosina quinase). Exemplos são os receptores de citocinas, que se ligam a quinases citossólicas e as ativam quando o receptor está ocupado. Em geral, a transdução envolve dimerização dos receptores, seguida de autofosforilação de resíduos de tirosina. Estes resíduos atuam em uma variedade de proteínas intracelulares. Dentre os eventos ocasionados, estão o controle de crescimento e a diferenciação celular, bem como o funcionamento e as propriedades de ligação de proteínas intracelulares.

✓ *Receptores ligados à transcrição de genes (receptores nucleares)*

São receptores que regulam a transcrição gênica. Conhecidos também como receptores nucleares, alguns deles estão localizados no citossol e não no compartimento nuclear. Incluem receptores de hormônios esteroides, tireoideanos e outros agentes, como ácido retinoico e vitamina D. Por meio da ligação do esteroide, o receptor muda de configuração, facilitando a formação de dímeros do receptor. Esses dímeros se ligam a sequências específicas do DNA nuclear, conhecidas como elementos responsivos a hormônios, havendo aumento na atividade da RNA polimerase e na produção de RNA mensageiro específico, poucos minutos após a adição do esteroide.

Interações entre agentes tóxicos

A exposição a mais de dois agentes tóxicos pode ocasionar a exacerbação ou diminuição de efeitos decorrentes da adição, sinergia, potenciação e inibição. O *efeito aditivo* ocorre quando o resultante final é igual à soma dos efeitos produzidos. Como exemplo, exposição a arsênio e chumbo e a ação sobre o grupo HEME da hemoglobina, o que gera aumento importante do coproporfirinogênio na urina.

O *efeito sinérgico* é conceituado como efeito final maior que a soma dos efeitos individuais dos compostos. Tal situação é observável quando há exposição ao tetracloreto de carbono e a moléculas cloradas aromáticas, as quais promovem hepatotoxicidade sinérgica.

A interação de xenobióticos, que ocorre exacerbando o efeito de um toxicante que habitualmente não ocasionaria ação tóxica, é nominada *potenciação*. O propanolol não é tóxico, no entanto, na presença de tetracloreto de carbono, sua hepatotoxicidade é aumentada.

A *inibição* ocorre se um xenobiótico diminui o efeito tóxico do outro; dá-se, então, um antagonismo competitivo. O antagonista compete pelo sítio de ligação, sem reagir com este último, nem com seus receptores. Praguicidas organofosforados inibem a enzima colinesterase, com acúmulo de acetilcolina na fenda sináptica. A atropina (antagonista) bloqueia os receptores de acetilcolina, sendo empregada na terapêutica de intoxicação por fosforados. A Fig. 3.15 ilustra, de maneira esquemática, as principais interações entre dois xenobióticos.

Os conceitos de interações entre agentes tóxicos são extremamente relevantes na abordagem de avaliação da exposição ocupacional a misturas, uma vez que situações cotidianas de ambientes de trabalho refletem multiexposição a xenobióticos.

Interação entre dois agentes efeitos resultantes

Aditivo: 2 + 3 = 5
inseticida organofosforado + inibidor da colinesterase

Sinérgico: 2 + 2 = 20
CCl_4 + etanol = hepatotóxico

Potenciação: 0 + 2 = 10
CCl_4 + isopropanolol = aumento no efeito hepatotóxico do CCl_4

Antagonismo: 4 + 6 = 8; 4 + 0 = 1
Organofosforados + atropina

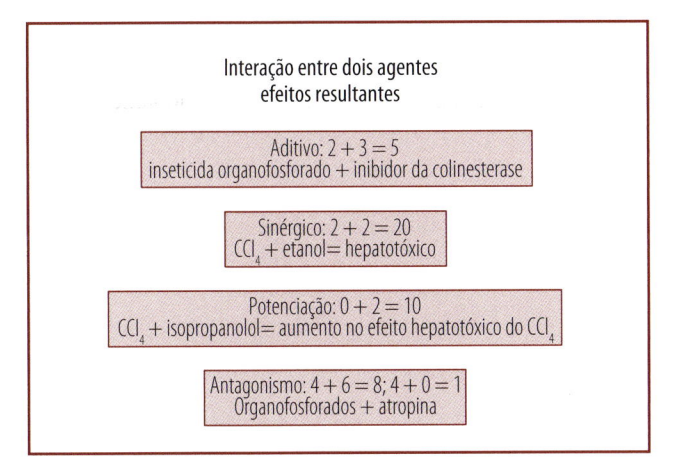

Fig. 3.15. Principais interações entre dois xenobióticos.

Mecanismos diferenciados

✓ *Carcinogênese química*

O termo carcinogênese se refere a um agente que, administrado anteriormente em animais, ocasiona um aumento significativo de incidência de neoplasmas de um ou mais tipos histogenéticos, quando comparado com a incidência em animais de grupo controle apropriado. A Fig. 3.16 retrata exemplos de mecanismos de carcinogênese e as ações decorrentes de carcinógenos.

Mecanismo genotóxico

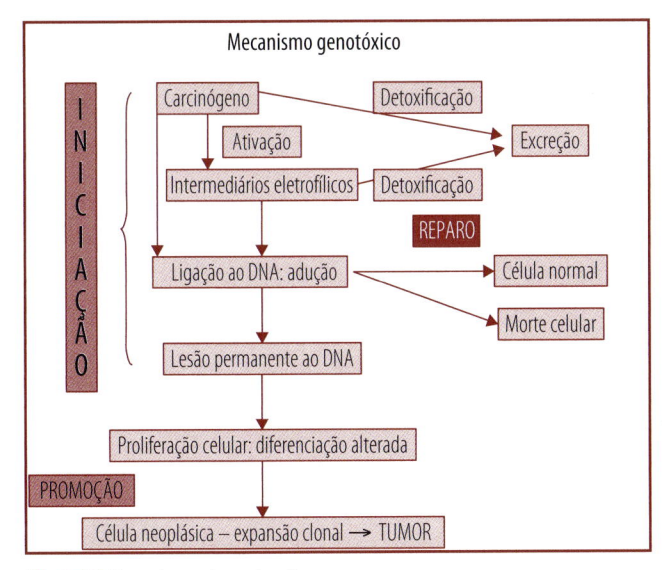

INICIAÇÃO:
Carcinógeno → Detoxificação → Excreção
↓
Ativação
↓
Intermediários eletrofílicos → Detoxificação
↓
REPARO
↓
Ligação ao DNA: adução → Célula normal / Morte celular
↓
Lesão permanente ao DNA
↓
Proliferação celular: diferenciação alterada
↓
PROMOÇÃO:
Célula neoplásica – expansão clonal → TUMOR

Fig. 3.16. Mecanismos de carcinogênese

✓ *Marcadores moleculares e carcinogênese*

A utilização de marcadores moleculares diferencia-se pelos conceitos de marcadores de genotoxicidade ou não genotóxicos. A monitorização biológica destes biomarcadores desperta interesse, pois tendem a ser usados como preditivos e presuntivos no combate a, e na prevenção de cânceres relacionados à exposição a xenobióticos nos ambientes de trabalho. A complexidade da exposição a compostos químicos, em nível epidemiológico, constitui um importante complicador do estabelecimento de nexo causal.

O termo carcinogênico significa, literalmente, o que dá origem a neoplasias epiteliais, ou seja, carcinomas. O que dá origem a sarcomas, ou neoplasias de tecido mesenquimal, seria sarcomagênico, e a tumores em geral, oncogênico. Na prática, entretanto, o termo carcinogênico é usado para designar indutores de neoplasias em geral, sentido mantido neste texto. Por outro lado, a palavra gênica significa dar origem, ou seja, produzir *ab initio*. Também neste aspecto, o presente texto usa o termo em sentido mais amplo, de modo a incluir tanto iniciadores, quanto promotores da carcinogênese.

O processo de carcinogênese, ou seja, de formação de câncer, em geral se dá lentamente, podendo levar vários anos para que uma célula cancerosa prolifere e dê origem a um tumor visível. Os carcinógenos podem ser divididos, grosso modo, em genotóxicos e epigenéticos, ou não genotóxicos. As substâncias mutagênicas são capazes de iniciar a transformação maligna da célula, enquanto outro grupo de substâncias não genotóxicas, conhecidas como promotores, potencializa o efeito carcinogênico dos iniciadores, quando aplicados depois destes. Como os promotores dependem da ação prévia de um iniciador, eles são considerados carcinógenos incompletos. Por outro lado, como os iniciadores genotóxicos podem *per se* levar ao tumor, eles são considerados carcinógenos completos. Entretanto, as substâncias genotóxicas são carcinógenos completos, isto é, funcionam também como promotoras, em doses mais elevadas, frequentemente letais para a célula, aplicadas continuamente. Para a iniciação, basta uma única exposição a doses mais baixas, não letais. Neste contexto, há vários estágios antes de chegar ao tumor. São eles:

✓ *Estágio de iniciação*

É o primeiro estágio da carcinogênese. Nele, as células sofrem o efeito dos agentes cancerígenos ou carcinógenos, que provocam modificações em alguns de seus genes. Nesta fase, as células encontram-se geneticamente alteradas, porém ainda não é possível detectar um tumor clinicamente. Encontram-se "preparadas", ou seja, "iniciadas" para a ação de um segundo grupo de agentes, que atuará no próximo estágio. São exemplos de carcinógenos iniciadores: agentes alquilantes de ação direta, hidrocarbonetos policíclicos aromáticos, aminas aromáticas e corantes azo, nitrosaminas e amidas.

✓ *Estágio de promoção*

É o segundo estágio da carcinogênese. Nele, as células geneticamente alteradas, ou seja, "iniciadas", sofrem o efeito dos agentes cancerígenos classificados como oncopromotores. A célula iniciada é transformada em célula maligna, de forma lenta e gradual. Para que ocorra essa transformação, é necessário um longo e continuado contato com o agente cancerígeno promotor. A suspensão do contato com agentes promotores muitas vezes interrompe o processo nesse estágio. Alguns componentes da alimentação e a exposição excessiva e prolongada a hormônios são exemplos de fatores que promovem a transformação de células iniciadas em malignas. Citam-se, como agentes promotores, alguns hormônios e aflatoxinas.

✓ *Estágio de progressão*

É o terceiro e último estágio, e caracteriza-se pela multiplicação descontrolada e irreversível das células alteradas. Nesse estágio, o câncer já está instalado, evoluindo até o surgimento das primeiras manifestações clínicas da doença. Os fatores que promovem a iniciação ou progressão da carcinogênese são chamados agentes oncoaceleradores ou carcinógenos. O fumo é um agente carcinógeno completo, pois possui componentes que atuam nos três estágios da carcinogênese.

✓ *Ensaios aplicados à avaliação carcinogênica*

Os biomarcadores frequentemente utilizados referem-se à excreção de produtos urinários, adutos de hemoglobina, adutos de DNA, adutos de proteínas, troca de cromátides irmãs, ensaio do micronúcleo e aberrações cromossômicas. Cada técnica possui suas particularidades; exemplos de guias experimentais podem ser vistos na página eletrônica da OECD (*Organisation for Economic Cooperation and Development* – Organização para o Desenvolvimento e Cooperação Econômica da União Europeia).

✓ *Análise de lesões em DNA*

Dados da literatura apontam que a exposição de organismos ou células a metais leva ao aumento da geração de espécies reativas de oxigênio (EROs) e nitrogênio (ERNs), sendo estabelecido um estado de estresse oxidativo. Metais como As, Ni e Cd são carcinógenos humanos, e o excesso de manganês provoca uma desordem neurodegenerativa conhecida como manganismo. Resultados contraditórios quanto à ação genotóxica do Pb são encontrados na literatura. Em todos os casos, porém, a geração de estresse oxidativo parece ter um papel na etiologia dos processos degenerativos associados à exposição aos metais citados.

Para a análise das lesões em DNA, são utilizados leucócitos isolados de trabalhadores expostos e não expostos a agentes tóxicos. 8-Oxo-7,8-dihidro-2'-desoxiguanosina (8-oxo-dGuo) é uma lesão gerada por ataque de radical hidroxila (HO•) e oxigênio singlete ($^1O_2$) à base guanina no DNA. O MDA (malonaldeído) resulta da reação de aldeídos gerados endogenamente (peroxidação lipídica, por exemplo) com lipídios de membrana celular. As duas lesões são mutagênicas e o aumento dos seus níveis pode levar a um aumento de chance de ocorrência de processos degenerativos.

Além disso, o objetivo da determinação de adutos em bases do DNA como a 8-hydroxy-2´-deoxiguanosina (8-oxo-dGuo) e MDA (malonaldeído), via peroxidação lipídica, a qual é notada em vários tumores – com implicações importantes na etiologia do câncer -, é de grande valia para o entendimento de mecanismos de carcinogênese química.

▶ Bibliografia consultada

Basu A, Mahata J, Gupta AKG. Genetic toxicology of a paradoxical human carcinogen, arsenic: a review. Mutation Research 488:171-94;2001.

Benet LZ, Kroetz DL, Sheiner LB. Farmacocinética: a dinâmica da absorção, distribuição e eliminação de fármacos. In: Goodman LS, Gilman AED. As bases farmacológicas da terapêutica. 9ª. ed. Rio de Janeiro: McGraw-Hill, p. 3 – 44, 2001.

Brasil. Ministério da Saúde. Instituto Nacional do Câncer. Coordenação Nacional de Controle de Tabagismo. Falando sobre câncer e seus fatores de risco. Rio de Janeiro, 1996. Disponível em: http://www.inca.gov.br/conteudo_view.asp?id=319

Carneiro MRG, Pinto LFR, Paumgartten FJR. Fatores de risco ambientais para o câncer gástrico: a visão do toxicologista. Cadernos de Saúde Pública 13(1):27-38;1997.

Danadevi K, Rozati R, Banu BS, Rao PH, Grover P. DNA damage in workers exposed to lead using comet assay. Toxicology. 187:183-193, 2003.

Davis DL, Donovan M, Herberman R, Gaynor M, Axelrod D, van Larebake N, Sasco AJ. The need to develop centers for environmental oncology. Biomedicine & Pharmacotherapy, 61:614-622;2007.

Dobson AW, Erikson KM, Aschner M. Manganese neurotoxicity: redox-active metals in neurological disorders. Annals of the New York Academy of Sciences 1012:115-128;2004.

Donne ID. Biomarkers of oxidative damage in human disease. Clinical Chemistry 52(4):601-23;2006.

Galetin A, Brown C, Hallifax D, Ito K, Houston J. Utility of recombinant enzyme kinetics in prediction of human clearance: impact of variability, CYP3A5 and CYP2C19 on CYP3A4 probe substrates. Drug Metabolism and Disposition 32:1411-20;2004.

Grecus Z. Mechanisms of toxicity. In: Casaret L J. & Doull´S J. Essentials of Toxicology. 7ª. ed.New York: McGraw-Hill, 2007. p. 45-107.

Howgate E, Yeo K, Proctor N, Tucker G, Rostami-Hodjegan A. Prediction of in vivo drug clearance from in vitro data: Impact of inter-individual variability. Xenobiotica 36(6):473-97; 2006.

Ito K, Houston JB. Prediction of human drug clearance from in vitro and preclinical data using physiologically based and empirical approaches. Pharmaceutical Research 22:103-12; 2005.

Iwatsubo T, Hirota N, Ooie T, Suzuki H, Shimada N, Chiba K, Ishizaki T, Green CE, Tyson CA, Sugiyama Y. Prediction of in vivo drug metabolism in the human liver from in vitro metabolism data. Pharmacology & Therapeutics, 73:147-71, 1997.

Lehman-McKeeman, LD. Absorption, distribution, and excretion of toxicants. In: Casaret L J. & Doull´S J. Essentials of Toxicology. 7ª ed. New York: McGraw-Hill, 2007. p. 131-161.

Lu H, Shi X, Costa M, Huang C. Carcinogenic effect of nickel compounds. Molecular and Cellular Biochemistry 279:45-67; 2005.

Mutti A. Biological monitoring in occupational and environmental toxicology. Toxicology Letters 108:77-89;1999.

Mutti A, Watson WP. Role of biomarkers in monitoring exposures to chemicals: present position, future prospects. Biomarkers 9(3):211-42;2004.

Nielsen F, Mikkelsen BB, Nielsen JB, Andersen HR, Grandjean P. Plasma malondialdehyde as biomarker for oxidative stress: reference interval and effects of life-style factors. Clinical Chemistry 43(7):1209-14;1997.

OECD. Organisation for Economic Co-Operation and Development. Guidelines for the testing of chemicals. Disponível em: http://www.oecd.org/topic/0,3373,en_2649_34377_1_1_1_1_37465,00.html

Oga S. Biotransformação e excreção de drogas. In: Oga, S. Fundamentos de Toxicologia. 2ª. ed. São Paulo: Atheneu, 2003.

Parkinson A. Biotransformation of xenobiotics. In: Casaret LJ & Doull´S J. Essentials of Toxicology. 7a. ed. New York: McGraw-Hill, 2008.

Peixe TS, Nascimento ES, Della Rosa EV. Determinação de fenol urinário por cromatografia em fase gasosa em trabalhadores que utilizam resinas fenólicas em fundições. Revista Brasileira de Ciências Farmacêuticas 42(2):79-287;2006.

Proctor N, Tucker G, Rostami-Hodjegan A. Predicting drug clearance from recombinantly expressed CYPs: intersystem extrapolation factors. Xenobiotic 34:151-78;2004.

Rose RL, Hodgson E. Chemical and physiological influences on xenobiotic metabolism. In: Hodgson E, Levi PE A textbook of modern toxicology. 3ª. ed. New Jersey: John Wiley & Sons, Inc., 2004. p. 163-201.

Swenberg JA, Fryar-Tita E, Jeong YC, Boysen G, Starr T, Walker VE, Albertini RJ. Biomarkers in toxicology and risk assessment: informing critical dose-response relationships. Chemical Research in Toxicology 21:253-65;2008.

Topinka J, Sevastyanova O, Binkova B, Chvatalova I, Milcova A, Lnenickova Z, et al. Biomarkers of air pollution exposure— a study of policemen in Prague. Mutation Research 624:9-17; 2007.

Vainio, H. Use of biomarkers – new frontiers in occupational toxicology and epidemiology. Toxicology Letters 102:581-89; 1998.

Vainio H. Use of biomarkers in risk assessment. International Journal of Hygiene and Environmental Health, 204:91-102; 2001.

Valavanidis A, Vlahoyianni T, Fiotkis K. Comparative study of the formation of oxidative damage marker 8-hydroxy-2´-deoguanosine (8-OHDG) adduct from the nucleoside 2´-deoxiguanosine by transition metals and suspensions of particulate matter in relation to metal content and redox reactivity. Free Radical Research 39:1071-81;2005.

Valko M, Rhodes CJ, Moncol MI, Mazur M. Free radicals, metals and antioxidants in oxidative stress-induced cancer. Chemical-Biological Interaction 160:1-40;2006.

Vallentine JL. Toxicokinetics. In: Casaret LJ & Doull´s J. Essentials of Toxicology. 6a. New York: McGraw-Hill, 2003.

Viau C. Biological monitoring of exposure to mixtures. Toxicology Letters 134:9-16;2002.

Wahlstrom JL, Rock DA, Slatter GS, Wienkers L. Advances in predicting CYP mediated drug interactions in the drug discovery setting. Expert Opinion on Drug Discovery 1:677-91; 2006.

Conceito de Adoecimento Relacionado ao Trabalho e sua Taxonomia

René Mendes

- Introdução
- Conceito de adoecimento, de dano ou de agravo à saúde
- Conceito de adoecimento relacionado ao trabalho: "nexo causal" e critérios de inclusão
- Taxonomia do adoecimento relacionado ao trabalho
- Sistemas taxonômicos baseados em listas nominais de doenças relacionadas ao trabalho
  Lista de doenças profissionais da OIT
  Lista da Comunidade Europeia
- O Brasil e as listas de doenças relacionadas com o trabalho
  Antecedentes
  As listas A e B do Ministério da Saúde e do Ministério da Previdência Social (1999)
  A lista C da Previdência Social
- Comentários finais
- Referências e Bibliografia consultada
- Anexos
  Anexo 1: Lista das Doenças Profissionais da OIT (revisada em 2010)
  Anexo 2: Lista Europeia de Doenças Profissionais (2003)
  Anexo 3: Lista A do Ministério da Saúde e do Ministério da Previdência Social
  Anexo 4: Lista B do Ministério da Saúde e do Ministério da Previdência Social
  Anexo 5: Lista C – Lista do NTEP (Nexo Técnico Epidemiológico)

Introdução

A primeira parte (Parte A) deste livro foi concebida e organizada de modo a "começar pelo começo" o estudo da Patologia do Trabalho, abordando, primeiro, as bases históricas e conceituais, assim como as ferramentas de abordagem e de análise utilizadas para o entendimento desta complexa área temática.

O Capítulo 1, denso e extenso, tentou mostrar como o conhecimento da Patologia do Trabalho foi construído até o presente, mas também apontou para as lacunas do conhecimento e, portanto, para os desafios existentes e as oportunidades para contribuição na construção dessa história que, literalmente, nunca terá fim. Essa história constitui as *raízes* da enorme árvore que aqui denominamos Patologia do Trabalho. Raízes – no mais das vezes invisíveis, também crescem, sempre em busca de distintas fontes de água e nutrientes, os quais, no nosso caso, são: a Saúde Pública e sua constituição; a Medicina e sua constituição; a Epidemiologia e sua constituição; os movimentos sociais dos trabalhadores e sua história; a história do Trabalho; a história da Ciência e Tecnologia; a história dos Direitos Sociais; a história social das instituições e, por certo, um pouco da história de cada um de nós – ao nos colocarmos não como meros espectadores e testemunhas, à margem do caminho, mas como sujeitos e protagonistas, que utilizam bem (e para o bem) o "talento" que a cada um de nós foi confiado, por parte da fonte de todos os talentos: Deus![1]

O Capítulo 2 e, de certa forma, o Capítulo 3, tentarão mostrar *por quê* e *como* se dá o adoecimento relacionado ao trabalho. Nesta imagem da "árvore" da Patologia do Trabalho, o conhecimento das *causas* do adoecimento relacionado com o trabalho – **por quê?** – e dos *mecanismos de ação* – **como?** – constitui o *tronco* central de sustentação.

Pois bem: nesta metáfora, após as raízes – numerosas e sempre vivas –, e após o tronco – que se alimenta das raízes e sustenta a parte visível da árvore –, desenvolvem-se os ramos e sub-ramos desta "árvore", que, na verdade, não cessa de crescer em todas as direções, tal como ocorre com as multiformes e inesgotáveis expressões do adoecimento relacionado ao trabalho. O Capítulo 4 dedica-se, justamente, à tentativa de organizar esta frondosa árvore, através do estudo, da discussão e, mesmo, do desenvolvimento de critérios para a sistematização da hoje frondosa "árvore" da Patologia do Trabalho. Este exercício pertence à Taxonomia[2]: "ciência ou técnica de classificação". Etimologicamente, é formada por tax(i/o), do grego *táksis, takseos*: ordenação, classificação, disposição sistemática + *nomia*: regra, norma. Bem-vindos a este fascinante exercício!

---
[1] Os que quiserem conhecer ou recordar esta parábola de Jesus poderão encontrá-la no Evangelho segundo São Mateus, 25: 14-30.
[2] Dicionário Houaiss da Língua Portuguesa.

Conceito de adoecimento, de dano ou de agravo à saúde

É universal, desde os primórdios da História, o conhecimento – quando não a própria experiência – sobre as formas de adoecer, de sofrer ou de morrer por causa do trabalho. Como experiência pessoal, sofrer ou adoecer são vivências fortemente subjetivas, eventualmente perceptíveis aos sentidos dos outros. Habitualmente, quanto mais grave for o sofrimento ou a doença, mais "objetivos" eles se tornam, através de sinais e manifestações clínicas, culminando com a morte, evento "vital" de caracterização inquestionavelmente objetiva.

Neste transitar entre o subjetivo e o objetivo, entre o individual e o coletivo, entre o físico e o mental, surgem, de forma natural, as perguntas: *o que é um dano* ou um *agravo à saúde?* E *como relacioná-lo com o trabalho?*

Nesta parte do capítulo, tentaremos responder à primeira pergunta, conceituando o *pathos* – sofrimento, agravo, dano à saúde, e, mais adiante, qualificando-o como tendo sido causado, desencadeado, agravado pelo trabalho, ou guardando, com ele, um relacionamento de causa e efeito.

Do senso comum e do dicionário vem a ideia de *sofrimento*: dor física, angústia, aflição, amargura, infortúnio, desastre, agravo. *Agravo* dá a ideia de prejuízo, dano. *Dano* significa estrago, deterioração, danificação. Com o significado destes três termos está construído, neste momento, o espectro do *pathos*. Também, o espectro da Patologia do Trabalho, a qual tem a pretensão de lidar com estas categorias, no que se refere ao dano ou agravo à saúde, causado pelo trabalho.

Assim, "danifica-se", "estraga-se" a saúde, causa-se "prejuízo" a ela, aqui entendida a **saúde** como *"uma condição em que um indivíduo ou grupo de indivíduos é capaz de realizar suas aspirações, satisfazer suas necessidades e mudar ou enfrentar o ambiente. A saúde é recurso para a vida diária, e não um objetivo de vida; é um conceito positivo, enfatizando recursos sociais e pessoais, tanto quanto as aptidões físicas. É um estado caracterizado pela integridade anatômica, fisiológica e psicológica; pela capacidade de desempenhar pessoalmente funções familiares, profissionais e sociais; pela habilidade para tratar com tensões físicas, biológicas, psicológicas ou sociais; com um sentimento de bem-estar e livre do risco de doença ou morte extemporânea. É um estado de equilíbrio entre os seres humanos e o meio físico, biológico e social, compatível com plena atividade funcional"* (Rey, 1999).

Com efeito, para a Organização Mundial da Saúde (OMS), os objetivos da "Saúde no Trabalho" incluem, em seu amplo espectro, *"... o prolongamento da expectativa de vida e minimização da incidência de incapacidade, de doença, de dor e do desconforto, até o melhoramento das habilidades em relação a sexo e idade, incluindo a preservação das capacidades de reserva e dos mecanismos de adaptação, a provisão de realização pessoal, fazendo com que as pessoas sejam sujeitos criativos; o melhoramento da capacidade mental e física e da adaptabilidade a situações novas e mudanças das circunstâncias de trabalho e de vida..."* (WHO, 1975).

Ampliando ainda mais este conceito, é lembrado pela OMS que *"a saúde pode ser lesada não apenas pela presença de fatores agressivos (fatores de risco), algumas vezes denominados 'sobrecarga', por exemplo, agentes tóxicos, ruído, poeira de sílica, mas também pela ausência ou deficiência de fatores ambientais (às vezes denominada 'subcarga'), por exemplo, falta de suficiente atividade muscular, falta de comunicação com outras pessoas, falta de diversificação em tarefas de trabalho, monotonia, falta de responsabilidade individual, falta de desafios intelectuais. Embora pouco seja conhecido sobre estas condições (deficiências em estímulos essenciais), a avaliação de saúde deveria considerar tanto a sobrecarga quanto a subcarga nas atividades de trabalho"* (WHO, 1975).

Para a OMS, um *efeito* estatisticamente significante não é, em si, o mesmo que um *dano à saúde*. *"Convém, pois, distinguir os efeitos como tais, dos efeitos adversos, isto é, os efeitos inaceitáveis ou não admissíveis. O que se considera 'inaceitável' (não tolerável) é uma questão de interpretação, em última instância, de opção. (...) O conceito de efeito em si é um conceito neutro, enquanto que o de efeito adverso e o de dano à saúde não o são..."* (WHO, 1975).

Nesta linha de raciocínio, o mesmo Grupo de Estudos da OMS entende que *"costuma haver uma gradação contínua, que é a seguinte: efeito não observado > efeito compensatório > efeito precoce de significado duvidoso para a saúde > transtorno de saúde incipiente > doença manifesta."* (WHO, 1975).

Assim, quaisquer que sejam os critérios ou decisões adotados (por um país, por uma norma etc.), existiriam sempre três tipos de efeitos (WHO, 1975):

- *efeitos unanimemente reconhecidos como adversos*: por exemplo, na exposição ocupacional ao chumbo, concentração urinária de ácido delta-aminolevulínico (ALA) superior a 20mg/L, em adultos; na exposição ao ruído, queda acentuada da capacidade auditiva, vista ao audiograma;
- *efeitos que podem ser considerados como adversos*, sem que haja provas epidemiológicas suficientes a respeito; por exemplo, na exposição ao ruído, redução temporária do limiar da audição;
- *efeitos que podem guardar uma relação com uma exposição e com um dano à saúde*, não havendo, porém, acordo geral sobre seu significado; por exemplo, na exposição ao ruído, a relação com a presbiacusia.

Com o propósito de servir como subsídio à tentativa de estabelecer critérios que pudessem ser universalmente utilizados para fins de harmonização de conceitos e comparação de informações, a OMS propôs que fossem considerados "efeitos adversos à saúde" os seguintes (OMS, 1980):

- efeitos que indicam fases iniciais de uma doença clínica;
- efeitos que não são facilmente reversíveis e indicam uma diminuição da capacidade corporal para manter a homeostase;
- efeitos que tornam o indivíduo mais suscetível às consequências nocivas de outras influências ambientais;
- efeitos que fazem com que as medições pertinentes permaneçam fora do "normal", se considerados como indicação precoce de diminuição da capacidade funcional; e
- efeitos que indicam alterações importantes, de ordem metabólica ou bioquímica.

Para a Academia Nacional de Ciências (*National Academy of Sciences*), dos EUA, *"um efeito adverso à saúde é provocar, promover, facilitar ou exacerbar uma anormalidade estrutural e/ou funcional, com a implicação de que a anormalidade tem o potencial de abaixar a qualidade de vida, causar doença incapacitante ou levar à morte prematura"* (citado por Sherwin, 1983).

Outra forma de *pathos*, pouco conhecida ou valorizada pela Medicina, até por seu forte matiz subjetivo, é o "incômodo".

É do senso comum que, na origem do "incômodo", estão estímulos físicos desagradáveis, como o ruído excessivo; o frio ou o calor desconfortáveis; condições estéticas desagradáveis (o "feio", o "repugnante" etc.); odores desagradáveis – ainda que não necessariamente "tóxicos" – ou que oferecem "risco para a saúde".

Assim, por exemplo, a Patologia do Trabalho mais clássica e tradicional lida, com relativa desenvoltura, com os danos do ruído sobre a audição, ou com efeitos fisiológicos do frio ou do calor, bem como com a imensa gama de danos provocados pelas substâncias químicas tóxicas, como será visto adiante. Contudo, no território subjetivo do "incômodo", a Medicina defronta-se com grandes dificuldades (Kjellberg, 1990; Smith, 1991).

> *"Frequentemente se faz distinção entre efeitos 'somáticos' e 'incômodo'; estes são então considerados subjetivos e altamente dependentes do comportamento e percepção humanos. No entanto, esta distinção deveria ser rejeitada, pois: a) os trabalhadores não respondem como um sujeito dicotomizado, mas como pessoas unas e inteiras; b) o incômodo percebido pode ser identificado e avaliado tão objetivamente quanto sintomas e sinais somáticos – pelo menos em nível de grupo – através de questionários validados; (...) c) incômodos percebidos diminuem a qualidade de vida, tanto para trabalhadores como para a população geral. Assim, o conceito de saúde (...) significa ausência de incômodo indevido, como, por exemplo, causado por ruído, substâncias químicas irritantes, ou odor desagradável. A prevenção dos efeitos incômodos constitui parte integrante da manutenção de saúde..."* (Zielhuis e Wibowo, 1989).

Assim, ao sintetizarmos estes conceitos introdutórios sobre a natureza do *pathos* do trabalho, cabem os seguintes comentários e posicionamentos:

- Numa *dimensão individual*, a noção do que é dano ou agravo à saúde é fortemente influenciada por valores culturais, variando, também, de acordo com o nível de sensibilidade e idiossincrasia de cada pessoa: o que é prejudicial, nocivo, a uma pessoa, não necessariamente assim é "sentido" por outra.
- Numa *dimensão populacional*, a noção do que é dano ou agravo à saúde é a resultante do complexo somatório das dimensões individuais, socialmente definida em função da dinâmica de padrões culturais, econômicos, políticos, científicos e de conhecimento/informação. As noções são diversas no correr do tempo e, num dado momento, em diferentes sociedades.
- Como uma das expressões do exercício pleno dos direitos de cidadania, observa-se, como tendência universal, indivíduos e sociedades tornando-se crescentemente exigentes quanto aos riscos à saúde e ao que consideram "efeitos adversos", "danos" ou "agravos". No mundo do trabalho e no meio ambiente, esta tendência é mais acelerada e complexa. Como uma das consequências, fica clara, neste texto, desde já, a necessidade de ir ampliando o conceito de Patologia do Trabalho. Esta é uma das posturas que norteiam este livro.

Duas referências formais, de documentos oficiais brasileiros, podem completar estas considerações iniciais sobre o que é um "doença" ou "agravo à saúde" (ou termos similares), tanto para exemplificar a discrepância entre elas, quanto para registrar a relativa confusão, eventualmente sinalizadora de entendimentos crescentemente mais inclusivos e abrangentes.

A primeira é uma citação literal da Portaria do Ministério da Saúde MS/GM Nº. 2.472/2010, que "*define as terminologias adotadas em legislação nacional, conforme disposto no Regulamento Sanitário Internacional 2005 (RSI 2005), a relação de doenças, agravos e eventos em saúde pública de notificação compulsória em todo o território nacional e estabelece fluxo, critérios, responsabilidades e atribuições aos profissionais e serviços de saúde*" (Brasil. Ministério da Saúde, 2010. Grifo introduzido). Eis os termos definidos pelo Ministério da Saúde:

"I – **Doença:** *significa uma enfermidade ou estado clínico, independentemente de origem ou fonte, que represente ou possa representar um dano significativo para os seres humanos;*

II – **Agravo:** *significa qualquer dano à integridade física, mental e social dos indivíduos, provocado por circunstâncias nocivas, como acidentes, intoxicações, abuso de drogas, e lesões auto ou heteroinfligidas;*

III – **Evento:** *significa manifestação de doença ou uma ocorrência que apresente potencial para causar doença*" (Fonte: Brasil. Ministério da Saúde, 2010).

A segunda é, também, uma citação literal da legislação previdenciária, especificamente o Parágrafo 4º do artigo 337, do Decreto Nº. 3.048/1999, modificado pelo Decreto Nº. 6.042/2007, que contém o seguinte conceito:

"... *considera-se agravo: a lesão, doença, transtorno de saúde, distúrbio, disfunção ou síndrome de evolução aguda, subaguda ou crônica, de natureza clínica ou subclínica, inclusive morte, independentemente do tempo de latência*" (Fonte: Brasil, 2007).

Portanto, o leitor tem diante de si alternativas terminológicas que, embora aparentemente similares, portam significados e alcances diferenciados, os quais precisam ser conhecidos pelos profissionais de Saúde do Trabalhador, Medicina do Trabalho, Perícia Médica e áreas relacionadas (incluindo o Direito), posto que, mesmo antes de qualificar estes termos, quanto à sua possível relação causal com o trabalho, sua adoção pode já sinalizar intenções diferentes por parte de quem os utiliza; entendimentos diferentes, por parte de quem os ouve ou os lê; e, certamente, impactos distintos pelos sujeitos do adoecimento, isto é, os que os "sentem" e vivenciam a experiência de estar "doentes", "enfermos", "lesados" ou "afetados". E, às vezes, com a obrigação de serem "pacientes"...

▶ Conceito de adoecimento relacionado ao trabalho: "nexo causal" e critérios de inclusão

Se já não bastasse a dificuldade de rotular corretamente o *pathos* de cada um, outra dificuldade se apresenta para quem lida com as relações entre Trabalho e Saúde – ou melhor, entre Saúde e Trabalho – na ordem em que elas estão sendo analisadas (a partir da Saúde, ou a partir do Trabalho...): como rotular corretamente o papel adverso do Trabalho na produção do adoecimento do trabalhador? Qual é, realmente, este papel? Sobre quais fundamentos pode-se afirmar que determinado adoecimento é atribuível ao Trabalho?

Assim, se algum consenso é possível na questão de rotular corretamente o adoecimento – como discutido no item anterior –, permanecem em aberto as questões do "nexo causal", bem como da correta caracterização do que está sendo denominado, provisoriamente, "Trabalho". Não é tão simples assim, e qualquer precipitação reducionista poderá aumentar a dificuldade, quando o nosso objetivo é tão somente estimular a reflexão e encontrar alguns consensos possíveis, alguns pontos de entendimento comum.

Comecemos com a questão do "**nexo causal**". Com efeito, o exame dos textos de leis, decretos, portarias, instruções normativas, regulamentos e outros documentos oficiais em nosso país – além da literatura científica brasileira – mostra a multiplicidade de termos utilizados com o sentido de "nexo causal", como a seguir sintetizado:

Pode-se imaginar, portanto, quantas centenas de combinações são possíveis entre os diversos termos utilizados com o sentido de "doença" ou "agravo à saúde", e os numerosos termos utilizados com o sentido de "trabalho" ou de "ocupação", quando interligados pelas múltiplas alternativas empregadas com o sentido de "nexo causal" entre a categoria "trabalho" e o evento "doença"... Sem deixar de lembrar um complicador adicional: o foco da Previdência Social é a **incapacidade laborativa**, e não propriamente a "doença" ou outro agravo à saúde, o que, por si só, reforça nossa reflexão sobre a complexidade desta matéria e a necessidade de encontrarem-se alguns balizamentos fundamentais, que permitam um entendimento comum e, sobretudo, tornem viáveis as práticas de promoção e defesa da saúde dos trabalhadores.

Com este entendimento a respeito da complexidade da matéria de que estamos tratando – enquanto pano de fundo e contexto onde se insere a questão do "nexo causal" – tentaremos elencar alguns entendimentos prevalentes que irão fornecer, também, as bases para os sistemas de taxonomia e classificação que serão mais adiante apresentados.

Termos utilizados com o sentido "NEXO CAUSAL" entre adoecimento e Trabalho (lista exemplificativa)

- "nexo" (Art. 337, Decreto 3048/1999)
- "nexo causal" (NR 7.4.8c; NR 9.3.5.1.d)
- "nexo técnico" (INSS: IN 31/2008)
- "nexo técnico individual" (INSS: IN 31/2008)
- "nexo técnico previdenciário" (INSS: IN 31/2008)
- "nexo técnico profissional ou do trabalho" (INSS: IN 31/2008)
- "nexo técnico epidemiológico" (Art. 21-A, Lei 8213/1991)
- "nexo técnico epidemiológico previdenciário" (INSS: IN 31/2008)
- "produzida pelo..." (Art. 20 da Lei 8213/1991)
- "desencadeada pelo..." (Art. 20, Lei 8213/1991)
- "adquirida em função de..." (Art. 20, Lei 8213/1991)
- "relacionado(a) com..." (Portaria do Ministério da Saúde nº. 1339/GM/1999)
- "relacionado(a) ao..." (PNSST: Decreto 7602/2011; PNSTT: Portaria 1823/2012; Portaria 777/2004; NR 1.7.e; NR 7.2.3)
- "originada pelo..." (Artigo 6º, Lei 8080/1990; Portaria nº. 1339/GM/1999; NR 9.5.2)
- "decorrente de..."
- "proveniente de..." (Art. 21, Lei 8213/1991)
- "causado(s) pelo/pela..." (Art. 20, Lei 8213/1991)
- "peculiar a..." (Art. 20, Lei 8213/1990)
- "associação" (INSS: IN 31/2008)
- "relacionado diretamente com..." (INSS: IN 31/2008)
- "com ele se relacione diretamente" (Art. 20, Lei 8213/1991)
- "resultou de..." (Art. 20, Lei 8213/1991)

De forma similar, apresenta-se a questão do "Trabalho", para cuja referência há múltiplos termos, os quais, porém, rigorosamente não significam a mesma coisa, como se pode notar a partir dos exemplos abaixo, coletados em consulta às bases legais, normativas, regulamentadoras e técnicas do universo da Saúde, do Trabalho e da Previdência Social no Brasil:

Termos utilizados com o sentido de "TRABALHO" ou "OCUPAÇÃO" (lista exemplificativa)

- "trabalho" (uso universal, principalmente na legislação do Trabalho: CLT e NRs)
- "situação de trabalho" (NR 9.3.5.1.d; PNSTT: Portaria 1823/2012)
- "ocupação" (CBO e NRs)
- "atividade" (Art. 20, Lei 8213/1991)
- "exposição constante nas listas" (INSS: IN 31/2008)
- "exposição ocupacional" (NRs)
- "exposição ao risco" (NR 7.4.8)
- "agente causal" (Decreto 3048/1999)
- "agente etiológico" (INSS: IN 31/2008)
- "meio ambiente de trabalho" (OIT)
- "atividade da empresa" (NTEP: Art. 21-A da Lei 8213/1991; Art. 337 do Decreto 3048/99)
- "atividades econômicas dos empregadores" (INSS: IN 31/2008)
- "risco ambiental" (NR 9)
- "fator ambiental" (NR 4.12)
- "risco profissional" (NR 1.7.c.I)
- "fatores de risco de natureza profissional e do trabalho" (INSS: IN 31/2008)
- "processo de trabalho" (Artigo 6º da Lei 8080/90; Portaria Ministério da Saúde nº. 1339/GM/1999)
- "ambientes e processos de trabalho" (PNSTT, Portaria 1823/2012)
- "ambientes e condições de trabalho" (Portaria MS 777/2004)
- "trabalho peculiar a determinada atividade" (Art. 20, Lei 8213/1991)
- "condições especiais em que o trabalho é realizado" (Art. 20, Lei 8213/1991; INSS: IN 31/2008)

Nexo estabelecido em bases clínicas e individuais

Como será visto no Capítulo 5 deste livro, a forma mais elementar e insubstituível de se suspeitar de uma relação causal entre o adoecimento de um trabalhador e um agravo à sua saúde é a partir de um exercício completo da boa prática médica, enriquecido pela realização e interpretação de uma boa anamnese ocupacional ou história profissional, tal como ensinou o mestre Bernardino Ramazzini (1633-1714) em sua obra clássica sobre "As Doenças dos Trabalhadores" (Ramazzini, 1971).

Certamente, esta prática pode ser enriquecida, e a Organização Internacional do Trabalho – OIT, ao apresentar os "critérios gerais para a identificação e o reconhecimento das doenças profissionais", a propósito de sua nova "Lista de Doenças Profissionais", de 2010, começa por este ponto:

> "a relação causal se estabelece sobre a base de dados clínicos e patológicos; informação básica sobre a ocupação e uma análise do emprego; identificação e avaliação dos fatores de risco ocupacionais, e o papel que desempenham outros fatores de risco" (OIT, 2010).

Por meio desta abordagem – desde a mais singela até a mais sofisticada – podem ser identificadas as "doenças profissionais", nas quais a mesma OIT preconiza a existência de "*uma relação causal entre a exposição em um ambiente de trabalho ou atividade laboral específica, e uma doença específica*" (OIT 2010).

Como se verá adiante, a legislação de muitos países e diversos sistemas de classificação das "doenças relacionadas ao trabalho", baseados em "listas de doenças", coloca este grupo de doenças específicas do trabalho, ou "doenças profissionais", em primeiro lugar. Na classificação proposta pelo Prof.

Richard Schilling (1911-1997), essas doenças constituem o "grupo 1", formado pelas doenças em que o trabalho constitui causa necessária (Schilling, 1984).

Estas são, exatamente, aquelas doenças em que o "nexo causal" é direto, e a abordagem clínica e individual pode identificá-lo com alto grau de confiabilidade.

Um segundo grupo de doenças relacionadas ao trabalho, cujo "nexo causal" pode ser estabelecido – ou pelo menos suspeitado – em bases clínicas e individuais, é aquele em que o trabalho é desencadeador ou agravante de uma doença pré-existente. Identificar a doença pré-existente, sobretudo frente a estados imunitários fragilizados; frente a terrenos de suscetibilidade exacerbada, ou de sensibilização prévia; frente a quadros crônicos, de curso lento, marcado por exacerbações, crises de agudização ou recidivas, ou ainda, frente a processos degenerativos em pleno curso, constitui, outrossim, tarefa própria da abordagem clínica individual. Este é exatamente o contexto do "grupo 3" da classificação proposta por Schilling, onde o papel do trabalho é identificado como "provocador de um distúrbio latente, ou agravador de doença já estabelecida" (Schilling, 1984). Poderia ser, também, uma leitura mais otimista do conceito de "concausa", preconizado para os acidentes do trabalho, segundo a Lei Nº 8123/99, que assim o enuncia: "*o acidente ligado ao trabalho que, embora não tenha sido a causa única, haja contribuído diretamente para a morte do segurado, para redução ou perda da sua capacidade para o trabalho, ou produzido lesão que exija atenção médica para a sua recuperação*" (Inciso I do Artigo 21). Contudo, esta mesma lei, na contramão deste entendimento e das tendências mais atuais, exclui do conceito de "doença do trabalho" a "doença degenerativa" e a "inerente a grupo etário", como se estas não pudessem ser aceleradas ou exacerbadas pelas condições de trabalho (Brasil, 1991).

Nexo estabelecido em bases epidemiológicas

Como se verá no Capítulo 6 deste livro, o raciocínio epidemiológico em torno do coletivo, do populacional, e lançando mão da comparação entre grupos, tem contribuído – desde antes de Ramazzini – e vem contribuindo, de forma inquestionável, para a identificação de associações causais entre determinadas condições de trabalho e o adoecimento de trabalhadores.

Com efeito, a Organização Internacional do Trabalho – OIT, ao preconizar os "critérios gerais para a identificação e o reconhecimento das doenças profissionais", a propósito de sua nova "Lista de Doenças Profissionais", de 2010, enuncia (após o critério da abordagem clínica individual) uma segunda forma de abordagem:

> "*Os dados epidemiológicos e toxicológicos são úteis para determinar a relação causal que existe entre uma doença profissional específica e a exposição correspondente, em um entorno de trabalho ou uma atividade específica*" (OIT, 2010).

Na verdade, ao apresentar este documento da nova "Lista de Doenças Profissionais", a OIT sintetiza seu atual entendimento sobre a abrangência deste conceito, nos seguintes termos:

> "*A definição de doença profissional*[3] *contém dois elementos principais:*
>
> *- a relação causal entre exposição e um ambiente de trabalho ou atividade laboral específica, e uma doença específica, e*
>
> *- o fato de que, dentro de um grupo de pessoas expostas, a doença se produz com uma frequência superior à taxa média de morbidade do restante da população*" (OIT, 2010).

Esta segunda condição é, exatamente, o critério epidemiológico. Contudo, não está explícito neste conceito se se trata de "doenças profissionais" tão somente, ou se nele existe cabida para "doenças comuns", que ocorrem na população geral, e que, em determinados grupos ocupacionais, são mais frequentes. Aliás, mais frequentes, mais precoces e mais graves, como é o nosso entendimento.

Esta é a caracterização do "grupo 2" da classificação proposta por Schilling, onde o papel do trabalho é identificado como um "fator de risco contributivo ou adicional, mas não necessário", aplicável às doenças "comuns", "endêmicas", de etiologia multifatorial[4], exemplificadas pelo câncer[5], pelas doenças cardiovasculares[6], e por outras doenças crônicas não transmissíveis (Schilling, 1984).

Critérios de inclusão estabelecidos pela OIT

Ao longo de mais de uma década desenvolveu-se na comunidade internacional e, principalmente, no âmbito da OIT – fórum de trabalho tripartite envolvendo governos, trabalhadores e empregadores – intenso processo de discussão sobre os critérios que deveriam nortear a inclusão (ou não) de doenças relacionadas com o trabalho, em listas de referência internacional da própria OIT, aplicáveis em nível nacional.

Entre vários documentos preparatórios e relatórios de reuniões realizadas nesse período, chegou-se a outubro de 2009, época da última reunião do comitê de especialistas convidados para trabalhar sobre a revisão da lista da OIT,

---

[3] Em função de seus vínculos com os ministérios do Trabalho dos países, e do viés dos "acidentes do trabalho", a OIT ainda utiliza o termo "doença profissional" (*"occupational disease"*), não sendo perceptível a abertura para o conceito ampliado de "doença relacionada com o trabalho" (*"work-related disease"*), geralmente mais empregado pela OMS e pela área de Saúde, nos países.

[4] Ver discussão sobre "risco atribuível" e "fração de risco atribuível", no Capítulo 6.

[5] Ver o Capítulo 29 deste livro.

[6] Ver o Capítulo 37 deste livro.

com o seguinte elenco de critérios gerais para o processo de decisão sobre novas inclusões na referida lista, a saber:

(i) as doenças propostas deveriam ter uma relação causal com um agente, com uma exposição, ou com um processo de trabalho, específicos;

(ii) as doenças deveriam ocorrer em conexão com ambientes de trabalho e/ou com ocupações, específicos;

(iii) as doenças deveriam atingir a determinados grupos de pessoas, com uma frequência superior à taxa média de morbidade no restante da população; e,

(iv) deveria existir evidência científica de um padrão de doença claramente definido, resultante da exposição, com plausibilidade de causa (OIT, 2009; OIT, 2010).

Para a OIT,

> "o reconhecimento de uma doença como profissional é um exemplo concreto de tomada de decisão em matéria de medicina clínica ou de epidemiologia clínica aplicada. Decidir sobre a origem de uma doença não é uma "ciência exata", senão uma questão de critério, baseada em um exame crítico de todas as evidências disponíveis, entre as quais devem ser incluídas as seguintes..." (OIT, 2010).

Evidências básicas para a identificação e o reconhecimento da natureza ocupacional de uma doença (Fonte: OIT, 2010)

- *Intensidade da associação*: quanto maiores forem os efeitos da exposição, na frequência ou desenvolvimento de uma doença, maiores serão as probabilidades de que exista uma relação causal entre a exposição e esse desenvolvimento ou frequência.

- *Concordância*: diferentes relatórios de pesquisa que desembocam em resultados e conclusões similares, em termos gerais.

- *Especificidade*: a exposição a um fator de risco específico traduz-se em um padrão claramente definido da doença, ou das doenças.

- *Relação ou sequência temporal*: entre a exposição considerada e o aparecimento da doença transcorre um período de tempo compatível com qualquer mecanismo biológico proposto.

- *Gradiente biológico*: quando maiores forem o nível e a duração da exposição, maior será a gravidade das doenças, ou sua incidência.

- *Plausibilidade biológica*: de acordo com os conhecimentos que atualmente se tem sobre as propriedades toxicológicas e químicas e outras características físicas do risco ou perigo estudado, é racional afirmar, do ponto de vista biológico, que a exposição conduz ao desenvolvimento da doença.

- *Coerência*: é conseguida quando, a partir de uma síntese de todas as evidências (por exemplo, estudos de Epidemiologia humana e animal), deduz-se a existência de uma relação causal no sentido amplo, e segundo o sentido comum.

- *Estudos de intervenção*: em alguns casos, uma prova preventiva básica permite verificar se a supressão de um perigo determinado ou a redução de um risco concreto no ambiente de trabalho ou da atividade laboral impede o desenvolvimento de uma doença específica, ou reduz sua incidência.

Ao encerrarmos esta seção, conclui-se que a verificação do vínculo causal entre doença e trabalho – com todas as formatações possíveis nas relações entre as partes – constitui tarefa simples naquilo que é evidente: os acidentes do trabalho e as doenças profissionais específicas, mas extremamente complexa em outros eventos de saúde "relacionados ao trabalho". Sua investigação poderá requerer recursos mais elaborados e rigorosos, aplicados a situações concretas e objetivas, sendo que a inclusão de agravos à saúde em "listas" pré-elaboradas requer o atendimento de um conjunto de critérios e quesitos, emprestados dos exercícios de "pensamento causal" em Saúde, como será discutido em outros capítulos, mais adiante.

▌ Taxonomia do adoecimento relacionado ao trabalho

> "Uma coisa é sempre totalmente diferente da outra, a não ser quando as duas se assemelham" (Jô Soares)[7].

Muitos critérios de classificação da Patologia do Trabalho têm sido utilizados, até pela necessidade de separar o que é diferente e, se possível, juntar o que é semelhante.

Nesta direção, Bernardino Ramazzini (1633-1714) parece ter sido o primeiro a tentar classificar o que ele denominou "doenças do trabalhador" (Ramazzini, 1971).

Para Ramazzini, a propósito das "doenças dos mineiros",

> "... o múltiplo e variado campo semeado de doenças para aqueles que necessitam ganhar salário e, portanto, terão de sofrer males terríveis em consequência do ofício que exercem, prolifera, (...) devido a duas causas principais: a primeira, e a mais importante, é a natureza nociva da substância manipulada, que pode produzir doenças especiais pelas exalações danosas, e poeiras irritantes que afetam o organismo humano; a segunda é a violência que se faz à estrutura natural da máquina vital, com posições forçadas e inadequadas do corpo, o que pouco a pouco pode produzir grave enfermidade" (Ramazzini, 1971).

A propósito das "doenças dos que trabalham em pé", assim se expressa Ramazzini:

> "até agora falei daqueles artífices que contraem doenças em virtude da nocividade da matéria manipulada; agrada-me, aqui, tratar de outros operários que por outras causas, como sejam a posição dos membros, dos movimentos corporais inadequados, que, enquanto trabalham, apresentam distúrbios mórbidos, tais como os operários que passam o dia de pé, sentados, inclinados, encurvados, correndo, andando a cavalo ou

---

[7] Fonte: Paulo Buchsbaum – Frases geniais que você gostaria de ter dito. Rio de Janeiro: Ediouro, 2004. p. 241.

fatigando o seu corpo por qualquer outra forma" (Ramazzini, 1971).

Da classificação empírica construída por Bernardino Ramazzini há mais de 300 anos, é possível pinçar os critérios para uma primeira sistematização da Patologia do Trabalho:

- Em um primeiro grupo estão aquelas doenças diretamente causadas pela "nocividade da matéria manipulada", de natureza relativamente específica, e que vieram dar origem às *"doenças profissionais"*, também conhecidas como *"tecnopatias"*, que adiante serão mais bem discutidas.
- Em um segundo grupo situam-se aquelas doenças produzidas pelas condições de trabalho: "posições forçadas e inadequadas", "operários que passam o dia de pé, sentados, inclinados, encurvados etc.". São as que mais tarde foram denominadas *"doenças causadas pelas condições especiais em que o trabalho é realizado"*, doenças também conhecidas como *mesopatias*.

O professor Ivar Oddone (1923-2011) e seus colaboradores, no livro *Ambiente de trabalho: a luta dos trabalhadores pela saúde*, propuseram outra forma de classificar a Patologia do Trabalho, que aqui deles tomamos emprestado, por seu pragmatismo operacional. Estes autores partem de quatro grupos de "causas da nocividade ambiental" e chegam a três grupos de "efeitos sobre a saúde" (Oddone, Marri, Brainte *et al.*, 1986). O primeiro grupo de fatores nocivos compreende os fatores presentes também no ambiente em que o homem vive fora do trabalho: luz, barulho, temperatura, ventilação e umidade. Segundo a classificação utilizada no livro destes autores, este grupo de fatores pode produzir, como efeitos nocivos, *acidentes* e *doenças inespecíficas*.

O segundo grupo compreende os fatores característicos do ambiente de trabalho: poeiras, gases, vapores e fumos, como, por exemplo: poeira de sílica, de amianto, vapores de benzeno, gás de sulfeto de carbono etc., os quais podem produzir *doenças inespecíficas* e *doenças profissionais*.

O terceiro grupo de fatores nocivos está relacionado com o trabalho físico e pode produzir acidentes, *doenças inespecíficas* e *doenças profissionais*.

O quarto grupo de fatores nocivos compreende cada condição de trabalho, além do trabalho físico, capaz de provocar estresse, por exemplo: monotonia, ritmos excessivos, ocupação do tempo, repetitividade, ansiedade, responsabilidade, posições incômodas etc. *Acidentes* e *doenças inespecíficas* são causadas por estes fatores nocivos.

> *"Por **acidente** entendemos o acidente em si ou a disponibilidade do operário para sofrer danos pela concomitância de diversos fatores nocivos. Por **doença inespecífica** entendemos um conjunto de doenças físicas e psíquicas não diretamente associável a uma causa determinada, mas atribuíveis, ao menos em parte, a um ou mais fatores do ambiente de trabalho. Estas compreendem um grupo heterogêneo que vai do cansaço e da insônia persistente, aos distúrbios digestivos, à úlcera gastroduodenal, às colites, às neuroses, às artroses e à asma brônquica, para talvez chegar até a hipertensão e a outras doenças, sempre mais frequentes nas sociedades industriais, das quais não se conhece a origem. Por **doença específica** ou **profissional** entende-se uma doença definida, cuja causa é diretamente identificável num dos fatores do ambiente de trabalho. Tomamos como exemplos a silicose, o benzolismo e o saturnismo"* (Oddone, Marri, Brainte *et al.*, 1986).

Como já mencionado, o Prof. Richard Schilling (1911-1997), da Inglaterra, desenvolveu uma classificação própria, que agrupa as "doenças relacionadas com o trabalho" em três categorias, resumidas na Tabela 4.1.

Schilling reconhece que, por vezes, pode ser extremamente difícil estabelecer a distinção entre doenças causadas pelo trabalho e aquelas agravadas por ele, especialmente para fins médico-legais vinculados à prestação de benefícios do seguro. Sua preocupação, porém, está mais voltada às ques-

Tabela 4.1. Classificação das doenças segundo sua relação com o trabalho (adaptado de Schilling, 1984)	
Categoria	Exemplos
I-Trabalho como causa necessária	• Intoxicação por chumbo • Silicose • "Doenças profissionais" legalmente prescritas • Outras
II-Trabalho como fator de risco contributivo ou adicional, mas não necessário	• Doença coronariana • Doenças do aparelho locomotor • Câncer • Varizes dos membros inferiores • Outras
III-Trabalho como provocador de um distúrbio latente, ou agravador de doença já estabelecida	• Bronquite crônica • Dermatite de contato alérgica • Asma • Doenças mentais • Outras

tões de prevenção e controle, para as quais utiliza, inclusive, a classificação por ele mesmo formulada (Schilling, 1984).

Qualquer que seja o critério para classificar os agravos à saúde relacionados com o trabalho, não há como escapar da caracterização, em primeiro lugar, de um grupo de agravos que traduzem uma *ruptura abrupta* das relações entre a saúde do trabalhador e as condições e/ou ambientes de trabalho, às vezes denominados "condições de risco" ou "perigos": os *acidentes do trabalho* e as *intoxicações agudas* de origem profissional. É aquilo que o Prof. Marco Sègre descreve como *"evento prejudicial à saúde do trabalhador, ocorrido de forma concentrada no espaço e no tempo, isto é, em determinado momento e lugar"* (Sègre, 1985). O Prof. Cesarino Júnior (1906-1992) – mestre do Direito do Trabalho e da Medicina do Trabalho – utilizava o termo "subitaneidade" para a mesma situação (Cesarino Jr., 1980).

A Lei no. 8213/91, em seu Art. 19, estabelece que

> *"acidente do trabalho é o que ocorre pelo exercício do trabalho a serviço da empresa ou pelo exercício do trabalho dos segurados referidos (no inciso VII do art. 11 desta Lei), provocando lesão corporal ou perturbação funcional que cause a morte ou a perda ou redução, permanente ou temporária, da capacidade para o trabalho"* (Brasil, 1991).

Ainda de acordo com a mesma norma legal, são também equiparados aos acidentes do trabalho – como já visto – *"o acidente ligado ao trabalho que, embora não tenha sido a causa única, haja contribuído diretamente para a morte do segurado, para redução ou perda da sua capacidade para o trabalho, ou produzido lesão que exija atenção médica para a sua recuperação"*, e o acidente de trajeto, ocorrido no percurso da residência para o trabalho ou deste para aquela (Brasil, 1991).

Um segundo grupo de agravos à saúde relacionados com o trabalho consiste daqueles que se manifestam de modo insidioso. A legislação em vigor prevê, segundo o Art. 20, dois tipos de agravo: a *doença profissional* típica, definida como aquela *"produzida ou desencadeada pelo exercício peculiar a determinada atividade e constante da relação..."*, também denominada *tecnopatia*, e a *doença do trabalho*, ou *mesopatia* do trabalho, *"adquirida ou desencadeada em função de condições especiais em que o trabalho é realizado e com ele se relacione diretamente, constante da relação mencionada..."* (Brasil, 1991).

O Prof. Marco Sègre tenta facilitar a compreensão desta classificação estabelecida por norma legal, lembrando que, no "acidente-tipo", a ação do trauma está concentrada; na "doença profissional" ela é diluída e específica, enquanto nas doenças das condições de trabalho, a ação é diluída, mas inespecífica (Sègre, 1985).

O Prof. Cesarino Júnior, um tanto otimista, era da opinião de que *"com estes elementos podemos, perfeitamente, caracterizar todos os tipos de infortúnios do trabalho"* (Cesarino Jr., 1980). Contudo, a crítica do movimento sindical e a jurisprudência acumulada nos últimos anos constituem indicadores da profunda complexidade deste tema, onde se imbricam ciências jurídicas e médicas, em busca de uma melhor adaptação às realidades sociais e políticas, o que o torna, na verdade, um tema inesgotável.

▶ Sistemas taxonômicos baseados em listas nominais de doenças relacionadas ao trabalho

Numa visão panorâmica e global, várias são as formatações adotadas nos distintos países, no trato legal e burocrático das "doenças relacionadas com o trabalho", posto que sua caracterização implica desdobramentos de ordem médica (o afastamento da exposição, por exemplo, e o desencadeamento de ações de Vigilância da Saúde), como, também, o acesso a direitos trabalhistas e previdenciários e, às vezes, também a sistemas privados de seguro, imediatos ou tardios. Os seguros – estatais ou privados – destinam-se a compensar ou indenizar os prejuízos decorrentes da redução da capacidade para o trabalho, mas também a compensar outras perdas[8], inclusive na esfera do dano moral. Daí a importância da correta caracterização – quando existente – do vínculo causal com o trabalho. Em alguns sistemas, a prestação de serviços de saúde e o acesso a outros "benefícios" (termo certamente inadequado) são diferenciados, em relação aos fornecidos frente ao adoecimento e à incapacidade laborativa por causas não relacionadas com o trabalho (Rey, 1998).

Numa perspectiva internacional, esta preocupação pela proteção de direitos dos trabalhadores que adoecem se expressa de várias formas. Assim, desenvolveram-se os chamados "sistemas fechados", baseados em listas nominais de doenças relacionadas com o trabalho; os "sistemas abertos", em que não existem listas pré-elaboradas de doenças reconhecidas, o que obriga que cada caso seja analisado individualmente (em instâncias médicas, administrativas e mesmo jurídicas); e os "sistemas mistos", que utilizam listas de doenças reconhecidas como relacionadas com o trabalho, mas também incluem uma "cláusula aberta", que permite reconhecer, como relacionado ao trabalho, evento não constante da lista, mas que, eventualmente, atenda a determinados critérios de inclusão.

A maioria dos países que adotam os "sistemas fechados" e os "sistemas mistos" utiliza como referência e paradigma as listas elaboradas pela Organização Internacional do Trabalho – OIT, que de1919 – ano de sua fundação – até os dias atuais, dedica-se a esta tarefa.

O Brasil pertence ao grupo de países que, há muitas décadas, adota o "sistema misto" – atendendo ao disposto na Lei

---

[8] Nos Estados Unidos da América, é utilizada a denominação *"Workers' Compensation"*, que não somente pretende "compensar", "indenizar" pelo dano e incapacidade produzidos por eventos de saúde causados pelo trabalho, como distingue o trabalhador com "benefícios" diferenciados, em relação ao adoecimento comum.

Nº. 8213/91, como também já o fizera nas leis de "acidentes do trabalho" que a antecederam[9].

Lista de doenças profissionais da OIT[10]

Em 1919, ano de sua criação, a Organização Internacional do Trabalho – OIT declarou, formalmente, que o *carbúnculo* (antraz) deveria ser considerado como uma "doença profissional". Em 1925, a Convenção Nº. 18, "relativa à indenização por doenças profissionais", estabeleceu a primeira lista internacional de "doenças profissionais", constituída por três doenças: além do *carbúnculo*, incluía a intoxicação por *chumbo* e seus compostos, e a intoxicação por *mercúrio* e seus compostos, com a menção explícita da inclusão das eventuais sequelas das intoxicações na abrangência das indenizações (Lesage, 1998).

A Convenção Nº. 42, de 1934, revisou a Convenção Nº. 18, ampliando para dez o número de doenças reconhecidas como "profissionais" pela OIT. Com efeito, além das três doenças já mencionadas (*carbúnculo*, intoxicação por *chumbo* e seus compostos, e intoxicação por *mercúrio* e seus compostos), foram acrescentadas: *silicose*[11] (com ou sem tuberculose pulmonar); intoxicação pelo *fósforo* e seus compostos; intoxicação pelo *arsênio* e seus compostos; intoxicação pelo *benzeno* e seus homólogos e seus amino e nitroderivados; manifestações patológicas devidas ao *radium* e outras substâncias radioativas e aos raios-X; e o *câncer de pele* (epitelioma) associado a exposições ocupacionais ao alcatrão, hulha, óleo mineral, parafina, seus compostos ou resíduos.

Em 1964, a Conferência Internacional do Trabalho adotou a Convenção Nº. 121, sobre os benefícios em caso de acidentes do trabalho e doenças profissionais. Uma lista de doenças profissionais, primeiro ampliada para 15 doenças, foi anexada ao texto da referida Convenção. Em 1980, ela foi ampliada para 29 doenças ou grupos de doenças. Estando na forma de anexo, a lista poderia ser modificada ou ampliada, sem a necessidade de se modificar a Convenção. Desta forma, facilitou-se o processo de contínua revisão e ampliação da lista e conferiu-se maior agilidade aos processos burocráticos da OIT, quando da consulta aos países e do rigoroso manejo em bases políticas e técnicas tripartites (Lesage, 1998).

A partir de 1992, após a realização de uma reunião internacional de consulta em Genebra (dezembro de 1991), uma nova lista foi proposta, com importantes inclusões, e esta ampliação levou a Organização a estruturar a nova lista em três grandes categorias: (i) doenças causadas por "agentes" (químicos, físicos e biológicos); (ii) doenças organizadas segundo o órgão ou sistema-alvo (respiratórias, pele, osteomusculares etc.); (iii) câncer ocupacional (Lesage, 1998).

Em 2002, a Conferência Internacional do Trabalho aprovou a Recomendação Nº. 194, "sobre a lista de doenças relacionadas ao trabalho e o registro e a notificação de acidentes do trabalho e doenças relacionadas ao trabalho". O texto inclui a lista provisória de 1991, a qual foi posteriormente substituída pela de 2010.

Com efeito, em 25 de março de 2010, o Conselho de Administração da OIT aprovou uma nova lista de "doenças profissionais". Segundo a própria Organização, a nova lista inclui uma variedade de doenças profissionais reconhecidas internacionalmente, de doenças causadas por agentes químicos, físicos e biológicos, para doenças respiratórias e de pele, afecções musculoesqueléticas e câncer ocupacional. Pela primeira vez, transtornos mentais e comportamentais foram incluídos na lista, de forma específica. Como adianta a OIT, esta lista também tem itens abertos em todas as seções, que permitem incluir o reconhecimento da origem profissional de doenças ali não especificadas, desde que estabelecido um nexo entre a exposição a fatores de risco decorrentes das atividades de trabalho e os agravos à saúde do trabalhador. Trata-se, portanto, de uma proposta "mista", combinando uma parte "fechada" (nominal) com uma parte "aberta", criada para inclusões que atendam a determinados critérios, ainda que não nominados na lista.

A lista de doenças profissionais da OIT (revisada em 2010) pode ser encontrada no Anexo 1.

Lista da Comunidade Europeia

Para as autoridades da Comunidade Europeia, o desenvolvimento de uma lista de doenças profissionais, válidas em sua jurisdição, visa a atender três objetivos: (i) melhorar o conhecimento a respeito deste problema em nível europeu (coleta e comparabilidade de dados); (ii) estabelecer e orientar medidas de prevenção, que levem, em cada país, à redução da ocorrência; (iii) fornecer assistência e orientação aos trabalhadores, quando têm a necessidade de provar o nexo entre suas atividades de trabalho e sua doença, para os diversos fins, inclusive para fins de indenização ("compensação").

Com efeito, a Comissão Europeia produziu sua primeira lista de doenças profissionais em 1962. Desde então, as listas têm sido atualizadas e ampliadas, com destaque para a de 1990 (Recomendação 90/326/EEC), que foi substituída pela de 2003 (Recomendação 2003/670/EC), a qual foi acompanhada por dois anexos (EU. European Commission, 2003).

---

[9] Ver o Capítulo 8 deste livro.

[10] A elaboração de normas internacionais do trabalho constitui um dos principais meios para a ação da OIT. Os dois principais tipos de normas desenvolvidos pela OIT são as Convenções e as Recomendações. As Convenções são instrumentos que criam obrigações legais a partir do momento da sua ratificação e entrada em vigor. As Recomendações não são objeto de ratificação, mas incluem orientações sobre políticas, legislação e práticas a adotar. As normas são adotadas pela Conferência Internacional do Trabalho.

[11] Note-se que o texto de então restringia o enquadramento da silicose à condicionante de que ela fosse "um fator essencial na causa de incapacidade ou morte", não bastando comprovar a existência dessa doença profissional tão clássica.

No Anexo I da Recomendação 2003/670/EC foram listadas as doenças que deveriam, obrigatoriamente, ser introduzidas na legislação de cada país membro da Comunidade, posto que consideradas cientificamente vinculadas a condições e ambientes de trabalho, as quais deveriam, também, receber prioridade nas políticas de prevenção e, quando diagnosticadas em trabalhadores, deveriam gerar indenizações e outras formas de benefícios.

No Anexo II da Recomendação foram listadas as doenças cuja origem suspeita-se sejam de natureza ocupacional, as quais deveriam ser progressivamente consideradas, pelos países membros da Comunidade, em suas atualizações das listas de doenças profissionais. A Comissão entende e prevê que doenças do Anexo II poderão, futuramente, ser incorporadas ao Anexo I.

Entre 2003 e 2009, foi desenvolvido farto material de apoio ao uso da lista europeia (em especial a do Anexo I), que inclui o robusto manual *Information Notices on Occupational Diseases: A Guide to Diagnosis*, de quase 300 páginas, de acesso gratuito na Internet (EU. European Commission, 2009).

Ambas as listas de doenças profissionais da Comunidade Europeia podem ser encontradas no Anexo 2 deste capítulo.

◆ O Brasil e as listas de doenças relacionadas com o trabalho

Antecedentes

Como já mencionado no Capítulo 1 deste livro, e provavelmente também discutido no Capítulo 8, em nosso país, até 1999, as "doenças profissionais", "doenças do trabalho" ou "doenças relacionadas ao trabalho" não apenas se ressentiam da falta de uma conceituação rigorosa, como tendiam a ser conceituadas exclusivamente pelo olhar da Previdência Social, no bojo da Lei Nº. 8213/91 e seus decretos regulamentadores dos benefícios da Previdência Social, como o Decreto Nº. 2172/97, vigente até maio de 1999, e o Decreto Nº. 3048/99, que o sucedeu. Em função deste viés histórico, as doenças relacionadas ao trabalho existiam, legalmente, apenas como uma extensão do conceito de "acidente do trabalho", como reza o Artigo 20 da citada Lei Nº. 8213/91.

Na verdade, as "doenças profissionais" e "doenças do trabalho" preconizadas nessa Lei, constavam, supostamente, de um anexo do Decreto Nº. 2172/97, que nada mais era senão uma lista de "agentes patogênicos", agrupados em uma lista de agentes químicos, agentes físicos, agentes biológicos, poeiras orgânicas etc., sem a identificação das doenças decorrentes dos efeitos da exposição ocupacional aos referidos agentes. Este fato vinha contribuindo para a geração de inúmeras controvérsias e conflitos, tanto entre os segurados e a Previdência Social, como entre o Sistema Único de Saúde e a Previdência Social, posto que a ausência de listas ou relações nominais e claras de doenças aumentava a subjetividade das decisões técnicas e administrativas, além de favorecer e estimular a transferência destes conflitos para a esfera judicial.

Como fruto de uma bem sucedida articulação política no âmbito intragovernamental, o Ministério da Previdência Social solicitou o pronunciamento e a clara ocupação do espaço institucional do Ministério da Saúde, no sentido de obter uma "lista de doenças" originada na Saúde, para uso da Previdência. Simultaneamente, o Ministério da Saúde, por meio da Coordenação de Saúde do Trabalhador – COSAT – do (então) Departamento de Gestão de Políticas de Saúde, da Secretaria de Políticas de Saúde, tomou a iniciativa de elaborar uma lista de doenças profissionais ou do trabalho, para orientar o Sistema Único de Saúde (SUS) no concernente ao diagnóstico destas nosologias, e às medidas decorrentes.

Esta oportuna iniciativa deu-se, também, em função do pronunciamento do Conselho Nacional de Saúde, através da Resolução Nº. 220, de 6 de março de 1997, o qual solicitava do Ministério da Saúde uma série de ações requeridas para o desenvolvimento da Saúde do Trabalhador no SUS, entre as quais, a de instituir a "Lista de Doenças Ocupacionais no Sistema Único de Saúde – SUS" e dispor sobre a obrigatoriedade de sua notificação.

Aliás, a questão da "lista de doenças relacionadas ao trabalho", levantada pelo Conselho Nacional de Saúde e priorizada pela então COSAT, refletia o entendimento do Parágrafo 3º, Inciso VII, Artigo 6º da Lei Nº. 8080/90, o qual atribui ao SUS a tarefa de elaborar as referidas listas ou relações, competência essa definida nos seguintes termos: *"revisão periódica da listagem oficial de doenças originadas no processo de trabalho, tendo na sua elaboração a colaboração das entidades sindicais"* (Brasil, 1990).

Para operacionalizar o atendimento qualificado desta competência, o Ministério da Saúde criou uma Comissão de Especialistas em Patologia do Trabalho. Por proposta da própria Comissão, decidiu-se que a lista ou relação de doenças profissionais ou do trabalho deveria, idealmente, ser também desenvolvida e reconhecida pela Previdência Social e, se possível, deveria utilizar os mesmos nomes e conceituações, assim como os mesmos critérios para caracterização diagnóstica. Evitar-se-ia, assim, a criação de duas listas, eventualmente conflitantes, isto é, uma "lista do SUS" e a "lista da Previdência".

Com efeito, e seguindo esta diretriz, a Comissão de Especialistas elaborou, num primeiro momento, uma relação de doenças que poderiam ser causadas ou estavam etiologicamente relacionadas com cada um dos agentes patogênicos ou grupos de agentes patogênicos que constavam do então vigente Anexo II do Decreto Nº. 2172/97. A Comissão propôs trabalhar com o conceito de "**lista de dupla entrada**", ou de estrutura matricial, isto é, uma entrada que traria o rol das doenças relacionadas ao trabalho, a partir da lista de "agentes" específicos (que passou a ser denominada de "**Lista A**"), e uma segunda, que traria os possíveis agentes patogênicos e fatores de risco do mundo do Trabalho, que podem constituir fator de risco de praticamente qualquer doença, lógica que veio a produzir a "**Lista B**", sistematizada segundo a taxonomia da CID-10, porém listando aquelas que, potencialmente, estariam "relacionadas ao trabalho".

Para tanto, a Comissão utilizou os melhores tratados e compêndios de Patologia do Trabalho e, de forma muito especial, as listas ou relações adotadas por outros países – nomeadamente Espanha, França, Itália, União Europeia, Argentina e Chile.

Assim, por exemplo, o "agente patogênico" <u>amianto</u> ou <u>asbesto</u> gerou, na "Lista A", dez entidades nosológicas que, na época, a Comissão entendeu terem sólido nexo causal com a exposição ocupacional a poeiras desse "agente", a saber:

- Neoplasia maligna do estômago (C16.-)
- Neoplasia maligna da laringe (C32.-)
- Neoplasia maligna dos brônquios e do pulmão (C34.-)
- Mesotelioma da pleura (C45.0)
- Mesotelioma do peritônio (C45.1)
- Mesotelioma do pericárdio (C45.2)
- Placas epicárdicas ou pericárdicas (I34.8)
- Asbestose (J60.-)
- Derrame Pleural (J90.-)
- Placas Pleurais (J92.-)

Por outro lado, ao examinar a CID-10, a Comissão conseguiu identificar mais de duas centenas de agravos à saúde que podem ser causados, agravados ou desencadeados por condições de trabalho adversas ou por exposições ocupacionais relativamente bem definidas, e este exercício consensual e embasado em evidências científicas gerou uma espécie de "sub-CID-10", de doenças potencialmente relacionadas ao trabalho, conhecida como "Lista B". O fato de a maioria destas doenças já constar em listas estrangeiras ou internacionais agregou confiabilidade e legitimidade.

Destaque-se que, na elaboração da "Lista B", a Comissão adotou, explicitamente, tanto o conceito de **nexo epidemiológico**, tal como o preconiza a OIT, fundamentada em mais de 300 anos de história – de Ramazzini aos dias de hoje – como adotou, também, a Classificação de Schilling, dando vida e grande visibilidade ao "grupo 2" de Schilling, isto é, o trabalho como fator de risco aditivo ou contributivo de doenças de etiologia multifatorial, aplicável em grande parte do universo das doenças crônicas não transmissíveis (DCNT).

Assim, por exemplo, para um agravo como a "<u>Neoplasia maligna dos brônquios e do pulmão (C34.-)</u>", a Comissão listou os seguintes perigos potenciais, os quais, na existência de efetiva exposição ocupacional, podem causar ou contribuir na etiologia do câncer de pulmão:

Arsênio e seus compostos arsenicais (X48.-; X49.-; Z57.4 e Z57.5)

- Asbesto ou Amianto (X49.-; Z57.2)
- Berílio (X49.-; Z57.5)
- Cádmio ou seus compostos (X49.-; Z57.5)
- Cromo e seus compostos tóxicos (X49.-; Z57.5)
- Cloreto de vinila (X46.-; Z57.5)
- Clorometil éteres (X49.-; Z57.5)
- Sílica-livre (Z57.2)
- Alcatrão, breu, betume, hulha mineral, parafina e produtos de resíduos dessas substâncias (X49.-; Z57.5)
- Radiações ionizantes (W88.-; Z57.1)
- Emissões de fornos de coque (X49.-; Z57.5)
- Níquel e seus compostos (X49.-; Z57.5)
- Acrilonitrila (X49.-; Z57.5)
- Indústria do alumínio (fundições) (X49.-; Z57.5)
- Neblinas de óleos minerais (óleo de corte) (X49.-; Z57.5)
- Fundições de metais (X49.-; Z57.5)

Por certo, a revisão e a atualização desta "Lista B" – tão necessárias e urgentes –, nos levariam a incluir hoje outros cancerígenos pulmonares, sobre os quais já existem suficientes evidências científicas de nexo causal com o câncer de pulmão, e/ou já constam de outras listas similares, como a europeia e a da OIT, mais atualizadas do que a nossa. Esta defasagem poderá ser constatada pelo exame do Capítulo 29, sobre tumores malignos, ou no Capítulo 38, sobre doenças respiratórias relacionadas com o trabalho.

É extremamente importante destacar, como fato positivo de grande alcance, a simultaneidade da adoção de ambas as listas, tanto pelo Ministério da Saúde (Portaria do Ministro da Saúde Nº. 1339/GM/99), quanto pelo Ministério da Previdência Social (Decreto Nº. 3048/99), ainda que as finalidades sejam claramente diferentes. Enquanto as listas no âmbito da Saúde servem para orientar decisões clínicas, raciocínios epidemiológicos e ações de promoção, prevenção e vigilância da saúde de todos os trabalhadores, na Previdência, as listas A e B servem como subsídio para a caracterização da natureza "acidentária" do benefício por incapacidade, a trabalhadores segurados, quando devido.

Portaria Nº 1339/GM de 18 de novembro de 1999 (publicada no DOU de 19/11/1999, seção I, página 21)

O Ministro de Estado da Saúde, no uso de suas atribuições, e considerando

- *o artigo 6º, parágrafo 3º inciso VII da Lei nº 8.080/90, que delega ao Sistema Único de Saúde – SUS a revisão periódica da listagem oficial de doenças originadas no processo de trabalho;*
- *a Resolução do Conselho Nacional de Saúde, nº 220, de 05 de maio de 1997, que recomenda ao Ministério da Saúde a publicação da Lista de Doenças relacionadas ao Trabalho;*
- *a importância da definição do perfil nosológico da população trabalhadora para o estabelecimento de políticas públicas no campo da saúde do trabalhador, resolve:*

Art. 1º Instituir a Lista de Doenças relacionadas ao Trabalho, a ser adotada como referência dos agravos originados no processo de trabalho no Sistema Único de Saúde, para uso clínico e epidemiológico, constante no Anexo I desta Portaria.

Art. 2º Esta lista poderá ser revisada anualmente.

Art. 3º Esta Portaria entra em vigor na data de sua publicação.

Neste breve resgate dos "antecedentes", é importante salientar que, em 2001, em ação coordenada pelo Ministério da Saúde e pela Organização Pan-Americana da Saúde, foi publicado o livro "*Doenças Relacionadas ao Trabalho – Manual de Procedimentos para os Serviços de Saúde*" (700 páginas), com o objetivo de orientar os profissionais de saúde, em especial aqueles que atuam na atenção básica, no tocante à prevenção, à vigilância e à assistência à saúde dos trabalhadores. Visava, também, a possibilitar a caracterização das relações entre as doenças e as ocupações, o que é indispensável para promover a qualidade, a capacidade resolutiva e a integralidade das ações e dos serviços dirigidos à população trabalhadora (Brasil, 2001).

Contudo, mais de uma década se passou deste a publicação da "Lista" de 1999, e do "Manual" de 2001, tempo exageradamente longo para não se trabalhar sobre sua revisão, atualização e ampliação. Revisão, em função de pequenos erros que cedo foram percebidos; atualização, imposta pelo contínuo crescimento e mudança da natureza dos processos de trabalho, dos perigos e riscos, e da descrição de novos problemas de saúde relacionados ao trabalho, ou de velhos problemas somente agora detectados ou elucidados; e ampliação, decorrente não apenas de novos e velhos problemas de saúde, mas da ampliação do conceito de "nexo causal" entre doença e trabalho, e dos avanços na própria compreensão sobre o conceito de "causalidade" do trabalho, na esfera técnica, científica, social, política e ética.

Aliás, como já mencionado, a Lei Nº. 8080/90 determinou a "revisão periódica da listagem oficial de doenças originadas no processo de trabalho, tendo na sua elaboração a colaboração das entidades sindicais." Por sua vez, a Portaria Nº. 1.339/GM/99 preconizava que a "lista" poderia ser revisada anualmente. Mais do que "poderia", "deveria".

As listas A e B do Ministério da Saúde e do Ministério da Previdência Social (1999)

O processo relatado na seção anterior culminou com a disponibilização das listas A e B, no âmbito da Previdência Social, a partir de maio de 1999, com sua inclusão no Decreto Nº. 3048, na forma de Anexo II; este estava completamente desconectado do corpo principal do decreto, porém seu título o caracterizava e o inseria no marco legal apropriado. No âmbito da Saúde, as mesmas listas, A e B, foram disponibilizadas a partir de setembro do mesmo ano, com a publicação da Portaria do Ministério da Saúde, Nº. 1339/GM. Elas são – ou deveriam ser – semelhantes na essência de seu conteúdo, eventualmente apresentadas, do ponto de vista estético, de forma diferente.

No anexo do Decreto Nº. 3048/99, a atual versão da "Lista B" foi dada pelo Decreto Nº. 6957/09, mas que não a alterou, exceto na formatação estética. O mesmo Decreto 6957/09 introduziu, também, uma "Lista C", como será visto adiante.

A "Lista B" contém 232 categorias da CID-10, distribuídas em 15 capítulos da mesma Classificação; quando se juntam categorias com subcategorias – segundo os conceitos adotados pela CID-10 –, estima-se em aproximadamente 400 o número de agravos relacionados ao trabalho, listados a partir da CID-10. O Quadro a seguir resume como se dá esta distribuição.

Capítulos da CID	Nº de categorias listadas
Doenças infecciosas e parasitárias relacionadas com o trabalho (Grupo I da CID-10)	15
Neoplasias (tumores) relacionadas com o trabalho (Grupo II da CID-10)	11
Doenças do sangue e dos órgãos hematopoiéticos relacionadas com o trabalho (Grupo III da CID-10)	10
Doenças endócrinas, nutricionais e metabólicas relacionadas com o trabalho (Grupo IV da CID-10)	2
Transtornos mentais e do comportamento relacionados com o trabalho (Grupo V da CID-10)	12
Doenças do sistema nervoso relacionadas com o trabalho (Grupo VI da CID-10)	14
Doenças do olho e anexos relacionadas com o trabalho (Grupo VII da CID-10)	7
Doenças do ouvido relacionadas com o trabalho (Grupo VIII da CID-10)	13
Doenças do sistema circulatório relacionadas com o trabalho (Grupo IX da CID-10)	10
Doenças do sistema respiratório relacionadas com o trabalho (Grupo X da CID-10)	30
Doenças do sistema digestivo relacionadas com o trabalho (Grupo XI da CID-10)	8
Doenças da pele e do tecido subcutâneo relacionadas com o trabalho (Grupo XII da CID-10)	35
Doenças do sistema osteomuscular e do tecido conjuntivo, relacionadas com o trabalho (Grupo XIII da CID-10)	18
Doenças do sistema gênito-urinário relacionadas com o trabalho (Grupo XIV da CID-10)	7
Traumatismos, envenenamentos e algumas outras consequências de causas externas, relacionados com o trabalho (Grupo XIX da CID-10)	40
Total de categorias listadas	232
Número aproximado de categorias e subcategorias listadas	400

No contexto da Previdência Social, a Instrução Normativa Nº. 31/2008, do Instituto Nacional do Seguro Social – INSS, estabeleceu as nomenclaturas e os conceitos de "nexo técnico previdenciário" (em três "espécies", segundo o Artigo 3º. da IN 31), denominando **nexo técnico profissional ou do trabalho** as "associações entre patologias e exposições constantes das Listas A e B do Decreto Nº. 3048 de 1999"

(Brasil. Ministério da Previdência Social, 2008. Grifo introduzido).

Segundo o Artigo 4º dessa Instrução Normativa, "os agravos associados aos agentes etiológicos ou fatores de risco de natureza profissional e do trabalho das **LISTAS A e B** do anexo II do Decreto Nº 3.048,/99; presentes nas atividades econômicas dos empregadores, cujo segurado tenha sido exposto, ainda que parcial e indiretamente, serão considerados doenças profissionais ou do trabalho, nos termos dos incisos I e II, art. 20 da Lei Nº 8.213/91" (Brasil. Ministério da Previdência Social, 2008).

Ambas as listas (A e B) podem ser encontradas nos Anexos 3 e 4 deste capítulo.

A lista C da Previdência Social e o "Nexo Técnico Epidemiológico" – NTEP

Como será discutido em maior profundidade no Capítulo 8 deste livro, uma importante mudança no arcabouço jurídico-previdenciário verificou-se, no Brasil, com o processo de discussão e a aprovação de duas Resoluções do Conselho Nacional de Previdência Social (1234/2004 e 1269/2006) e com advento da Lei Nº 11430, de 26 de dezembro de 2006, que alterou a Lei Nº. 8213, de 24 de julho de 1991, modificando e ampliando o Artigo 21 da Lei Nº. 8213/91, aliás, agregando o Artigo 21-A – textos que embasaram legalmente a política de aplicação, acompanhamento e avaliação do Fator Acidentário de Prevenção (FAP) e do Nexo Técnico Epidemiológico (NTEP) (Brasil, 1991; Brasil. Ministério da Previdência Social, 2004; Brasil. Ministério da Previdência Social, 2006).

Assim, com a modificação introduzida pela Lei Nº. 11430/2006, a Lei Nº. 8213/1991 passou a incluir o referido Artigo 21-A, que tem a seguinte redação:

> Art. 21-A. A perícia médica do INSS considerará caracterizada a **natureza acidentária da incapacidade quando constatar ocorrência de nexo técnico epidemiológico entre o trabalho e o agravo, decorrente da relação entre a atividade da empresa e a entidade mórbida motivadora da incapacidade elencada na Classificação Internacional de Doenças – CID**, em conformidade com o que dispuser o regulamento.
>
> § 1o A perícia médica do INSS deixará de aplicar o disposto neste artigo quando demonstrada a inexistência do nexo de que trata o caput deste artigo.
>
> § 2o A empresa poderá requerer a não aplicação do nexo técnico epidemiológico, de cuja decisão caberá recurso com efeito suspensivo, da empresa ou do segurado, ao Conselho de Recursos da Previdência Social (negrito introduzido).

Na regulamentação da Lei, o Decreto Nº. 3048/99 foi modificado pelo Decreto Nº. 6042/2007, e depois, pelo Decreto Nº. 6957/2009; o seu Artigo 337 tem, atualmente (janeiro de 2013), a seguinte redação:

> Art. 337. O acidente do trabalho será caracterizado tecnicamente pela perícia médica do INSS, mediante a identificação do **nexo entre o trabalho e o agravo**.
>
> § 3º Considera-se estabelecido o **nexo entre o trabalho e o agravo** quando se verificar **nexo técnico epidemiológico entre a atividade da empresa e a entidade mórbida motivadora da incapacidade**, elencada na Classificação Internacional de Doenças – CID, **em conformidade com o disposto na Lista C do Anexo II deste Regulamento.**
>
> § 4º Para os fins deste artigo, considera-se agravo a lesão, doença, transtorno de saúde, distúrbio, disfunção ou síndrome de evolução aguda, subaguda ou crônica, de natureza clínica ou subclínica, inclusive morte, independentemente do tempo de latência.
>
> § 5º Reconhecidos pela perícia médica do INSS a incapacidade para o trabalho e o nexo entre o trabalho e o agravo, na forma do § 3º, serão devidas as prestações acidentárias a que o beneficiário tenha direito.
>
> § 6º A perícia médica do INSS deixará de aplicar o disposto no § 3º quando demonstrada a inexistência de nexo entre o trabalho e o agravo, sem prejuízo do disposto nos §§ 7º e 12. (negritos e grifos introduzidos)

Assim, pela Classificação de Schilling (grupo 2), adotada no Brasil por meio da Portaria GM 1339/99), o nexo epidemiológico é estabelecido entre fatores de risco presentes no local de trabalho e adoecimento do trabalhador, com base no "estado da arte" da literatura científica nacional e internacional; já o NTEP presume "nexos" entre ramo de atividade econômica predominante em uma empresa (segundo seu enquadramento na Classificação Nacional de Atividades Econômicas – CNAE), e doença que produz incapacidade superior a 15 dias, em trabalhador segurado, com base nos registros da Previdência Social.

Os "nexos" são presumidos por comparação de frequências de benefícios por incapacidade entre ramos de atividade. Os códigos CID de doenças incapacitantes, de mais de 15 dias de incapacidade, que se mostrarem "em excesso", segundo os cálculos estatísticos da Previdência Social, quando presentes em segurados dos correspondentes ramos de atividades (CNAE) são automaticamente rotulados como "benefícios por incapacidade acidentária" (acidente no trabalho ou doença do trabalho), a não ser que o médico perito do INSS justifique a não aplicabilidade desta condição.

Com efeito, o tratamento estatístico realizado pela Previdência Social levou-a a elaborar a assim chamada "**Lista C**", que se encontra no Anexo II do Decreto Nº. 3048/99, com as modificações introduzidas pelo Decreto Nº. 6957/2009, entre outras, aplicando-se aqui a nomenclatura introduzida pela Instrução Normativa Nº. 31/2008, quanto à denominação e conceito de "**nexo técnico epidemiológico previdenciário**": quando houver significância estatística da associação entre o código da Classificação Internacional de Doenças-CID, e o da Classificação Nacional de Atividade Econômica-CNAE.

Esta lista – tal como se encontra em janeiro de 2013 – pode ser encontrada ao final deste capítulo, sob o título de "Anexo 5", porém está sujeita a futuras alterações e atualizações, que deverão ser cuidadosamente verificadas pelo leitor.

Os leitores e estudiosos que se interessarem pela discussão deste tema poderão utilizar-se da ampla bibliografia inserida neste capítulo, principalmente os livros de Oliveira (2010) e de Machado, Soratto e Codo (2010), além dos principais textos legais indicados. O capítulo 8 deste livro também amplia a discussão, principalmente na perspectiva da Perícia Médica Previdenciária.

▶ Comentários finais

Cabem, finalmente, algumas questões e reflexões em torno da razão de ser deste texto.

Em primeiro lugar, a pergunta: até quando será necessário admitir que o trabalho continue sendo determinante direto de sofrimento, doença, agravo ou *pathos*, posto ser ele um dos mais importantes determinantes da Saúde? Em outras palavras, parece que nos acostumamos e nos acomodamos com a ideologia da inevitabilidade do risco e da doença: aquilo que alguns textos legais consagraram sob o falacioso conceito de "risco inerente" – a banalização do risco, da doença, do acidente. Assim, ainda parece "normal" e aceitável que alguém possa "perder a vida" – e a saúde, e a vitalidade, e a força, e a alegria... – em decorrência do trabalho, quando ele, na verdade, é um dos meios mais valiosos de se "ganhar a vida", a autonomia, e tantas outras dimensões da vida!

Em segundo lugar, o sentimento de incômodo por se gastar tanto tempo a discutir se determinado agravo à saúde é ou não etiologicamente relacionado ao trabalho. Pessoalmente, penso que, com o declínio da incidência e a possibilidade de erradicação dos acidentes do trabalho e das doenças profissionais específicas (Grupo 1 da Classificação de Schilling), todo o espectro de adoecimento que realmente nos acomete (Schilling 2, principalmente) guarda relações com o nosso modo de vida e de trabalho, porém a "judicialização" de seu nexo e o julgamento pericial securitário na dicotomia binária e reducionista entre benefício "acidentário" e benefício "previdenciário", são enfoques fundamentalmente burocráticos, por vezes carregados de erros conceituais e metodológicos, e que não modificam a essência da determinação social da saúde/doença, e dos demais determinantes da saúde, tampouco contribuem para o real aperfeiçoamento da promoção da saúde e bem-estar de cada um de nós.

Em terceiro lugar, a reflexão sobre o desafio de se dedicar mais tempo e atenção à saúde, do que à doença. Sonho com outra "árvore": a da Saúde e do prazer e alegria no trabalho, e não a da Patologia do Trabalho. Uso as palavras do Prof. Christophe Déjours, em seu percurso da Psicopatologia do Trabalho à Psicodinâmica do Trabalho: *"Uma passagem da patologia à normalidade"*, ou *"a normalidade como objeto"*. Como diz Déjours: *"a Psicodinâmica do Trabalho abre caminho para perspectivas mais amplas, que não abordam apenas o sofrimento, mas, ainda, o prazer no trabalho. Não mais somente o homem, mas o trabalho; não mais a organização do trabalho, mas as situações de trabalho nos detalhes de sua dinâmica interna".*

Algo mais a respeito disto poderá ser lido ao final deste livro, no Capítulo 59.

▶ Referências e Bibliografia consultada

Brasil. Lei nº 8.080, de 19 de setembro de 1990. Lei Orgânica da Saúde. Dispõe sobre as condições para a promoção, proteção e recuperação da saúde, a organização e o funcionamento dos serviços correspondentes e dá outras providências.

Brasil. Lei nº 8.213, de 24 de julho de 1991. Dispõe sobre os Planos de Benefícios da Previdência Social e dá outras providências.

Brasil. Decreto nº 3.048, de 6 de maio de 1999. Aprova o Regulamento da Previdência Social, e dá outras providências.

Brasil. Lei no. 10.666, de 8 de maio de 2003. Dispõe sobre a concessão da aposentadoria especial ao cooperado de cooperativa de trabalho ou de produção e dá outras providências.

Brasil. Lei no. 11.430, e 26 de dezembro de 2006. Altera as Leis nos. 8.213, de 24 de julho de 1991, e 9.706, de 5 de maio de 1999, aumenta o valor dos benefícios da Previdência Social; e revoga a Medida Provisória no. 316, de 11 de agosto de 2006; dispositivos das Leis nos.8.213, de 24 de julho de 1991, 8.444, de julho de 1992, e da Medida Provisória no. 2.187-13, de 24 de agosto de 2001; e a Lei no. 10.699, de 9 de julho de 2003.

Brasil. Decreto no. 6.042, de 12 de fevereiro de 2007. Altera o Regulamento da Previdência social, aprovado pelo Decreto no. 3.048, de 6 de maio de 1999, disciplina a aplicação, acompanhamento e avaliação do fator Acidentário de Prevenção – FAP e do Nexo Técnico Epidemiológico, e dá outras providências.

Brasil. Decreto nº 6.722, de 30 de dezembro de 2008. Altera dispositivos do Regulamento da Previdência Social, aprovado pelo Decreto nº 3.048, de 6 de maio de 1999.

Brasil. Decreto no. 6.957, de 10 de setembro de 2009. Altera o regulamento da Previdência Social, aprovado pelo Decreto no. 3.048, de 6 de maio de 1999, no tocante à aplicação, acompanhamento e avaliação do fator Acidentário de Prevenção – FAP.

Brasil. Ministério da Previdência Social. Conselho Nacional da Previdência Social. Resolução no. 1.234, de 28 de abril de 2004. Diário Oficial da União, 10 de maio 2004.

Brasil. Ministério da Previdência Social. Conselho Nacional da Previdência Social. Resolução no. 1.269, de 15 de fevereiro de 2006. Diário Oficial da União, 21 de fevereiro de 2006.

Brasil. Ministério da Previdência Social. Instituto Nacional do Seguro Social. Instrução Normativa INSS/PRES No. 31, de 10 de setembro de 2008. Dispõe sobre procedimentos e rotinas referentes ao Nexo Técnico Previdenciário, e dá outras providências.

Brasil. Ministério da Saúde. Lista de Doenças Relacionadas ao Trabalho: Portaria No. 1339/GM, de 18 de novembro de 1999. Brasília: Ministério da Saúde, 2000.

Brasil. Ministério da Saúde. Organização Pan-Americana da Saúde. Doenças relacionadas ao trabalho: manual de procedimentos para os serviços de saúde. Brasília – DF: Ministério da Saúde. 2001. [Organizado por Elizabeth Costa Dias; colaboradores Idelberto Muniz Almeida *et al.*] 580 p.

Brasil. Ministério da Saúde. Portaria MS/GM Nº 2.472, de 31 de agosto de 2010. Define as terminologias adotadas em legislação nacional, conforme disposto no Regulamento Sanitário Internacional 2005 (RSI 2005), a relação de doenças, agravos e eventos em saúde pública de notificação compulsória em todo o território nacional e estabelecer fluxo, critérios, responsabilidades e atribuições aos profissionais e serviços de saúde. Diário Oficial da União; Poder Executivo, Brasília, DF, 1 set. 2010. Seção I, p. 50-51.

Brasil. Ministério da Saúde. Classificação Estatística Internacional de Doenças e Problemas Relacionados à Saúde – CID-10. Disponível em> http://www.datasus.gov.br/cid10/V2008/cid10.htm

Cesarino Jr AF. Direito social. São Paulo: LTR/EDUSP, 1980.

Cruz RM. Nexo técnico e vigilância à saúde do trabalhador: uma agenda científica para o NTEP. In: Machado J, Soratto L, Codo W. (orgs.). Saúde e Trabalho no Brasil: uma revolução silenciosa. O NTEP e a Previdência Social. Petrópolis: Vozes, 2010. p. 256-72.

EU – European Commission. Commission Recommendation 2003/670/EC of 19 September 2003 concerning the European schedule of occupational diseases 2003.

EC – European Commission. Directorate-General for Employment, Social Affairs and Equal Opportunities. Information notices on occupational diseases: a guide to diagnosis. Luxembourg: Office for Official Publications of the European Commission, 2009.

Fassa A. Críticas e considerações sobre a metodologia do NTEP e FAP. In: Machado J, Soratto L, Codo W. (orgs.). Saúde e Trabalho no Brasil: uma revolução silenciosa. O NTEP e a Previdência Social. Petrópolis: Vozes, 2010. p. 203-7.

ILO – International Labor Organization. Identification and recognition of occupational diseases: Criteria for incorporating diseases in the ILO list of occupational diseases

Meeting of Experts on the Revision of the List of Occupational Diseases (Recommendation No. 194) (Geneva, 27–30 October 2009). Geneva: IlO, 2009.

ILO – International Labor Organization. List of occupational diseases (revised 2010). Identification and recognition of occupational diseases: Criteria for incorporating diseases in the ILO list of occupational diseases. Geneva: ILO, 2010. [Occupational Safety and Health Series, No. 74]

Kjellberg A. Subjective. behavioral and psychophysiological effects of noise. Scandinavian Journal of Work Environment & Health,16(Suppl.1): 29-38, 1990.

Lesage M. Work-related diseases and occupational diseases: the ILO international list. In: ILO. Encyclopaedia of occupational health and safety. 4th ed. Geneva: ILO, 1998. p. 26.2-26.6.

Machado J. Qual o impacto do NTEP na situação da saúde do trabalhador no Brasil. In: Machado J, Soratto L, Codo W. (orgs.). Saúde e Trabalho no Brasil: uma revolução silenciosa. O NTEP e a Previdência Social. Petrópolis: Vozes, 2010. p. 236-46.

Machado J, Soratto L, Codo W. (orgs.). Saúde e Trabalho no Brasil: uma revolução silenciosa. O NTEP e a Previdência Social. Petrópolis: Vozes, 2010.

Oddone I. Marri G, Brainte SGG et al. Ambiente de trabalho: a luta dos trabalhadores pela saúde. São Paulo: Hucitec, 1986. [Tradução de Salvador Obiol de Freitas; apresentação de David Capistrano Filho].

OIT – Organización Internacional del Trabajo. Identificación y reconocimiento de las enfermedades profesionales: Criterios para incluir enfermedades en la lista de enfermedades profesionales de la OIT. Ginebra: OIT, 2009.

OIT – Organización Internacional del Trabajo. Lista de enfermedades profesionales (revisada en 2010). Identificación y reconocimiento de las enfermedades profesionales: Criterios para incluir enfermedades en la lista de enfermedades profesionales de la OIT. Ginebra: OIT, 2010. [Serie Seguridad y Salud en el Trabajo, núm. 74]

Oliveira PRA. Nexo Técnico Epidemiológico Previdenciário – NTEP, fator Acidentário de Prevenção – FAP: um novo olhar sobre a saúde do trabalhador. 2ª. ed. São Paulo: LTr, 2010.

Oliveira PRA. Nexo Técnico Epidemiológico Previdenciário – NTEP e Fator Acidentário de Prevenção – FAP: o desenvolvimento de um método. In: Machado J, Soratto L, Codo W. (orgs.). Saúde e Trabalho no Brasil: uma revolução silenciosa. O NTEP e a Previdência Social. Petrópolis: Vozes, 2010. p. 77-103.

OMS – Organización Mundial de la Salud. Límites de exposición profesional a los metales pesados que se recomiendan por razones de salud. Ginebra: OMS, 1980. [Serie Informes Técnicos, 647.].

OMS – Organización Mundial de la Salud. Identificación de enfermedades relacionadas con el trabajo y medidas para combatirlas. Ginebra: OMS, 1985. [Serie Informes Técnicos, 714.].

Piñero JML, Ferrandis MLT. Introducción a la terminología médica. 2ª. ed. Barcelona: Masson, 2005.

Ramazzini B. As doenças dos trabalhadores. São Paulo: Fundacentro, 1971. [Tradução de De Morbis Artificum Diatriba, 1700, por Raimundo Estrêla].

Rey L. Dicionário de termos técnicos de medicina e saúde. Rio de Janeiro: Guanabara-Koogan, 1999.

Rey P. Workers' compensation: trends and perspectives. In: ILO. Encyclopaedia of occupational health and safety. 4th ed. Geneva: ILO, 1998. p. 26.6-26.14.

Schilling RSF. More effective prevention in occupational health practice? Journal of the Society of Occupational Medicine, 39: 71-9, 1984.

Sègre M. Breve estudo da legislação e da perícia em acidentes do trabalho. Revista Brasileira de Saúde Ocupacional, 13(50): 55-62, 1985.

Sherwin PR. What is an adverse health effect? Environmental Health Perspectives, 52: 177-82, 1983.

Smith A. A review of the non-auditory effects of noise on health. Work and Stress, 51: 49-62, 1991.

Todeschini R, Lino, D. A importância social do NTEP e a busca de integração das políticas públicas de segurança e saúde do trabalhador. In: Machado J, Soratto L, Codo W. (orgs.). Saúde e Trabalho no Brasil: uma revolução silenciosa. O NTEP e a Previdência Social. Petrópolis: Vozes, 2010. p. 23-35.

WHO – World Health Organization. Early detection of health impairment in occupational exposure to health hazards. Geneva: WHO, 1975. [Technical Report Series, 571].

Zielhuis RL, Wibowo AAE. Standard setting in occupational health: "philosophical" issues. American Journal of Industrial Medicine,16: 569-98, 1989.

ANEXOS

ANEXO 1. Lista das Doenças Profissionais da OIT (Revisada em 2010)[12]

1. Doenças profissionais causadas pela exposição a agentes resultantes das atividades de trabalho

1.1. Doenças causadas por agentes químicos

1.1.1. Doenças causadas por berílio ou seus compostos
1.1.2. Doenças causadas por cádmio ou seus compostos
1.1.3. Doenças causadas por fósforo ou seus compostos
1.1.4. Doenças causadas por cromo ou seus compostos
1.1.5. Doenças causadas por manganês ou seus compostos
1.1.6. Doenças causadas por arsênio ou seus compostos
1.1.7. Doenças causadas por mercúrio ou seus compostos
1.1.8. Doenças causadas por chumbo ou seus compostos
1.1.9. Doenças causadas por flúor ou seus compostos
1.1.10. Doenças causadas por dissulfeto de carbono
1.1.11. Doenças causadas pelos derivados halogenados dos hidrocarbonetos alifáticos ou aromáticos
1.1.12. Doenças causadas por benzeno ou seus homólogos
1.1.13. Doenças causadas pelos derivados nitrados e amínicos do benzeno ou de seus homólogos
1.1.14. Doenças causadas por nitroglicerina ou outros ésteres do ácido nítrico
1.1.15. Doenças causadas por álcoois, glicóis ou cetonas
1.1.16. Doenças causadas por substâncias asfixiantes como monóxido de carbono, sulfeto de hidrogênio, cianeto de hidrogênio ou seus derivados
1.1.17. Doenças causadas por acrilonitrila
1.1.18. Doenças causadas por óxidos de nitrogênio
1.1.19. Doenças causadas por vanádio ou seus compostos
1.1.20. Doenças causadas por antimônio ou seus compostos
1.1.21. Doenças causadas por hexano
1.1.22. Doenças causadas por ácidos minerais
1.1.23. Doenças causadas por agentes farmacêuticos
1.1.24. Doenças causadas por níquel ou seus compostos
1.1.25. Doenças causadas por tálio ou seus compostos
1.1.26. Doenças causadas por ósmio ou seus compostos
1.1.27. Doenças causadas por selênio ou seus compostos
1.1.28. Doenças causadas por cobre ou seus compostos
1.1.29. Doenças causadas por platina ou seus compostos
1.1.30. Doenças causadas por estanho ou seus compostos
1.1.31. Doenças causadas por zinco ou seus compostos
1.1.32. Doenças causadas por fosgênio
1.1.33. Doenças causadas por substâncias irritantes da córnea como benzoquinona
1.1.34. Doenças causadas por amônia
1.1.35. Doenças causadas por isocianatos
1.1.36. Doenças causadas por praguicidas (agrotóxicos)
1.1.37. Doenças causadas por óxidos de enxofre
1.1.38. Doenças causadas por solventes orgânicos
1.1.39. Doenças causadas por látex ou produtos que contêm látex
1.1.40. Doenças causadas por cloro
1.1.41. Doenças causadas por outros agentes químicos no trabalho, não mencionados nos itens anteriores, quando se tenha estabelecido, cientificamente ou por métodos adequados às condições e à prática nacionais, um vínculo direto entre a exposição aos referidos agentes químicos, resultantes das atividades de trabalho, e a(s) doença(s) contraída(s) pelo trabalhador

1.2. Doenças causadas por agentes físicos

1.2.1. Perda auditiva induzida pelo ruído
1.2.2. Doenças causadas por vibrações (Distúrbios de músculos, tendões, ossos, articulações, vasos sanguíneos periféricos ou nervos periféricos)
1.2.3. Doenças causadas por ar comprimido ou descomprimido
1.2.4. Doenças causadas por radiações ionizantes
1.2.5. Doenças causadas por radiações ópticas (ultravioleta, de luz visível, infravermelho), incluindo o laser
1.2.6. Doenças causadas por exposição a temperaturas extremas
1.2.7. Doenças causadas por outros agentes físicos no trabalho, não mencionados nos itens anteriores, quando se tenha estabelecido, cientificamente ou por métodos adequados às condições e à prática nacionais, um vínculo direto entre a exposição aos referidos agentes físicos, resultantes das atividades de trabalho, e a(s) doença(s) contraída(s) pelo trabalhador

1.3. Agentes biológicos e doenças infecciosas ou parasitárias

1.3.1. Brucelose
1.3.2. Vírus da hepatite
1.3.3. Vírus da imunodeficiência humana (HIV)
1.3.4. Tétano
1.3.5. Tuberculose
1.3.6. Síndromes tóxicas ou inflamatórias com contaminantes bacterianos ou fúngicos.
1.3.7. Carbúnculo (Antraz)
1.3.8. Leptospirose
1.3.9. Doenças causadas por outros agentes biológicos no trabalho, não mencionados nos itens anteriores, quando se tenha estabelecido ou por métodos adequados às condições e à prática nacionais, um vínculo direto entre a exposição aos referidos agentes biológicos, resultantes das atividades de trabalho, e a(s) doença(s) contraída(s) pelo trabalhador.

---

[12] Segundo a OIT, "quando se aplique esta lista, deverá se ter em conta, onde apropriado, o grau e o tipo de exposição, assim como o trabalho ou a ocupação que implique um risco de exposição específico" (OIT, 2010).

2. Doenças profissionais segundo o órgão ou sistema afetado

2.1. Doenças do sistema respiratório

2.1.1. Pneumoconioses causadas por poeira mineral fibrogênica (silicose, antro-silicose, asbestose)

2.1.2. Silicotuberculose

2.1.3. Pneumoconioses causadas por poeira mineral não fibrogênica

2.1.4. Sidrose

2.1.5. Doenças broncopulmonares causadas por poeira de metais duros

2.1.6. Doenças broncopulmonares causadas por poeira de algodão (bissinose), de linho, de cânhamo, de sisal ou de cana de açúcar (bagaçose)

2.1.7. Asma causada por agentes sensibilizantes ou irritantes reconhecidos ou inerentes ao processo de trabalho

2.1.8. Alveolite alérgica extrínseca causada por inalação de poeiras orgânicas ou de aerossóis contaminados por micróbios, que resultem das atividades de trabalho

2.1.9. Doenças pulmonares obstrutivas crônicas causadas por inalação de poeira de carvão, poeira de pedreiras, poeira de madeira, poeiras de cereais e do trabalho agrícola, poeiras de estábulos, poeira de tecidos, e poeira de papel, que resultem das atividades de trabalho

2.1.10. Doenças pulmonares causadas por alumínio

2.1.11. Afecções (transtornos) das vias respiratórias superiores causadas por agentes sensibilizantes ou irritantes reconhecidos e inerentes ao processo de trabalho

2.1.12. Outras doenças do sistema respiratório, não mencionadas nos itens anteriores, quando se tenha estabelecido, cientificamente ou por métodos adequados às condições e à prática nacionais, um vínculo direto entre a exposição a fatores de risco resultantes das atividades de trabalho, e a(s) doença(s) contraída(s) pelo trabalhador

2.2. Doenças da pele

2.2.1. Dermatoses alérgicas de contato e urticária de contato causadas por outros alérgenos reconhecidos, não mencionados nos itens anteriores, resultantes das atividades de trabalho

2.2.2. Dermatoses irritantes de contato causadas por agentes irritantes reconhecidos, não mencionados em itens anteriores, resultantes das atividades de trabalho

2.2.3. Vitiligo causado por outros agentes reconhecidos, não mencionados em itens anteriores, resultantes das atividades de trabalho

2.2.4. Outras doenças da pele, causadas por agentes físicos, químicos ou biológicos no trabalho, não incluídas em outros itens, quando se tenha estabelecido, cientificamente ou por métodos adequados às condições e à prática nacionais, um vínculo direto entre a exposição a fatores de risco resultantes das atividades de trabalho, e a(s) doença(s) da pele contraída(s) pelo trabalhador

2.3. Doenças do sistema osteomuscular

2.3.1. Tenossinovite do estiloide radial devida a movimentos repetitivos, esforços intensos e posturas extremas do punho

2.3.2. Tenossinovite crônica da mão e do punho devida a movimentos repetitivos, esforços intensos e posturas extremas do punho

2.3.3. Bursite do olecrano devida à pressão prolongada na região do cotovelo

2.3.4. Bursite pré patelar devida a períodos prolongados na posição de joelhos

2.3.5. Epicondilite devida a trabalho intenso e repetitivo

2.3.6. Lesões de menisco consecutivas a períodos prolongados de trabalho em posição de joelhos ou de cócoras

2.3.7. Síndrome do túnel do carpo devido a períodos prolongados de trabalho intenso e repetitivo, trabalho que inclui vibração, posturas extremas do punho, ou uma combinação destes três fatores

2.3.8. Outros distúrbios do sistema osteomuscular, não mencionados nos itens anteriores, quando se tenha estabelecido, cientificamente ou por métodos adequados às condições e à prática nacionais, um vínculo direto entre a exposição a fatores de risco resultantes das atividades de trabalho, e o(s) distúrbio(s) do sistema osteomuscular contraído(s) pelo trabalhador

2.4. Transtornos mentais e do comportamento

2.4.1. Transtorno de estresse pós-traumático

2.4.2. Outros transtornos mentais ou do comportamento, não mencionados no item anterior, quando se tenha estabelecido, cientificamente ou por métodos adequados às condições e à prática nacionais, um vínculo direto entre a exposição a fatores de risco resultantes das atividades de trabalho, e o(s) transtorno(s) mental(is) ou do comportamento contraído(s) pelo trabalhador

3. Câncer ocupacional

3.1. Câncer causado pelos seguintes agentes:

3.1.1. Amianto ou asbesto

3.1.2. Benzidina e seus sais

3.1.3. Éter bis-clorometílico

3.1.4. Compostos de cromo VI

3.1.5. Alcatrão de hulha, de piche e fuligem

3.1.6. Beta-naftilamina

3.1.7. Cloreto de vinila

3.1.8. Benzeno

3.1.9. Derivados nitrados e amínicos tóxicos do benzeno ou de seus homólogos

3.1.10. Radiações ionizantes

3.1.11. Alcatrão, piche, betume, óleo mineral, antraceno, ou os compostos, produtos ou resíduos destas substâncias

3.1.12. Emissões de fornos de coque

3.1.13. Compostos de níquel

3.1.14. Poeira de madeira

3.1.15. Arsênio e seus compostos

3.1.16. Berílio e seus compostos

3.1.17. Cádmio e seus compostos

3.1.18. Erionita

3.1.19. Óxido de etileno

3.1.20. Vírus da hepatite B (HVB) e vírus da hepatite C (HVC)

3.1.21. Câncer causado por outros agentes no trabalho, não mencionados nos itens anteriores, quando se tenha estabelecido, cientificamente ou por métodos adequados às condições e à prática nacionais, um vínculo direto entre a exposição a esses agentes, resultantes das atividades de trabalho, e o câncer contraído pelo trabalhador

4. Outras doenças

4.1. Nistagmo dos mineiros

4.2. Outras doenças específicas causadas por profissões (ocupações) ou processos não mencionados na lista, quando se tenha estabelecido, cientificamente ou por métodos adequados às condições e à prática nacionais, um vínculo direto entre a exposição a esses agentes resultantes das atividades de trabalho, e a(s) doença(s) contraída(s) pelo trabalhador

ANEXO 2. Lista Europeia de Doenças Profissionais (2003)

ANEXO I

As doenças constantes na presente lista devem encontrar-se diretamente ligadas à atividade exercida. A Comissão estabelecerá os critérios de reconhecimento para cada uma das doenças profissionais a seguir referidas:

1 Doenças provocadas pelos agentes químicos seguintes

100	Acrilonitrilo
101	Arsênio ou seus compostos
102	Berílio (glucínio) ou seus compostos
103.01	Óxido de carbono
103.02	Oxicloreto de carbono
104.01	Ácido cianídrico
104.02	Cianetos e compostos
104.03	Isocianatos
105	Cádmio ou seus compostos
106	Cromo ou seus compostos
107	Mercúrio ou seus compostos
108	Manganês ou seus compostos
109.01	Ácido nítrico
109.02	Óxidos de nitrogênio
109.03	Amônia
110	Níquel ou seus compostos
111	Fósforo ou seus compostos
112	Chumbo ou seus compostos
113.01	Óxidos de enxofre
113.02	Ácido sulfúrico
113.03	Sulfureto de carbono
114	Vanádio ou seus compostos
115.01	Cloro
115.02	Bromo
115.04	Iodo
115.05	Flúor ou seus compostos
116	Hidrocarbonetos alifáticos ou alicíclicos constituintes do éter de petróleo e da gasolina
117	Derivados halogenados de hidrocarbonetos alifáticos ou alicíclicos
118	Álcool butílico, álcool metílico e álcool isopropílico
119	Etilenoglicol, dietilenoglicol, 1-4-Butanodiol, bem como os derivados nitrados dos glicóis e do glicerol
120	Éter metílico, éter etílico, éter isopropílico, éter vinílico, éter dicloroisopropílico, guaiacol, éter metílico e éter etílico de etilenoglicol
121	Acetona, cloroacetona, bromoacetona, hexafluoroacetona, metiletilacetona, metil n-butilcetona, metilisobutilcetona, diacetona álcool, óxido de mesitilo, 2-metilciclo-hexanona
122	Ésteres organofosfóricos
123	Ácidos orgânicos
124	Formaldeído
125	Nitroderivados alifáticos
126.01	Benzeno ou seus homólogos (os homólogos do benzeno são definidos pela fórmula CnH2n-6)
126.02	Naftaleno ou seus homólogos (o homólogo do naftaleno é definido pela fórmula CnH2n-12)
126.03	Estireno e divinilbenzeno
127	Derivados halogenados dos hidrocarbonetos aromáticos
128.01	Fenóis ou homólogos ou seus derivados halogenados
128.02	Naftóis ou homólogos ou seus derivados halogenados
128.03	Derivados halogenados de éteres alquilarílicos
128.04	Derivados halogenados de sulfonatos de alquilarilo
128.05	Benzoquinonas
129.01	Aminas aromáticas ou hidrazinas aromáticas ou seus derivados halogenados, fenólicos, nitrosados, nitrados ou sulfonados
129.02	Aminas alifáticas e seus derivados halogenados
130.01	Nitroderivados dos hidrocarbonetos aromáticos
130.02	Nitroderivados dos fenóis ou seus homólogos

131	Antimónio e derivados
132	Ésteres do ácido nítrico
133	Ácido sulfídrico
135	Encefalopatias devidas a solventes orgânicos não incluídos noutras rubricas
136	Polineuropatias devidas a solventes orgânicos não incluídos noutras rubricas

2 Doenças da pele causadas por substâncias e agentes não incluídos noutras rubricas

201	Dermatoses e cânceres da pele provocados por:
201.01	Fuligem
201.03	Alcatrão
201.02	Betume
201.04	Breu
201.05	Antraceno ou seus compostos
201.06	Óleos e gorduras minerais
201.07	Parafina bruta
201.08	Carbazol ou seus compostos
201.09	Subprodutos da destilação da hulha
202	Dermatoses provocadas no local de trabalho por alérgenos ou irritantes cutâneos cientificamente reconhecidos e não consideradas noutras rubricas

3 Doenças provocadas pela inalação de substâncias e agentes não incluídos noutras rubricas

301	Doenças do aparelho respiratório e cânceres
301.11	Silicose
301.12	Silicose associada à tuberculose pulmonar
301.21	Asbestose
301.22	Mesotelioma consecutivo à inalação de poeiras de amianto
301.31	Pneumoconioses devidas a poeiras de silicatos
302	Complicação da asbestose por câncer brônquico
303	Afecções broncopulmonares devidas às poeiras de metais sinterizados
304.01	Alveolites alérgicas extrínsecas
304.02	Afecção pulmonar provocada pela inalação de poeiras e de fibras de algodão, linho, cânhamo, juta, sisal e bagaço
304.04	Afecções respiratórias provocadas pela inalação de poeiras de cobalto, estanho, bário e grafite
304.05	Siderose
305.01	Afecções cancerosas das vias respiratórias superiores provocadas pelas poeiras de madeira
304.06	Asmas de carácter alérgico provocadas pela inalação de substâncias individualmente reconhecidas como alérgicas e inerentes ao tipo de trabalho
304.07	Rinites de carácter alérgico provocadas pela inalação de substâncias individualmente reconhecidas como alérgicas e inerentes ao tipo de trabalho
306	Afecções fibróticas da pleura, com restrição respiratória, provocadas pelo amianto
307	Bronquite obstrutiva crônica ou enfisema dos mineiros de carvão
308	Câncer do pulmão consecutivo à inalação de poeiras de amianto
309	Afecções broncopulmonares devidas a poeiras ou fumos de alumínio ou seus compostos
310	Afecções broncopulmonares causadas pelas poeiras de escórias de Thomas

4 Doenças infecciosas e parasitárias

401	Doenças infecciosas ou parasitárias transmitidas ao homem por animais ou resíduos de animais
402	Tétano
403	Brucelose
404	Hepatite viral
405	Tuberculose
406	Amebíase
407	Outras doenças infecciosas causadas pelo trabalho do pessoal que se ocupa de prevenção, cuidados de saúde, assistência ao domicílio e outras actividades equiparáveis em relação às quais esteja provado o risco de infecção

5 Doenças provocadas pelos seguintes agentes físicos

502.01	Catarata provocada pela radiação térmica
502.02	Afecções conjuntivais consecutivas a exposições às radiações ultravioleta
503	Hipoacusia ou surdez provocada pelo ruído lesional
504	Doença provocada pela compressão ou descompressão atmosféricas
505.01	Doenças osteoarticulares das mãos e dos pulsos provocadas pelas vibrações mecânicas
505.02	Doenças angioneuróticas provocadas pelas vibrações mecânicas
506.10	Doenças das bolsas periarticulares devidas à pressão
506.11	Bursite pré e subrotuliana
506.12	Bursite olecraniana
506.13	Bursite do ombro
506.21	Doenças causadas pela sobrecarga das bainhas tendinosas
506.22	Doenças por sobrecarga dos tecidos peritendinosos
506.23	Doenças por sobrecarga das inserções musculares e tendinosas
506.30	Lesões do menisco em consequência de trabalhos prolongados efectuados em posição ajoelhada ou de cócoras
506.40	Paralisias dos nervos devidas à pressão
506.45	Síndrome do túnel do carpo
507	Nistagmo dos mineiros
508	Doenças provocadas pelas radiações ionizantes

ANEXO II

Lista complementar de doenças que se suspeita serem de origem profissional, que deverão ser objeto de declaração e cuja inscrição no Anexo I da lista europeia poderá ocorrer no futuro.

2.1 Doenças provocadas pelos agentes químicos seguintes

2.101   Ozônio
2.102   Hidrocarbonetos alifáticos que não os mencionados na rubrica 1.116 do anexo I
2.103   Difenilo
2.104   Decalina
2.105   Ácidos aromáticos – anidridos aromáticos ou seus derivados halogenados
2.106   Éter difenílico
2.107   Tetra-hidrofurano
2.108   Tiofeno
2.109   Metacrilonitrilo
2.110   Acetonitrilo
2.111   Tioálcoois
2.112   Mercaptanos e tioéteres
2.113   Tálio ou seus compostos
2.114   Álcoois ou seus derivados halogenados não referidos na rubrica 1.118 do anexo I
2.115   Glicóis ou seus derivados halogenados não referidos na rubrica 1.119 do anexo I
2.116   Éteres ou seus derivados halogenados não referidos na rubrica 1.120 do anexo I
2.117   Cetonas ou seus derivados halogenados não referidos na rubrica 1.121 do anexo I
2.118   Ésteres ou seus derivados halogenados não referidos na rubrica 1.122 do anexo I
2.119   Furfural
2.120   Tiofenóis ou homólogos ou seus derivados halogenados
2.121   Prata
2.122   Selénio
2.123   Cobre
2.124   Zinco
2.125   Magnésio
2.126   Platina
2.127   Tântalo
2.128   Titânio
2.129   Terpenos
2.130   Boranos
2.140   Doenças provocadas pela inalação de poeiras de nácar
2.141   Doenças provocadas por substâncias hormonais
2.150   Cáries dos dentes devidas a trabalhos nas indústrias do chocolate, do açúcar e da farinha
2.160   Óxido de silício
2.170   Hidrocarbonetos aromáticos policíclicos não incluídos noutras rubricas
2.190   Dimetilformamida

2.2 Doenças da pele causadas por substâncias e agentes não incluídos noutras rubricas

2.201   Dermatoses alérgicas e ortoérgicas não reconhecidas no anexo I

2.3 Doenças provocadas pela inalação de substâncias não incluídas noutras rubricas

2.301   Fibroses pulmonares devidas aos metais não incluídos na lista europeia
2.303   Afecções broncopulmonares e Cânceres dos brônquios resultantes da exposição a:
  - fuligem,
  - alcatrão,
  - betume,
  - breu,
  - antraceno ou seus compostos,
  - óleos e gorduras minerais.
2.304   Afecções broncopulmonares devidas às fibras minerais artificiais
2.305   Afecções broncopulmonares devidas às fibras sintéticas
2.307   Afecções respiratórias, nomeadamente a asma, causadas por substâncias irritantes não incluídas no anexo I
2.308   Câncer da laringe consecutivo à inalação de poeiras de amianto

2.4 Doenças infecciosas e parasitárias não descritas no anexo I

2.401   Doenças parasitárias
2.402   Doenças tropicais

2.5 Doenças provocadas pelos agentes físicos

2.501   Distensões causadas pela sobrecarga das apófises espinais
2.502   Discopatias da coluna dorso-lombar provocadas por vibrações verticais repetidas de todo o corpo
2.503   Nódulos nas cordas vocais devidos a esforços repetidos da voz por razões profissionais

ANEXO 3. Lista A (Ministério da Saúde e Ministério da Previdência Social)

Agentes etiológicos ou fatores de risco de natureza ocupacional	Doenças causalmente relacionadas com os respectivos agentes ou fatores de risco (denominadas e codificadas segundo a CID-10)
• Arsênio e seus compostos arsenicais	• Angiossarcoma do fígado (C22.3) • Neoplasia maligna dos brônquios e do pulmão (C34.-) • Outras neoplasias malignas da pele (C44.-) • Polineuropatia devida a outros agentes tóxicos (G52.2) • Encefalopatia Tóxica Aguda (G92.1) • Blefarite (H01.0) • Conjuntivite (H10) • Queratite e Queratoconjuntivite (H16) • Arritmias cardíacas (I49.-) • Rinite Crônica (J31.0) • Ulceração ou Necrose do Septo Nasal (J34.0) • Bronquiolite Obliterante Crônica, Enfisema Crônico Difuso ou Fibrose Pulmonar Crônica (J68.4) • Estomatite Ulcerativa Crônica (K12.1) • Gastroenterite e Colites tóxicas (K52.-) • Hipertensão Portal (K76.6) • Dermatite de Contato por Irritantes (L24.-) • Outras formas de hiperpigmentação pela melanina: "Melanodermia" (L81.4) • Leucodermia, não classificada em outra parte (Inclui "Vitiligo Ocupacional") (L81.5) • Ceratose Palmar e Plantar Adquirida (L85.1) • Efeitos Tóxicos Agudos (T57.0)
• Asbesto ou Amianto	• Neoplasia maligna do estômago (C16.-) • Neoplasia maligna da laringe (C32.-) • Neoplasia maligna dos brônquios e do pulmão (C34.-) • Mesotelioma da pleura (C45.0) • Mesotelioma do peritônio (C45.1) • Mesotelioma do pericárdio (C45.2) • Placas epicárdicas ou pericárdicas (I34.8) • Asbestose (J60.-) • Derrame Pleural (J90.-) • Placas Pleurais (J92.-)
• Benzeno e seus homólogos tóxicos	• Leucemias (C91- C95.-) • Síndromes Mielodisplásicas (D46.-) • Anemia Aplástica devida a outros agentes externos (D61.2) • Hipoplasia Medular (D61.9) • Púrpura e outras manifestações hemorrágicas (D69.-) • Agranulocitose (Neutropenia tóxica) (D70) • Outros transtornos especificados dos glóbulos brancos: Leucocitose, Reação Leucemoide (D72.8) • Outros transtornos mentais decorrentes de lesão e disfunção cerebrais e de doença física (F06.-) (Tolueno e outros solventes aromáticos neurotóxicos) • Transtornos de personalidade e de comportamento decorrentes de doença, lesão e de disfunção de personalidade (F07.-) (Tolueno e outros solventes aromáticos neurotóxicos) • Transtorno Mental Orgânico ou Sintomático não especificado (F09.-) (Tolueno e outros solventes aromáticos neurotóxicos) • Episódios depressivos (F32.-) (Tolueno e outros solventes aromáticos neurotóxicos) • Neurastenia (Inclui "Síndrome de Fadiga") (F48.0) (Tolueno e outros solventes aromáticos neurotóxicos) • Encefalopatia Tóxica Crônica (G92.2) • Hipoacusia Ototóxica (H91.0) (Tolueno e Xileno) • Dermatite de Contato por Irritantes (L24.-) • Efeitos Tóxicos Agudos (T52.1 e T52.2)
• Berílio e seus compostos tóxicos	• Neoplasia maligna dos brônquios e do pulmão (C34.-) • Conjuntivite (H10) • Beriliose (J63.2) • Bronquite e Pneumonite devida a produtos químicos, gases, fumaças e vapores ("Bronquite Química Aguda") (J68.0) • Edema Pulmonar Agudo devido a produtos químicos, gases, fumaças e vapores ("Edema Pulmonar Químico") (J68.1) • Bronquiolite Obliterante Crônica, Enfisema Crônico Difuso ou Fibrose Pulmonar Crônica (J68.4) • Dermatite de Contato por Irritantes (L24.-) • Efeitos Tóxicos Agudos (T56.7)

Continua

Agentes etiológicos ou fatores de risco de natureza ocupacional	Doenças causalmente relacionadas com os respectivos agentes ou fatores de risco (denominadas e codificadas segundo a CID-10)
• Bromo	• Faringite Aguda ("Angina Aguda", "Dor de Garganta") (J02.9) • Laringotraqueíte Aguda (J04.2) • Faringite Crônica (J31.2) • Sinusite Crônica (J32.-) • Laringotraqueíte Crônica (J37.1) • Bronquite e Pneumonite devida a produtos químicos, gases, fumaças e vapores ("Bronquite Química Aguda") (J68.0) • Edema Pulmonar Agudo devido a produtos químicos, gases, fumaças e vapores ("Edema Pulmonar Químico") (J68.1) • Síndrome de Disfunção Reativa das Vias Aéreas (SDVA/RADS) (J68.3) • Bronquiolite Obliterante Crônica, Enfisema Crônico Difuso ou Fibrose Pulmonar Crônica (J68.4) • Estomatite Ulcerativa Crônica (K12.1) • Dermatite de Contato por Irritantes (L24.-) • Efeitos Tóxicos Agudos (T57.8.)
• Cádmio ou seus compostos	• Neoplasia maligna dos brônquios e do pulmão (C34.-) • Transtornos do nervo olfatório (Inclui "Anosmia") (G52.0) • Bronquite e Pneumonite devida a produtos químicos, gases, fumaças e vapores ("Bronquite Química Aguda") (J68.0) • Edema Pulmonar Agudo devido a produtos químicos, gases, fumaças e vapores ("Edema Pulmonar Químico") (J68.1) • Síndrome de Disfunção Reativa das Vias Aéreas (SDVA/RADS) (J68.3) • Bronquiolite Obliterante Crônica, Enfisema Crônico Difuso ou Fibrose Pulmonar Crônica (J68.4) • Enfisema intersticial (J98,2) • Alterações pós-eruptivas da cor dos tecidos duros dos dentes (K03.7) • Gastroenterite e Colites tóxicas (K52.-) • Osteomalácia do Adulto Induzida por Drogas (M83.5) • Nefropatia Túbulo-Intersticial induzida por metais pesados (N14.3) • Efeitos Tóxicos Agudos (T56.3)
• Carbonetos metálicos de Tungstênio sinterizados	• Outras Rinites Alérgicas (J30.3) • Asma (J45.-) • Pneumoconiose devida a outras poeiras inorgânicas especificadas (J63.8)
• Chumbo ou seus compostos tóxicos	• Outras anemias devidas a transtornos enzimáticos (D55.8) • Anemia Sideroblástica secundária a toxinas (D64.2) • Hipotireoidismo devido a substâncias exógenas (E03.-) • Outros transtornos mentais decorrentes de lesão e disfunção cerebrais e de doença física (F06.-) • Polineuropatia devida a outros agentes tóxicos (G52.2) • Encefalopatia Tóxica Aguda (G92.1) • Encefalopatia Tóxica Crônica (G92.2) • Hipertensão Arterial (I10.-) • Arritmias Cardíacas (I49.-) • "Cólica da Chumbo" (K59.8) • Gota Induzida pelo Chumbo (M10.1) • Nefropatia Túbulo-Intersticial induzida por metais pesados (N14.3) • Insuficiência Renal Crônica (N17) • Infertilidade Masculina (N46) • Efeitos Tóxicos Agudos (T56.0)
• Cloro	• Rinite Crônica (J31.0) • Outras Doenças Pulmonares Obstrutivas Crônicas (Inclui "Asma Obstrutiva", "Bronquite Crônica", "Bronquite Obstrutiva Crônica") (J44.-) • Bronquite e Pneumonite devida a produtos químicos, gases, fumaças e vapores ("Bronquite Química Aguda") (J68.0) • Edema Pulmonar Agudo devido a produtos químicos, gases, fumaças e vapores ("Edema Pulmonar Químico") (J68.1) • Síndrome de Disfunção Reativa das Vias Aéreas (SDVA/RADS) (J68.3) • Bronquiolite Obliterante Crônica, Enfisema Crônico Difuso ou Fibrose Pulmonar Crônica (J68.4) • Efeitos Tóxicos Agudos (T59.4)

Continua

Agentes etiológicos ou fatores de risco de natureza ocupacional	Doenças causalmente relacionadas com os respectivos agentes ou fatores de risco (denominadas e codificadas segundo a CID-10)
• Cromo ou seus compostos tóxicos	• Neoplasia maligna dos brônquios e do pulmão (C34.-) • Outras Rinites Alérgicas (J30.3) • Rinite Crônica (J31.0) • Ulceração ou Necrose do Septo Nasal (J34.0) • Asma (J45.-) • "Dermatoses Pápulo-Pustulosas e suas complicações infecciosas" (L08.9) • Dermatite Alérgica de Contato (L23.-) • Dermatite de Contato por Irritantes (L24.-) • Úlcera Crônica da Pele, não classificada em outra parte (L98.4) • Efeitos Tóxicos Agudos (T56.2)
• Flúor ou seus compostos tóxicos	• Conjuntivite (H10) • Rinite Crônica (J31.0) • Bronquite e Pneumonite devida a produtos químicos, gases, fumaças e vapores ("Bronquite Química Aguda") (J68.0) • Edema Pulmonar Agudo devido a produtos químicos, gases, fumaças e vapores ("Edema Pulmonar Químico") (J68.1) • Bronquiolite Obliterante Crônica, Enfisema Crônico Difuso ou Fibrose Pulmonar Crônica (J68.4) • Erosão Dentária (K03.2) • Dermatite de Contato por Irritantes (L24.-) • Fluorose do Esqueleto (M85.1) • Intoxicação Aguda (T59.5)
• Fósforo ou seus compostos tóxicos	• Polineuropatia devida a outros agentes tóxicos (G52.2) • Arritmias cardíacas (I49.-) (Agrotóxicos organofosforados e carbamatos) • Dermatite Alérgica de Contato (L23.-) • Dermatite de Contato por Irritantes (L24.-) • Osteomalácia do Adulto Induzida por Drogas (M83.5) • Osteonecrose (M87.-): Osteonecrose Devida a Drogas (M87.1); Outras Osteonecroses Secundárias (M87.3) • Intoxicação Aguda (T57.1) (Intoxicação Aguda por Agrotóxicos Organofosforados:T60.0)
• Hidrocarbonetos alifáticos ou aromáticos (seus derivados halogenados tóxicos)	• Angiossarcoma do fígado (C22.3) • Neoplasia maligna do pâncreas (C25.-) • Neoplasia maligna dos brônquios e do pulmão (C34.-) • Púrpura e outras manifestações hemorrágicas (D69.-) • Hipotireoidismo devido a substâncias exógenas (E03.-) • Outras porfirias (E80.2) • *Delirium*, não sobreposto à demência, como descrita (F05.0) (Brometo de Metila) • Outros transtornos mentais decorrentes de lesão e disfunção cerebrais e de doença física (F06.-) • Transtornos de personalidade e de comportamento decorrentes de doença, lesão e de disfunção de personalidade (F07.-) • Transtorno Mental Orgânico ou Sintomático não especificado (F09.-) • Episódios Depressivos (F32.-) • Neurastenia (Inclui "Síndrome de Fadiga") (F48.0) • Outras formas especificadas de tremor (G25.2) • Transtorno extrapiramidal do movimento não especificado (G25.9) • Transtornos do nervo trigêmio (G50.-) • Polineuropatia devida a outros agentes tóxicos (G52.2) (n-Hexano) • Encefalopatia Tóxica Aguda (G92.1) • Encefalopatia Tóxica Crônica (G92.2) • Conjuntivite (H10) • Neurite Óptica (H46) • Distúrbios visuais subjetivos (H53.-) • Outras vertigens periféricas (H81.3) • Labirintite (H83.0) • Hipoacusia ototóxica (H91.0) • Parada Cardíaca (I46.-) • Arritmias cardíacas (I49.-) • Síndrome de Raynaud (I73.0) (Cloreto de Vinila) • Acrocianose e Acroparestesia (I73.8) (Cloreto de Vinila) • Bronquite e Pneumonite devida a produtos químicos, gases, fumaças e vapores ("Bronquite Química Aguda") (J68.0)

Continua

Agentes etiológicos ou fatores de risco de natureza ocupacional	Doenças causalmente relacionadas com os respectivos agentes ou fatores de risco (denominadas e codificadas segundo a CID-10)
• Hidrocarbonetos alifáticos ou aromáticos (seus derivados halogenados tóxicos)	• Edema Pulmonar Agudo devido a produtos químicos, gases, fumaças e vapores ("Edema Pulmonar Químico") (J68.1) • Síndrome de Disfunção Reativa das Vias Aéreas (SDVA/RADS) (J68.3) • Bronquiolite Obliterante Crônica, Enfisema Crônico Difuso ou Fibrose Pulmonar Crônica (J68.4) • Doença Tóxica do Fígado (K71.-): Doença Tóxica do Fígado, com Necrose Hepática (K71.1); Doença Tóxica do Fígado, com Hepatite Aguda (K71.2); Doença Tóxica do Fígado com Hepatite Crônica Persistente (K71.3); Doença Tóxica do Fígado com Outros Transtornos Hepáticos (K71.8) • Hipertensão Portal (K76.6) (Cloreto de Vinila) • "Dermatoses Pápulo-Pustulosas e suas complicações infecciosas" (L08.9) • Dermatite de Contato por Irritantes (L24.-) • "Cloracne" (L70.8) • Outras formas de hiperpigmentação pela melanina: "Melanodermia" (L81.4) • Outros transtornos especificados de pigmentação: "Porfiria Cutânea Tardia" (L81.8) • Geladura (*Frostbite*) Superficial: Eritema Pérnio (T33) (Anestésicos clorados locais) • Geladura (*Frostbite*) com Necrose de Tecidos (T34) (Anestésicos clorados locais) • Osteólise (M89.5) (de falanges distais de quirodáctilos) (Cloreto de Vinila) • Síndrome Nefrítica Aguda (N00.-) • Insuficiência Renal Aguda (N17) • Efeitos Tóxicos Agudos (T53.-)
• Iodo	• Conjuntivite (H10) • Faringite Aguda ("Angina Aguda", "Dor de Garganta") (J02.9) • Laringotraqueíte Aguda (J04.2) • Sinusite Crônica (J32.-) • Bronquite e Pneumonite devida a produtos químicos, gases, fumaças e vapores ("Bronquite Química Aguda") • Edema Pulmonar Agudo devido a produtos químicos, gases, fumaças e vapores ("Edema Pulmonar Químico") (J68.1) • Síndrome de Disfunção Reativa das Vias Aéreas (SDVA/RADS) (J68.3) • Bronquiolite Obliterante Crônica, Enfisema Crônico Difuso ou Fibrose Pulmonar Crônica (J68.4) • Dermatite Alérgica de Contato (L23.-) • Efeitos Tóxicos Agudos (T57.8)
• Manganês e seus compostos tóxicos	• Demência e outras doenças específicas classificadas em outros locais (F02.8) • Outros transtornos mentais decorrentes de lesão e disfunção cerebrais e de doença física (F06.-) • Transtornos de personalidade e de comportamento decorrentes de doença, lesão e de disfunção de personalidade (F07.-) • Transtorno Mental Orgânico ou Sintomático não especificado (F09.-) • Episódios Depressivos (F32.-) • Neurastenia (Inclui "Síndrome de Fadiga") (F48.0) • Parkinsonismo Secundário (G21.2) • Inflamação Coriorretiniana (H30) • Bronquite e Pneumonite devida a produtos químicos, gases, fumaças e vapores ("Bronquite Química Aguda") (J68.0) • Bronquiolite Obliterante Crônica, Enfisema Crônico Difuso ou Fibrose Pulmonar Crônica (J68.4) • Efeitos Tóxicos Agudos (T57.2)
• Mercúrio e seus compostos tóxicos	• Outros transtornos mentais decorrentes de lesão e disfunção cerebrais e de doença física (F06.-) • Transtornos de personalidade e de comportamento decorrentes de doença, lesão e de disfunção de personalidade (F07.-) • Transtorno Mental Orgânico ou Sintomático não especificado (F09.-) • Episódios Depressivos (F32.-) • Neurastenia (Inclui "Síndrome de Fadiga") (F48.0) • Ataxia Cerebelosa (G11.1) • Outras formas especificadas de tremor (G25.2) • Transtorno extrapiramidal do movimento não especificado (G25.9) • Encefalopatia Tóxica Aguda (G92.1) • Encefalopatia Tóxica Crônica (G92.2) • Arritmias cardíacas) (I49.-) • Gengivite Crônica (K05.1) • Estomatite Ulcerativa Crônica (K12.1) • Dermatite Alérgica de Contato (L23.-) • Doença Glomerular Crônica (N03.-) • Nefropatia Túbulo-Intersticial induzida por metais pesados (N14.3) • Efeitos Tóxicos Agudos (T57.1)

Continua

Agentes etiológicos ou fatores de risco de natureza ocupacional	Doenças causalmente relacionadas com os respectivos agentes ou fatores de risco (denominadas e codificadas segundo a CID-10)
• Substâncias asfixiantes: Monóxido de Carbono, Cianeto de Hidrogênio ou seus derivados tóxicos, Sulfeto de Hidrogênio (Ácido Sulfídrico)	• Demência e outras doenças específicas classificadas em outros locais (F02.8) • Transtornos do nervo olfatório (Inclui "Anosmia") (G52.0) (H_2S) • Encefalopatia Tóxica Crônica (G92.2) (Sequela) • Conjuntivite (H10) (H_2S) • Queratite e Queratoconjuntivite (H16) • Angina Pectoris (I20.-) (CO) • Infarto Agudo do Miocárdio (I21.-) (CO) • Parada Cardíaca (I46.-) (CO) • Arritmias cardíacas (I49.-) (CO) • Bronquite e Pneumonite devida a produtos químicos, gases, fumaças e vapores ("Bronquite Química Aguda") (HCN) • Edema Pulmonar Agudo devido a produtos químicos, gases, fumaças e vapores ("Edema Pulmonar Químico") (J68.1) (HCN) • Síndrome de Disfunção Reativa das Vias Aéreas (SDVA/RADS) (J68.3) (HCN) • Bronquiolite Obliterante Crônica, Enfisema Crônico Difuso ou Fibrose Pulmonar Crônica (J68.4) (HCN; H_2S) • Efeitos Tóxicos Agudos (T57.3; T58; T59.6)
• Sílica Livre	• Neoplasia maligna dos brônquios e do pulmão (C34.-) • Cor Pulmonale (I27.9) • Outras Doenças Pulmonares Obstrutivas Crônicas (Inclui "Asma Obstrutiva", "Bronquite Crônica", "Bronquite Obstrutiva Crônica") (J44.-) • Silicose (J62.8) • Pneumoconiose associada com Tuberculose ("Sílico-Tuberculose") (J63.8) • Síndrome de Caplan (J99.1; M05.3)
• Sulfeto de Carbono ou Dissulfeto de Carbono	• Demência e outras doenças específicas classificadas em outros locais (F02.8) • Outros transtornos mentais decorrentes de lesão e disfunção cerebrais e de doença física (F06.-) • Transtornos de personalidade e de comportamento decorrentes de doença, lesão e de disfunção de personalidade (F07.-) • Transtorno Mental Orgânico ou Sintomático não especificado (F09.-) • Episódios Depressivos (F32.-) • Neurastenia (Inclui "Síndrome de Fadiga") (F48.0) • Polineuropatia devida a outros agentes tóxicos (G52.2) • Encefalopatia Tóxica Crônica (G92.2) • Neurite Óptica (H46) • Angina Pectoris (I20.-) • Infarto Agudo do Miocárdio (I21.-) • Ateroesclerose (I70.-) e Doença Ateroesclerótica do Coração (I25.1) • Efeitos Tóxicos Agudos (T52.8)
• Alcatrão, Breu, Betume, Hulha Mineral, Parafina e produtos ou resíduos dessas substâncias, causadores de epiteliomas primitivos da pele	• Neoplasia maligna dos brônquios e do pulmão (C34.-) • Outras neoplasias malignas da pele (C44.-) • Neoplasia maligna da bexiga (C67.-) • Dermatite Alérgica de Contato (L23.-) • Outras formas de hiperpigmentação pela melanina: "Melanodermia" (L81.4)
• Ruído e afecção auditiva	• Perda da Audição Provocada pelo Ruído (H83.3) • Outras percepções auditivas anormais: Alteração Temporária do Limiar Auditivo, Comprometimento da Discriminação Auditiva e Hiperacusia (H93.2) • Hipertensão Arterial (I10.-) • Ruptura Traumática do Tímpano (pelo ruído) (S09.2)
• Vibrações (afecções dos músculos, tendões, ossos, articulações, vasos sanguíneos periféricos ou dos nervos periféricos)	• Síndrome de Raynaud (I73.0) • Acrocianose e Acroparestesia (I73.8) • Outros transtornos articulares não classificados em outra parte: Dor Articular (M25.5) • Síndrome Cervicobraquial (M53.1) • Fibromatose da Fáscia Palmar: "Contratura ou Moléstia de Dupuytren" (M72.0) • Lesões do Ombro (M75.-): Capsulite Adesiva do Ombro (Ombro Congelado, Periartrite do Ombro) (M75.0); Síndrome do Manguito Rotatório ou Síndrome do Supraespinhoso (M75.1); Tendinite Bicipital (M75.2); Tendinite Calcificante do Ombro (M75.3); Bursite do Ombro (M75.5); Outras Lesões do Ombro (M75.8); Lesões do Ombro, não especificadas (M75.9) • Outras entesopatias (M77.-): Epicondilite Medial (M77.0); Epicondilite lateral ("Cotovelo de Tenista"); Mialgia (M79.1) • Outros transtornos especificados dos tecidos moles (M79.8) • Osteonecrose (M87.-): Osteonecrose Devida a Drogas (M87.1); Outras Osteonecroses Secundárias (M87.3) • Doença de Kienböck do Adulto (Osteocondrose do Adulto do Semilunar do Carpo) (M93.1) e outras Osteocondropatias especificadas (M93.8)

Agentes etiológicos ou fatores de risco de natureza ocupacional	Doenças causalmente relacionadas com os respectivos agentes ou fatores de risco (denominadas e codificadas segundo a CID-10)
• Ar Comprimido	• Otite Média não supurativa (H65.9) • Perfuração da Membrana do Tímpano (H72 ou S09.2) • Labirintite (H83.0) • Otalgia e Secreção Auditiva (H92.-) • Outros transtornos especificados do ouvido (H93.8) • Osteonecrose no "Mal dos Caixões" (M90.3) • Otite Barotraumática (T70.0) • Sinusite Barotraumática (IT70.1) • "Mal dos Caixões" (Doença da Descompressão) (T70.4) • Síndrome devida ao deslocamento de ar de uma explosão (T70.8)
• Radiações Ionizantes	• Neoplasia maligna da cavidade nasal e dos seios paranasais (C30-C31.-) • Neoplasia maligna dos brônquios e do pulmão (C34.-) • Neoplasia maligna dos ossos e cartilagens articulares dos membros (Inclui "Sarcoma Ósseo") (C40.-) • Outras neoplasias malignas da pele (C44.-) • Leucemias (C91-C95.-) • Síndromes Mielodisplásicas (D46.-) • Anemia Aplástica devida a outros agentes externos (D61.2) • Hipoplasia Medular (D61.9) • Púrpura e outras manifestações hemorrágicas (D69.-) • Agranulocitose (Neutropenia tóxica) (D70) • Outros transtornos especificados dos glóbulos brancos: Leucocitose, Reação Leucemoide (D72.8) • Polineuropatia induzida pela radiação (G62.8) • Blefarite (H01.0) • Conjuntivite (H10) • Queratite e Queratoconjuntivite (H16) • Catarata (H28) • Pneumonite por radiação (J70.0 e J70.1) • Gastroenterite e Colites tóxicas (K52.-) • Radiodermatite (L58.-): Radiodermatite Aguda (L58.0); Radiodermatite Crônica (L58.1); Radiodermatite, não especificada (L58.9); Afecções da pele e do tecido conjuntivo relacionadas com a radiação, não especificadas (L59.9) • Osteonecrose (M87.-): Osteonecrose Devida a Drogas (M87.1); Outras Osteonecroses Secundárias (M87.3) • Infertilidade Masculina (N46) • Efeitos Agudos (não especificados) da Radiação (T66)
• Micro-organismos e parasitas infecciosos vivos e seus produtos tóxicos (Exposição ocupacional ao agente e/ou transmissor da doença, em profissões e/ou condições de trabalho especificadas)	• Tuberculose (A15-A19.-) • Carbúnculo (A22.-) • Brucelose (A23.-) • Leptospirose (A27.-) • Tétano (A35.-) • Psitacose, Ornitose, Doença dos Tratadores de Aves (A70.-) • Dengue (A90.-) • Febre Amarela (A95.-) • Hepatites Virais (B15-B19.-) • Doença pelo Vírus da Imunodeficiência Humana (HIV) (B20-B24.-) • Dermatofitose (B35.-) e Outras Micoses Superficiais (B36.-) • Paracoccidiomicose (Blastomicose Sul Americana, Blastomicose Brasileira, Doença de Lutz) (B41.-) • Malária (B50-B54.-) • Leishmaniose Cutânea (B55.1) ou Leishmaniose Cutâneo-Mucosa (B55.2) • Pneumonite por Hipersensibilidade a Poeira Orgânica (J67.-): Pulmão do Granjeiro (ou Pulmão do Fazendeiro) (J67.0); Bagaçose (J67.1); Pulmão dos Criadores de Pássaros (J67.2); Suberose (J67.3); Pulmão dos Trabalhadores de Malte (J67.4); Pulmão dos que Trabalham com Cogumelos (J67.5); Doença Pulmonar Devida a Sistemas de Ar Condicionado e de Umidificação do Ar (J67.7); Pneumonites de Hipersensibilidade Devidas a Outras Poeiras Orgânicas (J67.8); Pneumonite de Hipersensibilidade Devida a Poeira Orgânica não especificada (Alveolite Alérgica Extrínseca SOE; Pneumonite de Hipersensibilidade SOE (J67.0) • "Dermatoses Pápulo-Pustulosas e suas complicações infecciosas" (L08.9)

Continua

Agentes etiológicos ou fatores de risco de natureza ocupacional	Doenças causalmente relacionadas com os respectivos agentes ou fatores de risco (denominadas e codificadas segundo a CID-10)
• Algodão, Linho, Cânhamo, Sisal	• Outras Rinites Alérgicas (J30.3) • Outras Doenças Pulmonares Obstrutivas Crônicas (Inclui "Asma Obstrutiva", "Bronquite Crônica", "Bronquite Obstrutiva Crônica") (J44.-) • Asma (J45.-) • Bissinose (J66.0)
• Agentes físicos, químicos ou biológicos, que afetam a pele, não considerados em outras rubricas	• "Dermatoses Pápulo-Pustulosas e suas complicações infecciosas" (L08.9) • Dermatite Alérgica de Contato (L23.-) • Dermatite de Contato por Irritantes (L24.-) • Urticária Alérgica (L50.0) • "Urticária Física" (devida ao calor e ao frio) (L50.2) • Urticária de Contato (L50.6) • Queimadura Solar (L55) • Outras Alterações Agudas da Pele devidas a Radiação Ultravioleta (L56.-): Dermatite por Fotocontato (Dermatite de Berloque) (L56.2); Urticária Solar (L56.3); Outras Alterações Agudas Especificadas da Pele devidas a Radiação Ultravioleta (L56.8); Outras Alterações Agudas da Pele devidas a Radiação Ultravioleta, sem outra especificação (L56.9); • Alterações da Pele devidas a Exposição Crônica a Radiação Não Ionizante (L57.-): Ceratose Actínica (L57.0); Outras Alterações: Dermatite Solar, "Pele de Fazendeiro", "Pele de Marinheiro" (L57.8) • "Cloracne" (L70.8) • "Elaioconiose" ou "Dermatite Folicular" (L72.8) • Outras formas de hiperpigmentação pela melanina: "Melanodermia" (L81.4) • Leucodermia, não classificada em outra parte (Inclui "Vitiligo Ocupacional") (L81.5) • Úlcera Crônica da Pele, não classificada em outra parte (L98.4) • Geladura (*Frostbite*) Superficial: Eritema Pérnio (T33) (Frio) • Geladura (*Frostbite*) com Necrose de Tecidos (T34) (Frio)

ANEXO 4. Lista B (Ministério da Saúde e Ministério da Previdência Social)
DOENÇAS INFECCIOSAS E PARASITÁRIAS RELACIONADAS COM O TRABALHO (GRUPO I DA CID-10)

Doenças	Agentes etiológicos ou fatores de risco de natureza ocupacional
• Tuberculose (A15-A19.-)	• Exposição ocupacional ao *Mycobacterium tuberculosis* (Bacilo de Koch) ou *Mycobacterium bovis*, em atividades em laboratórios de biologia, e atividades realizadas por pessoal de saúde, que propiciam contato direto com produtos contaminados ou com doentes cujos exames bacteriológicos são positivos (Z57.8) • Hipersuscetibilidade do trabalhador exposto a poeiras de sílica (Silicotuberculose) (J65.-)
• Carbúnculo (A22.-)	• Zoonose causada pela exposição ocupacional ao *Bacillus anthracis*, em atividades suscetíveis de colocar os trabalhadores em contato direto com animais infectados ou com cadáveres desses animais; trabalhos artesanais ou industriais com pelos, pele, couro ou lã (Z57.8)
• Brucelose (A23.-)	• Zoonose causada pela exposição ocupacional a *Brucella melitensis, B. abortus, B. suis, B. canis* etc., em atividades em abatedouros, frigoríficos, manipulação de produtos de carne; ordenha e fabricação de laticínios e atividades assemelhadas (Z57.8)
• Leptospirose (A27.-)	• Exposição ocupacional a *Leptospira ictero-haemorrhagiae* (e outras espécies), em trabalhos expondo ao contato direto com águas sujas, ou efetuado em locais suscetíveis de serem sujos por dejetos de animais portadores de germes; trabalhos efetuados dentro de minas, túneis, galerias, esgotos em locais subterrâneos; trabalhos em cursos d'água; trabalhos de drenagem; contato com roedores; trabalhos com animais domésticos, e com gado; preparação de alimentos de origem animal, de peixes, de laticínios etc. (Z57.8)
• Tétano (A35.-)	• Exposição ao *Clostridium tetani*, em circunstâncias de acidentes do trabalho na agricultura, na construção civil, na indústria, ou em acidentes de trajeto (Z57.8)

Continua

Doenças	Agentes etiológicos ou fatores de risco de natureza ocupacional
• Psitacose, Ornitose, Doença dos Tratadores de Aves (A70-)	• Zoonoses causadas pela exposição ocupacional a *Chlamydia psittaci* ou *Chlamydia pneumoniae*, em trabalhos em criadouros de aves ou pássaros, atividades de Veterinária, em zoológicos, e em laboratórios biológicos etc. (Z57.8)
• Dengue [Dengue Clássico] (A90.-)	• Exposição ocupacional ao mosquito (*Aedes aegypti*), transmissor do arbovírus da Dengue, principalmente em atividades em zonas endêmicas, em trabalhos de saúde pública, e em trabalhos de laboratórios de pesquisa, entre outros (Z57.8)
• Febre Amarela (A95.-)	• Exposição ocupacional ao mosquito (*Aedes aegypti*), transmissor do arbovírus da Febre Amarela, principalmente em atividades em zonas endêmicas, em trabalhos de saúde pública, e em trabalhos de laboratórios de pesquisa, entre outros (Z57.8)
• Hepatites Virais (B15-B19.-)	• Exposição ocupacional ao Vírus da Hepatite A (HAV); Vírus da Hepatite B (HBV); Vírus da Hepatite C (HCV); Vírus da Hepatite D (HDV); Vírus da Hepatite E (HEV), em trabalhos envolvendo manipulação, acondicionamento ou emprego de sangue humano ou de seus derivados; trabalho com "águas usadas" e esgotos; trabalhos em contato com materiais provenientes de doentes ou objetos contaminados por eles (Z57.8)
• Doença pelo Vírus da Imunodeficiência Humana (HIV) (B20-B24.-)	• Exposição ocupacional ao Vírus da Imunodeficiência Humana (HIV), principalmente em trabalhadores da saúde, em decorrência de acidentes perfurocortantes com agulhas ou material cirúrgico contaminado, e na manipulação, acondicionamento ou emprego de sangue ou de seus derivados, e contato com materiais provenientes de pacientes infectados (Z57.8)
• Dermatofitose (B35.-) e Outras Micoses Superficiais (B36.-)	• Exposição ocupacional a fungos do gênero *Epidermophyton, Microsporum* e *Trichophyton*, em trabalhos em condições de temperatura elevada e umidade (cozinhas, ginásios, piscinas) e outras situações específicas de exposição ocupacional (Z57.8)
• Candidíase (B37.-)	• Exposição ocupacional a *Candida albicans, Candida glabrata* etc., em trabalhos que requerem longas imersões das mãos em água e irritação mecânica das mãos, tais como trabalhadores de limpeza, lavadeiras, cozinheiras, entre outros (Z57.8)
• Paracoccidioidomicose (Blastomicose Sul Americana, Blastomicose Brasileira, Doença de Lutz) (B41.-)	• Exposição ocupacional ao *Paracoccidioides brasiliensis*, principalmente em trabalhos agrícolas ou florestais e em zonas endêmicas (Z57.8)
• Malária (B50 – B54.-)	• Exposição ocupacional ao *Plasmodium malariae; Plasmodium vivax; Plasmodium falciparum* ou outros protozoários, principalmente em atividades de mineração, construção de barragens ou rodovias, em extração de petróleo e outras atividades que obrigam a entrada dos trabalhadores em zonas endêmicas (Z57.8)
• Leishmaniose Cutânea (B55.1) ou Leishmaniose Cutâneo-Mucosa (B55.2)	• Exposição ocupacional à *Leishmania braziliensis*, principalmente em trabalhos agrícolas ou florestais e em zonas endêmicas, e outras situações específicas de exposição ocupacional (Z57.8)

NEOPLASIAS (TUMORES) RELACIONADAS COM O TRABALHO (GRUPO II da CID-10)

Doenças	Agentes etiológicos ou fatores de risco de natureza ocupacional
• Neoplasia maligna do estômago (C16.-)	• Asbesto ou Amianto (X49.-; Z57.2)
• Angiossarcoma do fígado (C22.3)	• Arsênio e seus compostos arsenicais (X48.-; X49.-; Z57.5) • Cloreto de Vinila (X46.-; Z57.5)
• Neoplasia maligna do pâncreas (C25.-)	• Cloreto de Vinila (X46.-; Z57.5) • Epicloridrina (X49.-; Z57.5) • Hidrocarbonetos alifáticos e aromáticos na Indústria do Petróleo (X46.-; Z57.5)
• Neoplasia maligna da cavidade nasal e dos seios paranasais (C30-C31.-)	• Radiações ionizantes (W88.-; Z57.1) • Níquel e seus compostos (X49.-; Z57.5) • Poeiras de madeira e outras poeiras orgânicas da indústria do mobiliário (X49.-; Z57.2) • Poeiras da indústria do couro (X49.-; Z57.2) • Poeiras orgânicas (na indústria têxtil e em padarias) (X49.-; Z57.2) • Indústria do petróleo (X46.-; Z57.5)
• Neoplasia maligna da laringe (C32.-)	• Asbesto ou Amianto (Z57.2)

Continua

Doenças	Agentes etiológicos ou fatores de risco de natureza ocupacional
• Neoplasia maligna dos brônquios e do pulmão (C34.-)	• Arsênio e seus compostos arsenicais (X48.-; X49.-; Z57.4 e Z57.5) • Asbesto ou Amianto (X49.-; Z57.2) • Berílio (X49.-; Z57.5) • Cádmio ou seus compostos (X49.-; Z57.5) • Cromo e seus compostos tóxicos (X49.-; Z57.5) • Cloreto de Vinila (X46.-; Z57.5) • Clorometil éteres (X49.-; Z57.5) • Sílica-livre (Z57.2) • Alcatrão, breu, betume, hulha mineral, parafina e produtos de resíduos dessas substâncias (X49.-; Z57.5) • Radiações ionizantes (W88.-; Z57.1) • Emissões de fornos de coque (X49.-; Z57.5) • Níquel e seus compostos (X49.-; Z57.5) • Acrilonitrila (X49.-; Z57.5) • Indústria do alumínio (fundições) (X49.-; Z57.5) • Neblinas de óleos minerais (óleo de corte) (X49.-; Z57.5) • Fundições de metais (X49.-; Z57.5)
• Neoplasia maligna dos ossos e cartilagens articulares dos membros (Inclui "Sarcoma Ósseo") (C40.-)	• Radiações ionizantes (W88.-; Z57.1)
• Outras neoplasias malignas da pele (C44.-)	• Arsênio e seus compostos arsenicais (X49.-; Z57.4 e Z57.5) • Alcatrão, breu, betume, hulha mineral, parafina e produtos de resíduos dessas substâncias causadores de epiteliomas da pele (X49.-; Z57.5) • Radiações ionizantes (W88.-; Z57.1) • Radiações ultravioletas (W89; Z57.1)
• Mesotelioma (C45.-): Mesotelioma da pleura (C45.0), Mesotelioma do peritônio (C45.1) e Mesotelioma do pericárdio (C45.2)	• Asbesto ou Amianto (X49.-; Z57.2)
• Neoplasia maligna da bexiga (C67.-)	• Alcatrão, breu, betume, hulha mineral, parafina e produtos de resíduos dessas substâncias (X49.-; Z57.5) • Aminas aromáticas e seus derivados (Beta-naftalamina, 2-cloroanilina, benzidina, o-toluidina, 4-cloro-orto-toluidina (X49.-; Z57.5) • Emissões de fornos de coque (X49.-; Z57.5)
• Leucemias (C91-C95.-)	• Benzeno (X46.-; Z57.5) • Radiações ionizantes (W88.-; Z57.1) • Óxido de etileno (X49.-; Z57.5) • Agentes antineoplásicos (X49.-; Z57.5) • Campos eletromagnéticos (W90.-; Z57.5) • Agrotóxicos clorados (Clordane e Heptaclor) (X48.-; Z57.4)

DOENÇAS DO SANGUE E DOS ÓRGÃOS HEMATOPOÉTICOS RELACIONADAS COM O TRABALHO (GRUPO III DA CID-10)

Doenças	Agentes etiológicos ou fatores de risco de natureza ocupacional
• Síndromes Mielodisplásicas (D46.-)	• Benzeno (X46.-; Z57.5) • Radiações ionizantes (W88.-; Z57.1))
• Outras anemias devidas a transtornos enzimáticos (D55.8)	• Chumbo ou seus compostos tóxicos (X49.-; Z57.5)
• Anemia Hemolítica adquirida (D59.2)	• Derivados nitrados e aminados do Benzeno (X46.-; Z57.5)
• Anemia Aplástica devida a outros agentes externos (D61.2)	• Benzeno (X46.-; Z57.5) • Radiações ionizantes (W88.-)
• Anemia Aplástica não especificada, Anemia hipoplástica SOE, Hipoplasia medular (D61.9)	• Benzeno (X46.-; Z57.5) • Radiações ionizantes (W88.-; Z57.1)

Continua

Doenças	Agentes etiológicos ou fatores de risco de natureza ocupacional
• Anemia Sideroblástica secundária a toxinas (Inclui "Anemia Hipocrômica, Microcítica, com Reticulocitose") (D64.2)	• Chumbo ou seus compostos tóxicos (X46.-; Z57.5)
• Púrpura e outras manifestações hemorrágicas (D69.-)	• Benzeno (X46.-; Z57.5) • Cloreto de Vinila (X46.-) • Radiações ionizantes (W88.-; Z57.1)
• Agranulocitose (Neutropenia tóxica) (D70)	• Benzeno (X46.-; Z57.5) • Radiações ionizantes (W88.-; Z57.1) • Derivados do Fenol, Pentaclorofenol, Hidroxibenzonitrilo (X49.-; XZ57.5)
• Outros transtornos especificados dos glóbulos brancos: leucocitose, reação leucemoide (D72.8)	• Benzeno (X46.-; Z57.5) • Radiações ionizantes (W88.-; Z57.1)
• Meta-hemoglobinemia (D74.-)	• Aminas aromáticas e seus derivados (X49.-; Z57.5)

DOENÇAS ENDÓCRINAS, NUTRICIONAIS E METABÓLICAS RELACIONADAS COM O TRABALHO (GRUPO IV DA CID-10)

Doenças	Agentes etiológicos ou fatores de risco de natureza ocupacional
• Hipotireoidismo devido a substâncias exógenas (E03.-)	• Chumbo ou seus compostos tóxicos (X49.-; Z57.5) • Hidrocarbonetos halogenados (Clorobenzeno e seus derivados) (X46.-; Z57.5) • Tiuracil (X49.-; Z57.5) • Tiocinatos (X49.-; Z57.5) • Tiureia (X49.-; Z57.5)
• Outras Porfirias (E.80.2)	• Clorobenzeno e seus derivados (X46.-; Z57.4 e Z57.5)

TRANSTORNOS MENTAIS E DO COMPORTAMENTO RELACIONADOS COM O TRABALHO (GRUPO V DA CID-10)

Doenças	Agentes etiológicos ou fatores de risco de natureza ocupacional
• Demência e outras doenças específicas classificadas em outros locais (F02.8)	• Manganês (X49.-; Z57.5) • Substâncias asfixiantes: CO, H_2S, etc. (sequela) (X47.-; Z57.5) • Sulfeto de Carbono (X49.-; Z57.5)
• *Delirium*, não sobreposto a demência, como descrita (F05.0)	• Brometo de Metila (X46.-; Z57.4 e Z57.5) • Sulfeto de Carbono (X49.-; Z57.5)
• Outros transtornos mentais decorrentes de lesão e disfunção cerebrais e de doença física (F06.-): Transtorno Cognitivo Leve (F06.7)	• Tolueno e outros solventes aromáticos neurotóxicos (X46.-; Z57.5) • Chumbo ou seus compostos tóxicos (X49.-; Z57.5) • Tricloroetileno, Tetracloroetileno, Tricloroetano e outros solventes orgânicos halogenados neurotóxicos (X46.-; Z57.5) • Brometo de Metila (X46.-; Z57.4 e Z57.5) • Manganês e seus compostos tóxicos (X49.-; Z57.5) • Mercúrio e seus compostos tóxicos (X49.-; Z57.4 e Z57.5) • Sulfeto de Carbono (X49.-; Z57.5) • Outros solventes orgânicos neurotóxicos (X46.-; X49.-; Z57.5)
• Transtornos de personalidade e de comportamento decorrentes de doença, lesão e de disfunção de personalidade (F07.-): Transtorno Orgânico de Personalidade (F07.0); Outros transtornos de personalidade e de comportamento decorrentes de doença, lesão ou disfunção cerebral (F07.8)	• Tolueno e outros solventes aromáticos neurotóxicos (X46.-; Z57.5) • Tricloroetileno, Tetracloroetileno, Tricloroetano e outros solventes orgânicos halogenados neurotóxicos (X46.-; Z57.5) • Brometo de Metila (X46.-; Z57.4 e Z57.5) • Manganês e seus compostos tóxicos (X49.-; Z57.5) • Mercúrio e seus compostos tóxicos (X49.-; Z57.4 e Z57.5) • Sulfeto de Carbono (X49.-; Z57.5) • Outros solventes orgânicos neurotóxicos (X46.-; X49.-; Z57.5)

Continua

Doenças	Agentes etiológicos ou fatores de risco de natureza ocupacional
• Transtorno Mental Orgânico ou Sintomático não especificado (F09.-)	• Tolueno e outros solventes aromáticos neurotóxicos (X46.-; Z57.5) • Tricloroetileno, Tetracloroetileno, Tricloroetano e outros solventes orgânicos halogenados neurotóxicos (X46.-; Z57.5) • Brometo de Metila (X46.-; Z57.5) • Manganês e seus compostos tóxicos (X49.-; Z57.5) • Mercúrio e seus compostos tóxicos (X49.-; Z57.4 e Z57.5) • Sulfeto de Carbono (X49.-; Z57.5) • Outros solventes orgânicos neurotóxicos (X46.-; X49.-; Z57.5)
• Transtornos mentais e comportamentais devidos ao uso do álcool: Alcoolismo Crônico (Relacionado com o Trabalho) (F10.2)	• Problemas relacionados com o emprego e com o desemprego: Condições difíceis de trabalho (Z56.5) • Circunstância relativa às condições de trabalho (Y96)
• Episódios Depressivos (F32.-)	• Tolueno e outros solventes aromáticos neurotóxicos (X46.-; Z57.5) • Tricloroetileno, Tetracloroetileno, Tricloroetano e outros solventes orgânicos halogenados neurotóxicos (X46.-; Z57.5) • Brometo de Metila (X46.-; Z57.4 e Z57.5) • Manganês e seus compostos tóxicos (X49.-; Z57.5) • Mercúrio e seus compostos tóxicos (X49.-; Z57.4 e Z57.5) • Sulfeto de Carbono (X49.-; Z57.5) • Outros solventes orgânicos neurotóxicos (X46.-; X49.-; Z57.5)
• Reações ao "Stress" Grave e Transtornos de Adaptação (F43.-): Estado de "Stress" Pós-Traumático (F43.1)	• Outras dificuldades físicas e mentais relacionadas com o trabalho: reação após acidente do trabalho grave ou catastrófico, ou após assalto no trabalho (Z56.6) • Circunstância relativa às condições de trabalho (Y96)
• Neurastenia (Inclui "Síndrome de Fadiga") (F48.0)	• Tolueno e outros solventes aromáticos neurotóxicos (X46.-; Z57.5) • Tricloroetileno, Tetracloroetileno, Tricloroetano e outros solventes orgânicos halogenados (X46.-; Z57.5) • Brometo de Metila (X46.-; Z57.4 e Z57.5) • Manganês e seus compostos tóxicos (X49.-; Z57.5) • Mercúrio e seus compostos tóxicos (X49.-; Z57.4 e Z57.5) • Sulfeto de Carbono (X49.-; Z57.5) • Outros solventes orgânicos neurotóxicos (X46.-; X49.-; Z57.5)
• Outros transtornos neuróticos especificados (Inclui "Neurose Profissional") (F48.8)	• Problemas relacionados com o emprego e com o desemprego (Z56.-): Desemprego (Z56.0); Mudança de emprego (Z56.1); Ameaça de perda de emprego (Z56.2); Ritmo de trabalho penoso (Z56.3); Desacordo com patrão e colegas de trabalho (Condições difíceis de trabalho) (Z56.5); Outras dificuldades físicas e mentais relacionadas com o trabalho (Z56.6)
• Transtorno do Ciclo Vigília-Sono Devido a Fatores Não-Orgânicos (F51.2)	• Problemas relacionados com o emprego e com o desemprego: Má adaptação à organização do horário de trabalho (Trabalho em Turnos ou Trabalho Noturno) (Z56.6) • Circunstância relativa às condições de trabalho (Y96)
• Sensação de Estar Acabado ("Síndrome de Burnout", "Síndrome do Esgotamento Profissional") (Z73.0)	• Ritmo de trabalho penoso (Z56.3) • Outras dificuldades físicas e mentais relacionadas com o trabalho (Z56.6)

DOENÇAS DO SISTEMA NERVOSO RELACIONADAS COM O TRABALHO (GRUPO VI DA CID-10)

Doenças	Agentes etiológicos ou fatores de risco de natureza ocupacional
• Ataxia Cerebelosa (G11.1)	• Mercúrio e seus compostos tóxicos (X49.-; Z57.4 e Z57.5)
• Parkinsonismo Secundário devido a outros agentes externos (G21.2)	• Manganês e seus compostos tóxicos (X49.-; Z57.5)
• Outras formas especificadas de tremor (G25.2)	• Brometo de metila (X46.-; Z57.4 e Z57.5) • Tetracloroetano (X46.-; Z57.5) • Mercúrio e seus compostos tóxicos (X49.-; Z57.4 e Z57.5) • Outros solventes orgânicos neurotóxicos (X46.-; X49.-; Z57.5)
• Transtorno extrapiramidal do movimento não especificado (G25.9)	• Mercúrio e seus compostos tóxicos (X49.-; Z57.4 e Z57.5) • Cloreto de metileno (Diclorometano) e outros solventes halogenados neurotóxicos (X46.-; Z57.5)
• Distúrbios do Ciclo Vigília-Sono (G47.2)	• Problemas relacionados com o emprego e com o desemprego: Má adaptação à organização do horário de trabalho (Trabalho em Turnos ou Trabalho Noturno) (Z56.6)

Continua

Doenças	Agentes etiológicos ou fatores de risco de natureza ocupacional
• Transtornos do nervo trigêmio (G50.-)	• Tricloroetileno e outros solventes halogenados neurotóxicos (X46.-; Z57.5)
• Transtornos do nervo olfatório (G52.0) (Inclui "Anosmia")	• Cádmio ou seus compostos (X49.-; Z57.5) • Sulfeto de hidrogênio (X49.-; Z57.5)
• Transtornos do plexo braquial (Síndrome da Saída do Tórax, Síndrome do Desfiladeiro Torácico) (G54.0)	• Posições forçadas e gestos repetitivos (Z57.8)
• Mononeuropatias dos Membros Superiores (G56.-): Síndrome do Túnel do Carpo (G56.0); Outras Lesões do Nervo Mediano: Síndrome do Pronador Redondo (G56.1); Síndrome do Canal de Guyon (G56.2); Lesão do Nervo Cubital (ulnar): Síndrome do Túnel Cubital (G56.2); Lesão do Nervo Radial (G56.3); Outras Mononeuropatias dos Membros Superiores: Compressão do Nervo Supraescapular (G56.8)	• Posições forçadas e gestos repetitivos (Z57.8)
• Mononeuropatias do membro inferior (G57.-): Lesão do Nervo Poplíteo Lateral (G57.3)	• Posições forçadas e gestos repetitivos (Z57.8)
• Polineuropatia devida a outros agentes tóxicos (G62.2)	• Arsênio e seus compostos arsenicais (X49.-; Z57.4 e Z57.5) • Chumbo e seus compostos tóxicos (X49.-; Z57.5) • Fósforo (X48.-; X49.-; Z57.4 e Z57.5) • Sulfeto de Carbono (X49.-; Z57.5) • n-Hexano (X46.-; Z57.5) • Metil-n-Butil Cetona (MBK) (X46.-; Z57.5)
• Polineuropatia induzida pela radiação (G62.8)	• Radiações ionizantes (X88.-; Z57.1)
• Encefalopatia Tóxica Aguda (G92.1)	• Arsênio e seus compostos arsenicais (X49.-; Z57.4 e Z57.5) • Chumbo e seus compostos tóxicos (X49.-; Z57.5) • Hidrocarbonetos alifáticos ou aromáticos (seus derivados halogenados neurotóxicos) (X46.-; Z57.5) • Mercúrio e seus derivados tóxicos (X49.-; Z57.4 e Z57.5)
• Encefalopatia Tóxica Crônica (G92.2)	• Tolueno e Xileno (X46.-; Z57.5) • Chumbo e seus compostos tóxicos (X49.-; Z57.5) • Solventes orgânicos halogenados neurotóxicos (X46.-; Z57.5) • Mercúrio e seus compostos tóxicos (X49.-; Z57.5) • Substâncias asfixiantes: CO, H_2S etc. (sequela) (X47.-; Z57.5) • Sulfeto de Carbono (X49.-; Z57.5)

DOENÇAS DO OLHO E ANEXOS RELACIONADAS COM O TRABALHO (GRUPO VII DA CID-10)

Doenças	Agentes etiológicos ou fatores de risco de natureza ocupacional
• Blefarite (H01.0)	• Arsênio e seus compostos arsenicais (X49.-; Z57.4 e Z57.5) • Radiações Ionizantes (W88.-; Z57.1) • Cimento (X49.-; Z57.2)
• Conjuntivite (H10)	• Arsênio e seus compostos arsenicais (X49.-; Z57.4 e Z57.5) • Berílio e seus compostos tóxicos (X49.-; Z57.5) • Flúor e seus compostos tóxicos (X49.-) • Iodo (X49.-; Z57.5) • Cloreto de etila (X46.-; Z57.5) • Tetracloreto de carbono (X46.-; Z57.5) • Outros solventes halogenados tóxicos (X46.-; Z57.4 e Z57.5) • Ácido sulfídrico (Sulfeto de hidrogênio) (X49.-; Z57.5) • Radiações ionizantes (W88.-; Z57.1) • Radiações ultravioletas (W89; Z57.1 • Acrilatos (X49.-; Z57.5) • Cimento (X49.-; Z57.2) • Enzimas de origem animal, vegetal ou bacteriana (X44.-; Z57.2) • Furfural e Álcool Furfurílico (X45.-; Z57.5) • Isocianatos orgânicos (X49.-; Z57.5) • Selênio e seus compostos (X49.-; Z57.5)

Continua

Doenças	Agentes etiológicos ou fatores de risco de natureza ocupacional
• Queratite e Queratoconjuntivite (H16)	• Arsênio e seus compostos arsenicais (X49.-; Z57.4 e Z57.5) • Ácido sulfídrico (Sulfeto de hidrogênio) (X49.-; Z57.5) • Radiações ionizantes (W88.-; Z57.1) • Radiações infravermelhas (W90.-; Z57.1) • Radiações ultravioletas (W89.-; Z57.1)
• Catarata (H28)	• Radiações ionizantes (W88.-; Z57.1) • Radiações Infravermelhas (W90.-; Z57.1)
• Inflamação Coriorretiniana (H30)	• Manganês e seus compostos tóxicos (X49.-; Z57.5)
• Neurite Óptica (H46)	• Brometo de metila (X46.-; Z57.4 e Z57.5) • Cloreto de metileno (Diclorometano) e outros solventes clorados neurotóxicos (X46.-; Z57.5) • Tetracloreto de carbono (X46.-; Z57.5) • Sulfeto de Carbono (X49.-; Z57.5) • Metanol (X45.-; Z57.5)
• Distúrbios visuais subjetivos (H53.-)	• Brometo de metila (X46.-; Z57.4 e Z57.5) • Cloreto de metileno e outros solventes clorados neurotóxicos (X46.-; Z57.5)

DOENÇAS DO OUVIDO RELACIONADAS COM O TRABALHO (GRUPO VIII DA CID-10)

Doenças	Agentes etiológicos ou fatores de risco de natureza ocupacional
• Otite Média não supurativa (H65.9)	• "Ar Comprimido" (W94.-; Z57.8) • Pressão atmosférica inferior à pressão padrão (W94.-; Z57.8)
• Perfuração da Membrana do Tímpano (H72 ou S09.2)	• "Ar Comprimido" (W94.-; Z57.8) • Pressão atmosférica inferior à pressão padrão (W94.-; Z57.8)
• Outras vertigens periféricas (H81.3)	• Cloreto de metileno e outros solventes halogenados tóxicos (X46.-; Z57.5)
• Labirintite (H83.0)	• Brometo de metila (X46.-; Z57.4 e Z57.5) • "Ar Comprimido" (W94.-; Z57.8)
• Efeitos do ruído sobre o ouvido interno/Perda da Audição Provocada pelo Ruído e Trauma Acústico (H83.3)	• Exposição ocupacional ao Ruído (Z57.0; W42.-)
• Hipoacusia Ototóxica (H91.0)	• Homólogos do Benzeno otoneurotóxicos (Tolueno e Xileno) (X46.-; Z57.5) • Solventes orgânicos otoneurotóxicos (X46.-; Z57.8)
• Otalgia e Secreção Auditiva (H92.-): Otalgia (H92.0), Otorreia (H92.1) ou Otorragia (H92.2)	• "Ar Comprimido" (W94.-; Z57.8)
• Outras percepções auditivas anormais: Alteração Temporária do Limiar Auditivo, Comprometimento da Discriminação Auditiva e Hiperacusia (H93.2)	• Exposição ocupacional ao Ruído (Z57.0; X42.-)
• Outros transtornos especificados do ouvido (H93.8)	• Brometo de metila (X46.-; Z57.4 e Z57.5) • "Ar Comprimido" (W94.-; Z57.8)
• Otite Barotraumática (T70.0)	• "Ar Comprimido" (W94.-; Z57.8) • Alterações na pressão atmosférica ou na pressão da água no ambiente (W94.-; Z57.8)
• Sinusite Barotraumática (T70.1)	• "Ar Comprimido" (W94.-; Z57.8) • Alterações na pressão atmosférica ou na pressão da água no ambiente (W94.-)
• "Mal dos Caixões" (Doença de Descompressão) (T70.4)	• "Ar Comprimido" (W94.-; Z57.8) • Alterações na pressão atmosférica ou na pressão da água no ambiente (W94.-; Z57.8)
• Síndrome devida ao deslocamento de ar de uma explosão (T70.8)	• "Ar Comprimido" (W94.-; Z57.8) • Alterações na pressão atmosférica ou na pressão da água no ambiente (W94.-; Z57.8)

DOENÇAS DO SISTEMA CIRCULATÓRIO RELACIONADAS COM O TRABALHO (GRUPO IX DA CID-10)

Doenças	Agentes etiológicos ou fatores de risco de natureza ocupacional
• Hipertensão Arterial (I10.-)	• Chumbo ou seus compostos tóxicos (X49.-; Z57.5) • Exposição ocupacional ao Ruído (Z57.0; X42.-) • Problemas relacionados com o emprego e com o desemprego (Z56.-)
• Angina Pectoris (I20.-)	• Monóxido de Carbono (X47.-; Z57.5) • Sulfeto de Carbono (X49.-; Z57.5) • Nitroglicerina e outros ésteres do ácido nítrico (X49.-; Z57.5) • Problemas relacionados com o emprego e com o desemprego (Z56.-)
• Infarto Agudo do Miocárdio (I21.-)	• Monóxido de Carbono (X47.-; Z57.5) • Sulfeto de Carbono (X49.-; Z57.5) • Nitroglicerina e outros ésteres do ácido nítrico (X49.-; Z57.5) • Problemas relacionados com o emprego e com o desemprego (Z56.-)
• *Cor Pulmonale* SOE ou Doença Cardiopulmonar Crônica (I27.9)	• Complicação evolutiva das pneumoconioses graves, principalmente Silicose (Z57.2)
• Placas epicárdicas ou pericárdicas (I34.8)	• Asbesto ou Amianto (W83.-; Z57.2)
• Parada Cardíaca (I46.-)	• Derivados halogenados dos hidrocarbonetos alifáticos (X46.-) • Monóxido de Carbono (X47.-; Z57.5) • Outros agentes potencialmente causadores de arritmia cardíaca (Z57.5)
• Arritmias cardíacas (I49.-)	• Arsênio e seus compostos arsenicais (X49.-; Z57.5) • Chumbo ou seus compostos tóxicos (X49.-; Z57.5) • Derivados halogenados dos hidrocarbonetos alifáticos (X46.-; Z57.5) • Mercúrio e seus compostos tóxicos (X49.-; Z57.5) • Monóxido de Carbono (X47.-; Z57.5) • Agrotóxicos organofosforados e carbamatos (X48; Z57.4) • Exposição ocupacional a Cobalto (X49.-; Z57.5) • Nitroglicerina e outros ésteres do ácido nítrico (X49.-; Z57.5) • Problemas relacionados com o emprego e com o desemprego (Z56.-)
• Ateroesclerose (I70.-) e Doença Ateroesclerótica do Coração (I25.1)	• Sulfeto de carbono (X49.-; Z57.5)
• Síndrome de Raynaud (I73.0)	• Cloreto de vinila (X46.-; Z57.5) • Vibrações localizadas (W43.-; Z57.7) • Trabalho em baixas temperaturas (frio) (W93.-; Z57.6)
• Acrocianose e Acroparestesia (I73.8)	• Cloreto de vinila (X46.-; Z57.5) • Vibrações localizadas (W43.-; Z57.7) • Trabalho em baixas temperaturas (frio) (W93.-; Z57.6)

DOENÇAS DO SISTEMA RESPIRATÓRIO RELACIONADAS COM O TRABALHO (GRUPO X DA CID-10)

Doenças	Agentes etiológicos ou fatores de risco de natureza ocupacional
• Faringite Aguda, não especificada ("Angina Aguda", "Dor de Garganta") (J02.9)	• Bromo (X49.-; Z57.5) • Iodo (X49.-; Z57.5)
• Laringotraqueíte Aguda (J04.2)	• Bromo (X49.-; Z57.5) • Iodo (X49.-; Z57.5)
• Outras Rinites Alérgicas (J30.3)	• Carbonetos metálicos de tungstênio sinterizados (X49.-; Z57.2 e Z57.5) • Cromo e seus compostos tóxicos (X49.-; Z57.5) • Poeiras de algodão, linho, cânhamo ou sisal (Z57.2) • Acrilatos (X49.-; Z57.5) • Aldeído fórmico e seus polímeros (X49.-; Z57.5) • Aminas aromáticas e seus derivados (X49.-; Z57.5) • Anidrido ftálico (X49.-; Z57.5) • Azodicarbonamida (X49.-; Z57.5) • Carbetos de metais duros: cobalto e titânio (Z57.2) • Enzimas de origem animal, vegetal ou bacteriano (X44.-; Z57.3) • Furfural e Álcool Furfurílico (X45.-; Z57.5) • Isocianatos orgânicos (X49.-; Z57.5) • Níquel e seus compostos (X49.-; Z57.5) • Pentóxido de vanádio (X49.-; Z57.5) • Produtos da pirólise de plásticos, cloreto de vinila, teflon (X49.-; Z57.5) • Sulfitos, bissulfitos e persulfatos (X49.-; Z57.5) • Medicamentos: macrólidos; ranetidina; penicilina e seus sais; cefalosporinas (X44.-; Z57.3) • Proteínas animais em aerossóis (Z57.3) • Outras substâncias de origem vegetal (cereais, farinhas, serragem etc.) (Z57.2) • Outras substâncias químicas sensibilizantes da pele e das vias respiratórias (X49.-; Z57.2)
• Rinite Crônica (J31.0)	• Arsênio e seus compostos arsenicais (X49.-; Z57.4 e Z57.5) • Cloro gasoso (X47.-; Z57.5) • Cromo e seus compostos tóxicos (X49.-) • Gás de flúor e Fluoreto de Hidrogênio (X47.-; Z57.5) • Amônia (X47.-; Z57.5) • Anidrido sulfuroso (X49.-; Z57.5) • Cimento (Z57.2) • Fenol e homólogos (X46.-; Z57.5) • Névoas de ácidos minerais (X47.-; Z57.5) • Níquel e seus compostos (X49.-; Z57.5) • Selênio e seus compostos (X49.-; Z57.5)
• Faringite Crônica (J31.2)	• Bromo (X49.-; Z57.5)
• Sinusite Crônica (J32.-)	• Bromo (X49.-; Z57.5) • Iodo (X49.-; Z57.5)
• Ulceração ou Necrose do Septo Nasal (J34.0)	• Arsênio e seus compostos arsenicais (X49.-; Z57.4 e Z57.5) • Cádmio e seus compostos (X49.-; Z57.5) • Cromo e seus compostos tóxicos (X49.-; Z57.5) • Soluções e aerossóis de Ácido Cianídrico e seus derivados (X47.-; Z57.5)
• Perfuração do Septo Nasal (J34.8)	• Arsênio e seus compostos arsenicais (X49.-; Z57.4 e Z57.5) • Cromo e seus compostos tóxicos (X49.-; Z57.5)
• Laringotraqueíte Crônica (J37.1)	• Bromo (X49.-; Z57.5)
• Outras Doenças Pulmonares Obstrutivas Crônicas (Inclui: "Asma Obstrutiva", "Bronquite Crônica", "Bronquite Asmática", "Bronquite Obstrutiva Crônica") (J44.-)	• Cloro gasoso (X47.-; Z57.5) • Exposição ocupacional à poeira de sílica livre (Z57.2-) • Exposição ocupacional a poeiras de algodão, linho, cânhamo ou sisal (Z57.2-) • Amônia (X49.-; Z57.5) • Anidrido sulfuroso (X49.-; Z57.5) • Névoas e aerossóis de ácidos minerais (X47.-; Z57.5) • Exposição ocupacional a poeiras de carvão mineral (Z57.2)

Continua

Doenças	Agentes etiológicos ou fatores de risco de natureza ocupacional
• Asma (J45.-)	• Mesma lista das substâncias sensibilizantes produtoras de Rinite Alérgica (X49.-; Z57.2, Z57.4 e Z57.5)
• Pneumoconiose dos Trabalhadores do Carvão (J60.-)	• Exposição ocupacional a poeiras de carvão mineral (Z57.2) • Exposição ocupacional a poeiras de sílica-livre (Z57.2)
• Pneumoconiose devida ao Asbesto (Asbestose) e a outras fibras minerais (J61.-)	• Exposição ocupacional a poeiras de asbesto ou amianto (Z57.2)
• Pneumoconiose devida à poeira de Sílica (Silicose) (J62.8)	• Exposição ocupacional a poeiras de sílica-livre (Z57.2)
• Beriliose (J63.2)	• Exposição ocupacional a poeiras de berílio e seus compostos tóxicos (Z57.2)
• Siderose (J63.4)	• Exposição ocupacional a poeiras de ferro (Z57.2)
• Estanhose (J63.5)	• Exposição ocupacional a poeiras de estanho (Z57.2)
• Pneumoconiose devida a outras poeiras inorgânicas especificadas (J63.8)	• Exposição ocupacional a poeiras de carboneto de tungstênio (Z57.2) • Exposição ocupacional a poeiras de carbetos de metais duros (Cobalto, Titânio, etc.) (Z57.2) • Exposição ocupacional a rocha fosfática (Z57.2) • Exposição ocupacional a poeiras de alumina (Al2O3) ("Doença de Shaver") (Z57.2)
• Pneumoconiose associada com Tuberculose ("Silicotuberculose") (J65.-)	• Exposição ocupacional a poeiras de sílica-livre (Z57.2)
• Doenças das vias aéreas devidas a poeiras orgânicas (J66.-): Bissinose (J66.0), devidas a outras poeiras orgânicas especificadas (J66.8)	• Exposição ocupacional a poeiras de algodão, linho, cânhamo, sisal (Z57.2)
• Pneumonite por Hipersensibilidade a Poeira Orgânica (J67.-): Pulmão do Granjeiro (ou Pulmão do Fazendeiro) (J67.0); Bagaçose (J67.1); Pulmão dos Criadores de Pássaros (J67.2); Suberose (J67.3); Pulmão dos Trabalhadores de Malte (J67.4); Pulmão dos que Trabalham com Cogumelos (J67.5); Doença Pulmonar Devida a Sistemas de Ar Condicionado e de Umidificação do Ar (J67.7); Pneumonites de Hipersensibilidade Devidas a Outras Poeiras Orgânicas (J67.8); Pneumonite de Hipersensibilidade Devida a Poeira Orgânica não especificada (Alveolite Alérgica Extrínseca SOE; Pneumonite de Hipersensibilidade SOE (J67.0)	• Exposição ocupacional a poeiras contendo micro-organismos e parasitas infecciosos vivos e seus produtos tóxicos (Z57.2) • Exposição ocupacional a outras poeiras orgânicas (Z57.2)
• Bronquite e Pneumonite devida a produtos químicos, gases, fumaças e vapores ("Bronquite Química Aguda") (J68.0)	• Berílio e seus compostos tóxicos (X49.-; ZX57.5) • Bromo (X49.-; Z57.5) • Cádmio e seus compostos (X49.-; Z57.5) • Gás Cloro (X47.-; Z57.5) • Flúor ou seus compostos tóxicos (X47.-; Z57.5) • Solventes halogenados irritantes respiratórios (X46.-; Z57.5) • Iodo (X49.-; Z57.5) • Manganês e seus compostos tóxicos (X49.-; Z57.5) • Cianeto de hidrogênio (X47.-; Z57.5)
• Edema Pulmonar Agudo devido a produtos químicos, gases, fumaças e vapores (Edema Pulmonar Químico) (J68.1)	• Berílio e seus compostos tóxicos (X49.-; Z57.5) • Bromo (X49.-; Z57.5) • Cádmio ou seus compostos (X49.-; Z57.5) • Gás Cloro (X47.-; Z57.5) • Flúor e seus compostos (X47-; Z57.5) • Solventes halogenados irritantes respiratórios (X46.-; Z57.5) • Iodo (X49.-; Z57.5) • Cianeto de hidrogênio (X47.-; Z57.5)

Continua

Doenças	Agentes etiológicos ou fatores de risco de natureza ocupacional
• Síndrome de Disfunção Reativa das Vias Aéreas (SDVA/RADS) (J68.3)	• Bromo (X49.-; Z57.5) • Cádmio ou seus compostos (X49.-; Z57.5) • Gás Cloro (X47.-; Z57.5) • Solventes halogenados irritantes respiratórios (X46.-; Z57.5) • Iodo (X49.-; Z57.5) • Cianeto de hidrogênio (X47.-; Z57.5) • Amônia (X49.-; Z57.5)
• Afecções respiratórias crônicas devidas à inalação de gases, fumos, vapores e substâncias químicas: Bronquiolite Obliterante Crônica, Enfisema Crônico Difuso, Fibrose Pulmonar Crônica (J68.4)	• Arsênio e seus compostos arsenicais (X49.-; Z57.4 e Z57.5) • Berílio e seus compostos (X49.-; Z57.5) • Bromo (X49.-; Z57.5) • Cádmio ou seus compostos (X49.-; Z57.5) • Gás Cloro (X47.-; Z57.5) • Flúor e seus compostos (X47-; Z57.5) • Solventes halogenados irritantes respiratórios (X46.-; Z57.5) • Iodo (X49.-; Z57.5) • Manganês e seus compostos tóxicos (X49.-; Z57.5) • Cianeto de hidrogênio (X47.-; Z57.5) • Ácido Sulfídrico (Sulfeto de hidrogênio) (X47.-; Z57.5) • Carbetos de metais duros (X49.-; Z57.5) • Amônia (X49.-; Z57.5) • Anidrido sulfuroso (X49.-; Z57.5) • Névoas e aerossóis de ácidos minerais (X47.-; Z57.5) • Acrilatos (X49.-; Z57.5) • Selênio e seus compostos (X49.-; Z57.5)
• Pneumonite por Radiação (manifestação aguda) (J70.0) e Fibrose Pulmonar Consequente a Radiação (manifestação crônica) (J70.1)	• Radiações ionizantes (W88.-; Z57.1)
• Derrame pleural (J90.-)	• Exposição ocupacional a poeiras de Asbesto ou Amianto (Z57.2)
• Placas pleurais (J92.-)	• Exposição ocupacional a poeiras de Asbesto ou Amianto (Z57.2)
• Enfisema intersticial (J98.2)	• Cádmio ou seus compostos (X49.-; Z57.5)
• Transtornos respiratórios em outras doenças sistêmicas do tecido conjuntivo classificadas em outra parte (M05.3): "Síndrome de Caplan" (J99.1)	• Exposição ocupacional a poeiras de Carvão Mineral (Z57.2) • Exposição ocupacional a poeiras de Sílica livre (Z57.2)

DOENÇAS DO SISTEMA DIGESTIVO RELACIONADAS COM O TRABALHO (GRUPO XI DA CID-10)

Doenças	Agentes etiológicos ou fatores de risco de natureza ocupacional
• Erosão Dentária (K03.2)	• Névoas de fluoretos ou seus compostos tóxicos (X47.-; Z57.5) • Exposição ocupacional a outras névoas ácidas (X47.-; Z57.5)
• Alterações pós-eruptivas da cor dos tecidos duros dos dentes (K03.7)	• Névoas de Cádmio ou seus compostos (X47.-; Z57.5) • Exposição ocupacional a metais: Cobre, Níquel, Prata (X47.-; Z57.5)
• Gengivite Crônica (K05.1)	• Mercúrio e seus compostos tóxicos (X49.-; Z57.5)
• Estomatite Ulcerativa Crônica (K12.1)	• Arsênio e seus compostos arsenicais (X49.-; Z57.5) • Bromo (X49.-; Z57.5) • Mercúrio e seus compostos tóxicos (X49.-; Z57.5)
• Gastroenterite e Colite tóxicas (K52.-)	• Arsênio e seus compostos arsenicais (X49.-; Z57.5) • Cádmio ou seus compostos (X49.-; Z57.5) • Radiações ionizantes (W88.-; Z57.1)
• Outros transtornos funcionais do intestino ("Síndrome dolorosa abdominal paroxística apirética, com estado suboclusivo ("cólica do chumbo") (K59.8)	• Chumbo ou seus compostos tóxicos (X49.-; Z57.5)

Continua

Doenças	Agentes etiológicos ou fatores de risco de natureza ocupacional
• Doença Tóxica do Fígado (K71.-): Doença Tóxica do Fígado, com Necrose Hepática (K71.1); Doença Tóxica do Fígado, com Hepatite Aguda (K71.2); Doença Tóxica do Fígado com Hepatite Crônica Persistente (K71.3); Doença Tóxica do Fígado com Outros Transtornos Hepáticos (K71.8)	• Cloreto de Vinila, Clorobenzeno, Tetracloreto de Carbono, Clorofórmio, e outros solventes halogenados hepatotóxicos (X46.- e X48.-; Z57.4 e Z57.5) • Hexaclorobenzeno (HCB) (X48.-; Z57.4 e Z57.5) • Bifenilas policloradas (PCBs) (X49.-; Z57.4 e Z57.5) • Tetraclorodibenzodioxina (TCDD) (X49.-)
• Hipertensão Portal (K76.6)	• Arsênio e seus compostos arsenicais (X49.-; Z57.4 e Z57.5) • Cloreto de Vinila (X46.-; Z57.5) • Tório (X49.-; Z57.5)

DOENÇAS DA PELE E DO TECIDO SUBCUTÂNEO RELACIONADAS COM O TRABALHO (GRUPO XII DA CID-10)

Doenças	Agentes etiológicos ou fatores de risco de natureza ocupacional
• Outras Infecções Locais da Pele e do Tecido Subcutâneo: "Dermatoses Pápulo-Pustulosas e suas complicações infecciosas" (L08.9)	• Cromo e seus compostos tóxicos (Z57.5) • Hidrocarbonetos alifáticos ou aromáticos (seus derivados tóxicos) (Z57.5) • Micro-organismos e parasitas infecciosos vivos e seus produtos tóxicos (Z57.5) • Outros agentes químicos ou biológicos que afetem a pele, não considerados em outras rubricas (Z57.5)
• Dermatite Alérgica de Contato devida a Metais (L23.0)	• Cromo e seus compostos tóxicos (Z57.5) • Mercúrio e seus compostos tóxicos (Z57.5)
• Dermatite Alérgica de Contato devida a Adesivos (L23.1)	• Adesivos, em exposição ocupacional (Z57.5)
• Dermatite Alérgica de Contato devida a Cosméticos (fabricação/manipulação) (L23.2)	• Fabricação/manipulação de Cosméticos (Z57.5)
• Dermatite Alérgica de Contato devida a Drogas em contato com a pele (L23.3)	• Drogas, em exposição ocupacional (Z57.5)
• Dermatite Alérgica de Contato devida a Corantes (L23.4)	• Corantes, em exposição ocupacional (Z57.5)
• Dermatite Alérgica de Contato devida a outros produtos químicos (L23.5)	• Cromo e seus compostos tóxicos (Z57.5) • Fósforo ou seus produtos tóxicos (Z57.5) • Iodo (Z57.5) • Alcatrão, Breu, Betume, Hulha Mineral, Parafina ou resíduos dessas substâncias (Z57.8) • Borracha (Z57.8) • Inseticidas (Z57.5) • Plásticos (Z57.8)
• Dermatite Alérgica de Contato devida a Alimentos em contato com a pele (fabricação/ manipulação) (L23.6)	• Fabricação/manipulação de Alimentos (Z57.5)
• Dermatite Alérgica de Contato devida a Plantas (Não inclui plantas usadas como alimentos) (L23.7)	• Manipulação de Plantas, em exposição ocupacional (Z57.8)
• Dermatite Alérgica de Contato devida a outros agentes (Causa Externa especificada) (L23.8)	• Agentes químicos, não especificados anteriormente, em exposição ocupacional (Z57.5)
• Dermatite de Contato por Irritantes devida a Detergentes (L24.0)	• Detergentes, em exposição ocupacional (Z57.5)
• Dermatite de Contato por Irritantes devida a Óleos e Gorduras (L24.1)	• Óleos e Gorduras, em exposição ocupacional (Z57.5)
• Dermatite de Contato por Irritantes devida a Solventes: Cetonas, Ciclohexano, Compostos do Cloro, Ésteres, Glicol, Hidrocarbonetos (L24.2)	• Benzeno (X46.-; Z57.5) • Hidrocarbonetos aromáticos ou alifáticos ou seus derivados halogenados tóxicos (Z57.5)

Continua

Doenças	Agentes etiológicos ou fatores de risco de natureza ocupacional
• Dermatite de Contato por Irritantes devida a Cosméticos (L24.3)	• Cosméticos, em exposição ocupacional (Z57.5)
• Dermatite de Contato por Irritantes devida a Drogas em contato com a pele (L24.4)	• Drogas, em exposição ocupacional (Z57.5)
• Dermatite de Contato por Irritantes devida a outros produtos químicos: Arsênio, Berílio, Bromo, Cromo, Cimento, Flúor, Fósforo, Inseticidas (L24.5)	• Arsênio e seus compostos arsenicais (Z57.5) • Berílio e seus compostos tóxicos (Z57.5) • Bromo (Z57.5) • Cromo e seus compostos tóxicos (Z57.5) • Flúor ou seus compostos tóxicos (Z57.5) • Fósforo (Z57.5)
• Dermatite de Contato por Irritantes devida a Alimentos em contato com a pele (L24.6)	• Alimentos, em exposição ocupacional (Z57.8)
• Dermatite de Contato por Irritantes devida a Plantas, exceto alimentos (L24.7)	• Plantas, em exposição ocupacional (Z57.8)
• Dermatite de Contato por Irritantes devida a outros agentes: Corantes (L24.8)	• Agentes químicos, não especificados anteriormente, em exposição ocupacional (Z57.5)
• Urticária Alérgica (L50.0)	• Agrotóxicos e outros produtos químicos (X48.-; Z57.4 e Z57.5)
• Urticária devida ao Calor e ao Frio (L50.2)	• Exposição ocupacional a calor e frio (W92,-; W93.-; Z57.6)
• Urticária de Contato (L50.6)	• Exposição ocupacional a agentes químicos, físicos e biológicos que afetam a pele (X49.-; Z57.4 e Z57.5)
• Queimadura Solar (L55)	• Exposição ocupacional a radiações actínicas (X32.-; Z57.1)
• Outras Alterações Agudas da Pele devidas a Radiação Ultravioleta (L56.-): Dermatite por Fotocontato (Dermatite de Berloque) (L56.2); Urticária Solar (L56.3); Outras Alterações Agudas Especificadas da Pele devidas a Radiação Ultravioleta (L56.8); Outras Alterações Agudas da Pele devidas a Radiação Ultravioleta, sem outra especificação (L56.9);	• Radiação Ultravioleta (W89.-; Z57.1)
• Alterações da Pele devidas a Exposição Crônica a Radiação Não Ionizante (L57.-): Ceratose Actínica (L57.0); Outras Alterações: Dermatite Solar, "Pele de Fazendeiro", "Pele de Marinheiro" (L57.8)	• Radiações não-ionizantes (W89.-; X32.-; Z57.1)
• Radiodermatite (L58.-): Radiodermatite Aguda (L58.0); Radiodermatite Crônica (L58.1); Radiodermatite, não especificada (L58.9); Afecções da pele e do tecido conjuntivo relacionadas com a radiação, não especificadas (L59.9)	• Radiações ionizantes (W88.-; Z57.1)
• Outras formas de Acne: "Cloracne" (L70.8)	• Derivados halogenados dos hidrocarbonetos aromáticos, Monoclorobenzeno, Hexaclorobenzeno (X46.; Z57.5) • Derivados do fenol, pentaclorofenol e do hidrobenzonitrilo (X49.-; Z57.4 e Z57.5) • Policloretos de Bifenila (PCBs) (X49.-; Z57.4 e Z57.5)
• Outras formas de Cistos Foliculares da Pele e do Tecido Subcutâneo: "Elaioconiose" ou "Dermatite Folicular" (L72.8)	• Óleos e gorduras de origem mineral ou sintéticos (X49.-; Z57.5)

Continua

Doenças	Agentes etiológicos ou fatores de risco de natureza ocupacional
• Outras formas de hiperpigmentação pela melanina: "Melanodermia" (L81.4)	• Arsênio e seus compostos arsenicais (X49.-; Z57.4 e Z57.5) • Clorobenzeno e Diclorobenzeno (X46.-; Z57.4 e Z57.5) • Alcatrão, Breu, Betume, Hulha Mineral, Parafina, Creosoto, Piche, Coaltar ou resíduos dessas substâncias (Z57.8) • Antraceno e Dibenzoantraceno (Z57.5) • Bismuto (X44.-; Z57.5) • Citostáticos (X44.-; Z57.5) • Compostos nitrogenados: Ácido nítrico, Dinitrofenol (X49.-; Z57.5) • Naftóis adicionados a corantes (X49.-; Z57.5) • Óleos de corte (Z57.5) • Parafenilenodiamina e seus derivados (X49.-; Z47.5) • Poeira de determinadas madeiras (Z57.3) • Quinino e seus derivados (Z57.5) • Sais de ouro (X44.-; Z57.5) • Sais de prata (Sequelas de Dermatite Crônica de Contato) (X44.-; Z57.5)
• Leucodermia, não classificada em outra parte (Inclui "Vitiligo Ocupacional") (L81.5)	• Arsênio e seus compostos (X49.-; Z57.4 e Z57.5) • Hidroquinona e ésteres derivados (X49.-; Z57.5) • Monometil éter de hidroquinona (MBEH) (X49.-; Z57.5) • para-Aminofenol (X49.-; Z57.5) • para-Butilfenol (X49.-; Z57.5) • para-Cresol (X49.-; Z57.5) • Catecol e Pirocatecol (X49.-; Z57.5) • Clorofenol (X46.-; Z57.4 e Z57.5)
• Outros transtornos especificados da pigmentação: "Porfiria Cutânea Tardia" (L81.8)	• Derivados halogenados dos hidrocarbonetos aromáticos: monocloro-benzeno, monobromo-benzeno, hexaclorobenzeno (X46.-; Z57.4 e Z57.5)
• Ceratose Palmar e Plantar Adquirida (L85.1)	• Arsênio e seus compostos arsenicais (X49.-; Z57.4 e Z57.5)
• Úlcera Crônica da Pele, não classificada em outra parte (L98.4)	• Cromo e seus compostos tóxicos (Z57.5) • Enzimas de origem animal, vegetal ou bacteriana (Z57.8)
• Geladura (Frostbite) Superficial (T33): Eritema Pérnio	• Cloreto de etila (anestésico local) (W93.-; Z57.6) • Frio (X31.-; W93.-; Z57.6)
• Geladura (Frostbite) com Necrose de Tecidos (T34)	• Cloreto de etila (anestésico local) (W93.-; Z57.6) • Frio (X31.-; W93.-; Z57.6)

DOENÇAS DO SISTEMA OSTEOMUSCULAR E DO TECIDO CONJUNTIVO, RELACIONADAS COM O TRABALHO (GRUPO XIII DA CID-10)

Doenças	Agentes etiológicos ou fatores de risco de natureza ocupacional
• Artrite Reumatoide associada a Pneumoconiose dos Trabalhadores do Carvão (J60.-): "Síndrome de Caplan" (M05.3)	• Exposição ocupacional a poeiras de carvão mineral (Z57.2) • Exposição ocupacional a poeiras de sílica livre (Z57.2)
• Gota induzida pelo chumbo (M10.1)	• Chumbo ou seus compostos tóxicos (X49.-; Z57.5)
• Outras Artroses (M19.-)	• Posições forçadas e gestos repetitivos (Z57.8)
• Outros transtornos articulares não classificados em outra parte: Dor Articular (M25.5)	• Posições forçadas e gestos repetitivos (Z57.8) • Vibrações localizadas (W43.-; Z57.7)
• Síndrome Cervicobraquial (M53.1)	• Posições forçadas e gestos repetitivos (Z57.8) • Vibrações localizadas (W43.-; Z57.7)
• Dorsalgia (M54.-): Cervicalgia (M54.2); Ciática (M54.3); Lumbago com Ciática (M54.4)	• Posições forçadas e gestos repetitivos (Z57.8) • Ritmo de trabalho penoso (Z56.3) • Condições difíceis de trabalho (Z56.5)

Continua

Doenças	Agentes etiológicos ou fatores de risco de natureza ocupacional
• Sinovites e Tenossinovites (M65.-): Dedo em Gatilho (M65.3); Tenossinovite do Estiloide Radial (De Quervain) (M65.4); Outras Sinovites e Tenossinovites (M65.8); Sinovites e Tenossinovites, não especificadas (M65.9)	• Posições forçadas e gestos repetitivos (Z57.8) • Ritmo de trabalho penoso (Z56.3) • Condições difíceis de trabalho (Z56.5)
• Transtornos dos tecidos moles relacionados com o uso, o uso excessivo e a pressão, de origem ocupacional (M70.-): Sinovite Crepitante Crônica da mão e do punho (M70.0); Bursite da Mão (M70.1); Bursite do Olécrano (M70.2); Outras Bursites do Cotovelo (M70.3); Outras Bursites Pré-rotulianas (M70.4); Outras Bursites do Joelho (M70.5); Outros transtornos dos tecidos moles relacionados com o uso, o uso excessivo e a pressão (M70.8); Transtorno não especificado dos tecidos moles, relacionados com o uso, o uso excessivo e a pressão (M70.9).	• Posições forçadas e gestos repetitivos (Z57.8) • Ritmo de trabalho penoso (Z56.3) • Condições difíceis de trabalho (Z56.5)
• Fibromatose da Fascia Palmar: "Contratura ou Moléstia de Dupuytren" (M72.0)	• Posições forçadas e gestos repetitivos (Z57.8) • Vibrações localizadas (W43.-; Z57.7)
• Lesões do Ombro (M75.-): Capsulite Adesiva do Ombro (Ombro Congelado, Periartrite do Ombro) (M75.0); Síndrome do Manguito Rotatório ou Síndrome do Supraespinhoso (M75.1); Tendinite Bicipital (M75.2); Tendinite Calcificante do Ombro (M75.3); Bursite do Ombro (M75.5); Outras Lesões do Ombro (M75.8); Lesões do Ombro, não especificadas (M75.9)	• Posições forçadas e gestos repetitivos (Z57.8) • Ritmo de trabalho penoso (Z56) • Vibrações localizadas (W43.-; Z57.7)
• Outras entesopatias (M77.-): Epicondilite Medial (M77.0); Epicondilite lateral ("Cotovelo de Tenista"); Mialgia (M79.1)	• Posições forçadas e gestos repetitivos (Z57.8) • Vibrações localizadas (W43.-; Z57.7)
• Outros transtornos especificados dos tecidos moles (M79.8)	• Posições forçadas e gestos repetitivos (Z57.8) • Vibrações localizadas (W43.-; Z57.7)
• Osteomalácia do Adulto induzida por drogas (M83.5)	• Cádmio ou seus compostos (X49.-) • Fósforo e seus compostos (Sesquissulfeto de Fósforo) (X49.-; Z57.5)
• Fluorose do Esqueleto (M85.1)	• Flúor e seus compostos tóxicos (X49.-; Z57.5)
• Osteonecrose (M87.-): Osteonecrose devida a drogas (M87.1); Outras Osteonecroses secundárias (M87.3)	• Fósforo e seus compostos (Sesquissulfeto de Fósforo) (X49.-; Z57.5) • Vibrações localizadas (W43.-; Z57.7) • Radiações ionizantes (Z57.1)
• Ostéolise (M89.5) (de falanges distais de quirodáctilos)	• Cloreto de Vinila (X49.-; Z57.5)
• Osteonecrose no "Mal dos Caixões" (M90.3)	• "Ar Comprimido" (W94.-; Z57.8)
• Doença de Kienböck do Adulto (Osteocondrose do Adulto do Semilunar do Carpo) (M93.1) e outras Osteocondropatias especificadas (M93.8)	• Vibrações localizadas (W43.-; Z57.7)

DOENÇAS DO SISTEMA GÊNITO-URINÁRIO RELACIONADAS COM O TRABALHO (GRUPO XIV DA CID-10)

Doenças	Agentes etiológicos ou fatores de risco de natureza ocupacional
• Síndrome Nefrítica Aguda (N00.-)	• Hidrocarbonetos alifáticos halogenados nefrotóxicos (X46.-; Z57.5)
• Doença Glomerular Crônica (N03.-)	• Mercúrio e seus compostos tóxicos (X49.-; Z57.5)
• Nefropatia túbulo-intersticial induzida por metais pesados (N14.3)	• Cádmio ou seus compostos (X49.-; Z57.5) • Chumbo ou seus compostos tóxicos (X49.-; Z57.5) • Mercúrio e seus compostos tóxicos (X49.-; Z57.4 e Z57.5)
• Insuficiência Renal Aguda (N17)	• Hidrocarbonetos alifáticos halogenados nefrotóxicos (X46.-; Z57.5)
• Insuficiência Renal Crônica (N18)	• Chumbo ou seus compostos (X49.-; Z57.5)
• Cistite Aguda (N30.0)	• Aminas aromáticas e seus derivados (X49.-; Z57.5)
• Infertilidade Masculina (N46)	• Chumbo ou seus compostos tóxicos (X49.-; Z57.5) • Radiações ionizantes (W88.-; Z57.1) • Chlordecone (X48.-; Z57.4) • Dibromocloropropano (DBCP) (X48.-; Z57.4 e Z57.5) • Calor (trabalho em temperaturas elevadas) (Z57.6)

TRAUMATISMOS, ENVENENAMENTOS E ALGUMAS OUTRAS CONSEQUÊNCIAS DE CAUSAS EXTERNAS, RELACIONADOS COM O TRABALHO (GRUPO XIX DA CID-10)

Doenças	Agentes etiológicos ou fatores de risco de natureza ocupacional
• Efeitos tóxicos de Solventes Orgânicos (T52.-): Álcoois (T51.8) e Cetonas (T52.4); Benzeno, Tolueno e Xileno (T52.1 e T52.2); Derivados halogenados dos Hidrocarbonetos Alifáticos e Aromáticos (T53): Tetracloreto de Carbono (T53.0); Clorofórmio (T53.1); Tricloroetileno (T53.2); Tetracloroetileno (T53.3); Dicloroetano (T53.4); Clorofluor-carbonos (T53.5); Outros derivados halogenados de hidrocarbonetos alifáticos (T53.6); Outros derivados halogenados de hidrocarbonetos aromáticos (T53.7); Derivados halogenados de hidrocarbonetos alifáticos e aromáticos, não especificados (T53.9); Sulfeto de Carbono (T65.4)	• Exposição ocupacional a agentes tóxicos em outras indústrias (Z57.5)
• Efeito tóxico de Substâncias Corrosivas (T54): Fenol e homólogos do fenol (T54.0); Flúor e seus compostos (T65.8); Selênio e seus compostos (T56.8); Outros compostos orgânicos corrosivos (T54.1); Ácidos corrosivos e substâncias ácidas similares (T54.2); Álcalis cáusticos e substâncias alcalinas similares (T54.3); Efeito tóxico de substância corrosiva, não especificada (T54.9)	• Exposição ocupacional a agentes tóxicos em outras indústrias (Z57.5)
• Efeito tóxico de Metais (T56): Arsênio e seus compostos (T57.0); Cádmio e seus compostos (T56.3); Chumbo e seus compostos (T56.0); Cromo e seus compostos (T56.2); Manganês e seus compostos (T57.2); Mercúrio e seus compostos (T56.1); Outros metais (T56.8); Metal, não especificado (T56.9)	• Exposição ocupacional a agentes tóxicos em outras indústrias (Z57.5)

Continua

Doenças	Agentes etiológicos ou fatores de risco de natureza ocupacional
• Asfixiantes Químicos (T57-59): Monóxido de Carbono (T58); Ácido cianídrico e cianetos (T57.3); Sulfeto de hidrogênio T59.6); Aminas aromáticas e seus derivados (T65.3)	• Exposição ocupacional a agentes tóxicos em outras indústrias (Z57.5)
• Praguicidas (Pesticidas, "Agrotóxicos") (T60): Organofosforados e Carbamatos (T60.0); Halogenados (T60.1); Outros praguicidas (T60.2)	• Exposição ocupacional a agentes tóxicos na Agricultura (Z57.4)
• Efeitos da Pressão do Ar e da Pressão da Água (T70): Barotrauma Otítico (T70.0); Barotrauma Sinusal (T70.1); Doença Descompressiva ("Mal dos Caixões") (T70.3); Outros efeitos da pressão do ar e da água (T70.8)	• Exposição ocupacional a pressões atmosféricas anormais (W94.-; Z57.8)

ANEXO 5: Lista C – Lista do NTEP – Nexo Técnico Epidemiológico (Incluída no Anexo II do Decreto Nº. 3.048/99 pelo Decreto Nº. 6957/09)

São indicados intervalos de CID-10 em que se reconhece Nexo Técnico Epidemiológico, na forma do § 3º do art. 337, entre a entidade mórbida e as classes de CNAE indicadas, nelas incluídas todas as subclasses cujos quatro dígitos iniciais sejam comuns.

INTERVALO CID-10	CNAE
A15-A19	0810 1091 1411 1412 1533 1540 2330 3011 3701 3702 3811 3812 3821 3822 3839 3900 4120 4211 4213 4222 4223 4291 4299 4312 4321 4391 4399 4687 4711 4713 4721 4741 4742 4743 4744 4789 4921 4923 4924 4929 5611 7810 7820 7830 8121 8122 8129 8610 9420 9601

INTERVALO CID-10	CNAE
E10-E14	1091 3600 3701 3702 3811 3812 3821 3822 3839 3900 4120 4211 4213 4222 4223 4291 4292 4299 4313 4319 4329 4399 4721 4921 4922 4923 4924 4929 4930 5030 5231 5239 8011 8012 8020 8030 8121 8122 8129 8411 9420

INTERVALO CID-10	CNAE
F10-F19	0710 0990 1011 1012 1013 1220 1532 1622 1732 1733 2211 2330 2342 2451 2511 2512 2531 2539 2542 2543 2593 2814 2822 2840 2861 2866 2869 2920 2930 3101 3102 3329 3600 3701 3702 3811 3812 3821 3822 3839 3900 4120 4211 4213 4221 4292 4299 4313 4319 4321 4329 4399 4520 4912 4921 5030 5212 5221 5222 5223 5229 5231 5232 5239 5250 5310 6423 7810 7820 7830 8121 8122 8129 8411 8423 8424 9420
F20-F29	0710 0990 1011 1012 1013 1031 1071 1321 1411 1412 2330 2342 2511 2543 2592 2861 2866 2869 2942 3701 3702 3811 3812 3821 3822 3839 3900 4120 4211 4213 4222 4223 4291 4292 4299 4312 4391 4399 4921 4922 4923 4924 4929 5212 5310 6423 7732 7810 7820 7830 8011 8012 8020 8030 8121 8122 8129 8423 9420
F30-F39	0710 0892 0990 1011 1012 1013 1031 1220 1311 1313 1314 1321 1330 1340 1351 1359 1411 1412 1413 1422 1531 1532 1540 2091 2123 2511 2710 2751 2861 2930 2945 3299 3600 4636 4711 4753 4756 4759 4762 4911 4912 4921 4922 4923 4924 4929 5111 5120 5221 5222 5223 5229 5310 5620 6110 6120 6130 6141 6142 6143 6190 6311 6422 6423 6431 6550 8121 8122 8129 8411 8413 8423 8424 8610 8711 8720 8730 8800
F40-F48	0710 0990 1311 1321 1351 1411 1412 1421 1532 2945 3600 4711 4753 4756 4759 4762 4911 4912 4921 4922 4923 4924 4929 5111 5120 5221 5222 5223 5229 5310 6110 6120 6130 6141 6142 6143 6190 6311 6422 6423 8011 8012 8020 8030 8121 8122 8129 8411 8423 8424 8610

INTERVALO CID-10	CNAE
G40-G47	0113 0210 0220 0810 1011 1012 1013 1321 1411 1412 1610 1621 1732 1733 1931 2330 2342 2511 2539 2861 3701 3702 3811 3812 3821 3822 3839 3900 4120 4211 4213 4222 4223 4291 4292 4299 4313 4319 4399 4921 4922 4923 4924 4929 4930 5212 8011 8012 8020 8030 8121 8122 8129

INTERVALO CID-10	CNAE
G50-G59	0155 1011 1012 1013 1062 1093 1095 1313 1351 1411 1412 1421 1529 1531 1532 1533 1539 1540 2063 2123 2211 2222 2223 2229 2349 2542 2593 2640 2710 2759 2944 2945 3240 3250 4711 5611 5612 5620 6110 6120 6130 6141 6142 6143 6190 6422 6423 8121 8122 8129 8610

INTERVALO CID-10	CNAE
H53-H54	0210 0220 0810 1071 1220 1610 1622 2330 2342 3701 3702 3811 3812 3821 3822 3839 3900 4120 4211 4212 4213 4222 4223 4291 4299 4312 4313 4319 4321 4329 4391 4399 4741 4742 4743 4744 4789 4921 4922 4923 4924 4929 4930 8011 8012 8020 8030 8121 8122 8129

INTERVALO CID-10	CNAE
I05-I09	4921
I10-I15	0111 1411 1412 4921 4922 4923 4924 4929 5111 5120
I20-I25	1621 4120 4211 4213 4221 4222 4223 4291 4299 4329 4399 4921 4922 4930 6110 6120 6130 6141 6142 6143 6190
I30-I52	0113 0210 0220 0810 1011 1012 1013 1061 1071 1411 1412 1610 1931 2029 2330 2342 3600 3701 3702 3811 3812 3821 3822 3839 3900 4120 4211 4213 4222 4223 4291 4292 4299 4312 4313 4319 4391 4399 4621 4622 4623 4921 4922 4923 4924 4929 4930 8121 8122 8129 8411 9420
I60-I69	0810 1071 2330 2342 3600 3701 3702 3811 3812 3821 3822 3839 3900 4120 4211 4213 4222 4223 4291 4299 4312 4313 4319 4321 4391 4399 4921 4922 4923 4924 4929 4930 8112 8121 8122 8129 8411 8591 9200 9311 9312 9313 9319 9420
I80-I89	1011 1012 1013 1020 1031 1033 1091 1092 1220 1311 1321 1351 1411 1412 1413 1422 1510 1531 1532 1540 1621 1622 2123 2342 2542 2710 2813 2832 2833 2920 2930 2944 2945 3101 3102 3329 3701 3702 3811 3812 3821 3822 3839 3900 4621 4622 4623 4721 4722 4921 4922 5611 5612 5620 8011 8012 8020 8030 8121 8122 8129 8411 8610 9420 9491 9601

INTERVALO CID-10	CNAE
J40-J47	0810 1031 1220 1311 1321 1351 1411 1412 1610 1622 1629 2330 2342 2539 3101 3102 3329 4120 4211 4213 4292 4299 4313 4319 4399 4921 8121 8122 8129 8411

INTERVALO CID-10	CNAE
K35-K38	0810 1011 1012 1013 1071 1411 1412 1531 1540 1610 1621 1732 1733 2451 2511 2512 2832 2833 2930 3101 3329 4621 4622 4623 4921 4922 8610
K40-K46	0113 0210 0220 0230 0810 1011 1012 1013 1020 1031 1033 1041 1051 1061 1066 1071 1091 1122 1321 1354 1510 1610 1621 1622 1629 1722 1732 1733 1931 2211 2212 2219 2330 2341 2342 2349 2443 2449 2451 2511 2512 2521 2539 2541 2542 2543 2592 2593 2710 2815 2822 2832 2833 2861 2866 2869 2930 2943 2944 2945 3011 3101 3102 3329 3701 3702 3811 3812 3821 3822 3839 3900 4120 4211 4212 4213 4221 4222 4223 4291 4292 4299 4312 4313 4319 4321 4329 4391 4399 4621 4622 4623 4632 4634 4687 4721 4722 4741 4742 4743 4744 4789 4921 4922 4930 5212 8121 8122 8129 9420

INTERVALO CID-10	CNAE
L60-L75	8610
L80-L99	0113 1011 1012 1013 1071 1411 1412 1610 1621 1931 2451 5611 5620 8121 8122 8129 8610

INTERVALO CID-10	CNAE
M00-M25	0113 0131 0133 0210 0220 0810 0892 0910 1011 1012 1013 1020 1031 1033 1041 1051 1052 1061 1064 1071 1072 1091 1122 1220 1311 1321 1351 1354 1411 1412 1413 1532 1621 1732 1733 1931 2012 2019 2312 2330 2341 2342 2349 2431 2443 2449 2511 2522 2539 2543 2550 2710 2813 2815 2822 2852 2853 2854 2861 2862 2865 2866 2869 2920 2930 2944 2945 2950 3011 3102 3600 3701 3702 3811 3812 3821 3822 3839 3900 4120 4211 4212 4213 4221 4222 4223 4291 4292 4299 4312 4313 4319 4321 4329 4391 4399 4621 4622 4623 4636 4661 4711 4721 4921 4922 4923 4924 4929 4930 5012 5021 5212 5310 5611 5620 7719 8121 8122 8129 8411 8424 8430 8591 8610 9200 9311 9312 9313 9319 9420 9491 9601
M30-M36	1412 8121 8122 8129 8610

INTERVALO CID-10	CNAE
M40-M54	0113 0131 0133 0210 0220 0230 0500 0710 0810 0892 0910 0990 1011 1012 1013 1020 1031 1033 1041 1051 1052 1061 1062 1064 1071 1072 1092 1122 1311 1312 1321 1323 1340 1351 1354 1411 1412 1413 1421 1422 1510 1532 1610 1621 1622 1623 1629 1710 1721 1722 1732 1733 1931 2012 2019 2029 2040 2091 2093 2123 2211 2212 2219 2221 2222 2312 2320 2330 2341 2342 2349 2391 2431 2439 2441 2443 2449 2451 2511 2513 2521 2522 2539 2542 2543 2550 2592 2593 2710 2722 2733 2813 2815 2822 2832 2833 2852 2853 2854 2861 2862 2864 2866 2869 2920 2930 2942 2943 2944 2945 2950 3011 3101 3102 3240 3321 3329 3600 3701 3702 3811 3812 3821 3822 3839 3900 4120 4211 4212 4213 4222 4223 4291 4292 4299 4311 4312 4313 4319 4321 4329 4391 4399 4621 4622 4623 4632 4636 4661 4681 4682 4685 4686 4687 4689 4921 4922 4923 4924 4929 4930 5012 5021 5211 5212 5221 5222 5223 5229 5310 5612 5620 6431 7719 7732 8121 8122 8129 8424 8430 8610 9420
M60-M79	0113 0155 0210 0220 1011 1012 1013 1020 1031 1033 1051 1052 1062 1064 1092 1093 1094 1095 1096 1099 1122 1311 1314 1321 1323 1340 1351 1352 1354 1359 1411 1412 1413 1414 1421 1510 1521 1529 1531 1532 1533 1540 1623 1732 1733 1742 1749 2040 2063 2091 2110 2121 2123 2211 2219 2221 2222 2223 2229 2312 2319 2342 2349 2439 2443 2449 2451 2531 2539 2541 2542 2543 2550 2591 2592 2593 2610 2631 2632 2640 2651 2710 2721 2722 2732 2733 2740 2751 2759 2813 2814 2815 2822 2823 2824 2840 2853 2854 2861 2864 2866 2869 2920 2930 2941 2942 2943 2944 2945 2949 3092 3101 3102 3104 3230 3240 3250 3291 3299 3316 3329 3701 3702 3811 3812 3821 3822 3839 3900 4221 4632 4634 4711 4713 4912 5111 5120 5212 5221 5222 5223 5229 5310 5320 5612 5620 6021 6022 6110 6120 6130 6141 6142 6143 6190 6209 6311 6399 6422 6423 6431 6550 7410 7490 7719 7733 8121 8122 8129 8211 8219 8220 8230 8291 8292 8299 8610 9420 9601

INTERVALO CID-10	CNAE
S00-S09	0210 0220 0230 0810 1011 1012 1013 1033 1041 1061 1071 1122 1321 1510 1532 1610 1621 1622 1732 1733 1931 2212 2330 2342 2391 2511 2512 2539 2542 2543 2593 2832 2833 2866 2869 2930 3011 3101 3102 3329 3701 3702 3811 3812 3821 3822 3839 3900 4120 4211 4213 4221 4222 4223 4291 4292 4299 4312 4313 4319 4321 4329 4391 4399 4520 4530 4541 4542 4621 4622 4623 4635 4671 4672 4673 4674 4679 4687 4731 4732 4741 4742 4743 4744 4789 4921 4922 4930 5212 5320 7810 7820 7830 8011 8012 8020 8030 8121 8122 8129 9420
S20-S29	0113 0131 0133 0210 0220 0230 0810 1011 1012 1013 1071 1321 1510 1610 1621 1622 1629 1732 1733 1931 2330 2342 2512 2539 2543 2832 2833 2866 2869 3600 3701 3702 3811 3812 3821 3822 3839 3900 4120 4211 4213 4221 4222 4223 4291 4292 4299 4321 4399 4621 4622 4623 4632 4687 4741 4742 4743 4744 4789 4921 4922 4930 5212 5310 8121 8122 8129 9420
S30-S39	0131 0133 0210 0220 1011 1012 1013 1061 1071 1610 1621 2330 2342 2511 2512 3101 3329 3701 3702 3811 3812 3821 3822 3839 3900 4120 4211 4213 4221 4222 4223 4291 4299 4312 4313 4319 4321 4329 4391 4399 4621 4622 4623 4687 4722 4741 4742 4743 4744 4789 4921 4930 5212 5221 5222 5223 5229 7810 7820 7830 8121 8122 8129 9420
S40-S49	0131 0133 0210 0220 0500 0810 1011 1012 1013 1031 1033 1041 1051 1061 1064 1071 1091 1122 1321 1351 1354 1411 1412 1510 1531 1532 1533 1540 1610 1621 1622 1623 1629 1722 1732 1733 1931 2212 2221 2222 2223 2229 2330 2342 2349 2391 2451 2511 2512 2539 2542 2543 2592 2593 2710 2813 2815 2822 2823 2832 2833 2861 2866 2869 2930 2944 2945 2950 3011 3101 3102 3329 3701 3702 3811 3812 3821 3822 3839 3900 4120 4211 4213 4221 4222 4223 4291 4292 4299 4312 4313 4319 4321 4329 4391 4399 4520 4530 4541 4542 4618 4621 4622 4623 4635 4661 4671 4672 4673 4674 4679 4687 4721 4722 4731 4732 4741 4742 4743 4744 4784 4789 4921 4922 4930 5212 5221 5222 5223 5229 5310 5320 7719 7810 7820 7830 8011 8012 8020 8030 8121 8122 8129 9420
S50-S59	0210 0220 0810 1011 1012 1013 1031 1033 1041 1051 1061 1064 1071 1091 1092 1093 1096 1099 1122 1311 1321 1354 1411 1412 1510 1531 1532 1533 1540 1610 1621 1622 1623 1629 1722 1732 1733 2211 2221 2222 2223 2229 2330 2341 2342 2391 2511 2512 2539 2542 2543 2592 2593 2710 2759 2813 2822 2823 2832 2833 2861 2866 2869 2930 2944 2945 2950 3011 3101 3102 3329 3701 3702 3811 3812 3821 3822 3839 3900 4120 4211 4213 4221 4222 4223 4291 4292 4299 4312 4313 4319 4321 4322 4329 4391 4399 4520 4621 4622 4623 4635 4661 4685 4686 4687 4689 4711 4721 4722 4741 4742 4743 4744 4784 4789 4921 4923 4924 4929 4930 5212 5221 5222 5223 5229 5310 5320 7719 7732 7810 7820 7830 8011 8012 8020 8030 8121 8122 8129 9420
S60-S69	0113 0210 0220 0500 0810 1011 1012 1013 1031 1033 1041 1042 1051 1052 1061 1062 1063 1064 1071 1072 1091 1092 1093 1094 1096 1099 1122 1311 1312 1321 1323 1340 1351 1353 1354 1359 1411 1412 1510 1529 1531 1532 1533 1540 1610 1621 1622 1623 1629 1710 1721 1722 1731 1732 1733 1741 1742 1749 1813 1931 2012 2019 2029 2061 2063 2091 2092 2123 2211 2212 2219 2221 2222 2223 2229 2311 2312 2319 2330 2341 2342 2349 2391 2392 2399 2431 2439 2441 2443 2449 2451 2452 2511 2512 2513 2521 2522 2531 2532 2539 2541 2542 2543 2550 2591 2592 2593 2599 2632 2651 2710 2721 2722 2732 2733 2740 2751 2759 2790 2811 2812 2813 2814 2815 2821 2822 2823 2824 2825 2829 2831 2832 2833 2840 2852 2853 2854 2861 2862 2864 2865 2866 2869 2920 2930 2941 2942 2943 2944 2945 2949 2950 3011 3012 3032 3091 3092 3099 3101 3102 3103 3104 3220 3230 3240 3250 3291 3299 3319 3329 3701 3702 3811 3812 3821 3822 3832 3839 3900 4120 4211 4213 4221 4222 4223 4291 4292 4299 4312 4313 4319 4321 4322 4329 4391 4399 4520 4621 4622 4623 4632 4634 4661 4671 4672 4673 4674 4679 4681 4682 4685 4686 4687 4689 4711 4721 4722 4741 4742 4743 4744 4789 4930 5211 5212 5320 5819 5829 7719 7732 7810 7820 7830 8121 8122 8129 8423 9420 9529

INTERVALO CID-10	CNAE
S70-S79	0210 0220 1011 1012 1013 1033 1122 1610 1621 1622 2330 2391 2511 2512 2539 3101 3329 3701 3702 3811 3812 3821 3822 3839 3900 4120 4211 4213 4221 4222 4223 4291 4299 4312 4321 4391 4399 4520 4530 4541 4542 4618 4687 4731 4732 4741 4742 4743 4744 4784 4789 4921 4930 5212 5221 5222 5223 5229 5232 5250 5320 7810 7820 7830 8011 8012 8020 8030 8121 8122 8129 9420
S80-S89	0210 0220 0230 0500 0710 0810 0990 1011 1012 1013 1031 1033 1041 1051 1061 1062 1064 1071 1072 1092 1096 1099 1122 1321 1351 1354 1411 1412 1510 1531 1532 1540 1610 1621 1622 1623 1629 1710 1721 1722 1732 1733 1931 2012 2019 2029 2073 2091 2211 2219 2222 2312 2320 2330 2341 2342 2391 2439 2443 2449 2451 2511 2512 2521 2522 2539 2542 2543 2550 2592 2593 2651 2710 2812 2813 2815 2821 2822 2823 2831 2832 2833 2840 2852 2854 2861 2862 2864 2865 2866 2869 2930 2943 2944 2945 2950 3011 3101 3102 3329 3600 3701 3702 3811 3812 3821 3822 3839 3900 4120 4211 4213 4221 4222 4223 4291 4292 4299 4312 4313 4319 4321 4322 4329 4391 4399 4520 4530 4541 4542 4618 4621 4622 4623 4632 4635 4636 4637 4639 4661 4671 4672 4673 4674 4679 4681 4682 4685 4686 4687 4689 4711 4722 4723 4731 4732 4741 4742 4743 4744 4784 4789 4912 4921 4922 4923 4924 4929 4930 5211 5212 5221 5222 5223 5229 5232 5250 5310 5320 7719 7732 7810 7820 7830 8011 8012 8020 8030 8121 8122 8129 8423 8424 9420
S90-S99	0210 0220 0500 0810 1011 1012 1013 1031 1033 1041 1051 1061 1062 1064 1071 1072 1092 1093 1122 1311 1321 1351 1354 1411 1412 1510 1532 1610 1621 1622 1623 1629 1710 1721 1722 1732 1733 1931 2029 2091 2219 2221 2222 2312 2330 2341 2342 2391 2431 2439 2441 2443 2449 2451 2511 2512 2513 2521 2522 2531 2539 2542 2543 2592 2593 2710 2722 2815 2822 2831 2832 2833 2840 2852 2853 2854 2861 2862 2865 2866 2869 2920 2930 2943 2944 2945 2950 3011 3101 3102 3329 3600 3701 3702 3811 3812 3821 3822 3839 3900 4120 4211 4213 4221 4222 4223 4291 4292 4299 4312 4313 4319 4321 4322 4329 4391 4399 4621 4622 4623 4661 4681 4682 4685 4686 4687 4689 4711 4784 4912 4921 4922 4930 5111 5120 5212 5221 5222 5223 5229 5232 5250 5310 5320 6423 6431 6550 7719 7732 7810 7820 7830 8011 8012 8020 8030 8121 8122 8129 8423 8424 8610 9420
T90-T98	0210 0220 0710 0810 0892 0910 1011 1013 1020 1031 1033 1041 1042 1061 1062 1071 1072 1091 1092 1093 1122 1220 1311 1312 1321 1351 1352 1353 1411 1412 1510 1531 1532 1533 1540 1610 1621 1622 1629 1733 1932 2014 2019 2029 2032 2091 2211 2221 2223 2229 2312 2320 2330 2341 2342 2391 2451 2511 2512 2521 2522 2539 2542 2592 2593 2640 2740 2751 2790 2813 2814 2822 2862 2864 2866 2869 2920 2930 2944 2945 2950 3091 3092 3101 3102 3600 3701 3702 3811 3812 3821 3822 3839 3900 4120 4211 4213 4221 4291 4292 4299 4312 4313 4319 4321 4322 4391 4399 4635 4661 4681 4682 4687 4721 4741 4743 4744 4784 4922 4923 4924 4929 4930 5012 5021 5030 5212 5221 5222 5223 5229 5231 5232 5239 5250 5310 5320 7719 7732 8011 8012 8020 8030 8121 8122 9420

Estabelecimento de Nexo Causal entre Adoecimento e Trabalho: a Perspectiva Clínica e Individual

Andréa Maria Silveira
Sérgio Roberto de Lucca

- Introdução
- O contexto do trabalho e a inserção dos trabalhadores
- Políticas de atenção à saúde e à proteção dos trabalhadores
- O contexto sociológico de emergência das doenças relacionadas ao trabalho
- A multicausalidade e a incerteza
- A classificação das doenças relacionadas ao trabalho
- Nexo causal das doenças relacionadas ao trabalho
- A abordagem clínica ao paciente em saúde do trabalhador
  Esclarecimento sobre cada elemento que compõe a anamnese ocupacional
- A sistematização das informações colhidas
- Roteiro para a elaboração da história ocupacional
- Condutas diante dos achados de uma anamnese ocupacional
- Casos clínicos
- Referências

Introdução

Este capítulo tem como objetivo apresentar e discutir o estabelecimento do nexo causal entre adoecimento e trabalho na perspectiva clínica e individual. Para que possamos atingir este objetivo, gostaríamos de convidar nossos leitores ao mundo do trabalho, identificando quem e quantos são os trabalhadores no Brasil, quais as condições de vida e de saúde às quais estão submetidos ou acometidos, e como suspeitar de, identificar e diagnosticar uma doença aparentemente comum e seu possível desencadeamento ou agravamento relacionado com as atividades desenvolvidas no trabalho. Nestes casos, ressaltamos que o conhecimento dos fatores de risco presentes no ambiente de trabalho é de fundamental importância para o estabelecimento do nexo causal, bem como para a investigação clínica no tocante aos possíveis diagnósticos diferenciais.

Com esta finalidade, considerando-se a vivência e a experiência de dois serviços de ensino, pesquisa e assistência relacionados à saúde dos trabalhadores – as áreas de Saúde do Trabalhador da Universidade Estadual de Campinas (Unicamp), e da Universidade Federal de Minas Gerais (UFMG) –, utilizaremos, sempre que possível, rotinas de investigação para a abordagem clínica e individual dos principais agravos à saúde do paciente, adotadas pelos respectivos ambulatórios, sem perder de vista os aspectos coletivos e epidemiológicos da saúde dos trabalhadores, discutidos oportuna e detalhadamente em outros capítulos deste livro.

Para cumprir os objetivos deste capítulo, preliminarmente, é importante apresentar e discutir, ainda que sucintamente, os seguintes aspectos relacionados com o mundo do trabalho: Quem? Onde? Como trabalha a nossa população economicamente ativa? O que o trabalho e o não trabalho significam para os trabalhadores? Quais os principais riscos de adoecimento relacionados ao trabalho aos quais estão sujeitos? Quais são as principais doenças pelas quais os trabalhadores foram ou são acometidos?

O contexto do trabalho e a inserção dos trabalhadores

Em nossa sociedade, o trabalho é um fator fundamental de integração social e possui um duplo significado, relacionado à satisfação das nossas necessidades materiais, e à satisfação de necessidades subjetivas de realização pessoal e de autoestima. Neste aspecto, o trabalho adquire importância capital na constituição da subjetividade e de um modo de vida, para o sentimento de pertencimento a uma coletividade e, consequentemente, para a saúde física e mental, bem como social e espiritual das pessoas (Mendes, Dias, 1999).

Em decorrência do lugar de destaque que o trabalho ocupa na vida dos seres humanos, como fonte de subsistência e de posição social, a falta de trabalho ou mesmo a possibilidade de perda do emprego também geram sofrimento psíquico, pois ameaçam o consumo que garante a sobrevivência do trabalhador e de sua família. Ao mesmo tempo, abalam o valor subjetivo que a pessoa se atribui, gerando sentimentos de menos-valia, angústia, insegurança, desânimo e desespero, caracterizando, então, quadros ansiosos e depressivos.

Por outro lado, o trabalho desprovido de significação, sem suporte social e reconhecimento, ou que se constitua em fonte de ameaça à integridade física e/ou psíquica do indivíduo, pode desencadear sofrimento psíquico. Situações variadas como um fracasso, um acidente de trabalho e/ou uma mudança de posição na hierarquia (ascensão ou queda) frequentemente determinam quadros psicopatológicos diversos, que vão desde os chamados transtornos de ajustamento ou reações de estresse, até depressões graves e incapacitantes, variando segundo as características do contexto e do modo como o indivíduo responde a esses fatores.

No Brasil, um aspecto fundamental a ser levado em conta é a desigualdade social, que pode ser medida por meio de vários indicadores, dentre os quais: as diversas formas de inserção ou não no mercado do trabalho; as múltiplas situações de trabalho, caracterizadas por distintos níveis de incorporação tecnológica aos processos desenvolvidos; as diferentes formas de organização e de estabelecimento das relações de trabalho, e as grandes distorções na distribuição da renda resultante do trabalho. Outros indicadores da desigualdade social seriam as diferenças na distribuição de oportunidades de acesso a serviços essenciais como saúde, educação, lazer etc. Desta forma, o país, a despeito de ser a sétima economia do mundo (2012), é o octogésimo quinto colocado no Índice de Desenvolvimento Humano, refletindo a dimensão da desigualdade e da exclusão social.

Segundo estimativa do Instituto Brasileiro de Geografia e Estatística – IBGE, e do Instituto de Pesquisa Econômica Aplicada – IPEA, a População Economicamente Ativa (PEA) brasileira totalizava, em 2009, aproximadamente 95,4 milhões de pessoas, das quais cerca de 52% eram trabalhadores empregados, com carteira assinada, e, portanto, com proteção social, e cerca de 48% trabalhavam na informalidade, sem nenhum tipo de vínculo – os "trabalhadores invisíveis" (Brasil. Secretaria de Assuntos Estratégicos da Presidência da República; Instituto de Pesquisa Econômica Aplicada – IPEA, 2010). Diante de tal quadro, considera-se que as políticas de saúde e segurança do trabalho, além de gerarem renda, deveriam ser um fator de inclusão social da PEA no mercado de trabalho, em uma perspectiva de trabalho decente, isto é,

> ... um trabalho produtivo e adequadamente remunerado, exercido em condições de liberdade, equidade, e segurança, sem quaisquer formas de discriminação, e capaz de garantir uma vida digna a todas as pessoas que vivem de seu trabalho (Organização Internacional do Trabalho, 2009).

A Organização Internacional do Trabalho – OIT – vem estimulando, desde 1999, a geração de trabalho decente. Essa aspiração está associada à consecução de quatro objetivos estratégicos: promover e cumprir as normas, os princípios e os direitos fundamentais no trabalho; criar maiores oportunidades para mulheres e homens, para que disponham de remuneração e empregos decentes; realçar a abrangência e a eficácia da proteção social para todos; e fortalecer o tripartismo e o diálogo social (Organização Internacional do Trabalho, 2009).

Esta perspectiva é um tanto utópica, considerando-se as mudanças havidas e em curso no mercado e no mundo do trabalho, intensificadas com a globalização, caracterizadas por reestruturação e reorganização das cadeias produtivas e pela flexibilização do trabalho. A informalidade e a precarização do trabalho são cada vez mais incorporadas na cadeia produtiva, caracterizando-se a última pela desregulamentação e subtração dos direitos trabalhistas e sociais, e pela legalização dos trabalhos temporários nas relações e vínculos trabalhistas.

A terceirização, no contexto da precarização, tem sido acompanhada de práticas de intensificação do trabalho e/ou aumento da jornada de trabalho, com acúmulo de funções, maior exposição a fatores de riscos para a saúde, descumprimento de regulamentos de proteção à saúde e à segurança, rebaixamento dos níveis salariais e aumento da instabilidade no emprego. Tal contexto está associado à exclusão social e à deterioração das condições de saúde (Wünsch Filho, 2004), em cenário que reflete os diferentes padrões de consumo, condições de vida e saúde dos trabalhadores e, consequentemente, diferentes padrões de exposição a determinados riscos no ambiente, nas relações de trabalho e no processo de adoecimento.

▸ Políticas de atenção à saúde e à proteção dos trabalhadores

As políticas de atenção à saúde e à proteção dos trabalhadores se articulam em ações e responsabilidades de três Ministérios: o da Saúde (MS), o do Trabalho e Emprego (MTE) e o da Previdência Social (MPS).

O MS responsabiliza-se pela atenção e assistência à saúde de todos os cidadãos, incluindo todos os trabalhadores, independentemente de vínculo com o mercado de trabalho. A lei nº 8.080/90 incluiu as ações de Saúde do Trabalhador no âmbito de atuação do SUS, prevendo a implementação de ações de assistência à saúde, a vigilância de ambientes de trabalho, a reabilitação física, a assistência farmacêutica, o oferecimento de órteses e próteses, a realização de pesquisas e de atividades educativas, dentre outras ações. O MS criou, ainda, a Rede Nacional de Atenção Integral à Saúde dos Trabalhadores (RENAST), a qual permitiu a criação de novos Centros de Referência em Saúde do Trabalhador (CEREST) e a ampliação das ações de Saúde do Trabalhador para outros níveis de atenção do sistema de saúde (Brasil, 1990; Brasil, 2002).

O MTE normatiza os dispositivos de saúde e de segurança previstos na Consolidação das Leis do Trabalho (CLT), fiscaliza seu cumprimento, reservando atenção especial à Portaria nº 3.214/78 e a suas contínuas atualizações, isto é, o elenco das Normas Regulamentadoras (NRs) de Saúde e Segurança do Trabalho.

O MPS, através do Instituto Nacional do Seguro Social (INSS), responsabiliza-se pelo pagamento de benefícios por incapacidade, decorrente de doenças comuns (auxílio-doença previdenciário), de acidentes e doenças do trabalho (auxílio-doença acidentário), e de aposentadorias: por tempo de serviço; por invalidez; especial; e acidentária. Somente os trabalhadores contribuintes do Sistema de Previdência têm direito aos benefícios previdenciários, e apenas os trabalhadores assalariados com carteira de trabalho assinada, os trabalhadores avulsos e os segurados especiais têm direito aos benefícios acidentários (Brasil, 1991).

▸ O contexto sociológico de emergência das doenças relacionadas ao trabalho

Inúmeros modelos explicativos podem ser utilizados para entendimento da emergência de agravos relacionados ao trabalho. Segundo Dembe (1996), nos termos da perspectiva econômica, o surgimento das doenças relacionadas ao trabalho assenta-se nas decisões econômicas e políticas que afetam e moldam as escolhas de uso de tecnologias, as práticas de trabalho e as características do mercado de trabalho.

A perspectiva marxista, por sua vez, verá as doenças relacionadas ao trabalho como fruto da dominação capitalista sobre os métodos de produção e de repressão da classe trabalhadora. O agravo relacionado ao trabalho seria a manifestação do conflito de classes entre trabalhadores e empregadores, com capitalistas impondo métodos e condições de trabalho que objetivariam mais a garantia de maximização do lucro e o controle sobre os trabalhadores do que a proteção da saúde.

Já a perspectiva médica tradicional compreende a doença como resultante da ação patológica de agentes de risco danosos, encontrados nos ambientes de trabalho, sobre o trabalhador. Os efeitos destes agentes sobre os trabalhadores podem ser modificados por características pessoais ou por condições ambientais, e a emergência das doenças pode decorrer da introdução de novos agentes no ambiente, da suscetibilidade dos trabalhadores e de mudanças nas condições ambientais, por exemplo. Já o diagnóstico das doenças relacionadas ao trabalho é também influenciado pelo conhecimento e pelo grau de consciência dos médicos sobre a relação entre o agente e ocorrência da doença.

Já a Epidemiologia vê a doença relacionada ao trabalho sob a perspectiva da probabilidade estatística. Desta forma, devem ser identificadas relações entre os fatores de risco ocupacional e a ocorrência de adoecimento em populações de trabalhadores. Contudo, a relação de causalidade não pode ser estabelecida unicamente por métodos estatísticos, sendo as considerações sobre a plausibilidade da relação de causalidade igualmente importantes. Mas, ao contrário da perspectiva clínica, na perspectiva epidemiológica não se busca um pronunciamento definitivo sobre a causa específica de uma doença, em um indivíduo.

Do ponto de vista do trabalhador, uma doença relacionada ao trabalho resulta de uma conexão entre dor, desconforto e condições de trabalho. A convicção desta relação pode originar-se de um diagnóstico estabelecido por um médico, da observação de situação semelhante em colegas de trabalho, da opinião de familiares, amigos e lideranças sindicais, da leitura de jornais, revistas e mensagens veiculadas na Internet ou da audiência a programas de televisão.

Sintetizando, estas considerações chamam atenção para o fato de que o diagnóstico de uma doença relacionada ao trabalho pode ser afetado por diferentes fatores que interferem na relação médico-paciente, e pela disposição do paciente em buscar tratamento médico e reconhecimento da doença provocada pelo trabalho.

A emergência de agravos relacionados ao trabalho quase sempre se dá em um cenário de conflito. Independentemente do modelo explicativo de que se lance mão para entender o surgimento das doenças relacionadas ao trabalho, estes agravos ameaçam a vida do trabalhador, seu potencial laborativo e sua empregabilidade. Estigmatizam suas vítimas, implicam custos econômicos elevados para o trabalhador, a empresa, a Previdência Social, as seguradoras e os prestadores de serviços de saúde privados e o Sistema Único de Saúde. Estes agravos comprometem a qualidade de vida, a satisfação e as relações no trabalho, geram demandas judiciais e sindicais, e ameaçam a imagem pública da empresa empregadora. O médico, nos termos de Dembe (1996), tem uma posição estratégica, neste cenário, por ser um dos *"gatekeepers"*, ou seja, uma espécie de porteiro do sistema. Sua decisão de conceder nexo entre agravo e trabalho abre a porta para uma série de ações, que se iniciam pela notificação do caso e podem culminar em: remanejamento de posto de trabalho, reabilitação profissional, ameaças à carreira, perda do emprego e da renda, estigma social, ações judiciais e sindicais. A decisão de não reconhecer a existência de nexo, por seu lado, pode implicar em agravamento da doença, surgimento de novos casos e, igualmente, conflitos judiciais.

A natureza quase sempre previsível e prevenível das doenças relacionadas ao trabalho permite que se escrutinem responsabilidades, que se formulem julgamentos morais e que se apliquem códigos que regulam a vida comunitária: o Código Civil, o Código Penal, o Código de Ética Médica, as legislações ambientais, de saúde, de trabalho e de previdência social. É pouco provável que alguma outra modalidade de agravo à saúde seja tão regulada. No campo da Saúde do Trabalhador, ainda que não existam dúvidas sobre a existência de um agravo, suas causas podem ser objeto de um infindável debate, no qual se posicionam interesses simbólicos e econômicos divergentes: interesses de empregadores, de trabalhadores, de sindicatos, de prestadores de serviços de saúde e de seguradoras.

Da mesma forma, é possível que, na Medicina do Trabalho, à semelhança do que ocorre em outras clínicas, fatores sociais tais como a percepção quanto à relevância de características étnicas e demográficas; de estilos de vida; hábitos culturais; status socioeconômico; lugar de residência; diferenças de classe entre médicos e pacientes (Fullen *et al*, 2009; Risberg *et al*, 2008; Van Ryn, Burke, 2000; Weisse, Sorum, Dominguez, 2003; Wiggers, Sanson-Fischer, 1997, Willems *et al*, 2005), ou seja, fatores internos à relação médico-paciente possam afetar a forma como os médicos percebem problemas de saúde potencialmente decorrentes do trabalho. Fatores externos de natureza predominantemente institucional, tais como vínculos contratuais (com o estado, com empresas seguradoras, com empregadores privados, com sindicatos etc.), podem, também, interferir na forma como o profissional de saúde percebe as doenças relacionadas ao trabalho. As atenções da mídia, a pressão de sindicatos e da comunidade, constituem outros fatores externos que podem interferir na conduta do profissional.

Todos estes elementos externos e internos à relação médico-paciente podem transformar o processo de investigação, de diagnóstico e de eventual estabelecimento de nexo entre um agravo e o trabalho em uma arena de conflitos. Desta forma, método, erudição clínica, epidemiológica e sanitária, espírito investigativo, curiosidade, humildade, autonomia moral e intelectual constituem virtudes importantes ao médico que quer ter uma prática pautada pela beneficência e pelo respeito à vida.

▶ A multicausalidade e a incerteza

Muitos agravos relacionados ao trabalho estão associados à presença de um agente causal específico no ambiente de trabalho. Desta forma, o estabelecimento do nexo entre trabalho e doença repousa na identificação da alteração no estado de saúde do trabalhador (muitas vezes através da utilização de exames específicos), na revelação da exposição do paciente a este agente, em condições determinadas, no ambiente de trabalho, e em evidências da não ocorrência de exposição ao mesmo agente em contextos de não trabalho. Este é o cenário de diagnóstico das doenças profissionais clássicas e dos acidentes de trabalho. Nestes casos, a ligação entre agravo e trabalho é tão concreta e tão facilmente evidenciável, que considerações de natureza política e econômica têm pouca influência sobre o julgamento médico da relação de causalidade.

Entretanto, para um grupo numeroso e crescente de agravos, a determinação do nexo com o trabalho é mais difícil e complexa, pois decorre da interação entre fatores externos e fatores internos aos processos, às condições e ambientes de trabalho. Nesta categoria se enquadram os distúrbios osteomusculares, os transtornos mentais e os cânceres relacionados ao trabalho, apenas para exemplificar. Nestes casos, a complexidade do modelo causal determina a extensão na qual o reconhecimento da doença é afetado por outros fatores sociais externos. Ilustrando, e ainda baseados no raciocínio de Dembe (1996), apresentamos um possível modelo explicativo (Ver Fig. 5.1) para a dor lombar, no qual cinco fatores de risco poderiam ser identificados, dos quais dois presentes no trabalho, dois presentes fora do trabalho e um presente no trabalho e fora do trabalho.

No exemplo apresentado, vários fatores de risco presentes na história do paciente são capazes de provocar a dor lombar isoladamente. Desta forma, o problema que se coloca é definir se a doença em questão é provocada ou agravada pelo trabalho. Nesta balança devem ser considerados: a sequência temporal entre a exposição aos fatores de risco e o início da doença, e o conhecimento clínico e epidemiológico sobre a forma como os fatores de A a E podem conduzir à dor lombar e sobre a intensidade com que cada um destes fatores se apresenta. Contudo, mesmo uma boa investigação pode não ser capaz de gerar certeza sobre a causa precisa e a contribuição relativa de cada um dos fatores ocupacionais e não ocupacionais para a geração do agravo. Outro modelo explicativo possível para a questão é ilustrado na Fig. 5.2. Neste modelo, cada uma das causas pode interagir de forma complexa para gerar a dor lombar, que pode ser resultante tanto da interação de fatores ocupacionais e não ocupacionais, como da suscetibilidade individual, do estilo de vida, da necessidade de levantar, empurrar e carregar peso no trabalho.

Partindo do pressuposto de que todos os fatores são importantes para gerar o agravo, a remoção de um deles poderia desmontar o complexo que causa a doença. Embora experimentos controlados, em contextos de pesquisa, possam medir a importância relativa de cada um destes fatores, no manejo de casos individuais, os estudos epidemiológicos irão fornecer ao médico tão somente indicações probabilísticas da força relativa dos vários fatores de risco. Assim, o médico conviverá com a incerteza quanto à precisa contribuição de cada um dos fatores de risco presentes no caso, o que não diminui a responsabilidade de intervir em benefício da saúde do trabalhador, buscando a minimização da exposição a estes fatores – ocupacionais e não ocupacionais.

Nas últimas décadas, o reconhecimento de grande número de doenças potencialmente provocadas, desencadeadas ou agravadas pelo trabalho tem feito com que os médicos adotem a linguagem da epidemiologia nas suas avaliações sobre a origem ocupacional de um agravo, e que enfatizem os fatores de risco que estão presentes em cada situação particular. Ao mesmo tempo, a linguagem do fator de risco reconhece a dificuldade de se pronunciar de forma categórica sobre a origem ocupacional de vários agravos.

O reconhecimento legal do adoecimento relacionado ao trabalho, expresso em listas oficiais de doenças relacionadas ao trabalho, também pode influenciar o processo cognitivo de investigação da relação saúde-trabalho. Tomadas de forma rígida e determinística, as listas podem restringir o reconhecimento da emergência de novos agravos relacionados ao trabalho.

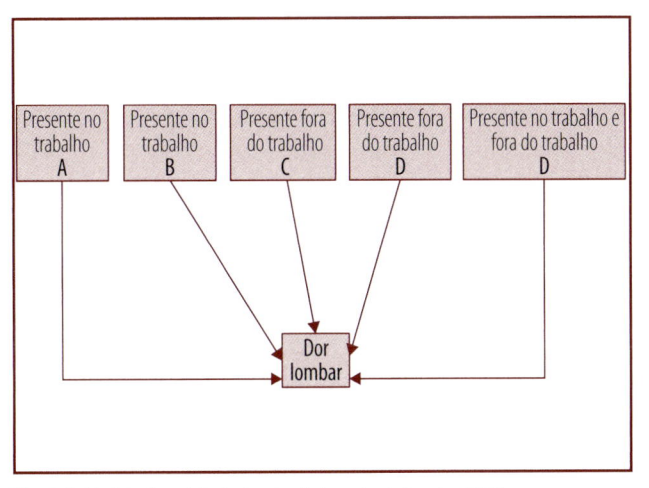

Fig. 5.1. Modelo Causal de dor lombar (adaptado de Dembe, 1996)

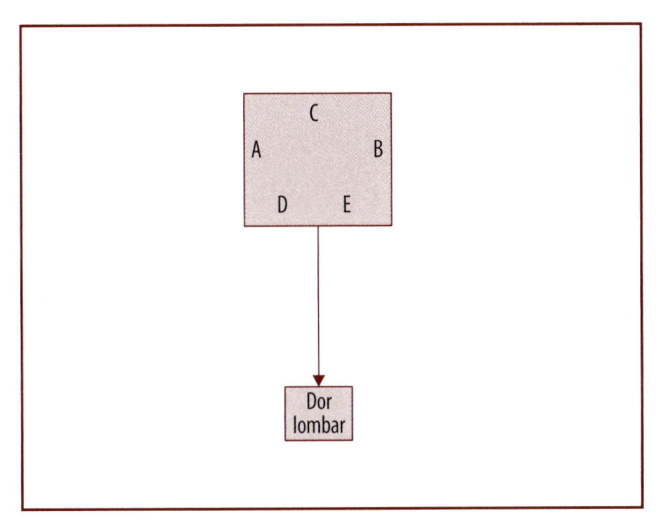

Fig. 5.2. Modelo Causal de dor lombar (adaptado de Dembe, 1996)

▶ A classificação das doenças relacionadas ao trabalho

Os trabalhadores podem adoecer ou morrer por causas relacionadas ao trabalho, como consequência da profissão que exercem ou exerceram, ou pelas condições adversas em que seu trabalho é ou foi realizado. Esta relação com o trabalho fica mais sutil no caso de doenças ditas comuns, quando os fatores de risco, no ambiente de trabalho, não são tão evidentes e/ou mensuráveis, como no caso dos transtornos mentais e de sua relação com as condições e relações de trabalho. Este é o caso também de doenças que apresentam um forte componente de suscetibilidade individual, como a asma brônquica, agravada pela exposição a fatores de risco, como poeiras e partículas irritantes presentes no ambiente de trabalho.

Os profissionais de saúde devem considerar a multiplicidade de fatores envolvidos na determinação das doenças e, em especial, daquelas desencadeadas ou agravadas pelas condições em que o trabalho é realizado. Neste sentido, é de fundamental importância valorizar a percepção dos pacientes sobre seu trabalho e os fatores de risco potencialmente causadores de doença. Em alguns casos, estes são de natureza química, em outros, estão intrinsecamente relacionados às formas de organização e de gestão do trabalho ou mesmo da ausência de trabalho, e, em muitos casos, decorrem de uma ação sinérgica desses fatores.

Segundo a sua relação com o trabalho, as doenças do trabalho podem ser agrupadas em três grupos. A Tabela 5.1 descreve as três categorias, segundo a classificação proposta por Schilling (1984).

Como a maioria das doenças relacionadas ao trabalho apresenta quadro clínico similar ao das doenças comuns, estabelecer o nexo com o trabalho muitas vezes não é tarefa fácil, em especial para o clínico que não está familiarizado com a anamnese ocupacional, com os fatores de risco presentes no ambiente de trabalho, e com as atividades desenvolvidas pelo paciente trabalhador. Por esta razão, o Conselho Federal de Medicina (Conselho Federal de Medicina, 1998) estabeleceu parâmetros a serem considerados no estabelecimento de nexo causal. Pondo em questão os transtornos de saúde e as atividades do trabalhador, além do exame clínico (físico e mental) e dos exames complementares, quando necessários, deve o médico considerar as informações assinaladas na Tabela 5.2.

Tabela 5.1. Doenças do trabalho segundo sua relação com o trabalho

Grupo I: Doenças em que o trabalho é causa necessária. Tipificam esta categoria as "doenças profissionais", em que o nexo com o trabalho é direto. Por exemplo: intoxicações por chumbo devidas à exposição a este agente nas atividades de fabricação de baterias; silicose, nas atividades de fabricação de cerâmica branca, e asbestose, nas atividades de mineração e extração deste mineral e na fabricação de cimento amianto.

Grupo II: Doenças em que o trabalho pode ser um fator de risco, contributivo, mas não necessário. Estas doenças, denominadas "doenças do trabalho", são exemplificadas pelas doenças "comuns", mais frequentes ou mais precoces em determinados grupos ocupacionais, e para as quais o nexo causal é de natureza eminentemente epidemiológica. As doenças osteomusculares relacionadas ao trabalho (DORT), a hipertensão arterial e as neoplasias malignas, em determinados grupos ocupacionais ou ramos de atividade, constituem exemplos típicos.

Grupo III: Doenças em que o trabalho é provocador de um distúrbio latente, ou agravador de doença já estabelecida ou pré-existente, ou seja, concausa. Também denominadas "doenças do trabalho", tais como as doenças alérgicas de pele e respiratórias, e os distúrbios mentais, em determinados grupos ocupacionais ou ramos de atividade.

Adaptado de Schilling, 1984.

Nexo causal das doenças relacionadas ao trabalho

Muitos equívocos originam-se da crença de que os agravos relacionados ao trabalho são provocados pela exposição unicamente aos fatores presentes no trabalho. Como destacado nos tópicos anteriores, é fundamental o reconhecimento do papel e da importância do trabalho na etiologia de doenças crônicas, e o reconhecimento da natureza multifatorial destas doenças. Desta forma, a correta identificação da associação da doença com o trabalho raramente decorrerá da utilização exclusiva de determinado teste ou procedimento laboratorial, exigindo a busca de outras fontes de informação e, fundamentalmente, de uma abrangente e apropriada coleta da história do paciente.

Tabela 5.2. Considerações sobre o nexo causal de doença relacionada ao trabalho (Resolução CFM nº 1.448/98)

- História clínica e ocupacional, decisiva em qualquer diagnóstico e/ou investigação de nexo causal;
- Estudo do local de trabalho e da organização do trabalho;
- Os dados epidemiológicos da empresa e de grupos ocupacionais similares (homogêneos);
- A literatura atualizada;
- A ocorrência de quadro clínico ou subclínico em trabalhador exposto a condições agressivas;
- A identificação de riscos físicos, químicos, biológicos, mecânicos, aspectos estressores e outros;
- O depoimento e a experiência dos trabalhadores;
- O conhecimento e as práticas de outras disciplinas e de seus profissionais, sejam, ou não, da área da saúde.

A abordagem clínica ao paciente em saúde do trabalhador

Neste tópico, concentraremos nossa atenção na tarefa de obter e interpretar a história ocupacional. O diagnóstico e o tratamento corretos são essenciais para a maximização de oportunidades para a prevenção terciária. Da mesma forma, a partir de um diagnóstico, podemos desencadear ações de prevenção secundária, como seleção e uso de testes de monitoramento de riscos presentes no ambiente de trabalho, ou de prevenção primária, planejando programas de vigilância da saúde no trabalho. Assim, a realização da anamnese ocupacional pode atender aos seguintes objetivos:

- Identificar riscos à saúde dos trabalhadores presentes no nível da produção e do consumo, no meio ambiente e em seus hábitos.
- Permitir o diagnóstico e o tratamento de doenças relacionadas ao trabalho.
- Identificar novos riscos à saúde dos trabalhadores tão precocemente quanto possível.
- Prevenir a recorrência de agravos em trabalhadores atingidos, e a ocorrência de doenças em outros trabalhadores expostos aos mesmos riscos.

- Identificar novas relações entre exposições ocupacionais e doenças.
- Assegurar aos trabalhadores o acesso aos benefícios da Previdência Social, previstos para vítimas de acidentes e doenças do trabalho.
- Subsidiar a oferta de ações educativas voltadas para os trabalhadores.
- Reunir dados para a produção científica.
- Apoiar ações de vigilância à saúde dos trabalhadores.

A história do paciente é a ferramenta mais importante de que dispõe o médico para firmar o diagnóstico de uma doença e a sua associação ou não com o trabalho. Para tanto, é essencial o estabelecimento de uma adequada relação médico-paciente durante a entrevista, o que nem sempre é fácil, tendo em vista a história de vida e trabalho ao qual este trabalhador está ou foi submetido.

Em nossa experiência, o trabalhador frequentemente se apresenta, durante a consulta médica, inseguro – porque teme perder o emprego ou porque foi demitido; confuso – com os inúmeros diagnósticos de vários serviços médicos e especialistas que não abordaram ou não consideraram adequadamente as situações de trabalho; contrariado – porque a empresa ou a perícia do INSS não reconheceram o nexo da doença com o trabalho, ou com o que está ocasionando a incapacidade para exercer as suas atividades laborativas.

Outras circunstâncias que interferem na obtenção das informações dizem respeito ao longo tempo decorrido entre a exposição a agentes de risco no trabalho e o momento da entrevista (muitas vezes, décadas). Isto dificulta a lembrança quanto à exposição a determinado fator de risco, a duração e as condições em que a mesma se deu.

Outro limitador é a desinformação e o não reconhecimento pelo paciente dos riscos a que se expôs ou se expõe, ou a subestimação da importância destes riscos. As limitações decorrentes do baixo nível de escolaridade, das dificuldades de se expressar, ou de déficits cognitivos que comprometem a capacidade de recuperar e organizar as informações, por parte do paciente, interferem fortemente nestes contextos.

A manifestação, por parte do médico, de juízo de valor quanto a escolhas e atitudes do paciente, através de gestos e palavras, pode, ainda, induzir o trabalhador a um comportamento de reserva interior, que o leva a omitir informações que, acredita, possam responsabilizá-lo e culpabilizá-lo pela doença.

A grande maioria das doenças relacionadas ao trabalho e ao meio ambiente manifesta-se através de queixas comuns, sem sinais e sintomas específicos. Porém, se considerarmos que aproximadamente 95 milhões dos cidadãos brasileiros trabalham, durante a abordagem clínica do paciente trabalhador, a coleta da história clínica e ocupacional deve sempre ser prioritária.

Durante a anamnese ocupacional, devem ser abordadas as atividades de trabalho atuais e pregressas do paciente, para a identificação de exposição eventual ou contínua a agentes de risco, bem como da intensidade desta exposição e de situações, no ambiente de trabalho, que poderiam provocar doenças específicas ou agravar doenças pré-existentes. O médico clínico e, particularmente, o médico do trabalho, têm um papel fundamental neste processo, na confirmação do diagnóstico de uma doença relacionada ao trabalho, e na avaliação da necessidade de afastamento da exposição aos agentes que desencadearam ou agravaram a doença, ou mesmo da necessidade de afastamento do trabalho, que pode constituir a medida mais importante do tratamento.

O paciente trabalhador apresenta um perfil de adoecimento que resulta da articulação de agravos que atingem a "população geral", em função de sua idade, gênero, grupo social, ou inserção em um grupo específico de risco; porém, o médico deve suspeitar de uma doença desencadeada ou agravada pelas condições de trabalho a partir de uma pergunta clássica da anamnese ocupacional: Qual é a sua profissão? Complementando a pergunta, formulada, em 1700, pelo médico italiano Bernardino Ramazzini (1633-1714), devem-se acrescentar outras perguntas básicas, tais como: O quê e como você faz? Com que produtos e instrumentos trabalha? Há quanto tempo? Como se sente e o que pensa sobre seu trabalho? Conhece outros colegas com problemas semelhantes aos seus? Onde você trabalha? Desde quando? Quais as suas atividades anteriores? Também é importante avaliar se as queixas e o quadro clínico possuem relação com as atividades de trabalho (Ramazzini, 2000).

Desta forma, os componentes básicos de uma anamnese ocupacional, podem ser divididos em cinco itens:
- Investigação das queixas que motivam a busca de atenção médica.
- História ocupacional pregressa.
- Descrição detalhada do processo de trabalho no emprego atual ou do trabalho supostamente relacionado à doença sob investigação.
- Descrição da organização do trabalho no emprego atual ou no trabalho supostamente relacionado à doença sob investigação.
- O compartilhamento de informações individuais e a importância do apoio social.

Esclarecimento sobre cada elemento que compõe a anamnese ocupacional

Investigação das queixas que motivam a busca de atenção médica

Neste item, devem ser valorizadas informações sobre o momento de surgimento dos sintomas e sua relação com o trabalho, sobre a exposição a agentes de risco específicos, ou sobre a realização de determinadas tarefas. Da mesma forma, a informação quanto ao desaparecimento ou melhora de sintomas quando de finais de semana, feriados prolongados e férias pode fortalecer a hipótese de tratar-se de um agravo relacionado ao trabalho. A associação dos sintomas com mudanças recentes no ambiente ou processo de trabalho também deve ser investigada.

A partir das respostas obtidas, o médico pode determinar a correlação entre o período de início da exposição e o de início dos sintomas, e verificar se o curso dos sintomas é consistente com a doença sob suspeição. Para exemplificar, a febre decorrente da exposição a fumos metálicos surge de 4 a 6 horas após a exposição a fumos de cobre, magnésio e zinco, e desaparece, espontaneamente, entre 12 e 24 horas depois da exposição. Um quadro clínico de asma relacionada ao trabalho pode melhorar nos fins de semana, feriados e férias, e um quadro de tendinite do ombro relacionada ao trabalho pode se agravar quando do exercício de atividades que exijam a manutenção do braço elevado acima do nível do ombro.

A mudança de modo operatório para tentar evitar os sintomas, a solicitação de mudança de posto de trabalho ou a mudança de hábitos de vida diária, para evitar o agravamento ou desencadeamento do quadro clínico, devem, igualmente, ser questionados. Para ilustrar, não é incomum que trabalhadoras com lesões de ombro provocadas pelo trabalho relatem ter cortado o cabelo devido a dificuldades em escová-lo, e possuam dificuldades em retirar objetos de armários e roupas do varal.

Alterações de hábitos de vida diária nos ajudam a dimensionar o impacto dos sintomas na qualidade de vida e na execução de atividades extra laborais. Histórico de uso de medicamentos, como analgésicos; de relatórios médicos; de realização prévia de propedêutica específica e de períodos de afastamento do trabalho também nos permitem ter uma ideia da evolução e da gravidade do quadro.

A história ocupacional pregressa

Um problema de saúde presente pode decorrer de exposições a fatores de risco em atividades pregressas. Por exemplo, a perda de audição induzida pelo ruído pode ter se originado de múltiplas exposições ao barulho em atividades e em empresas distintas ao longo do tempo. Tal é comum, por exemplo, em trabalhos no setor metalúrgico, e em atividades de extração e beneficiamento de minérios. Já o câncer relacionado ao trabalho pode ser diagnosticado anos após a exposição ao agente causal; exemplo típico é o do mesotelioma maligno de pleura, associado à exposição ao amianto.

Assim, no escrutínio cuidadoso das atividades pregressas, pode residir a chave do esclarecimento do estado de saúde atual do paciente. Wegman *et al.* (1994) propõem que se construa um quadro de forma a organizar as informações colhidas. A título de exemplo, apresentamos a história ocupacional pregressa de um paciente hipotético de 30 anos, na data da consulta, com perda de audição, e que começou a trabalhar com 12 anos (Tabela 5.3).

Exposições extraocupacionais também podem contribuir para o surgimento da alteração do estado de saúde. No exemplo acima, o paciente informou ser músico amador e membro da banda da sua igreja. A banda se reúne, para ensaios, uma vez por semana, durante 3 horas, e toca em cerimônias religiosas e em festas beneficentes, com amplificadores de som, nos finais de semana.

Tabela 5.3. História ocupacional pregressa de um paciente hipotético de 30 anos, na data da consulta, com perda de audição, e que começou a trabalhar com 12 anos

Ocupação	Empregador	Setor	Atividade principal	Data de início e término		Principais exposições ocupacionais
Lavrador	Pai	Agricultura familiar	Plantio, colheita, cuidado de animais	01/83	01/87	Luz do sol, agrotóxicos, carregar e empurrar peso
Estudante	-	-	Estudante de curso técnico em mecânica	02/87	12/89	Ruído, óleos, graxas, carregar e empurrar peso
Mecânico	XXX Mineração	Manutenção	Mecânico de máquinas pesadas	03/90	05/93	Ruído, óleos, graxas, solventes, poeiras de sílica
Mecânico	RRR Mineração	Manutenção	Mecânico de manutenção de esteiras transportadoras, britadores, peneiras etc.	10/93	04/2000	Ruído, óleos, graxas, solventes, poeiras minerais
Mecânico	Empresa de Viação AAA	Manutenção	Mecânico de manutenção de ônibus	06/2000		Ruído, óleos, graxas

Descrição detalhada do processo de trabalho no emprego atual ou do trabalho supostamente relacionado à doença sob investigação

Aqui solicitamos ao trabalhador que nos descreva um dia típico de trabalho, do início ao fim, incluindo as atividades realizadas, as matérias primas utilizadas (quando for o caso), as ferramentas e as máquinas operadas. A descrição do posto de trabalho – tipo de edificação, mesas, cadeiras, bancadas etc., e dos movimentos exigidos durante a realização das tarefas, deve ser solicitada. Atividades consideradas secundárias e eventuais, como limpeza de máquinas, atividades de manutenção, ajuda a colegas etc., assim como um segundo emprego, atividades informais de complementação de renda, trabalho voluntário e trabalho doméstico, também podem ser importantes na elucidação do quadro clínico.

Por exemplo, é bastante conhecido o fato de trabalhadoras de conservação e limpeza complementarem a renda desempenhando atividades de faxina em domicílios, e executarem trabalho semelhante para consumo próprio e da família, como lavar, passar, faxinar etc. Tais fatos prolongam a jornada real de trabalho e amplificam os riscos existentes no trabalho formal, além de comprometerem a eficácia do tratamento e a reabilitação de lesões osteomusculares relacionadas à profissão. Assim, durante a pesquisa do processo de trabalho, é importante que se tente identificar e descrever os riscos presentes em atividades desenvolvidas paralelamente ao trabalho principal.

Como síntese, pode-se dizer que os fatores de risco presentes nos ambientes de trabalho e que podem afetar a saúde e a segurança dos trabalhadores são, de praxe, classificados, quanto à sua natureza, em cinco grandes grupos, descritos na Tabela 5.4.

Tabela 5.4. Fatores de risco nos ambientes de trabalho segundo a sua natureza

Físicos: ruído; vibração localizada; radiação ionizante; radiações não ionizantes; radiações de infravermelho; temperaturas extremas (frio e calor); pressão atmosférica (hiperbarismo).

Químicos: agentes e substâncias químicas, na forma de líquidos, gases, vapores, poeiras, fumos, fibras, névoas e neblinas.

Biológicos: exposição ocupacional a vírus, bactérias, parasitas.

Ergonômicos e Psicossociais: decorrem da organização e gestão do trabalho como, por exemplo, da utilização de equipamentos, máquinas e mobiliário inadequados, levando a posturas e posições incorretas. Postos de trabalho com más condições de iluminação, de ventilação e de conforto para os trabalhadores também podem desencadear fadiga visual no trabalho e acidentes. Trabalhos em turnos e noturno; monotonia ou ritmo de trabalho excessivo, exigências cognitivas acentuadas e/ou de produtividade, falhas no treinamento e supervisão autoritária dos trabalhadores são, igualmente, fatores a serem levados em consideração.

Mecânicos: dizem respeito à proteção das máquinas, ao arranjo físico, à ordem e à limpeza do ambiente de trabalho, à sinalização, à rotulagem de produtos, elementos que podem facilitar ou não a ocorrência de acidentes do trabalho, conforme estejam determinadas as suas configurações.

Descrição da organização do trabalho no emprego atual ou do trabalho supostamente relacionado à doença sob investigação

Fundamentalmente, os elementos que compõem a organização do trabalho estão contidos na Tabela 5.4 sob a denominação de riscos ergonômicos e psicossociais. Imprescindíveis a esta investigação, aludem a questões referentes à duração da jornada, à realização de horas extras, à duração de pausas, a folgas, ao gozo regular de férias etc.

A duração da jornada constitui um poderoso indicador, não apenas do tempo de exposição aos demais riscos presentes no ambiente de trabalho e da possibilidade de fadiga, mas, também, do impacto que o trabalho exerce sob as demais dimensões da vida, como participação em atividades familiares e comunitárias, possibilidade de atividades de lazer, realização de atividade física regular, estudo etc.

O trabalho noturno e em rodízio de turnos, ao subverter o ritmo circadiano e colocar os indivíduos na contramão da forma tradicional de organizar a rotina diária, apresenta efeitos importantes sobre os sistemas fisiológicos e a vida social, com graus de intensidade que vão variar segundo as capacidades individuais de adaptação. Os diferentes mecanismos de controle do trabalho, como a presença da vigilância constante de supervisores; o estabelecimento de metas de produção; o pagamento por produtividade; a presença de circuitos internos de TV; o controle de presença e a circulação com crachás magnéticos e dispositivos de GPS (*Global Position System*); o sequenciamento e a divisão rígida e extrema do trabalho em linhas de montagem, ou a organização do trabalho em células de produção, têm impacto sobre o bem-estar, sobre o controle do modo operatório do trabalhador, sobre as interações e sobre as possibilidades de relações solidárias e cooperativas entre trabalhadores.

Da mesma forma, o grau de monotonia, autonomia, isolamento, ritmo de trabalho, sobrecarga cognitiva, sobrecarga afetiva, grau de responsabilidade e de suporte social impostos pela organização do trabalho exercem efeitos distintos sobre as formas de uso do corpo, sobre a sobrecarga de determinados segmentos e grupos musculares, sobre a satisfação com o trabalho e sobre o sentimento de gratificação pessoal com o ofício exercido. Cabe-nos aqui lembrar que as epidemias "modernas" de doenças relacionadas ao trabalho, como transtornos mentais e distúrbios osteomusculares, parecem relacionar-se, fortemente, às formas contemporâneas de organizar o trabalho, como será detalhado em outros capítulos desta obra. Portanto, a investigação da organização do trabalho constitui uma etapa imprescindível da anamnese ocupacional.

O compartilhamento de informações individuais e a importância do apoio social

Dada a possibilidade de compartilhamento dos mesmos ambientes e de formas de organização do trabalho entre vários indivíduos, não é incomum que o agravo relacionado ao trabalho se manifeste em um grupo de trabalhadores, sendo, deste modo, sempre importante questionar sobre a ocorrência de quadro semelhante entre colegas de trabalho.

Da mesma forma, a apresentação ou o conhecimento de resultados de exames realizados quando da admissão na empresa, ou no início de uma determinada atividade, pode fortalecer a hipótese de doença relacionada ao trabalho. Exemplificando, podemos notar a progressiva deterioração dos indicadores hematológicos em trabalhador sadio, quando da admissão, que foi exposto ocupacionalmente a agentes hematotóxicos, ou a piora progressiva de indicadores audiométricos que se apresentaram normais quando da admissão em trabalhador exposto a ruído.

Em suma, também por causa da importância dos exames admissionais e afins, ter conhecimento dos resultados dos exames de saúde ocupacional a que é submetido, e ter acesso à cópia dos mesmos são um direito do trabalhador. Estas informações são importantes no esclarecimento da relação de uma doença com o trabalho.

Pode ser ainda importante questionar sobre a ocorrência de doenças congênitas na prole de trabalhadores, sobre problemas de fertilidade, sobre a ocorrência de câncer entre colegas de trabalho, sobre a taxa de rotatividade, de afastamentos e de aposentadorias precoces por motivo de saúde. Todos estes fatores podem estar associados aos riscos à saúde presentes no trabalho.

Acesso a informações sobre riscos à saúde decorrentes do trabalho, conhecimento e acesso à rede de assistência à saúde do Sistema Único de Saúde – SUS, ou acesso a sistemas suplementares de saúde, podem oferecer suporte ao diagnóstico precoce e detalhado do processo de adoecimento. Os laços de cooperação e solidariedade no ambiente de trabalho, assim como a filiação a entidades representativas de classe e a outras organizações da sociedade civil podem interferir não apenas na percepção que o indivíduo tem do seu estado de saúde, e da relação do mesmo com o trabalho, como podem facilitar o acesso à informação, a sistemas de solidariedade, ao suporte emocional e jurídico (Liukkonen *et al*, 2004; Lindström, 2006; Oksanen *et al*, 2008; Suzuki *et al*, 2010) diante das demandas por reconhecimento do adoecimento no trabalho, do acesso a direitos de segurança social, da reparação civil e do apoio na luta por melhoria das condições de trabalho.

A sistematização das informações colhidas

A coleta de informações que compõem a anamnese ocupacional pode ser compartilhada com outros profissionais de saúde, em serviços compostos por equipes de especialistas em saúde do trabalhador, incluindo médicos, enfermeiros, assistentes sociais, psicólogos, engenheiros etc. Vários serviços públicos e privados têm optado pela elaboração de protocolos, roteiros e formulários que organizam e garantem o mínimo de padronização na coleta de informações, alimentando bancos de dados e favorecendo a realização de estudos e pesquisas. Outros preveem a participação ativa do trabalhador neste processo, através do autopreenchimento de questionários e formulários.

Nem sempre as informações obtidas na entrevista com o paciente são suficientes para criar uma convicção em torno da relação entre trabalho e condição de saúde-doença, exigindo uma inspeção aos ambientes de trabalho. Quando isto for necessário, particularmente no caso de profissionais externos à empresa empregadora do paciente, como aqueles vinculados a agências públicas de vigilância à saúde e entidades sindicais, a manutenção do anonimato do paciente cujo quadro clínico motivou a inspeção do local de trabalho é fundamental, de forma a preservá-lo do risco de retaliação por parte de empregadores e gestores do ambiente e da força de trabalho.

Roteiro para a elaboração da história ocupacional

Cientes das dificuldades de realização de uma anamnese ocupacional detalhada na prática cotidiana da Medicina, mas coerentes com a convicção de que a história de exposição a agentes ambientais ou ocupacionais deve ser incorporada à rotina de atendimento de trabalhadores, sugerimos o seguinte roteiro, simplificado, compilado e adaptado em relação aos originais, e também já apresentado em outras publicações (Almeida, 1998; Bagatin, Kitamura, 2006; Brasil. Ministério da Saúde, 2006a; Brasil. Ministério da Saúde, 2001b; Imbus, 1994; Rigotto, 1992) (Tabela 5.5).

Tabela 5.5. Roteiro de anamnese ocupacional

Abordagem clínica inicial:
- Qual é o seu trabalho/ocupação/atividade principal e há quanto tempo vem exercendo essa função?
- Quais outras ocupações exercidas e há quanto tempo?
- Seus sintomas relacionam-se a suas atividades no trabalho, em sua casa, no ambiente em geral ou a atividades paralelas, como bicos ou hobbies?
- Você já esteve exposto a poeiras, fumos, gases, ruído, movimentos repetitivos? Especifique.

Abordagem clínica especializada:
- Cronologia das ocupações/trabalhos.
- Descrição detalhada da ocupação principal e do posto de trabalho – o quê faz, como faz, com o quê e quanto faz.
- Descrição de outras atividades, mesmo que ocasionais.
- Associação das ocupações com exposições específicas ou potenciais.
- Estimativa da exposição cumulativa – percepção do trabalhador sobre o processo de trabalho, carga física, carga cognitiva, ritmo.
- Conhecimento de colegas de trabalho com sintomas ou doenças semelhantes e/ou sobre afastamentos por doenças relacionadas à exposição (quando se evidencia uma estreita associação com a exposição ambiental ou ocupacional, torna-se imprescindível um detalhamento dos fatores de risco).

Continua

Da história ocupacional:

a) Sobre o trabalho habitual ou os mais recentes:
- Identificação do nome da ocupação, do ramo ou do tipo da indústria e do nome da empresa e do sindicato da categoria profissional.
- Registro da data de início e de término da exposição;
- Descrição detalhada da ocupação (dia de trabalho típico) – comentar outros eventuais riscos potenciais.
- Levantamento das horas de trabalho, das horas extras, das pausas, do trabalho em turnos, sobre o relacionamento com colegas de trabalho e chefia.
- Investigação sobre as exposições permanentes ou eventuais a poeiras, fumos, radiações, produtos químicos, materiais biológicos, agentes físicos ou ergonômicos.
- Investigação sobre o uso de equipamentos de proteção individual e descrição da proteção coletiva.
- Fichamento dos problemas de saúde evidenciados em outros trabalhadores.

b) Sobre ocupações pregressas:
- Estabelecer a cronologia de outras ocupações, destacando período, tipo, tempo de exposição e risco ocupacional eventual (quando necessário, detalhar conforme roteiro anterior).

c) Sobre a exposição ambiental:
- Detalhamento do domicílio, do trajeto, do lazer ou de atividades no entorno, das instalações industriais com dispersão de aerodispersoides e resíduos tóxicos (regiões com elevados índices de poluição), da lavagem de roupas usadas no trabalho.

Tabela 5.6. Relação dos eventos de notificação compulsória - Portaria 777/GM de 28/04/04 (Brasil, 2004)

- Acidente de Trabalho Fatal;
- Acidentes de Trabalho com Mutilações;
- Acidente com Exposição a Material Biológico;
- Acidentes do Trabalho em Crianças e Adolescentes;
- Dermatoses Ocupacionais;
- Intoxicações Exógenas (por substâncias químicas, incluindo agrotóxicos, gases tóxicos e metais pesados);
- Lesões por Esforços Repetitivos (LER), Distúrbios Osteomusculares Relacionados ao Trabalho (DORT);
- Pneumoconioses;
- Perda Auditiva Induzida por Ruído – PAIR;
- Transtornos Mentais Relacionados ao Trabalho; e
- Câncer Relacionado ao Trabalho.

Condutas diante dos achados de uma anamnese ocupacional

A. Notificação compulsória dos casos de doenças relacionadas ao trabalho diagnosticadas

Para os trabalhadores com vínculo formal (com carteira assinada e regidos pela Consolidação das Leis do Trabalho – CLT) e, portanto, cobertos pelo Seguro de Acidentes do Trabalho (SAT), da Previdência Social, e para trabalhadores avulsos e segurados especiais, o acidente de trabalho, a doença profissional e as doenças do trabalho se equiparam e devem ser comunicadas, formalmente, à Previdência Social, através da Comunicação de Acidente de Trabalho (CAT). Este documento deve ser preenchido pela empresa empregadora ou, caso esta se recuse a fazê-lo, pelo serviço médico que atendeu o trabalhador e diagnosticou o acidente ou a doença do trabalho. Podem, também, fazer esta comunicação o próprio trabalhador, um familiar, o sindicato ou uma autoridade pública (Brasil, 1991).

Para fins de vigilância do SUS, alguns eventos deverão ser notificados, quando de sua ocorrência, à Rede Sentinela de Notificação Compulsória de Acidentes e Doenças Relacionadas ao Trabalho, constituída de Centros de Referência em Saúde do Trabalhador; de hospitais de referência para o atendimento de urgência e emergência e/ou atenção de média e alta complexidade, credenciados como sentinela; e de serviços de atenção básica e de média complexidade, credenciados como sentinelas. A Tabela 5.6 a seguir descreve os eventos de notificação compulsória:

B. Encaminhamento para interconsultas ou acompanhamento em outras clínicas de tratamento

Nem sempre o diagnóstico de uma doença relacionada ao trabalho pelo médico do trabalho implica na condução solitária do tratamento por parte deste profissional. Pelo contrário, especialistas de outras áreas podem e devem participar ativamente do processo de confirmação do diagnóstico da doença, e de sua possível relação com o trabalho, assim como assumir o tratamento e participar de um eventual processo de reabilitação física e profissional.

C. Elaboração de atestados, pareceres e encaminhamentos para a Perícia da Previdência Social

Constatada doença relacionada ao trabalho, pode ser necessária a emissão de atestados, para a justificativa de ausências ao trabalho, de pareceres, para médicos da empresa, solicitando troca de função ou de posto de trabalho, modificações de ambiente ou posto de trabalho, ou a oferta de equipamentos de proteção. No caso de incapacidade para o trabalho, de impossibilidade de prover tratamento adequado com o trabalhador em atividade, ou de impossibilidade de afastamento do fator de risco, durante o tratamento, se mantido o trabalho, faz-se necessário o encaminhamento do paciente, munido de relatório circunstanciado, à Perícia Médica do Instituto Nacional do Seguro Social – INSS, no caso dos trabalhadores privados, ou ao órgão de saúde e seguridade do serviço público municipal, estadual ou federal, no caso dos servidores públicos.

D. Educação e orientação do trabalhador

A identificação da exposição a riscos à saúde, durante o exercício do trabalho, ou mesmo de uma doença relacionada ao trabalho já estabelecida, enseja oportunidade para o desencadeamento de ações de natureza educativa. O paciente tem o direito de ser informado quanto à natureza e aos possíveis quadros advindos da exposição contínua e desprotegida aos riscos presentes no trabalho, quanto aos mecanismos de geração da doença, quanto às alternativas para eliminar, neutralizar ou minimizar a exposição de risco, e quanto aos seus direitos, previstos na legislação de saúde, previdenciária e trabalhista etc. Para isto, pode ser convidado a participar de atividades educativas oferecidas pela empresa ou pelo serviço de saúde pública, assim como pode, também, receber orientação individualizada da parte do médico ou de outros profissionais de saúde, membros da equipe de saúde ocupacional ou de saúde do trabalhador.

▶ Casos clínicos

A seguir, são apresentados casos clínicos reais, atendidos nos Ambulatórios de Saúde do Trabalhador da Universidade Federal de Minas Gerais (UFMG) e da Universidade de Campinas (UNICAMP), que ilustram o processo de investigação e de condução de doenças relacionadas ao trabalho mais frequentes em nosso meio.

Caso 1

RCP, 30 anos, masculino, natural de São Paulo, procedente de Mogi Guaçu/SP:

- **Queixa do paciente:** dor no ombro direito e cotovelo direito há dois anos.
- **História clínica:** relata dor no ombro, acometendo a porção anterior e posterior do mesmo. No mesmo período começou a apresentar dor no cotovelo direito. Inicialmente as dores melhoravam nos finais de semana e durante as férias. Há dois anos começou a fazer um turno mais prolongado de 12 horas e as dores começaram a ser diárias, sem melhora ao repouso. Há um ano, devido à intensidade das dores, não conseguia mais pegar e colocar as peças na máquina, pois não conseguia elevar o braço acima de 90°. Paciente procurou o serviço médico da empresa, tendo sido afastado por 15 dias, com anti-inflamatório e fisioterapia. Há sete meses foi afastado novamente e encaminhado ao INSS.
- **História ocupacional:** operador industrial de metalúrgica desde 1999, refere que seu trabalho, em cada turno, consiste em retirar 1200 peças (de 2 a 8 Kg) de um carrinho abaixo da cintura e colocá-las em uma máquina brunidora acima dos ombros. Após acionamento do botão, retira a peça, colocando-a na esteira.
- **Exame físico osteomuscular:** inspeção sem anormalidades. Arco doloroso positivo a 70°; Jobe prejudicado (não consegue elevar o braço direito acima de 70°). Neer positivo, à direita; manobra de Spurling negativa; Yergason positiva, à direita; Phalen negativo; teste para epicondilite negativo.
- **Hipótese diagnóstica:** tendinite de supraespinhoso e da porção longa da cabeça do bíceps.

- **Exames complementares:** provas reumáticas normais: radiografias de ombros sem alterações ósseas ou deformidades. Ressonância magnética: sinais de osteófito acromial com tendinopatia cálcica no supraespinhoso adjacente. Discreta bursopatia do acrômio clavicular, sinais de tenossinovite do cabo longo do bíceps.
- **Diagnóstico diferencial:** bursites, traumatismos, artropatias degenerativas dos acrômios claviculares e deformidades e alterações anatômicas em acrômio (tipo curvo) que podem ocasionar diminuição no espaço acrômio clavicular e na escápula, limitando a movimentação dos músculos supraespinhosos e manguito rotador. Artrose acrômio-clavicular e osteófitos na goteira bicipital.
- **Tratamento e conduta:** considerar a fase clínica da afecção, as condições de trabalho, as expectativas do paciente, os tratamentos já realizados e as comorbidades (tais como fibromialgia e transtornos do humor). Os medicamentos analgésicos e anti-inflamatórios são úteis no combate da dor aguda e inflamação. A associação com antidepressivos tricíclicos e fenotiazínicos proporciona um efeito analgésico e ansiolítico e, além de estabilizarem o humor, melhoram a dor na fase crônica. Afastamento de atividades que exijam sobrecarga osteomuscular para ombros (elevação de braços na altura ou acima destes); solicitação de CAT; notificação compulsória.

Comentários

No Caso 1, as hipóteses diagnósticas de tendinite de supraespinhoso e tendinite do bíceps são confirmadas a partir da história clínica e ocupacional: presença de sobrecarga osteomuscular com movimentos de elevação de braço até 90°; rotação externa com o braço direito estendido; movimentos repetitivos (uma peça em intervalo inferior a 30 segundos); jornadas de 12 horas; da propedêutica positiva no exame físico: compatíveis com o comprometimento do tendão do supraespinhoso (Neer e arco doloroso) e da cabeça longa do bíceps (Yergason), e confirmados pelo exame de ressonância magnética, trazido pelo próprio paciente. Neste caso, o exame de ultrassonografia de ombro direito também poderia confirmar as hipóteses diagnósticas.

A tendinite de supraespinhoso é um distúrbio osteomuscular relacionado ao trabalho (DORT), grupo de doenças que acometem principalmente pescoço, cintura escapular e membros superiores, podendo provocar: dor, sensação de desconforto e peso; edema; fraqueza; parestesias; limitação dos movimentos; diminuição da força muscular; atrofias e deformidades; e comprometimento das atividades laborais e cotidianas.

A tendinite de supraespinhoso é a afecção mais prevalente no Ambulatório da UNICAMP e acomete, principalmente, trabalhadores em plena idade produtiva dos setores metalúrgicos, de serviços (estoquista), de serralherias e trabalhadores da agricultura (colheita de laranjas e corte e colheita de flores).

A Tabela 5.7 exemplifica os principais fatores de risco, os elementos para investigação e suspeita e a história e fases clínicas destas afecções.

Caso 2

DGB, 54 anos, feminino, natural de Tabapuã/SP, procedente de Campinas/SP:

- **Queixa do paciente:** dor no ombro e punho esquerdos há seis anos.
- **História clínica:** relata que há seis anos iniciou um quadro de dor no punho esquerdo, com perda de força muscular (derrubava objetos no serviço). A dor acompanhava parestesia e passou a irradiar para os braços e ombros, dificultando, inclusive, estender roupas no varal. Procurou ortopedista, que receitou anti-inflamatórios, havendo pouca melhora.
- **História ocupacional:** costureira autônoma de 1975 a 1990, operadora de caixa de supermercado de 1991 até o momento. Nesta atividade, pega os produtos de uma esteira e passa-os por um leitor ótico de código de barra. Sentada em frente à caixa registradora, flexiona o tronco para direita, estende os braços para pegar o produto e flexiona os punhos, para colocar a barra na direção do leitor ótico. A seguir, empurra o produto com o braço e a mão direita ao longo da esteira.
- **Exame físico osteomuscular:** inspeção sem anormalidades. Arco doloroso positivo a 60°, bilateralmente; Jobe negativo; Neer positivo bilateralmente; manobra de Spurling negativa; Yergason positiva, à direita; Phalen positivo, à esquerda; tinel positivo, à esquerda; teste para epicondilite negativo. Apresenta 12 *trigger points* positivos.
- **Hipótese diagnóstica:** síndrome do túnel do carpo, tendinite de supraespinhoso e fibromialgia.
- **Exames complementares:** provas reumáticas normais; TSL e T4L normais. Radiografias de ombros sem alterações ósseas ou deformidades. Ultrassonografia de ombros: sinais de tendinopatia do manguito rotador bilateralmente, espessamento e pequena quantidade de líquido nas bursas subdeltóideas. Eletroneuromiografia: neuropatia focal, crônica, axono-mielínica do nervo mediano de grau moderado.
- **Diagnóstico diferencial:** síndrome do túnel do carpo: climatério, hipotireoidismo; tendinite do manguito rotador: bursites, traumatismos, artropatias degenerativas acrômio claviculares e deformidades, e alterações anatômicas em acrômio (tipo curvo) que podem ocasionar diminuição no espaço acrômio-clavicular e na escápula, limitando a movimentação dos músculos supraespinhosos e manguito rotador.
- **Tratamento e conduta:** considerada a fase clínica crônica da afecção, os tratamentos já realizados e a comorbidade fibromialgia, optou-se pela associação de um analgésico com antidepressivo tricíclico, proporcionando um efeito analgésico e ansiolítico. Afastamento do trabalho durante 60 dias, elaboração de relatório de DORT; solicitação de CAT; notificação compulsória.

Comentários

No Caso 2, a hipótese diagnóstica de tendinite do túnel do carpo é confirmada a partir da história clínica e ocupacional, da propedêutica positiva no exame físico (teste de Phalen e Tinel positivos) e dos exames complementares (compressão

Tabela 5.7. Investigação dos fatores de risco e fases clínicas das LER/DORT		
Fatores de risco	Investigação	História da moléstia atual e fases clínicas
Organização do trabalho: concepção dos equipamentos, o ambiente físico, as ferramentas, o tipo de produção. Fatores biomecânicos: esforços estáticos e dinâmicos, postura, gestos, repetitividade. Fatores psicossociais: insatisfação, percepção negativa do trabalho.	• Grau de adequação do posto de trabalho à zona de visão; • Frio, vibração e pressão local sobre os tecidos; • Posturas inadequadas; • Carga osteomuscular; • Carga estática e dinâmica; • Invariabilidade da tarefa; • Exigências cognitivas; • Fatores organizacionais e psicossociais relacionados ao trabalho.	(1°) O início dos sintomas é insidioso, com predominância nos finais da jornada de trabalho ou durante os picos de produção, ocorrendo alívio com o repouso noturno e nos finais de semana; (2°) Sintomas presentes por mais tempo e durante a jornada de trabalho, ocorrendo, também, nos finais de semana, muitos começam a não mais corresponder às demandas da função; (3°) Sintomas começam a aparecer mesmo com esforços mínimos, comprometendo a capacidade funcional, seja no trabalho ou em casa; (4°) Sintomas aparecem espontaneamente e tendem a se manter continuamente, com crises de dor intensa.

de nervo mediano na eletroneuromiografia). A fibromialgia é uma comorbidade frequente nos casos de DORT.

A Tabela 5.8, a seguir, exemplifica as principais afecções, classificadas como DORT em função das situações de trabalho, bem como os elementos para a confirmação diagnóstica (Brasil. Ministério da Saúde, 2001a).

A Tabela 5.9 descreve uma rotina de investigação de casos suspeitos de DORT, utilizada no Ambulatório de Medicina do Trabalho do Hospital das Clínicas da UNICAMP.

Caso 3

APN, 43 anos, masculino, natural e procedente de Cabreúva/SP:

- **Queixa do paciente:** dores articulares e falta de ar há cinco anos.
- **História clínica:** há cinco anos, iniciou-se um quadro de dispneia a grandes esforços. Nega tosse, expectoração ou chiado no peito. Ex-tabagista, 23 anos/maço. Refere, também, dores articulares em mãos, pés e tornozelos, acompanhadas de edema e calor, há cinco anos. Apresenta rigidez matinal em mãos e pulsos por trinta minutos e que melhora no decorrer do dia.
- **História ocupacional:** lavrador de 1971 até hoje. No período entre 1993 e 1996, trabalhou na atividade de moleiro, em fábrica que moía pedras para a indústria de vidros. Na atividade, operava um moinho que produzia tanto pó que não conseguia enxergar os colegas a uma distância de dois metros. Não utilizava máscaras.
- **Exame físico:** aumento de massa óssea em articulações interfalangianas proximais de ambas as mãos, com desvio distal. Demais dados de exame físico sem alterações.
- **Hipótese diagnóstica:** artrite reumatoide e silicose pulmonar (síndrome de Caplan).
- **Exames complementares:** raios X de mãos: sinais de osteopenia difusa e redução do espaço das articulações do carpo, carpo-metacarpo e carpo ulnar, com esclerose de placas epifisárias e erosões ósseas. Raios X de tórax: infiltrado micro nodular difuso em campos pulmonares. Profusão 2/2, q/r, ax, (segundo classificação internacional de radiografias de pneumoconioses, da OIT, revisão 2000). Espirometria: dentro da normalidade.
- **Diagnóstico diferencial:** tuberculose miliar, sarcoidose, paracoccidiomicose, histoplasmose e bronquiolites difusas.

Tabela 5.8. Diagnósticos e diagnósticos diferenciais das principais afecções osteomusculares relacionadas ao trabalho			
Afecção	Situações de trabalho	Diagnóstico	Diagnóstico Diferencial
Epicondilites cotovelo	Prono-supinação, abdução de antebraço em esforço estático e prolongado, flexão de punho em atividades de desencapar fios, operar motosserra, chapiscar paredes, desossar e cortar carnes, cortar cana	Anamnese e história ocupacional compatíveis; exame físico: de dor em epicôndilos lateral ou medial à hiperextensão de extensores e flexores, respectivamente	Doenças reumáticas e metabólicas, contusões e traumas, hanseníase, neuropatias periféricas
Síndrome do túnel do carpo	Movimentos repetitivos (*) de flexão e extensão de punhos em digitação, em linhas de montagens, atividades de empacotar, localizar os códigos de barras dos produtos no caixa, colheita de laranjas	Anamnese e história ocupacional compatíveis; exame físico: manobras de Phalen e Phalen invertido, tinel ou compressão do punho positivas	Gravidez e climatério, artrite reumatoide, lúpus, diabetes, trauma
Tendinite do supraespinhoso	Elevação com abdução dos ombros e força em atividades industriais e de serviços	Anamnese e história ocupacional compatíveis; exame físico: manobras de Jobe, Neer e arco doloroso acima de 60 graus positivos	Bursite, traumatismo, artropatias, doenças metabólicas
Tendinite da porção longa do bíceps	Carregar objetos e manter em supinação, estaticamente, os antebraços, contra a gravidade e afastados do tórax	Anamnese e história ocupacional compatíveis; exame físico: manobras de Yegarson positivas	Artrose acrômio clavicular, osteofitose na goteira bicipital, radiculopatias C5-C6
Tenossinovite dos extensores dos dedos	Fixação antigravitacional do punho. Movimentos repetitivos de digitação e operação do mouse	Anamnese e história ocupacional compatíveis; exame físico: dor, edema e/ou crepitação à palpação dos punhos	Artrite reumatoide, síndrome simpático-reflexa ombro/mão

* Repetição do mesmo movimento ou ciclo de trabalho em intervalos inferiores a trinta segundos, sem pausas ou intervalos para recuperação das estruturas osteomusculares.

5 | Estabelecimento de Nexo Causal entre Adoecimento e Trabalho: a Perspectiva Clínica e Individual

Tabela 5.9. Roteiro de investigação de DORT

I – IDENTIFICAÇÃO:
Nome: _____ Sexo: _____
Data de nascimento: _____ HC: (número do registro) _____
Endereço: _____
Encaminhamento:
Situação de trabalho: ( ) Ativo   ( ) Aposentado   ( ) Empregado   ( ) Desempregado
Situação Previdenciária: ( ) Auxílio-Doença Comum   ( ) Auxílio-Doença Acidentário

II – ANTECEDENTES OCUPACIONAIS:

Empresa	Localidade	Tipo de atividade/função	Fatores de risco(*)	Período de exposição

(*) Considerar:
- a Organização do trabalho: concepção dos equipamentos, ambiente físico, ferramentas; tipo de produção, pausas, jornada de trabalho, horas extras;
- Fatores Biomecânicos: esforços estáticos e dinâmicos, postura, gestos, ferramentas utilizadas, repetitividade; e
- Fatores Psicossociais: insatisfação; percepção negativa do trabalho.

Descrição detalhada da última atividade (atenção ao conteúdo da tarefa realizada). Ponderar sobre:
- o tempo gasto para realizar a tarefa (ciclo da tarefa);
- o número de peças por turno e o peso estimado;
- a existência ou não de pausas e de picos de produção.

Posição assumida durante o trabalho: ( ) Sentada   ( ) De pé   ( ) Ambas

III – INVESTIGAÇÃO:
1. História da moléstia atual: investigar as características da dor nos membros superiores, o horário de aparecimento, se é progressivo, se há alterações da cor e da temperatura cutâneas, se há irradiação ou não, para onde, e há quanto tempo. Se há relação com a tarefa, se piora com o trabalho e melhora com o descanso – nos estágios avançados da doença não há fatores de melhora ou piora. Se há inflamação articular, atrofia e/ou hipertrofia musculares. Se há "perda da força muscular". Questionar a duração e a qualidade do sono antes e depois da doença.
2. Investigar a história pregressa e sobre os diversos órgãos, aparelhos e sistemas: traumatismos, esforço muscular agudo, doenças reumáticas, diabetes mellitus, hipotireoidismo, gravidez, menopausa, uso de drogas, doenças infecciosas.
3. Investigar o comportamento e hábitos relevantes: atividade social, alterações do humor, *hobbies*, prática de esporte, atividades domésticas.
4. Averiguar antecedentes familiares: a existência de diabetes e distúrbios hormonais, de doenças reumáticas.
5. Verificar quais foram os tratamentos já realizados: fisioterapia (quais procedimentos?), medicamentos (qual e quanto tempo de uso?), infiltrações, acupuntura, homeopatia.

IV – EXAME FÍSICO DO SISTEMA MUSCULOESQUELÉTICO:
a) Inspeção:
- Geral: fácies, forma de caminhar e de se sentar, posições antálgicas, dificuldades para tirar as vestimentas.
- Específico:
- Posturas anormais:
- Assimetrias e deformidades:
- Musculatura: Aumento de volume: ( ) Sim   ( ) Não
- Atrofia – descrever:
- Alterações de cor da pele e anexos:

b) Palpação:
- Pele: ( ) Normal   ( ) Alterações – descrever:
- Temperatura: ( ) Normal   ( ) Alterada – descrever:
- Músculos (dor; edema; atrofia; aumento de volume; diminuição de volume, presença de nodulações, contraturas) – descrever:
- Movimentação (extensão, flexão, abdução, adução, rotação) – descrever:
- Alterações (dor; crepitação; limitação) – descrever:

Manobras Clínicas:
a) Região cervical:
- Spulling: compressão do pólo cefálico: ( ) Positivo   ( ) Negativo

b) Epicôndilos laterais e mediais: Hiperextensão dos extensores e flexores do antebraço com palpação dos epicôndilos:
( ) Positivo   ( ) Negativo

c) Mãos e punhos:
- Teste de Filkestein do adutor longo do polegar: ( ) Positivo   ( ) Negativo
- Teste de Phalen: ( ) Positivo   ( ) Negativo
- Teste de Phalen invertido: ( ) Positivo   ( ) Negativo
- Tinel: ( ) Positivo   ( ) Negativo

Continua

> d) Ombros/braços:
> - Abdução e rotações internas e externas: ( ) Positivo ( ) Negativo. Descrever:
> - Arco doloroso: ( ) Positivo ( ) Negativo, em que grau?
> - Jobe: ( ) Positivo ( ) Negativo
> - Neer: ( ) Positivo ( ) Negativo
> - Yeagarson: ( ) Positivo ( ) Negativo
> - Adson e hiperabdução: ( ) Positivo ( ) Negativo
>
> **V – EXAMES COMPLEMENTARES:**
> Diagnóstico diferencial e comorbidades (exames laboratoriais):
> - Doenças reumatológicas: FR-Fator Reumatoide, FAN-Fator Antinuclear.
> - Doenças endócrinas: TSH, T3 e T4, glicemia.
> - Doenças metabólicas: dosagem de colesterol e ácido úrico
> Específicos:
> - Radiografia do local afetado (epicôndilo e ombros, bilaterais): traumatismos, deformidades e calcificações: ( ) Normal ( ) Alterado – descrever:
> - Ultrassonografia do local afetado (ombros e cotovelos) bilaterais: ( ) Normal ( ) Alterado – descrever:
> - Eletroneuromiografia (síndrome túnel do carpo): ( ) Normal ( ) Alterado – descrever:
> - Ressonância magnética (em casos específicos).

- **Tratamento e conduta:** a silicose causa fibrose intersticial e irreversível, o tratamento consiste na avaliação do grau de comprometimento radiológico e funcional dos campos pulmonares e do tratamento das complicações. Afastamento da exposição a poeiras que contenham sílica; solicitação de CAT; notificação compulsória.

Comentários

No Caso 3, confirma-se o diagnóstico de silicose e de artrite reumatoide (síndrome de Caplan). Apesar de período inferior a três anos de exposição ocupacional à sílica (quartzo), a concentração de poeira com que o paciente teve contato foi muito elevada.

A silicose é a pneumoconiose mais prevalente em nosso meio, uma vez que se estima que quase dois milhões de trabalhadores, no Brasil, estão vinculados a empregos formais que os submetem a processos que os expõem à inalação de poeiras de sílica. As partículas de sílica com diâmetro inferior a 10 μm (fração respirável) atravessam os alvéolos e se depositam no interstício pulmonar. Como os macrófagos pulmonares não conseguem destruir a sílica, há um processo de fibrose intersticial nodular e difusa nos campos pulmonares, interferindo nas trocas gasosas (Terra-Filho, Santos, 2006).

O quadro clínico caracteriza-se pela dispneia em graus variados e o diagnóstico é confirmado pela radiografia de tórax e pela história de exposição ocupacional à sílica. Pode haver uma alteração da função respiratória inicialmente restritiva. Em graus mais avançados de coalescência dos nódulos e de formação de grandes opacidades, o comprometimento funcional pode evoluir para o tipo obstrutivo ou misto.

As pneumopatias ocupacionais constituem um grupo de doenças do sistema respiratório, desencadeadas ou agravadas por partículas de poeiras, fumos, fumaça e névoas e representam uma das principais causas de morbidade e mortalidade entre os trabalhadores. Além da inalação de substâncias na forma de material particulado ou gasoso presentes nos processos produtivos, nos ambientes de trabalho, fumaças e gases, como ozônio, dióxido de enxofre, monóxido de carbono e óxido de nitrogênio, presentes na poluição atmosférica ambiental, contribuem para o agravamento destas doenças e, assim como o hábito de fumar, constituem fatores aditivos e, por vezes, sinérgicos para a população geral e, em especial, para os trabalhadores.

A Tabela 5.10 descreve as principais doenças relacionadas ao trabalho que afetam o aparelho respiratório (Brasil. Ministério da Saúde, 1999; Fernandes, Stelmach, Algranti, 2006; Terra-Filho, Santos, 2006; Terra-Filho, Freitas, Nery, 2006).

As pneumoconioses são doenças respiratórias caracterizadas por alterações pulmonares estruturais e/ou funcionais que podem evoluir para fibrose pulmonar de caráter progressivo, irreversível e sem tratamento, consequentes à inalação de poeiras no ambiente de trabalho, resultantes da degradação mecânica de substâncias inorgânicas, com diâmetro menor que 10 μm, em consequência de operações de extração de rochas, moagem, trituração, peneiramento, perfuração, polimento e detonação.

Os principais ramos de atividades que expõem o trabalhador a riscos de pneumoconioses são: a indústria cerâmica, a indústria de abrasivos, a fabricação de fibro-amianto, a abertura de poços, a mineração e o beneficiamento de rochas, a mineração de ouro e carvão, a metalurgia. Por outro lado, dentre as atividades de maior risco destacam-se: o jateamento de areia, a mineração, o esmerilhamento de peças fundidas, a esmaltação e o estampamento de cerâmicas, o sopramento de vidro.

As pneumoconioses podem ser divididas em fibrogênicas (inalação de poeiras de sílica, asbesto, abrasivos, berílio, metais duros e carvão) e não fibrogênicas (inalação de poeiras de talco, estanho, rocha fosfática), de acordo com o potencial da poeira em produzir fibrose.

Tabela 5.10. Principais doenças relacionadas ao trabalho que afetam o aparelho respiratório	
Principais pneumopatias ocupacionais	Principais ramos e atividades de risco
Silicose	Indústria cerâmica, jateamento de areia, produção de refratários e abrasivos, fabricação de vidro, pedreiras
Asbestose	Indústria de cimento amianto, indústria de lonas e pastilhas de freio, isoladores de tubulações de fornos e caldeiras
Asma relacionada ao trabalho	Serrarias e marcenarias, avicultura, indústria de plásticos, indústria têxtil
Câncer de pulmão	Exposição a arsênio, asbesto, cádmio, cromo, fuligem, níquel e sílica
Doença Pulmonar Obstrutiva Crônica	Indústria do cimento, construção civil, atividades de solda

Caso 4

APS, 49 anos, masculino, natural de Bom Conselho/PE, procedente de Itapira/SP:

- **Queixa do paciente:** encaminhado pela Unidade Básica de Saúde – UBS devido a alterações radiológicas pulmonares.
- **História clínica:** sem queixas, vem encaminhado da UBS de Itapira devido a achado radiológico pulmonar, com suspeita de silicose. Trouxe resultados negativos de PPD e pesquisa de BAAR no escarro.
- **História ocupacional:** foi lavrador, entre 1970 e 1985; cavador de poço, entre 1986 e 1999; pedreiro, desde 2000. Na atividade de cavador de poço, fazia poços de 15 a 20 metros de profundidade, predominantemente no período do verão. Refere que saía do serviço coberto de poeira.
- **Exame físico:** sem anormalidades.
- **Hipótese diagnóstica:** silicose.
- **Exames complementares:** Raios X de tórax: infiltrado intersticial difuso de padrão micronodular. Profusão 2/2, q/r (segundo classificação da OIT, revisão 2000). Espirometria: dentro da normalidade.
- **Diagnóstico diferencial:** tuberculose miliar, sarcoidose, paracoccidiomicose, histoplasmose e bronquiolites difusas.
- **Tratamento e conduta:** a silicose causa fibrose intersticial e irreversível. O tratamento consiste na avaliação do grau de comprometimento radiológico e funcional dos campos pulmonares e do tratamento das complicações. Afastamento da exposição a poeiras que contenham sílica; solicitação de CAT; notificação compulsória.

Comentário

Devido ao padrão radiológico micronodular difuso dos raios X, na UBS foi investigada a tuberculose pulmonar. O resultado negativo dos exames e o histórico ocupacional motivaram o encaminhamento feito por aquele serviço de saúde ao Ambulatório da UNICAMP.

Caso 5

FFL, 44 anos, masculino, natural de Inhamtube/MG, procedente de Indaiatuba/SP:

- **Queixa do paciente:** desempregado há sete meses, durante exame pré-admissional constataram-se alterações na radiografia de tórax.
- **História clínica:** refere que está desempregado há sete meses e, ao fazer um exame médico para admissão em uma empresa, foram solicitados raios X, que se mostraram alterados. Está assintomático.
- **História ocupacional:** lavrador até 1974; trabalhou em empresa fabricante de pastilhas de freio de 1974 a 1978, na função de ajudante geral e, de 1979 a 1992, como prensista. Na última atividade, refere que colocava as peças de freio em prensa hidráulica a quente. Utilizava máscara semifacial simples e protetores auriculares.
- **Exame físico:** sem anormalidades.
- **Hipótese diagnóstica:** asbestose pulmonar.
- **Exames complementares:** raios X de tórax com opacidades heterogêneas; padrão retículo nodular em campos pulmonar médio e inferiores bilateral; seios costofrênicos livres. Profusão 1/1, q/t (segundo classificação da OIT, revisão 1980). Espirometria: Restritivo leve. Tomografia computadorizada: Alterações compatíveis com fibrose pulmonar, linfonodos mediastinais calcificados e pleuras sem alterações.
- **Diagnóstico diferencial:** pneumonia intersticial, colagenoses, tuberculose pleural, derrames neoplásicos.
- **Tratamento e conduta:** a asbestose causa fibrose intersticial e irreversível, o tratamento consiste na avaliação do grau de comprometimento radiológico (radiografia e TCAR) e funcional dos campos pulmonares e, em especial, das pleuras, e do tratamento de suas complicações. Afastamento da exposição a poeiras que contenham fibras de asbesto; solicitação de CAT; notificação compulsória.

Comentários

Devido à possibilidade de comprometimento pleural (placas e espessamentos), a Tomografia Computadorizada de Alta Resolução (TCAR) tem indicação em todos os casos de exposição a fibras de asbesto.

A asbestose é uma pneumoconiose consequente à exposição inalatória de poeiras contendo fibras de asbesto ou amianto, em atividades de mineração e transformação do asbesto (fabricação de produtos com cimento-amianto, de telhas e caixas d'água, fabricação de pastilhas de freio, de roupas e materiais que contenham asbesto).

A asbestose caracteriza-se pela fibrose intersticial difusa em campos pulmonares, podendo acometer também a pleura, com aparecimento de placas e espessamentos pleurais em graus variados. Tosse seca e dispneia são os sintomas mais frequentes (Terra-Filho, Freitas, Nery, 2006).

Caso 6

SCF, 48 anos, masculino, natural e procedente de Serra Negra/SP:

- **Queixa do paciente:** dispneia em grandes esforços há dois anos.
- **História clínica:** relata que, há dois anos, sofreu uma intoxicação por agrotóxico ao realizar uma pulverização, apresentando quadro de tontura e vômitos. Depois de seis meses deste episódio, começou a apresentar falta de ar ao carregar caixas, e chiado no peito. Procurou serviço médico que lhe indicou formoterol e butesonida, com melhora dos sintomas.
- **História ocupacional:** agricultor autônomo há 28 anos. Há 20 anos utiliza agrotóxicos, incluindo piretroides, para pulverizar semanalmente verduras e legumes. Possui uma banca na feira, onde comercializa os seus produtos. Não utiliza máscaras durante a pulverização. Ex-tabagista, 18 anos/maço. O pai faleceu com enfisema pulmonar e a mãe é hipertensa.
- **Exame físico:** pulmões com murmúrios vesiculares presentes e bilaterais e sibilos difusos globalmente. No mais, sem anormalidades.
- **Hipótese diagnóstica:** asma brônquica relacionada ao trabalho.
- **Exames complementares:** VHS: 32 mm (1ª hora), dosagem de IgE: 2860 UI/mL; raios X de seios da face: tênuc velamento maxilar bilateral. Curva de fluxo expiratório (*peak flow*): média semanal dos dias trabalhados: 210 e média semanal dos dias não trabalhados: 339. Diferença 38,20%.

Comentários

O trabalhador trouxe a lista de agrotóxicos utilizados na pulverização, que incluía compostos à base de piretroides. Foi treinado para anotar os picos expiratórios em horários pré-determinados durante 10 dias, no trabalho, e 10 dias, fora dele (sem aplicação de agrotóxico). O teste é positivo quando as médias ultrapassam 20%.

A asma relacionada ao trabalho é a doença respiratória associada ao trabalho de maior prevalência nos países desenvolvidos. Caracteriza-se pela obstrução reversível do fluxo aéreo e/ou hiperatividade brônquica devida a substâncias presentes no ambiente de trabalho. A atopia e o tabagismo são fatores de risco importantes na asma relacionada ao trabalho.

Entre os agentes mais comuns causadores de asma relacionada ao trabalho destacam-se: alérgenos de derivados de animais e frutos do mar, cereais, poeiras de madeira e agentes químicos: isocianatos, anidrido ftálico, acrilato, aminas, piretroides, tintas e corantes. A hiperatividade brônquica na asma ocupacional é variável com o tempo e pode se acentuar ou retornar quando da reexposição ao(s) agente(s) sensibilizante(s). O diagnóstico de asma relacionada ao trabalho é realizado através de medidas seriadas do PFE (curva de pico de fluxo) no ambiente de trabalho e fora dele: durante 10 dias, o trabalhador anota as medidas de PFE enquanto está trabalhando, em horários pré-estabelecidos, repetindo o mesmo procedimento nos 10 dias seguintes, afastado do trabalho (Fernandes, Stelmach, Algranti, 2006).

Caso 7

JAS, 23 anos, masculino, natural e procedente de Campinas/SP:

- **Queixa do paciente:** lesões nas mãos há três meses.
- **História clínica:** refere que, há três meses, começou a apresentar lesões nas mãos que o impedem de trabalhar. Conta que, no final do dia de trabalho, utiliza aguarrás para limpar as mãos, impregnadas de tinta. Há três meses, observou ressecamento e rachaduras nas mãos. O dorso das mãos começou a coçar e, há um mês, apareceram feridas no local. Não utiliza luvas para trabalhar.
- **História ocupacional:** trabalhou como operador especializado, entre 2005 e 2009, em metalúrgica de peças automotivas. É pintor autônomo há seis meses.
- **Exame físico:** lesões eritematosas nas mãos, com sinais de descamação palmares e interdigitais em mão direita. Sem outras alterações no exame físico.
- **Hipótese diagnóstica:** dermatite de contato por irritação por substância lipossolúvel utilizada no trabalho.
- **Diagnóstico diferencial:** dermatite ocasionada por substâncias irritativas utilizadas fora do ambiente de trabalho (*hobbies*, serviços domésticos), para lavar as mãos.

- **Tratamento e conduta:** orientação quanto ao uso de equipamento de proteção individual (luvas de PVC). Afastamento da exposição até regressão das lesões.

Comentários

A dermatose ocupacional por irritação ocasionada por agentes lipossolúveis, como no Caso 7, é muito frequente e decorre da utilização indiscriminada de substâncias lipossolúveis para a remoção de óleos e graxa das mãos. Nestes casos, os solventes como *thinner*, aguarrás e sabonetes muito alcalinos e abrasivos podem destruir a camada lipídica protetora da pele e provocar lesões irritativas, agravadas inclusive por infecções secundárias na pele desprotegida.

Dermatoses ocupacionais são todas as alterações das mucosas, pele e seus anexos que sejam direta ou indiretamente causadas, condicionadas, mantidas ou agravadas por agentes presentes na atividade ocupacional ou no ambiente de trabalho. Podem ser causadas diretamente por agentes físicos, químicos e biológicos, e agravadas por causas indiretas, como predisposição individual e presença de dermatite atópica, calor, frio e umidade (Brasil. Ministério da Saúde, 2006b).

Caso 8

GSP, 38 anos, masculino, natural de Bertonópolis/MG, procedente de Campinas/SP:

- **Queixa do paciente:** encaminhado pela Dermatologia devido a lesões de pele de difícil tratamento, nos braços e na face.
- **História clínica:** relata que, há aproximadamente 12 anos, começaram a surgir algumas lesões nas mãos, na face e nos pés. Inicialmente, melhoraram após uso da pomada Drenison®, mas retornaram ao regresso às atividades laborais. Há dois anos, na Dermatologia, apresentou períodos de melhora e de piora.
- **História ocupacional:** trabalhou na construção civil, de 1979 a 1995, como ajudante de pedreiro e pedreiro; de 1996 até o momento do atendimento, em transportadora, exercendo as atividades de carga e descarga, de operação com guincho e, eventualmente, ajudando pedreiros quando o serviço estava tranquilo.
- **Exame físico:** lesões eritemo-descamativas em região dorsal das mãos e regiões interdigitais bilaterais. Lesões eritemo-descamativas e hipocrômicas em dorso dos pés.
- **Hipótese diagnóstica:** dermatite de contato alérgica por exposição ao cimento.
- **Exames complementares:** teste epicutâneo (*patch test*) fortemente positivo (+++) para bicromato de potássio, cloreto de cobalto, sulfato de níquel e neomicina (++).
- **Diagnóstico diferencial:** psoríase, reações idiopáticas vesiculares pela presença de micose nos pés (eczema disidrósico), reações cutâneas a drogas.
- **Tratamento e conduta:** afastamento da exposição ocupacional; orientação quanto à não exposição a substâncias sensibilizantes (positivas do teste epicutâneo); hidratação e corticoides tópicos, se necessário. Abertura de CAT e notificação compulsória.

Comentários

O processo de sensibilização aos contaminantes do cimento (bicromato de potássio e cloreto de cobalto) ocorreu durante os 17 anos de exposição ocupacional ao cimento, e foi agudizado com nova exposição à substância, ainda que eventual.

A dermatose ocupacional por sensibilização ao cimento é a principal causa entre as dermatites de contato alérgicas, e ocorre devido à sensibilização dos trabalhadores da construção civil pelo cobalto e pelo cromo, que são contaminantes do cimento. O quadro clínico é insidioso e agravado pela ação irritante da cal e da areia. As lesões pruriginosas e descamativas nas áreas expostas (mãos e pés) ocorrem entre cinco e dez anos do início do contato e levam à cronificação, com o aparecimento de liquenificação e, não raro, de infecção secundária nas áreas afetadas. A maioria dos pacientes procura o serviço médico nesta fase da doença, uma vez que a gravidade das lesões os impede de trabalhar.

A Tabela 5.11 descreve os principais agentes irritantes e alérgicos de causa ocupacional.

Tabela 5.11. Principais agentes irritantes e alérgicos de causa ocupacional

Ramo de atividade	Agente(s) causador(es)	Tipo de reação
Construção civil	Cimento, cal e areia	Sensibilizante e irritante
Galvanoplastia	Níquel, cromo	Sensibilizante
Pintura e marcenaria	Solventes	Irritante
Mecânicas e tornos	Óleos e graxas	Irritante
Serviços de limpeza	Produtos de limpeza, como detergentes	Irritante
Borracharias	Borracha	Sensibilizante
Centros cirúrgicos	Luvas de látex	Sensibilizante

A Tabela 5.12 descreve uma rotina de investigação utilizada no Ambulatório de Medicina do Trabalho do Hospital das Clínicas da UNICAMP.

Tabela 5.12. Rotina de investigação de dermatoses ocupacionais

I – IDENTIFICAÇÃO:
Nome: _____ Sexo: _____
Data de nascimento: _____ HC: (número do registro) _____
Endereço: _____
Encaminhamento:
Situação de trabalho: ( ) Ativo ( ) Aposentado ( ) Empregado ( ) Desempregado
Situação Previdenciária: ( ) Auxílio-Doença Comum ( ) Auxílio-Doença Acidentário

II – ANTECEDENTES OCUPACIONAIS:

Empresa	Localidade	Tipo de atividade/função	Exposição a agentes(*)	Período de exposição

(*) Exposição a substâncias irritantes ou sensibilizantes da pele.

III – AVALIAÇÃO CLÍNICA:
1. História da moléstia atual: história de irritação ou prurido nas áreas de contato com substâncias químicas e com equipamentos de proteção individual, durante a atividade laboral ou imediatamente após a remoção dos mesmos. Os agentes irritantes causam queimação, dor, eritema e edema nas áreas de contato, enquanto que os sensibilizantes evoluem com prurido, eritema, descamação e vesiculação. Há melhora com o afastamento do trabalho.
2. Investigar a história pregressa e diversos órgãos, aparelhos e sistemas: histórico de atopias, psoríase, eczemas, reações cutâneas a drogas.
3. Comportamento e hábitos relevantes: *hobbies* e atividades de final de semana – pintura, consertos, limpeza.
4. Antecedentes familiares: atopias.

IV – EXAME FÍSICO DERMATOLÓGICO
- Localizar em um boneco as lesões: descrever simetria, cor e forma.
- Verificar concordância anamnésica e topográfica das lesões e áreas de contato com os agentes suspeitos utilizados no ambiente de trabalho.

V – TESTE DE CONTATO:
- Utiliza-se uma bateria padrão com os 30 alérgenos mais sensibilizantes da população brasileira, acrescidos das substâncias suspeitas manuseadas, após tamponamento (neutralização do pH).
- Leitura após 48 horas e após 96 horas(*): ( )Negativa ( )Irritativa (?)Duvidosa(**): (+) leve (++) moderada (+++) forte.

(*) irritativas geralmente evoluem de forma decrescente na segunda leitura.
(**) repetir a leitura no 3º, no 4º e no 7º dias.
No caso de mono ou polissensibilização, a retirada total do(s) alérgeno(s) pode levar à cura ou à melhora significativa.

Caso 9

JS, 47 anos, masculino, montador especializado, destro, natural de Itaubeiras/MG, procedente de Sumaré/SP:

- **Queixa do paciente:** dor abdominal em cólica há cerca de uma semana.
- **História clínica:** refere quadro de dor abdominal periumbilical contínua, de forte intensidade, sem irradiações e sem alteração do hábito intestinal (diário). Sem fatores de melhora ou piora. Mais intensa há um dia. Nega febre; dores torácicas. Refere discreta inapetência, sem emagrecimento, sem outras queixas álgicas. Nega etilismo, tabagismo, drogadição e uso de medicação; nega cirurgias ou internações anteriores.
- **História ocupacional:** de 1987 a 1993 trabalhou em empresa que derretia e soldava placas de chumbo para manufatura de baterias para empilhadeiras. De 2003 a 2006, em empresa de manufatura de baterias, onde montava baterias.
- **Exame físico:** bom estado geral, discretamente descorado, anictérico, afebril e eupneico; tórax sem alterações; abdome flácido; ruídos hidroaéreos presentes; percussão sem alteração, abdome muito doloroso à palpação superficial e profunda difusamente; sem massas; sinal da descompressão brusca e de Giordano negativos. Membros sem edema.
- **Hipótese diagnóstica:** intoxicação por chumbo.
- **Exames complementares:** hemograma com 10,4 de Hb; ácido delta-aminolevulínico urinário (ALA-U) com 200 mg/L (sendo o máximo permitido de 15 mg/L); plumbemia com 76 µg/dL (IBMP de 60 µg/dL).
- **Diagnóstico diferencial:** a dor abdominal em cólica da intoxicação por chumbo muitas vezes é confundida com abdome agudo cirúrgico, pancreatite, colecistite e apendicite. O que chama atenção é que medicamentos como Dipirona e Buscopan® endovenosos não aliviam os sintomas.

- **Tratamento e conduta:** afastamento da exposição. Abertura de CAT (Comunicação de Acidente de Trabalho), uma vez que é considerada uma doença profissional, ou seja, o trabalho é visto como sendo causa necessária. Administração de gluconato de cálcio para as fortes dores abdominais, tendo em vista que antiespasmódicos convencionais não são eficazes para cólica satúrnica. Foram solicitadas provas funcionais renais (sem anormalidades). Foi administrado EDTACaNa2, como quelante do chumbo, na dose de 50mg/kg/peso, durante quatro dias, e feito o monitoramento da função renal e da plumbúria (Pb-U de 24h). Após a quelação, o paciente recebeu alta em boas condições clínicas e com ALA-U de 11,50mg/g de creatinina.

Comentários

O chumbo é um metal não ferroso, acinzentado, muito macio e maleável. É resistente à corrosão, relativamente impermeável à radiação e não conduz eletricidade. O chumbo metálico é utilizado em forma de chapas, como barreira à radiação ionizante (raios X), em revestimento de tubos para flexibilidade e anticorrosão, como isolante de fios e cabos, como ingrediente de soldas e, principalmente, na produção de baterias. Os óxidos de chumbo são utilizados para a produção de placas de baterias elétricas e acumuladores; como ingrediente de pigmentos de tintas, pigmentos e esmaltes, na vitrificação de cerâmicas, na produção de cristais, plásticos e componentes da borracha.

Os trabalhadores mais expostos e com risco de intoxicação por chumbo são aqueles envolvidos na recuperação e na produção de baterias e na fabricação de componentes para pesca.

O chumbo é absorvido principalmente pela via respiratória, na forma de fumo (partículas de óxido de chumbo formadas a partir da condensação de vapores do metal) e, secundariamente, pela via digestiva. Após a absorção, o chumbo ganha a corrente sanguínea, sendo que 99% dele fica ligado às hemácias, e 1% ao plasma, sendo distribuído para os diversos tecidos e se acumulando, principalmente, nos ossos, podendo ocasionar ações tóxicas.

Devido à diminuição da vida média das hemácias, por ação tóxica, e à interferência no metabolismo do heme, há anemia. O chumbo causa lesões vasculares e dos neurônios, provocando cefaleia, irritabilidade e alterações cognitivas. No nível periférico, causa desmielinização segmentar e degeneração, podendo provocar parestesias e paralisias em membros superiores devidas à perda de função motora e sensorial. Pode ocasionar alterações renais com fibrose intersticial, degeneração tubular e alterações de artérias e arteríolas, com consequente hipertensão arterial e, mais raramente, insuficiência renal. Há inibição da peristalse com ação direta na musculatura lisa, provocando dores abdominais de forte intensidade (similar a um quadro de abdome agudo), diarreia, constipação e anorexia (Brasil. Ministério da Saúde, 2006c; De Capitani, 2003) (Ver Tabela 5.13).

Caso 10

JMS, 37 anos, masculino, branco, casado, segundo grau incompleto, pintor industrial, natural e procedente de Belo Horizonte/MG:

- **Queixa do paciente:** paciente encaminhado para a investigação de leucopenia.
- **História clínica:** paciente assintomático, encaminhado por médico clínico de Centro de Saúde para a investigação da relação entre alterações hematológicas persistentes, com o trabalho. Paciente trouxe três hemogramas realizados 10, 7 e 3 anos antes do atual emprego, todos sem anormalidades. Paciente não realizou hemograma quando da contratação pelo atual empregador. Realizou quatro hemogramas nos últimos 18 meses. Exames com série vermelha e plaquetas sem alterações, série branca mostrando leucopenia com neutropenia – variando a contagem de leucócitos entre 3.000 e 3.500/mm^3 de sangue, e a de neutrófilos entre 1.000 e 1.500/mm^3 de sangue.
- **História ocupacional:** o paciente iniciou sua vida profissional aos 14 anos (em 1974) como aprendiz em oficina de mecânica e lanternagem (funilaria). Desde então, teve vários empregos formais e informais, trabalhando como lanterneiro (funileiro) e pintor de automóveis. Nos últimos cinco anos tem trabalhado para uma grande oficina de lanternagem e pintura, prestadora de serviços para seguradoras de automóveis. Nesta empresa, dedica-se exclusivamente a atividades de pintura.

Segundo o trabalhador, os carros batidos são submetidos, inicialmente, a um processo de retirada da tinta antiga, com o uso de removedores (o paciente não sabe qual a composição destes produtos). Alguns minutos após a aplicação do removedor, a tinta é raspada. Após a retirada da tinta, a peça é submetida à limpeza com *thinner*, lavagem com água, secagem com ar comprimido, e depois submetida a outra limpeza com desengraxante. Em seguida, é empregada uma lixa manual sobre a superfície, aplicado um *primer* com pistola, e aplicada a tinta, também com pistola.

O paciente trabalha em cabine de pintura e desconhece a composição dos produtos que utiliza. Relata, contudo, cheiro forte, com o qual já se acostumou. Foi orientado pela chefia a utilizar máscara (a oferecida é do tipo cirúrgico), e a tomar leite para evitar intoxicações.

O trabalhador utiliza *thinner* para limpar a pele das mãos e braços ao final da jornada de trabalho. Não

Tabela 5.13. Rotina para a investigação de exposição a chumbo e o protocolo de tratamento da intoxicação

I- IDENTIFICAÇÃO:
Nome: _____ Sexo: _____
Data de nascimento: _____ HC: (número do registro) _____
Endereço: _____
Encaminhamento: _____
Situação de trabalho: ( ) Ativo   ( ) Aposentado   ( ) Empregado   ( ) Desempregado
Situação Previdenciária: ( ) Auxílio-Doença Comum   ( ) Auxílio-Doença Acidentário

II – ANTECEDENTES OCUPACIONAIS:

Empresa	Localidade	Tipo de atividade/função	Fatores de risco (*)	Período de exposição

(*) Matérias primas utilizadas no processo de trabalho, presença de aerodispersoides poeiras e fumos de chumbo:
Ambiente de trabalho (descrever):
- Tipo de instalação: ventilação e limpeza (varrição, lavagem com água);
- Existência de EPC (exaustão local, ventilação);
- Utilização de EPIs: máscaras (tipo, troca de filtros), uniforme (frequência de trocas e local de lavagem);
- Refeições: ( ) No local de trabalho   ( ) Em refeitório
- Há colegas que se afastaram do trabalho com sintomas semelhantes: ( ) Sim   ( ) Não
-

III – INVESTIGAÇÃO:
1. História clínica:
- Sintomas: queixas de cefaleia, fadiga, redução da libido, mialgia, labilidade emocional, dificuldade de concentração, constipação intestinal, dor abdominal, cólica abdominal, hipertensão arterial, tremores e parestesias. Questionar a duração e a qualidade do sono antes e depois da doença, alterações de comportamento.
- Sinais: linha gengival de Burton, palidez cutânea, hipertensão arterial, parestesias e paralisia de nervos periféricos, encefalopatia e dor abdominal em cólica.

2. História ocupacional: investigar a exposição ao chumbo metálico (fumos e poeiras), como, por exemplo, na fabricação e recuperação de baterias, na fabricação de artefatos de chumbo etc.

3. Diagnóstico: história clínica e ocupacional compatíveis:
- Exames laboratoriais: hemograma, urina, clearance de creatinina, ureia e ácido úrico.
- Específicos:
Indicador de exposição: Plumbemia (Pb-S) (limite 40μg/dL e IBMP 60μg/dL);
Indicador de efeito: ácido delta-aminolevulínico (ALA-U) (valor de referência: 4,5 mg/g de creatinina.) IBMP: 10mg/g de creatinina; Zinco Proto Porfirina (ZPP) (valor de referência: 40μg/dl e IBMP de 100μg/dL).

4. Tratamento: critérios para quelação com EDTACaNa2: Internação e aplicação de 1g/dia endovenoso (diluído em soro fisiológico), por um período de 3 a 5 dias. Controle de ingestão hídrica e diurese; controle da função renal e de eletrólitos; avaliação de plumbúria de 24 horas e Pb-S e ALA-U após 15 dias.

---

utiliza outros equipamentos de proteção. Conforme sua percepção, o sistema de exaustão da cabine não funciona adequadamente.

O paciente utiliza macacão de brim como uniforme, sendo este lavado de dois em dois dias pela esposa. Leva marmita, que é aquecida em pequeno refeitório da empresa, no qual realiza suas refeições. Relatou que um colega estava afastado do trabalho com problemas de sangue, mas desconhece detalhes do caso.

- **História pregressa:** relato de sarampo, catapora e caxumba na infância. Nega uso crônico de medicamentos, exposição extraocupacional a outros agentes químicos, uso de drogas ilícitas ou inalação recreacional de solventes. Foi fumante por 10 anos, consumindo de 10 a 15 cigarros/dia. Interrompeu o hábito há sete anos. Nega etilismo. Nega outros antecedentes mórbidos.
- **História familiar:** casado, tem três filhos. Esposa e filhos hígidos. Pai falecido (problemas de pulmão), mãe hipertensa, quatro irmãos hígidos. Relata que o clínico do Centro de Saúde solicitou hemogramas de seus filhos e de sua mãe, não constatando alterações nos mesmos.
- **Exame físico:** sem anormalidades.
- **Hipótese diagnóstica:** leucopenia relacionada ao trabalho.
- **Exames complementares:** foram realizados três hemogramas com intervalos de 15 dias cada um. Os resultados apontaram leucopenia com neutropenia em

todos os exames, sem outras alterações. Os leucócitos variaram de 2.700 a 3.250/mm³ de sangue e os neutrófilos de 1.478 a 1.700/mm³ de sangue. Foram ainda realizadas contagens de reticulócitos, TGO, TGP, bilirrubinas totais e frações (para diagnóstico diferencial de hepatopatias), exame protoparasitológico de fezes (investigação de esquistossomose), proteína C reativa, FAN, VHS (diagnóstico diferencial de doenças imunológicas), todos dentro dos limites da normalidade.

- **Visita ao ambiente de trabalho:** não foi realizada por recusa do empregador. O paciente trouxe rótulos e embalagens vazias de produtos utilizados no trabalho. As informações dos fabricantes não indicavam a presença de benzeno nas misturas, mas uma das marcas de *thinner*, utilizada pelo atual empregador e por empregadores anteriores do trabalhador, apresenta registros de ter contido benzeno em sua composição no passado.
- **Tratamento e conduta:** solicitado ao empregador remanejamento do trabalhador para função não exposta a solventes. O empregador recusou-se a efetuar o remanejamento com o argumento de não possuir postos de trabalho disponíveis para o trabalhador. Diante da recusa do empregador em emitir a Comunicação de Acidente de Trabalho – CAT, a mesma foi emitida pelo Serviço. O trabalhador foi encaminhado ao INSS, tendo sido afastado do trabalho e encaminhado à Reabilitação Profissional, onde concluiu o curso de eletricista de automóveis.

O paciente recebeu alta do INSS após 26 meses de afastamento do trabalho, com certificado de reabilitação profissional, reinserindo-se no mercado de trabalho, em empresa autoelétrica. Quatro anos após o afastamento da exposição, mantinha o mesmo quadro hematológico. Recebeu alta do Serviço com orientação sobre alterações clínicas que indicavam a necessidade imediata de busca de cuidados médicos, com orientação quanto à necessidade de manter controle hematológico periódico, e recebeu um relatório para ser passado ao médico da Unidade Básica de Saúde de seu bairro.

Comentários

O benzeno constitui um dos mais conhecidos agentes mielotóxicos, responsável por casos de intoxicação aguda com alterações neuropsicológicas e neurológicas e efeitos irritantes sobre mucosas. Contudo, os principais efeitos sobre a saúde decorrem da exposição crônica, a qual pode resultar em alterações hematológicas provocadas pela hipoplasia, displasia e aplasia de medula óssea. A leucopenia com neutropenia constitui a principal manifestação hematológica da hipoplasia secundária ao benzeno.

Este agente também é conhecido por seu potencial leucemogênico e associação com outras doenças, como o linfoma não Hodgkin, o mieloma múltiplo e a mielofibrose. O número de casos de alterações hematológicas relacionadas à exposição ao benzeno foi reduzido nos últimos 15 anos. A investigação de novos casos tem sido orientada pelo Protocolo número 7: Risco Químico – Atenção à saúde dos trabalhadores expostos a benzeno, do Ministério da Saúde (Brasil. Ministério da Saúde, 2006e).

Caso 11

MMP, 32 anos, feminino, branca, segundo grau incompleto, lavradora, natural de Betim/MG, procedente de Goianápolis/GO:

- **Queixa da paciente:** dor de cabeça e fraqueza.
- **História clínica:** a paciente relata trabalhar e morar há 10 meses na propriedade do cunhado e da irmã na região de Goianápolis/GO. Os familiares vivem do plantio do tomate. Há duas semanas, apresentou episódio agudo de cefaleia, náuseas, vômitos, sensação de fraqueza e lacrimejamento. Os sintomas surgiram após ajudar o cunhado na aplicação de "remédio" na plantação de tomates. Foi medicada em casa com sintomáticos, pois era tarde e a propriedade da família fica longe da cidade. Devido à persistência de sensação de fraqueza e de cefaleia nos dias subsequentes, e aconselhada pela irmã, resolveu tirar uns dias de folga. Viajou para visitar parentes na região metropolitana de Belo Horizonte, onde procurou assistência médica. Nega episódios semelhantes anteriormente. Relata que o cunhado já apresentou episódio de intoxicação pelos "remédios" no passado.
- **História ocupacional:** A paciente iniciou sua atividade laboral aos 16 anos como atendente de padaria. Aos 20 anos, trabalhou como babá. Dos 24 aos 30 anos, trabalhou como comerciária. Após dois anos de desemprego, aceitou o convite da irmã para passar uma temporada na propriedade de seu marido, no estado de Goiás.

Na propriedade, ajudava no cuidado dos sobrinhos e da casa e na cultura de tomate. Não possuía contrato de trabalho e a renda mensal variável era inferior a um salário mínimo. Utilizava botas e chapéu quando no campo. Participava da atividade de plantio e de colheita dos tomates.

Relata que o cunhado possuía um cômodo na propriedade, específico para o armazenamento e o preparo dos "remédios" aplicados na lavoura. As embalagens vazias eram guardadas e posteriormente levadas pelo cunhado para a cidade. A paciente não sabe o nome dos "remédios" utilizados. Nunca participou do preparo dos mesmos, embora muitas vezes estivesse nas proximidades da área de aplicação, como ocorreu no dia em que se sentiu mal.

O cunhado usava roupa comum, luvas e máscaras quando da aplicação dos "remédios". Em consulta subsequente, a paciente relatou que, no dia em que passou mal, o cunhado teria feito uso de um agrotóxico cujo princípio ativo é o Metamidofós.

- **Anamnese especial:** menstruação em 28/5. Sangramentos intensos em alguns meses. Nega outras queixas.
- **História pregressa:** apendicectomia aos 20 anos. Nega outros antecedentes mórbidos. Nenhuma gravidez, nenhum parto, nenhum aborto. Nega tabagismo, etilismo, uso crônico de drogas lícitas e ilícitas.
- **História familiar:** pais vivos e saudáveis, quatro irmãos saudáveis. Nega doenças heredofamiliares.
- **Exame físico:** nenhuma alteração.
- **Exames complementares:** hemograma completo, com contagem de reticulócitos, ureia, creatinina, proteínas totais e frações; eletroforese das globulinas, bilirrubinas totais e frações; fosfatase alcalina; TGO; TGP; Gama GP; TSH; T3; T4; glicemia de jejum (exames indicadores de alterações decorrentes da exposição crônica), dosagem de acetilcolinesterase plasmática (indicador de efeito da exposição a organofosforado), e urina, de rotina. Todos os exames apresentaram-se normais, exceto a dosagem de colinesterase, que apresentou resultado de 2,0 UI/ml (VR= 5,0 a 10 UI/mL).
- **Conduta:** a paciente foi orientada quanto aos riscos da exposição a agrotóxicos, quanto à evolução de seu quadro clínico e quanto às medidas de proteção a serem adotadas, no caso de ser inevitável participar do processo de aplicação de agrotóxicos, ou quando estiver na área onde a mesma ocorrerá.

Comentários

O metamidofós, um dos agrotóxicos aplicados na propriedade onde trabalhava a paciente, constitui um agrotóxico organofosforado capaz de provocar intoxicações agudas e crônicas. As primeiras, mais bem monitoradas pela dosagem de atividade de colinesterase plasmática, e as crônicas, pela dosagem de colinesterase eritrocitária.

As histórias clínica e ocupacional, associadas às alterações encontradas na dosagem de atividade da colinesterase, são compatíveis com o diagnóstico de intoxicação por inseticida organofosforado. As principais manifestações destas intoxicações resultam da inibição da atividade da enzima colinesterase. Os principais efeitos da intoxicação aguda leve são sudorese, salivação abundante, fraqueza, lacrimejamento, cefaleia, tontura e vertigens. Pode também ocorrer perda de apetite, gastralgias, visão turva, tosse e expectoração, e irritação da pele.

Casos mais graves podem apresentar, ainda, vômitos, diarreia, salivação, incontinência urinária, convulsões, agitação, sonolência, coma e fasciculações. A exposição crônica pode gerar quadros clínicos caracterizados por fraqueza progressiva, ataxia, paralisias musculares e alterações comportamentais, como insônia, dificuldade de concentração, irritabilidade e ansiedade. A condução da investigação dos casos tem sido orientada pelo Protocolo de Atenção à Saúde dos Trabalhadores Expostos a Agrotóxicos, do Ministério da Saúde (Brasil. Ministério da Saúde, 2006d).

▶ Referências

Almeida IM. Dificuldades no diagnóstico de doenças ocupacionais e do trabalho. Jornal Brasileiro de Medicina, 74: 35-48, 1998.

Bagatin E, Kitamura S. História ocupacional. Doenças respiratórias ambientais e ocupacionais. Jornal Brasileiro de Pneumologia, 32: s12-s16, 2006. Suplemento 1.

Brasil. Ministério do Trabalho. Normas Regulamentadoras (NR) aprovadas pela Portaria nº 3.214, de 8 de junho de 1978. Disponível em: <http://www.mte.gov.br/legislacao/normas_regulamentadoras/default.asp>

Brasil. Lei nº 8.080, de 1990. Lei Orgânica da Saúde. Dispõe sobre as condições para a promoção, a proteção e a recuperação da saúde, a organização e o funcionamento dos serviços correspondentes e dá outras providências. Disponível em: <http://portal.saude.gov.br/portal/arquivos/pdf/lei8080.pdf>

Brasil. Portaria nº 1.679/GM de 19 de setembro de 2002. Dispõe sobre a estruturação da rede nacional de atenção integral à saúde do trabalhador no SUS e dá outras providências. Disponível em: <http://dtr2001.saude.gov.br/sas/portarias/port2002/gm/gm-1679.htm>

Brasil. Lei nº 8213, de 24 de julho de 1991. Dispõe sobre os planos de benefícios da Previdência Social e dá outras providências. Disponível em: <http://www.planalto.gov.br/ccivil_03/leis/l8213cons.htm>

Brasil. Ministério da Saúde. OPAS/OMS. Doenças do sistema osteomuscular e do tecido conjuntivo relacionadas ao trabalho. In: Brasil. Ministério da Saúde; OPAS/OMS. Doenças relacionadas ao trabalho: manual de procedimentos para os serviços de saúde. Dias EC (organizadora); Almeida IM et al. (colaboradores). Brasília, DF: Ministério da Saúde, 2001a. p.425-82. Disponível em: <http://dtr2001.saude.gov.br/editora/produtos/livros/pdf/02_0388_m1.pdf>

Brasil. Portaria nº 777/GM de 28 de abril de 2004. Dispõe sobre os procedimentos técnicos para a notificação compulsória de agravos à saúde do trabalhador em rede de serviços sentinela específica, no sistema único de saúde – SUS. Disponível em: <http://dtr2001.saude.gov.br/sas/portarias/port2004/gm/gm-777.htm>

Brasil. Ministério da Saúde. OPAS/OMS. A investigação das relações saúde-trabalho, o estabelecimento do nexo causal da doença com o trabalho e as ações decorrentes. In: Brasil. Ministério da Saúde. OPAS/OMS. Doenças relacionadas ao trabalho: manual de procedimentos para os serviços de saúde. Dias EC. (organizadora); Almeida IM *et al.* (colaboradores). Brasília, 2001b. p.27-36. Disponível em: <http://dtr2001.saude.gov.br/editora/produtos/livros/pdf/02_0388_m1.pdf>

Brasil. Ministério da Saúde. Secretaria de Atenção à Saúde. Departamento de Ações Programáticas Estratégicas. Anamnese ocupacional: manual de preenchimento da ficha resumo de atendimento ambulatorial em saúde do trabalhador (FIRAAST). Brasília: Editora do Ministério da Saúde, 2006a. Disponível em <http://bvsms.saude.gov.br/bvs/publicacoes/protocolo_anamnese.pdf>

Brasil. Ministério da Saúde. Secretaria de Atenção à Saúde. Departamento de Ações Programáticas Estratégicas. Dermatoses ocupacionais. Brasília: Editora do Ministério da Saúde, 2006b. Disponível em: <http://bvsms.saude.gov.br/bvs/publicacoes/protocolo_dermatoses.pdf>

Brasil. Ministério da Saúde. Secretaria de Atenção à Saúde. Departamento de Ações Programáticas Estratégicas. Atenção à saúde dos trabalhadores expostos ao chumbo metálico. Brasília: Editora do Ministério da Saúde, 2006c. Disponível em: <http://bvsms.saude.gov.br/bvs/publicacoes/protocolo_atencao_saude_trab_exp_chumbo_met.pdf>

Brasil. Ministério da Saúde. Secretaria de Atenção à Saúde. Departamento de Ações Programáticas Estratégicas. Silva JM, Faria HP, Silva EM, Pinheiro TMM (autores) Protocolo de atenção à saúde dos trabalhadores expostos a agrotóxicos. Brasília, DF, 2006d. Disponível em: <http://portal.saude.gov.br/portal/arquivos/pdf/integra_agrotoxicos.pdf>

Brasil. Ministério da Saúde. Secretaria de Atenção à Saúde. Departamento de Ações Programáticas Estratégicas. Risco químico: atenção à saúde dos trabalhadores expostos ao benzeno. Brasília: Editora do Ministério da Saúde, 2006e. Disponível em: <http://bvsms.saude.gov.br/bvs/publicacoes/protocolo_risco_quim.pdf>

Brasil. Secretaria de Assuntos Estratégicos da Presidência da República. Instituto de Pesquisa Econômica Aplicada – IPEA. Comunicados do IPEA, n.62. PNAD 2009 – Primeiras análises: o mercado de trabalho brasileiro em 2009, 23 set. 2010. Acessível: <http://www.ipea.gov.br/portal/images/stories/pdfs/comunicado/100923_comunicadoipea62.pdf>

Conselho Federal de Medicina – CFM. Resolução nº 1488, de 06 de março de 1998. Disponível em: <http://www.portalmedico.org.br/resolucoes/cfm/1998/1488_1998.htm>

De Capitani EM. Diagnóstico e tratamento das intoxicações. In: Azevedo FA, Chasin AAM. (eds.). Metais: gerenciamento da toxicidade. São Paulo: Atheneu-Intertox, 2003. p 415-50.

Dembe AE. Occupational disease – how social factors affect the conception of work-related-disorders. In: Dembe AE (ed.). Occupational disease. New Haven: Yale University, 1996. p.1-23.

Fernandes ALG, Stelmach R, Algranti E. Asma ocupacional. Jornal Brasileiro de Pneumologia, 32: s45-s52, 2006. Suplemento 2. Disponível em: <http://www.jornaldepneumologia.com.br/portugues/suplementos_detalhe_esp.asp?id_cap=44>

Fullen BM; Baxter GD, O'Donovan BGG, Doody C, Daly LE, Hurley DA. Factors impacting on doctors' management of acute low back pain: a systematic review. European Journal of Pain, 13(9): 908-14, 2009.

Imbus HR. Clinical aspects of occupational medicine. In: Zenz C, Dickerson OB, Horvath Jr EP. Occupational medicine. St. Louis: Mosby, 1994. p.3-12.

Liukkonen V, Virtaken P, Kivimaki M, Pentti J, Vathtera J. Social capital in working life and the health of employees. Social Science & Medicine, 59(12): 2447-58, 2004.

Lindström MM. Shoulder-neck study group. Psychosocial work conditions, social participation and social capital: a causal pathway investigated in a longitudinal study. Social Science & Medicine, 62(2): 280-91, 2006.

Mendes R, Dias EC. Saúde dos trabalhadores. In: Rouquayrol MZ, Almeida Filho N. (eds.). Epidemiologia & Saúde. Rio de Janeiro: Medsi, 1999. p.431-56.

Organização Internacional do Trabalho – OIT. Oficina de consulta tripartite sobre indicadores de trabalho decente para o Brasil, 2009. Disponível em: <http://www.ilo.org/wcmsp5/groups/public/---dgreports/---integration/documents/publication/wcm_041775.pdf>

Oksanen T, Kouvonen A, Kivimaki M, Pentti J, Virtanen M, Linna A, Vahtera J. Social capital at work as a predictor of employee health: multilevel evidence from work units in Finland. Social Science & Medicine, 66(3): 637-49, 2008.

Ramazzini B. As doenças dos trabalhadores (De Morbis Artificum Diatriba, 1700). Tradução de Raimundo Estrêla. São Paulo: Fundacentro, 2000.

Rigotto RM. Anamnese ocupacional. In: Assunção AA. Manual de rotinas-Ambulatório de Doenças Profissionais. Belo Horizonte: Imprensa Universitária da UFMG, 1992. p. 25-38.

Risberg G, Johansson EE, Westman G, Hamberg K. Attitudes toward and experiences of gender issues among physician teachers: a survey study conducted at a university teaching hospital in Sweden. BMC Medical Education, 26(8):10, 2008. Disponível em: <http://www.biomedcentral.com/1472-6920/8/10>

Schilling RSF. More effective prevention in occupational health practice? Occupational Medicine, 34(3): 71-9, 1984.

Suzuki E, Takao S, Sujbramanian SV, Komattsu H, Doi H, Kawachi I. Does low workplace social capital have detrimental effect on workers' health? Social Science & Medicine, 70(9): 1367-72, 2010.

Terra-Filho M, Santos UP. Silicose. Jornal Brasileiro de Pneumologia, 32: s41-s47, 2006. Suplemento 2.

Terra-Filho M, Freitas JBP, Nery LE. Doenças asbesto relacionadas. Jornal Brasileiro de Pneumologia, 32: s48-s53, 2006. Suplemento 2.

Van Ryn M, Burke J. The effect of patient race and socioeconomic status on physicians' perceptions of patients. Social Science & Medicine, 50(6): 813-28, 2000.

Wegman DH, Levy BS, Halperin WE. Recognizing occupational disease. In: Levy BS, Wegman DH. Occupational health: recognizing and preventing work-related disease. Boston: Little, Brown and Company, 1994. p. 57-81.

Weisse EC, Sorum P, Dominguez IR. The influence of gender and race on physicians' pain management decisions. The Journal of Pain, 4: 505-10, 2003.

Wiggers JH, Sanson-Fischer R. Duration of general practice consultations: association with patient occupational and educational status. Social Science & Medicine, 44(7): 925-34, 1997.

Willems DE, Maesschalck S, Deveugele M, Derese A, De Maeseneer J. Socioeconomic status of the patient and doctor–patient communication: does it make a difference? Patient Education and Counseling, 56(2): 139-146, 2005.

Wünsch Filho V. Perfil epidemiológico dos trabalhadores. Revista Brasileira de Medicina do Trabalho, 2(2): 103-117, 2004.

A Contribuição da Epidemiologia para o Estabelecimento das Relações Causais entre Trabalho e Condições de Saúde dos Trabalhadores e Outros Usos

René Mendes
Victor Wünsch Filho

- **Importância e necessidade do "enfoque epidemiológico" no estudo das relações causais entre trabalho e condições de saúde dos trabalhadores**
  Conceito de Epidemiologia
  Os pilares de sustentação da Epidemiologia
  A raiz comum da Epidemiologia e da construção do conhecimento das relações causais entre trabalho e condições de saúde dos trabalhadores

- **Etapa descritiva do "enfoque epidemiológico": Quem? Onde? Quando?**
  Introdução
  Quem? As características das pessoas.
  Onde? As características espaciais ou do lugar.
  Quando? As características temporais.

- **A formulação de hipóteses de possíveis relações causais entre trabalho e condições de saúde dos trabalhadores**
  Introdução: após o diagnóstico, alguma hipótese de causalidade, nova ou diferente?
  Termos e conceitos utilizados para expressar possíveis relações causais: "causa", "determinante", "fator de risco", "associação causal" e outros conceitos
  O delineamento da etapa analítica do "enfoque epidemiológico"

- **Etapa analítica do "enfoque epidemiológico": estratégias metodológicas para a investigação de possíveis relações causais entre o trabalho e condições de saúde dos trabalhadores**
  Estudos de corte transversal ou estudos de prevalência
  Estudos longitudinais de coortes
  Estudos longitudinais do tipo "casos x controles"
  Outros tipos de estudos

- **Outros usos da Epidemiologia no campo das relações Trabalho-Saúde**

- **Referências e Bibliografia Consultada**

Importância e necessidade do "enfoque epidemiológico" no estudo das relações causais entre trabalho e condições de saúde dos trabalhadores

"A viagem da descoberta consiste não em achar novas paisagens, mas em ver com novos olhos". Marcel Proust (1871-1922), *"Em Busca do Tempo Perdido".*

Conceito de Epidemiologia

"Epidemiologia é mais que uma ciência. É uma verdadeira aventura do espírito humano, uma busca de resposta para questões transcendentes sobre a vida, a saúde, o sofrimento e a morte. E, como toda aventura de seres humanos criativos e conscientes no campo do conhecimento e das práticas sociais, muda sem cessar" (Scliar, Almeida Filho, Medronho, 2012).

É com este entendimento preliminar a respeito da Epidemiologia que inauguramos este Capítulo do livro "Patologia do Trabalho", motivados e animados para convidar os leitores e usuários a adentrarem esta porta e a percorrerem este caminho conosco. Muito mais do que os instrumentalizar com técnicas, regras e ferramentas, nosso convite introdutório é para se apaixonarem pela Epidemiologia, enquanto modo de pensar e de agir. Se assim o fizerem, nunca mais a deixarão. Nunca mais a confundirão com Estatística, Cálculo Numérico ou outros campos áridos, importantes, mas não finalísticos em si.

Pois bem, com esta saudação introdutória, requer-se um alinhamento básico sobre o conceito de Epidemiologia, emprestado, neste momento, de Miquel Porta, em seu *"Dictionary of Epidemiology"* (Porta, 2008):

> "Epidemiologia é o estudo da ocorrência e <u>distribuição</u> de estados ou eventos relacionados com a saúde, em populações especificadas, incluindo o estudo dos <u>determinantes</u> que influenciam estes <u>estados e eventos de saúde</u>, e a aplicação deste conhecimento para controlar os problemas de saúde."

O próprio autor prossegue em seu texto, explicando os termos grifados: <u>distribuição</u> refere-se à análise segundo tempo, lugar, e classes ou subgrupos de pessoas afetadas numa população ou numa sociedade. <u>Determinantes</u> são todos os fatores físicos, biológicos, sociais, culturais, econômicos e comportamentais que influenciam a saúde. <u>Estados ou eventos relacionados à saúde</u> incluem doenças, causas de morte, comportamentos, reações a programas preventivos, provisão e uso de serviços de saúde. <u>Populações especificadas</u> são aquelas com características comuns identificáveis (Porta, 2008).

E o mais importante: a aplicação última da Epidemiologia objetiva a controlar os problemas de saúde em populações, isto é, por meio do conhecimento das "causas", orientar a intervenção sobre elas, a fim de produzir mudanças nos quadros de saúde dessas populações.

Os pilares de sustentação da Epidemiologia

REFLEXÃO SOBRE A EPIDEMIOLOGIA

"Do ponto de vista de suas práticas, a Epidemiologia encontra-se hoje em uma encruzilhada na qual venha talvez decidir-se seu futuro enquanto atividade científica. Ao longo dos últimos anos (...) o acesso à informatização e às modernas e sofisticadas técnicas estatísticas de análise da informação criaram possibilidades praticamente ilimitadas para o estudo dos problemas de saúde. Assim, lentamente, foi sendo abandonada a herança clássica de Snow, orientada para a exaustiva descrição preliminar dos fatos que envolvem os problemas de saúde, como necessária etapa prévia à formulação de uma hipótese. Cada vez com maior intensidade, esses passos foram sendo colocados em plano secundário, sendo substituídos por uma abordagem eminentemente estatística na análise do objeto de estudo (em termos da mensuração das probabilidades de ocorrência ao acaso de determinado fenômeno).

Essa dualidade de opções tem acarretado um tributo científico, na medida em que, ao relegar a segundo plano a minuciosa e por isso mesmo lenta etapa descritiva necessária à apreensão de um tema sob análise, muitos epidemiologistas têm chegado a conclusões pouco comprometidas com os dados de realidade do problema em estudo. Em uma revisão dos estudos epidemiológicos sobre AIDS prévios à descoberta do HIV, um grupo de pesquisadores holandeses mostrou como o direcionamento de um grande número de pesquisas anteriores a 1982 relacionava a síndrome da doença com a utilização de um estimulante sexual à base de nitrito amílico. Tal conclusão fora obtida em vários estudos a partir da utilização de técnicas de regressão logística, as quais mostravam, por um lado, reduzida medida de associação com a promiscuidade sexual. Com o isolamento do vírus, subitamente nada mais se falou a respeito do nitrito amílico.

Outros exemplos como esse são encontrados na literatura recente, sendo crescente o número de vozes alertando para a necessidade de retomar-se à prática da construção de uma sólida abordagem descritiva nos estudos epidemiológicos, o que revela, portanto, a necessidade de reflexão e discussão sobre os rumos a que devem conduzir a aplicação do método. Esse, talvez, seja um dos grandes desafios da atividade epidemiológica contemporânea, qual seja, o de como integrar o legado histórico de Snow e demais epidemiologistas clássicos, com as inúmeras possibilidades de análise da informação fornecidas pelo desenvolvimento científico e tecnológico dos últimos anos" (Koifman, 1990).

Neste exercício de adentrar a porta da Epidemiologia e vislumbrar os caminhos por ela oferecidos, trazemos conosco o Professor Alfredo Morabia (Genebra e Nova York), junto com sua linda obra *"A History of Epidemiologic Methods and Concepts"* (Morabia, 2004a). Pois bem, assim nos ensina nosso ilustre convidado:

> *"A Epidemiologia é caracterizada pela combinação do <u>"pensar no coletivo"</u> ("population thinking") com as <u>comparações entre grupos</u> ("group comparisons") visando a descobrir os determinantes da saúde humana"* (Morabia, 2004b).

Com efeito, tomados isoladamente, o <u>pensamento no coletivo</u> ("*population thinking*") e as <u>comparações de grupos</u>

podem ser encontrados em outras disciplinas. Por exemplo, o pensamento no coletivo pertence à Demografia, à Estatística e à Biologia. Comparações entre grupos podem ser encontradas na Sociologia ou Antropologia. Mas a combinação ou mistura (*"blending"*) de pensamento no coletivo e comparação de grupos em uma teoria integrada para analisar relações causais na área da saúde caracteriza a Epidemiologia. Ela compreende o uso de métodos para comparação de grupos – por exemplo: contrastando expostos x não expostos a fatores de risco potenciais, e afetados (atingidos) x não atingidos por condições específicas – e de dois conjuntos de conceitos. Um dos conjuntos expressa rigorosamente fenômenos relacionados à saúde ocorrendo em nível populacional (por exemplo: prevalência, incidência, riscos ou taxas). Outro conjunto de conceitos está relacionado ao desenho (delineamento) e interpretação das comparações de grupos – por exemplo: riscos relacionais, variáveis de confusão, interação, vieses, inferência causal etc.) (Morabia, 2004b; Porta, 2008).

O pensar no coletivo faz um contraponto ao pensar no indivíduo, marca principal da Clínica, na Medicina. Ou, mais corretamente: subsidia-o, complementa-o, enriquece-o. *"Em Medicina, é a habilidade de fazer a melhor predição em termos de diagnóstico e prognóstico para o paciente individual e para adaptar o manejo e o tratamento às características únicas de uma pessoa essencialmente imprevisível. A Medicina é a arte do pensamento individual"* (Porta, 2008).

> *"Em contraste ao pensamento individual, [o pensar no coletivo] é um modo de raciocínio que consiste em primeiro observar e então predizer as experiências de um grupo inteiro de pessoas, de algum modo definido (por exemplo: geograficamente, socialmente, biologicamente). O pensamento coletivo é considerado como indispensável para comparação de grupos"* (Porta, 2008).

Julgamos oportuno trazer, também, o Professor John Gordon, que lecionou Epidemiologia e Medicina Preventiva na Escola Médica da Harvard University, e que, já em 1950, afirmava:

> *"O estudo da doença como um fenômeno de massa difere do estudo da doença em um indivíduo, primariamente no que se refere à unidade de investigação. Sabe-se que o rebanho, a multidão ou a comunidade não são simples agregados de indivíduos ou pessoas formando um grupamento populacional, mas que cada universo de indivíduos ou pessoas é uma entidade, um compósito que possui tanta individualidade quanto possui uma pessoa"* (Gordon, 1950, grifo introduzido).

Por outro lado, as comparações de grupos (ou entre grupos), consistem, segundo Morabia (2004b), *"em contrastar o que é observado na presença da exposição com o que teria ocorrido se o grupo de interesse não tivesse sido exposto à suposta causa. Diferenças na ocorrência de eventos entre grupos podem ser logicamente interpretadas como sendo causadas pela exposição. Este é o principal modo de aquisição de conhecimento em epidemiologia. Ele está apoiado sobre o pensamento no coletivo ("population thinking"). Para comparar grupos utilizamos medidas de ocorrência de eventos em populações. Comparamos prevalência, riscos, taxas e chances"* (Morabia, 2004b).

A Fig. 6.1 tenta esquematizar estes dois pilares de sustentação da Epidemiologia.

Pois bem: na transposição da Clínica, do raciocínio no indivíduo, para o raciocínio no coletivo, populacional, grupal, transpõem-se, também, os instrumentos e ferramentas oferecidos pela Semiologia, para os instrumentos e ferramentas oferecidos pela Epidemiologia.

Com efeito, a Semiologia, enquanto "parte da Medicina que estuda os sintomas e sinais pelos quais se manifestam as lesões de um órgão ou suas perturbações funcionais, contribuindo para o diagnóstico das respectivas doenças" (Rey, 1999), valoriza o *semeion* (grego), o *sinal*, termo conceituado por Rey como "evidência objetiva de alteração anatômica ou fisiológica, registrada pelo médico em um paciente" (Rey, 1999). Juntamente com os dados de anamnese e os sintomas (evidências subjetivas) referidos pelo paciente, contribuem para o diagnóstico, a localização ou o prognóstico de uma doença ou enfermidade, completa o autor.

Já a Epidemiologia, na operacionalização do seu lidar com o coletivo, evoluiu da simples narrativa dos eventos nas populações para a expansão da coleta de dados sobre eventos vitais, e pela aplicação de princípios matemáticos, como os de chance e probabilidade, nos eventos naturais: nascimento e morte (Saracci, 2010). A evolução da epidemiologia no tempo mostra que sua prática pressupõe a inclusão e integração de várias disciplinas, como a Demografia, as Ciên-

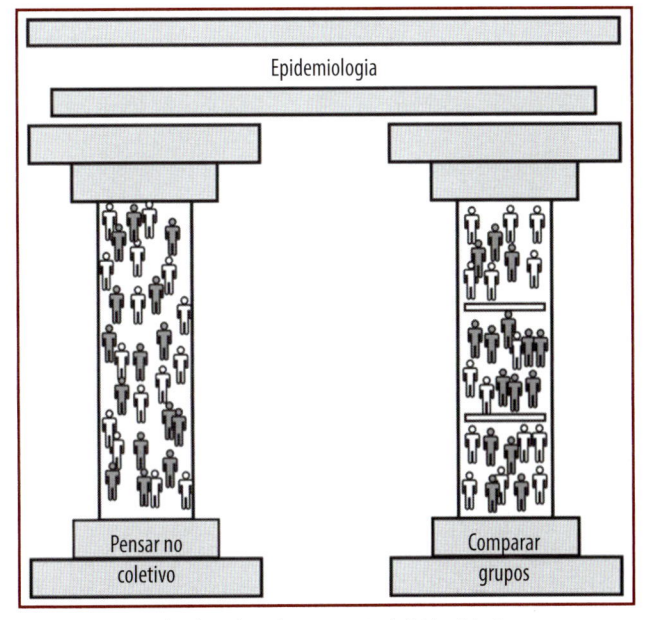

Fig. 6.1. Esquema dos dois pilares de sustentação da Epidemiologia.

cias Sociais, a Estatística, a Medicina e a Biologia. Lançando mão de palavras e conceitos como "risco", "probabilidade", "taxa", "coeficiente", "razão", "chances" (odds), "incidência", "prevalência" – entre outras –, geralmente para expressar a frequência de eventos passados e para expressar predições para o futuro. As questões mais delicadas e importantes no delineamento dos estudos epidemiológicos estarão associadas à correta caracterização dos "numeradores" (geralmente "casos" ou pessoas que apresentam os desfechos em estudo) e dos "denominadores" (geralmente "população exposta ao risco de ocorrência do desfecho em observação"). Os "denominadores" devem conter os "numeradores", ou, os "numeradores" serão formados a partir dos "denominadores"[1]. Por sua vez, as "razões" são quocientes de dois números de mesma natureza ou espécie.

Seguem-se alguns conceitos resumidos (extraídos e adaptados de Fletcher e Fletcher, 2006 e de Porta, 2008), que sintetizam estas ideias:

- **Risco**: é uma proporção, isto é, uma medida na qual o denominador inclui o numerador. Por exemplo, o risco de desenvolver câncer de pulmão é a proporção de um grupo de pessoas expostas ao risco (denominador) que passa a desenvolver câncer de pulmão (numerador), num período especificado de tempo (por exemplo, entre fumantes "pesados", o risco de desenvolver câncer de pulmão em 20 anos pode ser de 10%).
- **Razão**: o numerador e o denominador são duas quantidades separadas e distintas, que não estão incluídas uma na outra. A razão de eventos por sexo é, talvez, a mais utilizada. Assim, uma razão de homens para mulheres de 3 para 1 (3:1) na notificação de acidentes de trabalho fatais em determinado ano e local, expressa que a notificação de indivíduos do sexo masculino é três vezes com respeito ao sexo feminino.
- **Incidência**: é a proporção de casos novos que ocorrem numa população exposta ao risco de adoecimento por esta doença, num período específico de tempo. É um sinônimo de risco. Ao contrário da prevalência, a incidência é uma ferramenta preditiva de casos que podem vir a aparecer, numa população livre da doença.
- **Prevalência**: é a proporção de pessoas na população total, que sofre uma dada doença (ou exposta a certo fator), num determinado ponto do tempo. O evento medido (doença, exposição etc.) pode já ter uma longa duração ou pode ser recente. Portanto, a prevalência mede o estado de saúde resultante de eventos que ocorreram no passado distante ou no passado recente.

Quando expressos por unidade de tempo, a "incidência" e a "prevalência" são denominadas, respectivamente, de "taxa de incidência" e "taxa de prevalência".

A Tabela 6.1 resume, na perspectiva operacional e prática, os conceitos de "incidência" e de "prevalência".

Tabela 6.1. Características da incidência e da prevalência		
Característica	Incidência	Prevalência
Numerador	Novos casos que ocorrem durante um período de tempo em um grupo inicialmente livre da doença	Todos os casos contados em um único inquérito ou exame de um grupo
Denominador	Todas as pessoas suscetíveis sem a doença no começo de cada período	Todas as pessoas examinadas, incluindo casos e não casos
Tempo	Duração do período	Um ponto ou um período
Como medir	Estudo de coorte	Estudo de prevalência (ou estudo de corte transversal)

Fonte: Extraído de Fletcher e Flecher (2006).

Assim, por analogia com a Semiologia, na Epidemiologia a análise criteriosa de taxas, coeficientes, proporções, razões, riscos e probabilidades sobre o que está acontecendo em termos de saúde na população, no coletivo, desde dimensões do passado e do presente até predições do futuro, poderá fornecer importantes elementos para a elaboração de um **diagnóstico** e do estabelecimento de um **prognóstico**, abrindo o caminho, também, para a produção de **hipóteses** de possíveis (novas) associações causais, as quais poderão ser, oportunamente, testadas, seja por quem chegou até este ponto de elaboração, curiosidade ou necessidade, seja por outros.

Mas esta inquietude e dinâmica intermináveis, que, aliás, nos animam e desafiam, continuadamente, assim o fizeram a nossos ancestrais inquietos, curiosos e compromissados, pois, no nosso entendimento, a Epidemiologia e o estudo das relações causais entre trabalho e condições de saúde dos trabalhadores nasceram juntos. Mais siameses do que gêmeos, posto que uma se fez à custa do outro, ou vice-versa, em uma complementaridade indissolúvel, como será visto na seção seguinte.

A raiz comum da Epidemiologia e da construção do conhecimento das relações causais entre trabalho e condições de saúde dos trabalhadores

Como já visto no Capítulo 1 deste livro, há uma forte relação de sinergia e complementaridade entre a história da

---

[1] Alguém já disse, jocosamente, que "epidemiologista" é alguém que anda sempre com "numeradores" na mão, à procura dos corretos "denominadores"... Os numeradores seriam "casos" e o desafio seria encontrar e caracterizar corretamente a sua origem, ou seja, de onde eles vêm. Em outras palavras: os "denominadores".

Epidemiologia e a história da construção do conhecimento das relações causais entre trabalho e condições de saúde. E, decerto, não faltam tentativas para explicar o nascimento comum destes irmãos siameses. Nós também faremos o nosso próprio ensaio, e estamos convidando o leitor e usuário deste capítulo a nos acompanhar neste exercício.

Observação 1: Alguns trabalhadores morrem "mais" e morrem "antes"

Parece ter sido a partir do senso comum e da sensibilidade mais aguda de artistas, pintores e poetas, a observação de que, em algumas profissões e em alguns locais de trabalho, as pessoas "morrem mais", ou seja, a frequência do evento morte parece ser mais elevada, numa leitura intuitiva do que seria, por exemplo, uma *taxa de mortalidade* diferenciada por profissão: número de mortes (numerador) entre a população exposta ao risco de morrer (denominador), num determinado período de tempo. Outros rotularam como sendo "morrer antes", que, na variável tempo, pode ser uma forma de ver o "morrer mais" e, por antecipação, o uso do conceito de "anos potenciais de vida perdidos" (APVP).

Com efeito, há mais de dois milênios, o poeta romano Lucrécio (c. 94-55 a.C.), refletindo sobre as condições de trabalho na mineração do ouro, parece ter sido o primeiro a registrar o encurtamento da vida dos trabalhadores cavouqueiros das minas. Perguntava, então, perplexo e indignado: *"Não viste ou ouviste como morrem em tão pouco tempo, quando ainda tinham tanta vida pela frente?"* (apud Ramazzini, 1971).

E isto continuou a ocorrer ao longo dos séculos e dos milênios, de certa forma até aos dias de hoje. Assim, observação similar é feita por um médico e estudioso da mineração metálica, Georgius Agricola (ou Georg Bauer) (1494-1555), em seu livro *De Re Metallica*. Após estudar diversos aspectos relacionados à extração de metais argentíferos e auríferos e à sua fundição, dedica o último capítulo aos acidentes do trabalho e às doenças mais comuns entre os mineiros. Dá, Agricola (1950), destaque especial à chamada "asma dos mineiros", provocada por poeiras que descreveu como sendo "corrosivas". A descrição dos sintomas e a rápida evolução da doença sugerem tratar-se de silicose, eventualmente acompanhada de câncer de pulmão. Segundo as observações de Agricola, em algumas regiões extrativas as mulheres chegavam a casar sete vezes, roubadas que eram de seus maridos, pela morte prematura dos seus maridos trabalhadores da mineração (Agricola, 1950).

De forma mais bem elaborada, e com recursos mais sofisticados de Estatística, William Farr (1807-1883), trabalhando no Departamento de Estatística do *General Register Office* da Inglaterra, analisou o mesmo problema, isto é, o impacto do trabalho na mineração subterrânea, sobre a morbidade e mortalidade dos trabalhadores, demonstrando, de forma metodologicamente rigorosa, que eles morriam muito "mais" e muito "antes", devido às suas condições de trabalho (Eyler, 1978).

As Tabelas 6.2 e 6.3 são autoexplicativas e sintetizam as observações de William Farr, neste exercício clássico do pensar epidemiológico, enfocado na busca do entendimento sobre as causas da elevada mortalidade de trabalhadores mineiros (pensamento no coletivo), através da comparação com outros grupos, isto é, não mineiros, e segundo tempo de serviço (ou de exposição).

Tabela 6.2. Média anual do número de mortes, por 1.000 mineiros e por 1.000 homens não mineiros, em Cornwall, por todas as causas, de 1849 a 1853

Idades	Mineiros	Não mineiros
15-25	8,90	7,12
25-35	8,96	8,84
35-45	14,30	9,99
45-55	33,51	14,76
55-65	63,17	24,12
65-75	111,23	58,61

Fonte: Mortality of Miners: A selection from the reports and writings of William Farr. In: Buck C, Llopis A, Nájera E, Terris M. (Ed.) **The challenge of epidemiology:** Issues and selected readings. Washington, D. C.: Pan American Health Organization, 1988, p.67-71.

Tabela 6.3. Média anual do número de mortes, por 1000 mineiros e por 1000 homens não mineiros, em Cornwall, por doenças pulmonares, de 1860 a 1862

Idades	Mineiros	Não mineiros
15-25	3,77	3,30
25-35	4,15	3,83
35-45	7,89	4,24
45-55	19,75	4,34
55-65	43,29	5,19
65-75	45,04	10,48

Fonte: Mortality of Miners: A selection from the reports and writings of William Farr. In: Buck C, Llopis A, Nájera E, Terris M. (Ed.) **The challenge of epidemiology:** Issues and selected readings. Washington, D. C.: Pan American Health Organization, 1988, p.67-71.

A riqueza das contribuições de Farr não se esgotou nestes estudos (Eyler, 1978). Contudo, destas duas tabelas, pinçadas de sua obra, as seguintes observações podem ser destacadas, a propósito deste capítulo:

- os trabalhadores da mineração morriam mais e morriam mais cedo, por todas as causas de morte, o que é visível pelas taxas de mortalidade mais elevadas do que as de não mineiros, em cada faixa etária;

- os trabalhadores morriam mais, ou morriam mais cedo, por doenças respiratórias;
- é possível quantificar este "excesso" de morte: ele chega a ser quase cinco vezes mais elevado na faixa etária de 45-55 anos, e de quase oito vezes, na faixa etária de 55-65 anos. Esta forma de comparar constitui o fundamento do raciocínio de "risco relativo", que passou a ser uma das técnicas mais utilizadas nos estudos de coortes.

Observação 2: Muitos trabalhadores adoecem mais e adoecem antes: o raciocínio epidemiológico observacional, a descrição detalhada

Além das observações já comentadas a propósito da morte prematura de trabalhadores, muito do pensamento epidemiológico vem das observações precisas de Bernardino Ramazzini (1633-1714), considerado por muitos o "Pai da Medicina do Trabalho", e por alguns, o "Pai da Epidemiologia". Na verdade, o destaque nesta história é seu livro *De Morbis Artificum Diatriba* (Tratado sobre as Doenças dos Trabalhadores), traduzido ao Português com o título de "As Doenças dos Trabalhadores" (Ramazzini, 1971) (Tabela 6.4).

Observação 3: Muitos trabalhadores adoecem mais e adoecem antes: procedimentos epidemiológicos analíticos, o primeiro estudo caso-controle

Quase 150 anos após a publicação de Ramazzini (1700), William Augustus Guy (1810-1885), Professor de Medicina Forense e Higiene no *King´s College Hospital* de Londres (Fig. 6.2), comparou a ocorrência de "consunção pulmonar" (tuberculose pulmonar), segundo as profissões dos pacientes. Guy utilizou chances ("*odds*"), isto é, a razão entre o número de casos com a doença pulmonar e o número de casos de outras doenças, como uma medida de risco. Guy, em 1843, também considerou (e excluiu) a possibilidade de que a relação entre trabalho e saúde poderia estar refletindo uma autosseleção de empregos por parte dos trabalhadores, de acordo com o seu estado e saúde, em lugar de considerar a doença como efeito do trabalho sobre a saúde (Morabia, 2004).

Na verdade, Guy teria aplicado, pela primeira vez, comparações de grupos na investigação de excesso de ocorrência de tuberculose pulmonar em algumas profissões de maior risco (compositores e jornalistas). Nesse trabalho, foram apresentadas, em uma tabela 2 x 2, as razões (*ratios*) de doença entre

Tabela 6.4. Como Bernardino Ramazzini (1633-1714) descreveu o adoecimento dos trabalhadores, segundo as profissões mais comuns à época	
Profissão e atividade analisada	Impactos sobre a morbidade e mortalidade
"Mineiros" (Capítulo I do livro)	• *"as mulheres que com eles casam estão sujeitas a contraírem novas núpcias, porque ficam logo viúvas"* • *"morrem cedo quando tinham tantos anos de vida pela frente"*
"Douradores" (Capítulo II do livro)	• *"poucos envelhecem nesse ofício, e os que não sucumbem em pouco tempo, caem num estado tão calamitoso, que é preferível desejar-lhes a morte"*
"Coveiros" (Capítulo XVII do livro)	• *"não vi um coveiro chegar à velhice"*
"Peneiradores e Medidores de Cereais" (Capítulo XXIII do livro)	• *"fatigados e caquéticos, raramente chegam à velhice"*
"Salineiros" (Capítulo XXVIII do livro)	• *"os operários do sal morrem repentinamente"*
"Corredores" (Capítulo XXXII do livro)	• *"os corredores de nossa época quando chegam aos quarenta anos, merecem afastamento do seu mister, e são encaminhados aos nosocômios públicos"*
"Atletas" (Capítulo XXXV do livro)	• *"muitos faleciam subitamente"* • *"morte repentina, principalmente quando deixavam o ócio e, repentinamente, metiam-se em combates"*
"Agricultores" (Capítulo XXXVIII do livro)	• *"terminada a colheita no agro Romano, uma turba de ceifadores enfermos enche todos os anos os nosocômios da cidade; e não se pode dizer claramente quem morre mais pela foice (...) do que pela lanceta dos cirurgiões"*
"Tecelões" (Capítulo IV do Suplemento)	• *"é necessário que as tecelãs, dedicadas exclusivamente a essa arte, sejam sadias e robustas, do contrário o excessivo trabalho as fatiga e, chegadas à idade adulta, são forçadas a abandonar sua profissão"*
"Poceiros" (Capítulo IX do Suplemento)	• *"os poceiros quando chegam aos quarenta anos ou cinquenta, despedem-se de sua profissão e, ao mesmo tempo, da vida..."*
"Marinheiros e Remeiros" (Capítulo X do Suplemento)	• *"os marinheiros e todos aqueles operários da navegação, por causa de algum elemento sideral que é ignorado, envelhecem raramente, suportando as inclemências do mar, como os que vivem nos exércitos"*

compositores e jornalistas, de forma similar à medida de associação a ser utilizada futuramente em estudos caso-controle (Lilienfeld, 1978; Pereira, Ximenes e Rodrigues, 2012).

Dado o pioneirismo do uso desta técnica (1843), consideramos necessário salientar, uma vez mais, que a Epidemiologia nasceu e se desenvolveu muito, a serviço das necessidades de saúde dos trabalhadores – tese que adotamos neste ensaio-capítulo do livro.

Nisto, estamos bem acompanhados, pois Pereira, Ximenes e Rodrigues (2012), que escrevem o capítulo "estudos caso-controle", na excelente obra *Epidemiologia & Saúde: Fundamentos, métodos, aplicações*, organizada pelos professores Naomar Almeida Filho e Maurício Barreto (Almeida Filho e Barreto, 2012), assim se expressam a respeito do trabalho pioneiro de Guy (1843):

> *"Os autores deste capítulo ressaltam a atualidade desta apresentação, considerando que, conceitualmente, tratava-se de uma abordagem bastante inovadora. Entretanto, esta fase promissora do desenvolvimento dos estudos caso-controle apresentou um período de descontinuidade, relacionada com o início da era bacteriológica, onde, através da aplicação dos postulados de Koch, com consequente identificação de agentes infecciosos responsáveis por doenças, um grupo de comparação não seria mais necessário..."* (Pereira, Ximenes e Rodrigues, 2012).

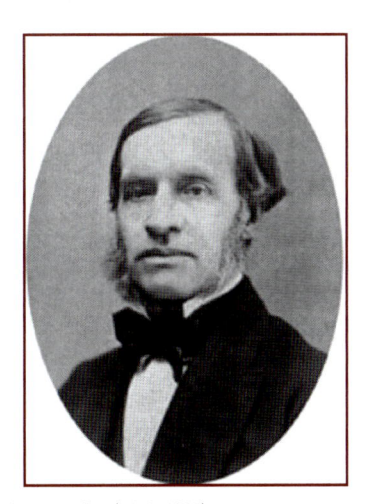

Fig. 6.2. William Augustus Guy (1810-1885).

Observação 4: A categoria "profissão" deve ser vista, também, como um indicador ("proxy") de "posição social"

Para o médico e historiador George Rosen, "*Ramazzini estabeleceu ou insinuou alguns dos elementos básicos do conceito de Medicina Social. Estes incluem a necessidade do estudo das relações entre o estado de saúde de uma dada população e suas condições de vida, que são determinadas pela sua posição social; os fatores perniciosos que agem de uma forma particular ou com especial intensidade no grupo, por causa de sua posição social; e os elementos que exercem uma influência deletéria sobre a saúde e impedem o aperfeiçoamento do estado geral de bem-estar*" (Rosen, 1958).

Observação 5: Emprego (desemprego) e condições de trabalho são importantes determinantes sociais de saúde-doença

Este entendimento esteve na raiz dos movimentos sanitários, desde, pelo menos, meados do século XIX. Citam-se, entre as referências clássicas, os trabalhos de Charles Turner Thackrah (1795-1833), médico da cidade industrial de Leeds, na Inglaterra. Já em 1831, ele demonstrava em sua obra "*The Effects of the Principal Arts, Trades and Professions, and of Civic States and Habits of Living on Health and Longevity, with Suggestions for the Removal of many of the Agents which Produce Disease and Shorten the Duration of Life*", que as deploráveis condições de trabalho e vida predominantes na cidade eram responsáveis pelo fato de aí haver taxas de doença e mortalidade mais elevadas do que nas regiões circunvizinhas. Thackrah morreu de tuberculose pulmonar, aos 38 anos.

Na mesma linha, o estudo de Edwin Chadwick (1800-1890), intitulado "*Report on the Sanitary Condition of the Labouring Population of Great Britain*", publicado em 1842, destaca-se, também, neste contexto histórico e temático (Hunter, 1978; Rosen, 1958). (Fig. 6.3)

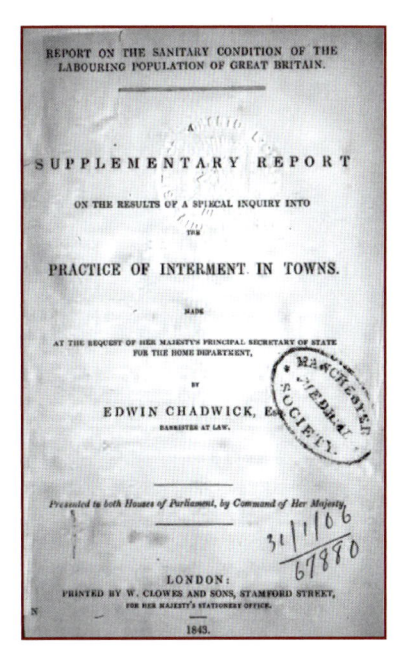

Fig. 6.3. Facsímile da página de rosto do "*Report*" de Chadwick (1842).

A França, líder em Medicina e Higiene durante a primeira metade do século XIX, produziu numerosos estudos nesta linha. A figura proeminente do período foi o médico Louis René Villermé (1782-1863), mais conhecido pelo seu estudo "*Tableau de l'État Physique et Moral des Ouvriers Employés dans les Manufactures de Coton, de Laine et de Soie*", publicado em 1840.

Uma das obras mais completas e referidas na História foi o livro "*A Situação da Classe Trabalhadora em Inglaterra*", de Friedrich Engels (1820-1895), publicado em alemão, em 1845, e depois em Inglês, em 1892. Ademais de seu significado político e ideológico, há que se incluir este livro entre os precursores da "Epidemiologia Social" (Engels, 1975; Fee, 1993).

Observação 6: Locais e ambientes de trabalho (na sua dimensão física e espacial) tipificam o "onde?" da Epidemiologia Descritiva, desde Ramazzini (1700)

Neste exercício de identificação da raiz comum da Epidemiologia e do estudo das relações causais entre Trabalho e condições de saúde dos trabalhadores, traz-se, novamente, Bernardino Ramazzini (1633-1714), que ao longo de seu livro "*As Doenças dos Trabalhadores*" (publicado em 1700), analisou com profundidade a dimensão espacial ou de lugar, no seu olhar sobre o coletivo, como pode ser observado na Tabela 6.5.

Observação 7: A configuração do tempo de trabalho, enquanto variável da Epidemiologia Descritiva ("quando?") e como fator de risco para a saúde é caracterizada desde Ramazzini (1700)

Neste mesmo exercício de identificação da raiz comum da Epidemiologia e do estudo das relações causais entre Trabalho e condições de saúde dos trabalhadores, Bernardino Ramazzini (1633-1714) é novamente evocado através de "*As Doenças dos Trabalhadores*", como um "*case*" concreto da valorização da dimensão temporal do trabalho na análise epidemiológica dos fatores de risco para saúde dos trabalhadores (Tabela 6.6).

Tabela 6.5 . Como Bernardino Ramazzini (1633-1714) descreveu a dimensão espacial ou de lugar, no seu olhar epidemiológico do adoecimento dos trabalhadores	
Profissão e atividade analisada	Descrição das características espaciais ou do lugar (onde?)
"Mineiros" (Capítulo I do livro)	• [os cavouqueiros] "passam grande parte da vida nas profundas entranhas da terra, como se entrassem diariamente no inferno" • "horrendos e obscuros locais" • "algumas minas são úmidas, a água fica estagnada no fundo" • "outras minas são secas" • "nas minas há pequeninos insetos, espécie de aracnídeos, principalmente nas minas de prata, os quais picam os escavadores" • "não somente os cavouqueiros, senão também os que residem e trabalham nas proximidades das minas, recebem os males das exalações metálicas"
"Químicos" (Capítulo IV do livro)	• "laboratório" • "quando os operários calcinavam o vitríolo no forno, para a fabricação do sublimado, toda a vizinhança se envenenava" • "corrompendo o ar circulante"
"Vidraceiros e Fabricantes de Espelhos" (Capítulo VII do livro)	• "seminus, em pleno inverno, ao fabricarem vasos de vidro, os operários permanecem junto aos fumegantes fornos" • "protegidos apenas pela camisa, saem das oficinas vulcânicas para lugares muito frios"
"Pintores" (Capítulo VIII do livro)	• "vida sedentária (...) segregados do convívio social" • "oficinas com odor fétido, causado pelo verniz e óleos"
"Cloaqueiros" (Capítulo XIII do livro)	• "é costume esvaziar, de três em três anos, as cloacas de cada uma das casas da cidade" • "trabalhar num antro de Caronte" • "ninguém que não tenha experimentado poderá imaginar quanto custaria permanecer neste lugar durante mais de quatro horas, pois ficaria cego"
"Azeiteiros, Curtidores, Queijeiros e Outros Ofícios Imundos" (Capítulo XV do livro)	• "em função do mau cheiro, com razão exigem as leis que tais operários não exerçam sua profissão em casa, mas em subúrbios ou zonas desabitadas da cidade" • "acham-se também expostos a essa nocividade da fumaça que o óleo de noz expele, aqueles que escrevem, lêem ou se dedicam a qualquer outra tarefa, encerrados em local fechado, sem ventilação, junto a lâmpadas alimentadas com esse azeite" • "lugares úmidos com o ar infectado por tão terríveis vapores dos couros semi-pútridos" [curtumes] • "para não corromper a pureza do ar, as casas onde se preparam couros se acham situadas perto dos muros das cidades, ou então nos arredores"
"Trabalhadores de Fumo" (Capítulo XVI do livro)	• "o odor virulento empesta o ar das tabacarias" • "o trabalho se efetua em locais fechados e fumacentos" • "as emanações de tabaco se espalham, sobretudo no verão" • "a vizinhança se queixa de que o cheiro de tabaco produz náuseas"

Continua

Profissão e atividade analisada	Descrição das características espaciais ou do lugar (onde?)
"Coveiros" (Capítulo XVII do livro)	• "nas cidades e povoações, as famílias possuem tumbas nas mais nobres igrejas" • "a plebe, porém, põe seus mortos amontoados, em promiscuidade, dentro de grandes sepulcros; quando os coveiros descem e esses antros fétidos, cheios de cadáveres semi-pútridos, para depositarem outros mortos que trazem" • "o pior está na descida aos sepulcros" • "péssimo odor habitual nas igrejas, sobretudo no verão"
"Lavadeiras" (Capítulo XXV do livro)	• "essas mulheres ficam caquéticas de passarem a vida em lugares úmidos, com as mãos e os pés molhados" • "vivem constantemente em atmosfera úmida e em banhos contínuos, nos quais o corpo é imerso" • "respiram vapores fumegantes da lixívia, à qual junta-se cal, ao invés de cinzas"
"Cardadores de Linho, Cânhamos e Seda" (Capítulo XXVI do livro)	• "ao começar o inverno, os cardadores, em bandos, se apresentam e depois se dispersam" • "são poucos os que envelhecem nesse ofício" (maceração de bicho da seda)
"Salineiros" (Capítulo XXVIII do livro)	• "nas salinas o ar se acha saturado de vapores corrosivos" • "os trabalhadores andam quase nus por causa do calor excessivo, tão somente cobrindo suas cabeças com chapéus de palha e as partes pudendas com tangas"
"Operários Sedentários" (Capítulo XXX do livro)	• "como todas as demais classes de trabalhadores que trabalham sentados, homens e mulheres, por causa de sua atividade sedentária e da flexão do corpo enquanto estão na oficina, todos os dias, debruçados sobre o trabalho" • "alfaiates e mulheres que trabalham com agulha, dia e noite, em seu domicílio"
"Agricultores" (Capítulo XXXVIII do livro)	• "expostos à inclemência do tempo, enquanto realizam as fainas campestres, açoitados pelos ventos, quer do norte, quer do sul, molhados pelas chuvas e pelos orvalhos noturnos, ou torrados pelo sol estival (...) não podem suportar tão grandes variações" • "frente a estábulos e chiqueiros (...) amontoa-se esterco para adubar a terra, e conservam ali como coisa deliciosa, durante todo o verão; emanam-se exalações fétidas que (...) infectam a atmosfera" • "os jardineiros vivem na umidade, devido à irrigação contínua necessária aos jardins" • "nos prados o ar é insalubre pelas causas idênticas"
"Pescadores" (Capítulo XXXIX do livro)	• "essa profissão é obrigada a tolerar as terríveis rajadas de vento, os violentíssimos frios invernais e os mais pesados calores do verão" • "é miserável a situação de tais trabalhadores que, às vezes, não têm outra morada, senão seus barcos" • "vivem sempre em lugares úmidos" • "águas fluviais e lugares pantanosos" • "águas marítimas" • "pescadores que vivem nas costas marítimas" • "e os que pescam nos rios e em lagoas"
"Militares" (Capítulo XL do livro)	• "...o soldado raso, seja na linha de batalha, ou no assalto às fortalezas, quer nos quartéis, durante o inverno" • "nos acampamentos" • "chuvas, calores, frios" • "durante a guerra"
"Bronzistas" (Capítulo V do Suplemento)	• "agrupam-se em um só bairro para durante o dia inteiro martelarem o bronze, a fim de dar-lhe maleabilidade e fabricar depois, com ele, vasilhas de diversos tipos, com isso causando tal ruído que os operários que ali têm suas tavernas e seus domicílios, fogem todos de um lugar tão incômodo"
"Poceiros" (Capítulo IX do Suplemento)	• "os poceiros aguentam frio e demasiada umidade" • "verifica-se, então, com que perigo se efetua a operação, pois se passa do frio ao calor e do calor ao frio, de um lugar seco para um úmido e do úmido para o seco" • "permanência em lugares frios e a umidade das águas que afluem de um lado ao outro" • "a tétrica exalação dos poços situados principalmente nas colinas e nas montanhas que contêm enxofre, nitro e outros minerais, cuja emanação corrompe espíritos e humores dos poceiros"
"Marinheiros e Remeiros" (Capítulo X do Suplemento)	• "os marinheiros, expostos às intempéries do céu, do mar e dos ventos, e aos mil inconvenientes que traz consigo a navegação" • "passam sua vida no mar" • "os remeiros (...) expostos a tormentas, ventos e chuvas" • "navegam para as Índias orientais ou ocidentais; transportando-se das zonas temperadas para as tórridas, onde verão outros solos, outros astros e também outras sombras, ora à direita, ora à esquerda, quando atravessam a linha equinocial..."

Fonte: elaborado pelos autores deste capítulo, a partir do livro de Ramazzini, (2000).

Tabela 6.6. Como Bernardino Ramazzini (1633-1714) descreveu a configuração temporal do trabalho na análise epidemiológica das causas de adoecimentos dos trabalhadores

Profissão e atividade analisada	Descrição das características temporais (quando?)
"Mineiros" (Capítulo I do livro)	• "os escavadores de minério de mercúrio apenas conseguem atingir três anos de trabalho" • "com quatro meses de trabalho aparecem tremores nos membros, vertigens e paralisias" • "em algumas minas não é permitido trabalhar mais do que seis horas diárias"
"Cloaqueiros" (Capítulo XIII do livro)	• "se alguém quisesse prosseguir neste trabalho muito tempo, sem demora perderia a vista, como tem acontecido aos outros" • "recomendo que os cloaqueiros permaneçam menos tempo no emprego de expurgar cloacas, ou que abandonem esse ofício e se dediquem a outro"
"Vinhateiros, Cervejeiros e Destiladores" (Capítulo XX do livro)	• "florescem as vinhas no verão" • "o mesmo se passa com a cevada em flor" • "vale a pena ser visto esse espetáculo no outono" • "até passar o inverno" • "os operários contratados por vários meses para esse mister, ou que tenham permanecido nessas fábricas durante quase todo o inverno
"Padeiros e Moleiros" (Capítulo XXI do livro)	• "os padeiros são, geralmente, artífices noturnos, quando outros artesãos terminaram a tarefa diária e se entregam a um sono reparador de suas fatigadas forças, eles trabalham de noite e dormem quase todo o dia, como as pulgas, pelo que temos nesta cidade antípodas, que vivem ao contrário dos demais homens" • "ao clarear a aurora, quando a plebe citadina se dirige às suas habituais ocupações, é necessário ter o pão pronto"
"Corredores" (Capítulo XXXII do livro)	• "os corredores de nossa época quando chegam aos quarenta anos, merecem afastamento do seu mister, e são encaminhados aos nosocômios públicos"
"Agricultores" (Capítulo XXXVIII do livro)	• "de acordo com a diversidade de regiões e a época do ano, são variados e distintos os trabalhos agrícolas; no inverno e ao começar a primavera..." • "os raios solares de março" • "no verão" • "terminada a colheita no agro Romano, uma turba de ceifadores enfermos enche todos os anos os nosocômios da cidade; e não se pode dizer claramente quem morre mais pela foice (...) do que pela lanceta dos cirurgiões"
"Pescadores" (Capítulo XXXIX do livro)	• "quando os demais operários cansados do labor diurno metem-se na cama para passarem comodamente a noite, num sono reparador, as noites dos pescadores estão cheias de trabalho e insônias"
"Literatos" (Capítulo XLII do livro)	• "consagram-se dia e noite a suas obras, e morrem às vezes, antes de publicá-las" • "o estudo da ciência, que não raro conduz seus cultores à morte prematura" • "velhice precoce" • "perturbam-se os poetas com ideias fantásticas que dia e noite fervilham na mente, pelo que ficam atônitos, impertinentes e magros" • "contínuos labores e vigílias noturnas" • "os literatos elucubram à luz das lâmpadas" • "não faltam os que preferem o dia"
"Poceiros" (Capítulo IX do Suplemento)	• "cavando seus poços durante a meia estação, porque na primavera e no inverno a terra está embebida de água e ninguém resiste a esse trabalho"
"Marinheiros e Remeiros" (Capítulo X do Suplemento)	• "marinheiros que dia e noite cumprem um contínuo trabalho a bordo" • "remeiros (...) trabalho diurno e noturno" • "os nautas estão submetidos a contínuas vigílias; e como de sua vigilância depende a salvação de todos os que estão no navio, mal têm tempo de conciliar o sono, caso deles se apodere a tristeza, da qual sofrem mesmo dormindo..."

Observação 8: Metodologias de estudo do cruzamento das variáveis "lugar" (onde?) e "profissão" (quem?) da Epidemiologia Descritiva foram pioneiramente utilizadas por Villermé (1840), na Saúde do Trabalhador

Neste momento, queremos salientar a contribuição metodológica de Louis René Villermé (1782-1863), para a construção do que tem sido chamado de "Epidemiologia Descritiva" (Lilienfeld, 1978). Como afirma na introdução deste clássico estudo, Villermé propunha-se a analisar a morbidade dos trabalhadores através da "... descrição comparativa das similaridades e diferenças entre trabalhadores da mesma atividade, mas que trabalham em diferentes locais, e trabalhadores do mesmo estabelecimento, mas em atividades diferentes", inaugurando, assim, uma das técnicas mais utilizadas em Epidemiologia (Villermé, 1840, *apud* OPS, 1988).

Além deste tipo de análise, que mostrou ao autor achados surpreendentes, Villermé comparou suas observações sobre o estado de saúde dos trabalhadores têxteis – enquanto categoria – com o estado de saúde de outras categorias profissionais que, embora residissem em regiões e casas similares às dos trabalhadores têxteis, trabalhavam ao ar livre, com direito ao ar e ao brilho do sol. "As diferenças são espantosas", declarou o autor em seu mais famoso estudo. Suas comparações incluíram a identificação de profundas diferenças de adoecimento e morte segundo classe social, motivação principal da inquietude de Villermé. Lugar espacial e geográfico era muito importante, mas o lugar na escala social também o era, aliás, tal como é entendimento prevalente sobre a determinação social da saúde-doença (Valentin, 1993).

Observação 9: O desenvolvimento e aperfeiçoamento dos "estudos de coortes" deu-se, pioneiramente, na investigação das relações causais entre trabalho e condições de saúde dos trabalhadores

Segundo o entendimento de uma das referências máximas da Epidemiologia mundial – *Sir* Richard Doll (1912-2005) – o termo "estudo de coorte" foi introduzido pelo Professor da *Johns Hopkins School of Public Health*, Wade Hampton Frost (1880-1938), em 1935, para descrever um estudo que comparou a experiência de doença de pessoas nascidas em diferentes períodos, em particular a incidência de tuberculose, por sexo e idade, e o método foi estendido para o estudo de doenças não transmissíveis, por Korteweg, que o utilizou, 20 anos mais tarde, para analisar a epidemia de câncer de pulmão na Holanda. Estes tipos de estudo passaram a ser mais bem descritos como *estudos geracionais* ou *estudos de coortes geracionais*, para distingui-los dos estudos que atualmente são realizados, os quais consistem na definição de grupos de indivíduos, distinguíveis por algumas variáveis (como local de residência, ocupação, comportamento ou exposição ambiental), e por seu seguimento (*follow up*) para verificar as taxas de incidência ou mortalidade, com a variável selecionada (Doll, 2004).

Estes tipos de estudo eram inicialmente chamados de *estudos prospectivos,* porque a informação caracterizando os indivíduos nas coortes era registrada antes do aparecimento da doença; mais recentemente, eles passaram a ser denominados *estudos de coortes* e distinguidos como *estudos de coorte prospectivos,* se a informação obtida se refere aos sujeitos no tempo em que o estudo é iniciado, e se eles são então seguidos, ou *estudos de coorte retrospectivos,* se a informação caracterizando os indivíduos foi registrada em algum tempo no passado (Doll, 2004).

Na moderna definição, estudos de coortes são estudos em que grupos de pessoas com características definidas são seguidas para determinar a incidência de alguma doença específica, ou a mortalidade causada por essa doença específica, ou por todas as causas de morte, ou qualquer outro desfecho. O risco desses desfechos pode então ser comparado, seja com um padrão externo, tal como a incidência ou mortalidade registrada para todas as pessoas com a mesma distribuição de sexo e idade, no mesmo período, localmente ou nacionalmente, ou ele pode ser comparado internamente, entre diferentes seções da coorte, definidas como tendo diferentes características (Doll, 2004).

Observação 10: A percepção do conceito de período de latência emerge da simples observação e associação de eventos

Percival Pott (1714-1788), um clínico geral do Reino Unido, em 1775, descreveu a ocorrência de câncer de pele da bolsa escrotal em indivíduos que tinham como característica comum terem trabalhado na limpeza de chaminés quando adolescentes. Portanto, a exposição à fuligem havia ocorrido décadas antes da detecção da doença. Foi o primeiro relato de um câncer induzido pelo exercício de uma determinada ocupação e, também, a percepção direta do longo período de latência no processo da carcinogênese (Pitot, 1996). Atualmente, o conceito de período de latência, dimensão de tempo entre a primeira exposição ao fator de risco e o diagnóstico da doença, é aplicado a praticamente todas as doenças não transmissíveis.

Saliente-se que, no escopo temático dos estudos de coorte, no pós 2ª guerra mundial, ao lado dos estudos sobre fatores de risco de doenças cardiovasculares e de câncer (como os primeiros relatos da coorte de Framingham e os famosos estudos sobre tabagismo em coortes de médicos britânicos), destacam-se os estudos que abordam importantes fatores de risco de adoecimento de trabalhadores.

Como exemplo, registrem-se as observações de Kelsey *et al* (1986), no livro *Methods in Observational Epidemiology*, os quais reportam um estudo publicado por Martland, em 1931, sobre **câncer em pintores de mostradores de relógios** e instrumentos de precisão com tinta luminescente (contém rádio), como estudo de coorte retrospectiva.

Destaca-se, também, o estudo de coorte retrospectivo iniciado por *Sir* Austin Bradford Hill (1887-1991), sobre os **trabalhadores refinadores de níquel,** segundo relato do próprio autor, na 8ª. edição do livro de Hill, "*Principles of Medical Statistics*" (1966). Cerca de 1.000 trabalhadores e aposentados do refino de níquel foram identificados a partir dos registros da empresa, e seguidos por 10 anos, de 1929 a 1938. Dezesseis (16) foram encontrados como falecidos por câncer de pulmão, contra um caso que seria "esperado", segundo as estatísticas nacionais; 11 haviam morrido por câncer nasal, contra menos de um caso "esperado"; e 67 haviam morrido de outras causas, contra 72 esperados.

Saliente-se a importância dos estudos de Case *et al.*(1954), do Instituto de Pesquisa do Câncer, do *Royal Cancer Hospital*, Londres, sobre causas do **câncer de bexiga em traba-**

lhadores da indústria química britânica. Estes estudos são considerados como o protótipo dos estudos de coortes retrospectivas ou históricas (Case *et al.*, 1954; Case e Pearson, 1954; Stellman, 2004).

Com efeito, casos de câncer de bexiga em trabalhadores da indústria química de pigmentos corantes e anilinas, já desde o final do século 19 (Rehn, 1895), e em 1921, a benzidina e a beta-naftilamina, haviam sido especificados pela OIT, na lista de doenças profissionais...

Case preparou uma lista de todos os homens que haviam sido empregados por 21 empresas da indústria química, por pelo menos seis meses, entre 1920 e 1952, e para aqueles em que a exposição a uma das substâncias químicas investigadas pudesse estar documentada. A partir daí, pesquisou atestados de óbito por câncer e bexiga, para detectar quem dos falecidos pertencia à lista de trabalhadores. A partir de taxas de mortalidade por câncer de bexiga "conhecidas", ele estimou quais seriam os números de mortes por câncer de bexiga "esperadas". O número de casos observados superou, em muito, o número de casos esperados. Este estudo inovou, também, ao examinar o número de mortes esperadas, em relação ao número de anos desde o início do trabalho com exposição ocupacional a "anilinas", ampliando o conceito de "**latência**", conceito que se tornou central nos estudos epidemiológicos em exposições ocupacionais (Stellman, 2004) (Fig. 6.4).

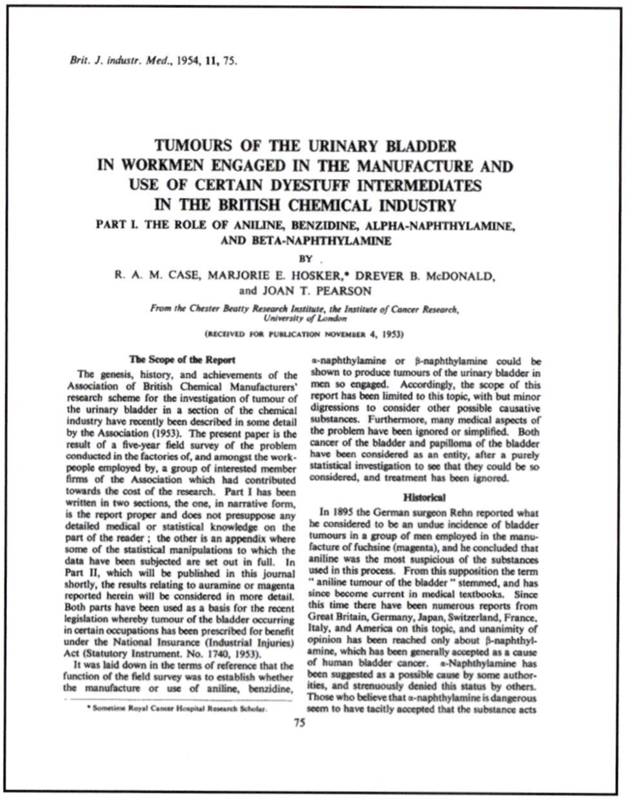

Brit. J. industr. Med., 1954, **11**, 75.

TUMOURS OF THE URINARY BLADDER IN WORKMEN ENGAGED IN THE MANUFACTURE AND USE OF CERTAIN DYESTUFF INTERMEDIATES IN THE BRITISH CHEMICAL INDUSTRY

PART I. THE ROLE OF ANILINE, BENZIDINE, ALPHA-NAPHTHYLAMINE, AND BETA-NAPHTHYLAMINE

BY

R. A. M. CASE, MARJORIE E. HOSKER,* DREVER B. McDONALD, and JOAN T. PEARSON

From the Chester Beatty Research Institute, the Institute of Cancer Research, University of London

(RECEIVED FOR PUBLICATION NOVEMBER 4, 1953)

The Scope of the Report

The genesis, history, and achievements of the Association of British Chemical Manufacturers' research scheme for the investigation of tumour of the urinary bladder in a section of the chemical industry have recently been described in some detail by the Association (1953). The present paper is the result of a five-year field survey of the problem conducted in the factories of, and amongst the work-people employed by, a group of interested member firms of the Association which had contributed towards the cost of the research. Part I has been written in two sections, the one, in narrative form, is the report proper and does not presuppose any detailed medical or statistical knowledge on the part of the reader ; the other is an appendix where some of the statistical manipulations to which the data have been subjected are set out in full. In Part II, which will be published in this journal shortly, the results relating to auramine or magenta reported herein will be considered in more detail. Both parts have been used as a basis for the recent legislation whereby tumour of the bladder occurring in certain occupations has been prescribed for benefit under the National Insurance (Industrial Injuries) Act (Statutory Instrument. No. 1740, 1953).

It was laid down in the terms of reference that the function of the field survey was to establish whether the manufacture or use of aniline, benzidine, α-naphthylamine or β-naphthylamine could be shown to produce tumours of the urinary bladder in men so engaged. Accordingly, the scope of this report has been limited to this topic, with but minor digressions to consider other possible causative substances. Furthermore, many medical aspects of the problem have been ignored or simplified. Both cancer of the bladder and papilloma of the bladder have been considered as an entity, after a purely statistical investigation to see that they could be so considered, and treatment has been ignored.

Historical

In 1895 the German surgeon Rehn reported what he considered to be an undue incidence of bladder tumours in a group of men employed in the manufacture of fuchsine (magenta), and he concluded that aniline was the most suspicious of the substances used in this process. From this supposition the term " aniline tumour of the bladder " stemmed, and has since become current in medical textbooks. Since this time there have been numerous reports from Great Britain, Germany, Japan, Switzerland, France, Italy, and America on this topic, and unanimity of opinion has been reached only about β-naphthylamine, which has been generally accepted as a cause of human bladder cancer. α-Naphthylamine has been suggested as a possible cause by some authorities, and strenuously denied this status by others. Those who believe that α-naphthylamine is dangerous seem to have tacitly accepted that the substance acts

* Sometime Royal Cancer Hospital Research Scholar.

75

Fig. 6.4 Página de rosto do artigo clássico de Case *et al.* (1955), considerado por Stellman (2004) como o "nascimento dos estudos de coorte".

Seguem-se, na rica história dos clássicos estudos de coorte, os estudos de Doll (1955), sobre o **câncer de pulmão de trabalhadores expostos a asbesto** (amianto), desenvolvido na esteira de outros estudos sobre câncer de pulmão, principalmente os associados ao tabagismo. Neste estudo, foram reportados 11 casos de câncer de pulmão, no período analisado, contra 0,8 casos que eram esperados ($p < 0,00001$), segundo as taxas de mortalidade na base nacional de dados de mortalidade na Grã-Bretanha (Doll, 1955; Doll, 2004; Morabia, 2004).

Na verdade, na década de 1950, foi observado que trabalhadores expostos ao asbesto tinham mais elevada probabilidade de desenvolver câncer de pulmão do que a população geral, mas eles, tal como a maioria da população masculina na época, também fumavam. Faltava demonstrar se o asbesto seria uma contribuição independente para o risco de câncer de pulmão.

Bom efeito, o grupo de pesquisadores da Divisão de Medicina Ocupacional e Ambiental do *Mount Sinai Hospital* de Nova York, liderados por Irving Selikoff (1915-1992) fez o delineamento de um estudo de coorte de 17.800 trabalhadores, membros do sindicato dos trabalhadores que utilizavam amianto no isolamento térmico, nos Estados Unidos e Canadá. A coorte foi seguida a partir de 1966. Em 1976, 397 casos de câncer de pulmão ocorreram entre os 12.051 que haviam sido expostos ao amianto, por pelo menos 20 anos, os quais haviam contribuído com 77.391 pessoas-ano de seguimento. O grupo controle foi constituído de 73.763 trabalhadores de outras atividades industriais pesadas, mas que não tinham amianto, os quais foram seguidos de 1967 a 1972.

Os resultados do estudo, comparando a coorte dos trabalhadores expostos ao asbesto com a coorte dos trabalhadores industriais tomados como controles estão sumarizados na Tabela 6.7.

Os estudos de **mortalidade por câncer em trabalhadores da indústria do gás** (Doll, 1952) complementam estes exemplos, que se tornaram clássicos e que estão a confirmar a tese das raízes comuns do nascimento e desenvolvimento da Epidemiologia e dos estudos sobre as relações causais entre trabalho e condições de saúde dos trabalhadores.

Conclui-se, portanto, que a partir de raízes comuns, troncos e ramos podem continuar brotando e florescendo, provendo frutos para os que mais necessitam. Ao menos, sombra e refrigério.

Etapa descritiva do "enfoque epidemiológico": Quem? Onde? Quando?

Introdução

Denominam-se "epidemiologia descritiva" ou enfoques "descritivos" da Epidemiologia os estudos e as atividades epidemiológicas (tipo "vigilância"), cujos componentes descritivos são mais fortes do que seus componentes analíticos, ou

Tabela 6.7. Taxas de mortalidade por câncer de pulmão ajustadas por idade (por 100.000 por ano) para fumantes e/ou expostos ocupacionalmente a poeiras de amianto, comparadas com não fumantes e não expostos ao amianto

Grupo	Exposição a asbesto	História de tabagismo	Taxa de mortalidade	Diferença de mortalidade*	Razão de mortalidade**
Controles	Não	Não	11,3	0,0***	1,00***
Trabalhadores do Amianto	Sim	Não	58,4	+47,1	5,17
Controles	Não	Sim	122,6	+111,3	10,85
Trabalhadores do Amianto	Sim	Sim	601,6	+590,3	53,24

* Risco atribuível; ** Risco relativo; *** Grupo de referência.
Fonte: Hammond, Selikoff e Seidman, 1979.

que claramente caem dentro da área descritiva do espectro descritivo-analítico. Em geral, consistem de descrições concernentes ao relacionamento da doença com características básicas, tais como idade, gênero, grupo étnico, ocupação, classe social e localização geográfica. Mesmo estas descrições gerais podem ter dimensões analíticas. As mais importantes características na "epidemiologia descritiva" podem ser classificadas sob os tópicos de pessoas (quem?), lugar (onde?) e tempo (quando?). A "epidemiologia descritiva" é sempre observacional, nunca experimental, enquanto que estudos epidemiológicos observacionais podem ser descritivos. Estudos de pesquisa epidemiológica são frequentemente analíticos (Lilienfeld, 1978; Porta, 2008).

Os estudos descritivos enfocam unicamente a descrição da distribuição de variáveis, sem a preocupação com relações causais ou outras hipóteses. Por exemplo, um inquérito (*survey*) de saúde da comunidade é utilizado para determinar o estado (*status*) de saúde das pessoas da comunidade. Num estudo descritivo, o parâmetro de ocorrência da doença (ou agravo) é relacionado com um determinante, sem a preocupação de interpretação causal nessa relação observada. Estudos descritivos (por exemplo, análises de registros populacionais) podem ser usados para medir riscos ou tendências nos indicadores de saúde, podendo gerar hipóteses, ou monitorar políticas de Saúde Pública etc. (Porta, 2008).

Será feita uma breve abordagem das principais categorias de análise dos estudos descritivos, sobretudo em função do nosso interesse com as descrições das condições de saúde-doença dos trabalhadores.

Quem? As características das pessoas

Classicamente, esta categoria de análise da abordagem descritiva inicia-se com a tentativa de responder à pergunta básica: **quem?**

Quem são os acometidos pelo desfecho de interesse? Quem são os doentes, os acidentados, os ausentes por motivo de doença, os afastados por incapacidade para o trabalho, os aposentados por invalidez, os que ficaram com alguma sequela, os que morreram?

Na epidemiologia descritiva básica, a caracterização das "pessoas", necessariamente começa pelas seguintes variáveis:

- idade;
- gênero (ou sexo);
- profissão ou ocupação;
- escolaridade ou grau de instrução;
- etnia ou grupo étnico (desaconselhamos o uso do termo e do conceito "raça");
- estado civil (variável de pouco valor);
- naturalidade (local de nascimento);
- tempo de profissão ou tempo de serviço ou tempo no emprego;
- classe social (ou indicadores "*proxy*", como renda e outros);
- outras.

Na verdade, o interesse por ampliar ou reduzir esta lista será orientado pela *finalidade* ou *objetivo* da análise desejada, e pelo *tamanho* da população a ser analisada. Se estas variáveis forem ser utilizadas para o delineamento de fichas, prontuários, formulários, questionários de pesquisa, formulários de inquéritos, entrevista etc., haverá a necessidade de utilizar, ao máximo, critérios de categorização de clara compreensão, objetivos e acordados, ou de perenidade para usos futuros.

Por exemplo, a variável *idade* poderá se tornar mais perene se for traduzida pelo ano de nascimento; a variável *pro-*

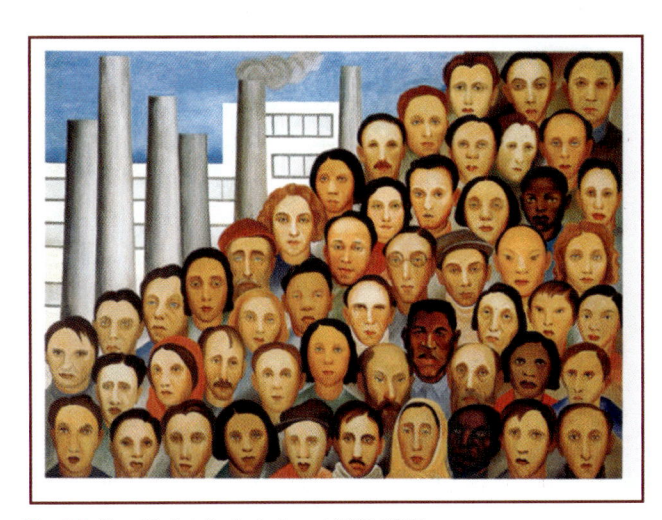

Fig. 6.5. "Operários", de Tarsila do Amaral (1886-1973).

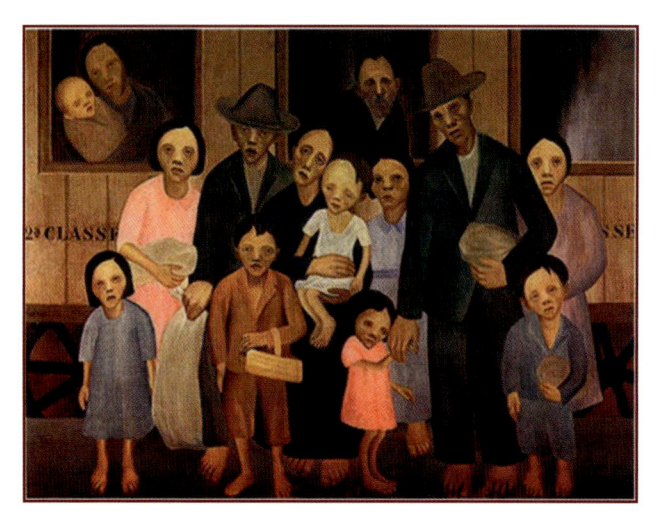

Fig. 6.6. "Segunda Classe", de Tarsila do Amaral (1886-1973).

fissão ou *ocupação* – categoria central nos estudos de Saúde do Trabalhador e Medicina do Trabalho – deverá utilizar ao máximo as classificações oficiais, como a *Classificação Brasileira de Ocupações* (CBO 2002), levando em conta a importante questão da mobilidade horizontal e vertical, que deve orientar a *história ocupacional*, muito mais importante do que a profissão atual, estática e fixa, quando esta categoria é tipicamente móvel e dinâmica.

A pessoa caracterizada por sua *profissão* ou *ocupação* (critério da CBO) poderá ou deverá ser também caracterizada pelo *ramo de atividade* da empresa ou organização em que está inserida como empregada, ou no caso de ser autônoma, e teremos assim, desde o início da organização desta informação e sua respectiva análise, duas categorias de análise: *profissão/ocupação* e *ramo de atividade econômica* onde exerce sua profissão, o que está atualmente sistematizado no Brasil, pela *Classificação Nacional de Atividades Econômicas* (CNAE).

> **O CONCEITO DE "OCUPAÇÃO", SEGUNDO A CBO (2002)**
> "Ocupação é um conceito sintético não natural, artificialmente construído pelos analistas ocupacionais. O que existe no mundo concreto são as atividades exercidas pelo cidadão em um emprego ou outro tipo de relação de trabalho (autônomo, por exemplo). Ocupação é a agregação de empregos ou situações de trabalho similares quanto às atividades realizadas.
>
> O título ocupacional, em uma classificação, surge da agregação de situações similares de emprego e/ou trabalho. Outros dois conceitos sustentam a construção da nomenclatura da CBO 2002:
> - Emprego ou situação de trabalho: definido como um conjunto de atividades desempenhadas por uma pessoa, com ou sem vínculo empregatício. Esta é a unidade estatística da CBO.
> - Competências mobilizadas para o desempenho das atividades do emprego ou trabalho."
>
> Fonte: http://www.mtecbo.gov.br/cbosite/pages/informacoesGerais.jsf

Na sua versão de 2002 (atualmente vigente) a *Classificação Brasileira de Ocupações* (CBO 2002), totalmente acessível na Internet, sistematiza o universo das ocupações no Brasil em 10 grandes grupos, 47 subgrupos principais, 192 subgrupos, 596 grupos de base ou famílias ocupacionais, onde se agrupam 2.422 ocupações e cerca de 7.258 sinônimos.

Estas duas categorias – *profissão/ocupação* e *ramo de atividade* – serão fulcrais para a organização e análise da categoria *exposição ocupacional* – presente ou pregressa – isto é, desde a coleta e análise de uma boa *anamnese ocupacional*, até a construção de *matrizes de exposição*.

Onde? As características espaciais ou do lugar

Classicamente, esta categoria de análise da abordagem descritiva prossegue com a tentativa de responder à pergunta básica: **onde?**

Pelo menos desde Hipócrates (480 a.C.), em seu célebre trabalho *Ares, Águas e Lugares*, é que se dá valor ao lugar, modo de vida, clima, solo, água e ar, como determinantes de saúde das pessoas. Na verdade, esta categoria de análise é extremamente rica, e tem servido para grandes avanços no entendimento do processo saúde-doença e na produção de doenças, e mesmo para a descoberta de fatores causais das doenças e de outros agravos à saúde, exemplificado pela já mencionada contribuição de John Snow (1813-1858) para a descoberta do papel da veiculação hídrica na produção do cólera, em meados século XIX (Snow, 1990; Bonfim e Medeiros, 2008).

No que se refere às relações causais entre trabalho e condições de saúde dos trabalhadores, já vimos como Ramazzini, em 1700, entendia a importância da questão espacial ou do lugar (geralmente local de trabalho), bem como as abordagens propostas e executadas por Villermé, em 1840. Muitos exemplos clássicos, por certo poderiam ser citados, mas, para as finalidades desta seção, neste capítulo, bastaria lembrar que os termos ou conceitos "lugar", "local", "espaço", "território" são intuitivamente e operacionalmente fáceis, embora teoristas da Geografia, das Ciências Sociais e de áreas afins venham desenvolvendo, incessantemente, reflexões e diferenciações conceituais e teóricas, profundas e extensas, a respeito de cada termo mencionado (Costa e Teixeira, 1999; Lévy e Lussault, 2003; Carvalho e Souza-Ramos, 2005; Barcellos, 2008; Bonfim e Medeiros, 2008).

Não obstante a complexidade da matéria, trataremos de simplificá-la, para os objetivos operacionais e práticos deste livro, lembrando que as categorias espaciais de "lugar" podem ser organizadas de "dentro para fora" (centrifugamente); de "fora para dentro" (centripetamente); lado a lado (paralelamente), desde o nível *micro* – por exemplo, um posto de trabalho –, até um nível *macro* – por exemplo, numa abordagem literalmente global, do tamanho do mundo, de dimensão planetária. Esta escala global nos remete, justamente, à importância da visão de globalidade da economia, do trabalho, dos riscos, das doenças, cabendo abordagens como a da "divisão internacional do trabalho", da "divisão internacional do risco", da "exportação de risco", da "importação de risco"

– entre outras – cada vez mais complexas (Arnaud, 2004; Gélinas, 2008).

As questões simples e operacionais de "local" ou "lugar" não requerem, de nossa parte, maior aprofundamento, até porque sua conceituação e sua operacionalização, no referente à saúde dos trabalhadores, recebem, continuamente, *inputs* de áreas mais exatas, como a Higiene Ocupacional, por exemplo, que neste livro é objeto de um capítulo específico.

Contudo, não poderíamos deixar de salientar que as questões de "local" ou "lugar" podem não ser tão simples assim, sobretudo quando associadas à questão de "perigo" e "risco". Para exemplificar esta complexidade, trazemos a questão do amianto (asbesto) crisotila no Brasil, para lembrar que, na perspectiva apenas espacial ou territorial, ele poderia permanecer na categoria de "perigo" localizado e circunscrito, se suas reservas na Mina de Canabrava, em Minaçu, Goiás, não estivessem sendo exploradas; ou se a exploração não significasse perfurar rochas, explodi-las ou implodi-las e depois britar, e depois concentrar fibras de crisotila a partir da rocha; ou se as fibras concentradas não fossem depois vendidas, industrializadas e seus produtos comercializados e consumidos, ao longo de uma complexa cadeia de produção e consumo no Brasil inteiro; ou se as fibras concentradas não fossem depois exportadas para mais de 70 países, e depois industrializadas, comercializadas e consumidas em significativa parte do mundo menos desenvolvido, expondo desnecessariamente trabalhadores e a população em geral a riscos criados, antropogênicos, e ainda exportados e perversamente "socializados". Esta lógica de transformação de "perigo" em "risco" está esquematizada na Fig. 6.7.

Como se pode ver neste exemplo do mundo real, a dimensão espacial (espaço, lugar, território) está submetida e condicionada a categorias mais poderosas e hegemônicas – como o econômico e o político – de sorte que a questão espacial não deveria ser analisada sem um questionamento crítico e epistemológico, em direção ao entendimento das "causas das causas". Analisar a dimensão espacial de forma isolada, desconectada de sua sustentação política, econômica e às vezes tecnológica, poderá introduzir vieses e reducionismos que irão prejudicar a apreensão das dimensões maiores da questão (Santos, 2002) (Fig. 6.8).

Enquanto isto, esta categoria de análise, de forma mais simples e fácil, poderá se beneficiar dos *"Google maps"*, geoprocessamento, GPS e SIG aplicados à saúde, com níveis de resolução e detalhe proporcionais ao *"zoom"* do nosso pensamento. Do microscópico ao planetário. Não faltarão instrumentos para a pessoa que pensa espacialmente, minimamente, um bom "mapa de riscos"... (Costa, 2002; Lopes e Ribeiro, 2006).

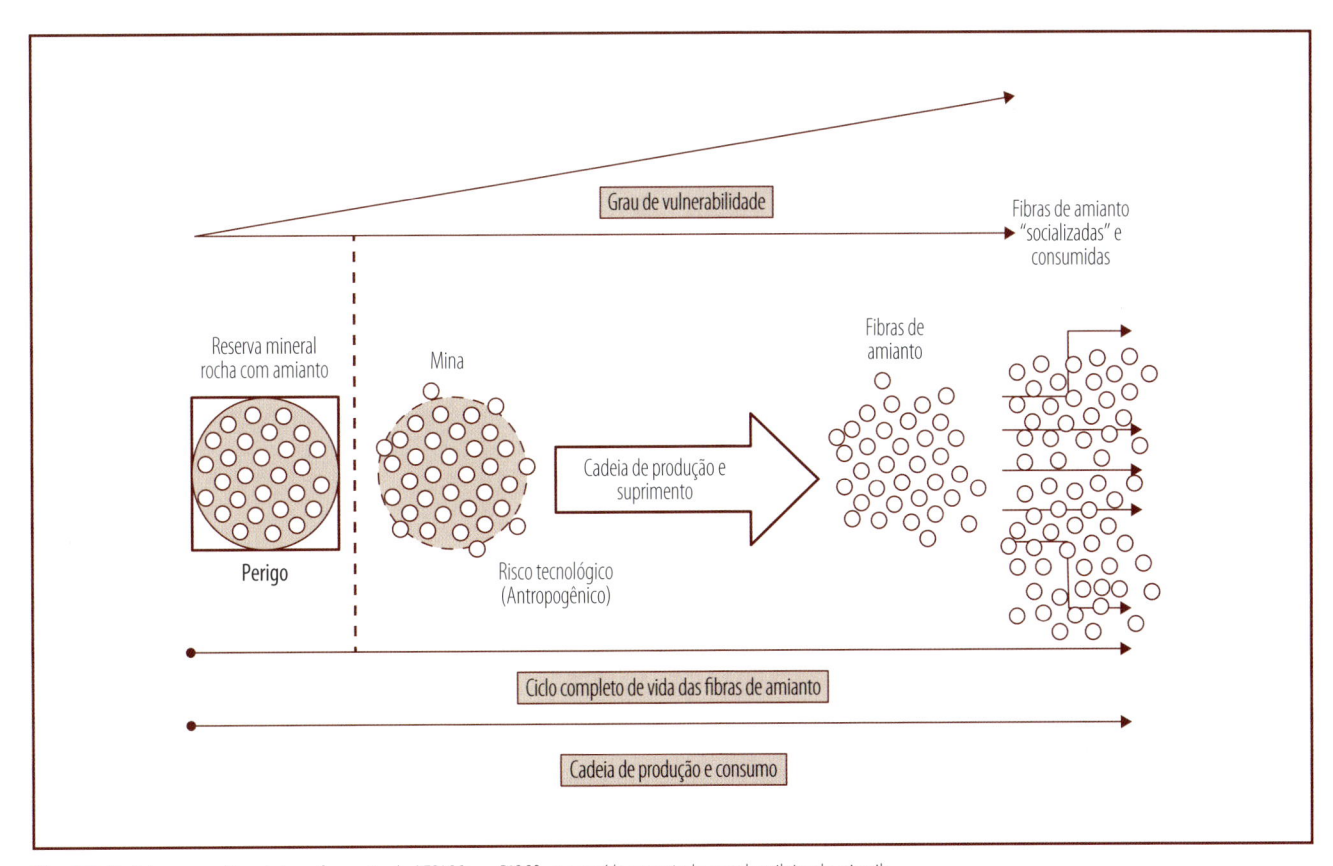

Fig. 6.7. Modelo esquemático da transformação de PERIGO em RISCO, construído a partir do caso brasileiro da crisotila.

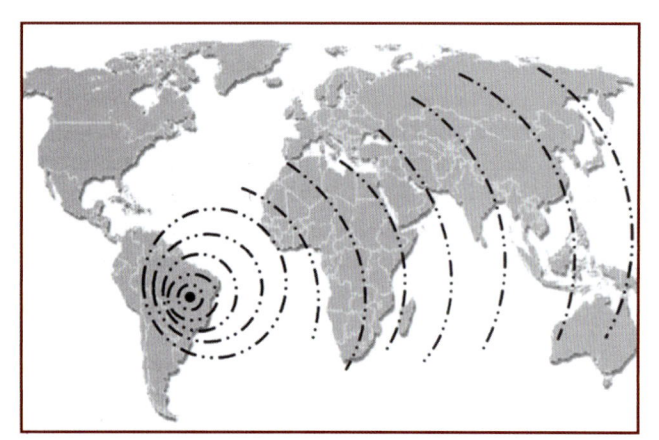

Fig. 6.8. O "perigo" crisotila na mina em Goiás, no Brasil, transforma-se em "risco" disseminado pelo mundo (que importa amianto crisotila de nosso país), a partir da extração, beneficiamento, transporte, exportação, industrialização, comercialização e consumo do amianto.

Quando? As características temporais

Esta categoria de análise da abordagem descritiva da Epidemiologia busca responder outra questão básica: **quando?**

Na nossa área temática de interesse prioritário neste livro, as perguntas serão do tipo: quando ocorreu a exposição? Em que época ocorreu a exposição? Por quanto tempo durou a exposição? Quando apareceram os sintomas? Quando se caracterizou um desfecho mais completo, como intoxicação, acidente, doença, incapacidade, morte? Por quanto tempo duraram os sintomas? Em que década começou ou se deu a exposição? Em que ano? Em que mês? Em que semana? Em que dia da semana? De dia, ou à noite? A que horas? As respostas, se disponíveis, serão nesta mesma escala de grandeza, isto é, desde aquilo que a Epidemiologia Descritiva clássica denomina de "tendência secular", até configurações muito detalhadas do tempo, como aquelas abordadas em capítulo específico deste livro, sobre trabalho noturno e trabalho em turnos, entre outras configurações, tanto do trabalho enquanto "exposição ao risco", quanto dos "efeitos" adversos ou "danos".

Assim, cada um trabalha com a variável "tempo" como lhe convém, ou como se convenciona utilizar em sua respectiva comunidade ou campo. Por exemplo, na área da Higiene Ocupacional, trabalha-se com o conceito de "média ponderada pelo tempo" (às vezes conhecida pela abreviação em inglês: TWA), e a partir daí, o "limite de exposição–média ponderada pelo tempo" (TLV-TWA), nesta área entendido como "a concentração média ponderada no tempo, para uma jornada normal de 8 horas diárias e 40 horas semanais, à qual acredita-se que a maioria dos trabalhadores possa estar repetidamente exposta, dia após dia, durante toda a vida de trabalho, sem sofrer efeitos adversos à saúde. Para algumas substâncias (por exemplo: gases irritantes), somente o limite teto é aplicável. Se qualquer um desses tipos de TLVs é excedido, presume-se a existência de um risco potencial para aquela substância" [2]. A mesma área utiliza, também, o conceito de "limite de exposição – exposição de curta duração" (TLV-STEL), um limite de exposição média ponderada em 15 minutos, que "não deve ser ultrapassado em nenhum momento da jornada de trabalho". Sua ultrapassagem implicaria risco de "irritação; lesão tissular crônica ou irreversível; efeitos tóxicos dose-dependentes, ou narcose em grau suficiente para aumentar a predisposição a acidentes, impedir autossalvamento ou reduzir significativamente a eficiência no trabalho." Embora seja uma questão aparentemente técnica, a própria conceituação admite ser também uma questão de crença e fé, ao utilizar ressalvas como "acredita-se", "presume-se". Quantas reflexões a respeito do "tempo" nestas tão curtas conceituações? De fato, curtas, insuficientes e assustadoras. O tempo dirá...

Já no campo da Saúde Pública, Saúde Coletiva e Epidemiologia clássica, quando mais voltada para as doenças transmissíveis, a variável tempo será fundamental para dispor e analisar a velocidade do aparecimento (incidência) de novos casos de uma doença, num determinado território. Cotejada a velocidade nova ou recentemente observada, com a habitual – digamos "endêmica" – ter-se-á a possibilidade de identificar o desenvolvimento de "surtos epidêmicos" e "epidemias", no sentido epidemiológico do termo, e, dependendo do tamanho do território atingido, até a possibilidade de uma "pandemia". Epidemia será, assim, tecnicamente conceituada como "elevação estatisticamente significativa da incidência de uma doença, ou de algum outro mal, acima da norma observada até então, em determinada população" (Rey, 1999). O olhar sistemático e atento ao longo do tempo – passado, presente e futuro – será a essência da *vigilância*, aplicada ao campo da saúde. Isto é do nosso tempo...

▶ A formulação de hipóteses de possíveis relações causais entre trabalho e condições de saúde dos trabalhadores

Introdução: após o diagnóstico, alguma hipótese[3] de causalidade, nova ou diferente?

Como já dito, o bom tratamento descritivo e a correta análise das *características das pessoas acometidas* (por um determinado desfecho); das características do *lugar* de sua ocorrência (ou procedência, ou exposição, ou diagnóstico, ou tratamento...), cotejados com a distribuição no *tempo* (distribuição da ocorrência/incidência, da exposição e sua duração etc.) irão fornecer, antes de tudo, a possibilidade de – em bases puramente descritivas – se elaborar um *diagnóstico* do problema em análise.

---

[2] ACGIH. Limites de Exposição Ocupacional (TLVs) para Substâncias Químicas e Agentes Físicos & Índices Biológicos de Exposição (BEIs). 2010. [Tradução da Associação Brasileira de Higienistas Ocupacionais]. p. 4.

[3] "Hipótese é uma coisa que não é, mas a gente faz de conta que é, para ver como seria se ela fosse" (anônimo).

Contudo, para observadores mais argutos, inquietos ou criativos, nada impede que se formulem hipóteses sobre eventuais novas associações causais até então não conhecidas ou suspeitadas. Afinal de contas, "originalidade não consiste apenas em fazer as coisas diferentemente, mas também em fazer as coisas melhor", diz-se que alguém disse, mas não se sabe exatamente quem foi que disse...

> "Uma descoberta consiste em ver o que todo o mundo já viu e pensar o que ninguém pensou", e esta reflexão é de paternidade conhecida: o médico e Prêmio Nobel de Medicina, o húngaro Albert Szent-Gyorgyi (1893-1986) [4].

Pois bem, ninguém é proibido de pensar e de formular hipóteses. O filósofo e físico argentino-canadense Mario Bunge conceitua *hipótese*, com as seguintes palavras:

> "Uma suposição cultivada. Uma declaração que abrange mais do que os dados a sugerem ou a confirmam. (...) Assim, o conhecimento humano é, em grande parte, hipotético. Todavia, nem todas as hipóteses são igualmente plausíveis: enquanto algumas se apresentam como tentativas, outras são vistas como muito próximas da verdade total, e outras, ainda, da final" (Bunge, 2002).

Assim, entendemos que nesta caminhada que estamos fazendo juntos – autores e leitores – chegamos ao ponto de dar mais um passo. E o passo seguinte será o de tentar entender e explorar ao máximo o conceito de "causa", "associação causal" e termos e conceitos similares e, sobretudo, os critérios para se estabelecerem (ou se descartarem) associações causais novas ou nunca antes suspeitadas, quer em sua natureza, quer em sua quantidade.

Termos e conceitos utilizados para expressar possíveis relações causais: "causa", "determinante", "fator de risco", "associação causal" e outros conceitos

A estruturação desta seção foi organizada em torno da conceituação formal de alguns termos parecidos, semelhantes, mas diferentes, tendo como propósito estimular o rigor e o cuidado em sua utilização teórica, bem como nas iniciativas de tradução operacional de sua busca ou demonstração (Tabela 6.8).

Conceituados estes termos, vem a grande questão central no pensamento causal em Epidemiologia: **qual a maneira correta de se ter (alguma) segurança de que associações causais novas ou não conhecidas possam ser seriamente consideradas nos ambientes científicos e profissionais?**

Esta pergunta vem sendo feita, há muito tempo, e um dos primeiros a tentar sistematizar a resposta, com base no pensamento "bacteriano" prevalente, foi o médico, patologista e anatomista alemão Friedrich Gustav Jacob Henle (1809-1885), o qual desenvolveu seus próprios "postulados" ("Postulados de Henle"), mais tarde adaptados e refinados por seu compatriota Heinrich Hermann Robert Koch (1843-1910), a quem são creditados os assim chamados "Postulados de Koch", ou melhor, os "Postulados de Henle-Koch". Eles viriam a ser ótimos para a "era bacteriológica", mas, como será visto adiante, inadequados ou insuficientes para as "novas eras" que se seguiram...

Com efeito, em 1959, os professores Jacob Yerushhalmy e Carroll Palmer, da Divisão de Bioestatística da Universidade da Califórnia em Berkeley, em elegante estudo, revisaram e adaptaram os "Postulados de Henle-Koch" para os tornar aplicáveis às doenças crônicas não transmissíveis (e por extensão, à maioria das doenças relacionadas ao trabalho), agregando duas condicionantes:

- A característica suspeita deve ser encontrada mais frequentemente (pensamento populacional) em pessoas com a doença em questão do que em pessoas sem a doença (comparação entre grupos), ou
- As pessoas que possuem a característica devem desenvolver a doença mais frequentemente (pensamento populacional) do que as pessoas que não possuem a característica (comparação entre grupos) (Yerushhalmy e Palmer, 1959).

Por sua vez, o trabalho do Professor Alfred Evans, do Departamento de Epidemiologia e Saúde Pública da Escola de Medicina da Yale University (New Haven, Connecticut – EUA), publicado em 1976, além de revisar historicamente e iconograficamente a evolução dos múltiplos "postulados" e critérios propostos para estabelecer nexos de causalidade nos mais variados grupos de doenças, elaborou os seus próprios, os quais seriam adequados às doenças crônicas e outros agravos que não de origem infectocontagiosa (Evans, 1976).

"Postulados de Alfred Evans"

a. A prevalência da doença deveria ser significantemente mais alta nos expostos à suposta causa (hipótese) do que nos controles, não assim expostos.

b. A exposição à suposta causa (hipótese) deveria ser mais frequente entre aqueles com a doença do que nos controles sem a doença, isto, quando todos os outros fatores de risco se mantiverem constantes.

c. A incidência da doença deveria ser significantemente mais elevada nos expostos à suposta causa (hipótese) do que naqueles não assim expostos, como evidenciado em estudos prospectivos.

d. A doença deveria seguir a exposição ao suposto agente causal (hipótese), com uma distribuição normal ou log-normal dos períodos de incubação.

e. Um espectro de respostas do hospedeiro deveria seguir a exposição ao suposto agente (hipótese), ao longo de um gradiente biológico lógico, do leve ao grave.

---

[4] Paulo Buschsbaum – Frases Geniais que Você Gostaria de Ter Dito. Rio de Janeiro: Ediouro, 2004. p. 87.

Tabela 6.8. Resumo dos principais conceitos gerais e os utilizados no pensamento causal em Epidemiologia e suas respectivas fontes

"Causa"
"Razão de ser, explicação, motivo; o que faz com que (algo) exista ou aconteça. No aristotelismo, a razão ou o princípio que faz com que alguma coisa se torne aquilo que ela é, determinando sua constituição e suas características essenciais. No empirismo, evento que condiciona a ocorrência regular e constante de um determinado efeito, em um encadeamento cuja previsibilidade decorre da frequência com que esta relação sucessiva é constatada pelo observador humano" (Dicionário Houaiss da Língua Portuguesa).

"Causação"
"Diz-se que um evento (mudança de estado) **c** é a causa de outro evento **e** se, e somente se, **c** for suficiente para que **e** ocorra. Exemplo: o movimento de rotação da Terra em torno de seu próprio eixo é a causa da alternância dos dias e das noites. Se, por outro lado, **c** verificar-se sem a ocorrência de **e** – isto é, se **c** for necessário, mas não suficiente para **e** ocorrer – então diremos que **c** é uma causa de **e**. Exemplo: a infecção HIV é uma causa da AIDS. Uma causa necessária, mas insuficiente é denominada uma causa contribuinte. A maioria, se não todos os eventos sociais têm múltiplas causas contribuintes. Outra distinção importante é a que existe entre relação causal linear e não linear. Uma relação causal linear é aquela em que o tamanho do efeito é comensurável com o da causa. Exemplo: o fluxo de água que move um alternador, o qual, por sua vez, gera eletricidade. Em uma relação causal não linear, o tamanho do efeito é muitas vezes maior do que a causa. Exemplo: dar uma ordem de mandar bala ou de mandar embora um empregado. A primeira é um caso de transferência de energia, a segunda é um desencadeador. A relação causal (ou nexo) vigora exclusivamente entre eventos. Portanto, afirmar que uma coisa causa a outra, ou que causa um processo (como ao se dizer que o cérebro é a causa da mente), envolve um mau uso da palavra ´causa´. (...) Embora as relações causais sejam imperceptíveis, elas podem ser testadas experimentalmente sacudindo as causas. Por exemplo, a hipótese de que a corrente elétrica gera campos magnéticos é confirmada pela variação da intensidade da corrente e pela mensuração da intensidade do campo magnético" (Bunge, 2002).

"Associação"
"Dependência estatística entre dois ou mais eventos, características ou outras variáveis. Uma associação está presente se a probabilidade de ocorrência de um evento ou característica, ou a quantidade de uma variável, varia com a ocorrência de um ou mais outros eventos, a presença de uma ou mais características, ou a quantidade de uma ou mais outras variáveis. A associação entre duas variáveis é descrita como positiva quando valores mais elevados de uma variável estão associados com valores mais elevados de outra variável. Numa associação negativa ou inversa, a ocorrência de valores mais elevados de uma variável está associada com valores mais baixos da outra variável. Uma associação pode ser fortuita ou pode ser produzida por várias outras circunstâncias. **A presença de uma associação não necessariamente implica uma relação causal**" (Porta, 2008, negrito introduzido).
"Dependência estatística entre dois ou mais eventos, características ou outras variáveis" (Rey, 1999).

"Associação causal"
"Em Estatística, associação não-aleatória entre duas variáveis. Tipo de associação que existe entre duas variáveis pela qual sempre que uma delas ocorre (causa) precede o aparecimento de outra (efeito) e, se a primeira é modificada, modifica também a outra" (Rey, 1999).

"Fator de risco"
"Um aspecto de comportamento pessoal ou estilo de vida, uma exposição ambiental, ou uma característica congênita ou adquirida que, com base em evidências científicas, sabe-se ser associada com significativa(s) condição (condições) relacionada(s) à saúde. Um atributo ou exposição associado(a) com uma probabilidade aumentada de um desfecho de saúde especificado, tal como a ocorrência de uma doença. Não necessariamente um fator causal: o fator de risco pode ser um marcador de risco. Um determinante que pode ser modificado por intervenção, deste modo reduzindo a probabilidade da ocorrência de doença ou de outros desfechos. Pode ser referido como fator de risco modificável, e, logicamente, precisa ser uma causa da doença em questão" (Porta, 2008).
"É um aspecto do comportamento pessoal ou do estilo de vida, da exposição ao meio ambiente, ou uma característica própria ou herdada do indivíduo que se sabe, tendo como base a evidência epidemiológica, estarem associados com condições importantes de se prevenir para proteger a saúde. O fator de risco representa uma probabilidade maior de ser atingido por determinada afecção ou dano" (Rey, 1999).

"Marcador de risco" ("Indicador de risco")
Um atributo que está associado com uma probabilidade aumentada de ocorrência de uma doença ou outro desfecho especificado, e que pode ser utilizado como um indicador deste risco aumentado. Não é, necessariamente, um fator causal (Porta, 2008).

"Determinante"
"Em Epidemiologia, diz-se de qualquer fator, acontecimento, característica ou outra entidade definível que causa mudança nas condições de saúde ou em outro processo definido" (Rey, 1999).

"Interação de causas múltiplas"
Quando mais de uma causa age concomitantemente, o risco resultante pode ser maior ou menor do que o esperado pela simples combinação dos efeitos das causas separadas. Isso é chamado de **interação**. Os clínicos chamam esse fenômeno de **sinergismo**, quando o efeito conjunto é maior do que a soma dos efeitos das causas individuais. Algumas vezes, o termo **interação biológica** é utilizado, para distingui-lo de **interação estatística** (Fletcher e Fletcher, 2006).

---

f. Uma resposta mensurável do hospedeiro seguindo a exposição da suposta causa (hipótese) deveria ter uma alta probabilidade de aparecer em pessoas antes da exposição, ou deveria aumentar em magnitude, caso já estivesse presente antes da exposição. Este padrão de resposta deveria ocorrer infrequentemente em pessoas não assim expostas.

g. A reprodução experimental da doença deveria ocorrer mais frequentemente em animais ou em humanos apropriadamente expostos à suposta causa (hipótese) do que naqueles não assim expostos.

h. A eliminação ou modificação da suposta causa (hipótese) deveria provocar o decréscimo da incidência da doença.

i. A prevenção ou modificação da resposta do hospedeiro na exposição à suposta causa deveria provocar o decréscimo ou eliminação da doença.
j. Todos os achados e relações encontrados deveriam fazer sentido, tanto do ponto de vista biológico quanto epidemiológico (Evans, 1976).

Cabe mencionar que, no caso do estudo das relações entre fatores ambientais (e de certa forma, também, os "ocupacionais") e adoecimento, o estatístico britânico *Sir* Austin Bradford Hill (1897-1991) propôs, em 1965, um elenco diferenciado de critérios que deveriam ser preenchidos, por ele denominados "características". Originam-se dos "postulados de Henle-Koch", ou "postulados de Henle-Koch-Yeurushalmy-Palmer", (e alguns agregam o nome de Evans, ainda que, em termos de publicação, cronologicamente posteriores...), tornando-se mais aplicáveis ao caso das exposições ditas ocupacionais, e sua relação com o adoecimento dos trabalhadores (Hill, 1965) (Tabela 6.9).

Com tantos e tão bons referenciais oferecidos pela Epidemiologia clássica e pela Epidemiologia aplicada aos problemas ambientais e "ocupacionais", já se pode dar o passo de escolher a alternativa metodológica que mais se adapta à nossa inquietude, curiosidade ou necessidade, na direção de investigar se determinada hipótese de causalidade pode ser aceita, ou deve ser rechaçada. Ou talvez, melhor, deva ser investigada de outra maneira.

O delineamento da etapa analítica do "enfoque epidemiológico"

"Podes dizer-me, por favor, que caminho devo seguir para sair daqui? Isso depende muito de para onde queres ir – respondeu o gato. Preocupa-me pouco aonde ir – disse Alice. Nesse caso, pouco importa o caminho que sigas – replicou o gato."

Com a conversa entre Alice e o chapeleiro, em *Alice no País das Maravilhas,* de Carles Lutwidge Dodgson (1832-

Tabela 6.9. "Critérios de Bradford Hill" (Hill, 1965)

Características ou "critérios"	Significado e comentários
1. Força	A *força* da associação é medida pelo tamanho do risco relativo ou risco absoluto, se utilizadas estimativas estatísticas idôneas e adequadas. Quanto mais forte for a associação, maior a probabilidade de ser causal, embora associações ditas "fracas" possam também ser causais (Porta, 2008).
2. Consistência	Repetidamente observada por pessoas diferentes, em diferentes lugares, circunstâncias e momentos. A associação é *consistente* quando resultados são replicados em estudos em diferentes lugares e utilizando diferentes métodos. Também denominada "replicabilidade".
3. Especificidade	Uma associação é *específica* quando certa exposição está associada somente a uma doença. Não é um critério "forte", pelo menos nas associações causais de interesse na Patologia do Trabalho e na Patologia Ambiental, onde, na maior parte das vezes, uma mesma exposição está associada a múltiplos efeitos adversos.
4. Temporalidade	*Temporalidade* refere-se à necessidade de que a "causa" preceda o "efeito" no tempo. A relação temporal entre exposição e doença é importante não apenas para esclarecer a ordem de suas ocorrências, mas também em relação à duração do intervalo entre elas.
5. Gradiente biológico (ou dose-resposta)	Refere-se à presença de uma curva do tipo dose-resposta ou exposição-resposta. "Se a relação dose-resposta está presente, há forte evidência de relação causal, entretanto, sua ausência não exclui, necessariamente, uma relação causal" (Gordis, 2010).
6. Plausibilidade	Faz sentido, de acordo com o conhecimento científico da época. "Da mesma forma que a Epidemiologia não é essencial para a inferência causal, a plausibilidade pode mudar com o tempo. (...) Com muita frequência a plausibilidade não se baseia na lógica ou em dados, mas somente em crenças prévias. Isso não significa que o conhecimento biológico deva ser descartado quando uma nova hipótese está sendo avaliada, mas apenas para assinalar a dificuldade na aplicação desse conhecimento" (Rothman, Greenland e Lash, 2011).
7. Coerência	O termo *coerência* implica que uma interpretação de causa e efeito para uma associação não entre em conflito com o que se sabe da história natural e da biologia da doença (Rothman, Greenland e Lash, 2011). "A associação deveria ser compatível com a teoria e o conhecimento existentes" (Porta, 2008).
8. Evidência experimental	A *evidência experimental* ou *semiexperimental* poderia/deveria ser demonstrada pela redução ou pela eliminação de uma exposição supostamente nociva e a verificação subsequente do declínio da frequência da doença. Esta seria a evidência mais "forte" de demonstração de causalidade. Algo como "antes" x "depois", e como tal, sujeita a vieses decorrentes da concorrência ou simultaneidade de outros fatores ou variáveis de confusão.
9. Analogia	Relações de causa e efeito já estabelecidas para uma exposição ou doença semelhante. A ausência de analogias reflete apenas falta de imaginação ou de experiência, mas não torna a hipótese falsa (Rothman, Greenland e Lash, 2011).

1898), mais conhecido por seu pseudônimo Lewis Carroll, abrimos esta breve seção, que tem por objetivo estimular a que se faça o delineamento adequado da etapa analítica do "enfoque epidemiológico" em função da correta questão que se quer investigar.

Outra forma de se resumir esta seção é a de recordar o sábio conselho: "para encontrar a resposta certa, você deve fazer a pergunta certa". E a pergunta certa, neste momento, talvez seja: "**qual é a pergunta mesmo?**".

Uma variação destas reflexões vem de Claude Bernard (1832-1898), médico e fisiologista francês, a quem se atribui o famoso aforismo: "*quem não sabe o que procura, não sabe quando encontra*"[5]. Ou, as variações: "*quem não sabe o que procura, não sabe interpretar o que acha*", ou, em uma forma pouco mais brincalhona: "*...se atrapalha com o que acha*".

Pois bem: se você já sabe qual é a pergunta ou o que está procurando, já alcançou a metade do caminho. A outra metade dependerá de algumas questões que, no campo da investigação das relações causais entre trabalho e condições de saúde dos trabalhadores, poderiam ser resumidas nas seguintes perguntas:

- Você está familiarizado com o que os outros já pesquisaram e publicaram?
- Você tem certeza de que já esgotou a literatura e a pesquisa bibliográfica, em bases idôneas, e cobrindo um período relativamente longo?
- Você incluiu, com paciência e cuidado, a busca bibliográfica de trabalhos brasileiros, mesmo que não estejam nas bases internacionais mais valorizadas no ambiente acadêmico?
- A mesma pergunta se aplica para trabalhos realizados em outros países latino-americanos. Investigou bem?
- Você já conversou com algum parceiro ou colega, professor ou pesquisador mais experiente, a respeito da sua hipótese?
- Para a investigação da associação causal que você imagina ou suspeita, e que pretende investigar, em relação ao *tempo*, você espera obter os resultados no curto, no médio ou no longo prazo?
- A mesma pergunta está sendo feita em termos de *recursos* financeiros: eles são escassos, relativamente disponíveis ou alcançáveis, ou eles são ilimitados?
- No suposto processo de associação causal que você imagina ou suspeita, a variável *tempo de exposição* é importante?
- No suposto processo de associação causal que você imagina ou suspeita, as variáveis *tempo de latência* e *tempo de indução* são importantes?

Ultrapassadas estas etapas e bem respondidas estas questões, teremos, em termos de delineamento, várias alternativas metodológicas, tema que será objeto da próxima seção deste capítulo.

▶ Etapa analítica do "enfoque epidemiológico": estratégias metodológicas para a investigação de possíveis relações causais entre o trabalho e condições de saúde dos trabalhadores

Estudos de corte transversal ou estudos de prevalência

Os estudos mais factíveis, embora limitados em seu potencial para detectar relações causais não conhecidas, são os assim chamados **estudos de corte transversal,** ou "estudos de prevalência", também conhecidos por sua denominação no idioma inglês: "*cross sectional study*". Não confundir "corte transversal" ou "corte" (fotografia, instantâneo, "vertical"), com "coorte longitudinal", ou "coorte" (tipo filme, "horizontal").

Estudos de corte transversal, em bases individuais e de natureza observacional, examinam o relacionamento entre doenças (ou outras características relacionadas com a saúde) e outras variáveis de interesse tal como elas existem em uma população definida, em um tempo específico. A presença ou ausência da doença e a presença ou ausência das outras variáveis (ou, se são quantitativas, os seus níveis) são determinadas em cada membro da população de estudo ou em uma amostra representativa, em um dado momento. O relacionamento entre a variável e a doença pode ser examinado (i) em termos de prevalência da doença em diferentes subgrupos populacionais definidos segundo a presença ou ausência (ou nível) das variáveis; (ii) em termos de presença ou ausência (ou nível) das variáveis em pessoas acometidas *versus* não acometidas. Deve ser notado que a prevalência de uma doença – e não sua incidência – é registrada em estudos transversais. A sequência temporal de causa e efeito pode não ser necessariamente determinada em estudos do tipo transversal, e esta é sua principal limitação (Porta, 2008).

Estes estudos são também denominados de **prevalência**, termo utilizado como medida de ocorrência da doença: o número total de indivíduos que têm um atributo ou doença em um dado momento de tempo (ou num período de tempo), dividido pela população exposta ao risco de ter o atributo ou doença naquele dado momento, ou num ponto médio de um período de tempo. Quando utilizado o termo sem alguma qualificação, ele usualmente estará se referindo a uma situação num ponto específico no tempo (prevalência num ponto). É uma medida de ocorrência ou frequência de doença, usualmente utilizada para se referir à proporção de indivíduos numa população que tem a doença ou as condições de saúde investigadas. É uma proporção, não uma taxa (Porta, 2008).

A Tabela 6.10 resume as vantagens e limitações dos estudos transversais.

---

[5] Paulo Buschsbaum – Frases Geniais que Você Gostaria de Ter Dito. Rio de Janeiro: Ediouro, 2004. p. 115.

Tabela 6.10. Vantagens e limitações dos estudos transversais	
Vantagens	Limitações
• Rapidez • Facilidade de execução e análise • Baixo custo • Possibilidade de estudar várias exposições ou variáveis preditoras e doenças ou desfechos, com dados coletados apenas uma vez	• Não medem incidência, apesar de que, em alguns estudos, pode-se indiretamente estimar a incidência • Não são os mais apropriados para se estudarem associações causais, mesmo que haja certeza de que a exposição tenha ocorrido antes da doença. Ainda assim haverá dúvidas na interpretação dos resultados • Por questões operacionais, os estudos de corte transversal não são apropriados para doenças de baixa prevalência • Como se trata de um "corte no tempo", os estudos de corte transversal não são apropriados para situações em que a doença e/ou exposição mudam no tempo • Não são apropriados para doenças de curta duração

Fonte: adaptado a partir do texto de Santana e Cunha (2012).

Portanto, cotejando-se as vantagens com as limitações ou desvantagens, o estudioso investigador, ou investigador estudioso poderá ser obrigado a buscar outras alternativas metodológicas, cuja síntese é encontrada nas seções que se sucedem.

Estudos longitudinais de coortes

Nos estudos de coorte, geralmente pessoas "sadias" – sem a doença ou agravo de interesse – são classificadas em grupos, segundo o **grau de exposição** a potenciais fatores de risco (ou "fatores de proteção"), sendo acompanhadas, ao longo do **tempo**, para comparar a frequência da doença ou agravo entre os grupos. Como a observação ao longo do tempo permite identificar **casos novos**, este tipo de estudo possibilita o cálculo de medidas de **incidência** (Aquino, Barreto e Szklo, 2012).

Os estudos de coorte podem ser classificados, quanto à relação entre o momento de referência dos dados e o momento de realização da pesquisa, em *estudos concorrentes* (ou *prospectivos*) e *estudos de coortes históricas* (ou *não concorrentes*). Nos estudos prospectivos, o início da pesquisa coincide, historicamente, com o início do acompanhamento da coorte; nos estudos de coortes históricas, procede-se à reconstrução de coortes em algum ponto do passado, antes do momento de realização da pesquisa (Aquino, Barreto e Szklo, 2012).

Como bem explicam Aquino, Barreto e Szklo (2012), o **estudo concorrente** é o estudo clássico de coorte em que uma coorte é identificada, classificada de acordo com a exposição e seguida, do presente para o futuro. No **estudo de coorte histórica**, a coorte é reconstituída no presente, utilizando dados do passado, podendo, portanto, ser seguida do passado ao presente. O **estudo de coorte misto,** ou bidirecional, inclui seguimento tanto do passado até o presente, quanto do presente para o futuro.

A Fig. 6.9 esquematiza o conceito básico dos estudos de coorte.

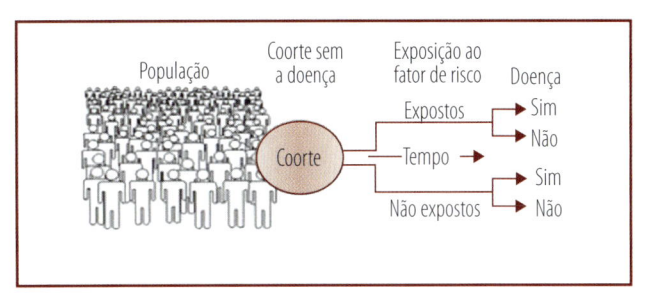

Fig. 6.9. Modelo esquemático dos estudos de coortes.

Por meio de estudos de coorte, capazes de permitir a apreensão correta da **incidência**, será possível estimar o **"risco"**, entendido como "*a probabilidade de que um evento venha a ocorrer, por exemplo, que um indivíduo venha a adoecer ou morrer, em um determinado período de tempo, ou, ao alcançar determinada idade*" (Porta, 2008).

Na coorte de não expostos, pode-se estimar o "**risco absoluto**", ou seja, "*a probabilidade de um evento ocorrer em uma população sob estudo. Seu valor é o mesmo da incidência e os termos são frequentemente intercambiáveis. O risco absoluto é a melhor forma de os pacientes e os clínicos entenderem como os fatores de risco podem afetar suas vidas*" (Fletcher e Fletcher, 2006).

Se as coortes tiverem sido bem definidas e corretamente seguidas, a incidência em "expostos" (ao fator de risco em investigação), no mesmo período de seguimento da coorte de não expostos, também irá revelar uma **incidência** de casos, indicadora do **risco**, advindos daí os conceitos de "**risco atribuível**" e "**risco relativo**".

O "**risco atribuível**" será o risco (ou incidência) absoluto da doença em pessoas expostas, menos o risco absoluto em pessoas não expostas. O risco atribuível é a incidência adicional de uma doença, decorrente de uma determinada exposição, levando em consideração a incidência basal da doença, por outras causas. Pode ser expresso pela diferença ou pelo quociente (proporção em %). Neste caso, utiliza-se o conceito de "**fração de risco atribuível**", que indica a proporção de ocorrência de doença que potencialmente seria eliminada se a exposição ao fator de risco de interesse fosse prevenida. Na Fig. 6.10, esboçamos, esquematicamente, a importância do "**fator de risco**" amianto ou asbesto, na geração de doenças relacionadas ao trabalho, lembrando que, por ser "100% atribuível" (ao amianto/asbesto), a *asbestose* é uma doença

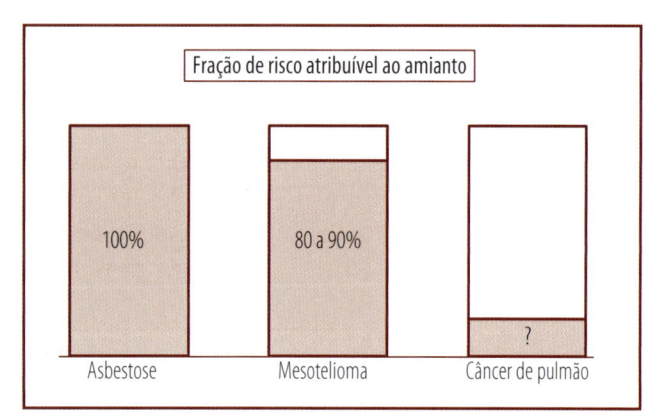

Fig. 6.10. Esboço esquemático de três desfechos influenciados pelo amianto/asbesto, exemplificando o conceito de "fração de risco atribuível" (Observação: com exceção da asbestose, as outras frações de risco atribuível são apenas exemplificativas, e os valores aproximados variam de estudo para estudo).

profissional do tipo Schilling I. No caso do *mesotelioma maligno de pleura*, o asbesto/amianto é o mais importante fator de risco conhecido, respondendo por cerca de 80 a 90% de sua etiologia, o que leva o *mesotelioma maligno de pleura* a ser classificado como "quase Schilling I". Já no *câncer de pulmão* (todos os tipos histológicos), a exposição ocupacional ao asbesto/amianto constitui-se num dos múltiplos fatores de risco conhecidos para esta localização de tumor maligno, de sabida etiologia multicausal. Daí ser classificado como Schilling II, onde a natureza da associação causal é tipicamente epidemiológica. Em outras palavras, na *asbestose*, o "**risco absoluto**" é igual ao "**risco atribuível**" (Schilling I). A eliminação da exposição ocupacional ao amianto poderia levar à incidência zero de *asbestose*. No caso do *câncer de pulmão*, a eliminação da exposição ocupacional e ambiental ao amianto/asbesto poderia provocar a redução progressiva do "**risco atribuível**" (ao amianto/asbesto) até chegar a zero, porém ainda restariam casos novos de câncer de pulmão ("**risco absoluto**"), associados a outros fatores de risco, conhecidos ou desconhecidos. Cabe lembrar que estas discussões sobre "risco atribuível" aplica-se aos estudos epidemiológicos analíticos em geral, sejam os de coorte, sejam os de caso-controle.

Outra forma de comparar riscos é através do uso do conceito de "**risco relativo**", largamente utilizado (e às vezes abusivamente ou imprecisamente utilizado). O "risco relativo" é conceituado como a razão entre a incidência em pessoas expostas e a incidência em pessoas não expostas.

A Tabela 6.11 sintetiza as vantagens e os limites dos estudos de coorte.

Estudos longitudinais do tipo "casos × controles"

Estudos caso-controle são, por definição, estudos analíticos, isto é, são utilizados para investigar uma hipótese quanto à existência de associação entre exposição a um fator e desfecho de interesse para o estudo, em geral uma doença.

Tabela 6.11. Vantagens e limites dos estudos de coorte

Vantagens	Limites
• Permite o cálculo de incidência • Sequência temporal é clara (exposição → desfecho) • Reduz potencial para vieses • Permite investigar múltiplos desfechos • Novas hipóteses podem ser testadas ao longo do tempo • Permite estocar material biológico para análises futuras • Permite incorporar mudanças nas exposições e nos confundidores ao longo do tempo • Participantes tornam-se mais velhos • Exposição se acumula ou modifica	• Alto custo • Operacionalização complexa • Grande possibilidade de viés de seleção pelas perdas diferenciais no seguimento, especialmente quanto mais longa a duração • Necessidade de amostra grande • Pouco adequado para doenças raras e/ou com tempo de indução dos desfechos de interesse • Desafios para comparabilidade ao longo do tempo, especialmente por mudanças nos critérios diagnósticos

Fonte: Aquino, Barreto e Szklo, 2012.

São considerados de *base individual* (o indivíduo é a unidade de análise, ao contrário do estudo ecológico); *observacional* (o investigador não determina quem recebe a intervenção, ao contrário dos ensaios clínicos), e pode ter um delineamento longitudinal (registros de exposição e desfecho são obtidos em momentos sucessivos no tempo, ao contrário de estudos de corte transversal) (Pereira, Ximenes e Rodrigues, 2012).

Estudos do tipo caso-controle iniciam-se com a identificação de um grupo de **casos**, indivíduos que apresentam um desfecho específico (doença, óbito ou sequela), e um grupo de **controles**, constituído por pessoas que não apresentam este desfecho. A proporção de casos que foi exposta ao fator de interesse é comparada à proporção de controles que foi exposta ao mesmo fator. O propósito dessa comparação é identificar fatores que ocorrem em maior (ou menor) frequência entre os casos do que entre os controles, e que poderiam, portanto, elevar (ou reduzir) o **risco** de desenvolvimento do desfecho que está sendo investigado (Pereira, Ximenes e Rodrigues, 2012).

O estudo caso-controle é um *estudo retrospectivo*, no sentido de os participantes serem recrutados depois que o desfecho ocorreu. Essa característica possibilita recrutar um número semelhante de casos e controles e é um desenho apropriado para investigação de associações etiológicas em doenças de baixa incidência (o que aumenta a eficiência do caso-controle em relação aos estudos de coorte) e condições que apresentam período de latência (entre exposição e desenvolvimento da doença) prolongado (Pereira, Ximenes e Rodrigues, 2012).

O maior desafio metodológico em um estudo caso-controle será a seleção adequada de "casos" e de "controles".

A Fig. 6.11 sintetiza estes conceitos e sua estruturação no delineamento.

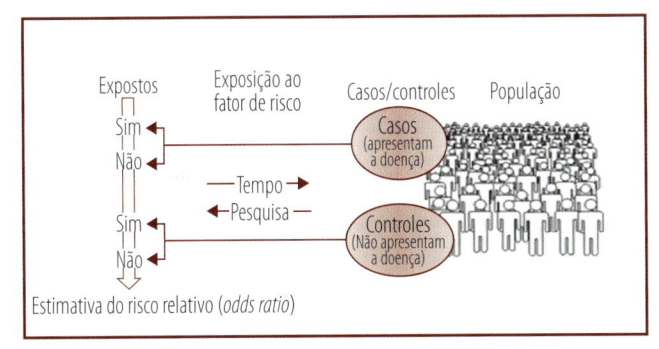

Fig. 6.11. Modelo esquemático de estudos do tipo "caso-controle".

Neste sentido, requer-se, muito clara e precocemente, que seja estabelecida a definição de "caso".

Como bem conceitua Porta (2008), "definição de caso" implica estabelecer um conjunto de critérios (não necessariamente critérios de diagnóstico) que devem ser preenchidos a fim de identificar uma pessoa como representando um caso de uma doença ou agravo em particular. É diferente de *diagnóstico* de caso. A definição de caso pode ser baseada em critérios geográficos, clínicos, laboratoriais, ou a combinação de critérios clínicos e laboratoriais, ou em um sistema de escores, com pontuação para cada critério que atende as características da doença ou agravo à saúde (falso positivo x falso negativo...).

Para Pereira, Ximenes e Rodrigues (2012), para a "definição de casos", as informações sobre os casos deverão ser obtidas por intermédio de instrumentos padronizados, a depender do desfecho sob estudo. Os critérios a serem utilizados para definição de caso poderão ser clínicos ou laboratoriais. Estes critérios deverão ser precisos, claramente explicitados no protocolo e mantidos sem alterações durante todo o desenvolvimento do estudo. As formas clínicas e os estágios de evolução deverão ser definidos, a exemplo de doenças que apresentem formas leves ou graves.

Contudo, para estes mesmos autores, "*a escolha de um grupo controle é a tarefa mais difícil do delineamento de um estudo caso-controle. A escolha inadequada deste grupo pode levar a viés de seleção, que pode ser evitado se este grupo for selecionado de maneira a constituir uma amostra representativa da mesma população que produziu os casos*" (Pereira, Ximenes e Rodrigues 2012).

Nos estudos caso-controle a estimativa de risco é feita via a medida "razão de chances" [ou *odds ratio*, na expressão inglesa]. Esta medida consiste na divisão da chance dos casos terem sido expostos sobre a chance de exposição nos controles. Após Jerome Cornfield (1912-1979), em 1951, ter deduzido o cálculo matemático do *odds ratio*, esta medida de efeito obtida nos estudos caso-controle é assumida como uma estimativa aproximada do risco relativo, medida de efeito obtida nos estudos de coorte (Cornfield, 1951).

A Tabela 6.12 resume as vantagens e desvantagens dos estudos de caso-controle.

Tabela 6.12. Vantagens e desvantagens dos estudos de caso-controle

Vantagens	Desvantagens
• Relativamente barato • Relativamente rápido • Permite a investigação simultânea de uma maior diversidade de fatores de risco • Útil para o estudo de doenças raras • Como o tamanho da amostra é geralmente menor do que em estudos de coorte, podem-se empregar exames e/ou testes caros e/ou laboriosos • Não há perdas de seguimento • Mais fácil de controlar a consistência das técnicas de medições adotadas • Pode testar hipóteses correntes	• Possibilidade de viés na seleção de casos e de controles • Possibilidade de viés de mensuração da exposição • Dificuldade em estabelecer uma sequência de eventos • Não é prático para a investigação de exposições raras, a não ser que o risco atribuído à exposição na população de estudo seja muito alto • Não é possível estimar a incidência das doenças estudadas

Fonte: Pereira, Ximenes e Rodrigues, 2012.

Nesta Tabela, cabe destacar uma questão fundamental para a lógica dos estudos de caso-controle, isto é, a questão **mensuração da exposição.**

Outros tipos de estudos

Nesta última categoria, destacam-se os "**estudos agregados de risco**" ou sua variante de denominação de "**estudos ecológicos**", que geralmente são estudos de grandes populações, e a exposição é conhecida apenas nos grupos, não nos indivíduos dos grupos. As pessoas são classificadas pelo nível geral da exposição em seus ambientes, que pode ou não corresponder à exposição dos indivíduos que fazem parte de cada grupo (Fletcher e Fletcher, 2006).

Os estudos agregados de risco raramente são definitivos por si só. O principal problema é um potencial viés, chamado de "**falácia ecológica**", em que os indivíduos que desenvolveram a doença em um grupo (agregado), classificado como exposto, podem não ter sido eles próprios os indivíduos expostos ao fator de risco nesse grupo. Além disso, a exposição pode não ser a única característica que distingue as pessoas no grupo exposto, daquelas no grupo não exposto, isto é, pode haver **fatores de confusão**. Dessa forma, os estudos agregados de risco são muito úteis para levantar hipóteses que precisam, então, ser testadas com pesquisas mais rigorosas (Fletcher e Fletcher, 2006).

▶ Outros usos da Epidemiologia no campo das relações Trabalho-Saúde

Este capítulo foi dedicado ao uso da Epidemiologia no estabelecimento das relações causais entre trabalho e condições de saúde dos trabalhadores. Decerto uma das mais importantes finalidades, porém, não a única, posto que o "pensar no coletivo" e o "comparar grupos" – pilares básicos da Epidemiologia – são necessários em vários outros espaços no campo da Saúde.

Destacamos aqui o espaço da chamada "**Epidemiologia Clínica**", tão importante nas condutas clínicas, do diagnóstico ao prognóstico, passando pela escolha das condutas terapêuticas e outras, mais recentemente enfeixadas no conceito de "Medicina baseada em evidências" (Fletcher e Fletcher, 2006).

Destacamos ainda o espaço da "**Epidemiologia na Administração de Serviços de Saúde**" (hoje mais rotulada como "gestão"), onde todas as etapas dos processos de gestão podem e devem ser guiados pelo "olhar epidemiológico" (Armenian, Steinwachs, 2000). Neste espaço, é referência obrigatória no Brasil o excelente livro de Denver, intitulado *Epidemiologia na Administração dos Serviços de Saúde* (Denver, 1988). A *Revista Epidemiologia e Serviços de Saúde,* publicada pelo SUS/Ministério da Saúde, por seu título e tema e por seu rico conteúdo, também exemplifica esta vertente. Vários livros estrangeiros têm sido utilizados, também, ainda que com olhares mais quantitativos do que qualitativos.

Por último, a "**vigilância da saúde**" tem sido entendida por muitos como sendo um típico campo de aplicação da Epidemiologia, no caso, vigilância aplicada à saúde dos trabalhadores. Com efeito, a conceituação enunciada na Lei Orgânica da Saúde é clara e atual: vigilância é *"um conjunto de ações que proporcionam o conhecimento, a detecção ou prevenção de qualquer mudança nos fatores determinantes e condicionantes de saúde individual ou coletiva, com a finalidade de recomendar e adotar as medidas de prevenção e controle das doenças ou agravos".* Para o *Center for Diseases Control* (CDC), dos EUA, a vigilância da saúde consiste da *"coleta, análise e interpretação de dados de saúde, essencial para o planejamento, a implementação e a avaliação da prática da Saúde Pública, intimamente integrados com a disseminação oportuna destes dados, para aqueles que necessitam conhecê--los. O elo final da cadeia de vigilância é a aplicação destes dados para a prevenção e o controle. O Sistema de Vigilância inclui a capacidade funcional para a coleta de dados, a análise e a disseminação, vinculados a programas de Saúde Pública"* (Halperin, Baker Jr. e Monson, 1992).

Trata-se de atividades claramente pertencentes à Epidemiologia – Epidemiologia dita "descritiva" – e claramente vinculadas à ação, exatamente como ela é conceituada, aliás, exatamente como ela se consagrou com John Snow (no problema do cólera, em Londres), já partindo dos precursores que a utilizaram em questões de saúde dos trabalhadores, bem antes de Snow, como vimos neste capítulo.

Na verdade, as aplicações e os usos da Epidemiologia na Saúde do Trabalhador/Medicina do Trabalho são literalmente ilimitados, e este capítulo tenta estimular esta contínua e interminável busca e descoberta.

Ao encerrarmos este capítulo, queremos, uma vez mais, convidar os leitores a que utilizem a Epidemiologia, mas aquela que os incentive a pensar, refletir, ponderar e julgar, para além da "Epidemiologia dos números", da Estatística, do "*Qui* quadrado", dos "intervalos de confiança", dos "níveis de significância", da "regressão múltipla".

Para tanto, encerramos com a lapidar frase do poeta, dramaturgo, Prêmio Nobel Thomas Stearns Eliot (1888-1965): *"Onde está a sabedoria que nós perdemos no conhecimento? Onde está o conhecimento que nós perdemos na informação?".*

▶ Referências e Bibliografia Consultada

Agricola G. De Re Metalica (De Re Metalica, 1556). Tradução de HC Hoover & LH Hoover. New York: Dover Publications, 1950.

Almeida Filho N, Barreto ML. Epidemiologia & Saúde: fundamentos, métodos, aplicações. Rio de Janeiro: Guanabara Koogan, 2012. 699 p.

Almeida Filho N, Castiel LD, Ayres JR. Risco: conceito básico da epidemiologia. In: Almeida Filho N, Barreto ML. Epidemiologia & Saúde: fundamentos, métodos, aplicações. Rio de Janeiro: Guanabara Koogan, 2012. p. 43-54.

Aquino EML, Barreto S, Szklo M. Estudos de coorte. In: Almeida Filho N, Barreto ML. Epidemiologia & Saúde: fundamentos, métodos, aplicações. Rio de Janeiro: Guanabara Koogan, 2012. p. 203-214.

Armenian HK, Steinwachs DM. Management of health services: importance of epidemiology in the year 2000 and beyond, Epidemiologic Reviews, 22(1): 164-168, 2000.

Arnauld AJ. Entre modernité et mondialisation: leçons d´histoire de la philosophie, du droit et de l´État. Paris: LGDJ, 2004. 317 p.

Barcellos C (org.). A geografia e o contexto dos problemas de saúde. Rio de Janeiro: ABRASCO. ICICT. EPSJV, 2008. 384 p. [Saúde Movimento no. 6]

Bonfim C, Medeiros Z. Epidemiologia e geografia: dos primórdios ao geoprocessamento. Revista Espaço para a Saúde, 10(1): 53-62, 2008.

Bunge M. Dicionário de filosofia. São Paulo: Editora Perspectiva, 2002. [Tradução de Gita Guinsburg]. p.51-52.

Carvalho MS, Souza-Ramos R. A análise de dados espaciais em saúde pública: métodos, problemas, perspectivas. Cadernos de Saúde Pública, 21(2): 361-378, 2005.

Case RAM, Pearson JT. Tumors of the urinary bladder in workmen engaged in the manufacture and use of certain dyestuff intermediates in the British chemical industry. II. Further consideration of the role of aniline and of the manufacture of auramine and magenta (fuchsine) as possible causative agents. British Journal of Industrial Medicine, 11: 213-31, 1954.

Case RAM, Hosker ME, McDonald DB, Pearson JT. Tumors of the urinary bladder in workmen engaged in the manufacture and use of certain dyestuff intermediates in the British chemical industry. I. The role of aniline, benzidine, alpha-naphthylamine and beta-naphthylamine. British Journal of Industrial Medicine, 11:75-104, 1954.

Cornfield J. A method of estimating comparative rates from clinical data; applications to cancer of the lung, breast, and cervix. Journal of the National Cancer Institute, 11: 1269-75, 1951.

Costa GF. Geoprocessamento: uso e aplicação na Saúde Pública e na Saúde Ambiental. São Paulo, 2002. [Dissertação de Mestrado, Faculdade de Saúde Pública da USP]

Costa MCN, Teixeira MGLC. A concepção do "espaço" na investigação epidemiológica. Cadernos de Saúde Pública, 15(2): 271-279, 1999.

Denver GEA. Epidemiologia na administração dos serviços de saúde. São Paulo: Pioneira-FGV, 1988.

Doll R. The causes of death among gas-workers with special reference to cancers of the lung. British Journal of Industrial Medicine, 9:180-185, 1952.

Doll R. Mortality from lung cancer in asbestos workers. British Journal of Industrial Medicine,12: 81-6, 1955.

Doll R. Cancer of the lung and nose in nickel workers. British Journal of Industrial Medicine, 15: 217-23, 1958.

Doll R. Cohort studies: history of the method. In: Morabia A (ed). A history of epidemiologic methods and concepts. Basel: Birkhäuser Verlag. 2004. p.243-274.

Doll R, Peto R. The causes of cancer: quantitative estimates of avoidable risks of cancer in the United States today. Journal of the National Cancer Institute, 66:1191-1308, 1981.

Engels F. A situação da classe trabalhadora em Inglaterra. Porto: Edições Afrontamento, 1975. 385p. [Tradução da versão francesa, por Anália Torres]

Evans AS. Causation and disease: The Henle-Koch postulates revisited. Yale Journal of Biology and Medicine, 49:175-195, 1976.

Eyler JM. The conceptual origins of William Farr´s epidemiology: numerical methods and social thought in the 1830s. In: Lilienfeld AM (org). Times, places and persons: aspects of the history of epidemiology. Baltimore: The Johns Hopkins University Press, 1978. p. 1-21.

Fee E. Public health, past and present: a shared social vision. In: Rosen G. A history of public health: Introduction by Elizabeth Fee. Baltimore: The Johns Hopkins University Press, 1993. p. ix-lxvii.

Fletcher RH, Fletcher SW. Epidemiologia clínica: elementos essenciais. 4a. ed. Porto Alegre: Artmed, 2006. [Tradução de Roberta Marchiori Martins] 288 p.

Gélinas JB. Dictionnaire critique de la globalisation: lês mots du povoir, Le pouvoir dês mots. Montréal: Éditions Écosocieté, 2008. 303 p.

Gordis L. Epidemiologia 4a. ed. Rio de Janeiro: editora Revinter, 2010. [Revisão técnica de Paulo Cauhy Petry]. 372 p.

Halperin W, Baker Jr EL, Monson RR. Public health surveillance. New York: Van Nostrand Reinhold, 1992. 238p.

Hammond EC, Selikoff IJ, Seidman H. Asbestos exposure, cigarette smoking and death rates. Annals of the New York Academy of Sciences, 330:473-490, 1979.

Hill AB. The environment and disease: association or causation. Proceedings of the Royal Society of Medicine, 58:295-300, 1965.

Hunter D. The diseases of occupations. 6th ed. London: Hodder and Stoughton, 1978.

Kelsey JL, Thompson WD, Evans A. Methods in observational epidemiology. New York: Oxford University Press, 1986.

Koifman S. Apresentação da segunda edição brasileira. In: Snow J. Sobre a maneira de transmissão do cólera. São Paulo: Hucitec, 1990.

[Segunda edição brasileira, revista e ampliada sob a direção de José Ruben de Alcântara Bonfim]. p. 13-26.

Lee AM, Fraumeni JF Jr. Arsenic and respiratory tract cancer in ma: an occupational exposure. Journal of the National Cancer Institute, 42: 1045-1052, 1969.

Lévy J, Lussault M (orgs.). Dictionnaire de la géographie e de l´espace des sociétés. Paris: Éditions Belin, 2003. 1034p.

Lilienfeld AM (org). Times, places and persons: aspects of the history of epidemiology. Baltimore: The Johns Hopkins University Press, 1978. 144p.

Lilienfeld AM, Lilienfeld DE. A century of case-control studies: progress? Journal of Chronic Diseases, 32: 5-13, 1979.

Lloyd KW. Long-term mortality study of steelworkers: 5 – Respiratory cancer in coke plant workers. Journal of Occupational Medicine, 13: 53-68, 1971.

Lloyd JW, Ciocco A. Long-term mortality study of steelworkers: 1 – Methodology. Journal of Occupational Medicine, 11: 299-310, 1969.

Lopes SF, Ribeiro H. Mapeamento de internações hospitalares por problemas respiratórios e possíveis associações à exposição humana aos produtos da queima da palha de cana-de-açúcar no estado de São Paulo. Revista Brasileira de Epidemiologia, 9(2): 215-25, 2006.

MacMahon B, Pugh TF, Ipsen J. Epidemiology: principles and methods. Boston: Little, Brown, 1970.

Milham S Jr, Strong T. Human arsenic exposure in relation to a copper smelter. Environmental Research, 7: 176-182, 1974.

Morabia A (ed). A history of epidemiologic methods and concepts. Basel: Birkhäuser Verlag. 2004a. 405 p.

Morabia A. Epidemiology: an epistemological perspective. In: Morabia A (ed). A history of epidemiologic methods and concepts. Basel: Birkhäuser Verlag. 2004b. p. 3-124.

Pereira SM, Ximenes R, Rodrigues L. Estudos caso-controle. In: Almeida Filho N, Barreto ML. Epidemiologia & Saúde: fundamentos, métodos, aplicações. Rio de Janeiro: Guanabara Koogan, 2012. p. 194-202.

Pinto SS, Bennett BM. Effect of arsenic trioxide exposure on mortality. Archives of Environmental Health, 7: 583-591, 1963.

Pitot HC. Stages in neoplastic development. In: Schottenfeld D, Fraumeni Ir JF. Cancer epidemiology and prevention. New York: Oxford University Press, p. 65-79, 1996.

Porta M (ed.). A dictionary of epidemiology. 5th ed. New York: Oxford University Press, 2008. 289 p.

Ramazzini B. As doenças dos trabalhadores. Rio de Janeiro: Liga Brasileira Contra os Acidentes do Trabalho, 1971. 180p. [Tradução brasileira de De Morbis Artificum Diatriba pelo Dr. Raimundo Estrela]

Redmond CK, Ciocco A, Lloyd JW, Rush HW, Lon-term mortality study of steelworkers: 6 – Mortality from malignant neoplasms among coke oven workers. Journal of Occupational Medicine, 14: 621-629, 1972.

Romeder JM, Mc Whinnie JR. Le développement des années potentielles de vie perdus comme indicateur de mortalité pré-maturée. Revue de Epidemiologie et Santé Publique, 261: 97-115, 1978.

Rosen G. A history of public health. New York: MI Publications, 1958.

Rosen G. A history of public health: Introduction by Elizabeth Fee. Baltimore: The Johns Hopkins University Press, 1993. 535p.

Rosen G. Da polícia médica à medicina social: ensaios sobre a história da assistência médica. Tradução de Angela Loureiro. Rio de Janeiro: Graal, 1979.

Rothman KJ, Greenland S, Lash TL. Epidemiologia moderna. 3a. ed. Porto Alegre: Artmed, 2011. [Tradução de Geraldo Serra] 807 p.

Rothman JK, Greenland S, Walker AM. Concepts of interaction. American Journal of Epidemiology, 112:467-470, 1980.

Santana VS, Cunha S. Estudos transversais. In: Almeida Filho N, Barreto ML. Epidemiologia & Saúde: fundamentos, métodos, aplicações. Rio de Janeiro: Guanabara Koogan, 2012. p. 186-193.

Santos M. Por uma geografia nova: da crítica da geografia e uma geografia crítica. São Paulo: Edusp, 2002.

Saracci R. Epidemiology: a very short introduction. New York, Oxford University Press, 2010.

Scliar M, Almeida Filho N, Medronho R. Raízes históricas da Epidemiologia. In: Almeida Filho N, Barreto ML. Epidemiologia & Saúde: fundamentos, métodos, aplicações. Rio de Janeiro: Guanabara Koogan, 2012. p. 5-23.

Snow J. Sobre a maneira de transmissão do cólera. São Paulo: Hucitec, 1990. [Segunda edição brasileira, revisada e ampliada sob a direção de José Ruben de Alcântara Bonfim]. 250p.

Stellman SD. Issues of causality in the history of occupational epidemiology. In: Morabia A (ed). A history of epidemiologic methods and concepts. Basel: Birkhäuser Verlag. 2004. p.275-289.

Valentin M. Louis-René Villermé et son temps (1782-1863). Paris: Editions Docis, 1993. 311p.

Villermé LR. Tableau de l'etat physique et moral e des ouvriers employés dans les manufactures de coton, de laine et de soie. Paris: Jules Renouard et Cie. Libraires, 1840. Apud: Organización Panamericana de la Salud. El desafío de la epidemiologia e problemas y lecturas seleccionadas. Washington: OPS, p.33-6, 1988.

Wagoner JK, Archer VE, Lundin FE, Holaday DA, Lloyd JW. Radiation as a cause of lung cancer among uranium miners. New England Journal of Medicine, 273: 181-188, 273.

Yerushalmy J, Palmer CE. On the methodology of investigations of etiologic factors in chronic diseases. Journal of Chronic Diseases, 10:27-40, 1959.

Estabelecimento de Nexo Causal entre Adoecimento e Trabalho: a Perspectiva Médico-Legal e Judicial

7

Casimiro Pereira Júnior

- **Introdução**
- **Nexo causal nas diversas esferas do direito**
  Direito Penal
  Direito Civil
  Direito do Trabalho
  Direito Previdenciário
- **Considerações finais**
- **Referências**

Introdução

A ideia de **causa** era motivo de indagações nas ontologias das mais antigas civilizações. Nos antigos livros indianos e chineses, eram expressos pensamentos direcionados ao entendimento da realidade, em que seus autores buscavam suas causas. Em outros textos da filosofia helênica, judaica, islâmica e cristã, a formulação dos princípios de causalidade é vaga e imprecisa. Somente com o progresso do conhecimento científico é que os princípios de causalidade eficiente, formal e final adquirem precisão e correção (Gomide, 2001).

Aristóteles de Estagira (séc. IV a.C.) desenvolveu uma doutrina específica sobre Princípios de Causalidade, enfocando, de modo detalhado, a formulação do Princípio de Causalidade Eficiente ou Motora. A causa eficiente é aquilo que determina o movimento em algum ente. Todo ente em si imóvel, para poder transformar-se ou deslocar-se, deve sofrer ação de outro ente, o motor, que deve necessariamente estar em movimento. O discurso de que "tudo que se move é necessariamente movido por alguma coisa" é central na visão aristotélica. Em razão de o ente ser em si estático, o movimento dura enquanto atuar o motor sobre o móvel. Forma-se uma corrente com elos causais motor-móvel que termina em Zeus, do qual provém a conexão das causas.

Muitos pensadores, ao longo do tempo, se contrapuseram ao princípio da causalidade aristotélico. Um exemplo citado pela História é o de um reitor da Universidade de Paris, Jean Buridan (*ca.*1300-1358), que desenvolveu a ideia do *impetus* de um corpo, como proporcional ao produto de sua massa multiplicada por sua velocidade, ideia baseada na anterior contraposição à causalidade aristotélica, emitida pelo filósofo cristão estoico João Filopono (séc. VI). Mesmo assim, o princípio da causalidade formulado pelo filósofo estagirense sempre se sobrepôs por injunções políticas e religiosas.

Um decreto do Papa Nicolau V, de 1452, obrigava a Universidade de Paris a seguir um currículo rigorosamente aristotélico. Em outro decreto do rei da França, Luiz XI obrigou a mesma Universidade, em 1473, a seguir os princípios de Aristóteles e os do filósofo muçulmano Averroes (1126-1198), repudiando os conceitos seguidos pelos discípulos de Buridan. No entanto, essas ideias oriundas das universidades, no século XIV, penetraram em toda Europa. E cientistas, como o italiano Galileu Galilei (condenado pelo Concílio de Trento por proferir conteúdos contra a doutrina católica), a partir do século XVI, prepararam a Revolução Científica do século XVII, que marcou o início da derrubada do princípio da causalidade aristotélico.

Percebeu-se, então, a diferença entre o "modo aristotélico" e o "modo galileano" de fazer Ciência. O primeiro procura abstrair a essência de cada ente. O segundo, especificar as relações entre entes. Em analogia com a música, a inteligibilidade do real, para Galileu, está nas estruturas de relações e não nas essências individuais. A beleza de uma sinfonia está em sua complexa estrutura relacional e não nas notas separadas. A Ciência Moderna mostra que as causas não são entes; as causas são estados e/ou interações que determinam estados futuros e/ou novos entes (Gomide, 2001).

Isto posto, é válido dizer que o nexo[1] causal, do ponto de vista médico-legal, é a relação que une a causa ao efeito, a ação ao dano causado, a exposição à doença/acidente. Assim, o exercício da especialidade Medicina do Trabalho seria o que, em princípio, menos dificuldade teria para a identificação das situações determinantes de risco à integridade e à saúde do ser humano. Pois, uma vez conhecidos o ambiente e o processo de trabalho, facilmente poderíamos estabelecer *quem* está exposto a *quê* (Robbins, 1988). E o reconhecimento dos riscos de determinado trabalho nos levaria, então, a relacionar, com segurança ou não, o fato constatado ao dano. Essa aparente facilidade, no entanto, tem, na prática atual da Medicina do Trabalho, se transformado.

As rápidas mudanças tecnológicas nos processos de trabalho e em sua gestão eliminaram grande parte dos riscos determinantes de danos nos ambientes do trabalho, o que o Professor Richard Schilling (Schilling, 1984) classifica como tipo I, em que o trabalho é causa necessária da doença. Atualmente, acentua-se a ocorrência de danos por fatores de complexo dimensionamento, face à multicausalidade que os envolve. São fatores causais do tipo II, chamados de adicionais ou contributivos para o dano, e do tipo III, que atuam em processos mórbidos latentes, preexistentes, desencadeando-os (*apud* Mendes, 2003). Sopesá-los para estabelecer uma relação causal coerente entre o fato e o dano é o procedimento mais exaustivo para quem tem de estabelecer o convencimento do julgador que o solicitou.

Nexo causal nas diversas esferas do Direito

Esta abordagem do nexo causal segundo as diversas esferas do Direito, a ser desenvolvida nesta seção, procurará não ser repetitiva quando se tratar de considerar aquelas mais afeitas ao médico do trabalho. Procurar-se-á destacar os aspectos práticos.

Direito Penal

O Direto Penal é o segmento do ordenamento jurídico que detém a função de selecionar os comportamentos humanos mais graves e perniciosos à coletividade, capazes de colocar em risco valores fundamentais para a convivência social, e descrevê-los como infrações penais, cominando-lhes, em consequência, as respectivas sanções, além de estabelecer todas as regras complementares e gerais, necessárias à sua correta e justa aplicação (Capez, 2007).

---

[1] Segundo o Dicionário Houaiss (2009), **nexo** é: "1) Junção entre duas ou mais coisas; ligação, vínculo, união; 2) ligação entre situações, acontecimentos ou ideias; coerência", sendo **nexo causal** um termo jurídico que indica a "relação que une a causa ao efeito. Ex.: *n. causal entre o fato e o dano*".

A missão do Direito Penal é proteger os valores fundamentais para a subsistência do corpo social, tais como a vida, a saúde, a liberdade, a propriedade, entre outros, denominados de bens jurídicos. A natureza do Direito Penal de uma sociedade pode ser aferida no momento da apreciação da conduta. Toda ação humana está sujeita a dois aspectos valorativos diferentes. Ela pode ser apreciada em face da lesividade do resultado que provocou (desvalor do resultado) e de acordo com a reprovabilidade da ação em si mesma (desvalor da ação). Isso não significa, porém, que a ação causadora da ofensa seja, necessariamente, e em si mesma, censurável. A reprovação depende não apenas do desvalor do evento, mas, acima de tudo, do comportamento consciente ou negligente do seu autor (Capez, 2007).

No Direito Penal, o nexo causal é a relação física de causa e efeito a ligar a conduta ao resultado (mundo dos fatos), de tal modo que se pode dizer que a conduta produziu o resultado. A teoria adotada pelo Código Penal é a *conditio sine qua non* ou equivalência dos antecedentes. Segundo ela, todos os antecedentes causais se equivalem, de modo que não existe causa mais ou menos importante, e tampouco diferença entre causa ou concausa. Tudo o que concorrer, de qualquer forma, para a eclosão do resultado, é considerado sua causa.

Assim, para saber se uma conduta foi a causa de um resultado, basta suprimi-la hipoteticamente. Se isto fizer com que o resultado desapareça, é porque essa conduta foi a sua causa (critério da eliminação hipotética). Cabe dizer que o perigo de regredirmos até o infinito - fazendo, por exemplo, o tataravô responder pelo crime do tataraneto - não ocorre, em razão da ausência de dolo ou culpa. Sem dolo ou culpa não há fato típico. É a ausência de dolo ou culpa o que impede o regresso ao infinito da responsabilidade penal.

Vejamos, então, as espécies de causas adotadas no campo do Direito Penal:

- **Causa dependente da conduta**: encontra-se na mesma linha de desdobramento causal. É a decorrência lógica, óbvia, previsível da conduta. Ex.: queda de poste → lesão intra-abdominal → hemorragia interna aguda → choque hemorrágico → morte. Aqui uma causa é dependente da outra, pois, suprimida qualquer causa, desaparece o resultado.
- **Causa independente**: é um desdobramento imprevisível, inusitado, inesperado, que decorre da conduta. Ela é **absolutamente independente** quando tem origem diversa da conduta – alguém que sofre lesão abdominal por projétil de arma de fogo e morre envenenado. Esta última causa rompe o nexo causal. Já a causa **relativamente independente** é a que produz, por si só, o resultado, mas originando-se da conduta (isto é, se não fosse a conduta, não existiria). Neste caso, não há ruptura do nexo causal. Um exemplo: a vítima sofre queda de poste e morre por septicemia em hospital. Por outro lado, se a vítima tem queda com lesão abdominal e, ao ser transportada para o hospital, sofre acidente de trânsito fatal por esmagamento de crânio, o código penal, diante desta causa relativamente independente, a considera superveniente à conduta e afasta o nexo causal.
- **Teoria da imputação objetiva**: para conter os excessos da teoria da *conditio sine qua non,* surgiu a imputação objetiva. O nexo causal não pode ser estabelecido, exclusivamente, pela relação de causa e efeito, pois, neste caso, o Direito Penal estaria se fazendo reger por uma lei da física. Além da relação de causa e efeito, é necessário: 1) a criação de um risco proibido; 2) que o resultado esteja na mesma linha de desdobramento causal da conduta, ou seja, dentro de seu âmbito de risco; finalmente, 3) que o agente atue fora do sentido de proteção da norma (Capez, 2007).

Assim, diante de um crime, o juiz penal deve responder à seguinte indagação: o evento concreto é ou não obra de um homem? Imputar casualmente um evento significa dizer que a conduta do agente é, com probabilidade próxima à certeza, a causa do resultado, e, mais que isso, que não houve a interferência de outro processo causal, diverso do comportamento do agente. Assim, este comportamento, o do agente, deve ser a causa do resultado, não sendo necessário que haja a interferência de processos causais estranhos a ele (Vidal, 2010).

Esclarecidas as três modalidades de causas, algumas considerações devem ser feitas. Por exemplo, a tarefa de explicação do processo causal cabe às **leis da natureza** como **instrumento operativo** do juiz penal, que não está em condições de estabelecer, de moto próprio, regras sobre causalidade. O problema do nexo causal apresenta-se como um problema de conhecimento e descoberta científica, tratando-se de uma questão sempre em aberto, sujeita ao progresso da ciência. O juiz é, assim, um consumidor, e não produtor de leis causais (Vidal, 2010).

Além disso, uma lei científica é uma hipótese, uma afirmação que permite a explicação e a previsão de acontecimentos, satisfazendo os requisitos de generalidade, controle crítico e alto grau de confirmação. As leis científicas são universais ou estatísticas. As primeiras são capazes de afirmar que a verificação de um evento é **invariavelmente** acompanhada da verificação de outro evento. Elas não são desmentidas por exceções. Já as estatísticas são leis causais que afirmam que um evento é regularmente seguido por outro. Ambos os grupos submetem-se ao controle crítico, são gerais, possuindo, também, alto grau de credibilidade (Vidal, 2010).

Portanto, é causal uma conduta quando, sem ela, com grande probabilidade, o resultado não se verifica. Por consequência, o juiz não está livre para aceitar hipóteses causais que se encontrem em relação de incompatibilidade com o conhecimento científico. Ao mesmo tempo, não pode negar o que a ciência afirma ser condição para a ocorrência de determinado evento (Vidal, 2010).

Já os danos causados ao trabalhador decorrentes de acidentes do trabalho são objeto de investigação criminal, obrigatoriamente, quando resultar em morte, e nos casos de lesões corporais decorrentes de acidentes de trabalho ocorridos no tráfego. Em outras situações de danos à integridade física ou à saúde do trabalhador, a investigação criminal só pode ser desencadeada se a vítima, ou um terceiro, solicitar a abertura de boletim de ocorrência na delegacia de polícia. A investigação no local da ocorrência é realizada por peritos criminais, podendo ou não ter a participação do perito médico-legista. Essa investigação visa estabelecer o elo indispensável entre uma lesão, determinada por uma forma de energia, e suas consequências, para que se estabeleça a aplicação da pena ao autor de acordo com os artigos 121, 129 e 132 do Código Penal, contidos na Tabela 7.1.

Tabela 7.1. Código Penal Brasileiro*, Parte Especial

Título I – Dos crimes contra a pessoa

Capítulo I – Dos Crimes Contra a Vida

Homicídio simples
Art. 121. Matar alguém:
Pena – reclusão, de seis a vinte anos.
Caso de diminuição de pena
§ 1º Se o agente comete o crime impelido por motivo de relevante valor social ou moral, ou sob o domínio de violenta emoção, logo em seguida a injusta provocação da vítima, o juiz pode reduzir a pena de um sexto a um terço.

Homicídio qualificado
§ 2º Se o homicídio é cometido:
I – mediante paga ou promessa de recompensa, ou por outro motivo torpe;
II – por motivo fútil;
III – com emprego de veneno, fogo, explosivo, asfixia, tortura ou outro meio insidioso ou cruel, ou de que possa resultar perigo comum;
IV – à traição, de emboscada, ou mediante dissimulação ou outro recurso que dificulte ou torne impossível a defesa do ofendido;
V – para assegurar a execução, a ocultação, a impunidade ou vantagem de outro crime:
Pena – reclusão, de doze a trinta anos.

Homicídio culposo
§ 3º Se o homicídio é culposo: (Vide Lei nº 4.611, de 1965)
Pena – detenção, de um a três anos.
Aumento de pena
§ 4º No homicídio culposo, a pena é aumentada de 1/3 (um terço), se o crime resulta de inobservância de regra técnica de profissão, arte ou ofício, ou se o agente deixa de prestar imediato socorro à vítima, não procura diminuir as consequências do seu ato, ou foge para evitar prisão em flagrante. Sendo doloso o homicídio, a pena é aumentada de 1/3 (um terço) se o crime é praticado contra pessoa menor de 14 (quatorze) ou maior de 60 (sessenta) anos.
§ 5º Na hipótese de homicídio culposo, o juiz poderá deixar de aplicar a pena, se as consequências da infração atingirem o próprio agente de forma tão grave que a sanção penal se torne desnecessária.

Capítulo II – Das Lesões Corporais

Lesão corporal
Art. 129. Ofender a integridade corporal ou a saúde de outrem:
Pena – detenção, de três meses a um ano.

Lesão corporal de natureza grave
§ 1º Se resulta:
I – Incapacidade para as ocupações habituais, por mais de trinta dias;
II – perigo de vida;
III – debilidade permanente de membro, sentido ou função;
IV – aceleração de parto:
Pena – reclusão, de um a cinco anos.

Lesão corporal de natureza gravíssima
§ 2º Se resulta:
I – Incapacidade permanente para o trabalho;
II – enfermidade incurável;
III – perda ou inutilização do membro, sentido ou função;
IV – deformidade permanente;
V – aborto:
Pena – reclusão, de dois a oito anos.

Continua

Lesão corporal seguida de morte
§ 3º Se resulta morte e as circunstâncias evidenciam que o agente não quis o resultado, nem assumiu o risco de produzi-lo:
Pena – reclusão, de quatro a doze anos.
Diminuição de pena
§ 4º Se o agente comete o crime impelido por motivo de relevante valor social ou moral ou sob o domínio de violenta emoção, logo em seguida a injusta provocação da vítima, o juiz pode reduzir a pena de um sexto a um terço.
Substituição da pena
§ 5º O juiz, não sendo graves as lesões, pode ainda substituir a pena de detenção pela de multa, de duzentos mil réis a dois contos de réis:
I – se ocorre qualquer das hipóteses do parágrafo anterior;
II – se as lesões são recíprocas.

Lesão corporal culposa
§ 6º Se a lesão é culposa: (Vide Lei nº 4.611, de 1965)
Pena – detenção, de dois meses a um ano.
Aumento de pena
§ 7º – Aumenta-se a pena de um terço, se ocorrer qualquer das hipóteses do art. 121, § 4º. (Redação dada pela Lei nº 8.069, de 1990)
§ 8º – Aplica-se à lesão culposa o disposto no § 5º do art. 121.

Capítulo III – Da Periclitação da Vida e da Saúde

Perigo para a vida ou saúde de outrem
Art. 132 – Expor a vida ou a saúde de outrem a perigo direto e iminente:
Pena – detenção, de três meses a um ano, se o fato não constitui crime mais grave.
Parágrafo único. A pena é aumentada de um sexto a um terço se a exposição da vida ou da saúde de outrem a perigo decorre do transporte de pessoas para a prestação de serviços em estabelecimentos de qualquer natureza, em desacordo com as normas legais (Incluído pela Lei nº 9.777, de 29.12.1998).

* O texto do Decreto-Lei nº 2.848, de 7 dezembro de 1940, que trata "Da Aplicação da Lei Penal" está disponível em: http://www.planalto.gov.br/ccivil/Decreto-Lei/Del2848.htm.

Para que haja um acidente de trabalho, é necessário que entre a lesão corporal, a perturbação funcional, a doença ou a morte e o trabalho exista um nexo entre a causa e o efeito, já que a lei restringe o conceito de acidente do trabalho ao exercício do trabalho. Para atender ao que é prescrito no Art. 121 do Código Penal – "Matar alguém" – o corpo da vítima é examinado, a fim de se estabelecer a sequência causal da morte, por meio de seu diagnóstico e do reconhecimento da energia atuante que a determinou. Para que se possa atender à prescrição do Art.129 do Código Penal – "Ofender a integridade ou a saúde de outrem" – deve-se constatar quais são as lesões corporais e os danos à saúde; a energia atuante que os determinou; e estabelecer, através de respostas a quesitos, se são leves, graves, gravíssimas ou seguidas de morte.

O artigo 129 do Código Penal classifica as lesões corporais em quatro grupos:

1) Lesão corporal leve é aquela expressa pelo *caput* do artigo, mas sem que se enquadre em qualquer um dos três parágrafos do artigo. Ou seja, as lesões corporais leves não geram as consequências neles descritas e comumente resultam em *restitutio ad integrum* da lesão.

2) Lesão corporal grave é a que, de acordo com o §1º deste artigo, determine:

   a) Incapacidade para as ocupações habituais por mais de 30 (trinta) dias. Na avaliação da incapacidade para as ocupações habituais são consideradas todas as atividades do examinado, como ser social que é, e não somente as relacionadas ao trabalho. Neste caso, mesmo que o indivíduo retorne ao trabalho, esta incapacidade poderá estar presente através de outras limitações impostas à sua vida social.

   b) Perigo de vida. O perigo de vida deve ser aquele constatado, objetivamente, por sinais de comprometimento das funções mais importantes, para sustentação da vida do examinado, no momento da avaliação ou pelo seu histórico médico.

   c) Debilidade permanente de membro, sentido ou função. Deve-se entender esta debilidade como uma perda da condição anterior à lesão. Isto é, houve uma *debilitação* de um membro, sentido ou função em relação ao anteriormente existente. Poderá suceder de o examinado, após a cura de sua lesão, ficar com uma capacidade igual à média da população, porém inferior à que possuía.

   d) Aceleração de parto. O termo aceleração, usado pelo legislador, deve ser considerado como antecipação, pois só se acelera aquilo que está em movimento. Os elementos determinantes da antecipação do parto podem ser os traumas físicos ou os traumas psíquicos. Deve-se ter em conta que a lesão se estabelece como grave se o produto da concepção não morrer pela antecipação do parto. Caso contrário, a lesão passa a ser gravíssima (prevista no parágrafo segundo), isto é, o aborto.

3) Lesão corporal gravíssima é a que, de acordo com o §2º deste artigo, determine:

   a) Incapacidade permanente para o trabalho. Entendida como aquela em que o dano anatômico ou funcional ocorrido no indivíduo o impeça de trabalhar de forma genérica, sendo recusado no mercado de trabalho em geral, ou sendo aceito só em atividades de considerável inferioridade.

b) Enfermidade incurável. A enfermidade incurável é aquela de evolução lenta, cuja cura dependa de tratamento excepcional, arriscado, que dure anos, e que esteja fora das possibilidades da vítima. Exige uma avaliação de todo espectro socioambiental que a rodeia.

c) Perda ou inutilização de membro, sentido ou função. A perda de membro deve ser entendida como sendo determinada por amputações ou pela inutilização do membro em face de lesões permanentes sensitivas e motoras. Para o sentido e a função, inclui-se a perda definitiva da audição, da visão, da fala e de funções, como a mastigatória, a sexual, entre outras. Note-se que, nas lesões graves, está prevista a *debilidade* permanente de membro, sentido ou função; e aqui se está considerando a *supressão permanente* de membro, sentido e função.

d) Deformidade permanente. Para o Código Penal, a deformidade permanente é entendida como um dano estético que deve ser de certo vulto. Assim, uma simples linha cicatricial não se caracteriza como uma deformidade. Ela deve ser "um incômodo permanente, um vexame constante para o ofendido" como o Prof. Oscar Freire se expressou. O dano estético deve ser visível, sendo a visibilidade aqui considerada como aquela que ocorre nas condições comuns do convívio social. E não importa sua localização no corpo: o dano estético é tão marcante para o indivíduo que teve sua orelha deformada, como para aquele que teve lesão motora em membro inferior e passou a ter marcha claudicante. Finalmente, o dano estético precisa ser permanente, isto é, ter a característica de incurabilidade, seja por sua evolução natural, seja como resultado da intervenção médica. Havendo cura que reduza significativamente o vulto do dano estético, não existirá mais deformidade. Por outro lado, a lei prevê que não será reparada a deformidade quando do uso de indumentárias não usuais, como a manga comprida, pela mulher, ou o uso de barba, pelo homem.

e) Aborto. Neste caso particular, se considera aborto a interrupção da gravidez antes de seu termo natural, produzindo a morte do produto da concepção. Não importa estar o produto da concepção em seu primeiro mês, ou maduro com nove meses de vida intrauterina. O agressor é punido pela lesão corporal, pelo perigo de vida a que expôs a mulher e pela destruição da vida intraútero.

4) Lesão corporal seguida de morte é a que ocorre quando o agente, sem intenção de matar, produz uma lesão corporal que, por circunstância estranha à sua vontade, determine a morte da vítima. O que distingue a lesão corporal seguida de morte do homicídio doloso não é o resultado final do evento, que é morte, mas, sim, no primeiro caso, o fato de o agente não ter tido a intenção de causar a morte, nem assumido o risco de produzi-la. Quando há a intenção de matar e da lesão corporal resultar a morte, o agente responderá por homicídio doloso, ainda que, à lesão ocasionada se associem fatores causais preexistentes ou supervenientes estranhos à sua vontade. O examinador, neste caso, descreverá as lesões, as formas de energia que as causaram e a existência de fatores concorrentes, que contribuíram para o evento morte (Almeida Jr, Costa Jr, 1981).

Verifica-se que o legislador usou de vários critérios para estabelecer a classificação das lesões corporais, chegando à definição do predomínio do dano funcional por incapacidade temporária para atividades habituais, debilidade permanente, incapacidade permanente e enfermidade incurável. À definição da existência de riscos como: o perigo de vida, a aceleração do parto, o aborto e a deformidade, vista sob o critério estético. Evidentemente que a esses critérios se juntam outros, como o econômico, pela redução da capacidade de trabalho e pela necessidade de reparação da deformidade, e o psicológico, pela dor, pela incapacidade, pela deformidade e pelo aborto.

Ainda, no seu conjunto, os danos implicam a limitação da atividade e a restrição da participação no processo da vítima de vencer barreiras e obstáculos e de se recompor em seu meio social. Sobretudo tendo em vista o que "uma pessoa pode ou não pode fazer na sua vida diária" conforme é considerado pela Organização Mundial da Saúde em sua *CIF: Classificação Internacional de Funcionalidade, Incapacidade e Saúde*, de 2001 (Organização Mundial da Saúde - OMS, 2008) (Ver Capítulo 9).

O eixo central da CIF é a *funcionalidade*, que cobre os componentes de funções e estruturas do corpo, a atividade e a participação social. Neste contexto, o termo funcionalidade é usado para o aspecto positivo e, no aspecto negativo, corresponderia à incapacidade. A incapacidade é, assim, a resultante da interação da disfunção apresentada pela pessoa (orgânica e/ou da estrutura do corpo), da limitação de suas atividades e da restrição na participação social, com os fatores ambientais que podem atuar como facilitadores e/ou barreiras para o desempenho dessas atividades e da participação. A abordagem aqui considerada é a biopsicossocial, incorporando os componentes de saúde nos níveis corporais e sociais para sua avaliação (Farias, Buchalla, 2005).

Direito Civil

O Direito Civil tem como objetivo estabelecer os parâmetros que regem as relações jurídicas das pessoas físicas e jurídicas. Por isso, estabelece as condições em que os membros de uma comunidade podem relacionar-se, nos mais variados sentidos. Refere-se à pessoa, à família, aos bens e à sua forma de aquisição, à sucessão, às obrigações de fazer e de não fazer e aos contratos. Regulamenta os atos das pessoas jurídicas, principalmente o Direito Comercial e Empresarial. Ulpiano (150-228), jurisconsulto romano, sobre o conceito do Direito assim se expressou: "Tais são os preceitos do Direito: viver honestamente, não prejudicar o outro e dar, a cada um, o que é seu".

De fato, toda ação humana traz consigo o problema da responsabilidade. Assim, o ideal seria que cada indivíduo que causasse dano a outro reparasse esse dano, sem constrangimentos, sem coação, sem lide, sem desgaste. Que, pura e simplesmente, procurasse reparar o dano causado ao próximo, tomando naturalmente para si essa responsabilidade. Também o ideal seria que a vítima não se prevalecesse da sua condição e não abusasse do responsável, querendo tirar proveito do que não é, realmente, devido. Daí a necessidade de regras e das leis para que haja coação sobre aqueles que se furtam à responsabilidade e para que exista equilíbrio e proporção entre o dano e a reparação (Salem, Salem, 2007).

A responsabilidade pode ser vista no campo moral ou jurídico. Não há responsabilidade jurídica se não houver dano, mesmo porque não há o que reparar. Mas a responsabilidade moral pode existir mesmo na ausência dele. O dano é a característica essencial na responsabilidade jurídica. O seu conceito não se limita ao dano patrimonial, mas a todo e qualquer dano que se traduza por prejuízo que possa trazer sofrimento à pessoa vitimada pelo dano. A responsabilidade em sentido amplo depende da sensibilidade, da cultura, da espiritualidade, do grau de consciência de cada pessoa, enquanto a responsabilidade jurídica depende do dano causado, do prejuízo e, acima de tudo, das normas vigentes (Salem, Salem, 2007).

Quando a responsabilidade é transferida para o campo do Direito, denominamo-la de responsabilidade jurídica. A responsabilidade jurídica pode ser penal e civil. Alguém que causou dano, por ação ou omissão, pode ser responsabilizado pelo Direito Penal se infringiu normas desse direito, ou pelo Direito Civil, se infringiu suas normas. Poderá, também, responder a ambos, se infringiu normas do Direito Penal e do Direito Civil. Comumente a responsabilidade penal implica responsabilidade civil. O contrário nem sempre ocorre (Salem, Salem, 2007).

O Direito Penal e o Direito Civil se entrelaçam, embora independentes nas sanções e nos objetivos. No Direito Penal, há caráter punitivo, sem quaisquer ressarcimentos para o trabalhador vitimado pelo acidente do trabalho. Na Tabela 7.2, está disposta a legislação usualmente vinculada às ações por dano no Direito Civil. Nestas ações, o juiz necessita, habitualmente, por meio de perícia, estabelecer a existência de nexo causal entre o trabalho e o dano à saúde dos trabalhadores.

Tabela 7.2 Legislação vinculada à reparação do dano no Direito Civil
A Constituição da República* de 05 de outubro de 1988, quanto aos direitos dos cidadãos assim dispõe, em alguns de seus artigos:
Art. 5º Todos são iguais perante a lei, sem distinção de qualquer natureza, garantindo-se aos brasileiros e aos estrangeiros residentes no País a inviolabilidade do direito à vida, à liberdade, à igualdade, à segurança e à propriedade, nos termos seguintes: (...)   V – é assegurado o direito de resposta, proporcional ao agravo, além da indenização por dano material, moral ou à imagem...   (...)   X – são invioláveis a intimidade, a vida privada, a honra e a imagem das pessoas, assegurando o direito à indenização pelo dano material ou moral decorrente de sua violação...   (...)
Art. 7º São direitos dos trabalhadores urbanos e rurais, além de outros que visem à melhoria de sua condição social: XXVIII – seguro contra acidentes do trabalho, a cargo do empregador, sem excluir a indenização a que este está obrigado, quando incorrer em dolo ou culpa...
A responsabilidade no Código Civil é expressa, dentre outros artigos, no: Art.186. Aquele que, por ação ou omissão voluntária, negligência ou imprudência, violar direito e causar dano a outrem, ainda que exclusivamente moral, comete ato ilícito.
Art.187. Também comete ato ilícito o titular de um direito que, ao exercê-lo, excede manifestamente os limites impostos pelo seu fim econômico ou social, pela boa-fé ou pelos bons costumes.
Art. 927. Aquele que, por ato ilícito (art.186 e 187), causar dano a outrem, fica obrigado a repará-lo.   Esse artigo refere-se a todas as pessoas, e, inclusive ao patrão que causar dano ao empregado, o que é explicitado no artigo 932.
Art. 932. São também responsáveis pela reparação civil: (...)   III – o empregador ou comitente, por seus empregados, serviçais e prepostos, no exercício do trabalho que lhes competir ou em razão dele...   (...)   V – os que gratuitamente houverem participado nos produtos do crime até a concorrente quantia.
Art. 949. No caso de lesão ou outra ofensa à saúde, o ofensor indenizará o ofendido das despesas do tratamento e dos lucros cessantes até o fim da convalescença, além de algum outro prejuízo que o ofendido prove haver sofrido.

Continua

> Art. 950. Se da ofensa resultar defeito pelo qual o ofendido não possa exercer seu ofício ou profissão, ou se lhe diminua a capacidade de trabalho, a indenização, além das despesas do tratamento e lucros cessantes até ao fim da convalescença, incluirá pensão correspondente à importância do trabalho para que se inabilitou, ou da depreciação que ele sofreu.
>
> Art. 43. As pessoas jurídicas de direito público são civilmente responsáveis por atos de seus agentes que nessa qualidade causem danos a terceiros, procedendo de modo contrário ao direito ou faltando a dever prescrito por lei, salvo regressivo contra os causadores do dano, se houver, por parte destes, culpa ou dolo.
> Quase sempre as ações cíveis indenizatórias de reparação de danos, em acidentes de trabalho, contra o empregador, se baseiam nos artigos 5º, inciso V, e 7º, inciso XXVIII, da Constituição Federal, e nos artigos 186, 927, 932 III, 949 e 950, do Código Civil[3].
> A emenda constitucional 45/2004 determinou que a competência para processar e julgar essas ações, quando decorrentes da relação de trabalho, é da Justiça do Trabalho.
>
> Art.114. Compete à Justiça do Trabalho processar e julgar (segundo a Constituição da República Federativa do Brasil de 1988:
> I – as ações oriundas da relação de trabalho, abrangidos entes de direito público externo e da administração pública direta e indireta da União, Estados do Distrito Federal e dos Municípios;
> II – as ações que envolvam exercício do direito de greve;
> III – ações sobre representação sindical, entre sindicatos e trabalhadores, e entre sindicatos e empregadores;
> IV – os mandados de segurança, habeas corpus e habeas data, quando ato questionado envolver matéria sujeita à sua jurisdição;
> V – os conflitos de competência entre órgãos com jurisdição trabalhista ressalvado o disposto no art. 102, I, "o";
> VI – as ações de indenização por dano moral ou patrimonial, decorrentes da relação de trabalho;
> VII – as ações relativas às penalidades administrativas impostas aos empregadores pelos órgãos de fiscalização das relações de trabalho;
> VIII – a execução de ofício, das contribuições sociais previstas no art. 195, I, "a", e II e seus acréscimos legais, decorrentes das sentenças que proferir;
> IX – outras controvérsias decorrentes da relação de trabalho, na forma da lei.

* O texto da Constituição da República Federativa do Brasil de 1988 está disponível em: < http://www.planalto.gov.br/ccivil_03/constituicao/constitui%C3%A7ao.htm >.

O estabelecimento do nexo causal em acidentes ou doenças do trabalho requer passos obrigatórios que podem levar ou não a sua confirmação. Eis cada um destes passos:

1) A presença de risco ambiental ou de risco no processo de trabalho

A avaliação do ambiente de trabalho deve incluir o detalhamento de todo processo de execução do trabalho, com a imprescindível participação do trabalhador e do supervisor da área. Ressalte-se que o trabalho prescrito, na prática, pode não corresponder ao efetivamente realizado, havendo, não raro, exposição a riscos despercebidos pelo empregador e seus prepostos.

A avaliação do ambiente de trabalho deve ater-se, ainda, ao uso de equipamento coletivo e de equipamentos de proteção individual que tenham efetividade na neutralização do risco constatado. Ela pressupõe, também, a verificação tanto da documentação de avaliação ambiental existente na empresa, como laudos ambientais e de monitoramento de riscos do Programa de Prevenção de Riscos Ambientais, quanto da documentação de avaliação do trabalho realizado, tais como a Análise Ergonômica do Trabalho e a Profissiografia do cargo e função (Couto, 2007).

2) A evidência do dano à saúde, da lesão corporal ou da doença no exame médico do trabalhador

Os processos de indenização pelo dano em decorrência de acidentes e doenças relacionadas ao trabalho guardam como característica a necessidade de uma avaliação aprofundada do trabalhador, para a definição de seu diagnóstico. É fundamental examinar a documentação médica do trabalhador, com os procedimentos adotados pelo Serviço Médico, os exames médicos ocupacionais realizados, os diagnósticos recebidos, os tratamentos ministrados, os registros de afastamentos do trabalho e os registros de encaminhamento a especialistas e à Previdência Social. Aplica-se, metodicamente, um exame clínico completo, que começa já antes de ser formalmente realizado, pela observação da postura do examinado ao adentrar a sala de entrevista, e na coleta da descrição do trabalho por ele realizado. A história, os antecedentes e o exame físico devem seguir uma conduta de vigilância permanente das omissões, dos exageros e de simulações, em que as questões e manobras propedêuticas essenciais devem ser repetidas por meios diferentes. Os exames complementares são considerados, sempre, como apoio ao que for encontrado.

3) A constatação da alteração funcional com incapacidade

Avaliar as alterações funcionais no trabalhador que determinem incapacidade para o cargo e função por ele exercidos. Esta avaliação é fundamental para se considerar se o trabalhador pode ou não retornar ao mesmo trabalho.

4) Estabelecimento do nexo entre o dano e o trabalho

A junção dos dados obtidos na diligência, com as informações do Serviço Médico da empresa, com as informações da literatura especializada e com os documentos e os depoimentos constantes dos autos constitui a base para relacionar ou não o trabalho ao dano determinado no trabalhador (Fig. 7.1).

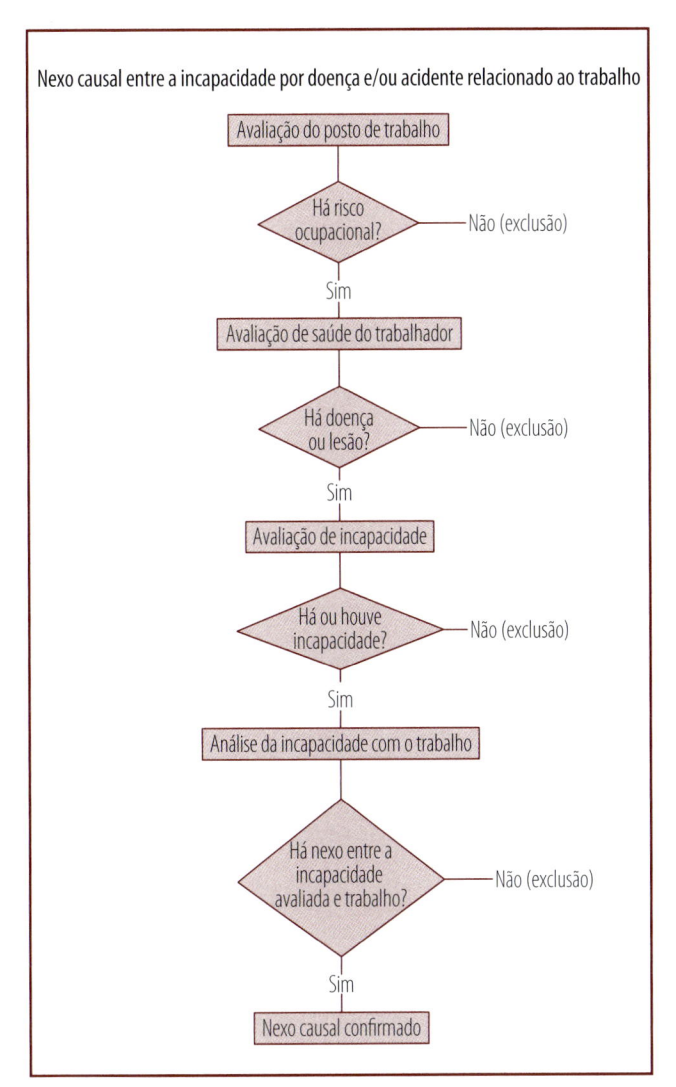

Fig. 7.1. Nexo causal entre incapacidade por doença e/ou acidente relacionado ao trabalho (Adaptado de Couto, 2007).

Nas ações que envolvem o estabelecimento do nexo em um acidente de trabalho decorrente de eventos agudos provocados por agentes mecânicos, físicos e químicos, as lesões constatadas e a cadeia de sua causalidade podem ter um relacionamento mais evidente e, quase sempre, sem a concorrência de fatores de causalidade preexistentes, concomitantes e supervenientes.

A exigência de interposição de um nexo causal entre o dano e o evento lesivo tem seu fundamento racional no postulado da Justiça que aconselha não carregar sobre o indenizante a obrigação de reparar todos os danos experimentados pelo lesado, quando a experiência da vida mostra que nem todos os prejuízos, em série complexa, seguem-se ao evento danoso ou ligam-se efetivamente a este, em uma relação de causa e efeito. Por outro lado, a causalidade não deve ser confundida com a culpabilidade. São categorias bem distintas. Pode ocorrer nexo causal sem culpa, como no homicídio perpetrado em legítima defesa (Bonsi, 1999).

Direito do Trabalho

O Direito Trabalhista, assim como o Direito Previdenciário, faz parte dos Direitos Sociais, e ambos, por sua vez, fazem parte título II da Constituição Federal, de 5 de outubro de 1988: dos Direitos e Garantias Fundamentais. Mas os direitos fundamentais do homem estão sempre longe dos seus objetivos, pois a cada avanço da Humanidade, cresce a necessidade de direitos.

> *Mais que conquista, o reconhecimento desses direitos caracteriza-se como reconquista de algo que, em tempos primitivos, se perdeu, quando a sociedade se dividiu entre proprietários e não proprietários. Efetivamente, na sociedade primitiva, gentílica, os bens pertenciam em conjunto a todos e, então, se verificava uma comunhão democrática de interesses. Não existia poder algum dominante, porque o poder era interno à sociedade mesma. O homem buscava liberar-se da opressão do meio natural, mediante descobertas e invenções. Com o desenvolvimento do sistema de apropriação privada, contudo, aparece uma forma social de subordinação e de opressão, pois o titular da propriedade, mormente da propriedade territorial, impõe seu domínio e subordina tantos quantos se relacionem com a coisa apropriada* (Silva, 2010).

Nessa evolução, os interesses foram deixando de ser comuns e foram tornando-se individualizados, gerando, cada vez mais, direitos e obrigações.

Os Direitos Sociais são amparados, na Constituição Federal de 1988, pelos artigos 6º a 11. Os direitos do trabalho, entrelaçando-se com os direitos previdenciários, são protegidos principalmente pelo art. 7º da Constituição Federal. Nesta, os direitos dos trabalhadores se subdividem em direitos individuais e direitos coletivos. Os individuais são aqueles inerentes à relação individual de trabalho entre cada trabalhador e o empregador. Os direitos coletivos são inerentes a uma coletividade, a uma categoria profissional. São os direitos de associação profissional ou sindical, o direito de greve, o direito de substituição processual, o direito à participação e o direito de representação classista.

No tocante ao acidente de trabalho, o artigo 7º estabelece a redução dos riscos no inciso XXII, e o seguro contra acidentes do trabalho a cargo do empregador, no inciso XXVIII. No Direito do Trabalho, os 15 primeiros dias de afastamento do trabalho pagos pela empresa e a estabilidade provisória, em virtude de acidente de trabalho, são garantidos pela legislação previdenciária (Lei nº 8.213/91 e Decreto nº 3.048/99). A Emenda Constitucional nº 45/2004 determinou que a competência para processar e julgar essas ações, quando decorrentes da relação de trabalho, é da Justiça do Trabalho, o que ampliou sua ação nas questões de reparações de danos causados aos trabalhadores, resultantes das condições em que é realizado o trabalho. O Direito do Trabalho tem, ultimamente, também garantido o retorno do empregado em função compatível, após a cessação dos benefícios previdenciários do acidente de trabalho.

No Direito do Trabalho, o estabelecimento do nexo causal, em processo por reparação de dano por acidentes ou por doenças do trabalho, segue a mesma ritualística do Direito Civil, no qual se apoia.

Direito Previdenciário

O Direito Previdenciário faz parte dos direitos e garantias fundamentais. Fundada no princípio do Seguro Social, a Previdência Social, *"mediante contribuição, tem por fim assegurar aos seus beneficiários meios indispensáveis de manutenção, por motivo de incapacidade, desemprego involuntário, idade avançada, tempo de serviço, encargos familiares e prisão ou morte daqueles de quem dependiam economicamente."* (Brasil, 1991). Quanto a sua extensão, ela depende não só da cultura e do contexto social, mas, também, do perfil econômico do país.

Deve ser ressaltado que o seguro por acidente do trabalho é devido pela Previdência Social a todo trabalhador. A falta de registro em Carteira de Trabalho da Previdência Social não retira do empregado nenhum direito quanto ao seguro por acidente do trabalho. A Previdência Social, através do Instituto Nacional do Seguro Social – INSS, como segurador obrigatório, responde sempre pela reparação do dano ao acidentado (Salem, Salem, 2007).

A Previdência Social, para concessão de benefício por incapacidade para o trabalho, estabelece procedimentos técnicos executados por profissionais próprios e contratados. No caso dos acidentes e das doenças relacionadas ao trabalho, o reconhecimento do nexo entre o trabalho e o agravo à saúde é essencial para se estabelecer a espécie do benefício a ser concedido ao trabalhador.

A reduzida comunicação de doenças vinculadas ao trabalho ao INSS levou a instituição a estabelecer o nexo epidemiológico entre o dano à saúde e o trabalho, por meio dos dados coletados dos benefícios concedidos. Este procedimento, denominado de Nexo Técnico Previdenciário (NTEP), segue uma metodologia de associação entre a Classificação Internacional de Doenças (CID) e a Classificação Nacional de Atividades Econômicas (CNAE). Por ser o reconhecimento um nexo presuntivo, o NTEP possibilita às empresas contestar o benefício acidentário concedido. O benefício acidentário implica maior dispêndio financeiro ao empregador, e estabilidade do empregado por um ano, após o retorno ao trabalho. A Instrução Normativa nº 31 INSS/PRES, de 10 de setembro de 2008 (Brasil. Ministério da Previdência Social, 2008), detalha os procedimentos e as rotinas referentes ao Nexo Técnico Epidemiológico Previdenciário.

As empresas que discordarem do resultado do benefício fixado devem recorrer da decisão junto à Previdência Social. Esse recurso deve ser entregue dentro do prazo estabelecido pela Instrução Normativa nº 31, do INSS. Quando é estabelecido o NTEP, pelo INSS, através do Sistema de Administração de Benefícios por Incapacidade (SABI), isto é feito sem a investigação do local de trabalho. Caso o perito entenda existir o nexo técnico entre a doença e a ocupação do segurado, e o NTEP não estiver estabelecido, ele poderá buscar informações documentais junto ao empregador, inclusive indo ao local de trabalho, para estabelecer o nexo causal entre o trabalho e a doença. Portanto, é excepcional o perito do INSS efetuar o reconhecimento e a avaliação de riscos no local de trabalho do acidentado, verificando, ainda, a existência de métodos de controle para a eliminação ou neutralização dos problemas encontrados.

Fica claro que a empresa que não tenha os Programas de Controle Médico de Saúde Ocupacional (PCMSO) e de Prevenção de Riscos Ambientais (PPRA) competentes terá dificuldade de estabelecer uma contestação convincente à perícia do INSS, porque:

- Os dados clínicos e os exames complementares constantes do prontuário médico são a base para a confirmação ou não do diagnóstico e da incapacidade constatada pelo INSS.
- O levantamento, o controle e o monitoramento dos riscos existentes no posto de trabalho são determinantes para, documentalmente, descaracterizar o nexo causal entre a doença e o trabalho.

Considerações finais

O nexo causal, nas diversas esferas do Direito, tem aspectos próprios vinculados às legislações. Tecnicamente, os procedimentos de abordagem da questão sempre se pautam pela mesma metodologia de avaliação. A sua execução, no entanto, prevê, em cada caso, estratégias diferentes. O clima que envolve cada situação exige, de quem avalia a existência, ou não, do nexo causal, algumas condutas, sem as quais o objetivo não é alcançado: paciência para ouvir, atentamente, o trabalhador e os outros circunstantes envolvidos na questão; capacidade para levantar indícios para novas abordagens investigativas; argúcia para valorizar os antecedentes mórbidos do trabalhador, as informações sobre as condições de trabalho e a exposição a fontes de risco; e, inclusive, sutileza no exame físico do trabalhador e na avaliação ambiental, para detectar condutas simuladoras ou de pouca aderência ao solicitado pelo examinador. Por outro lado, a produção de um relatório convincente para o estabelecimento do nexo causal está assentada na objetividade dos dados obtidos e na coerência com que são encadeados, para levá-lo a uma conclusão robusta.

Referências

Almeida Jr A, Costa Jr JB. Lições de medicina legal. 17a ed. São Paulo: Companhia Editora Nacional, 1981.

Bonsi LJ. O problema jurídico-civil do nexo causal. Dissertação de Mestrado – Faculdade de Direito de Bauru, Bauru, 1999.

Brasil. Lei nº 8.213, de 24 de julho de 1991. Dispõe sobre os planos de benefícios da Previdência Social e dá outras providências. Diário Oficial da União, Brasília, DF, 25 jul. 1991. Republicada em 11 abr. 1996 e em 14 ago. 1998. Regulamentada pelo Decreto nº 3.048, de 6 maio 1999. Alterada pela Medida Provisória nº 242, de 24 mar. 2005, publicada no DOU de 28 mar. 2005 (http://www3.dataprev.gov.br/SISLEX/paginas/45/2005/242.htm) e que posteriormente foi rejeitada pelo Ato Declaratório nº 1 do Senado Federal de 20 jul. 2005. Disponível em: <http://www010.dataprev.gov.br/sislex/paginas/42/1991/8213.HTM>

Brasil. Ministério da Previdência Social. Instrução Normativa INSS/PRES nº 31, de 10 de setembro de 2008. Dispõe sobre procedimentos e rotinas referentes ao Nexo Técnico Previdenciário, e dá outras providências. Diário Oficial da União, Brasília, DF, 11 set. 2008. Retificado no DOU de 18 set. 2008. Disponível em: <http://www010.dataprev.gov.br/sislex/paginas/38/INSS-PRES/2008/31.htm>

Capez F. Curso de direito penal. 11a ed. São Paulo: Saraiva, 2007.

Couto HA. Gerenciando a LER e os DORT nos tempos atuais. Belo Horizonte: Ergo Editora, 2007.

Farias N, Buchalla CM. A classificação Internacional de Funcionalidade, Incapacidade e Saúde da Organização Mundial da Saúde: conceitos, usos e perspectivas. Revista Brasileira de Epidemiologia, 8(2): 187-93, 2005. Disponível em: <http://www.scielo.br/scielo.php?script=sci_arttext&pid=S1415-790X2005000200011&lng=en&nrm=iso>

Gomide FM. Uma concepção do nexo causal e sua realização na física moderna: erros e acertos na história da Filosofia. Rio de Janeiro: Centro Brasileiro de Pesquisas Físicas. 2001. Disponível em: <http://biblioteca.cat.cbpf.br/pub/apub/mo/2001/mo00101.pdf >

Houaiss A, Villar MS, Franco FMM. (Org.) Dicionário Houaiss da língua portuguesa. Rio de Janeiro: Objetiva, 2009.

Mendes R. (Org.) Patologia do trabalho. 2a ed. Rio de Janeiro: Atheneu, 2003.

Organização Mundial da Saúde. CIF: Classificação Internacional de Funcionalidade, Incapacidade e Saúde. Organizado por Centro Colaborador da Organização Mundial de Saúde para a Família de Classificações Internacionais em Português; Coordenação da tradução por Cássia Maria Buchalla. 1ª ed., 1ª reimpressão. São Paulo: Editora da Universidade de São Paulo, 2008.

Robbins A. Foreword to the first edition. In: Levy BS, Wegman DH. (Org.). Occupational health: recognizing and preventing work-related disease. 2nd ed. Boston: Little, Brown and Company, 1988. p.xiii-xv.

Salem LR, Salem DAR. Prática forense nos acidentes do trabalho. 2a ed. Leme: JH Mizuno, 2007.

Schilling RSF. More effective prevention in occupational health practice? Occupational Medicine, 34(3): 71-9, 1984.

Silva JA. Curso de direito constitucional positivo. 33a ed. São Paulo: Malheiros, 2010.

Vidal HS. Ainda e sempre o nexo causal (2010). Disponível em: <http://www.justitia.com.br/artigos/d84a01.pdf>

Estabelecimento de Nexo Causal entre Adoecimento e Trabalho: a Perspectiva da Perícia Médica Previdenciária

Éber Assis dos Santos Júnior
Alfredo Jorge Cherem

- **Introdução**
  Breve histórico da Previdência Social
  A Previdência Social atual
  Aspectos relacionados com a Perícia Médica
- **A perícia médica previdenciária**
  Preceitos básicos e o contexto atual
  Atribuições da Perícia Médica previdenciária
  Classificação e codificação dos exames médico-periciais
  Sigilo profissional e ética médica
- **A avaliação da incapacidade laborativa**
  O auxílio-doença
  A incapacidade
  Graus, duração e abrangência da incapacidade laboral
  Fixação da data de início da doença e da data de início da incapacidade
  A profissiografia
  Diferenças nas atuações do médico assistencialista e na do perito médico do INSS
  A invalidez

  A isenção de período de carência
  A documentação médica
- **A reabilitação profissional**
  A legislação
  Contextualização
  O processo de reabilitação profissional
  Especificidades da reabilitação profissional
- **O auxílio-acidente**
- **Diretrizes de apoio à decisão médico-pericial**
- **O estabelecimento do nexo causal entre o adoecimento e o trabalho**
  Nexo Individual – acidente do trabalho e doença profissional
  Nexo Profissional – enquadramento no Anexo II do Decreto nº 3.048/99
  Nexo Técnico Epidemiológico
- **A contestação do NTEP e recursos ao Conselho de Recursos da Previdência Social**
- **Referências**

Introdução

Breve histórico da Previdência Social

A Idade Média protagonizou o início da Previdência no mundo, com um cunho meramente mutualista, uma vez que seu objetivo consistia em prestar assistência a seus membros, com a contribuição específica destes, sem a participação do Estado, para que houvesse a possibilidade de auxiliar aos que mais necessitavam. Assim, grupos de profissões específicas contemplavam seus membros, ainda de forma incipiente, com seguros sociais. Já no alvorecer do século XVII, em 1601, na Inglaterra, a "Lei dos Pobres" foi considerada um marco histórico da assistência social, com importante presença do Estado, que deu início à regulamentação desse tipo de auxílio público.

No último quartel do século XIX, em 1883, na Alemanha, o chanceler Otto Von Bismark criou o seguro-doença obrigatório para os trabalhadores da indústria. A característica principal deste seguro foi o custeio que se deu através da contribuição dos patrões, dos empregados e do próprio Estado. Seis anos depois, neste mesmo país, com a participação dos mesmos três atores, houve o alargamento da proteção social, com a inclusão de um seguro de invalidez e velhice. Já o exemplo norte-americano se concretizou quatro décadas após, entre 1933-1937, com o denominado *"New Deal"*, até por necessidade de uma resposta importante do governo para a Grande Depressão de 1929. Finalmente, cabe aqui relembrar que esta situação teve grande influência no Brasil, no período do governo de Getúlio Vargas, em relação à sua política social.

Em âmbito nacional, a questão da Seguridade Social ganhou visibilidade no alvorecer republicano do governo do Marechal Manuel Deodoro da Fonseca, por meio do Decreto nº 221, de 26 de fevereiro de 1890, que instituiu a aposentadoria para os empregados da Estrada de Ferro Central do Brasil, e do Decreto nº 565, de 12 de junho de 1890, que estendeu este benefício para todos os ferroviários. A questão da aposentadoria ganhou significativa importância com a Constituição de 1891, em seu artigo 175, que estabeleceu a aposentadoria por invalidez para servidores públicos (cf. Brasil, 1891).

O primeiro marco histórico da questão previdenciária brasileira ocorreu em 24 de janeiro de 1923, com a criação de uma Caixa de Aposentadoria e Pensões para os empregados de cada empresa ferroviária. Isto se deu por meio da denominada Lei Eloy Chaves – de fato, Decreto nº 4.682, publicado no Diário Oficial da União em 28 de janeiro de 1923 –, que deu visibilidade a aspectos importantes deste seguro social, visto que se referia a termos tais, como: aposentadoria, incapacidade, invalidez e mesmo exame médico. O artigo 14, especificamente, refere que:

> *A aposentadoria por invalidez não será concedida sem prévio exame do médico ou médicos designados pela administração da Caixa, em que se comprove a incapacidade allegada, ficando salvo à administração proceder a quaesquer outras averiguações que julgar convenientes* (Brasil, 1923).

O segundo marco previdenciário registrou-se na década de 1930, com a transformação gradual das Caixas de Aposentadoria e Pensões (CAPs) em Institutos de Aposentadoria e Pensões (IAPs). Esta primeira instituição brasileira de Previdência Social de âmbito nacional tinha como base a atividade genérica da empresa.

Fundamentando-se juridicamente no conceito de risco profissional – o que foi, portanto, considerado um avanço legislativo –, em 10 de julho de 1934 o Congresso ampliou o conceito de acidente de trabalho, passando a entender a doença profissional também como um acidente de trabalho indenizável, em relação à categoria de doenças profissionais inerentes a determinadas atividades. Promulgando o Decreto nº 24.637, de 10 de julho de 1934 – que substituiu o Decreto nº 3.724, de 15 de janeiro de 1919 –, mantendo a concepção de risco profissional e ampliando a abrangência de doença profissional, garantiu a possibilidade de responsabilizar o empregador quanto aos danos causados aos empregados; instituiu o depósito obrigatório para a garantia da indenização, e aumentou o valor da indenização em caso de morte do acidentado.

Em 15 de julho de 1934, o Brasil outorgava sua terceira Constituição e, pela primeira vez, o texto constitucional contemplava o amparo social como obrigação do Estado, assegurando a Previdência nos casos de acidente de trabalho (cf. Brasil, 1934). Dentre outros aspectos, a invalidez aparece descrita no artigo 121. Em 18 de setembro de 1946, foi promulgada a quinta Constituição, que utilizou a expressão Previdência Social, dando garantia aos eventos de doença, invalidez, velhice e até de morte (cf. Brasil, 1946).

De significativa importância para este trabalho é o registro de que, em 26 de agosto de 1960, foi promulgada a Lei nº 3.807, conhecida como Lei Orgânica da Previdência Social (LOPS). Esta foi considerada uma das normas previdenciárias mais importantes da época, por ter dado margem à unificação da legislação previdenciária dos seis Institutos de Aposentadoria e Pensões (IAPs) então existentes (IAPM – Instituto de Aposentadoria e Pensões dos Marítimos; IAPC – Instituto de Aposentadoria e Pensões dos Comerciários; IAPB – Instituto de Aposentadoria e Pensões dos Bancários; IAPI – Instituto de Aposentadoria e Pensões dos Industriários; IAPETEC – Instituto de Aposentadoria e Pensões dos Empregados em Transportes e Cargas; e IAPFESP – Instituto de Aposentadoria e Pensões dos Ferroviários e Servidores Públicos).

O terceiro marco histórico da questão previdenciária foi estabelecido após quatro décadas, com a criação do seguro obrigatório, como uma prerrogativa da Previdência Social, tendo, o conceito de acidente ocorrido no trajeto entre a residência e o trabalho e vice-versa, tendo sido definido em 14 de setembro de 1967, pela Lei nº 5.316. Nesta ocasião, ocorreu também a adoção de programas de prevenção de acidentes e de reabilitação profissional. De fato, o Governo Federal acabou interferindo mais decisivamente nas questões de Segurança e Saúde ao estatizar, entre outros, o auxílio-acidente, o auxílio-doença e a aposentadoria por invalidez.

Já o quarto marco histórico previdenciário deu-se com a Lei nº 8.028, de 12 de abril de 1990, que extinguiu o Ministério da Previdência e Assistência Social e criou o Ministério do Trabalho e da Previdência Social (Brasil, 1990a). Isto fez com que o direito previdenciário não mais abrangesse apenas o trabalhador com vínculo empregatício, mas todos os brasileiros, com exceção dos servidores públicos com regime próprio de Previdência Social, dos militares e dos congressistas (Serra; Gurgel, 2007). Os marcos históricos da Previdência no Brasil estão destacados na Tabela 8.1.

Tabela 8.1. Marcos históricos da Previdência Social brasileira

I – Lei Eloy Chaves;
II – Transformações das Caixas de Aposentadoria e Pensões (CAPs) em Institutos de Aposentadoria e Pensões (IAPs);
III – Estatização da Segurança e Saúde do trabalhador;
IV – Extinção do Ministério da Previdência e Assistência Social e criação do Ministério do Trabalho e da Previdência Social (Brasil, 1990a).

A Previdência Social atual

A Previdência Social, atualmente, tem como **missão** garantir proteção ao trabalhador e a sua família, por meio de um sistema público de política previdenciária solidária, inclusiva e sustentável. Seu objetivo é promover o bem-estar social, e sua perspectiva é ser reconhecida como um patrimônio do trabalhador e de sua família, pela sustentabilidade dos regimes previdenciários e por sua excelência em gestão, em cobertura e no atendimento do trabalhador. Sua atividade está definida pela seguinte legislação, sintetizada na Tabela 8.2:

A) Constituição Federal (Brasil, 1988):
- Artigo 201: "A previdência social será organizada sob forma de regime geral, de caráter contributivo e de filiação obrigatória, observados critérios que preservem o equilíbrio financeiro e atuarial".

B) Lei nº 8.212, de 24 de julho de 1991 – Lei Orgânica da Seguridade Social (Brasil, 1991a):
- Artigo 3º: "A Previdência Social tem por fim assegurar aos seus beneficiários meios indispensáveis de manutenção, por motivo de incapacidade, idade avançada, tempo de serviço, desemprego involuntário, encargos de família e reclusão ou morte daqueles de quem dependiam economicamente."
- Artigo 10: "A Seguridade Social será financiada por toda sociedade, de forma direta e indireta, nos termos do art. 195 da Constituição Federal e desta Lei, mediante recursos provenientes da União, dos Estados, do Distrito Federal, dos Municípios e de contribuições sociais".

C) Lei nº 8.213, de 24 de julho de 1991 – Planos de Benefícios da Previdência Social (Brasil, 1991b):
- Artigo 1º: "A Previdência Social, mediante contribuição, tem por fim assegurar aos seus beneficiários meios indispensáveis de manutenção, por motivo de incapacidade, desemprego involuntário, idade avançada, tempo de serviço, encargos familiares e prisão ou morte daqueles de quem dependiam economicamente".
- Artigo 18: "O Regime Geral de Previdência Social compreende as seguintes prestações, devidas inclusive em razão de eventos decorrentes de acidente do trabalho, expressas em benefícios e serviços:

    I – quanto ao segurado:
      a) aposentadoria por invalidez;
      b) aposentadoria por idade;
      c) aposentadoria por tempo de contribuição;
      d) aposentadoria especial;
      e) auxílio-doença;
      f) salário-família;
      g) salário-maternidade;
      h) auxílio-acidente;
    II – quanto ao dependente:
      a) pensão por morte;
      b) auxílio-reclusão;
    III – quanto ao segurado e dependente:
      a) serviço social;
      b) reabilitação profissional".

D) Decreto nº 3.048, de 06 de maio de 1999 – Regulamento da Previdência Social (Brasil, 1999):
- Artigo 5º: "A previdência social será organizada sob a forma de regime geral, de caráter contributivo e de filiação obrigatória, observados critérios que preservem o equilíbrio financeiro e atuarial, e atenderá a:

    I – cobertura de eventos de doença, invalidez, morte e idade avançada;
    II – proteção à maternidade, especialmente à gestante;
    III – proteção ao trabalhador em situação de desemprego involuntário;
    IV – salário-família e auxílio-reclusão para os dependentes dos segurados de baixa renda; e
    V – pensão por morte do segurado, homem ou mulher, ao cônjuge ou companheiro e dependentes".

- Artigo 21-A: "A perícia médica do INSS considerará caracterizada a natureza acidentária da incapacidade quando constatar ocorrência de nexo técnico epidemiológico entre o trabalho e o agravo, decorrente da relação entre a atividade da empresa e a entidade mórbida motivadora da incapacidade elencada na Classificação Internacional de Doenças – CID, em conformidade com o que dispuser o regulamento".

Tabela 8.2. Legislação previdenciária básica
1) Constituição Federal (Brasil, 1988); 2) Lei nº 8.212, de 24 de julho de 1991 (Lei Orgânica da Seguridade Social, Brasil, 1991a); 3) Lei nº 8.213, de 24 de julho de 1991 (Plano de Benefícios da Previdência Social, Brasil, 1991b); 4) Decreto nº 3.048, de 6 de maio de 1999 (Regulamento de Previdência Social, Brasil, 1999).

Aspectos relacionados com a perícia médica

A Previdência Social, através dos peritos médicos do Instituto Nacional do Seguro Social – INSS, realiza uma avaliação médico-pericial, a fim de caracterizar ou não a incapacidade laboral, para concessão e/ou manutenção de benefícios. O benefício não é concedido pela simples presença de uma patologia, ou seja, não existe o direito ao benefício de forma automática, mas faz-se necessária a repercussão desta patologia sobre a capacidade efetiva de desenvolver seu trabalho. Assim, os peritos médicos verificam, com base na legislação, a ocorrência de incapacidade laboral, ou seja, o INSS, na condição de seguradora, garante a capacidade laborativa da pessoa e não a simples existência de uma doença.

A perícia médica é um ato privativo de um médico investido na função de perito (competência administrativa ou legal), objetivando enquadramento administrativo ou produção de provas. A perícia médica previdenciária do INSS tem por finalidade a emissão de um parecer técnico conclusivo, especialmente na avaliação da incapacidade laborativa, para a concessão do benefício auxílio-doença, que é sua maior demanda, mas, também, no requerimento de benefícios assistenciais ou indenizatórios.

A quantidade de auxílios-doença emitidos passou a crescer de forma muito rápida a partir de meados de 2002, quando a quantidade de concessões desta espécie de benefício foi alçada a um novo patamar – substancialmente mais elevado – e passou a responder por parcelas crescentes do total de benefícios emitidos pelo INSS. Apenas entre 2001 e 2002, na comparação do acumulado em cada ano, houve um crescimento de 62,3% na concessão de auxílios-doença previdenciários e acidentários (Ansiliero, Dantas, 2008).

Uma nota do Instituto de Pesquisa Econômica Aplicada (IPEA) publicada em 16 de junho de 2004 descreveu que o estoque de benefícios pagos pelo INSS expandia-se a uma taxa média de 3,8% ao ano. Acima de média destacavam-se o Benefício de Prestação Continuada (BPC), previsto na Constituição Federal e regulamentado pela Lei Orgânica da Assistência Social (LOAS), com 4,7% ao ano, e o auxílio-doença, com a estonteante (adjetivo usado pelo IPEA) taxa de 24,0% ao ano, no período de 1999 a 2003. Nos quatro primeiros meses de 2004, enquanto o estoque total de benefícios cresceu 1,8%, o número de auxílios-doença expandiu-se nada menos que 9,7%. Com isso, a variação do período de 12 meses (maio/2003 a abril/2004) subiu para 35,5% (Almeida, 2008).

Conforme mostra a Fig. 8.1, a quantidade mensal de auxílios-doença emitidos permaneceu estabilizada no período de 1995 a 2001 e, a partir de então, houve um crescimento considerável, passando de 658.435 benefícios concedidos, em dezembro de 2001, para 1.618.210 benefícios, em dezembro de 2005, um aumento de 145%. A partir de dezembro de 2005 (e até dezembro de 2008), a quantidade de auxílios-doença vem sofrendo uma retração.

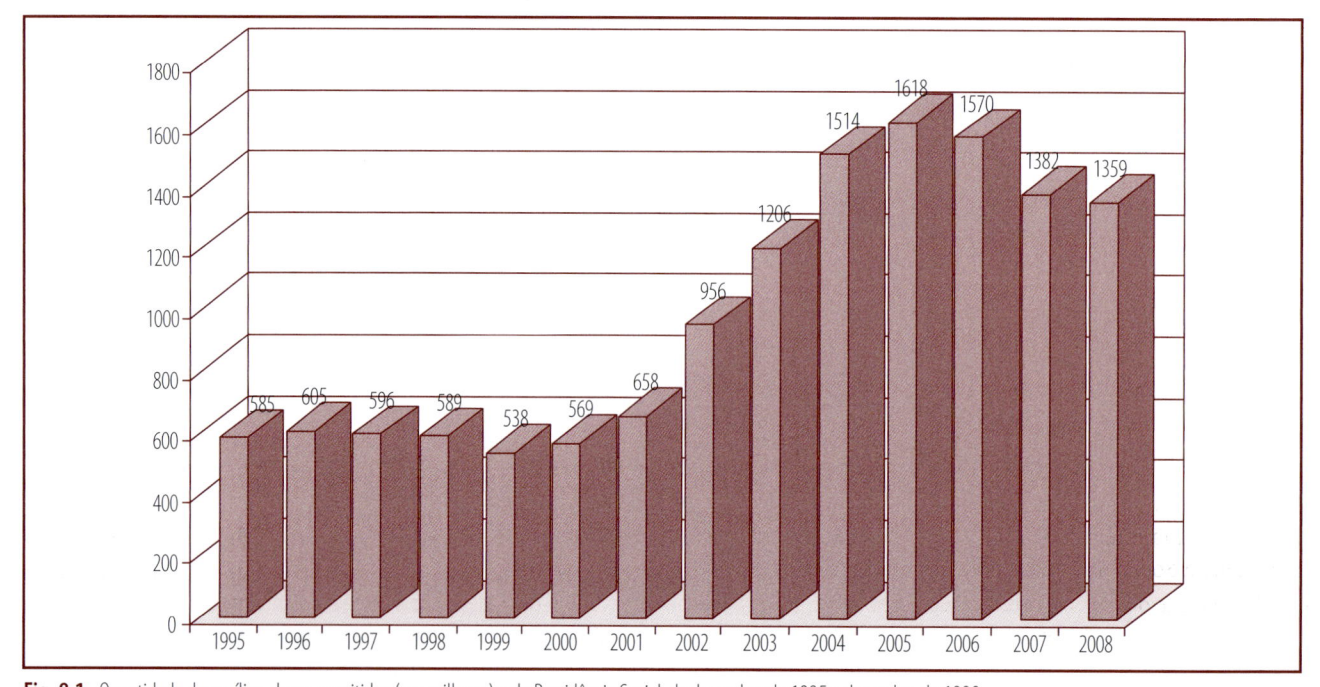

Fig. 8.1. Quantidade de auxílios-doença emitidos (em milhares) pela Previdência Social, de dezembro de 1995 a dezembro de 1998.
Fonte: Ansiliero, Dantas, 2008; MPS/DATAPREV/INSS, 2009.

Não raramente, somos abordados e questionados sobre a existência de uma orientação para que pareceres médicos contrários sejam emitidos, como um instrumento de controle de gastos da Previdência Social. Definitivamente, isto não existe. O que observamos, nos últimos anos, é uma mudança no perfil de concessão de benefícios por incapacidade laborativa, motivada por alguns fatores, entre eles o fim do credenciamento de médicos para a realização de perícia médica, e a realização de concurso público para peritos do INSS.

Segundo Ansiliero e Dantas (2008), a substituição de médicos peritos credenciados por médicos do quadro do INSS pode ter reduzido as chances de concessões equivocadas, e até mesmo de fraudes contra o Regime Geral de Previdência Social (RGPS), na medida em que os vínculos destes profissionais com a instituição são mais fortes, e igualmente fortes tendem a ser os mecanismos de controle sobre suas atividades.

Outro fator que teria concorrido para a efetivação da substituição de profissionais teria sido o propósito de construção de um quadro mais homogêneo de profissionais passíveis de responsabilização administrativa. Segundo Ansiliero e Dantas (2008), os médicos credenciados tenderiam a ser menos rígidos na concessão de benefícios. Para além da pressão dos próprios segurados, isto ocorreria, sobretudo, por receberem por perícias feitas, o que estimularia a utilização do menor tempo possível para cada exame, e assim, as perícias seriam realizadas sem a qualidade mínima necessária, muitas vezes resultando na concessão ou na manutenção indevida de benefícios.

Tendo delineado aspectos importantes sobre a Previdência Social e sobre a Perícia Médica, o objetivo deste texto passa a ser o de trazer ao leitor algumas informações e conceitos básicos que norteiam a Perícia Médica previdenciária, culminando, a seguir, em uma discussão sobre o estabelecimento do nexo causal entre adoecimento e trabalho.

A perícia médica previdenciária

Preceitos básicos e o contexto atual

A perícia médica previdenciária do INSS constitui uma atividade médica administrativa a cargo de profissionais pertencentes ao quadro de pessoal do INSS, para avaliar, principalmente, os segurados do RGPS para fins de concessão de benefícios por incapacidade laborativa. Pareceres técnicos para fins de pensão, de majoração de rendimentos, de requerimento de benefícios assistenciais ou indenizatórios e requerimentos para fins de isenção de imposto de renda de pessoa física também são emitidos pelos peritos médicos da Previdência Social, mas não serão abordados neste texto.

A carreira de Perícia Médica da Previdência Social foi criada, após grande mobilização da Associação Nacional de Médicos Peritos, pela Lei nº 10.876, de 2 de junho de 2004, lei esta que definiu as funções privativas dos médicos do quadro de peritos do INSS, quais sejam:

- emissão de parecer conclusivo quanto à capacidade laboral [do segurado] para fins previdenciários;
- inspeção de ambientes de trabalho para fins previdenciários;
- caracterização da invalidez [do segurado] para [recebimento de] benefícios previdenciários e assistenciais; e
- execução das demais atividades definidas em regulamento (Brasil, 2004).

Como afirmam Argolo e Lima (2007), essa lei estabelece parâmetros legais da atividade médico-pericial e é fruto da luta da própria categoria, que se encontrava em uma classificação geral de médicos do Serviço Público Federal, sem o reconhecimento de suas prerrogativas e incapaz de contribuir com os processos decisórios da autarquia em assuntos que tecnicamente diziam respeito a avaliações médicas.

Uma nova lei federal alterou a denominação da carreira e, atualmente, a execução da perícia médica previdenciária está a cargo da carreira de Perito Médico Previdenciário – Lei nº 11.907, de 2 de fevereiro de 2009 (Brasil, 2009a) – e da carreira de Supervisor Médico-Pericial, já existente – Lei nº 9.620, de 2 de abril de 1998 (Brasil, 1998).

Pretende-se que o servidor da área médico-pericial do quadro permanente do INSS seja um profissional com a atribuição de se pronunciar conclusivamente sobre as condições de saúde e a capacidade laborativa do examinado, para fins de enquadramento em situação legal pertinente. Deve ter sólida formação médica e humanística, sensibilidade social, crítica aguçada, amplo domínio da legislação previdenciária e trabalhista, conhecimento de profissiografia, disciplina técnica e administrativa e alguns atributos de personalidade e caráter, destacando-se a integridade e independência de atitudes, além da facilidade de comunicação e de relacionamento (Araújo, s.d.; Brasil. Ministério da Previdência Social - MPS. Instituto Nacional do Seguro Social - INSS. Diretoria de Benefícios, 2002; Almeida, 2007b).

Deve manter-se isento, não se deixando influenciar pela posição social ou funcional do periciando; não tentar resolver, através de decisões periciais, problemas que sejam puramente funcionais, administrativos ou sociais; ter sempre presente a diferenciação essencial existente entre doença e incapacidade, procurando esclarecer a respeito quando necessário; analisar sempre os antecedentes médico-periciais do segurado, considerando seu passado laborativo; além de ouvir com extrema atenção as queixas do segurado e de examiná-lo, sempre mantendo a cordialidade e o bom relacionamento (Sousa, s.d.).

O servidor da área médico-pericial do INSS também deve ter senso de justiça que o norteie, evitando a flexibilidade a ponto de desviar-se da retidão e de fomentar para si angústia e insegurança. Deve evitar, ainda, a rigidez excessiva, que pode ser uma forma de comodismo usada para proteger-se e transferir seu julgamento para a fria interpretação literal da norma legal (Almeida, 2007b).

É importante lembrar que a atividade médico-pericial previdenciária é de tal forma particular, pois difere frontalmente da Medicina Assistencial. Nesta, há a necessidade de um estreito vínculo entre o médico e o paciente, naquela prepondera o papel de um juiz. Na relação médico-paciente bem consolidada, normalmente há um clima de mútua confiança e empatia, enquanto na relação pericial ocorre exatamente o contrário: há mútua desconfiança e, muitas vezes, antipatia por parte do periciando.

Ainda, é mister da função de um médico perito estar preparado para reconhecer o Direito, reconhecendo a incapacidade, a invalidez ou enquadrando uma sequela indenizável, concedendo, assim, o que deve ser concedido. O profissional deve também indeferir as pretensões ilegítimas, sempre livre de qualquer forma de pressão que, por acaso, ocorra no desempenho de suas atribuições. Em suma, trata-se de uma atividade, *per se*, conflituosa e estressante, que exige o equilíbrio, o conhecimento técnico e o conhecimento da abrangência do papel social dos atos periciais, sempre amparados nos princípios fundamentais de justiça e humanidade (Sousa, s.d.; Mendes, Echternacht, 2006; Chedid, 2007).

Atribuições da Perícia Médica previdenciária

No âmbito da Previdência Social, atualmente, as atividades da Perícia Médica estão a cargo de profissionais pertencentes ao quadro de pessoal do INSS – em um passado não muito recente esteve, também, a cargo de peritos credenciados, como mão de obra auxiliar. É daqueles profissionais a responsabilidade pelo pronunciamento sobre matéria médico-pericial, e a eles cabe responder aos quesitos estabelecidos por dispositivos legais ou emitir despachos e pareceres técnicos, quando solicitados.

Para o bom encaminhamento da perícia médica, é de fundamental importância a análise de todos os documentos apresentados pelo cidadão, avaliando o conteúdo e evitando oferecer condições que desabonem outros colegas de profissão (médicos assistentes, médicos do trabalho ou mesmo peritos). Ressalta-se, ainda, que a informação das decisões poderá ser feita, sempre no momento adequado e de caráter unicamente explicativo, mesmo quando desfavorável aos interesses do requerente (Sousa, s.d.). Entretanto, com o crescimento da violência contra os peritos médicos previdenciários, a tendência é que a comunicação da decisão não seja entregue pelos mesmos, tendo em vista que a perícia médica é apenas uma parte dos requisitos indispensáveis para a concessão de um benefício previdenciário. Concessão essa que é administrativa e que considera o parecer pericial, a qualidade de segurado do trabalhador, a necessidade ou não de cumprimento da carência prevista em lei etc.

Conforme prevê o *Manual Técnico de Perícia Médica* (Brasil. MPS. INSS. Diretoria de Benefícios, 2002), no que se relaciona à parte técnica, somente as conclusões médico-periciais poderão prevalecer para o efeito de concessão e manutenção dos benefícios por incapacidade. Estabelece também o Manual que os atos médico-periciais implicam sempre um pronunciamento de natureza médico-legal, destinado a produzir um efeito na via administrativa do INSS, passível de contestação na via recursal da Previdência Social e na Justiça.

Para concluir este tópico, resta lembrar que o perito médico previdenciário deve utilizar-se do tempo adequado para a coleta da história do segurado, consultando, sempre, o histórico de vínculos e de contribuições, de benefícios concedidos ou de requerimentos indeferidos porventura existentes; despender o tempo que for necessário para examinar o periciando, sem deixar-se influenciar por quaisquer pressões de tempo ou de produtividade que possam existir, e produzir um documento fiel, que possa ser defendido, oportunamente, seja na via administrativa ou na judicial. Recentes pareceres do Conselho Federal de Medicina (Conselho Federal de Medicina, 2010) e do Conselho Regional de Medicina do Estado de Minas Gerais (Conselho Regional de Medicina do Estado de Minas Gerais, 2009) referendam essa conduta ética.

Tal conduta evitará que sejam publicadas afirmações de que os atos periciais do INSS são "perícias sumárias, com o mínimo de padrão técnico, analisado por médicos peritos, salvo raríssimas exceções, despreparados e não especializados para as doenças que avaliam" (Morais, Sitta, 2009). Os citados autores afirmam também que os benefícios "auxílio-doença" e "aposentadoria por invalidez" estão ligados pela precariedade dos subsistemas previdenciário e assistencial. Desde já, manifestamos nossa discordância para com a generalização adotada pelos autores. Entretanto, não se pode negar que as dificuldades de acesso a sistemas de saúde, especialmente ao sistema público, em muito colaboram para a manutenção de benefícios e até mesmo para a aposentadoria precoce por invalidez.

Classificação e codificação dos exames médico-periciais

Os exames médicos-periciais classificam-se, numericamente, quanto à espécie do benefício, à fase e à ordem do exame. Em relação à espécie, alguns benefícios demandam constatação de incapacidade laborativa; outros de invalidez; outros de sequela indenizável, enquanto o amparo social à pessoa portadora de deficiência – Benefício de Prestação Continuada (BPC/LOAS) – prevê a constatação de incapacidade para o trabalho e para a vida independente (Brasil, 1993), utilizando, atualmente, um instrumento específico, baseado na Classificação Internacional de Funcionalidade, Incapacidade e Saúde – CIF (Organização Mundial de Saúde – OMS, 2008).

Ainda quanto à espécie, os benefícios atualmente concedidos pela Previdência Social brasileira estão listados na Tabela 8.3, sendo que aqueles listados em negrito demandam ou podem demandar, no caso da pensão por morte, parecer da Perícia Médica do INSS.

Tabela 8.3. Benefícios de prestação continuada da Previdência Social brasileira	
Nº	Nome das espécies atualmente concedidas
88	Amparo assistencial ao idoso (Lei nº 8.742, Brasil, 1993)
87	Amparo assistencial ao portador de deficiência (Lei nº 8.742/93)
46	Aposentadoria especial (Lei nº 8.213, Brasil, 1991b)
41	Aposentadoria por idade (Lei nº 8.213/91)
92	Aposentadoria por invalidez por acidente do trabalho (Lei nº 8.213/91)
32	Aposentadoria por invalidez previdenciária (Lei nº 8.213/91)
42	Aposentadoria por tempo de contribuição (Lei nº 8.213/91)
57	Aposentadoria por tempo de serviço de professor (Emenda Constitucional nº 20/98)
94	Auxílio-acidente por acidente do trabalho (Lei nº 8.213/91)
36	Auxílio-acidente previdenciário (Lei nº 8.213/91)
91	Auxílio-doença por acidente do trabalho (Lei nº 8.213/91)
31	Auxílio-doença previdenciário (Lei nº 8.213/91)
25	Auxílio-reclusão (Lei nº 8.213/91)
68	Pecúlio especial de aposentado (Lei nº 8.213/91) – benefício de prestação única
89	Pensão especial aos dependentes de vítimas fatais por contaminação na hemodiálise – Caruaru/PE (Lei nº 9.422/96)*
60	Pensão especial mensal vitalícia (Lei nº 10.923, Brasil, 2004)
54	Pensão especial vitalícia (Lei nº 9.793/99)
86	Pensão mensal vitalícia do dependente do seringueiro (Lei nº 7.986/89)
85	Pensão mensal vitalícia do seringueiro (Lei nº 7.986, Brasil, 1989)
56	Pensão mensal vitalícia por síndrome de talidomida (Lei nº 7.070, Brasil, 1982)
23	Pensão por morte de ex-combatente (Lei nº 4.297, Brasil, 1963)*
29	Pensão por morte de ex-combatente marítimo (Lei nº 1.756, Brasil, 1952)*
93	Pensão por morte por acidente do trabalho (Lei nº 8.213/91)*
21	Pensão por morte previdenciária (Lei nº 8.213/91)*
80	Salário-maternidade (Lei nº 8.213/91)

* Necessária avaliação pericial para enquadramento do maior inválido.

Quanto à fase de processamento do benefício, os exames médico-periciais podem ser:

0) Exame médico-pericial para fins de concessão, manutenção ou cessação de benefício.
1) Pedido de reconsideração.
2) Exame médico-pericial para instruir recursos às Juntas de Recursos.
3) Conselho de Recursos da Previdência Social.
4) Revisão analítica, ou seja, conclusão médica baseada em análise de antecedentes e de documentação médica existente, realizada com a finalidade de manter ou modificar decisões anteriores.
5) Antecipação de limite ou alta antecipada a pedido.
6) Encaminhamento ao Programa de Reabilitação Profissional.
7) Desligamento do Programa de Reabilitação Profissional.
8) Permanência no Programa de Reabilitação Profissional;
9) Restabelecimento de benefício.
10) Revisão do Benefício de Prestação Continuada (REVBPC).
11) Data de Cessação da Incapacidade (DCI) longa.
12) Pedido de prorrogação.

Quanto à ordem, os benefícios são codificados como AX1, para o exame médico-pericial inicial, e como AX2, AX3, enfim, AXn, para os exames médico-periciais subsequentes.

Sigilo profissional e ética médica

Ser perito médico é um desafio imenso para qualquer pessoa. É caminhar sempre sobre o fio da navalha, um fio condutor que impõe, a cada um de seus executores, competência técnica e compromisso ético extremado (Andrade, 2007).

Quando um cidadão requer um benefício previdenciário que demande perícia médica, sempre haverá uma expectativa de parecer pericial favorável (se não o fosse, não haveria o requerimento), mas o que se espera, do ponto de vista da perícia, é um parecer honesto, ético e sempre respaldado em um conhecimento atualizado.

Considerando que a atividade pericial, por sua natureza, existe para o esclarecimento de fatos e resposta a quesitos; ou seja, que a sua atuação se exerce em função dos direitos de outrem, que ali os colocou na defesa do interesse público, que é o da lei, não basta que o perito faça bem, é preciso fazer mais, é preciso fazer o bem! Para orientar suas decisões e relações com as pessoas, deve utilizar-se de atos de boa-fé e buscar, dessa forma, o bem comum. Se todos agissem sempre com ética, certamente estaríamos isentos de atos de má-fé (Andrade, 1999).

Reza o *Manual Técnico de Perícia Médica* que os laudos da perícia médica, bem como a documentação que contenha registro de diagnóstico, serão tratados como documentos sigilosos; que, quando os documentos sigilosos transitarem fora do setor, devem ser mantidos em envelopes fechados, que só poderão ser abertos por autoridade médica competente; que é vedada a manipulação de documentos sigilosos por pessoal não autorizado; e que os servidores administrativos e técnicos que manipulam documentos sigilosos estão igualmente sujeitos à guarda do sigilo profissional (Brasil. MPS. INSS. Diretoria de Benefícios, 2002). Todos devem guardar o sigilo necessário, sob pena de enquadramento administrativo, ético-profissional, cível e penal.

Listamos, na Tabela 8.4 para o perito médico previdenciário, os tópicos de interesse do Código de Ética Médica, do Código de Ética dos Servidores Civis da União e dos Códigos Civil e Penal brasileiros.

Tabela 8.4. Tópicos do Código de Ética Médica, do Código de Ética dos Servidores Civis da União e dos Códigos Civil e Penal brasileiros, de interesse do perito médico previdenciário

CÓDIGO DE ÉTICA MÉDICA (Conselho Federal de Medicina, 2009)

PREÂMBULO
I – O presente Código de Ética Médica contém as normas que devem ser seguidas pelos médicos no exercício de sua profissão, inclusive no exercício de atividades relativas ao ensino, à pesquisa e à administração de serviços de saúde, bem como no exercício de quaisquer outras atividades em que se utilize o conhecimento advindo do estudo da Medicina.
II – As organizações de prestação de serviços médicos estão sujeitas às normas deste Código.
III – Para o exercício da Medicina impõe-se a inscrição no Conselho Regional do respectivo Estado, Território ou Distrito Federal.
IV – A fim de garantir o acatamento e a cabal execução deste Código, o médico comunicará ao Conselho Regional de Medicina, com discrição e fundamento, fatos de que tenha conhecimento e que caracterizem possível infração do presente Código e das demais normas que regulam o exercício da Medicina.
V – A fiscalização do cumprimento das normas estabelecidas neste Código é atribuição dos Conselhos de Medicina, das comissões de ética e dos médicos em geral.
(...)

Capítulo I – PRINCÍPIOS FUNDAMENTAIS
I – A Medicina é uma profissão a serviço da saúde do ser humano e da coletividade e será exercida sem discriminação de nenhuma natureza.
II – O alvo de toda a atenção do médico é a saúde do ser humano, em benefício da qual deverá agir com o máximo de zelo e o melhor de sua capacidade profissional.
III – Para exercer a Medicina com honra e dignidade, o médico necessita ter boas condições de trabalho e ser remunerado de forma justa.
IV – Ao médico cabe zelar e trabalhar pelo perfeito desempenho ético da Medicina, bem como pelo prestígio e bom conceito da profissão.
V – Compete ao médico aprimorar continuamente seus conhecimentos e usar o melhor do progresso científico em benefício do paciente.
VI – O médico guardará absoluto respeito pelo ser humano e atuará sempre em seu benefício. Jamais utilizará seus conhecimentos para causar sofrimento físico ou moral, para o extermínio do ser humano ou para permitir e acobertar tentativa contra sua dignidade e integridade.
VII – O médico exercerá sua profissão com autonomia, não sendo obrigado a prestar serviços que contrariem os ditames de sua consciência ou a quem não deseje, excetuadas as situações de ausência de outro médico, em caso de urgência ou emergência, ou quando sua recusa possa trazer danos à saúde do paciente.
VIII – O médico não pode, em nenhuma circunstância ou sob nenhum pretexto, renunciar à sua liberdade profissional, nem permitir quaisquer restrições ou imposições que possam prejudicar a eficiência e a correção de seu trabalho.
(...)
XI – O médico guardará sigilo a respeito das informações de que detenha conhecimento no desempenho de suas funções, com exceção dos casos previstos em lei.
XII – O médico empenhar-se-á pela melhor adequação do trabalho ao ser humano, pela eliminação e pelo controle dos riscos à saúde inerentes às atividades laborais.
(...)
XV – O médico será solidário com os movimentos de defesa da dignidade profissional, seja por remuneração digna e justa, seja por condições de trabalho compatíveis com o exercício ético-profissional da Medicina e seu aprimoramento técnico-científico.
(...)
XVII – As relações do médico com os demais profissionais devem basear-se no respeito mútuo, na liberdade e na independência de cada um, buscando sempre o interesse e o bem-estar do paciente.
XVIII – O médico terá, para com os colegas, respeito, consideração e solidariedade, sem se eximir de denunciar atos que contrariem os postulados éticos.
XIX – O médico se responsabilizará, em caráter pessoal e nunca presumido, pelos seus atos profissionais, resultantes de relação particular de confiança e executados com diligência, competência e prudência.
(...)

Capítulo II – DIREITOS DOS MÉDICOS
É direito do médico:
I – Exercer a Medicina sem ser discriminado por questões de religião, etnia, sexo, nacionalidade, cor, orientação sexual, idade, condição social, opinião política ou de qualquer outra natureza.
(...)
III – Apontar falhas em normas, contratos e práticas internas das instituições em que trabalhe quando as julgar indignas do exercício da profissão ou prejudiciais a si mesmo, ao paciente ou a terceiros, devendo dirigir-se, nesses casos, aos órgãos competentes e, obrigatoriamente, à comissão de ética e ao Conselho Regional de Medicina de sua jurisdição.
IV – Recusar-se a exercer sua profissão em instituição pública ou privada onde as condições de trabalho não sejam dignas ou possam prejudicar a própria saúde ou a do paciente, bem como a dos demais profissionais. Nesse caso, comunicará imediatamente sua decisão à comissão de ética e ao Conselho Regional de Medicina.
V – Suspender suas atividades, individualmente ou coletivamente, quando a instituição pública ou privada para a qual trabalhe não oferecer condições adequadas para o exercício profissional ou não o remunerar digna e justamente, ressalvadas as situações de urgência e emergência, devendo comunicar imediatamente sua decisão ao Conselho Regional de Medicina.
(...)

Continua

VIII – Decidir, em qualquer circunstância, levando em consideração sua experiência e capacidade profissional, o tempo a ser dedicado ao paciente, evitando que o acúmulo de encargos ou de consultas venha a prejudicá-lo.

Capítulo III – RESPONSABILIDADE PROFISSIONAL
É vedado ao médico:
Art. 1º Causar dano ao paciente, por ação ou omissão, caracterizável como imperícia, imprudência ou negligência.
Parágrafo único. A responsabilidade médica é sempre pessoal e não pode ser presumida.
Art. 2º Delegar a outros profissionais atos ou atribuições exclusivos da profissão médica.
Art. 3º Deixar de assumir responsabilidade sobre procedimento médico que indicou ou do qual participou, mesmo quando vários médicos tenham assistido o paciente.
Art. 4º Deixar de assumir a responsabilidade de qualquer ato profissional que tenha praticado ou indicado, ainda que solicitado ou consentido pelo paciente ou por seu representante legal.
Art. 5º Assumir responsabilidade por ato médico que não praticou ou do qual não participou.
(...)
Art. 10. Acumpliciar-se com os que exercem ilegalmente a Medicina ou com profissionais ou instituições médicas nas quais se pratiquem atos ilícitos.
Art. 11. Receitar, atestar ou emitir laudos de forma secreta ou ilegível, sem a devida identificação de seu número de registro no Conselho Regional de Medicina da sua jurisdição, bem como assinar em branco folhas de receituários, atestados, laudos ou quaisquer outros documentos médicos.
(...)
Art. 17. Deixar de cumprir, salvo por motivo justo, as normas emanadas dos Conselhos Federal e Regionais de Medicina e de atender às suas requisições administrativas, intimações ou notificações no prazo determinado.
Art. 18. Desobedecer aos acórdãos e às resoluções dos Conselhos Federal e Regionais de Medicina ou desrespeitá-los.
Art. 19. Deixar de assegurar, quando investido em cargo ou função de direção, os direitos dos médicos e as demais condições adequadas para o desempenho ético-profissional da Medicina.
(...)
Art. 21. Deixar de colaborar com as autoridades sanitárias ou infringir a legislação pertinente.

Capítulo IV – DIREITOS HUMANOS
É vedado ao médico:
(...)
Art. 23. Tratar o ser humano sem civilidade ou consideração, desrespeitar sua dignidade ou discriminá-lo de qualquer forma ou sob qualquer pretexto.
(...)
Art. 30. Usar da profissão para corromper costumes, cometer ou favorecer crime.

Capítulo V – RELAÇÃO COM PACIENTES E FAMILIARES
É vedado ao médico:
Art. 38. Desrespeitar o pudor de qualquer pessoa sob seus cuidados profissionais.
Art. 40. Aproveitar-se de situações decorrentes da relação médico-paciente para obter vantagem física, emocional, financeira ou de qualquer outra natureza.
(...)

Capítulo VII – RELAÇÃO ENTRE MÉDICOS
É vedado ao médico:
(...)
Art. 49. Assumir condutas contrárias a movimentos legítimos da categoria médica com a finalidade de obter vantagens.
Art. 50. Acobertar erro ou conduta antiética de médico.
(...)
Art. 54. Deixar de fornecer a outro médico informações sobre o quadro clínico de paciente, desde que autorizado por este ou por seu representante legal.
(...)
Art. 56. Utilizar-se de sua posição hierárquica para impedir que seus subordinados atuem dentro dos princípios éticos.
Art. 57. Deixar de denunciar atos que contrariem os postulados éticos à comissão de ética da instituição em que exerce seu trabalho profissional e, se necessário, ao Conselho Regional de Medicina.

Capítulo IX – SIGILO PROFISSIONAL
É vedado ao médico:
Art. 73. Revelar fato de que tenha conhecimento em virtude do exercício de sua profissão, salvo por motivo justo, dever legal ou consentimento, por escrito, do paciente.
Parágrafo único. Permanece essa proibição: a) mesmo que o fato seja de conhecimento público ou o paciente tenha falecido; b) quando de seu depoimento como testemunha. Nessa hipótese, o médico comparecerá perante a autoridade e declarará seu impedimento; c) na investigação de suspeita de crime, o médico estará impedido de revelar segredo que possa expor o paciente a processo penal.
(...)
Art. 75. Fazer referência a casos clínicos identificáveis, exibir pacientes ou seus retratos em anúncios profissionais ou na divulgação de assuntos médicos, em meios de comunicação em geral, mesmo com autorização do paciente.
Art. 76. Revelar informações confidenciais obtidas quando do exame médico de trabalhadores, inclusive por exigência dos dirigentes de empresas ou de instituições, salvo se o silêncio puser em risco a saúde dos empregados ou da comunidade.
(...)

Continua

Capítulo X – DOCUMENTOS MÉDICOS
É vedado ao médico:

Art. 80. Expedir documento médico sem ter praticado ato profissional que o justifique, que seja tendencioso ou que não corresponda à verdade.
Art. 81. Atestar como forma de obter vantagens.
Art. 82. Usar formulários de instituições públicas para prescrever ou atestar fatos verificados na clínica privada.
(...)
Art. 85. Permitir o manuseio e o conhecimento dos prontuários por pessoas não obrigadas ao sigilo profissional quando sob sua responsabilidade.
(...)
Art. 87. Deixar de elaborar prontuário legível para cada paciente.
§ 1º O prontuário deve conter os dados clínicos necessários para a boa condução do caso, sendo preenchido, em cada avaliação, em ordem cronológica com data, hora, assinatura e número de registro do médico no Conselho Regional de Medicina.
§ 2º O prontuário estará sob a guarda do médico ou da instituição que assiste o paciente.
Art. 88. Negar, ao paciente, acesso a seu prontuário, deixar de lhe fornecer cópia quando solicitada, bem como deixar de lhe dar explicações necessárias à sua compreensão, salvo quando ocasionarem riscos ao próprio paciente ou a terceiros.
Art. 89. Liberar cópias do prontuário sob sua guarda, salvo quando autorizado, por escrito, pelo paciente, para atender ordem judicial ou para a sua própria defesa.
§ 1º Quando requisitado judicialmente o prontuário será disponibilizado ao perito médico nomeado pelo juiz.
§ 2º Quando o prontuário for apresentado em sua própria defesa, o médico deverá solicitar que seja observado o sigilo profissional.
Art. 90. Deixar de fornecer cópia do prontuário médico de seu paciente quando de sua requisição pelos Conselhos Regionais de Medicina.
Art. 91. Deixar de atestar atos executados no exercício profissional, quando solicitado pelo paciente ou por seu representante legal.

Capítulo XI – AUDITORIA E PERÍCIA MÉDICA
É vedado ao médico:

Art. 92. Assinar laudos periciais, auditoriais ou de verificação médico-legal quando não tenha realizado pessoalmente o exame.
Art. 93. Ser perito ou auditor do próprio paciente, de pessoa de sua família ou de qualquer outra com a qual tenha relações capazes de influir em seu trabalho ou de empresa em que atue ou tenha atuado.
Art. 94. Intervir, quando em função de auditor, assistente técnico ou perito, nos atos profissionais de outro médico, ou fazer qualquer apreciação em presença do examinado, reservando suas observações para o relatório.
(...)
Art. 96. Receber remuneração ou gratificação por valores vinculados à glosa ou ao sucesso da causa, quando na função de perito ou de auditor.
(...)
Art. 98. Deixar de atuar com absoluta isenção quando designado para servir como perito ou como auditor, bem como ultrapassar os limites de suas atribuições e de sua competência.
Fonte: <http://www.portalmedico.org.br/resolucoes/cfm/2009/1931_2009.htm>

CÓDIGO DE ÉTICA PROFISSIONAL DO SERVIDOR PÚBLICO CIVIL DO PODER EXECUTIVO FEDERAL (Brasil, 1994)

CAPÍTULO I
Seção I – Das Regras Deontológicas

I – A dignidade, o decoro, o zelo, a eficácia e a consciência dos princípios morais são primados maiores que devem nortear o servidor público, seja no exercício do cargo ou função, ou fora dele, já que refletirá o exercício da vocação do próprio poder estatal. Seus atos, comportamentos e atitudes serão direcionados para a preservação da honra e da tradição dos serviços públicos.
II – O servidor público não poderá jamais desprezar o elemento ético de sua conduta. Assim, não terá que decidir somente entre o legal e o ilegal, o justo e o injusto, o conveniente e o inconveniente, o oportuno e o inoportuno, mas principalmente entre o honesto e o desonesto, consoante as regras contidas no art. 37, caput, e § 4º, da Constituição Federal.
III – A moralidade da Administração Pública não se limita à distinção entre o bem e o mal, devendo ser acrescida da ideia de que o fim é sempre o bem comum. O equilíbrio entre a legalidade e a finalidade, na conduta do servidor público, é que poderá consolidar a moralidade do ato administrativo.
(...)
V – O trabalho desenvolvido pelo servidor público perante a comunidade deve ser entendido como acréscimo ao seu próprio bem-estar, já que, como cidadão, integrante da sociedade, o êxito desse trabalho pode ser considerado como seu maior patrimônio.
VI – A função pública deve ser tida como exercício profissional e, portanto, se integra na vida particular de cada servidor público. Assim, os fatos e atos verificados na conduta do dia a dia em sua vida privada poderão acrescer ou diminuir o seu bom conceito na vida funcional.
VIII – Toda pessoa tem direito à verdade. O servidor não pode omiti-la ou falseá-la, ainda que contrária aos interesses da própria pessoa interessada ou da Administração Pública. Nenhum Estado pode crescer ou estabilizar-se sobre o poder corruptivo do hábito do erro, da opressão ou da mentira, que sempre aniquilam até mesmo a dignidade humana quanto mais a de uma Nação.
(...)
IX – A cortesia, a boa vontade, o cuidado e o tempo dedicados ao serviço público caracterizam o esforço pela disciplina. Tratar mal uma pessoa que paga seus tributos direta ou indiretamente significa causar-lhe dano moral. Da mesma forma, causar dano a qualquer bem pertencente ao patrimônio público, deteriorando-o, por descuido ou má vontade, não constitui apenas uma ofensa ao equipamento e às instalações ou ao Estado, mas a todos os homens de boa vontade que dedicaram sua inteligência, seu tempo, suas esperanças e seus esforços para construí-los.
X – Deixar o servidor público qualquer pessoa à espera de solução que compete ao setor em que exerça suas funções, permitindo a formação de longas filas, ou qualquer outra espécie de atraso na prestação do serviço, não caracteriza apenas atitude contra a ética ou ato de desumanidade, mas principalmente grave dano moral aos usuários dos serviços públicos.
XI – O servidor deve prestar toda a sua atenção às ordens legais de seus superiores, velando atentamente por seu cumprimento, e, assim, evitando a conduta negligente. Os repetidos erros, o descaso e o acúmulo de desvios tornam-se, às vezes, difíceis de corrigir e caracterizam até mesmo imprudência no desempenho da função pública.
(...)(...)

Continua

Seção II – Dos Principais Deveres do Servidor Público
XIV – São deveres fundamentais do servidor público:
a) desempenhar, a tempo, as atribuições do cargo, função ou emprego público de que seja titular;
b) exercer suas atribuições com rapidez, perfeição e rendimento, pondo fim ou procurando prioritariamente resolver situações procrastinatórias, principalmente diante de filas ou de qualquer outra espécie de atraso na prestação dos serviços pelo setor em que exerça suas atribuições, com o fim de evitar dano moral ao usuário;
c) ser probo, reto, leal e justo, demonstrando toda a integridade do seu caráter, escolhendo sempre, quando estiver diante de duas opções, a melhor e a mais vantajosa para o bem comum;
e) tratar cuidadosamente os usuários dos serviços aperfeiçoando o processo de comunicação e contato com o público;
f) ter consciência de que seu trabalho é regido por princípios éticos que se materializam na adequada prestação dos serviços públicos;
g) ser cortês, ter urbanidade, disponibilidade e atenção, respeitando a capacidade e as limitações individuais de todos os usuários do serviço público, sem qualquer espécie de preconceito ou distinção de raça, sexo, nacionalidade, cor, idade, religião, cunho político e posição social, abstendo-se, dessa forma, de causar-lhes dano moral;
(...)
i) resistir a todas as pressões de superiores hierárquicos, de contratantes, interessados e outros que visem obter quaisquer favores, benesses ou vantagens indevidas em decorrência de ações imorais, ilegais ou aéticas e denunciá-las;
(...)
m) comunicar imediatamente a seus superiores todo e qualquer ato ou fato contrário ao interesse público, exigindo as providências cabíveis;
(...)
o) participar dos movimentos e estudos que se relacionem com a melhoria do exercício de suas funções, tendo por escopo a realização do bem comum;
(...)
q) manter-se atualizado com as instruções, as normas de serviço e a legislação pertinentes ao órgão onde exerce suas funções;
(...)
t) exercer com estrita moderação as prerrogativas funcionais que lhe sejam atribuídas, abstendo-se de fazê-lo contrariamente aos legítimos interesses dos usuários do serviço público e dos jurisdicionados administrativos;
u) abster-se, de forma absoluta, de exercer sua função, poder ou autoridade com finalidade estranha ao interesse público, mesmo que observando as formalidades legais e não cometendo qualquer violação expressa à lei.
(...)

Seção III – Das Vedações ao Servidor Público
XV – É vedado ao servidor público;
(...)
c) ser, em função de seu espírito de solidariedade, conivente com erro ou infração a este Código de Ética ou ao Código de Ética de sua profissão;
(...)
e) deixar de utilizar os avanços técnicos e científicos ao seu alcance ou do seu conhecimento para atendimento do seu mister;
(...)
m) fazer uso de informações privilegiadas obtidas no âmbito interno de seu serviço, em benefício próprio, de parentes, de amigos ou de terceiros.
Fonte: <http://www.planalto.gov.br/ccivil_03/decreto/d1171.htm>

CÓDIGO CIVIL (Brasil, 2002)

Art. 229 – Ninguém pode ser obrigado a depor sobre fato:
I – a cujo respeito, por estado ou profissão, deva guardar segredo.
(...)
Fonte: <http://www.planalto.gov.br/ccivil/leis/2002/L10406.htm>

CÓDIGO PENAL (Brasil, 1940)

Art. 325 – Revelar fato de que tem ciência em razão do cargo e que deva permanecer em segredo, ou facilitar-lhe a violação.
Fonte: <http://www010.dataprev.gov.br/sislex/paginas/16/1940/2848.htm>

Ainda, cabe ressaltar que, no exercício de sua função, não se pretende que o perito deixe de revelar o que vier a saber por informação dada pelo segurado, pelo exame do requerente ou pela análise da documentação médica trazida ou solicitada. As informações necessárias para que se proceda à aplicação da legislação pertinente ao caso, especialmente o diagnóstico codificado pela Classificação Estatística Internacional de Doenças e Problemas Relacionados à Saúde, em sua 10ª revisão (CID-10); as datas de início da doença e de início da incapacidade, além da informação quanto à isenção ou não de carência, são fundamentais e necessárias para o enquadramento legal da condição do trabalhador, não se caracterizando, nessa situação, como quebra do sigilo profissional.

São de conhecimento de todos as frequentes tentativas de burlar ou fraudar o sistema previdenciário social. Em razão disto, Luciana Coiro (2009) defende que os laudos médico-legais produzidos pelos peritos, após a perícia, onde se encontram, ordenadamente, os dados colhidos na mesma, assim como as discussões técnicas e as conclusões sobre o tema objeto do exame pericial, não são, de forma alguma, prontuários médicos. Afirma a perita que prontuário médico é o documento produzido pelo médico assistente após ouvir e examinar um paciente que o procurou, em confiança, para relatar um problema de saúde, no intuito de buscar tratamento para o mesmo (Coiro, 2009).

Com efeito, pode-se dizer que Coiro (2009) acredita que o ordenamento jurídico sobre a matéria pericial médica tem detalhes ainda não claramente expressos, o que estaria induzindo a interpretação da matéria pericial, tendo-se, por analogia, as normas mais claras da matéria puramente médica. Em face deste contexto, ela ressalta que deve ser evitada a interpretação que prenda o perito médico, paradoxalmente, ao segredo profissional médico, sobretudo quando ele deve ser o menos obrigado a segui-lo.

Para Luciana Coiro (2009), se os peritos do INSS, principalmente os que trabalham como o braço da Instituição no combate às fraudes, não puderem escrutinar o conteúdo dos laudos, para o fim de elencar irregularidades; e se os órgãos judiciários e policiais não puderem receber os laudos periciais previdenciários quando se tratar de investigação de crimes nesta área, em nome do sigilo médico, um grande equívoco estará sendo cometido. Em suma, a perita é enfática ao considerar que as informações colhidas e registradas em consequência de um ato pericial previdenciário não podem ser tratadas de maneira idêntica às informações "confiadas" a um médico assistente, se o interesse for o de salvaguardar o patrimônio da Previdência brasileira, patrimônio que, para ela, é de extrema relevância social.

▶ A avaliação da incapacidade laborativa

Neste tópico serão abordados temas ligados à questão da Perícia Médica Previdenciária consubstanciada pela fundamentação legal em vigor, com especial ênfase à Lei nº 8.213/91 (Brasil, 1991b) e ao seu Decreto regulamentador, de nº 3.048/99. A abordagem contemplará os seguintes aspectos: incapacidade, invalidez, isenção de período de carência, documentação médica, reabilitação profissional, auxílio-acidente e, finalmente, diretrizes de apoio à decisão médico-pericial.

Daniel Pulino, doutor em Direito Previdenciário, em artigo publicado em 2001, comenta que a expressão "doença" é tradicionalmente empregada, no Direito Previdenciário, para referir a "incapacidade dotada de quatro características: que seja profissional, temporária, prolongada e efetiva".

Na primeira situação, que remete à questão profissional, o autor entende que a incapacidade é específica, no que se refere à atividade que vinha sendo desenvolvida pelo segurado do INSS no momento do início da incapacidade, ou ainda, quanto a outras que tenha desenvolvido no passado (Pulino, 2001).

A segunda situação remete à situação temporal, na medida em que a estrutura jurídica presume a recuperação do segurado para a sua profissão, isto é, que seja recuperada a capacidade laboral. Entretanto, na impossibilidade desta situação, deverá ser analisado se o segurado poderá ser encaminhado para o serviço de Reabilitação Profissional, para que se viabilize a devida capacitação para outra atividade laboral (Pulino, 2001).

A terceira premissa remete a uma situação prolongada, ou seja, a um afastamento que dure mais que quinze dias, não se restringindo a contagem a dias úteis. Assim, no caso de uma incapacidade manifestada por um prazo de até quinze dias, o sistema previdenciário brasileiro entende que não gera necessidade social, podendo ser assumido pela empresa ou pelo próprio segurado (Pulino, 2001).

O quarto e último tópico remete à efetividade, ou seja, atesta que existe a necessidade de comprovação da incapacidade pela perícia médica do INSS. Nas palavras de Pulino (2001), "a incapacidade que dá direito ao auxílio-doença não é simplesmente presumida, devendo ser, isso sim, efetivamente comprovada, mediante perícia médica oficial."

O exame médico-pericial tem como finalidade a avaliação laborativa do examinado, para fim de seu enquadramento na situação legal pertinente. Já o motivo mais frequente do segurado para a realização da perícia médica é o interesse em usufruir o recebimento de um benefício por incapacidade.

Finalmente, para que se tenha uma noção da magnitude econômico-financeira do trabalho de avaliação pericial, no ano de 2009 foram realizadas mais de 7 milhões de avaliações médico-periciais, com uma média aproximada de 640.000 perícias/mês. E, somente em janeiro de 2010, foram concedidos benefícios, através do reconhecimento de direito, na ordem de 18 milhões de reais.

O auxílio-doença

O auxílio-doença está devidamente tratado nos artigos 59 ao 63 da Lei nº 8.213 (cf. Brasil, 1991b), bem como em sua regulamentação, nos artigos de 71 a 80 do Decreto nº 3.048/99. Cabe aqui esclarecer uma importante questão de semântica em relação a este título, auxílio-doença, que tem suscitado inúmeras dúvidas e embates de segurados com os peritos médicos do INSS, porque a simples presença de uma doença, sem repercussão na atividade laboral, não gera direito ao benefício.

O artigo 59 da lei supracitada refere que o auxílio-doença será devido ao segurado que, quando for o caso, havendo cumprido o período de carência exigido, ficar incapacitado para o seu trabalho ou para a sua atividade habitual por mais de 15 (quinze) dias consecutivos. Aqui cabe a necessidade de enfatizar a questão da consecutividade dos dias de afastamento.

O artigo 60 contempla a questão temporal, referindo que o auxílio-doença será devido ao segurado empregado a contar do décimo sexto dia do afastamento da atividade laboral. E, no caso dos demais segurados, a contar da data do início da incapacidade, e enquanto ele permanecer incapaz. Ainda uma questão importante, do ponto de vista prático, que diz respeito a este artigo, refere-se ao tempo de início da concessão do benefício. Os parágrafos primeiro e segundo do artigo enfatizam que, quando requerido por segurado afastado da atividade laboral por mais de 30 (trinta) dias, o auxílio-doença será devido a contar da data da entrada do requerimento, e que, durante os primeiros quinze dias consecutivos ao do afastamento da atividade por motivo de doença, será uma incumbência da empresa pagar ao segurado empregado o seu salário integral.

O artigo 62 da Lei nº 8.213 trata da questão da recuperação funcional, informando que o segurado em gozo de auxílio-doença, insuscetível de recuperação para sua atividade habitual, deverá submeter-se a processo de reabilitação profissional para o exercício de outra atividade. Não cessará o benefício até que seja dado como habilitado para o desempenho de nova atividade que lhe garanta a subsistência ou, quando considerado não recuperável, até que seja aposentado por invalidez.

Já o artigo 72 trata da questão financeira, especificando três diferentes situações. O auxílio-doença consiste em uma renda mensal e será devido a contar do décimo sexto dia do afastamento da atividade, para o segurado empregado, exceto o doméstico; a contar da data do início da incapacidade, para os demais segurados; ou a contar da data de entrada do requerimento, quando requerido após o trigésimo dia do afastamento da atividade, para todos os segurados.

O Decreto nº 3.048/99, que regulamenta a Lei nº 8.213/91 (cf. Brasil, 1991b), enfatiza algumas situações que necessitam ser aqui relembradas. Em relação à questão da doença pré-existente e a acidentes, os parágrafos primeiro e segundo do artigo 71 referem que não será devido auxílio-doença ao segurado que se filiar ao Regime Geral de Previdência Social já portador da doença ou da lesão invocada como causa para a concessão do benefício. Isto, salvo quando a incapacidade sobrevier por motivo de progressão ou agravamento dessa doença ou lesão, quando, então, será devido auxílio-doença, independentemente de carência, aos segurados obrigatório e facultativo, ao sofrerem acidente de qualquer natureza.

A incapacidade

Segundo a Organização Mundial da Saúde, incapacidade (*disability*) é qualquer redução ou falta (resultante de uma "deficiência" ou de uma "disfunção") da capacidade para realizar uma atividade, de uma maneira que seja considerada normal para o ser humano (Organização Mundial da Saúde, 2008). Assim, refere-se a atividades que as pessoas não conseguem realizar.

Para além da perspectiva da perícia médica previdenciária, o tema da incapacidade tem merecido estudos de diversas áreas do conhecimento, tais como a Medicina e o Direito, e tem sido alvo, inclusive, de litígios na esfera judicial. De forma específica, trataremos neste tópico da questão da incapacidade laborativa, ou seja, especificamente da incapacidade para o trabalho, visto que se for analisada de forma genérica, pode-se afirmar que cada ser humano possui algum grau de incapacidade, em relação a alguma condição anatômica ou funcional, tanto para algum tipo de atividade ou mesmo, totalmente, para a vida civil.

Para tecer breves considerações sobre o aspecto jurídico da incapacidade laboral, chamamos a depor Berbel (2005), que, ao comentar sobre a Previdência Social, enfatiza que, no Direito Positivo brasileiro, a incapacidade para o trabalho apresenta-se na forma comprovada e na forma presumida. Como exemplo desta última, cita as relacionadas à presunção legal, tais como a idade, o tempo de trabalho normal e o tempo de trabalho nocivo. Em relação direta com nosso tema, está a forma comprovada de incapacidade, em que inexiste a presunção, havendo necessidade de sua comprovação.

Daniel Pulino (2001) refere que "a Previdência Social surge como solução ao problema, que é inerente à relação de trabalho, consistente em sua contraprestatividade". Ou seja, o trabalhador, aqui denominado segurado do INSS, recebe sua remuneração por ter realizado uma atividade para o empregador, e é com este recurso que esta pessoa consegue viabilizar o sustento de si e seus dependentes. Esta situação ficaria seriamente comprometida se não pudesse trabalhar por qualquer razão: nada recebendo financeiramente, estaria, por conseguinte, em uma situação de "miséria" (Pulino, 2001). Mas como a Previdência assume o pagamento do salário do trabalhador no caso de incapacidade laboral, pode-se dizer que a situação de miséria é, de certa forma, afastada do segurado.

Considerando que, do ponto de vista médico, existem múltiplas conceituações sobre incapacidade, vamos nos ater ao *Manual Técnico da Perícia Médica* (Brasil. MPS. INSS. Diretoria de Benefícios, 2002). Nele, o termo é entendido como definidor da impossibilidade de desempenho das funções específicas de uma atividade ou ocupação, em consequência de alterações morfopsicofisiológicas provocadas por doença ou acidente. O risco de vida, para si ou para terceiros, ou de agravamento que a permanência em atividade possa acarretar, é implicitamente incluído no conceito de incapacidade, desde que isto seja palpável e indiscutível. Desta forma, existe a necessidade de se conhecer com profundidade a profissiografia da atividade laboral declarada, assunto que também é bastante caro e dérmico para os profissionais com formação em Medicina do Trabalho.

Assim, com base em um completo exame médico realizado e devidamente registrado no sistema institucional do INSS, e com base em conhecimentos de profissiografia, epidemiologia e legislação, o perito médico tem condições de atuar com imparcialidade, concedendo o que é de efetivo direito do requerente. Portanto, e para tanto, o entendimento da relação entre doença e incapacidade é indispensável a todos que lidam com perícia médica.

O médico Paulo Gonzaga (2004) enfatiza que as avaliações médico-periciais levam em consideração a existência da incapacidade laborativa, temporária ou definitiva, causada por doença que deve ser devidamente comprovada pelo segurado, mediante apresentação de documentação fornecida por seu médico-assistente, bem como dos resultados dos exames complementares a que tenha se submetido.

O advogado especialista em Direito Previdenciário Vladimir Martinez (2008) refere que existem seis pressupostos de capacidade (sintetizados na Tabela 8.5), estando cada um deles atrelados aos seguintes elementos:

- Condições normais: o segurado deve ser avaliado com base no que exerce habitualmente de atividade laboral.
- Funções ordinárias: há a necessidade de conhecimento da *performance* de cada atividade, como parâmetro previamente fixado.
- Ocupação determinante: a redução da capacidade refere-se especificamente à função desempenhada pelo trabalhador e não se estende para outra atividade.
- Segurança laboral: a questão que se coloca neste item refere-se à necessidade de avaliar se o segurado, na sua atividade habitual, atende às regras de segurança pessoal e de segurança de seus colegas.
- Nível de qualidade: avalia o nível de qualidade do trabalho, visto que, em algumas situações, pode estar diminuída em razão da indisposição laboral.
- Continuidade do exercício: o recomendado é que o trabalhador realize os seus serviços com regularidade no curso do tempo.

Tabela 8.5. Pressupostos da capacidade (Martinez, 2008)
I – Condições normais
II – Funções ordinárias
III – Ocupação determinante
IV – Segurança laboral
V – Nível de qualidade
VI – Continuidade do exercício

Graus, duração e abrangência da incapacidade laboral

De uma forma didática, apresentamos nesta seção outros importantes fatores da Perícia Médica, constantes do *Manual Técnico da Perícia Médica* (Brasil. MPS. INSS. Diretoria de Benefícios, 2002). Alguns dos fatores relativos à questão e que devem ser analisados são os seguintes: a) o **grau** da incapacidade: parcial ou total; b) a **duração** da incapacidade: temporária ou indefinida; e c) a **abrangência** da incapacidade quanto à profissão desempenhada: uniprofissional, multiprofissional, omniprofissional. Vejamos cada elemento detalhadamente:

a.1) Grau de incapacidade parcial:
– permite o desempenho da atividade;
– sem risco de morte ou de agravamento da patologia;
– percepção salarial semelhante ao que auferia antes da patologia e/ou acidente.

a.2) Grau de incapacidade total:
– não permite o desempenho da atividade;
– percepção salarial abaixo da média da categoria.

b.1) Duração temporária: pode-se esperar recuperação dentro de prazo previsível.

b.2) Duração indefinida: insuscetível a alteração dentro de prazo previsível com os recursos da terapêutica e de reabilitação disponíveis à época.

c) Abrangência:

c.1) Uniprofissional: o impedimento alcança apenas uma atividade específica;

c.2) Multiprofissional: o impedimento abrange diversas atividades profissionais;

c.3) Omniprofissional: impossibilidade do desempenho de toda e qualquer atividade laborativa.

Quanto à questão da incapacidade para os atos da vida civil (interdição e curatela) também encontramos no *Manual Técnico de Perícia Médica* as considerações para tal entendimento:

- O conceito de incapacidade para os atos da vida civil é a impossibilidade de alguém, pessoalmente, reger sua vida e administrar seus bens.
- O incapaz só pode exercer seus direitos através do respectivo representante legal.
- O conceito de **interdição** se refere a situação em que, sendo considerado incapaz para exercer pessoalmente os atos da vida civil, o segurado é declarado interdito pela Justiça, que lhe nomeia um curador.
- O conceito de **curatela** se refere à função que é dada a uma pessoa, por incumbência legal ou judicial, de zelar pelos bens e pelos interesses dos que por si próprios não o possam fazer. Para fins de curatela, nos casos de interdição de segurado, o juiz poderá louvar-se no laudo médico do INSS.
- À perícia médica incumbe, tão somente e quando devidamente solicitada, a declaração de incapacidade. A interdição e a curatela são atos privativos da Justiça (Brasil. MPS. INSS. Diretoria de Benefícios. 2002).

Fixação da data de início da doença e da data de início da incapacidade

Uma importante questão para o pleno reconhecimento (ou não) do direito do segurado do INSS é a correta fixação, pelo perito médico, da data de início da doença (DID) e da data de início da incapacidade (DII). A data do início da doença é a data aproximada em que se iniciaram os sinais e os sintomas maiores da doença em questão (não é a data aproximada do início biológico da doença), ou seja, refere-se à história clínica relatada. A data do início da incapacidade é a data em que os sinais e os sintomas se tornaram tão significativos que já impediam a continuidade da atividade laboral.

Dito de outra forma, esta data refere-se, principalmente, a um evento característico, como, um evento comprovado de internação, um boletim de ocorrência etc.

Aqui importa lembrar que a carência exigida em lei, para que se possa usufruir um seguro pago pela Previdência Social, é de 12 contribuições. Para aqueles segurados que já tiveram, anteriormente, e perderam, a qualidade de segurado, a carência é de 1/3 do período, ou seja, de quatro contribuições.

Ainda com relação à DID e à DII, cabe dizer que elas são fixadas pelo perito médico, com base em uma avaliação pericial clínica, bem como em outros documentos, em informações solicitadas ao médico assistente, com base, também, em comprovantes de internação, em exames complementares ou mesmo em boletins de ocorrência, dentre outros.

Isto posto, podemos referir, de forma didática, que existem quatro possibilidades de relação entre a DID e a DII, a saber:

- DID de antes da 1ª contribuição e DII de antes de completar a carência (na altura da 12ª ou da 4ª contribuição): concessão indevida, pois a doença é pré-existente ao ingresso na Previdência Social.
- DID de antes da 1ª contribuição e DII após completar a carência (na altura da 12ª ou da 4ª contribuição): a doença é pregressa ao ingresso na Previdência Social, mas completou-se o período de carência. Se houver agravamento da doença pré-existente o benefício é devido.
- A DID é posterior à data da 1ª contribuição e a DII é de antes de completar a carência (na altura da 12ª ou da 4ª contribuição): benefício concedido somente no caso de acidente de qualquer natureza ou causa, ou de doenças citadas no inciso III do artigo 30 do Decreto 3.048/99 (doenças que isentam de carência).
- A DID é posterior à data da 1ª contribuição e a DII é de depois de completar a carência (na altura da 12ª ou da 4ª contribuição): o segurado cumpriu integralmente o período de carência; sendo assim, havendo incapacidade laborativa, o benefício é concedido naturalmente.

Podemos resumir as informações acima dizendo que a data de início da incapacidade deve ser sempre posterior à data que marca a condição de segurado perante o Regime Geral da Previdência Social, mesmo nas situações de isenção de carência, que serão tratadas, *a posteriori*, em item específico. O que ressalta é que a DII pode ser anterior ao período de carência.

A profissiografia

A profissiografia é um assunto extremamente caro ao Médico do Trabalho, em função da necessidade de conhecer, com profundidade, as exigências psicofísicas a que será submetido o trabalhador em seu ambiente laboral. Exigências que, dito em outras palavras, relacionam-se ao que faz, a como faz, a quando faz, a onde faz, e a com que frequência, intensidade e velocidade, por exemplo, o trabalhador exerce suas atividades etc. Cabe dizer que, além de o Médico do Trabalho, o perito médico do INSS também deve dominar o conhecimento relacionado às exigências psicofísicas a que está submetido o profissional, visto que, legalmente, é quem também faz vistorias técnicas em ambientes laborais para verificar eventuais inadequações.

Aproveitamos para ressaltar que, no caso de uma inadequação do trabalhador à atividade laborativa, pode ocorrer o surgimento ou o agravamento de patologias, ou mesmo ser aumentado o risco de acidentes. Por esta razão, a Norma Regulamentadora nº 17, do Ministério do Trabalho e Emprego, que se refere à Ergonomia, preconiza, em artigo inicial, a necessidade de adequar o ambiente às características psicofisiológicas dos trabalhadores.

Diferenças nas atuações do médico assistencialista e do perito médico do INSS

Há diferenças fundamentais entre uma consulta médica, com a qual todos estão familiarizados, e as perícias médicas. A principal delas é que a perícia não é "para" o examinado, mas para a autoridade constituída que requereu o ato médico, no caso, o presidente do INSS (Almeida, 2007a). Abaixo, listamos algumas características do exercício da profissão de médico assistencialista e outras da de perito médico do INSS.

- Do médico assistencialista, de seu exercício e questões afins:
  – o exercício da atividade de médico assistencialista é denominado consulta médica;
  – a pessoa que recorre ao médico assistencialista para uma consulta geralmente é denominada paciente;
  – o paciente geralmente escolhe o profissional que fará seu atendimento/tratamento;
  – o paciente tem interesse em fornecer todas as informações necessárias para o médico assistente chegar a um diagnóstico preciso e a um correto processo de tratamento. O benefício conquistado geralmente não é financeiro;
  – há um estreito vínculo médico-paciente;
  – há uma relação de confiança e empatia; e
  – há ênfase no objetivo de tratamento e mesmo de cura.
- Do perito médico do INSS, *d*e seu exercício e questões afins:
  – o exercício da atividade de perito médico é denominado perícia médica;
  – o segurado apresenta seu requerimento ao INSS e dele espera uma resposta; em outras palavras, esta pessoa não solicita nada diretamente ao perito;
  – o cidadão é geralmente denominado requerente e pode comparecer para ser avaliado quanto ao direito de perceber vários tipos de benefícios (Ex: au-

xílio-doença, BPC/LOAS, pensão por morte etc.). Quando contribui para o INSS, é denominado segurado;
- existe a necessidade de comprovação da identidade do requerente do benefício;
- o municiando é solicitado, por uma autoridade, a comparecer diante de um perito ou de uma junta de peritos escolhidos por essa autoridade, para se verificar seu estado de saúde ou o das sequelas de doenças. A finalidade deste procedimento é chegar a uma decisão sobre direitos ou a aplicação de leis, o que muitas vezes tem, como consequência, perdas para o municiando;
- a pessoa não escolhe o profissional que fará sua avaliação, ou seja, é o INSS que disponibiliza um profissional para realizar esta atividade. Assim, a autarquia designa um profissional com capacidade específica, no caso, um perito médico, para pronunciar-se sobre questões da área específica;
- o requerente/segurado deve submeter-se ao exame médico pericial para provar sua incapacidade e, por conseguinte, seu direito ao recebimento do benefício;
- nem sempre existe uma relação de confiança e de empatia entre o perito e o municiando;
- o segurado nem sempre tem interesse em fornecer todas as informações para auxiliar no processo de verificação da incapacidade laboral. Em função de seu interesse em receber o benefício pecuniário, pode omitir informações que sejam importantes para a conclusão pericial;
- a Perícia Médica Previdenciária tem por finalidade precípua a emissão de um parecer técnico conclusivo, quando da avaliação de incapacidade laborativa, em face de situações previstas em lei. Assim, esta avaliação pericial é feita para o INSS, que requereu o ato médico, e não para o segurado;
- a avaliação médico-pericial é parte de um processo. A concessão do benefício pecuniário é uma atribuição da autoridade competente;
- o segurado não recebe a conclusão da perícia médica, recebendo, em vez disso, um comunicado do INSS, assinado pelo presidente da instituição, com o resultado de seu requerimento;
- o exercício do perito dá ênfase às situações de sequelas e agravos de doença;
- o perito deve colher provas para comprovar ou não o solicitado;
- o perito faz a análise do conteúdo de todos os documentos apresentados pelo requerente;
- o perito deve analisar e registrar, no sistema informatizado, o histórico ocupacional, bem como todas as etapas do exame médico do requerente;
- o perito precisa ter um robusto conhecimento clínico para chegar a um diagnóstico clínico, muitas vezes sem a colaboração do requerente;
- o perito tem que ter conhecimento de patologias e sobre incapacidade laboral, além de contar com amplos conhecimentos de Ergonomia e de Medicina do Trabalho, para a detecção de riscos ambientais para a saúde dos trabalhadores;
- o perito deve ter plenos conhecimentos de profissiografia;
- o perito necessita estar permanentemente atualizado a respeito da legislação previdenciária e trabalhista vigente, mantendo um equilíbrio adequado entre as postulações desejadas e as possibilidades prescritas pela legislação corrente, que ele deve conhecer. Além disso, deve estar preparado para reconhecer questões do Direito, para conceder o que deve ser concedido, negando as pretensões ilegítimas, isto é, fora do abrigo da lei;
- o perito médico faz um caminho diferente do clássico "anamnese, exame clínico e exames complementares" para chegar a um diagnóstico. Porque o segurado necessita comprovar uma incapacidade laboral, o perito parte do diagnóstico para definir se existe ou não este desiderato;
- o perito deve manter isenção em sua atividade, não permitindo influência da posição funcional do requerente;
- o perito não deve se deixar envolver por pressões externas, tais como apelos, situações de desemprego etc.
- o perito deve saber que problemas exclusivamente funcionais, administrativos e sociais não devem ser resolvidos através de decisões periciais;
- o perito deve pronunciar-se conclusivamente sobre as condições de saúde e a capacidade laborativa do examinado, para fins do enquadramento deste na situação legal pertinente; e
- o perito deve obedecer ao Código de Ética Médica e, em especial, a seu capítulo XI, referente à Perícia Médica.

A invalidez

No tópico sobre a incapacidade, fizemos alusão ao trabalho de Daniel Pulino (2001), que descreve a questão como sendo constituída de "quatro características: que seja profissional, temporária, prolongada e efetiva". Ao mesmo tempo, percebe-se que o autor faz um contraponto de cada situação com a aposentadoria por invalidez. E sendo assim, quanto ao primeiro item, ser profissional, ele expõe que não se trata da "atividade especificamente desempenhada pelo segurado, mas de qualquer outra que lhe garanta a subsistência, estando em questão, pois, a incapacidade genérica de ganho do indivíduo" (Pulino, 2001).

Já em relação à temporalidade, aqui há a necessidade da existência de incapacidade definitiva. A terceira situação é a questão do tempo, sendo que, ao invés de a incapacidade ser apenas prolongada, deverá existir uma situação de indeterminação, ou seja, em que não há condições de recuperação ao longo do tempo.

O quarto ou último tópico, que remete à efetividade, é idêntico à situação da incapacidade, ou seja, existe a necessidade de comprovação desta incapacidade pela Perícia Médica do INSS. Nas palavras daquele autor "a incapacidade que dá direito ao auxílio-doença não é simplesmente presumida, devendo ser, isso sim, efetivamente comprovada, mediante perícia médica oficial" (Pulino, 2001).

No que se refere a seu amparo legal, a invalidez encontra suporte nos artigos 18, e de 42 a 45 da Lei nº 8.213/91 (cf. Brasil, 1991b), bem como nos artigos 25 e de 42 a 45 do Decreto nº 3.048/99. O que se pode depreender desta fundamentação legal é que os benefícios de pensão por morte, o auxílio-reclusão, os benefícios para serviço social e para reabilitação profissional também podem ser concedidos para filhos de segurados do RGPS (Tabela 8.6).

Especificamente em relação ao auxílio-acidente, este só poderá ser concedido a segurados na qualidade de empregado e de trabalhador avulso, ou ao segurado especial. Importa salientar, ainda, que, a partir da publicação do Decreto nº 6.722, de 30 de dezembro de 2008, cabe a concessão de auxílio-doença oriundo de acidente de qualquer natureza, em caso de acidente ocorrido durante o período de manutenção da qualidade de segurado (cf. Brasil, 2008).

Passando, assim, à consideração da aposentadoria por invalidez, do ponto de vista legal, ela será possível quando a incapacidade for omniprofissional, ou seja, para toda e qualquer atividade laboral, de forma total e insuscetível de reabilitação profissional, e respeitar a carência exigida, quando for o caso. Ressalte-se que esta incapacidade laboral refere-se ao exercício da atividade que garanta ao segurado sua subsistência.

O artigo 42 da Lei nº 8.213/91 (cf. Brasil, 1991b) ainda refere que a concessão da aposentadoria dependerá de um exame médico pericial que fica a cargo da Previdência Social para comprovação da situação de incapacidade. E existe uma ressalva na legislação para a concessão da aposentadoria por invalidez. Caso o segurado já tenha a patologia antes de se filiar ao RGPS, não terá direito a este benefício. A exceção é feita quando a incapacidade resultar da progressão ou do agravamento da doença ou da lesão em apreço.

Uma questão importante, do ponto de vista prático, diz respeito ao artigo 43 da Lei nº 8.213/91 (cf. Brasil, 1991b) e refere-se ao tempo de início da concessão da aposentadoria por invalidez. De forma genérica, este tipo de aposentadoria se efetiva a partir do dia imediato ao da cessação do auxílio-doença. Mas isto com duas ressalvas:

- O segurado empregado terá direito, a contar do 16º dia de afastamento da atividade, ou a partir da entrada do requerimento, se entre o afastamento e a entrada do requerimento decorrerem mais de trinta dias.
- Para as categorias de segurados que não recebem o salário destes primeiros quinze dias de afastamento, tais como o segurado empregado doméstico, o trabalhador avulso, o contribuinte individual, o especial e o facultativo, a aposentadoria por invalidez será devida a contar da data do início da incapacidade, ou da data de entrada do requerimento, se entre essas datas decorrem mais de trinta dias.

A questão da possibilidade do aumento, em 25%, do valor da aposentadoria por invalidez paga ao segurado, está contemplada no artigo 45 da Lei nº 8.213/91 (cf. Brasil, 1991b). Esta situação só poderá ocorrer se a condição clínica do segurado necessitar de assistência permanente de outra pessoa (Tabela 8.7). Ressalte-se, porém, que este benefício não é incorporável ao valor da pensão, cessando, assim, com a morte do segurado.

Tabela 8.6. Benefícios do Regime Geral de Previdência Social (Brasil, 1991b e 1999)

I – Quanto ao segurado:
a) aposentadoria por invalidez;
b) aposentadoria por idade;
c) aposentadoria por tempo de contribuição;
d) aposentadoria especial;
e) auxílio-doença;
f) salário-família;
g) salário-maternidade;
h) auxílio-acidente;

II – Quanto ao dependente:
a) pensão por morte;
b) auxílio-reclusão;

III – Quanto ao segurado e dependente:
b) serviço social;
c) reabilitação profissional.

Tabela 8.7. Anexo I do Decreto nº 3.048/99

Relação das situações em que o aposentado por invalidez terá direito à majoração de 25% prevista no Art. 45 do Regulamento da Previdência Social:
a) Cegueira total;
b) Perda de nove dedos das mãos ou superior a esta;
c) Paralisia dos dois membros superiores ou inferiores;
d) Perda dos membros inferiores, acima dos pés, quando a prótese for impossível;
e) Perda de uma das mãos e de dois pés, ainda que a prótese seja possível;
f) Perda de um membro superior e outro inferior, quando a prótese for impossível;
g) Alteração das faculdades mentais com grave perturbação da vida orgânica e social;
h) Doença que exija permanência contínua no leito;
i) Incapacidade permanente para as atividades da vida diária.

Fonte: <http://www81.dataprev.gov.br/sislex/paginas/23/1999/ANx3048.htm#anx_1>

O Decreto nº 3.048/99, que regulamenta a Lei nº 8.213/91 (Brasil, 1991b), enfatiza algumas situações que necessitam ser aqui relembradas. O artigo 44 assinala que a aposentadoria por invalidez está condicionada ao afastamento de todas as atividades laborais. Já o artigo 45, que trata do aumento de 25%, remete à necessidade de a situação da patologia estar relacionada no Anexo I deste Decreto. A reversão das condições desta modalidade de aposentadoria, quando verificada a capacidade de trabalho do aposentado, está contemplada no artigo 47, que relaciona, em seus parágrafos e itens, as situações temporais e de redução financeira proporcional.

Considerando as enormes dificuldades para a revisão, a cada dois anos, dos benefícios de aposentadoria, um dos autores deste capítulo (AJC) participou de uma equipe de estudos para propor modificações nos procedimentos de revisão dos benefícios das espécies B32 (aposentadoria por invalidez permanente previdenciária) e B92 (aposentadoria por invalidez permanente acidentária), em especial no que é previsto no artigo 46 deste Decreto.

A isenção de período de carência

Daniel Pulino (2001) entende que estará dispensado do cumprimento do prazo de carência o segurado cuja incapacidade decorra de alguma doença ou afecção **adquirida** após sua filiação ao sistema, doença ou lesão especificada em lista interministerial, com base nos critérios de estigma, deformação, deficiência e mutilação, ou em outro fator que lhe confira gravidade e que mereça tratamento particularizado.

O período de carência encontra amparo legal no artigo 24 da lei nº 8.213/91 (cf. Brasil, 1991b), que refere qual é o número mínimo de contribuições mensais indispensáveis para que o beneficiário faça jus ao benefício, pagamentos considerados a partir do transcurso do primeiro dia dos meses de suas competências. Já o artigo 30 do Decreto nº 3.048/99, que regulamenta a lei mencionada, aponta a questão da independência de carência para as seguintes situações:

I) Pensão por morte, auxílio-reclusão, salário-família e auxílio-acidente de qualquer natureza.
II) Salário-maternidade, para as seguradas empregadas, empregada doméstica e trabalhadora avulsa.
III) Auxílio-doença e aposentadoria por invalidez nos casos de acidente de qualquer natureza ou causa, bem como nos casos de segurado que, após filiar-se ao Regime Geral de Previdência Social, for acometido de alguma das doenças ou afecções especificadas em lista elaborada pelos Ministérios da Saúde e da Previdência e Assistência Social a cada três anos (Tabela 8.8), de acordo com os critérios de estigma, deformação, mutilação, deficiência ou outro fator que lhe confira especificidade e gravidade que mereçam tratamento particularizado.
IV) Aposentadoria por idade ou por invalidez, auxílio-doença, auxílio-reclusão ou pensão por morte aos segurados especiais, desde que comprovem o exercício de atividade rural no período imediatamente anterior ao requerimento do benefício, ainda que de forma descontínua, igual ao número de meses correspondente à carência do benefício requerido.
V) Reabilitação profissional (Brasil, 1999).

Ainda no artigo 30 do Decreto nº 3.048/99, é explicada de forma mais abrangente, a definição de acidente de qualquer natureza ou causa. Informa-se que é aquele de origem traumática, causado por exposição a agentes exógenos (físicos, químicos e biológicos), que acarrete lesão corporal ou perturbação funcional, causando a morte, a perda ou a redução permanente ou temporária da capacidade laborativa.

Tabela 8.8. Doenças que isentam de carência

Lista de doenças ou afecções que excluem a exigência de carência para a concessão de auxílio-doença e aposentadoria por invalidez aos segurados do RGPS:
a) Tuberculose ativa;
b) Hanseníase;
c) Alienação mental;
d) Neoplasia maligna;
e) Cegueira;
f) Paralisia irreversível e incapacitante;
g) Cardiopatia grave;
h) Doença de Parkinson;
i) Espondiloartrose anquilosante;
j) Nefropatia grave;
k) Estado avançado da doença de Paget (ostéite deformante);
l) Síndrome da deficiência imunológica adquirida (AIDS);
m) Contaminação por radiação, com base em conclusão da medicina especializada; e
n) Hepatopatia grave;

Fonte: Portaria Interministerial MPAS/MS nº 2.998, de 23 de agosto de 2001: <http://www010.dataprev.gov.br/sislex/paginas/65/MPAS-MS/2001/2998.htm>

A documentação médica

Conforme enfatizado em tópicos anteriores, cabe ao segurado o ônus da prova da doença que tiver acarretado sua impossibilidade de desempenhar suas atividades laborativas. Ou seja, o trabalhador necessita comprovar sua incapacidade laboral, já cessada ou ainda não, para ter direito ao benefício previdenciário. Neste sentido, é fundamental a apresentação de documentação que possa provar tal desiderato. É importante que o trabalhador possua um documento que refira seu diagnóstico e/ou hipótese diagnóstica, o tratamento devidamente instituído e os exames complementares, caso existam, que comprovem sua situação.

Cabe aqui salientar que, na documentação do médico assistente, geralmente não existem informações profissiográficas, com exceção de documentos eventualmente fornecidos pelo médico do trabalho. Esta é uma situação que cabe ao perito do INSS avaliar, sobretudo tendo em vista que a omissão de detalhes sobre a atividade específica do trabalhador pode gerar situações de inconsistência no final da avaliação. Em outras palavras, usando a terminologia da Ergonomia, é preciso haver muito mais do que o simples esclarecimento da tarefa do segurado na documentação em questão. Deve lá constar, principalmente, a real atividade desempenhada pelo trabalhador.

É recomendável que a perícia se inicie pela consideração da história clínica do segurado, o que deve preceder à identificação deste, além de ter por base uma anamnese ocupacional detalhada. A comprovação de tratamento medicamentoso ou de outras modalidades e/ou de aguardo em "fila de espera" é condição *sine qua non* para a devida comprovação da situação do segurado e para o respeito à legislação em vigor. Isto deve ser avaliado pelo perito que, além disso, deve registrar toda a documentação apresentada pelo trabalhador. Após a etapa de registro documental, o perito deve, então, realizar e registrar a avaliação física do segurado, e concluir o exame com um parecer médico sobre a capacidade laboral do requerente, sugerindo ou não um afastamento para o devido tratamento da patologia/lesão.

Ressalte-se que a ausência do código (CID-10) ou mesmo do atestado de médico assistente não inviabiliza a perícia, visto que a possibilidade de concessão de benefício está centrada na atividade laboral. Ao mesmo tempo, o relatório do médico particular não é suficiente para comprovar uma incapacidade ou mesmo a invalidez permanente, tornando necessária e obrigatória a realização da prova pericial para a constatação da incapacidade.

Finalmente, pode-se destacar que a manifestação, pelo médico assistente, em atestados médicos, acerca da capacidade laborativa, foi alvo de arguição da Associação Nacional de Médicos Peritos (ANMP) ao Conselho Federal de Medicina (CFM) através de Processo-Consulta que resultou no parecer de número 05/2008 (Conselho Federal de Medicina, 2008). Neste documento, foi colocado que o fulcro da questão seria a autonomia, tanto do médico assistente quanto a do perito médico. Considerando a importância do assunto, transcrevemos a conclusão do Conselheiro Relator de Vista, Dr. Antonio Gonçalves Pinheiro:

> *O médico assistente, no uso de sua autonomia, respaldado pelas normas éticas e disposições legais, tem o direito de emitir juízo quanto à capacidade laboral de seu paciente. O ato de afastar do trabalho um indivíduo fragilizado pela doença deve ser entendido como parte integrante ao tratamento, visando seu pleno restabelecimento. Portanto, a expressa recomendação de afastamento do trabalho temporário ou definitivamente, constitui-se em parte integrante do atendimento prestado e deve ser bem fundamentada. Ao médico perito, atuando de forma igualmente autônoma, com a devida isenção, observando os preceitos éticos e o regramento legal que norteiam a função, cabe a decisão final. No momento esta resposta atende, no limite das normativas vigentes, o questionamento feito no início. No entanto, frente à constatação de dificuldades vividas nesta atividade por médicos assistentes e médicos peritos, sugiro que este Plenário possa discutir esta questão, principalmen-*

> *te em referência à Resolução CFM nº 1.658/02, em seu artigo 3º, em espaço específico de reunião ordinária (CFM, 2006/2008).*

A reabilitação profissional

A legislação

A reabilitação profissional encontra amparo legal nos artigos de 89 a 93 da Lei nº 8.213/91 (cf. Brasil, 1991b). Basicamente, a ideia principal do artigo 89 é que a reabilitação profissional deverá proporcionar os meios de readaptação profissional necessários para o segurado voltar a participar do mercado de trabalho.

Três aspectos fazem parte da reabilitação profissional: o fornecimento de aparelho de prótese, bem como a possibilidade de reparação ou de substituição dos aparelhos, e o transporte do acidentado do e para o trabalho, quando necessário.

O artigo 92 trata da questão da conclusão da reabilitação profissional com a obtenção de certificado, indicando as atividades que poderão ser exercidas pelo beneficiário. Este artigo tem estreita relação com o seguinte, de número 93, onde consta a obrigatoriedade de as empresas com quantitativo superior a 100 pessoas preencherem de 2% a 5% de seus cargos com pessoas com deficiência (Tabela 8.9) ou com pessoas reabilitadas, com a devida certificação oferecida pelo INSS. Um importante aspecto para a empresa é o disposto no parágrafo primeiro deste artigo, que refere que a dispensa destas pessoas só poderá ocorrer após a contratação de substituto de condição semelhante.

Já o Decreto nº 3.048/99 regulamenta esta situação através dos artigos que vão de 136 a 141. O artigo 137 trata do desenvolvimento do Programa de Reabilitação Profissional, que ocorrerá por meio de funções básicas, tais como:

I) avaliação do potencial laborativo;

II) orientação e acompanhamento da programação profissional;

III) articulação com a comunidade, inclusive mediante a celebração de convênio para reabilitação física, restrita a segurados que cumpriram os pressupostos de elegibilidade ao programa de reabilitação profissional, com vistas ao reingresso no mercado de trabalho; e

IV) acompanhamento e pesquisa da fixação no mercado de trabalho (Brasil, 1999).

Tabela 8.9. Proporção de pessoas que as empresas devem contratar – de reabilitados do INSS ou pessoas com deficiência – de acordo com o número de trabalhadores que compõem seu quadro de pessoal (Brasil, 1991b)

I) até 200 empregados	2%
II) de 201 a 500	3%
III) de 501 a 1.000	4%
IV) de 1.001 em diante	5%

O artigo 140 possui dois aspectos que merecem um maior destaque. Segundo ele, cabe à Previdência Social a articulação com a comunidade, com vistas ao levantamento das ofertas do mercado de trabalho, ao direcionamento da programação profissional e ao levantamento da possibilidade de reingresso do reabilitando no mercado formal. Isto se dá sem a obrigação de manutenção do segurado no mesmo emprego ou de sua colocação em outro para o qual tenha sido reabilitado, visto que cessa o processo de reabilitação profissional com a emissão do certificado (Brasil, 1999).

Nesta mesma linha de raciocínio, convém reafirmar que as pessoas com afastamento laboral de causa ocupacional (benefício B91) deverão ter um ano de estabilidade na empresa de vínculo, após a cessação do benefício (Brasil, 1999). Considerando o exposto na legislação, pode-se compreender que o processo de reabilitação profissional é um direito do segurado, mas se percebe, na prática, que o que existe é uma dificuldade grande na readaptação laboral dos segurados quando apresentam algum déficit funcional.

Contextualização

Do ponto de vista etimológico, a palavra *habilitare* vem do latim e significa tornar uma pessoa apta, capacitada, e *re-habilitare* implica restituir uma capacidade ou reparar uma aptidão anteriormente perdida. A reabilitação, no sentido mais amplo e abrangente, deve incluir qualidade de vida e independência nas atividades de vida diária (AVDs), enquanto que a reabilitação profissional tem um enfoque mais específico, visando, principalmente, o retorno ao trabalho. Especificamente em relação ao INSS, este processo de reabilitação possui caráter obrigatório e deve proporcionar o reingresso, no mercado de trabalho, dos beneficiários com incapacidade parcial ou dos portadores de alguma deficiência (Cherem *et al*, 2009).

No período compreendido entre 1967 e 1985, a Lei nº 5.316/67 estabeleceu no país o programa de reabilitação profissional pelo INSS (Brasil, 1967), sendo que, entre 1979 e 1985, ocorreu gradativamente a descentralização dos grandes Centros de Reabilitação Profissional (CRP), com a criação de pequenas unidades de reabilitação profissional denominadas "Núcleos de Reabilitação Profissional". Isto aconteceu com a colaboração e a parceria de instituições públicas e privadas, objetivando incrementar o reingresso na vida laboral.

Assim, até o final da década de 80 do século passado, a assistência ao tratamento médico-cirúrgico, a reabilitação física e a reabilitação profissional dos trabalhadores afastados em função de doença ou acidente de trabalho eram da competência dos extintos INPS e INAMPS. Foi entre 1995 e 2000 que surgiu um novo modelo de reabilitação profissional, denominado "Comunitária", com a ampliação das unidades de prestação de serviços e parcerias com a sociedade.

A Constituição de 1988 define as competências da área da Saúde, da Previdência Social e da Assistência Social, sendo que, conforme a Lei Orgânica da Saúde (Brasil, 1990b), a reabilitação física passa a ser uma atribuição do SUS, enquanto que a reabilitação profissional torna-se uma atribuição do INSS. Atualmente, a reabilitação profissional constitui-se como um serviço prestado em caráter obrigatório, e que tem por finalidade proporcionar o reingresso, no mercado de trabalho e no contexto em que vivem, dos beneficiários incapacitados parcial ou totalmente para o trabalho e das pessoas portadoras de deficiência. Neste sentido, encontra amparo legal nos incisos III e IV do artigo 203 da Constituição de 1988; nos artigos que vão de 89 a 93 da Lei nº 8.213/91 (cf. Brasil, 1991b); nos artigos de 136 a 141 do Decreto nº 3.048/99, e na Orientação Interna nº 116, de 25 de maio de 2005 (Brasil. MPS. INSS. Diretoria de Benefícios, 2005).

Em relação ao organograma, o artigo 17 do Decreto nº 5.870, de 8 de agosto de 2006, aprova a estrutura regimental do Instituto Nacional do Seguro Social (INSS), referindo, entre outras questões, que é da competência das Gerências Executivas, subordinadas às respectivas Superintendências Regionais, a supervisão das Agências da Previdência Social (APS) sob sua jurisdição, nas atividades de reabilitação profissional (Brasil, 2006a). Já o recente Regimento Interno do INSS criou a Divisão de Reabilitação Profissional, vinculada à Diretoria de Saúde do Trabalhador (DIRSAT) (Brasil. MPS, 2009a).

O novo modelo de reabilitação profissional da Previdência Social, vigente desde o início deste século, denominado *Reabilita*, teve como justificativas básicas para sua implantação, dentre muitas outras: a concentração do programa anterior em unidades de reabilitação localizadas em grandes centros urbanos; reduzida capilaridade para a prestação dos serviços, uma vez que, das 100 Gerências Executivas do INSS, apenas 66% contavam com uma unidade de reabilitação profissional, além da ausência de articulação com a sociedade, dificultando a reinserção do reabilitando no mercado de trabalho.

Assim, o novo modelo buscou uma descentralização do serviço de reabilitação profissional, com consequente ampliação da rede de atendimento, disponibilizando a reabilitação profissional no âmbito de todas as gerências executivas e permitindo uma ampliação do alcance das ações, por meio de parcerias e da diversificação do atendimento, procurando envolver a comunidade no processo de reintegração do reabilitado no mercado de trabalho.

As equipes da reabilitação profissional são constituídas por médico perito e orientador profissional, que desenvolvem as suas atividades nas APS e que têm como funções básicas, definidas pelo artigo 137 do Decreto nº 3.048/99, a avaliação do potencial laborativo, a orientação e o acompanhamento do programa profissional, e a articulação com a comunidade para a reintegração no mercado de trabalho dos trabalhadores atendidos.

As atribuições da equipe de reabilitação são convergentes em muitos sentidos e, de forma resumida, pode-se referir que cabe ao médico perito da reabilitação profissional avaliar o potencial laborativo do segurado, no que se refere a aspectos físicos, potencialidades, contraindicações e prognóstico para retorno ao trabalho; avaliar perdas e restrições funcionais; identificar a estabilização do quadro clínico; realizar análises dos postos de trabalho nas empresas; identificar os casos passíveis de reabilitação profissional; acompanhar os casos de protetização; participar com o orientador profissional da análise conjunta dos casos para a conclusão da avaliação do potencial laborativo do segurado (aspectos profissionais físicos e socioeconômicos), com a elaboração de um programa profissional; participar de palestras e de seminários, divulgando a reabilitação profissional (Cherem et al, 2009).

Outra possibilidade de atuação da reabilitação profissional é através do preparo profissional, utilizando os recursos disponíveis na comunidade, como os de entidades profissionalizantes, universidades, do Ministério do Trabalho e Emprego e dos governos estadual e municipal. O interesse é que, através de cursos e treinamentos de parcerias, contratos e credenciamentos, com acompanhamento *in loco* do programa desenvolvido nestes locais, e, finalmente, através do instrumento de Pesquisa de Acompanhamento e Fixação no Mercado de Trabalho (depois de seis e doze meses), possa-se acompanhar a situação do reabilitado após seu retorno ao trabalho, verificando-se, assim, a eficácia do programa desenvolvido. Concluído o processo de reabilitação profissional, o INSS emitirá certificado individual, indicando a função para a qual o reabilitando foi capacitado profissionalmente, sem prejuízo do exercício de outra função para a qual se encontre habilitado.

O processo de reabilitação profissional

Do ponto de vista prático, podemos exemplificar dizendo que, quando um trabalhador necessita ser afastado de suas atividades laborais por até 15 dias, o empregador paga este período normalmente. Quando existe a necessidade de um período maior de ausência laboral, a empresa de vínculo paga os primeiros 15 dias e encaminha o trabalhador para a avaliação pericial do INSS. Após os trâmites administrativos, este segurado é avaliado por um perito médico. Quando este profissional constata que o segurado não possui incapacidade laboral, este não concede o benefício financeiro e o encaminha de volta à empresa de vínculo.

De forma oposta, quando a incapacidade laboral é omniprofissional, ou seja, é uma incapacidade que implica na impossibilidade total para qualquer atividade, o segurado é encaminhado para aposentadoria. Uma situação particularmente importante é a da incapacidade intermediária, isto é, quando existe uma capacidade laboral, porém com restrições. Se, em um determinado exame médico-pericial, o médico percebe que a patologia não permitirá o retorno do segurado à sua atividade habitual, mas que poderia ocorrer o retorno ao trabalho em atividade diversa, dentro ou fora da empresa de vínculo, ele proporá o encaminhamento do segurado à reabilitação profissional do INSS, para a avaliação de sua capacidade laborativa residual, com o propósito de capacitá-lo para o exercício de outras atividades profissionais.

Especificidades da reabilitação profissional

A evolução do processo de reabilitação profissional ocorre basicamente em quatro etapas: a avaliação da capacidade laborativa residual; a orientação e o acompanhamento da programação profissional; a preparação profissional e a articulação com a comunidade, para viabilizar o reingresso no mercado de trabalho; e o acompanhamento e a pesquisa de fixação dos trabalhadores reabilitados no mercado.

Para que se possa chegar a uma definição da capacidade real de trabalho dos beneficiários, a primeira etapa do processo de reabilitação profissional consiste na análise global dos seguintes aspectos: perdas funcionais e funções que se mantiveram conservadas, habilidades e aptidões, o potencial para a aprendizagem, experiências profissionais e a situação empregatícia, o nível de escolaridade, a faixa etária e o mercado de trabalho de origem.

A segunda etapa do processo refere-se à condução do reabilitando à escolha consciente e esclarecida da atividade a exercer no mercado de trabalho, mediante o conhecimento de sua capacidade laborativa, dos requisitos necessários ao exercício das profissões e das oportunidades oferecidas pelo mercado de trabalho. Refere-se, ainda, ao planejamento da sua profissionalização.

A preparação profissional, que é um fator que amplia consideravelmente as possibilidades de readaptação, adequando o segurado às tendências do mercado de trabalho, consiste na terceira etapa do processo de reabilitação profissional. Esta fase é realizada mediante a utilização dos recursos disponíveis na comunidade, como cursos e estágios, sendo articulada a um conjunto de ações dirigidas ao levantamento de oportunidades oferecidas pelo mercado de trabalho, preferencialmente na localidade de domicílio do reabilitando, com o propósito de contribuir para seu reingresso profissional.

A quarta e última etapa consiste em um conjunto de ações realizadas com o fito de constatar o ajustamento do reabilitado ao trabalho, garantir a efetivação do processo reabilitatório e conduzir à obtenção de dados que realimentem o sistema gerencial, visando à melhoria do serviço. Assim, de uma forma genérica, a equipe que atende o reabilitando deve avaliar as perdas e restrições funcionais do segurado; seu nível de escolaridade; sua faixa etária; outras experiências profissionais que tenha; o modo como a situação e vínculos empregatícios anteriores, aliados ao mercado de trabalho contemporâneo, definem suas potencialidades, habilidades e aptidões; além de seu prognóstico de retorno ao trabalho, buscando condições para a readaptação do segurado, se necessário, com a troca da atividade específica executada na empresa de vínculo. Ou, na impossibilidade de exercer uma atividade na mesma empresa, orientando o trabalhador para a escolha de nova atividade no mercado de trabalho.

Quando a equipe de reabilitação profissional conclui que o segurado empregado deve ser encaminhado para o programa de reabilitação, ela entende que necessitará obter algumas informações da empregadora, tais como: a descrição da função, com relato em detalhes das tarefas desempenhadas pelo empregado; as exigências da função, considerando instrução/escolaridade, a experiência profissional e o tempo mínimo exigido para aprendizagem da função; quais são: o material (tecido, couro, espuma...), a máquina (elétrica, eletrônica, manual, o tamanho, a forma, a marca e o fabricante) e os equipamentos de trabalho, atentando ao tipo de operação executada pela máquina, bem como aos equipamentos de proteção individual utilizados; as condições ambientais em relação ao ambiente interno/externo e os aspectos ambientais de poeira, umidade, calor, ruído, frio, odores; as exigências da função em relação ao empregado quanto ao esforço físico de carregar, empurrar, imprimir força e erguer peso; o ritmo de trabalho, no que se refere a movimentos mais exigidos, posições necessárias, a utilização da visão, bem como riscos de quedas, de esmagamento, cortes, queimaduras, amputação, contusão, choques, dentre outros.

Como podemos perceber, a análise do ambiente na empresa pressupõe uma inter-relação com a equipe do Serviço de Engenharia de Segurança e de Medicina do Trabalho (SESMT), em especial com o médico do trabalho, com a área de Recursos Humanos e com a gerência, ou mesmo direção da empresa, bem como com o segurado/empregado, os quais são fundamentais para possibilitar uma decisão mais rápida da situação laboral.

Para auxiliar a atuação mais abrangente do perito médico, principalmente aquele com especialidade em Medicina do Trabalho, conhecedor das Normas Regulamentadoras (NR) do Ministério do Trabalho e Emprego, a NR nº 7 e a NR nº 9 (Brasil. MTE, 1978) contemplam a obrigatoriedade da elaboração e da implementação do Programa de Controle Médico de Saúde Ocupacional (PCMSO) e do Programa de Prevenção de Riscos Ambientais (PPRA), respectivamente, para todas as empresas que possuam empregados. Assim, por ocasião da análise laboral nas empresas, é recomendável verificar a existência destes dois programas, com vistas a acompanhar a efetiva implantação das condutas preconizadas por estas normas.

Por sua vez, a NR nº 17, sobre Ergonomia, apesar de não estar contemplada dentro dos riscos ambientais, obteve, em relação ao *telemarketing*, um *upgrade* no anexo II, publicado oficialmente em março de 2007, após as devidas reuniões técnicas. Deste modo, quando as queixas do segurado referem-se à possível sobrecarga ergonômica laboral, verifica-se se a empresa realizou a Análise Ergonômica do Trabalho e quais medidas corretivas informadas pelo analista foram efetivamente implementadas.

Ainda, o segurado, após cumprir o programa de reabilitação profissional, poderá ser desligado, para retornar ao mercado de trabalho, nas seguintes situações:

a) retorno à mesma função, com as mesmas atividades: quando o segurado apresenta condições de exercer a mesma função, com todas as atividades que exerce anteriormente;

b) retorno à mesma função, com atividades diversas: quando há a necessidade de adequação das atividades desenvolvidas e/ou do posto de trabalho;

c) retorno a função diversa: quando o segurado é habilitado/preparado para o exercício de função diferente da que exercia anteriormente; e

d) retorno ao mercado de trabalho como autônomo: quando o segurado não possui vínculo empregatício anterior ou não apresenta as condições necessárias para o retorno ao trabalho de origem e, por outro lado, apresenta perspectivas e condições para atuar no mercado de trabalho como autônomo.

Concluído o processo de reabilitação profissional, o INSS emitirá Certificado de Reabilitação Profissional, individual, indicando a função para a qual o reabilitando foi capacitado profissionalmente, sem prejuízo de outra para a qual se julgue capacitado. Neste sentido, cabe dizer que não constitui obrigação da Previdência Social a manutenção do segurado no mesmo emprego ou a sua colocação em outro, para o qual foi reabilitado, ao cessar do processo de reabilitação profissional.

Por último, após o retorno ao trabalho por parte do segurado, é realizada a Pesquisa de Acompanhamento e Fixação no Mercado de Trabalho, com o objetivo de conhecer a situação do reabilitado e a eficácia do programa de reabilitação profissional desenvolvido. Mas, como se costuma dizer, nem tudo são flores.

Para além de todo o aparato da equipe de reabilitação, existe a necessidade de compreender certas questões. Podemos mencionar alguns exemplos de elementos ou situações que sinalizam uma tendência de sucesso do retorno ao trabalho: boa relação empresa/empregados; vontade do segurado de retornar ao trabalho; ausência total de patologias; sequela estabilizada; patologia controlada clinicamente; e organização de trabalho adequada etc.

Já quanto à tendência ao insucesso, evidenciam-se aspectos como os seguintes: recusa do segurado ao retorno ao trabalho; resistência a um ganho de caráter secundário, ou, em outras palavras, a um menor salário para a execução da atividade profissional; falta de vontade de retornar após longo período de inatividade; e acomodação perante a situação de afastamento profissional, com sensação de invalidez.

Finalmente, cabe ressaltar que, visando à melhoria do trabalho de reabilitação profissional desenvolvido pelo INSS, estão sendo implementadas ações no sentido de:

- iniciar a recomposição das equipes responsáveis, por meio do concurso público realizado em 2008;

- integrar e divulgar interna e externamente o serviço;
- propor alteração da legislação pertinente, com incentivos fiscais às empresas que promoverem readaptação/reabsorção de segurados reabilitados;
- readequar o programa às tendências do mercado de trabalho;
- desenvolver, externamente, uma articulação com o Ministério do Trabalho e Emprego e com o Ministério da Saúde;
- estabelecer novas modalidades de convênios/parcerias em nível nacional;
- estender os acordos de homologação de readaptação profissional às empresas;
- ampliar a capacidade de utilização dos serviços de aprendizagem do "Sistema S" para a habilitação e a reabilitação de segurados incapacitados; e de
- implementar o Projeto de Revitalização da Reabilitação Profissional.

Feitas estas considerações, abrimos parênteses para mencionar a equipe da Reabilitação Profissional, dando ênfase a seu modelo atual, denominado "Reabilita", relembrando suas etapas de avaliação e encaminhamento, bem como enfatizando a necessidade de direcionamento precoce para este setor, visto apoiarem a máxima **"trabalhar para reabilitar e não apenas reabilitar para trabalhar"**.

◗ O auxílio-acidente

Este benefício só poderá ser concedido a segurados na qualidade de empregado, trabalhador avulso ou segurado especial (e também durante o período de manutenção da qualidade de segurado ou período de graça). O artigo 86 da Lei nº 8.213/91 (cf. Brasil, 1991b) refere-se à sua concessão. E, neste sentido, o artigo é claro quando determina que o auxílio-acidente será concedido ao segurado, como indenização, quando, após a consolidação das lesões decorrentes de acidente de qualquer natureza, resultarem-lhe sequelas que impliquem redução da capacidade para o trabalho que habitualmente exerça. Nos três parágrafos do artigo em questão encontram-se, ainda, especificações sobre valores pecuniários, o período para sua concessão e sobre a acumulação deste benefício com outros.

Já o Decreto nº 3.048/99 regulamenta a concessão do auxílio acidente através do artigo 104, especificando alguns aspectos que necessitam ser relembrados. Segundo o Decreto, o direito a este benefício surgirá na vigência de:

"I) redução da capacidade para o trabalho que habitualmente exerciam;

II) redução da capacidade para o trabalho que habitualmente exerciam e exija maior esforço para o desempenho da mesma atividade que exerciam à época do acidente; ou

III) impossibilidade de desempenho da atividade que exerciam à época do acidente, porém permita o desempenho de outra, após processo de reabilitação profissional, nos casos indicados pela perícia médica do Instituto Nacional do Seguro Social" (Brasil, 1999).

De forma oposta, não dará ensejo ao benefício a que se refere o artigo o caso: I) que apresente danos funcionais ou redução da capacidade funcional sem repercussão na capacidade laborativa; e II) de mudança de função, mediante readaptação profissional promovida pela empresa, como medida preventiva, em decorrência de inadequação do local de trabalho.

Cabe ressaltar que a perda da audição, em qualquer grau, somente proporcionará a concessão do auxílio-acidente quando, além do reconhecimento do nexo entre o trabalho e o agravo, resultar, comprovadamente, na redução ou na perda da capacidade para o trabalho que o segurado habitualmente exerce.

Ainda, importa lembrar que o artigo 104 especifica as situações que dão direito ao auxílio-acidente. Elas estão discriminadas no Anexo III do Decreto.

Para termos uma voz jurídica, recorremos aos procuradores federais Roberto Demo e Maria Somariva (2004), segundo os quais este auxílio é um benefício de natureza indenizatória a algumas categorias de segurados do INSS quando, após a consolidação de lesões decorrentes de acidentes, ocorrer a presença de sequelas que impliquem redução da capacidade laboral que habitualmente se exerce. É importante ressaltar tanto que esta situação não caracteriza a invalidez permanente, como que o auxílio-acidente será encerrado, por ocasião da aposentadoria, ou suspenso, na emergência de novo benefício decorrente do acidente de trabalho inicial, o que se chama de reabertura do acidente de trabalho. Desta forma, o auxílio-acidente diferencia-se dos demais benefícios oferecidos pela Previdência pública, por seu caráter indenizatório.

◗ Diretrizes de apoio à decisão médico-pericial

As diretrizes de apoio à decisão médico-pericial têm como objetivo fornecer uma uniformização das decisões periciais realizadas no âmbito do Instituto Nacional do Seguro Social. Estes documentos foram divididos em quatro módulos: Psiquiatria, Ortopedia, Clínica Médica e Medicina do Trabalho, sendo que os três primeiros já estão prontos e autorizados oficialmente para utilização dos peritos médicos, tendo sido inicialmente coordenados pelo perito médico da Instituição Antonio Marasciulo, subordinado à Diretoria de Saúde do Trabalhador (DIRSAT), do INSS.

Na qualidade de médico do trabalho, fisiatra e com doutorado em ergonomia, um dos autores deste texto (AJC) participou, especificamente, do grupo de trabalho multidisciplinar para a confecção das *Diretrizes de apoio à decisão médico-pericial em Ortopedia e Traumatologia*. Em face disso, aproveitamos para destacar o modo como este documento foi organizado, compondo-se por quatro partes principais, referentes à propedêutica ortopédica; à relação de patologias existentes na CID-10; à previsão sobre o tempo de recuperação de patologias e, finalmente, ao tempo médio de afastamento laboral.

A primeira parte, específica das diretrizes feitas sobre as áreas de Ortopedia e Traumatologia, elaboradas com aval e apoio do INSS, é composta pela apresentação da propedêutica do aparelho osteomuscular em função de sua complexidade, com um volume de informações, de variedade de manobras e de testes de apoio ao diagnóstico, para que o perito médico possa relembrar alguns aspectos da área de conhecimento em pauta.

Nesta seção das diretrizes, é possível encontrar um resumo da avaliação clínica da coluna cervical, com uma manobra semiológica didaticamente demonstrada por uma perita médica ortopedista do grupo de trabalho para a formulação do texto, em que se integra a participação de uma funcionária do INSS na condição de "avalianda". De modo semelhante, a avaliação da coluna torácica é apresentada sob forma escrita e com imagens. A coluna lombar é abordada através da semiologia clássica, com fotografias ilustrativas. Segue a ela a abordagem das articulações do ombro, do cotovelo e do punho, com uma ampla gama de fotos para melhor esclarecer as etapas de cada manobra. O mesmo acontecendo com a exposição das articulações do quadril, do joelho e do pé, bem como da marcha.

A segunda parte do documento diretivo é composta pela relação de um conjunto de patologias que compreendem o Capítulo XIII da CID-10, "Doenças do Sistema Osteomuscular". São passíveis de leitura as patologias com maior prevalência de pesquisa no banco de dados do INSS, seguindo a ordem de classificação da CID-10, acrescentando-se orientações de conduta médico-pericial.

É importante ressaltar que, para cada patologia, existe um conjunto de informações sucintas quanto à conduta médico-pericial, composto por sugestões para quando couber a decisão, na avaliação inicial, referente à ausência de incapacidade laboral. Essas sugestões incluem diretrizes sobre o prazo médio para a cessação de benefício; sobre o encaminhamento do segurado para a Reabilitação Profissional; sobre a revisão em dois anos do benefício; sobre seu limite indefinido; e sobre benefício de prestação continuada – BPC/LOAS.

A terceira parte das diretrizes diz respeito a uma estimativa de tempos ótimos para a consolidação e a recuperação de alguns agravos listados no Capítulo XIX da CID-10, tais como lesões, envenenamentos e algumas outras consequências de **causas externas**, mas que estejam diretamente relacionadas com a Ortopedia e a Traumatologia, e que sigam algumas premissas citadas na introdução do capítulo em questão. Assim, a letra "S" da CID-10 é amplamente demonstrada, principalmente nos aspectos de fraturas, amputações, traumas e de sequelas em geral, quanto aos aspectos de tempo estimado de consolidação sem complicações e de tempo médico para recuperação funcional para retorno ao trabalho.

Finalmente, a quarta parte das diretrizes de apoio à decisão médico-pericial apresenta quadros-resumo das patologias revisadas, que servirão de apoio à tomada de decisão do perito médico quanto a tempo de afastamento, encaminhamento para reabilitação profissional ou, então, quanto a afastamentos prolongados ou definitivos (aposentadoria por invalidez) do profissional, especificando, em todas as patologias, questões além das já descritas no parágrafo anterior, como o prognóstico com grau de incapacidade laborativa, fatores ocupacionais e a isenção de imposto de renda.

▶ O estabelecimento do nexo causal entre o adoecimento e o trabalho

É dito que o trabalho enobrece, dignifica o homem. Mas é sabido, desde há muito, que também o adoece... A discussão sobre o trabalho e o adoecimento será feita, de fato, em outros capítulos desta obra, sendo que, a princípio, discutiremos, neste texto, aspectos relacionados à caracterização do benefício acidentário pela Perícia Médica do INSS.

A Previdência Social, mediante contribuição, tem por finalidade assegurar a seus beneficiários meios indispensáveis de manutenção por motivo de incapacidade, desemprego involuntário, idade avançada, tempo de serviço, encargos familiares e por motivo de reclusão ou morte daqueles de quem dependiam economicamente. E, sendo caracterizado o acidente do trabalho, o segurado e seus dependentes têm direito a **benefícios** (auxílio-doença acidentário, aposentadoria por invalidez, auxílio-acidente, pensão por morte) e **serviços** (serviço social e reabilitação profissional) peculiares à modalidade de agravo à saúde em questão.

Até 31 de março de 2007, a concessão de um benefício acidentário pelo INSS estava condicionada ao cadastramento de uma Comunicação de Acidente do Trabalho (CAT) (Brasil, Ministério da Previdência e Assistência Social – MPAS, 1999) junto aos sistemas informatizados da Previdência Social. Assim, mesmo que o perito informasse que se tratava de um acidente do trabalho ou de uma doença profissional, se não houvesse uma CAT registrada, o requerimento do benefício ficaria registrado como "Pendente por CAT" no Sistema de Administração de Benefícios por Incapacidade (SABI).

Uma importante mudança no arcabouço jurídico-previdenciário verificou-se, então, com a publicação da Lei nº 11.430, de 26 de dezembro de 2006 (Brasil, 2006b), que alterou a Lei nº 8.213, de 24 de julho de 1991 (Brasil, 1991b), embasando, entre outras alterações, o art. 21-A do Decreto nº 6.042, de 12 de fevereiro de 2007 (Brasil, 2007), que alterou o Regulamento da Previdência Social, disciplinando a aplicação, o acompanhamento e a avaliação do Fator Acidentário de Prevenção (FAP) e do Nexo Técnico Epidemiológico (NTEP).

As mudanças no sistema jurídico-previdenciário do INSS surgem também, posteriormente, com a publicação da revogada Instrução Normativa nº 16, de 27 de março de 2007 (Brasil, MPS. INSS, 2007), que dispunha sobre procedimentos e rotinas referentes ao NTEP, já substituída pela Instrução Normativa nº 31, de 10 de setembro de 2008 (Brasil, MPS. INSS, 2008b), instruções normativas estas que, de alguma forma, são regulamentadoras das leis.

Reuniões técnicas, debates nos meios científico e jurídico, muitas dúvidas e questionamentos a respeito, além de algumas publicações e ações judiciais, dão forma ao conjunto de alterações a que todos estes dispositivos de lei, de uma forma ou de outra, deram ensejo. Tópicos de interesse para o entendimento do tema são apresentados na Tabela 8.10.

Tabela 8.10. Tópicos de interesse da Lei nº 11.430/06, do Decreto nº 6.042/07 e das Instruções Normativas 16 e 31, de 2007 e de 2008 respectivamente

Lei 11.430, de 26 de dezembro de 2006
(...)
Art. 21-A. A perícia médica do INSS considerará caracterizada a natureza acidentária da incapacidade quando constatar ocorrência de nexo técnico epidemiológico entre o trabalho e o agravo, decorrente da relação entre a atividade da empresa e a entidade mórbida motivadora da incapacidade elencada na Classificação Internacional de Doenças – CID, em conformidade com o que dispuser o regulamento.
§ 1º A perícia médica do INSS deixará de aplicar o disposto neste artigo quando demonstrada a inexistência do nexo de que trata o caput deste artigo.
§ 2º A empresa poderá requerer a não aplicação do nexo técnico epidemiológico, de cuja decisão caberá recurso com efeito suspensivo, da empresa ou do segurado, ao Conselho de Recursos da Previdência Social.(...)
Fonte: <http://www010.dataprev.gov.br/sislex/paginas/42/2006/11430.htm>

Decreto 6.042, de 12 de fevereiro de 2007
(...)
Art. 337. O acidente do trabalho será caracterizado tecnicamente pela perícia médica do INSS, mediante a identificação do nexo entre o trabalho e o agravo.

§ 3º Considera-se estabelecido o nexo entre o trabalho e o agravo quando se verificar nexo técnico epidemiológico entre a atividade da empresa e a entidade mórbida motivadora da incapacidade, elencada na Classificação Internacional de Doenças (CID) em conformidade com o disposto na Lista B do Anexo II deste Regulamento.
§ 4º Para os fins deste artigo, considera-se agravo a lesão, doença, transtorno de saúde, distúrbio, disfunção ou síndrome de evolução aguda, subaguda ou crônica, de natureza clínica ou subclínica, inclusive morte, independentemente do tempo de latência.
§ 5º Reconhecidos pela perícia médica do INSS a incapacidade para o trabalho e o nexo entre o trabalho e o agravo, na forma do § 3º, serão devidas as prestações acidentárias a que o beneficiário tenha direito.
§ 6º A perícia médica do INSS deixará de aplicar o disposto no § 3º quando demonstrada a inexistência de nexo causal entre o trabalho e o agravo, sem prejuízo do disposto nos §§ 7º e 12.
Fonte: <http://www010.dataprev.gov.br/sislex/paginas/23/2007/6042.htm>

Instrução Normativa 16/INSS/PRES, de 27 de março de 2007 (REVOGADA)
(...)
Art. 2º A perícia médica do INSS caracterizará tecnicamente o acidente do trabalho mediante o reconhecimento do nexo entre o trabalho e o agravo.
§ 1º Para os fins do disposto neste artigo, considera-se agravo: a lesão, a doença, o transtorno de saúde, o distúrbio, a disfunção ou a síndrome de evolução aguda, subaguda ou crônica, de natureza clínica ou subclínica, inclusive morte, independentemente do tempo de latência.
§ 2º Os agravos decorrentes dos agentes etiológicos ou fatores de risco de natureza ocupacional da Lista A do Anexo II do RPS, presentes nas atividades econômicas dos empregadores, cujo segurado tenha sido exposto, ainda que parcial e indiretamente, serão considerados doenças profissionais ou do trabalho, independentemente do NTEP, não se aplicando, neste caso, o disposto no § 5º deste artigo e no art. 4º desta Instrução Normativa.
§ 3º Considera-se estabelecido nexo entre o trabalho e o agravo sempre que se verificar a ocorrência de nexo técnico epidemiológico entre o ramo de atividade econômica da empresa, expressa pela Classificação Nacional de Atividade Econômica – CNAE, e a entidade mórbida motivadora da incapacidade, relacionada na Classificação Internacional de Doenças, em conformidade com o disposto na Lista B do Anexo II do RPS.
§ 4º A inexistência de nexo técnico epidemiológico não elide o nexo causal entre o trabalho e o agravo, cabendo à perícia médica a caracterização técnica do acidente do trabalho fundamentadamente, sendo obrigatório o registro e a análise do relatório do médico assistente, além dos exames complementares que eventualmente o acompanhem.
§ 5º Na hipótese prevista no parágrafo anterior, a perícia médica poderá, se necessário, solicitar as demonstrações ambientais da empresa, efetuar pesquisa ou realizar vistoria do local de trabalho ou solicitar o Perfil Profissiográfico Previdenciário – PPP, diretamente ao empregador.
§ 6º A perícia médica do INSS poderá deixar de aplicar o nexo técnico epidemiológico mediante decisão fundamentada, quando dispuser de informações ou elementos circunstanciados e contemporâneos ao exercício da atividade que evidenciem a inexistência do nexo causal entre o agravo e o trabalho.
(...)
Art. 3º A existência de nexo entre o trabalho e o agravo não implica o reconhecimento automático da incapacidade para o trabalho, que deverá ser definida pela perícia médica.
Parágrafo único. Reconhecida pela perícia médica do INSS a incapacidade para o trabalho e estabelecido o nexo entre o trabalho e o agravo, serão devidas as prestações acidentárias a que o beneficiário tenha direito.
(...)
Art. 9º A instituição do NTEP não desobriga a empresa da emissão da Comunicação de Acidente do Trabalho – CAT, conforme previsto nos arts. 19 a 23 da Lei 8.213/91.
Parágrafo único. Não caberá aplicação de multa, por não emissão de CAT, quando o enquadramento decorrer de aplicação do NTEP, conforme disposto no § 5º, art. 22 da Lei 8.213/91, redação dada pela Lei 11.430, de 26 de dezembro de 2006.
(...)
Fonte: <http://www010.dataprev.gov.br/sislex/paginas/38/INSS-PRES/2007/16.htm>

Continua

> **Instrução Normativa 31/INSS/PRES, de 10 de setembro de 2008**
> (...)
> Art. 2º A Perícia Médica do INSS caracterizará tecnicamente o acidente do trabalho mediante o reconhecimento do nexo entre o trabalho e o agravo.
> Parágrafo único. Para os fins do disposto neste artigo, considera-se agravo: a lesão, a doença, o transtorno de saúde, o distúrbio, a disfunção ou a síndrome de evolução aguda, subaguda ou crônica, de natureza clínica ou subclínica, inclusive morte, independentemente do tempo de latência.
> Art. 3º O nexo técnico previdenciário poderá ser de natureza causal ou não, havendo três espécies:
> I – nexo técnico profissional ou do trabalho, fundamentado nas associações entre patologias e exposições constantes das listas A e B do anexo II do Decreto 3.048/99;
> II – nexo técnico por doença equiparada a acidente de trabalho ou nexo técnico individual, decorrente de acidentes de trabalho típicos ou de trajeto, bem como de condições especiais em que o trabalho é realizado e com ele relacionado diretamente, nos termos do § 2º do art. 20 da Lei 8.213/91;
> III – nexo técnico epidemiológico previdenciário, aplicável quando houver significância estatística da associação entre o código da Classificação Internacional de Doenças – CID, e o da Classificação Nacional de Atividade Econômica – CNAE, na parte inserida pelo Decreto 6.042/07, na lista B do anexo II do Decreto 3.048/99.
> Art. 4º Os agravos associados aos agentes etiológicos ou fatores de risco de natureza profissional e do trabalho das listas A e B do anexo II do Decreto 3.048/99, presentes nas atividades econômicas dos empregadores, cujo segurado tenha sido exposto, ainda que parcial e indiretamente, serão considerados doenças profissionais ou do trabalho, nos termos dos incisos I e II, art. 20 da Lei 8.213/91.
> Art. 5º Os agravos decorrentes de condições especiais em que o trabalho é executado serão considerados doenças profissionais ou do trabalho, ou ainda acidentes de trabalho, nos termos do § 2º do art. 20 da Lei 8.213/91.
> (...)
> Art. 6º Considera-se epidemiologicamente estabelecido o nexo técnico entre o trabalho e o agravo, sempre que se verificar a existência de associação entre a atividade econômica da empresa, expressa pela CNAE e a entidade mórbida motivadora da incapacidade, relacionada na CID, em conformidade com o disposto na parte inserida pelo Decreto 6.042/07 na lista B do anexo II do Decreto 3.048/99.
> § 1º A inexistência de nexo técnico epidemiológico não elide o nexo entre o trabalho e o agravo, cabendo à perícia médica a caracterização técnica do acidente do trabalho, fundamentadamente, sendo obrigatório o registro e a análise do relatório do médico assistente, além dos exames complementares que eventualmente o acompanhem.
> § 2º Na hipótese prevista no parágrafo anterior, a perícia médica poderá, se necessário, solicitar as demonstrações ambientais da empresa, efetuar pesquisa ou realizar vistoria do local de trabalho ou solicitar o Perfil Profissiográfico Previdenciário – PPP, diretamente ao empregador.
> § 3º A perícia médica do INSS poderá deixar de aplicar o nexo técnico epidemiológico mediante decisão fundamentada, quando dispuser de informações ou elementos circunstanciados e contemporâneos ao exercício da atividade que evidenciem a inexistência do nexo técnico entre o agravo e o trabalho.
> (...)
> Art. 8º Aplicam-se as disposições desta Instrução Normativa aos benefícios requeridos ou cuja perícia inicial foi realizada a partir de 1º de abril de 2007, data de início da aplicação das novas regras de estabelecimento do nexo técnico previdenciário:
> I – possibilidade de estabelecimento do nexo técnico pelo INSS sem a vinculação de uma CAT ao número do benefício;
> II – incorporação automatizada das listas A e B do anexo II do Decreto 3.048/99 ao SABI; e
> III – início da aplicação do Nexo Técnico Epidemiológico Previdenciário – NTEP.
> (...)
> Fonte: <http://www010.dataprev.gov.br/sislex/paginas/38/INSS-PRES/2008/31.htm>

De fato, a partir de 1º de abril de 2007, uma nova versão do Sistema de Administração de Benefícios por Incapacidade (SABI) foi implantada. Esta versão permite a concessão do benefício previdenciário da espécie acidentária, sem a necessidade do cadastro da CAT no sistema, em três situações diferentes. São elas:

- pelo nexo causal "tradicional", que passou a ser chamado de "nexo individual";
- pelo chamado "nexo profissional", que é o enquadramento nas Listas A e B do Anexo II do Decreto nº 3.048/99[1]; e
- pelo muito questionado "nexo técnico epidemiológico previdenciário" (NTEP), que é a associação entre o código da Classificação Internacional de Doenças – CID-10 – e o da Classificação Nacional de Atividades Econômicas – CNAE –, na parte inserida pelo Decreto 6.042/07 na lista B do anexo II do Decreto nº 3.048/99. Posteriormente, o Anexo II do Decreto nº 3.048/99 foi alterado pelo Decreto nº 6.957, de 9 de setembro 2009 (Brasil, 2009b). Trataremos a seguir, separadamente, de cada uma dessas situações.

Nexo Individual – acidente do trabalho e doença profissional

O nexo individual corresponde ao nexo técnico que poderia ser chamado de tradicional, por ser aquele previsto na Lei nº 8.213/91 (Brasil, 1991b) e regulamentado pelo Decreto nº 3.048/99, antes de suas modificações mais recentes. Neste contexto, entende-se o **acidente de trabalho** como aquele que ocorre quando do exercício do trabalho a serviço da empresa ou, ainda, como aquele que, em decorrência do exercício do trabalho por segurados especiais, pode resultar

---

[1] Para a consulta das listas A e B do Anexo II do Decreto 3.048/99, recomendamos visitar o site: do Decreto nº 6.042, de 12 de fevereiro de 2007: http://www010.dataprev.gov.br/sislex/paginas/23/2007/6042.htm
Recomendamos, também, conhecer e utilizar o texto Doenças relacionadas ao trabalho: manual de procedimentos para os serviços de saúde, que pode ser acessado no site: http://bvsms.saude.gov.br/bvs/publicacoes/doencas_relacionadas_trabalho1.pdf

tanto em lesão corporal ou perturbação funcional que cause a morte, como em perda ou redução da capacidade para o trabalho, seja ela permanente ou temporária.

Equiparam-se ao acidente de trabalho o acidente sofrido no local de trabalho, mesmo que de outra natureza; a doença proveniente da contaminação acidental do empregado no exercício de sua atividade; o acidente sofrido fora do local e do horário de trabalho, estando o empregado a serviço da empresa, e aquele que acontece no percurso da residência para o local de trabalho ou deste para aquela.

Já a **doença profissional** é aquela produzida ou desencadeada pelo exercício do trabalho, sendo peculiar a determinada atividade e constante da lista encontrada no Anexo II do Decreto nº 3.048/99. A **doença do trabalho**, por sua vez, é aquela adquirida ou desencadeada em função de condições especiais em que o trabalho é realizado, com ele se relacionando diretamente e também estando presente na citada lista.

Como se sabe, até a publicação do Decreto nº 3.048/99, a "lista" ou "relação" citada na Lei nº 8.213/91 constituía o Anexo II do Decreto nº 2.172/97 (Brasil, 1997), que regulamentava a referida lei. Contudo, no Anexo II do decreto mais antigo, intitulado "Doenças Profissionais ou do Trabalho, Conforme Previsto nos Incisos I e II do Artigo 132 Deste Regulamento", constava apenas uma lista de agentes patogênicos, agrupados em Agentes Químicos, Agentes Físicos, Agentes Biológicos, Poeiras Orgânicas etc., sem a identificação das doenças decorrentes dos efeitos da exposição ocupacional aos referidos agentes.

Este fato contribuiu para a geração de inúmeras controvérsias e conflitos, tanto entre os segurados e a Previdência Social, como entre o Sistema de Saúde e a Previdência Social, posto que a ausência de listas ou de relações de doenças aumentava a subjetividade das decisões administrativas e técnicas, além de favorecer e estimular a transferência destes conflitos para a esfera judicial. Acresce que os conflitos e mal-entendidos eram agravados pela ausência não apenas dos nomes das doenças reconhecidas, para fins de consulta do Seguro Social brasileiro. Eles eram aprofundados, também, pela ausência de critérios diagnósticos para as mesmas entidades, bem como de critérios para a avaliação da incapacidade laborativa.

Em 1998, o Ministério da Saúde, por meio da Coordenação de Saúde do Trabalhador (COSAT) do Departamento de Gestão de Políticas de Saúde da Secretaria de Políticas de Saúde, tomou a iniciativa de elaborar uma lista de doenças profissionais ou do trabalho, para orientar o Sistema Único de Saúde (SUS) no concernente ao diagnóstico destas nosologias e às medidas decorrentes. Esta iniciativa do Ministério da Saúde refletiu o seu entendimento do parágrafo 3º, inciso VII, artigo 6º, da Lei nº 8.080 (Brasil, 1990b), o qual atribui ao SUS a tarefa de elaborar as referidas listas ou relações. Lembramos que a instituição de uma lista de doenças profissionais e do trabalho é, também, uma recomendação da Convenção 121 da Organização Internacional do Trabalho (OIT, 1964).

Para operacionalizar a iniciativa de elaborar uma lista das doenças profissionais ou do trabalho, o Ministério da Saúde criou uma comissão de especialistas em Patologia do Trabalho. Por proposta da própria comissão, decidiu-se que a lista ou relação de doenças deveria, idealmente, ser também desenvolvida e reconhecida pela Previdência Social, e, se possível, deveriam ser utilizados os mesmos nomes e conceituações por ambos os ministérios. Evitar-se-ia, assim, a criação de duas listas, eventualmente conflitantes, isto é, uma "lista do SUS" e a "lista da Previdência".

Para alcançar este desiderato, a comissão de especialistas instituída pelo Ministério da Saúde elaborou, em um primeiro momento, uma relação de doenças que podem ser causadas ou que estão etiologicamente relacionadas com cada um dos agentes patogênicos ou grupos de agentes patogênicos constantes do então vigente Anexo II do Decreto nº 2.172/97. Para tanto, a Comissão utilizou os melhores tratados e compêndios de Patologia do Trabalho, e, de forma muito especial, as listas ou relações adotadas por outros países – nomeadamente, a Espanha, a França, a Itália, a Argentina e o Chile – e aquela adotada pela União Europeia.

Assim, de 27 agentes patogênicos ou grupos de agentes patogênicos, chegou-se, então, a cerca de 200 entidades nosológicas específicas, todas elas referidas à CID-10. O produto desta etapa de trabalho permitiu elaborar a "**Lista A**", isto é, uma tabela de entradas por "agentes", como exemplificado na Tabela 8.11.

Tabela 8.11. Exemplificação da Lista A do Anexo II do Decreto 3.048/99 ou da Parte I da Portaria MS GM 1.339/99

Agentes Etiológicos ou Fatores de Risco de Natureza Ocupacional, Listados no Anexo II do Decreto 2.172/97	Doenças Causalmente Relacionadas com os Respectivos Agentes ou Fatores de Risco (Denominadas e Codificadas Segundo a CID-10)
2) Asbesto ou Amianto	• Neoplasia maligna do estômago (C 16.-) • Neoplasia maligna da laringe (C 32.-) • Neoplasia maligna dos brônquios e do pulmão (C 34.-) • Mesotelioma da pleura (C 45.0) • Mesotelioma do peritônio (C 45.1) • Mesotelioma do pericárdio (C 45.2) • Placas epicárdicas ou pericárdicas (I 34.8) • Asbestose (J 60.-) • Derrame Pleural (J 90.-) • Placas Pleurais (J 92.-)

Em um segundo momento, foi elaborada uma lista de doenças, propriamente dita, tomando-se a taxonomia e a codificação da CID-10. Para cada doença da CID-10 listada no primeiro momento, buscou-se identificar agentes causais ou fatores de risco de natureza ocupacional: em primeiro lugar, os reconhecidos na legislação previdenciária brasileira, seguidos dos que já são amplamente reconhecidos pela legislação de outros países, ou que constam nos melhores e mais atualizados tratados de Patologia do Trabalho.

Quando os agentes causais ou fatores de risco já constavam de nossa legislação, mencionava-se, **entre parênteses**, o número do quadro em que estavam, tal como ordenado no Anexo II do Decreto nº 2.172/97, por exemplo: Asbesto ou Amianto (Quadro 2). Quando não constam do referido decreto, os agentes causais ou fatores de risco de natureza ocupacional foram escritos **em *itálico***. Deste exercício, chegou-se à "**Lista B**", como exemplificado na Tabela 8.12.

Tabela 8.12. Exemplificação da Lista B do Anexo II do Decreto 3.048/99 ou da Parte II da Portaria GM MS 1.339/99

Doenças	Agentes Etiológicos ou Fatores de Risco de Natureza Ocupacional
XXIV – Síndrome de Disfunção Reativa das Vias Aéreas (SDRVA/RADS) (J 68.3)	• Bromo (X 49.-; Z57.5) (Quadro V) • Cádmio ou seus compostos (X 49.-; Z57.5) (Quadro VI) • Gás Cloro (X 47.-; Z57.5) (Quadro IX) • Solventes halogenados irritantes respiratórios (X 46.-; Z57.5) (Quadro XIII) • Iodo (X 49.-; Z57.5) (Quadro XIV) • Cianeto de hidrogênio (X 47.-; Z57.5) (Quadro XVII) • Amônia (X 49.-; Z57.5)

Chegou-se, assim, à chamada lista de "dupla entrada", isto é, por "agente" e por "doença". Médicos do Sistema de Saúde que atendem trabalhadores partirão, via de regra, da "doença" (Lista B), chegando a prováveis agentes causais ou fatores de risco de natureza ocupacional. Médicos do Trabalho e Peritos Médicos do INSS preferirão, quiçá, partir da Lista A, isto é, da relação de agentes causais ou fatores de risco, chegando às doenças causalmente relacionadas com estes agentes ou fatores de risco. A dupla entrada, outrossim, tem efeito pedagógico tanto para os profissionais de saúde que fazem diagnósticos de doença, como para os que atuam preferencialmente na prevenção dos danos pelo controle dos fatores de risco.

Em maio de 1999, o então Ministério da Previdência e Assistência Social decidiu adotar, de imediato, a relação elaborada pelo Ministério da Saúde, publicando-a como o Anexo II do Decreto nº 3.048/99 (Brasil, 1999), para adoção restrita ao âmbito da Perícia Médica do INSS.

Cabe destacar alguns pontos importantes sobre o processo de elaboração da lista de doenças por iniciativa do Ministério da Saúde. Do ponto de vista conceitual, a comissão de especialistas designada para realizar o trabalho preferiu trabalhar com a compreensão ampla de "doenças **relacionadas** com o trabalho", o que permitiu a superação da confusa denominação ou – talvez – da sutil diferença entre "doenças profissionais" e "doenças do trabalho", presente na conceituação legal (Lei nº 8.213, Brasil, 1991b). Consequentemente, estão incluídas na lista elaborada pelo menos três categorias de doenças que, segundo a classificação proposta por Schilling, abrangeriam:

- Grupo I: doenças em que **o trabalho é causa necessária**, tipificadas pelas "doenças profissionais" *strictu sensu* e pelas intoxicações profissionais agudas.
- Grupo II: doenças em que **o trabalho pode ser um fator de risco**, contributivo, mas não necessário, o que é exemplificado por todas as doenças "comuns", mais frequentes ou mais precoces em determinados grupos ocupacionais, sendo que, portanto, o nexo causal é de natureza eminentemente epidemiológica. A hipertensão arterial e as neoplasias malignas, em determinados grupos ocupacionais ou profissões, constituem exemplo típico.
- Grupo III: doenças em que **o trabalho é provocador de um distúrbio latente, ou agravador de doença já estabelecida ou pré-existente**, ou seja, concausa, tipificadas pelas doenças alérgicas de pele e respiratórias e pelos distúrbios mentais, em determinados grupos ocupacionais ou profissões.

Ainda, há que se registrar que este trabalho de elaboração da lista de doenças relacionadas ao trabalho foi resultado de um esforço coletivo. Sob a coordenação da Drª. Jacinta de Fátima Senna da Silva, coordenadora da COSAT/MS, participaram, nas distintas fases, os professores Jorge da Rocha Gomes (FSP-USP), Ildeberto Muniz de Almeida (FMB-UNESP) e René Mendes (FM-UFMG), além dos doutores Jairo D'Albuquerque Veiga (MS), Maria Maeno Settimi (CEREST/SP) e José Carlos do Carmo (CEREST/SP). No capítulo sobre Dermatologia, foi consultado o Dr. Salim Amed Ali (Fundacentro). No capítulo sobre Transtornos Mentais, foram consultadas as professoras Edith Seligmann-Silva (EAE-FGV) e Silvia Rodrigues Jardim (IPUB-UFRJ) e a psicóloga Andréia de Conto Garbim (CEREST/SP). Os professores doutores Ruy Laurenti e Augusto Hasiak Santo, do Centro Colaborador da OMS para a Classificação de Doenças em Português, da Faculdade de Saúde Pública da USP, foram consultados quanto à utilização correta dos conceitos e procedimentos da CID-10. As mais recentes revisões foram elaboradas pelo Prof. Dr. René Mendes, então vinculado à Faculdade de Medicina da UFMG.

Configurou-se, com a efetivação deste avançado empreendimento, um salto de qualidade conceitual e operacional no que se refere à possibilidade do correto diagnóstico das doenças que se relacionam etiologicamente com o trabalho, pelo Sistema Único de Saúde, a partir do estabelecimento do **nexo causal** entre a doença e o trabalho em pessoas economicamente ativas.

Retornando à consideração do nexo técnico epidemiológico previdenciário, ressaltamos que, desde antes de seu advento, o Brasil adotava um sistema misto de listagem das doenças relacionadas ao trabalho (composto por listas e pela permissão de inclusão de doenças não relacionadas nas listas). A mudança introduzida pelo NTEP seguiu uma tendência universal de "abertura" das listas de doenças profissionais, na direção de se incorporar aquilo já conhecido pela literatura científica e/ou já incorporado pelas legislações de outros países.

Em relação ao estabelecimento do nexo técnico, a caracterização do **nexo causal** é relativamente fácil nos casos de acidentes do trabalho típicos e de doenças profissionais específicas e clássicas. Contudo, para outras doenças profissionais e doenças do trabalho – prescritas em lei – o estabelecimento do nexo causal pode ser extremamente complexo, e pressupõe, além de familiaridade técnica com os diagnósticos, a reconstituição da história ou da anamnese ocupacional do trabalhador, a análise cuidadosa de documentos e, eventualmente, visitas aos locais de trabalho.

Uma vez constatada a incapacidade laborativa e decidido pelo estabelecimento do nexo técnico, através da resposta "Sim" a umas das perguntas "A incapacidade é decorrente de acidente do trabalho (típico/trajeto)?" ou "A incapacidade é decorrente de doença equiparada a acidente do trabalho?", constantes do laudo médico-pericial do SABI, estará caracterizado o "nexo técnico individual". O benefício será concedido em espécie acidentária e será emitida uma "Comunicação de Resultado", que traz a identificação do segurado, o número do benefício concedido e sua espécie, a fundamentação legal para a concessão do benefício, e informações sobre a data prevista de sua cessação ou sobre a incapacidade do segurado, com a caracterização do nexo. Isto é enunciado pelo Sistema nos seguintes termos:

> Foi reconhecido o nexo entre o agravo e a profissiografia, conforme parágrafo 2º do artigo 20 da Lei nº 8.213, de 24/07/1991. O benefício foi concedido em espécie acidentária. Eventuais discordâncias poderão motivar **RECURSO** por parte do empregador à Junta de Recursos da Previdência Social (grifo introduzido).

Nexo Profissional – enquadramento no Anexo II do Decreto nº 3.048/99

Além do advento do NTEP, a decisão de enquadramento das patologias constantes nas Listas A e B do Anexo II do Decreto nº 3.048/99, quando informada a existência de exposição aos respectivos agentes etiológicos ou fatores de risco de natureza ocupacional, como uma das possibilidades de nexo técnico previdenciário independente da existência de CAT cadastrada, significou também uma importante mudança, tendo motivado o aumento da concessão de benefícios em espécie acidentária. Não há um dado concreto que possamos apresentar, mas podemos observar que muitas das contestações apresentadas pelas empresas, questionando a aplicação do NTEP, como veremos adiante, são, na verdade, de nexo profissional.

Essa importante mudança é o exemplo maior da "inversão do ônus da prova", ou seja, se, no local de trabalho, há a exposição ao agente X que pode ser o causador ou o provocador da patologia Y constatada, infere-se que existe o nexo causal por pressuposição legal – há uma lei que lista a doença X causada pelo agente Y. Sendo assim, cabe à empresa provar que, no posto de trabalho, não há exposição ao agente X, ou que há a exposição em nível que não pode desencadear a doença Y.

Em suma, devemos dizer que, do ponto de vista prático, esses procedimentos podem ser extremamente complexos para a Perícia Médica, sobretudo em função da maneira como as perguntas são feitas nas telas do SABI, tendo como possibilidade de resposta apenas "Sim" ou "Não", o que define a concessão de um benefício em espécie acidentária por nexo profissional.

Por exemplo, se um pedreiro apresenta-se para uma perícia médica com queixa de lombociatalgia incapacitante e o perito médico define o código da CID-10 como M54.4 (lumbago com ciática), logo após informar que existe ou existiu incapacidade laborativa, o sistema apresentará uma tela com a pergunta: "Houve exposição aos agentes constantes na Listas A e B do Anexo II do Decreto 3.048/99?", e listará o agente "Posições forçadas e gestos repetitivos (Z57.8)", quando deveria listar também "Ritmo de trabalho penoso (Z56.3)" e "Condições difíceis de trabalho (Z56.5)", presentes na Lista B em vigor.

O modo vago como a pergunta é formulada, sem especificar o caso concreto em análise, nos faz concluir que responder "Não" a essa pergunta pode ser faltar com a verdade, ou seja: é possível afirmar que na função de pedreiro não existam posições forçadas? Essa é uma das críticas que fazemos ao modo como a questão está colocada para a Perícia Médica, forma que motiva a concessão ou a negação indevida de alguns benefícios acidentários. A pergunta correta deveria ser "No caso em análise houve exposição aos agentes constantes nas Listas A e B do Anexo II do Decreto nº 3.048/99?".

Entretanto, no outro extremo, às vezes, a questão pode ser bem mais simples. Exemplificando: um bancário apresenta-se para uma perícia médica com o diagnóstico comprovado de uma síndrome mielodisplásica, incapacitante, e o perito médico define o código da CID-10 como D46 (síndromes mielodisplásicas). Após informar que existe a incapacidade laborativa, o sistema apresentará uma tela com a pergunta: "Há exposição aos agentes constantes nas Listas A e B do Anexo II do Decreto 3.048/99?", e em seguida listará os agentes "Benzeno" e "Radiações ionizantes". Nesse caso, a resposta é fácil.

Uma vez definido um código da CID-10 que consta na lista A ou B do Anexo II do Decreto nº 3.048/99, constatada a incapacidade laborativa e informada a existência de exposição aos agentes constantes das referidas listas (resposta "Sim" à pergunta do SABI), estará caracterizado o "nexo técnico profissional" e, após a conclusão do laudo médico-pericial, será emitida uma "Comunicação de Resultado", que traz a identificação do segurado, o número do benefício concedido e a sua espécie, a fundamentação legal para a concessão do benefício e informações quanto à data prevista de sua cessação ou sobre a incapacidade do segurado, com a caracterização do nexo. Isto é enunciado pelo Sistema nos seguintes termos:

> Foi reconhecido o nexo entre o agravo e a profissiografia, conforme anexo II do Decreto 3.048, de 06/05/1999. O benefício foi concedido em espécie acidentária. Eventuais discordâncias poderão motivar **RECURSO** por parte do empregador à Junta de Recursos da Previdência Social (grifo introduzido).

Nexo Técnico Epidemiológico

A justificativa para a implantação do NTEP foi pela primeira vez explicitada na Resolução nº 1.269 do Conselho Nacional de Previdência Social (Brasil, Ministério da Previdência Social. CNPS), de 15 de fevereiro de 2006, considerando, entre outras, a necessidade de se conferir estímulo ao desenvolvimento econômico via redução de custos e de fomento ao trabalho saudável (Brasil, Ministério da Previdência Social – MPS. Conselho Nacional de Previdência Social – CNPS, 2006). Na Tabela 8.13, apresentamos um resumo da citada Resolução, para fins de entendimento do tema.

Tabela 8.13. Resumo da Resolução MPS/CNPS nº 1.269/06 – Sobre o Nexo Técnico Epidemiológico Previdenciário e o Fator Acidentário Previdenciário

Introdução. Os acidentes de trabalho afetam a produtividade econômica, são responsáveis por um impacto substancial sobre o sistema de proteção social e influenciam o nível de satisfação do trabalhador e o bem-estar geral da população. No Brasil, os registros indicam que ocorrem três mortes a cada duas horas de trabalho e três acidentes a cada minuto de trabalho. Isso apenas entre os trabalhadores do mercado formal, considerando o número reconhecidamente subestimado de casos para os quais houve notificação de acidente do trabalho, por intermédio da Comunicação do Acidente do Trabalho – CAT.

Estima-se que a ausência de segurança nos ambientes de trabalho no Brasil tenha gerado, no ano de 2003, um custo de cerca de R$ 32,8 bilhões para o país. Deste total, R$ 8,2 bilhões correspondem a gastos com benefícios acidentários e aposentadorias especiais, equivalente a 30% da necessidade de financiamento do Regime Geral de Previdência Social – RGPS verificado em 2003, que foi de R$ 27 bilhões. O restante da despesa corresponde a assistência à saúde do acidentado, indenizações, retreinamento, reinserção no mercado de trabalho e horas de trabalho perdidas. Isso sem levar em consideração o sub-dimensionamento na apuração das contas da Previdência Social, que desembolsa e contabiliza como despesas não acidentárias os benefícios por incapacidade, cujas CAT não foram emitidas. Ou seja, sob a categoria do auxílio-doença não ocupacional, encontra-se encoberto um grande contingente de acidentes que não compõem as contas acidentárias. Parte deste "custo segurança no trabalho" afeta negativamente a competitividade das empresas, pois ele aumenta o preço da mão de obra, o que se reflete no preço dos produtos. Por outro lado, o incremento das despesas públicas com previdência, reabilitação profissional e saúde reduz a disponibilidade de recursos orçamentários para outras áreas ou induz o aumento da carga tributária sobre a sociedade.

De outro lado, algumas empresas afastam trabalhadores, e muitas vezes os despedem logo após a concessão do benefício. Com isso, o trabalhador se afasta, já sendo portador de doença crônica contraída no labor, e o desemprego poderá se prolongar na medida em que, para obter o novo emprego, será necessária a realização do exame admissional, no qual serão eleitos apenas aqueles considerados como "aptos" e, portanto, não portadores de enfermidades.
(...)

4. A Classificação Internacional de Doenças – CID como Novo Parâmetro
A questão da sonegação da Comunicação de Acidente do Trabalho – CAT é assunto complexo e demarcado por aspectos políticos, econômicos e sociais, para o qual nenhuma única explicação é suficiente. Dentre as principais destacam-se as seguintes:
i) como o acidente/doença ocupacional é considerado socialmente derrogatório, evita-se que o dado apareça nas estatísticas oficiais;
ii) para que não se possa reconhecer a estabilidade no emprego de um ano de duração a partir do retorno do trabalhador;
iii) para se ter liberdade de poder despedir o trabalhador a qualquer tempo;
iv) para não se depositar a contribuição devida de 8% do salário, em conta do FGTS, correspondente ao período de afastamento;
v) para não se reconhecer a presença de agente nocivo causador da doença do trabalho ou profissional e, para não se recolher a contribuição específica correspondente ao custeio da aposentadoria especial para os trabalhadores expostos aos mesmos agentes.
Tais evidências descredenciam a CAT como único elemento primário epidemiológico, principalmente para doenças crônicas, e caso fosse utilizada, beneficiaria o seu sonegador, em detrimento das empresas que têm desenvolvido ações efetivas de proteção do trabalhador, bem como serviria como incentivo à subnotificação.
Na busca de outro elemento primário que pudesse embasar uma nova metodologia, após a análise de dados sobre acidentes e doenças ocupacionais e dos seus problemas, identificou-se que, em cada processo de solicitação de benefício junto à Previdência Social, existe um dado requerido obrigatoriamente, que é o registro do diagnóstico (CID-10) do problema de saúde que motivou a solicitação.
(...)
Assume-se que o diagnóstico (CID-10) motivador da incapacidade, como elemento primário, seja menos sujeito à sonegação e independe do desejo/poder do empregador sobre a informação dos dados, bem como está intrinsecamente relacionado à incapacidade laboral, à entidade mórbida. A CID-10 está vinculada à responsabilidade, pessoal, médica e oferecendo o menor grau de manipulação, consequentemente, uma maior segurança jurídica.

Continua

A CID-10 não padece dos vícios da CAT uma vez que independe da comunicação da empresa. Se o segurado for acometido de uma doença ou lesão e estas implicarem a incapacidade para o exercício de sua atividade, o benefício será concedido pela Previdência Social, independentemente de qualquer manifestação da empresa.
A comunicação dessas tão-somente influencia na caracterização da natureza da prestação pelo INSS como acidentária ou previdenciária.

5. Fonte de Dados
Este estudo foi realizado com dados provenientes dos registros de concessão de benefícios previdenciários que constam no Sistema Único de Benefícios – SUB do Instituto Nacional do Seguro Social – INSS; com dados populacionais empregatícios registrados no Cadastro Nacional de Informações Sociais – CNIS do Ministério da Previdência Social – MPS, referentes ao período de 2000 a 2004, bem como pela tábua de expectativa de vida do Instituto Brasileiro de Estatística e Atuária – IBGE.

6. Método
As empresas empregadoras informam ao CNIS, entre outros dados, os respectivos segmentos econômicos aos quais pertencem segundo a Classificação Nacional de Atividades Econômicas – CNAE, número de empregados, massa salarial, afastamentos, alíquotas de contribuição ao SAT, bem como valores devidos ao INSS.
(...) Adotou-se a CNAE-classe preponderante da empresa como referência de atividade econômica para fins epidemiológicos, que também é usado pela Previdência Social brasileira para fins de definição do quantum tributário ao custeio do acidente do trabalho.
Quando as empresas possuem mais de um estabelecimento e cada um se cadastra perante o Cadastro Nacional de Pessoa Jurídica – CNPJ em distintos CNAE, define-se o CNAE da empresa, pelo conceito de CNAE preponderante, como sendo aquele CNAE cujo grau de risco (leve, médio e grave) possui a maioria dos trabalhadores registrados no CNIS.
Em regra, os riscos da área industrial não são compartilhados pelos trabalhadores administrativos e vice-versa. Há trabalhadores da empresa que não estão expostos aos mesmos fatores de riscos. Esse conceito de CNAE preponderante assume relevância epidemiológica porque controla a situação acima exposta. O controle acontece em perspectiva qualitativa e estatística ao estabelecer que os fatores de riscos do CNAE preponderante atuam sobre a maioria dos trabalhadores da empresa, ainda que isoladamente e em minoria alguns trabalhadores não estejam expostos.
Assim, por exemplo, caso a empresa empregadora tenha duas filiais – uma CNAE industrial; outra, CNAE comercial, muito comum em empresas grandes, será considerado o CNAE preponderante da empresa aquele que possuir maior número de empregados.
Ademais essa população exposta está distribuída por milhões de empresas – grandes, médias e pequenas; públicas e privadas – para os 4 setores macroeconômicos (agricultura, indústria, comércio e serviço) segundo a mesma regra de preponderância; está localizada em todas as regiões geográficas do país; é composta por trabalhadores de todas as etnias, classes sociais, níveis de escolaridade, religiões e credos, habitantes de zonas rurais e metropolitanas, de múltiplos costumes culturais e, obviamente, por homens e mulheres de todas as faixas etárias.
Todas as entidades mórbidas causadoras dos benefícios incapacitantes para o trabalho foram analisadas – temporários e permanentes, tipo auxílio-doença previdenciário (B31), auxílio-doença acidentário (B91), aposentadoria por invalidez previdenciária (B32), aposentadoria por invalidez acidentária (B92) – segundo os capítulos da Classificação Estatística Internacional de Doenças e Problemas relacionados à Saúde, décima revisão (CID-10), exceto capítulos 15, 16, 17, 18, 20 e 21 por não comporem o perfil mórbido ocupacional que se deseja estudar.
Utiliza-se a codificação de CID-10 ao nível de três dígitos, posteriormente agregados conforme os 152 agrupamentos definidos pela CID-10, excetuando-se os 57 agrupamentos dos capítulos 15, 16, 17, 18, 20 e 21. Os dados populacionais oriundos do CNIS referem-se aos trabalhadores com vínculos formais de emprego cadastrados e atualizados, mensalmente, por força legal pelas empresas empregadoras.
Houve, ainda, a exclusão dos agrupamentos CID-10 (B20-B24), doença pelo vírus da imunodeficiência humana, e (C00-D48), neoplasias, devido à complexa etiogenia e ao forte estigma social.
Tais agrupamentos deverão ser objeto de novos estudos por parte do MPS.
(...)
Faz-se uma bifurcação entre os benefícios auxílio-doença e aposentadoria por invalidez (31, 32, 91 e 92) de um lado, e dos benefícios pensão por morte e auxílio-acidente (B93 e B94), de outro.
Em relação aos últimos, a base formal dos registros previdenciários é reconhecidamente idônea para sua vinculação ocupacional por aferição direta. Quanto aos primeiros, devido ao sub-registro da CAT, a aferição direta não é possível, por isso lança-se mão da aferição indireta por estimação de risco, aproveitando-se o ferramental epidemiológico.
A aferição indireta acontece a partir da seguinte hipótese nula (H0): pertencer a um determinado segmento econômico (CNAE-classe) não constitui fator de risco para o trabalhador apresentar um determinado agrupamento CID-10.
Ao se rejeitar a hipótese nula (H0) aceitar-se-á a hipótese alternativa (Ha), qual seja: pertencer a um determinado segmento econômico (CNAE-classe) constitui fator de risco para o trabalhador apresentar um determinado agrupamento CID-10.
Denomina-se Nexo Técnico Epidemiológico Previdenciário – NTEP a relação entre CNAE-classe e Agrupamento CID-10, conforme o teste de hipótese neste método demonstrado. O NTEP é o componente frequencista do FAP, a partir da qual se dimensiona, para os benefícios B31, 32, 91 e 92, a gravidade e o custo.
Testa-se a hipótese por intermédio da Razão de Chances (RC), medida de associação estatística, que também serve como um dos requisitos de causalidade entre um fator (nesse caso, pertencer a um determinado CNAE-classe) e um desfecho de saúde, mediante um agrupamento CID-10, como diagnóstico clínico. Essa medida por si só não determina a causalidade, até porque as doenças são eventos multicausais complexos, todavia, é reconhecida como fundamental para a inferência causal.
Na tabela de contingência 2 x 2 entre CNAE-classe e desfecho clínico, o grupo em teste é formado por todos os empregados registrados no CNIS pertencentes ao CNAE-classe. A variável "desfecho clínico" é composta pelo número de casos com o agrupamento CID-10 sob teste.
O grupo controle é formado por todos os empregados registrados no CNIS não pertencentes ao CNAE-classe sob teste. A variável "desfecho clínico ausente" é composta de todos os desfechos clínicos não submetidos ao teste ou de ausência de doença incapacitante.
Para RC > 1, tem-se que, entre os trabalhadores expostos, há mais probabilidades de adoecer do que entre os não-expostos. Diz-se que há excesso de risco. Por exemplo: para o RC = 1,65, ter-se-ia 65% de excesso para o grupo dos expostos, ou que esse grupo de expostos tem 65% mais probabilidade de desenvolver determinada doença do que o grupo de não-expostos. Nesse caso, sugere-se a constituição de fator de risco o fato de pertencer ao grupo dos expostos.
Ao contrário, se RC < 1, diz-se que não há fator de risco, ou simplesmente, sugere-se que há um risco diminuído do grupo exposto desenvolver a doença. Já para o RC = 1, denota-se que as probabilidades em ambos os grupos são idênticas e consequentemente não existe associação entre a exposição e a doença. Toda vez que houver RC > 1, com 99% de confiabilidade estatística para vinculação de determinado agrupamento CID-10 a um certo CNAE-classe, todos os benefícios com esse agrupamento serão computados para fins dos cálculos dos coeficiente de frequência.

O NTEP foi trazido ao Direito Previdenciário juntamente com o Fator Acidentário de Prevenção (FAP), objeto da Lei nº 10.666/03 e igualmente disciplinado pelo Decreto nº 6.042/07, mas que não será discutido nesse capítulo. Para um aprofundamento recomendamos a leitura do texto completo da Resolução MPS/CNPS nº 1.269/06 e de publicações anteriores e posteriores a ela (Correa Filho, 2005; Santana, 2005; Dallegrave Neto, 2007; Sousa, 2007; Souza *et al*, 2008; Brasil. MPS, 2009b; Oliveira, Barbosa-Branco, 2009).

Assim, embasado na metodologia trazida pela Resolução MPS/CNPS nº 1.269/06 e após a análise epidemiológica e estatística de uma grande massa de dados, ficou demonstrado e estabelecido que algumas patologias (ou grupamento de patologias) codificadas pela CID-10 foram mais frequentes em determinadas classes de trabalhadores, agrupadas segundo o mesmo segmento econômico pela CNAE-classe. Essa associação foi inserida na Lista B do Anexo II do Decreto nº 3.048/00 pelo Decreto nº 6.042/07, produzindo efeitos a partir do dia 1º de abril de 2007. Depois disso, ainda foi alterada pelo Decreto nº 6.957/09 (Brasil, 2009b).

O NTEP é uma presunção legal do tipo relativa, uma vez que admite prova em sentido contrário. Na prática, é mais um exemplo de inversão do ônus da prova em prol da vítima, medida jurídica acertada, seja porque o trabalhador é hipossuficiente, seja porque é o empregador que detém a aptidão para produzir a prova de inexistência do nexo causal (Dallegrave Neto, 2007).

Importante lembrar que o CNPS é formado por representantes do governo federal, dos aposentados e pensionistas, dos trabalhadores em atividade e dos empregadores, e que suas Resoluções são discutidas e aprovadas pelos citados representantes.

Em 1º de abril de 2007, uma nova versão do SABI traz à Perícia Médica a informação da existência do NTEP a ser investigada pelo perito. Assim, após a exclusão dos nexos profissional e individual, se houver NTEP no caso em análise, em uma das telas do sistema aparecerá a seguinte pergunta ao perito "Há elementos médico-periciais para não aplicação do NTEP?".

Respondendo-se "Não", o NTEP estará caracterizado; respondendo-se "Sim", uma tela de opções de justificativas será aberta, contendo oito alternativas de respostas e um campo para justificativa, quais sejam:

- não há evidências/indícios de exposição a riscos ergonômicos/biomecânicos e de organização do trabalho;
- não há evidências/indícios de exposição a risco químico;
- não há evidências/indícios de exposição a risco biológico;
- não há evidências/indícios de exposição a risco físico;
- não há evidências/indícios de exposição a risco mecânico (específico de acidente do trabalho);
- o tempo entre o início da função/trabalho e o início da doença (DID) é insuficiente para gerar a moléstia de origem ocupacional;
- a queixa descrita não é compatível com a lesão ocupacional;
- o segurado informa que a lesão não ocorreu no trabalho.

Segundo a norma vigente, se existe NTEP na Lista B do Anexo II do Decreto nº 3.048/99 para um caso concreto em análise, considera-se estabelecido o nexo entre o trabalho e o agravo. Contudo, prevê também a norma que a Perícia Médica do INSS deixará de aplicar o NTEP quando demonstrada a inexistência de nexo causal.

Como exemplificam os mentores da metodologia para a aplicação do NTEP, trazida pela Resolução MPS/CNPS nº 1.269/06, é inquestionável a pertinência do NTEP, havendo importante plausibilidade para seu estabelecimento quando se considera, por exemplo, o vínculo entre o **curtimento de couro** e o **traumatismo do punho e da mão**, entre a **produção de ferro-gusa** e **queimaduras e corrosões**, entre a **fabricação de automóveis** e **transtornos dos tecidos moles** e entre **o trabalho em bancos múltiplos** e os **transtornos dos nervos** (Oliveira &Barbosa-Branco, 2009). Afirmam os mesmos autores, porém, que há outros NTEP relacionados a transtorno mental, a neoplasias, a doenças hipertensivas, que ainda não possuem o requisito da plausibilidade biológica.

Se consultarmos a parte inserida na Lista B pelo Decreto nº 6.042/07 (Brasil, 2007), posteriormente alterada pelo Decreto 6.957/09 (Brasil, 2009b), encontraremos tabelas que listam o "Intervalo CID-10", que se refere aos agrupamentos de diagnósticos que foram analisados em conjunto, e os códigos do CNAE-classe (http://www.cnae.ibge.gov.br), onde se constata um "excesso de risco" de adoecimento.

As Tabelas 8.1 e 8.2 exemplificam os intervalos CID-10 "H53-H54" e "K35-K38", que dizem respeito, respectivamente, aos agrupamentos "Transtornos visuais e cegueira" e "Doenças do apêndice".

Os dados das Tabelas 8.14 e 8.15 nos dizem que, se um segurado empregado ou no período de graça (período após a perda de vínculo empregatício em que o segurado man-

Tabela 8.14. Exemplo da parte inserida na Lista B do Decreto nº 3.048/99 pelo Decreto nº 6.042/07 (posteriormente alterada pelo Decreto nº 6.957/09)

Intervalo CID-10	CNAE
H53-H54	0210 0220 0810 1071 1220 1610 1622 2330 2342 3701 3702 3811 3812 3821 3822 3839 3900 4120 4211 4212 4213 4222 4223 4291 4299 4312 4313 4319 4321 4329 4391 4399 4741 4742 4743 4744 4789 4921 4922 4923 4924 4930 8011 8012 8020 8030 8121 8122 8129

Fonte: <http://www010.dataprev.gov.br/sislex/paginas/23/2007/6042.htm>

Tabela 8.15. Exemplo da parte inserida na Lista B do Decreto nº 3.048/99 pelo Decreto nº 6.042/07 (posteriormente alterada pelo Decreto nº 6.957/09)

Intervalo CID-10	CNAE
K35-K38	0810 1011 1012 1013 1071 1411 1412 1531 1540 1610 1621 1732 1733 2451 2511 2512 2832 2833 2930 3101 3329 4621 4622 4623 4921 4922 8610

Fonte: <http://www010.dataprev.gov.br/sislex/paginas/23/2007/6042.htm>

tém a qualidade de segurado) se apresenta para uma perícia médica previdenciária com um distúrbio visual presente no intervalo CID-10 H53-H54 (que inclui ambliopia, distúrbios visuais subjetivos, diplopia, defeitos de campo visual, deficiências da visão cromática, cegueira noturna, cegueira e visão subnormal, entre outras), e se o segurado tiver vínculo (ou teve vínculo e está no período de graça) com uma empresa cujo CNAE preponderante (a maioria dos trabalhadores) for de fabricação de produtos do fumo, de gestão de redes de esgoto e/ou de atividades relacionadas a esgoto, de construção de edifícios ou obras de terraplenagem, de comércio varejista de tintas, material elétrico ou vidros, de transporte rodoviário coletivo municipal, intermunicipal, interestadual, internacional, de táxi, escolar e de fretamento ou de transporte de cargas, de transporte de valores, de atividades de investigação particular, entre outras, será apontada ao perito a existência de NTEP ou, como diz a norma, considera-se estabelecido o nexo entre o trabalho e o agravo (para o segurado em período de graça, se a data de início da doença foi fixada anteriormente à data da demissão).

O mesmo vale dizer para um segurado em pós-operatório de apendicite aguda e que tem vínculo empregatício com uma empresa cujo CNAE preponderante seja de fabricação de roupas íntimas, de extração de granito, de abate de suínos ou de aves, de fabricação de peças para irrigação, de fabricação de carrocerias para automóveis, de comércio atacadista de soja, entre outras: será apontada ao perito a existência de NTEP.

Aqui cabem alguns comentários e críticas em relação à metodologia para a determinação do NTEP, aproveitando também os exemplos citados pelos mentores do método, descritos em parágrafos acima. Não se pode questionar a existência de plausibilidade biológica, para a aplicação de NTEP, entre o **curtimento de couro** com o **traumatismo de punho e de mão**. Porém, quando se afirma que ela existe também entre a **fabricação de automóveis** e **transtornos dos tecidos moles** e entre o **trabalho em bancos múltiplos, com carteira**, e **transtornos dos nervos**, não podemos concordar. Qual transtorno dos tecidos moles está relacionado com a fabricação de automóveis e qual transtorno dos nervos está relacionado com o trabalho em bancos? Essa pergunta faz-se necessária em razão da opção metodológica adotada, de analisar o agrupamento de patologias, quando entendemos que o ideal seria analisar a patologia em separado.

No agrupamento "Transtornos dos tecidos moles" estão as miosites, as calcificações e as ossificações dos músculos associados com queimaduras, a distensão muscular, as sinovites e as tenossinovites, a bursite do cotovelo, a bursite pré-patelar, a bursite trocantérica, a fibromatose da fáscia palmar (Dupuytren), a fasciítenecrosante, todas as lesões dos ombros, as epicondilites, a fibromialgia, entre outras. E qual relação tem a bursite trocantérica com a fabricação de automóveis?

O mesmo raciocínio pode ser feito para os "Transtornos dos nervos", que incluem a nevralgia do trigêmeo, as paralisias faciais, a nevralgia pós-zoster, os transtornos das raízes e dos plexos nervosos, a síndrome dolorosa do membro fantasma, as compressões das raízes nervosas por neoplasias, a espondilose e transtornos dos discos intervertebrais, as mononeuropatias dos membros superiores e inferiores, entre outras. E qual relação existe entre a Paralisia de Bell e o trabalho como bancário?

Se consultarmos qualquer compêndio de cirurgia ou artigos de revisão do tema apendicite, encontraremos que a doença é uma inflamação aguda do apêndice que se inicia com a obstrução do lume e que pode ser provocada por hiperplasia linfoide em decorrência de infecções de outros sítios, incluindo infecções de vias aéreas, mononucleose e gastroenterite; por fecalitos ou cálculos; por parasitas; por corpos estranhos; por doença de Crohn ou por neoplasia primária, como adenocarcinoma, tumor carcinoide, sarcoma de Kaposi e linfoma, ou por neoplasia metastática (Hardin, 1999; Birnbaum, Wilson, 2000; Townsend et al, 2009). E como caracterizar o trabalho em fábrica de confecções de roupas íntimas como um "risco" para a ocorrência de apendicite?

Outra observação interessante motivada pela Tabela 8.4 diz respeito à associação entre o trabalho no transporte rodoviário coletivo municipal, intermunicipal, interestadual, internacional, de táxi, escolar e de fretamento ou de transporte de cargas e os "Transtornos visuais e cegueira". Obviamente, a inferência que se faz, nessa situação, é a de que muitos dos distúrbios visuais incapacitam o segurado para a direção veicular profissional e, consequentemente, espera-se que esses distúrbios sejam mais frequentes como causa de afastamento nesses trabalhadores. Não é o caso de se pensar que o segmento econômico em pauta seja um "risco" para a aquisição de um distúrbio visual.

Outra questão a apontar é a decisão de excluir do estudo de nexo epidemiológico a doença causada pelo vírus da imunodeficiência humana (B20-B24) e as neoplasias (C00-D48), com a justificativa de que tal opção se deu em razão da complexa etiogenia e do forte estigma social que revelam. O primeiro comentário a fazer é que tanto a doença provocada pelo vírus da imunodeficiência humana como várias neoplasias estão listadas nas Listas A e B do Decreto nº 3.048/99 como doenças que podem estar relacionadas ao trabalho. Ao mesmo tempo, a tachação da complexa etiogenia como um fator excludente remeteria à exclusão de várias outras patologias (como a hipertensão arterial, o diabetes, os transtornos mentais etc.) que também se encaixariam nesse perfil. E a justificativa quanto ao forte estigma social dá a entender que outras doenças também deveriam ter sido excluídas do processo de nexo epidemiológico, como a hanseníase e a tuberculose, por exemplo.

Ainda, segundo Oliveira e Barbosa-Branco (2009), cabe estudar os porquês etiogênicos, pois, dado um NTEP, há uma relação de causalidade a ser melhor explorada, diluída nas várias concepções do termo causalidade. Além disso, não se propugna nenhum absolutismo do NTEP, mas parcimônia ao desconsiderá-lo, pois tal só será possível mediante a negação da negação, ou seja, a certeza de que a CNAE não é fator determinante ou condicionante do desfecho clínico sob investigação.

Em nosso entender, os autores querem salientar que a metodologia utilizada no NTEP aponta um "excesso de ocorrências" de determinada patologia (ou grupo de patologias) em segmentos econômicos codificados pelo CNAE. Entretanto, entendemos que tal "excesso" deve ser analisado à luz do conhecimento científico atual, que permita considerar a exposição porventura existente relacionada a um determinado agravo. Se assim não for realizada a análise, o nexo torna-se frágil, talvez inconsistente, e é passível de contestação na esfera administrativa ou judicial.

Concluem Oliveira e Barbosa-Branco (2009) que se vislumbra, com o NTEP, uma resultante positiva em face da diminuição dos agravos à saúde do trabalhador, com a garantia de menor burocratização dos procedimentos para concessão de benefícios por parte do INSS, ao eximir o segurado das provas diagnósticas. Bem como porque a consideração do NTEP resgata e introduz, no campo da Saúde do Trabalhador, a figura da empresa empregadora, que passa a ocupar o polo passivo da relação jurídica ambiental-sanitária-previdenciária, estando na condição de responsável direta.

Assim, uma vez definido um CID-10 que tenha associação estatística significativa com o CNAE da empresa de vínculo, constatada a incapacidade laborativa do segurado e respondendo-se "Não" à pergunta "Há elementos médico-periciais para não aplicação do NTEP?", estará caracterizado o "nexo técnico epidemiológico previdenciário", e será emitida uma "Comunicação de Resultado" que traz a identificação do segurado, o número do benefício concedido e sua espécie, a fundamentação legal para a concessão do benefício, as informações quanto à data prevista de sua cessação ou sobre a incapacidade do segurado, e a caracterização do nexo. Isto é enunciado pelo Sistema nos seguintes termos:

> *Foi reconhecido o nexo entre o agravo e a profissiografia, conforme parágrafo 3º do artigo 337 do Decreto nº 3.048, de 06/05/1999. O benefício foi concedido em espécie acidentária. Eventuais discordâncias poderão motivar* **CONTESTAÇÃO**, *por parte do empregador, junto à Agência de Previdência Social, com possibilidade de* **RECURSO COM EFEITO SUSPENSIVO** *junto à Junta de Recursos da Previdência Social (grifos introduzidos).*

As mudanças nos critérios de concessão dos benefícios acidentários descritas acima acabaram por provocar um aumento da concessão dos mesmos, como pode ser observado na Fig. 8.2. Observa-se, especialmente em 2007, quando comparado com o ano anterior, um aumento de mais de 28% no número de "acidentes e doenças do trabalho" registrados pela Previdência Social.

Finalizando, entendemos que a nova legislação inova, trazendo a ferramenta epidemiológica, que não deve estar dissociada da abordagem individual, e invertendo o ônus da prova para aquele que tem mais condições de provar o contrário. Porém, o ideal seria que essa questão fosse apresentada à Perícia Médica de um modo diferente; ou seja, após uma anamnese clínico-ocupacional detalhada, a definição de um diagnóstico e a constatação da incapacidade, deveria ser apresentada à Perícia uma tela onde constasse a possibilidade de nexo profissional (de acordo com o enquadramento do CID-10 definido no Anexo II do Decreto nº 3.048/99) e a existência ou não do NTEP.

Exemplificando: em uma perícia, constata-se, na anamnese e no exame físico, que existem elementos que podem caracterizar um nexo individual, sendo posteriormente informadas, pelo sistema, a possibilidade de nexo profissional e a existência de NTEP. Nesse caso, um benefício poderia ser concedido em espécie acidentária pelos três tipos de nexo, tornando a decisão mais robusta e, consequentemente, diminuindo a possibilidade de seu questionamento, seja na seara administrativa ou judicial.

A contestação do NTEP e recursos ao Conselho de Recursos da Previdência Social

O empregador, não concordando com a concessão do benefício na espécie acidentária, poderá contestar ou recorrer da decisão, a depender do tipo do nexo técnico previdenciário estabelecido. As orientações para a Perícia Médica estão normatizadas na Orientação Interna nº 200 INSS/DIRBEN, de 25 de setembro de 2008 (Brasil, MPS. INSS. Diretoria de Benefícios, 2008). Assim, há que se definir qual foi o tipo de nexo, a saber:

- Nexo técnico profissional ou do trabalho, fundamentado nas associações entre patologias e exposições ocupacionais constantes das listas A e B do Anexo II do Decreto nº 3.048/99.
- Nexo técnico, por doença equiparada a acidente de trabalho, ou nexo técnico individual, decorrente de acidentes de trabalho típicos ou de trajeto, bem como de condições especiais em que o trabalho é realizado e com ele relacionado diretamente, nos termos do § 2º do Art. 20 da Lei 8.213/91 (cf. Brasil, 1991b).
- Nexo técnico epidemiológico previdenciário, aplicável quando houver significância estatística da associação entre o CID-10 e o CNAE, definido na parte inserida pelo Decreto nº 6.042/07 na Lista B do Anexo II do Decreto 3.048/99 (já alterada pelo Decreto nº 6.947/09).

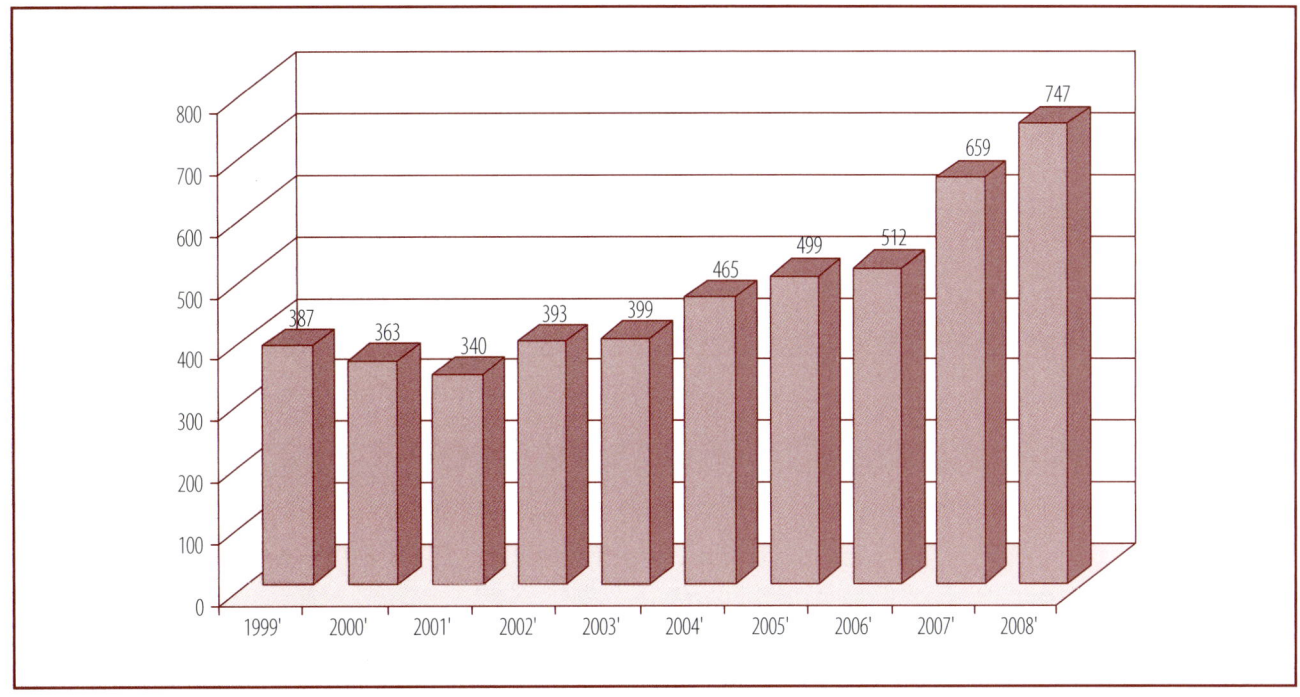

Fig. 8.2. Número de acidentes e doenças do trabalho (em milhares), Brasil, 1999 a 2008.
Fonte: MPS/MTE/DATAPREV/INSS (2007), MPS/DATAPREV/INSS (2009), Revista Proteção (2010).

Cumpre dizer que, em se tratando de "nexo profissional" ou de "nexo individual", não cabe contestação, competindo ser protocolado o recurso ao Conselho de Recursos da Previdência Social (CRPS) apenas, sem efeito suspensivo. Do mesmo modo, não se pode recusar o recebimento de um recurso administrativo, que deve ser sempre encaminhado aos órgãos competentes, exceto quando reconhecido o direito pleiteado. Neste caso, ele deverá ser instruído pela Perícia Médica como um recurso às Juntas de Recursos (JR) do CRPS, nos termos da Instrução Normativa nº 20, de 10 de outubro de 2007 (Brasil, MPS. INSS, 2007).

Em situações de recurso, se o parecer for favorável à pretensão do recorrente, a Perícia Médica deverá modificar a decisão pericial inicial, transformando o B91 em B31, e comunicar a decisão ao segurado, que poderá interpor recurso contra a decisão. Caso haja recurso por parte do segurado, se mantida a decisão de manutenção do B31, a Perícia Médica deverá emitir parecer técnico fundamentado e encaminhá-lo ao CRPS. Nessa situação e dos acórdãos das Juntas de Recursos – JR/CRPS, não caberá interposição de recurso às Câmaras de Julgamento (CAJ) do CRPS, por se tratar de matéria de alçada.

Em se tratando de "nexo técnico epidemiológico previdenciário" (NTEP) e havendo discordância do empregador, a empresa poderá requerer a não aplicação do mesmo, em caso concreto, junto à Agência da Previdência Social (APS) de manutenção do benefício, anexando documentação probatória pertinente ao caso, em duas vias, que demonstrem que o agravo do segurado não possui nexo com o trabalho exercido pelo mesmo. Entre outras, poderão ser consideradas documentações probatórias que obrigatoriamente deverão ser contemporâneas à época do agravo:

- O Programa de Prevenção de Riscos Ambientais – PPRA,
- O Programa de Gerenciamento de Riscos – PGR,
- O Programa de Controle do Meio Ambiente de Trabalho – PCMAT,
- O Programa de Controle Médico de Saúde Ocupacional – PCMSO,
- O Laudo Técnico de Condições Ambientais de Trabalho – LTCAT,
- O Perfil Profissiográfico Previdenciário – PPP,
- A Comunicação de Acidente do Trabalho – CAT,
- Relatórios e documentos médico-ocupacionais, entre outros.

Segundo Vendrame e Graça (2009), uma contraprova seria robustecida pelo argumento epidemiológico. Ou seja, as empresas poderão elaborar sua contraprova com base na evidência epidemiológica, para mostrar sua realidade particular, utilizando os mesmos métodos estatísticos. Para isso, deve-se estar atento ao prazo para apresentação da contestação, que começa a contar da data de ciência da concessão de benefício em espécie acidentária por NTEP, e que poderá ser de:

I) 15 dias após a data para a entrega da Guia de Recolhimento do Fundo de Garantia do Tempo de Serviço e Informações à Previdência Social (GFIP); ou

II) 15 dias da data para entrega da GFIP do mês de competência da realização da perícia que estabeleceu o nexo entre o trabalho e o agravo, quando comprovada a impossibilidade de cumprimento do prazo pelo não conhecimento tempestivo da natureza acidentária do benefício (Vendrame, Graça, 2009).

Se a contestação for intempestiva, a Agência da Previdência Social (APS) emitirá um comunicado à empresa (considerar o Anexo II da Orientação Interna (OI) nº 200), informando o indeferimento da mesma. É importante salientar que, quando a empresa não apresenta a contestação em prazo tempestivo, não caberá o recurso ao CRPS. Se tempestiva for a contestação, ela será analisada, preliminarmente, pela Perícia Médica, que deverá observar a documentação apresentada, a habilitação dos responsáveis técnicos que assinaram os documentos e se estes são contemporâneos ao agravo.

Feita a análise, caso a Perícia Médica conclua quanto ao indeferimento da contestação, a instância deverá emitir um parecer técnico (considerar o Anexo VIII da OI nº 200), encaminhá-lo ao Setor Administrativo da APS, que comunicará à empresa a decisão (considerar o Anexo III da OI nº 200).

Se da análise preliminar resultar uma tendência ao deferimento, o segurado será informado quanto à contestação por meio de Carta Registrada com AR ("Aviso de Recebimento") (considerar o Anexo I da OI nº 200), informando-o sobre a possibilidade de retirada de uma das vias da documentação apresentada pela empresa, para apresentar suas contrarrazões no prazo de quinze dias. Após o prazo previsto, a Perícia Médica analisará as contrarrazões do segurado e emitirá parecer técnico fundamentado, informando o deferimento da contestação (Anexo VII da OI nº 200) ou o indeferimento (considerar o Anexo VIII da OI nº 200).

A decisão será comunicada à empresa (considerar o Anexo III da OI nº 200) e ao segurado (Anexo IV da OI nº 200), e contra ela poderá interpor recurso ao CRPS a parte que se considerar prejudicada, no prazo de 30 dias contados a partir da ciência da decisão proferida.

Se, por parte da empresa, houver interposição de recurso ao CRPS após a análise de contestação ao NTEP, esta interposição terá efeito suspensivo, ou seja, o recurso da empresa fará com que o benefício acidentário gere efeitos de benefício previdenciário, isentando o empregador do recolhimento destinado ao Fundo de Garantia por Tempo de Serviço (FGTS), e também no que diz respeito à estabilidade do segurado após o retorno ao trabalho – quando houver cessação da incapacidade. No caso de recurso da empresa, e se, eventualmente, o segurado não apresentar os requisitos de carência para o reconhecimento do direito ao benefício previdenciário, o benefício será cessado.

Em caso contrário, isto é, quando de recurso do segurado, este fará com que o benefício previdenciário gere efeitos de benefício acidentário, obrigando a empresa ao recolhimento do FGTS e a garantir estabilidade ao segurado após o retorno ao trabalho, se houver cessação da incapacidade.

Acresce que a análise do recurso poderá ser realizada apenas por um perito médico, estando vedada a avaliação pelo mesmo servidor que analisou a contestação objeto do recurso. E, na conclusão do processo analítico, deverá ser emitido um parecer técnico fundamentado e elaborado em formulário próprio (considerar o Anexo VII ou VIII da OI nº 200).

Ressaltamos que, qualquer que seja a decisão da Perícia Médica, o recurso deve ser encaminhado à Junta de Recursos (JR) do CRPS. Já sobre os acórdãos das JR/CRPS referentes ao NTEP, caberá interposição de recurso às Câmaras de Julgamento (CAJ) do CRPS, por parte dos segurados, dos empregadores e do INSS.

Finalmente, no processo de análise da contestação, caso a Perícia Médica constate indícios de irregularidade, poderão ser oficiados os órgãos competentes listados na OI nº 200, a saber:

- A representação administrativa, do Ministério Público do Trabalho, e a da Superintendência Regional do Trabalho e Emprego, do Ministério do Trabalho e Emprego.
- A representação administrativa dos conselhos regionais das categorias profissionais, com cópia para o Ministério Público do Trabalho.
- A representação para fins penais do Ministério Público Federal e/ou Estadual.
- A Procuradoria Federal Especializada junto ao INSS, com informação médico-pericial.

Para ilustração, apresentamos a Fig. 8.3, com dados sobre a contestação de NTEP e sobre recursos contra o estabelecimento dos nexos técnicos previdenciários, e a Tabela 8.16, com os termos dos Anexos da Orientação Interna nº 200/08.

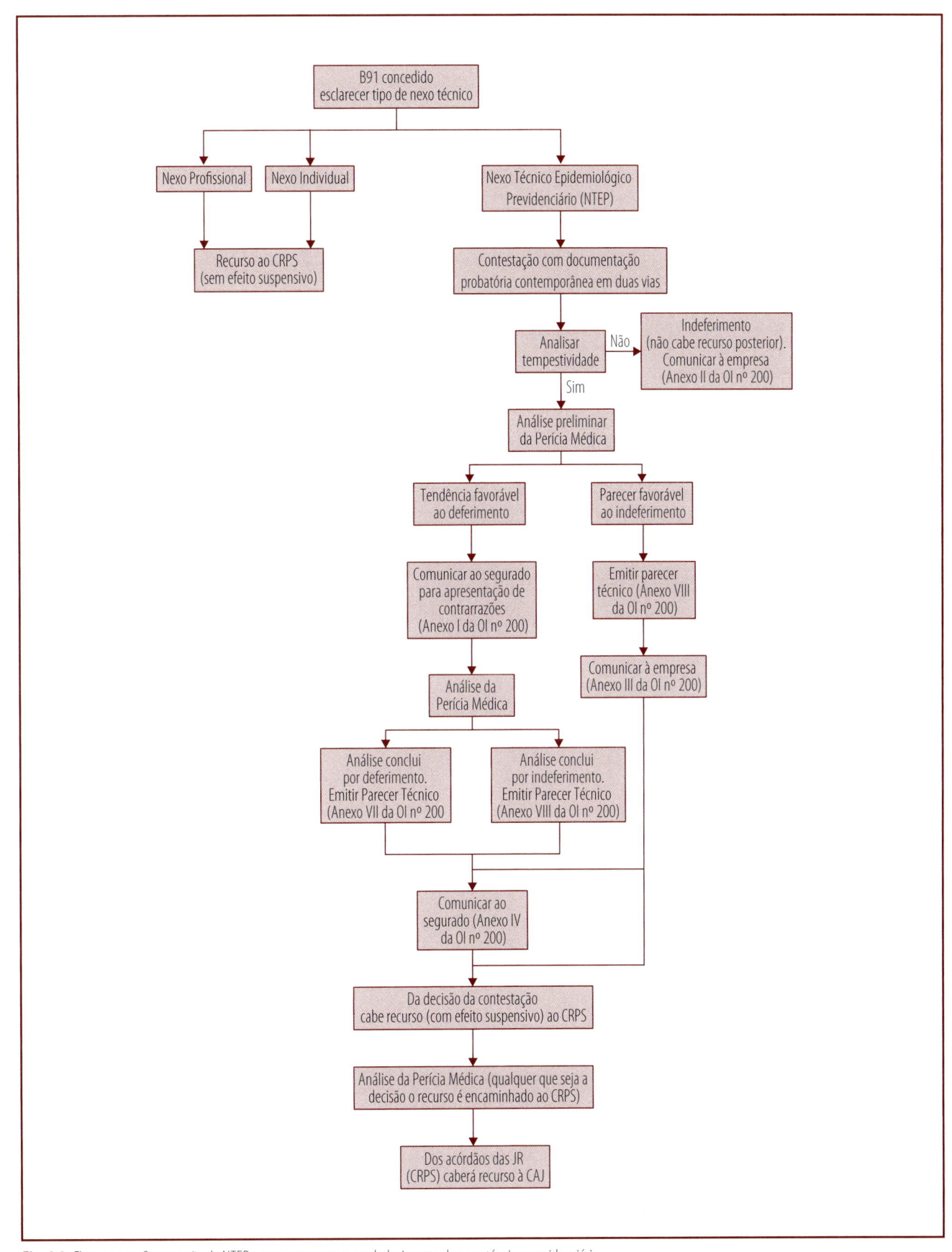

Fig. 8.3. Fluxograma: Contestação de NTEP e recursos contra o estabelecimento de nexo técnico previdenciário.

Tabela 8.16. Termos constantes nos Anexos I a VIII da Orientação Interna INSS/DIRBEN nº 200/08

ANEXO I
MODELO DE OFÍCIO DE ABERTURA DE PRAZO PARA CONTRARRAZÕES DO SEGURADO
 (...)
Ref.: Contestação do Nexo Técnico Epidemiológico Previdenciário
 Prezado(a) Senhor(a),
 Informamos que foi protocolado no Sistema Integrado de Protocolo da Previdência Social-SIPPS nº xxxxxxxx, requerimento de contestação da aplicação do Nexo Técnico Epidemiológico Previdenciário (NTEP), pela empresa xxxxxxxxxxxxxxxxx, CNPJnº xxxxxxx, em / / .
É facultado a V.Sa. o prazo de quinze dias, a partir da data de recebimento deste Ofício, para que apresente, a seu critério, contrarrazões em defesa da manutenção do NTEP, juntamente com a respectiva documentação probatória de suas alegações.
Encontra-se a sua disposição uma cópia da documentação apresentada pela empresa, conforme dispõe o art. 7º § 4º da Instrução Normativa nº 31/INSS/PRES, de 10 de setembro de 2008.
 (...)

ANEXO II
MODELO OFÍCIO DE COMUNICAÇÃO À EMPRESA DA INTEMPESTIVIDADE DA CONTESTAÇÃO
 (...)
Ref.: Contestação do Nexo Técnico Epidemiológico Previdenciário
Prezado(a) Senhor(a),
Informamos que seu requerimento de contestação quanto à aplicação do Nexo Técnico Epidemiológico Previdenciário (NTEP), protocolizado nesta Agência da Previdência Social-APS sob o nº SIPPS xxxxxxxx, referente ao benefício de auxílio-doença acidentário B91/xxx.xxx.xxx-x, concedido ao Sr.(a). xxxxxxxxxxxxxx, NIT: x.xxx.xxx.xxx-x, foi indeferido por não atender ao prazo determinado no art. 7º, caput e § 1º da Instrução Normativa nº 31 INSS/PRES, de 10 de setembro de 2008, não cabendo recurso ao Conselho de Recursos da Previdência Social.
 (...)

ANEXO III
MODELO DE OFÍCIO DE (DEFERIMENTO/INDEFERIMENTO) DA CONTESTAÇÃO PARA A EMPRESA
 (...)
Ref.: Contestação do Nexo Técnico Epidemiológico Previdenciário
 Prezado(a) Senhor(a),
 Informamos que seu requerimento de contestação da aplicação do Nexo Técnico Epidemiológico Previdenciário (NTEP) protocolizado nesta Agência da Previdência Social-APS sob o nº SIPPS xxxxxxxx, foi (deferido/indeferido), após ser analisado pela Perícia Médica desta Instituição, pelas seguintes razões:
xxxxxxxxxxxxxxxxxxxxxxxxxxxxxxxxxxxxxx;
xxxxxxxxxxxxxxxxxxxxxxxxxxxxxxxxxxxxxx;
xxxxxxxxxxxxxxxxxxxxxxxxxxxxxxxxxxxxxx.
Dessa decisão caberá interposição de recurso ao Conselho de Recursos da Previdência Social–CRPS, junto a esta APS, no prazo de trinta dias após o recebimento deste Ofício, de acordo com a Instrução Normativa nº 31 INSS/PRES, de 10 de setembro de 2008.
 (...)

ANEXO IV
MODELO DE OFÍCIO DE (INDEFERIMENTO/DEFERIMENTO) DA CONTESTAÇÃO PARA O SEGURADO
 (...)
Ref.: Conclusão da Contestação de Aplicação do NTEP pela empresa
 Prezado(a) Senhor(a),
 Informamos que o requerimento de contestação da aplicação do Nexo Técnico Epidemiológico Previdenciário (NTEP) protocolizado nesta Agência da Previdência Social-APS sob o nº SIPPS xxxxxxxx pela empresa xxxxxxxxxxxxxxxxxxxxxxx, CNPJ xxxxxxxxxxxxxx, foi (indeferido/deferido) após ser analisado pela Perícia Médica desta Instituição, pelas seguintes razões:
xxxxxxxxxxxxxxxxxxxxxxxxxxxxxxxxxxxxxx;
xxxxxxxxxxxxxxxxxxxxxxxxxxxxxxxxxxxxxx;
xxxxxxxxxxxxxxxxxxxxxxxxxxxxxxxxxxxxxx.
Dessa decisão caberá interposição de recurso ao Conselho de Recursos da Previdência Social-CRPS, junto a esta APS, no prazo de trinta dias após o recebimento deste Ofício, de acordo com a Instrução Normativa nº 31 INSS/PRES, de 10 de setembro de 2008.
 (...)
ANEXO V
MODELO DE OFÍCIO DE (PROVIMENTO/NÃO PROVIMENTO) DE RECURSO PARA O SEGURADO
 (...)
Ref.: Conclusão do Recurso da Contestação de Aplicação do NTEP
 Prezado(a) Senhor(a),
 Informamos que o recurso da contestação da aplicação do Nexo Técnico Epidemiológico Previdenciário (NTEP) protocolizado nesta Agência da Previdência Social-APS sob o nº SIPPS xxxxxxxx, referente ao auxílio-doença (B31/B91) xxx.xxx.xxx-x, (foi/não foi) provido após ser julgado pela Junta de Recursos/CRPS.
Dessa decisão caberá interposição de recurso às Câmaras de Julgamento do Conselho de Recursos da Previdência Social-CRPS, junto a esta APS, no prazo de trinta dias após o recebimento desta comunicação, de acordo com a Instrução Normativa nº 20 INSS/PRES, de 10 de outubro de 2007.
 (...)

Continua

ANEXO VI
MODELO DE OFÍCIO DE (PROVIMENTO/NÃO PROVIMENTO) DE RECURSO PARA A EMPRESA
(...)
Ref.: Conclusão do Recurso da Contestação de Aplicação do NTEP
Prezado(a) Senhor(a),
Informamos que o recurso da contestação da aplicação do Nexo Técnico Epidemiológico Previdenciário (NTEP) protocolizado nesta Agência da Previdência Social-APS sob o nº SIPPS xxxxxxxx, referente ao auxílio-doença (B31/B91) xxx.xxx.xxx-x, (foi/não foi) provido após ser julgado pela Junta de Recursos/CRPS.
Dessa decisão caberá interposição de recurso às Câmaras de Julgamento do Conselho de Recursos da Previdência Social-CRPS, junto a esta APS, no prazo de trinta dias após o recebimento desta comunicação, de acordo com a Instrução Normativa nº 20 INSS/PRES, de 10 de outubro de 2007.
(...)

ANEXO VII
RELATÓRIO CONCLUSIVO DE ANÁLISE DE CONTESTAÇÃO DO NEXO TÉCNICO EPIDEMIOLÓGICO-NTEP (DEFERIMENTO)
(...)
Em atendimento às orientações contidas nos §§ 6º e 7º do art. 337 do Decreto nº 3.048/99, alterado pelo Decreto nº 6.042/07, a Perícia Médica do INSS emite o seguinte parecer:

RESUMO DO EXAME MÉDICO-PERICIAL

(...)

CONSIDERAÇÕES:
Analisamos os antecedentes médico-periciais do(a) segurado(a), CAT, relatórios e/ou atestados médicos (citar CRM dos emissores e datas), nos quais constam que o(a) segurado(a) é portador(a) de patologia de CID XXX, com data de início dos sintomas em XX/XX/XXXX, data de início do acompanhamento em XX/XX/XXXX e que esta fora enquadrada como patologia de origem ocupacional.

RESUMO DA CONTESTAÇÃO DA EMPRESA

CONSIDERAÇÕES:

RESUMO DAS CONTRARRAZÕES DO SEGURADO

CONSIDERAÇÕES:

PARECER CONCLUSIVO DA PERÍCIA MÉDICA DO INSS
Considerando relatório médico da empresa datado de XX/XX/XXXX, emitido pelo Dr. XXXXXXXXXXXXX, às fls. XX, onde está registrado CID XXXX;
Cópia do PCMSO, datado de XX/XX/XXXX, emitido por XX/XX/XXXX, onde consta alteração de ....
Cópia do PPRA, datado de XX/XX/XXXX, emitido por XXXXXXXXXXXXXXXX, onde consta alteração de ....;
Conforme a análise de todos os documentos acima citados, confirmamos que o(a) segurado(a) é portador(a) de patologia de CID XXXX, que o(a) incapacita para o trabalho, e que não está relacionada à sua atividade de XXXXXXXX nesta empresa;
Retifica-se conclusão pericial para não aplicação do NTEP, por não enquadramento conforme Decreto nº 6.042, art. 337 e opinamos pelo DEFERIMENTO da contestação do NTEP. Confirmamos a realização de revisão médica no SABI para transformação de espécie do benefício em auxílio-doença previdenciário (B31).
Encaminhe-se ao Setor Administrativo da APS, para ciência ao(a) interessado(a) e do(a) segurado(a).
(...)

ANEXO VIII
RELATÓRIO CONCLUSIVO DE ANÁLISE DE CONTESTAÇÃO DO NEXO TÉCNICO EPIDEMIOLÓGICO-NTEP
(...)
Em atendimento às orientações contidas nos §§ 6º e 7º do art. 337 do Decreto nº 3.048/99, alterado pelo Decreto nº 6.042/07, a Perícia Médica do INSS emite o seguinte parecer:

RESUMO DO EXAME MÉDICO-PERICIAL

(...)

CONSIDERAÇÕES:
Analisamos os antecedentes médico-periciais do(a) segurado(a), CAT, relatórios e/ou atestados médicos (citar CRM dos emissores e datas), nos quais constam que o(a) segurado(a) é portador(a) de patologia de CID XXX, com data de início dos sintomas em XX/XX/XXXX, data de início do acompanhamento em XX/XX/XXXX e que esta fora enquadrada como patologia de origem ocupacional.

RESUMO DA CONTESTAÇÃO DA EMPRESA
CONSIDERAÇÕES:
RESUMO DAS CONTRARRAZÕES DO SEGURADO
CONSIDERAÇÕES:

PARECER CONCLUSIVO DA PERÍCIA MÉDICA DO INSS
Considerando relatório médico da empresa datado de XX/XX/XXXX, emitido pelo Dr. XXXXXXXXXXXXX, às fls. XX, onde está registrado CID XXXX;
Cópia do PCMSO, datado de XX/XX/XXXX, emitido por XXXXXXXXXXXXX, onde consta alteração de ....;
Cópia do PPRA, datado de XX/XX/XXXX/, emitido por XXXXXXXXXXXXX, onde consta alteração de ....;
Conforme a análise de todos os documentos acima citados, confirmamos que o(a) segurado(a) é portador(a) de patologia de CID XXXX, que o(a) incapacita para o trabalho, e que está relacionada a sua atividade de XXXXXXXX nesta empresa.
Ratifica-se conclusão pericial para aplicação do NTEP, por enquadramento conforme Decreto nº 6.042, art. 337 e opinamos pelo INDEFERIMENTO da contestação do NTEP. Confirmamos a manutenção de espécie do benefício como auxílio-doença acidentário (B91).
Encaminha-se ao setor administrativo da APS para ciência do interessado e do segurado.
(...)

Fonte: <http://api.ning.com/files/HDvDnKKXtCAWQYR1JiC*pYn6J0hFMRF16gt-Nera5V0_/OrdemInternan.200INSSde25desetembrode2008.pdf>

Referências

Almeida EHR. A perícia médica previdenciária no contexto atual. In: Rodrigues Filho S, Santos IC, Nakano SMS, Braga BE. Perícia médica. Goiânia: Conselho Regional de Medicina de Goiás, 2007b. p.157-61.

Almeida EHR. Semiologia pericial. In: Rodrigues Filho S, Santos IC, Nakano SMS, Braga BE. Perícia médica. Goiânia: Conselho Regional de Medicina de Goiás, 2007a.p.137-39.

Almeida EHR. O aumento das despesas do INSS com auxílio doença. Perito Médico Online, 4 dez. 2008. Disponível em: <http://www.peritomedicoonline.com.br/modules/soapbox/article.php?articleID=8>

Andrade DG. Ética na perícia judicial. In: Congresso Nacional de Perícias Judiciais, 1., 1999. Belo Horizonte. Palestra. Disponível em <http://www.periciamedicadf.com.br/artigos/eticanapericiajudicial.doc>

Andrade EO. Reflexões éticas sobre o trabalho dos médicos peritos. In: Rodrigues Filho S. Santos IC, Nakano SMS, Braga BE. Perícia médica. Goiânia: Conselho Regional de Medicina de Goiás, 2007. p.47-50.

Ansiliero G, Dantas EA. Comportamento recente da concessão e emissão de auxílios-doença: mudanças estruturais? In: Informe da Previdência Social, 20(11): 1-13, 2008. Disponível em: http://www.mpas.gov.br/arquivos/office/3_090227-161326-767.pdf.

Araújo ET. Perícia médica. Brasília, s.d. Disponível em: <http://www.periciamedicadf.com.br/artigos/artigos.php>.

Argolo LCT, Lima BGC. Perícia médica previdenciária. In: Rodrigues Filho S, Santos IC, Nakano SMS, Braga BE. Perícia médica. Goiânia: Conselho Regional de Medicina de Goiás, 2007. p.141-55.

Berbel FV. Teoria geral da Previdência Social. São Paulo: Quartier Latin, 2005.

Birnbaum BA, Wilson SR. Appendicitis at the millennium. Radiology,.215: 337-48, 2000. Disponível em: <http://radiology.rsna.org/content/215/2/337.full>

Brasil. Constituição (1891). Constituição da República dos Estados Unidos do Brasil. DF: Senado, 1891. Disponível em: <https://www.planalto.gov.br/ccivil_03/Constituicao/Constitui%C3%A7ao34.htm>

Brasil. Decreto nº 3.724, de 15 de janeiro de 1919. Regula as obrigações resultantes dos acidentes no trabalho. Diário Oficial da União, Brasília, DF, [1919?]. Disponível em: <http://www.acidentedotrabalho.adv.br/leis/DEC-003724/Integral.htm>

Brasil. Decreto nº 4.682, de 24 de janeiro de 1923. Lei Eloy Chaves. Crea, em cada uma das empresas de estradas de ferro existentes no país, uma Caixa de Aposentadoria e Pensões para os respectivos empregados. Diário Oficial da União, Brasília, DF, 28 de janeiro de 1923. Disponível em: <http://www81.dataprev.gov.br/sislex/paginas/23/1923/4682.htm>

Brasil. Constituição (1934). Constituição da República dos Estados Unidos do Brasil, DF: Senado, 1934. Disponível em: <https://www.planalto.gov.br/ccivil_03/Constituicao/Constitui%C3%A7ao34.htm>

Brasil. Decreto-lei nº 2.848, de 7 de dezembro de 1940. Código Penal. Diário Oficial da União, Brasília, DF, 31 de dezembro de 1940. Última alteração em maio de 2010. Disponível em: <http://www010.dataprev.gov.br/sislex/paginas/16/1940/2848.htm>

Brasil. Constituição (1946). Constituição dos Estados Unidos do Brasil, DF: Senado, 1946. Disponível em: <http://www.planalto.gov.br/ccivil_03/constituicao/constitui%C3%A7ao46.htm>

Brasil. Lei nº 1.756, de 5 de dezembro de 1952. Estende ao pessoal da Marinha Mercante Nacional, no que couber os direitos e vantagens da Lei nº 288, de 8 de junho de 1948. Diário Oficial da União, Brasília, DF, 11 de dezembro de 1952. Regulamentada pelo Decreto nº 36.911, de 15 de fevereiro de 1955. Revogada pela Lei nº 5.698, de 31 de agosto de 1971, publicada no DOU de 1º de setembro 1971 (Dispõe sobre as prestações devidas a ex-combatente segurado da previdência social, e dá outras providências.) Disponível em: <http://www010.dataprev.gov.br/sislex/paginas/42/1952/1756.htm>

Brasil. Lei nº 3.807, de 26 de agosto de 1960. Dispõe sobre a Lei Orgânica da Previdência Social - LOPS. Diário Oficial da União, Brasília, DF, 5 de setembro de 1960. Última alteração instituída pelo Decreto-lei nº 2.253, de 4 de março de 1985, publicado no DOU de 5 de março de 1985, que altera seus dispositivos relativos à filiação dos empregados das missões diplomáticas e repartições consulares estrangeiras e dos membros destas. Disponível em: <http://www010.dataprev.gov.br/sislex/paginas/42/1960/3807.htm>

Brasil. Lei nº 4.297, de 23 de dezembro de 1963. Dispõe sobre a aposentadoria e pensões de Institutos ou Caixas de Aposentadoria e Pensões para Ex-combatentes e seus dependentes. Diário Oficial da União, Brasília, DF, 14 jan. 1964. Revogada pela Lei nº 5.698, de 31 de agosto de 1971, publicada no DOU de 1º de setembro de 1971, que dispõe sobre as prestações devidas a ex-combatente segurado da previdência social, e dá outras providências. Disponível em: <http://www010.dataprev.gov.br/sislex/paginas/42/1963/4297.htm>

Brasil. Lei nº 5.316, de 14 de setembro de 1967. Integra o seguro de acidentes do trabalho na previdência social, e dá outras providências. Diário Oficial da União, Brasília, DF, 18 setembro 1967. Revogada pela Lei nº 6.367, publicada no DOU de 21 de outubro de 1976 (Dispõe sobre o seguro de acidentes do trabalho a cargo do INPS, e dá outras providências.). Disponível em: <http://www010.dataprev.gov.br/sislex/paginas/42/1967/5316.htm>

Brasil. Lei nº 7.070, de 20 de dezembro de 1982. Dispõe sobre pensão especial para os deficientes físicos que especifica e dá outras providencias. (Vide Lei nº 8.686, de 1993, que dispõe sobre o reajustamento da pensão especial aos deficientes físicos portadores da Síndrome de Talidomida, instituída pela Lei nº 7.070). Disponível em: <http://www.planalto.gov.br/ccivil_03/Leis/1980-1988/L7070.htm>

Brasil. Constituição (1988). Constituição da República Federativa do Brasil. Brasília, DF: Senado, 1988. Disponível em: <https://www.planalto.gov.br/ccivil_03/Constituicao/Constituiçao.htm>

Brasil. Lei nº 7.986, de 28 de dezembro de 1989. Regulamenta a concessão do benefício previsto no artigo 54 do Ato das Disposições Constitucionais Transitórias, e dá outras providências. Diário Oficial da União, Brasília, DF, 29 de dezembro de 1998. Atualização em 20 de novembro de 1998, pela Lei nº 9711, que altera o artigo 3 e seus parágrafos de 1 a 3. Disponível em: <http://www.planalto.gov.br/ccivil_03/Leis/L7986.htm>

Brasil. Lei nº 8.028, de 12 de abril de 1990a. Dispõe sobre a organização da Presidência da República e dos Ministérios e dá outras providências. Diário Oficial da União, Brasília, DF, 13 abr. 1990. Revogada pela Lei nº 8.490, de 19 de novembro de 1992, publicada no DOU de 19 de novembro de 1992. Disponível em: <http://www010.dataprev.gov.br/sislex/paginas/42/1990/8028.htm>

Brasil. Lei nº 8.080, de 19 de setembro de 1990b. Lei Orgânica da Saúde. Dispõe sobre as condições para a promoção, proteção e recuperação da saúde, a organização e o funcionamento dos serviços correspondentes e dá outras providências. Diário Oficial da União, Brasília, DF, 20 de setembro de 1990. Última alteração instituída pela Lei nº 11.108, de 7 de abril de 2005, publicada no DOU de 8 de abril de 2005. Disponível em: <http://www.planalto.gov.br/ccivil_03/Leis/L8080.htm>

Brasil. Lei nº 8.212, de 24 de julho de 1991. Dispõe sobre a organização da Seguridade Social, institui Plano de Custeio, e dá outras providências. Diário Oficial da União, Brasília, DF, 25 de julho de 1991a. Atualizada e republicada no DOU de 11 abr. 1996 e no de 14 de agosto de 1998. Desde então, subsequentemente alterada por Leis e Medidas Provisórias várias, tendo sido a última modificação instituída pela Lei nº 12.101, de 27 de novembro de 2009, publicada no DOU de 30 de novembro de 2009. Disponível em: <http://www.planalto.gov.br/ccivil_03/Leis/L8212cons.htm>Acesso em:

Brasil. Lei nº 8.213, de 24 de julho de 1991. Dispõe sobre os Planos de Benefícios da Previdência Social e dá outras providências. Atualizada até maio de 2009. Diário Oficial da União, Brasília, DF, 14 de agosto de 1991b. Disponível em: <http://www3.dataprev.gov.br/sislex/paginas/42/1991/8213.htm>

Brasil. Lei nº 8.742, de 7 de dezembro de 1993. Lei Orgânica da Assistência Social – LOAS. Dispõe sobre a organização da Assistência Social e dá outras providências. Diário Oficial da União, Brasília, DF, 8 de dezembro de 1993. Última alteração em 2009, dada pela Lei nº 12.101, de 27 novembro 2009, publicada no DOU de 30 de novembro de 2009. Disponível em: <http://www.planalto.gov.br/ccivil_03/Leis/L8742.htm>

Brasil. Decreto nº 1.171, de 22 de junho de 1994. Aprova o Código de Ética Profissional do Servidor Público Civil do Poder Executivo Federal. Diário Oficial da União, Brasília, DF, 23 de junho de 1994. Disponível em: <http://www81.dataprev.gov.br/sislex/paginas/15/1994/1171.htm>

Brasil. Decreto nº 2.172, de 5 de março de 1997. Aprova o Regulamento dos Benefícios da Previdência Social. Diário Oficial da União, Brasília, DF, 6 mar. 1997. Retificação no DOU de 9 abril 1997. Revogado pelo Decreto nº 3.048, de 6 de maio de 1999, que foi republicado no DOU de 12 de maio de 1999 e, também, atualizado em outubro de 2010. Disponível em: <http://www010.dataprev.gov.br/sislex/paginas/23/1997/2172.htm>

Brasil. Lei nº 9.620, de 2 de abril de 1998. Cria carreiras no âmbito do Poder Executivo Federal, cria as Gratificações de Desempenho e Eficiência – GDE e de Desempenho de Atividade de Defesa Agropecuária – GDA e dá outras providências. Diário Oficial da União, Brasília, DF, 3 de abril 1998. Disponível em: <http://www010.dataprev.gov.br/sislex/paginas/42/1998/9620.htm>

Brasil. Lei nº 9.793, de 19 de abril de 1999. Concede pensão especial a Claudio Villas Boas e Orlando Villas Boas. Diário Oficial da União, Brasília, DF, 20 de abril de 1999. Disponível em: <http://www.planalto.gov.br/ccivil_03/Leis/L9793.htm>

Brasil. Decreto nº 3.048, de 6 de maio de 1999. Aprova o Regulamento da Previdência Social, e dá outras providências. Diário Oficial da União, Brasília, DF, 7 de maio de 1999. Republicado em 12 de maio de 1999. Atualizada até outubro de 2010. Disponível em: <http://www010.dataprev.gov.br/sislex/paginas/23/1999/3048.htm>

Brasil. Lei nº 10.406, de 10 de janeiro de 2002. Institui o Código Civil. Diário Oficial da União, Brasília, DF, 11 jan. 2002. Última atualização instituída em dezembro de 2010. Disponível em: <http://www010.dataprev.gov.br/sislex/paginas/11/2002/10406.htm>

Brasil. Lei nº 10.666, de 8 de maio de 2003, publicada no DOU de 9 maio 2003. Dispõe sobre a concessão da aposentadoria especial ao cooperado de cooperativa de trabalho ou de produção e dá outras providências. Última alteração determinada pela Medida Provisória nº 496, de 19 de julho de 2010, publicada no DOU de 20 de julho de 2010. Disponível em: <http://www010.dataprev.gov.br/sislex/paginas/42/2003/10666.htm>

Brasil. Lei nº 10.876, de 2 de junho de 2004. Cria a carreira de Perícia Médica da Previdência Social, dispõe sobre a remuneração da Carreira de Supervisor Médico-Pericial do Quadro de Pessoal do Instituto Nacional do Seguro Social – INSS e dá outras providências. Diário Oficial da União, Brasília, DF, 3 junho 2004. Alterada pela Lei nº 11.302, de 10 de maio de 2006, publicada no DOU de 11 de maio de 2006. Alterada pela Lei nº 10.997, de 15 de dezembro de 2004, publicada no DOU de 16 dez. 2004. Disponível em: <http://www010.dataprev.gov.br/sislex/paginas/42/2004/10876.htm>

Brasil. Lei nº 10.923, de 22 de julho de 2004. Concede pensão especial a Orlando Lovecchio Filho. Diário Oficial da União, Brasília, DF, 23 de julho de 2004. Disponível em: <http://www.planalto.gov.br/ccivil_03/_ato2004-2006/2004/lei/l10.923.htm>

Brasil. Decreto nº 5.870, de 8 de agosto de 2006. Aprova a Estrutura Regimental e o Quadro Demonstrativo dos Cargos em Comissão, das Funções Gratificadas e das Funções Comissionadas do Instituto Nacional do Seguro Social - INSS, e dá outras providências. Diário Oficial da União, Brasília, DF, 9 de agosto de 2006a. Disponível em: <http://www010.dataprev.gov.br/sislex/paginas/23/2006/5870.htm>

Brasil. Lei nº 11.430, de 26 de dezembro de 2006. Altera as Leis nºs 8.213, de 24 de julho de 1991, e 9.796, de 5 de maio de 1999, aumenta o valor dos benefícios da previdência social; e revoga a Medida Provisória nº 316, de 11 de agosto de 2006; dispositivos das Leis nºs 8.213, de 24 de julho de 1991, 8.444, de 20 de julho de 1992, e da Medida Provisória nº 2.187-13, de 24 de agosto de 2001; e a Lei nº 10.699, de 9 de julho de 2003. Diário Oficial da União, Brasília, DF, 27 de dezembro de 2006b. Disponível em: <http://www010.dataprev.gov.br/sislex/paginas/42/2006/11430.htm>

Brasil. Decreto nº 6.042, de 12 de fevereiro de 2007. Altera o Regulamento da Previdência Social, aprovado pelo Decreto nº 3.048, de 6 de maio de 1999, disciplina a aplicação, acompanhamento e avaliação do Fator Acidentário de Prevenção - FAP e do Nexo Técnico Epidemiológico, e dá outras providências. Diário Oficial da União, Brasília, DF, 12 de fevereiro de 2007. Alterado pelo Decreto nº 6.577, de 25 de setembro de 2008. Disponível em: <http://www010.dataprev.gov.br/sislex/paginas/23/2007/6042.htm>

Brasil. Decreto nº 6.722, de 30 de dezembro de 2008. Altera dispositivos do Regulamento da Previdência Social, aprovado pelo Decreto nº 3.048, de 6 de maio de 1999. Diário Oficial da União, Brasília, DF 30 dezembro 2008. Disponível em: <http://www.planalto.gov.br/ccivil_03/_Ato2007-2010/2008/Decreto/D6722.htm#art1>

Brasil. Lei nº 11.907, de 2 de fevereiro de 2009. Dispõe sobre a reestruturação da composição remuneratória (...) da Carreira de Supervisor Médico-Pericial (...), dispõe sobre a estruturação da Carreira de Perito Médico Previdenciário (...) e dá outras providências.

Diário Oficial da União, Brasília, DF, 3 de fevereiro de 2009a. Alterada pela Medida Provisória nº 479, de 30 de dezembro de 2009, publicada no DOU de 30 dez. 2009 – Edição extra, por sua vez convertida na Lei nº 12.269, de 2010. Disponível em: <http://www3.dataprev.gov.br/sislex/paginas/42/2009/11907.htm>

Brasil. Decreto nº 6.957, de 9 de setembro de 2009. Altera o Regulamento da Previdência Social, aprovado pelo Decreto nº 3.048, de 6 de maio de 1999, no tocante à aplicação, acompanhamento e avaliação do Fator Acidentário de Prevenção - FAP. Diário Oficial da União, Brasília, DF 10 de setembro de 2009b. Disponível em: <http://www010.dataprev.gov.br/sislex/paginas/23/2009/6957.htm>

Brasil. Ministério da Previdência e Assistência Social. Portaria MPAS nº 5.817, de 6 de outubro de 1999. Altera o formulário da "Comunicação de Acidente do Trabalho – CAT". Diário Oficial da União, Brasília, DF, 7 de outubro de 1999. Disponível em: <http://www81.dataprev.gov.br/sislex/paginas/66/MPAS/1999/5817.htm>

Brasil. Ministério da Previdência Social. Portaria nº 296, de 9 de novembro de 2009. Aprova o Regimento Interno do Instituto Nacional do Seguro Social. Diário Oficial da União, Brasília, DF, 10 de novembro de 2009a. Disponível em: <http://www010.dataprev.gov.br/sislex/paginas/66/MPS/2009/296.htm>

Brasil. Ministério da Previdência Social. Portaria Interministerial nº 329, de 10 de dezembro de 2009. Dispõe sobre o modo de apreciação das divergências apresentadas pelas empresas na determinação do Fator Acidentário de Prevenção – FAP. Diário Oficial da União, Brasília, DF, 11 de dezembro de 2009b. Disponível em: <http://www2.dataprev.gov.br/fap/portmps329.pdf>

Brasil. Ministério da Previdência Social. Conselho Nacional de Previdência Social. Resolução MPS/CNPS nº 1.269, de 15 de fevereiro de 2006. O anexo da Resolução nº 1.236, de 2004, passa a vigorar com a redação dada pelo anexo a esta Resolução. Diário Oficial da União, Brasília, DF, 21 de fevereiro de 2006. Disponível em: <http://www.mpas.gov.br/arquivos/office/3_081117-172624-099.pdf>

Brasil. Ministério da Previdência Social. Instituto Nacional do Seguro Social. Instrução Normativa INSS/PRES nº 16, de 27 de março de 2007. Dispõe sobre procedimentos e rotinas referentes ao Nexo Técnico Epidemiológico Previdenciário – NTEP, e dá outras providências. Diário Oficial da União, Brasília, DF, 28 março 2007. Republicada no DOU de 30 de março de 2007. Revogada pela Instrução Normativa INSS/PRES nº 31, de 10 de setembro de 2008, publicada no DOU de 11 de setembro de 2008. Disponível em: <http://www010.dataprev.gov.br/sislex/paginas/38/INSS-PRES/2007/16>

Brasil. Ministério da Previdência Social. Instituto Nacional do Seguro Social. Diretrizes de apoio à decisão médico-pericial em Ortopedia e Traumatologia. Brasília: MPS, março de 2008a. Disponível em: <http://ieprev.com.br/userfiles/file/diretrizesortopedia_consultapublica-abril2008.pdf>

Brasil. Ministério da Previdência Social. Instituto Nacional do Seguro Social. Instrução Normativa INSS/PRES nº 31, de 10 de setembro de 2008. Dispõe sobre procedimentos e rotinas referentes ao Nexo Técnico Epidemiológico Previdenciário, e dá outras providências. Diário Oficial da União, Brasília, DF, 11 de setembro de 2008. Retificado no DOU de 18 de setembro de 2008b. Disponível em: <http://www010.dataprev.gov.br/sislex/paginas/38/INSS-PRES/2008/31.htm>

Brasil. Ministério da Previdência Social. Instituto Nacional do Seguro Social. Diretoria de Benefícios. Orientação Interna INSS/DIRBEN nº 73, de 31 de outubro de 2002. Aprova o Manual Técnico de Perícia Médica. Brasília: INSS, 2002.

Brasil. Ministério da Previdência Social. Instituto Nacional do Seguro Social. Diretoria de Benefícios. Orientação Interna INSS/DIRBEN nº 116, de 1º de junho de 2005. Altera o Manual Técnico de Atendimento da Área de Reabilitação Profissional. Brasília: INSS, 2002.

Brasil. Ministério da Previdência Social. Instituto Nacional do Seguro Social. Diretoria de Benefícios. Orientação Interna INSS/DIRBEN nº 200, de 25 de setembro de 2008. Dispõe sobre os procedimentos e rotinas a serem adotados pelos Serviços de Gerenciamento de Benefícios por Incapacidade-SGBENIN, pelas Agências da Previdência Social-APS e seus setores de Perícia Médica na análise das contestações e recursos referentes ao Nexo Técnico Previdenciário em suas diversas espécies, e dá outras providências. Disponível em:<http://api.ning.com/files/HDvDnKKXtCAWQYR1JiC*pYn6J0hFMRF16gt-Nera5V0_/OrdemInternan.200INSSde25desetembrode2008.pdf>

Brasil. Ministério da Previdência Social; Ministério da Saúde. Portaria Interministerial MPAS/MS nº 2.998, de 23 de agosto de 2001. Disponível em: <http://www010.dataprev.gov.br/sislex/paginas/65/MPAS-MS/2001/2998.htm>

Brasil. Ministério do Trabalho em Emprego. Norma Regulamentadora nº 7 – Programa de Controle Médico de Saúde Ocupacional – PCMSO. Validada pela Portaria MTB nº 3.214, de 8 de junho de 1978, publicada no DOU de 6 de julho de 1978. Disponível em: <http://www.mte.gov.br/legislacao/normas_regulamentadoras/nr_07_at.pdf>

Brasil. Ministério do Trabalho em Emprego. Norma Regulamentadora nº 9 – Programa de Prevenção de Riscos Ambientais. Validada pela Portaria MTB nº 3.214, de 8 de junho de 1978, publicada no DOU de 6 de julho de 1978. Disponível em: <http://www.mte.gov.br/legislacao/normas_regulamentadoras/nr_09_at.pdf>

Brasil. Ministério do Trabalho em Emprego. Norma Regulamentadora nº 17 – Ergonomia. Disponível em: <http://www.mte.gov.br/legislacao/normas_regulamentadoras/nr_17.pdf>

Chedid TO. Perfil do perito médico. In: Rodrigues Filho S, Santos IC, Nakano SMS, Braga BE. Perícia médica. Goiânia: Conselho Regional de Medicina de Goiás, 2007. p.51-70.

Cherem AJ, Ruiz RC, Tramontim A, Lino D. Perícia médica e reabilitação profissional: o atual modelo de perícia e uma proposta multidimensional aplicada em um projeto piloto em Santa Catarina. Acta Fisiátrica, 16(2): 93-8, 2009.

Coiro L. Segredo – sigilo – confidencialidade na medicina. Perito Médico Online, 1 jan. 2009. Disponível em: <http://www.peritomedicoonline.com.br/modules/soapbox/article.php?articleID=11>

Conselho Federal de Medicina. Processo-Consulta CFM nº 2.139/06 – Parecer CFM nº 05/2008. Conselheiro Relator: Roberto Tenório de Carvalho; Conselheiro Relator de Vista: Antonio Gonçalves Pinheiro. Disponível em: <http://www.portalmedico.org.br/pareceres/cfm/2008/5_2008.htm>.

Conselho Federal de Medicina. Resolução CFM nº 1.931, de 17 de setembro de 2009. Aprova o Código de Ética Médica. Diário Oficial da União, Brasília, DF, 24 set. 2009c, Seção I, p. 90. Retificação publicada no DOU de 13 de outubro de 2009, Seção I, p.173. Disponível em: <http://www.portalmedico.org.br/resolucoes/cfm/2009/1931_2009.htm>

Conselho Federal de Medicina. Processo-Consulta CFM nº 7.581/09 – Parecer CFM nº 01/2010. Conselheiro Relator: Gerson Zafalon Martins. Disponível em: <http://www.portalmedico.org.br/pareceres/cfm/2010/1_2010.htm>. Acesso em: 4 maio 2010.

Conselho Regional de Medicina do Estado de Minas Gerais. Parecer Consulta CRM-MG nº 003750-0000/09. Conselheiro Relator: Renato Assunção Rodrigues da Silva Maciel. Disponível em: <http://sistemas.crmmg.org.br/pareceres/visualizar_documento.php?ID_ORGAO=1&NU_NUMERO=3750&DT_ANO=2009&ID_RELATOR=0&IN_ASSUNTO=0&TX_PESQUISA=&IN_ORDENAR=1&id=415&pagina=1&qtd=10>.

Correa Filho HR. O Fator Acidentário Previdenciário como instrumento epidemiológico de controle de riscos do trabalho. Revista Brasileira de Epidemiologia, 8(4): 423-9, 2005.

Dallegrave Neto JÁ. Nexo Técnico Epidemiológico e seus efeitos sobre a ação trabalhista indenizatória. Revista do Tribunal Regional do Trabalho da 3ª Região, Belo Horizonte, 46(76): 143-53, 2007. Disponível em: <http://www.mg.trt.gov.br/escola/download/revista/rev_76/Jose_Neto.pdf>.

Demo RLL, Somariva MS. Jurisprudência previdenciária. São Paulo: LTr, 2004.

Gonzaga P. Perícia médica da Previdência Social. São Paulo: LTr, 2004.

Hardin DM. Acute appendicitis: review and update. American Family Physician, 60: 2027-34, 1999.

Martinez WN. Prova e contraprova do nexo epidemiológico. São Paulo: LTr, 2008. 146p.

Mendes DP, Echternacht EHO. Donos do poder? Os limites e conflitos da atividade pericial frente ao estabelecimento do nexo no atual contexto da Previdência Social brasileira. Revista Gestão Industrial, 2(4): 87-98, 2006.

Morais DE, Sitta EB. Breves considerações sobre os benefícios por incapacidade do Regime Geral de Previdência Social na perspectiva dos direitos fundamentais sociais. Revista de Doutrina da 4ª Região, Porto Alegre, n.32, out. 2009. Disponível em: <http://www.revistadoutrina.trf4.jus.br/artigos/edicao032/morais_e_sitta.html>

Oliveira PRA, Barbosa-Branco A. Nexo Técnico Epidemiológico Previdenciário – NTEP, Fator Acidentário de Prevenção – FAP: um novo olhar sobre a saúde do trabalhador. São Paulo, LTr, 2009.

Organização Internacional do Trabalho – OIT. C121 Convenio sobre las prestaciones en caso de accidentes del trabajo y enfermedades profesionales, 1964. Genebra: Organização Internacional do Trabalho, 8 de julho de 1964. Disponível em: <http://www.ilo.org/ilolex/cgi-lex/convds.pl?C121>

Organização Mundial da Saúde – OMS. CIF: Classificação Internacional de Funcionalidade, Incapacidade e Saúde. Organizado por Centro Colaborador da Organização Mundial de Saúde para a Família de Classificações Internacionais em Português; Coordenação da tradução por Cássia Maria Buchalla. 1ª ed., 1ª reimpressão. São Paulo: Editora da Universidade de São Paulo, 2008. 328p.

Pulino D. Aposentadoria por invalidez no direito positivo brasileiro. São Paulo: LTr, 2001.

Revista Proteção. Anuário Brasileiro de Proteção 2010. Novo Hamburgo: Proteção Publicação e Eventos, 2010. Disponível em: <http://www.protecao.com.br/site/content/conteudo/?id=A5ja&menu=AcyJ>

Santana VS. Bases epidemiológicas do Fator Acidentário Previdenciário. Revista Brasileira de Epidemiologia, 8(4): 440-53, 2005.

Serra E, Gurgel JB. Evolução histórica da Previdência Social. Rio de Janeiro: Sindicato Nacional dos Editores de Livros, 2007. 304p.

Sousa TG. O papel do médico perito. Natal: Perícia Médica, s.d.

Souza NSS, Santana VS, Oliveira PRA, Barbosa-Branco A. Doenças do trabalho e benefícios previdenciários relacionados à saúde, Bahia, 2000. Revista de Saúde Pública, 42(4): 630-8, 2008. Disponível em: <http://www.scielo.br/scielo.php?script=sci_arttext&pid=S0034-89102008000400008&lng=en&nrm=iso>

Souza WO. Nexo Técnico Epidemiológico Previdenciário – NTEP – e o Fator Acidentário Previdenciário – FAP – e suas repercussões. Cadernos Ergo, Belo Horizonte: Ergo, 2007. p.6-49. v.2.

Townsend CM, Beauchamp RD, Evers BM, Mattox KL. Sabiston - Tratado de Cirurgia. 18ª ed. Rio de Janeiro: Elsevier, 2009. 2 v.

Vendrame AC, Graça SA. FAP/NTEP - Aspectos jurídicos e técnicos: impacto nas finanças das empresas e reflexos na contratação de empregados e terceiros. São Paulo: LTr, 2009. 136p.

A Classificação Internacional de Funcionalidade, Incapacidade e Saúde (CIF) e Potenciais Aplicações em Saúde do Trabalhador

Miguel Abud Marcelino
Heloisa Brunow Ventura Di Nubila

- Introdução
- A família das classificações das Nações Unidas e da Organização Mundial de Saúde (FC-OMS)
- A CID-10
- A CIDID e seu modelo biomédico
- A CIF e seu modelo biopsicossocial
- A estrutura da CIF
- A codificação da CIF
- CIF para crianças e jovens
- *Checklist, core sets* e outros protocolos elaborados com base na CIF
- Principais aplicações da CIF
- Aplicações da CIF na Saúde do Trabalhador
- Principais benefícios e ações afirmativas voltadas para pessoas com deficiência no Brasil
- Aplicações da CIF no envelhecimento
- Diretrizes éticas para a utilização da CIF
- Considerações finais
- Referências

Introdução

Nos últimos anos, a Classificação Internacional de Funcionalidade, Incapacidade e Saúde (CIF) vem despertando grande interesse em profissionais que atuam na área de saúde do trabalhador. Trata-se de uma publicação da Organização Mundial da Saúde (OMS), aprovada pela 54ª Assembleia Mundial de Saúde em 22/05/2001 (Resolução WHA 54.21), traduzida do inglês (WHO, 2011), seu idioma operacional, para os demais idiomas oficiais do órgão: árabe, chinês, francês, russo e espanhol. Os direitos para publicação na língua portuguesa (OPAS/OMS, 2003) foram reservados ao Centro Colaborador da OMS para a Classificação de Doenças em Português – Centro Brasileiro de Classificação de Doenças (CBCD) da Faculdade de Saúde Pública da Universidade de São Paulo (USP). Versões eletrônicas nos idiomas oficiais acima referidos, exceto o árabe, estão disponíveis para consulta *online*, no sítio da Organização Mundial da Saúde (WHO/ICF Browser, 2012). Na língua portuguesa, existe uma versão eletrônica (OMS/Direcção Geral da Saúde, 2004) que, embora traduzida e revisada em 2004, em Portugal, não é a oficial para o idioma. Dessa forma, considerando haver pequenas diferenças nas duas versões para a língua portuguesa, nos ateremos neste capítulo apenas à versão impressa, traduzida pelo CBCD/USP e publicada pela Editora da Universidade de São Paulo (EDUSP), em 2003.

A CIF foi precedida por outra classificação da OMS, publicada em inglês em 1980, denominada *International Classification of Impairments, Disabilities and Handicaps (ICIDH)* (WHO/ICIDH, 2012), traduzida em 1989 pelo Secretariado Nacional de Reabilitação do Ministério do Emprego e da Segurança Social de Portugal, e publicada com o título: Classificação Internacional das Deficiências, Incapacidades e Desvantagens (*Handicaps*) (OMS, 1989), cuja sigla em português é CIDID.

Inicialmente, a CIDID e, posteriormente, a CIF, sempre estiveram muito associadas ao movimento pelos direitos das pessoas com deficiência, norteando ações afirmativas voltadas para esse público em especial. A CIDID, apesar de sua concepção linear, essencialmente biomédica e centrada no indivíduo, se prestou muito a esse fim e nela ainda está baseada grande parte da legislação brasileira referente à implementação de ações afirmativas para pessoas com deficiência (Brasil, 1999a; Brasil, 2004). A CIF, com uma concepção biopsicossocial interativa e dinâmica, vem contribuindo para a mudança de paradigmas e ampliação da abrangência de sua aplicação, ao incluir todos os indivíduos, com diferentes estados de saúde, e não apenas pessoas com deficiência.

No Brasil, o interesse pela CIF tem sido crescente, com grande incremento a partir da publicação do Decreto nº 6.214, em 26/09/2007 (Brasil, 2007), que regulamentou o benefício de prestação continuada da assistência social (BPC) devido à pessoa com deficiência e ao idoso, introduzindo a CIF no ordenamento jurídico brasileiro; e do Decreto Legislativo nº 186, em 9/7/2008 (Brasil, 2008), e Decreto nº 6.949, em 25/8/2009 (Brasil, 2009), referentes à aprovação e promulgação, com *status* de emenda constitucional, do texto da Convenção sobre os Direitos das Pessoas com Deficiência (UN, 2006), ocorrida em Nova Iorque em 2006, e seu protocolo facultativo, assinado pelo Brasil em 2007.

Embora o texto da Convenção (Brasil, 2008; Brasil, 2009; UN, 2006) não faça referência expressa à CIF (WHO 2011; OPAS/OMS, 2003), a descrição de deficiência, em seu preâmbulo, contempla a concepção biopsicossocial interativa e dinâmica adotada por esta classificação, embora, ao descrever pessoa com deficiência (art.1 – propósito), o entendimento seja mais restrito. De qualquer forma, é fundamental compreendê-las juntas.

Assim, este capítulo pretende apresentar, de forma sucinta, essas interfaces, começando pela contextualização da CID e da CIF na Família das Classificações da OMS, e a comparação do modelo biomédico e linear da CIDID, como modelo biopsicossocial, interativo e dinâmico da CIF.

Na sequência, será apresentada a CIF, com seus componentes, capítulos (domínios), unidades de classificação e qualificadores, e serão discutidas algumas orientações práticas para sua compreensão e utilização.

Serão também brevemente abordadas a CIF para crianças e jovens, assim como o *checklist* e *core sets* da CIF e outros protocolos baseados na Classificação.

Em seguida, serão discutidas potenciais aplicações da CIF em Saúde do Trabalhador, sobretudo no que se refere à aptidão/inaptidão e capacidade/incapacidade para o trabalho, habilitação/reabilitação profissional e invalidez, a partir das fundamentações legais vigentes, que ainda precisam se adequar aos novos paradigmas.

Serão também abordados alguns benefícios e ações afirmativas voltados para pessoas com deficiência, entre eles a reserva de vagas no mercado de trabalho e em concurso público, que também contempla segurados reabilitados pela Previdência Social. Nesse tópico, serão discutidos os critérios de elegibilidade vigentes e a proposta de implantação de modelo único de avaliação no país, tendo por base a CIF.

Breves considerações serão feitas sobre potenciais aplicações da CIF no envelhecimento, assim como sobre as diretrizes éticas para a utilização da classificação nos diversos campos do conhecimento.

Por fim, serão apresentados os princípios gerais da Convenção sobre os Direitos das Pessoas com Deficiência, da qual o país é signatário, com destaque para pequenas diferenças de tradução entre ela e a CIF, com vistas a uniformizar minimamente os entendimentos e permitir melhor compreensão da similaridade e complementaridade dos conceitos propostos por ambas em seus textos originais.

A família das classificações das Nações Unidas e da Organização Mundial de Saúde (FC-OMS)

A Família de Classificações Econômicas e Sociais das Nações Unidas tem grande abrangência e está assim composta (UN, 1999):

- Classificações de Atividades Econômicas.
- Classificações de Produtos.
- Classificações de Despesas de acordo com Propósitos.
- Classificações de Ocupação, Emprego e Educação.
- Classificações Sociais ou de Saúde.
- Classificações de Países e Áreas.

A Família das Classificações da OMS integra o grupo de "Classificações Sociais ou de Saúde" da Família das Classificações das Nações Unidas.

A família de classificações é constituída por classificações de referência, classificações derivadas e classificações relacionadas:

- Classificações de Referência: resultam de acordos internacionais, têm ampla aceitação e concordância oficial para uso e são aprovadas e recomendadas como diretrizes para relatórios internacionais. Podem ser utilizadas como modelos para o desenvolvimento ou revisão de outras classificações, no que diz respeito à estrutura, caráter e definição das categorias (UN, 1999; Madden et al., 2007; Buchalla, Laurenti, 2010). Na OMS, fazem parte desta categoria:
    - Classificação Internacional de Doenças e Problemas relacionados à Saúde – CID-10;
    - Classificação Internacional de Funcionalidade, Incapacidade e Saúde – CIF; e
    - Classificação Internacional de Intervenções em Saúde – CIIS (ICHI).
- Classificações Derivadas: baseiam-se em uma ou mais classificações de referência, podendo resultar do rearranjo ou agregação de seus itens, de modo a fornecer detalhes adicionais, além dos oferecidos pela(s) de referência, para atender a uma finalidade específica. Muitas vezes são adaptadas para uso em nível nacional ou multinacional (UN, 1999; Madden et al., 2007; Buchalla, Laurenti, 2010). Na OMS, fazem parte desta categoria:
    - Classificação Internacional de Oncologia, 3ª edição CID-O-3;
    - Classificação de Transtornos Mentais e Comportamentais da CID-10;
    - Aplicação da Classificação Internacional de Doenças à Odontologia e Estomatologia, 3ª revisão CID-OE;
    - Aplicação da Classificação Internacional de Doenças à Neurologia CID-10 – NA; e
    - Classificação Internacional de Funcionalidade, Incapacidade e Saúde – versão para Crianças e Jovens – CIF-CJ.
- Classificações Relacionadas: referem-se, em parte, às classificações de referência, ou são relacionadas em um nível específico de sua estrutura. Resultam de trabalho de outros setores da própria organização ou de outras organizações. Destinam-se a descrever aspectos importantes de saúde ou o sistema de saúde não abrangidos pelas classificações de referência ou derivadas (UN, 1999; Madden et al., 2007; Buchalla, Laurenti, 2010). Na OMS, fazem parte desta categoria:
    - Classificação Internacional de Atenção Primária (CIAP2);
    - Classificação Internacional de Causas Externas das Lesões (ICECI);
    - Sistema de Classificação anatômica, terapêutica e química, com definição de doses diárias (ATC/DDD);
    - Ajudas técnicas para pessoas com deficiência: Classificação e terminologia (ISO 9999);
    - Classificação Internacional de Prática de Enfermagem (ICNP).

A CID, em sua 10ª versão, e a CIF, são duas importantes classificações de referência da OMS, que se complementam. A primeira, já de longa data, é amplamente utilizada em todo o mundo; a segunda, mais recente, tem sua aplicação em franca expansão, à medida que é conhecida e estudada pelos profissionais de saúde.

A CID-10

A primeira versão da CID foi publicada em 1893 (Classificação de Bertillon), com apenas 161 códigos relativos a causas de morte; sua 10ª versão, publicada em 1990, contém 12.420 códigos, contemplando todas as doenças/agravos ou estados de saúde, em um modelo estruturado com diferentes eixos – etiológico, anatomofuncional, anatomopatológico, clínico e epidemiológico (Buchalla, Laurenti, 2010; Di Nubila, Buchalla, 2008; Di Nubila, 2007). A rigor, as revisões deveriam ocorrer a cada 10 anos, em razão da descoberta de novas doenças e rápido avanço da Medicina. No entanto, a partir da décima revisão, tornou-se possível a inserção de novos códigos, de acordo com a necessidade, sem interferir na ordem dos mesmos, por serem alfanuméricos. Em 1997, foi criado o *URC (Up-date and Revision Committee)* para discutir propostas de atualização da CID 10. Assim, doenças ou condições de saúde com repercussão epidemiológica, tanto para Mortalidade como para Morbidade, passaram a ser incluídas como atualizações na CID-10, após determinado fluxo definido pela OMS. As propostas de atualização (inclusão e ou exclusão de códigos) e sua discussão são coordenadas pelo Comitê de Atualização da CID, que dá a palavra final. Podemos citar como exemplo de atualizações, entre outras, as categorias M79.7 para Fibromialgia (2006), O60.0 para Trabalho de parto pré-termo sem parto (2006), J09 para Gripe Aviária (2007) e gripe H1N1 (2009), G14 para Síndrome Pós-poliomielite (2010) e O14.2 para Síndrome HELLP (2010) (WHO/ICD *Revision Platform*, 2012). A 11ª revisão da CID encontra-se em curso, devendo ser submetida para aprovação pela Assembleia Mundial da Saúde, em 2014 (Buchalla, Laurenti, 2010).

A CID é a classificação diagnóstica de referência para todos os fins epidemiológicos, de gestão em saúde e uso clínico. Permite a análise da situação geral de saúde de grupos populacionais, o monitoramento da incidência e prevalência de doenças e problemas de saúde relacionados a outras variáveis. Os dados produzidos a partir do uso da CID podem ajudar na análise de características e circunstâncias de indivíduos afetados por diferentes agravos, o uso para situações de reembolso, alocação de recursos, qualidade e diretrizes para a organização de serviços (WHO/ICD, 2012).

Tem sido amplamente utilizada para classificar doenças e agravos em registros de saúde e estatísticas vitais, além de permitir o armazenamento e recuperação de informações diagnósticas para fins clínicos, epidemiológicos, de gestão de qualidade e fornecer a base para a compilação de estatísticas de morbimortalidade pelos Estados-Membros da OMS (WHO/ICD, 2012).

No Brasil, a CID-10 é hoje mandatória, como sistema de codificação, para compor toda a base de dados dos sistemas de informação em saúde, tanto para a Mortalidade – Portaria GM/MS nº 1.832/94 (Brasil, Ministério da Saúde, 1994), através do SIM – Sistema de Informações sobre Mortalidade, como para Morbidade – Portaria MS/GM nº 1311/97 (Brasil, Ministério da Saúde, 1997), através dos sistemas SIH – Sistema de Informações Hospitalares, SAI – Sistema de Informações Ambulatoriais, e SINAN – Sistema de Informações sobre Agravos de Notificação.

◗ A CIDID e seu modelo biomédico

O modelo biomédico da CIDID, aprovado em 1980, vigorou por muitos anos, apesar das inúmeras críticas, até ser substituído pelo modelo biopsicossocial da CIF.

Baseava-se em um fluxo linear unidirecional, partindo de uma doença ou distúrbio orgânico (WHO, 1980):

Disease or Disorder → *Impairment* → *Disability* → *Handicap*

Considerando as dificuldades impostas pelos diferentes entendimentos e interpretações, em vários idiomas, do que vinha a ser "*impairment*", "*disability*" e "*handicap*", esses vocábulos foram traduzidos para o português respectivamente como "deficiência", "incapacidade" e "desvantagem" (Di Nubila, 2007; Amiralian *et al.*, 2000; OMS, 1989).

Doença ou Distúrbio → Deficiência → Incapacidade → Desvantagem

Onde:
- Deficiência: perda ou anormalidade de estrutura ou função psicológica, fisiológica ou anatômica, temporária ou permanente (OMS, 1989; Amiralian *et al.*, 2000).
- Incapacidade: restrição, resultante de uma deficiência, da habilidade para desempenhar uma atividade considerada normal para o ser humano (OMS, 1989; Amiralian *et al.*, 2000).
- Desvantagem: prejuízo para o indivíduo, resultante de uma deficiência ou uma incapacidade, que limita ou impede o desempenho de papéis de acordo com a idade, sexo, fatores sociais e culturais (OMS, 1989; Amiralian *et al.*, 2000).

Esse modelo, ao partir do diagnóstico da doença ou distúrbio, ficava atrelado a uma indicação médica, excluindo do processo outros profissionais, a comunidade e as pessoas com deficiências (Amiralian *et al.*, 2000), além de não contemplar a possibilidade de mudanças ao longo do tempo (Di Nubila, 2007). A própria etimologia do termo "*handicap*", com vários significados compensatórios na língua inglesa (Di Nubila, 2007), remetia as pessoas com deficiência à situação de pedintes ("chapéu na mão"). Por essas e outras considerações, foi um modelo identificado como linear unidirecional negativo (Di Nubila, Buchalla, 2008; Di Nubila, 2007).

◗ A CIF e seu modelo biopsicossocial

A CIF foi aprovada oficialmente por todos os 191 Estados Membros da OMS, em sua 54ª Assembleia, em 22 de maio de 2001 (Resolução WHA 54,21), para uso como norma para descrever e aferir saúde e deficiência (WHO/ICF, 2012; Di Nubila, 2007; Di Nubila, Buchalla, 2008; Buchalla, Laurenti, 2010).

É uma das classificações de referência da OMS, envolvendo domínios de saúde, organizados a partir de perspectivas corpóreas, individuais e sociais. Representa uma nova perspectiva, em razão de seu modelo biopsicossocial, interativo, dinâmico e multidirecional, no qual a concepção de saúde varia em um espectro bastante amplo, na dependência da interação de vários componentes, tais como: presença ou ausência de alterações na estrutura e funções do corpo, fatores pessoais, fatores ambientais, assim como, barreiras e/ou facilitadores que interferem na execução de atividades e participação social de todo e qualquer indivíduo (WHO/ICF, 2012; Di Nubila, 2007; Di Nubila, Buchalla, 2008; Buchalla, Laurenti, 2010).

Com esse modelo, a CIF reconhece que cada ser humano pode apresentar, a qualquer tempo, um decréscimo em sua saúde e algum grau de "*disability*" (WHO, 2011; UN, 2006) [(incapacidade (OPAS/OMS, 2003), deficiência (Brasil, 2008; Brasil, 2009)], o que se traduz como uma experiência humana universal, e não algo que só acontece a uma minoria da população (WHO/ICF, 2012).[1]

Ao mudar o foco da causa para o impacto, a CIF coloca todas as condições de saúde em pé de igualdade, o que permite comparações entre elas, usando uma métrica comum. Considera os aspectos sociais da *disability* [incapacidade (OPAS/OMS, 2003), deficiência (Brasil, 2008; Brasil, 2009)], reconhecendo-a não apenas como uma questão médica ou

---

[1] Nos textos originais da ICF – *International Classification of Functioning, Disability and Health* (WHO, 2011) e da *Convention on the Rights of Persons with Disabilities* (WHO, 2011; OPAS/OMS, 2003), o termo "*disability*" tem o mesmo significado. No entanto, a tradução do termo para o português, nesses dois documentos, foi feita de forma distinta. Na CIF (OPAS/OMS, 2003; OMS, 2004), está traduzido como "incapacidade", e na Convenção (Brasil, 2008; Brasil, 2009), como "deficiência"; porém, em ambas os termos denotam a mesma concepção biopsicossocial, dinâmica e interativa.

disfunção biológica e, ao considerar os fatores contextuais, dentre os quais os fatores ambientais, permite registrar o impacto do ambiente sobre a funcionalidade do indivíduo (WHO/ICF, 2012).

A CID-10 faz parte do modelo dinâmico e interativo da CIF, ao ocupar o lugar reservado às condições ou estados de saúde, que incluem os distúrbios ou doenças. Assim, as duas classificações, juntas, podem descrever qualquer estado de saúde ou de funcionalidade, sem definir limites. Esse modelo é o que mais se aproxima da descrição da experiência de incapacidade vivida pelos indivíduos em qualquer condição de saúde (Di Nubila, Buchalla, 2008).

O modelo da CIF, resultante de revisões e aprimoramentos da CIDID, tem uma concepção muito mais abrangente, por seu enfoque biopsicossocial, dinâmico, interativo e multidirecional, o que pressupõe a possibilidade de mudanças ao longo do tempo, a partir de intervenções envolvendo o próprio indivíduo e o meio que o cerca (WHO, 2011; OPAS/OMS, 2003; Di Nubila, Buchalla, 2008; Di Nubila, 2007; WHO/ICF, 2012).

O diagrama clássico, com os elementos representados na Fig. 9.1 e conceituados na Tabela 9.1, contempla todos os indivíduos, indistintamente, entendendo a deficiência e a incapacidade como um fenômeno humano universal, e não apenas pessoas com deficiência (WHO, 2011; OPAS/OMS, 2003). A intervenção em qualquer dos componentes do diagrama pode impactar, positiva ou negativamente, os demais elementos.

É fundamental que esse diagrama seja memorizado e seus conceitos sejam bem compreendidos, pois sistematizam todos os fundamentos e princípios da CIF.

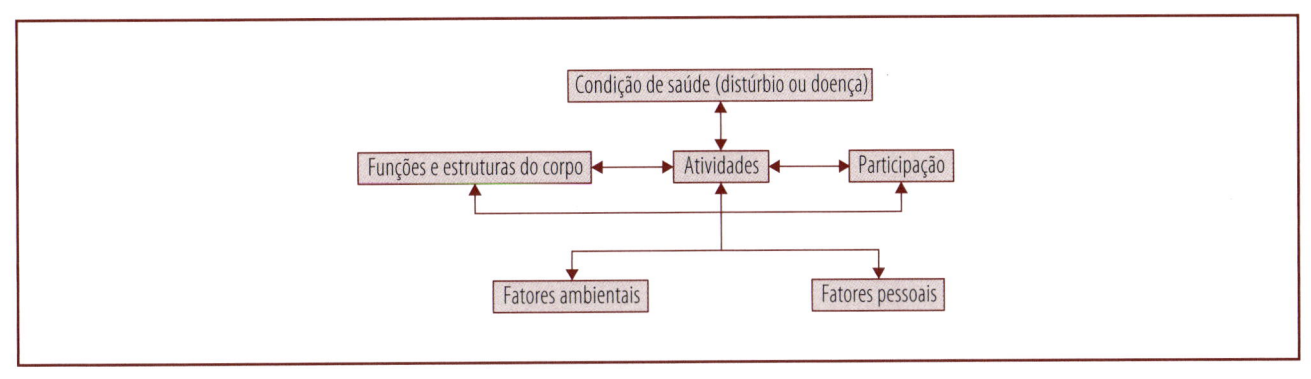

Fig. 9.1. Interações entre os componentes da CIF.
Fonte: WHO, 2001 e OPS/OMS/CBCD, 2003

Tabela 9.1. Definições da CIF no contexto da saúde	
Condição de saúde (distúrbios ou doença)	É um termo genérico para doenças (agudas ou crônicas), distúrbios, lesões ou traumatismos. Pode incluir também outras circunstâncias, como gravidez, envelhecimento, estresse, anomalia congênita, ou predisposição genética. A condição de saúde é codificada pela CID
Funções e estruturas do corpo	Funções do corpo são as funções fisiológicas dos sistemas corporais, incluindo as funções psicológicas Estruturas do corpo são as partes estruturais ou anatômicas do corpo, tais como, órgãos, membros e seus componentes, classificados de acordo com os sistemas corporais
Deficiências (*impairments*)	São problemas nas funções ou nas estruturas do corpo, como um desvio significativo ou uma perda. Podem ser temporárias ou permanentes, progressivas, regressivas ou estáveis, intermitentes ou contínuas. O desvio em relação ao modelo baseado na população pode ser leve ou grave e pode flutuar ao longo do tempo
Atividade	É a execução de uma tarefa ou ação por um indivíduo. Representa a perspectiva individual da funcionalidade
Participação	É o envolvimento de um indivíduo em situações de vida real. Representa a perspectiva social da funcionalidade
Limitações de atividade	São dificuldades que um indivíduo pode encontrar na execução de atividades
Restrições de participação	São problemas que um indivíduo pode enfrentar quando está envolvido em situações da vida real
Capacidade	É um qualificador dos componentes **Atividades e Participação**. Descreve a habilidade de um indivíduo de executar uma tarefa ou ação, com o mais alto nível de funcionalidade provável, em um ambiente considerado uniforme ou padrão
Desempenho	É um qualificador dos componentes **Atividades e Participação**. Descreve o que um indivíduo faz no seu ambiente habitual, entendido como envolvimento em uma situação de vida ou experiência vivida, no contexto real em que vive. A lacuna observada entre a **Capacidade** e o **Desempenho** reflete a diferença entre os impactos dos ambientes uniforme e habitual, fornecendo uma orientação útil sobre o que pode ser modificado no ambiente do indivíduo para melhorar seu desempenho

Continua

Fatores ambientais	Constituem o ambiente físico, social e de atitudes no qual as pessoas vivem e conduzem sua vida. São externos ao indivíduo e podem ter influência positiva ou negativa sobre seu desempenho enquanto membro da sociedade, sobre a capacidade de executar ações ou tarefas, ou sobre a função ou estrutura do corpo. Estão organizados na CIF segundo dois níveis distintos: **Individual** – no ambiente imediato do indivíduo, englobando espaços como o domicílio, o local de trabalho e a escola. Este nível inclui as características físicas e materiais do ambiente em que o indivíduo se encontra, bem como o contato direto com outros indivíduos, tais como, família, conhecidos, colegas e estranhos. **Social** – estruturas sociais formais e informais, serviços e regras de conduta ou sistemas na comunidade ou cultura que têm um impacto sobre os indivíduos. Este nível inclui organizações e serviços relacionados com o trabalho, com atividades na comunidade, com organismos governamentais, serviços de comunicação e de transporte e redes sociais informais, bem como, leis, regulamentos, regras formais e informais, atitudes e ideologias.
Barreiras	São qualificadores de **Fatores Ambientais**, em escala negativa. Devem ser codificados sempre sob a perspectiva da pessoa cuja situação está sendo descrita. O que pode ser barreira para uns, pode ser facilitador para outros.
Facilitadores	São qualificadores de **Fatores Ambientais**, em escala positiva. Devem ser codificados sempre sob a perspectiva da pessoa cuja situação está sendo descrita. O que pode ser facilitador para uns, pode ser barreira para outros.
Fatores pessoais	Representam o histórico particular da vida e estilo de vida de um indivíduo e englobam características que não são parte de uma condição de saúde ou estados de saúde. Incluem: sexo, raça, idade, outros estados de saúde, condição física, estilo de vida, hábitos, criação, estilos de enfrentamento, antecedentes sociais, níveis de instrução, profissão, experiência prévia e atual, padrão geral de comportamento e caráter, ativos psicológicos pessoais e outras características, todas ou algumas das quais podem desempenhar um papel na incapacidade em qualquer nível. Não são classificados na CIF, mas podem ter impacto sobre o resultado de várias intervenções.
Fatores contextuais	Representam o histórico completo de vida e do estilo de vida de um indivíduo. São constituídos pelos componentes **Fatores Ambientais** e **Fatores Pessoais**, que podem ter um impacto sobre o indivíduo com determinada condição de saúde e sobre a saúde do indivíduo ou estados a ela relacionados.
Incapacidade (*disability*)	É um termo genérico para deficiências, limitações de atividade e restrições de participação. Indica os **aspectos negativos da interação** entre um indivíduo (com uma condição de saúde) e seus fatores contextuais (fatores ambientais e pessoais).
Funcionalidade	É um termo genérico para as funções do corpo, estruturas do corpo, atividades e participação. Indica os **aspectos positivos da interação** entre um indivíduo (com uma condição de saúde) e seus fatores contextuais (fatores ambientais e pessoais).

Fonte: Adaptado de WHO, 2001 (WHO, 2011) e OPS/OMS/CBCD, 2003 (OPAS/OMS, 2003).

▶ A estrutura da CIF

Para compreender a lógica da CIF é importante conhecer sua estrutura, entendendo o que são componentes, capítulos ou domínios e unidades de classificação.

A CIF é dividida em duas partes, subdivididas em cinco componentes, e estes, exceto os Fatores Pessoais, em trinta capítulos ou domínios.

Parte 1 Funcionalidade	= 3 componentes	– Funções do corpo → 8 capítulos ou domínios – Estruturas do corpo → 8 capítulos ou domínios – Atividades e participação → 9 capítulos ou domínios
Parte 2 Fatores Contextuais	= 2 componentes	– Fatores ambientais → 5 capítulos ou domínios – Fatores pessoais → sem subdivisão em capítulos ou domínios

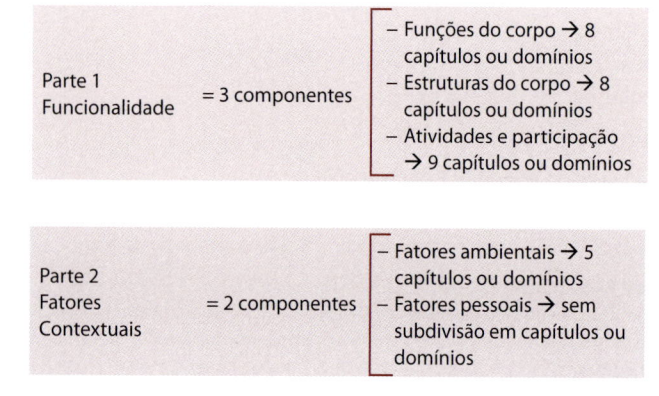

A Fig. 9.2 é uma representação esquemática da CIF, com toda a sua estrutura.

Tomando-se por base o diagrama da CIF (Fig. 9.1), suas definições (Tabela 9.1) e a figura representativa de toda sua estrutura (Fig. 9.2), pode-se supor que a incapacidade (*disability*) e funcionalidade de um indivíduo são condições que se opõem, variando em um amplo espectro, resultante, respectivamente, da interação negativa ou positiva do indivíduo com sua condição de saúde e seus fatores contextuais (ambientais e pessoais). No entanto, ao se desenhar o "perfil de funcionalidade" de um indivíduo, nele estarão incluídos todos os componentes, tanto nos seus aspectos positivos (ou neutros), como nos seus aspectos negativos (deficiência, incapacidade).

INCAPACIDADE (*disability*)	FUNCIONALIDADE
Aspectos negativos da interação entre um indivíduo, com uma condição de saúde, e seus fatores contextuais (ambientais e pessoais)	Aspectos positivos da interação entre um indivíduo, com uma condição de saúde, e seus fatores contextuais (ambientais e pessoais)

9 | A Classificação Internacional de Funcionalidade, Incapacidade e Saúde (CIF) e Potenciais Aplicações em Saúde do Trabalhador

CIF	Parte 1 FUNCIONALIDADE			Parte 2 FATORES CONTEXTUAIS	
COMPONENTES	Funções do corpo (*b* = body)	Estruturas do corpo (*s* = structure)	Atividades e Participação (*d* = domain)	Fatores ambientais (*e* = environment)	Fatores pessoais
DOMÍNIOS (*capítulos*)	8 Domínios (funções fisiológicas dos sistemas orgânicos)	8 Domínios (partes anatômicas do corpo)	9 Domínios (tarefas e ações)	5 Domínios (influências externas sobre a funcionalidade e a incapacidade)	Nenhum domínio (influências internas sobre a funcionalidade e a incapacidade
CONSTRUCTOS (*Bases conceitual*)	Mudanças nas funções do corpo (fisiológicas)	Mudanças nas estruturas do corpo (anatômicas)	Capacidade (execução de tarefas ou participação, em um ambiente padrão). Desempenho (execução de tarefas ou participação, no ambiente habitual)	Impacto facilitador ou limitador das características do mundo físico, social e de atitude	Impacto dos atributos de uma pessoa
ASPECTOS POSITIVOS	**FUNCIONALIDADE**			Facilitadores	Não aplicável
	Integridade funcional	Integridade estrutural	Plena atividade, plena participação		
ASPECTOS NEGATIVOS	**INCAPACIDADE** (*Disability*)			Barreiras	Não aplicável
	Deficiência (*Impairment*)	Deficiência (*Impairment*)	Limitação das atividades. Restrição da participação		

Fonte: Adaptado de WHO, 2001 (WHO, 2011) e OPS/OMS/CBCD, 2003 (OPAS/OMS, 2003).

Fig. 9.2. Estrutura da Classificação Internacional de Funcionalidade, Incapacidade e Saúde (CIF) da OMS.

Esta interação é dinâmica, de modo que a intervenção, seja na condição de saúde, seja nos fatores ambientais e/ou pessoais pode, potencialmente, fazer com que um indivíduo numa condição de incapacidade (*disability*) se torne mais funcional, e vice-versa. Assim, fatores ambientais como órteses, próteses, condições de acessibilidade, tecnologia assistiva, políticas públicas, entre outros, e também fatores pessoais, sobretudo a elevação do nível instrucional, contribuem de forma decisiva para a mudança de perspectivas de vida para o indivíduo, mesmo que sua deficiência (*impairment*) permaneça inalterada.

▶ A codificação da CIF

A codificação da CIF contempla todos os indivíduos, indistintamente, com qualquer condição de saúde (funções e estruturas do corpo, alteradas ou não), considerando o meio que os cerca (fatores ambientais) e como se relacionam com esse meio (atividades e participação). As características pessoais dos indivíduos são consideradas, mas não codificadas ou qualificadas.

A lógica de codificação é relativamente simples, apesar de, numa primeira avaliação, parecer complexa. Primeiramente, convém ressaltar que não há como, e nem há necessidade de memorizar códigos.

A CIF, tal qual a CID-10, é uma classificação constituída por códigos representativos de conceitos, passíveis de serem acessados a partir de um índice ou conhecimento dos capítulos. De modo algum se exige dos profissionais o conhecimento de todos os códigos e categorias, mas sim, que entendam a lógica da classificação, de modo a poderem selecionar os códigos mais adequados para compor a base de dados pretendida.

Os recursos hoje oferecidos pelos sistemas informatizados permitem a elaboração de protocolos e instrumentos de avaliação baseados na CIF, nos quais a codificação pode ser feita de forma automatizada, ao serem assinalados quesitos objetivos correspondentes aos códigos desejados. Há propostas, inclusive, de desenvolvimento de modelos conceituais para facilitar a utilização da CIF pela internet ou intranet de organizações (Conceição, 2007).

Enquanto na CID-10 cada código é iniciado por uma letra, variando de A a Z, na CIF são apenas 4 (ou no máximo 6) letras utilizadas como prefixos, cada qual representando um componente.

- ***b*** (de *body*) para Funções do Corpo
- ***s*** (de *structure*) para Estruturas do Corpo
- ***d*** (de *domain*) para Atividades e Participação (prefixo mais utilizado na prática)
- **a** (de *activities*) para Atividades (a critério do usuário, no lugar da letra ***d***)
- **p** (de *participation*) para Participação (a critério do usuário, no lugar da letra ***d***)
- ***e*** (de *environment*) para Fatores Ambientais.

Os prefixos mais utilizados, **b**, **s**, **d** e **e** são seguidos por um código numérico iniciado pelo **número do capítulo ou domínio** (1º dígito), dois códigos numéricos representando **unidades de classificação até segundo nível** (2º e 3º dígitos) ou, quando mais detalhados, com dois códigos numéricos adicionais, até **terceiro** e **quarto níveis** (4º e 5º dígitos).

Ao contrário da CID-10, que contém 12.420 códigos para condições distintas de saúde, a CIF contém apenas 1.424 códigos, considerando-se até o 4º nível das unidades de classificação.

Cada código, composto por uma letra seguida por 3, 4 ou 5 dígitos numéricos, retrata uma condição específica relacionada à função do corpo, estrutura do corpo, atividades e participação ou fatores ambientais.

A intensidade do comprometimento a que se refere cada código pode ser quantificada pela CIF com a utilização de qualificadores, separados do código principal por um ponto – "." – ou pelo sinal "+".

A Fig. 9.3 representa, de forma esquemática, a lógica de codificação utilizada pela CIF. Ressalte-se que nem todos os códigos chegam até o 4º ou 5º nível e o número de qualificadores varia conforme o componente.

Em geral, utilizam-se códigos até o 2º nível por serem mais gerais, porém, em algumas situações, um melhor detalhamento pode ser necessário, sendo possível codificar-se até 3º ou 4º nível.

A Tabela 9.2, a seguir, exemplifica como é feita a codificação em diferentes níveis, partindo-se do componente, seguido do capítulo ou domínio e respectivas unidades de classificação, porém ainda sem os qualificadores.

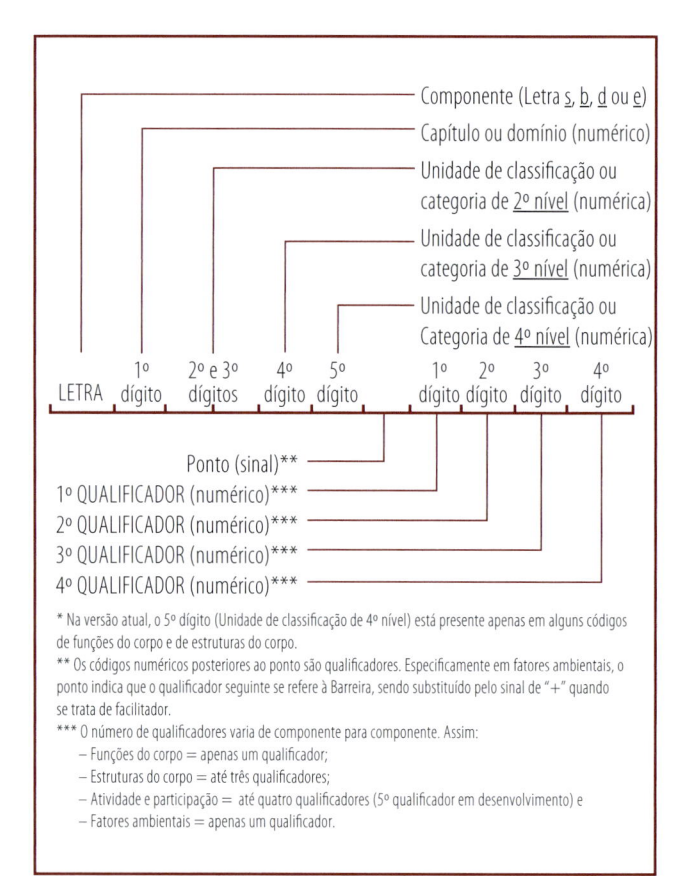

Fig. 9.3. Representação esquemática da codificação na CIF.

Fonte: Elaboração própria dos autores, com base em WHO, 2001 (WHO, 2011) e OPS/OMS/CBCD, 2003 (OPAS/OMS, 2003).

Tabela 9.2. Exemplos de codificação em diferentes níveis		
FUNÇÕES DO CORPO		**Componente**
b1	Funções mentais	Capítulo ou Domínio – 1º nível
b1**14**	Funções da orientação	Unidade de Classificação – 2º nível
b114**2**	Orientação em relação à pessoa	Unidade de Classificação – 3º nível
b1142**0**	Orientação em relação a si próprio	Unidade de Classificação – 4º nível
ESTRUTURAS DO CORPO		**Componente**
s1	Estruturas do Sistema Nervoso	Capítulo ou Domínio – 1º nível
s1**20**	Medula espinal e estruturas relacionadas	Unidade de Classificação – 2º nível
s120**0**	Estrutura da medula espinal	Unidade de Classificação – 3º nível
s1200**2**	Medula espinal lombossacral	Unidade de Classificação – 4º nível
ATIVIDADES E PARTICIPAÇÃO		**Componente**
d8	Áreas principais da vida	Capítulo ou Domínio – 1º nível
d8**50**	Trabalho remunerado	Unidade de Classificação – 2º nível
d850**2**	Trabalho em tempo integral	Unidade de Classificação – 3º nível
FATORES AMBIENTAIS		**Componente**
e1	Produtos e tecnologia	Capítulo ou Domínio – 1º nível
e1**10**	Produtos ou substâncias para consumo pessoal	Unidade de Classificação – 2º nível
e110**1**	Medicamentos	Unidade de Classificação – 3º nível

Fonte: WHO, 2001 e OPS/OMS/CBCD, 2003.

O detalhamento até 2º nível, com 362 códigos, constitui uma ampla base, que permite codificar praticamente quase todas as situações possíveis, razão pela qual serão parcialmente reproduzidos mais adiante neste texto.

Cada código de 2º nível, e alguns de 3º nível, contém a descrição do seu significado e uma explicação do que inclui ou exclui, o que facilita a não sobreposição de códigos para uma mesma situação.

Ex: b710 – Funções relacionadas à mobilidade das articulações

Funções relacionadas à amplitude e facilidade de movimento de uma articulação

Inclui: *funções relacionadas à mobilidade de uma ou várias articulações, vertebral, ombro, cotovelo, cintura, quadril, joelho, tornozelo, pequenas articulações das mãos e pés; mobilidade generalizada das articulações; deficiências como hipermobilidade das articulações, rigidez articular, ombro "congelado", artrite.*

Exclui: *funções relacionadas à estabilidade das articulações (b715); funções relacionadas ao controle dos movimentos voluntários (b760).*

O 3º e 4º níveis chegam a um detalhamento bem maior. Pela extensão, não serão reproduzidos aqui, embora sejam extremamente úteis no momento da codificação, no sentido de melhor orientar o que está incluído e excluído em determinado código, mesmo quando se vai expressá-lo apenas até o 2º nível.

Assim, cada código traduz uma situação específica, que a CIF permite graduar através de qualificadores, em um espectro que vai da ausência de comprometimento ao comprometimento total, considerando também as situações não especificadas ou não aplicáveis.

As Figs. 9.4, 9.5, 9.6 e 9.7, a seguir, apresentam os qualificadores de cada componente, com suas especificidades e respectivos pontos percentuais de corte propostos pela CIF.

Para facilitar a utilização da CIF e disseminação de seus princípios, a OMS publicou o documento intitulado *"Beginner's Guide – Towards a Common Language for Functioning, Disability and Health – ICF"*, em 2002, traduzido para o português pelo Centro Colaborador da OMS para a Família de Classificaçõcs Internacionais em Português (CBCD – Centro Brasileiro de Classificação de Doenças), em 2004, e disponibilizado em sua página, como Guia para Principiantes "Rumo a uma Linguagem Comum para Funcionalidade, Incapacidade e Saúde – CIF" (OMS/CBCD, 2004). Trata-se de um documento de grande valia para a compreensão da classificação, sua codificação e qualificadores.

Funções do corpo são as funções fisiológicas dos sistemas corporais, incluindo as funções psicológicas.
Único qualificador: qualificador numérico, variando de 0 a 9, inserido logo após o ponto, utilizado para indicar **a extensão ou magnitude da deficiência** (*impairment*).

VALOR DO QUALIFICADOR (0 a 9)	DEFICIÊNCIA (*impairment*)	INTERVALO PERCENTUAL
0 = **NENHUMA** deficiência	= nenhuma, ausente, escassa...	= 0-4 %
1 = Deficiência **LEVE**	= leve, baixa...	= 5-24 %
2 = Deficiência **MODERADA**	= média, regular...	= 25-49 %
3 = Deficiência **GRAVE**	= alta, extrema...	= 50-95 %
4 = Deficiência **COMPLETA**	= total...	= 96-100 %
8 = não especificadas		
9 = não aplicável		

Exemplo: código b1102.2

Extensão ou magnitude da deficiência (*impairment*)
↓
b1102.2

Onde:

b1 =	Funções mentais
b110 =	Funções da consciência
b1102 =	**Qualidade da consciência**
2 =	**Deficiência Moderada** (*qualificador único*)

Fig. 9.4. Qualificador do componente funções do corpo.
Fonte: adaptado de WHO, 2001 e OPS/OMS/CBCD, 2003.

Estruturas do corpo são partes anatômicas do corpo, como os órgãos, membros e seus componentes.
Deficiências (*impairments*) são problemas nas funções ou nas estruturas do corpo, como um desvio significativo ou uma perda.
1º qualificador: corresponde ao primeiro dígito logo após o ponto, varia de 0 a 9 e indica a **extensão ou magnitude da deficiência** (*impairment*).

VALOR DO QUALIFICADOR (0 a 9)	DEFICIÊNCIA (*impairment*)	INTERVALO PERCENTUAL
0 = **NENHUMA** deficiência	= nenhuma, ausente, escassa…	= 0-4 %
1 = Deficiência **LEVE**	= leve, baixa…	= 5-24 %
2 = Deficiência **MODERADA**	= média, regular...	= 25-49 %
3 = Deficiência **GRAVE**	= alta, extrema…	= 50-95 %
4 = Deficiência **COMPLETA**	= total…	= 96-100 %
8 = não especificadas		
9 = não aplicável		

2º qualificador: corresponde ao segundo dígito após o ponto, varia de 0 a 9 e indica a **natureza da mudança** na estrutura corporal correspondente.

Valor	Descrição
0	Nenhuma mudança na estrutura
1	Ausência total
2	Ausência parcial
3	Parte adicional
4	Dimensões aberrantes
5	Descontinuidade
6	Posição desviada
7	Mudanças qualitativas na estrutura, incluindo acúmulo de fluido
8	Não especificada
9	Não aplicável

3º qualificador: corresponde ao terceiro dígito após o ponto, varia de 0 a 9 e indica a **localização da deficiência**.

Valor	Descrição
0	Mais de uma região
1	Direita
2	Esquerda
3	Ambos os lados
4	Parte dianteira
5	Parte traseira
6	Proximal
7	Distal
8	Não especificada
9	Não aplicável

Exemplo: código s7302.321

       Extensão ou magnitude da deficiência (1º qualificador)
          Natureza da deficiência (2º qualificador)
             Localização da deficiência (3º qualificador)

s 7 3 0 2 . 3 2 1
Onde:

s7 =	Estruturas relacionadas ao movimento	
s730 =	Estrutura da extremidade superior	
s7302 =	**Estrutura da mão**	
3 =	**Deficiência grave (1º qualificador)**	
2 =	**Ausência parcial (2º qualificador)**	
1 =	**Direita (3º qualificador)**	

Fig. 9.5. Qualificadores do componente Estruturas do Corpo.
Fonte: Adaptado de WHO, 2001 e OPS/OMS/CBCD, 2003.

Atividade é a execução de uma tarefa ou ação por um indivíduo.
Limitações da atividade são dificuldades que o indivíduo pode ter na execução de atividades.
Participação é o envolvimento de um indivíduo numa situação da vida real.
Restrições de participação são problemas que um indivíduo pode enfrentar quando está envolvido em situações da vida real.

CAPACIDADE é um qualificador que descreve a habilidade de um indivíduo executar uma tarefa ou ação, com o mais alto nível de funcionalidade provável, em um ambiente considerado uniforme ou padrão.

DESEMPENHO é um qualificador que descreve o que um indivíduo faz no seu ambiente habitual, entendido como envolvimento em uma situação de vida ou experiência vivida, no contexto real em que vive.

A lacuna observada entre a **capacidade** e o **desempenho** reflete a diferença entre os impactos dos ambientes uniforme e habitual, fornecendo uma orientação útil sobre o que pode ser modificado no ambiente do indivíduo para melhorar seu desempenho.

1º qualificador: de **desempenho** – descreve o que um indivíduo faz no seu ambiente habitual (corresponde ao primeiro dígito após o ponto).

2º qualificador: de **capacidade (sem auxílio)** – descreve a capacidade de um indivíduo executar uma tarefa ou ação, sem ajuda (corresponde ao segundo dígito após o ponto).

3º qualificador: de **capacidade (com auxílio)** – descreve a capacidade de um indivíduo de executar uma tarefa ou ação, com assistência (corresponde ao terceiro dígito após o ponto). **Opcional.**

4º qualificador: de **desempenho (sem auxílio)** – descreve o que um indivíduo faz no seu ambiente habitual, sem ajuda (corresponde ao quarto dígito após o ponto). **Opcional.**

VALOR DO QUALIFICADOR (0 a 9)	DIFICULDADE	INTERVALO PERCENTUAL
0 = **NENHUMA** dificuldade	= nenhuma, ausente, escassa...	= 0-4 %
1 = Dificuldade **LEVE**	= leve, baixa...	= 5-24 %
2 = Dificuldade **MODERADA**	= média, regular...	= 25-49 %
3 = Dificuldade **GRAVE**	= alta, extrema...	= 50-95 %
4 = Dificuldade **COMPLETA**	= total...	= 96-100 %
8 = não especificada		
9 = não aplicável		

Exemplo: código d4503.3213
    Qualificador de desempenho
     Capacidade sem auxílio
      Capacidade com auxílio (opcional)
       Desempenho sem auxílio (opcional)

d 4 5 0 3 . 3 2 1 3

Onde:

d4 =	Mobilidade
d450 =	Andar
d4503 =	Andar desviando-se de obstáculos
3 =	Dificuldade grave no ambiente habitual
2 =	Dificuldade moderada em um ambiente padrão
1 =	Dificuldade leve com auxílio em um ambiente padrão
3 =	Dificuldade moderada sem auxílio no ambiente habitual

Fig. 9.6. Qualificadores do componente Atividades e Participação.
Fonte: adaptado de WHO, 2001 e OPS/OMS/CBCD, 2003

Os **Fatores Ambientais** constituem o ambiente físico, social e de atitudes no qual as pessoas vivem e conduzem sua vida.

Diferentes ambientes podem ter impacto distinto sobre o mesmo indivíduo com determinada condição de saúde. Um ambiente **com barreiras**, ou **sem facilitadores**, vai restringir o desempenho do indivíduo; outros ambientes mais facilitadores podem melhorar esse desempenho. A sociedade pode limitar o desempenho de um indivíduo criando barreiras (ex.: prédios inacessíveis) ou não fornecendo facilitadores (ex.: indisponibilidade de dispositivos de auxílio).

Devem ser codificados sob a perspectiva da pessoa cuja situação está sendo descrita. Por exemplo, rampas na calçada ou guias rebaixadas com piso liso deveriam ser codificadas como facilitador para um usuário de cadeira de rodas, mas como obstáculo para uma pessoa cega.

1º qualificador: precedido por um ponto decimal, em escala negativa, indica **obstáculo ou barreira**; se precedido pelo sinal "+", em escala positiva, indica **facilitador**.

2º qualificador: em desenvolvimento.

VALOR DO QUALIFICADOR (0 a 9)	BARREIRA ou FACILITADOR	INTERVALO PERCENTUAL
.0 = **NENHUMA** barreira	= nenhuma, ausente, escassa…	= 0-4 %
.1 = Barreira **LEVE**	= leve, baixa…	= 5-24 %
.2 = Barreira **MODERADA**	= média, regular...	= 25-49 %
.3 = Barreira **GRAVE**	= alta, extrema…	= 50-95 %
.4 = Barreira **COMPLETA**	= total…	= 96-100 %
+0 = **NENHUM** facilitador	= nenhum, ausente, escasso…	= 0-4 %
+1 = Facilitador **LEVE**	= leve, baixo…	= 5-24 %
+2 = Facilitador **MODERADO**	= médio, regular...	= 25-49 %
+3 = Facilitador **CONSIDERÁVEL**	= alto, extremo…	= 50-95 %
+4 = Facilitador **COMPLETO**	= total…	= 96-100 %
.8 = Barreira **não especificada**		
+8 = Facilitador **não especificada**		
.9 = **Não aplicável**		

Exemplo: códigos e1550.2 e e1550+3

BARREIRA	FACILITADOR
e 1 5 5 0 . **2**	e 1 5 5 0 + **3** onde:

e1 =	Produtos e tecnologia
e155 =	Produtos e tecnologia usados em projeto, arquitetura e construção de edifícios de uso privado
e1550 =	**Produtos e tecnologia usados em projeto, arquitetura e construção de entrada e saída de edifícios de uso privado**
.2 =	**Barreira moderada**
+3 =	**Facilitador considerável**

Fig. 9.7. Qualificadores do componente Fatores Ambientais.
Fonte: adaptado de WHO, 2001 e OPS/OMS/CBCD, 2003.

Considerando que a CIF não trata especificamente de doenças ou agravos, e sim, de componentes da saúde, cada um de seus 1.424 códigos potencialmente pode aplicar-se a todo e qualquer indivíduo, independentemente do seu estado de saúde.

Os qualificadores atribuídos aos componentes, capítulos ou domínios e unidades de classificação diferem de pessoa a pessoa, na dependência das alterações funcionais ou estruturais corpóreas, das barreiras ou facilitadores no ambiente, e da presença ou ausência de limitações para o exercício de atividades ou de restrições à participação social.

Assim, a possibilidade de combinações é enorme, quase que infinita, considerando-se a variedade de aspectos determinantes da funcionalidade e incapacidade de cada indivíduo, o que inviabiliza a utilização de todos os códigos de uma só vez. Por esta razão, também no intuito de facilitar, a tendência é priorizarem-se os códigos até 2º nível e seus qualificadores. Havendo necessidade de maior detalhamento, utilizam-se códigos de 3º ou 4º níveis.

A maioria dos instrumentos elaborados com base na CIF utiliza unidades de classificação até 2º nível, no sentido de conferir maior praticidade na utilização.

A Organização Mundial de Saúde, também, no intuito de facilitar a aplicação da CIF, propôs um *checklist*, lista mínima composta por domínios e unidades de classificação relevantes para extrair e registrar informações sobre a funcionalidade e a incapacidade de um indivíduo. Ela contém 152 códigos selecionados dos componentes Funções do Corpo (38 códigos), Estruturas do Corpo (20 códigos), Atividades e Participação (57 códigos) e Fatores Ambientais (37 códigos), e pode ser usada em conjunto com a CIF ou com a versão reduzida da CIF (OMS, s/d; Farias, Buchalla, 2005).

Nas Figs. 9.8 a 9.11, a seguir, são apresentados os componentes da CIF, com seus capítulos ou domínios, e todas as unidades de classificação até 2º nível. A título de ilustração, as unidades de classificação e respectivos domínios que fazem parte da *checklist* estão destacados em negrito.

Da mesma forma, especificamente na Fig. 9.10, no domínio "Áreas principais da vida", do componente "Atividades e Participação", as unidades de classificação de 2º nível encontram-se destacadas, por se referirem à "Educação" e "Trabalho e Emprego", dois tópicos fundamentais, considerando a temática abordada por este livro.

FUNÇÕES MENTAIS – b1	
Funções mentais globais (b110 a b139)	
b110 Funções da consciência **b114 Funções da orientação** **b117 Funções intelectuais** *b122 Funções psicossociais globais*	**b126 Funções do temperamento e da personalidade** **b130 Funções da energia e dos impulsos** **b134 Funções do sono** *b139 Funções mentais globais, outras especificadas e não especificadas*
Funções mentais específicas (b140 a b189)	
b140 Funções da atenção **b144 Funções da memória** *b147 Funções psicomotoras* **b152 Funções emocionais** **b156 Funções da percepção** *b160 Funções do pensamento* **b164 Funções cognitivas de nível superior**	**b167 Funções mentais da linguagem** *b172 Funções de cálculo* *b176 Funções mentais para a sequência de movimentos complexos* *b180 Funções de experiência pessoal e do tempo* *b189 Funções mentais específicas, outras especificadas e não especificadas* *b198 Funções mentais, outras especificadas* *b199 Funções mentais, não especificadas*
FUNÇÕES SENSORIAIS E DOR – b2	
Visão e funções relacionadas (b210 a b229)	
b210 Funções da visão *b215 Funções das estruturas adjacentes ao olho*	*b220 Sensações associadas ao olho e estruturas adjacentes* *b229 Visão e funções relacionadas, outras especificadas e não especificadas*
Funções auditivas e vestibulares (b230 a b249)	
b230 Funções auditivas **b235 Funções vestibulares**	*b240 Sensações associadas à audição e à função vestibular* *b249 Funções auditivas e vestibulares, outras especificadas e não especificadas*
Funções sensoriais adicionais (b250 a b279)	
b250 Função gustativa *b255 Função olfativa* *b260 Função proprioceptiva*	*b265 Função táctil* *b270 Funções sensoriais relacionadas com a temperatura e outros estímulos* *b279 Funções sensoriais adicionais, outras especificadas e não especificadas*
Dor (b280 a b289)	
b280 Sensação de dor *b289 Sensação de dor, outras especificadas e não especificadas*	*b298 Funções sensoriais e dor, outras especificadas* *b299 Funções sensoriais e dor, não especificadas*

Fig. 9.8. Funções do corpo – b.

Continua

FUNÇÕES DA VOZ E DA FALA – **b3**	
Voz e Fala (b310 a b399)	
b310 Funções da voz *b320 Funções da articulação* *b330 Funções da fluência e do ritmo da fala*	*b340 Funções de outras formas de vocalização* *b398 Funções da voz e da fala, outras especificadas* *b399 Funções da voz e da fala, não especificadas*
FUNÇÕES DO SISTEMA CARDIOVASCULAR, DOS SISTEMAS HEMATOLÓGICO E IMUNOLÓGICO E DO SISTEMA RESPIRATÓRIO – b4	
Funções do sistema cardiovascular (b410 a b429)	
b410 Funções cardíacas *b415 Funções dos vasos sanguíneos*	**b420 Funções da pressão arterial** *b429 Funções do sistema cardiovascular, outras especificadas e não especificadas*
Funções dos sistemas hematológico e imunológico (b430 a b439)	
b430 Funções do sistema hematológico **b435 Funções do sistema imunológico**	*b439 Funções dos sistemas hematológico e imunológico, outras especificadas e não especificadas*
Funções do sistema respiratório (b440 a b449)	
b440 Funções respiratórias *b445 Funções dos músculos respiratórios*	*b449 Funções do sistema respiratório, outras especificadas e não especificadas*
Funções e sensações adicionais dos sistemas cardiovascular e respiratório (b450 a b469)	
b450 Funções respiratórias adicionais *b455 Funções de tolerância ao exercício* *b460 Sensações associadas às funções cardiovasculares e respiratórias*	*b469 Funções e sensações adicionais dos sistemas cardiovascular e respiratório, outras especificadas e não especificadas* *b498 Funções do sistema cardiovascular, dos sistemas hematológico e imunológico e do sistema respiratório, outras especificadas* *b499 Funções do sistema cardiovascular, dos sistemas hematológico e imunológico e do sistema respiratório, não especificadas*
FUNÇÕES DOS SISTEMAS DIGESTIVO, METABÓLICO E ENDÓCRINO – b5	
Funções relacionadas ao sistema digestivo (b510 a b539)	
b510 Funções de ingestão **b515 Funções digestivas** *b520 Funções de assimilação* **b525 Funções de defecação**	**b530 Funções de manutenção do peso** *b535 Sensações associadas ao sistema digestivo* *b539 Funções relacionadas ao sistema digestivo, outras especificadas e não especificadas*
Funções relacionadas ao metabolismo e ao sistema endócrino (b540 a b559)	
b540 Funções metabólicas gerais *b545 Funções de equilíbrio hídrico, mineral e eletrolítico* *b550 Funções termoreguladoras* **b555 Funções das glândulas endócrinas**	*b559 Funções relacionadas aos sistemas metabólico e endócrino, outras especificadas e não especificadas* *b598 Funções dos sistemas digestivo, metabólico e endócrino, outras especificadas* *b599 Funções dos sistemas digestivos, metabólico e endócrino, não especificadas*
FUNÇÕES GENITURINÁRIAS E REPRODUTIVAS – b6	
Funções urinárias (b610 a b639)	
b610 Funções relacionadas à excreção urinária **b620 Funções urinárias**	*b630 Sensações associadas às funções urinárias* *b639 Funções urinárias, outras especificadas e não especificadas*
Funções genitais e reprodutivas (b640 a b679)	
b640 Funções sexuais *b650 Funções da menstruação* *b660 Funções de procriação* *b670 Sensações associadas às funções genitais e reprodutivas*	*b679 Funções genitais e reprodutivas, outras especificadas e não especificadas* *b698 Funções genitourinárias e reprodutivas, outras especificadas* *b699 Funções genitourinárias e reprodutivas, não especificadas*
FUNÇÕES NEUROMUSCULOESQUELÉTICAS E RELACIONADAS AO MOVIMENTO – b7	
Funções das articulações e dos ossos (b710 a b729)	
b710 Funções da mobilidade das articulações *b715 Funções da estabilidade das articulações* *b720 Funções da mobilidade óssea*	*b729 Funções das articulações e dos ossos, outras especificadas e não especificadas*
Funções musculares (b730 a b749)	
b730 Funções relacionadas à força muscular **b735 Funções relacionadas ao tônus muscular**	*b740 Funções de resistência muscular* *b749 Funções musculares, outras especificadas e não especificadas*

Continua

	Funções dos movimentos (b750 a b789)
b750 Funções relacionadas ao reflexo motor b755 Funções relacionadas aos reflexos de movimentos involuntários b760 Funções relacionadas ao controle dos movimentos voluntários **b765 Funções relacionadas aos movimentos involuntários** b770 Funções relacionadas ao padrão de marcha	b780 Sensações relacionadas aos músculos e funções de movimento b789 Funções do movimento, outras especificadas e não especificadas b798 Funções neuromusculoesqueléticas e relacionadas aos movimentos, outras especificadas b799 Funções neuromusculoesqueléticas e relacionadas aos movimentos, não especificadas
FUNÇÕES DA PELE E ESTRUTURAS RELACIONADAS – b8	
	Funções da pele (b810 a b849)
b810 Funções protetoras da pele b820 Funções reparadoras da pele b830 Outras funções da pele	b840 Sensação relacionada à pele b849 Funções da pele, outras especificadas e não especificadas
	Funções dos pelos e das unhas (b850 a b869)
b850 Funções dos pelos b860 Funções das unhas	b869 Funções dos pelos e das unhas, outras especificadas e não especificadas b898 Funções da pele e estruturas relacionadas, outras especificadas b899 Funções da pele e estruturas relacionadas, não especificadas

Obs: Destacados em negrito os domínios e unidades de classificação constantes do *Checklist* da CIF.
Fonte: Adaptado de WHO, 2001(WHO, 2011),OPS/OMS/CBCD, 2003(OPAS/OMS, 2003) e *Checklist* da CIF(OMS, s/d).

ESTRUTURAS DO SISTEMA NERVOSO – s1	
	Sistema nervoso (s110 a s199)
s110 Estrutura do cérebro **s120 Medula espinhal e estruturas relacionadas** s130 Estrutura das meninges s140 Estrutura do sistema nervoso simpático	s150 Estrutura do sistema nervoso parassimpático s198 Estrutura do sistema nervoso, outra especificada s199 Estrutura do sistema nervoso, não especificada
OLHO, OUVIDO E ESTRUTURAS RELACIONADAS – s2	
	Olho, ouvido e estruturas relacionadas (s210 a s299)
s210 Estrutura da cavidade ocular s220 Estrutura do globo ocular s230 Estruturas ao redor do olho s240 Estrutura do ouvido externo	s250 Estrutura do ouvido médio s260 Estrutura do ouvido interno s298 Olho, ouvido e estruturas relacionadas, outras especificadas s299 Olho, ouvido e estruturas relacionadas, não especificadas
ESTRUTURAS RELACIONADAS À VOZ E À FALA – s3	
	Estruturas relacionadas à voz e à fala (s310 a s399)
s310 Estrutura do nariz s320 Estrutura da boca s330 Estrutura da faringe	s340 Estrutura da laringe s398 Estruturas relacionadas à voz e à fala, outras especificadas s399 Estruturas relacionadas à voz e à fala, não especificadas
ESTRUTURAS DOS SISTEMAS CARDIOVASCULAR, IMUNOLÓGICO E RESPIRATÓRIO – s4	
	Estruturas dos Sistemas Cardiovascular, Imunológico e Respiratório (s410 a s499)
s410 Estrutura do sistema cardiovascular s420 Estrutura do sistema imunológico **s430 Estrutura do sistema respiratório**	s498 Estruturas dos sistemas cardiovascular, imunológico e respiratório, outras especificadas s499 Estruturas dos sistemas cardiovascular, imunológico e respiratório, não especificadas
ESTRUTURAS RELACIONADAS AOS SISTEMAS DIGESTIVO, METABÓLICO E ENDÓCRINO – s5	
	Sistemas digestivo, metabólico e endócrino (s510 a s599)
s510 Estrutura das glândulas salivares s520 Estrutura do esôfago s530 Estrutura do estômago s540 Estrutura do intestino s550 Estrutura do pâncreas s560 Estrutura do fígado	s570 Estrutura da vesícula e ductos biliares s580 Estrutura das glândulas endócrinas s598 Estruturas relacionadas aos sistemas digestivo, metabólico e endócrino, outras especificadas s599 Estruturas relacionadas aos sistemas digestivo, metabólico e endócrino, não especificadas

Fig. 9.9. Estruturas do corpo – s.

Continua

ESTRUTURAS RELACIONADAS AOS SISTEMAS GENITURINÁRIO E REPRODUTIVO – s6	
Sistemas geniturinário e reprodutivo (s610 a s699)	
s610 Estrutura do sistema urinário s620 Estrutura do assoalho pélvico **s630 Estrutura do sistema reprodutivo**	s698 Estruturas relacionadas aos sistemas geniturinário e reprodutivo, outras especificadas s699 Estruturas relacionadas aos sistemas geniturinário e reprodutivo, não especificadas
ESTRUTURAS RELACIONADAS AO MOVIMENTO – s7	
Estruturas relacionadas ao movimento (s710 a s799)	
s710 Estrutura da região da cabeça e do pescoço **s720 Estrutura da região do ombro** **s730 Estrutura da extremidade superior** **s740 Estrutura da região pélvica** **s750 Estrutura da extremidade inferior**	**s760 Estrutura do tronco** s770 Estruturas musculoesqueléticas adicionais relacionadas ao movimento s798 Estruturas relacionadas ao movimento, outras especificadas s799 Estruturas relacionadas ao movimento, não especificadas
PELE E ESTRUTURAS RELACIONADAS – s8	
Pele e estruturas relacionadas (s810 a s899)	
s810 Estrutura das áreas da pele s820 Estrutura das glândulas da pele s830 Estrutura das unhas	s840 Estrutura dos pelos s898 Pele e estruturas relacionadas, outras especificadas s899 Pele e estruturas relacionadas, não especificadas

Obs: Destacados em negrito os domínios e unidades de classificação constantes da *Checklist* da CIF.
Fonte: Adaptado de WHO, 2001 (WHO, 2011)OPS/OMS/CBCD, 2003 (OPAS/OMS, 2003) e *Checklist* da CIF(OMS, s/d).

APRENDIZAGEM E APLICAÇÃO DE CONHECIMENTOS – d1	
Experiências sensoriais intencionais (d110 a d129)	
d110 Observar **d115 Ouvir**	d120 Outras percepções sensoriais intencionais d129 Experiências sensoriais intencionais, outras especificadas e não especificadas
Aprendizado básico (d130 a d159)	
d130 Imitar d135 Ensaiar **d140 Aprender a ler** **d145 Aprender a escrever**	**d150 Aprender a calcular** d155 Aquisição de habilidades d159 Aprendizado básico, outro especificado e não especificado
Aplicação de conhecimento (d160 a d179)	
d160 Concentrar a atenção d163 Pensar d166 Ler d170 Escrever d172 Calcular	**d175 Resolver problemas** d177 Tomar decisões d179 Aplicação de conhecimento, outra especificada d198 Aprendizagem e aplicação de conhecimento, outros especificados d199 Aprendizagem e aplicação de conhecimento, não especificados
TAREFAS E DEMANDAS GERAIS – d2	
Tarefas e demandas gerais (d210 a d299)	
d210 Realizar uma única tarefa **d220 Realizar tarefas múltiplas** d230 Realizar a rotina diária	d240 Lidar com o estresse e outras demandas psicológicas d298 Tarefas e demandas gerais, outras especificadas d299 Tarefas e demandas gerais, não especificadas
COMUNICAÇÃO – d3	
Comunicação-recepção (d310 a d329)	
d310 Comunicação-recepção de mensagens orais **d315 Comunicação-recepção de mensagens não verbais**	d320 Comunicação-recepção de mensagens na linguagem de sinais convencionais d325 Comunicação-recepção de mensagens escritas d329 Comunicação-recepção, outras especificadas e não especificadas
Comunicação-produção (d330 a d349)	
d330 Fala **d335 Produção de mensagens não verbais**	d340 Produção de mensagens na linguagem formal dos sinais d345 Escrever mensagens d349 Comunicação-produção, outra especificada e não especificada

Fig. 9.10. Atividades e participação – d.

Continua

Conversação e utilização dos dispositivos e técnicas de comunicação (d350 a d369)

d350 Conversação *d355 Discussão* *d360 Utilização de dispositivos e técnicas de comunicação*	*d369 Conversação e utilização de dispositivos e técnicas de comunicação, outros especificados e não especificados* *d398 Comunicação, outra especificada* *d399 Comunicação, não especificada*

MOBILIDADE – d4

Mudança e manutenção da posição do corpo (d410 a d429)

d410 Mudar a posição básica do corpo *d415 Manter a posição do corpo* *d420 Transferir a própria posição*	*d429 Mudar e manter a posição do corpo, outras especificadas e não especificadas*

Carregar, mover e manusear objetos (d430 a d449)

d430 Levantar e carregar objetos *d435 Mover objetos com as extremidades inferiores* **d440 Uso fino da mão**	*d445 Uso da mão e do braço* *d449 Carregar, mover e manusear objetos, outro especificado e não especificado*

Andar e mover-se (d450 a d469)

d450 Andar *d455 Deslocar-se* *d460 Deslocar-se por diferentes locais*	**d465 Deslocar-se utilizando algum tipo de equipamento** *d469 Andar e mover-se, outros especificados e não especificados*

Deslocar-se utilizando transporte (d470 a d489)

d470 Utilização de transporte **d475 Dirigir** *d480 Montar animais para transporte*	*d489 Deslocar-se utilizando transporte, outros especificados e não especificados* *d498 Mobilidade, outra especificada* *d499 Mobilidade, não especificada*

CUIDADO PESSOAL – d5

Cuidado pessoal (d510 a d598)

d510 Lavar-se **d520 Cuidar das partes do corpo** **d530 Cuidados relacionados aos processos de excreção** **d540 Vestir-se** **d550 Comer**	**d560 Beber** **d570 Cuidar da própria saúde** *d598 Cuidados pessoais, outros especificados* *d599 Cuidados pessoais, não especificados*

VIDA DOMÉSTICA – d6

Aquisição do necessário para viver (d610 a d629)

d610 Aquisição de um lugar para morar **d620 Aquisição de bens e serviços**	*d629 Aquisição do necessário para viver, outro especificado e não especificado*

Tarefas domésticas (d630-d649)

d630 Preparação de refeições **d640 Realização de tarefas domésticas**	*d649 Tarefas domésticas, outras especificadas e não especificadas*

Cuidar dos objetos da casa e ajudar os outros (d650 a d669)

d650 Cuidar dos objetos da casa **d660 Ajudar os outros** *d669 Cuidar dos objetos domésticos e ajudar os outros, outros especificados e não especificados*	*d698 Vida doméstica, outra especificada* *d699 Vida doméstica, não especificada*

RELAÇÕES E INTERAÇÕES INTERPESSOAIS – d7

Interações interpessoais gerais (d710 a d729)

d710 Interações interpessoais básicas **d720 Interações interpessoais complexas**	*d729 Interações interpessoais gerais, outras especificadas e não especificadas*

Relações interpessoais particulares (d730 a d779)

d730 Relações com estranhos *d740 Relações formais* *d750 Relações sociais informais* *d760 Relações familiares* *d770 Relações íntimas*	*d779 Relações e interações interpessoais particulares, outras especificadas e não especificadas* *d798 Relações e interações interpessoais, outras especificadas* *d799 Relações e interações interpessoais, não especificadas*

Continua

ÁREAS PRINCIPAIS DA VIDA – **d8**	
Educação (d810 a d839)	
d810 Educação informal d815 Educação infantil **d820 Educação escolar**	d825 Treinamento profissional **d830 Educação superior** d839 Educação, outra especificada e não especificada
Trabalho e emprego (d840 a d859)	
d840 Estágio (preparação para o trabalho) d845 Conseguir, manter e sair de um emprego **d850 Trabalho remunerado**	d855 Trabalho não remunerado d859 Trabalho e emprego, outros especificados e não especificados
Vida econômica (d860 a d879)	
d860 Transações econômicas básicas d865 Transações econômicas complexas **d870 Autossuficiência econômica**	d879 Vida econômica, outra especificada e não especificada d898 Áreas principais da vida, outras especificadas d899 Áreas principais da vida, não especificadas
VIDA COMUNITÁRIA, SOCIAL E CÍVICA – **d9**	
Vida comunitária, social e cívica (d910 a d999)	
d910 Vida comunitária **d920 Recreação e lazer** **d930 Religião e espiritualidade** **d940 Direitos Humanos**	**d950 Vida política e cidadania** d998 Vida comunitária, social e cívica, outra especificada d999 Vida comunitária, social e cívica, não especificada

Obs: Destacados em negrito os domínios e unidades de classificação constantes do *Checklist* da CIF.
Destacadas as unidades de classificação "Educação" e "Trabalho e Emprego", pela relevância em saúde do trabalhador.
Fonte: Adaptado de WHO, 2001 (WHO, 2011), OPS/OMS/CBCD, 2003 (OPAS/OMS, 2003) e *Checklist* da CIF (OMS, s/d).

PRODUTOS E TECNOLOGIA – **e1**	
Produtos e tecnologia (e110 a e199)	
e110 Produtos ou substâncias para consumo pessoal **e115 Produtos e tecnologia para uso pessoal na vida diária** **e120 Produtos e tecnologia para mobilidade e transporte pessoal em ambientes internos e externos** **e125 Produtos e tecnologia para comunicação** e130 Produtos e tecnologia para educação e135 Produtos e tecnologia para o trabalho e140 Produtos e tecnologia para atividades culturais, recreativas e esportivas	e145 Produtos e tecnologias para a prática religiosa e vida espiritual **e150 Produtos e tecnologia usados em projeto, arquitetura e construção de edifícios para uso público** **e155 Produtos e tecnologia usados em projeto, arquitetura e construção de edifícios para uso privado** e160 Produtos e tecnologias relacionados ao uso e à exploração do solo e165 Bens e198 Produtos e tecnologia, outros especificados e199 Produtos e tecnologia, não especificados
AMBIENTE NATURAL E MUDANÇAS AMBIENTAIS FEITAS PELO SER HUMANO – **e2**	
Ambiente natural e mudanças ambientais feitas pelo ser humano (e210 a e299)	
e210 Geografia física e215 População e220 Flora e fauna **e225 Clima** e230 Desastres naturais e235 Desastres causados pelo homem **e240 Luz**	e245 Mudanças relacionadas ao tempo **e250 Som** e255 Vibração e260 Qualidade do ar e298 Ambiente natural e mudanças ambientais feitas pelo homem, outro especificado e299 Ambiente natural e mudanças ambientais feitas pelo homem, não especificado

Continua

Fig. 9.11. Fatores Ambientais – e.

APOIO E RELACIONAMENTOS – e3
Apoio e relacionamentos (e310 a e399)

e310 Família imediata e315 Outros parentes **e320 Amigos** **e325 Conhecidos, companheiros, colegas, vizinhos e membros de comunidade** **e330 Pessoas em posição de autoridade** e335 Pessoas em posições subordinadas	**e340 Cuidadores e assistentes pessoais** e345 Estranhos e350 Animais domesticados **e355 Profissionais de saúde** **e360 Outros profissionais** e398 Apoio e relacionamentos, outros especificados e399 Apoio e relacionamentos, não especificados

ATITUDES – e4
Atitudes (e410 a e499)

e410 Atitudes individuais de membros familiares imediatos e415 Atitudes individuais dos outros membros familiares **e420 Atitudes individuais dos amigos** e425 Atitudes individuais de conhecidos, companheiros, colegas, vizinhos e membros da comunidade e430 Atitudes individuais de pessoas em posições de autoridade e435 Atitudes individuais de pessoas em posições subordinadas	**e440 Atitudes individuais dos cuidadores e assistentes pessoais** e445 Atitudes individuais de estranhos **e450 Atitudes individuais dos profissionais da saúde** **e455 Atitudes individuais dos profissionais relacionados à saúde** **e460 Atitudes sociais** **e465 Normas, práticas e ideologias sociais** e498 Atitudes, outras especificadas e499 Atitudes, não especificadas

SERVIÇOS, SISTEMAS E POLÍTICAS – e5
Serviços, sistemas e políticas (e510 a e599)

e510 Serviços, sistemas e políticas para a produção de bens de consumo e515 Serviços, sistemas e políticas de arquitetura e construção e520 Serviços, sistemas e políticas de planejamento de espaços abertos **e525 Serviços, sistemas e políticas de habitação** e530 Serviços, sistemas e políticas dos serviços públicos **e535 Serviços, sistemas e políticas de comunicação** **e540 Serviços, sistemas e políticas de transporte** e545 Serviços, sistemas e políticas de proteção civil **e550 Serviços, sistemas e políticas legais**	e555 Serviços, sistemas e políticas de associações e organizações e560 Serviços, sistemas e políticas dos meios de comunicação e565 Serviços, sistemas e políticas econômicas **e570 Serviços, sistemas e políticas da Previdência Social** **e575 Serviços, sistemas e políticas de suporte social geral** **e580 Serviços, sistemas e políticas de saúde** **e585 Serviços, sistemas e políticas de educação e treinamento** **e590 Serviços, sistemas e políticas relacionados de trabalho e emprego** e595 Serviços, sistemas e políticas do sistema político e598 Serviços, sistemas e políticas, outros especificados e599 Serviços, sistemas e políticas, não especificados

Obs: Destacados em negrito os domínios e unidades de classificação constantes do *Checklist* da CIF.
Fonte: Adaptado de WHO, 2001(WHO, 2011), OPS/OMS/CBCD, 2003 (OPAS/OMS, 2003) e *Checklist* da CIF(OMS, 2011).

▶ CIF para crianças e jovens

As unidades de classificação relacionadas nos quadros anteriores, apesar de abrangentes, mostraram-se insuficientes para retratar as rápidas mudanças observadas nas duas primeiras décadas de vida, comprometendo as avaliações de crianças e adolescentes. Por essa razão, após consensos internacionais, a Organização Mundial de Saúde publicou, em 2007, a *"International Classification of Functioning, Disability and Health for Children and Youth (ICF–CY)"* (WHO, 2007), uma importante ferramenta para profissionais de saúde, educadores, pesquisadores, administradores, políticos e pais, para aferir e documentar de forma detalhada o desenvolvimento de crianças e jovens.

Recentemente, sua versão impressa em português (CIF-CJ, 2011), foi publicada pela EDUSP (OMS 2012), a partir de tradução realizada pelo CBCD, com participação da Faculdade de Psicologia e Ciências da Educação da Universidade do Porto e colaboração de profissionais da área de reabilitação e de desenvolvimento infantil no Brasil. Apesar de adicionadas para contemplar perfis de funcionalidade em crianças, muitas das categorias adicionais da CIF-CJ, compostas por códigos de terceiro e quarto níveis, podem ser usadas também para descrições em adultos ou idosos. Por exemplo, uma adolescente autista com 15 anos de idade, um adulto que sofreu traumatismo crânio-encefálico ou um idoso com doença de Alzheimer em evolução, podem ter alterações nos mesmos componentes e categorias acrescidas na versão da CIF-CJ, tais como: *"d57020 Controlar medicações e seguir aconselhamento de saúde"*; *"d571 Cuidar da própria segurança (evitar riscos que possam levar a lesão ou dano físico; evitar situações potencialmente perigosas, como usar fogo de modo inapropriado ou correr no tráfego)"*; *"d7106 Diferenciação de pessoas familiares (mostrar respostas diferenciadas a indivíduos, como ao buscar proximidade de uma pessoa familiar e diferenciá-la de estranhos)"*; *"d9103 Vida comunitária informal (envolver-se em reuniões comunais com outros em playgrounds, parques, cafés, praças e outros espaços públicos comuns)".*

De fato, uma plataforma de revisão, pelo Comitê de Atualização e Revisão para a CIF (*ICF Up-date and Revision Committee*), incorpora todos esses novos itens no que tange à funcionalidade, entendendo que muitos deles cobrem todas as idades (WHO/ICF *Up-date and Revision*, 2012).

Apesar de não ser objeto específico deste capítulo, recomenda-se que a CIF para crianças e jovens seja utilizada para a elaboração de todo e qualquer instrumento ou protocolo destinado a aferir as condições de vida e saúde de indivíduos até 20 anos, o que, no Brasil, em se tratando de saúde do trabalhador, envolve potencialmente o trabalho formal ou informal a partir de 16 anos, a condição de aprendiz e a exploração do trabalho infantil.

Esta nova classificação segue os mesmos princípios e fundamentos da CIF, inclusive quanto ao modo de codificação e atribuição de qualificadores, conforme anteriormente exposto.

▶ Checklist, core sets e outros protocolos elaborados com base na CIF

Além do *checklist* contendo a relação mínima de códigos sugeridos para aferir funcionalidade e incapacidade, têm sido desenvolvidos outros protocolos com base na CIF, com diferentes recortes, porém, sempre resguardando a concepção biopsicossocial interativa de seus componentes. Tanto o *checklist*, como grande parte dos protocolos, contêm um campo específico para a inserção de um ou mais qualificadores, conforme exemplificado na Fig. 9.12.

O caráter genérico do **checklist** pode ser um fator limitador em ambientes especiais. Se, por um lado, uma base comum é fundamental para garantir comparabilidade, por outro, a variabilidade pode ser necessária para capturar detalhes em grupos ou situações específicas. Assim, para atender às necessidades de áreas mais especializadas, a Organização Mundial de Saúde, através da *ICF Research Branch*, parceira do Centro Colaborador para a Família de Classificações Internacionais da OMS na Alemanha, tem colaborado com mais de 300 centros de estudo, em mais de 50 países, no sentido de implementar programas de pesquisa e o desenvolvimento dos **core sets** da CIF, entre outras ações (ICF Research Branch, 2012).

Neste sentido, foram ou estão sendo desenvolvidos **core sets** para atender a várias áreas de saúde: condições neurológicas, cardiopulmonares, musculoesqueléticas, pacientes geriátricos, artrite inflamatória aguda, lesão medular, dor crônica generalizada, lombalgia, osteoartrite, osteoporose, artrite reumatoide, doença cardíaca isquêmica crônica, *diabetes mellitus*, obesidade, doenças obstrutivas pulmonares, depressão, câncer de mama, acidente vascular encefálico, espondilite anquilosante, lúpus eritematoso sistêmico, esclerose múltipla, câncer de cabeça e pescoço, distúrbios do sono, problemas na mão, transtorno bipolar, traumatismo cerebral, doença inflamatória intestinal, amputação, perda auditiva e reabilitação profissional (ICF *Research Branch*, 2012).

Os **core sets** da CIF constituem-se, portanto, em protocolos validados em consensos internacionais, com representação multiprofissional, que sistematizam e priorizam conjuntos mínimos de códigos necessários para oferecer o máximo de informações necessárias para configurar funcionalidade e incapacidade em determinadas áreas da saúde, com vistas a garantir sistematização das observações e reprodutibilidade (IFC Research Branch, 2012; Riberto, 2011).

Vários estudos nacionais reportam a aplicação da CIF através de **core sets**, com destaque para casos de dor crônica generalizada (Riberto *et al.*, 2008), artrite reumatoide (Coenen *et al.*, 2006), lombalgia (Riberto *et al.*, 2011), LER/DORT (Lima *et al.*, 2008), diabetes (Fenley *et al.* 2009), incluindo proposta de **core set** para AIDS (Buchalla, Cavalheiro, 2008), entre outros.

CÓDIGO		QUALIFICADOR(ES)	
FUNÇÕES DO CORPO		*Único Qualificador*	
Ex: **b114**	Funções da orientação	0	
ESTRUTURAS DO CORPO		*1º Qualificador* Extensão da deficiência	*2º Qualificador* Natureza da alteração
Ex: **s120**	Medula espinal e estruturas relacionadas	3	7
ATIVIDADES E PARTICIPAÇÃO		*1º Qualificador* Desempenho	*2º Qualificador* Capacidade (s/auxílio)
Ex: **d850**	Trabalho remunerado	2	3
FATORES AMBIENTAIS		*Único Qualificador* (precedido por "." = barreira ou "+" = facilitador)	
Ex: **e110**	Produtos ou substâncias para consumo pessoal	3	

Fig. 9.12. Exemplos de diagramação de códigos e qualificadores

Fonte: Adaptado de *Checklist* da CIF(OMS,s/d).

A maior questão envolvendo os ***core sets*** é o fato de estarem relacionados a morbidades específicas.

Ao serem desenvolvidos instrumentos a partir de doenças e suas localizações, o foco pode estar direcionado mais para as doenças e suas consequências, do que para o impacto biopsicossocial nos indivíduos acometidos. Outro questionamento é o fato dos ***core sets*** terem sido desenvolvidos por especialistas e experiências de grupos de consensos, com mínimo envolvimento de terapeutas e, praticamente, nenhum envolvimento de usuários (McIntyre, Tempest, 2007).

Assim, uma das mais importantes críticas aos ***core sets*** seria o risco de se retroceder ao modelo médico da CIDID, ao utilizar a CIF como uma classificação específica de doenças, ao invés de uma classificação e modelo de funcionalidade mais abrangentes (McIntyre, Tempest, 2007).

Independentemente da proposta do ***checklist*** e ***core sets***, o que se tem observado com a ampla utilização da CIF, como fundamento de estudos e protocolos de avaliação nas mais variadas áreas do conhecimento, é uma dificuldade em relação aos pontos de corte percentuais propostos por seus qualificadores, com potencial subjetividade no momento da aplicação, na dependência do entendimento de cada observador. O qualificador grave, por exemplo, compreende uma faixa bastante ampla, variando de 50% a 95% de comprometimento. Assim, alguns estudos e modelos baseados na CIF têm adotado conjuntamente outras escalas de referência.

Neste sentido, estudo desenvolvido por González (2004) comparou **índices** e escalas utilizados para valoração e gradação de dependência a partir da aplicação da CIF, com vistas a uma unificação de critérios de valoração e classificação. Nele o autor apresenta várias escalas e índices, ordenados de acordo com o número de itens utilizados para valorar o grau de dependência, conforme listados a seguir:

1. Índice AVD de RUG-III (4 itens).
2. Escala de incapacidade da Cruz Roja (4 itens).
3. Índice de Katz (6 itens).
4. De variáveis ilustrativas AGGIR (7 itens).
5. Índice de Lawton (8 itens).
6. Índice de Norton (9 itens).
7. Escala Kuntzman/Sakontzen (9 itens).
8. Escala Índice de Barthel (10 itens).
9. Índice de Karnofsky (10 itens).
10. Escala de variáveis discriminantes AGGIR (10 itens).
11. Índice AVD + classificação clínica de RUG-III (11 itens).
12. Indicador de Autonomia da DFG (15 itens).
13. Índice de Barthel + Índice de Lawton (16 itens).
14. Variáveis discriminantes + variáveis ilustrativas AGGIR (17 itens).
15. Índice de Kenny (17 itens).
16. Medida de Independência Funcional (MIF) (18 itens).
17. Barema de Necessidade de Residência de Alava (22 itens).
18. Perfil de Autonomia Melennec (32 itens).
19. Escala de Estado de Disfunção Ampliada de Kurtzke (36 itens).
20. Barema de necessidade de Ajuda de Terceira Pessoa (ATP)(40 itens).
21. Método PLAISIR (99 itens).
22. Conjunto Mínimo de Dados de RAI (100 itens).
23. Escala de Avaliação Adaptativa (EVALCAD) (200 itens).

Este capítulo não tem a pretensão de detalhar qualquer desses índices ou escalas, mas vale destacar que a utilização concomitante de alguns deles com a CIF pode auxiliar na atribuição dos qualificadores do componente Atividades e Participação, de modo mais uniforme.

▶ Principais aplicações da CIF

A CIF é uma classificação destinada a atender várias disciplinas e setores, com múltiplas finalidades, dentre as quais, proporcionar uma base científica para a compreensão, estudo e comparabilidade de todas as condições relacionadas à saúde e seus determinantes, a partir de uma linguagem comum que facilite a comunicação entre profissionais, gestores, pesquisadores, serviços, políticos e pessoas com deficiência, além de permitir uma codificação compatível com sistemas informatizados. Suas principais aplicações podem ser assim sistematizadas (WHO, 2011; OPAS/OMS, 2003; OMS/CBCD, 2004).

- avaliação da funcionalidade humana;
- auxílio no planejamento e avaliação da eficácia de tratamentos e intervenções em saúde;
- proposição de uma linguagem comum, universal, que facilite a comunicação entre profissionais e serviços de saúde ou afins;
- utilização, como ferramenta pedagógica, para fins educativos e de formação;
- planejamento e desenvolvimento de recursos, com vistas à melhoria da qualidade dos serviços;
- gestão e avaliação de resultados;
- gestão de modelos que integram a prestação de cuidados de saúde, considerando a relação custo x eficácia;
- estabelecimento de critérios de elegibilidade para acesso a benefícios de amparo social, pensões, compensações laborais, seguros e outros;
- avaliação das necessidades de pessoas que apresentam limitações para o exercício de atividades e restrições à participação social;
- avaliação do meio ambiente no que se refere à acessibilidade, identificação de facilitadores e de barreiras ambientais, necessidades de intervenção e modificações implementadas;

- formulação e desenvolvimento de políticas, legislações, regulamentos e diretrizes que contribuam para a elevação da funcionalidade dos indivíduos;
- implementação de políticas de proteção social, emprego, educação, habitação, transporte comum ou adaptado, acesso a tecnologias de apoio, entre outras, com instituição de regulamentos para acesso e critérios de elegibilidade;
- aferição do impacto econômico de limitações funcionais em comparação com custos decorrentes da modificação e alteração do meio ambiente e outras medidas implementadas;
- investigação interdisciplinar da funcionalidade humana, com comparação de resultados;
- desenvolvimento de instrumentos de avaliação e classificação universalmente aplicáveis;
- estudos de intervenção médica, de reabilitação e/ou ambiental que otimizem a funcionalidade dos indivíduos com limitações de atividades e restrição da participação,
- entre outras.

Aplicações da CIF na saúde do trabalhador

São inúmeras as possibilidades, considerando ser a CIF uma classificação de uso universal, destinada a dimensionar as potencialidades humanas, no que se refere à execução de atividades e participação social, na dependência de suas características pessoais e das barreiras e facilitadores oferecidos pelo meio em que vive. A interação desse conjunto irá configurar o grau de incapacidade e/ou funcionalidade experimentada por cada indivíduo.

Na versão em português da CIF, o termo que se opõe à Incapacidade é Funcionalidade e não Capacidade.

Capacidade, conforme definido anteriormente neste capítulo, é um dos qualificadores do componente Atividades e Participação, tal qual o termo Desempenho. Ambos aferem o grau de dificuldade para a execução de atividades e participação social, variando de nenhuma (0) a completa (4), estando o indivíduo em seu ambiente habitual (desempenho) ou em um ambiente padrão (capacidade).

Incapacidade, por sua vez, foi traduzida com uma conotação mais ampla, pois denota os aspectos negativos da interação entre um indivíduo com dada condição de saúde e seus fatores contextuais, representados pelos fatores ambientais (facilitadores e barreiras) e fatores pessoais. O oposto está representado pela Funcionalidade, com a mesma conotação, porém denotando os aspectos positivos dessa interação.

A CIF permite, portanto, que qualquer indivíduo transite por uma linha imaginária no exercício de alguma atividade ou participação social, ora tendendo para a incapacidade, ora para a funcionalidade, na dependência não só de sua condição de saúde, de suas características pessoais e do que o meio lhe oferece ou deixa de oferecer.

Em saúde do trabalhador, há anos utilizam-se vários desses termos e conceitos, porém sem que muitos profissionais envolvidos tenham consciência exata da dimensão de seus significados e, sobretudo, possam utilizar formas de registro codificadas que permitam o processamento facilitado, análise dos dados e adoção de medidas de intervenção e controle neles baseados.

Na legislação trabalhista, a Consolidação das Leis do Trabalho (Brasil, 1943) e a Norma Regulamentadora nº 7 – Programa de Controle Médico de Saúde Ocupacional (Brasil, 1978), referem-se a termos como: "avaliação de incapacidade", "capacidade ou aptidão física e mental", "incapacidade para o trabalho", "capacidade profissional", "capacidade de trabalho", "capacidade para votar", "aptidão ou inaptidão para o trabalho", "apto ou inapto para a função específica", "capacidade técnica", porém não definem qualquer deles.

A legislação previdenciária, representada pela Lei nº 8.213/1991 (Brasil, 1991), Decreto nº 3.408/99 (Brasil, 1999b) e Instrução Normativa INSS/PRES nº 45/2010 (Brasil. INSS, 2010), utiliza um número maior de termos, porém também não os define como, por exemplo: "absoluta ou relativamente incapaz", "avaliação de incapacidade", "benefício por incapacidade", "capacidade", "capacidade auditiva", "capacidade funcional", "capacidade funcional de membros", "capacidade funcional respiratória", "capacidade jurídica", "capacidade laborativa", "capacidade para o trabalho", "capacitação", "capacitado profissionalmente", "capacitar", "certificado de capacidade", "civilmente incapaz", "condição de incapacidade", "data do início da incapacidade", "incapacidade", "incapacidade laborativa", "incapacidade para o trabalho", "incapacidade física ou técnica", "incapacidade permanente", "incapacidade temporária", "incapacidade total e definitiva para o trabalho", "incapacitado parcial ou totalmente para o trabalho", "incapacitante", "incapacitar", "incapaz", "motivo de incapacidade", "competência funcional", "complementação de funcionalidade", "danos funcionais", "perturbação funcional" e "transtornos funcionais".

Algumas dessas definições constam de referências da Previdência Social, que se seguiram à publicação da CIDID (WHO/ICIDH, 2012; OMS, 1989), pela Organização Mundial de Saúde, na década de 80. Posteriormente a Orientação Interna INSS/DIRBEN nº 73, de 31.10.2002, aprovou o Manual Técnico de Perícia Médica da Previdência Social, no qual vários termos foram claramente definidos e, portanto, é mencionada e até reproduzida na íntegra na rede mundial de computadores. Ocorre que, por ser um ato normativo interno da instituição, publicado exclusivamente em boletim de serviço e de circulação restrita, não cabe referenciá-lo, apesar de o mesmo ter constado como bibliografia básica de concurso público promovido pelo próprio órgão. Mais recentemente, no entanto, portaria do Ministério do Planejamento, Orçamento e Gestão aprovou o Manual de Perícia Oficial em Saúde do Servidor Público Federal (Brasil, Ministério do Planejamento, Orçamento e Gestão, 2010), publicado em Diário Oficial da União em 2010 e, portanto, referenciado neste capítulo, que reproduz a definição dos mesmos termos, embora ainda na concepção do antigo modelo biomédico da CIDID, conforme reproduzido abaixo:

"[...]
Capacidade Laborativa:
É a condição física e mental para o exercício de atividade produtiva.

É a expressão utilizada para habilitar o examinado a desempenhar as atividades inerentes ao cargo, função ou emprego.

O indivíduo é considerado capaz para exercer uma determinada atividade ou ocupação quando reúne as condições morfopsicofisiológicas compatíveis com o seu pleno desempenho.

A capacidade laborativa não implica ausência de doença ou lesão. Na avaliação da capacidade deve ser considerada a repercussão da doença ou lesão no desempenho das atividades laborais.

Incapacidade Laborativa
É a impossibilidade de desempenhar as atribuições definidas para os cargos, funções ou empregos, decorrente de alterações patológicas consequentes a doenças ou acidentes.

A avaliação da incapacidade deve considerar o agravamento da doença, bem como o risco à vida do servidor ou de terceiros, que a continuação do trabalho possa acarretar.

O conceito de incapacidade deve compreender em sua análise os seguintes parâmetros: o grau, a duração e a abrangência da tarefa desempenhada.

1 • Quanto ao grau: a incapacidade laborativa pode ser parcial ou total [...]

2 • Quanto à duração: a incapacidade laborativa pode ser temporária ou permanente [...]

3 • Quanto à abrangência profissional: a incapacidade laborativa pode ser classificada como: uniprofissional [...], multiprofissional [...], omniprofissional [...].

A presença de uma doença, por si só, não significa a existência de incapacidade laborativa. O que importa na análise do perito oficial em saúde é a repercussão da doença no desempenho das atribuições do cargo.

Doença Incapacitante
É a enfermidade que produz incapacidade para desempenhar as tarefas da vida diária e as atividades laborais do ser humano.

A doença incapacitante pode ser passível de tratamento e controle com recuperação total ou parcial da capacidade laborativa, não resultando obrigatoriamente em invalidez.

Atividades da Vida Diária
Atividades da Vida Diária – AVD são as tarefas pessoais, concernentes aos autocuidados, e também a outras habilidades pertinentes ao cotidiano de qualquer pessoa. São consideradas – AVD:

1. *autocuidados: escovar os dentes, pentear os cabelos, vestir-se, tomar banho, calçar sapatos, alimentar-se, beber água, fazer uso do vaso sanitário, dentre outros;*
2. *tarefas diárias: cozinhar, lavar louça, lavar roupa, arrumar a cama, varrer a casa, passar roupas, usar o telefone, escrever, manipular livros, sentar-se na cama, transferir-se de um lugar ao outro, dentre outras.*

Invalidez
No âmbito da Administração Pública Federal, entende-se por invalidez do servidor a incapacidade total, permanente e omniprofissional para o desempenho das atribuições do cargo, função ou emprego.

Considera-se também invalidez quando o desempenho das atividades acarreta risco à vida do servidor ou de terceiros, o agravamento da sua doença, ou quando a produtividade do servidor não atender ao mínimo exigido para as atribuições do cargo, função ou emprego.

Considera-se inválido o dependente ou pessoa designada quando constatada a incapacidade de prover seu próprio sustento, em consequência de doença ou lesão.

Deficiência
É a perda parcial ou total, bem como ausência ou anormalidade de uma estrutura ou função psicológica, fisiológica ou anatômica, que gere limitação ou incapacidade parcial para o desempenho de atividade, dentro do padrão considerado normal para o ser humano.

A deficiência pode ser enquadrada nas seguintes categorias: física, auditiva, visual, mental e múltipla".

As definições acima, ainda baseadas no modelo linear da CIDID, apesar de publicadas recentemente, estão fora do atual modelo dinâmico e interativo proposto pela CIF, no qual a funcionalidade se contrapõe à incapacidade, numa perspectiva de interação positiva, seja por parte do indivíduo, como do meio que o cerca.

Este é o grande desafio para o campo da saúde do trabalhador: como introduzir integralmente a concepção da CIF na legislação trabalhista e previdenciária?

A saúde do trabalhador, com seu amplo espectro de abrangência, da prevenção primária à assistência em vários níveis e à reabilitação, é um dos mais promissores e potenciais campos de aplicação da CIF, com interesse para várias áreas profissionais e especialidades.

Na atividade médica, por exemplo, a avaliação de incapacidade laborativa e invalidez pela área pericial previdenciária e judicial, os atestados de saúde ocupacional em atendimento aos exames previstos pela Norma Regulamentadora nº 7 pelos médicos do trabalho, a reabilitação física e funcional envolvendo várias áreas profissionais são alguns exemplos básicos, mas, por si só, de enorme dimensão.

Isoladamente, vários estudos em saúde do trabalhador têm sido desenvolvidos no país, tendo os princípios da CIF como foco das discussões. Dentre esses, destacam-se estudos na área de Audiologia (Morettin, Bevilacqua, Cardoso, 2008), experiências de Centros de Referência em Saúde do Trabalhador (Toldrá *et al.*, 2010), reabilitação profissional (Simonelli *et al.*, 2010; Maeno, Vilela, 2010), entre outros.

Uma das medidas de proteção ao trabalhador bastante difundida e discutida é a chamada Lei de Cotas. Trata-se da Lei nº 8.213/91 (Brasil, 1991), que dispõe sobre o plano de benefício da Previdência Social que, em seu artigo 93, estabelece a reserva de vagas para beneficiários reabilitados pelo órgão e também para pessoas com deficiência habilitadas:

> "Art. 93. A empresa com 100 (cem) ou mais empregados está obrigada a preencher de 2% (dois por cento) a 5% (cinco por cento) dos seus cargos com beneficiários reabilitados ou pessoas portadoras de deficiência, habilitadas, na seguinte proporção:
> I – até 200 empregados 2%;
> II – de 201 a 500 .... 3%;
> III – de 501 a 1.000. .... 4%;
> IV – de 1.001 em diante.. .5%.
>
> § 1º A dispensa de trabalhador reabilitado ou de deficiente habilitado ao final de contrato por prazo determinado de mais de 90 (noventa) dias, e a imotivada, no contrato por prazo indeterminado, só poderá ocorrer após a contratação de substituto de condição semelhante. [...]"

A regulamentação dessa previsão legal foi dada pelo art. 141 do Decreto 3.048/1999 (Brasil, 1999b), no que se refere a beneficiários reabilitados pelo órgão, e pelo Decreto 3.298/1999, que trata da integração e proteção de pessoas com deficiência.

A fiscalização do cumprimento por parte dos empregadores está a cargo do Ministério do Trabalho e Emprego, cujo ato normativo mais recente sobre a matéria é a Instrução Normativa MTE/SIT nº 98, de 15.8.2012 (Brasil, Ministério do Trabalho e Emprego, 2012).

A efetividade da proteção pretendida pela reserva de vagas no mercado de trabalho é tema discutido por vários autores (Ribeiro, 2012; Leite, 2011; Araújo, Ferraz, 2010; Maeno *et al.*, 2009; Abreu, 2009; Toldrá, 2009), abordando o processo histórico de exclusão/inclusão de pessoas com deficiência, discriminação negativa restringindo o acesso, discriminação positiva com vistas à identificação e desenvolvimento de potencialidades, garantia de acessibilidade, qualificação profissional, necessidade da adequação da legislação, entre outras questões.

O mesmo raciocínio é passível de aplicação aos trabalhadores como um todo, a começar pelos reabilitados pela Previdência Social que concorrem com as pessoas com deficiência à mesma reserva de vagas. Ao se considerar o binômio incapacidade/funcionalidade, não há como ter dois pesos e duas medidas, ou seja, de um lado pessoas com deficiência superando suas dificuldades e buscando a inclusão no mercado de trabalho e do outro, indivíduos passíveis de reabilitação e/ou reinserção profissional, sendo levados à aposentadoria precoce ou a retornar ao trabalho sem as devidas condições, por não terem sido adequadamente enfrentadas as limitações e restrições impostas pelas alterações corpóreas remanescentes, os fatores pessoais e, sobretudo, os fatores ambientais envolvidos. Ressalte-se que o processo de habilitação/reabilitação profissional depende diretamente de um fator pessoal, não qualificado, mas considerado pela CIF, que é o nível instrucional. Neste sentido, a elevação de escolaridade configura-se como uma das principais iniciativas, que permite abrir o leque de opções, tanto para indivíduos reabilitados, como pessoas com deficiência habilitadas.

Conforme enfatizado por Maeno, Takahashi e Lima (2009),

> "a CIF propõe um modelo de funcionalidade e de incapacidade que tem em seu centro a atividade humana no seu cotidiano e no mundo real, o que exige uma ampliação de recursos, sistemas, objetivos e resultados terapêuticos. Há uma mudança do foco, da incapacidade para a funcionalidade, do contexto da deficiência e do que não é possível ser realizado, para a perspectiva da saúde, das possibilidades, a partir da aceitação da diferença e da intervenção não só no doente e na doença, mas na interação doente-contexto sócio-cultural".

Esta mudança de paradigmas proposta pela CIF traduz sua principal aplicação em Saúde do Trabalhador, abrangendo indistintamente todos os indivíduos, e não só pessoas com deficiência.

▶ Principais benefícios e ações afirmativas voltadas para pessoas com deficiência no Brasil

- Benefício de Prestação Continuada da Assistência Social – BPC (Brasil, 2007a; Brasil, 1993; Pereira *et al*, 2008).
- Reserva de vagas no mercado de trabalho (Brasil, 1999a; Brasil, 2004; Pereira *et al.*, 2008).
- Reserva de vagas em concurso público (Brasil, 1999a; Brasil, 2004; Pereira *et al.*, 2008).
- Isenção de imposto de renda nos proventos, decorrentes de aposentadoria ou reforma, de indivíduos com AIDS, alienação mental, cardiopatia grave, cegueira, contaminação por radiação, doença de Paget em estados avançados (osteíte deformante), doença de Parkinson, esclerose múltipla, espondiloartrose anquilosante, fibrose cística (mucoviscidose), hanseníase, nefropatia grave, hepatopatia grave (a partir de 01/01/2005), neoplasia maligna, paralisia irreversível e incapacitante, tuberculose ativa, ou, em casos de pensão por morte, quando o beneficiário apresentar qualquer das condições mencionadas (Pereira *et al.*, 2008; Brasil. Receita Federal, 2012a).

- Isenção de imposto de renda sobre pensão especial mensal, vitalícia e intransferível, e outros valores recebidos por pessoas com Síndrome da Talidomida, incluindo, a partir de 1º de janeiro de 2010, também os valores decorrentes da indenização por dano moral (Pereira *et al.*, 2008; Brasil. Receita Federal, 2012b).
- Dedução de despesas com instrução de dependentes com deficiência física ou mental paga a entidades de assistência específica e mediante laudo médico (Pereira *et al.*, 2008; Brasil. Secretaria da Receita Federal, 2001).
- Isenção de ICMS – Imposto Sobre a Circulação de Mercadorias e Serviços, IPI – Imposto Sobre Produtos Industrializados, IOF – Imposto Sobre Operações Financeiras e IPVA – Imposto Sobre a Propriedade de Veículos Automotores para veículos adaptados (Pereira *et al.*, 2008; Brasil, Conselho Nacional de Política Fazendária, 2012; Brasil, Receita Federal, 2012c; Sicorde, s/d).
- Gratuidade em transporte coletivo (Pereira *et al.*, 2008; Bevervanço, 2008; Pires, 2009), entre outros.

A elegibilidade para a maioria dessas ações afirmativas tem sido pautada nos critérios estabelecidos pelo Decreto nº 3.298/1999 (Brasil, 1999a), que trata da integração e proteção das pessoas com deficiência, com alterações efetuadas pelo Decreto nº 5.296, de 2.12.2004 (Brasil, 2004), que trata da prioridade de atendimento e acessibilidade, ambos ainda vigentes, mas com conotação essencialmente biomédica, fundamentados ainda na CIDID, precursora da CIF, conforme reproduzidos abaixo:

"[...]
Art. 3º Para os efeitos deste Decreto, considera-se:
*I – **deficiência** – toda perda ou anormalidade de uma estrutura ou função psicológica, fisiológica ou anatômica que gere incapacidade para o desempenho de atividade, dentro do padrão considerado normal para o ser humano;*
*II – **deficiência permanente** – aquela que ocorreu ou se estabilizou durante um período de tempo suficiente para não permitir recuperação ou ter probabilidade de que se altere, apesar de novos tratamentos; e*
*III – **incapacidade** – uma redução efetiva e acentuada da capacidade de integração social, com necessidade de equipamentos, adaptações, meios ou recursos especiais para que a pessoa portadora de deficiência possa receber ou transmitir informações necessárias ao seu bem-estar pessoal e ao desempenho de função ou atividade a ser exercida.*
Art. 4º É considerada pessoa portadora de deficiência a que se enquadra nas seguintes categorias:
*I - **deficiência física** - alteração completa ou parcial de um ou mais segmentos do corpo humano, acarretando o comprometimento da função física, apresentando-se sob a forma de paraplegia, paraparesia, monoplegia, monoparesia, tetraplegia, tetraparesia, triplegia, triparesia, hemiplegia, hemiparesia, ostomia, amputação ou ausência de membro, paralisia cerebral, nanismo, membros com deformidade congênita ou adquirida, exceto as deformidades estéticas e as que não produzam dificuldades para o desempenho de funções; (**Redação dada pelo Decreto nº 5.296, de 2004**);*
*II - **deficiência auditiva** - perda bilateral, parcial ou total, de quarenta e um decibéis (dB) ou mais, aferida por audiograma nas frequências de 500HZ, 1.000HZ, 2.000Hz e 3.000Hz (**Redação dada pelo Decreto nº 5.296, de 2004**);*
*III - **deficiência visual** - cegueira, na qual a acuidade visual é igual ou menor que 0,05 no melhor olho, com a melhor correção ótica; a baixa visão, que significa acuidade visual entre 0,3 e 0,05 no melhor olho, com a melhor correção ótica; os casos nos quais a somatória da medida do campo visual em ambos os olhos for igual ou menor que 60º; ou a ocorrência simultânea de quaisquer das condições anteriores (**Redação dada pelo Decreto nº 5.296, de 2004**);*
*IV - **deficiência mental** – funcionamento intelectual significativamente inferior à média, com manifestação antes dos dezoito anos e limitações associadas a duas ou mais áreas de habilidades adaptativas, tais como:*
a) comunicação;
b) cuidado pessoal;
c) habilidades sociais;
*d) utilização dos recursos da comunidade (**Redação dada pelo Decreto nº 5.296, de 2004**);*
e) saúde e segurança;
f) habilidades acadêmicas;
g) lazer; e
h) trabalho.

*V - **deficiência múltipla** – associação de duas ou mais deficiências.*
[...]"

Entre as ações afirmativas referidas anteriormente, destaca-se o Benefício de Prestação Continuada da Assistência Social – BPC/LOAS (Brasil, Ministério do Desenvolvimento Social e Combate à Fome, 2007), voltado para idosos e pessoas com deficiência com renda per capita familiar inferior a ¼ de salário mínimo, que introduziu a CIF no ordenamento jurídico brasileiro, a partir da publicação do Decreto nº 6.214/2007 (Brasil, 2007) e, posteriormente, pelas leis nº 12.435/2011 e nº 12.470/2011, que alteraram o texto básico da lei nº 8.742/1993 – Lei Orgânica da Assistência Social (Brasil, 1993).

O BPC é um importante exemplo de aplicação da CIF no país, em escala ampliada, considerando serem atendidas, de acordo com o Ministério do Desenvolvimento Social e

Combate à Fome (MSD) e Ministério da Previdência Social (MPS) *"mais de 1 milhão e 300 mil pessoas com deficiência, mediante o pagamento de uma renda mensal no valor de um salário mínimo. Segundo nota técnica da Secretaria Nacional do MDS, registra, em média, o ingresso anual de 89 mil novos beneficiários [...]"* (Brasil, Ministério do Desenvolvimento Social e Combate à Fome, 2007).

Em essência, a avaliação social e médico-pericial para acesso ao BPC substituíram os antigos critérios de elegibilidade pautados em modelo biomédico, por critérios baseados no modelo biopsicossocial da CIF, com seleção de várias unidades de classificação de seus domínios e componentes e adaptação da sistemática por ela proposta para atribuição de qualificadores (Brasil. Ministério do Desenvolvimento Social e Combate à Fome, 2011).

A inovação na avaliação para acesso ao BPC, introduzida pelo Decreto 6.214/2007, motivou a formação de um grupo de trabalho interministerial (Brasil, 2007b), no mesmo ano de sua publicação, destinado a propor um modelo único de classificação e valoração das deficiências no país. As conclusões desse estudo apontaram também para o modelo biopsicossocial da CIF, como norteador para a elaboração de instrumentos de avaliação destinados à elegibilidade para as diferentes ações afirmativas (Di Nubila *et al.*, 2011), em alinhamento com a Convenção sobre os Direitos das Pessoas com Deficiência (UN, 2006; Brasil, 2008; Brasil, 2009). Mais recentemente, em prosseguimento a essa proposta, novo grupo de trabalho (IETS, s/d), sob a coordenação do Instituto de Estudos do Trabalho e Sociedade, elaborou o "Instrumento de classificação do grau de funcionalidade de pessoas com deficiência para cidadãos brasileiros" (IETS, 2012), apresentado recentemente à sociedade, devendo entrar em processo de validação, para futura adoção pelo país.

A uniformização de critérios de elegibilidade é uma necessidade premente. Segundo o censo do IBGE 2010, as pessoas com deficiência representam 23,91% da população brasileira, o que corresponde a 45,6 milhões de indivíduos (Brasil. Secretaria de Direitos Humanos, s/d). Focando esse universo de cidadãos, o governo federal lançou em 2011 o Viver sem Limite – Plano Nacional dos Direitos da Pessoa com Deficiência (Brasil, 2011). As ações afirmativas desse plano estão articuladas em quatro eixos temáticos: 1- Acesso à educação – envolve a implantação das salas de recursos multifuncionais, escola acessível, transporte escolar acessível (*Programa Caminho da Escola*), Pronatec, acessibilidade na educação superior (*Incluir*), educação bilíngue (*Formação de professores e tradutores-intérpretes em Língua Brasileira de Sinais – Libras*) e BPC na Escola; 2- Atenção à saúde – identificação e intervenção precoce de deficiências, diretrizes terapêuticas, centros especializados de habilitação e reabilitação, transporte para acesso à saúde, oficinas ortopédicas e ampliação da oferta de órteses, próteses e meios auxiliares de locomoção (*OPM*) e atenção odontológica às pessoas com deficiência; 3- Inclusão Social – programa BPC no trabalho, implantação de residências inclusivas e implantação de serviços em Centro-Dia de Referência para pessoas com deficiência; 4- Acessibilidade – Programa Minha Casa, Minha Vida, centros tecnológicos cães-guia, programa nacional de tecnologia assistiva e crédito facilitado para aquisição de produtos de tecnologia assistiva (Brasil, Secretaria de Direitos Humanos, s/d).

Não só o Brasil, mas também vários países têm instituído ao longo dos anos políticas de proteção às pessoas com deficiência. Dentre esses, destacam-se a Espanha (González, 2004), o México (Consejo Nacional para las Personas con Discapacidad, 2009), Chile (Gobierno de Chile. Ministerio de Salud, 2009), Austrália (Madden *et al.*, 2011), Irlanda (Good, 2011), Itália (Francescutti *et al.*, 2011), entre outros, com programas consolidados ou em implementação. São modelos distintos, que se assemelham por utilizarem fundamentos e princípios da CIF, embora difiram quanto aos critérios finais de elegibilidade.

Aplicações da CIF no envelhecimento

Tudo o que se abordou até o momento sobre a CIF, aplica-se também ao processo de envelhecimento humano, que envolve redução de funcionalidades e, muitas vezes, dependência de terceiros. Batista *et al* (2008) ressaltam, no entanto, que "... *a dependência não equivale à velhice. Embora um número considerável de pessoas dependentes seja idosa, a dependência é uma condição específica que pode ou não se associar ao processo de envelhecimento. O conceito de "envelhecimento ativo", promovido pela OMS e adotado recentemente pelo Brasil, contribui para esclarecer as fronteiras entre ambos fenômenos. Ao propor um olhar assentado na autonomia e na plena participação das pessoas idosas, tal conceito permite a configuração de uma imagem positiva do idoso, que se contrapõe à visão tradicional que naturaliza a relação entre envelhecimento e apatia, decadência, isolamento ou doença".*

Areosa e Areosa (2008), ao abordarem os desafios a serem enfrentados em relação ao envelhecimento e dependência, destacam a importância do Censo 2000 ter introduzido nova forma de registrar informações sobre deficiência no país, ao incluir perguntas com foco em atividades, de acordo com CIF. Os autores enfatizam a importância de o país atualizar seus dados sobre o envelhecimento populacional e deficiência e aumentar estudos sobre dependência, a exemplo de outros países, tais como Espanha e França.

A Convenção sobre os Direitos das Pessoas com Deficiência

A Convenção, ocorrida em Nova Iorque em 2006 (UN, 2006), teve seu protocolo facultativo assinado pelo Brasil em 2007, ambos aprovados, com *status* de emenda constitucional, pelo Decreto Legislativo nº 186/2008 (Brasil, 2008) e promulgados pelo Decreto nº 6.949/2009 (Brasil, 2009).

Configura-se em um marco histórico para o movimento das pessoas com deficiência e tem como princípios gerais (Brasil, 2008; Brasil, 2009):

- O respeito pela dignidade inerente, a autonomia individual, inclusive a liberdade de fazer as próprias escolhas, e a independência das pessoas.
- A não discriminação.
- A plena e efetiva participação e inclusão na sociedade.
- O respeito pela diferença e pela aceitação das pessoas com deficiência como parte da diversidade humana e da humanidade.
- A igualdade de oportunidades.
- A acessibilidade.
- A igualdade entre o homem e a mulher.
- O respeito pelo desenvolvimento das capacidades das crianças com deficiência e pelo direito das crianças com deficiência de preservar sua identidade.

Neste sentido, os países signatários assumem uma série de compromissos, com vistas a assegurar direitos às pessoas com deficiência, em igualdade de condições com as demais pessoas.

O texto original da Convenção (UN, 2006), em inglês, não faz referência expressa à CIF, mas utiliza os termos *"disability"* e *"impairment"* sem conflitos com os conceitos adotados na classificação. No entanto, a tradução para o português (Brasil, 2008; Brasil, 2009) ressaltou algumas divergências de entendimentos dos termos no idioma.

Assim, o que a CIF chama de incapacidade, a Convenção passou a chamar deficiência, ambas com a mesma concepção biopsicossocial, dinâmica e interativa, referindo-se ao termo *disability*.

Já o termo *impairment*, que a CIF traduziu como deficiência, referindo-se a alteração na função ou estrutura do corpo, a Convenção traduziu de duas formas: como deficiência, no mesmo parágrafo do preâmbulo em que também traduziu *disability* como deficiência, e como impedimento, no artigo 1º – Propósito, ao definir pessoas com deficiências.

Convenção (Preâmbulo)	[...] e) Recognizing that disability is an evolving concept and that disability results from the interaction between persons with impairments and attitudinal and environmental barriers that hinders their full and effective participation in society on an equal basis with others, [...] [...] e) Reconhecendo que a deficiência é um conceito em evolução e que a deficiência resulta da interação entre pessoas com deficiência e as barreiras devidas às atitudes e ao ambiente que impedem a plena e efetiva participação dessas pessoas na sociedade em igualdade de oportunidades com as demais pessoas, [...]
Convenção (Art. 1º – Propósito)	Persons with disabilities include those who have long-term physical, mental, intellectual or sensory impairments which in interaction with various barriers may hinder their full and effective participation in society on an equal basis with others. Pessoas com deficiência são aquelas que têm impedimentos de longo prazo de natureza física, mental, intelectual ou sensorial, os quais, em interação com diversas barreiras, podem obstruir sua participação plena e efetiva na sociedade em igualdade de condições com as demais pessoas.

Os termos propostos pela tradução da Convenção, a rigor deveriam prevalecer, por ela ter efeito de emenda constitucional, mas acabam criando algumas dificuldades no momento da aplicação em algumas situações específicas.

Compreender e utilizar o termo "deficiência" em sua concepção biopsicossocial interativa e dinâmica é tarefa relativamente simples. No entanto, passar a usá-lo, em toda e qualquer situação, em substituição ao termo "incapacidade", adotado há décadas pelas legislações trabalhista e previdenciária, torna-se um pouco mais difícil.

Da mesma forma, deixar de utilizar o termo "deficiência" para se referir a alterações funcionais e/ou estruturais no corpo também não é tão simples, porém pior será substituí-lo pelo termo "impedimento", considerando que a própria tradução do preâmbulo da Convenção teve dificuldade de fazê-lo, mantendo o termo original.

Neste sentido, em que pesem as considerações de Sassaki (2006) e Diniz, Medeiros e Squinca (2007), com críticas à terminologia utilizada na tradução da CIF, a melhor solução para garantir a compreensão da mudança do paradigma biomédico para o biopsicossocial, conforme proposto pela Classificação e reforçado pela Convenção, talvez seja a utilização de cada termo na forma como melhor traduzir o entendimento pretendido. Isso foi amplamente discutido por Di Nubila (2007), ao citar a opção adotada pelo "1º Plano de Ação para a Integração das Pessoas com Deficiência ou Incapacidades – 2006/2009" (Portugal, Secretaria de Estado Adjunta e da Reabilitação, 2006), do Ministério do Trabalho e da Solidariedade Social de Portugal, de utilização simultânea dos termos "incapacidade" e "deficiência" de modo a estabelecer uma transição, indicando um caminho para a adoção da nova terminologia pretendida.

Essa estratégia está presente no Relatório Mundial sobre a Deficiência (Brasil, Governo do Estado de São Paulo, 2012), versão oficial para a língua portuguesa do "*World report on disability* (WHO, 2011)" (WHO, 2011b), lançado em São Paulo em 2012, no qual *"disability"* foi traduzido na maior parte das vezes como "deficiência", mas também como "incapacidade"; da mesma forma, *"impairment"* foi traduzido ora como "deficiência" (no corpo), ora como "impedimento", ora como "alteração de função ou estrutura do corpo", de forma a facilitar a compreensão do leitor para a conotação pretendida no idioma.

▶ Diretrizes éticas para a utilização da CIF

Referem-se a algumas orientações básicas, constantes do Anexo 6 da CIF (WHO, 2011; OPAS/OMS, 2003), cujo objetivo é evitar sua má utilização e abusos, que possam ser desrespeitosos ou prejudiciais para pessoas com deficiência. Dada a importância deste tópico, as diretrizes éticas estão abaixo reproduzidas, na íntegra.

"Respeito e confidencialidade *(WHO, 2011; OPAS/OMS, 2003):*

1. A CIF deve ser utilizada sempre de maneira a respeitar o valor inerente e a autonomia dos indivíduos.
2. A CIF nunca deve ser utilizada para rotular as pessoas ou identificá-las apenas em termos de uma ou mais categorias de incapacidade.
3. Na clínica, a CIF deve ser sempre utilizada com o pleno conhecimento, cooperação e consentimento das pessoas cujos níveis de funcionalidade estão sendo classificados. Se as limitações da capacidade cognitiva de um indivíduo impedirem este envolvimento, as instituições de apoio ao indivíduo devem ter participação ativa.
4. As informações codificadas pela CIF devem ser consideradas informações pessoais e sujeitas às regras reconhecidas de confidencialidade apropriadas segundo a forma como utilizados.

Uso da CIF na clínica (WHO, 2011; OPAS/OMS, 2003)

5. Sempre que possível, o médico deve explicar ao indivíduo ou à instituição de apoio do mesmo o propósito do uso da CIF e estimular perguntas sobre a adequação de utilizá-la para classificar os níveis de funcionalidade da pessoa.
6. Sempre que possível, a pessoa cujo nível de funcionalidade está sendo classificado (ou a instituição) deve ter a oportunidade de participar e, em particular, de contestar ou afirmar a conveniência da categoria que está sendo utilizada e a avaliação realizada.
7. Como o déficit que é classificado é resultado tanto da condição de saúde de uma pessoa como do contexto físico e social no qual ela vive, a CIF deve ser utilizada holisticamente.

Uso das informações da CIF no campo social (WHO, 2011; OPAS/OMS, 2003)

8. As informações da CIF devem ser utilizadas, na maior extensão possível, com a colaboração dos indivíduos para ampliar suas escolhas e seu controle sobre sua vida.
9. As informações da CIF devem ser utilizadas para o desenvolvimento de política social e mudança política que visa aumentar e dar suporte à participação dos indivíduos.
10. A CIF, e todas as informações derivadas do seu uso, não devem ser empregadas para negar direitos estabelecidos ou restringir direitos legítimos aos benefícios para indivíduos ou grupos.
11. Os indivíduos classificados da mesma forma pela CIF podem diferir em muitos aspectos. As leis e as regulamentações que se referem às classificações da CIF não devem pressupor mais homogeneidade do que o desejado e devem garantir que aqueles cujos níveis de funcionalidade estão sendo classificados sejam considerados como indivíduos".

Considerações finais

O modelo biopsicossocial, interativo e dinâmico da CIF permite compreender a funcionalidade/incapacidade (biológica, individual ou social) não só a partir da doença ou da condição de saúde, mas também a partir do ambiente (físico, social e de atitudes) em que cada indivíduo se insere (Di Nubila, 2010).

Assim, inúmeros aspectos envolvendo a Saúde do Trabalhador são mais bem compreendidos ao se considerarem as múltiplas dimensões propostas por esse modelo.

Questões básicas como necessidade de serviços, tempo de hospitalização, nível de cuidados ou resultados funcionais não são respondidas única e exclusivamente pelo estabelecimento do diagnóstico, requerendo uma análise de todas as dimensões (Di Nubila, 2010).

Da mesma forma, avaliações de desempenho na função, de aptidão para ingresso ou retorno ao trabalho, de residual laborativo e elegibilidade para reabilitação profissional ou para benefícios por incapacidade/invalidez, entre outras, não podem se pautar apenas na presença de uma doença ou distúrbio (Di Nubila, 2010).

O planejamento e gerenciamento em saúde e trabalho requerem, portanto, informações estratégicas bem além das que os códigos da CID-10 isoladamente conseguem expressar.

O grande desafio está em conseguir que os profissionais gradativamente se apropriem do modelo biopsicossocial, interativo e dinâmico da CIF, compreendam a mudança de paradigmas por ele proposto e a lógica de sua codificação.

A elaboração de instrumentos que uniformizem e codifiquem registros essenciais, passíveis de serem compreendidos e intercambiados entre profissionais e serviços de forma inteligível, trará um novo norte para as políticas de planejamento, gerenciamento e intervenção nas áreas de saúde, trabalho, assistência, previdência, educação, entre outras.

O desafio está posto e é um caminho sem volta, onde todos os atores envolvidos (cidadãos, profissionais, serviços, instituições, governos e órgãos internacionais) têm contribuições a dar.

Referências

Abreu ECS. Direitos Humanos: Ações afirmativas como medidas viáveis à diminuição das desigualdades no mercado e trabalho. Interciências, 1(2): jul. / dez. 2009. Disponível em: http://www.uespi.br/revista/pdf/v1n2/artigo_06_v1_n2_2009.pdf

Amiralian MLT, Pinto EB, Ghirardi MIG, Lichtig I, Masini EFS, Pasqualin L. Conceituando deficiência. Revista de Saúde Pública, 34(1): 97-103, 2000.

Araújo EABS, Ferraz FB. O conceito de pessoa com deficiência e seu impacto nas ações afirmativas brasileiras no mercado de trabalho.

Anais do XIX Encontro Nacional do CONPEDI. Fortaleza: 9-10 Jun 2010. Disponível em: http://www.repositorio.ufc.br: 8080/ri/bitstream/123456789/541/1/2010_eve_fbferraz.pdf

Areosa SVC, Areosa AL. Envelhecimento e dependência: desafios a serem enfrentados. Revista Textos & Contextos, 7(1): 138-150, 2008. Disponível em: http://revistaseletronicas.pucrs.br/ojs/index.php/fass/article/viewFile/3943/3207.

Batista AS, Jaccoud LB, Aquino L, El-Moor PD. Envelhecimento e dependência: desafios para a organização da proteção social. Brasília: MPS, SPPS, 2008. 160 p. – (Coleção Previdência Social; v. 28). Disponível em: http://www.previdencia social.gov.br/arquivos/office/3_081208-173354-810.pdf

Bevervanço RB. Gratuidade no transporte coletivo para a pessoa portadora de deficiência e para o idoso. Centro de apoio operacional das promotorias de defesa dos direitos do idoso e da pessoa portadora de deficiência. Curitiba: 2008. Disponível em: http://www.ppd.caop.mp.pr.gov.br/arquivos/File/ppd_gratuidade_transp_publ.pdf

Brasil. Conselho Nacional de Política Fazendária. Convênio ICMS CONFAZ n. 38, de 30 de março de 2012 – Isenção do ICMS nas saídas de veículos destinados a pessoas portadoras de deficiência física, visual, mental ou autista. Diário Oficial da União 2012, 9 Abr. Disponível em http://www.normaslegais.com.br/legislacao/ convenios-icms-38-2012.htm.

Brasil. Decreto n. 7.612, de 17 de novembro de 2011. Institui o Plano Nacional dos Direitos da Pessoa com Deficiência – Plano Viver sem Limite. Diário Oficial da União 2011, 18 Nov. Disponível em: http://www.planalto.gov.br/ccivil_03/_Ato2011 -2014/2011/Decreto/D7612.htm

Brasil. Governo do Estado de São Paulo, Secretaria dos Direitos da Pessoa com Deficiência. Relatório Mundial sobre a Deficiência / WHO, The World Bank. World Report on Disability (Trad. Lexicus Serviços Lingüísticos) São Paulo: SEDPcD, 2012. 334 p. Disponível em: http://whqlibdoc.who.int/publications/2011/9788564047020_por.pdf

Brasil. Instituto Nacional do Seguro Social. Instrução Normativa n. 45, de 6 de agosto de 2010. Dispõe sobre a administração de informações dos segurados, o reconhecimento, a manutenção e a revisão de direitos dos beneficiários da Previdência Social e disciplina o processo administrativo previdenciário no âmbito do INSS. Diário Oficial da União 2010, 11 Ago.

Brasil. Ministério do Desenvolvimento Social e Combate à Fome; Instituto Nacional do Seguro Social. Portaria Conjunta MDS/INSS n. 1, de 24 de maio de 2011. Estabelece os critérios, procedimentos e instrumentos para a avaliação social e médico-pericial da deficiência e do grau de incapacidade das pessoas com deficiência requerentes do BPC [...]. Diário Oficial da União 2011, 26 Maio.

Brasil. Ministério do Planejamento, Orçamento e Gestão, Secretaria de Recursos Humanos. Portaria SRH n. 797, de 22 de março de 2010. Institui o Manual de Perícia Oficial em Saúde do Servidor Público Federal, que estabelece orientações aos órgãos e entidades do Sistema de Pessoal Civil da Administração Federal – SIPEC sobre os procedimentos a serem observados quando da aplicação da Perícia Oficial em Saúde de que trata a Lei n. 8.112, de 11 de dezembro de 1990. Diário Oficial da União 2010, 23 Mar. Disponível em: http://www.saude.ufu.br/sites/saude.ufu.br/files/Portaria-SRH-797-22Mar2010.pdf

Brasil. Ministério do Trabalho e Emprego, Secretaria de Inspeção do Trabalho. Instrução Normativa MTE/SIT n. 98, de 15 de agosto de 2012. Diário Oficial da União 2012, 16 Ago. Disponível em: http://www81.dataprev.gov.br/sislex/paginas/38/ MTE/2012/98.htm.

Brasil. Receita Federal do Brasil. Doenças graves. Receita Federal do Brasil: IRPF 2012a. Disponível em: http://www.receita.fazenda.gov.br/GuiaContribuinte/IsenDGraves.htm

Brasil. Receita Federal do Brasil. Isenção de IPI/IOF para pessoas portadoras de deficiência física, visual, mental severa ou profunda e autistas. Receita Federal do Brasil: IRPF 2012b. Disponível em: http://www.receita.fazenda.gov.br/Guia Contribuinte/IsenIpiDefFisico/IsenIpiDefiFisicoLeia.htm

Brasil. Receita Federal do Brasil. Isenção aos portadores da deficiência física conhecida como Síndrome da Talidomida. Receita Federal do Brasil: IRPF 2012c. Disponível em: http://www.receita.fazenda.gov.br/PessoaFisica/IRPF/2012/perguntao/perguntas/pergunta-264.htm

Brasil. Secretaria de Direitos Humanos. Cartilha ampliada plano viver sem limite. Brasília: SDH, sd. Disponível em: http://www.pessoacomdeficiencia.gov.br/app/viver-sem-limite/publicacoes.

Brasil. Secretaria de Receita Federal. Instrução Normativa SRF n. 15, de 06 de fevereiro de 2001. Dispõe sobre normas de tributação relativas à incidência do imposto de renda das pessoas físicas. Diário Oficial da União 2001, 8 Fev. Disponível em: http://www.receita.fazenda.gov.br/PessoaFisica/IRPF/2012/perguntao /assuntos/deducoes-despesas-medicas.htm

Brasil. Decreto Legislativo n. 186, de 9 de julho de 2008. Aprova o texto da Convenção sobre os Direitos das Pessoas com Deficiência e de seu Protocolo Facultativo, assinados em Nova Iorque, em 30 de março de 2007. Diário Oficial da União 2008, 10 Jul.

Brasil. Decreto n. 3.298, de 20 de dezembro de 1999. Regulamenta a Lei n. 7.853, de 24 de outubro de 1989, que dispõe sobre a Política Nacional para a Integração da Pessoa Portadora de Deficiência, consolida as normas de proteção, e dá outras providências. Diário Oficial da União 1999a; 21 Dez.

Brasil. Decreto n. 3.048, de 6 de maio de 1999. Aprova o Regulamento da Previdência Social e dá outras providências. Diário Oficial da União 1999b, 12 Mai (retificado em 1999, 18 Jun e 21 Jun).

Brasil. Decreto n. 5.296, de 2 de dezembro de 2004. Regulamenta a Lei n. 10.048, de 8 de novembro de 2000, que dá prioridade de atendimento às pessoas que especifica, e Lei n. 10.098, de 19 de dezembro de 2000, que estabelece normas gerais e critérios básicos para a promoção da acessibilidade das pessoas portadoras de deficiência ou com mobilidade reduzida, e dá outras providências. Diário Oficial da União 2004; 3 Dez.

Brasil. Decreto n. 6.214, de 26 de setembro de 2007 – Regulamenta o benefício de prestação continuada da assistência social devido à pessoa com deficiência e ao idoso de que trata a Lei n. 8.742, de 7 de dezembro de 1993, e a Lei n. 10.741, de 1º de outubro de 2003, acresce parágrafo ao art. 162 do Decreto n. 3.048, de 6 de maio de 1999, e dá outras providências. Diário Oficial da União 2007; 28 Set.

Brasil. Decreto n. 6.949, de 25 de agosto de 2009. Promulga a Convenção Internacional sobre os Direitos das Pessoas com Deficiência e seu Protocolo Facultativo, assinados em Nova York, em 30 de março de 2007. Diário Oficial da União 2009, 25 Ago.

Brasil. Decreto Sem Número, de 26 de setembro de 2007. Institui Grupo de Trabalho Interministerial com o objetivo de avaliar o modelo de classificação e valoração das deficiências utilizado no Brasil e definir a elaboração e adoção de um modelo único para todo o País. Diário Oficial da União 2007; 28 Set.

Brasil. Decreto-Lei n. 5.452, de 1º de maio de 1943 – Aprova a Consolidação das leis do trabalho. Diário Oficial da União 1943, 9 Ago. Disponível em: http://www.planalto.gov.br/ccivil_03/decreto-lei/del5452.htm.

Brasil. Lei n. 8.213, de 24 de julho de 1991 – Dispõe sobre os Planos de Benefícios da Previdência Social e dá outras providências. Diário Oficial da União 1991, 25 Jul (republicada em 1996, 11 Abr e 1998, 14 Ago).

Brasil. Lei n. 8.742, de 7 de dezembro de 1993 – Dispõe sobre a organização da Assistência Social e dá outras providências. Diário Oficial da União de 1992, 8 Dez, com alterações até Lei 12.470, de 31 de dezembro de 2011. Diário Oficial da União 2011; 1 Set. Disponível em: http://www81.dataprev.gov.br/sislex/paginas/42/1993 /8742.htm

Brasil. Ministério da Saúde. Portaria GM/MS n. 1.832, de 03 de novembro de 1994. Transfere para o dia 1º de janeiro de 1996 a data da entrada em vigência da CID-10, em todo o território nacional. Diário Oficial da União 1994, 3 Nov.

Brasil. Ministério da Saúde. Portaria n. 1.311, de 12 de setembro de 1997. Define a competência janeiro de 1988, para que a CID-10 vigore, em todo território nacional, em morbidade hospitalar e ambulatorial. Diário Oficial da União 1997, 16 Set.

Brasil. Ministério do Desenvolvimento Social e Combate à Fome. Avaliação de pessoas com deficiência para acesso ao Benefício de Prestação Continuada da Assistência Social: um novo instrumento baseado na Classificação Internacional de Funcionalidade, Incapacidade e Saúde. Brasília, DF: MDS; MPS, 2007. 192 p.

Brasil. Ministério do Trabalho e Emprego. NR7 – Programa de Controle Médico de Saúde Ocupacional. IN: Portaria MTB n. 3.214, de 8 de junho de 1978. Diário Oficial da União, 1978, 6 jul. Disponível em: http://portal.mte.gov.br/data/files/8A7C812D308E21660130E0819FC102ED/nr_07.pdf

Buchalla CM, Cavalheiro TR. A Classificação Internacional de Funcionalidade, Incapacidade e Saúde e a AIDS: uma proposta de core set. Acta Fisiatrica, 15(1): 42-48, 2008.

Buchalla CM, Laurenti R. A Família de Classificações da Organização Mundial de Saúde. Cadernos de Saúde Coletiva,18(1): 55-61, 2010.

Coenen M, Cieza A, Stamm TA, Amann E, Kollerits B, Stucki G. Validation of the International Classification of Functioning, Disability and Health (ICF) Core Set for rheumatoid arthritis from the patient perspective using focus groups. Arthritis Research & Therapy, 8(4): 1-14, 2006. Disponível em: http://www.ncbi.nlm.nih.gov/pubmed/16684371

Conceição CS. Desenvolvimento de um modelo conceitual da Classificação Internacional da Funcionalidade Incapacidade e Saúde baseado na Web. Dissertação – Mestrado. Universidade Federal de Santa Catarina, Programa de Pós-Graduação em Engenharia e Gestão do Conhecimento, Florianópolis, 2007. Disponível em: http://btd.egc.ufsc.br/wp-content/uploads/2007/08/Cristiano-Sena-da-Conceicao.pdf

Consejo Nacional para las Personas con Discapacidad. Programa Nacional para el Desarrollo de las Personas con Discapacidad 2009-2012. Mexico: Consejo Nacional para las Personas con Discapacidad bajo la supervisión, 2009. Disponível em: http://www.educacionespecial.sep.gob.mx/pdf/issuu/pronaddis_2009_2012.pdf

Di Nubila H, Paula AR, Marcelino MA, Maior I. "Evaluating the model of classification and valuation of disabilities used in Brazil and defining the elaboration and adoption of a unique model for all the country": Brazilian Interministerial Workgroup Task. BMC Public Health 2011, 11(Suppl 4):S10 (31 May 2011). Disponível em: http://www.biomedcentral.com/1471-2458/11/S4/S10.

Di Nubila HBV, Buchalla CM. O papel das Classificações da OMS – CID e CIF nas definições de deficiência e incapacidade. Revista Brasileira de Epidemiologia, 11(2): 324-35, 2008.

Di Nubila HBV. Aplicação das classificações CID-10 e CIF nas definições de deficiência e incapacidade. [Tese]. São Paulo: Faculdade de Saúde Pública da Universidade de São Paulo; 2007. Disponível em: http://www.teses.usp.br/teses/ disponíveis/6/6132/tde-09042007-151313/pt-br.php.

Di Nubila, HBV. Uma introdução à CIF – Classificação Internacional de Funcionalidade, Incapacidade e Saúde (Nota Técnica). Revista Brasileira de Saúde Ocupacional, 35 (121): 122-3, 2010. Disponível em: http://www.scielo.br/pdf/rbso/v35n121/13.pdf

Diniz D, Medeiros M, Squinca F. Reflexões sobre a versão em Português da Classificação Internacional de Funcionalidade, Incapacidade e Saúde. Cadernos de Saúde Pública, 23(10): 2507-10, 2007.

Farias, N, Buchalla CM. A Classificação Internacional de Funcionalidade, Incapacidade e Saúde da Organização Mundial da Saúde: Conceitos, Usos e Perspectivas. Revista Brasileira de Epidemiologia, 8(2): 187-93, 2005.

Fenley JC, Santiago LN, Nardi, SMT, Zanetta DMT. Limitação de atividades e participação social em pacientes com diabetes. Acta Fisiatrica, 16(1): 14-18, 2009.

Francescutti C, Gongolo F, Simoncello A, Frattura L. Description of the person-environment interaction: methodological issues and empirical results of an Italian large-scale disability assessment study using an ICF-based protocol. BMC Public Health, 11(Suppl 4):S11, 2011. Disponível em: http://www.biomedcentral.com/1471-2458/11/S4/S11.

Gobierno de Chile, Ministerio de Salud, Subsecretaría de Salud Pública, División Prevención y Control de Enfermedades, Unidad de Discapacidad y Rehabilitación. Modelo de clasificación y valoración de personas con discapacidad en Chile, sus principales ventajas y desventajas. Cuales son los desafíos existentes al respecto. Chile: DIPRECE – MINSAL, 2009.

Gonzáles, M.Q. Discapacidad/Dependencia: unificación de criterios de valoración e clasificación. Ministerio de Trabajo y Asuntos Sociales, Secretaría de Estado de Servicios Sociales, Familias y Discapacidad. Madri: IMSERSO, 2004. Disponível em: http://infodisclm.com/documentos/informes/libros/discap_depend/discap_criterio_valorac.pdf

González M.Q. Discapacid / Dependencia – unificación de criterios de valoración y clasificación. Madri: MSERSO; 2004. Disponível em: http://www.infodisclm.com/documentos/valoracion/criterios.htm

Good A. Using the ICF in Ireland. BMC Public Health, 11(Suppl 4):S5, 2011. Disponível em: http://www.biomedcentral.com/1471-2458/11/S4/S5

ICF Research Branch. List of core sets and publications. ICF Research Branch. Germany: 2012. Disponível em: http://www.icf-research-branch.org/images/stories/ icf_core_sets_publications_26.012012.pdf

IETS – Instituto de Estudos do Trabalho e Sociedade. Projeto de elaboração de instrumento de classificação de pessoas com deficiência para cidadãos brasileiros. IETS. Rio de Janeiro, sd. Disponível em http://www.iets.org.br/IMG/pdf/doc-2087.pdf

IETS – Instituto de Estudos do Trabalho e Sociedade. Relatório Final – Elaboração de Instrumento de Classificação do Grau de Funcionalidade de Pessoas com Deficiência para Cidadãos Brasileiros. IETS, Rio de Janeiro: 2012, 30 Abr. Disponível em: http://www.iets.org.br/IMG/pdf/doc-2343.pdf

Leite, DDS. Lei de Cotas: A inclusão social das pessoas com deficiências no ambiente de trabalho. Âmbito Jurídico, 14(84): jan 2011. Disponível em: http://www.ambito-juridico.com.br/site/index.php?n_link=revista_artigos_leitura&artigo_id=8827

Lima MAG, Neves RF, Tironi MOS, Nascimento AMDN, Magalhães FB. Avaliação da funcionalidade dos trabalhadores com LER/DORT: a construção do Core Set da CIF para LER/DORT. Acta Fisiatrica, 15(4): 229-35, 2008. Disponível em: http://www.actafisiatrica.org.br/v1/controle/secure/Arquivos/AnexosArtigos/B24D516BB65A5A58079F0F3526C87C57/acta_15_04_229-235.pdf

Madden R, Glozier N, Mpofu E, Llewellyn G. Eligibility, the ICF and the UN Convention: Australian perspectives. BMC Public Health, 11(Suppl 4):S6, 2011. Disponível em: http://www.biomedcentral.com/1471-2458/11/S4/S6

Madden R, Sykes C, Ustun TB. World Health Organization Family of International Classifications: definition, scope and purpose. World Health Organization Family of International Classifications. Disponível em: http://www.who.int/classifications/en/ FamilyDocument2007.pdf

Maeno M, Takahashi MAC, Lima MAG. Reabilitação profissional como política de inclusão social. Acta Fisiatrica, 16(2): 53-58, 2009. Disponível em: http://www.actafisiatrica .org.br/v1/frmMostraArtigo.aspx?artigo=1248#

Maeno M, Vilela RAG. Reabilitação profissional no Brasil: elementos para a construção de uma política pública. Revista Brasileira de Saúde Ocupacional, 35 (121): 87-99, 2010.

McIntyre A, Tempest S. Two steps forward, one step back? A commentary on the disease-specific core sets of the International Classification of Functioning, Disability and Health (ICF). Disability and Rehabilitation, 30: 29(18): 1475-9, 2007.

Morettin M, Bevilacqua MC, Cardoso MRA. Aplicação da Classificação Internacional de Funcionalidade, Incapacidade e Saúde (CIF) na Audiologia. Distúrbios de Comunicação, 20(3): 395-402, 2008. Disponível em: http://revistas.pucsp.br/index.php /dic/article/view/6844/4960

OMS – Organização Mundial da Saúde. Secretariado Nacional de Reabilitação Ministério do Emprego e da Segurança Social. Classificação Internacional das Deficiências, Incapacidades e Desvantagens (HANDICAPS): um manual de classificação das consequências das doenças. Lisboa: OMS, 1989.

OMS – Organização Mundial de Saúde. Checklist da CIF – Versão 2.1a, Formulário Clínico para a Classificação Internacional de Funcionalidade, Incapacidade e Saúde. CBCD, FSP, USP. São Paulo, sd. Disponível em: http://www.fsp.usp.br/cbcd/Material/CHECKLIST_DA _CIF.pdf

OMS – Organização Mundial de Saúde. Direcção-Geral da Saúde [org]; trad. e rev. Amélia Leitão. CIF – Classificação Internacional de Funcionalidade, Incapacidade e Saúde. Lisboa: 2004. Disponível em: http://www.inr.pt/uploads/docs/cif/CIF_port_%202004.pdf

OMS – Organização Mundial de Saúde. Centro Colaborador da OMS para a Família de Classificações Internacionais – Centro Brasileiro de Classificação de Doenças [Trad.]. Rumo a uma Linguagem Comum para Funcionalidade, Incapacidade e Saúde: CIF – A Classificação Internacional de Funcionalidade, Incapacidade e Saúde. São Paulo: 2004. Disponível em: http://www.fsp.usp.br/cbcd/Material/Guia_para_principiantes_CIF_cbcd.pdf

OMS – Organização Mundial de Saúde. Centro Colaborador da OMS para a Família de Classificações Internacionais em Português. CIF-CJ: Classificação Internacional de Funcionalidade, Incapacidade e Saúde para Crianças e Jovens. São Paulo: Editora da Universidade de São Paulo, 2012. 312p.

OPAS/OMS – Organização Pan-Americana da Saúde. Organização Mundial da Saúde. Centro Colaborador da OMS para a Classificação de Doenças em Português/Universidade de São Paulo [org]; coord. trad. Cassia Maria Buchalla. CIF: Classificação Internacional de Funcionalidade, Incapacidade e Saúde. São Paulo: Editora da Universidade de São Paulo, 2003.

Pereira EA, Oliveira EMM, Saldanha CC, Bertoldi, RE. Direitos da pessoa com deficiência: conhecer para exigir. Brasília: Senado Federal, Gabinete do Senador Flávio Arns, 2008. Disponível em: http://www.prefeitura.sp.gov.br/cidade/secretarias /upload/pessoa_com_deficiencia/arquivos/dicas6.pdf

Pires FL. Deficiência e mobilidade: uma análise da legislação brasileira sobre gratuidade no transporte público. Revista Textos & Contextos, 8(2): 391-408, 2009.

Portugal. Secretaria de Estado Adjunta e da Reabilitação, Secretariado Nacional para a Reabilitação e Integração das Pessoas com Deficiência. I Plano de Acção para a Integração das Pessoas com Deficiências ou Incapacidade – 2006/2009. Portugal: Ministério do Trabalho e da Solidariedade Social, Setembro 2006. Disponível em: http://www.gep.msss.gov.pt/planeamento/pdeficiencia.pdf

Ribeiro, TS. A inclusão das pessoas com deficiência no mercado de trabalho e a ineficácia da aplicação da lei de cotas nas empresas privadas. Âmbito Jurídico, 15(101):junho 2012. Disponível em: http://www.ambito-juridico.com.br /site/index.php?n_link=revista_artigos_leitura&artigo_id=11835&revista_caderno=25

Riberto M, Saron TRP, Battistella LR. Resultados do core set da CIF de dor crônica generalizada em mulheres com fibromialgia no Brasil. Acta Fisiatrica,15(1):6-12, 2008.

Riberto M. Core sets da classificação internacional de funcionalidade, incapacidade e saúde. Revista Brasileira de Enfermagem, 64(5): 938-46, 2011. Disponível em: http://www.scielo .br/scielo.php?pid=S0034-71672011000500021&script=sci_arttext

Riberto M, Chiappetta LM, Lopes KAT, Battistella LR. A experiência brasileira com o core set da Classificação Internacional de Funcionalidade Incapacidade e Saúde para lombalgia. Coluna/Columna 2011; 10(2): 121-6, 2011. Disponível em: http://www.scielo.br/pdf/coluna/v10n2/08.pdf

Sassaki RK. Inclusão. Construindo uma sociedade para todos. 7ªed. Rio de Janeiro: WVA Editora: 2006.

Sicorde. Direitos e isenções de impostos para portadores de necessidades especiais na aquisição de veículos. CONEDE-SC, sd.

disponível em: http://www.conede.sc.gov .br/index.php?option=com_content&view=article&id=111:direitos-e-isencoes-de-impostos-para-portadores-de-necessidades-especiais-na-aquisicao-de-veiculos&catid=21:textos-publicacoes&Itemid=20

Simonelli AP, Camarotto JA, Bravo ES, Vilela RAG. Proposta de articulação entre abordagens metodológicas para melhoria do processo de reabilitação profissional. Revista Brasileira de Saúde Ocupacional, 35 (121): 64-73, 2010.

Toldrá RC, Daldon MTB, Santos MCS, Lancman S. Facilitadores e barreiras para o retorno ao trabalho: a experiência de trabalhadores atendidos em um Centro de Referência em Saúde do Trabalhador – SP, Brasil. Revista Brasileira de Saúde Ocupacional, 35 (121): 10-22, 2010.

Toldrá RC. Políticas afirmativas: opinião das pessoas com deficiência acerca da legislação de reserva de vagas no mercado de trabalho. Revista de Terapia Ocupacional Universidade de São Paulo, 20(2): 110-17, 2009. Disponível em: http://www.revistasusp.sibi.usp.br/pdf/rto/v20n2/07.pdf

United Nations. International Family of Economic and Social Classifications. New York, 1999. Disponível em: http://unstats.un.org/unsd/class/family/preamble.pdf

United Nations. Convention on the Rights of Persons with Disabilities. New York, 2006. Disponível em: http://www2.ohchr.org/english/law/pdf/disabilities-convention.pdf

World Health Organization. ICF – International Classification of Functioning, Disability and Health. Geneva, 2011. Disponível em: http://www.disabilitaincifre.it/documenti/ICF_18.pdf

Word Health Organization. International Classification of Functioning, Disability and Health (ICF). 2012. Disponível em: http://www.who.int/classifications/icf/en/

World Health Organization. The World Bank. World Report on Disability. Malta: WHO, 2011. 325 p. Disponível em: http://whqlibdoc.who.int/publications/2011/9789240685215_eng.pdf

World Health Organization. ICF Browser. Disponível em: http://apps.who.int/classifications/icfbrowser/

World Health Organization. ICF Up-date and Revision Committee. Disponível em: https://extranet.who.int/icfrevision/nr/loginICF.aspx?ReturnUrl=%2ficfrevision%2fDefault.aspx

World Health Organization. International Classification of Diseases (ICD). 2012. Dsponível em: http://www.who.int/classifications/icd/en/

World Health Organization. International Classification of Impairments, Disabilities and Handicaps (ICIDH). Disponível em: http://www.aihw.gov.au/WorkArea/DownloadAsset .aspx?id=6442455478

World Health Organization. The International Classification of Functioning, Disability and Health for Children and Youth (ICF–CY). WHO Home. Geneva, 2007. Disponível em: http://apps.who.int/bookorders/anglais/detart1.jsp?sesslan=1&codlan=1&codcol=15&codcch=716

World Health Organization. ICD Revision Platform. Disponível em: https://extranet .who.int/icdrevision/nr/login.aspx?ReturnUrl=%2ficdrevision%2fdefault.aspx

World Health Organization. International classification of impairments, disabilities, and handicaps: a manual of classification relating to the consequences of disease. Geneva; 1980.

PARTE B

Principais Perigos e Riscos do (no) Trabalho

Busca de Informações sobre Produtos Químicos na Internet

10

Paulo Reis

- **Introdução**
- **Alguns conceitos e definições básicos**
- **Fontes de informações e Bases de Dados**
  Fontes de informações
  Bases de Dados
- **Como buscar as informações**
- **O que é importante: dados relevantes**
- **Comentários finais**
- **Referências**

Introdução

Os produtos químicos estão presentes na vida das pessoas, direta ou indiretamente: são essenciais para a produção de alimentos, medicamentos e inúmeros outros usos de grande importância.

Por outro lado, há o potencial de exposição de trabalhadores a esses produtos químicos, razão pela qual é fundamental dispor de informações adequadas sobre as propriedades perigosas e medidas de controle deles, ao longo de seu ciclo de vida, para que a produção, transporte, uso e disposição possam ser gerenciados adequadamente, como forma de proteger a saúde humana e o meio ambiente.

A *Chemical Abstracts Service* (**CAS**) é uma divisão da Sociedade Americana de Química (*American Chemical Society*) que produz os *Chemical Abstracts* contendo informações sobre os agentes químicos. É a única organização cujo objetivo é localizar, coletar e organizar toda a informação sobre agentes químicos divulgada publicamente. Os *Chemical Abstracts* são publicados desde 1907. A CAS mantém também o Registro CAS, uma base de dados de agentes químicos. Cada agente químico desta base de dados recebe um número CAS específico, e estes números são muitas vezes utilizados para descrever de maneira única os agentes químicos.

A Fig. 10.1 apresenta o *website* da CAS, na qual pode ser visto, em destaque, um contador de agentes químicos adicionados à base de dados.

Uma equipe de cientistas continuamente adiciona informações sobre agentes químicos, divulgadas no mundo, no *Cas Registry*^{SM}, considerado como padrão-ouro para a obtenção de informações sobre agentes químicos. É possível observar que estamos alcançando a cifra de 70 milhões de agentes químicos registrados (acesso em 14/11/2012).

Tendo em vista que as informações sobre produtos químicos estão dispersas em várias fontes de dados, a *internet* constitui uma excelente fonte. É preciso, contudo, que se tenha muito cuidado no que diz respeito à origem de tais dados.

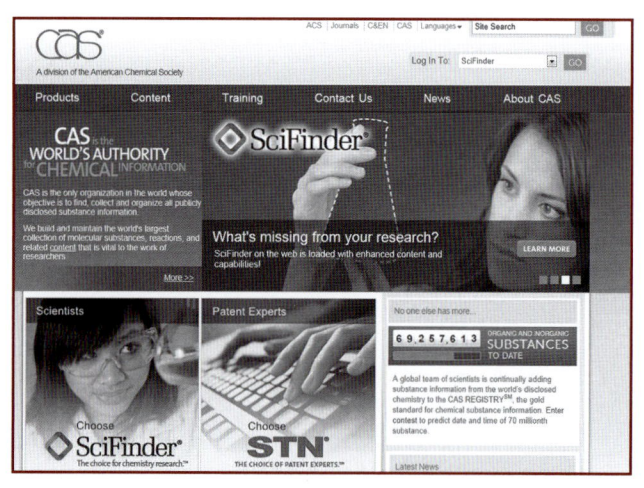

Fig. 10.1. *Website do Chemical Abstracts Service* (CAS).

Muito recentemente, foi disponibilizada pela *American Chemical Society* a base de dados *online* gratuita da CAS (*Chemical Abstratcs Service* - Serviço de Resumos sobre Produtos Químicos da Sociedade Americana de Química), direcionada ao público em geral, no endereço http://www.commonchemistry.org/.

A base ainda não contempla todas as substâncias químicas com número de registro, mas já é bastante útil. No resultado da pesquisa aparecem: o nome indexado no *Chemical Abstracts* (CA *Index Name* – que não é, necessariamente, um dos nomes recomendados pela União Internacional de Química – IUPAC); sinônimos (nomes sistemáticos, triviais, genéricos e comerciais patenteados), fórmula química e fórmula estrutural.

A base de dados contém aproximadamente 7.800 agentes químicos de interesse geral, bem como todos os 118 elementos da tabela periódica. Com exceção de alguns elementos, todos os outros agentes químicos nessa base foram considerados de grande interesse por terem sido citados 1.000 ou mais vezes em bancos de dados do CAS.

O presente capítulo inicia-se com a descrição de conceitos básicos aplicados, especialmente em Toxicologia, e que serão extremamente úteis não só para a compreensão do capítulo, mas também para as pesquisas que certamente serão empreendidas após o entendimento sobre como e o quê pesquisar.

Em seguida, serão descritas as fontes de informações dispostas em bases de dados organizados, a maioria deles de acesso gratuito e de procedência acreditada.

Conhecendo as fontes dos dados e suas bases organizadas, será necessário aprender como buscar as informações relevantes de forma prática e rápida.

Alguns conceitos e definições básicos

Os conceitos descritos a seguir foram extraídos da publicação "Manual para interpretação de informações sobre substâncias químicas".

Substância química. Substância química é qualquer material com uma composição bem definida, que não se consegue separar, por qualquer método mecânico ou físico, e que mantém as mesmas características físicas e químicas em qualquer amostra obtida. Pode ser simples ou composta (Buschinelli e Kato, 2011).

Substância química simples. É formada por somente um elemento químico. Por exemplo: o hélio (He) é formado por um só átomo desse elemento; o hidrogênio, formado por dois átomos desse elemento ligados (H-H, e escreve-se H_2); o cloro (Cl), formado também pela ligação de dois átomos; e o enxofre, formado por oito átomos (S_8) (Buschinelli e Kato, 2011).

Substância química composta. É formada por mais de um elemento, como a água, que tem molécula formada por dois átomos de hidrogênio e um de oxigênio (H_2O); o sal de cozinha, que é formado por cloro e sódio (NaCl); o clorofórmio ($CHCl_3$), que é formado por um átomo de carbono, três de cloro e um de hidrogênio, e o benzeno, formado por seis átomos de carbono e seis de hidrogênio (C_6H_6) (Buschinelli e Kato, 2011).

Dose letal 50 (DL50). É a dose média que levou à morte metade (50%) da população de animais de laboratório submetida à administração daquela dose. A administração pode ser por diferentes vias: oral, intravenosa ou outras (intraperitoneal, subcutânea e dérmica). Os dados obtidos são extrapolados com reservas para os seres humanos, mas podem dar uma ideia do perigo imediato de uma substância química. Os resultados são apresentados em miligramas ou gramas por quilograma de peso (mg/kg, ou mg kg^{-1}, ou g/kg, ou g kg^{-1}) e variam de acordo com a espécie, a idade, o sexo do animal e a via de introdução (Buschinelli, Kato, 2011).

Concentração letal 50 (CL50). Tem o mesmo conceito do DL50, mas é definida como a concentração média da substância, no ar ambiente, inalada por animais de laboratório, variando de acordo com a espécie animal e o tempo de exposição. É semelhante à exposição ocupacional no que diz respeito à via de introdução no organismo, pois se refere à contaminação do ar inalado. Os resultados são apresentados em miligramas por litro de ar (mg/L ou mg L^{-3}), ou ainda, em partes por milhão (ppm), para contaminantes na forma de vapor de gás e miligramas por metro cúbico (mg/m^3) (Buschinelli e Kato, 2011).

IPVS ou IDLH. IPVS significa Imediatamente Perigoso para Vida ou Saúde, tradução de IDLH (*Immediately Dangerous to Life or Health*). É o parâmetro para toxicidade aguda mais importante em saúde ocupacional. Em meados da década de 1970, a *Occupational Safety and Health Administration* (OSHA) e o *National Institute for Occupational Safety and Health* (NIOSH) dos Estados Unidos estabeleceram o valor IPVS ou IDLH para muitas substâncias. É a concentração da substância no ar ambiente a partir da qual há risco evidente de morte, ou de causar efeito(s) permanente(s) à saúde, ou de impedir um trabalhador de abandonar uma área contaminada. A OSHA exige que, para o trabalhador estar em um ambiente com concentração do agente químico superior ou igual ao IPVS, ele deve estar protegido com respiradores com reserva de ar ou ar mandado. A preocupação principal é com substâncias corrosivas, asfixiantes ou com efeitos agudos sobre o Sistema Nervoso Central. Este parâmetro é derivado de dados obtidos com animais de laboratório e acidentes ocorridos com trabalhadores expostos, quando disponíveis, e é expresso em ppm ou mg/m^3 (Buschinelli e Kato, 2011).

Efeitos agudos ou por exposição de curto prazo (*acute effects or effects of short-term exposure*). Efeitos agudos são aqueles que se desenvolvem rapidamente devido a exposições de menos de 24 horas de duração, em geral com elevadas doses/concentrações do agente químico. Para fins de estudos laboratoriais com inalação, esse tempo é definido como de até 4 horas. Esses efeitos podem ser locais, ou seja, nos locais de contato da substância, como pele ou olhos, por exemplo, ou sistêmicos, ou seja, com efeitos em órgãos internos, em função da absorção da substância. Uma exposição de curto prazo a concentrações mais altas de um agente tóxico pode ser causadora de efeitos agudos com ou sem sequelas (Buschinelli e Kato, 2011).

Efeitos crônicos ou por exposição de longo prazo (*Chronic effects or effects of long-term exposure*). Os efeitos crônicos são geralmente persistentes e causados por exposições repetidas a baixas doses ou concentrações por longos períodos, de meses a anos. Esses efeitos tóxicos podem ocorrer em órgãos e sistemas que são alvos daquela substância em particular, como fígado, rins, sistema nervoso, pulmão etc., razão pela qual as substâncias são classificadas como hepatotóxicos, nefrotóxicos, neurotóxicos etc. (Buschinelli e Kato, 2011).

Órgãos-alvo (*end-point*). É o termo usado com frequência para designar o sítio ou local do organismo que interage com o agente tóxico e apresenta a resposta biológica correspondente. Pode ser referido como uma molécula (DNA, proteína etc.), um receptor ou um órgão (fígado, rim, cérebro etc.).

NOEL (*No Observed Effect Level*): nível de dose no qual não se verifica qualquer efeito.

NOAEL (*No Observed Adverse Effect Level*): nível em que ainda não se observa o efeito adverso.

LOEL (*Lowest Observed Effect Level*): nível mais baixo no qual se verifica a existência de um efeito.

LOAEL (*Lowest Observed Adverse Effect Level*): a mais baixa dose na qual se verifica a ocorrência do efeito adverso (Toxicologia, 2009).

O Gráfico 10.1 apresenta os conceitos NOEL, LOEL, NOAEL e LOAEL.

Carcinogenicidade. A carcinogênese induzida por substâncias químicas, apesar de não ter seus mecanismos totalmente conhecidos, desenvolve-se segundo um processo complexo, em que as características genéticas têm elevada importância, em alguns tipos de câncer, e que envolvem vários acontecimentos sequenciais:

- ativação: processo de biotransformação originando substâncias intermediárias capazes de induzir mutagênese;
- iniciação: mutação dos genes envolvidos no crescimento celular e na diferenciação (ex.: cloreto de vinila, cádmio, benzopireno);
- promoção: estímulo da expansão clonal das células sujeitas à mutação em colônias, isto é, os agentes químicos podem estimular o desenvolvimento de células pré-cancerosas (ex.: amianto, tetracloreto de carbono, benzopireno); e
- progressão: ocorrência de mutações adicionais que favoreçam o crescimento e a diferenciação das células (Toxicologia, 2009).

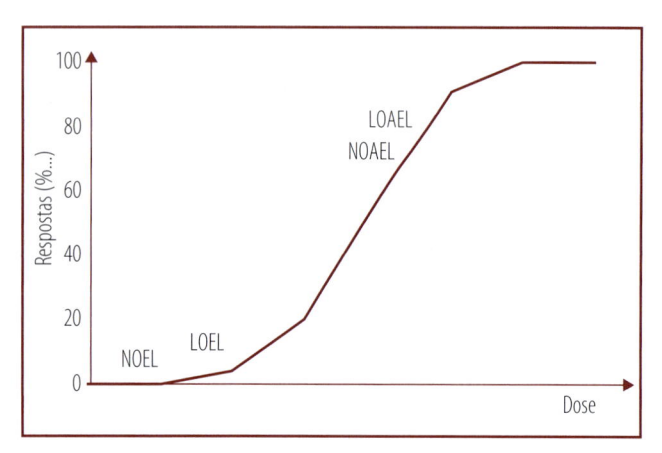

Gráfico 10.1. Representação dos conceitos NOEL, LOEL, NOAEL e LOAEL

Classificação de carcinogenicidade da IARC (*International Agency for Research on Cancer*) (IARC, 2012):
- grupo 1: carcinogênico para humanos;
- grupo 2A: provavelmente carcinogênico para humanos;
- grupo 2B: possivelmente carcinogênico para humanos;
- grupo 3: não classificável em relação à carcinogenicidade para humanos;
- grupo 4: provavelmente não carcinogênico para humanos.

Embriotoxicidade. Potencial que uma determinada substância química tem para induzir efeitos adversos no embrião, no primeiro trimestre da gravidez (entre a concepção e o estado fetal) (Toxicologia, 2009).

Fetotoxicidade. Potencial de uma determinada substância química para induzir efeitos adversos no feto (Toxicologia, 2009).

Teratogenicidade. Potencial que uma determinada substância química tem para produzir malformações estruturais ou defeitos num embrião ou num feto (Toxicologia, 2009).

Fontes de informações e bases de dados

Fontes de informações

Existem diversas fontes de dados disponíveis, nas quais podem ser encontradas informações sobre a toxicidade de substâncias químicas. Para os fins deste capítulo, foram selecionadas três fontes básicas:
1. MSDS - *Material Safety Data Sheet* (Ficha de Dados de Segurança);
2. GHS - *Globally Harmonized System of Classification and Labelling of Chemicals* (Sistema Globalmente Harmonizado para Classificação e Rotulagem de Produtos Químicos);
3. FISPQ – Fichas de Informação de Segurança de Produtos Químicos.

MSDS - *Material Safety Data Sheet* (Ficha de Dados de Segurança)

São parecidas com as FISPQs brasileiras, mas cada país tem suas próprias normas, e, assim, são muito heterogêneas, não só em relação aos itens que as compõem, mas também quanto às definições dos perigos. Existem FISPQ e MSDS tanto para produtos comerciais de responsabilidade dos produtores/fornecedores, quanto para substâncias puras.

GHS - *Globally Harmonized System of Classification and Labelling of Chemicals* (Sistema Globalmente Harmonizado para Classificação e Rotulagem de Produtos Químicos) (Abiquim/Detec, 2005).

Trata-se de uma abordagem lógica e abrangente para:
- definição dos perigos dos produtos químicos;
- criação de processos de classificação que usem os dados disponíveis sobre os produtos químicos que são comparados a critérios de perigo já definidos, e
- a comunicação da informação de perigo em rótulos e FISPQ (Fichas de Informação de Segurança para Produtos Químicos).

Muitos países, órgãos e agências reguladoras já têm sistemas implantados para cumprir todos ou alguns dos objetivos estabelecidos pelo GHS. Esses sistemas, no entanto, nem sempre são compatíveis, o que obriga as empresas a manterem vários esquemas para atender às exigências de diferentes agências reguladoras nos Estados Unidos (CPSC – *Consumer Product Safety Commission*, DOT – *Department of Transportation*, EPA – *Environmental Protection Agency*, OSHA – *Occupational Safety and Health Administration* etc) e dos países para os quais exportam.

O GHS não é uma regulamentação. As instruções apresentadas fornecem um mecanismo para atender à exigência básica de qualquer sistema de comunicação de perigos, que é decidir se o produto químico fabricado ou fornecido é perigoso e preparar um rótulo e/ou uma FISPQ apropriada. O documento do GHS, também conhecido como "*Purple Book*", é composto por requisitos técnicos de classificação e de comunicação de perigos, com informações explicativas sobre como aplicar o sistema.

O documento GHS integra o trabalho técnico de três organizações: OIT (Organização Internacional do Trabalho), OECD (Organização para a Cooperação e Desenvolvimento Econômico) e UNCETDG (*United Nations Committee of Experts on the Transport of Dangerous Goods*), com informações explicativas. Ele fornece blocos para construção ou módulos de implantação para os órgãos reguladores desenvolverem ou modificarem programas nacionais existentes, que garantam o uso seguro de produtos químicos ao longo de todo seu ciclo de vida.

FISPQ – Fichas de Informação de Segurança de Produtos Químicos (ABNT NBR 14725, 2009).

A FISPQ é parte integrante da norma da ABNT (Associação Brasileira e Normas Técnicas) NBR 14725, elaborada sob o título geral "Produtos químicos – Informações sobre

segurança, saúde e meio ambiente" no Comitê Brasileiro de Química (ABNT/CB-10), pela Comissão de Estudo de Informações sobre Segurança, Saúde e Meio Ambiente Relacionados a Produtos Químicos (CE-10:101.05) e está composta da seguinte forma:
- parte 1: terminologia;
- parte 2: sistema de classificação de perigo;
- parte 3: rotulagem;
- parte 4: ficha de informações de segurança de produtos químicos (FISPQ).

A parte 1 da ABNT NBR 14725 define os termos empregados no sistema de classificação de perigo de produtos químicos, na rotulagem de produtos químicos perigosos e na ficha de informações de segurança de produtos químicos (FISPQ), que podem ser consultados na ABNT NBR 14725-1:2009, disponível gratuitamente na *internet* e facilmente localizada pelo mecanismo de busca *Google*.

A parte 2 da ABNT NBR 14725 estabelece critérios para o sistema de classificação de perigos de produtos químicos, sejam eles substâncias ou misturas, de modo a fornecer ao usuário informações relativas à segurança, à saúde humana e ao meio ambiente, e se aplica a todos os produtos químicos (substâncias químicas puras e suas misturas).

A elaboração dessa parte da ABNT NBR 14725 foi embasada nas seguintes premissas básicas do GHS:
- a necessidade de fornecer informações sobre produtos químicos perigosos, relativas à segurança, à saúde e ao meio ambiente;
- o direito do público-alvo de conhecer e de identificar os produtos químicos perigosos que utilizam e os perigos que eles oferecem;
- a utilização de um sistema simples de identificação, de fácil entendimento e aplicação, nos diferentes locais onde os produtos químicos perigosos são utilizados;
- necessidade de compatibilização desse sistema com o critério de classificação para todos os perigos previstos pelo GHS;
- a necessidade de facilitar acordos internacionais e de proteger o segredo industrial e as informações confidenciais;
- a capacitação e o treinamento dos trabalhadores; e
- a educação e a conscientização dos consumidores.

A parte 3 da ABNT NBR 14725 estabelece critérios para a inclusão das informações de segurança no rótulo de produto químico perigoso (de acordo com o sistema de classificação), devendo ser observados os demais requisitos legais aplicáveis à rotulagem de cada tipo de produto.

A parte 4 da ABNT NBR 14725 apresenta informações para a elaboração de uma FISPQ e define especificamente:
- o modelo geral de apresentação da FISPQ;
- as 16 seções obrigatórias;
- a numeração e sequência das seções;
- as informações a serem preenchidas na FISPQ e as condições de sua aplicabilidade ou utilização.

A ABNT publicou, em 3/8/2012, a norma ABNT NBR 14725:2012-Parte 4 - Ficha de informações de segurança de produtos químicos (FISPQ), que revisa a versão de 2009 da mesma parte 4 dessa norma.

A nova versão da norma (2012) traz modificações em alguns títulos-padrão e subtítulos das 16 seções da FISPQ, seguindo o modelo proposto pelo *Purple Book*, 4ª revisão, ONU (2011). As novas regras devem entrar em vigor no dia 3/2/2013 para substâncias e em 1/6/2015 para misturas.

Segundo consta na própria norma, a mesma deve ser adotada conforme cronograma:
- Para substâncias, as FISPQ podem ser elaboradas de acordo com a edição anterior da norma (ABNT NBR 14725:2009), ou devem ser elaboradas com esta edição antes de 03/02/2013. A partir de 03/02/2013, as FISPQ devem estar de acordo apenas com a nova edição (ABNT NBR 14725-4:2012).
- Para misturas, as FISPQ podem estar de acordo com as edições anteriores desta norma (ABNT NBR 14725:2005 ou ABNT NBR 14725:2009), ou devem ser elaboradas de acordo com esta edição até 31/5/2015. A partir de 1/6/2015, as FISPQ devem estar de acordo apenas com a nova edição (ABNT NBR 14725-4:2012). As alterações estão incorporadas no texto apresentado a seguir.

Uma FISPQ deve fornecer as informações sobre o produto químico nas seções abaixo, cujos títulos, numeração e sequência não podem ser alterados:

1. **Identificação.** Essa seção deve informar o nome do produto (nome comercial) conforme utilizado no rótulo de produto químico, o código interno de identificação do produto utilizado pela empresa (quando existente), bem como o nome da empresa, o endereço e o número de telefone de contato de uma das unidades da empresa. O telefone para emergências utilizado pela empresa deve ser dado. O número de fax e o *e-mail* da empresa também podem ser dados.
2. **Identificação de perigos.** Essa seção deve apresentar clara e brevemente os perigos mais importantes e efeitos do produto (efeitos adversos à saúde humana, efeitos ambientais, perigos físicos e químicos) e, quando apropriado, perigos específicos. Principais sintomas também podem ser informados. A classificação do produto químico e o sistema de classificação utilizado devem ser informados. A classificação do produto deve ser feita de acordo com a ABNT NBR 14725-2. Uma visão geral de emergências também pode ser fornecida.
3. **Composição e informações sobre os ingredientes.** Essa seção deve informar se o produto químico é uma substância ou uma mistura. No caso de uma

substância, o nome químico ou comum deve ser informado. Pelo menos um sinônimo, se houver, e o número de registro no CAS devem ser fornecidos. Impurezas que contribuam para o perigo também devem ser indicadas, acompanhadas do número de registro CAS. No caso de uma mistura, a natureza química do produto deve ser informada. Não é necessário informar a composição completa.

4. **Medidas de primeiros-socorros.** Essa seção deve apresentar clara e brevemente os perigos mais importantes e efeitos adversos à saúde humana e as medidas de primeiros-socorros a serem tomadas e indicar quais as ações devem ser evitadas. A informação deve ser simples e compreensível, tanto para a vítima quanto para pessoa que está prestando o atendimento. A informação deve ser subdividida de acordo com as vias de exposição, por exemplo, inalação, contato com a pele, contato com os olhos e ingestão. Quando pertinente, devem-se incluir recomendações para a proteção do prestador de socorros e/ou notas para o médico. Entende-se por "notas para o médico" aquelas medidas que só devem ser executadas por, ou sob orientação desse profissional.

5. **Medidas de combate a incêndio.** Essa seção deve informar quais são os meios de extinção apropriados e os não recomendados. Devem ser indicados os perigos específicos referentes às medidas e métodos especiais de combate a incêndio e equipamentos especiais para proteção das pessoas envolvidas no combate a incêndio. Devem ser indicados, também, perigos específicos que podem surgir da combustão do produto químico.

6. **Medidas de controle para derramamento ou vazamento.** Essa seção deve conter informação sobre:
   - Instruções específicas de precauções pessoais (por exemplo, remoção de fontes de ignição, controle de poeira, prevenção da inalação e do contato com a pele, mucosas e olhos) em caso de derramamento ou vazamento (ver Seção 8 da FISPQ);
   - Procedimentos a serem adotados quanto a precauções relativas ao meio ambiente (por exemplo, não limitativos - interdição, barreiras de contenção, valas), impedindo que sejam atingidos esgotos, solo e cursos d´água;
   - Procedimentos de emergência e sistemas de alarme (por exemplo, necessidade de abandono da área);
   - Métodos para limpeza (por exemplo, coleta, neutralização, descontaminação, materiais absorventes e aspiração de poeiras). Para destinação final, proceder conforme a Seção 13 da FISPQ.

   Essas informações devem incluir prevenção de perigos secundários (por exemplo, fontes de ignição, uso de ferramentas antifaiscantes etc.). Se houver diferenças entre as ações de grandes e pequenos derramamentos ou vazamentos, essas ações devem ser distinguidas.

7. **Manuseio e armazenamento.** Essa seção fornece orientação de manuseio e armazenamento da substância ou mistura.

8. **Controle de exposição e proteção individual.** Devem ser indicados parâmetros de controle específicos para as substâncias ou ingredientes da mistura (ver Seção 3 da FISPQ), como limites de tolerância e/ou indicadores biológicos de exposição ou outros limites e valores com suas referências indicadas e preferencialmente datadas. Quando listar os limites de exposição ocupacional, deve-se utilizar o nome químico ou comum; ou número de registro CAS, como especificado na Seção 3 da FISPQ. Devem ser indicadas, se pertinentes, as medidas de controle de engenharia necessárias para eliminação ou minimização do risco. A descrição dos controles de engenharia deve relatar as condições de uso da substância ou mistura. Para definição dos controles apropriados de engenharia, deve ser realizada uma avaliação de risco. Por exemplo:
   - manter as concentrações da substância ou mistura no ar abaixo dos limites de exposição ocupacional;
   - utilizar sistema de ventilação geral ou exaustor local;
   - utilizar somente em sistema fechado ou hermético;
   - utilizar somente em cabine;
   - utilizar sistema automatizado para reduzir contato humano com o produto químico; ou
   - utilizar controles de manuseio de poeiras explosivas.

   A informação fornecida nessa seção deve complementar a Seção 7 da FISPQ. De acordo com as boas práticas de higiene ocupacional, o equipamento de proteção individual (EPI) deve ser usado em conjunto com outras medidas de controle, incluindo controles de engenharia (ver Seção 5 da FISPQ). Identificar o EPI necessário para minimizar o potencial de danos à saúde, devido à exposição à substância ou mistura, incluindo:

- Proteção dos olhos/face: especificar o tipo de proteção ocular e/ou facial conforme o perigo da substância ou mistura e seu potencial de contato.
- Proteção da pele: especificar o equipamento de proteção para ser utilizado (por exemplo, tipo de luva, calçado, proteção ao corpo) com base nos perigos associados à substância ou mistura e seu potencial de contato.
- Proteção respiratória: especificar tipos apropriados de proteção respiratória com base no perigo e potencial de exposição, incluindo equipamentos de proteção respiratória dependentes (máscaras com elemento filtrante) ou independentes (autônomo) e
- Temperaturas extremas, altas ou baixas (perigo térmico): quando o produto representar um perigo tér-

mico, informar o EPI específico para essa condição. Exemplo: peróxidos orgânicos.

Exigências especiais podem existir para luvas ou outras vestimentas de proteção, para prevenir exposição à pele, olhos ou pulmões. Quando pertinente, esse tipo de EPI deve estar claramente especificado, por exemplo, luvas de PVC ou luvas de borracha nitrílica, espessura e tempo de desgaste do material da luva. Exigências especiais também podem existir para equipamentos de proteção respiratória. Devem ser mencionados, nessa seção, os EPI necessários para o tratamento e disposição dos restos de produtos e embalagens usadas, conforme Seção 13 da FISPQ. O EPI para atendimento de emergência deve ser especificado nessa seção, quando ele for diferente do EPI de manuseio e armazenagem do produto químico perigoso.

9. **Propriedades físicas e químicas.** Essa seção deve incluir informações sobre o produto químico. No caso de uma mistura, deve-se indicar claramente para qual ingrediente aplica-se a informação, salvo se for válido para a mistura como um todo. Essa seção deve conter os seguintes itens e suas respectivas informações:
   - aspecto (estado físico, forma, cor);
   - odor e limite de odor;
   - pH;
   - ponto de fusão/ponto de congelamento;
   - ponto de ebulição inicial e faixa de temperatura de ebulição;
   - ponto de fulgor;
   - taxa de evaporação;
   - inflamabilidade;
   - limite inferior/superior de inflamabilidade ou explosividade;
   - pressão de vapor;
   - densidade de vapor;
   - densidade;
   - solubilidade;
   - coeficiente de partição;
   - temperatura de autoignição;
   - temperatura de decomposição;
   - viscosidade.

10. **Estabilidade e reatividade.** Essa seção deve indicar:
    - estabilidade química;
    - reatividade;
    - possibilidade de reações perigosas;
    - condições a serem evitadas;
    - materiais incompatíveis;
    - produtos perigosos da decomposição.

11. **Informações toxicológicas.** Essa seção é utilizada principalmente por profissionais médicos, toxicologistas e profissionais da área de segurança do trabalho. Deve ser fornecida uma descrição concisa, completa e compreensível dos vários efeitos toxicológicos, bem como os dados disponíveis para identificar esses efeitos, devendo ser fornecido:
    - toxicidade aguda;
    - corrosão/irritação da pele;
    - lesões oculares graves/irritação ocular;
    - sensibilização respiratória ou da pele;
    - mutagenicidade em células germinativas;
    - carcinogenicidade;
    - toxicidade à reprodução e lactação;
    - toxicidade sistêmica para certos órgãos-alvo – exposição única;
    - toxicidade sistêmica para órgão-alvo específico – exposições repetidas;
    - perigo por aspiração.

    Deve ser declarado se a informação para um desses perigos não estiver disponível. A informação incluída nesta seção deve ser aplicada para a substância ou mistura. Devem ser fornecidos os dados toxicológicos da mistura. Se essa informação não estiver disponível, devem ser fornecidos os dados toxicológicos dos ingredientes perigosos da mistura.

    Os efeitos à saúde incluídos na FISPQ devem ser consistentes com aqueles descritos nos estudos usados para a classificação da substância ou mistura. Frases gerais como "tóxico" (sem dados que justifiquem essa classificação) ou "seguro se adequadamente usado" não são aceitáveis. Frases como "não aplicável", "não pertinente" ou deixando espaços em branco na seção de efeitos à saúde podem causar confusão ou desentendimento e não podem ser usadas. Efeitos e distinções pertinentes à saúde devem ser descritos, por exemplo, dermatites alérgicas de contato e dermatites de irritação de contato devem ser distinguidas.

    Quando houver uma quantidade substancial de dados de ensaio sobre uma determinada substância ou mistura, estes devem ser resumidos. Fornecer também informação quando os dados de ensaio sobre uma determinada substância ou mistura forem negativos, por exemplo, "estudos de carcinogenicidade em rato não mostraram aumento significativo na incidência de câncer". Essa seção deve indicar, se pertinente:
    - Vias de exposição: informar as vias de exposição (inalação, ingestão e exposição dérmica/olhos) e os efeitos da substância ou mistura para cada uma delas. Uma declaração deve ser feita se efeitos à saúde não forem conhecidos.

- Sintomas relativos às características físicas, químicas e toxicológicas: descrever os potenciais efeitos adversos à saúde e sintomas associados à exposição à substância ou mistura e seus ingredientes ou subprodutos conhecidos; fornecer informação dos sintomas relativos às características físicas, químicas e toxicológicas da substância ou mistura conforme os usos. Descrever os sintomas, tanto os observados em exposição a baixas concentrações/doses quanto às exposições mais severas. Por exemplo: "podem ocorrer dores de cabeça e tonturas, evoluindo para desmaio ou inconsciência; grandes doses podem resultar em coma e morte".
- Efeitos tardios e imediatos e também efeitos crônicos de curto e longo períodos de exposição: fornecer informação se podem ser esperados efeitos tardios ou imediatos após curto ou longo período de exposição; também fornecer informação sobre efeitos agudos ou crônicos relativos à exposição humana para substância ou mistura. Quando dados humanos não estiverem disponíveis, dados animais devem ser resumidos e as espécies claramente identificadas. Deve ser indicado se os dados toxicológicos foram obtidos com base em dados humanos ou em animais.
- Dados toxicológicos (tais como estimativas de toxicidade aguda): fornecer informação da dose, concentração e condições de exposição que podem causar efeitos adversos à saúde; as doses devem ser associadas aos sintomas e efeitos, incluindo o provável período de exposição para causar dano.
- Substâncias que podem causar interação, adição, potenciação e sinergia: informação sobre reações deve ser incluída, se pertinente e disponível.
- Dados químicos específicos não disponíveis: nem sempre é possível obter informação dos perigos de uma substância ou mistura. Quando os dados específicos da substância ou mistura não estão disponíveis, podem ser usados dados da classe química, se apropriado. Quando dados gerais são utilizados ou não estão disponíveis, isso deve ser mencionado.
- Misturas: se uma mistura não foi testada para seus efeitos à saúde como um todo, então a informação de cada ingrediente listado na Seção 3 da FISPQ deve ser fornecida e a mistura deve ser classificada de acordo com a ABNT NBR 14725-2; mistura *versus* informações dos ingredientes: é necessário considerar se a concentração de cada ingrediente é suficiente para contribuir para os efeitos finais à saúde da mistura; a informação dos efeitos tóxicos deve ser apresentada para cada ingrediente, exceto:
  – Se a informação for duplicada, não é necessário listar mais do que uma vez. Por exemplo, se dois ingredientes causarem vômito e diarreia, não é necessário listá-los duas vezes. A mistura geralmente é descrita como causando vômito e diarreia.
  – Se não houver a probabilidade que os efeitos ocorram nas presentes concentrações. Por exemplo, quando um "irritante leve" é diluído em uma solução não irritante, é improvável que a mistura cause irritação.
  – Prognosticar as interações entre ingredientes é extremamente difícil, e quando a informação sobre reações não está disponível, suposições não podem ser feitas. Nesse caso, os efeitos à saúde de cada ingrediente devem ser listados separadamente.

12. **Informações ecológicas.** Devem-se fornecer informações para avaliar o impacto ambiental da substância ou mistura quando liberada ao meio ambiente. Essas informações podem auxiliar em casos de vazamentos/derramamentos, bem como nas práticas de tratamento de resíduos. Esta seção deve indicar claramente as espécies, o meio, as unidades, as condições e duração dos ensaios. Algumas propriedades ecológicas de substâncias específicas tais como bioacumulação, persistência e degradabilidade, devem ser fornecidas, quando disponíveis, para cada ingrediente da mistura. Quando as informações não estiverem disponíveis, isto deve ser declarado. Fornecer também um resumo de dados, conforme segue:
    - ecotoxicidade;
    - persistência e degradabilidade;
    - potencial bioacumulativo;
    - mobilidade no solo;
    - outros efeitos adversos.

13. **Considerações sobre destinação final.** Essa seção deve informar os métodos recomendados para tratamento e disposição segura e ambientalmente aprovados. Estes métodos de tratamento e disposição (por exemplo, coprocessamento, incineração etc.) devem ser aplicados ao produto, restos de produtos e embalagens usadas. Deve ser chamada a atenção do usuário para a possível existência de regulamentações locais para tratamento e disposição.

14. **Informações sobre transporte.** Essa seção deve conter informações sobre códigos e classificações de acordo com regulamentações nacionais e internacionais para transporte, diferenciadas pelos modos de transporte, tais como:
    - terrestre (ferrovias, rodovias);
    - hidroviário (marítimo, fluvial, lacustre);
    - aéreo;
    - quando o produto for classificado como perigoso para transporte, devem ser indicados, quando apropriado:
    - número ONU;
    - nome apropriado para embarque;
    - classe/subclasse de risco principal e subsidiário se houver;
    - número de risco;
    - grupo de embalagem.

Outras informações específicas, por exemplo, indicar se a substância ou mistura é conhecida como poluente marinho para o transporte hidroviário (código IMDG), terrestre ou aéreo.

15. **Informações sobre regulamentações.** Esta seção deve conter informações sobre as regulamentações especificamente aplicáveis ao produto químico. Deve ser chamada a atenção do usuário para a possível existência de regulamentações locais. Deve-se descrever, se pertinente, qualquer outra informação de regulamentação sobre o produto químico que não esteja descrita em outras seções desta parte da ABNT NBR 14725, como, por exemplo, exigências do Ministério da Saúde (ANVISA – Agência Nacional de Vigilância Sanitária), Ministério do Exército, Departamento de Polícia Federal, Acordo Mercosul, Convenção de Armas Químicas, Convenção de Estocolmo, Convenção de Rotterdam, Protocolo de Montreal, Protocolo de Kyoto etc.

16. **Outras informações.** Essa seção deve fornecer qualquer outra informação que possa ser importante do ponto de vista da segurança, saúde e meio ambiente, mas não especificamente pertinente às seções anteriores. Por exemplo, necessidades especiais de treinamento, o uso recomendado e possíveis restrições ao produto químico podem ser indicados. Referências podem ser indicadas. Legendas e abreviações usadas na FISPQ devem ser evidenciadas nessa seção.

Bases de dados

São indicadas a seguir algumas bases de dados de informações toxicológicas para a busca de informação relevante.

Portal de Informações de Substâncias Tóxicas da ATSDR

A Fig. 10.2 apresenta o *website* da ATSDR.

A ATSDR (*Agency for Toxic Substances and Disease Registry*) é a agência norte-americana para registro de doenças e substâncias tóxicas (http://www.atsdr.cdc.gov/substances/index.asp). Podem ser destacados alguns serviços oferecidos:

ToxFAQs. São resumos sobre efeitos toxicológicos de substâncias perigosas desenvolvidos pela Divisão de Toxicologia da ATSDR.

ToxGuides. São guias de referência rápida fornecendo informações sobre propriedades físicas e químicas, fontes de exposição, vias de exposição, níveis de risco mínimo e efeitos na saúde.

MRL. O MRL (*Minimal Risk Level*) ou níveis mínimos de risco é composto por uma lista com centenas de substâncias químicas, descrevendo o perfil toxicológico de do qual podem extrair informações sobre órgãos-alvo (*end point*) dessas substâncias químicas.

O *website* da ATSDR é extremamente rico e permanentemente atualizado, com acesso inteiramente livre.

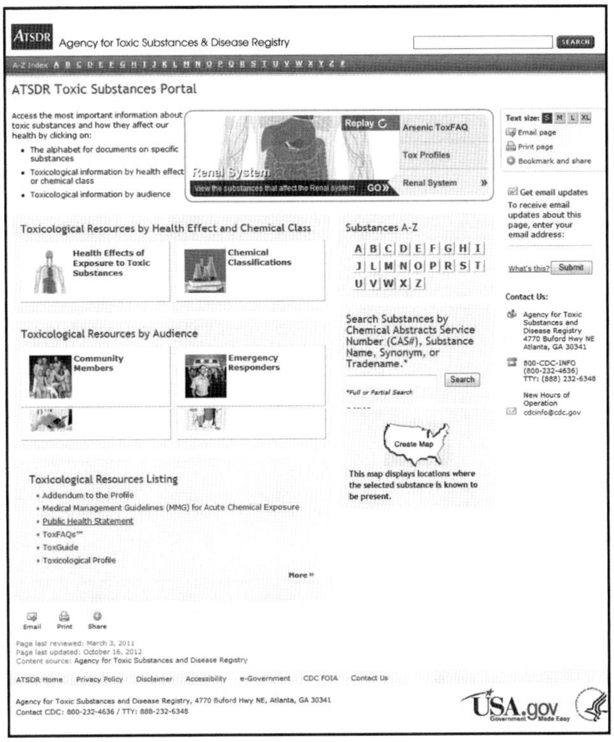

Fig. 10.2. *Website* da ATSDR.

NIOSH Pocket Guide to Chemical Hazards (NPG)

A Fig. 10.3 apresenta o *website* do NIOSH *Pocket Guide to Chemical Hazards* (NPG).

O NIOSH (Instituto Nacional de Segurança e Saúde Ocupacional) dos Estados Unidos disponibiliza o guia de bolso (http://www.cdc.gov/niosh/npg/default.html), fonte de informações gerais de higiene industrial sobre várias centenas de substâncias químicas, que inclui:

- nomes químicos, sinônimos, nomes comerciais, CAS e RTECS;
- fórmula química e estrutura, fatores de conversão;
- NIOSH *Recommended Exposure Limits* (RELs) (limites de exposição recomendados);
- *Occupational Safety and Health Administration* (OSHA) *Permissible Exposure Limits* (PELs) (limites de exposição permitidos);
- NIOSH *Immediately Dangerous to Life and Health values* (IDLHs) (valores imediatamente perigosos para a saúde e vida);
- propriedades físicas e químicas;
- métodos de avaliação;
- equipamentos de proteção recomendados;
- proteção respiratória recomendada;
- incompatibilidades e reatividades de agentes;
- vias de exposição, sintomas, órgãos alvos e informações de primeiros socorros.

O NPG é permanentemente atualizado com acesso inteiramente livre.

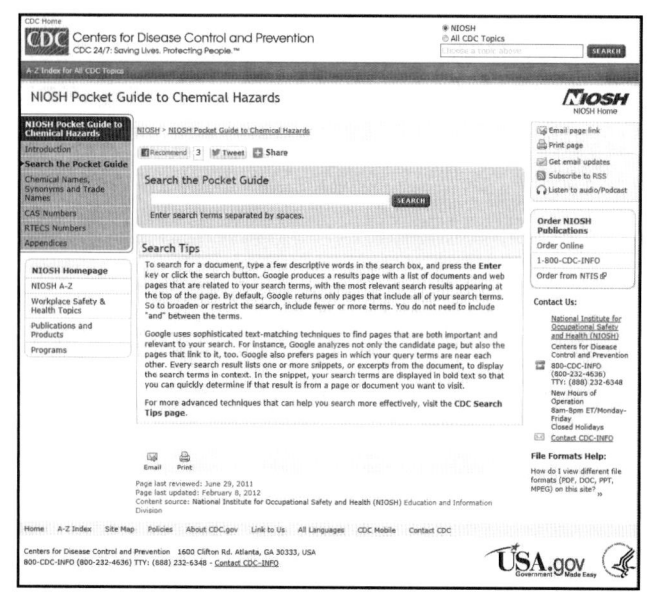

Fig. 10.3. *Website* do NIOSH *Pocket Guide to Chemical Hazards* (NPG).

Projeto eChemPortal

A Fig. 10.4 apresenta o *website* do **eChemPortal**.

O eChemPortal (http://www.echemportal.org/) permite uma pesquisa simultânea de dados por número CAS e nome químico. *Links* diretos para bases de dados com informações sobre riscos e perigos viabilizam a obtenção da informação. Resultados da classificação de acordo com esquemas de classificação de risco nacionais, regionais ou para o sistema global harmonizado de classificação e rotulagem de produtos químicos (GHS) são fornecidos quando disponíveis. Atualmente, as seguintes bases de dados participam do projeto eChemPortal:

- ACToR. U.S. EPA *Aggregated Computational Toxicology Resource*;
- AGRITOX. AGRITOX. Base de *Données sur les Substances Actives Phytopharmaceutiques*;
- CCR. *Canadian Categorization Results*;
- CESAR. *Canada's Existing Substances Assessment Repository*;
- Combined Exposures. *Collection of Case Studies on Risk Assessments of Combined Exposures to Multiple Chemicals* ;
- ECHA CHEM. *European Chemicals Agency's Dissemination portal with information on chemical substances registered under* REACH;
- ECHA CHEM2. ECHA - *Test participant*;
- EnviChem. *Data Bank of Environmental Properties of Chemicals*;
- ESIS. *European Chemical Substances Information System* (ESIS);
- GHS-J. *The Result of the GHS Classification by the Japanese Government*;

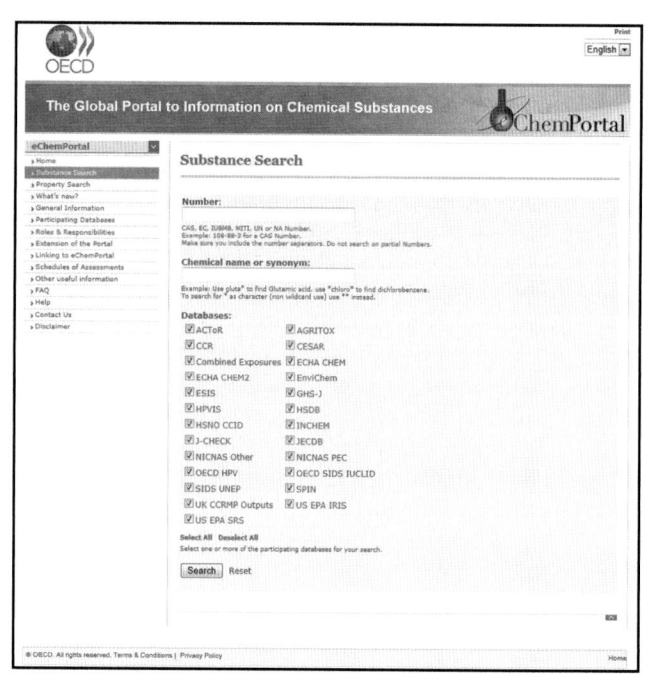

Fig. 10.4. *Website* do eChemPortal.

- HPVIS. *High Production Volume Information System* (HPVIS);
- HSDB. *Hazardous Substance Data Bank*;
- HSNO CCID. *New Zealand Hazardous Substances and New Organisms Chemical Classification Information Database*;
- INCHEM. *Chemical Safety Information from Intergovernmental Organizations*;
- J-CHECK. *Japan CHEmicals Collaborative Knowledge Database*;
- JECDB. *Japan Existing Chemical Data Base*;
- NICNAS Other. *Australian National Industrial Chemicals Notification and Assessment Scheme assessments of existing chemicals other than Priority Existing Chemical assessments*;
- NICNAS PEC. *Australian National Industrial Chemicals Notification and Assessment Scheme* (NICNAS) *Priority Existing Chemical Assessment Reports*;
- OECD HPV. *Organisation for Economic Cooperation and Development* (OECD) *Existing Chemicals Database*;
- OECD SIDS IUCLID. OECD *Existing Chemicals Screening Information Data Sets* (SIDS) *Database*;
- SIDS UNEP. OECD *Initial Assessment Reports for HPV Chemicals including Screening Information Data Sets* (SIDS) *as maintained by United Nations Environment Programme (UNEP) Chemicals*;
- SPIN. *Substances in Preparations In the Nordic countries*
- UK CCRMP Outputs. UK *Coordinated Chemicals Risk Management Programme Publications*;

- US EPA IRIS. *United States Environmental Protection Agency Integrated Risk Information System;*
- US EPA SRS. *United States Environmental Protection Agency Substance Registry Services.*

O eChemPortal é um esforço da Organização para a Cooperação e Desenvolvimento Econômico (OECD) em colaboração com a Comissão Europeia (EC), a *European Chemicals Agency* (ECHA), Estados Unidos, Canadá, Japão, o *International Council of Chemical Associations* (ICCA) (Conselho Internacional de Associações Químicas), o *Business and Industry Advisory Committee* (BIAC) (Comitê Consultivo de Negócios e Indústria), a Organização Mundial da Saúde (OMS), o *International Program on Chemical Safety* (IPCS) (Programa Internacional sobre Segurança Química), o *United Nations Environment Programme* (UNEP) (Programa das Nações Unidas para o Meio Ambiente) e organizações ambientais não governamentais.

O eChemPortal é permanentemente atualizado e com acesso inteiramente livre.

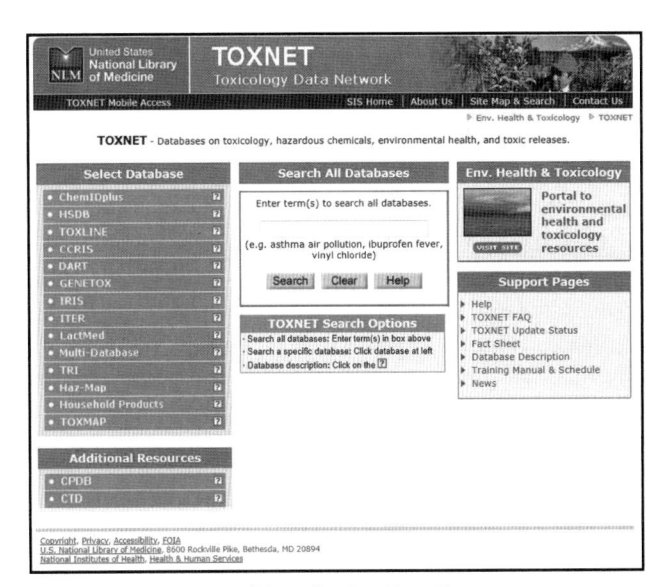

Fig. 10.5. *Website* da TOXNET® (*Toxicology Data Network*)

TOXNET®: Toxicology Data Network

A Fig. 10.5 apresenta o *website* da TOXNET® (*Toxicology Data Network*).

TOXNET® (http://toxnet.nlm.nih.gov/) é um grupo de bases de dados contendo informações sobre substâncias químicas, doenças e o ambiente, saúde ambiental, segurança e saúde ocupacional, intoxicações, avaliações de risco e regulamentos. O projeto é gerenciado pelo *Toxicology and Environmental Health Information Program* (TEHIP) (Programa de Informações sobre Toxicologia e Saúde Ambiental) da Divisão de Serviços Especializados de Informação (SIS) da *National Library of Medicine* (NLM) (Biblioteca Nacional de Medicina) dos Estados Unidos, e disponibiliza as seguintes informações:
- substâncias químicas específicas e misturas;
- nomenclatura química;
- químicos desconhecidos;
- efeitos tóxicos especiais em seres humanos e animais;
- citações da literatura científica.

✓ *Bases de dados integrantes do projeto TOXNET*

ChemIDplus®. O ChemIDplus contém mais de 390 mil registros de substâncias químicas. Mais de 299 mil destes registros incluem também as estruturas químicas. É possível fazer pesquisas no ChemIDplus® por nome, sinonímia, número CAS, fórmula molecular, código de classificação, código localizador, estrutura, e/ou propriedades físicas. No ChemIDplus Advanced existe visualização da estrutura em modo melhorado.

CCRIS (*Chemical Carcinogenesis Research Information System*). CCRIS é desenvolvido e mantido pelo *National Cancer Institute* (NCI). Contém mais de 9.000 registros de substâncias químicas com carcinogenicidade, mutagenicidade, resultados de testes de crescimento e inibição de tumores. Os dados são derivados de estudos citados nas principais publicações, ferramentas de conscientização atualizadas, relatórios do NCI, e outras fontes especiais. Resultados dos testes foram revistos por *experts* em carcinogenicidade e mutagenicidade.

CPDB (*Carcinogenic Potency Database*). CPDB provê análise padronizada de resultados de 6.540 testes de longa duração de câncer crônico conduzidos desde a década de 1950 e citados e publicados nas literaturas de forma ampla, ou pelo *National Cancer Institute* (Instituto Nacional do Câncer) e pelo *National Toxicology Program* (Programa Nacional de Toxicologia). Esse banco de dados foi desenvolvido na Universidade da Califórnia, Berkeley, e no *Lawrence Berkeley Laboratory.*

CTD (*Comparative Toxicogenomics Database*). O CTD elucida os mecanismos moleculares pelos quais as substâncias químicas afetam a saúde humana. Contém dados manualmente trabalhados, descrevendo interações substância-gene/proteína entre espécies e relações entre substância-gene e substância-doença. CTD é desenvolvido na *North Carolina State University* (NCSU). A equipe de desenvolvimento fica localizada na NCSU e no *Mount Desert Island Biological Laboratory* (MDIBL).

GENE-TOX (*Genetic Toxicology*). O GENE-TOX foi criado pela *U.S. Environmental Protection Agency* (EPA) (Agência de Proteção Ambiental dos Estados Unidos) e tem resultados de testes de toxicologia genética em mais 3.200 substâncias químicas. Uma literatura selecionada foi revisada por cientistas *experts* em cada um dos sistemas de teste em avaliação.

HSDB® (*Hazardous Substances Data Bank*). O HSDB provê dados de toxicidade para mais de 5.000 substâncias químicas potencialmente perigosas. Dispõe também de informação sobre procedimentos de emergência, higiene industrial, interações com o meio ambiente, exposição humana, métodos de detecção e requisitos legais. Os dados são completamente referenciados e revistos por uma junta científica.

Haz-Map®. O Haz-Map® é um banco de dados de saúde ocupacional projetado para profissionais das áreas de saúde e segurança e consumidores que buscam informações sobre efeitos adversos de exposição, no ambiente de trabalho, a substâncias químicas e materiais biológicos. As principais conexões no Haz-Map® são entre substâncias químicas e doenças ocupacionais. Estas conexões foram estabelecidas com base em evidências científicas atualizadas. No Haz-Map®, doenças ocupacionais crônicas são relacionadas a cargos e empresas, enquanto que doenças agudas são relacionadas apenas a cargos.

Household Products Database. O *Household Products Database* contém informações sobre efeitos potenciais à saúde produzidos por substâncias químicas presentes nos produtos comuns usados no âmbito doméstico e congêneres. Os produtos podem ser pesquisados pelo nome comercial, tipo de produto, fabricante, nome químico ou ingrediente e pelos efeitos à saúde. O registro de cada produto mostra seus compostos como apresentados nas fichas de produto (FISPQs/MSDS) fornecidas pelos fabricantes e incluem mais informações, como manuseio, descarte e efeitos à saúde.

IRIS (*Integrated Risk Information System*). O IRIS é desenvolvido pela *U.S. Environmental Protection Agency* (EPA). Contém informação de risco carcinogênico e não carcinogênico sobre mais de 500 substâncias químicas. Os dados de mensuração de risco do IRIS foram revisados por cientistas da EPA e representam o consenso da agência.

ITER (*International Toxicity Estimates for Risk*). O ITER tem por foco a identificação dos perigos e mensuração da dose-resposta à saúde humana. O banco de dados dispõe de uma tabela de comparação de mensuração de risco internacional e explica as diferenças em valores derivados de diferentes organizações. É compilado pelo *Toxicology Excellence for Risk Assessment* (TERA) (Excelência Toxicológica para Avaliação de Risco) e contém mais de 650 registros de substâncias químicas. Os dados são extraídos de cada uma das organizações incluídas no estudo e contêm *links* para a documentação disponível em cada uma delas.

LactMed (*Drugs and Lactation*). Um banco de dados sobre drogas e outras substâncias químicas que podem afetar o aleitamento materno. Inclui informações sobre os níveis das substâncias químicas no leite materno e no sangue do bebê, e os possíveis efeitos adversos no bebê em fase de amamentação. São fornecidas declarações da Academia Americana de Pediatria sobre a compatibilidade de uma droga com a amamentação, como também sugeridas alternativas terapêuticas para essas drogas, se for o caso. Todos os dados são obtidos a partir de literatura científica e apresentam sempre as respectivas referências.

Toxics Release Inventory (TRI). O **TRI** é um conjunto de bases de dados disponíveis publicamente que contêm informações sobre as emissões de substâncias químicas tóxicas específicas e gestão de resíduos, como relatado anualmente à EPA pelo parque industrial dos Estados Unidos e agências federais. Este inventário foi estabelecido sob o *Emergency Planning and Community Right to Know Act* de 1986 (EPCRA). Os dados do TRI, que se iniciam com o relatório anual de 1987, abrangem o ar, água, terra e lançamentos de resíduos no subterrâneo, bem como transferências de resíduos para empresas de tratamento. De acordo com a Lei de Prevenção da Poluição, de 1990, reduções na origem e dados de reciclagem também estão incluídos nos dados do TRI.

TOXMAP. TOXMAP é um Sistema de Informação Geográfica (SIG/ GIS), utilizando mapas dos Estados Unidos para mostrar a quantidade e localização de produtos químicos tóxicos lançados no meio ambiente. Os dados são obtidos a partir do inventário TRI da EPA, que fornece informações sobre os lançamentos de produtos químicos tóxicos no meio ambiente, como relatado anualmente por empresas industriais dos Estados Unidos. O TOXMAP também contém informações do programa da EPA *Superfund*.

TOXLINE®. O TOXLINE® fornece informações bibliográficas (de 1965 até hoje) que cobre os efeitos bioquímicos, farmacológicos, fisiológicos e toxicológicos de drogas e outras substâncias químicas. Ele contém mais de 4 milhões de referências, a maioria com resumos, termos de indexação, números CAS. O subconjunto de toxicologia do MEDLINE/PubMed é parte do TOXLINE®. O TOXLINE® também contém referências de revistas especializadas, relatórios governamentais e resumos de reuniões.

DART (*Developmental and Reproductive Toxicology Database*, Banco de Dados de Toxicologia Reprodutiva e de Desenvolvimento). O DART cobre a literatura científica sobre toxicidade reprodutiva e de desenvolvimento. É gerenciado pela NLM e financiado pela EPA, pelo *National Institute of Environmental Health Sciences* - NIEHS (Instituto Nacional de Ciências de Saúde Ambiental) e pelo NLM. O DART contém referências à literatura de toxicologia reprodutiva e de desenvolvimento publicada desde 1965.

TOXNET (*TOXicology Data NETwork*) é permanentemente atualizado, com acesso inteiramente livre.

IPCS INCHEM

A Fig. 10.6 apresenta o *website* do IPCS INCHEM.

IPCS INCHEM (http://www.inchem.org/) foi produzido por meio da cooperação entre o Programa Internacional de Segurança Química (IPCS) e Centro Canadense de Saúde e Segurança Ocupacional (CCOHS).

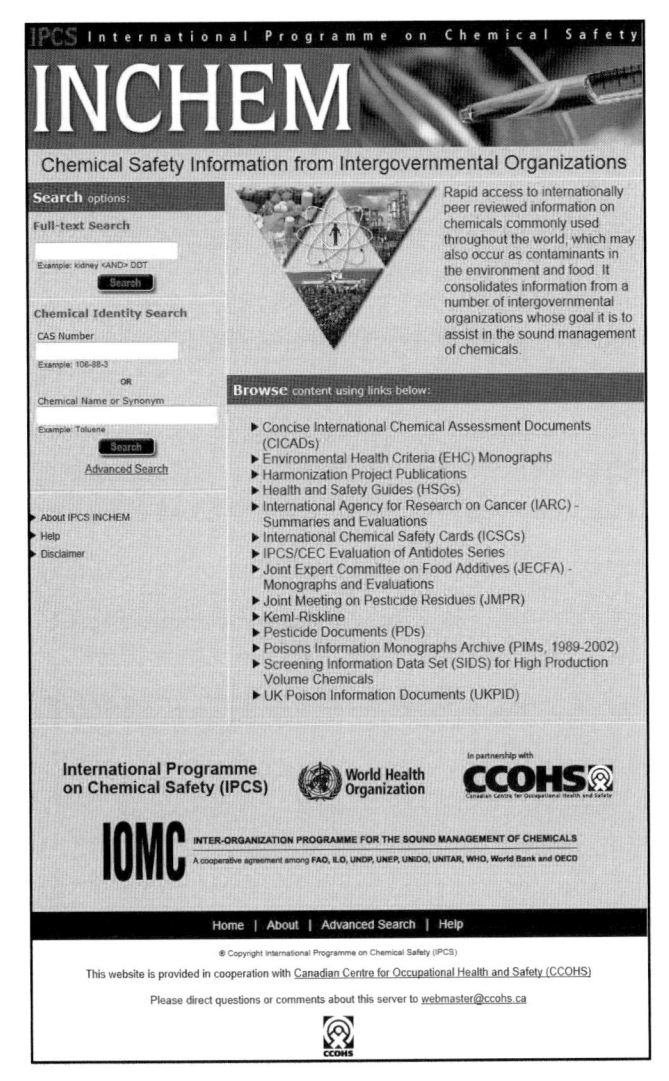

Fig. 10.6. *Website* do IPCS INCHEM.

IPCS INCHEM contém informações das seguintes bases de dados:
- *Concise International Chemical Assessment Document* (CICADS);
- *Environmental Health Criteria* (EHC) *monographs*;
- *Harmonization Project Publications*;
- *Health and Safety Guides* (HSGs);
- *International Agency for Research on Cancer* (IARC) *- Summaries and Evaluations*;
- *International Chemical Safety Cards* (ICSCs);
- IPCS/CEC *Evaluation of Antidotes Series*;
- *Joint Expert Committee on Food Additives* (JECFA) *- monographs and evaluations*;
- *Joint Meeting on Pesticide Residues* (JMPR) *- monographs and evaluations*;
- *KemI-Riskline*;
- *Pesticide Data Sheets* (PDSs);
- *Poisons Information Monographs* (PIMs);
- *Screening Information Data Set* (SIDS) *for High Production Volume Chemicals*;
- UK *Poison Information Documents* (UKPID).

O IPCS INCHEM é permanentemente atualizado, com acesso inteiramente livre.

Haz-Map®

A Fig. 10.7 apresenta o *website* do Haz-Map®.

Haz-Map (http://hazmap.nlm.nih.gov) é uma base de dados de saúde ocupacional projetada para profissionais de saúde e segurança e para os consumidores que procuram informações sobre os efeitos na saúde decorrentes de exposição a substâncias químicas no trabalho. Haz-Map® associa postos de trabalho e tarefas perigosas com doenças ocupacionais e seus sintomas. É um dos produtos e serviços disponibilizados pela Biblioteca Nacional de Medicina (NLM) por meio do Programa de Informações de Saúde Ambiental e Toxicologia.

O Haz-Map® é permanentemente atualizado, com acesso inteiramente livre.

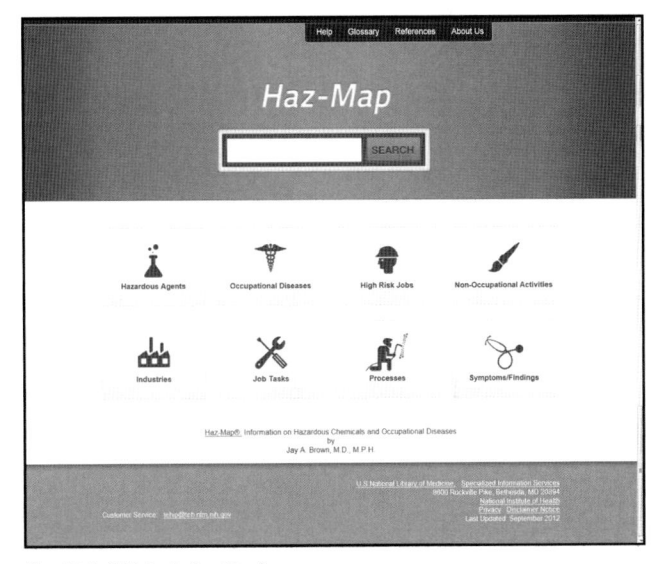

Fig. 10.7. *Website* do Haz-Map®.

Right to Know Hazardous Substance Fact Sheets

A Fig. 10.8 apresenta o *website* do *Right to Know Hazardous Substance Fact Sheets*.

Right to Know Hazardous Substance Fact Sheets (http://web.doh.state.nj.us/rtkhsfs/search.aspx) é uma base da dados composta por fichas toxicológicas de cada substância que figura na lista de substâncias perigosas do Programa *Rigth to Know* (direito de saber) do Estado de Nova Jersey (*New Jersey Right to Know Hazardous Substance List*). Existem mais de 1.600 fichas toxicológicas em inglês e, dentre elas, mais de 900 têm versão em espanhol. Cada ficha toxicológica se refere a uma substância química pura e contém informações sobre os perigos para a saúde, limites de exposi-

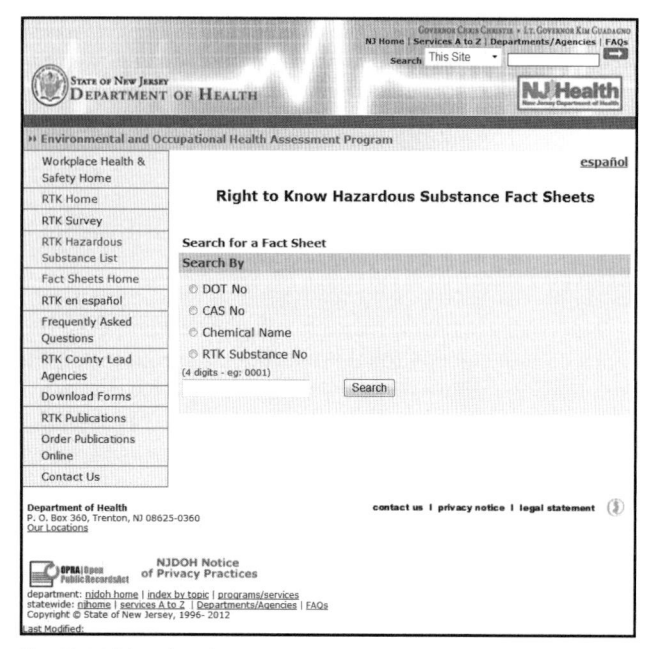

Fig. 10.8. *Website* do *Right to Know Hazardous Substance Fact Sheets.*

ção, equipamentos de proteção individual, manipulação correta, primeiros socorros e procedimentos de emergência em caso de incêndio ou vazamento.

O *Right to Know Hazardous Substance Fact Sheets* é permanentemente atualizado, com acesso inteiramente livre.

CHEMINFO®

A Fig. 10.9 apresenta o *website* do CHEMINFO®.

Produzido pelo *Canadian Centre for Occupational Health and Safety* – CCOHS, o CHEMINFO® (http://ccinfoweb.ccohs.ca/cheminfo/search.html) é um dos recursos mais abrangentes e com informações sobre saúde e segurança ocupacional relacionadas com substâncias químicas. A base de dados está formada por mais de 1.700 substâncias químicas relacionadas aos ambientes de trabalho. Cada perfil de substância química contém:

- avaliação detalhada e descrição dos riscos de incêndio, saúde e reatividade;
- medidas de controle;
- classificações de perigo, incluindo WHMIS, OSHA e da União Europeia (UE);
- recomendações sobre práticas seguras de trabalho, manuseio e armazenamento, equipamentos de proteção individual, liberações acidentais e primeiros socorros.

O acesso aos dados dispostos pelo CHEMINFO® somente é efetivado por assinatura.

RTECS®

A Fig. 10.10 apresenta o *website* do RTECS®.

RTECS® (http://ccinfoweb.ccohs.ca/rtecs/search.html) ajuda a encontrar informações toxicológicas críticas sobre mais de 174 mil substâncias químicas de mais de 2.500 fontes, incluindo:

- publicações internacionais;
- livros didáticos;
- relatórios técnicos;
- procedimentos científicos;
- compêndios etc.

O acesso aos dados dispostos pelo RTECS somente é efetivado por assinatura.

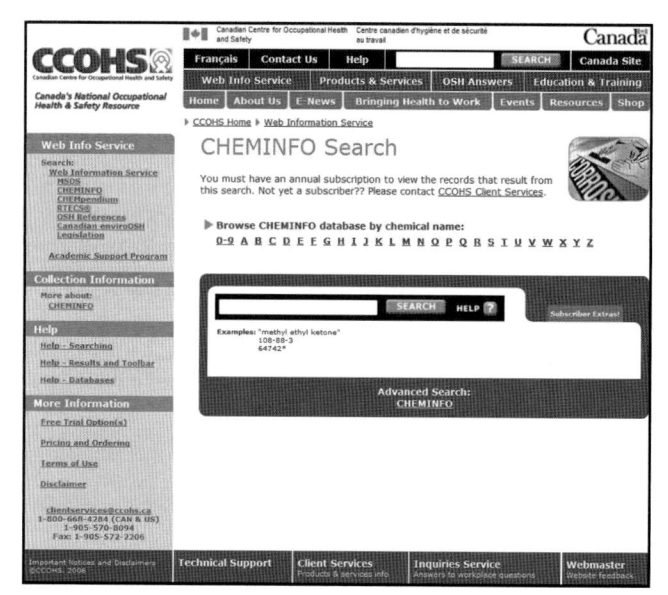

Fig. 10.9. *Website* do CHEMINFO®.

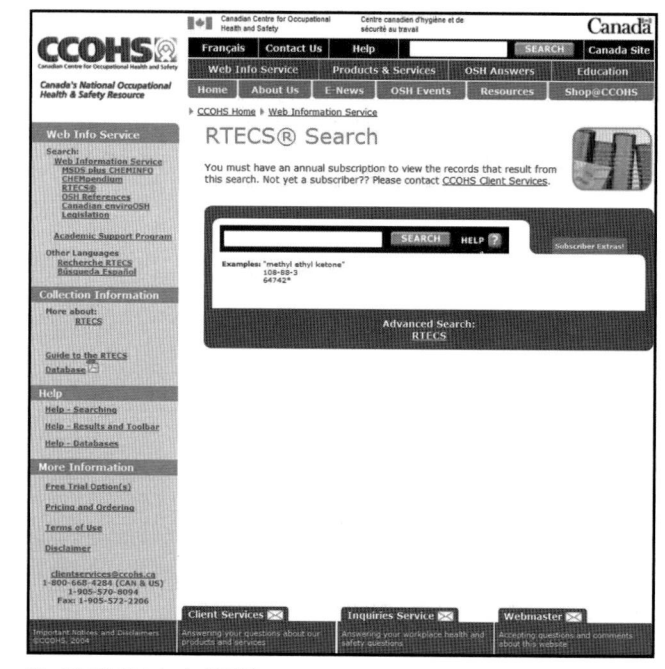

Fig. 10.10. *Website* do RTECS®.

▶ Como buscar as informações

Foram apresentadas as fontes de dados e bases de dados específicas para a busca de informações sobre substâncias químicas.

Uma grande vantagem da *internet* é seu tamanho, mas tanto o excesso de informações como sua falta são cenários perversos. Assim, é necessário ter mecanismos eficazes para a pesquisa e recuperação de dados e informações com eficiência e eficácia.

Mecanismos ou ferramentas de busca são *websites* especializados em pesquisar na *internet*, usando parâmetros definidos pelo usuário. O usuário acessa o *website* da ferramenta de busca, escreve os parâmetros da pesquisa e a ferramenta de busca, como um bibliotecário, encarrega-se de encontrar as informações que atendem aos parâmetros pesquisados.

Existem alguns mecanismos de busca, podendo ser citados o *Bing* (www.bing.com.br), o *Yahoo* (www.yahoo.com.br) e, o mais utilizado, o *Google* (www.google.com.br), mais detalhado a seguir.

O *Google* tem como uma de suas principais características a simplicidade. Sua página é bastante simples e leve. A Fig. 10.11 apresenta o *website* de pesquisa do *Google*.

Algumas regras simples podem ser utilizadas para fazer buscas no *Google*.

1. Use mais de uma palavra para fazer a busca

Buscas por apenas uma palavra tendem a ser muito amplas, devolvem muitos resultados. É possível, inclusive, utilizar um *link*, no rodapé da página de resultados ("pesquisar nos resultados") que oferece a possibilidade de realizar outra pesquisa nos resultados apresentados. O usuário deve então digitar apenas o novo parâmetro de busca.

2. Caso precise buscar uma frase, escreva tudo entre aspas

Se desejar informações, por exemplo, sobre Contabilidade de Custos e simplesmente escrever essas três palavras, serão recuperadas páginas que contiverem os três elementos, mas surgirão também resultados sobre "os custos da Contabilidade"... Portanto, sempre que o assunto puder ser descrito numa frase, escreva-a entre aspas: "contabilidade de custos", "economia brasileira", "direito tributário" etc.

3. Use o "sinal de menos" para eliminar palavras que não interessam

Muitas vezes, encontramos páginas relacionadas ao assunto pesquisado, mas que usam um enfoque diferente do desejado. Para evitar perdermos tempo filtrando essas páginas parecidas, por meio do operador "-" (sinal de menos) podemos solicitar ao *Google* que pesquise o nosso assunto e exiba todos os resultados, menos os que contiverem uma determinada palavra. Por exemplo, para pesquisarmos ações e bolsas de valores exceto a Bovespa, podemos usar o parâmetro "-bovespa".

4. Use o "caractere-curinga"

Quando precisar pesquisar frases em que um termo é variável, use o caractere "*" (asterisco). Ele será substituído por qualquer palavra encontrada. Ou seja, uma busca por "sistema * brasileiro" trará como resultado, páginas referentes ao "sistema tributário brasileiro", "sistema econômico brasileiro", "sistema monetário brasileiro", "sistema constitucional brasileiro" etc.

Muitas outras dicas de pesquisas avançadas podem ser obtidas e basta realizar uma breve pesquisa no próprio mecanismo de pesquisa do *Google*.

Na busca de informações sobre substâncias químicas, em face da complexidade da nomenclatura, o grande número de sinônimos e a língua na qual estão descritas teremos que utilizar o CAS NUMBER, número único que neutraliza todas essas dificuldades.

A Fig. 10.12 descreve a busca do registro CAS da substância química benzeno.

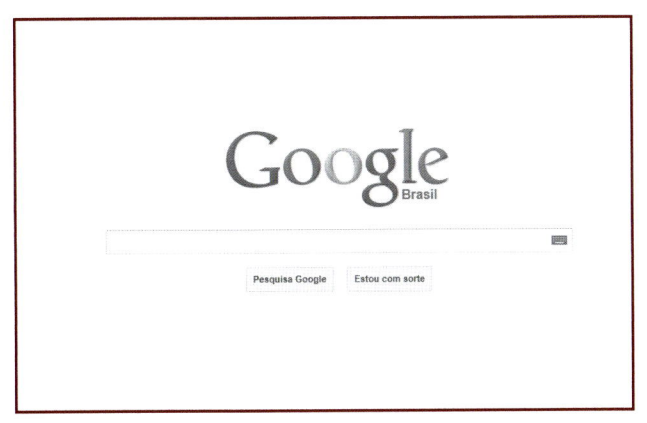

Fig. 10.11. *Website* de pesquisa do *Google*.

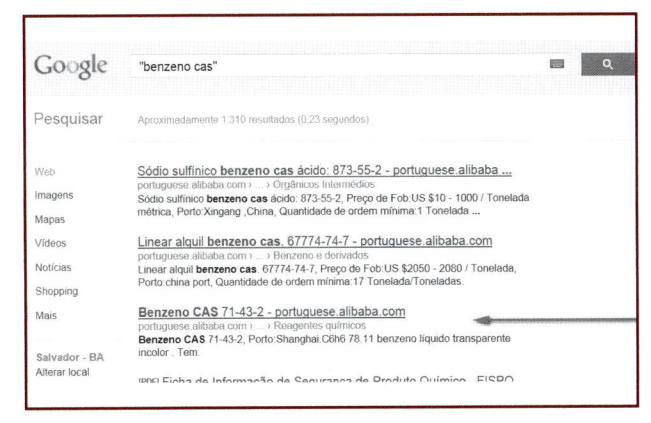

Fig. 10.12. Busca de informações utilizando o mecanismo *Google*.

A busca tem sucesso ao identificar o CAS do benzeno como 71-43-2. A partir desse achado, a pesquisa será mais eficaz na busca das informações desejadas.

A Fig. 10.13 descreve a pesquisa no mecanismo de busca *Google* utilizando o CAS NUMBER obtido.

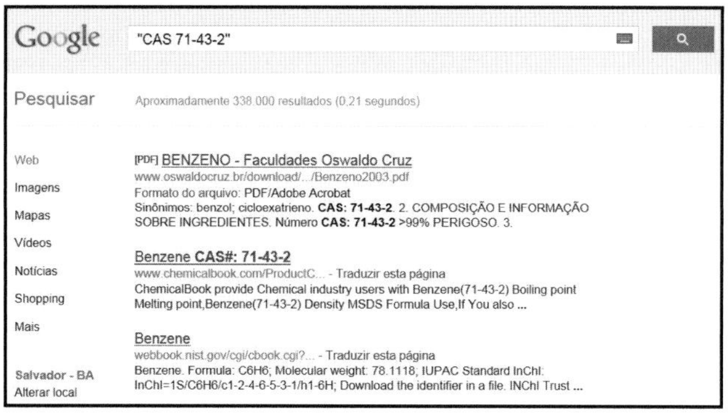

Fig. 10.13. Busca de informações do CAS 71-43-2 utilizando o mecanismo *Google*.

A Fig. 10.14 descreve a busca de informações toxicológicas do benzeno.

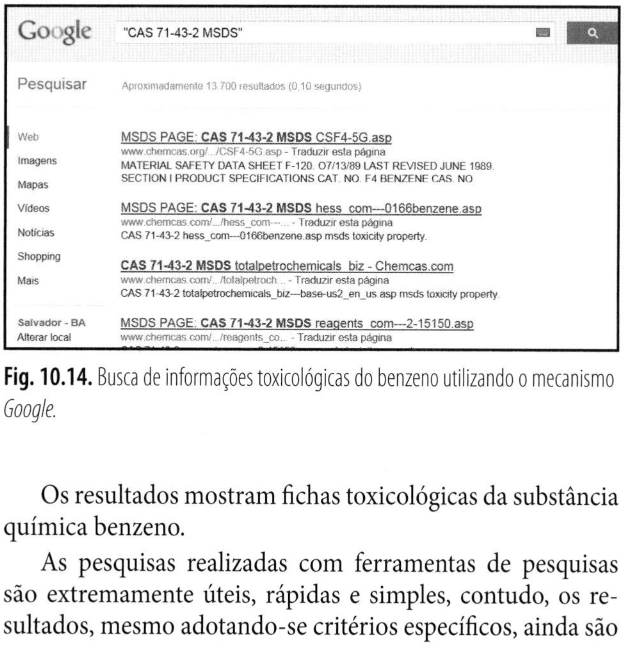

Fig. 10.14. Busca de informações toxicológicas do benzeno utilizando o mecanismo *Google*.

Os resultados mostram fichas toxicológicas da substância química benzeno.

As pesquisas realizadas com ferramentas de pesquisas são extremamente úteis, rápidas e simples, contudo, os resultados, mesmo adotando-se critérios específicos, ainda são genéricos. Será necessário um esforço complementar para identificar informações com a qualidade desejada.

Já sabemos que foi disponibilizada, pela *American Chemical Society,* a base de dados *online* gratuita da CAS (*Chemical Abstratcs Service* - Serviço de Resumos sobre Produtos Químicos da Sociedade Americana de Química) e direcionada ao público em geral pelo endereço http://www.common-chemistry.org/.

Lembramos que a base de dados contém aproximadamente 7.800 agentes químicos de interesse geral, bem como todos os 118 elementos da tabela periódica. Com exceção de alguns elementos, todos os outros agentes químicos nessa base foram considerados de grande interesse por terem sido citados 1.000 ou mais vezes em bancos de dados do CAS.

A Fig. 10.15 apresenta o *website* disponibilizado pela *American Chemical Society* viabilizando a pesquisa do CAS NUMBER.

A partir do *website* disponibilizado pela *American Chemical Society* será possível pesquisar o número do CAS e a nomenclatura correta da substância química que se deseja.

A Fig. 10.16 descreve a pesquisa do agente químico etileno glicol (*ethylene glycol*).

A Fig. 10.17 apresenta o resultado da pesquisa do etileno glicol.

A Fig. 10.18 apresenta o resultado final da pesquisa do agente químico etileno glicol.

A pesquisa pode ser mais rápida ao se marcar a opção "*Exact Chemical Name Match*" na página inicial.

Considerando que ultrapassamos a etapa de busca do nome correto e do CAS NUMBERm podemos direcionar a pesquisa para as bases de dados organizadas e descritas nesse capítulo.

Tomamos como exemplo o eChemPortal, que oferece uma metapesquisa (sistema de busca na *web* que permite ao usuário a pesquisa em vários mecanismos simples de busca simultaneamente), nesse caso pesquisa em 25 bases de dados simultaneamente.

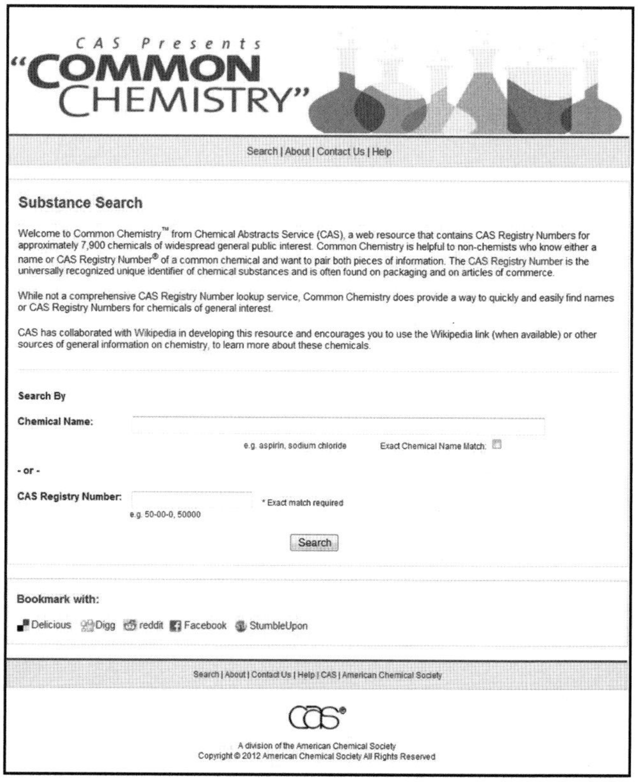

Fig. 10.15. *Website* para a pesquisa do CAS NUMBER.

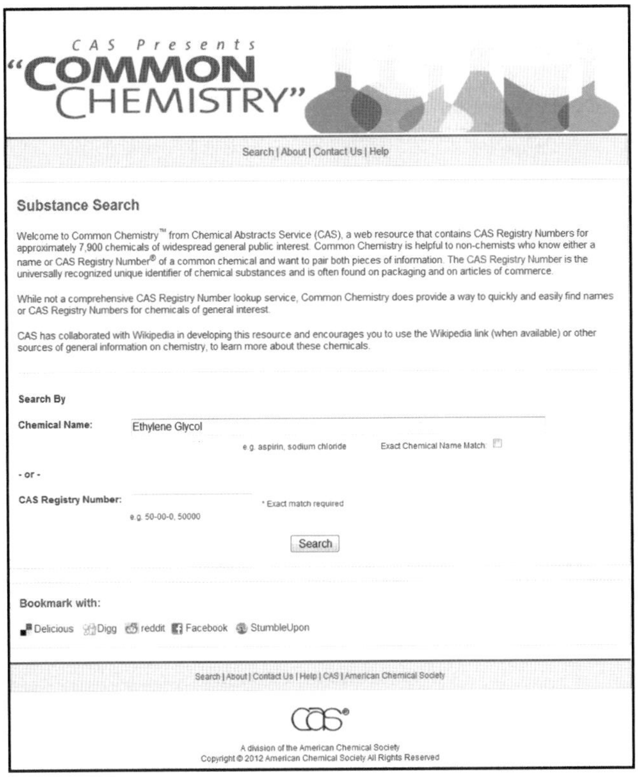

Fig. 10.16. Pesquisa do etileno glicol.

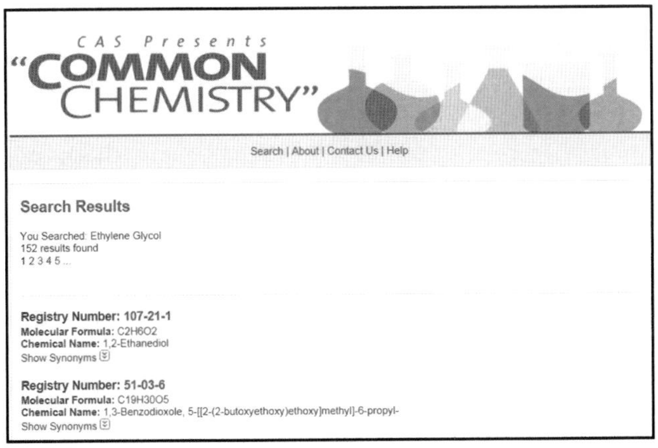

Fig. 10.17. Resultado da pesquisa do etileno glicol.

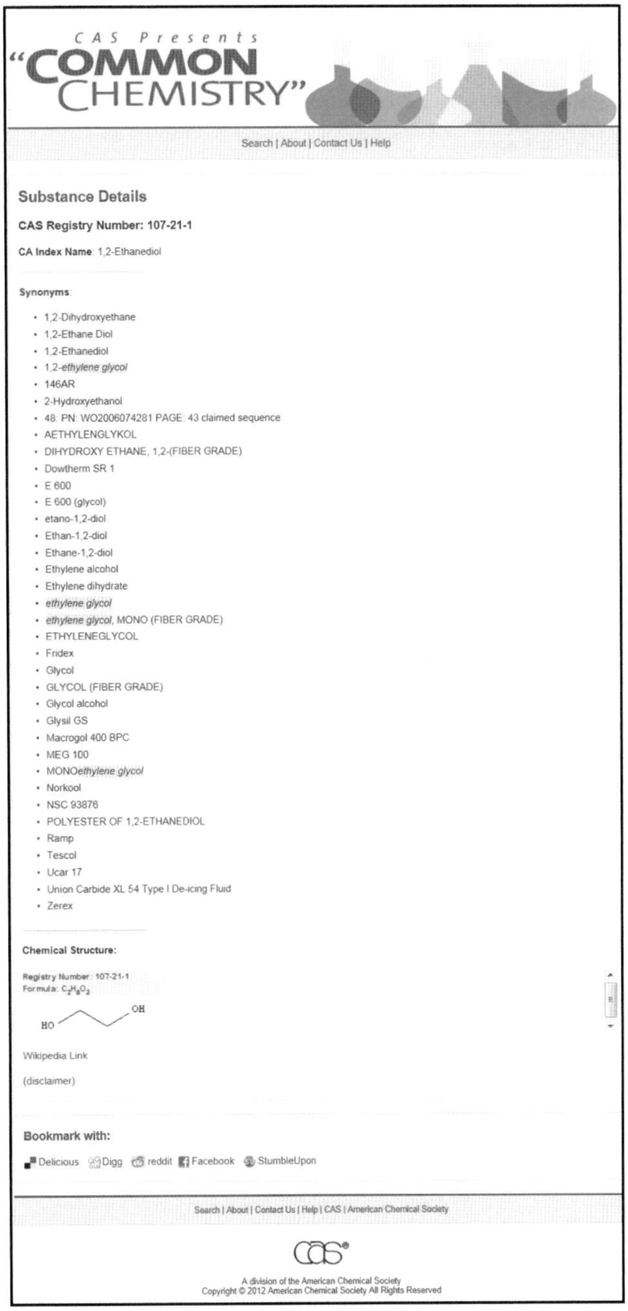

Fig. 10.18. Resultado final da pesquisa do etileno glicol.

A Fig. 10.19 apresenta a metapesquisa do agente químico benzeno por meio do CAS NUMBER 71-43-2.

Para essa pesquisa foram assinaladas todas as 25 bases de dados, viabilizando assim uma ampla pesquisa.

A pesquisa pode ser realizada, também, utilizando o nome químico, com cuidado extremo quanto à nomenclatura.

A Fig. 10.20 apresenta o resultado da metapesquisa do agente químico benzeno por meio do CAS NUMBER 71-43-2.

O resultado da pesquisa pode ser salvo nos "favoritos" do navegador, bastando dar um clique no *link "save as bookmark"*. A pesquisa realizada retornou com 22 resultados, distribuídos em três níveis, sendo que os resultados do nível 1 representam os achados mais diretamente relacionados à pesquisa.

Resolvemos explorar a primeira linha dos resultados de primeiro nível, bastando para isso dar um clique em um dos *links*.

A Fig. 10.21 apresenta o resultado da pesquisa disposto na primeira linha dos achados de primeiro nível.

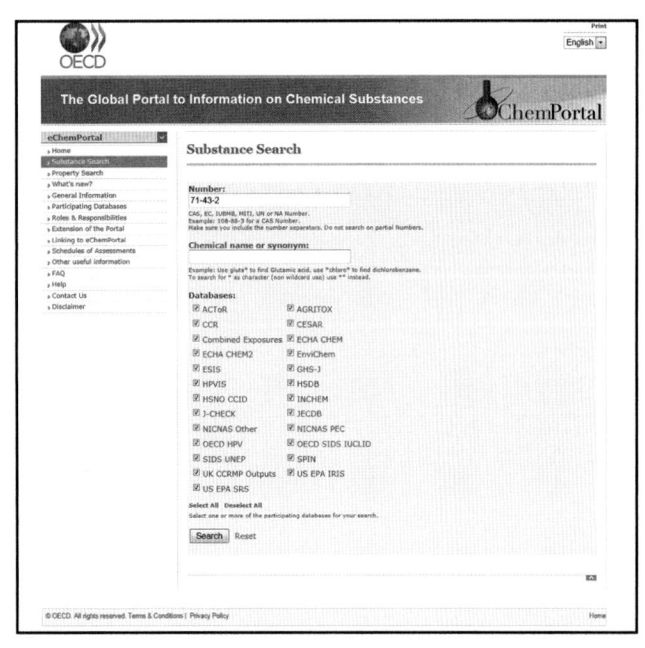

Fig. 10.19. Metapesquisa do agente químico benzeno no eChemPortal.

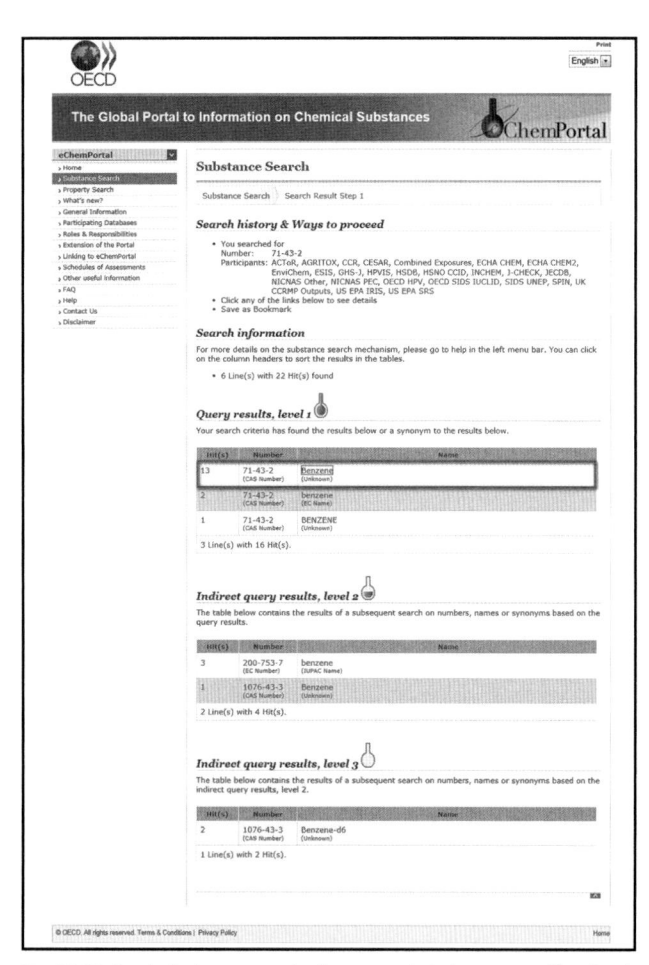

Fig. 10.20. Resultado da metapesquisa do agente químico benzeno no eChemPortal.

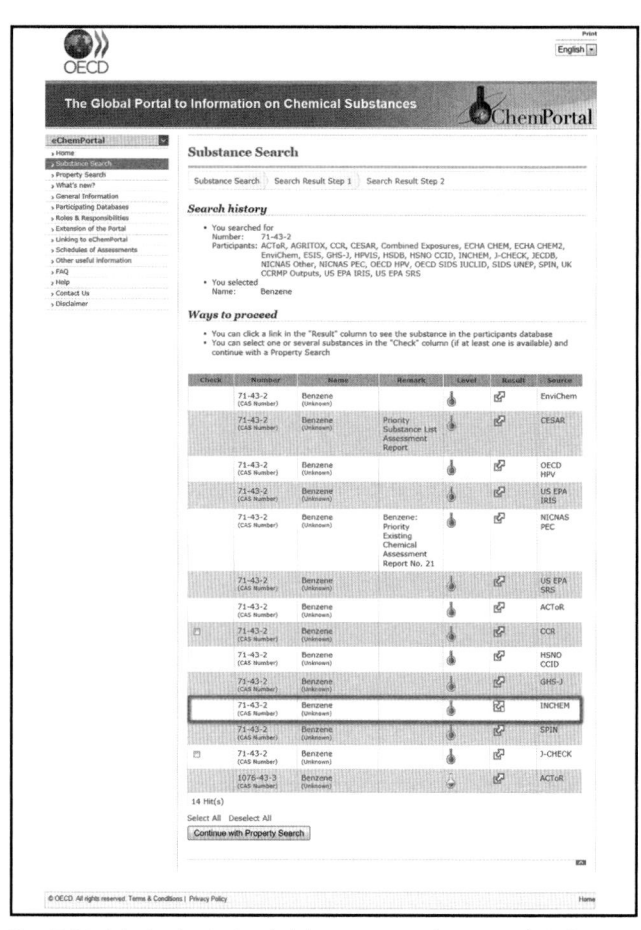

Fig. 10.21. Achados de primeiro nível da metapesquisa do agente químico benzeno no eChemPortal.

Será necessário fazer uma breve análise dos achados por meio de exploração. Nesse caso, optamos por conhecer o disponibilizado pela base de dados INCHEM, também apresentada neste capítulo como uma das boas referências para pesquisa dirigida.

As Figs. 10.22 e 10.23 apresentam os achados.

As bases de dados apresentadas neste capítulo, como sugestão, conduzem ao estado da arte das informações toxicológicas necessárias para a gestão das questões de Segurança e Saúde no Trabalho.

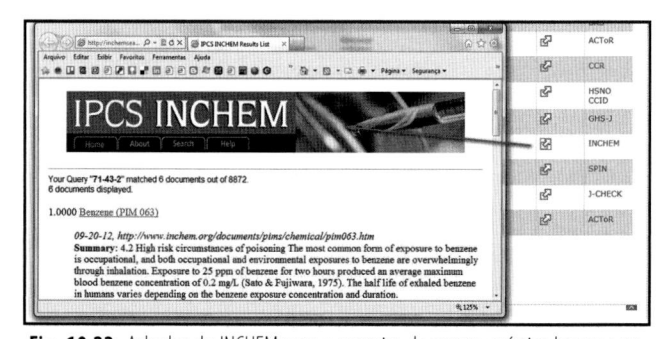

Fig. 10.22. Achados do INCHEM para a pesquisa do agente químico benzeno no echemportal.

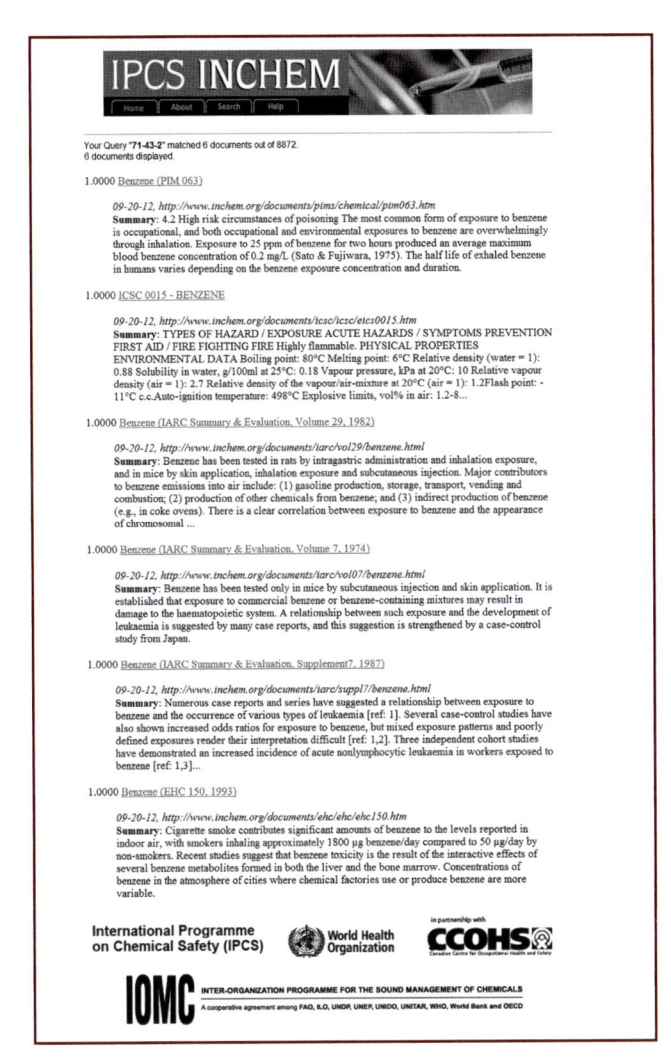

Fig. 10.23. Achados do INCHEM para o benzeno.

Obviamente, existem inúmeras outras bases de dados não descritas aqui, mas pode ser indicado um *website* que mantém permanentemente atualizada uma lista de bases de dados. Esse *website* está apresentado na Fig. 10.24 e pode ser acessado no endereço: http://alttox.org/ttrc/resources/databases.html.

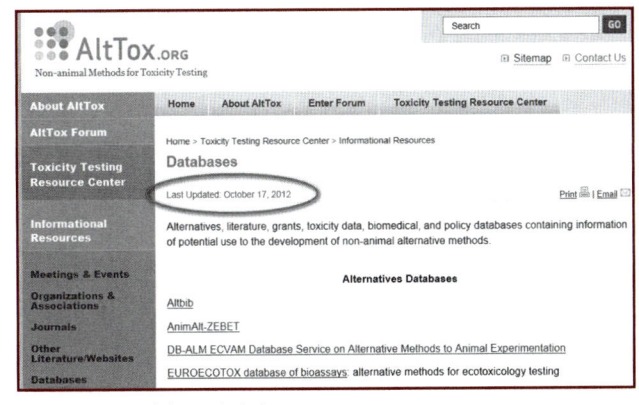

Fig. 10.24. Lista de bases de dados.

Como dito, a lista de bases de dados foi atualizada em 17/10/2012.

▶ O que é importante: dados relevantes

Para entender melhor o que é importante e o que são dados relevantes, tomamos como exemplo a CHEMINFO, uma das fontes de informação referenciadas neste capítulo e uma das mais completas, contudo, com acesso pago.

Abre-se aqui um parêntesis para informar que a biblioteca da FUNDACENTRO, em São Paulo, disponibiliza acesso gratuito a essa base de dados, contudo, com acesso apenas a partir de sua sede física.

Tomemos como referência a ficha do benzeno.

A Fig. 10.25 descreve os tópicos da ficha toxicológica disponibilizada na CHEMINFO.

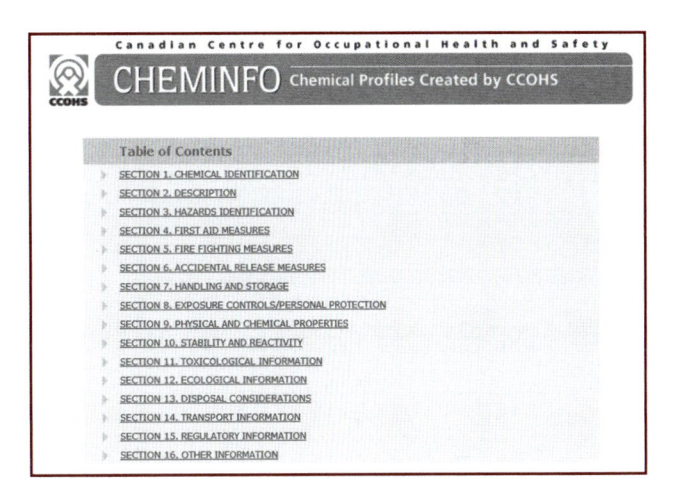

Fig. 10.25. Sumário da ficha toxicológica disponibilizada na CHEMINFO.

Pode ser verificado que os tópicos apresentados se assemelham aos previstos na FISPQ brasileira, descrita neste capítulo.

A Tabela 10.1 descreve as seções da ficha toxicológica, destacando o que é relevante para as questões de saúde.

A análise da ficha disponibilizada pela base de dados CHEMINFO®, que se assemelha à FISPQ brasileira, permitiu identificar as seguintes seções com informações importantes para a Medicina do Trabalho. São elas:

- **Seção 2. Descrição.** Informações gerais sobre aparência e odor, limite para o odor, composição e pureza, principais usos.
- **Seção 3. Identificação de perigos.** Apresenta os principais efeitos, incluindo os efeitos agudos por inalação, contato com a pele, olhos e ingestão e os efeitos crônicos incluindo a pele, sangue e órgãos formadores, sistema nervoso, carcinogenicidade, teratogenicidade e embriotoxicidade, toxicidade para reprodução, mutagenicidade e potencial para acumulação.

Tabela 10.1. Ficha toxicológica do CHEMINFO®

Seção da ficha	Descrição
[Imagem da Section 1: Chemical Identification, com dados do benzeno: CHEMINFO Record Number 179, CCOHS Chemical Name Benzene, Chemical Name French Benzène, Chemical Name Spanish Benceno, CAS Registry Number 71-43-2, UN/NA Number 1114, RTECS Number CY1400000, EU EINECS/ELINCS Number 200-753-7, Chemical Family Aromatic hydrocarbon / benzene, Molecular Formula C6-H6, Structural Formula C6H6 (Benzene ring), Status of Record]	**Seção 1. Identificação química** Informações gerais sobre o agente químico, incluindo a nomenclatura IUPAC, o registro CAS e RTCES, a família química, a fórmula molecular e estrutural e o *status* do registro
[Imagem da Section 2: Description, com Appearance and Odour, Odour Threshold, Warning Properties, Composition/Purity, Uses and Occurrences]	**Seção 2. Descrição** Informações gerais sobre aparência e odor, limite para o odor, composição e pureza, principais usos. Informações importantes para a Medicina do Trabalho, especialmente os limites para odor acima dos limites de tolerância
[Imagem da Section 3: Hazards Identification, com Emergency Overview e Potential Health Effects (Effects of Short Term (Acute) Exposure - Inhalation; Effects of Long Term (Chronic) Exposure - Skin, Blood and Blood-Forming Organs)]	**Seção 3. Identificação de perigos** Apresenta os principais efeitos, incluindo os efeitos agudos por inalação, contato com a pele, olhos e ingestão e os efeitos crônicos incluindo a pele, sangue e órgãos formadores, sistema nervoso, carcinogenicidade, teratogenicidade e embriotoxicidade, toxicidade para reprodução, mutagenicidade e potencial para acumulação Informações relevantes para a Medicina do Trabalho
[Imagem da Section 4: First Aid Measures, com Inhalation e Skin Contact]	**Seção 4. Primeiros socorros** Descreve as medidas de primeiros socorros em caso de inalação, contato com a pele, olhos e ingestão Informações relevantes para a Medicina do Trabalho

Continua

Seção da ficha	Descrição
SECTION 5. FIRE FIGHTING MEASURES Flash Point: -11 deg C (12 deg F) (closed cup) (28) Lower Flammable (Explosive) Limit (LFL/LEL): 1.2% (28) Upper Flammable (Explosive) Limit (UFL/UEL): 7.8% (28) Autoignition (Ignition) Temperature: 498 deg C (928 deg F) (28)	**Seção 5. Medidas de combate a incêndio** Descreve as características de inflamabilidade do agente e instruções para combate a incêndio
SECTION 6. ACCIDENTAL RELEASE MEASURES Spill Precautions / Clean-up	**Seção 6. Medidas de prevenção de acidentes** Descreve medidas de precaução para evitar acidentes
SECTION 7. HANDLING AND STORAGE Handling	**Seção 7. Manuseio e armazenamento.** Descreve medidas de manuseio e estocagem
SECTION 8. EXPOSURE CONTROLS/PERSONAL PROTECTION	**Seção 8. Controle da exposição e proteção individual** Apresenta instruções para amostragens e análises, métodos de análise preconizados pela OSHA e NIOSH, controles de engenharia, equipamentos de proteção individual, IDLH, proteção dos olhos e face, proteção da pele, roupas protetoras, limites de exposição recomendados pelo NIOSH e ACGIH e limites de exposição permitidos pela OSHA
SECTION 9. PHYSICAL AND CHEMICAL PROPERTIES Molecular Weight: 78.11 Conversion Factor: 1 ppm = 3.19 mg/m3, 1 mg/m3 = 0.31 ppm at 25 deg C (calculated) Melting Point: 5.5 deg C (42 deg F) (1,3,4) Boiling Point: 80 deg C (176 deg F) (29) Relative Density (Specific Gravity): 0.877 at 20 deg C (water = 1) Solubility in Water: Slightly soluble; 180 mg/100 mL of water at 25 deg C (3,29) Solubility in Other Liquids: Soluble in all proportions in ethanol, chloroform, diethyl ether, carbon disulfide, acetone, oils, carbon tetrachloride and glacial acetic acid.(3)	**Seção 9. Propriedades físicas e químicas** Apresenta os dados de peso molecular, fatores de conversão, ponto de fusão, ponto de ebulição, densidade relativa, solubilidade em água e outros líquidos, pressão de vapor, temperatura crítica e outros
SECTION 10. STABILITY AND REACTIVITY Stability: Normally stable. Hazardous Polymerization: Does not occur. Incompatibility - Materials to Avoid: SODIUM PEROXIDE, POTASSIUM PEROXIDE - spontaneously flammable.(28) CHROMIC ANHYDRIDE, PERMANGANIC ACID - can explode on contact.(28,32) CHLORINE - can explode.(28) NITRIC ACID, OZONE, DIBORANE, INTERHALOGENS (e.g. bromine trifluoride, bromine pentafluoride, chloride trifluoride, iodine pentafluoride, iodine heptafluoride), DIOXYGEN DIFLUORIDE, DIOXYGENYL TETRAFLUOROBORATE, PERMANGANIC ACID, PEROXODISULFURIC ACID, PEROXOMONOSULFURIC ACID - may react violently or explosively with risk of fire.(28,30,32)	**Seção 10. Estabilidade e reatividade** Apresenta os dados de estabilidade, incompatibilidade, produtos perigosos de decomposição, corrosividade de metais entre outros
SECTION 11. TOXICOLOGICAL INFORMATION LC50 (rat): 13,700 ppm (4 hour exposure) (26); 9,980 ppm (7 hour exposure) (13,200 ppm - equivalent 4 hour exposure) (18) LD50 (oral, rat): 930 mg/kg (19); 5,600 mg/kg (2); 11.4 ml/kg (10,032 mg/kg) (21) LD50 (oral, mouse): 4,700 mg/kg (11; unconfirmed) LD50 (skin, rabbit and guinea pig): Greater than 9,400 mg/kg (20) Eye Irritation: Application of 2 drops produced moderate irritation in rabbits with very slight, temporary injury to the cornea.(2) Application of 0.1 mL (88 mg) in a Standard Draize test produced moderate eye irritation in rabbits.(21)	**Seção 11. Informações toxicológicas** Apresenta os dados sobre LC50 e LD50, irritação dos olhos e pele, efeitos de exposição aguda (curto prazo) e crônica (longo prazo), sensibilização pela pele, carcinogenicidade, teratogenicidade, embriotoxicidade, toxicidade reprodutiva e mutagenicidade Informações relevantes para a Medicina do Trabalho

Continua

Seção da ficha	Descrição
SECTION 12. ECOLOGICAL INFORMATION	**Seção 12. Informações ecológicas** A base de dados CHEMINFO® não descreve esse tipo de informação e remete para outras bases de dados
SECTION 13. DISPOSAL CONSIDERATIONS / SECTION 14. TRANSPORT INFORMATION	**Seção 13. Considerações sobre disposição** Orienta a disposição e eliminação **Seção 14. Informações sobre transporte** Dá orientações sobre o transporte, com base em regulamentos
SECTION 15. REGULATORY INFORMATION	**Seção 15. Informações sobre regulamentos** Apresenta os dados sobre toxicidade da substância com base em diversos regulamentos Informações relevantes para a Medicina do Trabalho
SECTION 16. OTHER INFORMATION	**Seção 16. Outras informações** Apresenta bibliografia sobre a substância química Informações relevantes para a Medicina do Trabalho

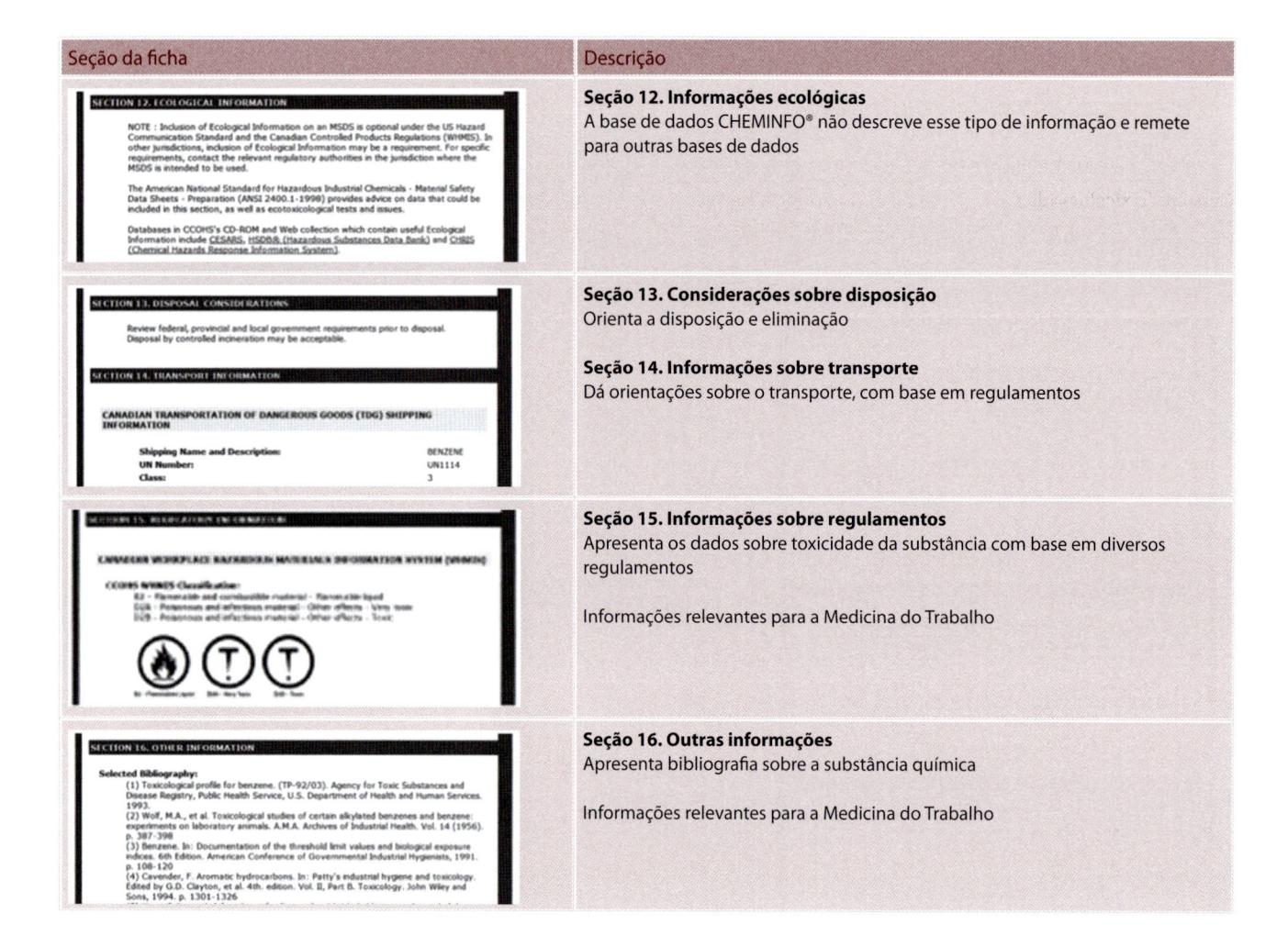

- **Seção 4. Primeiros socorros.** Descreve medidas de primeiros socorros em caso de inalação, contato com a pele, olhos e ingestão.
- **Seção 11. Informações toxicológicas.** Apresenta os dados sobre LC50 e LD50, irritação dos olhos e pele, efeitos de exposição aguda (curto prazo) e crônica (longo prazo), sensibilização pela pele, carcinogenicidade, teratogenicidade, embriotoxicidade, toxicidade reprodutiva e mutagenicidade.
- **Seção 15. Informações sobre regulamentos.** Apresenta os dados sobre toxicidade da substância com base em diversos regulamentos.
- **Seção 16. Outras informações.** Apresenta bibliografia sobre a substância química.

Comentários finais

O conhecimento sobre as substâncias químicas e sua toxicidade é de fundamental importância para a gestão de Segurança e Saúde no Trabalho, especialmente no planejamento de programas de prevenção, norteando a vigilância da exposição e dos efeitos.

O conhecimento adequado e correto permite que o profissional tome decisões com a necessária competência sem dar espaço para informações destituídas de embasamento técnico científico.

Um potencial uso do disposto nesse capítulo está na esfera judicial, na qual ocorrem inúmeros processos de natureza trabalhista, ou cível, com alegação de variadas doenças relacionadas ao trabalho, em decorrência de exposição a uma enorme gama de substâncias químicas, requerendo o aprofundamento do conhecimento da toxicidade dessas substâncias químicas.

Como diz Paulo Freire, "ensinar não é transferir conhecimento, mas criar as possibilidades para a sua própria produção ou a sua construção".

O propósito deste capítulo não foi o de "entregar o peixe", mas sim "entregar a vara e ensinar a pescar".

Referências

Buschinelli JT, Kato M. Manual para interpretação de informações sobre substâncias químicas. São Paulo: Fundacentro, 2011.

CAS (Chemical Abstratcs Service). Disponível na internet: http://www.cas.org/. 2012

Classificação de carcinogenicidade da IARC (International Agengy for Research on Cancer) http://monographs.iarc.fr/ENG/Classification/index.php. 2012.

Common Chemistry™ from Chemical Abstracts Service (CAS). Disponível na internet: http://www.commonchemistry.org/. 2012.

Curso de Toxicologia da Gerência Geral de Toxicologia da Agência Nacional de Vigilância Sanitária, 2002. Disponível na internet: http://ltc.nutes.ufrj.br/toxicologia/mIII.area.htm

O que é o GHS? Sistema harmonizado globalmente para a classificação e rotulagem de produtos químicos. São Paulo: Abiquim/Detec, 2005. 69p. Adaptação de: U.S. Department of Labor, Directorate of Standards and Guidance, Occupational Safety and Health Administration .GHS Guidance Document – draft April 2004.

Produtos químicos — Informações sobre segurança, saúde e meio ambiente. Parte 1: Terminologia. ABNT NBR 14725-1: 2009.

Produtos químicos — Informações sobre segurança, saúde e meio ambiente. Parte 2: Sistema de classificação de perigo. ABNT NBR 14725-2: 2009.

Produtos químicos — Informações sobre segurança, saúde e meio ambiente. Parte 3: Rotulagem. ABNT NBR 14725-3: 2009.

Produtos químicos — Informações sobre segurança, saúde e meio ambiente Parte 4: Ficha de informações de segurança de produtos químicos (FISPQ). ABNT NBR 14725-4:2009.

Toxicologia. Disponível na internet: http://www.forma-te.com/mediateca/view-document-details/9072-toxicologia.html. Lisboa, 2009.

Trivelato CC. Estudo orientado 2 – Busca de informações sobre produtos químicos na Internet – Parte I - Busca Rápida. Fundacentro – Centro Regional de Minas Gerais. Curso Gestão de Produtos Químicos no Ambiente de Trabalho. Belo Horizonte, março/abril de 2008.

11
Ruído, Ultrassom e Infrassom

Luiz Felipe Silva

- **Introdução**
  Padrões de exposição
  Geração do som
  Descrição física das ondas sonoras
  Níveis sonoros e decibel
  Uso do decibel
  Composição em frequência, filtros e bandas de frequência
  Sensação sonora
  Ponderações em frequência
- **Instrumentos de medida**
- **Informações sobre o nível de ruído equivalente Leq**
- **Normas e critérios de risco internacionais**
  Medidas de doses de ruído
  Norma ISO 1999.2 (1989)
  Diretiva da Comunidade Econômica Europeia – CEE (2003)
  Norma da Administração de Segurança e Saúde Ocupacional dos Estados Unidos – OSHA (1996)
  O critério de risco da Conferência Americana de Higienistas Industriais Governamentais – ACGIH (1996)
  O critério da Norma Regulamentadora (NR) nº 15 – Anexos 1 e 2 (Brasil. Ministério do Trabalho e Emprego, 1978)
  Norma da Fundacentro (2001)
- **Avaliação de ruído de impacto**
- **Indicação de metodologia para a avaliação de ruído**
  Da participação dos trabalhadores
  Do estudo sobre o ruído
  A configuração do dosímetro
  Proposta de método de amostragem
- **Avaliação de ruído para conforto acústico**
- **Formas de controle de ruído**
- **Programa de Conservação Auditiva**
- **Equipamentos de proteção individual (EPI)**
- **Ultrassom**
  Principais fontes de ultrassom
  Vias de transmissão
  Normalização
  Métodos de controle
- **Infrassom**
- **Recursos eletrônicos adicionais para consulta**
- **Referências**

Introdução

Normalmente se define ruído como um som indesejável. Formalmente, conforme o *American National Standards Institute* – ANSI (Instituto Americano de Padrões Nacionais), ruído consiste em um som errático, intermitente ou com oscilação estatisticamente aleatória. Por sua vez, som representa uma sensação auditiva provocada por variações de pressão geradas por alguma fonte de vibração (Smith e Peters, 1992).

Padrões de exposição

O ruído é um agente muito predominante em uma variedade de atividades econômicas, sobretudo nas industriais. Segundo estimativas elaboradas pelo *National Institute for Occupational Safety and Health* -- NIOSH (Instituto Nacional para a Segurança e Saúde Ocupacional dos Estados Unidos), aproximadamente 16,9% dos trabalhadores, excetuando-se os empregados em mineração, estão expostos a níveis iguais ou acima de 85 dB(A) (USA. NIOSH, 1998). Da relação, destacam-se, com as mais elevadas taxas de prevalência de exposição a sons indesejáveis, as seguintes atividades econômicas, conforme exposto na Tabela 11.1.

Tabela 11.1. Atividades econômicas de mais elevada importância segundo a prevalência de expostos a ruídos (USA. NIOSH, 1998)

Atividade econômica	Porcentagem de expostos
Indústria do fumo	54,3
Indústria têxtil	42,6
Indústria da madeira	41,3
Indústria de papel, papelão e celulose	33,8
Indústria metalúrgica	32,7
Indústria metal-mecânica	29,3
Indústria do mobiliário	28,3

Geração do som

A propagação do som no meio ar pode ser ilustrada pelo uso do diapasão, cuja estrutura, particularmente seus dentes, pode ser vibrada a partir de um simples golpe. A particularidade desse dispositivo é que cada dente vibra com uma frequência fixa, característica do próprio diapasão; isto é, o número de oscilações completas feitas pelo dente em torno da posição inicial de equilíbrio, em um segundo, é constante no tempo (ou melhor, para a duração do fenômeno, que pode também ser muito breve, uma vez que depende da energia fornecida na excitação que o provocou). O dente oscila, então, de modo regular, para trás e para frente; e consequentemente o ar vizinho se submete à compressão e rarefação periódicas. À medida que o diapasão é excitado, essas perturbações se propagam, afastando-se do diapasão, gerando um movimento contínuo de compressão e rarefação com variação periódica. A orelha percebe essas perturbações como um som contínuo, dito "tom puro", isto é, caracterizado somente por uma frequência.

No ambiente de trabalho, a expressiva maioria dos sons contém um número infinito de componentes de frequência. No entanto, somente a faixa de frequência compreendida entre aproximadamente 20 e 20.000 ciclos por segundo é capaz de sensibilizar a orelha humana. Os componentes situados abaixo de 20 cps (infrassons) ou acima de 20.000 cps (ultrassons) não são apreendidos pelos seres humanos.

No exemplo do diapasão, está presente uma **fonte** de som ou de ruído que provoca a perturbação no meio elástico. Este oferece um **caminho** para a propagação do som ou da energia sonora, atingindo um **receptor.**

Descrição física das ondas sonoras

Como já mencionado, uma onda sonora pode ser entendida como uma perturbação que se propaga por meio de um meio elástico a uma velocidade característica, dependente do próprio meio. Desse modo, o som apresenta características espaciais e temporais que algumas grandezas físicas podem definir.

Consideremos, inicialmente, a experiência do diapasão que gera um tom puro contínuo. Um microfone, por exemplo, isto é, um dispositivo sensível às variações de pressão do ar, em certo ponto do espaço, permitiria observar as características temporais do som e revelar que a "pressão sonora", ou seja, a diferença da pressão do seu valor de equilíbrio na ausência da perturbação sonora, varia com um certo andamento regular ("senoidal") no tempo: a variação de pressão é periódica, ou ainda, os valores assumidos da pressão no tempo se repetem em intervalos fixos.

Uma variação completa de pressão é chamada de **ciclo**. O tempo T (em segundos) necessário para se completar um ciclo é chamado "período" da oscilação de pressão. A frequência f é definida como o número de ciclos por unidade de tempo (segundo) e é:

$$f = \frac{1}{T} \text{ Hz}$$

A frequência é expressa em termos de ciclos por segundo (cps) ou Hertz (Hz).

Lembrando que a propagação do som apresenta também um domínio espacial, a velocidade de propagação c do som é dada por:

$$c = \frac{\Delta x}{\Delta t} \text{ (m/s)}$$

Onde:
χ = distância percorrida pela perturbação sonora; e
t = intervalo de tempo.

O comprimento de onda da onda sonora periódica é definido como a distância percorrida durante o período de uma vibração completa:

$$\lambda = c \times t = \frac{c}{f} \text{ (m)}$$

O entendimento desses conceitos e sobre frequência e comprimento de onda é particularmente importante para a compreensão dos fundamentos de controle. As dimensões de um obstáculo, consideradas pequenas em referência ao comprimento de onda que o atinge, terão pouca influência sobre a onda sonora. De outra forma, o obstáculo interage com a onda sonora, gerando reflexões e absorções nas vizinhanças da superfície incidida, produzindo uma região de nível sonoro reduzido ("sombra acústica") na seção oposta (Benedetto *et al.*, 1986). Há maior viabilidade de controle dos níveis sonoros com menor comprimento de onda ou de maior frequência, enquanto que a dificuldade é maior em abater os sons de baixa frequência ou com grande comprimento de onda.

Cabe ainda definir outros descritores físicos do som, de igual relevância. A "pressão sonora eficaz" (em Pascal, Pa ou N/m²) é a grandeza que representa, em somente um valor, as sucessivas compressões e rarefações associadas à onda sonora. A pressão sonora eficaz ou efetiva define-se pela raiz da média temporal das pressões instantâneas ao quadrado (*root mean square* – rms), cujo valor é calculado por meio de instrumentos de medida. Já a potência acústica ou potência sonora de uma fonte é definida como a energia sonora gerada em um segundo pela fonte. É um valor que representa acusticamente a fonte e é constante.

▶ Níveis sonoros e decibel

Normalmente, a faixa de pressões sonoras que é de importância para a orelha humana varia desde o limiar de 2×10^{-5} N/m² até 200 N/m², sendo o último valor considerado como a região de lesão imediata. Como pode ser verificado, essa faixa é bastante ampla, compreendendo um número expressivo de valores. Em virtude da inconveniência de utilizá-los de forma linear e também em razão da resposta da orelha humana ser proporcional ao logaritmo do estímulo, de acordo com Fechner (*apud* Smith, Peters, 1992), utiliza-se, então, a escala logarítmica para se trabalhar com esses valores. O benefício oferecido pelo uso dessa escala de medida consiste na evidente redução do campo de variabilidade.

Do mesmo modo, há expressivas variações das potências sonoras das fontes de importância para a orelha humana. Esses valores podem oscilar desde um cochicho, que apresenta uma potência da ordem de microwatts, até o outro extremo, como o ruído gerado por um avião, que alcança valores da ordem de megawatts. Percebe-se, consequentemente, a mesma dificuldade do uso de uma escala linear, uma vez que há a necessidade de lidar com valores dispersos em um campo de 1 a 10 (Cluff, 1984). Assim a solução da escala logarítmica é a mesma adotada para o campo de variação de pressões sonoras.

Essas escalas enormes podem ser comprimidas se forem expressas em termos de logaritmos das relações. Essa relação logarítmica é definida como Bel, mas emprega-se a unidade que representa um décimo dela, que é mais conveniente, chamada decibel, designada como dB.

No caso da pressão sonora, o valor de referência é de 20 Pa (2×10^{-5} N/m²), correspondente ao valor mínimo de pressão sonora perceptível, ou seja, à frequência de 1.000 Hz.

Aplicando-se, então, os conceitos discutidos acima, o Nível de Pressão Sonora é definido como a quantidade:

$$L_p = 10 \times \log \frac{p^2}{p_{ref}^2} = 20 \times \log \frac{p}{p_{ref}} \text{ (dB)}$$

Onde: Lp é o valor eficaz da pressão sonora em análise, e p_{ref} o valor da pressão sonora de referência. De modo análogo, define-se o nível de intensidade sonora L_i e o Nível de Potência Sonora L_w:

$$L_w = 10 \times \log \frac{W}{W_{ref}} \text{ (dB)} \qquad L_i = 10 \times \log \frac{I}{I_{ref}} \text{ (dB)}$$

As quantidades de referência são baseadas nos níveis associados ao limiar de audição humana para um tom puro de 1.000 Hz. O *American National Standards Institute* (ANSI, 1969 *apud* Benedetto *et al.*, 1986), fornece, respectivamente, para a potência, a intensidade e a pressão sonora os seguintes valores: $W_{ref} = 10^{-12}$ W; $I_{ref} = 10^{-12}$ W/m²; $p_{ref} = 2 \times 10^{-5}$ N/m². A Tabela 11.2 fornece exemplos de potências sonoras com as respectivas fontes sonoras (Benedetto *et al.*, 1986).

Tabela 11.2. Potência sonora de algumas fontes (Benedetto *et al.*, 1986)

Potência sonora (W)	Nível de potência sonora (dB ref. 10^{-12} W)	Fontes
10^3	150	Avião de linha com 4 propulsores
10	130	Orquestra com 75 componentes Motor de um pequeno avião
1	120	Martelo pneumático
10^{-1}	110	Aparelho de rádio no volume máximo Ventilador centrífugo (22.000 m³/h)
10^{-2}	100	Tear Automóvel na estrada
10^{-3}	90	Ventilador axial (2.500 m³/h)
10^{-4}	70	Diálogo
10^{-9}	30	Cochicho

Há um banco de dados vinculado ao Ministério do Interior da Holanda, disponível na rede mundial de computadores, sobre níveis de ruído emitidos por máquinas e equipamentos, cujos valores foram obtidos por meio de ensaios normalizados por normas europeias (*Noise and Traffic*, 2001). Na Tabela 11.3, há alguns exemplos de níveis obtidos, no posto de trabalho, em máquinas e equipamentos usados na atividade da construção civil. A faixa de valores se apresenta larga em virtude da variedade de potência dos equipamentos testados.

Uso do decibel

Em diversas situações práticas, há a necessidade de se calcular o efeito combinado de mais fontes sonoras. Os níveis sonoros em decibéis não podem ser somados aritmeticamente, em razão de sua escala logarítmica. Como exemplo, vejamos qual é o nível de pressão sonora gerado pelo funcionamento contemporâneo de duas máquinas em um mesmo ambiente, que emitem os níveis de pressão sonora $L_{p1} = 80$ dB e $L_{p2} = 85$ dB.

Para o cálculo do nível de pressão sonora total, adota-se o seguinte procedimento:

$$p^2_1/p^2_{ref} = 10^{Lp1/10} = 10^8$$
$$p^2_2/p^2_{ref} = 10^{Lp2/10} = 10^{8,5}$$
$$L_p \text{ total} = 10 \log(10^8 + 10^{8,5}) = 86 \text{ dB}$$

A mesma operação de adição de decibéis pode ser realizada facilmente com o uso da Tabela 11.4. Para o exemplo anterior, a diferença entre os dois níveis é de 5 dB, portanto, deve ser adicionado 1 dB ao maior valor, resultando em 86 dB.

Tabela 11.4. Método simplificado para a adição de decibéis

Diferença (L1 - L2) dB	Valor para ser somado a L1 (dB)
0	3
1	2,5
2 ou 3	2
4	1,5
5, 6 ou 7	1
8 ou 9	0,5
10 ou mais	0

Fonte: do autor.

Verifica-se, pela Tabela 11.4, que um valor inferior em 10 dB em relação ao maior valor não influencia no valor global.

Também, pode existir a necessidade de se realizar a subtração de decibéis em determinadas situações. Tomaremos como exemplo uma seção de fábrica com dezenas de máquinas em funcionamento, havendo o interesse específico em saber a colaboração de um equipamento que está sendo analisado. Suponhamos que o ruído global seja de 95 dB e, com a máquina analisada parada, o nível caia para 89 dB – é mais viável desligar a máquina de interesse do que todo o conjunto ao redor. O resultado desse cálculo será alcançado utilizando-se a Tabela 11.5, cujos valores que devem ser subtraídos estão arredondados, como referência.

A diferença entre os dois valores é de 6 dB. Portanto, deve ser subtraído 1 dB do maior nível, o que resulta em 94 dB. Assim, pode-se estimar que a contribuição da máquina examinada para o ruído global naquele ponto medido é de 93 dB.

Tabela 11.3. Níveis sonoros em dB(A) de alguns equipamentos empregados na atividade de construção civil

Máquina/equipamento	Nível sonoro – dB(A)	Máquina/equipamento	Nível sonoro – dB(A)
Retroescavadeira	92-107	Martelo pneumático	100-121
Compressor	92-104	Pá carregadeira	91-108

Tabela 11.5. Método simplificado para o estabelecimento da diferença de decibéis	
Diferença ($L_1 - L_2$) dB	Valor para ser subtraído de L_1 (dB)
3	3
4 ou 5	2
6, 7, 8 ou 9	1
10 e mais	0

Fonte: do autor.

Diferenças inferiores a 3 dB tornam a determinação da contribuição da fonte mais difícil, pois o valor do nível sonoro da fonte removida é inferior ao da que permaneceu. Esta região, portanto, é considerada de incerteza (Lord *et al.*, 1980).

Composição em frequência, filtros e bandas de frequência

Como discutido anteriormente, o campo de frequências de interesse para a orelha humana vai de 20 Hz até 20 kHz aproximadamente. Se dividirmos de modo unitário esse campo de frequência, teríamos 19.980 valores, número inconveniente e inviável para se trabalhar.

No exemplo citado do diapasão, vimos que o instrumento emite um tom puro ou, em outras palavras, um ruído em uma frequência predominante. Mas em nossa realidade há inúmeras fontes gerando ondas acústicas em diversas frequências, simultaneamente.

A análise de frequência, ou a determinação do espectro sonoro, é o procedimento que visa identificar o conteúdo em frequência de um som. Para esse fim, são empregados filtros amplos, que não dividem de modo unitário o campo de frequências, pois, desse modo, a análise seria penosa.

A análise de maior uso no campo do ruído é a denominada percentual de banda constante, a qual mantém constante a razão entre a frequência superior (fs) e a inferior (fi). Trata-se da análise de banda de oitavas, na qual fs = 2.fi, ou de banda de terço de oitavas, na qual fs = $(2)^{1/3}$. fi. Cada banda é caracterizada por uma frequência nominal f_n.

Sensação sonora

O limiar auditivo é o mínimo valor de nível de pressão sonora em que um som é capaz de provocar uma sensação sonora. Uma vez que a sensibilidade da orelha não é constante, o limiar auditivo varia conforme a frequência dentro da faixa de interesse. A sensação sonora foi determinada sobre a base da resposta subjetiva de indivíduos jovens, com audição normal e em condições normalizadas de geração e de propagação do som. Em referência à intensidade, a orelha humana é capaz de ouvir sons em um intervalo muito longo. E o limiar de dor, que geralmente está situado entre 130 e 140 dB, independe da frequência.

Ponderações em frequência

O conteúdo em frequência de um som apresenta uma influência extremamente importante para o mecanismo da audição. Os experimentos de avaliação da resposta da orelha humana aos componentes em frequência, utilizando-se de tons puros, resultaram nas curvas isofônicas. Essas curvas foram construídas em laboratório, com pessoas saudáveis, tendo como referência a frequência de 1.000 Hz a diversos níveis de pressão sonora e procurando estabelecer uma similaridade de sensação sonora para as diversas frequências do campo de interesse. Os contornos definidos pelas curvas foram denominados como níveis sonoros e expressos em **fones**.

Outra definição de interesse refere-se ao nível de sensação sonora, expresso em **sones**. Duas fontes de mesma intensidade vão gerar um acréscimo de 3 dB, como visto anteriormente, o que, por sua vez, produzirá uma discreta elevação da percepção do aumento do som. Com o fim de se produzir uma sensação sonora que seja o dobro do ruído original, são necessárias 10 fontes idênticas, que gerarão um acréscimo de 10 dB. Para duplicar novamente a sensação, serão necessárias 100 fontes idênticas, com acréscimo de 20 dB.

Com o propósito de simplificação, adotou-se um procedimento que representa uma boa aproximação a partir da consideração das curvas isofônicas. Esse procedimento de descomplicação consistirá na aplicação de uma ponderação associada à frequência do ruído analisado, se for aplicada, sobre o ruído em análise, uma ponderação (com filtro adequado) em função da frequência do som, cuja ordem da variação corresponda à curva isofônica mais vizinha ao nível de pressão sonora do ruído em exame. É isso o que é feito no corpo de normas internacionais, normalizando as curvas de ponderação A, B e C, correspondentes às curvas isofônicas a 40, 70 e 100 fones respectivamente.

As duas ponderações mais relevantes na avaliação de ruído são a "A" e a "C". Outras são mencionadas na literatura, como a "B" e a "D". A primeira está em desuso, enquanto que a segunda é mais aplicada para avaliação de ruído em aeroportos. As ponderações A e C são elaboradas de acordo com a resposta aproximada da orelha humana a estímulos sonoros, particularmente tons puros. A ponderação A é a mais empregada no campo de avaliação de ruído ocupacional e ambiental, pois é a que mais se aproxima da resposta da orelha humana e se correlaciona com o risco de dano à audição. A curva C é praticamente linear ao longo do campo de frequências de interesse. As curvas de ponderação A e C são apresentadas na Fig. 11.1.

▶ Instrumentos de medida

Medidor de nível de pressão sonora

Outras denominações são utilizadas, como sonômetro e decibelímetro, por exemplo. O instrumento é composto dos seguintes elementos básicos: microfone; pré-amplificador; op-

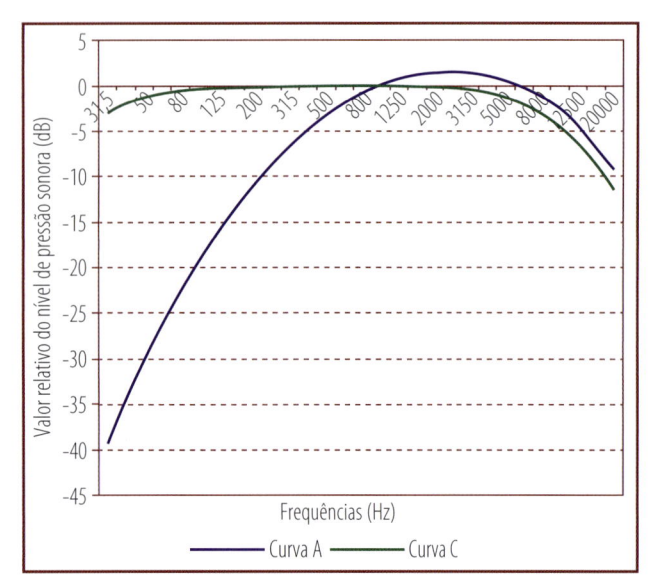

Fig. 11.1. Curvas de ponderação normalizada A e C.
Fonte: do autor.

ções de ponderação; amplificador; medidor dotado de circuito de obtenção do valor eficaz (rms.), com constantes de tempo *slow*, *fast*, *impulse* (as quais serão discutidas mais adiante); e um terminal de saída de dados. O microfone consiste em um transdutor que transforma as ondas mecânicas (som) em sinais elétricos. Os sinais são amplificados, o medidor calcula a pressão eficaz e transforma-a em logaritmo, as ponderações são aplicadas, os valores em cada frequência são "somados", resultando em um valor global naquele instante de medida. O resultado, por exemplo, pode ser 80 dB(A), que significa nível de pressão sonora de 80 dB ponderado segundo a curva A. Ilustrações de medidores podem ser observados na Fig. 11.2.

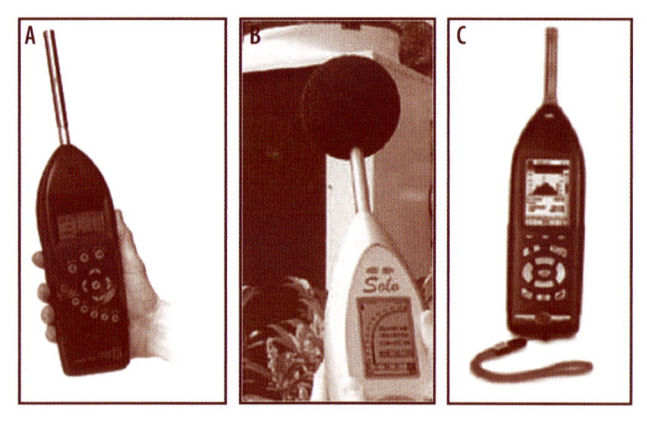

Fig. 11.2. Medidores de nível sonoro.
Fonte: imagens disponíveis em: (**A**) <http://www.osha.gov/dts/osta/otm/noise/exposure/instrumentation.html>; (**B**) <http://www.01db-metravib.com.br/meio-ambiente-seg-do-trabalho.13/produtos.16/medidores-de-niveis-de-pressao-sonora.187/>; (**C**) <http://www.grom.com.br/produtos_analisadoresemedidores.php>.

Outrossim, as constantes de tempo do medidor do sonômetro ou decibelímetro, que contém o circuito de obtenção do valor eficaz, representam a velocidade com a qual o instrumento responde às oscilações de pressão sonora. Essas constantes são normalizadas e correspondem aos seguintes valores: *Slow* = 1s; *Fast* = 125ms, e *Impulse* = 35ms. Em alguns instrumentos de medida é possível encontrar a constante de tempo *peak*, que corresponde a de 20 a 50 segundos.

Com o fim de esclarecer os significados dessas grandezas, suponhamos que haja uma avaliação com duração de 1 minuto, ou 60 segundos, utilizando-se da constante de tempo *Fast* de 125 milésimo de segundo ou 1/8 de segundo. O uso dessa constante implica em uma amostragem de 480 valores (60s x 1/8s) de nível de pressão sonora.

Os medidores de nível de pressão sonora devem satisfazer às normas internacionais, em particular àquela que considera as constantes de tempo, as curvas de ponderação em frequência e as características direcionais do microfone. A norma IEC 61672 – *Electroacoustics – Sound level meters – Part 1: Specifications* (*International Electrotechnical Commission* – IEC, 2002) prevê três tipos de medidores, correspondendo a duas especificações de desempenho: classes 1 e 2. Os limites de tolerância para os da última classe são maiores do que os para a primeira.

Medidor de nível sonoro integrador

O modelo mais simples desse medidor é aquele que fornece os valores instantâneos da variação do nível de pressão sonora. O medidor com capacidade integradora fornece o valor do nível equivalente de pressão sonora (L_{eq}), ou ainda o nível equivalente contínuo de pressão sonora ponderado "A", $L_{Aeq,T}$, se ponderado na curva A naturalmente. Essa grandeza, com aceitação internacional, é capaz de caracterizar o risco causado pelo ruído em ambiente de trabalho, independente de sua característica no tempo. O L_{eq}, cujas informações mais precisas serão discutidas adiante, também é recomendado para a avaliação de ruído de impacto. Normalmente um medidor integrador é de classe 1.

Esse equipamento calcula, fundamentalmente, a média ponderada dos níveis de pressão sonora no tempo. Essa peculiaridade permite definir um valor equivalente para um ruído que apresenta variações significativas no domínio do tempo. Por exemplo, é possível estabelecer o nível equivalente de um ciclo de trabalho de uma prensa, na confecção de um produto, que comporta oscilações relevantes.

Medidores mais atuais também possuem funções importantes para a caracterização do ruído. Vejamos a seguir.

Analisador estatístico de nível sonoro

Permite a análise estatística do nível sonoro analisado no período amostrado, fornecendo os percentis de interesse para estudo. Assim, é possível destacar, na distribuição cumulativa que representa, simplesmente para quais percentuais de tempo foi superado um certo nível sonoro. Tipicamente, os percentis mais empregados são o L_{90} (que representa o nível superado por 90% do tempo de medida e é, portanto, uma aproximação do ruído residual ou de fundo), L_{50} (superado por 50%, representativo do nível médio), L_{10} (superado por 10%, representativo do nível máximo) ou outros como L_{95}, L_5, etc. A Fig. 11.3 apresenta, como exemplo, um resultado de avaliação de ruído junto a uma máquina de transformação de plástico, utilizando, como equipamento, um analisador em tempo real.

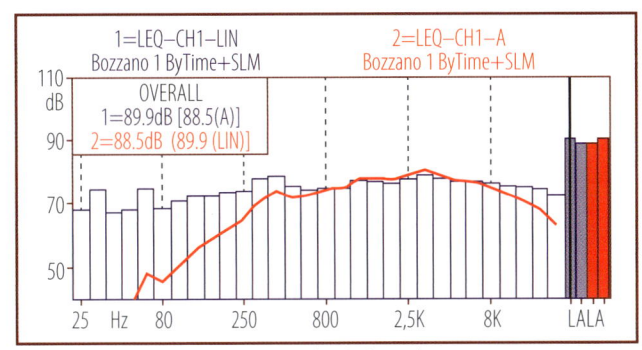

Fig. 11.3. Exemplo de avaliação de ruído, com analisador em tempo real, apresentando o espectro por banda de um terço de oitavas com a ponderação em vermelho; a distribuição no tempo acompanhado do nível equivalente; e a distribuição estatística global por banda de um terço de oitava.

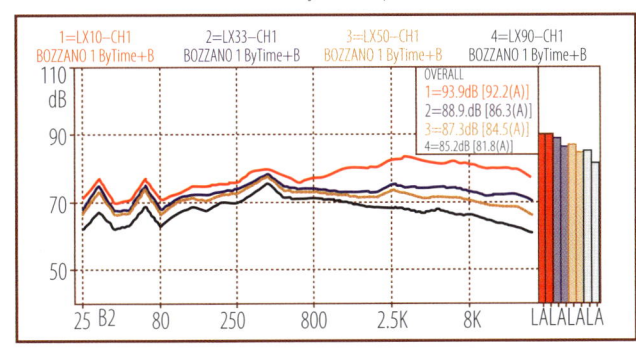

Fonte: elaborada pelo autor a partir de medidas realizadas com o Equipamento Larson & Davis 2800.

Análise em frequência e analisador de espectro

Consiste na divisão dos diversos componentes em frequência do espectro sonoro estudado. Denominado analisador por banda de oitavas ou por 1/3 de bandas de oitavas. As medições em cada frequência de interesse são executadas gradualmente, com o fim de se construir o gráfico que representa o espectro sonoro. A identificação dos componentes em frequência é importante para a caracterização do som analisado e tem o propósito de servir como subsídio para as medidas de intervenção e controle. O conhecimento das frequências mais relevantes do espectro sonoro possibilitará um projeto mais consistente para saneamento acústico, com a adequada seleção de materiais e das estruturas compatíveis.

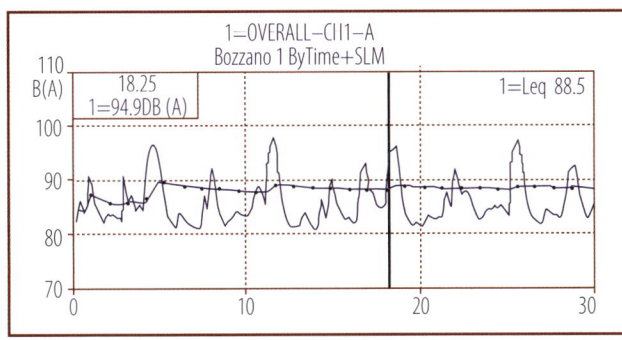

Há medidores de maior sofisticação que realizam essa análise em frequência em tempo real. Isso significa que o comportamento de todas as frequências é analisado simultaneamente, do mesmo modo como ocorre com a orelha humana, e não gradualmente, como no processo desenvolvido pelo analisador estatístico de nível sonoro. Para a avaliação de ruído com característica variável no tempo, é bastante recomendado o uso desse recurso, pois a forma de divisão dos componentes em frequência somente é válida para emissões sonoras constantes no tempo.

Calibradores

Todos os equipamentos, periodicamente, devem ser submetidos à calibração em laboratório, inclusive os calibradores de uso em campo, com o fim de se verificar a estabilidade das funções do instrumento. Os calibradores são empregados na avaliação do ruído, pois, antes e depois de cada série de medidas, o equipamento de avaliação sonora deve ser calibrado. Ainda, de acordo com Benedetto et al. (1986), se for encontrada uma variação superior a ± 1 dB no nível de calibração, os valores das medidas não serão confiáveis, indicando um possível problema no equipamento. Na Fig. 11.4, podem ser vistos alguns exemplos de calibradores.

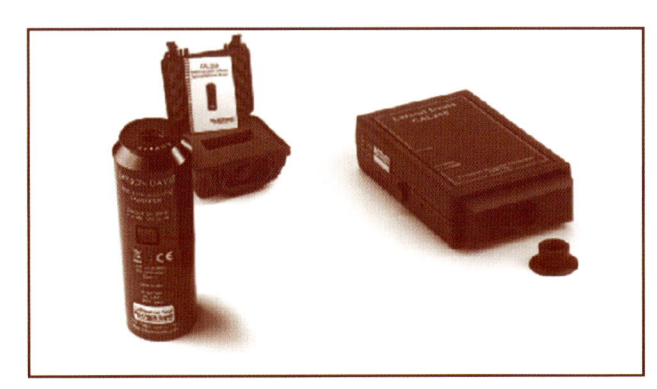

Fig. 11.4. Calibradores de campo.

Fonte: imagens disponíveis em: http://www.grom.com.br/produtos_calibrador.php.

Aplicações do medidor de nível de pressão sonora

Para o modelo mais simples, ou aquele que fornece somente o valor instantâneo do nível de pressão sonora, cabe destacar que haverá restrições em seu uso, para a avaliação da exposição, se o ruído apresentar uma variabilidade expressiva no tempo. Isso não significa que esse tipo de equipamento, de maior simplicidade, ofereça sérias deficiências. Há várias situações em que pode ser empregado, tais como: na varredura de um ambiente com observação de valores extremos;

na determinação de prioridades, para estudos posteriores de maior profundidade; na identificação de ciclos de trabalho ou de processos, desde que haja períodos nos quais o ruído permaneça relativamente estável e, desse modo, com a possibilidade de se calcular o nível equivalente; e no controle da eficiência de uma intervenção de saneamento acústico. Tais procedimentos de medida devem ser bem definidos e claros, para assegurar a reprodução do processo de medição.

Já no caso do medidor de nível de pressão sonora integrador, a avaliação se torna mais viável quando são encontradas flutuações na emissão sonora, pois é calculada uma média ponderada no tempo dos valores observados. De qualquer modo, é sempre importante identificar os ciclos de trabalho e as posições do trabalhador, para poder caracterizar a exposição. Assim, o tempo de medição estará associado a cada fase ou ciclo de trabalho, até atingir um valor relativamente estável, com o fim de se estimar o nível equivalente com maior acurácia. E quando se utiliza esse recurso de integração, as constantes *Slow* e *Fast* não são utilizadas, pois há várias amostras por segundo para serem consideradas (USA. NIOSH, 1998).

Dosímetro pessoal

As variáveis tempo de exposição e nível sonoro recebido pelo trabalhador compõem o conceito de dose de ruído, que na verdade consiste na mesma definição do nível sonoro equivalente. Esse último é expresso em dB(A) e o primeiro em porcentagem ou é adimensional, como se verá mais adiante. Desse modo, a dose pode ser compreendida como o limite de nível sonoro equivalente ponderado "A", ao qual um trabalhador pode ser exposto em uma jornada diária de 8 horas, para prevenir o risco de perda auditiva. Uma dose de 100% ou 1 corresponde a um nível critério de 85 dB(A) por 8 horas de exposição. Estes valores são definidos por normas, que por sua vez se fundamentam em critérios de risco. Normalmente, são encontrados os níveis critério de 85 dB(A) ou de 90 dB(A) para uma jornada de 8 horas diárias, ou 40 horas semanais.

Outro elemento relevante que é determinante no cálculo da dose ou da média ponderada no tempo é o denominado fator de troca (Q). Ele representa a variação do nível em dB(A), conjugada ao tempo de exposição ou vice-versa, para que o risco de perda auditiva permaneça constante. Os valores mais comuns nas normas internacionais são geralmente Q = 3 ou Q = 5. A opção por um desses fatores influencia de modo significativo no cálculo da exposição ou da dose. Por exemplo, estabelecendo um nível critério de 85 dB(A), haverá uma dose de 200% para um nível de exposição de 88 dB(A) para Q = 3, e o mesmo valor de dose para um nível de exposição de 90 dB(A) com Q = 5. Isso implica que os valores da dose e do nível sonoro equivalente, ou da média ponderada no tempo, utilizando fator de troca igual a 5, serão menores, se comparados com os valores baseados em Q = 3. E também que a escolha da constante de tempo não interfere na dose calculada, se o fator de troca selecionado for igual a 3.

Em situações em que o ruído apresenta variabilidade importante, com ciclos de trabalho indefinidos, ou em que o trabalhador está envolvido em uma atividade com grande mobilidade, aconselha-se a utilização do dosímetro. Trata-se, atualmente, de um equipamento versátil, muito leve e compacto, permitindo que o trabalhador o utilize durante a jornada de trabalho. Quanto ao seu uso, recomenda-se que o microfone seja posicionado no ponto médio do ombro mais exposto ao ruído e que seja orientado paralelamente ao plano deste ombro, conforme estabelece a norma do *American National Standards Institute* (ANSI, 1996 *apud* USA. NIOSH, 1998). Na Fig. 11.5, podem ser verificados alguns exemplos de dosímetros.

Vale acrescentar que, em situações nas quais o trabalhador apresenta mobilidade no ambiente de trabalho, em que há dificuldade de acesso do medidor de nível sonoro à fonte de ruído, ou quando o trabalhador está muito próximo à fonte, a avaliação com medidor de nível sonoro tenderá a subestimar o valor do nível de exposição, em comparação com o que é obtido através do dosímetro (Shackleton e Piney, 1984). Procedendo a esta comparação por intermédio de trabalhadores de minas de carvão, Jones e Howie (1982) constataram que os dosímetros fornecem valores maiores, com diferença em média de 2,5 dB(A).

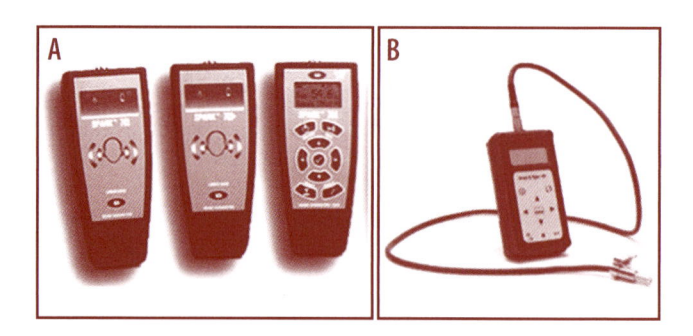

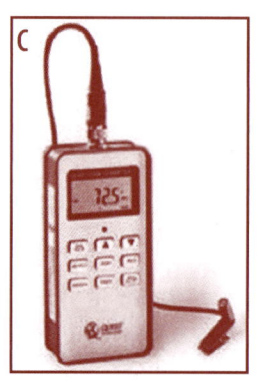

Fig. 11.5. Dosímetros pessoais.

Fonte: Imagens disponíveis em: (**A**) <http://www.grom.com.br/produtos_dosimetros_ruido.php>; (**B**) <http://www.bksv.com/Products/NoiseDoseMeters/NoiseDoseMetersType44444445.aspx>; (**C**) <http://www.osha.gov/dts/osta/otm/noise/exposure/instrumentation.html>.

Ainda, pesquisas revelam que existe uma boa correlação entre os resultados obtidos pelo cotejamento das avaliações executadas com os dois tipos de instrumentos, o medidor de nível sonoro e o dosímetro (Arcari *et al.*, 1994). É dito também que a duração da avaliação deve ser representativa da real exposição dos trabalhadores. Da mesma forma, é fato que as características do dosímetro descritas anteriormente favorecem a aplicação desse equipamento por tempos maiores, possivelmente iguais à jornada de trabalho.

Informações sobre o nível de ruído equivalente L_{eq}

Não raramente, as situações encontradas em ambientes industriais comportam níveis de ruído emitidos com grande variabilidade. A utilização do L_{eq} possibilita a suplantação das limitações de medir um ruído dessa natureza, pois o "transforma" em um ruído contínuo hipotético, com o mesmo conteúdo de energia. O L_{eq} é definido do seguinte modo:

$$L_{eq} = q \times \log\left(\frac{1}{T_0}\sum_{i=1}^{n} 10^{L_i/q} \Delta t_i\right)(dB)$$

Onde:

$q = Q/\log 2$: Para Q = 3, q assume o valor de 10 e, para Q = 5, o valor de 16,61.

T = o período de amostragem;

L_i = o nível de pressão sonora instantâneo; e

Δt_i = intervalo de tempo de cada nível L_i amostrado.

A integração realizada pela fórmula do L_{eq} pode ser verificada na Fig. 11.6, na qual está representado um ruído de natureza variável no tempo e a curva do correspondente nível equivalente.

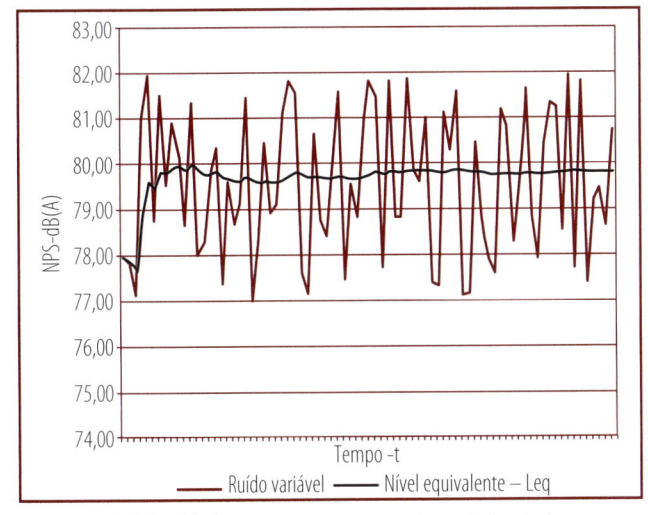

Fig. 11.6. Nível de ruído flutuante com seu correspondente nível equivalente.
Fonte: do autor.

Normas e critérios de risco internacionais

A normalização fundamenta-se em duas teorias que tratam do risco de desencadeamento de perda auditiva, a saber:

- A **teoria da igual energia** estabelece que o dano à audição é determinado pela quantidade total de energia em ruído (ruídos contínuos, intermitentes e de impactos) ao qual a orelha está exposta durante todo o dia de trabalho (8 horas). Portanto, para uma exposição de meio-dia (4 horas), não considerando como a exposição é distribuída pelo período de 8 horas, níveis de ruído 3 dB maiores são permitidos, mantendo-se o mesmo risco. Similarmente, cada diminuição pela metade de energia permite a adição de **3 dB** aos níveis de ruído permitidos.

- A **teoria do efeito temporário igual**, ou princípio de igual nocividade, declara que o risco de dano à audição está associado à perda temporária de audição (mudança temporária de limiar) em orelhas jovens. Este princípio considera que o repouso auditivo beneficia o trabalhador. Ele é adotado pela *Occupational Safety and Health Administration* – OSHA, dos Estados Unidos (L_{eq}OSHA), segundo a qual, para um aumento em 5 dB(A), deve haver uma redução do tempo de exposição pela metade.

As consequências do uso desses fatores de troca já foram discutidas anteriormente. Desse modo, cabe ressaltar que as diferenças tendem a ser mais severas, no cálculo do nível sonoro equivalente, à medida que os níveis de ruído sejam mais elevados.

Além disso, deve-se considerar que o conceito de igual energia ou a regra dos 3 dB (fator de troca) apresenta maior consistência e aceitação na literatura. Cluff (1984) afirma que a regra dos 3 dB é fundamentada sobre um modelo mais acurado e razoável para predizer a perda auditiva induzida pelo ruído (PAIR), enquanto que a regra dos 5 dB, baseada em dados de mudanças temporárias de limiar (TTS), representa uma inferência que não foi verificada ou comprovada.

Atualmente, a regra dos 3 dB é a mais aceita, justamente em razão de ser sustentada cientificamente por estudos epidemiológicos. Instituições e organismos mundialmente conhecidos e conceituados na área de Saúde e Trabalho, como *National Institute for Occupational Safety and Health*, dos Estados Unidos (USA. NIOSH, 1998) e a *American Conference of Governmental Industrial Hygienists* - ACGIH (1996) têm adotado e estabelecido critérios de risco partindo da referência do nível de 85 dB(A) para uma duração de exposição ao ruído de 8 horas.

A Fig. 11.7 ilustra nitidamente a diferença existente entre os dois critérios. Por meio dela, pode ser observado que, à medida que o nível de exposição se eleva, o tempo permitido de exposição, para Q = 3, é substancialmente menor. Como exemplo, para um nível de exposição de 100 dB(A), o critério com Q igual a 3 permite um tempo de exposição de 15 minutos, enquanto que com o outro critério, este valor é de 1 hora.

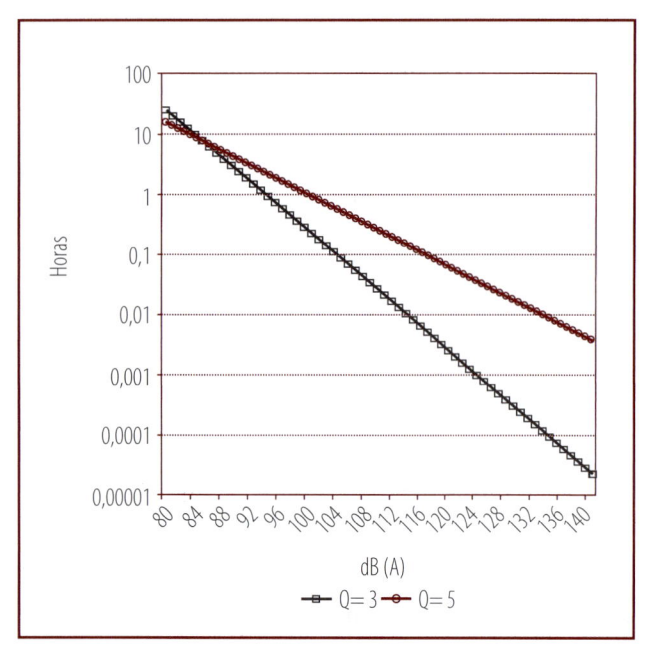

Fig. 11.7. Comparação entre tempos permitidos por nível de exposição segundo os critérios de risco com Q = 5 e Q = 3.
Fonte: do autor.

Medidas de doses de ruídos

Pela norma ANSI S1.25 - *Specification for personal dose dosimeters* do *American National Standards Institute* (ANSI, 1991), a dose de ruído normalizada em porcentagem é definida pela seguinte expressão:

$$D = \frac{100}{T_0} \sum 10^{\frac{(L-L_0)}{q}} \Delta t \%$$

Onde:
T_0 = a duração normalizada (8h);
L = nível de exposição;
L_0 = o nível de ruído utilizado como critério;
q = Q(fator de troca)/log 2, sendo que, com Q igual a 3, q assumirá o valor de 10, e com Q igual a 5, de 16,61.

No entanto, a expressão de maior emprego para definir a dose de ruído é a seguinte:

$$D = 100 \left[\frac{C_1}{T_1} + \frac{C_2}{T_2} + \ldots + \frac{C_n}{T_n} \right] \%$$

Onde: C_n é a duração real do intervalo n durante o qual um trabalhador está exposto a um nível sonoro constante L(A), e T_n refere-se ao tempo permitido para cada nível de exposição, segundo o critério de risco empregado. Se a dose estiver acima de 100%, haverá a superação do limite de tolerância.

Ressalte-se que a dose de ruído pode ser determinada pelos métodos acima para qualquer tempo de exposição observado. A tabela que relaciona tempo de exposição e nível de pressão sonora em dB(A) provém da seguinte equação:

$$T_p = \frac{8}{2^{\frac{(L-L_0)}{Q}}}$$

Onde: T_p é o tempo permitido (em horas) de exposição a um dado nível de pressão sonora; L, L_0 é o nível de pressão sonora de referência; e Q, o fator de troca empregado.

Norma ISO 1999.2 (1989)

Segundo a Norma ISO 1999.2 - *Acoustics: Determination of noise exposure and estimation of noise-induced hearing impairment*, todas as medidas de ruído devem ser efetuadas utilizando-se o filtro de ponderação A. O resultado da medida deve ser o nível de exposição sonora $L_{EX,T}$, ou o nível equivalente contínuo de pressão sonora $L_{Aeq,T}$, ambas com a ponderação A. Os pontos de medida e a duração devem ser escolhidos de maneira a representar adequadamente a exposição ao ruído a que a população em risco está submetida durante um dia típico de trabalho. A proposta do texto normativo define também, detalhadamente, os requisitos técnicos que devem possuir os instrumentos usados (ISO, 1989).

A instrumentação para a medição direta da exposição sonora diária deve fornecer o valor de $L_{EX,T}$ ou de $L_{Aeq,T}$. Deve ser, portanto, utilizado um medidor integrador. Nesse caso, tais flutuações podem ser de qualquer duração e ter, também, a característica de impacto.

Para o processo de medição, recomenda-se o uso da constante de tempo *Fast*. Por meio das medidas, calculam-se $L_{EX,T}$ e $L_{Aeq,Te}$ utilizando-se a seguinte fórmula e com os seguintes procedimentos:

$$L_{EX,T} = L_{Aeq,Te} + 10 \times \log \frac{T_e}{T_0} \text{ dB(A)}$$

Onde:
$L_{Aeq,T}$ = nível sonoro equivalente;
T_e = tempo de exposição;
T_0 = duração de referência de 8 horas.

Segundo a norma, são calculados os percentuais totais (compreendendo a perda auditiva por ruído e pela idade) de pessoas que apresentam uma certa perda auditiva em função dos anos de exposição a ruídos e dos níveis desses ruídos. Esses últimos são calculados com o método do nível sonoro equivalente sobre um arco de tempo de 40 horas semanais. As pessoas expostas a ruído inferior a 80 dB(A) são consideradas não expostas.

Diretiva da Comunidade Econômica Europeia – CEE (2003)

Definição das grandezas físicas utilizadas:

a) **Exposição cotidiana pessoal de um trabalhador ao ruído, $L_{EP,d}$:** Trata-se, basicamente, da mesma expressão utilizada para o cálculo do nível de exposição preconizada pela ISO 1999.2 (ISO, 1989):

$$L_{EP,d} = L_{Aeq,Te} + 10 \times \log \frac{T_e}{T_0} \text{ dB(A)}$$

Onde:
$L_{Aeq,Te}$ = nível equivalente referente ao tempo amostrado T_e;
T_e = duração cotidiana da exposição pessoal de um trabalhador ao ruído;
T_0 = 8h = 28.800s;

A exposição é determinada com base nas medidas efetuadas à altura da orelha da pessoa, preferencialmente na sua ausência, para minimizar o efeito sobre o campo sonoro. Exemplificando a aplicação da fórmula acima, suponhamos que um trabalhador desenvolva suas atividades, durante três horas, submetido a um nível equivalente de ruído de 90 dB(A), e que o restante da jornada se dê sem exposição importante a ruído. Então, o nível de exposição cotidiana a ruídos do trabalhador será obtido assim:

$$L_{EP,d} = 90 + 10 \times \log \frac{3}{8} = 85,7 \text{ dB(A)}$$

Em suma, percebe-se que o nível de exposição cotidiana da pessoa ao ruído será de 85,7 dB(A), ou seja, sua exposição a 90 dB(A) por 3 horas equivalerá a uma exposição de 85,7 dB(A) por 8 horas. Observa-se, também, que a exposição cotidiana pessoal coincide com o nível de exposição sonora, e que, nesta definição, está contida, implicitamente, aquela de nível sonoro equivalente, $L_{Aeq,Te}$, referente ao tempo T_e.

Em situações nas quais o trabalhador alterna períodos de exposição a níveis sonoros equivalentes diferentes (situações que se verificam quando se alternam operações diferentes ou períodos de trabalho e pausa), será necessário reconstruir o valor do nível sonoro equivalente referente a toda a exposição, considerando as várias fases ou ciclos da atividade. E se houver exposição irregular durante os dias da semana, a norma preconiza o cálculo de um nível de exposição semanal pela seguinte fórmula:

$$L_{EP,w} = 10 \times \log \left[\frac{1}{5} \sum_{k=1}^{m} 10^{0,1(L_{EP,d})k} \right] \text{ dB(A)}$$

Onde: $(L_{EP,d})k$ são os valores de $L_{EP,d}$ para cada um dos m dias de trabalho da semana considerada.

b) **Valores limite de exposição.** A Diretiva contempla três faixas de situação de exposição diária e de nível sonoro de pico para abordar as medidas de prevenção de dano à audição:

– valor limite de exposição: L_{EX}, 8h = 87 dB(A) e p_{pico} de 200 Pa, equivalente a 140 dB(C);
– nível de ação superior: L_{EX}, 8h = 85 dB(A) e p_{pico} de 140 Pa, equivalente a 137 dB(C);
– nível de ação inferior: L_{EX}, 8h = 80 dB(A) e p_{pico} de 112 Pa, equivalente a 135 dB(C).

Na aplicação dessas determinações, deve ser considerada a atenuação oferecida por protetores auriculares somente quando houver referência ao valor limite de exposição. E a exposição semanal do trabalhador ao ruído não deve superar o valor de 87 dB(A).

O empregador, por sua vez, deve empreender ações no sentido de prevenir danos à audição dos trabalhadores, ações que compreendem os seguintes aspectos: avaliação da exposição; medidas para prevenir ou evitar a exposição a ruídos; proteção pessoal; limitação da exposição a ruídos; informação ao trabalhador e formação deste sobre o tema; participação dos trabalhadores e vigilância em saúde.

No que concerne ao uso de proteção pessoal, equipamentos devem ser disponibilizados para os profissionais se o valor de exposição a ruídos superar o nível de ação inferior determinado pela Diretiva da Comunidade Econômica Europeia. Quando a exposição exceder o nível superior de ação, protetores pessoais deverão ser utilizados. E no processo de seleção desses protetores deve haver a participação dos trabalhadores.

Norma da *Occupational Safety and Health Administration* dos Estados Unidos – OSHA (1996)

A norma OSHA 1910.95, sobre exposição ocupacional ao ruído, do Departamento do Trabalho dos Estados Unidos da América (USA. *Department of Labor.* OSHA, 1996), estabelece um valor máximo do nível sonoro diário médio de 90 dB(A), com um fator de troca Q igual a 5 dB(A), ou seja, um aumento de 5 dB(A) para cada redução pela metade do tempo de exposição, como indicado na Tabela 11.6,

Mesmo que seja breve a exposição, o nível sonoro não pode, de qualquer forma, superar 115 dB(A) para ruído do tipo estacionário. No caso de ruído do tipo impulsivo, é fixado um limite máximo de pressão sonora de pico de 140 dB.

Tabela 11.6. Limites de tolerância estabelecidos pela Norma OSHA 1910.95 (1996)

Nível de exposição - dB(A)	Tempo de exposição permitido em horas
90	8
95	4
100	2
105	1
110	½

O nível equivalente L_{eq} (OSHA) pode ser medido diretamente pelo uso de um medidor integrador, com um fator de troca de 5 dB(A). Assim, pode-se estimar o L_{eq} (OSHA) de um registro de dados no tempo po meio de uma equação que se aproxima do seguinte:

$$Leq(OSHA) = 16{,}61 \times \log\left[\frac{1}{T}\sum_{i=1}^{n}10^{\frac{L_{A(t)}}{16{,}61}}\Delta t_i\right] dB(A)$$

Onde: $L_{A(t)}$ é o nível de ruído ponderado na escala "A"; "T" representa o tempo sobre o qual o ruído é amostrado; e se fraciona o nível de ruído em n incrementos iguais de tempo t_i, utilizando-se, além disso, a constante de tempo *Slow*.

A média ponderada no tempo (TWA – *Time weighted average*) é uma medida empregada pela OSHA (1996) e nada mais é do que o L_{eq} (OSHA). Para computar o TWA usando a equação acima, o valor de T deve ser 8, correspondente à jornada diária de trabalho. A expressão de cálculo do TWA também pode ser definida da seguinte forma:

$$TWA(OSHA) = 90 + 16{,}61 \times \log\left(\frac{DOSE}{100}\right) dB(A)$$

O critério de risco da *American Conference of Governmental Industrial Hygienists* (ACGIH, 1996)

O critério de risco da ACGIH originariamente coincidia com as determinações estabelecidas pela OSHA, mas, em 1975, ocorreu uma alteração que fixou o limite de 85 dB(A) para 8 horas diárias. A ACGIH é uma entidade de referência que também adota o princípio da igual energia, com fator de troca (Q) igual a 3. Os limites estão expostos na Tabela 11.7.

Tabela 11.7. Limites de tolerância ao ruído definidos pela ACGIH (1996)	
Nível de exposição - dB(A)	Horas permitidas de exposição
85	8
88	4
91	2
94	1
97	1/2
100	1/4

O critério da Norma Regulamentadora (NR) nº 15 – Anexos 1 e 2 (Brasil. Ministério do Trabalho e Emprego – MTE, 1978)

O critério adotado se fundamenta no fator de troca igual a 5 e a partir de 85 dB(A), para um período de exposição de 8 horas. A constante de tempo deve ser a *Slow*, com a ponderação "A".

A NR nº 15 (Brasil. MTE, 1978) define ruído de impacto como aquele que apresenta picos de energia acústica de duração inferior a 1s, a intervalos superiores a 1s, com o limite de 130 dB, ou de 120 dB(C), utilizando-se a constante de tempo *Fast*.

Os níveis de ruído de impacto de 140 dB ou 130 dB(C) constituem-se como risco grave ou iminente caso o trabalhador não tenha proteção adequada. Níveis acima de 115 dB(A) não são permitidos em situações em que não haja a devida proteção. Caso isto ocorra, para níveis de ruído, contínuo ou intermitente, acima deste valor, configura-se, então, risco grave e iminente.

No caso de haver variações dos níveis de ruído durante a jornada, a norma estabelece a necessidade de considerar seus efeitos combinados por meio do cálculo da dose, cujos procedimentos estão expostos a seguir.

Estabelecimento do nível de ação. O nível de ação para o ruído é correspondente à dose de 50% conforme definida na NR nº 15 – Anexo 1 (Brasil. MTE, 1978) (nível de exposição de 80 dB(A) para uma jornada de 8 horas). Embora a norma brasileira não faça referência ao nível de exposição, esta grandeza está implícita no cálculo da dose, pois ambos possuem o mesmo significado.

Para o cálculo da média ponderada no tempo, de acordo com os critérios estabelecidos pela norma brasileira, podem ser aplicadas as seguintes equações:

$$TWA = 85 + 16{,}61 \times \log\left(\frac{DOSE}{100}\right) dB(A)$$

Onde: 85 se refere ao nível critério para uma exposição de 8 horas e a dose é expressa em porcentagem.

Na verdade, a fórmula acima comporta um conceito similar ao de nível de exposição Lex determinado pela ISO 1999.2 (ISO, 1989). Desse modo, por exemplo, para Q igual a 5, uma exposição a 95 dB(A), por 1 hora, equivale a uma exposição a 80 dB(A), por 8 horas.

Ressaltamos que as expressões são simplesmente variantes de definições básicas, obedecendo aos critérios fundamentais de cálculo da exposição e o de risco. Outras fórmulas podem ser encontradas para efetuar o cálculo da média ponderada no tempo, a partir da dose e do tempo de exposição, tais como:

$$TWA = 85 + q \times \log\left(\frac{0{,}08 \times DOSE}{T_e}\right) dB(A)$$

Onde:

q = 10 ou 16,61, para fatores de troca iguais a 3 e a 5 respectivamente; DOSE expressa em porcentagem, e T_e, tempo de exposição, em horas.

Ainda, outra fórmula pode ser encontrada, para representar o conceito acima, utilizada especificamente com fator de troca 5 (Araújo e Regazzi, 1999):

$$TWA = 80 + 16{,}61 \times \log\left(\frac{0{,}16 \times DOSE}{T_e}\right) dB(A)$$

Norma da Fundacentro (2001)

O critério definido para a elaboração da *Norma de Higiene Ocupacional* – Procedimento técnico – Avaliação da exposição ao ruído – NHO 01 (Brasil. MTE. Fundacentro, 2001), representa um avanço, uma vez que está em consonância com os princípios científicos fundamentados que sustentam a utilização do fator de troca igual a 3 e o nível critério de 85 dB(A). Desse modo, as expressões para o cálculo do nível de exposição são as mesmas expostas anteriormente, quando baseadas em Q = 3, com modificações modestas provocadas pelo tempo de exposição em minutos.

As três expressões fundamentais que compõe a norma são as seguintes:

a) nível de exposição (NE):

$$NE = 85 + 10 \times \log\left(\frac{480 \times DOSE}{T_e \times 100}\right) dB(A)$$

Onde:
DOSE = dose em porcentagem;
T_e = tempo de exposição em minutos.
Normalmente, alguns dosímetros referem-se a essa grandeza como Lavg ou nível médio.

b) dose (D)

$$D = \frac{T_e}{480} \times 100 \times 2^{\frac{NE-85}{3}} \%$$

Onde:
T_e = tempo de exposição em minutos; e
NE = nível de exposição.
Observa-se que as duas expressões anteriores são as mesmas, porém apresentadas de modos diferentes.

c) nível de exposição normalizado (NEN), referente ao tempo padrão diário da jornada de 8 horas ou 480 minutos.

$$NEN = NE + 10 \times \log\left(\frac{T_e}{480}\right) dB(A)$$

A norma estabelece ações que devem ser implementadas de acordo com o valor do nível de exposição observado, conforme demonstra a Tabela 11.8.

Vejamos um exemplo de aplicação dos conceitos discutidos. Suponhamos o seguinte padrão simplificado de exposição ao ruído, com níveis constantes de pressão sonora, durante seis fases distintas de trabalho, conforme apresentado na Tabela 11.9, sendo que NPS refere-se ao nível de pressão sonora ponderado na escala A, e Te (h), ao tempo de exposição em horas.

Utilizando as fórmulas discutidas anteriormente, é possível calcular: Tp3: tempo permitido com fator de troca 3; Tp5: tempo permitido com fator de troca 5; Dose3: dose calculada com fator de troca 3; Dose5: dose calculada com fator de troca 5; TWA: média ponderada no tempo, com Q = 5; e Lex: nível de exposição, com Q = 3. Também se verifica, nesse exemplo com dados hipotéticos, que a dose baseada no fator de troca de 3 dB é superior à que emprega o fator 5, como já discutido.

Ressaltamos, ainda, que o resultado das aplicações das expressões pode ser observado por dados da Tabela 11.9. Na fase 3, por exemplo, utilizando-se o fator de troca igual a 5, percebe-se que há uma dose de 37,9% para um tempo de exposição de 1 hora, resultando em um nível de 93 dB(A), demonstrado pela equação a seguir:

$$TWA = 80 + 16{,}61 \times \log\left(\frac{0{,}16 \times 37{,}9}{1}\right) = 93{,}0 \text{ dB(A)}$$

Tabela 11.8. Ações a serem adotadas, conforme o nível de exposição ao ruído observado, segundo a Norma da Fundacentro				
Dose diária	Nível de exposição Normalizado (NEN) – dB(A)	Considerações	Atuação recomendada
0-50	Até 82	Aceitável	No mínimo manutenção da condição existente
50-80	82-84	> Nível de ação	Adoção de medidas preventivas
80-100	84 a 85	Região de incerteza	Adoção de medidas preventivas e corretivas visando à redução da dose diária
> 100	> 85	Acima do limite de exposição	Adoção de medidas corretivas

Fonte: Brasil. MTE. Fundacentro, 2001.

Tabela 11.9. Dados hipotéticos de exposição ao ruído

Fase	NPS-dB(A)	Te (h)	Tp3 (h)	Tp5 (h)	Dose3 (%)	Dose5 (%)	Lex – dB(A)	TWA – dB(A)
1	94	1	1,0	2,3	100,0	43,5	85,0	79,0
2	92	2	1,6	3,0	126,0	66,0	86,0	82,0
3	93	1	1,3	2,6	79,4	37,9	84,0	78,0
4	87	3	5,0	6,1	59,5	49,5	82,7	79,9
5	86	0,5	6,3	7,0	7,9	7,2	74,0	66,0
6	95	0,5	0,8	2,0	63,0	25,0	83,0	75,0
Total		8	1,8	3,3	435,8	229,1	91,4	91,0

Finalmente, utilizando como exemplo a expressão NE (nível de exposição), que representa a mesma grandeza anterior, com a diferença de o fator de troca ser definido pela norma da Fundacentro (2001), para a mesma fase, a de número 3, haverá a seguinte equação:

$$NE = 85 + 10 \times \log\left(\frac{480 \times 79,4}{60 \times 100}\right) = 93,0 \text{ dB(A)}$$

◗ Avaliação de ruído de impacto

A discussão sobre a avaliação de ruído de impacto foi deliberadamente posicionada à parte, em razão da relevância que apresenta o tema, pelo risco que esse tipo de ruído compreende para a saúde do indivíduo, bem como por não haver, ainda, um consenso estabelecido para sua avaliação. Em suma, é classificada pelo NIOSH (USA. NIOSH, 1998) como uma área que ainda deve ser objeto de maiores pesquisas.

O NIOSH recomenda que a avaliação de ruído de impacto seja realizada utilizando-se a medida do nível equivalente. A despeito disso, há evidências científicas que suportam que os efeitos da exposição ao ruído de impacto não se ajustam à regra da igual energia, uma vez que outras variáveis teriam influência sobre o processo, como os parâmetros concernentes ao ruído de impacto: amplitude, duração, tempo de subida, número de impactos, taxa de repetição e fator de crista. Dessa forma, a presença do ruído de impacto combinada com o ruído contínuo teria um efeito sinérgico. Por outro lado, há também pesquisas que afirmam que a presença do ruído de impacto apresenta apenas um efeito aditivo, significando que a avaliação pelo nível equivalente ponderado na escala A é suficiente para predizer o risco (USA. NIOSH, 1998).

Na literatura, é possível deparar-se com um grande número de definições de ruído de impacto, tais como:
- ISO 1999.2 (ISO, 1989): fenômeno sonoro de elevado nível e duração inferior a 1 segundo;
- norma da OSHA (USA. *Department of Labor*. OSHA, 1996): som com tempo de subida inferior a 35 milésimos de segundo, referente à intensidade de pico, com duração inferior a 500 milésimos de segundo, e tempo de repetição superior a 1 segundo;
- NR nº 15 – Anexo 2 (Brasil. MTE, 1978) e MTE/Fundacentro (2001): nível de ruído com duração inferior a 1 segundo, e com intervalos entre si maiores do que 1 segundo;
- NIOSH (USA. NIOSH, 1998): caracterizado por uma elevação brusca e decaimento rápido do nível sonoro e com duração inferior a 1 segundo.

Uma identificação de maior simplicidade para caracterizar a presença de ruído de impacto é a que se baseia no resultado da diferença entre os valores obtidos de LA *peak* e de LAeq. Se a diferença for superior a 15 dB(A), considera-se que o ruído é de impacto (Benedetto et al., 1986).

No que se refere aos critérios normalmente adotados para a avaliação de ruído de impacto, eles podem ser divididos em três grupos: métodos baseados no princípio de igual energia, métodos baseados em parâmetros físicos do impulso, e aqueles com a aplicação de um termo de correção (Benedetto *et al.*, 1986). Vejamos cada um separadamente.

Métodos baseados no princípio de igual energia

São os mais utilizados atualmente, uma vez que são adotados pela ISO 1999.2 (ISO, 1989) pela CEE (2003) e recomendados pelo NIOSH (USA. NIOSH, 1998) desde que o nível de pressão sonora de pico linear não ultrapasse os 140 dB. Baseiam-se na medida da energia sonora associada ao impulso, em dB(A), e recomendam o uso de instrumentos com características adequadas para registrar amplas e rápidas variações de pressão sonora.

Métodos baseados nos parâmetros físicos do impacto

Baseiam-se nas características específicas do ruído de impacto e, especificamente, nos valores de nível de pico, duração e número de impactos por dia. A norma da OSHA (USA. *Department of Labor*. OSHA, 1996) aceita uma exposição máxima de 100 impulsos por dia, equivalente a um nível de pico de 140 dB. No critério definido pela norma em questão, um aumento de 10 vezes o número de impactos corresponde a uma diminuição de 10 dB do nível de pico, segundo a Tabela 11.10.

Tabela 11.10. Níveis limite de ruído de impacto segundo a norma da *OSHA*

Nível de pico (dB)	Número de impulsos
140	100
130	1.000
120	10.000

Fonte: USA. *Department of Labor*. OSHA, 1996.

Interessante observar que esse critério baseia-se, de modo implícito, na teoria da igual energia, contrapondo-se ao critério definido para os demais tipos de ruído existente na norma.

Segundo Benedetto *et al.* (1986), no critério definido pela OSHA (USA. *Department of Labor*. OSHA, 1996), admite-se, implicitamente, que essas exposições representam o mesmo risco à audição que a exposição a um ruído com nível equivalente de 90 dB (A).

A norma da Fundacentro (2001) se insere no grupo dos que adotam o critério definido pela norma da OSHA (USA. *Department of Labor*. OSHA, 1996), assumindo, de fato, aquele que se baseia na seguinte equação, idêntica à estabelecida pela entidade governamental norte-americana em questão:

$$Np = 160 - 10 \cdot \log n \text{ dB}$$

Onde Np é o nível de pressão sonora limite expresso em dB, ou seja, com ponderação linear, obtido com constante de tempo "pico", e n é o número de impactos durante a jornada de trabalho. O valor teto de 140 dB é o considerado para ruídos de impacto, e quando o número de impactos for superior a 10.000, por jornada, o ruído será classificado como contínuo ou intermitente. Os níveis limite são estabelecidos, obedecendo a equação acima, com valores compreendidos entre 120 e 140 dB.

A norma brasileira – Anexo 2 da NR nº 15 – preconiza que a avaliação de ruído de impacto deve ser procedida com medidor dotado de constante de tempo apropriada e com ponderação linear. Nessa configuração, o limite de tolerância estabelecido é de 130 dB. O ruído predominante no intervalo entre os picos deve ser avaliado como ruído contínuo. Caso não se disponha de um equipamento dotado de uma constante de tempo para ruído de impacto, a norma indica o uso da constante de tempo *Fast* e com ponderação "C". O limite, nesta situação, é de 120 dB(C) (Brasil. MTE, 1978).

Métodos baseados na utilização do nível equivalente corrigido

A norma ISO 1999.2 (ISO, 1989) indica a possibilidade de introduzir um agravante devido à impulsividade, quantificada em 5 dB.

Damongeot *et al.* (1983), ao compararem a nocividade do ruído de impacto com o de natureza estável, elaboraram uma revisão acerca dos critérios com essa peculiaridade, apontando alguns que necessitam de medidas complementares. Essas devem ser obtidas por meio de determinados instrumentos, que possuem resposta ou constante de tempo *impulse* equivalente a 35 milésimos de segundo e medidas de valor de pico, tais como:

- A de Bruel, que consiste em aumentar os níveis de pressão sonora (sempre medidos em dB(A) e com resposta "lenta") da diferença dB(A) valor de pico menos o valor na resposta *impulse*, ou seja: LA pico - LA *impulse*.
- Aquela retomada, em 1980, pelo grupo de trabalho encarregado de revisar a norma ISO 1996, que considera a diferença dB(A) como sendo a resposta *impulse* menos o valor em resposta *slow*, dB(A), ou seja: LA *impulse* - LA *slow*.
- Aquela de Lafon que considera a diferença dB(C), resposta *fast* menos o valor em dB(A), resposta *slow*, ou seja: LC *fast* - LA *slow*.

Nos procedimentos de medida do ruído de impacto, é recomendada a anotação de alguns parâmetros que o caracterizam, como o nível de pico, o número de impactos e a frequência de ocorrência dos impactos.

▶ Indicação de metodologia para a avaliação de ruído

Basicamente, a avaliação de ruído compreende cinco etapas:

I) Coleta de informações concernentes à indústria, ao ambiente de trabalho, às fontes de ruído, ao tipo de ruído, à exposição dos trabalhadores, à viabilidade das intervenções de prevenção.

II) Medição do ruído (definições dos grupos homogêneos, das posições de trabalho e das posições de medida; verificação da característica do ruído e da duração das medidas; efetuação das medidas).

III) Organização dos dados.

IV) Apresentação e interpretação dos dados.

V) Registro dos dados.

As informações que devem ser obtidas em uma avaliação de ruído são:

I) **Sobre a empresa.** Devem ser anotados todos os dados gerais pertinentes a ela, como a produção, o ciclo de trabalho, o número de trabalhadores e a distribuição por gênero. Laudos anteriores sobre avaliações realizadas são também interessantes.

II) **Sobre o ambiente de trabalho.** As informações a serem recolhidas se referem à característica do local a ser examinado (geometria e dimensão; características das paredes, teto e piso; eventuais tratamentos de absorção sonora etc.). Não é demais lembrar que o nível de pressão sonora está relacionado às ondas sonoras provenientes da fonte (campo livre), bem como pela reflexão provocada pelas estruturas existentes (campo reverberante).

III) **Sobre a fonte de ruído.** Esta se identifica com uma máquina ou com um equipamento fixo, com uma máquina móvel, com um instrumento portátil ou com um trabalho particular. Ex.: em uma carpintaria encontram-se esquadrejadeiras, serras circulares, plaina portátil, ou ainda a existência da tarefa de martelamento. As características da fonte que permitem apresentá-la, como marca e tipo, tipo de trabalho e parâmetros constantes de funcionamento (como velocidade, número de voltas, pressão, tensão elétrica etc.) são importantes para a avaliação de ruído. O objeto de trabalho, o tempo de funcionamento no turno de trabalho, a causa específica do ruído (descarga de ar comprimido, vibração, desgaste de peças etc.), o tipo de ruído produzido, a periodicidade e o tipo de manutenção são outras variáveis que devem ser consideradas. Ainda, as variáveis referentes à operação da fonte devem ser observadas, pois podem ser responsáveis pela produção do ruído. E sua anotação importa grandemente para a caracterização das observações realizadas, bem como para o cálculo do L_{eq}. Eis algumas variáveis: a variabilidade da fonte (velocidade, rpm, número de operações etc.); o objeto que está sendo trabalhado (tipo de material, dimensões etc.); a frequência da operação (número de operações por tempo); a sequência da intervenção e das pausas; a duração das diversas fases do ruído (ex.: máquina desligada; em funcionamento, mas não operando; a máquina operando a 100 rpm; a 1.200 rpm).

IV) **Da característica do ruído.** O nível de pressão sonora pode ter uma característica constante, intermitente, periódica, flutuante, podendo, também, apresentar a característica impulsiva.

V) **Sobre a exposição dos trabalhadores.** As informações a serem recolhidas, também mediante a compilação por questionário, estão relacionadas ao que se passa entre os trabalhadores, a fonte sonora e o ambiente de trabalho (ex.: número de trabalhadores; exposição a uma ou mais fontes de ruído; distância da(s) fonte(s); tempo de permanência em uma ou mais posições; percurso; e uso de sistema de proteção individual). Nessa etapa, serão dimensionados os grupos homogêneos de risco, que apresentam condições similares de exposição e condições de trabalho.

VI) **Riscos associados.** Verificação se há outros riscos na atividade ou no ambiente de trabalho, como vibração localizada (uso de ferramentas portáteis motorizadas) e de corpo inteiro (condução de veículos) ou produtos químicos (substâncias ototóxicas, como tolueno, xileno, estireno e outras) suscetíveis de configurar efeito sinérgico com o ruído.

Da participação dos trabalhadores

Importa destacar que a participação dos trabalhadores na avaliação de ruído é fundamental, pois assegurará a validade dos resultados. Além disso, eles poderão fornecer informações relevantes sobre o processo de produção, para a identificação de fontes expressivas de ruído e de seu comportamento ao longo do tempo, sobre possíveis causas da emissão do ruído, sobre modos de operação e atividades, sobre as posições de trabalho etc. A condução de um processo de avaliação com a cooperação dos trabalhadores contribui de modo significativo para a execução das fases posteriores de um Programa de Conservação Auditiva (PCA) (USA. NIOSH, 1996). Como bem assinala a norma da Comunidade Econômica Europeia (2003), os trabalhadores e seus representantes devem ser informados sobre os resultados obtidos, sobretudo a respeito da superação dos limites e das intervenções de saneamento adotadas.

Do estudo sobre o ruído

Do ponto de vista da metodologia de observação, o ruído pode ser classificado em três tipos:

I) **Ruído contínuo:** apresenta flutuações pequenas e desprezíveis de nível no período de observação (ANSI S3.20, 1995 *apud* USA. NIOSH, 1998). Este tipo de ruído pode ser encontrado em indústrias têxteis, em seções de teares, filatórios e de outras máquinas similares.

II) **Ruído intermitente:** níveis de ruído que são interrompidos por intervalos de níveis sonoros relativamente baixos, com variação previsível; originário de fontes sonoras constantes ou periódicas de número limitado (USA. NIOSH, 1998). O nível de pressão sonora resultante é, nesse caso, associado ao tempo de funcionamento e ao número de fontes em funcionamento durante o turno de trabalho.

III) **Ruído variável:** ruído, com ou sem tons audíveis, no qual o nível varia substancialmente durante o período de observação (ANSI S3.20, 1995 *apud* USA. NIOSH, 1998). Tal tipo de ruído normalmente se manifesta em caldeirarias e em outras indústrias do ramo metal-mecânico, no qual se executam trabalhos de soldagem, esmerilhamento, lixamento, martelamento de chapas etc.

A duração da observação do ruído deve ser suficiente para assegurar a representatividade do nível sonoro em análise. Na Tabela 11.11, é possível observar um resumo das metodologias aplicadas na avaliação de exposição ao ruído.

Em relação à posição do microfone do medidor de nível de pressão sonora, sugere-se a adoção da distância recomendada pela diretiva da Comunidade Econômica Europeia (1986) de 100 milímetros da orelha. O microfone denominado como de campo livre é, normalmente, o indicado para as condições acústicas peculiares aos ambientes de trabalho, significando que ele deve ser orientado perpendicularmente ao som emitido pela fonte em exame (Benedetto *et al.*, 1986). De qualquer modo, é importante que o usuário siga as orientações do fabricante do equipamento, com o fim de verificar o tipo de microfone utilizado, para definir seu direcionamento adequado (USA. NIOSH, 1998). Outras precauções pertinentes são: evitar que pessoas ou objetos sejam obstáculos para o microfone durante a medição (ANSI, 1996 apud USA. NIOSH, 1998) e, em campos difusos, como em ambientes de trabalho, o microfone deve ser mantido distante do corpo do trabalhador o máximo possível (Earshen, 1986 *apud* USA. NIOSH, 1998).

A configuração do dosímetro

Com base nos critérios de risco discutidos e compatíveis com nossa realidade, duas configurações de dosímetros podem ser apresentadas: uma estabelecida pela NR nº 15 - Anexo 1 (Brasil. MTE, 1978) e a outra pela norma da Fundacentro (2001), como pode ser verificado na Tabela 11.12.

O nível limiar corresponde a um patamar sob o qual os valores obtidos não são relevados para o cálculo da dose. Na legislação brasileira, esse conceito está presente na Norma Regulamentadora nº 9 – Programa de Prevenção de Riscos Ambientais (Brasil. MTE, 1978).

Como já argumentado, o critério recomendado pela norma brasileira oficial, a NR nº 15 (Brasil. MTE, 1978), não se sustenta sobre princípios científicos e epidemiológicos, não

Tabela 11.12. Configuração básica de dosímetros segundo a NR nº 15 (Brasil. MTE, 1978) e a Norma da Fundacentro (2001)

Parâmetros	Norma	
	NR nº 15/NR nº 9	Fundacentro
Fator de troca (Q)	5 dB	3 dB
Nível critério	85 dB(A)	85 dB(A)
Nível limiar	80 dB(A)	80 dB(A)
Tempo critério	8h	8h
Constante de tempo	Lenta	Lenta

sendo, portanto, um instrumento eficiente de prevenção. Por essa razão, com a finalidade de prevenir, é fundamental que as avaliações sejam fundamentadas no critério definido pela norma da Fundacentro (2001). O uso da NR nº 15 (Brasil. MTE, 1978) seria restrito às necessidades meramente legais, como também sugere Nepomuceno (1997).

Proposta de método de amostragem

A monitorização da exposição ao ruído é classificada pelo NIOSH (1998) como uma área em que ainda são necessários mais esforços no desenvolvimento de métodos de amostragem. Entretanto, há referências na literatura que representam um importante subsídio e contribuição para o estabelecimento de uma monitorização e de um procedimento de amostragem. Os trabalhos desenvolvidos por Brunn, *et al.* (1986) e por Behar e Plener (1984) serviram de referência para sustentar a discussão sobre esse tema.

Um procedimento de amostragem consiste nos seguintes passos:

1. definição de população-alvo e os ciclos de trabalho associados;
2. planejar a amostragem da atividade; e
3. processar e analisar os dados.

Tabela 11.11. Metodologias indicadas no processo de avaliação

Posição de trabalho	Tipo de ruído	Equipamento/procedimento indicado para a avaliação
Fixa	Contínuo	É suficiente o emprego de medidores de leitura instantânea ou o uso de medidor integrador até a estabilização do ruído
	Flutuante	Medição indireta com o emprego de medidores integradores se há possibilidade de identificação dos ciclos de trabalho e de sua distribuição no tempo Uso de medição direta com o emprego de dosímetros
Móvel	Contínuo	Medição seguindo o trabalhador, ou dosimetria estendida a um ciclo de trabalho
	Flutuante	Uso de medição direta com o emprego de dosimetria estendida à jornada de trabalho
Outras situações		
Objetivo		Equipamento/procedimento
Levantamento geral		Medidores de leitura instantânea
Ruído de impacto		Medidor dotado de constante de tempo *Impulse* ou, preferencialmente, *Peak*

Populações-alvo e ciclos de trabalho

A primeira etapa do processo de amostragem da exposição a ruído já foi praticamente discutida, pois envolve a identificação dos grupos homogêneos de exposição e a caracterização dos locais e das seções importantes para a avaliação. Esse primeiro procedimento, considerado uma varredura, pode ser realizado com o uso de um medidor de nível sonoro instantâneo. Dados secundários da empresa, como já mencionado, podem servir de subsídio para essa fase de planejamento. Esse é o caso de laudos de avaliação e de dados sobre a prevalência e a incidência de casos de perda auditiva na empresa.

Um ciclo de trabalho, por sua vez, é o tempo total em dias, semanas ou meses que uma população de trabalhadores, objeto do estudo, leva para realizar uma tarefa. É importante a caracterização nítida dos ciclos de trabalho para poder planejar, com consistência, a amostragem. Com a população ou o grupo homogêneo alvo definido e os períodos de exposição ao ruído determinados, a próxima fase do processo passa a ser referente ao planejamento da amostragem da avaliação de ruído.

O planejamento da amostra

Conforme a literatura consultada, para a dosimetria de exposição ao ruído, períodos de amostra de 4 horas podem ser utilizados. Normalmente, a monitorização é executada em um arco de 8 horas. No entanto, quando a variabilidade é uniforme por meio das 8 horas, a amostra de 4 horas fornece já uma boa estimativa. Amostras de curta duração podem ser utilizadas em casos nos quais a exposição ao ruído, no turno de trabalho, é distribuída igualmente, e quando o período de exposição de alto risco é incluído na amostra. Um processo de amostragem cobrindo toda a jornada diária de trabalho e toda a semana é defendido por Behar e Plener (1984).

O processamento dos dados e análise

Em geral, as dosimetrias são realizadas gradativamente e analisadas, para se verificar se aquele número de medidas foi suficiente para estimar o nível de exposição ao ruído. Poderá ser observado, mais adiante, que há também modos alternativos, pelos quais é possível estimar o número de medidas necessário para se obter uma estimativa estatisticamente aceitável.

O controle do erro estatístico

Em uma avaliação ambiental, geralmente, três fontes de variação são consideradas: erro de instrumento e de amostragem, erro analítico e flutuações ambientais. Percebe-se que as variações ambientais são normalmente grandes quando cotejadas com as outras duas fontes de variação; além disso, elas são determinadas por repetição de amostragem.

O controle do número suficiente de medidas ou de amostras será ditado pelos limites da amostra e do erro analítico. Portanto, quando um intervalo de confiança da média de uma série de medidas for inferior ou igual ao erro do equipamento em uso, a amostra é considerada suficiente e poderá ser concluído o procedimento de avaliação. Se, por exemplo, o erro do dosímetro for de ± 2 dB(A), amostras suficientes serão atingidas quando a variabilidade da média da amostra estiver entre esses valores [com (1 - a)% de confiança, onde a = nível de erro]. Um intervalo de confiança da média é calculado pela fórmula abaixo:

$$x \pm t \times \left(\frac{s}{\sqrt{n}}\right)$$

Onde: x = TWA médio em dB(A) da distribuição amostral; t = valor da distribuição t com (n - 1) graus de liberdade e um nível de confiança (1 - a); n = número de amostras; e s = desvio padrão da distribuição amostral.

Exemplo de aplicação da fórmula:
Suponhamos que foram realizadas cinco dosimetrias, compreendendo toda a semana e toda a jornada de trabalho diária. Os valores encontrados foram os seguintes:
87,0 – 89,0 – 90,0 – 91,0 – 92,0 dB(A)

Nesse caso, a média "x" é de 89,8 dB(A), o desvio-padrão s é igual a 1,9 dB(A), e n é igual a 5. Um intervalo de 95% de confiança, na média das amostras, com t = 2,8, resulta:

$$89,8 \pm 2,8 \times \left(\frac{1,9}{\sqrt{5}}\right) = 89,8 \pm 2,8 \text{ dB(A)}$$

O erro em torno da média [2,8 dB(A)] é superior ao erro do dosímetro (2,0 dB). Não é possível encerrar o processo de amostragem, pois não há dados suficientes para se estimar a exposição com o nível de confiança desejado. Diante disso, mais três dosimetrias foram executadas, cada uma compreendendo a jornada de 8 horas, obtendo-se os seguintes valores: 88,0 – 86,0 – 89,0 dB(A), com os seguintes resultados:
x = 89,0 dB(A); s = 2,0 dB(A); e n = 8
Um intervalo de 95% da média foi:

$$89,0 \pm 2,4 \times \left(\frac{2,0}{\sqrt{8}}\right) = 89,0 \pm 1,7 \text{ dB(A)}$$

Nessa altura do processo de amostragem, o erro em torno da média é inferior ao do dosímetro, indicando que a amostragem pode ser concluída, com suficiente informação para estimar a distribuição de níveis diários de ruído para a população-alvo, com o nível desejado de acurácia. Ainda, convém salientar que toda essa metodologia parte do pressuposto de que a distribuição dos níveis de exposição apresenta característica de uma curva normal.

O cálculo do tamanho da amostra

O dimensionamento do tamanho da amostra é fundamental para a viabilização de procedimentos de avaliação, sobretudo quando se lida com grupos homogêneos populosos. O método para a obtenção da amostra está descrito no trabalho de Behar e Plener (1984), que discutem dois conceitos importantes para construir a amostragem.

O primeiro conceito é T, que representa a proporção do grupo de amostra com os níveis mais altos de exposição ao ruído. T varia entre 0 e 1. Para 10%, T = 0,1; para 20%, T = 0,2, e assim por diante. O segundo conceito α, é a probabilidade de se perderem todos os trabalhadores com a exposição mais elevada da amostra n do total da população N. Da Tabela 11.13 à 11.16, indicam-se tamanhos de amostra para populações N, para T = 0,1 e 0,2, e para α = 0,05 e 0,01.

Com o método descrito anteriormente, também há a possibilidade de se estimar a porcentagem de trabalhadores expostos acima de determinado nível, empregando, simplesmente, as propriedades da distribuição normal. Segue o exemplo a seguir, que, dessa vez, utiliza os conceitos da igual energia ou do fator de troca (Q = 3).

Suponhamos que foi identificado um grupo homogêneo de risco composto por 20 trabalhadores. Empregando as tabelas de amostragem expostas anteriormente, com T = 0,2 e

Tabela 11.13. Tamanho de amostra para T = 10% (0,1) e confiança 0,90 (α = 0,1)

Tamanho do grupo	Número requerido de empregados (n)	Tamanho do grupo	Número requerido de empregados (n)
8	7	21-24	14
9	8	25-29	15
10	9	30-37	16
11-12	10	38-49	17
13-14	11	50	18
15-17	12	> 50	22
18-20	13		

Fonte: Behar e Plener (1984).

Tabela 11.14. Tamanho de amostra para T = 10% (0,1) e confiança 0,95 (α = 0,05)

Tamanho do grupo	Número requerido de empregados (n)	Tamanho do grupo	Número requerido de empregados (n)
12	11	25-27	17
13-14	12	28-31	18
15-16	13	32-35	19
17-18	14	36-41	20
19-21	15	42-50	21
22-24	16	> 50	29

Fonte: Behar e Plener (1984).

Tabela 11.15. Tamanho de amostra para T = 20% (0,2) e confiança 0,90 (α = 0,1)

Tamanho do grupo (N)	6	7-9	10-14	15-26	27-50	≥ 51
Nº requerido de trabalhadores	5	6	7	8	9	11

Fonte: Behar e Plener (1984)

Tabela 11.16. Tamanho de amostra para T = 20% (0,2) e confiança 0,95 (α = 0,05)

Tamanho do grupo (N)	7-8	9-11	12-14	15-18	19-26	27-43	44-50	≥ 51
Nº requerido de trabalhadores	6	7	8	9	10	11	12	14

Fonte: Behar e Plener (1984).

com 95% de confiança (α = 0,05), verifica-se que são necessários 10 trabalhadores para serem amostrados. A dosimetria foi realizada durante 1 semana e de toda a jornada diária de trabalho para cada membro da amostra, obtendo-se os valores expostos na Tabela 11.17.

Tabela 11.17. Dados hipotéticos de exposição diária e semanal ao ruído

ID	Lex* para cada dia					Lex
	1	2	3	4	5	
1	89	92	84	95	91	91,5
2	87	89	91	90	90	89,6
3	86	85	84	93	90	89,0
4	87	92	96	97	98	95,4
5	84	81	82	85	86	84,0
6	87	87	89	90	90	88,8
7	83	84	84	87	88	85,6
8	95	94	93	92	90	93,1
9	94	90	88	88	87	90,2
10	90	92	98	91	87	93,3
					Média =	90,1

* Lex representa a média semanal. Média representa a média aritmética dos níveis de exposição semanal do grupo. Esse termo, normalmente, é encontrado na literatura dos Estados Unidos como Ltrade. O desvio-padrão é de 3,5 dB.

Fonte: do autor.

Lembrando que a distribuição dos valores obedece à distribuição da curva normal, com esses valores é possível determinar o valor da variável z reduzida, a partir de valores de relevância, usando a seguinte relação:

$$z = \frac{x - m}{s}$$

Onde: x é o valor estudado; m é a média; e s, o desvio-padrão amostral. E, desse universo amostrado, cabe considerar: qual é a probabilidade de se encontrarem trabalhadores expostos a mais de 88 dB(A)?

$$z = \frac{88 - 90,1}{3,5} = -0,59$$

Consultando a tabela de distribuição normal, ou utilizando uma planilha eletrônica, obtém-se o valor de 72,2%. Ainda do exemplo acima, aplicando as fórmulas apresentadas anteriormente, pode-se verificar que as 50 amostras (5 dias x 10 trabalhadores) demonstraram ser suficientes, pois o erro em torno da média (IC = 1,0) é inferior ao erro do dosímetro. Para um melhor entendimento dos conceitos envolvidos, recomenda-se uma revisão em um livro adequado de bioestatística, como o de Berquó et al. (1981).

▶ Avaliação de ruído para conforto acústico

Para a avaliação de ruído para consideração do conforto acústico, deve ser seguida a norma NBR 10.152 (ABNT, 1987) que trata do tema. A seguir, na Tabela 11.18, estão alguns exemplos extraídos da referida norma. Antecipadamente, lembramos que níveis superiores aos estabelecidos na tabela são considerados de desconforto, sem necessariamente implicar risco de dano à saúde.

Tabela 11.18. Exemplos de alguns valores para o alcance do conforto acústico segundo a NBR 10.152 (ABNT, 1987)

Locais	dB(A)	NC
Hospitais		
Apartamentos, enfermarias, berçários e centros cirúrgicos	35-45	30-40
Laboratórios e áreas para uso público	40-50	35-45
Serviços	45-55	40-50
Escolas		
Bibliotecas, salas de música e salas de desenho	35-45	30-40
Salas de aula e laboratórios	40-50	35-45
Circulação	45-55	40-50
Escritórios		
Salas de reunião	30-40	25-35
Salas de gerência, de projetos e de administração	35-45	30-40
Salas de computadores	45-65	40-60
Salas de mecanografia	50-60	45-55

O valor inferior da faixa representa o nível sonoro para conforto, enquanto que o superior significa o nível sonoro aceitável para a finalidade.

Para verificar, por meio da Fig. 11.8, se determinado nível de ruído se enquadra nos critérios de conforto, é necessário avaliar por bandas de oitava e traçar o espectro formado no gráfico.

Esses procedimentos e critérios são referências para a Norma Regulamentadora nº 17 - Ergonomia (Brasil. MTE, 1978).

▶ Formas de controle de ruído

Para o saneamento acústico, ou o controle de ruído, há essencialmente três meios possíveis de intervenção:

- sobre a fonte de ruído;
- sobre a propagação do ruído; e
- sobre recursos de proteção para o trabalhador.

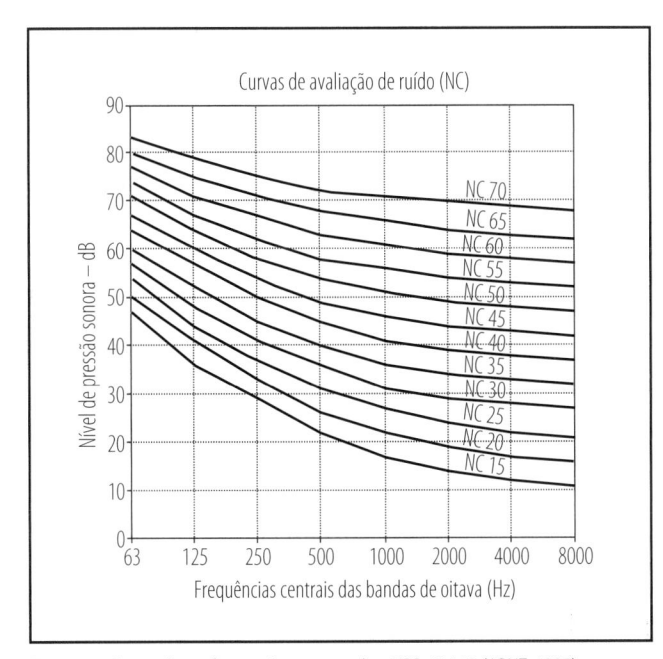

Fig. 11.8. Curvas de conforto acústico segundo a NBR 10.152 (ABNT, 1987).

Naturalmente, esse tema não será apresentado com profundidade, mas sim tentando transmitir informações fundamentais sobre a questão. Caso haja interesse específico, o leitor deve recorrer a obras que se dedicam ao tema com mais propriedade.

Com o propósito de prevenção da perda auditiva, os controles de Engenharia são os indicados. Segundo o NIOSH (1998), esses controles são definidos como qualquer modificação ou substituição de equipamento ou mudança física associada com a fonte ou com a trajetória do ruído.

A eficiência dos procedimentos de intervenção deve ser verificada periodicamente por meio da monitorização da exposição. Também, nessa atividade, é importante a participação dos trabalhadores, que podem contribuir para a melhor eficácia possível das modificações adotadas.

A gerência da organização, por sua vez, deve considerar os aspectos de redução de ruído, sobretudo no momento da aquisição de novos equipamentos e instalações. Haag estabelece um procedimento de aquisição de equipamentos menos ruidosos, constituído por quatro passos: seleção de produtos ou operações que devem ser objeto de remodelação por meio da compra de novos equipamentos; estabelecer um critério para os níveis de ruído dos novos aparelhos; requisitar especificações sobre a emissão de ruído do fabricante dos equipamentos; e incluir esses níveis de ruído no orçamento. Mais uma vez, salienta-se a necessidade da participação dos trabalhadores no processo (Haag, 1988b *apud* USA. NIOSH, 1998).

Diretivas europeias sobre máquinas e equipamentos estabelecem a necessidade de serem informados a potência acústica e o nível de pressão sonora na posição do operador, com o fim de contribuir para o controle de ruído (Lazarus, Sehrndt, 1992; Higginson *et al.*, 1994).

Segundo Lord *et al.* (1980), os princípios de controle de ruído, que serão basicamente discutidos a seguir, são:
- identificação das fontes de ruído e de sua relativa importância;
- relacionar e avaliar possíveis procedimentos de controle de ruído para serem aplicados sobre a fonte, a trajetória e o receptor;
- identificar contribuições do som direto e do refletido;
- distinguir entre absorção e atenuação de ruído;
- identificar e avaliar a importância da trajetória do ruído; e
- identificar e avaliar a importância de ruído proveniente de estruturas.

A intervenção sobre a fonte é considerada a mais viável, quando possível para a redução do ruído. Desse modo, a potência sonora da fonte estará sendo reduzida por projetos mais adequados do ponto de vista acústico, como a substituição de materiais, o redesenho de peças e outros meios. Há, conceitualmente, outras formas de possibilitar a intervenção sobre a fonte, como a redução da concentração de máquinas e alterações no ritmo de funcionamento de máquinas e equipamentos.

A substituição de engrenagens metálicas por outros materiais sintéticos, como nylon ou teflon, pode produzir uma redução do ruído de 18 a 20 dB(A) (Benedetto *et al.*, (1986). Complementando as ações sobre a fonte, a manutenção se reveste de importância, pois contribui para controlar o ruído emitido por máquinas e equipamentos. Uma máquina com manutenção inadequada, normalmente, gera mais ruído. Ainda, o revestimento de superfícies por materiais elásticos, amortecedores de impacto e resistentes à abrasão, como em calhas e tambores rotativos, representa outro método para a redução do ruído.

Em referência à propagação do som, duas vias são de importância: a aérea e a sólida. Pela via aérea, a intervenção pode ser direcionada para a propagação direta e indireta. Barreiras, silenciadores, enclausuramento e semienclausuramento de máquinas e equipamentos são os meios de maior emprego para controlar o ruído por propagação direta. Usualmente esses recursos são construídos de modo composto, compreendendo elementos isolantes e absorventes.

Um material isolante de ruído é aquele que apresenta massa importante, como chumbo, aço, vidro etc. O absorvente, pelo contrário, não tem uma massa importante, é pouco denso, como as lãs de vidro e de rocha, a espuma de poliuretano e outros. A escolha por materiais compostos e não unitários para controlar o ruído tem a finalidade de aumentar a eficiência da intervenção.

As barreiras são empregadas para dividir postos de trabalho e de máquinas ruidosos. Elas podem ser móveis e também se apresentar na forma de cortinas, o que torna mais viável o acesso ao posto quando necessário. A Fig. 11.9 ilustra um caso de uso de cortina para combater a propagação de ruído.

Ainda na área de controle sobre a propagação direta de ruído, há a opção de enclausuramento e de semienclausuramento de máquinas e equipamentos. O enclausuramento se torna mais factível à medida que os processos são automatizados. No entanto, há a possibilidade de semienclausuramento de partes e elementos importantes da máquina sem interferir na atividade.

Quando a máquina assume dimensões expressivas, como é o caso de rotativas, pode-se recorrer ao enclausuramento do posto de trabalho do operador. Nesse caso, na necessidade de se dirigir à máquina, o trabalhador utiliza-se de um equipamento de proteção individual. Ademais, aproveitamos para ressaltar que, em algumas publicações, o enclausuramento é classificado com uma intervenção sobre a fonte e não sobre a trajetória. A Fig. 11.11 exibe exemplos de enclausuramentos de máquinas e a Fig. 11.12, de enclausuramentos de postos de trabalho.

A abordagem do controle de ruído por propagação via indireta leva em consideração as características do ambiente em que a fonte de ruído está instalada, como: volume, área e coeficiente de absorção sonora. Essa intervenção visa melhorar a qualidade acústica do ambiente, não influenciando no campo direto da fonte, ou seja, aquele que está próximo dela, e, sim, no campo reverberante, distante dela. Desse modo,

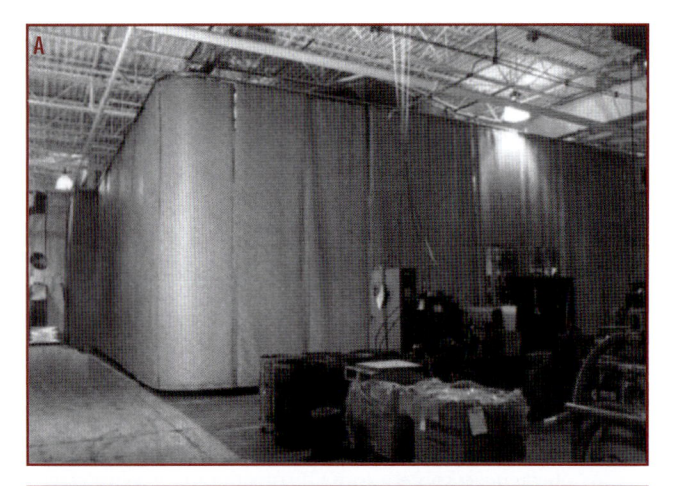

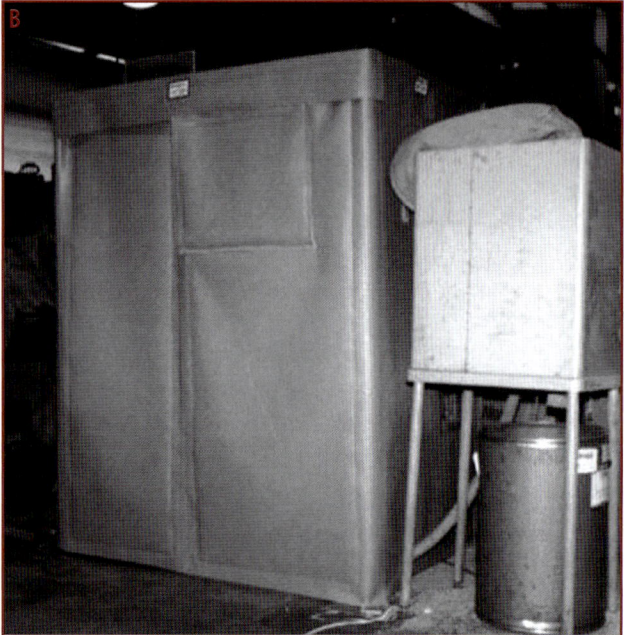

Fig .11.9. Exemplo de aplicação de cortinas acústicas para segregar (**A**) uma prensa mecânica e (**B**) um granulador.
Fonte: imagens disponíveis em: <http://www.noisecurtains.com/>.

O silenciador é outro instrumento de largo emprego para controlar o ruído, sobretudo para tratar aquele de natureza fluida – dinâmica – como é o caso do ar comprimido. Hoje existem, no mercado, bicos de ar comprimido desenhados especialmente para reduzir o ruído, com a manutenção da mesma eficiência, como os apresentados na Fig. 11.10.

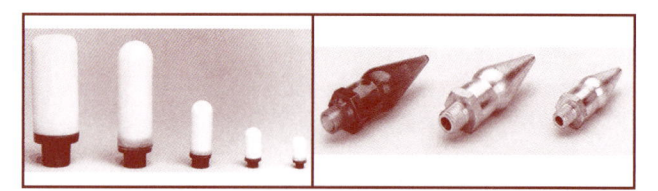

Fig. 11.10: Exemplos de silenciadores usados para controlar o ruído em passagens de ar.
Fonte: imagens disponíveis em: <http://www.kineticsnoise.com/industrial/ane.html>.

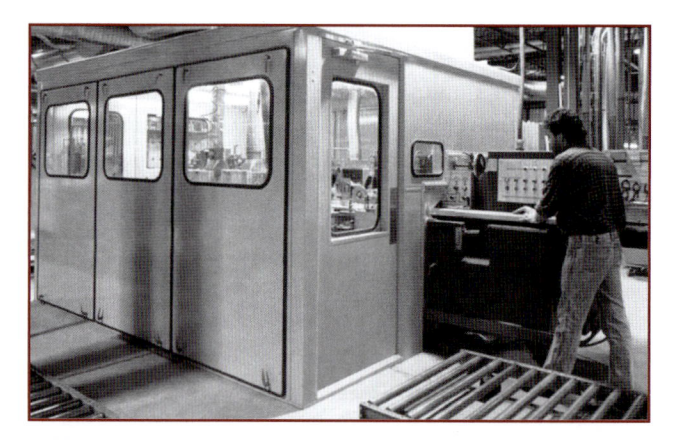

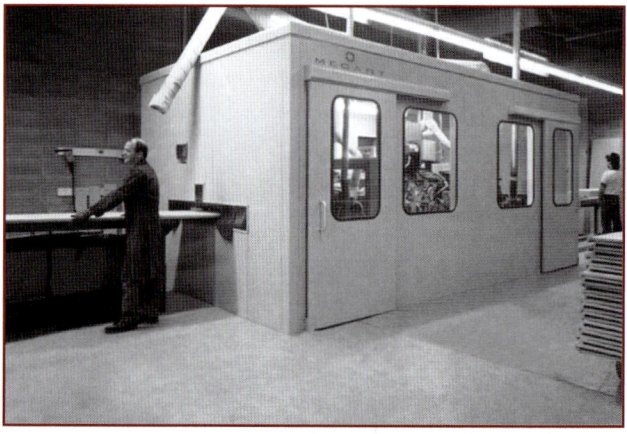

Fig. 11.11. Enclausuramento de máquinas de processamento de madeira.
Fonte: imagens disponíveis em: <http://www.mecart.com/eng/ai.html>.

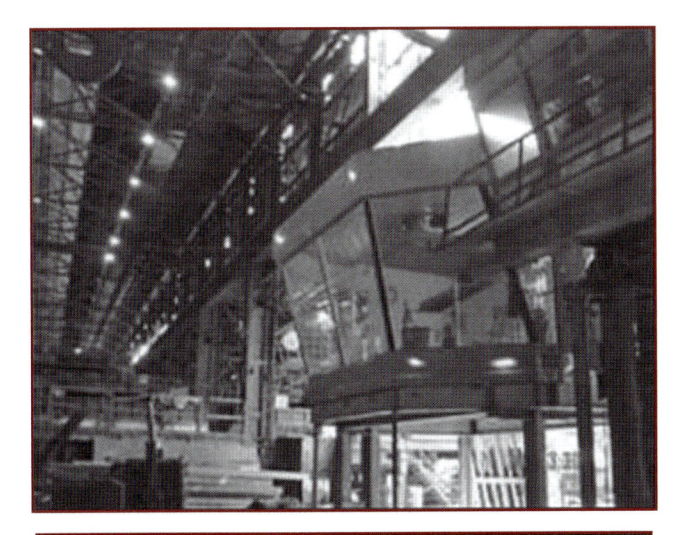

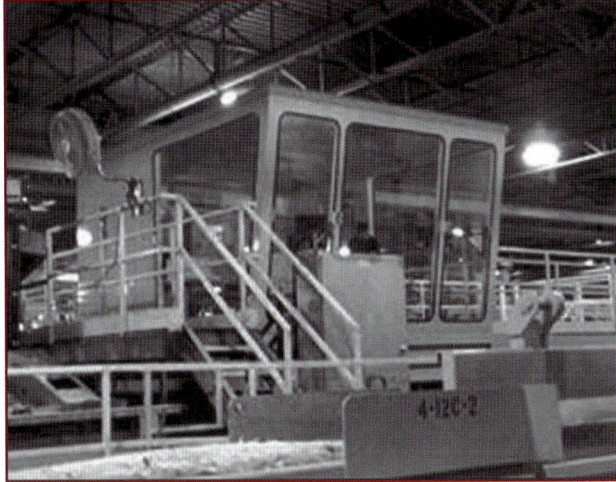

Fig. 11.12. Enclausuramento de postos de trabalho em uma indústria siderúrgica.
Fonte: imagens disponíveis em:<http://www.mecart.com/eng/ai.html>.

são instalados materiais absorventes, com o fim de aumentar a absorção sonora e reduzir a propagação sonora por reflexão, como se observa na Fig. 11.13.

O uso de barreiras acústicas e de revestimento por material absorvente pode ser realizado de modo conjugado, para elevar a eficiência do saneamento. Ainda, a instalação de bases antivibrantes sob as máquinas constitui-se como um meio de controle de ruído que é direcionado para prevenir a propagação sonora por via sólida.

Medidas de caráter organizacional ou administrativo são utilizadas, quando as medidas de Engenharia não resultam em reduções consideradas aceitáveis. Tais medidas consistem em mudanças na jornada de trabalho e no rodízio de tarefas em ambientes ou postos ruidosos (USA. NIOSH, 1998). O critério do NIOSH (1998) também recomenda a instalação de locais silenciosos, limpos e bem localizados para a realização de pausas dos trabalhadores.

Finalmente, outro meio de controle que vem sendo objeto de estudo desde 1936 é o controle ativo de ruído. O

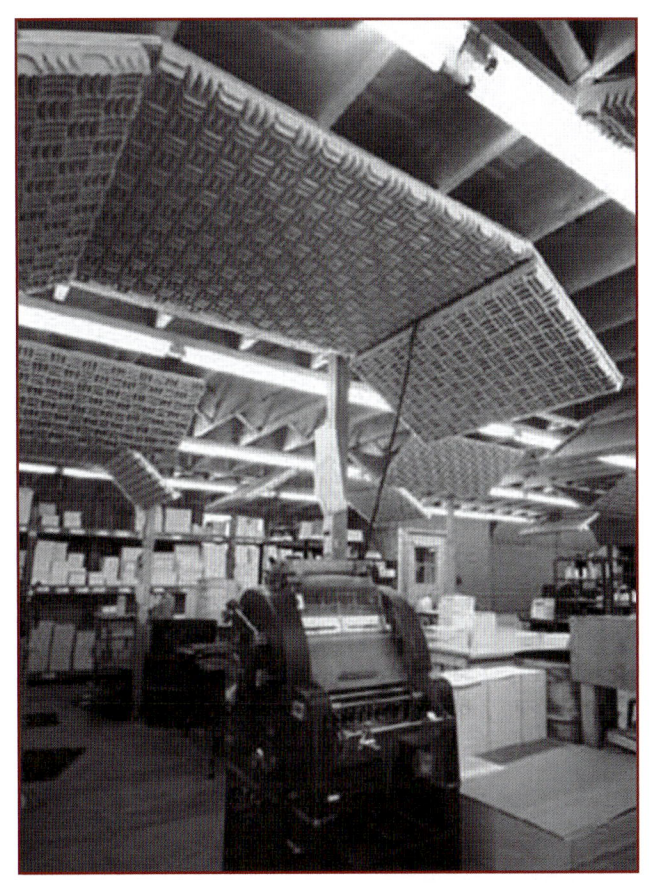

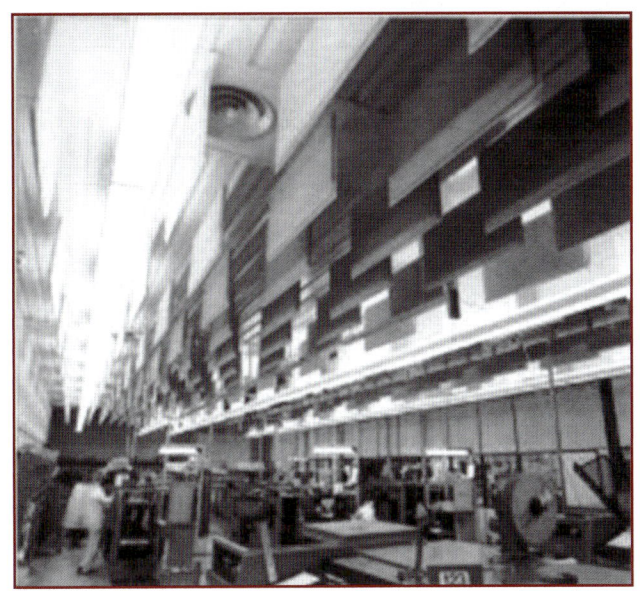

Fig. 11.13. Exemplo de aplicação de materiais absorventes para melhoria da qualidade acústica do ambiente.
Fonte: imagens disponíveis em: <http://www.sonex-online.com/Industrial%20Noise.htm>.

princípio de ação consiste na tentativa de eliminar os componentes da vibração ou do som pela adição de um som ou vibração exatamente em fase oposta. Esse método tem sido aplicado em campos sonoros delimitados, como protetores auriculares ativos, veículos e aeronaves (Institute of Sound and Vibration Research - ISVR, 2000). Kestell *et al.* (2000) empreenderam projetos nessa área em interior de cabinas de aeronaves.

▸ Programa de Conservação Auditiva

As medidas relacionadas nesta seção devem se incorporar a um Programa de Conservação Auditiva efetivo, cujos principais elementos são os seguintes (USA. NIOSH, 1998):

- Procedimentos iniciais e anuais de auditoria: fase que servirá de referência para a avaliação de eficiência do PCA, uma vez que serão avaliados os recursos e as medidas existentes para controlar o risco relacionado com as demais fases do programa.
- Avaliação de exposição ao ruído: o procedimento recomendado, como afirmado anteriormente, pode ser o fundamentado no critério de risco, com consistência epidemiológica e com caráter preventivo, como o recomendado pela norma da Fundacentro (2001).
- Controle do ruído por métodos de Engenharia ou da organização do trabalho.
- Avaliação e monitorização audiométrica dos trabalhadores expostos.
- Uso de protetores auriculares para exposições iguais ou superiores a 85 dB(A) independentemente do tempo de exposição.
- Educação e motivação dos trabalhadores;
- Registro dos dados.
- Avaliação da eficiência do programa: vários métodos de avaliação da eficiência de um PCA são apresentados em documentos preparados pelo NIOSH (1998), como a Draft ANSI S12.13-1991, proposta pelo *American National Stardards Institute*.

▸ Equipamentos de proteção individual (EPI)

Como já afirmado, as intervenções de Engenharia são as mais indicadas para a realização de saneamento acústico. O recurso ao uso de equipamentos de proteção individual deve ser aplicado quando as medidas de Engenharia e organizacionais não mostrarem a eficiência desejada para reduzir adequadamente a exposição. A utilização do EPI também pode ser admitida interinamente, enquanto as medidas de controle estiverem em processo de implementação.

Segundo Berger (1986), há quatro caminhos pelos quais o som pode atingir a orelha ocluída por um protetor auricular:

1. Passagens de ar: se não houver uma adequada adaptação do protetor à orelha, pode ocorrer uma redução da atenuação do ruído da ordem de 5 a 15 dB, em uma ampla banda de frequências.
2. Vibração do protetor: os protetores de inserção podem vibrar em razão da flexibilidade do canal auditivo. Tal fenômeno influencia, sobretudo, nas baixas frequências, limitando assim a atenuação nesta zona.
3. Transmissão pelo material: a magnitude da transmissão está relacionada à massa, rigidez, e vedação do material do protetor. Essa forma de transmissão é mais relevante para os protetores tipo concha, atingindo normalmente as frequências acima de 1.000 Hz.
4. Condução óssea e pelos tecidos: se houver eficiência necessária do protetor para evitar a passagem de energia sonora pelas trajetórias anteriores, haverá ainda a condução óssea e pelos tecidos.

Quando o nível de exposição atinge o valor de 100 dB(A), é aconselhável o uso de dupla proteção, salientando que há somente um acréscimo de 5 a 10 dB de atenuação, conforme Nixon e Berger (1991 *apud* USA. NIOSH, 1998).

O tempo de uso é crucial para a eficiência da atenuação de um protetor. O uso intermitente desse dispositivo provocará uma redução significativa em sua eficiência (USA. NIOSH, 1996). Uma atenuação de 30 dB de um protetor cairia para somente 15 dB se, no período de 8 horas, ele fosse removido durante 30 minutos acumulados.

Classificando-os pelo modo de uso, os equipamentos de proteção individual podem ser do tipo: concha; concha com apoio na nuca, para compatibilizar com uso de capacete; concha conjugada ao capacete; e de inserção (moldável ou rígido). No que concerne à modalidade de funcionamento, segundo Damongeot (1996), os protetores se dividem, fundamentalmente, da seguinte forma:

- Passivos: são os de configuração mais simples e os mais predominantes, não possuindo nenhum mecanismo especial para a redução do ruído.
- Não lineares: a atenuação oferecida é proporcional ao nível de ruído existente no ambiente, apresentando especial interesse em ambientes com predominância de ruído intermitente e de impacto.
- Dotados de redução ativa de ruído: contribuem na atenuação passiva, em especial nas baixas frequências, por meio de um dispositivo eletroacústico, cuja concepção consiste em gerar um som sensivelmente idêntico, no entanto em fase oposta, ao som remanescente no protetor. São essencialmente utilizados em ambientes sonoros, nos quais as baixas frequências são prevalecentes, como em transportes aéreos, automóveis etc. Estes equipamentos interferem modestamente na percepção da palavra ou nos sinais sonoros úteis e são sempre equipados de dispositivos de transmissão. Esse tipo de equipamento tem sido testado, com resultados favoráveis, em trabalhadores do setor de comunicação, de embarcações e em pilotos de helicópteros (Pavan, 1998; Borsa *et al.*, 1994).

Há diversos procedimentos para estimar a atenuação oferecida por um protetor auricular. O mais utilizado é o NRR (*noise reducing rating*), pois se trata de um descritor simples para esta finalidade. A esse respeito, cabe dizer que a atenuação obtida em laboratório através destes procedimentos normalizados está bastante distante da atenuação oferecida em campo. Isto porque o teste é realizado em circunstâncias de ensaio, nas quais a pessoa testada encontra-se sentada, em repouso, portanto em condições diferentes das encontradas nos ambientes de trabalho.

Tais limitações foram abordadas por Royster *et al.* (1996), que desenvolveram um método que se utiliza de pessoas não treinadas, para o uso dos protetores, na avaliação de sua eficiência. Os autores argumentam que, por meio deste procedimento, são obtidas melhores estimativas da atenuação oferecida. Este método, chamado NRRsf (subject fit), tem sido adotado pela norma ANSI S12.6-1997 (American National Standards Institute, 1997), além de receber apoio de várias entidades profissionais associadas ao tema (Royster *et al.*, 1996). O valor estimado do nível efetivo de exposição seria obtido simplesmente pela subtração do valor do NRRsf da magnitude do nível sonoro obtido na avaliação.

Especificamente, caso o protetor não ofereça o valor do NRRsf, de acordo com o documento elaborado pelo NIOSH (1998), recomenda-se que o NRR exibido no rótulo seja corrigido do seguinte modo:

- concha: subtrair 25% do NRR exibido no rótulo;
- inserção moldável: subtrair 50% do NRR exibido no rótulo;
- demais protetores: subtrair 70% do NRR estampado no rótulo.

Por exemplo, medindo-se o nível de exposição ao ruído em dBC ou dBA com um medidor de nível sonoro ou dosímetro:

1. quando o nível de exposição ao ruído em dBC é conhecido, o nível de ruído efetivo (NRE) ponderado A é:

    NRE = dBC - NRR corrigido

2. quando o nível de exposição ao ruído em dBA é conhecido, o nível de ruído efetivo (NRE) ponderado A é:

    NRE = dBA - (NRR corrigido - 7)

O documento elaborado pelo NIOSH (1998) insiste que a melhor proteção é a remoção do risco, ou seja, o controle do ruído no ambiente de trabalho. Salienta, ainda, que a adoção de equipamentos de proteção individual deve ser entendida como uma medida temporária, até a efetivação das intervenções de saneamento. Nessa fase, o melhor protetor auricular para um trabalhador é aquele usado de modo sistemático, sendo que os seguintes fatores influenciam na questão: conveniência e disponibilidade; confiança de que o dispositivo possa ser usado corretamente, de que prevenirá a perda auditiva e de que não prejudicará a habilidade de ouvir sons importantes; conforto; redução adequada de ruído; fácil colocação; e compatibilidade com outros equipamentos de proteção.

◗ Ultrassom

Como o som, trata-se de uma vibração mecânica de um meio elástico que é produzida na forma de expansões e compressões alternadas. Em geral, essas vibrações encontram-se acima da frequência de 16 kHz.

Principais fontes de ultrassom

Segundo Damongeot e André (1985), duas classes de ultrassons podem ser consideradas:

- Ultrassons de baixa frequência (de 16 kHz a 100 kHz aproximadamente): nesta faixa são encontrados os equipamentos industriais empregados para soldagem e limpeza de peças, instrumentos odontológicos e outros.
- Ultrassons de alta frequência (de 1 MHz a 10 MHz e além): compreendem os aparelhos utilizados para diagnóstico médico, e os industriais usados em manutenção para detecção de falhas em estruturas, denominados ensaios não destrutivos.

Destacamos que equipamentos destinados a algumas aplicações terapêuticas, como a hipertermia, situam-se entre esses dois campos de frequência (de 100 kHz a 1 MHz). Ainda, a limpeza de peças, a soldagem de material plástico, a aceleração de processos físico-químicos e determinadas usinagens mecânicas são os processos industriais mais comuns que envolvem a aplicação de ultrassom.

Vias de transmissão

A transmissão do ultrassom dá-se por duas formas:

- Por contato, principalmente pelas mãos, quando na utilização de cubas de limpeza de peças.
- Por via aérea, por meio de transmissão pelas estruturas da máquina, quando as cubas não são fechadas durante a operação de limpeza, e das estruturas da máquina de soldar plásticos. Deve ser salientado que não está definido que a orelha seja a única via de entrada no organismo.

A medição de ultrassom exige um medidor adaptado, que comporte a análise no campo de frequências de interesse.

Normalização

Não há normas definidas pela OSHA nem recomendações estabelecidas pelo NIOSH. Já a ACGIH (2009) propõe limites de exposição (TLVs®) para o ultrassom cujos valores são apresentados na Tabela 11.19.

Esses limites se referem à transmissão por via aérea. Por contato, Damongeot e André (1985) citam a proposta desenvolvida por Nyborg, que estabelece a exposição de acordo com a intensidade acústica expressa em kW/m^2.

Tabela 11.19. Limites de tolerância (TLVs®) da ACGIH para a exposição a ultrassom

Frequência central de banda de 1/3 de oitava (Khz)	Nível de Banda de 1/3 de oitava		Medida na água, em dB, ref. 1 µPa; cabeça na água
	Medida no ar em dB, ref. 20 µPa; cabeça no ar		
	Valores teto	Limite para 8 horas	Valores teto
10	105[A]	88[A]	167
12,5	105[A]	89[A]	167
16	105[A]	92[A]	167
20	105[A]	94[A]	167
25	110[B]	-	172
31,5	115[B]	-	177
40	115[B]	-	177
50	115[B]	-	177
63	115[B]	-	177
80	115[B]	-	177
100	115[B]	-	177

[A] Pode ocorrer incômodo subjetivo e desconforto em alguns indivíduos para níveis entre 75 e 105 dB para frequências entre 10 KHz e 20 KHz, especialmente se forem de natureza tonal. Pode ser necessária a implementação de proteção auditiva e de medidas de engenharia a fim de prevenir efeitos subjetivos. Sons tonais em frequências inferiores a 10 KHz podem também necessitar de redução até 80 Db. [B] Estes valores pressupõem que exista a interação humana com água ou outro substrato. Estes limites devem ser elevados em 30 dB quando não há possibilidade de o ultrassom interagir com o corpo em contato com a água ou qualquer outro meio. [Quando a fonte de ultrassom tiver contato direto com o corpo, os valores da tabela não se aplicarão. Deve-se considerar o nível de vibração no osso mastoide]. Devem ser evitados valores de aceleração 15 dB superiores à referência de 1g rms por redução da exposição ou isolamento do corpo com a respetiva fonte (g = aceleração devido à força da gravidade, 9,80665 m/s²; rms = "root mean square", do inglês, raiz média quadrática/ "valor eficaz").

Métodos de controle

A exposição pode ser reduzida pelo uso de enclausuramentos e barreiras. Os painéis de isolamento de equipamentos de ultrassom não devem apresentar qualquer abertura e devem ser isolados do piso com bases de borracha.

▶ Infrassom

Trata-se também de vibrações mecânicas de um meio elástico, cujas frequências situam-se abaixo de 20 Hz. Segundo Hée et al. (1992), não existem valores limite de exposição, nem sequer recomendações sobre a questão.

No que concerne a efeitos à saúde decorrentes da exposição a infrassom, os estudos são pouco consistentes e inconclusivos. No âmbito ocupacional, pesquisadores têm sugerido que níveis elevados de pressão sonora em frequências baixas podem provocar um agravo específico, denominado doença vibroacústica (DVA), que envolve distúrbios neurológicos, cardiovasculares e respiratórios. No entanto, essa doença não possui reconhecimento clínico. Não há evidência na literatura de que o infrassom a níveis sonoros normalmente encontrados em ambientes do trabalho possa conduzir a tal agravo (Health Protection Agency - HPA, 2010).

▶ Recursos eletrônicos adicionais para consulta

Seguem, na Tabela 11.20, indicações de sítios considerados como fontes confiáveis, na rede mundial de computadores, que podem ser consultados com o fim de se conhecerem recursos adicionais para aprofundamento no tema abordado neste texto. Todos os endereços se mostraram válidos em acesso feito em 2 de abril de 2013.

Na Tabela 11.21, há indicações de vídeos disponíveis na *internet* cuja ênfase é em medidas de Engenharia para o controle do ruído. Eles podem servir de subsídio para a ampliação da compreensão e da discussão sobre o tema.

11 | Ruído, Ultrassom e Infrassom

Tabela 11.20. Indicações de sítios sobre o tema ruído, na rede mundial de computadores, e seus respectivos endereços

Descrição	Endereço
O serviço de consultoria da Universidade de Southampton, no Reino Unido, possui uma sólida tradição de estudos desenvolvidos na área de ruído e vibrações, com foco mais forte em temas relacionados com o controle de ruído em fundições e forjarias	http://www.isvr.co.uk/bcffp/forgeint.htm
O sítio da agência governamental britânica HSE oferece uma página com interessantes recursos sobre o tema	http://www.hse.gov.uk/noise/index.htm
Práticas consideradas como interessantes para a temática de controle de ruído podem ser encontradas na página da agência governamental britânica HSE, na área de Saúde e Segurança	http://www.hse.gov.uk/noise/goodpractice/index.htm
O sítio do NIOSH, instituto vinculado ao Centro de Controle de Doenças (CDC) dos Estados Unidos, é página obrigatória para quem deseja explorar mais o tema	http://www.cdc.gov/niosh/topics/noise/
Material elaborado pelo NIOSH, em 1978, permanece atual em relação aos conceitos abordados (sobre a redução de ruído em ambientes e processos do trabalho)	http://www.cdc.gov/niosh/docs/19/79-117pd.html
Informações sobre programas de conservação auditiva, incluindo meios de controle e outros tópicos de relevo, podem ser obtidas no sítio da OSHA, agência governamental dos Estados Unidos	http://www.osha.gov/SLTC/noisehearingconservation/index.html
A OSHA oferece uma publicação bastante didática acerca dos princípios básicos de controle de ruído. O material está disponível através de uma organização não governamental (www.nonoise.org), cujo sítio merece ser conhecido	http://www.nonoise.org/hearing/noisecon/noisecon.htm
A *Mine Safety and Health Administration* (MSHA), dos Estados Unidos, oferece uma publicação de relevo sobre o tema	http://www.msha.gov/1999noise/Guides/SurftotalFinal.pdf
Orientações sobre meios de avaliação e de controle do ruído em processos de trabalho foram elaboradas pela agência oficial da área, da Província da Colúmbia Britânica, do Canadá	http://www2.worksafebc.com/Publications/OHSRegulation/GuidelinePart7.asp
Ruído é uma prioridade nas linhas de pesquisa do *Institut de Recherche Robert-Sauvé en Santé et en Sécurité du Travail* (IRRST), instituição canadense que organiza um sítio que deve ser considerado como uma fonte importante de dados (em francês)	http://www.irsst.qc.ca/intro-bruit-et-vibrations.html
O *Institut National de Recherche et Securité* (INRS), instituto francês de pesquisa na área, que produz um vasto material, como fichas e revistas técnicas, deve ser visitado, pois proporciona um rico percurso rumo aos conhecimentos sobre ruído (em francês)	http://www.inrs.fr/inrs-pub/inrs01.nsf/IntranetObject-accesParReference/INRS-FR/$FILE/fset.html

Tabela 11.21. Exemplos de vídeos sobre controle de ruído, na rede mundial de computadores, e respectivos endereços

Descrição	Endereço
Vídeo muito didático que apresenta a eficiência do enclausuramento acústico de uma moto	http://www.youtube.com/watch?v=Q8YiBORT-Hc&NR=1
Similar ao anterior, esse vídeo apresenta os resultados de um tratamento acústico sobre uma bomba	http://www.youtube.com/watch?v=t1fw-7NvLQA&feature=related
Vídeo de uma empresa de controle de ruído que expõe fontes e níveis de ruído associados e uma experiência de controle de ruído ambiental em uma usina termoelétrica	http://www.youtube.com/watch?v=zZM24eAyAPM
Vídeo muito didático, em francês, que aborda a questão do controle de ruído em máquinas utilizadas em indústrias metalúrgicas para o corte de chapas metálicas	http://www.youtube.com/watch?v=W-ayD6iJrbk
Empresa de controle de ruído de origem francesa expõe várias intervenções de sucesso na área	http://www.pnc-france.fr/
Vídeo sobre uma empresa francesa, cujas imagens empregamos ao longo do texto (como a de ilustração das medidas). Esse material contém diversos exemplos de intervenção	http://www.mecart.com

Referências

American Conference of Governmental Industrial Hygienists - ACGIH. 1995-1996 Threshold limit values for chemical substances and physical agents and biological exposure indices (BEIs). Cincinnati, Ohio, 1996.

American Conference of Governmental Industrial Hygienists - ACGIH. 2009 TLVs® e BEIs®. Baseados na Documentação dos Limites de Exposição Ocupacional (TLVs®) para Substâncias Químicas e Agentes Físicos & Índices Biológicos de Exposição (BEIs®). Tradução: Associação Brasileira de Higienistas Ocupacionais. São Paulo: ABHO, 2009.

American National Standards Institute. ANSI S1.25-1991 - American national standard specification for personal dose dosimeters. New York, NY, 1991.

American National Standards Institute. ANSI S12.6-1997 - Methods for measuring the real-ear attenuation of hearing protectors. New York, NY, 1991.

American National Standards Institute. ANSI S12.13-1991 - Evaluating the effectiveness of hearing conservation programs. Draft American national standard. New York: American National Standards Institute, Inc./Acoustical Society of America, 1991.

Araújo GM, Regazzi RD. Perícia de avaliação de ruído e calor passo a passo – teoria e prática. Rio de Janeiro, [s.n.], 1999.

Arcari C, Zambonelli A, Bertoni F, Ferri F, Gaddoni C, Martinelli M, Megliolo L, Palladini R, Rizzo E, Vandelli A M. Confronto fra tipologie di rilevazione fonometrica e dosimetrica per la determinazione del LEP,d. In: Convegno Nazionale. dBA Rumore e vibrazioni: valutazione, prevenzione e bonifica in ambiente di lavoro. 1994, Modena. Proceedings..: Modena: Azienda USL di Modena, 1994. p.311-16.

Associação Brasileira de Normas Técnicas – ABNT. NBR 10.152: Níveis de ruído para conforto acústico. Rio de Janeiro, RJ, 1987. Disponível em: <http://www.fat.uerj.br/educacaoambiental/NBR%2010152-1987%20n%EDveis%20de%20ru%EDdo%20para%20conforto%20ac%FAstico%5B1%5D.pdf>

Behar A, Plener R. Noise exposure - Sampling strategy and risk assessment. American Industrial Hygiene Association Journal, 45(2): 105-9, 1984.

Benedetto G, Chiatella A, Lovisolo D, Maringelli M, Merluzzi F, Spagnolo R. Rumore e vibrazioni in ambiente di lavoro – Manuale di prevenzione. Torino, Itália: Italgrafica, 1986.

Berger EH. Hearing protection devices. In: Berger EH, Ward WD, Morril JC, Royster LH. (Ed.). Noise and hearing conservation manual. Akron, Ohio: American Hygiene Association, 1986.

Berquó ES, Souza JMP, Gotlieb SLD. Bioestatística. São Paulo: Pedagógica e Universitária, 1981.

Borsa E, Ottoboni S, Freda GL. Vantaggi forniti dall'installazione di sistema di protezione antirumore attivi forniti al personale e/o installati sugli elicotteri e sulle imbarcazioni veloci d'altura. In: Covegno Nazionale. dBA 98 Dal rumore ai rischi fisici: valutazione, prevenzione e bonifica in ambiente di lavoro, 1998, Modena. Proceedings...Modena: Azienda USL di Modena, 1998. p. 351-3.

Brasil. Ministério do Trabalho. Normas Regulamentadoras (NR) aprovadas pela Portaria nº 3.214, de 8 de junho de 1978, publicada no DOU de 6 jul. 1978. Disponível em: <http://www.mte.gov.br/legislacao/normas_regulamentadoras/default.asp>

Brasil. Ministério do Trabalho e Emprego. Fundação Jorge Duprat Figueiredo de Segurança e Medicina do Trabalho - Fundacentro. Norma de Higiene Ocupacional – Procedimento técnico – Avaliação da exposição ao ruído – NHO 01. Equipe de elaboração: Eduardo Giampaoli, Irene Ferreira de Souza Duarte Saad, Irlon de Ângelo da Cunha. Colaboração: Marcos Domingos da Silva. São Paulo: MTE, Fundacentro, 2001. Disponível em: <http://www.fundacentro.gov.br/ARQUIVOS/PUBLICACAO/l/NHO01.pdf>

Brunn LO, Campbell JS, Hutzel RTL. Evaluation of occupational exposures: a proposed sampling method. American Industrial Hygiene Association Journal, 47(4): 229-235, 1986.

Cluff GL. Is the five dB doubling rule an accurate basis for noise limits? Occupational Health & Safety, 53(7): 45-61, 1984.

Comunidade Econômica Europeia - CEE. Directiva 86/188/CEE do Conselho das Comunidades Europeias, de 12 de Maio de 1986, relativa à protecção dos trabalhadores contra os riscos devidos à exposição ao ruído durante o trabalho. Jornal Oficial da União Europeia, nº L 137, p.0028-0034, 24 maio 1986. Edição especial finlandesa: Capítulo 5, Fascículo 4, p.0076. Edição especial sueca: Capítulo 5, Fascículo 4, p.0076. Disponível em: <http://eur-lex.europa.eu/LexUriServ/LexUriServ.do?uri=CELEX:31986L0188:PT:HTML>

Comunidade Econômica Europeia - CEE. Directiva 2003/10/CE do Parlamento Europeu e do Conselho, de 6 de fevereiro de 2003, relativa às prescrições mínimas de segurança e de saúde em matéria de exposição dos trabalhadores aos riscos devidos aos agentes físicos (ruído). (Décima sétima directiva especial na acepção do nº 1 do artigo 16º da Directiva 89/391/CEE). Jornal Oficial da União Europeia, nº L 42, p.38-44, 15 fev. 2003. Disponível em: <http://eur-lex.europa.eu/LexUriServ/LexUriServ.do?uri=OJ:L:2003:042:0038:0044:PT:PDF>

Damongeot A. Les protecteurs individuels contre le bruit (PICB): performances, choix, utilisation. Cahiers de Notes Documentaires – Hygiène et Sécutité du Travail, 155:169-79, 1996.

Damongeot A, André G. Limites d'exposition aux sons aigus (8 à 16 kHz) et aux ultrasons de basse fréquence (16 à 100 kHz). Cahiers de Notes Documentaires – Hygiène et Sécutité du Travail, 120 : 317-24, 1985.

Damongeot A, Lataye R, Freidinger M, Lescroart MN. Nocivité comparée des bruits stables et des bruits d'impact: contribution d'une experimentation sur cobayes. Cahiers de Notes Documentaires – Hygiène et Sécutité du Travail, 111 : 183-97, 1983.

Health Protection Agency - HPA. Health effects of exposure to ultrasound and infrasound. Report of the independent advisory group on non-ionizing radiation. Documents of the Health Protection Agency. Radiation, chemical and environmental hazards. Oxfordshire, United Kingdom: Centre for Radiation, Chemical and Environmental Hazards. February, 2010. Disponível em: <http://www.hpa.org.uk/webc/HPAwebFile/HPAweb_C/1265028759369>.

Hee G, Barbara JJ, Gros P. Valeurs limites d'exposition aux agents physiques em ambiance de travail. Cahiers de Notes Documentaires – Hygiène et Sécutité du Travail, 148 : 297-318, 1992.

Higginson RF, Jacques J, Lang WW. Directives, standards and European noise requirements. Noise/News International, 2(3): 156-84, 1994.

Institute of Sound and Vibration Research - ISVR. Active noise control in a room. Southampton, UK: University of Southampton, 2000. Disponível em: <http://www.isvr.soton.ac.uk/spcg/Tutorial/Tutorial/Tutorial_files/Web-further-anc.htm>

International Electrotechnical Commission - IEC. International Standard 61672-1 First edition. Electroacoustics – Sound level meters – Part 1: Specifications. Geneva, Switzerland, 2002. Disponível em: <http://webstore.iec.ch/preview/info_iec61672-1%7Bed1.0%7Den_d.pdf>

International Organization for Standardization - ISO. International Standard ISO 1999.2 – Acoustics – Determination of noise exposure and estimation of noise-induced hearing impairment. Geneva, Switzerland, 1989.

Jones COE, Howie RM. Investigation of personal noise dosimeters for use in coalmines. The Annals Occupational Hygiene, 25(3): 261-77, 1982.

Kestell C, Cazzolato B, Hansen CH. The active noise control of a light aircraft cabin interior; a work in progress. Australia. The University of Adelaide, Department of Mechanical Engineering, 2000. Disponível em: <http://citeseerx.ist.psu.edu/viewdoc/download;jsessionid=55671D074255F3664C7B09DDFB240FBE?doi=10.1.1.34.212&rep=rep1&type=pdf>

Lazarus H, Sehrndt GA. European standards for occupational and machinery noise control. Safety Science, Amsterdam, Netherlands, v.15, Issues 4-6, p.375-86, Nov. 1992. Special Issue European Year of Safety and Health at Work.

Lord H, Gatley S, Evensen A. Noise control for engineers. New York: McGraw-Hill Book Company, 1980.

Nepomuceno JA. Avaliação da exposição ao ruído. In: Nudelmann A, Costa EA, Seligman J, Ibañez RN. (Org.). PAIR: Perda auditiva induzida por ruído. Porto Alegre: Bagagem Comunicações, 1997. p.77-99.

Noise and traffic. Noise levels of equipment used outdoors, 2001. Disponível em: <http://www.xs4all.nl/~rigolett/ENGELS/equipment/equipfr.htm>

Pavan P. Le tecnologie di controllo attivo del rumore nei dispositivi di protezione personale e nelle comunicazioni, i sistemi A.N.R. e M.A.N.P. In: Convegno Nazionale. dBA 98 Dal rumore ai rischi fisici: valutazione, prevenzione e bonifica in ambiente di lavoro, 1998, Modena. Proceedings...Modena: Azienda USL di Modena, 1998. p.339-50.

Royster JD, Berger EH, Merry CJ, Nixon CW, Franks JR, Behar A, Casali JG, Dixon-Ernst C, Kieper RW, Mozo BT, Ohlin D, Royster LH. Development of a new standard laboratory protocol for estimating the field attenuation of hearing protection devices. Part I. Research of working group 11, Accredited Standards Committee S12, noise. Journal of the Acoustical Society of America, 99(3): 1506-26, 1996.

Shackleton S, Piney MD. A comparison of two methods of measuring personal noise exposure. The Annals of Occupational Hygiene, .28(4): 373-90, 1984.

Smith BJE, Peters RJ. Acoustics and noise control. London: Longman, 1992.

USA. Department of Labor. Occupational Safety & Health Administration - OSHA. Regulations – Standards – 29 CFR: Occupational noise exposure – 1910-95. Washington, D.C., 1996. Disponível em: <http://www.osha.gov/pls/oshaweb/owadisp.show_document?p_table=STANDARDS&p_id=9735>

USA. Department of Labor. Occupational Safety & Health Administration - OSHA. Noise and hearing conservation – Technical manual chapter: Appendix I:D. Ultrasonics, Washington, D.C., 1999?. Disponível em: <http://www.osha.gov/dts/osta/otm/noise/health_effects/ultrasonics.html>

USA. National Institute for Occupational Safety and Health - NIOSH. Division of Biomedical and Behavioral Science. Physical Agents Effects Branch. Preventing occupational hearing loss: a practical guide. Edited by John R. Franks, Mark R. Stephenson, and Carol J. Merry. Cincinnati, Ohio, June 1996. Revised Oct. 1996 (with minor formatting changes). Publication No. 96-110. Disponível em: <http://www.cdc.gov/niosh/docs/96-110/pdfs/96-110.pdf>

USA. National Institute for Occupational Safety and Health - NIOSH. Criteria for a recommended standard – Occupational noise exposure – Revised criteria. Cincinnati, Ohio, 1998. Publication nº 98-126. Disponível em: <http://www.cdc.gov/niosh/docs/98-126/pdfs/98-126.pdf>

Vibrações de Corpo Inteiro e Vibrações Localizadas

12

Luiz Felipe Silva

- **Introdução**
  A magnitude da vibração
  A frequência da vibração
  A duração da vibração
  Sistemas de coordenadas
  Medição, avaliação e estimativa de efeito
  A variabilidade individual
- **Vibração localizada ou transmitida pelas mãos**
  Medição
  Possibilidades de exposição
  Normalização
  Sistema de coordenadas
  Ponderação em frequência
  Norma ISO 5349.1 (1986)
  Relação dose-efeito
  Norma ISO 5349 (2001)
  American Conference of Governmental Industrial Hygienists
  Norma Britânica – BS 6842 (1987B)
  Nível de ação
  Diretiva Europeia
  Norma da FUNDACENTRO
  Prevenção
  Medidas individuais de prevenção
  Revisão epidemiológica
  Perda auditiva
  Distúrbios osteomusculares relacionados ao trabalho
  Estudos em nível nacional

- **Vibração de corpo inteiro**
  Introdução
  Magnitude
  Frequência
  Direção
  Normalização
  Avaliação de vibração
  Critérios
  ISO 2631-1 (1997)
  Avaliação dos efeitos à saúde
  Norma Britânica (BS 6841 – 1987a)
  Diretiva da Comunidade Europeia sobre agentes físicos
  Critérios da American Conference of Governmental Industrial Hygienists (ACGIH, 2010)
  Diretiva Europeia sobre máquinas
  Norma da FUNDACENTRO
  Princípios de prevenção
  Exemplos de avaliação de vibração de corpo inteiro
  Revisão da literatura - estudos epidemiológicos
  Lombalgia e distúrbios na coluna
  A importância do assento
  Estudos sobre exposições combinadas
  Estudos em nível nacional
- **Referências**

Introdução

O fenômeno vibratório é caracterizado pela oscilação de um corpo sólido em torno de uma posição de referência. Tal fenômeno pode ser do tipo determinístico, caso apresente um andamento bem definido no tempo e, portanto, previsível, ou do tipo aleatório, como no caso das exposições encontradas nas situações de trabalho.

As vibrações, como o ruído, podem ser estudadas tanto no domínio do tempo como no da frequência, expressando-se a amplitude em termos de deslocamento (metros), velocidade (m/s) ou aceleração (m/s^2). Dados a respeito da frequência do sinal também podem ser coletados ou analisados, caso este seja da banda constante ou da banda percentual constante (1/1 ou 1/3 de oitava). Os componentes mais importantes que definem a vibração são a magnitude, a frequência, a duração e a direção.

A magnitude da vibração

Há diversos meios para se medir a magnitude de uma vibração. A maioria das normas adota a aceleração como o meio de quantificá-la, uma vez que é um procedimento mais conveniente. Neste sentido, o Sistema Internacional de Medidas adota a quantificação da aceleração em m/s^2.

A magnitude da aceleração de uma vibração pode ser expressa em termos de aceleração pico a pico ou aceleração de pico. A aceleração em m/s^2 r.m.s. (*root-mean-square*) é geralmente o método preferido para quantificar a severidade da exposição à vibração. Não há uma justificativa fundamentada para a escolha desse método. Ele é empregado mais pela conveniência na medição e na análise e pela harmonização com outras áreas da Engenharia (Griffin, 1990a).

O valor r.m.s. é obtido por meio da seguinte expressão:

$$r.m.s. = \sqrt{\frac{1}{N} \sum_{i=1}^{N} a^2(i)}$$

Onde: N é o número de valores $a(i)$ efetuados em determinado tempo T.

Expressar a magnitude da vibração em decibéis utilizando uma escala logarítmica também tem sido comum. No entanto, há poucas vantagens dessa aplicação. Em acústica, a escala logarítmica é correntemente utilizada em razão da grande faixa de valores de pressão sonora, o que a torna mais conveniente para seu manuseio. Além disso, o emprego da escala logarítmica pode prejudicar o entendimento da questão (Griffin, 1990a). De qualquer modo, a título de ilustração, a equação que exprime a relação entre aceleração em m/s^{-2} e em decibéis é a seguinte:

$$L_a = 20 \cdot \log_{10}\left(\frac{a}{a_0}\right) \text{ dB}$$

Onde: a é a aceleração medida em m/s^2 r.m.s. e a_0 é o nível de referência de 10^{-6} m/s^2. Nos Estados Unidos, utiliza-se a unidade de gravidade g, onde 1g = 9,80665 m/s^{-2}.

Uma medida simples, algumas vezes empregada para indicar as condições em que os valores r.m.s. e de pico não são apropriados, é a razão do valor de pico da vibração sobre o valor r.m.s., o que é denominado "fator de crista" (*crest factor*). Ele é normalmente calculado após ter havido a ponderação em frequência, de acordo com a sensibilidade humana, a diferentes frequências. Por exemplo, a vibração típica de um veículo em uma estrada que apresenta boas condições vai de 3 a 6, mas se elevará se o período de medida incluir movimentos de choque (aumento do valor de pico) ou se o veículo parar (o que reduz o valor r.m.s.). Salienta-se que, com um fator de crista elevado, a aceleração r.m.s. torna-se uma medida pouco útil para exprimir a severidade da vibração.

A frequência da vibração

Um movimento periódico repete-se igualmente em um intervalo de tempo denominado período. A frequência do movimento é fornecida pelo inverso do período e, portanto, pode ser expressa como um número de ciclos do movimento por segundo. A medida da frequência em ciclos por segundo (cps) é chamada de Hertz.

Uma vez que a resposta humana pode ser altamente dependente da frequência da vibração, é sempre necessário indicar seu conteúdo. A frequência pode ser obtida de várias formas, inclusive por filtros eletrônicos e de computadores. Ela é definida pelo espectro que apresenta a variação da vibração em uma escala de frequências de importância.

Análises em bandas de 1/3 de oitava podem, algumas vezes, apresentar uma resolução fina e produzir um número de valores passível de manuseio: 23 valores no espectro que compreende a escala de 0,5 a 80 Hz, no caso de vibração de corpo-inteiro ou de corpo-todo, e 24 valores no espectro que vai de 6,3 a 1.250 Hz, para vibração localizada ou do sistema mão-braço.

A duração da vibração

A duração está associada a determinadas respostas humanas à vibração. A magnitude da aceleração pode ser influenciada pela duração da medição da vibração. A magnitude da aceleração r.m.s. pode não ser um indicador adequado, se o evento analisado for composto de choques, ou se for intermitente ou variável no tempo (Griffin, 1990a).

Sistemas de coordenadas

A resposta do corpo à vibração depende de sua direção e da região do corpo atingida. Essas duas variáveis podem ser quantificadas em relação a um sistema de coordenadas que são definidas por eixos ortogonais.

Há dois tipos de sistemas de coordenadas biodinâmicas: o anatômico e o basicêntrico. O primeiro está associado às características anatômicas e é frequentemente utilizado em estudos de laboratório sobre os efeitos provocados pelas vibrações. Já o segundo se define através das superfícies pelas quais a vibração entra em contato com o corpo, e é mais indicado para a avaliação de vibração no campo. Os dois tipos apresentam similaridades na direção da vibração, diferindo apenas na origem.

Medição, avaliação e estimativa de efeito

Para que seja possível a avaliação da vibração, é necessário que a energia dos movimentos oscilatórios seja convertida, a fim de que estes possam ser representados por uma medição. Esta tarefa é executada por transdutores denominados acelerômetros, os quais convertem a aceleração da superfície à qual estão conectados em um sinal elétrico.

A avaliação verificará a importância dos valores obtidos em relação à sua gravidade, uma vez que todas as frequências e direções assumem igual importância. Nesta fase, aplica-se a ponderação em frequência, como em acústica, que é compatível com respostas subjetivas da exposição à vibração. A variável "duração da exposição" naturalmente se integra ao processo de avaliação.

A estimativa de efeito comporta-se como um procedimento de julgamento da vibração, predizendo suas possíveis consequências. Nesta fase, por exemplo, estima-se o tipo, a gravidade ou a possibilidade de distúrbio.

Os métodos de avaliação de vibração serão discutidos com maior propriedade nas seções específicas a cada modalidade de vibração: localizada e de corpo inteiro, sendo que, para Griffin (1990a), há cinco modalidades de distúrbios associadas à exposição à vibração localizada: circulatória, osteomuscular, neurológica, muscular e outras, como a do sistema nervoso central.

A variabilidade individual

As fontes da variabilidade individual são divididas em dois grupos, a saber: inter e intrassujeitos. A variabilidade intrassujeitos compreende a dinâmica (transmissibilidade, impedância[1]) e a postura do corpo, idade, estado de saúde, experiência e formação, motivação, sensibilidade e suscetibilidade. Já a variabilidade intersujeitos envolve os aspectos já descritos, acrescentando as dimensões, a massa corporal e o gênero (Griffin, 1990a).

▶ Vibração localizada ou transmitida pelas mãos

Convém lembrar que a vibração é definida como uma grandeza vetorial e, portanto, possui magnitude e direção. Em qualquer ponto de medição, para estudos em seres humanos, a vibração normalmente é estabelecida em três eixos perpendiculares lineares e de acordo com um sistema de coordenadas biodinâmicas aceito internacionalmente.

Além das quatro variáveis relevantes na exposição à vibração, citadas anteriormente, podem ser mencionadas outras de igual importância em referência aos efeitos da vibração localizada, a saber: área de contato com a vibração; força de contato; postura do dedo, mão e braço; e condições do ambiente, como a temperatura.

O termo **vibração transmitida pelas mãos** (UTM) é o preferido por alguns autores, como Griffin (1990a), por expressar que a energia do estímulo vibratório não se concentra em um ponto determinado, mas, sim, transmite-se para outras partes do corpo. Para esse fenômeno, podemos encontrar ainda outras terminologias na literatura, tais como: vibração segmentar e vibração do sistema mão-braço.

Medição

A cadeia de instrumentos de medida é basicamente constituída por acelerômetros (transdutores), amplificadores de carga e medidores de vibração.

Para a avaliação da exposição à vibração localizada, particularmente em relação à medição, é algumas vezes difícil montar três transdutores perpendiculares simultaneamente, que sejam leves e não invasivos, no terceiro metacarpo da mão. Um método alternativo é a utilização do sistema basicêntrico, no qual os transdutores de medida são montados diretamente na empunhadura da ferramenta, o ponto onde o trabalhador agarra o equipamento para a realização da tarefa. Medidas nos três eixos são obtidas simultaneamente por meio de acelerômetros triaxiais.

Seguem, abaixo, indicações gerais e sucintas sobre os procedimentos básicos para a execução de uma medição. Informações mais detalhadas e consistentes podem ser obtidas na obra de Griffin (1990a).

Recomenda-se, habitualmente, que a vibração seja medida na interface entre a mão e a superfície vibratória. Em caso de ferramentas manuais motorizadas, que oferecem impactos ou choques mecânicos importantes durante sua operação, podem ser utilizados filtros mecânicos, constituídos de borracha de butila, por exemplo, entre a superfície da ferramenta e a do acelerômetro. O propósito é o de aliviar as acelerações de alta frequência, que podem provocar erros na leitura dos acelerômetros a baixas frequências. Esse fenômeno é denominado como *dc shift*, e os filtros mecânicos referidos são comercializados por fornecedores ou representantes de instrumentos no mercado.

---

[1] Define-se impedância, de modo geral, como as relações entre a força de aplicação de um sistema em uma frequência particular e os seus movimentos resultantes (aceleração, velocidade ou deslocamento).

Outra medida recomendada no procedimento de medição, é que os acelerômetros permaneçam firmemente ajustados ao cabo ou à alça da ferramenta em uso, por meio de uma braçadeira. Há adaptadores, como anéis, placas e outros, especialmente construídos para facilitar o ajuste do conjunto "mão, acelerômetro e cabo ou alça da ferramenta".

A calibração da cadeia completa de instrumentos de campo deve ser realizada antes de cada processo de medição, e os cabos do acelerômetro devem ser cuidadosamente afixados na superfície do equipamento vibratório, próximo ao ponto de conexão, para evitar que seu movimento provoque ruído, causado pelo cabo, que, por sua vez, gera sinais espúrios de baixa frequência. Mas vale acrescentar que nem todos os acelerômetros apresentam esse tipo de problema.

Métodos digitais ou analógicos são empregados nos procedimentos de avaliação de exposição à vibração. Alguns instrumentos somente fornecem o valor global da aceleração equivalente, e outros, mais específicos, informam sobre o espectro em frequência da vibração.

O primeiro tipo de instrumento pode ser mais conveniente para uso. No entanto, oferece desvantagens, uma vez que importa conhecer o espectro em frequência da vibração analisada, para verificar, por exemplo, a ocorrência do fenômeno *dc shift,* já citado (Griffin, 1990a). A Fig. 12.1 apresenta uma configuração para a medição da exposição à vibração em campo.

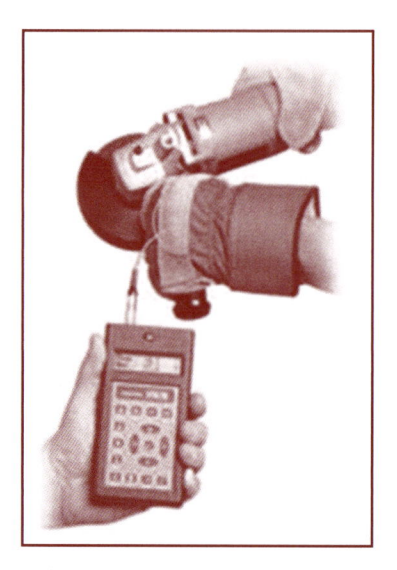

Fig. 12.1. Aplicação de instrumento medidor de vibração localizada.
Fonte: http://www.brandtinst.com/LarsonDavis/HumanVibrationAnalysis/images/Image26.gif

Possibilidades de exposição

De modo geral, pode haver exposição à vibração localizada ou à transmitida pelas mãos, nas atividades que envolvem o uso de ferramentas motorizadas, sejam pneumáticas, elétricas, hidráulicas ou a combustível. Na Tabela 12.1, destacam-se as ferramentas e os processos mais comumente associados com o risco à saúde devido à exposição à vibração localizada.

Tabela 12.1. Ferramentas e processos mais comumente associados com a exposição à vibração localizada

Atividade	Ferramenta ou processo
Indústria da construção civil	Martelo demolidor Martelo perfurador Calcador Furadeira Serra mármore Martelo rompedor Pistolas (prego, grampos)
Indústria metalúrgica	Martelo rebitador Martelo rebarbador Esmerilhadeira Politriz Lixadeira Tesoura faca Tesoura punção Parafusadeira de impacto
Carpintaria e marcenaria	Serra tico-tico Serra circular manual Tupia manual
Indústria madeireira	Motosserra
Outros	Motocicletas Canetas de alta rotação odontológicas

As peculiaridades das ferramentas, com ênfase maior na geração de distúrbios vasculares, são comentadas de modo bastante didático por Griffin (1990a). Muitas **ferramentas do tipo percussão,** para o trabalho em metal, como os martelos rebitador e rebarbador, permanecem virtualmente inalteradas há décadas, ou seja, continuam emitindo e transmitindo níveis importantes de vibração. Porém, Griffin (1990a) cita que tem havido mudanças significativas em algumas ferramentas dessa família.

A aplicação desses utensílios tem um amplo uso na indústria que trabalha com metais, para atividades tais como: rebitar, rebarbar, desbastar, martelar, furar etc. As ferramentas movidas a ar comprimido são as preferidas para esse tipo de trabalho, por serem mais baratas e mais seguras do que as com propulsão elétrica e hidráulica. No entanto, apresentam uma desvantagem, pois o ar comprimido resfria o cabo da ferramenta em virtude da expansão adiabática e pode, também, projetar ar frio sobre as mãos do trabalhador (Griffin, 1990a).

As ferramentas rotativas, como esmerilhadeiras, politrizes, lixadeiras e outras, são empregadas para o desbaste superficial de materiais, bem como para melhorar o acabamento ou alterar a forma de um produto. Um dos equipamentos mais comuns encontrados na indústria é o esmeril, cuja operação envolve o trabalho com as duas mãos, pressionando a peça contra o rebolo, para que haja o desbaste desejado. Consequentemente, é normal que haja também a exposição à vibração nas duas mãos, que será influenciada pelas seguintes variáveis: o bloco da ferramenta, a composição do disco abrasivo, a força de compressão, o modo de apreensão da peça, além da forma como a massa da peça é trabalhada. Nas ferramentas manuais com a mesma função, os níveis de vibração costumam ser inferiores aos encontrados em alguns tipos de esmeril (Griffin, 1990a).

Martelos e furadeiras de percussão, empregados na indústria da construção civil e de mineração, são ferramentas de grande relevância quanto à exposição à vibração e riscos associados. Essas ferramentas, em minas e pedreiras, têm sido utilizadas para quebrar pedras, rochas (mármore, calcário, granito etc.) e, em alguns casos, para a execução de furos para a introdução de explosivos. A literatura tem reportado mais casos da síndrome de Raynaud em trabalhadores de minas e pedreiras do que nos operadores que rompem o pavimento das ruas. Uma explanação para esse fato é que os marteletes pneumáticos são utilizados sobre materiais relativamente macios no primeiro contexto, o que estaria gerando magnitudes menores de vibração com alta frequência, sem exigir uma apreensão rígida da ferramenta. Além disso, os tempos de exposição são distintos entre os trabalhadores de minas ou pedreiras e os que executam atividades sobre os pavimentos das ruas (Griffin, 1990a).

Japão, Finlândia e Suécia têm sido os países nos quais há a maior concentração de pesquisas sobre a exposição à vibração causada pelo uso de motosserras, em razão do número substancial de florestas e de operadores desse equipamento, das condições frias do ambiente, e de interesses acadêmicos e socioeconômicos. Desde 1970, motosserras dotadas de sistema antivibração têm sido utilizadas no trabalho em florestas. A discussão sobre os meios de atenuação de vibração neste equipamento encontra-se no item dedicado à prevenção, na seção relativa à vibração localizada ou transmitida pelas mãos (Griffin, 1990a). Na Fig. 12.2., podem ser observados exemplos de ferramentas motorizadas, com os valores da exposição à vibração, expressa pela magnitude de aceleração ($m.s^{-2}$) à vibração, a título de ilustração.

Normalização

Cabe ressaltar que não há normalização definida em nível nacional. A Norma Regulamentadora nº 15 - Atividades e Operações Insalubres -, por exemplo, em seu Anexo 8: Vibrações (Brasil, Ministério do Trabalho e Emprego, 1978, alterado em 1983), encaminha a questão a normas internacionais, as mais significativas das quais serão discutidas neste capítulo.

Na década de 1970, pesquisadores elaboraram padrões de normalização, com estimativas de risco da duração da exposição à vibração que antecedia o aparecimento de sintomas vasculares, caracterizados pelo embranquecimento das extremidades dos dedos. Essas definições basearam-se em estudos epidemiológicos. O risco definia-se em função da aceleração equivalente (r.m.s.), ponderada para 4 horas, para os percentis 10, 20, 30, 40 e 50 de uma população exposta (Griffin, 1990a).

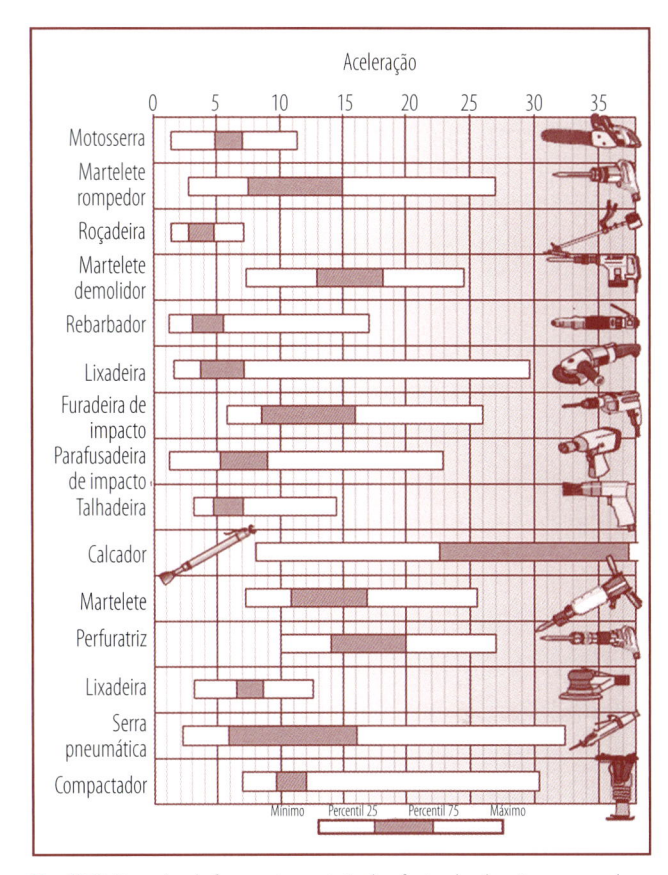

Fig. 12.2. Exemplos de ferramentas motorizadas, fontes de vibração, com os valores mínimo e máximo de percentis das magnitudes da aceleração ponderada, r.m.s., em frequência, expressa em $m.s^{-2}$.
Fonte: adaptado de Griffin et al. (2007).

Essa fundamentação teórica é conhecida como a associação dose-resposta da ISO e é aplicável para exposições repetidas. Todas as normas que se atualizam têm sido derivadas dessa associação. Esses documentos, até o momento, visam proteger os trabalhadores do efeito provocado pela exposição à vibração localizada somente (como o Mal de Raynaud, dedo branco causado por vibração), uma vez que as pesquisas epidemiológicas iniciais limitaram-se a explorar esse efeito. Não há normalização, no momento, que aborde os outros efeitos, como os neurossensoriais e os musculoesqueléticos, gerados pela exposição à vibração localizada.

Sistema de coordenadas

Os eixos das coordenadas da vibração, que servem de referência para a avaliação da vibração, foram definidos pela norma ISO DP 8727 (1984, apud Griffin, 1990a, p. 535). O eixo x pode ser estabelecido de acordo com as características da ferramenta que está sendo empregada, mas pode ser paralelo ao eixo x anatômico. O eixo y pode ser definido ao longo da empunhadura da ferramenta; por sua vez, o eixo z pode ser perpendicular aos dois eixos descritos anteriormente. Princípios similares devem ser aplicados se a mão ou os dedos pressionam alguma superfície ao invés de empunhar uma ferramenta. A Fig. 12.3 expõe o sistema de coordenadas utilizado.

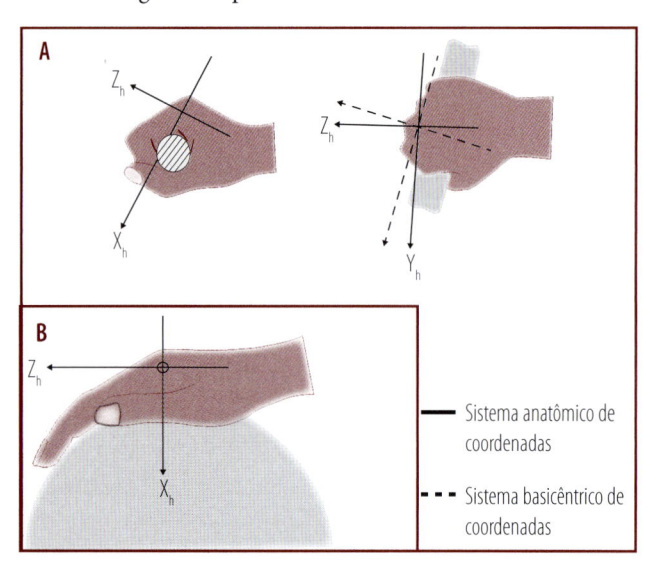

Fig. 12.3. Sistema de coordenadas para as mãos. (**A**) posição de apreensão (mostrando uma apreensão normalizada em uma barra cilíndrica de 2 cm de raio). (**B**) posição de palma aberta (mostrando uma mão pressionada sobre uma esfera de 5 cm de raio. Fonte: norma ISO-5349.1 (1986).

Ponderação em frequência

A curva de ponderação definida pela Norma Britânica (BS 6842) (*British Standard Institution* – BSI, 1987b) e denominada Wh é a utilizada por uma série de documentos que tratam da normalização da questão: ISO 5349 (*International Organization for Standardization* – ISO, 1986); Norma Europeia (EN ISO 5349) (*European Committee for Standardization*, 2001), entre outras (Griffin, 1990a). Essa ponderação é aplicada para estimar a resposta humana ao estímulo provocado pela vibração localizada, no campo aproximado de frequências de 8 a 1.000 Hz.

O conceito de "igual energia", que é utilizado por essas normas, permite que exposições complexas à vibração possam ser representadas por um valor correspondente à exposição de 8 horas. Para a ISO 5349 (1986), esse período é de 4 horas. Assim, para uma exposição com duração t a uma aceleração ponderada a_{hw}, a aceleração equivalente referente a 8 horas ($a_{hw,(eq.8h)}$) será:

$$a_{hw(eq,8h)} = a_{hw}\sqrt{\frac{t}{T_{(8)}}}$$

Onde: $T_{(8)}$ representa 8 horas, na mesma unidade que t.

Norma ISO 5349.1 (1986)

Esta última versão da norma *Measurement and Evaluation of Human Exposure to Hand-Transmitted Vibration* é o resultado de várias revisões desde a primeira publicação em 1979. O campo de medidas compreende o espectro de frequência de 5 a 1.500 Hz. Nessa norma, a exposição diária total à vibração é expressa em termos de energia equivalente de uma aceleração ponderada em frequência sobre um período arbitrário. A metodologia é ilustrada com a utilização de um valor equivalente em energia de 4h, $a_{hw(eq, 4h)}$.

$$a_{hw(eq,4h)} = \sqrt{\frac{1}{T_{(4)}} \sum_{i=1}^{n} (a_{hwi})^2 t_i}$$

Onde: $T_{(4)}$ refere-se a 14.400s ou 4h; a_{hwi} corresponde ao valor instantâneo da aceleração ponderada em frequência (m/s^{-2}) em um período t.

Para a exposição de apenas um período de aceleração ponderada em frequência r.m.s., como valor de a_{hw} constante, para t segundos, tem-se:

$$a_{hw(eq,4h)} = a_{hw}\sqrt{\frac{t}{T_{(4)}}}$$

Onde: $T_{(4)}$, novamente, equivale a 14.400s ou 4h. Esse procedimento comporta uma dependência no tempo, na qual a magnitude da vibração pode ser dobrada se o tempo de exposição for reduzido por um fator de quatro.

A ponderação da aceleração correspondente à curva estabelecida é definida pela seguinte equação:

$$a_{hw} = \sqrt{\sum_{i=1}^{i=n} (k_i a_{hi})^2}$$

O valor ponderado deve ser determinado pelas 8 bandas de oitava de 8 a 1.000 Hz (n = 8), ou sobre as 24 bandas de 1/3 de oitava no espectro compreendendo as frequências de 6,3 a 1.250 Hz (n = 24).

A ISO 5349 (ISO, 1986) estabelece que a vibração seja medida sobre os três eixos ortogonais e qualquer avaliação deve ser fundamentada no maior valor obtido. Os três eixos considerados apresentam riscos equivalentes, conforme a concepção da norma. Não há comprovação científica dessa concepção definida pelo texto normativo. Desse modo, recomenda-se que, na avaliação, sejam reportados os três valores registrados em separado, junto do sistema de coordenadas aplicado (Griffin, 1990a).

Relação dose-efeito

O anexo A da ISO 5349.1 explicita uma associação dose-efeito entre a aceleração equivalente ponderada em frequência, sobre o eixo dominante da vibração, e o período da exposição que antecede o aparecimento de um distúrbio vascular (embranquecimento dos dedos). A associação proposta pela norma vale para taxas de prevalência entre 10 e 50% e magnitudes de aceleração ponderada de 2 a 50 m/s^{2}r.m.s..

$$C = \left[\frac{a_{hw(eq,4h)} \cdot E}{95}\right]^2 \cdot 100$$

Onde: C é porcentagem de afetados e E corresponde ao tempo de exposição, em anos, antes do surgimento do embranquecimento dos dedos. A Fig. 12.4 apresenta graficamente esta relação.

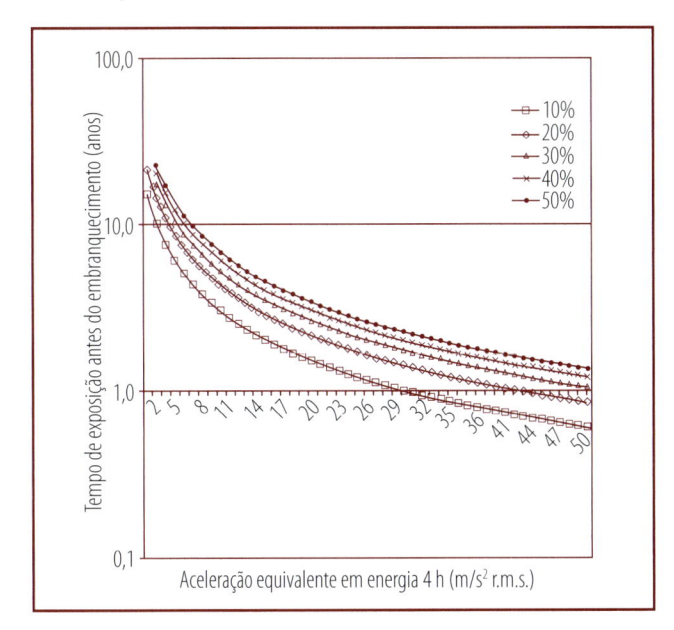

Fig. 12.4. Anos de exposição para aceleração equivalente ponderada de vibração localizada requeridos para a produção de embranquecimento de dedos em 10%, 20%, 30%, 40% e 50% das pessoas expostas, de acordo com o anexo A da ISO 5349 (1986)
Fonte: do autor.

Também há a possibilidade de cálculo da prevalência e de tempos de exposição para outras acelerações:

$$E(anos) \approx \frac{9{,}5}{a_{hw}} \left[\frac{C \cdot T_{(4)}}{t}\right]^{1/2}$$

Onde: a_{hw} se refere à aceleração ponderada no período t, $T_{(4)}$ representa o período de referência, salientando que t e $T_{(4)}$ devem estar na mesma unidade.

Norma ISO 5349-1 (2001)

Segundo a ISO 5349-1 (2001), compreendendo os requisitos gerais, a avaliação da vibração se fundamentará no cálculo da raiz quadrada do quadrado das magnitudes da aceleração nos três eixos ortogonais (*root-sum-of-squares – r.s.s.*). O valor total da vibração será o termo conferido à somatória da aceleração ponderada, com a simbologia a_{hw}, conforme fórmula a seguir. A justificativa para a adoção dessa metodologia reside no fato de que uma avaliação ancorada em apenas um eixo pode subestimar a severidade da vibração. As ponderações em frequência são as mesmas empregadas na versão do texto normativo de 1986.

$$a_{hw} = \sqrt{\sum_{i=1}^{n}(a_{wi})^2}$$

No que concerne à associação dose-resposta, estimando uma prevalência de 10% de casos de embranquecimento de dedos, a norma estabelece uma relação entre a dose recebida em anos (D_y) e a exposição diária equivalente A(8):

$$D_y = 31{,}8[A(8)]^{-1{,}06}$$

O desencadeamento de embranquecimento é esperado em 10% da população após 12 anos de exposição ao valor de ação, e após 5,8 anos ao limite de exposição (Griffin, 1990a).

A ISO 5349-2 (2001) representa um guia prático para nortear os procedimentos de avaliação da exposição.

American Conference of Governmental Industrial Hygienists

Os limites de tolerância estabelecidos pela ACGIH derivaram-se das associações dose-resposta desenvolvidas pela ISO 5349 (1986), sobre a qual também se fundamentam os procedimentos de medida. A referência no estabelecimento dos limites, a escala Taylor/Pelmear, citada por Pelmear e Leong (2000, p. 296), é um instrumento para a classificação do fenômeno de Raynaud induzido pela vibração. A escala é apresentada na Tabela 12.2:

O documento recomenda que as medidas da aceleração ponderada, na direção dominante, no campo de frequências de 5,6 a 1.400 Hz, sejam executadas e, posteriormente, comparadas com os limites estabelecidos, os quais apontam a exposição diária apropriada. Os limites indicados para prevenir o Estágio 3 da escala de Taylor-Pelmear são os expostos na Tabela 12.3.

Não possuir um esclarecimento sobre a porcentagem de cobertura da proteção oferecida pelos limites definidos é uma observação relevante sobre a norma elaborada por Griffin (1990a). Já a codificação na formulação dos limites de tolerância, tendo em vista a prevalência de "fundo", é uma proposta defendida por Pelmear e Leong (2000). Segundo os autores, os limites de tolerância definidos pela ACGIH deveriam prevenir que a incidência do fenômeno de Raynaud excedesse o nível residual na América do Norte, que é menor ou igual a 5%.

Referente ao procedimento de avaliação da vibração, Pelmear e Leong (2000) sugerem que a ACGIH também adote a metodologia da raiz da somatória dos quadrados r.s.s., harmonizando-se com outros documentos sobre o tema. Desse modo, seria empregado o termo ahv e não o valor da magnitude da aceleração no eixo dominante.

Os novos limites propostos pelos pesquisadores, fundamentados nos preceitos teóricos anteriormente discutidos, assumiriam os seguintes valores, expostos na Tabela 12.4.

Tabela 12.2. Escala Taylor/Pelmear para a classificação do fenômeno de Raynaud induzido pela vibração

Estágio	Condição dos dedos	Interferência no trabalho e no social
0	Nenhum embranquecimento	Nenhuma queixa
0_T	Formigamento intermitente	Nenhuma interferência
0_N	Adormecimento intermitente	Nenhuma interferência
1	Embranquecimento de uma ou mais pontas dos dedos, com ou sem embranquecimento	Nenhuma interferência
2	Embranquecimento de um ou mais dedos com adormecimento	Leve interferência em atividades sociais e domésticas. Nenhuma interferência no trabalho
3	Embranquecimento extenso. Episódios frequentes tanto no verão como no inverno	Interferência definitiva no trabalho, nas atividades sociais e domésticas. Restrição de práticas de lazer
4	Embranquecimento extenso na maioria dos dedos, episódios frequentes no verão e no inverno	Mudança de ocupação para evitar exposição à vibração em razão da severidade dos sinais e sintomas

Tabela 12.3. Limites de tolerância de exposição à vibração localizada em quaisquer direções, Xh, Yh ou Zh

Aceleração máxima ponderada em frequência – m/s^{-2} (dB)	Tempo de exposição (h)
4 m/s^{-2} (132 dB)	4-8
6 m/s^{-2} (135 dB)	2-4
8 m/s^{-2} (138 dB)	1-2
12 m/s^{-2} (141 dB)	< 1

Tabela 12.4. Limites propostos por Pelmear e Leong (2000)

Raiz da somatória dos quadrados das acelerações – r.s.s. (ahv)	Tempo de exposição (h)
1,8 m/s^{-2}	4-8
2,5 m/s^{-2}	2-4
3,6 m/s^{-2}	1-2
5,0 m/s^{-2}	< 1

Finalmente, acelerações acima do valor de 1m/s^{-2} são classificadas como sendo de risco potencial (Pelmear e Leong, 2000), devendo-se tomar medidas preventivas a fim de reduzir o risco.

Norma Britânica – BS 6842 (1987b)

Os fatores de risco determinantes para a gravidade da vibração transmitida à mão, bem como as formas de quantificar a exposição são descritos pela Norma Britânica 6842 (1987b). Seu anexo A informa sobre a relação dose-efeito para a vibração transmitida à mão. Apresenta também a associação existente entre a prevalência de 10% de embranquecimento dos dedos e a exposição diária e ao longo dos anos. Em seu anexo B, há indicações fundamentais sobre meios de prevenção da exposição à vibração.

São também fornecidas pela norma orientações sobre o procedimento de medição, como, por exemplo, a seleção e a montagem de transdutores, as dificuldades referentes à ocorrência do fenômeno *dc-shift*, à sobrecarga e à forma correta de registro dos dados.

As ponderações em frequência Wh são dadas pelo documento e estão expostas na Tabela 12.5.

Tabela 12.5. Valores do fator de ponderação Ki para a conversão de medidas de banda de um terço de oitava para medidas ponderadas

Frequência Hz	Ki	Frequência Hz	Ki
6,3	1,0	100	0,16
8,0	1,0	125	0,125
10,0	1,0	160	0,1
12,5	1,0	200	0,08
16	1,0	250	0,063
20	0,8	315	0,05
25	0,63	400	0,04
31,5	0,5	500	0,03
40	0,4	630	0,025
50	0,3	800	0,02
63	0,25	1000	0,016
80	0,2	1250	0,0125

Fonte: Norma BS 6842 (1987b).

Diferente da ISO 5349 (1986), que se reporta ao período de 4 horas, a Norma Britânica emprega a aceleração (r.m.s.) equivalente ponderada expressa em 8 horas, $a_{hw(eq,8h)}$:

$$a_{hw(eq,8h)} = \sqrt{\frac{1}{T_{(8)}} \sum_{i=1}^{i=n} (a_{hwi})^2 t_i}$$

Onde: $T_{(8)}$ refere-se a 28.800s, ou 8h; e a_{hwi} é o valor da aceleração ponderada em frequência (m/s^{-2}).

Para a transformação de uma exposição com duração de t segundos, com magnitude da aceleração ponderada em frequência a_{hw} r.m.s. para a aceleração equivalente correspondente a 8 horas, utiliza-se a seguinte expressão, já discutida anteriormente:

$$a_{hw(eq,8h)} = a_{hw}\sqrt{\frac{t}{T_{(8)}}}$$

A Tabela 12.6, a qual se fundamentou no conhecimento sobre a associação dose-resposta, sugere que, se a magnitude da aceleração da vibração for dobrada, o período de exposição, ou seja, os anos de exposição, antes do desencadeamento do embranquecimento dos dedos, tenderão a ser divididos por dois.

Tabela 12.6. Magnitudes da aceleração da vibração ponderada em frequência (m/s² r.m.s.) que podem ser esperadas para a produção do embranquecimento de dedos em 10% das pessoas expostas à vibração, de acordo com a BS 6842 (1987b)

Exposição diária (h)	Exposição (anos)					
	0,5	1	2	4	8	16
8	44,8	22,4	11,2	5,6	2,8	1,4
4	64,0	32,0	16,0	8,0	4,0	2,0
2	89,6	44,8	22,4	11,2	5,6	2,8
1	128,0	64,0	32,0	16,0	8,0	4,0
0,5	179,2	89,6	44,8	22,4	11,2	5,6
0,25	256,0	128,0	64,0	32,0	16,0	8,0

Fonte: Norma BS 6842 (1987b).

Para ilustrar o uso da Tabela 12.6, verificamos que uma exposição diária de 2 horas a uma magnitude de aceleração ponderada em frequência de 5,6 m/s² produzirá, no prazo de 8 anos, o embranquecimento de dedos em 10% da população exposta. A Norma Britânica não faz referência a outras taxas de prevalência, restringindo-se aos 10%.

Nível de ação

A determinação de um limite de exposição à vibração localizada não significa exatamente que aquele valor é seguro. Representa apenas que abaixo dele não deverá haver lesão e que, acima dele, há certeza de sua ocorrência. Em virtude destas restrições, observadas nos limites de exposição estabelecidos, é que se propõe a aplicação de um "nível de ação". O estabelecimento desse nível requer que haja um procedimento definido de medição e que também haja um conjunto de ações a serem tomadas caso tenha ocorrido a superação dos limites. Mas um valor acima do "nível de ação" não significa que seja necessariamente de risco.

Diretiva europeia

Níveis de exposição à vibração localizada têm sido sugeridos pela Comunidade Econômica Europeia, integrando-se a uma diretiva cuja finalidade é a de oferecer proteção aos trabalhadores em relação a riscos físicos. Os níveis propostos são expressos em aceleração (r.m.s.) equivalente ponderada expressa em 8 horas, $a_{hw(eq,8h)}$, ou $A_{(8)}$. O nível limiar estabelecido é de 1,0 m/s²; o nível de ação é de 2,5 m/s²; e o limite de exposição é de 5,0 m/s². A diretiva encaminha orientações que devem ser tomadas a partir do nível limiar e declara que, abaixo deste, não há efeitos adversos sobre a saúde e a segurança dos trabalhadores. A norma britânica BS 6842 (1987b), por exemplo, pressupõe que um nível de ação $A_{(8)}$ de 2,8 m/s² deverá gerar 10% de prevalência de síndrome de Raynaud após 8 anos de exposição. O corpo da diretiva oferece várias incongruências e limitações, discutidas por Griffin (2004), entre elas, permitir valores de aceleração extremamente elevados para exposições por curto período. As equações que definem esses limites estão expostas a seguir, onde t_h representa tempo de exposição em horas. Essas particularidades desfavoráveis, assinaladas por Griffin (2004), ocorrem também no domínio da vibração de corpo inteiro.

Ação	Limite
$a_a = 2,5\left[\dfrac{8}{t_h}\right]^{1/2}$	$a_l = 5,0\left[\dfrac{8}{t_h}\right]^{1/2}$

Norma da Fundacentro

A NHO 10 (Brasil, 2012a) aborda os procedimentos de avaliação de exposição à vibração segmentar ou localizada, ou ainda, à transmitida pelas mãos e braços. O documento, fundamentado nas ISO 5349-1 (2001), ISO 5349-2 (2001) e ISO 8041 (2005), que se referem aos requisitos gerais, tema discorrido ao longo do capítulo e do guia prático, respectivamente, é claro e dotado de exemplos de avaliação que auxiliam o leitor em sua aplicação. Trata-se de um instrumento muito bem-vindo para essa área, em nível nacional.

A norma estabelece os seguintes valores, assentados na aceleração normalizada para 8 horas de exposição $A_{(8)}$, representada por aceleração resultante de exposição normalizada (*aren*), que orientam o julgamento no procedimento de avaliação:

- nível aceitável, inferior a 2,5 m/s², cuja recomendação é a preservação da situação encontrada.
- acima do nível de ação, acima de 2,5 e abaixo de 3,5 m/s², situação em que é sugerida a adoção de medidas preventivas. Na norma não foi observada nenhuma referência, ou equação, que justificasse a adoção do valor de 3,5 m/s².

- região de incerteza, compreendendo os valores superiores a 3,5 e até 5,0 m/s^2, em que há a necessidade de intervenção, com o fim de reduzir a exposição.
- acima do limite de exposição, ou seja, superior a 5,0 m/s^2, que exige a implantação de medidas imediatas.

Um guia para a adoção da última diretiva europeia foi elaborado por Griffin *et al.* (2007). Trata-se de um documento bastante elucidativo, no qual o leitor poderá obter maiores informações sobre os procedimentos de avaliação da exposição em trabalhadores.

Prevenção

Nesta seção, o enfoque será a prevenção primária. Como em acústica, a prioridade de intervenção será centrada sobre a fonte, para que se alcance a redução da emissão de sua vibração. A transmissão da vibração pode ser atenuada por técnicas de **isolamento** e de **amortecimento**, sendo que a manutenção preventiva constitui-se como método importante no controle da vibração de ferramentas portáteis motorizadas.

O corpo do texto da Diretiva Europeia contém linhas estruturais básicas para a implantação de um programa de prevenção. O maquinário, compreendendo as ferramentas manuais motorizadas, deve ser projetado e construído de tal modo que o nível de vibração seja o mais reduzido possível.

Conhecer a magnitude da vibração produzida pela ferramenta é o princípio fundamental que, tanto o usuário, como o fabricante, devem obedecer. Medidas técnicas de prevenção são relacionadas a seguir, com o intuito de atingir os dois sujeitos envolvidos com a ferramenta manual motorizada, o trabalhador e o produtor da ferramenta (Griffin, 1990a).

Medidas técnicas que podem ser adotadas na empresa:
- a vibração deve ser medida;
- ferramentas manuais vibratórias devem ser selecionadas de modo adequado para a atividade;
- a ferramenta ou o processo com o nível mais baixo de magnitude de vibração deve ser o selecionado para a execução da atividade, se possível;
- equipamentos devem ser mantidos de acordo com as boas práticas de trabalho e com as orientações dadas pelo fabricante;
- a gerência deve ser advertida sobre ferramentas ou processos ou práticas de trabalho que gerem exposições de risco à vibração localizada;
- o corpo técnico deve ser capacitado para a medição e a avaliação da vibração localizada e para a manutenção apropriada do equipamento responsável pela produção da vibração.

Informações básicas sobre prevenção para os produtores de ferramentas:
- Medidas da vibração devem ser obtidas e registradas de acordo com as normas apropriadas. Convém lembrar que há uma série de normas específicas para cada tipo de equipamento.
- Ferramentas devem ser projetadas para minimizar a exposição das mãos e dos dedos à vibração.
- O desenho das ferramentas deve obedecer aos princípios ergonômicos, com o propósito de se evitarem posturas inconvenientes para as mãos (Pelmear e Leong, 2000), como apreensão rígida, forças de compressão expressivas ou contato com pares que apresentam magnitudes importantes de vibração.
- As ferramentas não devem expelir gases frios sobre as mãos do operador.
- Alças, cabos ou empunhaduras das ferramentas não devem ser frios a ponto de reduzir a temperatura das mãos.
- Deve haver uma orientação sobre o uso e a manutenção adequados da ferramenta, e sobre quaisquer dispositivos antivibração ou de proteção.
- Qualquer ferramenta passível de gerar vibração importante deve vir acompanhada de advertência apropriada.
- O corpo técnico deve ser capacitado para a medição, a avaliação e a redução da vibração.

A vibração proveniente de lixadeiras é devida, em especial, ao desbalanceamento dos discos da ferramenta, segundo Lindell (1996). O autor propõe um sistema de balanceamento automático, que classifica como tecnicamente viável, para reduzir os níveis de vibração encontrados da ferramenta.

Outras possibilidades de prevenção por meio de modificações nas ferramentas, particularmente no caso do esmeril, da politriz e da lixadeira, são reunidas e descritas em uma publicação de Greenslade e Larsson (1997). Algumas das medidas citadas pelos autores são: a atenção quanto à manutenção dos esmeris e à substituição dos absorvedores de impacto; o isolamento das partes vibrantes da máquina e o balanceamento de forças indevidas; a adoção de cabo ou alça que atenue a vibração, dentre outras.

Estudos finlandeses têm comprovado que a prevalência de síndrome da vibração do sistema mão-braço tem diminuído, com a adoção de motosserras que geram menores valores de vibração (Bernard, Fine, 1997). Vale lembrar que a intervenção sobre a motosserra, para atenuar a vibração, compreende o isolamento, por meio de bases de borracha, entre o cabo/alça e o motor, o que também pode minimizar o aquecimento do cabo ou da alça da ferramenta.

A despeito da redução da magnitude da vibração, aquela medida ainda não é eficiente para prevenir um agravo, se a ferramenta for utilizada durante toda a jornada diária (Griffin, 1990a). Futatsuka e Ueno (*apud* Griffin, 1990a, p. 590) revelam que a incidência de síndrome de Raynaud caiu a menos de 1% ao ano, no Japão, após a introdução de motosserras com sistema antivibração e com a limitação da jornada de trabalho efetiva diária para 2 horas, após 1976.

Yamada e Sakakibara (1998) discorrem sobre o programa de prevenção implantado nas atividades florestais do Japão. Os autores asseveram que o programa adotado tem apresentado grande eficiência na prevenção de agravos à saúde associados à vibração. Entre as medidas implantadas, destacam-se: melhorias nas ferramentas; normalização, em particular, quanto ao tempo de operação; programa médico, envolvendo exame e terapia precoces; proteção contra o frio; e formação e educação de trabalhadores.

Medidas individuais de prevenção

✓ *Luvas antivibração*

Pelmear e Leong (2000) recomendam o uso de luvas antivibração, afirmando que elas mantêm a temperatura da mão, reduzem o risco de cortes e abrasões e atenuam as vibrações no campo das altas frequências. Por sua vez, Griffin (1990a) declara que essas luvas podem realmente oferecer proteção contra abrasões, cortes, altas ou baixas temperaturas e substâncias químicas. Entretanto, concernente à proteção contra vibração, Griffin (1990a) afirma ser esta uma questão cercada de maior complexidade.

Em razão das características dos dedos, que são leves e móveis, possuindo baixa impedância, há grande dificuldade em isolá-los por meio de um material adequado. As luvas disponíveis no mercado não são capazes de atenuar a vibração que atinge os dedos, em frequências inferiores a poucas centenas de Hertz. Acredita-se, justamente, que estas sejam as frequências que representam maior risco (Griffin, 1990a).

Em suma, as luvas podem atenuar vibrações em alta frequência, mas não as de baixa frequência. E uma vez que a maioria das ferramentas manuais motorizadas apresenta componentes expressivos de baixa frequência, o uso das luvas não teria a eficiência desejada.

A ponderação em frequência definida pela ISO 5349 (1986) exerce, de certo modo, alguma influência no poder de atenuação das luvas antivibração. Caso a ponderação no campo de frequências de 8 a 1.000 Hz não seja aplicada, haverá uma elevação da eficiência obtida por tais luvas (Griffin, 1990b).

Chang *et al.* (1999) examinaram a eficiência do uso de luvas na redução da exposição à vibração, em uma linha de montagem, com o uso de parafusadeiras pneumáticas. Os pesquisadores concluíram que estes recursos apresentam um efeito positivo. As luvas de nylon possibilitaram uma redução de 16% e 15% da vibração transmitida no eixo z e na somatória dos três eixos.

Vale destacar também que, abaixo dos valores das frequências nas quais as luvas são eficientes na atenuação, haverá a amplificação da vibração. Essa característica da luva é relevante, pois deve haver a mínima amplificação possível, a despeito de esta assumir valores modestos. Uma vez que a atenuação de uma luva é predominante nas altas frequências, região na qual a ponderação em frequência sugere uma menor gravidade, uma luva somente será eficiente se as altas frequências forem dominantes no espectro em questão (Griffin, 1990a).

A norma ISO 10.819 (ISO, 1996 *apud* Griffin, 1997, p. 88.), aborda especificamente os métodos de avaliação de eficiência de luvas antivibração.

Outras medidas de caráter individual são normalmente abordadas. Sendo fundamentadas, principalmente, na sensação dos usuários das ferramentas, lembrando que a ponderação em frequência, das normas anteriormente descritas, são baseadas em sensações subjetivas.

Tais sensações, consubstanciadas em **orientações**, encontram-se descritas nos trabalhos elaborados por Wasserman (1996) e por Griffin (1990a). Eis algumas:

- Não expor as mãos a vibrações desnecessárias; minimizar o período de exposição à vibração, desligando a ferramenta quando não estiver em uso.
- Permitir que a ferramenta processe a tarefa: as forças de apreensão e de compressão devem ser as mais baixas possíveis, porém consistentes com a prática segura de trabalho; a ferramenta deve permanecer sobre a peça de trabalho o maior tempo possível.
- Verificar se a ferramenta está adequadamente ajustada e se o dispositivo antivibração está funcionando normalmente.
- Informar ao supervisor sobre qualquer vibração anormal.
- Usar vestimenta adequada para manter o corpo seco, e a temperatura em um nível aceitável; tentar manter os dedos aquecidos.
- Usar luvas adequadas, se for seguro.
- Reduzir o fumo (a nicotina reduz o suprimento de sangue para as mãos e dedos).
- Caso surjam sintomas como dedos brancos ou azuis, períodos prolongados de adormecimento ou formigamento de dedos, ou qualquer dor nos dedos, mãos, punhos, braços ou ombros, o trabalhador deve procurar atenção médica.

A alteração na jornada de trabalho pode ser entendida como uma intervenção em nível administrativo. Há recomendação de uma pausa de 10 minutos a cada 50 minutos de atividade contínua com exposição à vibração (Wasserman, 1996).

Essas formas de controle em nível administrativo também são discutidas por Pelmear e Leong (2000). Eles salientam que essas medidas devem contemplar, sobretudo, situações de trabalho classificadas como de alto risco. Rodízio de atividades e pausas para recuperação são as duas sugestões encaminhadas pelos pesquisadores.

Assinala-se também a relevância que ocupa, no bojo de medidas preventivas que podem ser denominadas de programa, a formação e informação dos trabalhadores sobre o tema.

Sabe-se que, para um programa de prevenção ser efetivo, é fundamental o envolvimento do trabalhador. Em razão de sua vivência no processo de trabalho, ele é plenamente capaz e é a melhor fonte de informações para a identificação das ferramentas ou dos procedimentos geradores de vibração.

A participação dos trabalhadores também é relevante como subsídio na avaliação das medidas de intervenção aplicadas com o fim de prevenção. E a informação sobre a vibração localizada e seus riscos à saúde constitui-se como outro componente de expressão para as ações de prevenção. Em suma, os trabalhadores devem ser estimulados a reportar todos os sinais e sintomas de síndrome de vibração localizada (Pelmear e Leong, 2000) para que possam ser tomadas ações cabíveis.

Revisão epidemiológica

Os efeitos adversos à saúde decorrentes da exposição à vibração localizada apresentam-se na forma de três componentes independentes: distúrbios circulatórios (embranquecimento dos dedos – dedo branco); distúrbios sensoriais e motores (adormecimento, perda de coordenação e da destreza dos dedos, formigamento) e distúrbios musculoesqueléticos (distúrbios de músculos, ossos e articulações) (Pelmear, 1995).

Síndrome da vibração mão-braço é a denominação que se emprega para descrever a complexidade dos distúrbios referidos acima (Bovenzi, 1998). As lesões vasculares são definidas como síndrome de Raynaud ou como síndrome do dedo morto ou do dedo branco (Perreli, Rubino, 1992). A expressão escolhida nesta revisão para designar essas lesões foi síndrome de Raynaud.

A produção de estudos e pesquisas sobre a exposição à vibração localizada e seus efeitos à saúde dos trabalhadores tem evidenciado que há uma consistente associação entre altos níveis de exposição à vibração e sintomas vasculares da síndrome de Raynaud. A exposição contínua a processos e ferramentas com características vibratórias, por exemplo, pode conduzir a sinais e sintomas de distúrbios nos sistemas vascular, neurológico e musculoesquelético dos membros superiores (Griffin, 1990a). Há extensa pesquisa relacionando a síndrome de Raynaud à exposição à vibração, havendo, porém, limitações na análise da relação desta com os distúrbios neurológicos e musculoesqueléticos (Bovenzi, 1998).

Em 1911, casos de formigamento, adormecimento e embranquecimento nos dedos e mãos de cortadores e escultores de mármore, que usavam ferramentas pneumáticas sem cabos ou alças e sem válvulas reguladoras, foram descritos por Giovanni Loriga (apud Bovenzi *et al.*, 1994, p. 603).

Sete anos mais tarde, Alice Hamilton *et al.* (*apud* Pelmear, 1995, p. 197), examinaram 150 trabalhadores que utilizavam ferramentas pneumáticas em minas de calcário, com o propósito de explorar os riscos à saúde a que estavam submetidos. Hamilton *et al.* (*apud* Bovenzi *et al.*, 1994, p. 603), registraram que 89,5% dos 38 cortadores de calcário de Beldford, Indiana, apresentavam episódios de embranquecimento de dedos. Maurice Raynaud, mencionado por Bovenzi *et al.* (1994, p. 603), já referira o fenômeno em 1862.

A prevalência do fenômeno de Raynaud, na Grã-Bretanha, foi estimada por meio de um questionário enviado pelo correio, a 22.194 pessoas em idade compatível com o estudo desenvolvido. Os resultados dessa pesquisa, conduzida por Palmer *et al.* (2000b), revelaram que, dentre as 12.194 pessoas que responderam o questionário, 1.529, ou 11,8%, afirmaram já ter tido sintomas de embranquecimento dos dedos alguma vez. De acordo com a mesma pesquisa, o número estimado de casos atribuíveis à exposição à vibração segmentar, em nível nacional, seria de 222 mil, em homens que reportaram embranquecimento extenso. Os autores concluíram que a síndrome de Raynaud é comum na população em geral daquele país, afirmando que este risco ocupacional deve ser enfatizado no plano da saúde pública.

Uma ampla revisão da literatura acerca da exposição à vibração segmentar e de seus efeitos para a saúde dos trabalhadores foi elaborada por Bovenzi (1998). Segundo o autor, a literatura epidemiológica tem demonstrado, por meio de estudos transversais e longitudinais, que o uso de uma grande variedade de ferramentas manuais está associado, de modo significativo, com a ocorrência de dedo branco induzido pela vibração (*vibration-induced white finger* - VWF). Vale notar que o modelo dose-efeito, desenvolvido pela ISO 5349, não se compatibiliza com a maioria dos resultados dos estudos. Em alguns casos, o modelo subestima e, em outros, superestima a ocorrência de dedo branco induzido pela vibração.

Em um período de 3 anos, desenvolvendo um estudo de coorte, Bovenzi (2009) acompanhou 249 trabalhadores expostos à VTM e 138 classificados como controle, com o fim de verificar a ocorrência de dedo branco induzido por vibração. As magnitudes da vibração foram expressas em aceleração r.m.s., ponderada em frequência conforme ISO 5349 (1986), bem como não ponderada na faixa de 6,3 a 1250 Hz. Um valor de dose foi calculado para cada trabalhador, conforme o tempo de exposição e a magnitude da vibração. Bovenzi (2009), de posse dos resultados obtidos, sugere que as medidas de dose de vibração acumulada a partir de nenhuma ponderação em frequência se comportaram como melhores preditores para a ocorrência de dedo branco. Outras pesquisas devotadas para a mesma questão também atingiram conclusões equivalentes, como a de Griffin *et al.* (2003). Desse modo, tais resultados encaminham a sugestão de melhorias quanto à ponderação aplicada nas atuais normas vigentes.

O desempenho de quatro ponderações em frequência foi avaliado por Bovenzi *et al.* (2011), com o intuito de investigar qual se comporta como o preditor mais bem ajustado para a ocorrência de dedo branco por vibração. Em um estudo de coorte, 206 trabalhadores florestais e da mineração foram seguidos de acordo com a incidência do agravo e exposição da vibração expressa na magnitude da aceleração equivalente r.m.s. ponderada em frequência [A(8)]. Imputar mais peso às frequências intermediárias e altas é um procedimento mais apropriado para estimar a probabilidade de dedo branco por vibração. Ademais, os pesquisadores observaram que a ponderação em uso pela ISO 5349 (1986) gerou a pior predição para a incidência de dedo branco por vibração.

A incidência do fenômeno de Raynaud foi obtida por meio de um estudo de coorte, compreendendo trabalhadores manuais e de escritório, por Hagberg *et al.* (2008). Os pesquisadores encontraram uma dose com resposta para o agravo analisado, referente a 10 anos e um valor da magnitude da aceleração equivalente ponderada para 8 horas, A(8) de 0,4 a 1,0 ms^{-2}. Pelos resultados observados, os autores exprimem que o nível de ação estabelecido pela Diretiva Europeia de 2002, de 2,5 ms^{-2} não é tão baixo, sugerindo, portanto, o nível de ação correspondente ao valor de 1,0 ms^{-2}.

Revisão empreendida por Bovenzi (1998) revelou que a curva de ponderação proposta pela ISO 5349 (1986) apresentava inadequação para a avaliação da exposição à vibração segmentar, sobretudo no que se referia aos efeitos vasculares adversos. O autor ainda verificou que as associações de exposição-resposta para a vibração segmentar baseavam-se em estudos transversais, salientando que, no futuro, deveriam basear-se em estudos longitudinais, nos quais há a possibilidade de analisar a relação causa-efeito.

Com o emprego da regressão logística, Kaminski *et al.* (1997) evidenciaram os fatores de risco associados às condições de trabalho – em um abatedouro de aves e em uma fábrica de conservas – que colaboram para o surgimento da síndrome de Raynaud. Alguns desses fatores são: uso de luvas de plástico, insuficiência de pausas e pausas em locais não aquecidos, e esforços das mãos e dos braços de maneira repetitiva.

Já Palmer *et al.* (1998) avaliaram os sintomas da síndrome de Raynaud entre 153 trabalhadores de uma companhia de distribuição de gás canalizado. A atividade desses operadores consistia em destruir e reconstruir pavimentos de ruas, com o emprego de ferramentas vibratórias, como o martelete e o calcador. Os autores em questão construíram uma dose individual para cada trabalhador, a partir de estimativas da vibração produzida por essas ferramentas e do tempo de exposição. Sinais e sintomas de embranquecimento dos dedos, após o uso dessas ferramentas, foram registrados em 24% dos trabalhadores. O estudo também revelou uma taxa de prevalência de 46% de queixas persistentes de adormecimento. Em 18% dos trabalhadores, essas queixas se estendiam para mãos e braços.

A utilização de ferramentas manuais motorizadas de impacto e de não impacto e sua associação com sintomas no sistema mão-braço foi objeto de investigação por Kihlberg e Hagberg (1997). Os pesquisadores verificaram, por meio de um estudo transversal e de um longitudinal, que trabalhadores que empregavam ferramentas de impacto a baixa frequência apresentavam sintomas nos ombros e cotovelos, quando comparados com aqueles que faziam uso de ferramentas que não geram impacto. Ao analisarem variáveis como idade, anos na ocupação e tabagismo, Kihlberg e Hagberg (1997) observaram que os sintomas no punho estiveram mais presentes na população de trabalhadores que utilizavam ferramentas de impacto a alta frequência. A possível elucidação desses achados, segundo os autores, é que o impacto de baixa frequência é transmitido para o braço, afetando cotovelo e ombro, enquanto que o de alta frequência é absorvido por mão e punho, provocando assim os sintomas nesta região.

Um grupo constituído por 222 trabalhadores usuários de motosserras participou de pesquisa desenvolvida por Bovenzi *et al.* (1996), na qual se investigou a associação entre a ocorrência de dedo branco e o uso dessa ferramenta. Foi utilizado um grupo de controle composto por 195 trabalhadores que jamais haviam estado expostos à vibração segmentar. A exposição foi avaliada em termos de aceleração equivalente ponderada em frequência para 8 horas [A(8)], em 27 motosserras dotadas de sistema antivibração e em 3 comuns.

A prevalência de dedo branco registrada para o grupo de trabalhadores usuários de motosserras foi de 23,4%, enquanto que para o grupo de controle foi de 2,6%. A *odds ratio* de prevalência (ORP) observado foi de 11,8, com intervalo de confiança (95%) de 4,5 a 31,1. Interessante sublinhar a variação encontrada nessa medida de associação quando se releva o tipo de motosserra utilizado. Naquelas dotadas de sistema de atenuação para a vibração, o valor do ORP foi de 6,2 (IC 95% = 2,3-17,1), enquanto que, nas comuns, foi de 32,3 (IC 95% = 11,2-93,0) (Bovenzi *et al.*, 1996).

Bovenzi *et al.* (1996) também observaram, em seu estudo, uma associação entre o efeito estudado e a dose recebida de vibração, considerando o tempo na atividade e a magnitude da aceleração verificada, expressada pelo valor do ORP de 34,3 (IC 95% = 11,2-93,0) para a categoria mais elevada. O risco estimado por essa pesquisa mostrou-se inferior ao previsto pela norma ISO 5349 (1986).

Um decréscimo na prevalência de dedo branco provocado por vibração foi observado, no período de 1972 a 1990, entre trabalhadores madeireiros que utilizavam motosserras em sua atividade. De acordo com a pesquisa realizada por Koshimies *et al.* (1992), a redução registrada na prevalência foi de 40% a 5%. A magnitude da aceleração da vibração da motosserra, no mesmo período, foi reduzida de 14 m/s^2 para 2 m/s^2. Os autores atribuem essa redução importante na prevalência de ocorrência de dedo branco às modificações implantadas no equipamento para a redução da vibração.

Caldeireiros foram comparados com trabalhadores de escritório em relação à ocorrência de síndrome de Raynaud associada à atividade desenvolvida no trabalho. A avaliação da magnitude da aceleração das ferramentas que empregavam no exercício profissional, normalmente lixadeiras, foi relacionada com a análise do tempo de exposição à vibração de cada caldeireiro participante da pesquisa. Nilsson *et al.*

(1994), autores do estudo, levantaram períodos de exposição ocorridos no passado de ambos os grupos estudados, uma vez que alguns trabalhadores de escritório haviam estado expostos anteriormente à vibração segmentar.

Ao analisar somente a exposição atual, os pesquisadores constataram uma prevalência de síndrome de Raynaud da ordem de 42%, no grupo formado por caldeireiros, e de 2,3%, entre os trabalhadores de escritório com *nenhuma exposição prévia à vibração segmentar, sendo a odds ratio* de 85 (IC 95% =15-486). Já agrupando os caldeireiros e os trabalhadores de escritório com exposição prévia e comparando-os com os não expostos, a taxa de prevalência registrada foi de 40% e 2%, respectivamente, com ORP de 56,9 (IC 95% = 12-269) (Nilsson *et al.*, 1994).

Bovenzi *et al.* (1994) examinaram, por um estudo transversal, a manifestação da síndrome de Raynaud envolvendo 570 operadores de perfuratriz e escultores em pedra e 258 trabalhadores de pedreira que executavam atividades manuais, mas não estavam expostos à vibração. A exposição foi estimada a partir da avaliação da magnitude da aceleração em uma amostra das ferramentas utilizadas, e dos dados extraídos de entrevista com os trabalhadores.

Segundo os autores do estudo, os resultados indicaram uma taxa de prevalência da síndrome de 30,2%, no grupo exposto, e de 4,3%, no não exposto, com *odds ratio* de 9,33 (IC 95% = 4,9-17,8). Bovenzi *et al.* (1994) também registraram que o aumento de sintomas é diretamente proporcional à dose de vibração recebida; que os resultados sugerem uma dependência do fator tempo, de modo que a duplicação da energia da vibração equivalente implica a divisão pela metade do tempo de exposição; e ainda que os limites de exposição à vibração discutidos na época, pela Comunidade Europeia, são interessantes para proteger os trabalhadores expostos.

Já em uma pesquisa longitudinal que Bovenzi *et al.* (1994) executaram, foram encontrados, entre trabalhadores que utilizam ferramentas vibratórias na extração de mármore *travertino*, níveis de aceleração da vibração superiores a 20 m/s^2, o que representa um risco importante segundo a diretiva da CE para agentes físicos. O estudo assinala igualmente a necessidade premente de medidas preventivas nesta indústria da mineração, tendo em vista a ocorrência elevada da síndrome de Raynaud entre os trabalhadores ativos nas pedreiras.

Tominaga (1994) empreendeu uma investigação sobre a exposição à vibração localizada entre carteiros que utilizavam motocicleta, bem como sobre os sintomas associados. O resultado apontou uma correlação da exposição à vibração localizada e do frio com a insurgência de sintomas da síndrome de Raynaud. O grupo de carteiros com exposição mais acentuada, superior à aceleração equivalente ponderada correspondente a 4 horas de 2 m/s^2, apresentou a maior incidência de sintomas, quando comparado com os demais analisados.

O caso de uma carteira com fenômeno de Raynaud é descrito por Mattioli *et al.* (2011). Durante 15 anos, ela trabalhou distribuindo correspondências, movimentando uma carga de 20 a 30 kg, usando uma motocicleta, com a jornada diária de 4 horas. A exposição à VTM foi reconstruída e a aceleração equivalente, ponderada, correspondente a uma jornada de 8 horas foi de aproximadamente 2,4 ms^{-2}. A dose da exposição também foi calculada, considerando a antiguidade da trabalhadora. Os autores argumentam que, levando em consideração o nível de exposição e a ausência de conhecimento acerca dos efeitos da vibração sobre as mulheres, pode ser salientada a hipótese de uma associação entre a exposição no trabalho e o desencadeamento do agravo.

De acordo com Griffin (1990a), motocicletas não são consideradas uma fonte usual de lesão, uma vez que muitos motociclistas se submetem diariamente, por tempo limitado, às baixas magnitudes da vibração da barra de comando no guidão. No entanto, pode haver problemas se houver uso excessivo desse tipo de veículo.

Policiais de trânsito em motocicletas constituíram a população eleita por Mirbod *et al.* (1997) para o estudo da prevalência de sintomas subjetivos relacionados à exposição à vibração localizada. A prevalência foi explorada por meio de questionários aplicados para um grupo de 119 policiais e para um grupo de controle de 49 indivíduos, não expostos à vibração em questão.

Avaliações da vibração para a obtenção da magnitude da aceleração equivalente ponderada em frequência para 4 horas e 8 horas foram realizadas, e o histórico sobre a exposição foi recuperado, para cada trabalhador, com o fim de se estimar a dose de vibração a que estavam submetidos. As faixas de valores das acelerações obtidas foram de 2,8 a 4,5 m/s^2 e 2,0 a 3,2 m/s^2, respectivamente. Os autores constataram que a prevalência de sintomas tende a crescer na razão direta da dose de vibração e concluíram que motociclistas podem ser classificados como uma população de risco para o desenvolvimento de sintomas de síndrome de Raynaud.

Trabalhadores de manutenção de trilhos de ferrovias, na Finlândia, foram estudados por Virokannas *et al.* (1995) para a análise de exposição à vibração localizada, gerada por ferramentas manuais motorizadas empregadas em sua atividade profissional. A avaliação da vibração seguiu a metodologia definida pela ISO 5349. Percebeu-se que a máquina de maior expressividade na geração de vibração foi o calcador manual (*tamping hand-held machine*), com uma aceleração equivalente ponderada correspondente a 4 horas de 10,6 m/s^2. E que a prevalência de síndrome de Raynaud foi significativamente mais alta no grupo de trabalhadores que utilizava predominantemente o calcador manual.

A prevalência de sintomas e sinais subjetivos associados à síndrome de Raynaud em diversos grupos de trabalhadores expostos à vibração localizada foi estudada por Mirbod *et al.* (1995). As taxas mais elevadas de prevalência de dedo branco foram registradas em trabalhadores com um nível de exposição de 2,7 a 5,1 m/s^2. Outros sinais e sintomas foram estudados, porém o que demonstrou uma correlação positiva significativa com a aceleração medida foi o sintoma do dedo branco.

De acordo com Mirbod et al. (1999), a prolongada utilização de lixadeiras manuais de vários modelos, com níveis de aceleração equivalente ponderada em frequência oscilando entre 1,1 e 4,6 m/s^2, foi classificada como um fator de risco na causação de distúrbios no sistema mão-braço. Os autores examinaram 53 metalúrgicos em duas fases, a segunda 4 anos após a primeira, considerando, também, as seguintes variáveis: idade, ocupação, exposição diária à vibração, tabagismo, hábito de beber e presença de sintomas subjetivos. Trabalhadores com tempo total de operação de lixadeiras superior a 2.500 horas mostraram taxas mais altas de prevalência de sintomas subjetivos quando cotejados com outros subgrupos.

Efeitos à saúde produzidos pela exposição à vibração localizada gerada por chaves elétricas a ar comprimido, em uma indústria elétrica, foram avaliados por Matsumoto et al. (1995). O nível de aceleração máxima encontrada nas ferramentas oscilou entre 0,56 e 1,8 m/s^2. A despeito de os valores da vibração registrados nas ferramentas não excederem os limites estabelecidos pela ISO 5349 (1986), as queixas referentes a "formigamento das mãos", "adormecimento das mãos" e "dificuldade na extensão de dedos" foram significativamente mais altas do que no grupo controle, em que os trabalhadores não utilizavam ferramentas vibrantes.

Uma amostra de 806 mecânicos foi avaliada para verificar a ocorrência de síndrome associada à exposição à vibração transmitida pela mão, por Barregard et al. (2003). Um questionário foi aplicado para levantar a ocorrência de sintomas vasculares e neurológicos, bem como estimar a exposição ao risco estudado. Dois grupos foram constituídos a partir do tratamento dos dados: sintomáticos ou não. Pelo questionário foi reportada a prevalência de 24% de dedo branco induzido pela vibração; 25% de dormência persistente e 13%, apresentando força reduzida de empunhadura. Enquanto que na avaliação clínica realizada, foi detectada a prevalência de 15% de dedo branco induzido pela vibração, no estágio 2 e após 20 anos de exposição, a taxa se eleva para 25%. Os autores afirmam que o modelo elaborado pela ISO-5349 (1986) subestima o risco do agravo e concluem que este é comum entre os mecânicos de automóveis na Suécia, a despeito da exposição diária ser limitada.

Sintomas neurossensoriais, musculoesqueléticos e da síndrome do túnel do carpo entre metalúrgicos expostos à vibração segmentar foram explorados por Sauni et al. (2009). Os resultados obtidos pela pesquisa apontam para a existência de associação dose-resposta entre a dose de vibração acumulada pelo tempo de atividade e embranquecimento de dedos, sintomas neurossensoriais, musculoesqueléticos e de síndrome do túnel do carpo. Para os sintomas neurossensoriais, o risco foi mais importante, devido à exposição à vibração segmentar, como também à vibração impulsiva, com choques. A Razão de Chances (RC) para esse grupo, obtida por regressão logística, ajustada por idade e tabagismo, oscilou entre 5,7 e 17,3.

Por intermédio de aplicação de questionário e posteriores avaliações clínicas, Sauni et al. (2009) foram capazes de expor que os casos de dedo branco por vibração sugerem uma subnotificação na Finlândia, comparando-se com dados oficiais. Os pesquisadores creem que isso se deve a uma educação falha no reconhecimento e na avaliação do agravo decorrente da exposição à vibração segmentar. Na pesquisa foi obtida uma prevalência de 8,4% para a síndrome pela VTM e de 4,2% para síndrome do túnel do carpo.

A exposição à vibração segmentar, expressa pela aceleração ponderada em frequência equivalente, correspondente a uma jornada de oito horas A(8) de 3,9 ms^{-2} representa uma indicação robusta de associação com síndrome do túnel do carpo entre populações ocupacionais, segundo revisão elaborada por van Rijn et al. (2009). Além disso, outros fatores de risco foram destacados, como força manual e repetitividade.

Trabalhadores japoneses que utilizavam motosserra apresentaram mais problemas de saúde do que seus colegas que utilizavam este equipamento em florestas tropicais de Papua Nova Guiné e Indonésia, segundo estudo desenvolvido por Futatsuka et al. (1995). Tal constatação baseou-se nos resultados obtidos durante o exame médico, envolvendo queixas subjetivas e testes funcionais. Os níveis de vibração avaliados nas motosserras indicaram um risco moderadamente alto. Essa diferença, encontrada entre as duas populações poderia, conforme os autores, ser elucidada pelos seguintes motivos: a) clima tropical, com temperatura acima de 25°C durante o ano; b) trabalhadores jovens; c) exposição por tempo limitado na jornada de trabalho; d) mudanças sazonais no corte de madeira; e) efeito do trabalhador saudável.

A influência do clima é discutida em trabalho realizado por Yu et al. (1986). Ao considerar a mesma atividade profissional, os autores verificaram uma prevalência de 19% da síndrome na região norte da China, considerada mais fria, e de 7%, no sul do país, marcado por temperaturas maiores.

Griffin (1990a) afirma que a influência do clima não é totalmente clara, mas reconhece que, naturalmente, ambientes com temperaturas maiores favorecem a circulação. Ressalta, porém, que uma ação preventiva não se deve restringir à manutenção do ambiente em temperaturas moderadas, pois seria uma medida insuficiente.

O ramo da construção civil comporta várias fontes de exposição à VTM. A característica do clima apresenta associação com o surgimento de dedo branco. Burström et al. (2010) desenvolvendo pesquisa entre trabalhadores da construção civil, observaram que o clima frio eleva o risco de dedo branco por vibração. Pela análise, com ajuste por idade e uso de nicotina, trabalhadores em regiões mais frias, no norte da Suécia, apresentaram uma Razão de Chances (*odds ratio*) de 2,02 [IC(95%): 1,75 – 2,34], comparando-se com os que desenvolviam suas atividades no sul daquele país.

Por outro lado, explorando o desenvolvimento da síndrome do dedo branco em clima quente, como a Malásia, Su *et al.* (2011), entre trabalhadores da construção civil, puderam observar que este agravo é passível de reconhecimento, mas com manifestações distintas, considerando a literatura em regiões frias. No grupo de trabalhadores, expostos a níveis mais elevados de vibração, operando marteletes (a_w = 10,02 ms^{-2}), furadeiras de impacto (a_w = 7,72 ms^{-2}) e lixadeiras (a_w = 5,29 ms^{-2}), os sintomas de formigamento e dormência de dedos, problemas musculoesqueléticos no pescoço e outros relacionados foram significativamente mais comuns, comparando-se ao grupo com exposição reduzida.

Yamamoto *et al.* (2002) constataram que em regiões de clima subtropical no Japão, como em Okinawa, a prevalência de dedo branco induzido pela vibração é menor, cotejando-se com outras áreas do país. Além do tempo efetivo de vibração, representado pela dose, o clima pode exercer um efeito na gravidade do efeito.

O estudo sobre agravos decorrentes da exposição à vibração segmentar tem sido raro em áreas tropicais. A operação de perfuratrizes em atividades de mineração implica exposição importante. Futatsuka *et al.* (2005) empreenderam uma pesquisa em uma mineradora localizada no Vietnã para elucidar o risco de vibração, nessas circunstâncias. Foram encontrados níveis de exposição nas máquinas empregadas na faixa de 45 a 55 m.s^{-2}, com uma duração estimada de exposição de 160 a 210 minutos por dia. Pela ISO 5349 (1986) esses valores caracterizam um risco elevado de ocorrência de síndrome pela VTM. No entanto, os autores não constataram nenhuma evidência, baseando-se em condições de trabalho com maior exposição ao calor; trabalhadores mais jovens e menos experientes; mudanças sazonais nas condições de trabalho e o efeito do trabalhador saudável, como viés.

Os considerados primeiros casos de síndrome por vibração segmentar, na África do Sul, são descritos por Nyantumbu *et al.* (2007). Foi conduzido um estudo de prevalência entre trabalhadores de mineração de ouro naquele país. A taxa de prevalência entre os expostos, operadores de perfuratrizes de rochas, foi de 15%, enquanto que no grupo de comparação de 5%, apresentando uma diferença significativa (p < 0,05). A taxa foi menor do que a esperada, dadas as condições de exposição e modelo estabelecido pela ISO 5349 (1986). Os autores atribuíram esse achado ao efeito do trabalhador saudável e ao clima com temperaturas mais elevadas, como ocorreu em estudo realizado por Futatsuka (2005), no Vietnã.

Na década de 1970, os casos de síndrome de Raynaud contabilizados entre os lenhadores que utilizavam motosserras eram superiores aos casos verificados, conjuntamente, em todos os ramos industriais na Finlândia. Entre 1979 e 1994, houve uma redução do número de trabalhadores expostos à vibração localizada, particularmente de lenhadores, pois se impulsionou a substituição das motosserras por máquinas colheitadeiras (*harvesters*). Esses dados foram extraídos do artigo elaborado por Starck *et al.* (1994), que também abordam as formas de prevenção adotadas naquele país. De acordo com os autores, o declínio de casos da síndrome de Raynaud não se deveu apenas ao aperfeiçoamento técnico da ferramenta, a motosserra, mas também à eficiência dos serviços de saúde na Finlândia. Também se observou uma queda no registro de casos novos da síndrome. Os autores, ademais, salientam a importância da rica e profusa pesquisa sobre o tema, que tem contribuído para conscientizar sobre a questão.

Os efeitos adversos produzidos por canetas odontológicas de alta rotação têm despertado interesse em razão da possível exposição à vibração localizada no uso desses instrumentos. Akesson *et al.* (1995) construíram uma pesquisa envolvendo 30 dentistas e 30 higienistas dentais que utilizam canetas de alta velocidade e instrumentos ultrassônicos. A comparação foi realizada com assistentes e enfermeiras não expostos à vibração localizada. Os autores tiveram a oportunidade de constatar que, no grupo exposto, houve efeitos adversos significativos de sensibilidade vibrotátil, força e coordenação motora, além de maior frequência de sintomas neurossensoriais. Os pesquisadores concluíram que os dentistas apresentaram uma leve neuropatia, possivelmente associada com a exposição à vibração localizada de alta frequência.

Trabalhadoras com lesão associada à vibração foram os sujeitos de estudo descritivo levado a cabo por Bylund *et al.* (2002). A prevalência de dormência, na ocasião do registro da lesão, foi de 91% enquanto que a de dedo branco foi de 54%. O grupo ocupacional com a prevalência mais elevada de lesões por vibração foi o de protéticas.

Tomasini *et al.* (1993) reportaram o caso de um dentista com síndrome de Raynaud após 39 anos de atividade profissional. Outros fatores ocupacionais ou individuais, na gênese da síndrome, foram descartados pelos autores.

Perda auditiva

Em estudo empreendido em laboratório, Zhu *et al.* (1997) observaram que a exposição combinada à vibração segmentar e ao ruído pode apresentar um efeito sinérgico sobre a audição. Os voluntários expostos à vibração e ao ruído de 90 dB(A) apresentaram elevações significativas nas mudanças temporárias de limiar (TTS – *Temporary Threshold Shift*) nas frequências de 4 e 6 kHz, quando comparados com o grupo somente exposto ao ruído de igual intensidade. Provavelmente, segundo os autores, apenas a exposição à vibração não é capaz de produzir tais alterações.

A contribuição da exposição à vibração localizada para a deterioração da audição de trabalhadores foi analisada por Iki (1994). Foram examinados lenhadores japoneses, com e sem a síndrome de Raynaud, pareando-os por idade e horas de exposição ao ruído. O pesquisador pôde constatar que os casos com síndrome de Raynaud apresentavam um limiar mais elevado de audição nas frequências de 4 e 8 kHz, comparando-se com o grupo de controle pareado. Esses dados foram sustentados pelos resultados alcançados por um estudo longitudinal, por um período de 5 anos, o qual demonstrou uma deterioração da audição significativa nas frequências de 2 e 4 kHz nos portadores da síndrome de Raynaud somente.

Pyyko et al. (1989) analisaram os fatores de risco para a geração de perda auditiva entre trabalhadores florestais na Finlândia. Por meio de uma análise de regressão linear múltipla, as seguintes variáveis foram classificadas como significativas: idade, a mais importante; ruído e presença de síndrome de Raynaud. Outros estudos têm atingido conclusões similares a respeito da associação entre a síndrome de Raynaud e a perda auditiva, como as pesquisas desenvolvidas por Masayuki et al. (1986) e por Miyakita et al. (1987).

A prevalência de sintomas da síndrome de Raynaud foi objeto de estudo por parte de Letz et al. (1992). Sua pesquisa foi feita com trabalhadores de um estaleiro e as comparações executadas em três níveis de uso de lixadeiras pneumáticas: em tempo integral, em tempo parcial e sem uso ou sem exposição à vibração localizada. A prevalência de sintomas foi de 71%, 33% e 6%, respectivamente. Os autores recorreram à análise por regressão logística, ajustando por algumas variáveis de confusão, como idade e tabagismo, e puderam verificar que a duração acumulada de exposição à vibração possui uma relação extremamente significativa com a geração de sintomas associados à síndrome em questão.

Em um intervalo de 13 anos, 1988 e 2001, Cherniack et al. (2004) conduziram dois estudos em uma amostra de trabalhadores em estaleiros. Uma prevalência maior e significante de sintomas vasculares associados com a exposição acumulada à vibração foi observada no estudo de 1988. Por outro lado, em 2001, sintomas neurológicos foram mais comuns, sob níveis mais baixos de exposição, em 2001. Somente a redução da exposição, conforme os autores, mantendo a magnitude da exposição constante, não é considerada uma medida suficiente para a redução do risco.

Sintomas de síndrome induzida pela exposição à VTM foram avaliados em uma amostra de motoristas de veículos de terreno (veículo para trafegar sobre a neve, máquinas para a atividade florestal e similares) na Suécia, onde a exposição ocupacional neste cenário é relevante. Astrom et al. (2006), usando uma amostra de trabalhadores como referência, puderam revelar uma associação entre essa exposição e alguns sintomas da síndrome, com uma Razão de Chances de Prevalência, ajustada por tabaco e idade, de 1,2 a 6,1. Para sintomas osteomusculares, na região do pescoço e membros superiores, associação encontrada com RCP de 1,2 a 6,4, o tempo acumulado de exposição parece ser importante.

Distúrbios osteomusculares relacionados ao trabalho

Nilsson et al. (1994) desenvolveram um estudo transversal para estudar a prevalência de síndrome do túnel do carpo (STC), comparando uma população de caldeireiros e uma de operários de uma linha de montagem de caminhões com trabalhadores de escritório. As medidas de vibração efetuadas revelaram valores da aceleração equivalente ponderada correspondente a 4 horas de 4,6 m/s^2 e 1,0 m/s^2 para caldeireiros e trabalhadores da linha de montagem, respectivamente. Os caldeireiros empregavam principalmente lixadeiras e marteletes, enquanto que os da linha de montagem utilizavam chaves de impacto e parafusadeiras. Em suma, os autores concluem que a variável vibração não pode ser dissociada dos fatores ergonômicos (força e posturas extremas) na geração da STC.

Com o fim de investigar a ocorrência de distúrbios osteomusculares relacionados ao trabalho (DORT), Bovenzi et al. (1991) empreenderam um estudo epidemiológico de natureza transversal. Um grupo de lenhadores, constituído por 65 trabalhadores, usuários de motosserras, e um grupo de controle formado por 31 trabalhadores da manutenção formaram a população analisada. Calculou-se a exposição à vibração para cada trabalhador, avaliando-se a magnitude da aceleração ponderada em frequência correspondente a 4 horas dos equipamentos utilizados. Os resultados encontrados sugeriram que a prevalência de DORT nos lenhadores era significativamente maior, ajustando por idade e constituição corporal, comparando-se com o grupo de controle que apenas desempenhava a atividade manual. Esse fato demonstra, segundo os autores, que a variável vibração localizada é relevante no desenvolvimento de DORT.

Na pesquisa que Bovenzi et al. (1994) desenvolveram sobre trabalhadores de uma pedreira, a ocorrência de DORT também foi o objeto de investigação. O estudo demonstrou que a prevalência de distúrbios nos membros superiores era significativamente mais elevada nos trabalhadores da pedreira que utilizavam ferramentas vibratórias, em especial marteletes e perfuratrizes, do que nos indivíduos do grupo de controle, que somente desempenhavam atividades manuais, sem o uso de tais instrumentos. Entretanto, a análise executada pelo pesquisador revela que não há uma elevação de risco com o aumento da dose de vibração. O autor assinala que há outros estressores relevantes na gênese dos distúrbios em questão, aos quais também os trabalhadores da pedreira estão expostos, como: posturas extremas, força na apreensão dos cabos das ferramentas e, em alguns casos, esforços repetitivos.

Segundo ampla revisão elaborada por Bernard e Fine (1997), pesquisadores do NIOSH (*National Institute for Occupational Safety and Health*) investigaram fatores de risco para desenvolvimento de DORT nos processos e ambientes de trabalho. Concluíram haver fortes evidências sustentando a associação entre esses distúrbios e a exposição à vibração localizada. Em referência aos distúrbios osteomusculares, que acometem pescoço, ombros ou cotovelo, não foi encontrada, na revisão epidemiológica elaborada, evidência suficiente sobre sua associação com exposição à vibração localizada.

No que concerne à manifestação de dor nos membros superiores, a exposição à vibração segmentar oferece riscos para este desfecho. Como parte de uma ampla pesquisa sobre vibração de Palmer et al. (2001), um questionário foi enviado aleatoriamente para uma amostra de trabalhadores, contemplando exposição à VTM e dor no pescoço e membros superiores. Os sujeitos foram classificados de acordo com sua antiguidade de exposição e a estimativa de dose diária de exposição [A(8) r.m.s.]. Esse valor superou o nível de ação para 283 respondentes, cuja prevalência foi duas vezes a daqueles que não se expuseram à vibração segmentar.

A manifestação da síndrome da exposição à vibração segmentar foi analisada em uma amostra de trabalhadores florestais, por Sutinen *et al.* (2006), em um seguimento de 19 anos, sobretudo quanto à operação de motosserra no processo. Como efeitos, os pesquisadores se detiveram mais na ocorrência de dormência e distúrbios musculoesqueléticos dos membros superiores e pescoço. No período, a manifestação de dedo branco decorrente da exposição tem sofrido um decréscimo constante. A ocorrência de dormência, associada aos distúrbios musculoesqueléticos, não acompanhou o perfil da exposição à vibração. Essa se mostrou associada com a ocorrência da síndrome do manguito rotator nesse grupo de trabalhadores.

Estudos em nível nacional

Uma revisão abordando os aspectos de terminologia, diagnóstico e medidas preventivas relacionados à vibração localizada foi elaborada por Carnicelli (1994). A autora faz observações pertinentes e indiscutíveis sobre a escassez e até a inexistência de pesquisas e estudos brasileiros que se dediquem a explorar o assunto, que envolve inúmeros trabalhadores expostos ao risco. Salienta também, com procedência, que as pesquisas são predominantemente realizadas em países com frio acentuado, e que a ausência ou inexpressividade desse fator em nosso país, como desencadeante de ataques de embranquecimento de dedos, seria compensada pelas extensas jornadas de trabalho às quais estão expostos os trabalhadores.

A geração de ruído e de vibração no trabalho com motosserras e a sua importância para os procedimentos de avaliação de exposição à vibração e das repercussões que isto tem sobre a saúde dos trabalhadores foi objeto de um estudo conduzido por Cunha (2000).

▶ Vibração de corpo inteiro

Introdução

Vibração de corpo inteiro (VCI) é um estímulo frequentemente presente em muitas realidades de trabalho, expondo trabalhadores em diversas operações e situações:
- na indústria da construção civil:
  – máquinas de movimentação de terra em geral, como motoniveladoras, pás carregadeiras, tratores de esteira etc.;
- na indústria do transporte:
  – caminhões;
  – ônibus;
  – motocicletas;
  – veículos em geral;
- no transporte ferroviário:
  – trens;
  – metrô.
- por equipamentos industriais:
  – ponte-rolante;
  – empilhadeira.
- por máquinas agrícolas:
  – tratores;
  – colheitadeiras.
- outros:
  – helicópteros;
  – embarcações;
  – veículos fora de estrada usados em mineração.

Sabemos que há, aproximadamente, 7 milhões de trabalhadores, nos Estados Unidos, expostos à vibração de corpo inteiro, envolvidos na operação dos veículos e das máquinas referidos acima (Wasserman *et al.*, 1997). Uma ampla investigação sobre a prevalência de exposição à vibração de corpo inteiro foi conduzida na Grã-Bretanha, utilizando-se, como instrumento de coleta de dados, um questionário enviado pelo correio. Constatou-se, então, que cerca de 7,2 milhões de homens e 1,8 milhões de mulheres são expostos à vibração de corpo inteiro no trabalho em um período de 1 semana (Palmer *et al.*, 2000a).

Griffin (1990b), ao discutir os conceitos fundamentais sobre a vibração do corpo inteiro, aborda os efeitos causados pela exposição a ela, bem como métodos de medição

Desse modo, como no caso da vibração localizada, há 4 variáveis fundamentais que caracterizam ou que estão envolvidas na avaliação da vibração, a saber:
1. magnitude da vibração;
2. frequência;
3. direção; e
4. duração.

magnitude

A magnitude da vibração pode ser expressa em m/s^2. Apesar disso, a magnitude do deslocamento provocado pela vibração, e visualmente perceptível, não se configura como um indicador de gravidade da vibração (Griffin, 1990a).

A faixa de magnitude de aceleração concernente à vibração de corpo inteiro oscila de 0,01 a $10 m/s^2$ (valor de pico). Para determinadas situações, a aceleração r.m.s. ponderada em frequência comporta-se como um indicador adequado para estimar a gravidade da exposição. Já o valor da dose de vibração (*vibration dose value* – VDV) é definido por Griffin (1990a) como o método mais consistente para estimar a gravidade da exposição à vibração com diversas características (estacionária, aleatória, com choques). A forma de cálculo do VDV será abordada mais adiante, no tópico sobre normalização.

Ainda conforme Griffin (1990a), a vibração de corpo inteiro com aceleração de 10 m/s²r.m.s. pode ser classificada como de risco, e uma magnitude da ordem de 1 m/s²r.m.s. é capaz de assumir a mesma característica dependendo da direção, da duração e da frequência.

Frequência

Benedetto *et al.* (1986), para melhor elucidar a importância da variável frequência, divide-a em três zonas:

- Abaixo de 2 Hz: nessa faixa, o corpo humano responde como uma massa homogênea, e os efeitos relacionados ao mal de transporte são proporcionais à energia recebida.
- Entre 2 e 80 Hz: a musculatura voluntária não consegue mais controlar os movimentos oscilatórios das várias partes do corpo, que não se comportam mais como uma estrutura única, mas, sim, como um conjunto de massas suscetíveis a movimento relativo, associadas entre elas por estruturas elásticas viscosas. Além disso, cada componente reage de modo diferente, de acordo com sua característica de massa, frequência etc.
- Acima de 80 Hz: o movimento vibratório nesta faixa é amortecido facilmente pelo corpo.

Cada órgão e tecido possui uma frequência natural que, quando se submete a um estímulo provocado pela vibração de frequência equivalente, gera o fenômeno denominado de ressonância. Benedetto *et al.* (1986) classifica o campo de frequência compreendido entre 1 e 100 Hz como sendo o de maior risco ao trabalhador. Checcacci (apud Benedetto *et al.*, 1996, p.235) oferece as frequências de ressonância para alguns órgãos do corpo humano, como apresentado na Tabela 12.7.

A faixa de frequência de vulnerabilidade localiza-se entre 4 e 8 Hz na direção vertical, ou eixo z (pés-cabeça), justamente onde se concentra a maioria das frequências da coluna vertebral. Bastam pequenos valores da magnitude da vibração para produzir respostas negativas no corpo humano caso as frequências aplicadas sejam de ressonância (Wasserman, 1997).

Direção

A direção da vibração, já discutida anteriormente, obedece ao sistema de coordenadas biodinâmicas definido pelos eixos: x (direção coluna-peito), y (direção lado direito-lado esquerdo) e z (direção cabeça-pé), como pode ser verificado pela Figura 12.5.

A exposição à vibração, além de provocar sensações variadas, como prazer, desconforto e dor, e de interferir em várias atividades, como leitura e movimentos de controle da mão,

Tabela 12.7. Frequências de ressonância para alguns órgãos do corpo humano

Frequência (Hz)	Efeitos
2	Ressonância da cabeça por vibração longitudinal, posição sentada
1-3	Todas as ressonâncias por vibração vertical
2-3	Ressonância ombro-cabeça por vibração longitudinal, posição em pé
2-6	Ressonância do corpo sentado
3-3,5	Ressonância máxima dos órgãos do tórax e do abdome em posição em pé, com os músculos relaxados
4	Máxima ressonância do corpo por vibração longitudinal
4-6	Ressonância do tórax e do abdome por vibração vertical do corpo sentado
4-12	Ressonância do corpo em pé
5	Máxima ressonância do tórax e do abdome
12	Pico de ressonância do corpo ereto por vibração vertical
13-20	Ressonância da cabeça
20-30	Máxima ressonância do corpo
20-30	Ressonância da cabeça e ombros por vibração vertical e posição sentada
30-90	Ressonância do globo ocular

pode acarretar efeitos fisiológicos e patológicos. As respostas fisiológicas, que se restringem a alterações temporárias durante a exposição, podem estar associadas aos seguintes aspectos: cardiovasculares, respiratórios, endócrinos e metabólicos, processos motores, processos sensoriais, sistema nervoso central e esquelético (Griffin, 1990a). Sucintamente, os possíveis efeitos que podem ser gerados pela exposição à vibração de corpo inteiro são os seguintes:

- resposta subjetiva:
  - desconforto,
  - dor;
- perturbação da atividade:
  - visão;
  - controle dos movimentos da mão;
  - controle dos movimentos dos pés;
- efeitos patológicos:
  - problemas da coluna;
- mal do transporte:
  - náusea;
  - vômito;
  - redução do desempenho.

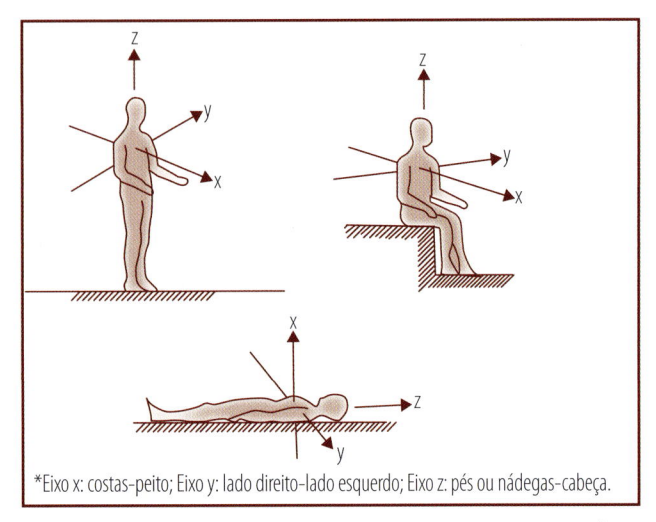

*Eixo x: costas-peito; Eixo y: lado direito-lado esquerdo; Eixo z: pés ou nádegas-cabeça.

Fig. 12.5. Sistema de coordenadas para vibração mecânica aplicada ao homem*
Fonte: ISO 2631-1 (1997).

Verifica-se, pelo quadro acima, que os efeitos patológicos limitam-se, ainda, aos problemas de coluna, os quais certamente constituem o tema central da maioria dos estudos que se preocupam com a vibração de corpo inteiro, como pode ser verificado na revisão bibliográfica apresentada neste capítulo. Pode-se inclusive afirmar que essa situação influi organicamente na constituição das normas sobre a questão.

Finalmente, esclarecemos que as prováveis fontes de vibração de corpo inteiro associadas a agravos à saúde são aquelas também associadas ao desconforto, tais como as citadas no início deste capítulo.

Normalização

Em nível mundial, a norma que serve como referência para o tema é a ISO 2631 (1985), que tem sido objeto de várias revisões. Essa norma cobre a faixa de frequência compreendida entre 1 e 80 Hz e a duração de exposição de 1 minuto até 24 horas. Diversos limites estão presentes no texto normativo (Griffin, 1990b), tais como:

- não é de responsabilidade dos comitês da ISO a definição dos limites de vibração para a resposta humana;
- não há informação sobre dose–efeito e mesmo nenhuma forma de indicar a gravidade da vibração sem referência a limites dependentes do tempo;
- a dependência do tempo:
  – é muito complexa;
  – não é fundamentada em dados científicos;
  – é restrita a eventos com duração maior do que 1 minuto;
  – é difícil de aplicar com exposições variáveis e intermitentes;
  – não é disponível para definir uma medida de dose.
- as ponderações por frequência:
  – não são consistentes com as respostas subjetivas à vibração;
- os eixos de vibração:
  – são restritos a três eixos que suportam o corpo;
- os limites da vibração:
  – são surpreendentemente altos para exposições de curta duração;
  – são surpreendentemente baixos para exposições de longa duração.

A ISO 2631 foi redigida, inicialmente, em 1974, e sofreu modestas revisões em 1985. Seus limites são definidos em relação à magnitude r.m.s. da vibração e o tempo de exposição varia de 1 minuto a 24 horas. Os limites de exposição definidos pela ISO 2631 (1985) foram estabelecidos para os tempos de exposição de 1 minuto e de 24 horas.

Os valores se limitam à faixa de frequência de 1 a 80 Hz e não consideram tempo de exposição inferior a 1 minuto. Além disso, o texto normativo é válido apenas para movimentos oscilatórios que apresentem fator de crista [*crest factor*] inferior a aproximadamente 6 (seis).

A magnitude da vibração deve ser expressa preferencialmente em m/s^2 r.m.s. Já a cadeia de aparelhos é similar à discutida quando tratamos da vibração localizada, contendo os seguintes componentes básicos: transdutor (acelerômetro), amplificador e medidor ou registrador.

Avaliação de vibração

A medida e a análise da vibração significam a conversão de um movimento oscilatório em um conjunto de valores numéricos de acordo com algumas regras definidas. A vibração normalmente é medida nas interfaces do assento do trabalhador, por meio da utilização de acelerômetros montados em dispositivos adequados, de tal modo que não afetem a postura do profissional.

As medidas executadas sobre assentos devem ser realizadas com uma pessoa sentada, uma vez que a impedância do corpo afeta a transmissão da vibração por meio do assento. O procedimento de avaliação deve ser executado em condições normais de trabalho conforme recomenda a normalização vigente ISO 2631-1 (1997).

Utiliza-se um acelerômetro de assento afixado rigidamente sobre o plano do assento do motorista. Os sinais das direções ortogonais x, y e z, advindos do acelerômetro, são amplificados e registrados. Cabe destacar que os assentos podem exercer uma influência considerável sobre as pessoas expostas, pois, apesar de serem capazes de amortecer vibrações de altas frequências, eles normalmente amplificam as de baixa frequência. A Fig. 12.6 expõe uma situação de avaliação em campo para a avaliação de vibração de corpo inteiro.

Há três fatores que governam a eficiência do isolamento da vibração: o espectro da vibração de entrada; a transferência do assento; e a resposta humana à vibração. Tais fatores

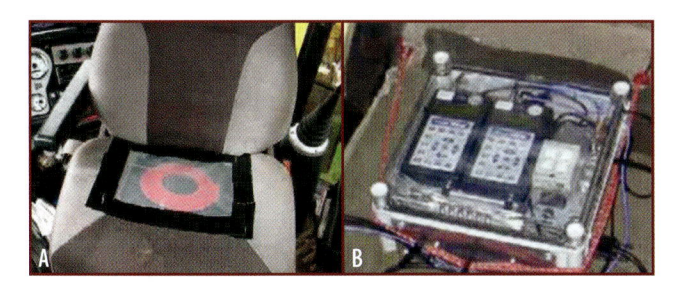

Fig. 12.6. Configuração de equipamentos para medição da exposição à vibração de corpo inteiro em uma máquina usada em mineração: (**A**) disposição do acelerômetro de assento; (**B**) instrumentos para aquisição de dados.
Fonte: Scarlett e Stayner (2005).

são combinados em um índice denominado SEAT (*Seat Effective Amplitude Transmissibility*) (Griffin, 1990a).

Com o uso de equipamentos com essa possibilidade, como um analisador de frequência, os registros das magnitudes das vibrações podem ser apresentados por meio de um espectro na faixa de frequências considerada. As magnitudes da aceleração ponderada em cada eixo do sistema de coordenadas são a_{xw}, a_{yw} e a_{zw}. A somatória vetorial, ou seja, a grandeza "*awt*", é calculada empregando-se esses valores, por meio da seguinte fórmula:

$$a_{wt} = \sqrt{\left[\left(1,4a_{xw}\right)^2 + \left(1,4a_{yw}\right)^2 + a_{zw}^2\right]} \text{ m/s}^2 \text{r.m.s.}$$

O fator de 1,4 é aplicado para os valores x e y que os limites para o eixo z, na faixa de frequências de 4 a 8 Hz, são 1,4 vezes os limites para o eixo x e y na faixa de 1 a 2 Hz.

Esse meio é uma das alternativas para a realização da medição de espectros complexos, encontráveis em ambientes e processos de trabalho, meio que é denominado método da ponderação (*weighting procedure*). Essa forma é a mais utilizada por ser a mais conveniente, mais lógica e mais consistente (Griffin, 1990a).

Para a medição da vibração de corpo inteiro, pode ser utilizada a somatória vetorial ou apenas uma grandeza, se esta for a dominante em relação aos outros dois eixos. Após a obtenção do valor, seja pela somatória, seja por um eixo dominante, ele era comparado com os limites correspondentes à magnitude da vibração e ao tempo de exposição, para a versão da ISO 231-1 de 1985.

Os equipamentos portáteis medidores de vibração de leitura única fornecem um valor da magnitude de vibração que deve seguir o procedimento descrito acima. Outro método de avaliação sugerido pela versão da ISO 2631 (1985) se referia ao procedimento de classificação [*rating procedure*], no qual cada banda de 1/3 de oitava do espectro analisado era comparada com os limites definidos para cada banda.

Critérios

Os limites de exposição à vibração de corpo inteiro definidos pela ISO 2631 (1985), norma internacional, referiam-se a três critérios:

- à preservação do conforto;
- à prevenção da fadiga e da queda da eficiência; e
- à preservação da saúde e da segurança (limite de exposição).

De acordo com o texto da norma, o limite de exposição correspondia a duas vezes o limite da prevenção da fadiga e da queda da eficiência, e este, por sua vez, representava 3,15 vezes o limite referente à preservação do conforto.

ISO 2631-1 (1997)

Os trabalhos elaborados por Griffin (1998) e Pinto (1998) serviram de subsídio para abordar os aspectos de maior relevância da norma. O primeiro, com uma abordagem crítica, enquanto o segundo enverada pela orientação acerca do modo de uso do documento.

A última versão da norma ISO 2631-1 (1997) contém diversos e complexos métodos para avaliação da vibração. A norma não faz mais referência a limite de exposição, alegando que:

> não existem dados suficientes para a definição de uma relação quantitativa entre exposição à vibração e risco à saúde. Portanto, não é possível avaliar a vibração transmitida ao corpo em termos de probabilidade de risco para exposições de diversas magnitudes e durações.

Por outro lado, o texto normativo aborda orientações e indicações para subsidiar ações de prevenção, elementos que serão discutidos mais adiante.

A ISO 2631-1 (1997) define e fornece filtros de frequência para quatro dos principais efeitos da vibração:

- degradação da saúde;
- prejuízo de atividades, como controle das mãos e visão;
- prejuízo no conforto;
- mal do transporte (cinetose).

Em referência aos eixos de vibração, a norma estabelece que os três eixos do sistema ortogonal de coordenadas devem ser avaliados, considerando-se três posições: a sentada, a em pé e a deitada. Contudo, em seu conteúdo específico, como nas ponderações em frequência para os possíveis efeitos sobre a saúde, a abordagem restringe-se à posição sentada. A norma orienta para que a avaliação da vibração seja feita no eixo longitudinal (costas-peito) no espaldar, porém não considera, posteriormente, o procedimento para a estimativa da gravidade da vibração.

Os fatores de 1,4 para os eixos x e y, na posição sentada, permanecem como na versão anterior. Para se estimarem os efeitos à saúde, somente o valor de maior magnitude é considerado para ser confrontado com os valores de orientação contidos no anexo. A somatória vetorial é indicada na avaliação do conforto. Entretanto, uma nota na norma declara que, se dois ou mais eixos apresentam magnitudes similares, pode-se utilizar a somatória vetorial (raiz da soma dos quadrados – r.s.s.), ou seja, considerar os três eixos. Essa conduta, conforme Griffin (1998), pode resultar em um valor 73% maior do que considerando o eixo dominante.

As curvas de ponderação Wk e Wd são representadas na Fig. 12.7 (eixos X, Y, Z: posição sentada). E como poderá ser observado na Tabela 12.8, a norma não faz referência à ponderação em frequência, para posição sentada e em pé, em relação aos efeitos sobre a saúde.

O método de medição é o mesmo adotado pela versão anterior. O instrumento empregado deve obedecer às especificações ditadas pela norma ISO 8041, citada por Pinto (1998, p. 408), que ainda menciona a norma ISO 10326-1, concernente às características dos acelerômetros.

Pelo texto da norma ISO 2631-1 (1997), os métodos de avaliação podem ser divididos da seguinte forma:

A) **Básico.** Efetua-se o cálculo do valor r.m.s. para movimentos com fator de crista igual ou inferior a nove. O fator de crista (CF) é calculado pela seguinte equação:

$$CF = \frac{máx\,(a_w(t))}{r.m.s\,(a_w)}$$

B) **Alternativos ou adicionais.** Quando a vibração contém choques, é transiente ou com altos fatores de crista e quando o método básico poderia subestimar o valor.

C) **Análise da progressão ou do andamento do valor r.m.s. (*running r.m.s.*).** Define a quantidade do valor máximo de vibração transiente (*maximum transient vibration value*, MTVV), que é a magnitude mais alta do valor r.m.s. obtido durante o período de medição. Griffin (1998) ressalta que a ISO 2631 (1997) não informa qual procedimento deve ser adotado com o valor de MTVV calculado. De acordo com a norma, citada e analisada por Pinto (1998), há referência apenas ao cálculo da fração MTVV/aw. Caso esta seja superior a 1,5, há a orientação de que seja aplicada a metodologia descrita a seguir.

D) **Dose da vibração na quarta potência (*fourth power vibration dose method*).** Método idêntico ao adotado pela norma britânica BS 6841 (1987a), na qual o valor da dose de vibração é definido pela fórmula:

$$VDV = \left[\int_{t=0}^{t-T} a^4(t)dt\right]^{1/4}$$

Onde: VDV é o valor da dose de vibração (m/s 1,75); a(t) é a aceleração ponderada em frequência; e T é o período de exposição em segundos na jornada diária.

O valor da dose da vibração na quarta potência pode ser aproximado, por meio da utilização do valor estimado da dose de vibração (*estimated vibration dose value* – eVDV) onde $a_{r.m.s}$ é o valor r.m.s. ponderado em frequência, e t é a duração em segundos.

$$eVDV = 1,4 \times a_{rms} t^{1/4}$$

Avaliação dos efeitos à saúde

Algumas diretrizes básicas de orientação sobre a relação entre a exposição à vibração e a ocorrência de lesão na coluna vertebral de pessoas sadias podem ser encontradas no anexo B da norma ISO 2631-1 (1997). Convém salientar o limite da nova versão da norma, que se reporta somente à exposição em posição sentada, com a transmissão da vibração pelo assento.

Tabela 12.8. Guia de aplicação das curvas de ponderação				
Ponderação	Saúde	Conforto	Percepção	Mal de transporte
Wk	Eixo z, assento	Eixo z, assento Eixo z, em pé Eixos, x, y, z, pés (posição sentada) Eixo z, posição deitada	Eixo z, assento Eixo z, em pé Eixo z, posição deitada	
Wd	Eixos x, y assento	Eixos x, y, assento Eixos x, y, em pé Eixos y, z - coluna Eixos x, y, posição deitada	Eixos x, y, assento Eixos x, y, em pé Eixos x, y, posição deitada	
Wf				Vertical
Wc	Eixo x, espaldar	Eixo x, assento	Eixo x, espaldar	

Os critérios de avaliação definidos pelo anexo B baseiam-se na comparação das magnitudes obtidas, descritas anteriormente, com curvas aw-tempo, que individualizam, para cada duração de exposição, valores limite de aw (m/s²) adequados para prevenir agravos à saúde, particularmente lesões na coluna vertebral de pessoas sadias expostas habitualmente à vibração de corpo inteiro. A Fig. 12.9 apresenta as curvas aw-tempo, que se fundamentam no pressuposto de que duas exposições cotidianas à vibração de corpo inteiro, de valor aw1 e aw2, sejam equivalentes em relação aos possíveis riscos à saúde, quando:

$$a_{w1}\sqrt{T_1} = a_{w2}\sqrt{T_2} \quad \text{b1}$$

ou

$$a_{w1}\sqrt[4]{T_1} = a_{w2}\sqrt[4]{T_2} \quad \text{b2}$$

Segundo a norma ISO 2631 (1997), a equação b.2 é mais adequada quando há a ocorrência de vibrações com choques ou transientes, e se estabelecem valores-limite predominantemente de cautela para exposições de breve duração (< 4 horas). Em particular, a norma define, em relação ao critério b.2, uma "**zona de atenção**" delimitada pelas seguintes curvas:

a) limite inferior de risco:

$$a_w = \frac{8,5}{\left(1,4 \times \sqrt[4]{T}\right)}$$

b) limite superior de risco:

$$a_w = \frac{17}{\left(1,4 \times \sqrt[4]{T}\right)}$$

T = tempo de exposição em segundos

Ou seja, definindo o parâmetro "valor de dose estimada", (eVDV), como:

c) $eVDV = 1,4 a_w \sqrt[4]{T}$ desse modo, fica definida como "**zona de atenção**" o intervalo de valores;

d) $8,5 \langle eVDV \langle 17$ enquanto que condições de exposição nas quais

e) $eVDV \rangle 17$ não são consideradas aceitáveis em relação ao risco para a saúde de pessoas expostas, e a superação de tais valores-limite deve ser prevenida. Consequentemente, pela medida de aw é possível definir, aplicando os critérios estabelecidos pelas expressões *d* e *e*, os tempos de exposição que permitem prevenir possíveis riscos para a saúde, associados à exposição à vibração de corpo inteiro de tal valor.

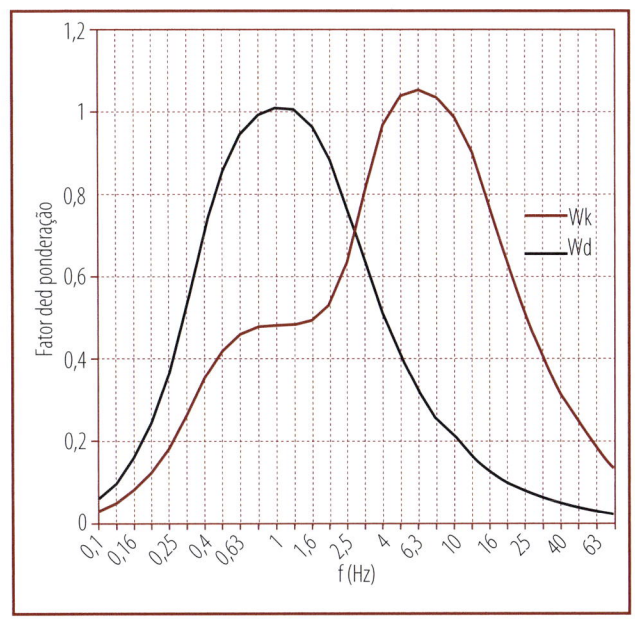

Fig. 12.7. Curvas de ponderação Wk e Wd (ISO 2631-1, 1997).

A Fig. 12.8 apresenta graficamente o desenho das duas curvas de avaliação, segundo a norma, enquanto que a Fig. 12.9, a diferença entre os valores-limite de dose calculados.

Examinando a Fig. 12.10, que compara os dois critérios de avaliação b.1 e b.2 baseados, respectivamente, sobre o quadrado e sobre a quarta potência da aceleração, verifica-se que são equivalentes para tempos de exposição compreendidos entre 4 horas (14.400 s) e 8 horas (28.800s), enquanto que, para tempos de exposição inferiores a 1 hora, o critério baseado sobre a quarta potência da aceleração (b.2) fornece limites mais restritivos.

Além da "zona de atenção" associada ao valor da dose da vibração, a norma faz referência à existência de outra região de atenção, que é correspondente ao valor r.m.s. da magnitude da aceleração. Griffin (1998) salienta, com bastante propriedade, em relação a essa zona de atenção, que não há nenhuma expressão matemática que a defina. Ele ainda elabora críticas consistentes e incisivas sobre essas duas regiões de atenção, conforme são construídas no texto da norma.

Inicialmente, não há uma apresentação nítida do gráfico que permita identificar os níveis superiores e inferiores da zona de atenção no período em que a aceleração é constante, de 1 a 10 minutos. Griffin (1998) supõe que sejam 6,0 m/s²r.m.s. e 3,0 m/s²r.m.s., respectivamente, mas também podem ser 2,8 e 5,6 m/s²r.m.s. Uma contradição também é apontada, pois, para 10 minutos de exposição, a zona de risco associada ao valor da dose da vibração indica que há a possibilidade de risco à saúde acima de 2,45 m/s²r.m.s., enquanto que a zona de atenção r.m.s. demonstra que ne-

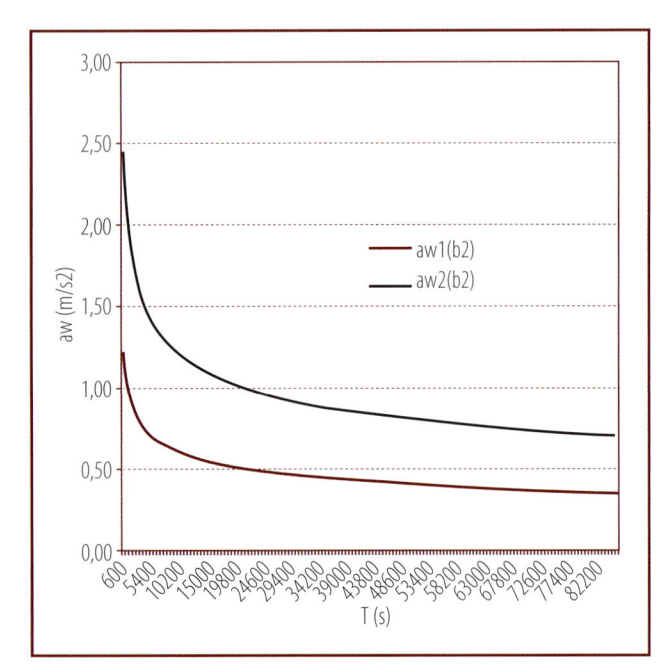

Fig. 12.8. Limites de dose inferior e superior segundo o critério da quarta potência da aceleração ponderada em frequência (b.2) (ISO 2631-1/1997).
Fonte: do autor.

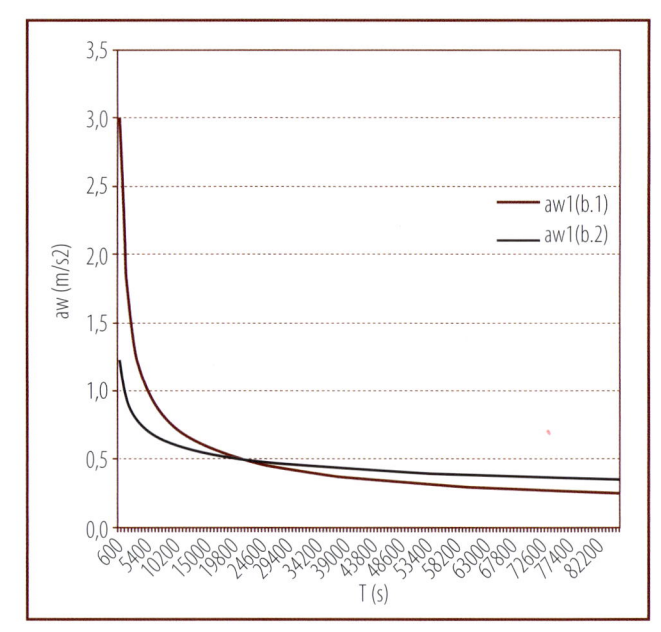

Fig. 12.10. Diferenças entre os valores-limites de dose calculados segundo os critérios baseados respectivamente sobre a segunda potência (b.1) e a quarta potência (b.2) da aceleração ponderada em frequência.
Fonte: do autor.

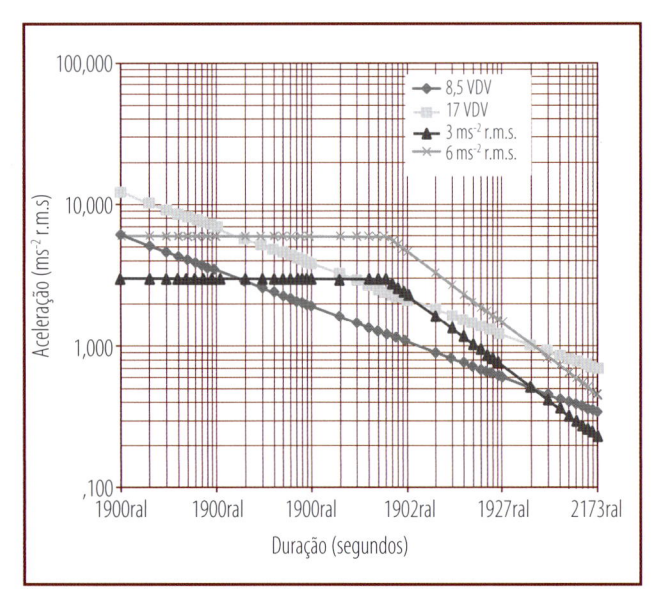

Fig. 12.9. Zonas de atenção de orientação para a saúde, segundo ISO 2631-1 (1997) (3 – 6 ms^{-2} r.m.s.; 8,5 – 17 ms$^{-1,75}$).
Fonte: do autor.

nhum efeito foi documentado ou registrado com o valor da magnitude abaixo de 3,0 m/s²r.m.s. (Griffin, 1998a). Outras críticas são tecidas por Griffin (1998b) sobre a aplicação da ISO 2631-1 (1997), ressaltando a ambiguidade, como a de que diferentes conclusões podem ser alcançadas com o seu uso. Ademais, este estudo apresenta um resumo claro sobre os limites mais expoentes das normas aqui apresentadas. Os valores recomendados pela ISO 2631-1 (1997) estão expostos na Fig. 12.9.

Pinto (1998) compartilha da maioria das críticas arroladas por Griffin (1998), em especial quanto à ausência de uma expressão matemática que defina a curva para a delimitação da zona de atenção r.m.s. e à deficiência acerca do critério de emprego, para fins básicos da prática de higiene do trabalho, dos parâmetros MTVV e VDV.

Em determinados veículos ou situações, nos quais a operação implica a existência de múltiplos choques, como na condução de motocicletas e tratores, é conveniente empregar a ISO 2631-5 (2004). Trata-se de uma norma com maior complexidade, aplicada nessas situações peculiares, cujos principais parâmetros são:

A dose de aceleração, D_k, é calculada pela seguinte equação:

$$D_k = \left[\sum_{i=1}^{n} A_{ik}^6\right]^{1/6} \text{ ms}^{-2}$$

Onde A_{ik} é o "*iésimo*" pico da resposta da aceleração na direção k ($k = x, y, z$).

Outra grandeza contida no documento se refere à dose diária média Dkd, estabelecida pela equação abaixo:

$$D_{kd} = D_k \left[\frac{t_d}{t_m}\right]^{1/6} \text{ ms}^{-2}$$

Onde Dk é a dose de aceleração; td se refere ao tempo diário de exposição; e tm, o tempo de medição de Dk, nas direções ortogonais, k.

A dose de compressão estática equivalente diária, Sed, é determinada de acordo com a equação abaixo:

$$S_{ed} = \left[\sum_{k=x,y,z} (m_k D_{kd})^6 \right]^{1/6} \text{ MPa}$$

onde mk são constantes: mx = 0,015 MPA/(ms^{-2}); my = 0,0350,015 MPA/(ms^{-2}) e mz = 0,032 0,015 MPA/(ms^{-2}).

A norma ainda estabelece o cálculo de um fator de risco **R**, para efeitos adversos à saúde, de acordo com a seguinte expressão:

$$R = \left[\sum_{i=1}^{n} \left(\frac{S_{ed} N^{1/6}}{S_{ui} - c} \right)^6 \right]^{1/6}$$

onde N se refere ao número de dias expostos por ano; n é o número de anos de exposição; e c é uma constante representando o estresse estático devido à força gravitacional; Sui corresponde à resistência máxima da coluna lombar para uma pessoa com idade (b + i) anos e b é a idade na qual a exposição se inicia.

$$S_{ui} = 6,75 - 0,066(b + i)$$

Os valores estabelecidos como recomendação, pelo documento, para avaliação de choques múltiplos, fundamentados nas zonas de cuidado – orientação em referência à saúde, são os expostos na Tabela 12.9:

Tabela 12.9. Valores recomendados de exposição segundo a ISO 2631-5 (2004)		
Exposição	Sed (MPa)	R
Nível de ação	0,50	0,80
Nível limite	0,80	1,20

Norma Britânica (BS 6841, 1987a)

Para Griffin (1990a), a norma em vigor no Reino Unido (BS 6841, 1987a) é filosoficamente diferente, pois fornece uma metodologia completa e definida para medir e avaliar a vibração, levando em conta a resposta humana, diferentemente da linha seguida pela norma da ISO, a qual somente fornece limites para a vibração.

Resumidamente, as principais características da norma britânica são as seguintes:

- É aplicável à vibração aleatória, à vibração estacionária e à vibração com choques repetidos, cobrindo a frequência de 0,5 a 80 Hz.
- Define formas de quantificar a gravidade da exposição na faixa de frequência de 0,1-0,5 Hz, tendo como referência o "mal do transporte".
- Com vibração que apresenta fator de crista (*crest factor*) baixo, a avaliação se fundamenta nas medidas r.m.s. O valor da dose de vibração (*vibration dose value* –VDV) é empregado para movimentos com fatores de crista mais elevados.
- A dependência temporal aplicada para se estimar os efeitos sobre a saúde utiliza o conceito de VDV, que, segundo Griffin (1990a), define uma dependência temporal simples para todas as durações até 24 horas.

A dependência temporal estabelecida pela norma BS 6841 (1987a) é apresentada na Fig. 12.11.

O contorno demonstra uma tentativa de um "nível de ação" correspondendo ao valor da dose de vibração de 15 m/s^{1,75}. Uma exposição acima da linha em questão normalmente causará desconforto grave, sendo razoável assumir que a elevação da exposição será acompanhada de risco elevado de lesão.

Seis curvas de ponderação, Wb a Wg, são adotadas pela norma britânica. Destacam-se, na Tabela 12.10, as de maior interesse para a abordagem deste texto.

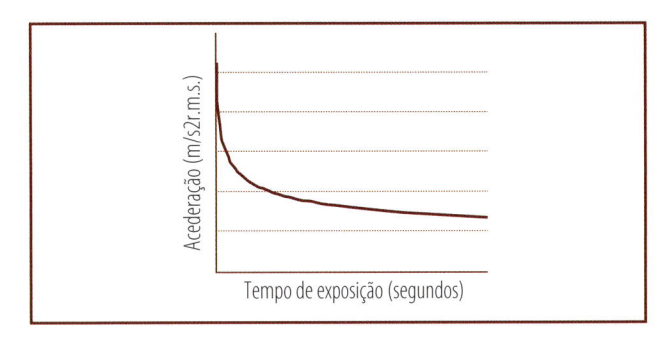

Fig. 12.11. Dependência temporal dada pela BS 6841 (1987a).

Tabela 12.10. Exemplos de curvas de ponderação adotadas na norma BS 6841 (1987a)	
Curva de ponderação	Característica
Wb	Empregada para a vibração vertical em relação aos efeitos à saúde e ao conforto
Wd	Similar à ponderação dos eixos x e y da ISO 2631, também aplicada para esses eixos na norma britânica
Wg	Similar à ponderação do eixo z na ISO 2631, usada para quantificar a vibração vertical e seus efeitos sobre a atividade, ou performance

Diretiva da Comunidade Europeia sobre agentes físicos (2002)

Discussões acerca dos limites sobre esse documento foram sucintamente expostos, sobretudo a partir do trabalho de Griffin (2004). Novamente, neste caso, são permitidos valores muito elevados para exposições breves, como é possível verificar pela Fig. 12.12. A grandeza utilizada é a aceleração

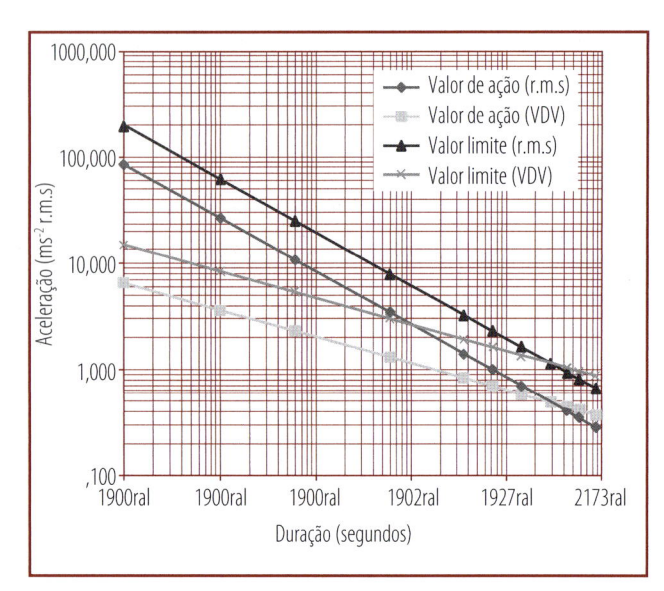

Fig. 12.12. Valores dos limites de exposição [A(8) 1 1,15 ms^{-2} r.m.s.; VDV = 21 ms$^{-1,75}$] e de ação [A(8) = 0,5 ms^{-2} r.m.s.; VDV = 9,1 ms$^{-1,75}$], segundo a Diretiva Europeia (2002).
Fonte: do autor.

Os limites são construídos de acordo com as seguintes equações, nas quais t_h representa o tempo de exposição em horas:

Medidas r.m.s	
Ação	Limite
$a_{rms} = 0{,}5 \left[\dfrac{8}{t_h}\right]^{1/2}$	$a_{rms} = 1{,}15 \left[\dfrac{8}{t_h}\right]^{1/2}$

Medidas VDV	
Ação	Limite
$a_{VDV} = 0{,}5 \left[\dfrac{8}{t_h}\right]^{1/4}$	$a_{VDV} = 1{,}15 \left[\dfrac{8}{t_h}\right]^{1/4}$

Critérios da *American Conference of Governmental Industrial Hygienists (ACGIH, 2010)*

A metodologia de avaliação e os limites são praticamente os mesmos definidos pela ISO 2631 (Iki, 1994). Cabe assinalar que o documento da ACGIH prevê que o valor da soma vetorial das magnitudes das acelerações, de cada eixo, pode ser comparado com o nível de ação de 0,5 m/s² definido pela Comunidade Europeia. Para vibrações com choques, com fator de crista superior a 6, ou intermitentes, o critério recomenda recorrer ao método da quarta potência, o qual deve gerar resultados mais confiáveis.

Diretiva Europeia sobre máquinas

Nesse documento há uma referência genérica, mas importante, sobre a exposição à vibração, que abrange tanto a do tipo localizada, como a de corpo inteiro. No parágrafo 1.5.9, há a seguinte declaração:

> *A máquina deve ser projetada e construída de tal modo que os riscos resultantes das vibrações por ela produzidas sejam reduzidos ao nível mais baixo, levando em conta o progresso técnico e a disponibilidade de meios para reduzi-lo, em particular na fonte.*

Norma da Fundacentro

Para a exposição à vibração de corpo inteiro, foi confeccionada a NHO 09 (Brasil, 2012b), que se assenta na série de normas ISO, a saber: 2631-1(1997) e ISO 8041 (2005), requisitos gerais, amplamente discutidos neste capítulo e sobre a instrumentação, respectivamente. O texto é objetivo, estabelecendo um paralelo com as referências normativas para a nomenclatura dos parâmetros, além de exemplos que contribuem para a compreensão de sua aplicação.

---

equivalente ponderada correspondente, para 8 horas ou A(8), expressa em: a) uma aceleração contínua equivalente r.m.s. para o período citado; e b) dose do valor da vibração (VDV). A avaliação se utiliza das ponderações em frequência estabelecidas pela ISO 2631-1 (1997), com os fatores correspondentes aos eixos de análise (1,4a_{wx}, 1,4a_{wy}, a_{wz}). Para ambos os métodos empregados, a diretiva estabelece que o eixo que fornece o valor mais elevado deve ser usado na avaliação da gravidade da vibração.

Com o uso dos métodos expostos, é empregado o eixo de valor mais elevado no procedimento de avaliação. A proposta da Diretiva prescreve os seguintes valores:

- nível de ação de exposição diária – A(8) = 0,5 m/s², a partir do qual devem ser tomadas ações de redução de risco, ou um VDV de 9,1 m/s^{1,75}.
- nível limite de exposição diária – A(8) = 1,15 m/s², cuja superação é vedada e deve ser prevenida, ou um VDV de 21 m/s^{1,75}.

A superação do limite de ação prevê a determinação das seguintes medidas de tutela:

- Informação aos trabalhadores sobre a possibilidade de sua exposição a partir de tal nível;
- Capacitação para a aplicação de medidas de tutela em conformidade com a Diretiva.
- Informações sobre a vibração que o equipamento de trabalho poderia produzir, e sobre a possibilidade de exposição durante o período de referência de 8 horas.
- Programa de organização técnica e/ou de trabalho com as medidas destinadas a reduzir a exposição.
- Vigilância com exames de rotina.

Os parâmetros que norteiam o julgamento são os seguintes, de acordo com o método usado, r.m.s. ou VDV:

- Nível aceitável, menor ou igual a 0,5 m/s² ou a 9,1 m/s^{1,75}, cuja recomendação é a manutenção das condições observadas.
- Acima do nível de ação, superior a 0,5 e inferior a 0,9 m/s², ou a faixa de 9,1 a 16,4 m/s^{1,75}, cenário em que medidas preventivas são indicadas. Na norma, como na dedicada à vibração transmitida pela mão, não há nenhuma referência, ou equação que apresente a justificativa do valor de 0,9 m/s² e 16,4 m/s^{1,75}.
- Região de incerteza, compreendendo os valores superiores a 0,9 e até 1,1 m/s², ou 16,4 a 21,0 m/s^{1,75}, na qual intervenções são necessárias para minimizar a exposição.
- Acima do limite de exposição, ou seja, acima de 1,1 m/s², ou de 21 m/s^{1,75}, em que ações prementes devem ser aplicadas.

Princípios de prevenção (Donati *et al.*, 1993; Health & Safety Executive - HSE, 2005)

Redução de vibração na fonte

Inicialmente, convém selecionar o veículo ou a máquina em função do piso ou da tarefa que será executada e da aplicação de manutenção, cabendo informar os operadores sobre os métodos de trabalho que devem ser empregados. É necessário reduzir as irregularidades das superfícies sobre as quais se deslocam os veículos. Em todos os casos, será conveniente adaptar a velocidade às condições do solo. O assento deverá ser montado firmemente sobre uma superfície rígida. Deverá ser igualmente assegurado que o assento não apresente jogo excessivo.

Dispositivos de suspensão

Em um veículo, a transmissão das vibrações ao condutor pode ser reduzida por meio de elementos isolantes colocados em diferentes pontos.

Os pneus

A maior parte dos veículos é montada sobre pneus. A função destes é a de filtrar as pequenas rugosidades do solo. Mas, ao contrário, eles podem induzir movimentos de baixa frequência. Portanto, é necessário verificar se os pneus são adequados para o tipo de veículo e se estão devidamente calibrados para o terreno em que serão utilizados. De fato, os valores da magnitude da exposição à vibração são influenciados pelo nível de inflação dos pneus das máquinas de operação no setor florestal. A redução da pressão nos pneus pode provocar uma redução moderada da transmissão do estímulo (Sherwina *et al.*, 2004)

A suspensão do chassi

As suspensões semielípticas estão sendo progressivamente substituídas pelas parabólicas ou pneumáticas, que permitem controlar melhor a fricção.

A cabina suspensa

É necessário distinguir as cabinas que são isoladas dos veículos por polos de borracha, e as que são equipadas com suspensão mecânica de baixa frequência em dois ou quatro pontos. Somente as cabinas suspensas de baixa frequência são eficazes para reduzir as vibrações transmitidas ao condutor, devido ao rolamento. Em realidade, modelos mais recentes de caminhões, empregados na atividade de mineração, têm apresentado níveis menores de exposição à vibração, levando em conta o valor da aceleração ponderada ao longo do eixo z, quando comparados aos mais antigos. Essa diferença possivelmente se deve à melhoria na suspensão dos veículos e à configuração isolada da cabina. Tratando-se de eventos dotados de choques, avaliações têm revelado a maior presença deles nos mais novos, manifestados pelos valores mais elevados de VDV no eixo z (Mayton *et al.*, 2008).

O assento com suspensão

O assento constitui-se como o último estágio de suspensão antes do condutor. Portanto, em determinados veículos, como o único estágio de suspensão existente. A maioria dos assentos suspensos é concebida de modo a assegurar isolamento unicamente segundo o eixo vertical (z).

Na prática, as medidas realizadas nos assentos de um grande número de veículos têm mostrado que, muito frequentemente, eles amplificam as vibrações ao invés de reduzi-las, como já abordado anteriormente. O assento deve ser objeto de uma manutenção eficiente, especialmente nos componentes de sua suspensão. A compatibilidade entre a suspensão e o peso do trabalhador deve ser avaliada. Há alguns assentos cujo ajuste é automático, de acordo com o peso do operador.

O estabelecimento de uma política de prevenção de agravos à saúde relacionados à exposição à vibração de corpo inteiro envolve os seguintes aspectos fundamentais, além dos princípios elencados anteriormente:

- Aquisição de veículos e máquinas que exponham os trabalhadores a níveis mais baixos de vibração, em consonância com os ditames da Diretiva Europeia sobre máquinas.
- Indagar ao fabricante e ao fornecedor se os veículos foram testados em condições similares às do cotidiano dos trabalhadores.
- Buscar informações junto ao fabricante e ao fornecedor sobre os meios apropriados de manutenção, para minimizar a exposição dos trabalhadores à vibração.

O método de aplicação dessa política de prevenção pode se inspirar nos conceitos do programa relatado por Yamada e Sakakibara (1998), ou seja, contemplar os seguintes componentes essenciais: melhorias nos veículos; normalização, em particular sobre o tempo de operação; programa médico, envolvendo exame e terapia precoces; e formação e educação de trabalhadores.

Em uma análise sobre as normas que regem a associação dose-resposta, Griffin (2004) argumenta que há uma ausência de conhecimento sobre os tipos de vibração que podem causar lesões, haja vista a expressiva divergência entre as medidas fundamentadas em r.m.s. e em VDV. O autor acrescenta, ainda, que o atual estágio de conhecimento não permite definir o tipo, a probabilidade ou a gravidade da lesão de forma correspondente à duração da vibração. Naturalmente, conforme Griffin (2004), a exposição à vibração de corpo inteiro pode provocar lesão, no entanto, não há um nível particular de exposição devidamente consolidado, seja de ação ou de limite, para prevenir danos decorrentes da exposição.

No que concerne à contraposição existente entre as avaliações quantitativa e qualitativa, Griffin (2004) afirma que há ainda um conhecimento limitado sobre as variáveis contidas na dinâmica dos efeitos advindos da exposição à vibração transmitida à mão. Segundo o pesquisador, não existe qualquer precisão nesse cenário que permita a predição da ocorrência de dedo branco induzido por vibração. Para outros distúrbios, como os neurológicos e os musculoesqueléticos, o conhecimento é ainda mais incipiente.

A atual Diretiva Europeia (2002) se fundamenta em normas que, em algumas áreas, apresentam inconsistência no que tange à relação vibração-lesão. Ademais, apesar de ser assentada nas normas da ISO aqui discutidas, tanto para transmitida pela mão como para o corpo inteiro, há conflitos acerca dos efeitos associados aos valores estabelecidos nos documentos. Esses dois pontos, conforme Griffin (2004), oferecem destaque à fragilidade da avaliação quantitativa da Diretiva. O autor ainda denomina os valores definidos para os níveis de ação e de limite para ambas as vibrações como "mágicos", e salienta o aspecto qualitativo da avaliação, sustentando que a exposição à vibração deve ser minimizada ao valor mais baixo possível.

Exemplos de avaliação de vibração de corpo inteiro

No tocante à necessidade de medições, é relevante assinalar que, como para qualquer avaliação para se estimar a exposição a determinado agente, há incertezas que compõem o valor final. No cenário da vibração, a exposição pode sofrer influência dos métodos de operação do condutor, características e condições da máquina, alterações no perfil do pavimento, incertezas na avaliação da duração da exposição. Por último, há os erros considerados sistemáticos associados ao instrumento de medida. Nesse âmbito, por meio de estudos de campo, as modificações nas características das máquinas ou nos ciclos de trabalho foram as fontes de maior peso na geração da incerteza. Tais incertezas estão muito presentes nos procedimentos de avaliação em campo, onde há uma sorte de dificuldades para a realização da avaliação, como a definição de uma jornada típica de trabalho de exposição ao estímulo (Pinto e Stacchini, 2006; Salmonia et al., 2008).

Máquinas utilizadas no processo de mineração a céu aberto são fontes relevantes de vibração. No entanto, em pesquisa desenvolvida por Howard et al. (2009), de 30 grupos homogêneos de condutores analisados, considerando uma jornada de 12 horas para a atividade, somente quatro deles apresentaram valores acima do limite de atenção da recomendação da ISO-2631-1 (1997). Entre essas máquinas, estavam a pá-carregadeira de rodas, tratores de rodas, caminhões, caminhões fora-de-estrada.

Valores da magnitude da aceleração da vibração podem ser obtidos em um banco de dados confeccionado pelo Departamento de Saúde Pública e Clínica Médica da Universidade de Umeå, Suécia (*Umeå University*, s/d). Esse banco de informações encontra-se disponível na rede mundial de computadores e contém resultados de avaliações de diversos veículos importantes em relação à exposição à vibração de corpo inteiro. A seguir, na Fig. 12.13, são apresentados alguns exemplos de avaliações, cujos valores foram cotejados com os limites da versão ISO 2631-1 (1985).

Para se obter a estimativa do valor da dose de vibração, em pesquisa de âmbito nacional na Grã-Bretanha, Palmer *et al.* (2000a) recorreram a valores representativos das magnitudes de vibração no eixo z de veículos considerados relevantes para o cálculo. Alguns exemplos são citados a seguir na Tabela 12.11.

Griffin *et al.* (2007), com o apoio de várias instituições europeias da área, elaboraram um excelente guia, com admirável didatismo, apresentando conceitos, procedimentos de avaliação, e exemplos de cálculos de exposição à vibração. Trata-se de uma excelente referência, com exemplos que contribuem significativamente para a apreensão dos conceitos, para o leitor que pretende adquirir maiores esclarecimentos sobre o tema.

Tabela 12.11. Exemplos de valores da magnitude awz de alguns veículos ou máquinas

Veículo ou máquina	a_{wz} m/s^{2}r.m.s.
Ônibus	0,6
Trem	0,5
Trator	0,75
Motocicleta	1,0
Carregadeira	1,2
Helicóptero	0,8
Barco de alta velocidade	1,5
Empilhadeira	0,9

1) Veículo: escavadeira
- Valores da vibração:
  - awx: 0,4 m/s²
  - awy: 0,2 m/s²
  - awz: 0,4 m/s²
  - awt: 0,70 m/s²

2) Veículo: pá carregadeira
- Valores da vibração:
  - awx: 0,2 m/s²
  - awy: 0,3 m/s²
  - awz: 0,5 m/s²
  - awt: 0,66 m/s²

3) Veículo: trator escavadeira – pá carregadeira
- Valores da vibração:
  - awx: 0,4 m/s²
  - awy: 0,3 m/s²
  - awz: 0,4 m/s²
  - awt: 0,83 m/s²

Níveis de aceleração por banda de 1/3 de oitava (fadiga e decréscimo da capacidade de trabalho para 1 hora, 4 horas e 8 horas.

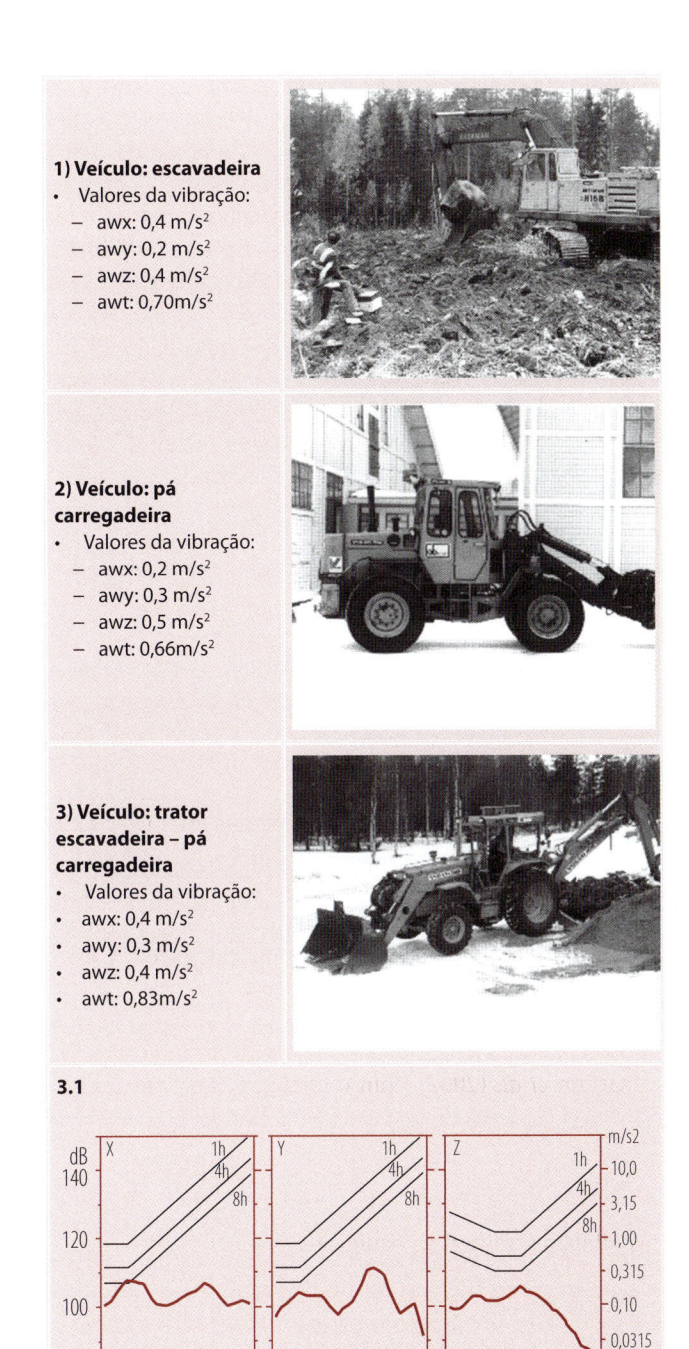

Fig. 12.13. Exemplos de avaliações de vibração de corpo inteiro realizadas sobre algumas máquinas.

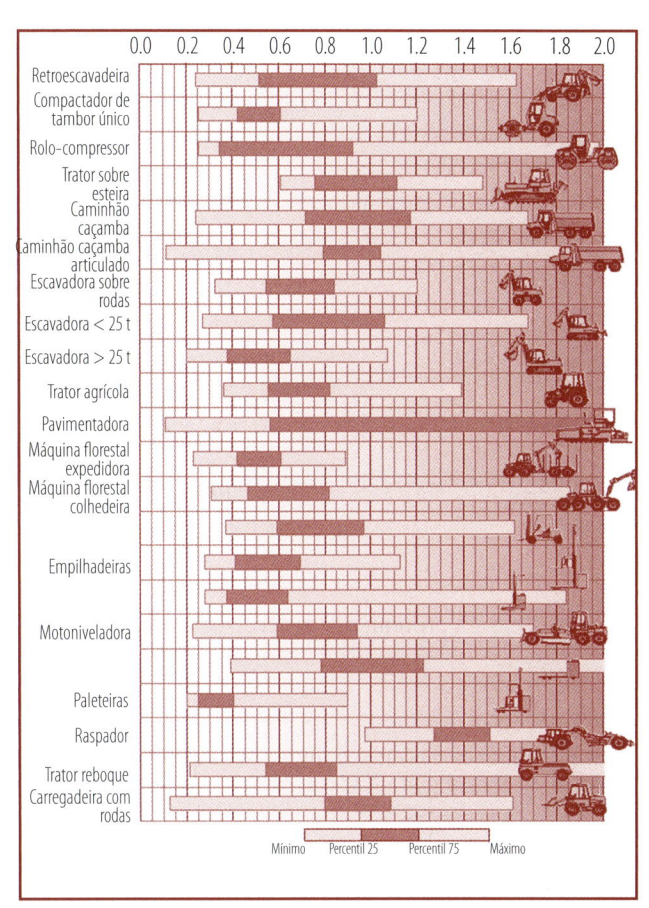

Fig. 12.14. Exemplos de veículos, fontes de vibração, com os valores mínimo e máximo de percentis, das magnitudes da aceleração ponderada, r.m.s., em frequência, expressa em m.s⁻².
Fonte: adaptado de Griffin (2007).

A partir do trabalho desenvolvido por Griffin *et al.* (2007), cabe ilustrar com uma série de exemplos de dados sobre vibração, para diversas máquinas relevantes na área, conforme a Fig. 12.14.

Revisão da literatura - estudos epidemiológicos

A maioria dos estudos tem se centrado nos problemas de coluna decorrentes da exposição à vibração de corpo inteiro. Verifica-se, também, o cuidado de afirmar que não é possível estabelecer um determinado nível de risco, dada a complexidade de fatores que interferem na geração do efeito sobre a saúde, como por exemplo: posição sentada por tempo prolongado, postura inadequada etc.

O conhecimento adquirido a respeito dos efeitos crônicos decorrentes da exposição à vibração de corpo inteiro foi gerado, principalmente, por estudos transversais e retrospectivos (Griffin, 1990a). Há referência também a alguns problemas relativos ao planejamento desses estudos, principalmente os de corte transversal, que analisam os efeitos sobre a coluna. Um desses problemas é o chamado "fenômeno do trabalhador saudável", viés relacionado ao fato de que os profissionais que apresentam problemas de coluna tendem a deixar seus postos.

Lombalgia e distúrbios na coluna

Segundo a revisão de literatura empreendida, o maior interesse dos pesquisadores quanto à exposição à vibração de corpo inteiro tem sido o estudo dos efeitos sobre a coluna, principalmente em virtude de número representativo de afastamentos do trabalho provocado por esse problema.

Choque mecânico e vibração de corpo inteiro são considerados causas representativas para o desenvolvimento de lombalgias em motoristas (Burton e Sandover, 1987). Os autores sustentam essa conclusão devido a uma redução significativa da incidência e da gravidade de lombalgias verificada entre pilotos, após a redução da rigidez da suspensão de veículos de competição.

Queixas de operadores de pontes rolantes referentes à exposição à vibração de corpo inteiro foram levantadas por Malchaire e Piette (1991). No estudo, observou-se que os operadores são mais sensíveis às vibrações horizontais (eixos x e y). Além disso, eles apresentaram maior sensibilidade aos níveis de vibração não ponderados do que aos ponderados, e às intensidades de pico (L_{10} – percentil 10) do que às de valor r.m.s.

O desconforto provocado pela vibração de corpo inteiro em postos de trabalho de tratoristas foi objeto de análise em uma pesquisa de campo empreendida por Fairley (1995). Diversos procedimentos de análise quantitativa de vibração, para predizer o desconforto, foram empregados e, depois, disso comparados com as avaliações subjetivas dos operadores. O autor considerou a norma ISO 2631 como o melhor instrumento para se predizer o desconforto, utilizando-se dos valores de vibração r.m.s. ponderados em frequência (0,5 – 20 Hz), medida no plano do assento nas três direções ortogonais.

Bongers *et al.* (1988) empreenderam uma pesquisa longitudinal com o propósito de verificar os efeitos da vibração de corpo inteiro sobre operadores de ponte rolante. Os autores observaram que, entre os operadores com mais de 5 anos de exposição à vibração de corpo inteiro, a ocorrência de incapacidades por problemas de coluna foi mais elevada comparando-se com o grupo controle. A razão de densidade de incidência superou o valor de 2 para incapacidade, controlando-se as variáveis idade, nacionalidade, trabalho em turnos e ano calendário.

Distúrbios na coluna foram investigados em operadores de máquinas de movimentação de terra com pelo menos 3 anos de exposição, por meio de estudo seccional desenvolvido por Dupuis e Zerlett (1987). Os autores empregaram um grupo controle para possibilitar comparações com os sujeitos expostos. A pesquisa demonstrou que a prevalência de trabalhadores com queixa de desconforto na coluna foi muito mais alta no grupo de trabalhadores expostos à vibração.

Hulshof e Van Zanten (1987) elaboraram ampla e crítica revisão da literatura sobre a vibração de corpo inteiro, que incluiu a análise dos critérios referentes ao desenho dos estudos revisados, a fim de verificar sua consistência epidemiológica. O levantamento revelou que os efeitos adversos mais comuns foram: lombalgia, degeneração precoce da região lombar e hérnia de disco. Os autores destacaram, à época, a necessidade de que mais pesquisas fossem realizadas envolvendo trabalhadores de alto risco, uma vez que não é possível estabelecer uma associação sólida entre a exposição à vibração e seu efeito com base nos estudos então analisados.

Walsh *et al.* (1989) investigaram as causas de lombalgia relacionadas ao trabalho por meio de um estudo retrospectivo, utilizando-se de questionário enviado pelo correio, tendo observado as associações mais consistentes nas atividades de transporte e levantamento de cargas e na condução prolongada de veículos.

Operadores de empilhadeira apresentam problemas de coluna maiores quando comparados com outros grupos de trabalhadores, conforme pesquisa conduzida por Brendstrup e Biering-Sorensen (1987). No entanto, esse achado não comportou diferenças significativas entre os grupos analisados, pois, segundo os autores do estudo, o grupo de controle escolhido tinha um número reduzido de indivíduos. Além disso, esses últimos, trabalhadores não qualificados, desenvolviam atividades classificadas como de risco para geração de problemas de coluna.

Os fatores de risco para a lombalgia foram analisados por Burdorf e Sorock (1997) por meio de uma exaustiva revisão da literatura, compreendendo 35 estudos epidemiológicos sobre o tema, com os mais variados desenhos. Em relação aos aspectos da vibração de corpo inteiro, os autores se detiveram sobre 13 textos. Associações significativamente positivas entre a exposição e o efeito foram encontradas praticamente na totalidade dos estudos analisados, com exceção de um com desenho longitudinal, cujos resultados não demonstraram uma associação estatisticamente significativa.

A elevação da prevalência de lombalgias entre pilotos de helicópteros e motoristas profissionais deve-se, apenas parcialmente, à exposição à vibração de corpo inteiro, uma vez que esses grupos de trabalhadores encontram-se expostos a outros riscos que também podem contribuir para a geração dessa patologia. Essas considerações, estabelecidas por Boshuizen *et al.* (1990a), sustentam-se em estudos epidemiológicos realizados pela Universidade de Amsterdã, instituição em que trabalham. Os autores realizaram estudos de natureza longitudinal, com operadores de pontes rolantes de uma siderúrgica e de um estaleiro e operadores de tratores; e três estudos seccionais, envolvendo operadores de tratores, operadores de empilhadeiras e pilotos de helicópteros. Os primeiros estudos tiveram por objetivo verificar a diferença entre a incidência de incapacidade e de afastamento do trabalho com um grupo controle pertencente à mesma empresa, e os demais estudos, o de determinar a prevalência da lombalgia entre as ocupações analisadas.

Aspectos concernentes à poluição química, ao ruído e à vibração de corpo inteiro entre operadores de empilhadeiras, elétricas e com motor a diesel, foram avaliados por Cocheo *et al.* (1984). Os resultados revelaram que o tipo de motor dos equipamentos não influenciou os níveis de vibração, mas as características dos pneus utilizados, sim. As empilhadeiras dotadas de pneus homogêneos (sem câmara de ar) geraram níveis mais elevados de vibração de corpo inteiro, quando comparadas com as que utilizavam pneus elásticos constituídos de câmara de ar. Além disso, os níveis encontrados não ofereciam conforto, nem tampouco garantiam a preservação da capacidade de trabalho de acordo com os limites impostos pela norma ISO 2631 (1985).

Um estudo epidemiológico de campo entre operadores do metrô da cidade de Nova Iorque, levando em conta os efeitos combinados da vibração de corpo inteiro nos sentidos lateral e vertical, foi desenvolvido por Johanning *et al.* (1991), que classificam esse estímulo como um fator de grande contribuição para o desencadeamento de dor e doenças na coluna. Os pesquisadores realizaram uma avaliação sobre os diversos tipos de trens utilizados, respeitando as características das linhas e referenciando, principalmente, à norma ISO 2631.

Os níveis de vibração lateral e vertical encontrados situavam-se bem acima dos limites de fadiga-decréscimo na eficiência, para 8 horas, estabelecidos pela norma ISO 2631. De acordo com os autores, a jornada de trabalho dos operadores submetidos a esses níveis de vibração de corpo inteiro não deveria ultrapassar 3 horas e 44 minutos. Além do risco relacionado à vibração, o posto de trabalho dos operadores do metrô encontrava-se exposto a outros riscos importantes, tais como: posto de trabalho mal dimensionado em relação aos critérios ergonômicos; elevados níveis de ruído; e estresse provocado pela inadequação da organização do trabalho.

Ao comparar incidências de absenteísmo, devido a distúrbios na coluna, de operadores de ponte rolante expostos à vibração de corpo inteiro e de um grupo controle, em um estudo retrospectivo de 10 anos, Bongers *et al.*(1988a) não verificaram diferenças significativas entre os dois grupos. No entanto, no grupo formado por operadores de ponte rolante, observou-se um maior e mais longo absenteísmo em razão de distúrbios no disco intervertebral. Já no grupo controle, houve mais queixas e distúrbios de coluna inespecíficos.

A condução de ônibus e de caminhões e a operação de equipamentos pesados são as ocupações com maior prevalência de distúrbios causados pela exposição à vibração de corpo inteiro, conforme mostra a revisão de dados epidemiológicos produzida pelo NIOSH (*National Institute for Occupational Safety and Heath*) e conduzida por Helmkamp *et al.* (1984). Entretanto, segundo os autores da revisão, a associação causal não foi estabelecida adequadamente.

Uma das primeiras revisões críticas e sistemáticas a respeito de pesquisas epidemiológicas sobre o tema foi desenvolvida por Helmkamp *et al.* (1984). Em 1954, Loeb (*apud* Helmkamp *et al.*, 1984, p. 162), considerado um dos precursores na análise de efeitos combinados, em um estudo experimental, e dispondo, ainda, de um grupo de controle, não verificou nenhuma alteração significativa nas médias das pressões arteriais sistólica e diastólica dos dois grupos.

Pesquisa realizada por Gruber e Ziperman (*apud* Helmkamp *et al.*, 1984, p.163) com trabalhadores expostos à vibração de corpo inteiro, comparou, por meio de um estudo retrospectivo, padrões de morbidade de motoristas de ônibus e de trabalhadores de escritório (grupo controle). Já Gruber (*apud* Helmkamp *et al.*, 1984, p.164), em 1976, desenvolveu outra pesquisa com desenho similar, envolvendo motoristas de caminhões. Nessa oportunidade, controladores de tráfego aéreo foram empregados como controle. Uma pertinente crítica tecida por Helmkamp *et al.* (1984) diz respeito ao viés expressivo que pode haver na seleção dos grupos controle, uma vez que estes se submetiam a uma avaliação médica mais rigorosa para poder assumir seus cargos. Desse modo, seria de se esperar que, nessa população de trabalhadores, fossem encontrados os indivíduos mais saudáveis.

Diante da dificuldade de encontrar um grupo controle cuja realidade de trabalho diferisse da do grupo objeto de análise apenas no tocante à exposição à vibração de corpo inteiro, Grzesik (apud Helmkamp *et al.*, 1984, p. 165) optou por desenhar um estudo longitudinal, de 1972 a 1980, entre operadores de minas de carvão e areia, dotado de dois pontos de determinação do quadro de saúde da população em estudo. O pesquisador verificou que a exposição de longo prazo à vibração de corpo inteiro, em baixas e médias frequências, exerceu uma influência negativa sobre a saúde desses trabalhadores, que apresentaram maior e significativa incidência de distúrbios da mobilidade; dos sistemas circulatório, digestivo e nos órgãos urogenitais. Esse estudo, especificamente, não revelou nenhuma ação sinérgica pela presença do ruído, uma vez que não se detectou nenhum agravo à audição.

A exposição à vibração de corpo inteiro e ao frio pode contribuir para a ocorrência do fenômeno de Raynaud entre mineiros, de acordo com a pesquisa efetuada por Hedlund (1989). Após examinar 27 trabalhadores submetidos, durante a jornada de trabalho, aos dois tipos de exposição à vibração, o autor constatou que eles apresentavam maior prevalência do fenômeno em dedos de mãos e pés, quando comparados com um grupo controle. O autor afirma que há possibilidade de surgimento do fenômeno de Raynaud, nos dedos dos pés, em pessoas que têm essa região exposta por longo tempo à vibração.

A dose de exposição à vibração está associada ao aumento da prevalência de dor nas costas, conforme pesquisa de Boshuizen *et al.* (1990b). Os autores analisaram isoladamente os dois componentes da dose de vibração, a duração da exposição e a magnitude da vibração, concluindo que a manifestação de dor nas costas tende a crescer com a duração da exposição à vibração, mas não com a média estimada da magnitude desta. Segundo os autores, esse resultado provavelmente se deve à deficiência de precisão da última variável. Além disso, concluem que a prevalência mais elevada de dor nas costas entre tratoristas (em média cerca de 10% superior àquela percebida no grupo não exposto) pode ser parcialmente imputada à vibração de corpo inteiro, uma vez que há outros estressores importantes no posto de trabalho, tais como postura e posição sentada prolongada.

Com o propósito de avaliar com maior propriedade os resultados de pesquisa anterior, segundo a qual operadores de metrô expunham-se a níveis de vibração de corpo inteiro superiores aos definidos pela ISO 2631, Johanning (1991) desenvolveu uma investigação, a respeito, com base em dados colhidos por meio de um questionário e de medições dos níveis de vibração nos postos de trabalho.

O pesquisador pôde observar, por intermédio de regressão logística múltipla, uma *odds ratio* de 3,5 (IC 95% = 1,7-8,6), para dor ciática, e de 1,6 (IC 95% = 1,1-2,5), para problemas gastrintestinais, entre os operadores de metrô, em cotejo com um grupo controle constituído por operadores de sala de controle. Johanning, neste estudo, não faz referência aos níveis de ruído a que os operadores estavam expostos. É interessante destacar outro achado deste trabalho: um *odds ratio* de 3,2 para perda auditiva induzida por ruído (PAIR) entre os operadores. No entanto este valor não se revela significativo quando se verifica seu intervalo de confiança a 95% (0,6-17,4).

Em estudo transversal no qual também foram utilizados questionários enviados pelo correio e medidos os níveis de exposição à vibração de corpo inteiro no posto de trabalho, Bovenzi e Zadini (1992) investigaram a prevalência de sintomas lombares em um grupo de motoristas de ônibus expostos à vibração de corpo inteiro e ao estresse postural. Os dados obtidos foram analisados por regressão logística múltipla e foram revelados valores de *odds ratio* de prevalência significativamente superiores à unidade para os motoristas de ônibus, comparando-se com o grupo controle, composto por trabalhadores do setor de manutenção. Isso se deu para diversos tipos de sintomas, a saber: dor nas pernas, dor lombar aguda, dor lombar.

Bovenzi e Zadini (1992) também salientam que a ocorrência de sintomas lombares tende a crescer à medida que a exposição à vibração de corpo inteiro, traduzida pela dose recebida (anos m^2/s^4), cresce. Os sintomas surgiram em níveis de exposição à vibração de corpo inteiro inferiores aos estipulados pela norma ISO 2631.

Após o controle de variáveis de confusão por meio de regressão logística, detectou-se uma associação significativa entre distúrbios lombares e dose de vibração e carga postural. Esse resultado é um dos achados de um estudo de prevalência, empreendido por Bovenzi e Betta (1994), com 1.155 tratoristas expostos à vibração de corpo inteiro e ao estresse postural. Os autores analisaram os níveis de vibração no posto de trabalho e empregaram um questionário padronizado. Demonstraram que a prevalência de lombalgia entre os tratoristas foi maior do que a encontrada no grupo controle, formado por 220 trabalhadores de escritório. Também puderam concluir que a Diretiva Europeia para agentes físicos parece ser mais apropriada para a prevenção de efeitos de longo prazo na região lombar do que a norma ISO 2631.

A condução de veículos a motor pode estar associada com a elevação do risco de disco intervertebral lombar herniado agudo, conforme estudo caso-controle conduzido por Kelsey e Hardy (1975). Os autores compararam fatores de risco de 223 casos com aqueles de dois grupos controle compostos por 217 indivíduos pareados pelas variáveis idade e gênero, e por 49 indivíduos não pareados. Segundo Kelsey e Hardy, a associação encontrada entre hérnia de disco aguda e condução de veículos não pôde ser atribuída a quaisquer variáveis de confusão, como levantamento de cargas, ausência de atividade física, tabagismo ou trabalho sedentário. A exposição à vibração de corpo inteiro também não foi considerada como um fator de risco no desenho da pesquisa. Finalmente, a falta de um grupo controle extraído da população geral e a relativa insuficiência do tamanho da amostra foram algumas das limitações da pesquisa, apontadas pelos pesquisadores.

Em um grupo de operadores de ponte rolante não foi encontrada uma prevalência significativamente mais elevada, em relação a um grupo controle constituído por trabalhadores não expostos à vibração de corpo inteiro, mas que assumissem a mesma posição de trabalho na jornada. Essa é uma das conclusões consolidadas por Piette e Malchaire (1992), em pesquisa em que um dos objetivos foi o de verificar quais elementos do equipamento de trabalho são responsáveis pela geração de vibração. Os autores concluíram que, nesse aspecto, têm importância os caminhos de rolamento, as dimensões dos equipamentos e os sistemas de suspensão tanto da cabina como do assento.

As condições de trabalho com empilhadeiras, do ponto de vista acústico e vibratório, foram objeto de estudo de Danière *et al.* (1992). Os autores elaboraram um estudo, cujo objetivo foi o de responder às necessidades de normalização no campo das estratégias de redução de vibração e de ruído no posto de trabalho dos condutores desses veículos. Cotejando os resultados com a norma francesa, os autores observaram que os níveis de vibração encontrados em empilhadeiras com capacidade de carga inferior a 10 toneladas e os utilizados em construção civil são algumas vezes incompatíveis com a duração da jornada cotidiana de um posto de trabalho. Além disso, os pesquisadores revelaram que as suspensões empregadas nesses veículos são frequentemente inadequadas.

Interferências sobre o aprendizado foram investigadas por Sherwood e Griffin (1992) por meio de um estudo experimental em que 40 sujeitos cumpriram metade de uma determinada tarefa de aprendizado estando submetidos à vibração de corpo inteiro senoidal, com frequência de 16 Hz e aceleração de 2,0 m/s^2, e a outra metade sem essa exposição. Os resultados indicaram que a exposição à vibração de corpo inteiro pode prejudicar o aprendizado de modo significativo.

Após a revisão de 19 pesquisas, algumas mencionadas neste texto, pesquisadores do NIOSH declararam que há uma forte evidência de associação positiva entre exposição à vibração de corpo inteiro e lombalgia (Bernard e Fine, 1997).

A adoção de posturas consideradas apropriadas e a atenção voltada às recomendações para exposição à vibração na operação de máquinas na atividade florestal, que contribuem para a estabilização da coluna, podem reduzir a transmissão da vibração, reduzindo a fadiga e, por conseguinte, o risco de distúrbios osteomusculares, elevando desse modo, a produtividade (Jack, Oliver, 2008).

No tocante a pesquisas mais recentes que se debruçam sobre esse tema, em atividades desenvolvidas na agricultura, a tarefa de levantar cargas e a exposição à vibração de corpo inteiro são consideradas como fatores de risco suficientes para sugerir a ocorrência de distúrbios osteomusculares (Walker-Bone e Palmer, 2002). A gênese da lombalgia tem sido naturalmente explorada nesse cenário, e estudos têm revelado que a carga da exposição à vibração é inferior à da atividade de levantamento de peso, no que tange a esse agravo, na população trabalhadora do Reino Unido (Palmer *et al.*, 2003).

Por meio de estudo de seccional, Bovenzi *et al.* (2002) investigaram a manifestação de lombalgia entre operadores de máquinas portuárias, como empilhadeiras, caminhões e outros veículos correlatos. Os pesquisadores constaram um excesso de risco para hérnia de disco entre os trabalhadores portuários dessa categoria com uma antiguidade prolongada. Com o uso de análise multivariada, a exposição à vibração e a carga postural se comportaram de forma independente na predição de lombalgia. A despeito de se tratar de uma pesquisa transversal, os achados não permitem estabelecer uma conclusão segura sobre a associação entre distúrbios na região lombar e exposição à vibração. Os autores afirmam que a exposição à vibração combinada com posturas consideradas como não neutras, na operação de condução de veículos, está associada com a elevação de risco de feitos adversos a longo prazo na região lombar.

Chen *et al.* (2009) conduziram uma avaliação de exposição entre motociclistas, utilizando as normas ISO 2631-1 (1997) e ISO 2631-5 (2004). A partir dos métodos definidos pelos documentos, os autores obtiveram os valores da aceleração r.m.s., o valor da dose de vibração estimada para 8 horas de exposição [VDV(8)] e a dose diária estimada de compressão estática (Sed). Em mais do que 90% dos motociclistas, foram encontrados valores de VDV(8) superiores aos zona de cuidado estabelecida pela ISO 2631-1 (1997), que é de 17 m.s-1,75. Além disso, o valor de Sed observado excedeu o valor associado à alta probabilidade de efeitos adversos (0,8 MPa), como recomenda a ISO 2631-5 (2004). Para os valores da aceleração r.m.s. e de VDV, o pavimento exerce uma influência significativa. No caso de Sed, a velocidade apresenta associação significativa.

A ISO 2631-5 (2004) foi aplicada conjuntamente a ISO 231-1 (1997) para avaliar a exposição de motoristas de caminhões caçamba empregados na atividade de mineração por Eger *et al.* (2008). Quanto ao segundo documento, houve superação da região delimitada pela zona de cuidado com a saúde, em três dos sete veículos estudados, para VDV(8). Entretanto, em referência à primeira norma, específica para vibrações múltiplas, não foram constatadas superações de limites, conforme os parâmetros empregados.

Por meio de estudo de caráter seccional, Bovenzi *et al.* (2002) investigaram a manifestação de lombalgia entre operadores de máquinas portuárias, como empilhadeiras, caminhões e outros veículos correlatos, tendo constatado risco elevado para hérnia de disco entre os trabalhadores com longo tempo de trabalho na função. Com o uso de análise multivariada, a exposição à vibração e a carga postural se comportaram de forma independente na predição de lombalgia. Por tratar-se de uma pesquisa transversal, os achados não permitem estabelecer uma conclusão segura sobre a associação entre distúrbios na região lombar e exposição à vibração. Os autores afirmam que a exposição à vibração, combinada com posturas consideradas não neutras na operação de condução de veículos, está associada com a elevação, no longo prazo, de risco de efeitos adversos na região lombar.

Chen *et al.* (2007) conduziram uma avaliação de exposição entre motociclistas, utilizando as normas ISO 2631-1(1997) e ISO 2631-5 (2004). A partir dos métodos definidos pelos documentos, os autores obtiveram os valores da aceleração r.m.s., o valor da dose de vibração estimada para oito horas de exposição [VDV(8)] e a dose diária estimada de compressão estática (Sed). Em mais do que 90% dos motociclistas, foram encontrados valores de VDV(8) superiores à zona de atenção estabelecida pela ISO 2631-1 (1997), que é de 17 m.s$^{-1,75}$. Além disso, o valor de Sed observado excedeu o valor associado à alta probabilidade de efeitos adversos (0,8 MPa), como recomenda a ISO 2631-5 (2004). Para os valores da aceleração r.m.s. e de VDV, o pavimento exerce uma influência significativa. No caso de Sed, a velocidade apresenta associação significativa.

A elevação da exposição acumulada à vibração demonstrou associação com a prevalência de lombalgia em estudo epidemiológico empreendido por Bovenzi *et al.* (2006). Na análise multivariada executada, variáveis relacionadas às características individuais (idade e IMC) e índice de carga física, também se comportaram como significativas para o desfecho estudado. Concluem os pesquisadores que a exposição à vibração de corpo inteiro e carga física constituem importantes componentes na rede multifatorial para o desfecho de lombalgia.

A importância do assento

Três tipos de assentos foram avaliados por Öskaya *et al.* (1996), tendo como referência a transmissão da vibração. O primeiro assento, considerado o mais simples, foi classificado como o mais apropriado, em comparação com os outros dois, possuidores de características avançadas e estruturas complexas, já que os últimos ampliaram a vibração global de 5 a 19% para os operadores de trem. Os autores salientam que, a despeito de os assentos mais complexos, e com características avançadas, obedecerem a critérios ergonômicos de ajuste e conforto, eles não foram concebidos para suportar a exposição à vibração por longo prazo. De acordo com os autores, esses assentos foram configurados para postos de trabalho com características estáticas, e não dinâmicas, como as dos postos de operadores de trem.

A eficiência em prevenir a transmissão de vibração de 11 tipos de assentos utilizados em caminhões pesados, em tratores e em empilhadeiras, foi avaliada por Burdorf e Swuste (1993). Os autores verificaram que os dados obtidos em laboratório não são adequados para predizer a eficiência em campo de trabalho e que, em diversas situações de trabalho, a magnitude e a duração da vibração excederam os limites da curva de fadiga, relacionada ao decréscimo de produtividade, estabelecido pela norma ISO 2631, para o eixo vertical. Portanto, segundo os pesquisadores, em várias situações de trabalho com exposição de 8 horas diárias à vibração de corpo inteiro, os assentos não oferecem a devida proteção.

Valores de vibração superiores – particularmente na direção lateral – àqueles definidos pela norma ISO 2631, em referência à duração da exposição à vibração, foram observados em postos de trabalho de condutores de máquinas de transporte de troncos de árvores, em pesquisa conduzida por Boileau e Scory (1988). Os pesquisadores também destacaram a impropriedade dos assentos existentes nos veículos, os quais tendem a amplificar a vibração recebida e transmitida ao operador. Ademais, constataram que a ausência de amortecimento da máquina e as irregularidades, ao longo do percurso, provocam importantes exigências, favorecendo, assim, a elevação dos níveis de vibração.

Wikström *et al.* (1994) também elaboraram uma vasta revisão da literatura sobre o tema da vibração de corpo inteiro, com o fim de apontar condutas e meios de se avaliar a exposição a ela, principalmente no que se refere à ocupação de motoristas. Fundamentando-se nos estudos que analisaram, os autores teceram conclusões sobre os efeitos da exposição de longo prazo, percebendo que muitos anos de exposição podem contribuir para lesões e/ou distúrbios na região lombar, e que o risco tende a crescer se essa exposição for combinada com posturas inadequadas e com longo tempo na posição sentada, sem pausas.

Uma ampla revisão acerca dos efeitos do ruído e da vibração sobre trabalhadores agrícolas foi elaborada por Crutchfield e Sparks (1991). Nessa revisão, os dois riscos foram analisados de forma individual, não abordando a ação combinada de ambos. Desse modo, detendo-se nos aspectos concernentes aos efeitos advindos da exposição à vibração de corpo inteiro, os autores salientaram resultados de pesquisas que revelaram os efeitos de longo prazo mais evidentes, como lombalgias, degeneração precoce da coluna e hérnia de disco.

Crutchfield e Sparks declararam que estudos cujo foco recaiu sobre outras regiões do corpo não foram suficientemente conclusivos. De nossa parte, verificamos, por meio desta ampla revisão, que existe um risco elevado de danos na coluna vertebral e no sistema nervoso periférico, enquanto que, para outros locais do corpo, como o sistema digestivo, órgãos do sistema reprodutivo feminino e o sistema vestibular, há uma probabilidade menor de ocorrência.

Seidel e Heide (1986) realizaram uma extensa revisão crítica sobre efeitos de longo prazo causados pela exposição à vibração de corpo inteiro, além de abordarem os riscos para a coluna vertebral. Os autores analisaram 185 pesquisas e discutiram os dados mais relevantes de cada uma delas, de modo condensado, referindo-se à associação entre a qualidade da exposição à vibração (intensidade, direção e duração) e seus efeitos patológicos, ao papel dos fatores individuais, a conclusões para o estabelecimento de padrões e ao cuidado médico dispensado aos trabalhadores expostos.

Medidas oriundas da duração da exposição e a magnitude da vibração expressa em VDV são as mais apropriadas do que as fundamentadas na aceleração equivalente [A(8)], para se avaliar a associação entre exposição e a ocorrência de lombalgia (Tiemessen *et al.*, 2008; Bovenzi, 2009).

Os dados obtidos por esta análise apontaram uma elevação do risco para a coluna e para o sistema nervoso periférico, enquanto que, para o sistema digestivo e os órgãos reprodutivos femininos, percebeu-se uma menor probabilidade da incidência de risco. Mesmo assim, no que se refere aos órgãos reprodutivos femininos, Seidel e Heide reconheceram que a exposição de longo prazo à vibração de corpo inteiro pode contribuir para o aparecimento de alguns problemas, como distúrbios menstruais, anomalias de posição e distúrbios na gravidez, como abortos e partos prematuros.

Finalmente, em aspectos referentes à exposição simultânea ao ruído e à vibração de corpo inteiro, os pesquisadores citam três estudos de campo, através dos quais observaram um efeito aditivo da vibração no desenvolvimento da perda auditiva induzida por ruído, além de três estudos de caráter experimental, que compartilham da mesma conclusão.

Estudos sobre exposições combinadas

Condições ambientais complexas têm sido um objeto constante de análise por parte de Mannine (1988), que conduziu uma pesquisa experimental cujo principal objetivo foi o de obter informações mais detalhadas sobre os efeitos combinados e os isolados do ruído, da vibração e da temperatura sobre o corpo humano. Entre outros resultados, Mannine pôde observar uma elevação na mudança temporária de limiar de 4 e 6 kHz em pessoas simultaneamente expostas a ruído e à vibração de corpo inteiro.

Considerando que, no ambiente de trabalho, o homem está exposto a uma diversidade de riscos, Yokoyama *et al.* (1974) realizaram uma pesquisa experimental para verificar as possíveis consequências acarretadas aos trabalhadores pela exposição à vibração de corpo inteiro, ao ruído e à combinação de ambos os riscos. A pesquisa encontrou mudanças temporárias de limiar mais expressivas, e um tempo de recuperação mais longo, em pessoas que se expuseram simultaneamente ao ruído e à vibração, quando em comparação com um ao grupo somente exposto ao ruído. Quanto à exposição à vibração de corpo inteiro isoladamente, foi percebido que não provocou nenhuma alteração importante no traçado audiométrico.

Seidel *et al.* (1988) elaboraram uma interessante pesquisa cuja finalidade foi a de investigar os efeitos combinados de ruído e vibração. O estudo teve uma característica experimental em razão da qual foram estabelecidas três situações de exposição: 1) a ruído isolado, com energia de 92 dB(A); 2) a vibração de corpo inteiro, no eixo z, na frequência de 4 Hz, com aceleração de 1,0 m/s^2 e nível de pressão sonora de 65 dB(A); e 3) a exposição combinada, com nível de pressão sonora de 92 dB(A), vibração de corpo inteiro no eixo z, com frequência de 4 Hz e aceleração de 1 m/s^2.

Os autores selecionaram arbitrariamente as frequências de 10 e 12 kHz para analisar eventuais mudanças temporárias de limiar, fundamentando-se em estudos anteriores, como os de Sataloff e o de Fausti *et al.* (apud Seidel *et al.*, 1988, p.96), os quais já afirmavam que a orelha humana é mais sensível a efeitos adversos na faixa de frequência acima de 8 kHz.

Conforme os resultados obtidos pelos pesquisadores, a exposição combinada entre ruído e vibração induziu a uma clara tendência de elevação da mudança temporária de limiar (TTS). As diferenças, consideradas significativas, se apresentaram de forma mais acentuada na frequência de 10 kHz. Interessante destacar que, na situação de exposição combinada, ou seja, à vibração de corpo inteiro e ao ruído, o último estímulo apresentava um nível bem abaixo dos limites estabelecidos pela higiene ocupacional (65 dB(A)), mas produziu mudanças temporárias de limiar consideráveis também nas frequências de 4 e 6 kHz.

As exposições combinadas de ruído, vibração, temperatura e atividades de trabalho e seus eventuais efeitos sobre a saúde de trabalhadores, particularmente em relação ao estresse, foram analisadas por meio de pesquisa experimental conduzida por Manninen (1990). Os resultados encontrados pelo pesquisador revelaram que a exposição combinada de vibração de corpo inteiro (2,12 m/s^2, 2,44 m/s^2) e ruído [85, 90, 95 dB(A)] é considerada mais estressante do que os dois riscos atuando de modo isolado.

Estudos de natureza experimental foram conduzidos por Landström (1993) com o propósito de verificar os efeitos combinados da exposição a ruído e à vibração de corpo inteiro. Operadores de helicópteros, de caminhões-caçamba e de veículos ferroviários foram avaliados tendo em vista a exposição aos dois estímulos de modo combinado e isoladamente. Considerando as três situações de análise, os resultados mostraram que os níveis mais baixos de alerta e a maior referência de sonolência foram registrados durante a exposição combinada aos dois estímulos. Os autores também salientaram que o ruído apresenta um efeito menor quando adicionado à exposição à vibração de corpo inteiro no que se refere a aspectos de fadiga e irritação.

A qualidade do conforto da viagem também tem sido objeto de pesquisas no contexto da interação entre ruído e vibração de corpo inteiro. Kirby *et al.* (1977), por meio de estudos experimentais, examinaram os efeitos da vibração simultânea, nos eixos vertical e lateral, em uma simulação de aeronaves de passageiros, e as consequências advindas da exposição simultânea à vibração, no eixo vertical, e ao ruído. Os autores verificaram que, em ambas as situações, os estímulos interagem a baixos níveis, mas atuam de modo isolado em valores mais elevados.

Experimentos de laboratório foram empreendidos por Manninen (1983a) para verificar os efeitos da exposição combinada de ruído com vibração de corpo inteiro. Nesses estudos, voluntários foram submetidos à vibração senoidal de corpo inteiro (5 Hz – 2,12 m/s^2 e 10 Hz – 2,65 m/s^2), ao longo do eixo z, com oito níveis de ruído e largura de banda de 85 dB(A), 90 dB(A) e 98 dB(A). Os resultados revelados por essa pesquisa indicam que a presença de vibração eleva a mudança temporária de limiar, após 2 minutos (TTS$_2$ –*Threshold Temporary Shift*), se provocada por ruído, notadamente nas frequências de 4 kHz e 6 kHz. Ainda de acordo com os dados obtidos pelo experimento, a exposição simultânea a ruído de banda larga (0,2 - 16 kHz) e à vibração apresentou valores de TTS$_2$ de 1,2 a 1,5 vezes o valor encontrado na frequência de 4 kHz para a exposição isolada a ruído de mesma característica.

Alguns resultados são encontrados em outra revisão da literatura conduzida por Seidel (1993). Nesse estudo, o autor se detém mais sobre a questão da exposição combinada de vibração com o ruído. Em trabalho desenvolvido por Pinter (*apud* Seidel, 1994, p.594), foi comparada a mudança permanente de limiar de audição de tratoristas (exposição combinada), com a de um grupo formado por marceneiros (expostos somente ao ruído). Pinter encontrou uma perda de audição maior, induzida por vibração, na frequência de 6 kHz e de 6 dB após uma exposição de 5 a 14 anos.

Motoristas e técnicos de agricultura foram objeto de um estudo interessante empreendido por Schimidt, em 1987 (*apud* Seidel, 1993, p.594). O autor, comparando os referidos grupos, concluiu que o efeito adicional relevante da vibração de corpo inteiro pode ser prognosticado para o desenvolvimento de uma mudança permanente de limiar, nas frequências de 3, 4, 6 e 8 kHz, após uma exposição de 3 a 24 anos no trabalho, se os níveis de aceleração excederem 1,2 m/s^{2}r.m.s., e o nível equivalente de ruído for maior do que 80 dB(A).

Após examinar estudos relativos à exposição simultânea à vibração de corpo inteiro e ao ruído, tanto nos aspectos relativos a efeitos de longo como de curto prazo, Seidel (1993) argumenta que a vibração em questão parece ter uma contribuição modesta. A despeito desta afirmação, recomenda que o limite máximo permitido para ruído seja reduzido em 3 dB, se houver uma exposição à vibração de corpo inteiro que exceda os limites definidos pela norma ISO 2631.

A respeito da exposição combinada de ruído com vibração, autores estudados por Seidel (1993) também citam o estudo desenvolvido por Pinter, argumentando que não é possível excluir a afirmação de que pode ter havido uma diferença nos níveis de ruído a que foram expostos os dois grupos eleitos para se efetuar a comparação. Verificou-se, ademais, pelas conclusões obtidas na revisão, que os artigos estudados sugerem a possibilidade de a vibração de corpo inteiro ampliar os efeitos do ruído, o que é avaliado pela mudança temporária de limiar (TTS) de 2 a 5 dB.

Segundo os pesquisadores responsáveis pela revisão, os estudos experimentais permitem conclusões mais seguras sobre os efeitos combinados da vibração de corpo inteiro com ruído e sobre os efeitos isolados da vibração de corpo inteiro do que os estudos realizados em campo. Em virtude de, em muitos casos, haver dificuldade para se encontrar um grupo de controle para comparação (não exposto à vibração e exposto aos mesmos outros riscos), os autores sugerem o estudo de diferentes grupos de motoristas, os quais estão expostos a diferentes níveis de vibração.

De acordo com os autores, a fragilidade para descrever a associação "exposição-resposta" impossibilita uma conclusão consistente acerca dos resultados alcançados. Além disso, salientam que apenas a presença de vibração de corpo inteiro não representa um risco para a audição.

Os efeitos na audição provocados pela associação entre a exposição ao ruído e à vibração são avaliados por Hamernik *et al.* (1989). Neste estudo, são discutidas, inicialmente, pesquisas já realizadas sobre o tema, as quais sugerem que a exposição à vibração pode potencializar o efeito do ruído, crescendo assim o risco de perda auditiva induzida por ele. Revisando estudos de laboratório, os pesquisadores observaram que eles parecem indicar que os efeitos sobre a perda auditiva induzida por ruído eventualmente provocados pela presença concomitante da vibração localizar-se-iam nas frequências mais afetadas pelo ruído em si, de quantidade aproximada de 5 dB.

Por serem classificados como relativamente pequenos os efeitos em experimentos com humanos, uma vez que os níveis de exposição à vibração são naturalmente baixos, Hamernik *et al.* optaram por realizar um estudo experimental com chinchilas expostas à vibração (a 30 Hz e 3 g r.m.s., e a 20 Hz e, 1,3 g r.m.s.), de modo separado e em conjunto com ruído contínuo (95 dB, 500 Hz) e com ruído de impacto (113, 119 ou 125 dB de pico SPL). Os autores verificaram que as exposições combinadas podem alterar determinadas medidas de audição, mas que isto somente é significativo em situações de exposição à vibração mais acentuada.

Bovenzi (1990) analisou os efeitos agudos provocados pela exposição à vibração de corpo inteiro, bem como discutiu aspectos conceituais sobre o tema, como as relações biodinâmicas do corpo humano e suas reações fisiopatológicas. Ele revisou a literatura, destacando os possíveis efeitos da vibração para os aparelhos neuromuscular, respiratório, cardiovascular e otovestibular. O autor manifesta que, em virtude da variedade de desenhos de pesquisa e dos diferentes meios de aquisição de dados audiométricos, não é possível delinear conclusões definitivas sobre a exposição combinada a vibração e ruído.

Já Okada *et al.* (1972) encontraram uma mudança temporária de limiar 5 dB maior, nas frequências de 1 e 4 kHz, após expor 5 voluntários a ruído de banda larga de 110 dB, e a vibração de corpo inteiro de 5 m/s².

Nas frequências de 4 e 6 kHz, foram constatadas as maiores e mais rápidas elevações dos valores da mudança temporária de limiar (TTS_2), quando voluntários foram submetidos, simultaneamente, a vibração senoidal de corpo inteiro (frequência de 5 Hz, na direção do eixo z, com acelerações de 2,12 ou 2,44 m/s²) e a ruído (estável, de banda larga e de 90 dB(A)), em comparação com um grupo apenas exposto ao último estímulo. Estes achados foram descritos por Mannine e Ekblom (1984) em pesquisa de laboratório cuja finalidade foi a de registrar as consequências isoladas e conjugadas destes dois estímulos sobre a audição.

Uma pesquisa de natureza experimental, empreendida por Manninen (1983b), em que um dos objetivos foi o de verificar os efeitos simultâneos de vibração de corpo inteiro senoidal e de ruído de banda larga sobre a mudança temporária de limiar (TTS_2), em homens e a duas diferentes temperaturas de bulbo seco, revelou que os valores médios de TTS_2 foram normalmente mais elevados na temperatura de bulbo seco a 30ºC do que na de 20ºC. As alterações de limiar foram mais acentuadas nas frequências de 4 e 6 kHz, e mais modestas na de 8 kHz.

Köhl (1975) examinou, de modo amplo, os riscos à saúde que envolve a condução de tratores, considerando a exposição à vibração de corpo inteiro. A autora constatou, por intermédio de um questionário, que os tratoristas apresentaram altas taxas de prevalência de dor nas costas e de problemas no sistema digestivo. E um interessante achado desta pesquisa, após uma avaliação clínica, foi o de uma perda auditiva específica a 6 kHz, significativamente maior do que as registradas nas frequências de 4 e 8 kHz. A autora não discute mais profundamente as possíveis causas desta perda específica, não aludindo à exposição concomitante entre ruído e vibração.

Humes (1984) investigou, por meio de revisão sobre o assunto, a interação do ruído com outros fatores, bem como com algumas características físicas do indivíduo no desencadeamento de perda auditiva induzida por ruído. Drogas ototóxicas, ruído de impacto e vibração de corpo inteiro compuseram a relação dos outros agentes, enquanto que idade, presença de perda auditiva anterior à exposição ao ruído, cor dos olhos e etnia foram as variáveis concernentes às características individuais.

Revisando a literatura desde 1970, o autor assinala que pode haver interações entre ruído contínuo e diversas drogas ototóxicas (canamicina, neomicina, salicilato de sódio) e entre ruído contínuo e de impacto. Segundo Humes (1984), as interações estudadas da vibração de corpo inteiro e com o ruído são menos evidentes. Em relação às características físicas, somente a idade demonstrou interação com o ruído. Por fim, foi salientado, neste trabalho, que animais mais jovens apresentam maior suscetibilidade ao ruído.

Estudos em nível nacional ou por pesquisadores brasileiros

A incidência de queixas gastrintestinais e lombares foi explorada por Buschinelli e Moro (1985), por intermédio de uma pesquisa em que foram explorados os registros de prontuários médicos de trabalhadores de uma empresa produtora de açúcar e álcool. Para a análise, os autores consideraram somente os sintomas mais representativos (aqueles que conduziram o trabalhador a procurar atendimento médico). O grupo classificado como exposto era constituído por operadores de tratores, de colheitadeiras e de caminhões, enquanto que o não exposto era formado por outros trabalhadores não expostos à vibração de corpo inteiro. Os autores utilizaram a medida de associação "risco relativo" – RR, para efetuar a comparação entre os dois grupos, encontrando valores elevados de RR de queixa de lombalgia e sintomas gastrintestinais, tanto na análise do grupo exposto, como no do não exposto.

Uma revisão das principais normas concernentes à avaliação da exposição à VCI em tratoristas foi desenvolvida por Robin (1987), dando destaque à relevância do assento do trator. O autor apontava a necessidade de montagem de laboratórios para a realização de ensaios de assentos de tratores produzidos no Brasil.

A atividade muscular tem sido objeto de estudos entre pilotos de helicópteros por De Oliveira et al. (2001). Em um dos dez pilotos avaliados, foi encontrada uma correlação entre a exposição à vibração e alterações no eletromiograma (EMG), embora nenhum efeito causal tenha sido encontrado pelos pesquisadores.

Em outro estudo, sobre a mesma população de trabalhadores, ou seja, pilotos de helicópteros durante o voo, De Oliveira e Nadal (2004) constataram que seus resultados contrariaram a literatura sobre o tema, uma vez que a hipótese de que a lombalgia entre os pilotos está associada à fadiga pela postura e a vibração foi descartada.

Silva e Mendes (2005) desenvolveram um estudo de natureza transversal em uma população de motoristas de ônibus da cidade de São Paulo. A pesquisa visou avaliar o possível efeito sinérgico da vibração associada ao ruído, na audição de trabalhadores. Os autores puderam constatar elevados níveis de exposição à vibração de corpo inteiro, similares a valores encontrados na condução de máquinas e de veículos fora-de-estrada. No entanto, por meio de regressão logística, as variáveis concernentes à exposição à vibração de corpo inteiro não apresentaram significância estatística. Apesar desses achados, os autores verificaram outros modelos de regressão que apontaram a possibilidade de sinergismo entre a vibração de corpo inteiro e o ruído na potencialização do efeito sobre a audição.

◗ Referências

American Conference of Industrial Hygienists – ACGIH. Threshold limit values (TLV) for chemical substances and physical agents and biological exposure indices, 2010.

Akesson I, Lundborg G, Horstmann V, Skerfving S. Neuropathy in female dental personnel exposed to high frequency vibrations. Occupational and Environmental Medicine, 52(2): 116-23, 1995.

Astrom C, Rehn B, Lundstrom R, Nilsson T, Burstrom L, Sundelin G. Hand-arm vibration syndrome (HAVS) and musculoskeletal symptoms in the neck and upper limbs in professional drivers of terrain vehicles – A cross sectional study. Applied Ergonomics, 37: 793-9, 2006

Barregard L, Ehrestrom L, Marcus K. Hand arm vibration syndrome in Swedish car mechanics. Occupational and Environmental Medicine, 60: 287-94, 2003.

Benedetto G, Chiatella A, Lovisolo D, Maringelli M, Merluzzi F, Spagnolo R. Effetti delle vibrazioni sul corpo umano. In: _____. Rumore e vibrazioni in ambiente di lavoro – manuale di prevenzione. Torino: Italgrafica, 1986. p.232-43.

Bernard BP, Fine LJ. (Ed.). Hand-arm vibration syndrome. In: Musculoskeletal disorders and workplace factor – a critical review of epidemiologic evidence for work-related musculoskeletal disorders of the neck, upper extremity, and low back. Monograph Cincinnati: National Institute for Occupational Safety and Health, 1997. Capítulo 5. Disponível em: < www.cdc.gov/niosh/pdfs/97-141.pdf >

Bernard BP, Fine LJ. (Ed.). Whole-body vibration. In: Musculoskeletal disorders and workplace factor – a critical review of epidemiologic evidence for work-related musculoskeletal disorders of the neck, upper extremity, and low back. Monograph. Cincinnati: National Institute for Occupational Safety and Health, 1997. Capítulo 6. Disponível em: < www.cdc.gov/niosh/pdfs/97-141.pdf >

Boileau PE, Scory H. Les lombalgies chez les conducteurs de débusqueuses: étude des vibrations appliquées au corps entier dans les chantiers forestiers du Québec. Archives de Maladies Proffessionnelles, 49(5): 305-14, 1988.

Bongers PM, Boshuizen HC, Hilshof CT, Koemeester AP. Back disorders in crane operators exposed to whole-body vibration. International Archives of Occupational and Environmental Health, 60: 129-37, 1988.

Bongers PM, Boshuizen HC, Hulshof CTJ, Koemeester AP. Long-term sickness absence due to back disorders in crane operators exposed to whole-body vibration. International Archives of Occupational and Environmental Health, 61: 59-64, 1988b.

Boshuizen HC, Bongers PM, Hulshof CTJ. Back disorders and occupational exposure to whole-body vibration. International Journal of Industrial Ergonomics, 6(1): 55-9, 1990a.

Boshuizen HC, Bongers PM, Hulshof CTJ. Self-reported back pain in tractor drivers exposed to whole-body vibration. International Archives of Occupational and Environmental Health, 62: 109-15, 1990b.

Bovenzi M. Effetti acuti delle vibrazioni trasmesse a tutto il corpo. In: Convegno Nazionale - Rumore e Vibrazioni: valutazione, prevenzione, bonifica, 20-21 nov. 1990, Bologna, 22-24 nov. 1990, Modena. p.49-67.

Bovenzi M. Exposure-response relationship in the hand-arm vibration syndrome: an overview if current epidemiology research. International Archives of Occupational and Environmental Health, 71:509-19, 1998.

Bovenzi M. Metrics of whole-body vibration and exposure–response relationship for low back pain in professional drivers: a prospective cohort study. International Archives of Occupational Environmental Health, 82: 893–917, 2009.

Bovenzi M. A prospective cohort study of exposure-response relationship for vibration-induced white finger. Occupational and Environmental Medicine, 67:38-46, 2010.

Bovenzi M, Betta A. Low-back disorders in agricultural tractor drivers exposed to whole-body vibration and postural stress. Applied Ergonomics, 25(4): 231-41, 1994.

Bovenzi M, Zadini A. Self-reported low back symptoms in urban bus drivers exposed to whole-body vibration. Spine, 17(9): 1048-59, 1992.

Bovenzi M, Zadini A, Franzinelli A, Borgogni F. Occupational musculoskeletal disorders in the neck and upper limbs of forestry workers exposed to hand-arm vibration. Ergonomics, 34(5): 547-62, 1991.

Bovenzi M, Franzinell A, Mancini R, Cannava MG, Maiorano M, Ceccarelli F. Exposure-response relationship for vibration-induced white finger among forestry workers. Central European Journal of Public Health, 4(1): 69-72, 1996.

Bovenzi M, Cerri S, Merseburger A, Scattoni L, Pinto I, Ronca V. et al. Hand-arm vibration syndrome and dose-response relation for vibration induced white finger among quarry drillers and stone carvers. Occupational and Environmental Medicine, 51(9): 603-11, 1994.

Bovenzi M, Franzinelli A, Scattoni L, Vannuccini L. Hand-arm vibration syndrome among travertine workers: a follow up study. Occupational and Environmental Medicine, 51: 361-65, 1994.

Bovenzi M, Pinto I, Stacchini N. Low back pain in port machinery operators. Journal of Sound and Vibration, 253(1): 3-10, 2002.

Bovenzi M, Pinto I, Picciolo F, Mauro M, Ronchese F. Frequency weightings of hand-transmitted vibration for predicting vibration-induced finger. Scandinavian Journal of Work Environment and Health, 37(3): 244-52, 2011.

Bovenzi M, Rui F, Negro C, D'Agostin F, Angotzi G, Bianchi S, Bramanti L et al. An epidemiological study of low back pain in professional drivers. Journal of Sound and Vibration, 298: 514-39, 2006.

Brasil. Ministério do Trabalho e Emprego. Fundação Jorge Duprat Figueiredo de Segurança e Medicina do Trabalho - Fundacentro. Norma de Higiene Ocupacional – Procedimento técnico – Avaliação da exposição ocupacional a vibração em mãos e braços – NHO 10. Equipe de elaboração: Irlon Ângelo da Cunha, Eduardo Giampaoli, São Paulo: MTE, Fundacentro, 2012a. Disponível em: <http://www.fundacentro.gov.br/dominios/CTN/anexos/Publicacao/NHO10.pdf>

Brasil. Ministério do Trabalho e Emprego. Fundação Jorge Duprat Figueiredo de Segurança e Medicina do Trabalho - Fundacentro. Norma de Higiene Ocupacional – Procedimento técnico – Avaliação da exposição ocupacional a vibrações de corpo inteiro – NHO 09. Equipe de elaboração: Irlon Ângelo da Cunha, Eduardo Giampaoli, São Paulo: MTE, Fundacentro, 2012b. Disponível em: <http://www.fundacentro.gov.br/dominios/CTN/anexos/Publicacao/NHO_09.pdf>

Brasil. Ministério do Trabalho e Emprego. Norma Regulamentadora 15 – Atividades e operações insalubres – Anexo 8. NR aprovada pela Portaria nº 3.214, de 8 de junho de 1978, publicada no DOU de 6 jul. 1978. Anexo alterado pela Portaria SSMT n.º 12, de 06 de junho de 1983. Disponível em: <http://portal.mte.gov.br/data/files/FF8080812BE914E6012BEF3E6F782F25/nr_15_anexo8.pdf>

Brendstrup T, Biering-Sørensen F. Effect of fork-lift truck driving on low-back trouble. Scandinavian Journal of Work, Environment & Health, 13: 445-52, 1987.

British Standards Institution - BSI. Measurement and evaluation of human exposure to whole-body mechanical vibration and repeated shock - BS 6841. London: British Standards Institution, 1987a.

British Standards Institution. Measurement and evaluation of human exposure to vibration transmitted to the hand - BS 6842. London: British Standards Institution, 1987b.

Burdorf A, Swuste P. The effect of seat suspention on exposure to whole-body vibration of professional drivers. The Annals of Occupational Hygiene, 37(1): 45-55, 1993.

Budorf A, Sorock G. Positive and negative evidence of risks factors for back disorders. Scandinavian Journal of Work, Environment & Health, 23: 243-56, 1997.

Burström L, Jarvholm B, Nilsson T, Wahlstrom J. White fingers, cold environment, and vibration – exposure among Swedish construction workers. Scandinavian Journal of Work Environment and Health, 36(6): 509-13, 2010.

Burton AK, Sandover J. Back pain in Grand Prix drivers: a "found" experiment. Applied Ergonomics, 18:3-8, 1987.

Buschinelli JT, Moro G. Avaliação epidemiológica de sintomatologia gástrica e lombalgias em expostos a vibrações de baixa frequência (corpo inteiro). Revista Brasileira de Saúde Ocupacional, 51(13): 37-9, 1985.

Bylund SH, Burstrom L, Knutsson A. A descriptive study of women injured by hand-arm vibration. Annals of Occupational Hygiene, 46(3): 299-307, 2002.

Carnicelli MVF. Exposição ocupacional à vibração transmitida através das mãos: uma revisão sobre o distúrbio vascular periférico. Revista Brasileira de Saúde Ocupacional, 22(82): 35-45, 1994.

Chang CH, Wang MJJ, Lin SC. Evaluating the effects of wearing gloves and wrists support on hand-arm response while operating an in-line pneumatic screwdriver. International Journal of Industrial Ergonomics, 24(5): 473-81, 1999.

Chen H-C, Chen W-C, Liu Y-P, Chen CY, Pan Y-T. Whole-body vibration exposure experienced by motorcycle riders – An evaluation according to ISO 2631-1 and ISO 2631-5 standards. International Journal of Industrial Ergonomics, 39: 708-18, 2009.

Cherniack M, Morse TF, Brammer AJ, Lundstrom R, Meyer JD, Nilsson T et al. Vibration exposure and disease in a shipyard: a 13 year revisit. American Journal of Industrial Medicine, 45: 500-12, 2004.

Cocheo V, Valsecchi M, Peretti A; Coato F. Chariots de manutention – pollution chimique, bruit et vibrations. Cahiers de Notes Documentaires – Hygiène et Sécutité du Travail, 115: 159-68, 1984.

Crutchfield CD, Sparks CST. Effects of noise and vibration on farm workers. Occupational Medicine – State of the Art Reviews, 6(3): 355-69, 1991.

Cunha IA. Níveis de vibração e ruído gerados por motosserras e sua utilização na avaliação de exposição ocupacional do operador a vibração. Dissertação de Mestrado, Unicamp, Faculdade de Engenharia Civil, Campinas, 2000.

Danière P, Boulanger P, Donati P, Galmiche JP. Environnement acoustique et vibratoire aux postes de conduite des chariots élévateurs. Cahiers de Notes Documentaires – Hygiène et Sécutité du Travail, 148: 345-58, 1992.

De Oliveira CG, Nadal J. Back muscle EMG of helicopter pilots in flight: effects of fatigue, vibration, and posture. Aviation, Space and Environmental Medicine, 75(4): 317-22, 2004.

De Oliveira CG, Simpson DM, Nadal J. Lumbar back muscle activity of helicopter pilots and whole-body vibration. Journal of Biomechanics, 34: 1309–15, 2001.

Donati P, Boulanger P, Galmiche JP. Confort vibratoire dans les vehicules industriels et les engins de chantier. Travail et Sécurité, 92: 150-8, 1993.

Dupuis H, Zerlett G. Whole-body vibration and disorders of the spine. International Archives of Occupational and Environmental Health, 59:323-36, 1987.

Eger T, Stevenson J, Boileau PE, Salmoni A. Predictions of health risks associated with the operation of load-haul-dump mining vehicles: Part 1—Analysis of whole-body vibration exposure using ISO 2631-1 and ISO-2631-5 standards. International Journal of Industrial Ergonomics, 38: 726-38, 2008.

European Committee for Standardization (2001). Mechanical vibration —Measurement and evaluation of human exposure to hand-transmitted vibration Part 1: General requirements, EN ISO 5349-1.

Fairley TE. Predicting the discomfort caused by tractor vibration. Ergonomics, 38(10): 2091-106, 1995.

Futatsuka M, Inaoka T, Ohtsuka R, Kakurai T, Moji K, Igarashi T. Hand-arm vibration in tropical rain forestry workers. Central European Journal of Public Health, 3: 90-2, 1995. Suplemento.

Futatsuka M, Shono M, Sakakibara H, Quan PQ. Hand arm vibration syndrome among quarry workers in Vietnan. Journal of Occupational Health, 47: 165-170, 2005.

Greenslade E, Larsson TJ. Reducing vibration exposure from hand-held grinding, sanding and polishing power tools by improvement in equipment and industrial processes. Safety Science, 25(1-3): 143-52, 1997.

Griffin MJ. Handbook of human vibration. London: Academic Press, 1990a.

Griffin MJ. Measurement and evaluation of whole-body vibration at work. International Journal of Industrial Ergonomics, 6: 45-54, 1990b.

Griffin MJ. Measurement, evaluation, and assessment of occupational exposures to hand-transmitted vibration. Occupational and Environmental Medicine, 54: 73-89, 1997.

Griffin MJ. Predicting the hazards of whole-body vibration – considerations of a standard. Industrial Health, 36: 83-91, 1998.

Griffin MJ. A comparison of standardized methods for predicting the hazards of whole-body vibration and repeated shocks. Journal of Sound and Vibration, 215(4): 883-914, 1998.

Griffin MJ. Minimum health and safety requirements for workers exposed to hand-transmitted vibration and whole-body vibration in the European Union: a review. Occupational and Environmental Medicine, 61: 387-94, 2004.

Griffin MJ, Bovenzi M, Nelson CM. Dose-response patterns for vibration-induced finger. Occupational and Environment Medicine, 60: 16-26, 2003.

Griffin MJ, Pitts PM, Fischer S, Kaulbars U, Donati PM, Bereton PF. Non-binding guide to good practice with a view to implementation of Directive 2002/44/EC on the minimum health and safety requirements regarding the exposure of workers to the risks arising from physical agents (vibrations). European Commission Directorate General Employment, Social Affairs and Equal Opportunities. Unit F.4, 2007. Disponível em < http://ec.europa.eu/social/BlobServlet?docId=3614&langId=en. >

Hagberg M, Burstrom L, Lundstrom R, Nilsson T. Incidence of Raynaud's phenomenon in relation to hand-arm vibration exposure among male workers at an engineering plant a cohort study. Journal of Occupational Medicine and Toxicology, 3(13): 1-6, 2008.

Hamernik RP, Ahroon WA, Davis RI. Noise and vibration interactions: effects on hearing. Journal of the Acoustical Society of America, 86(6): 2129-37, 1989.

Health & Safety Executive – HSE. Control back-pain risks from whole-body vibration, 2005. Disponível em: <http://www.hse.gov.uk/pubns/indg242.pdf>

Hedlund U. Raynaud's phenomenon of fingers and toes of miners exposed to local and whole-body vibration and cold. International Archives of Occupational and Environmental Health, 61:457-61, 1989.

Helmkamp JC, Talbott EO, Marsh GM. Whole-body vibration – a critical review. American Industrial Hygiene Association Journal, 45(3): 162-7, 1984.

Howard B, Sesek R, Bloswick D. Typical whole body vibration exposure magnitudes encountered in the open pit mining industry. Work, 34: 291-303, 2009.

Hulshof C, van Zanten V. Whole-body vibration and low-back pain. International Archives of Occupational and Environmental Health, 59: 205-20, 1987.

Humes LE. Noise-induced hearing loss as influenced by other agents and by some physical characteristics of the individual. Journal of the Acoustical Society of America, 76(5): 1318-29, 1984.

Iki M. Vibration-induced white finger as a risk factor for hearing loss and postural instability. Nagoya Journal of Medical Science, 57: 137-45, 1994. Supplement.

International Organization for Standardization. Evaluation of human exposure to whole-body vibration – Part 1: General requirements, ISO 2631-1, Geneva, 1985.

International Organization for Standardization. Mechanical vibration and shock – Evaluation of human exposure to whole-body vibration – Part 1: General requirements, ISO 2631-1. Geneva, 1997.

International Organization for Standardization. Mechanical Vibration and Shock – Evaluation of Human Exposure to Whole-Body Vibration. Part 5: Method for Evaluation Of Vibration Containing Multiple Shocks, ISO 2631-5. Geneva, 2004.

International Organization for Standardization. Measurement and evaluation of human exposure to hand-transmitted vibration – Part 1: General requirements, ISO: 5349-1. Geneva, 1986.

International Organization for Standardization. Measurement and evaluation of human exposure to hand-transmitted vibration -- Part 1: General requirements. ISO 5349. Geneva, 2001.

International Organization for Standardization. Measurement and evaluation of human exposure to hand-transmitted vibration – Part 2: Practical Guidance for Measurement at the Workplace, ISO: 5349-2. Geneva, 2001.

International Organization for Standardization: Human response to vibration: measuring instrumentation. ISO 8041. Geneva, 2005.

Jack RJ, Oliver M. A review of factors influencing whole-body vibration injuries in forestry mobile machine operators. International Journal of Forest Engineering, 19(1): 1-51, 2008.

Johanning E. Back disorders and health problems among subway train operators exposed to whole-body vibration. Scandinavian Journal of Work, Environment & Health, 17: 414-9, 1991.

Johanning E, Wilder DG, Landrigan PJ, Pope M. Whole-body vibration exposure in subway cars and review of adverse health effects. Journal of Occupational and Environmental Medicine, 33(5): 605-12, 1991.

Kaminski M, Bourgine M, Zins M, Touranchet A, Verger C. Risk factors for Raynaud`s phenomenon among workers in poultry slaughterhouses and canning factories. International Journal of Epidemiology, 26(2): 371-80, 1997.

Kelsey J, Hardy RJ. Driving of motor vehicles as a risk factor for acute herniated lumbar intervertebral disc. American Journal of Epidemiology, 102(1): 63-73, 1975.

Kihlberg S, Hagberg M. Hand-arm symptoms related to impact and nonimpact hand-held power tools. International Archives of Occupational and Environmental Health, 69(4): 282-8, 1997.

Kirby RH, Coates GD, Mikulka PJ, Winne PS, Cempsey TK, Leatherwood JD. Effect of whole-body vibration in combined axes and with noise on subjective evaluation of ride quality. American Industrial Hygiene Association Journal, 38(3): 125-33, 1977.

Köhl U. Les dangers encourus par les conducteurs de tracteurs – une enquête dans le canton de Vaud. Archives de Maladies Professionnelles, 36(3): 145-62, 1975.

Koshimies K, Pyykko I, Starck J, Ianaba R. Vibration syndrome among Finnish forest workers between 1972 and 1990. International Archives of Occupational and Environmental Health, 64(4): 251-6, 1992.

Landström U, Kjellberg A, Lundström R. Combined effects of exposure to noise and whole-body vibration in dumpers, helicopters and railway engines. Journal of Low Frequency Noise, Vibration and Active Control, 12(3): 75-85, 1993.

Letz B, Cherniak MG, Gerr F, Hershman D, Pace P. A cross sectional epidemiological *survey* of shipyard workers exposed to hand-arm vibration. British Journal of Industrial Medicine, 49(1): 52-62, 1992.

Lindell H. Vibration reduction on hand-held grinders by automatic balancing. Central European Journal of Public Health, 4(1): 43-5, 1996.

Malchaire J, Piette A. Relation between vibration levels and perceptive and appreciative judgments of overhead crane operators. Annals of Occupational Hygiene, 35(6): 613-8, 1991.

Manninen O. Studies of combined effects of sinusoidal whole-body vibrations and noise of varying bandwidths and intensities on TTS2 in men. International Archives of Occupational and Environmental Health, 51: 273-88, 1983a.

Manninen O. Simultaneous effects of sinusoidal whole-body vibration and broadband noise on TTS2's and R-wave amplitudes in men at two different dry bulb temperatures. International Archives of Occupational and Environmental Health, 51: 289-97, 1983b.

Manninen O. Changes in hearing, cardiovascular functions, haemodynamics, upright body sway, urinary catecholamines and their correlates after prolonged successive exposures to complex environmental conditions. International Archives of Occupational and Environmental Health, 60: 249-72, 1988.

Manninen O. Further studies on changes in subjective stressfulness under various combinations of noise, vibration, temperature and work tasks. Archives of Complex Environmental Studies, 2(2): 31-9, 1990.

Manninen O, Ekblom A. Single and joint actions of noise and sinusoidal whole-body vibration on TTS2 values and low frequency upright posture sway in men. International Archives of Occupational and Environmental Health, 54:1-17, 1984.

Masayuki I, Kurumatani N, Hirata K, Moriyama T, Satoh M, Arai T. Association between vibration-induced white finger and hearing loss in forestry workers. Scandinavian Journal of Work, Environment & Health, 12: 365-70, 1986.

Matsumoto T, Fukaya Y, Sakakibara H, Shibata E. Health status of the workers using mechanized hand tools in an electric part`s maker. Central European Journal of Public Health, 3: 93-6, 1995. Supplement.

Mattioli S, Graziosi F, Bonfiglioli R, Barbieri G, Bernardelli S, Acquafresca L et al. A case report of vibration-induced hand comorbidities in a postwoman. BMC Musculoskeletal Disorders, 12(47): 1-6, 2011.

Mayton AG, Jobes CC, Miller RE. Comparison of whole-body vibration exposures on older and newer haulage trucks at an aggregate stone quarry operation. ME 2008 International Design Engineering Technical Conferences & Computers and Information in Engineering Conference, (IDETC/CIE 2008), August 3-6, 2008, Brooklyn, New York. DETC2008-50120, New York: American Society of Mechanical Engineers, 2008 Aug: 1-7. Disponível em <http://www.cdc.gov/niosh/mining/pubs/pdfs/cowbv.pdf>

Mirbod SM, Inaba R, Iwata H. Operating vibration tools and prevalence of subjective complaints in vibration syndrome. Central European Journal of Public Health, 3: 97-102, 1995. Supplement.

Mirbod SM, Yoshida H, Jamali M, Masamura K, Inaba R, Iwata H. Assessment of hand-arm vibration exposure among traffic police motorcyclists. International Archives of Occupational and Environmental Health, 70(1): 22-8, 1997.

Mirbod SM et al. A four-year follow-up study on subjective symptoms and functional capacities in workers using hand-held grinders. Industrial Health, 37: 415-25, 1999.

Miyakita T, Miura H, Futatsuka M. Noise-induced hearing loss in relation to vibration-induced white finger in chain-saw workers. Scandinavian Journal of Work, Environment & Health, 13:32-6, 1987.

Nilsson T, Burström L, Hagberg M. Risk assessment of vibration exposition and white fingers among platters. International Archives of Occupational and Environmental Health, 1(7): 473-81, 1989.

Nilsson T, Hagberg M, Burstrom L, Kihlberg S. Impaired nerve conduction in the carpal tunnel of platters and truck assemblers exposed to hand-arm vibration. Scandinavian Journal of Work, Environment & Health, 20(3): 189-99, 1994.

Nyantumbu B, Barber CM, Ross M, Curran AD, Fishwick D, Dias B et al. Hand-arm vibration syndrome in south African gold miners. Occupational Medicine, 57:25-9, 2007.

Okada A, Myake H, Yamamura K, Minami M. Temporary hearing loss induced by noise and vibration. Journal of the Acoustical Society of America, 51(4): 1240-48, 1972.

Öskaya N, Goldsheyder D, Willems B. Effect of operator seat design on vibration exposure. American Industrial Hygiene Association Journal, 57: 837-42, 1996.

Palmer K, Crane G, Inskip H. Symptoms of hand-arm vibration in gas distribution operatives. Occupational and Environmental Medicine, 55: 716-21, 1998.

Palmer KT, Griffin MJ, Bendall H, Pannett B, Coggon D. Prevalence and pattern of occupational exposure to whole-body vibration in Great Britain: findings from a national *survey*. Occupational and Environmental Medicine, 57: 229-36, 2000a.

Palmer KT, Griffin MJ, Sydall H, Pannett B, Coggon D. Prevalence of Raynaud`s phenomenon in Great Britain and its relation to hand transmitted vibration: a national *survey*. Occupational and Environmental Medicine, 57(4): 448-52, 2000b.

Palmer KT, Griffin MJ, Sydall HE, Pannett B, Cooper C, Coggon D. Exposure to hand-transmitted vibration and pain in the neck and upper limbs. Occupational Medicine, 51(7): 464-7, 2001.

Palmer KT, Griffin MJ, Syddall HE, Pannett B, Cooper C, Coggon D. The relative importance of whole body vibration and occupational lifting as risk factors for low-back pain. Occupational and Environmental Medicine, 60: 715–21, 2003.

Parlamento Europeu; Conselho da União Europeia. Directiva 2002/44/CE do Parlamento Europeu e do Conselho, de 25 de junho de 2002, relativa às prescrições mínimas de segurança e saúde respeitantes à exposição dos trabalhadores aos riscos devidos aos agentes físicos (vibrações) (décima sexta directiva especial na acepção do n° 1 do artigo 16 da Directiva 89/391/CEE). Jornal Oficial da União Europeia, n° L 177, p.13-19, 6 jul. 2002. Disponível em: <http://eur-lex.europa.eu/LexUriServ/LexUriServ.do?uri=OJ:L:2002:177:0013:0019:PT:PDF>

Parlamento Europeu; Conselho da União Europeia. Directiva 2006/42/CE do Parlamento Europeu e do Conselho, de 17 de Maio de 2006, relativa às máquinas e que altera a Directiva 95/16/CE (reformulação) (Texto relevante para efeitos do EEE). Jornal Oficial da União Europeia, n° L 157, p.24-96, 9 jun. 2006. Disponível em: <http://eur-lex.europa.eu/LexUriServ/LexUriServ.do?uri=OJ:L:2006:157:0024:0086:PT:PDF>

Pelmear P. Noise and vibration. In: McDonald C. (Ed.). Epidemiology of work related diseases. London: BMJ Publishing Group, 1995. p.185-205.

Pelmear PL, Leong D. Review of occupational standards and guidelines for hand-arm (segmental) vibration syndrome (HAVS). Applied Occupational and Environmental Hygiene, 15(3): 291-302, 2000.

Perrelli G, Rubino GF. Patologia da vibrazioni. In: Rubino GF, Pettinati L Medicina del lavoro. Torino: Edizioni Minerva Medica, 1992. p.25-34. Vol. IV

Piette A, Malchaire J. Exposition aux vibrations dans les ponts roulants. Cahiers de Notes Documentaires – Hygiène et Sécutité du Travail, 149: 497-504, 1992.

Pinto I. Rassegna dei diversi criteri valutativi dell`esposizione professionale a vibrazioni – Parte II – Vibrazioni trasmesse al corpo. In: dBA – Dal rumore ai rischo fisici: valutazione, prevenzione e bonifica negli ambienti di lavoro, 17-19 sett. 1998, Modena. Atti del Convegno. Regione Emilia-Romagna: Assessorato alla Sanità, 1998, p.403-16.

Pinto I, Stacchini N. Uncertainity in the evaluation of occupational exposure to whole-body vibration. Journal of Sound and Vibration, 298: 556-62, 2006.

Pyykö I, Koskimies K, Starck J, Pekkarinen J, Färkkila M, Inaba R. Risk factors in the genesis of sensorineural hearing loss in Finnish forestry workers. British Journal of Industrial Medicine, 46: 439-46, 1989.

Robin P. Trator agrícola e vibrações. Revista Brasileira de Saúde Ocupacional, 59(15): 44-50, 1987.

Salmonia AW, Cannb AP, Gillinb EK, Egerc TR. Case studies in whole-body vibration assessment in the transportation industry–

Challenges in the field. International Journal of Industrial Ergonomics, 38: 783–79, 2008.

Sauni R, Paakkonen R, Virterma P, Toppila E, Uitti J. Dose-response relationship between exposure to hand-arm vibration and health effects among metalworkers. Annals of Occupational Hygiene, 53(1): 55-62, 2009.

Scarlett AJ, Stayner RM. Whole-body vibration on construction, mining and quarry machines – Evaluation of emission and estimated levels. Research Report 400. Health and Safety Executive, 2005. Disponível em< www.hse.gov.uk/research/rrpdf/rr400.pdf>

Seidel H. Selected health risks caused by long-term, whole-body vibration. American Journal of Industrial Medicine, 23: 589-604, 1993.

Seidel H, Heide R. Long-term effects of whole-body vibration: a critical *survey* of the literature. International Archives of Occupational and Environmental Health, 58: 1-26, 1986.

Seidel H, Harazin B, Pavlas K, Sroka C, Richter J, Blüthner R, Erdmann U, Grzesik J, Hinz B, Rothe R. Isolated and combined effects of prolonged exposures to noise and whole-body vibration on hearing, vision and strain. International Archives of Occupational and Environmental Health, 61: 95-106, 1988.

Sherwina LM, Owendeb PMO, Kanalia CL, Lyonsc J, Ward SM. Influence of tyre inflation pressure on whole-body vibrations transmitted to the operator in a cut-to-length timber harvester. Applied Ergonomics, 35: 253-61, 2004.

Sherwood N, Griffin MJ. Evidence of impaired learning during whole-body vibration. Journal of Sound and Vibration, 152(2): 219-25, 1992.

Silva LF, Mendes R. Exposição combinada entre ruído e vibração e seus efeitos sobre a audição de trabalhadores. Revista de Saúde Pública, 39(1): 9-17, 2005.

Starck J, Pyykko I, Koskimies K, Pekkarinen J. Vibration exposure and prevention in Finland. Nagoya Journal of Medical Science, 57: 203-10, 1994. Supplement.

Su TA, Hoe VCW, Masilamani R, Mahmud ABA. Hand-arm vibration syndrome among a group of construction workers in Malaysia. Occupational Environmental Medicine, 68: 58-63, 2011.

Sutinen P, Toppila E, Starck J, Brammer A, Zou J, Pyyko I. Hand arm vibration syndrome with use of chain saws: a 19-year follow-up study of forestry workers. International Archives of Occupational and Environmental Health, 79: 665-71, 2006.

Tiemessen IJH, Hulshof CTJ, Frings-Dresen MHW. Low back pain in drivers exposed to whole body vibration: analysis of a dose–response pattern. Occupational and Environmental Medicine, 65: 667-75, 2008.

Tomasini M, Todaro A, Pogliaghi L. Fenomeno di Raynaud occupazionale in dentista: presentazione di un caso. Medicina del Lavoro,.84(1): 51-4, 1993.

Tominaga Y. Vibration exposure and symptoms in postal carriers using motorbikes. Nagoya Journal of Medical Science, 57: 235-9, 1994.

Umeå University. Occupational and Environmental Medicine. Department of Public Health and Clinical Medicine. Search the whole-body vibration database. Disponível em: <http://www.vibration.db.umu.se/HkvSok.aspx?lang=en>.

van Rijian RM, Huisstede BMA, Koes BW, Burdorf, A. Associations between work-related factors and the carpal tunnel syndrome - a systematic review. Scandinavian Journal of Work Environmental and Health, 35(1): 19-36, 2009.

Virokannas H, Anttonen H, Niskam J. Vibration syndrome in railway track maintenance workers. Central European Journal of Public Health, 3:109-12, 1995. Supplement.

Walker-Bone K, Palmer KT. Musculoskeletal disorders in farmers and farm workers. Occupational Medicine, 52(8): 441–50, 2002.

Walsh K, Vatnes N, Osmond C, Styles R, Coggon D. Occupational causes of low-back pain. Scandinavian Journal of Work, Environment & Health, 15: 54-9, 1989.

Wasserman DE. An overview of occupational whole-body and hand-arm vibration. Applied Occupational and Environmental Hygiene, 11(4): 266-70, 1996.

Wasserman DE, Wilder DG, Pope MH, Magnusson M,.Aleksiev AR, Wasserman JF. Whole-body vibration exposure and occupational work-hardening. Journal of Occupational and Environmental Medicine, 39(5): 403-7, 1997. Editorial.

Wikström B-O, Kjellberg A, Landström U. Health effects of long-term occupational exposure to whole-body vibration; a review. International Journal of Industrial Ergonomics, 14: 273-92, 1994.

Yamada S, Sakakibara H. Prevention strategy for vibration hazards by portable power tools, national forest model of comprehensive prevention system in Japan. Industrial Health, 36: 141-53, 1998.

Yamamoto H, Zheng K-C, Ariizumi M. A study of the hand-arm vibration syndrome in Okinawa, a sub-tropical area of Japan. Industrial Health, 40: 59-62, 2002.

Yokoyama T, Osako S, Yamamaoto K. Temporary threshold shifts produced by exposure to vibration, noise, and vibration-plus-noise. Acta Oto-laryngologica, 78: 207-12, 1974.

Yu ZS, Chao H, Qiao L, Qian DS, Ye YH. Epidemiologic *survey* of vibration syndrome among riveter, chippers and grinders in the rail road system of the People`s Republic of China. Scandinavian Journal of Work, Environment & Health, 12: 289-92, 1986.

Zhu S, Sakakibara H, Yamada S. Combined effects of hand-arm vibration and noise on temporary threshold shifts of hearing in healthy subjects. International Archives of Occupational and Environmental Health, 69(.6): 433-6, 1997.

Radiações Ionizantes

Nelson José de Lima Valverde

- **Introdução**
  Ionização
- **Radiação natural e artificial**
- **Física nuclear básica**
- **Quantidades e unidades**
- **Limites de doses ocupacionais**
- **Aplicações das radiações ionizantes e da energia nuclear**
- **Irradiação e contaminação**
- **Interação da radiação com a matéria viva**
- **Radiossensibilidade**
- **Radiopatologia**
- **Acidentes com radiação**
  Irradiação acidental
  Síndrome aguda da radiação
  Síndrome cutânea da radiação
  Síndrome da lesão combinada e lesões associadas
  Contaminação radiológica interna
  Contaminação radiológica externa
- **Acompanhamento médico-ocupacional de trabalhadores expostos às radiações ionizantes**
- **Planificação do atendimento em casos de acidentes**
- **Os acidentes de Chernobyl, de Goiânia e de Fukushima**
  Chernobyl
  Goiânia
  Fukushima
- **Efeitos de baixas doses de radiação**
  Conceito
  Resposta adaptativa
  Cancerização
  Alterações genéticas
- **Terrorismo radionuclear**
- **Referências**

Introdução

O filósofo grego Demócrito, por volta de 420 a.C., ao fundar sua escola de Abdera, desenvolveu uma teoria materialista segundo a qual a essência da matéria seriam "átomos" indivisíveis. O átomo, como hoje entendido, é realmente a menor parte de um elemento que possui a capacidade de exibir suas propriedades físico-químicas. Como sabemos, os átomos agrupam-se para formar moléculas, que, por sua vez, são as menores representações de um determinado composto.

Em 1911, o físico neozelandês Lord Ernest Rutherford apresentou um modelo de átomo análogo ao sistema solar. De acordo com esse modelo, o átomo seria constituído de uma estrutura interna densa, cercada por uma nuvem de elétrons. Dois anos mais tarde, o dinamarquês Niels Bohr modificou a teoria de Rutherford e descreveu o sistema planetário do átomo.

No modelo de Bohr, o átomo possui uma estrutura central, o núcleo, com dois componentes fundamentais: o próton (p), com carga positiva, e o nêutron (n), desprovido de carga, sendo esses dois componentes conhecidos como núcleons. Já o terceiro elemento atômico, o elétron (e), circula ao redor do núcleo, possuindo carga negativa (Fig. 13.1).

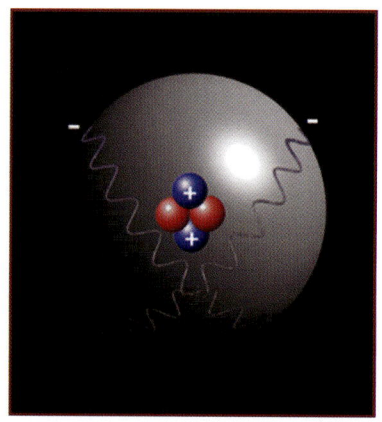

* Elétrons orbitários (cargas negativas) girando em torno de um átomo de hélio

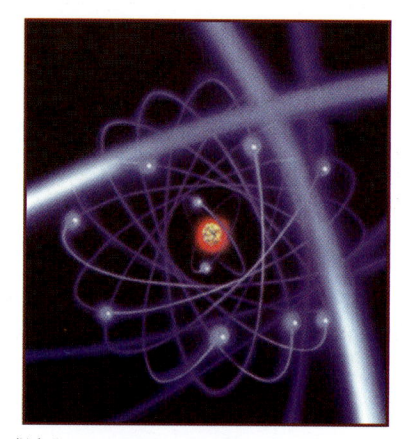

(He). As cargas positivas são prótons, no núcleo atômico

Fig. 13.1. Modelo de átomo*.

Fonte: Wikipedia, em http://pt.wikipedia.org/wiki/Ficheiro:Helium_atom_with_charge-smaller.jpg.

O átomo, como um todo, é, portanto, eletricamente neutro, já que os elétrons orbitários, com cargas negativas, têm, como contrapartida, igual número de prótons no núcleo, dotados de cargas positivas.

O número de prótons de um átomo indica seu número atômico (Z), definindo o elemento ao qual ele pertence. A soma de prótons e nêutrons caracteriza a massa atômica (A). A representação simbólica de um átomo de oxigênio ($^{16}O_8$) pode ser assim mostrada:

$$^{A}X_{Z}$$

onde:

A = massa atômica;
Z = número atômico;
x = elemento

Vários elementos possuem isótopos, isto é, formas diferentes de um mesmo elemento que têm número atômico igual, porém números de massa distintos. Alguns isótopos são radioativos (radioisótopos – ver adiante). O termo radionuclídeo é habitualmente empregado para caracterizar um elemento radioativo, como, por exemplo, o ^{131}I (iodo 131) e o ^{133}I (iodo 133), ambos isótopos radioativos do iodo.

Em 1895, Wilhelm Roentgen, ao trabalhar com uma corrente elétrica em um tubo de vácuo, observou o que na ocasião era um novo de tipo de radiação, capaz de sensibilizar filmes fotográficos e que foi denominada raios X. No ano seguinte, Henri Becquerel verificou que o urânio, sem estímulo exterior, emitia radiações que eram capazes de revelar filmes fotográficos, descobrindo, assim, o fenômeno da radioatividade natural.

Pierre e Marie Curie deram seguimento aos trabalhos de Becquerel e compartilharam com ele um Prêmio Nobel. Os Curie, em 1898, descobriram os elementos rádio e polônio, o que fez com que Marie Curie viesse a ser agraciada com um novo Prêmio Nobel. Marie Curie foi a primeira mulher a receber esse prêmio e a única a consegui-lo duas vezes.

Desde essa época, as aplicações pacíficas das radiações ionizantes e da energia nuclear vêm aumentando significativamente, com ênfase na área da saúde, redundando em inegáveis benefícios para a qualidade de vida. Porém, potencialmente, isso vem aumentando, também, o risco de exposições acidentais, tanto no campo ocupacional quanto no que se refere à população em geral.

Ionização

As radiações ionizantes são definidas como aquelas, de caráter particulado ou eletromagnético, capazes de, ao interagir com a matéria, produzir, seja por mecanismo direto ou indireto, um par de íons (Sholtis, 1987). As radiações diretamente ionizantes são partículas carregadas, como os elétrons, prótons, partículas alfa (α) e beta (β). Elas são dotadas de energia cinética suficiente para produzir ionizações por meio de interações ou colisões com os elétrons da camada orbital de um átomo ou de uma molécula. As radiações indiretamente ionizantes são chamadas fótons, ou ainda, partículas não carregadas, como os raios X e gama (Υ) e os nêutrons (n), que também podem liberar elétrons, porém por meio de interações primárias de outra natureza.

A transferência de energia de uma partícula ou de um fóton para a matéria, na verdade, ocorre por meio de dois mecanismos (Rocha, 1978): a ionização (seja direta ou indireta, como acima descrito) e a excitação. No primeiro caso, como já vimos, a remoção de um elétron orbital produz um par de íons, constituído de um elétron com carga negativa e de um átomo ou molécula com carga positiva. De todo modo, na ionização, um átomo ou molécula até então em balanço elétrico (cargas positivas iguais ao de negativas) dá lugar a um par de íons (Fig. 13.2).

Na excitação, a energia transferida não é suficiente para remover um elétron, fazendo apenas com que ele se desloque de uma órbita para outra mais afastada do núcleo. No entanto, nesse caso, a tendência do átomo ou da molécula em estado "excitado" é a de voltar à situação de equilíbrio e, retornando à sua órbita original, o elétron cede excesso de energia, emitindo uma onda eletromagnética.

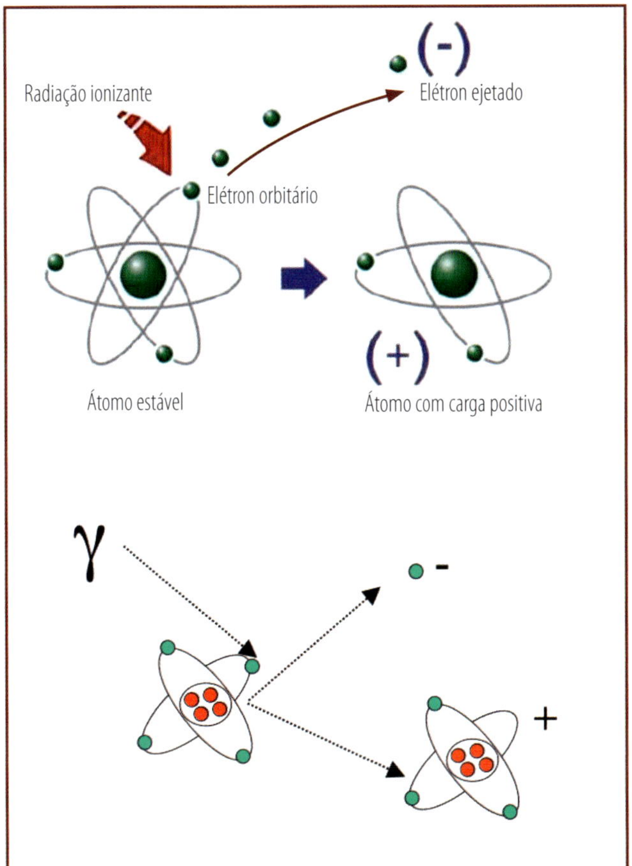

A excitação tem maior relevância quando estudamos, por exemplo, os efeitos biológicos das radiações ultravioletas. Já o fenômeno da ionização é fundamental para o entendimento dos efeitos biológicos produzidos por esse tipo de radiação. A propriedade ou não de produzi-los é o que divide as radiações em ionizantes e não ionizantes. Na Fig. 13.3 é representado, esquematicamente, o espectro eletromagnético, indicando-se as radiações com e sem propriedade ionizante.

Radiação natural e artificial

Embora o homem tenha produzido e continue produzindo diversas formas artificiais de radiação[1], ela não é absolutamente estranha ao ser humano, podendo-se afirmar sobre sua existência no planeta mesmo antes da nossa presença. Especula-se que sob a influência, entre outros agentes, das radiações e consequentes mutações as espécies evoluíram ao longo dos tempos. Portanto, ao lado das doses de radiação de origem artificial que recebemos (ver mais adiante a seção do texto "Quantidades e unidades"), estamos inexoravelmente expostos à chamada radiação natural, também conhecida como "de fundo" ou pela denominação inglesa *background* (Bg), embora muitas vezes esse termo não se refira exclusivamente à radiação natural.

Pode-se assim dizer que o homem tem convivido com a radiação desde o início de sua existência. Certos elementos radioativos de meia-vida física ($T_{1/2}$) muito longa (ver conceitos de meia-vida em "Limites de doses ocupacionais"), como o ^{232}Th ($1,4 \times 10^{10}$ anos) e o ^{238}U ($4,49 \times 10^{9}$ anos), foram formados como constituintes da Terra e, desse modo, continuarão a fazer parte dela.

A radiação natural provém do material existente na crosta terrestre e na atmosfera (Ramachandran, 1998), dos raios cósmicos e dos radionuclídeos (ver adiante) encontrados em nosso organismo, como o ^{40}K, o ^{14}C e outros, em razão de sua incorporação por meio da ingestão alimentar ou de sua inalação.

Os raios cósmicos primários possuem dois componentes: um denominado galáctico, que penetra no sistema solar com energia de até 10^9 eV (elétrons Volt), e outro de origem solar, que surge durante as erupções solares. O componente galáctico é constituído por 79% de prótons de alta energia; 20% de partículas α e o restante por elétrons, fótons e nêutrons.

Como uma média para o planeta, recebemos ao redor de 2,4 mSv (miliSievert) por ano, por conta da radiação natural – ver "Quantidades e unidades". A essa dose, soma-se ainda a exposição decorrente das fontes artificiais, que nos anos 1980 do século passado eram responsáveis, em média, por mais

* A seta mostra a radiação incidente transferindo energia e arrancando um elétron, dando formação a um par de íons

Fig.13.2. Representação esquemática da ionização.
Fonte: Valverde N, Leite T, Maurmo A. Manual de Ações Médicas em Emergências Radiológicas. Rio de Janeiro: Capax Dei, 2012.

---

[1] Neste capítulo, a menos que assinalado, ao se mencionar "radiação", fica implícito que nos referimos à do tipo ionizante.

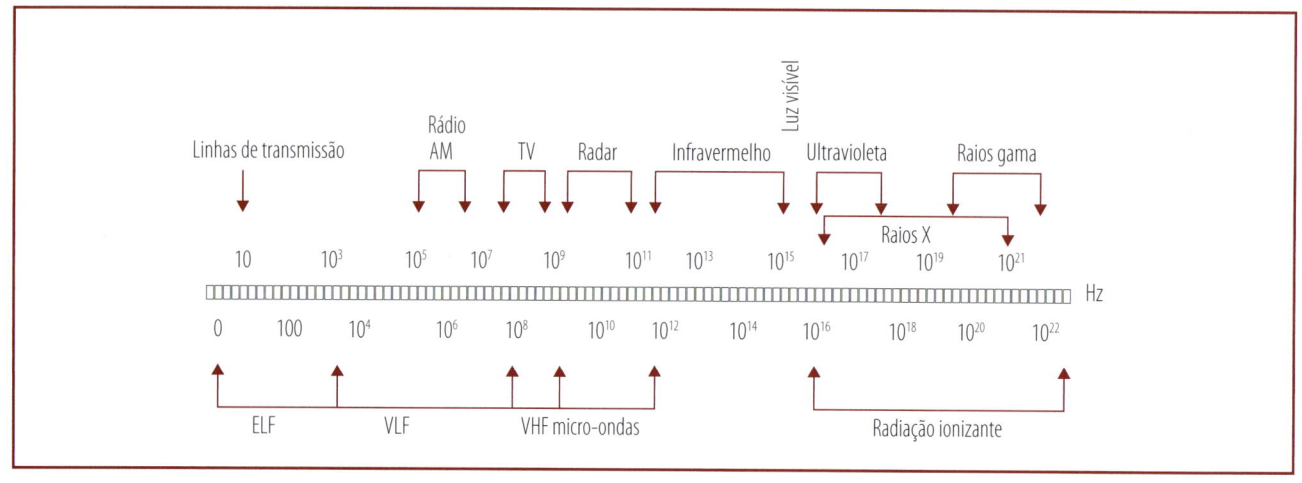

Fig. 13.3. O espectro eletromagnético
Fonte: do autor.

0,07 mSv anuais (*Oak Ridge Associated Universities*, 1980). Das exposições artificiais, sem dúvida, o maior componente provém dos procedimentos médicos diagnósticos ou terapêuticos, havendo, dessa forma, uma grande variação individual de exposição. A contribuição da exposição médica vem crescendo significativamente e, atualmente, as pessoas recebem nos Estados Unidos, em média, 3 mSV anuais em virtude de exames e tratamentos que usam a radiação ionizante, sobretudo a tomografia computadorizada.

Não podemos, entretanto, perder de vista que há grande variação no valor da radiação natural nos diversos locais do planeta. Há áreas conhecidas como de alto "Bg", com taxas de exposição e contribuições anuais de dose muitas vezes superiores à média. Tal fato decorre, principalmente, da composição do solo, mas também há a influência da reflexão que os raios cósmicos sofrem nas diferentes latitudes, pelo campo eletromagnético da Terra e da altitude do local.

São exemplos de áreas de alta radiação natural, no Brasil, o litoral sul do Espírito Santo, o litoral norte do Estado do Rio de Janeiro e, principalmente, as regiões vizinhas a Poços de Caldas, Araxá e Tapira, em Minas Gerais. Também, as províncias de Yangjiang e Guangdong, na China, e de Kerala, região sudeste da Índia, e Ramsar, no Irã, são conhecidas por um alto valor de Bg. Em Kerala, a dose efetiva anual encontra-se em torno de 13 mSv, cerca de 5,5 vezes a média do planeta, como pode ser observado na Tabela 13.1, que mostra os componentes naturais e artificiais da dose efetiva média anual.

É interessante mencionar que Zufan *et al.* (1989) e Wei *et al.* (1990), em estudos de caso-controle envolvendo cerca de 70 mil pessoas na província chinesa de Yangjiang, não encontraram qualquer diferença na incidência de cânceres de estômago, fígado e pulmão entre os moradores daquela área de alta radiação de fundo e os residentes em outra região controle, de Bg normal, ou seja, ao redor de 3 mSv/ano.

Tabela 13.1. Dose Efetiva Média Anual em Áreas de Bg Normal

Fontes naturais	Dose Anual Média - mSv
Raios cósmicos	0,37
Radionuclídeos no solo e em materiais de construção	1,97
Total	2,34
Fontes artificiais	**Dose Anual Média - mSv**
Procedimentos médicos (diagnóstico e terapia) (atualmente 3 nos Estados Unidos)	0,61
Reatores nucleares de potência, pesquisa e laboratórios etc.	0,002
Rejeitos nucleares e outras fontes, como TV, relógios luminosos etc.	0,02
Precipitação radioativa (decorrente de testes atômicos – em diminuição)	0,04
Total	0,672
Total geral (aproximado)	3

Física nuclear básica

A estabilidade do átomo tem relação com a natureza de suas forças nucleares (Gopalakrisshnan, 1998). Se traçarmos a relação nêutron/próton para um núcleo estável, teremos uma linha aproximadamente reta, chamada linha de estabilidade, cujo valor é inferior a 1,5. No entanto, com o aumento do número de massa, as forças de repulsão coulombianas aumentam e, para se manter a estabilidade, é necessário um maior número de nêutrons em relação ao de prótons. A partir, no entanto, do número atômico 83, esse mecanismo torna-se insuficiente e os elementos tornam-se instáveis. Temos, assim, elementos naturalmente radioativos, com número atômico até 92 (^{238}U), e elementos artificialmente radioativos (produzidos em reatores e aceleradores de partículas, por exemplo, para uso em medicina nuclear), com número atômico até 109.

A instabilidade do núcleo leva ao que se chama decaimento radioativo, isto é, à desintegração de um núcleo instável por meio da emissão espontânea de partículas carregadas e/ou fótons, com o objetivo de alcançar a estabilidade na natureza. São os seguintes os principais tipos de decaimento e de radiações ionizantes de interesse prático na área da Saúde Ocupacional:

- **Alfa (α)**. Neste tipo de decaimento nuclear, há emissão de uma partícula α, que consiste de dois nêutrons e de dois prótons (núcleo do elemento hélio – He) (Fig 13.4). A energia das partículas α varia entre 4 e 8 MeV (milhões de elétron-volts). Como decorrência da emissão α, o novo elemento que se forma apresenta uma redução de quatro no número de massa e de dois no número atômico em relação ao original. Muitas vezes a simples emissão α não é suficiente para estabilizar o núcleo, sendo o excesso de energia restante liberado sob a forma de raios gama (γ), isto é, fótons.

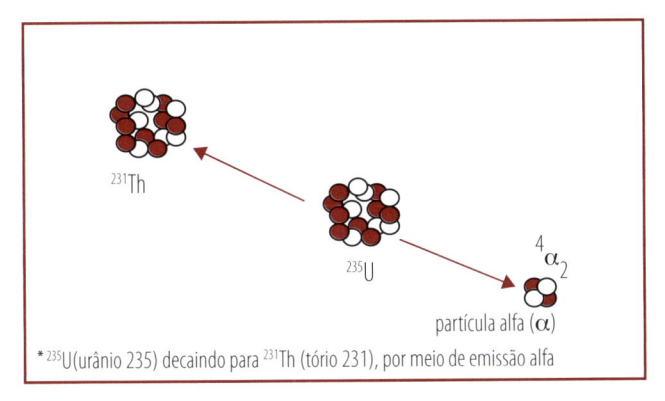

*^{235}U (urânio 235) decaindo para ^{231}Th (tório 231), por meio de emissão alfa

Fig. 13.4. Decaimento alfa.

Fonte: Adaptado de Mazzilli B. et al. Noções Básicas de proteção radiológica. Instituto de Pesquisas Energéticas e Nucleares – IPEN, 2002.

As partículas α são pesadas e carregadas de modo que se deslocam apenas alguns centímetros no ar, provocando imediatamente ionizações. Em razão disso, são incapazes de penetrar além da camada de queratina da pele, não representando risco quando situadas externamente ao organismo. Ao contrário, se penetram no organismo (ver adiante "Contaminação radiológica interna") são altamente radiotóxicas, por conta de seu alto grau de ionização e de seu baixo alcance, o que leva à irradiação permanente de um mesmo local. Além disso, os emissores α têm $T_{1/2}$ longa, permanecendo por muito tempo no organismo.

- **Beta (β)**. Para se compreender a emissão β, é indispensável conhecer o conceito de neutrino (v). Trata-se de uma partícula elementar, com massa ínfima e carga elétrica nula. Fermi propôs que um elétron e um neutrino são formados no interior do núcleo quando um núcleon faz uma transição de nêutron para próton e vice-versa. No caso da emissão β, o número de prótons aumenta de um e o de nêutrons diminui igualmente (Fig. 13.5)

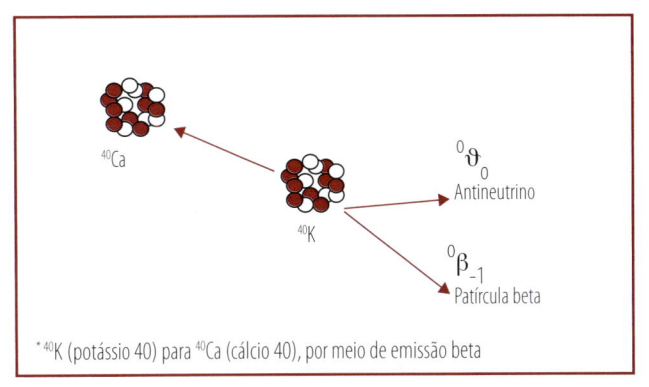

*^{40}K (potássio 40) para ^{40}Ca (cálcio 40), por meio de emissão beta

Fig. 13.5. Decaimento beta*.

Fonte: Adaptado de Mazzilli B. et al. Noções básicas de proteção radiológica. Instituto de Pesquisas Energéticas e Nucleares – IPEN, 2002.

O decaimento β⁻ é também um processo pelo qual um elemento, geralmente com excesso de nêutrons, procura a estabilidade (n → p + β⁺ + v). Na emissão β⁺ (pósitron), um próton é modificado em nêutron em casos de elementos deficientes em número de prótons, acontecendo, então, um aumento em um no número de nêutrons (n → p + β⁺ + v).

Dependendo da energia da partícula β (até 3 MeV), ela pode alcançar alguns metros no ar e penetrar alguns milímetros nos tecidos. Possui, assim, potencial de radiotoxicidade tanto para exposições internas quanto internas ao organismo.

- **Raios gama (γ)**. Os raios γ são radiações eletromagnéticas emitidas a partir do núcleo excitado de um átomo (Fig. 13.6). Os raios X também são radiações eletromagnéticas, porém, enquanto os raios γ têm origem nuclear, os raios X resultam da mudança dos níveis de energia de elétrons orbitários produzida, por exemplo, usando-se tubos de Coolidge ou betatróns.

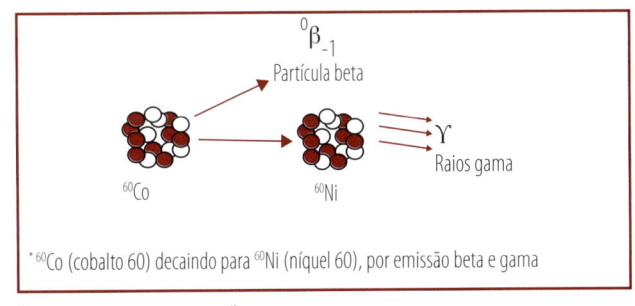

*^{60}Co (cobalto 60) decaindo para ^{60}Ni (níquel 60), por emissão beta e gama

Fig. 13.6. Decaimento gama*.

Fonte: Adaptado de Mazzilli B. et al. Noções básicas de proteção radiológica. Instituto de Pesquisas Energéticas e Nucleares – IPEN, 2002.

Quando uma partícula α é emitida de um núcleo pesado, a energia que ela carreia pode ser menor do que o valor necessário para a estabilidade do novo núcleo. Estando o núcleo ainda excitado, ocorre uma liberação de energia sob a forma de raios γ. Enquanto os raios X possuem energia na ordem de milhares de elétron-volts (KeV), os raios γ têm energia bem maior, de até 3 MeV. Sendo altamente energética, a radiação γ tem alto poder de alcance no ar (vários metros) e de penetração tissular (vários centímetros), podendo representar nocividade em termos de exposição externa e interna.

- **Nêutrons (n).** Os nêutrons são produzidos por meio de diferentes fontes e com um espectro de energia muito variável. Podem ser obtidos, na dependência do propósito, por meio de interações de isótopos de hidrogênio; usando-se ^{45}Se ou ^{45}Ti; por meio de fontes de ^{252}Cf e geradores convencionais de nêutrons. Os nêutrons são também gerados durante o processo de fissão nuclear em reatores, como os de potência de Angra dos Reis ou experimentais.

A fissão nuclear foi descoberta por dois físicos alemães, Otto Hahn e Lise Meitner, que verificaram que o núcleo de ^{235}U podia se fissionar em fragmentos de fissão, com a liberação de dois ou três outros nêutrons e a produção de grande quantidade de energia. No caso do ^{235}U, a probabilidade de ele se fissionar, ao absorver um nêutron térmico (com velocidade média aproximada de 2.200 m/s), é cerca de cinco vezes maior que a de emitir um raio γ.

A equação seguinte mostra uma reação de fissão:

$$n + {}_{92}U^{235} \rightarrow ({}_{92}U^{236})^* \rightarrow {}_{Z}X^A + {}_{92-Z}Y^{236-A} + Q$$

Onde:
n = nêutron;
${}_{92}U^{235}$ = átomo de urânio 235;
$({}_{92}U^{236})^*$ = núcleo que se fissiona;
${}_{Z}X^A$ = fragmento de fissão;
${}_{92-Z}Y^{236-A}$ = fragmento de fissão;
Q = energia liberada.

Um núcleo de material físsil, como o ^{235}U, ao absorver um nêutron, fissiona-se em fragmentos de fissão, liberando nêutrons adicionais e energia. Os nêutrons liberados, por sua vez, vão provocar novas fissões e liberação de energia se houver massa de material físsil e geometria adequadas. A esse processo denomina-se reação em cadeia (Fig. 13.7), princípio fundamental para a geração de energia em reatores nucleares. Uma reação em cadeia é autossustentada quando o número de nêutrons liberados em um determinado tempo é igual ou superior ao de nêutrons perdidos pela absorção em materiais não físseis encontrados no meio ou perdidos por escape do sistema.

*Um nêutron colide com um átomo de urânio e promove a formação de fragmentos de fissão e outros nêutrons que irão fissionar outros átomos de urânio, com liberação de grande quantidade de energia

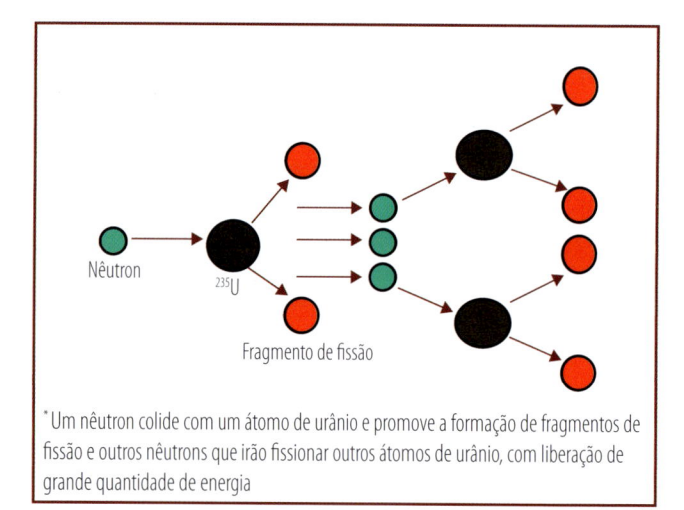

Fig. 13.7. Reação em cadeia*.
Fonte: do autor..

▶ Quantidades e unidades

Para que possamos entender os efeitos biológicos que podem ser produzidos pela exposição às radiações ionizantes, além de diversos outros conceitos, como os de altas e baixas doses, devemos ter um entendimento sobre quantidades e unidades de dose.

Já nos primórdios da ciência radiológica, os pioneiros demonstraram preocupação com a necessidade de se quantificar a exposição à radiação ionizante. Em 1905, no Congresso Roentgen, em Berlim, foi proposta a criação de um comitê com esse fim. Porém, somente em 1925 a primeira unidade de radiação foi introduzida, o Roentgen – R, como medida de dose de raios X. No início dos anos 1950, uma nova unidade foi criada – o rad –, para a quantificação da dose absorvida. Em 1957, o R foi aceito para ser a unidade de exposição aos raios X e γ. Em 1975, o rad foi substituído pelo Gray (Gy).

O R é definido como a quantidade de raios X ou g que produz elétrons com uma carga total de $2,58 \times 10^{-4}$ Coulomb, em um quilo de ar seco. Não possui grande aplicação no campo da medicina das radiações, em que são mais importantes os conceitos de dose absorvida e equivalente.

- **Atividade.** Define-se a atividade como o decaimento espontâneo ou a desintegração de um núcleo atômico instável, fenômeno usualmente acompanhado pela liberação de radiação ionizante. A sua unidade no Sistema Internacional de Unidades (SIU) é o Becquerel (Bq), e a antiga, o Curie (Ci) – ver na Tabela 13.2 as correspondências entre as unidades SIU e as antigas.
- **Dose absorvida.** É a energia média cedida pela radiação ionizante, por unidade de massa da matéria com a qual ela interage. Tem como unidade o *joule* por quilograma, que recebe a denominação de Gray (Gy), e como unidade antiga, a *"radiation absorbed dose"* (rad).

- **Dose equivalente.** É o produto da dose absorvida por um órgão ou tecido, ponderada por um fator (W_R) inerente ao tipo da radiação ionizante (α,β,γ,η, raios X etc.), já que doses absorvidas de um mesmo valor, porém provenientes de radiações distintas, podem ter efeitos biológicos diversos em razão de suas características (eficiência biológica relativa – RBE, ver Tabela 13.3). A sua unidade SIU também é o *joule* por quilograma, recebendo, nesse caso, o nome de Sievert (Sv). A unidade antiga é o *"Roentgen Equivalent Man"* (rem). Podemos, então, formular que: 1 Sv = 1 Gy x Wr.
- **Dose equivalente efetiva.** Cada tecido ou órgão apresenta uma radiossensibilidade diferente e que pode ser representada, também, por um fator de ponderação específico (W_T). A dose equivalente efetiva corresponde ao somatório das doses equivalentes para cada tecido ou órgão, levando-se em conta o seu W_T. É, igualmente, expressa em Sv. Podemos, assim, equacionar: dose equivalente efetiva para um órgão ou tecido = dose equivalente x W_T.
- **Dose equivalente comprometida.** É a integração temporal, expressa em anos, da taxa de dose equivalente após a incorporação (ver conceito adiante) de um material radioativo pelo organismo. Também possui o Sv como unidade.
- **Dose equivalente efetiva comprometida.** É a integração temporal, expressa em anos, da taxa de dose equivalente efetiva após a incorporação (ver conceito adiante) de um material radioativo pelo organismo. Também possui o Sv como unidade.

Tabela 13.2. Correspondência entre unidades		
	SIU	Equivalência
Atividade	Bq	$1/3,7 \times 10^{10}$ Ci
Dose absorvida	Gy	100 rad
Dose equivalente	Sv	100 rem

Fonte: do autor.

Tabela 13.3. Fatores de Ponderação	
Tipo de Radiação	W_R
Raios γ e elétrons de todas as energias	1
Nêutrons com energias:	
<10keV	5
10keV a 100keV	10
>10keV a 2MeV	20
>2MeV a 20MeV	10
>20MeV	5
Partículas α, fragmentos de fissão e núcleos pesados	20

Fonte: Diretrizes Básicas de Proteção Radiológica. Norma CNEN-NN-3.01, 2004, alterada pela Resolução CNEN 102/2012, D.O.U., de 10/05/2011.

Na Tabela 13.3 são mostrados alguns valores de fatores de ponderação para diferentes radiações ionizantes, conforme o Comitê Internacional de Proteção Radiológica – ICRP (ICRP, 1990; ICRP, 1996) e adotados no Brasil pela Comissão Nacional de Energia Nuclear - CNEN. Ainda de acordo com o ICRP, apresentamos, na Tabela 13.4, os órgãos e tecidos que possuem fator de ponderação WT.

Tabela 13.4. Fatores de ponderação para órgãos e tecidos – W_T	
Tecido ou órgão	W_T
Gônadas	0,20
Medula óssea	0,12
Cólon	0,12
Pulmão	0,12
Estômago	0,12
Bexiga	0,05
Mamas	0,05
Fígado	0,05
Esôfago	0,05
Tireoide	0,05
Pele	0,01
Superfície óssea	0,01
Resto	0,05

Fonte: Diretrizes Básicas de Proteção Radiológica. Norma CNEN-NN-3.01, 2004, alterada pela Resolução CNEN 102/2012, D.O.U., de 10/05/2011.

Limites de doses ocupacionais

Os trabalhadores ocupacionalmente expostos às radiações ionizantes estão submetidos a limites de doses que, no Brasil, são estabelecidos pela Comissão Nacional de Energia Nuclear – CNEN (Comissão Nacional de Energia Nuclear, 1988), com base em parâmetros internacionais, como os do ICRP.

Os limites de dose ocupacionais são estabelecidos de modo que, em nenhuma hipótese, os trabalhadores possam apresentar os chamados efeitos determinísticos (aqueles que têm um limiar de dose, isto é, só surgem se o indivíduo for exposto a uma dose acima de um valor mínimo – ver adiante). Da mesma maneira, os limites de dose ocupacionais visam reduzir a probabilidade de efeitos estocásticos nos trabalhadores ao mínimo possível (efeitos para os quais não se conhece a existência de limiares de dose, caso da cancerização, por exemplo – também ver adiante seção sobre a questão).

Os limites de dose são acompanhados por meio da monitoração individual dos trabalhadores ocupacionalmente expostos, usando-se, com esse propósito, filmes dosimétricos, dosímetros termoluminescentes, canetas dosimétricas, anéis dosimétricos, dosímetros de alarme e outros métodos, de acordo com as características do ambiente de trabalho, os riscos ocupacionais e o tipo de exposição ao qual o trabalhador está submetido. No caso de possibilidade de contaminação radiológica interna (ver a distinção entre "contaminação" e "irradiação" adiante, em seções específicas), o trabalhador deverá, como no caso de usinas nucleares, ser periodicamente avaliado por um contador de corpo inteiro, ou por intermédio de análises radioquímicas de urina ou fezes.

Outro limite de dose que devemos conhecer é o chamado Limite Anual de Incorporação (LAI, ou ALI, em inglês). Esse limite existe em função da necessidade de se restringir a dose efetiva decorrente do elemento radioativo que eventualmente seja incorporado pelo organismo. O LAI fornece limites anuais para a incorporação de radionuclídeos, de forma que a dose comprometida associada a essa incorporação não supere o limite de dose efetiva. Para cada radionuclídeo corresponde um valor distinto de LAI, em razão da radiotoxicidade correspondente. Em geral, quanto maior a meia-vida efetiva ($T_{1/2}$) do elemento, menor o seu LAI. Da mesma forma, os emissores α têm os menores valores de LAI.

São também muito importantes os conceitos de meia-vida física, biológica e efetiva. A primeira é o tempo necessário para que a atividade de um determinado radionuclídeo caia à metade; a segunda, o tempo necessário para que a atividade de um determinado radionuclídeo presente no interior do organismo caia à metade, por meio dos processos naturais de eliminação. A meia-vida efetiva é o tempo requerido para que um radionuclídeo, no organismo, tenha sua atividade reduzida à metade, tanto em função do seu decaimento físico quanto biológico.

Para um melhor entendimento dos limites de dose, inclusive no que concerne ao LAI, devemos verificar a diferenciação entre irradiação e contaminação radiológica, esclarecida adiante, em seções específicas.

Aplicações das radiações ionizantes e da energia nuclear

Logo em seguida à descoberta dos raios X por Roentgen, iniciou-se sua aplicação médica, e o público soube de sua existência graças a radiografias como as executadas, em rústicos equipamentos, pelo professor Michael Pupin, da Universidade Columbia, em fevereiro de 1896. Em janeiro de 1896, o *New York Times* noticiou: *"corpos sólidos revelados – os experimentos do prof. Routgen* (sic) *com o tubo de vácuo de Crooke – projéteis revelados com o uso da luz"* (Biblioteca Científica Life, 1963). Desde então, a área da Saúde tem testemunhado um avanço incessante da aplicação das radiações ionizantes, que vai do aprimoramento dos prosaicos raios X convencionais até técnicas extremamente sofisticadas de radiodiagnóstico, sem contar as áreas de Radioterapia e Medicina Nuclear. Certamente, sem a possibilidade do uso das radiações ionizantes na medicina, estaríamos em fase muito mais atrasada do que a atual em relação aos procedimentos diagnósticos e terapêuticos.

Não há como negar que a qualidade de vida da população foi extremamente beneficiada pela radiação, não só por meio de suas aplicações diretas na saúde, como também por outras de caráter indireto. No entanto, a percepção do risco-benefício e do uso pacífico das radiações ionizantes, pelos indivíduos em geral, sofreu e sofre sérias distorções em virtude de alguns fatos históricos, entre os quais podemos citar:

- A ignorância inicial sobre os efeitos biológicos das radiações ionizantes, levando à produção de lesões em médicos e pacientes (um dos primeiros limites de dose, nos ano 1920, foi o de "dose eritema" – o radiologista poderia se expor até que se produzisse um eritema em sua pele).
- Indicações inadequadas, pela mesma razão acima descrita, para o uso das radiações ionizantes na área médica.
- A introdução traumática da população à energia nuclear, por meio dos devastadores efeitos das bombas de Hiroshima e Nagasaki.
- A Guerra Fria, que durante a sua era trazia a ameaça de um conflito nuclear.
- A repercussão de acidentes como os de *Three Mile Island*, Chernobyl, Goiânia e Fukushima.

No entanto, como mencionado, são várias e importantíssimas as aplicações das radiações ionizantes e da energia nuclear. Porém, sem dúvida, há absoluta necessidade de justificação, otimização e limitação em seu emprego, com vistas à preservação da saúde do trabalhador e do público. O uso da radiação e da energia nuclear, em qualquer campo de atividade, traz, em menor ou maior escala, riscos de acidentes, sendo obrigação minimizá-los através de procedimentos técnicos e operacionais de segurança. As doses de exposição para os empregados e para os indivíduos do público devem ser planejadas para que sejam as menores possíveis (princípio ALARA – *"as low as reasonably achievable"*).

Podemos citar algumas aplicações da energia nuclear e das radiações ionizantes (Cuarón, 1994):

- Raio X convencional simples e contrastado, tomografia computadorizada, tomografia por emissão de pósitrons (PET), tomografia por emissão única de fóton (SPECT); radiologia intervencionista (embolização de tumores, por exemplo); radiologia com caráter diagnóstico ou método preventivo secundário em larga escala (mamografia); radioterapia (usa a propriedade da ionização para destruição de tecidos tumorais); na medicina nuclear (vale-se das características específicas de certos radionuclídeos), para diagnóstico ou tratamento e para diagnóstico laboratorial (radioimunoensaio, reação da cadeia da polimerase PCR etc.) de uma série de doenças; na medicina legal, para a verificação da paternidade; em criminalística, antropologia e paleontologia etc.
- Irradiação de sementes e grãos para a sua preservação, por meio da eliminação de micro-organismos, como salmonelas, o que tem especial importância em países pobres nos quais o gerenciamento de estoques é difícil.

- Esterilização de material médico-cirúrgico (próteses, seringas, instrumental etc.).
- Estudos da poluição atmosférica (ativação de isótopos não radioativos ou fluorescência por raios X).
- Remoção de poluentes gasosos emitidos por usinas a carvão (dióxido de enxofre ou óxido de nitrogênio).
- Radiografia e gamagrafia industrial para ensaio não destrutivo.
- Avaliação de vazamentos em reservatórios de hidrelétricas.
- Produção de energia em usinas nucleares.
- Pesquisas em vários segmentos da ciência.

A evolução técnica das aplicações nucleares pode ser exemplificada por desenvolvimentos como o da radiocirurgia (especialmente indicada para o tratamento de tumores cerebrais e malformações vasculares de difícil ou arriscado acesso cirúrgico, como na fossa posterior), da radioterapia por aceleradores de elétrons, pósitrons ou de íons pesados e dos irradiadores neutrônicos. Igualmente importantes e interessantes são as pesquisas com PET para o estudo de condições como a doença de Alzheimer, as demências e as esquizofrenias, para citar algumas.

As aplicações mencionadas têm lugar em instalações e locais os mais diversos, inclusive para a obtenção da matéria-prima a ser empregada ou processada (ciclo do combustível nuclear, por exemplo). Podemos mencionar:

- **Instalações radioativas industriais.** Aceleradores lineares, radiografia industrial, medidores nucleares, montagem e manuseio de fontes radioativas, irradiadores de grande porte, prospecção de petróleo, mineração e/ou beneficiamento de mineral convencional com urânio e tório associados.
- **Instalações radioativas na área da saúde.** Aplicações laboratoriais *in vitro*, aplicações médicas *in vivo*, preparo de fontes radioativas não seladas, aplicações veterinárias, radiologia, radioterapia e medicina nuclear.
- **Instalações radioativas de pesquisa.** Centros de pesquisa.
- **Instalações nucleares.** Usinas nucleares geradoras de potência, reatores de pesquisa, mineração e beneficiamento de urânio ou tório, produção de hexafluoreto de urânio (UF_6), enriquecimento isotópico do urânio, fabricação de elementos combustíveis, reprocessamento do combustível nuclear usado, deposição de rejeitos radioativos de instalações nucleares.

Irradiação e contaminação

É de suma importância a diferenciação entre o que é irradiação, também chamada por alguns de exposição externa ou, simplesmente, exposição, e contaminação radiológica.

Na irradiação, o indivíduo, situado no campo de exposição de uma fonte, recebe uma dose de radiação, não entrando, porém, em contato físico direto com o material radioativo da fonte que o está irradiando. Exemplo clássico disso é quando um paciente é submetido ao radiodiagnóstico: ele recebe uma dose de radiação, mas não mantém contato com a fonte que a irradiou. Outro exemplo é o caso da radioterapia. A irradiação pode ser de corpo inteiro ou localizada, sendo os efeitos clínicos de uma e de outra completamente distintos.

Na contaminação radiológica, há contato físico com o material radioativo (fonte aberta). Podemos imaginar um material radioativo sob a forma líquida, atingindo a pele de uma pessoa: nesse caso, estamos diante de uma contaminação **externa**. Por outro lado, se um trabalhador entra em um ambiente laboral onde haja elementos radioativos dispersos no ar, sem proteção respiratória adequada, ele poderá inalar o material em suspensão e, assim, sofrer uma contaminação **interna**. A contaminação interna pode acontecer também pela ingestão de material radioativo, pela penetração através de feridas ou até mesmo pela pele íntegra, no caso peculiar de alguns radionuclídeos (ver "Contaminação radiológica interna"). Uma vez penetrando no organismo e vencendo algumas etapas, o radionuclídeo poderá se fixar em um determinado órgão ou tecido (incorporação).

Nos procedimentos de medicina nuclear, rádio-traçadores são administrados, porém não podemos denominar a isso **contaminação**, uma vez que a situação é intencional e não acidental.

As Figs. 13.8 e 13.9 ilustram, respectivamente, o que seriam uma irradiação e uma contaminação.

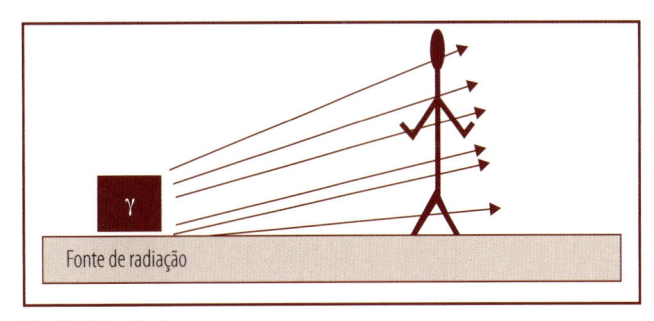

Fig. 13.8. Irradiação.
Fonte: do autor.

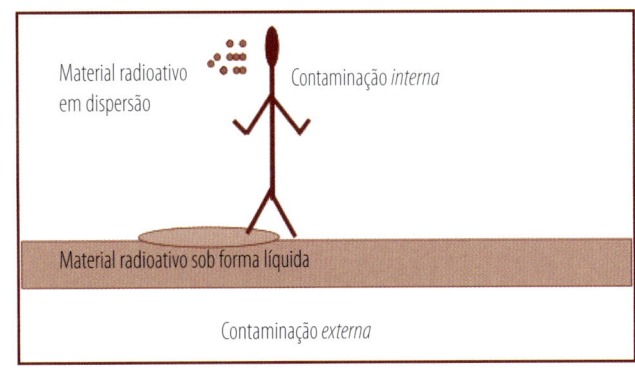

Fig. 13.9. Contaminação.
Fonte: do autor.

Interação da radiação com a matéria viva

Uma das primeiras teorias desenvolvidas para explicar as possíveis consequências da exposição das células dos mamíferos às radiações ionizantes surgiu nos anos 20 do século passado. Chamava-se "teoria do alvo" por dizer que a célula teria um "alvo" (não identificado naquela época) que, uma vez atingido pela radiação ionizante, provocaria a morte celular. Essa teoria foi um passo inicial para a futura compreensão dos efeitos biológicos das radiações ionizantes, mas não explica plenamente os mecanismos de interação e lesão celular, como a seguir poderemos observar.

A irradiação de qualquer sistema biológico gera uma sucessão de processos e fenômenos que diferem grandemente na escala de tempo (Steel, 1997), sendo o efeito biológico decorrente o produto final desses eventos (Tubiana *et al.*, 1990). De qualquer maneira, devemos ter em mente que efeitos biológicos de qualquer índole, consequentes da irradiação, têm origem na lesão do ADN.

A fase inicial da interação da radiação ionizante com a matéria orgânica é de natureza física, caracterizada por ionizações e excitações no meio que a radiação atravessa (água celular ou molécula do ADN, propriamente dita).

À energia depositada pela radiação por unidade de comprimento da trajetória dá-se o nome de "Transferência Linear de Energia" ou LET, em inglês. Em geral, quanto maior o LET, maior a RBE, isto é, a eficiência biológica relativa.

A fase física tem duração da ordem de 10^{-18} a 10^{-12} segundos e é seguida da química, que leva de 10^{-12} a 10^{-3} segundos e na qual há a formação de radicais livres, por radiólise da água celular. Alguns desses radicais são extremamente reativos, como HO e H, e lesam o ADN (efeito indireto). O outro mecanismo de lesão do ADN é chamado de direto, havendo nesse caso interação da radiação com a própria molécula do ADN. **O mecanismo direto é prevalente nas radiações de alto LET, ocorrendo o contrário com as radiações de baixo LET.** A Fig. 13.10 ilustra os mecanismos direto e indireto de lesão do ADN.

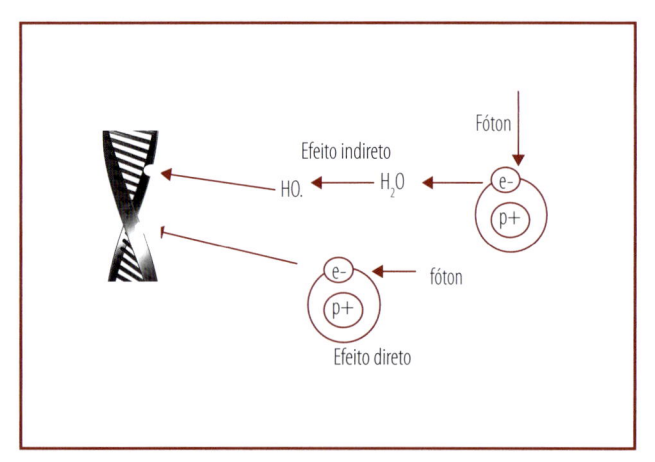

Fig. 13.10. Efeitos direto e indireto de lesão do ADN.
Fonte: do autor.

A molécula do ADN, como sabemos, é composta por duas hélices. Cada uma delas é estruturada pela composição de uma série de nucleotídeos que contêm:

a) uma base púrica (adenina e guanina) ou pirimidínica (citosina e timina);
b) uma molécula de açúcar (desoxirribose), ligada à base;
c) uma molécula de ácido fosfórico, conectada à de açúcar.

Os nucleotídeos são unidos por meio de ligações di-esteres-fosfóricas entre as moléculas de açúcar e de ácido fosfórico, e as hélices por pontes de hidrogênio. À timina, de um lado, contrapõe-se a adenina. A guanina é complementada contralateralmente pela citosina.

A dupla hélice do ADN é envolvida por cordões de histona, formando nucleossomos que, por seu turno, formam as chamadas fibras. As fibras dobram-se e enrolam-se para constituir os cromossomos, que são visíveis ao microscópio.

A interação da radiação com a molécula de ADN pode produzir uma série de lesões, seja pelo mecanismo direto ou pelo indireto, na dependência do componente do ADN que for atingido. São as seguintes as principais lesões que podem ocorrer no ADN (Holanah, 1987):

- quebra simples em uma das hélices;
- quebra dupla das hélices;
- lesão das bases nitrogenadas (perda da base: apurinação) ou modificações da base ("desaminação");
- destruição da molécula de açúcar; e
- *cross-linkings* intra e intermoleculares.

Com a lesão do ADN, inicia-se a fase biológica da interação da radiação com a matéria orgânica – no ser humano, a exteriorização das consequências da lesão do ADN poderá demorar horas, dias, meses e até anos (ver adiante). Seguindo-se à lesão do ADN, o organismo lança mão de mecanismos enzimáticos de reparo, dos quais a excisão-resíntese é o principal. Para o reparo de uma quebra simples são ativadas enzimas como a endonuclease, a polimerase e a ligase.

O reparo pode ocorrer isento de erros, reconstituindo a molécula à sua característica original, ou de maneira equivocada. Nessa última hipótese, a célula poderá morrer ou dar origem a células com ADN mutante, o que pode representar o risco potencial de transformação maligna, ou de transmissão dessa mutação a gerações futuras se a célula cujo ADN foi modificado for de natureza germinativa.

No entanto, as lesões nas duas hélices do ADN geralmente não são reparáveis ou produzem reparos imperfeitos. O *cross-linking* de proteínas leva também à inativação da molécula.

Algumas doenças apresentam uma disfunção do sistema enzimático de reparo, sendo seus portadores extremamente sensíveis às radiações ionizantes. Exemplos são: xeroderma *pigmentosum,* ataxia teleangiectásica, síndrome de Bloom e anemia de Falconi.

▶ Radiossensibilidade

Há alguns fatores que afetam a radiossensibilidade e, dessa maneira, o tipo de resposta que podemos observar.

Em primeiro lugar, de uma maneira geral, quanto maior o LET da radiação, maior será sua capacidade de produzir um dano (além de 100 KeV/mm), no entanto, a RBE diminui, devido ao fenômeno do *overkill*.

Ainda, é especialmente importante a taxa de dose da radiação, isto é, a dose por unidade de tempo. O fracionamento da dose (como em radioterapia) favorece os mecanismos de reparo e, na eventualidade de irradiação de sistemas altamente proliferativos (como a medula óssea), pode-se manter a repopulação celular, desde que a morte celular radioinduzida não seja superior à taxa de renovação.

Em terceiro lugar, temos o chamado efeito oxigênio. Para certa dose de radiação, conforme a concentração de oxigênio aumenta da condição hipóxica para a óxica, a morte celular também aumenta rapidamente. Esse efeito parece estar relacionado à habilidade do oxigênio em formar radicais livres (peróxidos de hidrogênio, HO, e outros), que, como já vimos, podem lesar por meio indireto o ADN. Por outro lado, as células também são mais radiossensíveis durante ou proximamente à fase de mitose, e mais resistentes durante a parte final da fase S (período de síntese ou replicação do ADN).

Extremamente importante em relação às radiossensibilidades celular, tissular e orgânica é o enunciado de Bergonie e Tribondeau (1906), complementado por Ancel e Vitemberg (1925): "a sensibilidade das células à irradiação é diretamente proporcional ao seu grau de diferenciação". Em outras palavras, quanto menos diferenciada e com maior capacidade de reprodução for a célula, mais radiossensível ela será. Quanto mais diferenciada e menor for sua capacidade proliferativa, mais resistente. Tal enunciado foi uma das bases da radioterapia moderna e encontra exceção apenas nos linfócitos do sangue periférico que, apesar de contrariarem o enunciado, são extremamente radiossensíveis, a ponto de se constituírem em um indicador biológico da gravidade do dano em caso de irradiação de corpo inteiro.

As consequências da irradiação de um órgão ou tecido também dependerão de sua constituição celular ser hierárquica (como a medula óssea), segmentar (como os intestinos) ou flexível (como o fígado). Na Tabela 13.5, podemos verificar a radiossensibilidade relativa de algumas células.

▶ Radiopatologia

Seguindo-se à cascata de eventos físicos, químicos e biológicos provocada pela interação da radiação ionizante com a matéria orgânica, pode advir uma série de efeitos que se manifestam de maneira diferente, na dependência de vários fatores. Esses efeitos podem ser didaticamente divididos de algumas maneiras, por exemplo:

a) Em relação à existência ou não de um limiar de dose para provocá-los:
- **Efeitos determinísticos** (também chamados de não estocásticos ou de "reações tissulares"): são efeitos que só são reproduzidos se a dose absorvida de radiação estiver acima de um determinado limiar. Por exemplo, para que se desenvolva a síndrome aguda da radiação (SAR), é necessário que pelo menos haja uma dose aguda (única) absorvida, de corpo total em torno de 1Gy; para o desenvolvimento de uma radiolesão localizada da pele (atualmente melhor denominada de síndrome cutânea da radiação – SCR) de grau I, a dose local, dependendo da energia da radiação, deve estar entre 3 e 5 Gy, e assim por diante (ver Tabela 13.6). São, ainda, efeitos determinísticos, a catarata radioinduzida, a esterilidade, a epilação transitória ou definitiva e as anomalias congênitas provocadas pela irradiação do embrião e do feto. Os efeitos determinísticos são dependentes da morte celular (necrose ou apoptose).
- **Efeitos estocásticos:** para estes não se conhece a existência de limiares de dose, postulando-se que qualquer dose, por menor que seja, possa causá-los. Sendo assim, seu aparecimento, após a exposição radioativa, seria uma questão probabilística. Têm sido traçados tipos diferentes de curvas de dose-resposta para os efeitos estocásticos (curvas linear, linear-quadrática e quadrática). Para o estabelecimento de limites de dose ocupacionais, as curvas são do tipo linear, extrapoladas das curvas de dose-resposta para efeitos determinísticos, conferindo a esses limites uma grande margem de segurança. Consideram-se, como efeitos estocásticos, a carcinogênese e as alterações genéticas. Esses efeitos não são dependentes da morte celu-

Tabela 13.5. Exemplos de radiossensibilidade	
Radiossensibilidade relativa	Tipo de célula
Muito alta	Células tronco da medula óssea, espermatogônias, células das criptas intestinais
Alta	Células hematopoiéticas precursoras
Média	Células endoteliais, fibroblastos
Relativamente baixa	Células epiteliais do fígado e rins, células das glândulas salivares
Baixa	Neurônios, hemácias, células musculares

Fonte: do autor.

Tabela 13.6. Limiares de dose

Efeito	Órgão ou tecido irradiado	Limiar de dose em Gy* (dose aguda, no máximo em 2 dias)
SAR	Corpo inteiro	1
Radiolesão de grau I (eritema)	Segmento da pele	3-5
Catarata	Cristalino	0,5-2
Epilação transitória	Pelos	3
Epilação definitiva	Pelos	7
Diminuição da fertilidade masculina	Testículos	0,15-1

Infertilidade
  Por 12 a 15 meses
  Por 24 meses
  Definitiva
	Testículos	2-3
		4-5
		5-6

Infertilidade definitiva (grande dependência da idade da paciente)	Ovários	3
Embrião e feto		
• aborto no período de pré-implantação – 0 a 10 dias**		1
• retardo transitório do crescimento intrauterino na fase de implantação		0,1
• no período de organogênese - 8 a 15 semanas		
– diminuição média do QI em 30 pontos		1
– modificação do QI normal para retardo mental grave		>1

* Os limiares para os efeitos referem-se a doses únicas de radiação. ** Efeito tudo ou nada.
Fonte: do autor.

lar, mas de mutações. Desse modo, se as mutações ocorrem em células tronco somáticas, estas podem ser iniciadoras de um longo e complexo processo de cancerização. Alternativamente, se as mutações têm lugar em células germinativas, podem surgir como expressões efeitos hereditários em gerações subsequentes. Estes últimos têm sido observados em animais de experimentação, mas não na descendência de populações expostas às radiações ionizantes, como as de Hiroshima e Nagasaki e Chernobyl.

b) Em relação ao tempo de expressão após a irradiação:
– agudos: SAR, SCR;
– tardios: carcinogênese, catarata;
c) Em relação à célula afetada:
– somáticos: SAR, SCR, carcinogênese;
– genéticos: alterações genéticas.

A Fig. 13.11 resume a cascata de eventos subsequentes à irradiação do ADN e seus possíveis efeitos

▶ Acidentes com radiação

Os acidentes com radiação têm ocorrido em situações díspares e, por vezes, bizarras (Vassileva e Kruschkov, 1970; Collins e Gaulden, 1980; Oliveira, 1987; Guskova *et al.* 1988; IAEA, 1988; IAEA, 1990; IAEA, 1993), afetando trabalhadores ocupacionalmente expostos às radiações e indivíduos do público, como quando do extravio de fontes de gamagrafia industrial.

Os acidentes com radiações ionizantes podem acarretar consequências médicas distintas, na dependência de certas condições, como: se houve irradiação (exposição externa) ou contaminação radiológica interna; da dose absorvida e da taxa de dose (se a irradiação aconteceu em dose única ou se foi fracionada); se houve irradiação de corpo inteiro ou de apenas um segmento do corpo, e assim por diante.

De junho de 1944 até o final de 2010, há o registro de cerca de 500 acidentes "importantes" com radiação ionizante no mundo, afetando aproximadamente 134 mil pessoas (aqui incluídas as populações atingidas pelo acidente nuclear de Chernobyl), levando cerca de 3.000 indivíduos a receberem doses "significativas" de radiação, e com aproximadamente 130 mortes consequentes.

Esses acidentes ocorreram em atividades operacionais as mais variadas, evidenciando que realmente o potencial para o desvio da normalidade existe em praticamente todas as aplicações das radiações ionizantes. Sucederam em países industrializados e em desenvolvimento, e em todos os continentes, com exceção da Oceania. Foram registrados acidentes de criticalidade (reação em cadeia descontrolada) em Chernobyl (1986), em Tokaimura, no Japão (1999), e em experimentos e reatores de pesquisa (Argentina, 1983; Federa-

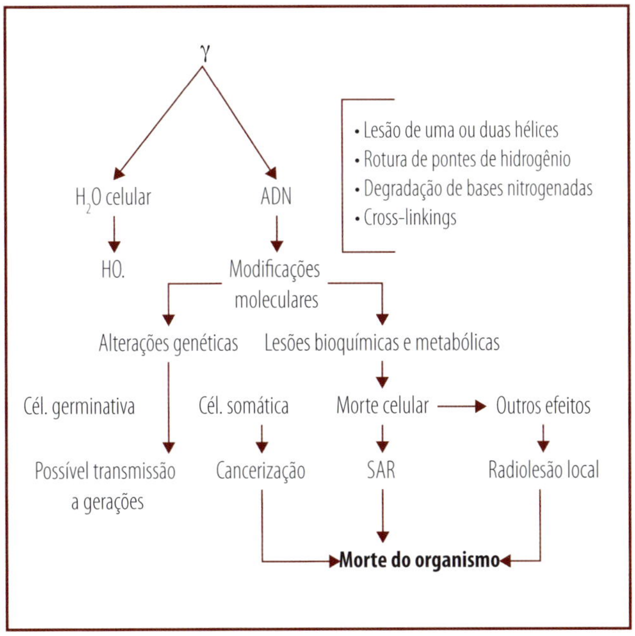

Fig. 13.11. Cascata de eventos após a irradiação do ADN celular.
Fonte: do autor.

ção Russa, 1997); além de outros com fontes seladas de radiação e com radioisótopos usados em diagnóstico e tratamento médico. Sem dúvida, entretanto, a grande contribuição para os acidentes com radiação vem da gamagrafia industrial, que detém pelo menos 50% da casuística.

Ainda no que concerne à incidência de acidentes com material radioativo, não devemos perder de vista a subnotificação de casos, que estimamos ter pelo menos um fator 10. Como exemplo, podemos mencionar acidentes em países em desenvolvimento e no antigo bloco do leste europeu, principalmente na ex-União Soviética, onde graves ocorrências, inclusive com significativo impacto ambiental, somente recentemente vieram à tona.

Dados atualizados, de 1962 a 2012, revelam 42 acidentes importantes na América Latina, sendo 11 no Brasil. Dos acidentes no Brasil, seis aconteceram com equipamentos de gamagrafia industrial: um (Goiânia) resultou da violação de uma fonte selada de ^{137}Cs existente em um equipamento abandonado de radioterapia, outro ocorreu em um difratômetro industrial de raios X; outro, em um acelerador para radioterapia, e outro, ainda, em um acelerador de pesquisa, afetando um técnico que fazia medições. Recentemente, houve um acidente com um equipamento de raios X industrial, porém com irradiação localizada e com dose inferior para o desenvolvimento de SCR.

Irradiação acidental

Entende-se por irradiação acidental a exposição não planejada de um indivíduo à radiação ionizante, de qualquer natureza, por meio de uma fonte situada externamente ao organismo. Se várias regiões do organismo forem expostas, estaremos diante de uma irradiação de corpo inteiro, e nesse caso a distribuição da dose, nas diferentes regiões, poderá ter caráter homogêneo ou não. É extremamente improvável que, em uma exposição acidental de corpo inteiro, haja uma distribuição de fato homogênea da dose. No entanto, para fins práticos, pode-se considerar a irradiação como homogênea se a diferença entre as doses absorvidas, nas diferentes regiões, não for superior a um fator três.

No caso da irradiação parcial, apenas um território é exposto, como o segmento cefálico, o abdome ou o tórax. A repercussão clínica de uma irradiação parcial vai depender da extensão do dano e da quantidade de medula óssea preservada.

Já a irradiação localizada, por exemplo, de um membro, traz consequências completamente diversas da irradiação de corpo inteiro ou da parcial, com comprometimento de um grande território corporal.

Como decorrência da irradiação de corpo inteiro homogênea poderá se desenvolver a síndrome aguda da radiação – SAR, cujos aspectos são a seguir apresentados.

Síndrome aguda da radiação

Conceito e etiologia

Entende-se por síndrome aguda da radiação – SAR – o conjunto de manifestações clínicas e laboratoriais proveniente da exposição do corpo inteiro a radiação ionizante penetrante e de caráter relativamente homogêneo. É um efeito biológico do tipo determinístico e, assim sendo, só se produz quando o corpo inteiro é irradiado acima de um determinado limiar de dose (1 Gy). A gravidade e a evolução da SAR dependem, sobretudo, do valor da dose absorvida, do tipo de sua distribuição pelo corpo e do período de exposição. Portanto, quanto maior a dose, quanto mais extensa a área corporal irradiada e quanto mais aguda for a exposição, maior deverá ser a gravidade da SAR e pior o seu prognóstico.

Fases evolutivas

- **Fase prodrômica.** Surge nas primeiras horas após a irradiação, podendo se caracterizar por alguns sinais e sintomas, tais como náuseas, vômitos, fadiga, anorexia, diarreia e cefaleia. Quanto maior a dose absorvida, mais prontamente surgirá a fase prodrômica, mais intensas serão as manifestações e maior sua duração. Como exemplo, cerca de 90% dos indivíduos irradiados de corpo inteiro com doses entre 3,5 e 5,5 Gy apresentarão náuseas e vômitos entre 1 e 3 horas decorridas do acidente.

  Não se conhece com exatidão os mecanismos que levam à liberação de uma série de substâncias, como β-endorfina, histamina, prostaglandinas e endotoxinas após a irradiação (Young, 1987), mas parece provável que a irradiação do sistema nervoso central tenha papel etiológico.

- **Período de latência.** Segue-se à fase prodrômica, caracterizando-se pela ausência de manifestações. Sua duração é também variável e inversamente dependente da dose de radiação absorvida.
- **Fase clínica.** É o período de doença, com uma série de manifestações próprias de cada forma da SAR.

Classificação

- **Forma hematopoiética (FH).** O limiar de dose para o aparecimento dessa forma está entre aproximadamente 1 Gy, estendendo-se até cerca de 10 Gy, dose já suficiente para a produção de uma forma mais grave, a gastrintestinal.

Na faixa de dose capaz de desencadear a FH, o período de latência poderá se estender do dia 7 ao 21 pós-irradiação (considera-se dia 0 aquele da irradiação acidental).

Na fase clínica da síndrome, surgem alterações do quadro hematológico oriundas da irradiação das células tronco e precursoras da medula óssea e também dos linfócitos do sangue periféricos, que são células com grande radiossensibilidade por terem núcleos volumosos.

Tendo em vista a alta sensibilidade das células tronco e hematopoiéticas precursoras e o dano provocado a elas pela irradiação medular, ocorre uma reposição inadequada, de extensão variável e dose-dependente dos elementos do sangue periférico à medida que estes cumprem seu ciclo vital. Em razão da leucopenia e da trombocitopenia, surgem, nessa fase, manifestações próprias da diminuição da imunidade, com suscetibilidade a infecções, ao lado de hemorragias, que podem variar de petéquias a sangramentos graves.

Entre as manifestações da fase clínica, podemos observar a epilação, que inclusive serve como um indicador da área corporal irradiada e valor prognóstico, além de lesões orais, como quielite, faringite exsudativa e monilíase, decorrentes da imunodepressão. A monilíase poderá alcançar o esôfago e causar importantes odinofagia e disfagia.

O aparecimento de febre está geralmente associado com infecções bacterianas ou micóticas. O quadro hematológico periférico mostrará uma linfopenia, e o comportamento dos linfócitos é um indicador biológico precoce do dano. Casos que mostram uma linfopenia abrupta e severa nas primeiras 24 a 48 horas (queda de 50%) têm péssimo prognóstico, e, nessas eventualidades, a evolução será provavelmente para o óbito.

Exceto nos casos de doses maciças e que levarão rapidamente ao óbito (quando há uma neutrofilia pronunciada e persistente), haverá uma leucocitose inicial (primeiras 48 horas), com queda progressiva, sendo a forma da curva hematopoiética também dependente da dose. Com valores entre 2 e 5 Gy, por volta do dia 15 pós-irradiação, verifica-se um segundo pico abortivo dos neutrófilos. A ausência desse pico indica exposição a doses mais altas, maiores que 5 Gy, o que também representa mau prognóstico. A recuperação espontânea dos neutrófilos, quando há essa possibilidade, surge ao redor da 5ª semana.

O quadro plaquetário também pode exibir uma trombocitose durante as primeiras 48 a 72 horas após a irradiação, tendo a seguir um comportamento similar ao dos neutrófilos, exceto quanto ao segundo pico abortivo. Seu comportamento é, igualmente, dose-dependente.

A série vermelha é a menos diretamente afetada, uma vez que as hemácias são radiorresistentes, por serem destituídas de núcleo e, assim, de ADN. No entanto, se houver trombocitopenia importante e hemorragias, o comportamento da série vermelha será influenciado por essa situação e por eventuais reposições.

Na fase de recuperação medular, observam-se, precocemente, reticulócitos imaturos no sangue periférico, bem como uma elevação persistente de neutrófilos, plaquetas e linfócitos, embora, no caso destes dois últimos, de modo mais gradual.

Se a SAR é produzida por irradiações fracionadas (Valverde et al., 1990), o quadro evolutivo hematológico se apresentará de modo distinto do da irradiação aguda, sendo difícil o estabelecimento de curvas padrão de dose-resposta.

Na Fig. 13.12, pode-se observar a evolução do quadro hematológico de uma hipotética irradiação aguda em torno de 3 Gy (Andrews, 1980).

- **Forma gastrintestinal (GI).** O limiar de dose para o seu aparecimento, após uma irradiação aguda, encontra-se ao redor de 8 Gy. Após manifestações prodrômicas precoces, intensas e de maior duração, advém curto período de latência, logo seguido da fase clínica,

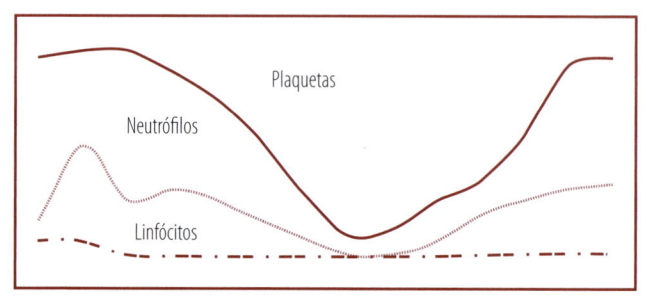

Fig. 13.12. Evolução hematológica na SAR*.

*Irradiação aguda com 3 Gy, com recuperação medular espontânea completa ao redor do dia 600 após a irradiação.

com manifestações hematológicas mais exuberantes. A lesão nas células-tronco das criptas intestinais provoca o desnudamento mucoso, com perda de água e eletrólitos para a luz intestinal, e vulnerabilidade ao acesso bacteriano. A perda de fluidos e eletrólitos é agravada pela ação dos ácidos biliares sobre a mucosa lesada. Além da passagem de bactérias, através da mucosa intestinal, diretamente para a circulação, a neutropenia existente agrava o prognóstico em relação ao desenvolvimento de importantes processos infecciosos, como a septicemia. Além da lesão do intestino delgado, o cólon é afetado, levando à diminuição da absorção de água e Na+ e à retenção de K+.

Uma das manifestações que podem ser observadas na forma GI é a diarreia sanguinolenta de grave intensidade, o que favorece também a evolução para o choque hipovolêmico. Embora haja relatos de sobrevivência em casos de forma GI (Baranov e Guskova, 1990), no acidente de criticalidade de Tokaimura, no Japão, dois pacientes que receberam doses aproximadas de 20 e 8 Gy e que desenvolveram a forma GI, faleceram, apesar de intensivos cuidados, 83 e 60 dias pós-irradiação. Embora possamos considerar a forma GI como mortal em virtualmente 100% dos casos, há a perspectiva de tratamento futuro com antagonistas de peptídeos gastrintestinais.

- **Forma neurovascular (FNV).** Esta forma, até então chamada do Sistema Nervoso Central (SNC), foi assim renomeada por Lusbaugh, tendo em vista sua fisiopatologia e o fato de que somente doses extremamente elevadas podem lesar diretamente o SNC (doses superiores a 100 Gy). Seu limiar de dose está em torno de 20 Gy, caracterizando-se pelo aparecimento precoce, em torno de 30 minutos após a irradiação, de vômitos intensos, logo seguidos de desorientação, falta de coordenação, convulsões e coma.
A fisiopatologia da FNV envolve lesões na microvasculatura do SNC, com edema cerebral, hipertensão intracraniana e extravasamento vascular maciço, com vasoplegia irreversível, choque e óbito em 100% dos casos.

Outras lesões

Dados provenientes de acidentes com radioterapia e de necrópsia demonstram o comprometimento de outros órgãos, além dos já especificados, a saber: pulmões (pneumonite e fibrose); coração (pericardite, miocardite e disfunção cardiocirculatória); fígado (doença venoclusiva) e rins (esclerose e atrofia dos túbulos e glomérulos). Assim sendo, em casos de doses muito elevadas de radiação, o substrato fisiopatológico da SAR também corresponde a um processo de desequilíbrio entre mecanismos inflamatórios e anti-inflamatórios, com consequente disfunção orgânica múltipla e falência múltipla de órgãos.

Correlação entre dose absorvida e manifestações

A gravidade da SAR é proveniente da intensidade do dano provocado nos órgãos irradiados, o que se dá em função da taxa de dose e da dose total absorvida. Como a FNV e, também, para efeitos práticos, a GI, são inexoravelmente letais, a preservação de células-tronco e precursoras da medula óssea, em número suficiente para uma regeneração espontânea ou estimulada, é fundamental para uma evolução favorável. No entanto, modernamente, parece que o mecanismo fundamental fisiopatológico em irradiações de altas doses tem sido a disfunção orgânica múltipla (sobretudo dos sitemas hematopoiético, gastrointestinal, cutâneo e neurovascular), levando à falência múltipla de órgãos, por meio de complexos mecanismos de mediação inflamatória e anti-inflamatória. A Tabela 13.7 correlaciona as doses agudas, as manifestações prováveis da SAR e o prognóstico.

Diagnóstico clínico

O diagnóstico clínico na fase prodrômica pode se basear na história ocupacional se o acidente for de natureza ocupacional. No entanto, o nexo entre irradiação e manifestações é muito mais difícil, nessa etapa, se o indivíduo afetado for do público (como em Goiânia e em outros acidentes provocados pelo extravio de fontes de gamagrafia industrial). Nesse sentido, é indispensável que as autoridades deem ampla divulgação sobre fontes de radiação extraviadas, e que os médicos e profissionais de saúde sejam alertados sobre o fato e sobre os sinais e sintomas da fase prodrômica, bem como sobre "queimaduras" sem que tenha havido exposição ao calor. Por outro lado, tem-se verificado casos de manifestações em trabalhadores provenientes de exposições acidentais que passaram despercebidos por profissionais de segurança e de proteção radiológica, bem como por médicos, pelo fato de não ser feita a anamnese ocupacional.

Na fase clínica da SAR não existem manifestações patognomônicas do dano provocado pela radiação. No entanto, queda do estado geral, hiperemia conjuntival, lesões da boca e da orofaringe, epilação e a associação a lesões localizadas na pele, se confrontadas com a história ocupacional, podem levar a suspeita diagnóstica a ser confirmada laboratorialmente.

A Fig. 13.13 mostra um paciente que evoluiu com a SAR, no acidente de Goiânia, em 1987. Nesse caso, a epilação universal no couro cabeludo é indicativa do tipo de exposição. A amputação do antebraço direito deveu-se a grave SCR (síndrome cutânea da radiação) associada.

Diagnóstico laboratorial

O diagnóstico laboratorial visa não só à confirmação da etiologia, mas também à quantificação da dose recebida, o que tem valor prognóstico. Embora por avaliação das manifestações prodrômicas (do início após a irradiação, da intensidade e da duração), bem como tendo em conta a evolução do qua-

Tabela 13.7. Doses, manifestações e prognóstico da SAR	
Faixa de doses (Gy)	Manifestações e prognóstico
0,25-1	• Gravidade leve: ausência de manifestações clínicas, exceto por náuseas de pequena intensidade em poucos casos • Discreta diminuição dos elementos; aumento de aberrações cromossômicas nos linfócitos do sangue • Tratamento sintomático em nível ambulatorial • Evolução para a cura em praticamente 100% dos casos
1-2	• Gravidade leve a moderada • Manifestações prodrômicas: vômitos em 70% dos expostos a 2 Gy e fadiga em de 30% a 60% dos irradiados nessa faixa • Queda moderada dos leucócitos e plaquetas e queda mais acentuada dos linfócitos, com possibilidade de hemorragias durante a 4ª e 5ª semanas, febre e infecções • Possibilidade de óbito em até 5% dos casos, por volta da 5ª e 6ª semanas • Necessidade de hospitalização
2-4	• Gravidade moderada a grave • Faixa de dose para a DL 50/60 (50% de óbitos entre os irradiados, em 60 dias) • Diarreia prodrômica de intensidade moderada, em cerca de 10% dos casos, após 4-8 horas; Hemorragias moderadas, febre e infecções que indicam comprometimento hematopoiético mais grave, com representação no quadro hematológico periférico • Necessidade de admissão hospitalar em serviço especializado
4-6	• Manifestações prodrômicas intensas • Óbito de cerca de 50% a 90% dos casos sem tratamento especializado • Necessidade de admissão hospitalar em serviço especializado
6-8	• Manifestações prodrômicas intensas e precoces • Período de latência muito curto, dando lugar à fase de doença, com grave depressão medular • Prognóstico muito reservado, mesmo sob tratamento especializado
8-10	• Faixa de dose compatível com a forma GI • Sobrevida de apenas 2-3 semanas pós-irradiação nos casos sem tratamento • Virtual evolução para o óbito em todos os casos, em período de tempo dependente do nível de assistência e recursos empregados
10-20	• Náuseas e vômitos cerca de 30 minutos após a exposição, seguidas de cefaleia; desenvolvimento da forma GI grave, com evolução para o óbito
20-30	• Forma NV, com náuseas e vômitos em poucos minutos após a irradiação e evolução para o coma e choque vasoplégico irreversível

* Adaptado de Young RW. Acute radiation syndrome. In: Gonklin JJ, Walker RI. (Eds.). Military radiobiology. Orlando: Academic Press, Inc., 1987. p.165-90.

dro hematológico, possa-se ter uma indicação da dose, outros métodos são empregados para se chegar até ela:

- **Reconstituição da dose recebida.** Pode ser feita por meio da leitura de dosímetros pessoais usados pelos trabalhadores; da leitura de dosímetros de área, nos locais de trabalho, o que permite avaliar o campo de irradiação no local onde a vítima foi exposta; da reconstrução do cenário do acidente, de cálculos matemáticos e do uso de "fantomas" (manequins com a mesma densidade do corpo humano, no quais podem ser colocados dosímetros); no caso de exposição a nêutrons, pode ser feita por meio da análise de ativação, com mensuração da atividade do ^{24}Na no sangue e corpo inteiro (contagem de corpo inteiro) e com mensuração do ^{32}P em pelos e unhas (os nêutrons têm a propriedade de "ativar", isto é, de tomar determinados materiais radioativos); da análise de objetos ativados por exposição neutrônica, efetuada em objetos metálicos, como relógios, anéis, pulseiras

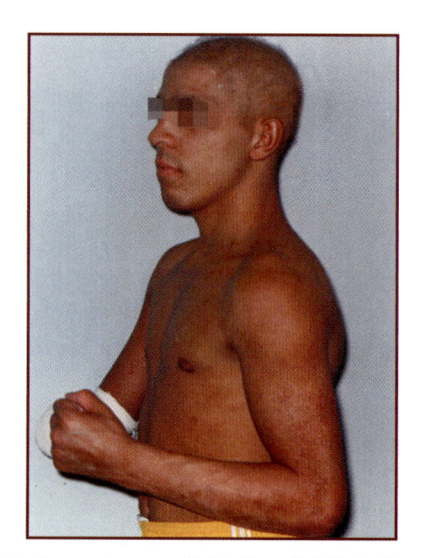

Fig. 13.13. Epilação em paciente com SAR (acidente de Goiânia). Observar a epilação de caráter universal na região cefálica. Amputação do antebraço direito em razão de radionecrose.

e canetas, e em material biológico, como dentes e ossos (ressonância paramagnética).

- **Análise cromossômica.** Para doses de corpo inteiro maiores que 0,1 Gy, pode-se calcular a dose de corpo inteiro recebida por meio da cultura de linfócitos do sangue circulante e da verificação do número de aberrações cromossômicas especificamente induzidas pela radiação (anéis e dicêntricos). A dose é calculada com base em modelos-padrão de amostras irradiadas em laboratório com doses conhecidas. O exame deverá ser feito precocemente, após a irradiação, e repetido, preferencialmente, antes de 24 horas do acidente. Outro método é a verificação de micronúcleos, que embora de realização mais rápida que o estudo de anéis e dicêntricos, é menos sensível (com limiar de detecção para doses em torno de 0,5 Gy). Ele pode ser um método alternativo, como de triagem, no caso de um acidente com muitas vítimas;

- **Outros exames que podem fornecer estimativas de dose.** Mutações somáticas no *lócus* da glicoforina A, na superfície de eritrócitos; dosagem de amilase, desidrogenase láctica (LDH) e aspartato aminotransferas e (AST); ressonância eletrônica paramagnética, que pode ter um papel acessório na avaliação retrospectiva da dose absorvida em acidentes. Este método tem por base, por exemplo, a propriedade de o esmalte dentário manter praticamente constante, ao longo dos anos, a sua estrutura e composição, tendo, portanto, potencial como um índice histórico da irradiação sofrida.

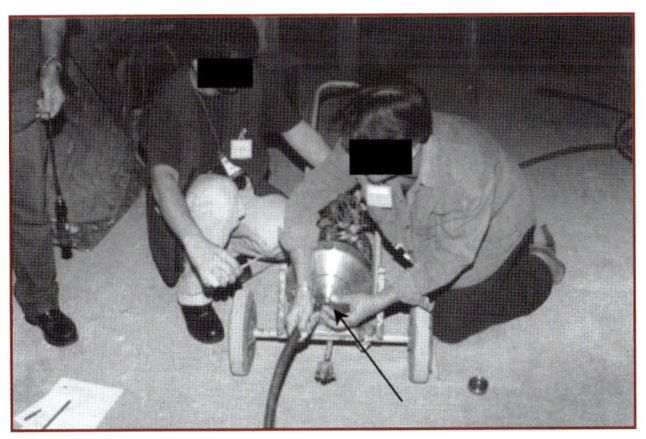

Fig. 13.14. Reconstrução de cenário de um acidente com gamagrafia industrial. A seta mostra onde estaria fonte de 60 Co em relação às mãos do trabalhador.

Protocolo geral de acompanhamento

De uma maneira global, todo indivíduo que sofra uma irradiação de corpo inteiro igual ou superior a 1 Gy deve ser internado quando do início da fase de depressão medular. Idealmente, o ambiente hospitalar deve ser de uma unidade de fluxo de ar laminar, com filtragem HAPA. Porém, se não houver possibilidade de se recorrer a essa facilidade, devem-se adotar, pelo menos, medidas rigorosas de isolamento reverso. E, além desse procedimento, com o propósito de se evitarem infecções, aconselha-se:

- a adoção de uma dieta isenta de vegetais crus, alimentos não cozidos e de frutas cítricas, e que inclua água filtrada e fervida;
- não empregar procedimentos invasivos desnecessários (como sondas e cateteres);
- promover rigorosa higiene corporal diária do paciente, incluindo do couro cabeludo, com xampu;
- aparar e escovar as unhas diariamente;
- a execução da higiene oral (com escovação, uso de fio dental e a realização de bochechos com solução de água oxigenada).

Protocolo de acompanhamento laboratorial

- Na admissão:
    - hemograma completo, contagem de plaquetas e de reticulócitos;
    - glicose, ureia, creatinina, colesterol total, eletrólitos, proteínas totais e frações, CPK, AST, ALT, LDH;
    - EAS;
    - exame parasitológico de fezes;
    - imunoglobulinas, linfócitos T, incluindo antígenos CD4
    - *helper* e CD8 - supressor e B, *Natural Killer* (NK);
    - radiografias de tórax;
    - ECG;
    - culturas de lesões cutâneas, orofaringe, urina e de lesões suspeitas;
    - aspirados e biópsia de medula óssea;
    - outros, em função de antecedentes e dos achados clínicos.
- Periodicamente:
    - diariamente: hemograma completo, contagem de plaquetas e de reticulócitos;
    - semanalmente: bioquímica e urina;
    - variável: aspirados e biópsias de medula óssea; culturas; espermograma (antes da 7ª semana pós-exposição e subsequentemente); parâmetros imunológicos e outros, em função da evolução clínica.

Tratamento

O tratamento das manifestações prodrômicas da SAR é meramente sintomático, como é o caso do emprego de metoclopramida e da manutenção da hidratação. Em caso de vômitos persistentes e que não respondam à metoclopramida, podem-se usar antagonistas seletivos dos receptores 5-HT3 (ondansetron, por exemplo). Já na fase clínica, temos as abordagens que veremos a seguir.

✓ *Abordagens principais*

- Profilaxia e tratamento das infecções e infestações.
- Emprego de antibióticos não absorvíveis, por via oral, que preservem os anaeróbios (quinolônicos), e emprego de nistatina se os granulócitos apresentam valores < 1.500/mm^3 (procedimento não adotado em alguns centros).
- Para pacientes do gênero feminino, ducha vaginal de iodo-povidine e óvulo vaginal de nistatina.
- Manutenção da acidez gástrica, evitando-se antiácidos e bloqueadores H2 (uso de sucralfate, se necessário).
- Aciclovir oral ou venoso, conforme positividade para anti-HSV ou, empiricamente, iniciando-se em torno da terceira semana.
- Antibioticoterapia convencional empírica, indicada em casos de febre > 38,5°C ou, na presença de outros sinais de infecção, em pacientes com contagem de granulócitos < 500/mm^3. A escolha do esquema inicial de antibióticos deve basear:
  – no tipo e na localização de outras infecções recentes no mesmo indivíduo;
  – na experiência da equipe atendente no manejo de cada tipo específico de antibiótico;
  – na disponibilidade do(s) antibiótico(s) na unidade e/ou na facilidade em obtê-los;
  – em características individuais do paciente, como alergia a um determinado antibiótico, insuficiência renal etc.
- O esquema antibiótico poderá ser modificado de acordo com a evolução clínica e/ou os resultados de culturas realizadas.
- Terapia antifúngica empírica, indicada em pacientes granulocitopênicos, em regime de antibioticoterapia convencional empírica e que apresentem febre persistente por mais de 48 a 72 horas; as doses dos agentes antifúngicos empregadas deverão ser modificadas se a infecção tornar-se evidente.
- Terapia antivirótica, indicada em caso de lesões herpéticas, sob a forma de aciclovir venoso e tópico, este para o tratamento do herpes simples cutaneomucoso; outros antivióticos que podem ser usados incluem, por exemplo, famciclovir, foscavir e ganciclovir.
- A presença de mucosite faríngea ou esofagite sugere infecção por herpes simples ou moniliáse; nesses casos, se deve considerar o uso de aciclovir ou de terapia antifúngica específica.
- Tratar infecções por citomegalovírus e *Pneumocystis carinii,* conforme indicado,
- Tratar parasitoses intestinais, o que é importante no nosso meio, conforme o resultado do exame parasitológico de fezes (efetuar controles após sete e 15 dias do tratamento) ou, empiricamente, em caso de eosinofilia sem outra razão.

✓ *Prevenção e tratamento de hemorragias*

- Concentrados de hemácias para manter a hemoglobina em valor igual ou superior a 10g/dL.
- Sangue total e plasma fresco, conforme necessário, em casos de hemorragias volumosas, para manter as condições hemodinâmicas.
- Concentrado de plaquetas, preventivamente, sempre que as plaquetas se situarem abaixo de 20.000/rnm^3 ou quando houver sangramento com contagem plaquetária inferior a 60.000/mm^3.

Os produtos a serem transfundidos devem ser previamente irradiados com 25 Gy, para inativar os linfócitos imunocompetentes viáveis existentes nos mesmos e evitar a doença enxerto *versus* hospedeiro (GVHD).

✓ *Terapia hematológica diferenciada*

Os fatores estimulantes do crescimento de colônias de granulócitos (G-CSF) e de granulócitos e macrófagos (GM-CSF) podem ser administrados, para o estímulo da recuperação medular, desde que haja células-tronco e precursoras sobreviventes. A primeira experiência desse tipo foi no acidente radiológico de Goiânia, porém com resultados inconclusivos, em virtude, entre outros motivos, da administração tardia do GM-CSF (Valverde et al., 1990). Posteriormente, em um acidente em El Salvador (1989), evidenciou-se que o uso do GM-CSF, na fase precoce da depressão da curva hematológica, pode ser útil para o encurtamento do período de leucopenia (IAEA, 1990).

Estudos recentes também têm avaliado o uso da trombopoetina (TPO), para o estímulo medular das células da linhagem megacariocítica, embora não haja no momento aplicação prática desse recurso. Além disso, muito recentemente, estudos da citoquina fator de célula-tronco (*stem cell factor*) empregada em conjunção com o G-CSF têm demonstrado a efetividade dessa combinação, no estímulo da medula óssea, em pacientes submetidos à quimioterapia maciça e que, por exemplo, não podem ser submetidos a transplante autólogo de medula óssea. Como o fator de célula-tronco atua no estímulo de células-tronco primitivas, há, potencialmente, a possibilidade de seu uso em casos selecionados de depressão medular radioinduzida.

Estudos experimentais, entretanto, parecem mostrar que, com doses de radiação de corpo inteiro acima de 8 Gy, não há possibilidade de haver células-tronco e precursoras residuais em quantidade suficiente para uma resposta ao uso de fatores de crescimento. Poderíamos considerar que com doses abaixo de 4 Gy não haveria indicação para o uso de fatores decrescimento, que encontrariam aplicação máxima na faixa de dose entre 5 e 7 Gy.

O transplante de medula óssea seria uma alternativa para casos de doses superiores a 8 Gy, porém esse procedimento encontra óbices, como a dificuldade de se encontrar doador compatível em curto espaço de tempo, e a provável associação da forma GI na faixa de dose em que é teoricamente indicado. A presença de FNV (a forma neurovascular da SAR) é uma contraindicação formal para o procedimento.

Uma alternativa poderá vir a ser o transplante de células-tronco periféricas, obtidas por aférese, após o estímulo com fatores de crescimento e o uso de células-tronco de cordão e a expansão *ex-vivo* de células-tronco.

✓ *Manifestações da forma gastrintestinal*

Para o tratamento da diarreia na forma GI, podem ser utilizados medicamentos que se opõem aos efeitos neuro-hormonais nas células gastrintestinais: anticolinérgicos, loperamida e outros, além da reposição hidroeletrolítica.

No acidente de Tokaimura, já mencionado, foi usada a glutamina, coenzima necessária à síntese proteica e de ácidos nucleicos das células intestinais, que parece ter sido efetiva na diminuição da intensidade e da frequência da diarreia em uma das vítimas, que, não obstante, evoluiu para o óbito.

✓ *Medidas em caso de lesões associadas*

- Amputação precoce se puder ser estabelecida a extensão de radiolesão localizada (ver seção correspondente) e se houver indicativos, em função da dose localizada e da evolução, da gravidade do dano produzido, com consequente comprometimento do estado geral em virtude de infecção ou outra complicação em paciente neutropênico.
- Amplo desnudamento cirúrgico de lesões localizadas, com vistas a evitar a invasão bacteriana secundária.
- Nutrição enteral em pacientes debilitados, com enteropatia, por meio de sondagem duodenal ou jejunostomia (nesses casos, raramente a alimentação por via oral será tolerada).
- Nutrição parenteral, com a mesma indicação do item acima, quando por qualquer razão clínica a nutrição enteral não puder ser usada.

Síndrome cutânea da radiação

Conceito e etiologia

Conhecidas antigamente como radiodermites, entende-se hoje por radiolesão localizada, ou melhor, por síndrome cutânea da radiação – SCR a manifestação, apresentada na pele, proveniente da absorção de uma dose de radiação ionizante, a partir de uma fonte situada externamente ao corpo. Esse efeito biológico das radiações ionizantes tem caráter determinístico, com limiar de dose entre 3 e 5 Gy, para uma exposição aguda, na dependência da energia da radiação incidente. Embora teoricamente possível, é muito pouco provável que a deposição de um radionuclídeo na pele (contaminação radiológica externa) ocorra com tal monta, de modo a produzir dose suficiente para causar uma radiolesão localizada. Um exemplo desse modo de irradiação observou-se no acidente nuclear de Chernobyl, e em alguns pacientes do acidente radiológico de Goiânia (Oliveira *et al.* 1990; Brandão-Mello e Farina, 1991) que friccionaram fragmentos da fonte radioativa na pele.

As radiolesões podem ser agudas e crônicas, estas últimas extremamente raras atualmente, pelo controle das doses ocupacionais dos trabalhadores expostos às radiações. No entanto, foram frequentes no início do século, até os anos 1920-1930, afetando as mãos de radiologistas e, posteriormente, dos primeiros a aplicar tratamento radioterápico. Já as radiolesões agudas são invariavelmente provocadas por acidentes, nos quais ou a dose foi única ou fracionada, porém com altas taxas ao longo de alguns dias. Essa última eventualidade é exemplificada no caso do extravio de fontes de gamagrafia industrial, fontes que são encontradas por leigos e colocadas em um bolso ou levadas para a residência. Podem, dessa forma, não só provocar dano localizado, como também irradiação de corpo inteiro, embora normalmente não uniforme, em várias pessoas de uma mesma família (Jammet *et al.*, 1980).

Os acidentes com exposição localizada contribuem com o maior percentual, entre todos os de radiação. Na casuística de Oak Ridge, que engloba acidentes ocorridos no mundo inteiro, as exposições localizadas estão catalogadas em 68% das ocorrências, isoladamente ou conjugadas a outras lesões radiológicas. Nos casos brasileiros, aparecem em todos os 11 casos por nós registrados.

Seguindo-se às fontes de gamagrafia industrial, os acidentes de radioterapia são os que mais contribuem para o desenvolvimento da SCR. Os acidentes com radiolesões localizadas vêm aumentando nos últimos anos e há a perspectiva para um incremento ainda maior, em virtude do crescente uso de fontes radioativas, em diversas aplicações médicas, industriais e de pesquisa. Merecem relevo, ainda, atualmente, lesões provocadas em pacientes submetidos a procedimentos de radiologia intervencionista, havendo registro de casos muito graves de SCR por exposição à fluoroscopia, por períodos de horas, sem qualquer controle da dose de exposição. Há que se registrar, também, doses acima dos limites ocupacionais permitidos para os profissionais de saúde envolvidos nesses procedimentos.

Embora as lesões localizadas decorram de doses superiores ao limiar de dose para o desencadeamento da SAR, essa patologia não se desenvolve nesse tipo de irradiação, uma vez que a massa de medula óssea que é afetada é muito pequena, ou até mesmo nenhuma, ao contrário de um acidente com exposição para o corpo inteiro.

Correlação entre dose absorvida e manifestações

A gravidade da SCR depende, entre outros fatores, da dose absorvida pela pele e, ainda, de fatores como a geometria da exposição e a geometria da energia da radiação. Como mais à frente discriminado, os diferentes graus de radiolesão, progressivos em sua gravidade, apresentam limiares de dose específicos, variáveis, em certa extensão, na dependência da energia da radiação incidente.

A pele é constituída pela epiderme e seus estratos (basal, espinhoso, granuloso, lúcido e córneo), e pela derme, formada por colágeno, pelos anexos (glândulas sudoríparas e sebáceas e folículos pilosos), pelos vasos e por terminações nervosas. De acordo com a geometria da exposição, além da energia da radiação, a dose absorvida pode tanto se restringir às camadas superficiais da pele como pode haver um depósito de energia em profundidade, o que, em princípio, representa maior gravidade.

Fases evolutivas

As radiolesões localizadas da pele, além de diferirem das queimaduras convencionais quanto ao agente etiológico, exibem outras dessemelhanças, como o fato de não se evidenciarem imediatamente após a exposição ao agente causal (Gongora e Jammet, 1983). Também se caracterizam por apresentarem, nas formas mais graves, evolução com períodos de remissão e exacerbação. As observações que se seguem dizem respeito a doses únicas, agudas. Se houver fracionamento da dose, as etapas evolutivas mostrarão diferenças temporais.

- **Fase inicial.** Nessa fase surge um eritema precoce ou inicial, transitório e de pequena duração, que muitas vezes passa despercebido do acidentado. Aparece nas primeiras horas, decorrente da irradiação, e tem, como base fisiopatológica, a liberação de histamina e de outros peptídeos vasoativos.
- **Fase de latência.** Após o eritema inicial, ocorre um período de latência de duração variável: tanto mais curto quanto maior for a dose de radiação. Se tomarmos por base, por exemplo, uma dose ao redor de 15 Gy, haverá um período de latência de sete a dez dias, quando se exteriorizarão, então, as lesões.
- **Fase clínica.** Alguns sinais e sintomas poderão surgir após a latência, em função da dose de radiação e da correspondente gravidade. Alguns exemplos:
  – eritema secundário, devido a mecanismos de compensação vascular, para fazer frente à oclusão de capilares arteriais e venosos;
  – dor, nos casos mais graves, quando poderá ser precoce e muito intensa e de manejo extremamente difícil. Acentua-se durante as crises de vasculite e pode se estender durante as fases de cronificação e exacerbação;
  – edema que, no entanto, pode surgir já na fase inicial, quando significa mau prognóstico;
  – flictenas, indicando uma epitelite exsudativa e uma radiolesão de II grau (ver "Classificação");
  – ulcerações e necrose, sinalizando para uma lesão de grau III (ver "Classificação").
- **Fase tardia.** Nos casos de altas doses de radiação, mesmo havendo aparente resolução, podem surgir, tardiamente, sinais, sintomas e sequelas, por vezes meses ou anos depois, como:
  – eritema tardio, de seis a 18 meses após a irradiação, acompanhando as crises de vasculite, indicando importantes transtornos circulatórios e tendo por substrato uma endoarterite obliterativa;
  – fibrose radioinduzida que pode causar sequelas, como a "mão em garra";
  – esclerose anular;
  – hiper ou hipopigmentação;
  – atrofia e alterações tróficas das unhas;
  – reagudizações, com crises de vasculite e ulcerações.

Classificação

De uma maneira clássica, as radiolesões localizadas dividem-se de modo idêntico ao das queimaduras convencionais, embora se diferenciem dessas em vários aspectos fisiopatológicos e clínicos.

- **Grau I.** Observa-se, inicialmente, um eritema que pode dar lugar a uma descamação seca (epitelite seca), evoluindo favoravelmente, com resolução espontânea por volta da quarta semana pós-irradiação. Os limiares de dose para as manifestações encontram-se entre 3 e 5 Gy (eritema), 3 e 7 Gy (epilação temporária), 7 e 10 Gy (epilação definitiva) e 10 a 15 Gy (epitelite seca).
- **Grau II.** Já apresenta uma gravidade moderada. O eritema inicial tem duração fugaz, seguindo-se de um período de latência, em geral de sete a dez dias, e, a seguir, de uma fase eritematosa que antecede a formação de bolhas (epitelite exsudativa). O limiar de dose para a epitelite exsudativa situa-se entre 15 e 25 Gy. A evolução depende da dose, da geometria da exposição e da área afetada, mas tende a ser favorável em semanas ou meses, porém com alterações da pigmentação (hipo ou hiperpigmentação).
- **Grau III.** Lesão grave, com encurtamento das etapas evolutivas e dor importante. Surge ulceração e necrose. Demanda tratamento cirúrgico, que pode ser radical (amputação). O limiar de dose encontra-se acima de 25 Gy.

Diagnóstico clínico

Embora as radiolesões agudas não exibam características clínicas específicas, seu diagnóstico deve ser sempre considerado na presença de "queimaduras" para as quais não há comemorativos de exposição ao calor ou a agentes químicos, principalmente se a história ocupacional for positiva para trabalho com fontes de radiação. Um grau maior ainda de suspeição é necessário quando se tratar de indivíduos do público, eventualidade na qual se deve indagar exaustivamente sobre o achado de objetos em canteiros de obra, ou mesmo, em via pública, e que podem ser fontes de gamagrafia industrial extraviadas. Em alguns acidentes, os profissionais somente deram-se conta da perda da fonte de gamagrafia dias após, o que fez com que as autoridades notificassem os serviços de saúde tardiamente.

Em um acidente em Camaçari (BA), a suspeita de SCR em um trabalhador que executou manutenção em um difratômetro de raios X só foi ventilada por uma médica de um centro de saúde ocupacional após o paciente ter procurado, sem sucesso, vários profissionais de saúde (Valverde *et al.*, 2000).

Diagnóstico e avaliação laboratorial

Não há exame complementar que confirme a etiologia da radiolesão localizada, embora, em irradiações localizadas com doses mais altas, possa-se notar uma presença maior de anomalias cromossômicas do tipo anéis e dicêntricos em linfócitos do sangue periférico, ainda que não haja a possibilidade, nesses casos, de urna dosimetria biológica, como na irradiação de corpo inteiro. Os procedimentos complementares visam à quantificação da dose e à avaliação do dano tissular produzido.

- **Avaliação da dose.** É de suma relevância prognóstica que se conheça, com a maior exatidão possível, a dose recebida e sua distribuição na profundidade da pele (curvas de isodoses). Embora possamos empregar parâmetros clínicos, para uma estimativa da dose (como intervalo entre a irradiação e o eritema precoce; a magnitude do eritema precoce, a extensão do período de latência; e mais tardiamente o tipo de lesão apresentada), é indispensável tentar-se avaliar, da maneira mais acurada possível, a própria dose. Para isso, pode-se empregar:
  – a reconstituição, referente a um acidente em um irradiador de ^{60}CO (em maio de 2000, em Itaguaí, Rio de Janeiro), do próprio acidente e de cálculos matemáticos, levando-se em conta as informações do acidentado e de outros quanto à geometria da irradiação (distância fonte-pele e sua posição em relação à fonte); e/ou
  – a reconstituição do acidente com fantomas antropométricos preenchidos com dosímetros adequados para o tipo de radiação.

- **Avaliação do dano.** Pode-se lançar mão de alguns exames complementares, para se avaliar a extensão do dano produzido pela radiação que foi absorvida, bem como a evolução do processo. Dentre os exames mais comuns destacam-se:
  – o estudo fotográfico seriado vai permitir uma análise comparativa das manifestações ao longo do tempo. Em geral, as fotografias devem ter uma frequência semanal, podendo-se espaçá-las quando as lesões se definirem. Qualquer alteração evolutiva deve ser, entretanto, registrada;
  – a termografia permite evidenciar hipertermia, nos territórios irradiados, antes do aparecimento das respectivas lesões, tendo, assim, valor prognóstico. Contudo, no Brasil, é difícil dispor-se desse procedimento por falta de equipamentos tecnicamente adequados;
  – a cintigrafia vascular com hemácias marcadas com ^{99m}Tc mostra um aumento do fluxo sanguíneo na fase inicial. Se houver um comprometimento da microcirculação, em etapas posteriores ocorrerá o inverso. Pode ser útil na avaliação da resposta terapêutica ou no orientar da conduta, como quando da indicação de amputação;
  – o estudo do fluxo sanguíneo com Laser Doppler Cutâneo (LDC), empregado em queimaduras convencionais, pode apresentar também aplicação na avaliação de radiolesões, da mesma maneira que o ecodoppler;
  – pode-se, ainda, estudar o dano às estruturas irradiadas por meio de ressonância nuclear magnética e de tomografia computadorizada e, com menor aplicabilidade, por meio de ultrassonografia.

Tratamento

✓ *Clínico*

As indicações terapêuticas decorrem *a priori* do estado clínico. As manifestações inflamatórias, a epitelite exsudativa e as ulcerações superficiais requerem tratamento clínico, de natureza conservadora e sintomática. As ulcerações profundas e a necrose requerem sempre tratamento cirúrgico.

Os fenômenos inflamatórios são tratados com anti-inflamatórios não hormonais, de preferência. Sua eficácia, entretanto, é bastante relativa. Enzimas são indicadas para reduzir o fenômeno inflamatório e acelerar a cicatrização. Estudos vêm sendo efetuados com uma enzima denominada superoxidismutase (SOD) e ensaios experimentais com a SOD. Em particular em lesões de mãos, estas enzimas demonstraram promover uma rápida regressão dos fenômenos inflamatórios, uma clara redução na duração da fase crítica, uma atenuação do processo álgico e uma recuperação qualitativamente superior à obtida com a terapêutica convencional.

A SOD age reduzindo a concentração de radicais livres nos locais atingidos.

A infecção secundária, complicação relativamente frequente, exige tratamento com antibioticoterapia local (bacitracina, mupirocin, neomicina). Deve-se proteger a lesão, assegurando-se sua assepsia, seja pela manutenção da região atingida limpa, seja pulverizando ou fazendo balneações com soluções antissépticas.

Os analgésicos convencionais, os anti-inflamatórios, os analgésicos de ação central e os sedativos são indicados para reduzir a maioria dos episódios dolorosos das fases iniciais da lesão. Na medida em que a intensidade da síndrome dolorosa aumenta, analgésicos mais potentes (meperidina) devem ser empregados, isoladamente ou em solução com anti-histamínicos (prometazina) e neurolépticos (clorpromazina). Os ansiolíticos, os hipnóticos e os antidepressivos ajudam acessoriamente o controle da dor. Já a pentoxifilina é recomendada, por alguns autores, nos casos em que há a necessidade de melhora da circulação local.

✓ *Cirúrgico*

A descrição das técnicas cirúrgicas para o tratamento da SCR encontra-se fora do escopo deste capítulo. Mesmo assim, podemos ressaltar que a intervenção cirúrgica deve estar sempre baseada na delimitação do dano produzido, para o que são indispensáveis as curvas de isodoses, indicativas das doses de radiação nas diferentes camadas em profundidade.

Nas lesões complexas e pequenas, normalmente o tratamento é conservador, resguardando-se a indicação cirúrgica para eventuais complicações. No entanto, recentemente ocorreu significativa mudança de paradigma no que concerne à indicação cirúrgica em casos de doses maciças localizadas. Os franceses do Instituto de Segurança Nuclear (ISRN) e profissionais do Hospital Percy desenvolveram o que se chama cirurgia por orientação dosimétrica.

Em fevereiro de 1999, ocorreu um grave acidente em Junin, Peru, no qual um trabalhador encontrou uma fonte perdida de irídio 192, usada para gamagrafia industrial. Esse indivíduo sofreu severa irradiação da coxa esquerda que terminou por obrigar a uma desarticulação do membro inferior (Fig. 13.15). Tendo como paradigma este e outros casos, um novo acidente na América do Sul (Concepción, Chile, dezembro de 2005), de características muito semelhantes ao de Junin, teve uma abordagem muito distinta. As isodoses do paciente foram calculadas estimando-se a maior profundidade e extensão possíveis capazes de apresentar radionecrose. Calculou-se, então, uma hemiesfera de tecido a ser removida o mais prontamente possível (cirurgia guiada por dosimetria). O paciente foi operado dessa forma no Hospital Percy, com a concomitante injeção de células tronco mesenquimais obtidas da sua crista ilíaca. O resultado cirúrgico foi excelente e o paciente encontra-se em ótimo estado em seu país (Fig. 13.16). Posteriormente, e igualmente com sucesso, o mesmo tipo de tratamento foi empregado, no Hospital Percy, em vítimas de acidentes de gamagrafia no Equador e na Venezuela.

Infelizmente, há ocasiões em que a radionecrose extensa já instalada obriga a amputação de membros, como no acidente de Goiânia, no qual uma das vítimas (Fig. 13.13), além de extensa lesão desse tipo no antebraço direito, apresentava também SAR.

Em casos de ulcerações profundas ou necrose, somente a intervenção cirúrgica levará à diminuição da dor. A estratégia cirúrgica comporta técnicas como o uso de pele artificial, remoção parcial ou total da zona irradiada, com cobertura por aproximação, enxertia ou retalho, agora com a injeção adjuvante de células troco mesenquimais.

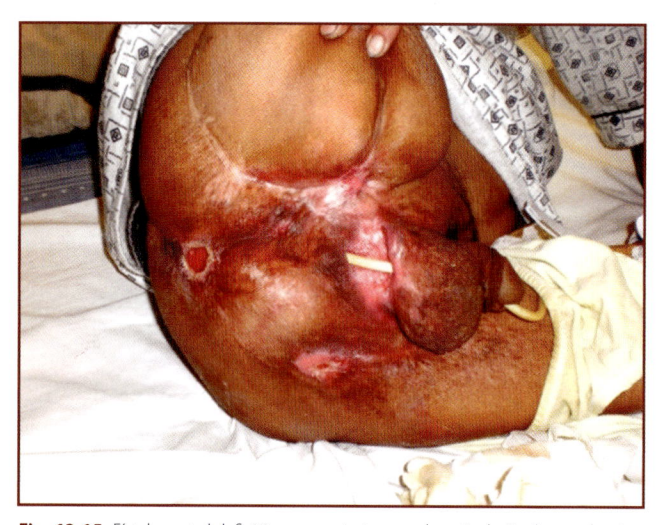

Fig. 13.15. Fístula uretral definitiva em paciente com desarticulação de membro inferior, vítima de acidente de gamagrafia – estado atual do paciente (gentileza do Dr. Oscar Barriga, INEN, Peru).

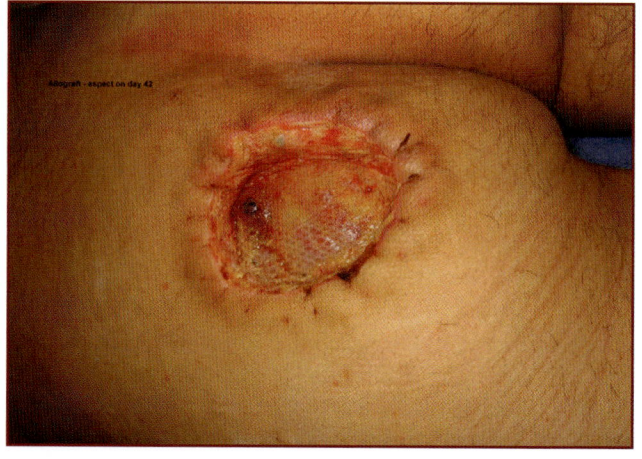

Fig. 13.16. Tratamento por cirurgia com orientação dosimétrica em lesão na região glútea de paciente vítima de acidente de gamagrafria no Chile – uso de enxerto e de células tronco mesenquimais – gentileza do professor Patrick Gourmellon (IRSN, França).

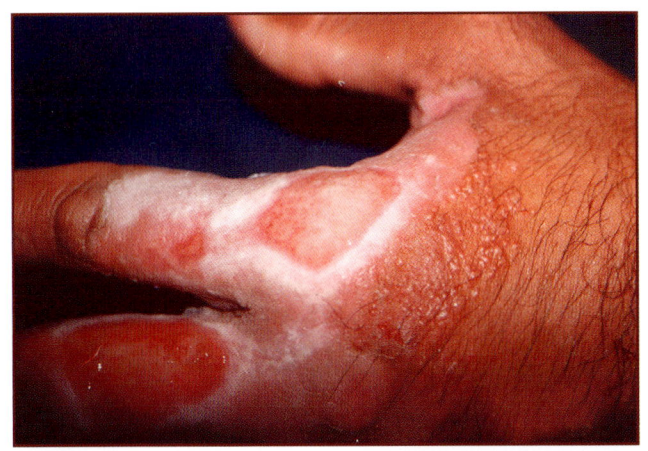

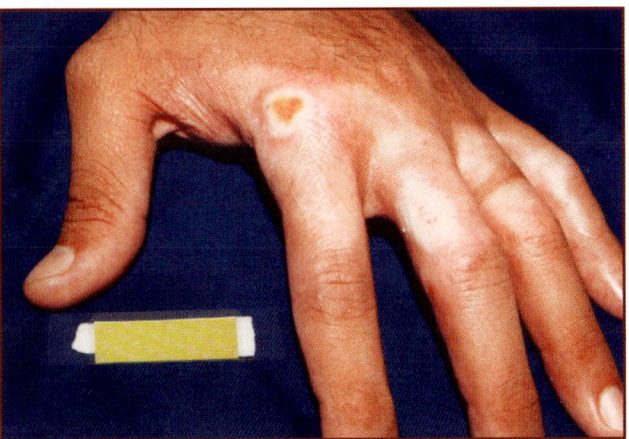

Fig. 13.17. Epitelite exsudativa em paciente acidentalmente exposto aos raios X de um difratômetro em Camaçari (BA), 1995 – evolução favorável.

Reabilitação e readaptação

As radiolesões localizadas têm um caráter progressivo por conta do seu substrato anatomopatológico. Podem ser consideradas como manifestações crônicas e que demandam uma abordagem multidisciplinar. Dessa forma, a reabilitação e/ou a readaptação devem ser cuidadosamente planejadas, incluindo o preparo para o uso de próteses, o treinamento para novas funções e o apoio psicológico.

Síndrome da lesão combinada e lesões associadas

Em acidentes com radiação ionizante, pode haver a concomitância de lesões convencionais, como queimaduras, traumas, fraturas etc., isoladamente ou em conjunto. Para tal quadro, usa-se a expressão Síndrome da Lesão Combinada - SLC (Bowers, 1987).

A experimentação em animais de laboratório e os acidentes de Goiânia e de Chernobyl demonstram que a associação de lesões convencionais em irradiados acidentalmente e com SAR ou radiolesões localizadas agrava sobremaneira o prognóstico. Em Goiânia, embora não tenha havido a superposição de lesões convencionais, houve a concomitância de SAR, de radiolesões localizadas e de contaminações interna e externa (lesões associadas). Um dos pacientes com SAR sobreviveu com recuperação medular apenas após a amputação de seu antebraço direito necrosado.

Os mecanismos fisiopatológicos envolvidos na SLC parecem ser complexos. No entanto, o trauma, da mesma maneira que a irradiação, desencadeia uma série de eventos neuro-hormonais e inflamatórios de caráter secundário. A úlcera de estresse, diáteses hemorrágicas, a hipoxemia, a síndrome de angústia respiratória do adulto etc. podem agir sinergicamente em um paciente com depressão medular radioinduzida. Além do mais, o trauma causa um processo catabólico que pode prejudicar os mecanismos de reparo da lesão radiológica.

A SLC compromete os mecanismos de defesa do paciente, bem como diminui a resistência à colonização bacteriana de suas superfícies epiteliais, permitindo a ocorrência de infecções oportunísticas, que podem se tornar uma complicação fatal.

É de suma importância assinalar que, ante um acidentado convencional com componente radiológico (contaminação e/ou irradiação), a prioridade absoluta para os primeiros cuidados é para a condição que ponha em risco imediato a sua vida ou lhe cause dor ou desconforto. Dessa maneira, são prioritárias, em todas as hipóteses, sobre os procedimentos de descontaminação interna ou externa, as manobras de ressuscitação cardiorrespiratória, a desobstrução das vias aéreas, o controle de hemorragias e a estabilização de fraturas, por exemplo.

Contaminação radiológica interna

Conceito

Entende-se como contaminação interna a presença acidental de material de natureza radioativa no interior do organismo (Valverde, 1990). Assim sendo, o fato de a contaminação ocorrer no ambiente ocupacional, embora com carga(s) corporal(is) do(s) contaminante(s) abaixo dos limites ocupacionais permissíveis, desde que de maneira acidental, não descaracteriza a contaminação interna (ver "Limites de doses ocupacionais").

Vias de contaminação

- **Inalação.** Acesso do contaminante através das vias aéreas, sendo o principal modo de contaminação interna no meio ocupacional;
- **Ingestão.** Acesso direto através do trato gastrintestinal;
- **Cutânea.** Através de feridas, ou através da própria pele íntegra, como no caso de radioiodos e do trício elementar sob a forma de água triciada.

Fases da contaminação

- **Penetração.** Acesso ao organismo através de uma ou mais vias de contaminação.

- **Absorção.** Quando o contaminante vence as barreiras mucosas e ganha a corrente circulatória.
- **Incorporação.** Fixação do nuclídeo no órgão alvo (órgão de preferência metabólica do elemento, após absorção, em virtude de suas propriedades físico-químicas e metabólicas – exemplo: tireoide, no caso dos radioiodos; corpo inteiro, para o césio; ossos, para o estrôncio etc.).
- **Desincorporação.** Eliminação natural ou induzida do radionuclídeo contaminante do organismo.

Ao se considerar a questão da absorção de um radionuclídeo, após o acesso ao organismo, deve-se levar em conta não só sua natureza como radioelemento, mas, também, a sua transportabilidade (solubilidade) (*National Council on Radiation Protection and Measurements*, 1980), que depende da sua forma química. De uma maneira geral, os compostos solúveis são transportáveis, isto é, absorvíveis nas mucosas, enquanto os insolúveis não são. Deve-se, no entanto, ter em mente, principalmente com vistas às primeiras medidas terapêuticas, que nenhum material é totalmente insolúvel.

Os elementos transferíveis são geralmente cátions minerais de valência igual ou superior a III, cujos exemplos mais importantes são as terras raras (elementos 57 a 71), o plutônio e os transplutônicos (actinídeos de valência III – amerício, cúrio, berquélio, califórnio e einstéinio) (IAEA, 1978).

No que se refere às fases da contaminação radiológica interna, convém mencionar, especialmente, o elemento urânio, que ocorre somente em forma radioativa na natureza. O urânio natural é uma mistura de ^{238}U (99,3%), ^{235}U (0,7%) e ^{234}U (0,006%). Todos os isótopos do urânio natural sofrem fissão natural em taxas bem abaixo do nível possível para uma reação de criticalidade. Entre os produtos do decaimento do urânio, destacam-se dois gases nobres: o ^{222}Ra (radônio 222) e ^{219}Ra (ver "Efeitos de baixas doses de radiação").

A maior parte da exposição ocupacional ao urânio tem ocorrido na mineração, no processamento e na fabricação de elementos combustíveis para reatores nucleares ou de artefatos atômicos. Durante esse processo, embora o minério de urânio contenha vários compostos, tem significado, principalmente, o U_3O_8. Resumidamente, ocorrem a concentração, a lixiviação e o processamento para o chamado *"yellowcake"*. Em seguida, o óxido é transformado em UF_6 e processado com vistas ao enriquecimento do conteúdo de ^{235}U, em nível necessário para usá-lo como combustível nuclear (em torno de 3%). Grandes concentrações são necessárias para o seu uso em armas nucleares (90%). Já o UF_6 enriquecido é convertido em UO_2 e estruturado como pastilhas combustíveis.

Os compostos de urânio com enriquecimento inferior a 5-8% e o urânio natural apresentam a toxicidade química como o principal problema. Acima de 8% prepondera já a radiotoxicidade. É igualmente importante a transportabilidade da forma química, em relação ao potencial de toxicidade. A toxicidade química do urânio diz respeito à lesão das células da porção inferior do tubo contornado distal, embora também possa haver lesão glomerular moderada (ver "Principais medicamentos em Radiotoxicologia").

Diagnóstico, identificação do contaminante e avaliação

- **História.** Por exemplo, a violação de normas de segurança, como a não utilização de filtros ou máscaras respiratórias em ambientes ocupacionais com a presença de radionuclídeos no ar, ou acidentes nesses locais, com perda da proteção respiratória. Nessa eventualidade, serão úteis os inventários prévios das "áreas de radiação", executados pela equipe de proteção radiológica, que poderão sugerir o(s) tipo(s) de contaminante(s).
- **Esfregaços.** Esfregaços da cavidade e da mucosa oral que, antes de serem enviados para análise quantitativa, devem ser discriminados através de detectores de radiação que possam diferenciar emissores α, β, γ, ou β-γ. Contagens altas nas narinas, principalmente se bilaterais e similares, sugerem contaminação respiratória.
- **Contagem de feridas e da pele.** Contagens positivas de feridas, principalmente de compostos solúveis, sugerem contaminação através das mesmas. Contagens altas da pele em torno da boca também são sugestivas de contaminação.
- **Bioanálises.** No caso de acidentes com emissores α e β puros, não é possível quantificar rapidamente a contaminação. As primeiras amostras de urina e fezes devem ser enviadas para bioanálise e, sendo comprovada a contaminação, as amostras restantes de urina e fezes de 24 horas também deverão ser analisadas, até que necessário. Não se deve perder de vista que os resultados de bioanálises demoram frequentemente de 24-48 horas;
- **Contagem de corpo inteiro.** Contaminações internas com emissores γ podem ser avaliadas por meio de contadores de corpo inteiro, mas o valor de sua contagem imediatamente após o acidente pode ser limitado, uma vez que a simples presença de pequenas contaminações residuais da pele prejudica ou impede o exame. Os contadores de corpo inteiro são detectores dispostos em série, em geometria variável, ultrassensíveis e capazes de quantificar e qualificar a presença de radionuclídeos emissores ϒ presentes no organismo. Usam, por exemplo, cristais de iodeto de sódio ativados por tálio (NaI-Tl).

Proteção do pessoal e instalações

Os pacientes com contaminação interna, diferentemente dos casos de irradiação externa isolada, podem disseminar a contaminação por meio de suas excretas e do ar expirado. Assim, são indispensáveis, na manipulação dos contaminados, a adoção de medidas de proteção do pessoal atendente, das instalações e dos equipamentos (Fig. 13.18) que incluem:

- proteção do pessoal utilizando-se de:
  - indumentária de proteção pessoal;
  - gorro e máscara cirúrgica;
  - jaleco e calça cirúrgica;
  - avental cirúrgico;
- avental de plástico;
- luvas cirúrgicas (dois pares), fixando-se a luva externa ao avental com fita crepe;
- botas de plástico, fixadas à calça com fita crepe;
- dosímetros de uso pessoal (importância quase que exclusiva médico-legal, uma vez que é bastante improvável que a contaminação seja de ordem a produzir perigo de irradiação significativa para a equipe atendente). Devem ser fixados ao avental cirúrgico.
- proteção das instalações e equipamentos:
  - forrar o piso com plástico;
  - forrar as macas com plástico;
  - usar material descartável o máximo possível;
  - não lançar ao chão gazes, algodões, compressas ou quaisquer outros materiais empregados no paciente;
  - seguir as orientações do pessoal de proteção radiológica.

Tratamento

O tratamento da contaminação radiológica interna visa, sempre que possível, à adoção precoce de medidas para evitar a absorção do radioelemento no seu local de acesso. Quando isso não é possível, tenta-se impedir a sua incorporação por meio de medidas que acelerem a sua excreção.

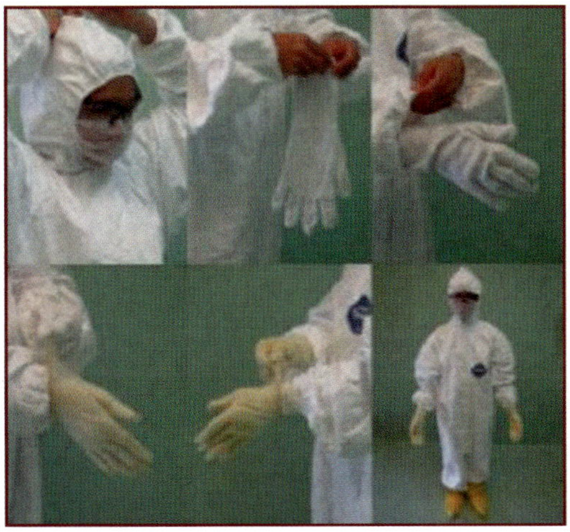

Fig. 13.18. Colocação de indumentária de proteção contra a contaminação radiológica (crédito: Samuel Assunção).

Fonte: Valverde N, Leite T, Maurmo A. Manual de Ações Médicas em Emergências Radiológicas. Rio de Janeiro: Capax Dei; 2012.

Ao contrário da irradiação, quando ocorre um período de latência para a fase clínica, na contaminação há urgência terapêutica. Quanto mais precoce a adoção de contramedidas, maior a possibilidade de evitar-se a incorporação ou de diminuí-la significativamente. Alguns produtos solúveis são absorvíveis rapidamente, em 20 ou menos minutos após a ingestão. Embora o mesmo não ocorra com elementos insolúveis, a informação sobre a característica do contaminante muitas vezes não se encontra prontamente disponível para o médico.

Medidas gerais

- **Alcalinização gástrica.** Esse procedimento pode resultar na formação de hidróxidos relativamente insolúveis. Pode estar indicada em contaminações em que tenha ocorrido a ingestão de cobre, de ferro ou de plutônio.
- **Lavagem gástrica.** Pode ser contemplada se a contaminação foi por ingestão e recente (há até uma hora), levando-se em conta as contraindicações clássicas, como a ingestão de corrosivos.
- **Catárticos ou laxativos (sulfato de magnésio, cáscara etc.).** Visam acelerar o trânsito intestinal, mas têm limitado valor prático, sobretudo quando da prestação do atendimento inicial, devendo-se ainda considerar as contraindicações e os efeitos colaterais possíveis, como hipocalemia em caso de uso prolongado.
- **Lavagem intestinal.** Poderá ser indicada no caso de contaminações, em substituição ao emprego de catárticos ou laxativos.

Modalidades específicas de tratamento

- **Bloqueio.** Por meio de agentes bloqueadores, isto é, substâncias químicas que saturam, com um isótopo não radioativo, o órgão-alvo, reduzindo dessa forma a incorporação do radionuclídeo. Como exemplo, a utilização de iodo não radioativo, sob a forma de iodeto de potássio, em caso de contaminação com radioiodos.
- **Diluição isotópica.** Constitui, na verdade, uma variante do bloqueio, na qual grandes quantidades do isótopo estável do radionuclídeo são administradas, de modo que, estatisticamente, a oportunidade de incorporação diminua. O exemplo clássico é a administração de água, por via oral ou parenteral, em contaminação com trício.
- **Substituição.** Consiste no uso de um elemento não radioativo de número atômico diferente, para competir com o radionuclídeo, em virtude de terem a mesma preferência metabólica. Um exemplo é a administração de cálcio para competir com radioestrôncio.

- **Quelação.** Baseia-se no emprego de compostos orgânicos que se ligam a íons metálicos, formando compostos de coordenação ou quelatos metálicos por meio da doação de elétrons ao metal. Dessa forma, mascaram as propriedades do metal, permitindo sua excreção urinária. O quelante com maior emprego na radiotoxicologia é o ácido dietilenotriaminopentacético (DTPA), usado em contaminações com ^{239}PU, ^{241}Am etc.
- **Troca iônica.** De resinas trocadoras de íons (sem uso prático) ou de compostos que funcionam dessa maneira, como o ferrocianeto férrico (azul da Prússia), indicado em contaminações com césio, tálio e rubídio, e largamente empregado no acidente de Goiânia, com excelentes resultados;
- **Mecânica.** Por meio de lavagem gástrica, intestinal e broncopulmonar. As lavagens gástrica e intestinal podem ser consideradas como medidas gerais (ver acima), porém a broncopulmonar é reservada, exclusivamente, para a remoção de grandes cargas corporais de radiação, provenientes da inalação de compostos insolúveis, como o plutônio não transportável. Deve-se levar em conta a idade do paciente, a quantidade inalada, o tipo de contaminante e o estado geral do paciente para indicá-la sob a ótica de um balanço risco-benefício.

Principais medicamentos em radiotoxicologia

Os quelantes devem ser iniciados o mais rapidamente possível, dentro da primeira hora que sucede ao momento do acidente. O tratamento a longo prazo é recomendado quando houver incorporações de pelo menos 10% acima do limite de incorporação anual.

- DTPA (ácido dietilenotriaminopentacético):
  - apresentação: ampolas com 1 g e cápsulas para aerosol (utilizadas com o inalador *Spinhaler*), com o nome comercial de Ditripentat (não disponível no Brasil);
  - via de aplicação: endovenosa (1 g em 250 mL de soro fisiológico a 0,9% ou glicosado a 5%, administrado em 1 hora) ou inalatória;
  - indicações: contaminação interna por cobalto (Co), cromo (Cr), ferro (Fe), terras raras, manganês (Mn), chumbo (Pb), mercúrio (Hg), produtos de fissão, plutônio (Pu), transurânicos, ítrio (Y), zinco (Zn) e zircônio (Zr);
  - esquema de tratamento: a dose diária é de 10 a 30mmol por quilo de peso corporal, observando-se como esquema terapêutico básico o que consta do esquema a seguir: tratamento inicial e a longo prazo: 1 g, por via venosa, tão cedo quanto possível (na primeira ou segunda hora); primeira semana: 0,5 g por via venosa, uma vez por dia ou três vezes na semana; semanas subsequentes: de 0,25 a 0,5 g, por via venosa, duas vezes por semana, nos dois primeiros meses; mês subsequente: sem tratamento; posteriormente: de 0,25 a 0,5g, por via venosa, uma a duas vezes por semana, intercalando-se pausas de duas a três semanas;
  - usar Ca-DTPA na fase inicial do tratamento e, se disponível, Zn-DTPA posteriormente, a longo prazo;
  - acompanhar o tratamento pela radioanálise de urina, visando verificar a eliminação do elemento contaminante. A continuidade do tratamento vai depender da resposta do exame: se houver aumento da excreção do contaminante, o uso poderá ser mantido até que isto não mais ocorra ou que o nível de incorporação se encontre dentro dos limites ocupacionais. Também a idade do paciente é relevante, podendo-se ser menos intervencionista em casos de pessoas mais idosas;
  - contraindicações e toxicidade: o uso de DTPA é, em princípio, contraindicado na gravidez, pois pelo menos 1/6 da dose terapêutica é tóxica para o feto, podendo causar prematuridade, lisoencefalia, alterações tegumentares, depressão medular, nefrotoxicidade e até a morte fetal;
  - outras contraindicações: insuficiência renal e hepática; a toxicidade principal é para os rins, secundariamente, para mucosa intestinal e fígado, especialmente com o uso de Ca-DTPA em tratamentos prolongados;
  - efeitos adversos: náuseas, vômitos, lipotímia e hipotensão arterial.
- BAL - *British antilewisite* (dimercaprol):
  - Apresentação: ampolas com 3 mL, contendo 100 mg/mL (não disponível no Brasil);
  - via de aplicação: intramuscular (1M);
  - indicações: intoxicações com chumbo (Pb), polônio (Po), mercúrio (Hg), arsênio (As), ouro (Au) e bismuto (Bi);
  - esquema de tratamento: aplicar a dose de 3 mg/kg de peso corporal, por via IM profunda, de 4/4h, durante três dias (não exceder a três dias), obrigatoriamente em ambiente hospitalar. A sensibilidade individual deve ser testada previamente, utilizando-se 1/4 da ampola;
  - contraindicações: insuficiência renal e gravidez;
  - efeitos adversos: dor no local da injeção; febre (mais comum em crianças); redução transitória do número de polimorfonucleares; hipertensão arterial com taquicardia; náuseas ou vômitos; cefaleia; sensação de queimação em lábios, boca e garganta; conjuntivite; rinorreia; lacrimejamento; blefaroespasmo; salivação; sensação de queimação no pênis; sudorese; dor abdominal; formação de abscessos

estéreis (alguns desses sintomas podem ser aliviados pelo uso de anti-histamínicos);
- precauções: uma vez que o complexo metaldimercaprol separa-se facilmente em meio ácido, proceder à alcalinização da urina durante o tratamento, a fim de proteger os rins. Não deve ser administrado ferro durante o uso do BAL.
- Deferoxamina (DFOA):
  - descrição: o nome comercial é Desferal Mesylate®, também de procedência estrangeira;
  - apresentação: frascos com 500 mg;
  - via de aplicação: intramuscular (IM); por via endovenosa pode causar eritema, hipotensão e choque;
  - indicações: contaminações internas com cromo (Cr), ferro (Fe), manganês (Mn) e plutônio (Pu);
  - esquema de tratamento: aplicar 1g via IM no primeiro dia, seguido de 0,5 g de 4/4h (duas doses);
  - toxicidade e contraindicações: toxicidade para os rins, sendo contraindicada nos casos de nefropatias e em gestantes (causa anormalidades esqueléticas no feto);
  - observação: a DFOA pode ser associada ao DTPA, em casos de contaminações com plutônio, por seu efeito aditivo a este último quelante.
- Azul da Prússia:
  - descrição: o nome comercial é Radiogardase Cs®, não disponível no Brasil, apresentado sob a forma de cápsulas, contendo 500mg de ferrocianeto férrico (azul da Prússia ou azul de Berlim);
  - indicações: contaminações com tálio (Tl), césio (Cs) e rubídio (Rb). Mesmo em caso de já ter ocorrido a absorção, ele é útil, ligando-se, por exemplo, ao césio que é lançado da corrente circulatória para a luz intestinal, onde é novamente absorvido (ciclo hemoentérico);
  - esquema de tratamento: administrar 1g três vezes ao dia (doses de até 10 g/dia foram administradas no acidente de Goiânia, sem aparente toxicidade) (Farina, Brandão-Mello, Oliveira, 1991);
  - toxicidade e contraindicações: por ser essencialmente não absorvível, virtualmente não há contraindicação; podem ser referidas constipação intestinal e epigastralgia quando altas doses são administradas.
- Hidróxido de alumínio:
  - descrição: o produto geralmente é apresentado sob a forma coloidal;
  - apresentação: variável, em geral, em vidros com 200 mL de hidróxido de alumínio;
  - indicações: no caso específico da medicina das radiações ionizantes, é indicado em contaminações internas com estrôncio radioativo (Sr);
  - esquema de tratamento: administrar 100 mL, seguindo-se 40 mL a cada uma a duas horas;
  - efeito colateral: pode causar constipação intestinal.
- Iodeto de potássio:
  - descrição e apresentação: comprimidos sulcados, contendo 130mg de iodeto de potássio (KI); indicações: especificamente no campo da medicina das radiações ionizantes, como preventivo ou em contaminações internas com os isótopos radioativos do iodo;
  - esquema de tratamento: como preventivo em acidentes em instalações nucleares, com possibilidade de liberação de radioiodos: l30mg para adultos e para crianças conforme a Tabela 13.8. O emprego do KI, nessas condições, se fará na dependência da adoção de outras contramedidas, como o confinamento e a evacuação populacional, em conformidade com o plano geral de emergência da instalação nuclear. A Organização Mundial da Saúde (OMS) está desenvolvendo critérios (níveis de referência) para a administração de KI em acidentes nucleares, com base na possível dose de radiação que seria evitada, para a tireoide, com o emprego da droga, exibidos sumariamente na Tabela 13.9;

Tabela 13.8. Administração de KI em acidentes nucleares

Grupo etário	Massa de KI	Porção do comprimido
Adultos e adolescentes acima de 12 anos	130	1/1
Crianças de 3 a 12 anos	65	1/2
Crianças de 1 mês a 2 anos	32	1/4
Recém-nascidos	16	1/8

Fonte: Organização Mundial da Saúde - OMS

Tabela 13.9. KI em acidentes nucleares

Grupo populacional	Vias de exposição	Níveis de referência
Recém-nascidos, crianças, adolescentes, mulheres grávidas e nutrizes	Inalação (ingestão, no caso de não ser possível evitar o uso de leite da região atingida)	10mGy de dose evitada para a tireoide
Adultos abaixo de 40 anos	Inalação	100mGy de dose evitada para a tireoide
Adultos acima de 40 anos	Inalação	Estimativa de 5Gy de dose para a tireoide

Fonte: Agência Internacional de Energia Atômica - AIEA.

– em contaminações internas comprovadas em âmbito ocupacional: a mesma dose citada acima, a ser administrada o mais precocemente possível após a contaminação (primeira/segunda hora), por sete dias;
– toxicidade e contraindicações: os efeitos colaterais importantes causados pelo uso do KI, com poucas exceções, relacionam-se apenas ao emprego crônico desta droga, não sendo esperados nos casos acima mencionados. Algumas exceções podem ser as pessoas intensamente sensíveis ao KI, bem como pacientes com doenças tireoidianas prévias, os neonatos e os idosos.
• Bicarbonato de sódio:
– descrição e apresentação: solução aquosa isotônica a 1,4%, em frascos de 150, 250, 500 e 1.000 mL e em ampolas de 10 e 20 mL;
– indicações: especificamente no campo da medicina das radiações, é usado na contaminação com urânio;
– mecanismo de ação: a alcalinização da urina com bicarbonato gera um complexo aniônico, provavelmente $UO_2(CO_3)_3$, que é eliminado na urina;
– contraindicações e efeitos adversos: idênticos aos da medicina interna.

Contaminação radiológica externa

Conceito

Entende-se como contaminação radiológica externa a presença acidental de material radioativo na pele de um indivíduo. É a ocorrência acidental mais comum no âmbito ocupacional e, normalmente, a de menor gravidade e a de mais fácil tratamento.

Muitas vezes, ao se detectar a contaminação externa no local de trabalho (pela monitoração do trabalhador ao sair da área de radiação ou por suspeita de contaminação), a própria equipe de proteção radiológica se encarregará, em conformidade com protocolos específicos, de realizar a descontaminação.

No entanto, em algumas situações, pode haver a possibilidade de a contaminação externa levar a situações graves, quando existir uma solução de continuidade na pele, seja por um problema agudo (ferimento produzido no momento do acidente) ou por problemas crônicos (feridas em fase de cicatrização, afecções cutâneas como psoríase, eczemas etc.). Em função dessa potencialidade, os empregados com afecções agudas ou crônicas que levem a uma solução de continuidade ou a uma diminuição da resistência da pele, estarão contraindicados para o trabalho envolvendo fontes radioativas que possam acidentalmente contaminar as suas peles.

Quando houver contaminação externa extensa, contaminação de olhos e orifícios, feridas contaminadas ou lesões traumáticas associadas ou, também, suspeita de contaminação interna, é necessário o encaminhamento para o órgão médico.

Os mesmos cuidados adotados na contaminação interna devem ser tomados em relação à proteção do pessoal atendente, das instalações e do material.

Tratamento

A descontaminação externa da pele visa retirar dessa superfície a maior quantidade possível de radionuclídeos, por meio de procedimentos diversos, iniciando-se sempre pelos mais simples e só lançando mão dos mais complexos caso as medidas iniciais se mostrem ineficazes.

• **Medidas gerais.** Os procedimentos de descontaminação deverão ser, de preferência, realizados com o apoio de especialistas em proteção radiológica, no que concerne à monitoração prévia e àquelas que são concomitantes e posteriores à descontaminação. No entanto, é importante, ainda, levar em consideração os seguintes aspectos:
– O primeiro procedimento a ser realizado frente a um paciente com contaminação externa é despi-lo, o que geralmente, por si só, já diminui sensivelmente a intensidade da contaminação.
– A descontaminação básica deverá ser feita apenas com água corrente morna e sabão neutro, em lavagens sucessivas, acompanhadas de monitoração da área sob tratamento. Caso haja persistência da contaminação, pode-se usar uma escova de pelos macios, tomando-se cuidado para não provocar escoriações na pele. Se, apesar das lavagens repetidas, ainda houver contaminação da pele, estaremos diante de uma contaminação persistente, cujo enfoque será abordado adiante.
– A descontaminação da cabeça e dos orifícios naturais da face será tratada de modo especial, evitando-se introduzir material contaminado por esses orifícios.
– Nos casos de contaminação com radionuclídeos que possam ser absorvidos ou inalados (iodo, trício), não se deve se esquecer de administrar o antídoto específico;
– Deve-se, em acidentados e contaminados externamente, procurar a existência de ferimentos, os quais, uma vez constatados, serão alvo de monitoração. Se for comprovada a contaminação radiológica dos mesmos, o paciente será, *a priori*, considerado, também, como portador de contaminação interna.
– Os cuidados com as feridas são de suma importância. Deve-se estar atento, durante as manobras de descontaminação, de modo a não conduzir a contaminação para outras regiões. Assim sendo, sempre que possível, a área ao redor de uma ferida deverá ser protegida com plástico ou fita gomada. Manobras intempestivas podem aumentar ou causar contaminações internas, inclusive em feridas previamente isentas de contaminação.

- **Contaminação persistente.** É considerada contaminação persistente da pele aquela que não pode ser plenamente removida por lavagens repetidas com água morna e sabão neutro. Algumas medidas específicas podem ser tentadas, dependendo do contaminante e da intensidade da contaminação, o que deverá ser discutido entre o médico e o físico de proteção radiológica. Se indicado, produtos como soluções de DTPA, bicarbonato de sódio, permanganato de potássio e outros poderão ser empregados.
- **Procedimentos finais.** Se, após todas as medidas descritas, permanecer uma contaminação fixa residual na pele, deve ser o local protegido, especialmente com vistas a evitar a disseminação da contaminação, inclusive para eventual solução de continuidade da superfície cutânea proximamente situada, o que é feito pela aplicação de uma solução de lanolina; em seguida, proceder a curativo oclusivo com material plástico, a ser mantido sob controle, acompanhado de monitoração até a sua retirada. As contaminações externas residuais podem ser menos maléficas do que o emprego abusivo de processos de remoção do material radioativo, capazes de causar lesão da superfície cutânea.
- **Desbridamento cirúrgico.** Poderá ser indicado em caso de penetração tissular de corpo estranho radioativo, ou muito eventualmente, em contaminações maciças de feridas. O desbridamento cirúrgico que for indicado será realizado de forma idêntica à de qualquer ferida convencional, acrescentando-se, entretanto, o devido controle radiológico. Além disso, será feito em articulação com os especialistas em proteção radiológica.
- **Suspensão da descontaminação:** não há critério plenamente estabelecido para suspender-se a descontaminação, exceto no caso de todo material radioativo ter sido removido. Se persistirem níveis detectáveis de radiação após as medidas de descontaminação, deve-se fazer um balanço do risco-benefício. Alguns consideram os valores de contagem iguais ou menores que 5×10^{-4} mGy/h e iguais ou menores que 150 dpm/100 cm^2 como um marco que autorizaria o término das manobras de descontaminação. Por outro lado, deve-se evitar ao máximo provocar a solução de continuidade da pele, sendo a hiperemia cutânea um sinal de alerta que, uma vez presente, indica a iminência de lesão se for mantido o processo de descontaminação.

Destinação de rejeitos

Todo material médico (pinças, escovas, gazes, cotonetes etc.) utilizado em processos de descontaminação deve ser devidamente acondicionado em recipientes forrados com plástico, com vistas às análises radiométricas e radioanalíticas recomendadas pelas autoridades de proteção radiológica, que decidirão sobre o seu destino.

Em centros especializados de tratamento de radioacidentados, provavelmente o esgotamento será drenado para tanques de contenção, onde amostras da água de lavagem serão analisadas para decidir-se sobre sua liberação para o sistema geral de esgotos. Para os locais onde não houver tanques de contenção, as pequenas contaminações com baixa atividade (o que é de maior possibilidade) não demandarão essa precaução, devendo-se, contudo, observar os limites estabelecidos pelas autoridades competentes para a liberação de rejeitos radioativos.

▶ Acompanhamento médico-ocupacional de trabalhadores expostos às radiações ionizantes

Todo trabalhador ocupacionalmente exposto às radiações ionizantes deve ser submetido a uma avaliação médica periódica. Da mesma forma, o candidato a emprego em atividade em que o agente de risco seja a radiação ionizante, obrigatoriamente deverá se examinado antes do início de sua atividade, com vistas à verificação de sua aptidão laborativa.

Embora indispensável, tanto por razões médicas quanto legais, o médico do trabalho deve ter sempre em mente que o acompanhamento médico periódico é um instrumento de prevenção de caráter secundário e que não substitui, em qualquer hipótese, outras ações que objetivam à segurança do trabalhador e dos seus colegas, das instalações e do público em geral. Sendo revestido de cunho preventivo secundário, o exame ocupacional se propõe a detectar e a permitir modificar favoravelmente o curso de doenças que estejam aquém do horizonte clínico. Nesse sentido, devemos ficar alertas para o fato de que a análise de exames como o hemograma, por si só, não permite aferir as condições de exposição às radiações ionizantes no âmbito ocupacional.

Para que o sangue periférico venha a acusar, por alterações como anemia, leucopenia e plaquetopenia, o recebimento de doses agudas de radiação acima dos limites ocupacionais legalmente estabelecidos, é necessário que esses valores se situem muito acima de patamares compatíveis com as normas mínimas de segurança e controle (ver "Limites de doses ocupacionais"). Por outro lado, doses crônicas também só irão se expressar se estiverem significativamente acima dos limites legais e após anos de exposição. Assim sendo, a ausência de modificações no hemograma não atesta condições adequadas de trabalho, uma vez que, além da limitação apontada, os efeitos biológicos das radiações não são apenas determinísticos, mas também estocásticos (ver "Efeitos biológicos").

O médico do trabalho responsável pelo controle médico de trabalhadores ocupacionalmente expostos às radiações ionizantes deve, em primeiro lugar, ter adequado conhecimento sobre os efeitos biológicos das radiações, além de ter em mente as limitações de exames complementares, como o hemograma. Deve, ainda, estabelecer íntimo relacionamento com os profissionais de segurança do trabalho e de proteção radiológica, avaliando, nos ambientes de trabalho, os riscos reais, como a possibilidade de irradiação e/ou de contaminação e, nesse caso, que tipo(s) de radionuclídeo(s) estaria(m) envolvido(s).

Ademais, o médico do trabalho deve perceber que modo de contaminação seria viável (inalação, ingestão ou pela pele íntegra). E existindo fonte externa de radiação e, assim, possibilidade de irradiação, é mandatório que saiba a sua natureza e o tipo de emissão (se α, β, ϒ, η ou de outra espécie). Cabe ao médico, enfim, junto com os demais profissionais de segurança e proteção radiológica, postular os tipos possíveis de exposição e os acidentes que possam ocorrer.

O médico deve observar outros agentes de risco, como produtos químicos e condições que favoreçam a ocorrência de acidentes convencionais (ver "Síndrome da lesão combinada e lesões associadas"). Muito importante, igualmente, é verificar os métodos de controle de doses ocupacionais e ambientais – com o emprego de dosímetros termoluminescentes, filmes dosimétricos e dosímetros ambientais. Os resultados desses controles devem ser interpretados pelo médico e conjugados com os dos exames físico e complementares. O médico deve indagar ao trabalhador sobre o uso regular dos dosímetros e sobre o local do corpo onde são colocados, uma vez que as doses de radiação absorvidas são indicadas pela leitura dos dosímetros, e não pelo resultado dos hemogramas.

Naturalmente, os protocolos de avaliação médico-ocupacional devem conter minimamente os procedimentos legalmente determinados. Nesse sentido, a Norma Regulamentadora nº 7 (NR 7) – Programa de Controle Médico de Saúde Ocupacional – estabelece, no quadro II, "Parâmetros para a Monitoração da Exposição Ocupacional a Alguns Riscos à Saúde", que, no caso das radiações ionizantes, são obrigatórios hemograma completo e contagem de plaquetas no exame admissional e, em seguida, semestralmente. A limitação do protocolo de acompanhamento a esses únicos parâmetros restringirá sobremodo o alcance do exame periódico. Paradoxalmente, a nosso ver, em face do que anteriormente foi comentado, é desnecessário proceder-se a hemogramas semestrais.

Do acompanhamento médico periódico, portanto, deverão constar, além da avaliação convencional:

- a anamnese ocupacional, com questionamento sobre a obediência aos procedimentos de segurança e o uso adequado dos dosímetros pessoais;
- o exame físico completo, com ênfase em condições que possam representar agravos ocupacionais pela radiação ou contraindicar a exposição a esse agente;
- exames complementares:
  – de determinação legal;
  – que visam a situações específicas, como o monitoramento de incorporações no caso de trabalho com fontes abertas (radioquímica de urina, sangue ou fezes e exame no contador de corpo inteiro – ver "Contaminação interna");
  – para a avaliação de funções, órgãos e sistemas, indispensável para o laudo de aptidão.

Algumas doenças e condições podem ser consideradas uma contraindicação para o trabalho com radiações ionizantes. Porém, o médico deverá sempre cotejar os achados clínicos com os riscos do ambiente do trabalho e com as aptidões indispensáveis para o desenvolvimento seguro das tarefas inerentes ao cargo ou à função do candidato/empregado. Seriam contraindicações específicas:

- A existência ou o antecedente de doenças malignas, inclusive em virtude de razões médico-legais (casos especiais de cura ou remissão poderão ser avaliados com base no risco que a atividade encerra do ponto de vista das doses ocupacionais habituais e em caso de acidentes).
- Anomalias faciais ou doenças do aparelho respiratório e que impeçam o uso de máscaras e filtros respiratórios em ambientes onde haja ou possa haver a dispersão de partículas radioativas no ar.
- Afecções cutâneas que facilitem a contaminação interna através da pele, ou que não permitam a realização de procedimentos de descontaminação, no caso de contaminação externa.
- A insuficiência respiratória, hepática ou renal, de maneira a dificultar a excreção de radionuclídeos, em caso de contaminação interna.
- O hiper ou hipotireoidismo, mesmo sob controle medicamentoso, se houver a possibilidade de exposição a iodos radioativos.
- Doenças com aumento da radiossensibilidade, embora seja, na prática, impossível que um paciente com uma dessas moléstias venha a se habilitar para o trabalho com radiações ionizantes.

O médico deve estar também atento para não atribuir nexo entre certas condições e a exposição à radiação – na presença de contagem de leucócitos no limiar da inferioridade ou de leucopenia, sem anemia ou plaquetopenia, se o trabalhador é monitorado e a leitura dos dosímetros mostra valores dentro dos limites ocupacionais, ou se se trata de situação constitucional ou de outra origem. Igualmente, embora a radiação possa provocar catarata (efeito determinístico, com limiar de dose), outras etiologias mais comuns também causam a opacificação do cristalino, havendo a mesma necessidade em relação à leucopenia. O mesmo se aplica para a questão da infertilidade.

Uma última informação: os critérios de saúde para operadores de reatores nucleares, como os de Angra dos Reis, encontram-se estabelecidos em norma específica da Comissão Nacional de Energia Nuclear – CNEN.

▶ Planificação do atendimento em casos de acidentes

É obrigação do médico responsável estabelecer, em qualquer instalação nuclear ou radioativa – industrial, médica ou de pesquisa –, um plano para o atendimento de radioacidentados (*American Nuclear Society* – ANS, 1979; Comissão Nacional de Energia Nuclear – CNEN, 1984; IAEA, 1988). Já a planificação do atendimento pressupõe que alguns requisitos básicos sejam atendidos, tais como:

- O treinamento periódico de todo o pessoal da instalação em atendimento pré-hospitalar, em geral, e treinamentos específicos para o caso de acidentes que envolvam exposição à radiação e/ou contaminação com radionuclídeos.
- A identificação e o conhecimento, por parte de todo o pessoal da instalação, sobre os tipos de acidentes com possibilidade de ocorrência – tudo o que se refere à exposição; a contaminação interna; a contaminação externa; à natureza dos radionuclídeos etc..
- A existência de um plano de atendimento médico-hospitalar hierarquizado, por escrito, de conhecimento de todos, inclusive do pessoal que trabalhe em escala de turnos.
- A disponibilização de recursos para atendimento específico: material, equipamentos e medicamentos (antídotos para fazer frente a contaminações, em função do(s) radionuclídeo(s) existente(s) no local).
- Exercícios simulados periódicos, quando serão discutidos aspectos relacionados às ações dos envolvidos e quando poderão ser efetuadas modificações ou adaptações no plano de atendimento médico-hospitalar (Fig. 13.19).

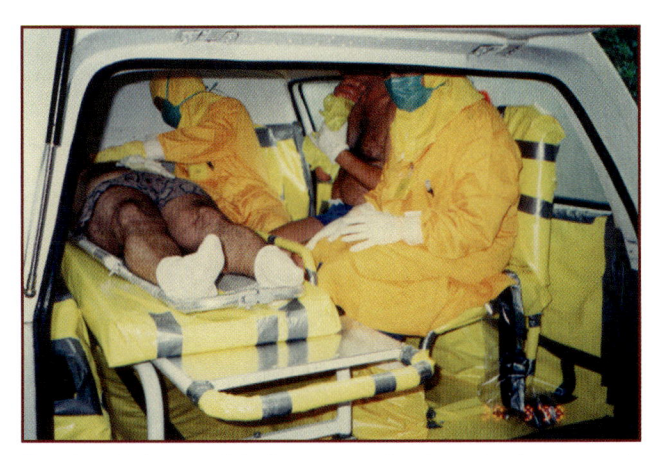

Fig. 13.19. Acidente simulado. Observar o uso de indumentária de proteção pelos atendentes e a forração do piso da ambulância.

O plano de atendimento médico-hospitalar deve se estratificar em três níveis de atendimento:

- **Nível 1.** Corresponde à assistência prestada no próprio local do acidente ou em áreas previamente determinadas da instalação, pelos colegas da(s) vítima(s) ou pelo pessoal da proteção radiológica. EsSa etapa pode, também, ser representada por atendimento no ambulatório médico da instalação, se houver. Da mesma forma, o atendimento pré-hospitalar a radioacidentados poderá ocorrer em via pública, em decorrência de colisão de veículos transportando fontes de radiação. Nessa eventualidade, o pessoal da Defesa Civil, bombeiros, paramédicos e socorristas em geral poderiam estar envolvidos no procedimento.

  No nível 1 poderão ser prestados procedimentos convencionais de primeiros socorros (ressuscitação cardiorrespiratória, cuidados com hemorragias, traumatismos etc.), descontaminação externa e a administração de antídotos específicos em caso de possível contaminação interna (ver seções correspondentes).

  Não se pode perder de vista que, no caso de acidentes de radiação com lesões convencionais associadas, como traumatismos, hemorragias, queimaduras etc., a prioridade do atendimento é para as condições que põem em risco a vida do acidentado ou lhe causem maior sofrimento. EsSe conhecimento é de suma importância para o treinamento das pessoas envolvidas neste nível de assistência.

- **Nível 2.** Este é representado pelo "hospital designado", para o qual, se necessário, serão removidos os pacientes já atendidos no Nível 1 e que tenham tido suas condições clínicas estabilizadas. São pacientes que demandam atendimento médico-cirúrgico (fraturas, traumatismos torácico, crânio-encefálico ou abdominal, queimaduras etc.), mas que também podem ter contaminações externas não removidas ou apenas parcialmente removidas, ou ainda possíveis contaminações internas.

  Há necessidade de grande interação técnico-administrativa entre os Níveis 1 e 2, devendo o "hospital designado" estar situado o mais próximo possível da instalação, ser um hospital geral, mesmo que de pequeno porte, contar com locais apropriados para o atendimento a contaminados e com pessoal habilitado, também, nos aspectos próprios da assistência médico-hospitalar a radioacidentados. Faz-se necessário haver instrumentação para a monitoração de contaminações e para a dosimetria ambiental. Da mesma forma, deve haver tratamento adequado para os rejeitos radioativos provenientes dos processos de descontaminação e, inclusive, um local de contenção para rejeitos líquidos.

  Como são atendidos nesse nível pacientes com possível contaminação interna, é indispensável que, ao lado de detetores portáteis de radiação, encontrem-se todos os medicamentos necessários para fazer face aos radiocontaminantes que podem ser encontrados nas diferentes situações.

- **Nível 3.** Diz respeito ao chamado "centro definitivo de tratamento", para apoio altamente especializado. Sendo um centro de referência, poderá estar situado à distância da instalação radioativa ou nuclear, apoiando várias delas. Além de todas as facilidades em termos de recursos humanos constantes do nível 2, esse centro deverá ter condições excelentes para o atendimento a irradiados que apresentem depressão medular ou lesões localizadas que demandem intervenções por especialistas em Hematologia, Cirurgia Plástica e Reparadora, Microcirurgia e Cirurgia Vascular, entre outras. Depreende-se que, nestes centros de referência, serão tratados pacientes com síndromes aguda ou cutânea da radiação severas, síndrome da lesão combinada e/ou com grandes contaminações internas.

De toda forma, o dimensionamento de recursos humanos e materiais para o atendimento a radioacidentados depende, especialmente, da avaliação da probabilidade de ocorrência de um determinado tipo de acidente e de suas consequências.

Os acidentes de Chernobyl, de Goiânia e de Fukushima

Chernobyl

O acidente ocorrido na unidade 4 da central nuclear de Chernobyl, em 26 de abril de 1986, na Ucrânia, foi o mais grave até hoje em uma instalação nuclear. Trata-se, assim, de um acidente nuclear e não radiológico.

De uma maneira extremamente simplificada, o acidente aconteceu durante uma interrupção programada do reator, para manutenção, enquanto se realizavam testes de eletromecânica a cargo de uma equipe de eletrotécnicos não afeta aos procedimentos de segurança de um reator nuclear. Uma sucessão de violações às mais elementares normas de segurança e às características do reator diversas das do mundo ocidental fez com que a evolução do acidente se tornasse irreversível e catastrófica.

Para se ter uma ideia da gravidade, cerca de 5 milhões de pessoas foram, em maior ou menor escala, expostas à precipitação radioativa de Chernobyl. A dose coletiva incorrida de corpo inteiro situa-se em torno de 90.000 pessoa/Sv e a tireoidiana, próxima de 200.000 pessoa/Sv. A radioatividade total dos materiais liberados no desastre representa 200 vezes a das bombas atômicas de Hiroshima e Nagasaki, em conjunto.

Logo da ocorrência da catástrofe, as 444 pessoas que trabalhavam no sítio do reator foram expostas a altas doses de radiação. Duas faleceram imediatamente de causas traumáticas, cerca de 300 foram hospitalizadas e 134 exibiram a SAR, em associação, muitas vezes, com queimaduras químicas, térmicas e radiológicas. Dessas 134, 28 vieram a morrer nos três meses subsequentes à ocorrência.

As zonas de maior contaminação ambiental se encontram no que são hoje a Bielorrússia, a Ucrânia e a Federação Russa. Seguindo-se ao acidente, as autoridades soviéticas classificaram as áreas atingidas como zonas de contaminação radioativa, segundo demonstrado na Tabela 13.10.

Há ainda um expressivo número de pessoas vivendo em áreas contaminadas de *"oblasts"* e *"rayons"*. Estas, a população que foi evacuada e aqueles que trabalharam na minimização das consequências do acidente e no seu *rescaldo (liquidators)*, representam coortes objeto de programas específicos dos países afetados e de organismos internacionais, como a própria OMS, com o apoio de alguns países-membro desta entidade (a saber: Japão, Suíça, Finlândia, Eslováquia e República Tcheca). Cabe destaque ao *"International Programme on the Health Effects of the Chernobyl Accident"*.

O estudo IPHECA se refere aos efeitos sobre a saúde decorrentes diretamente da exposição às radiações ionizantes em Chernobyl e, também, à decorrência de fatores independentes, tais como o enorme impacto psicológico provocado pela evacuação forçada e o medo permanente dos habitantes expostos de sofrerem efeitos tardios radioinduzidos.

Podemos concluir, em relação aos efeitos tardios do acidente de Chernobyl, que ocorreram importantes efeitos psicossociais na população afetada, não por conta da exposição à radiação ionizante propriamente dita, mas em decorrência da própria natureza desse gravíssimo desastre, da falta de informação imediatamente após a sua ocorrência e das dúvidas e das incertezas daí decorrentes. Da mesma forma, tiveram papel preponderante na gênese dessas manifestações a evacuação obrigatória, o embargo de alimentos e o medo de manifestações tardias radioinduzidas.

Considerando-se a grande massa populacional afetada dessa maneira, não há dúvida de que os efeitos psicossociais se constituem em grave problema de saúde pública.

O acidente de Chernobyl causou um grande aumento na incidência nos cânceres de tireoide, principalmente em crianças vivendo nas áreas contaminadas. Há que se registrar, por exemplo, que no *oblast* de Gomel, na Bielorrússia,

Tabela 13.10. Acidente de Chernobyl e medidas adotadas	
Nível de contaminação do local atingido KBq/m²	Medidas adotadas
37-555	Exame periódico de saúde, sem outras medidas especiais
555-1480	Acompanhamento frequente; restrições no uso de alimentos; descontaminação
>1480	Evacuação populacional

Fonte: OMS e AIEA.

o aumento foi de cerca de cem vezes em relação aos níveis pré-acidente.

Há dúvidas quanto ao fator etiológico preponderante no aumento desses tumores tireoidianos, mas parece, no entanto, que o ^{131}I e outros radioiodos foram as principais fontes de exposição à radiação da glândula. Infelizmente, em virtude da extensão do desastre, os então soviéticos não foram capazes de estabelecer um controle sobre a população que recebeu iodeto de potássio estável (KI), como contramedida protetora da tireoide. Assim sendo, dados como doses de KI, idade, sexo, tempo de efetiva utilização etc., não se encontram disponíveis, impedindo a avaliação da sua utilidade como agente bloqueador da glândula tireoidiana, o que, pelo menos no plano teórico, levaria a uma diminuição no número de casos de cânceres tireoidianos radioinduzidos.

Diferentemente de Hiroshima e Nagasaki, não houve nas áreas afetadas pelo acidente de Chernobyl um maior número de leucemias. Tal fato deve-se, provavelmente, às características da liberação radioativa do acidente (ausência de componente neutrônico, doses fracionadas e diferentes vias de exposição), mas há, ainda, a necessidade de outros estudos de acompanhamento a longo prazo.

Há evidências que sugerem danos *in utero*, determinando retardo mental e desvios comportamentais e emocionais nas crianças afetadas, mas a ausência de dados dosimétricos nesses casos, ao lado de aspectos avaliatórios muito subjetivos, impede o estabelecimento de qualquer conclusão definitiva nesse aspecto.

Goiânia

No dia 13 de setembro de 1987, dois catadores de papel removeram a cabeça de um equipamento de radioterapia abandonado em uma clínica em ruínas em Goiânia. A atividade da fonte (^{137}Cs), na época, era de 50,8 TBq. Eles a colocaram em um carrinho de mão e a conduziram para o quintal da casa de um deles onde tentaram desmontá-la. De fato, conseguiram quebrar o obturador do colimador e com uma chave-de-fenda removeram pequenos fragmentos da fonte, que se espalharam pela área.

No dia 18 do mesmo mês, a cápsula com a fonte danificada foi transportada por outro indivíduo para um ferro-velho. À noite, o dono do ferro-velho notou que a fonte cintilava no escuro, passando a exibi-la a parentes, vizinhos e amigos. Três dias após, duas outras pessoas continuaram a tentativa de desmonte da fonte e produziram minúsculos fragmentos, oferecidos a várias pessoas como *souvenirs*.

No dia 28 de setembro, a esposa do dono do ferro-velho atribuiu à exposição àquele "objeto cintilante" as manifestações prodrômicas da SAR que alguns apresentavam. O objeto foi levado de ônibus por ela e um dos empregados de seu marido à Divisão de Vigilância Sanitária de Goiânia onde, suspeitando-se tratar de um gás tóxico, acionou-se o Corpo de Bombeiros. Finalmente, depois de um alerta de um médico sobre pacientes com queimaduras na pele, que tinham entrado em uma "clínica radiológica", um físico relacionou com detectores de radiação a natureza do objeto. Vale ressaltar que os pacientes com radiolesões e com SAR não foram assim diagnosticados nos diversos serviços de saúde que procuraram, sendo os diagnósticos tão diversos quanto pênfigo e virose.

Os pacientes de Goiânia foram tratados, em nível hospitalar, no Hospital Geral de Goiânia, em uma ala especialmente preparada para tal, e, no Rio de Janeiro, no Hospital Naval Marcílio Dias. Apresentaram associações de irradiação de corpo inteiro fracionada e não homogênea, irradiação localizada da pele e contaminações radiológicas interna e externa. Quatro pacientes com a SAR faleceram com complicações infecciosas e hemorrágicas.

Goiânia foi o mais grave acidente radiológico no mundo ocidental, com importantíssimos impactos médico, social, psicológico, econômico e financeiro. Casas foram demolidas, um repositório foi construído para abrigar de 4.000 a 5.000m³ de rejeitos radioativos, houve discriminação com os produtos e pessoas de Goiás, quatro pessoas acidentadas faleceram, e outras, até hoje, padecem de recrudescências da SCR que exigiram, por vezes, amputações de falanges. Nenhum efeito tardio relacionado à exposição ao césio foi até o momento detectado nas vítimas do acidente que são acompanhadas. Um dos sobreviventes que apresentou a SAR faleceu cerca de dez anos depois do acidente com cirrose hepática. A Tabela 13.11 refere-se ao número de pessoas avaliadas e às condições diagnosticadas.

Tabela 13.11. Condições diagnosticadas no acidente de Goiânia*

Pessoas avaliadas sobre possível contaminação	112.800
Contaminação radiológica interna/externa	129
Contaminação da roupa/sapatos	120
Hospitalizações	20
Depressão de medula óssea	17
SAR pleno	8
Óbitos	4

* O período do atendimento discriminado é de 30 de setembro a 21 dezembro de 1987.
Fonte: do autor.

Fukushima

Em 11 de março de 2011, ocorreu um terremoto de magnitude 9 no Japão, o maior já registrado nesse país. O epicentro foi a 180 km da central nuclear de Fukushima Daiichi, que possuía seis reatores nucleares de potência. Nessa ocasião, três dos reatores (1-3) se encontravam em operação e foram, automaticamente, desligados. No entanto, menos de 1 hora depois um *tsunami* gigantesco (14 metros) inundou a central nuclear com água do mar, levando à perda de refrigeração das três unidades em atividade, superaquecimento, explosões de hidrogênio e, provavelmente, ao derretimento parcial dos núcleos desses reatores. Em consequência, houve liberações radioativas ambientais significativas.

As autoridades japonesas prontamente tomaram medidas para a proteção da saúde da população, destacando-se a evacuação dos habitantes, num raio de 20 km da central nuclear, com o estabelecimento de uma zona de confinamento nas residências num raio de 30 km. Além disso, por um período de tempo limitado e em condições específicas, houve restrições para o consumo de determinados alimentos.

Do ponto de vista ocupacional, ocorreram dois óbitos por condições traumáticas. Em março de 2011, a dose média recebida pelos 3.751 trabalhadores envolvidos nas operações de emergência e para estabilização dos reatores foi de 22,4 mSv, sendo a maior 670,4 mSv (fonte: ISOE News, número 14, setembro de 2011 – www.isoe-network.net). Nos meses subsequentes, as doses recebidas diminuíram substancialmente.

No que tange ao aspecto populacional, a OMS publicou, no segundo semestre de 2012, um relatório denominado *"Preliminary dose estimation from the nuclear accident after the 2011 Great East Japan Earthquake and Tsunami"* (disponível no endereço eletrônico da OMS).

Resumidamente, foram os seguintes os achados dosimétricos:

- doses efetivas de corpo inteiro:
  - na prefeitura de Fukushima: 1-10 mSv, com exceção de duas localidades com doses entre 10-50 mSv;
  - nas prefeituras vizinhas: 0,1-10 mSv;
  - nas demais prefeituras: 0,1-1 mSv;
  - no restante do mundo: bem abaixo de 0,01 mSv.
- doses para a tireoide:
  - nas áreas mais afetadas da prefeitura de Fukushima: 10-100 mSv;
  - em uma área específica da prefeitura de Fukushima: 100-200 mSv;
  - nas demais áreas da prefeitura de Fukushima: 1-10 mSv (adultos) e 10-100 mSv (crianças e recém-nascidos);
  - no restante do Japão: 1-10 mSv;
  - no resto do mundo: bem abaixo de 0,01 mSv.

Como vemos, embora, em geral, face às proporções do acidente, as doses inicialmente estimadas sejam relativamente baixas ou muito baixas, há subgrupos que merecem uma atenção especial (trabalhadores com doses acima dos limites permissíveis e crianças com exposição tireoidiana, sobretudo se iguais ou maiores que 100 mSv, na dependência, também, da faixa etária). As autoridades japonesas já iniciaram o seguimento médico e epidemiológico ocupacional e populacional, de acordo com protocolos bem estabelecidos.

▶ Efeitos de baixas doses de radiação

Conceito

O termo "baixa dose de radiação" tem sido empregado com diferentes entendimentos e conceitos. De uma maneira geral, há certo entendimento de que doses inferiores a 100 mSV, agudas ou acumuladas, sejam "baixas".

Outros conceitos de baixa dose dependem, muitas vezes, da percepção de quem os analisa. As doses recebidas em procedimentos médicos diagnósticos são em geral "baixas" (embora haja alguns que exponham os pacientes a doses relativamente altas). No entanto, subentende-se que as doses em procedimentos de saúde sempre tragam mais benefícios do que eventuais riscos.

Seja qual for a definição considerada, a preocupação com as baixas doses de radiação refere-se à indução de efeitos estocásticos – cancerização e alterações genéticas – e não a efeitos determinísticos.

Resposta adaptativa

O termo "resposta adaptativa" vem sendo usado para definir a possibilidade de pequenas doses de radiação condicionarem células a desencadear certos mecanismos, de modo a reduzirem a incidência natural ou não de tumores malignos. Embora se tenha demonstrado a resposta adaptativa *in vitro*, em linfócitos irradiados com doses condicionantes entre 5 e 200 mGy, não há qualquer comprovação científica de que pequenas doses de radiação possam ser benéficas para o ser humano ("hormese das radiações"). Assim, as doses de radiação devem ser mantidas de acordo com o conceito ALARA (ver "Aplicações das radiações ionizantes e da energia nuclear").

Cancerização

A cancerização por exposição às radiações ionizantes vem sendo estudada desde o início do século (Coggle, 1985) com base em três áreas de informação: a epidemiologia humana, a pesquisa em animais e os estudos de radiobiologia celular e molecular.

Atualmente considera-se que o chamado efeito *"by-stander"* (a célula irradiada "transmitiria" a células próximas não irradiadas as suas alterações provocadas pela radiação) e a instabilidade genômica (a célula irradiada não demonstra alterações radioinduzidas, porém as suas descendentes, após vários ciclos reprodutivos, sim) seriam mecanismos importantes na radiocarcinogênese.

Estudos epidemiológicos (Oliveira, 1985) não deixam dúvida quanto à capacidade oncogênica da radiação ionizante, como iniciadora e promotora de cânceres, embora pareça que não são todos os tumores que apresentam correlação com esse agente. Os cânceres de pulmão, estômago, cólon, fígado, mama, ovário, bexiga, tireoide e algumas leucemias são os que mais comumente revelam esta correlação. Por outro lado, a linfocítica crônica e, talvez, o melanoma, por exemplo, são tipos que não a exibem. Foram identificadas correlações positivas entre a exposição às radiações ionizantes e a carcinogênese em estudos como:

- os referentes à população vítima das explosões atômicas de Hiroshima e Nagasaki;
- os que demonstram uma maior incidência de osteosarcomas em pintores de mostradores de relógios com rádio, no início do século, e que umedeciam o pincel com a língua;
- os relativos à incidência de hepatomas em pessoas que foram submetidas, a partir dos anos 1930, a exames contrastados com Thorotrast (à base de tório);
- os que reportam maior achado de cânceres de pulmão em mineiros de urânio (sinergismo com o fumo);
- os de radiologistas, nos ano de 1920 a 1940, que demonstram incidência elevada de leucemias;
- os de pacientes irradiados, nos ano 1950, para condições benignas, como a hiperplasia tímica e a tinea capitis;
- os de câncer de tireoide em habitantes das ilhas Marshall, acidentalmente expostos à precipitação radioativa após a explosão de um artefato atômico no atol de Bikini em março de 1954;
- os que mostram uma incidência muito maior que a esperada de câncer de tireoide em crianças expostas à radiação no acidente de Chernobyl.

No entanto, esses estudos referem-se a doses altas de radiação e não a doses dentro do que se pode conceituar como "baixas". Nesse sentido, três outros grupos de estudos, nos quais as doses recebidas situam-se dentro das definições de baixas doses, têm revelado resultados negativos para a associação de câncer à radiação nesse nível de exposição. São estudos que dizem respeito a populações expostas a níveis altos de Bg; a populações que vivem próximas a instalações nucleares (Mozaffari et al. 1989), envolvendo, ainda, trabalhadores ocupacionalmente expostos às radiações (Checkoway et al., 1983; Carpenter et al., 1987).

Um estudo muito interessante foi aquele realizado com a tripulação dinamarquesa de cabines de aviões (Gundestrup e Storm, 1999), já que esses indivíduos estão expostos a um nível de radiação em torno de 3 a 6 mSv/ano, na dependência da frequência de voos realizados. Nesse trabalho, que incluiu 3.877 pessoas, observou-se um aumento nos casos de melanomas e de outros cânceres de pele atribuíveis à exposição solar e não à radiação ionizante. Por outro lado, foi verificado um aumento estatisticamente significativo de leucemias mieloides na tripulação com mais de 5.000 horas de voo, com três casos observados para 0,59 esperados (5,1 – IC 95%, 1,03-14,91), embora, para essa coorte, a dose estimada, ainda assim "baixa", esteja ao redor de 9 mSv/ano. Não se pode deixar de avaliar também, nessa situação específica, a contribuição de nêutrons (alta RBE) da radiação cósmica.

Outro aspecto interessante diz respeito às populações residentes na área de influência de instalações nucleares. O Conselho de Segurança Nuclear e o Instituto de Saúde Carlos III, da Espanha, conduziram um amplo estudo epidemiológico do tipo ecológico em populações próximas de instalações do ciclo do combustível nuclear (em um raio de até 30 km) naquele país. O informe final do trabalho indica que "não se observa incremento na mortalidade por câncer" na população, ressaltando que as doses acumuladas estimadas são "muito baixas", com valor máximo de 350 µSv. (Consejo de Seguridad Nuclear y el Instituto Carlos III, 2009).

Uma questão também muito relevante é a da exposição ao gás radônio. Em 1988, a *International Agency for Research on Cancer* (1988) concluiu que havia evidências suficientes para considerar-se o radônio como carcinogênico para os seres humanos. Em seguida, a *International Commission on Radiologial Protection* estabeleceu recomendações para a limitação da exposição ocupacional e doméstica ao radônio (ICRP, 1993) (pela concentração de urânio e rádio em materiais de construção e rochas, e no solo, abaixo de moradias, e ainda, algumas vezes, na água de poços usada para fins potáveis).

Vários estudos e trabalhos têm sido publicados sobre o radônio. Em um deles (Pershagen et al.,1994), mostra-se que o risco de câncer de pulmão aumenta significativamente, do ponto de vista estatístico, com o aumento da exposição a este agente. O risco relativo foi de 1,3 (IC 95%: 1,1-1,6), para exposições acima de 30 anos, com concentrações de radônio entre 140 e 400 Bq/m^3, e de 1,8 (IC 95%: 1,1-2,9), para concentrações maiores que 400 Bq/m^3.

O Brasil e países como a Alemanha, a Austrália, os Estados Unidos, o Reino Unido, a República da Irlanda e a Suécia estabeleceram limites para a exposição ao radônio. Embora haja menção na literatura de outros tumores que poderiam estar também associados ao radônio, um recente estudo inglês (Law et al., 2000) indicou resultado negativo no que concerne às leucemias em adultos, embora poucas residências tenham apresentando concentrações de radônio superiores aos limites estabelecidos para o Reino Unido (200Bq/m3). Outro estudo, este italiano, mostra resultados semelhantes (Forastière et al., 1988).

Já a *Environmental Protection Agency* (EPA), dos Estados Unidos, e o departamento de saúde deste país recomendam que todas as moradias que estejam abaixo do terceiro pavimento tenham a concentração de radônio medida (o gás se concentra principalmente nos pavimentos inferiores). Aconselham, ainda, que todas as moradias com concentração de radônio igual ou maior que 4pCi/l (aproximadamente 150Bq/m^3) sejam modificadas para que a concentração do gás se torne inferior a esse valor.

A Academia Nacional de Ciências dos Estados Unidos apresentou, em fevereiro de 1998, as conclusões do seu relatório *Biological Effects of Ionizing Radiation (BEIR) VI Report,* sobre o radônio doméstico, em que "confirmam que o radônio é a segunda maior causa de câncer de pulmão nos Estados Unidos e um sério problema de saúde pública". O gás estaria causando em torno de 15 mil mortes anuais por câncer de pulmão naquele país.

A correlação entre baixas doses de radiação e cânceres é indiscutivelmente difícil de estabelecer, pela necessidade de grandes amostras populacionais comparativas (o que é inviável) e pelo fato dos tumores radioinduzidos terem expressão idêntica aos provocados por outros agentes. Apesar disso, o *United Nations Scientific Committee on the Effects of Atomic Radiation* (UNSCEAR), apresenta os seguintes dados que relacionam dose de radiação e câncer:

- a probabilidade, ao longo de toda vida, de câncer fatal na população em geral (a infantil incluída) é de 5% por 1.000 mSv;
- a probabilidade, ao longo de toda vida, de câncer fatal na população de trabalhadores é de 4% por 1.000 mSv;
- exposição crônica de 1mSv/ano:
  - probabilidade de excesso de tumores malignos: 10^{-4}/ano;
  - probabilidade de desenvolvimento de câncer ao longo da vida: 0,5%;
  - proporção de cânceres fatais na população que poderia ser atribuída à exposição às radiações ionizantes: 1 em 40.

Embora a exposição do embrião e do feto a radiação já tenha sido analisada (ver "Radiopatologia"), cabe mencionar, ainda, que se aplica, para a irradiação *in utero*, o mesmo tipo de preocupação em relação à possibilidade de cancerização, quanto mais pela radiossensibilidade dos tecidos em formação. Existe muita controvérsia sobre a probabilidade de cancerização na infância devida à irradiação *in utero*, mas há curvas de dose-resposta que indicam um aumento do risco quando há doses ao redor de 10 mGy envolvidas. Nessas circunstâncias, o excesso de risco estaria em aproximadamente 6% por Gy.

De qualquer modo, a exposição das grávidas aos raios X em situações que não sejam indispensáveis deve ser evitada. Embora as doses de radiação, em exames radiológicos, dependam de fatores como o peso, a altura, a técnica empregada e o tipo de equipamento, a Tabela 13.12 apresenta as doses médias de radiação para alguns órgãos em procedimentos mais habituais (Serro *et al.*, 1992; Rehani e Berry, 2000). Chamam a atenção as relativamente altas doses de radiação decorrentes de tomografias computadorizadas, doses que, segundo se estima, representam hoje em dia cerca de metade da dose coletiva proveniente de todos os exames radiológicos. Isto assume grande relevância, uma vez que, por si sós, os exames radiológicos causam a maior dose de radiação coletiva, levando à obrigatoriedade, por parte do médico, de seguir os princípios da justificação e da otimização ao solicitar um exame dessa natureza.

Por fim, justifica-se, igualmente, a preocupação com as doses ocupacionais recebidas pelos trabalhadores da área da Saúde. Um interessante estudo neste sentido, feito por Cunha, Freire e Drexler (1992), é sumarizado na Tabela 13.13.

Alterações genéticas

A descoberta de Muller, em 1927, dos efeitos mutagênicos dos raios X em *drosophila* (Sankaranarayan e Cohen, 1974), abriu caminho para o entendimento de um dos efeitos estocásticos das radiações ionizantes. Como já citado na seção "Radiobiologia", qualquer mutação não letal no ADN,

Tabela 13.12. Doses de entrada em exames radiológicos		
Exame	Dose	Observação
CT de tórax	8mSv (entrada na pele)	Equivale a 400 raio X de tórax
CT de abdômen	5mSv (entrada na pele)	Pode chegar a 30mSv
CT de crânio	30mSv (cristalino)	
Tórax	0,02mSv (entrada na pele)	
Urografia excretora	0,017 a 0,696mSv (entrada na pele)	em AP
Dentário	0,025 a 0,053mSv (entrada na pele)	Posterior

Fonte: Serro *et al.*,1992; Rehani e Berry, 2000.

Tabela 13.13. Dose ocupacional média anual na área da Saúde (mSV)						
	Brasil 1988	França 1979	Canadá 1988	Reino Unido 1980	Estados Unidos 1980	Alemanha 1987
Raios X diagnóstico	0,76	0,9		0,14		
Medicina Nuclear	1,49	0,5				0,50
Radioterapia	1,24	1,1		2,57	3,0	
Toda área da saúde	0,89		0,15	0,7	0,70	0,15

Fonte: Cunha *et al.* (1992).

em célula germinativa, pode em princípio ser transmitida às gerações futuras. No entanto, estudos epidemiológicos feitos sobre populações irradiadas, como as de Hiroshima e Nagasaki, e observações feitas sobre as populações expostas ao acidente nuclear de Chernobyl, não têm evidenciado um aumento de defeitos hereditários. As hipóteses para essa observação levam em conta a morte da célula no caso de aberrações graves, a indução de aberrações recessivas (só se manifestam em conjunto com outro alelo idêntico, com pouca possibilidade nas primeiras gerações subsequentes) e a existência de doenças multifatoriais, relacionadas à interação de vários genes.

Em virtude da falta de evidência epidemiológica, a probabilidade de efeitos hereditários é calculada por métodos indiretos, extrapolados de animais de laboratório. A dose duplicadora é aquela capaz de produzir tantas mutações radioinduzidas quanto as que surgem espontaneamente em uma geração. O seu valor em humanos é extrapolado de experimentos em camundongos. Para as radiações de baixo LET, a dose duplicadora estaria entre 0,3 e 0,4 Sv (irradiação aguda das gônadas). Para a irradiação crônica, em torno de 1 Sv.

Ainda de acordo com o UNSCEAR teríamos:
- Probabilidade de efeitos hereditários radioinduzidos para todas as gerações: 1,2% por 1000 mSv (ou 1,2% por geração para um exposição contínua de 1.000 mSv por geração).
- Probabilidade de efeitos hereditários radioinduzidos nas duas primeiras gerações: 0,3% por 1.000 mSv.
- Probabilidade de efeitos hereditários radioinduzidos na primeira geração: 0,2% por 1000 mSv.

▶ Terrorismo radionuclear

A Agência Internacional de Energia Atômica (AIEA) e governos de diversos países têm demonstrado preocupação com a possibilidade de atentados terroristas empregando fontes radioativas. De fato, há no mundo várias fontes-órfãs (fora de controle), e relativa falta de segurança, em vários países, no que se refere ao controle de suas fontes de radiação. Essas fontes poderiam, assim, acabar nas mãos de terroristas ou criminosos comuns.

Em 24 de novembro de 2006, o ex-agente da KGB Alexander Litvinenko, asilado em Londres, foi assassinado por envenenamento com polônio 210, um dos radionuclídios mais tóxicos existentes. Tal fato chamou mais ainda a atenção dos serviços de inteligência de vários governos quanto ao risco do uso malévolo de fontes e substâncias radioativas.

Muitos países vêm desenvolvendo ações de inteligência para prevenir ataques radionucleares, bem como planos de resposta em caso de sua ocorrência.

Eis alguns tipos de ameaças radiológicas:
- Dispositivo de Dispersão Radiológica (*Radiological Dispersal Device* – RDD): combina material radioativo com explosivos convencionais, podendo provocar:
  - trauma convencional, exposição externa à radiação e contaminação radiológica interna/externa;
  - grande número de pessoas potencialmente afetadas;
  - importante impacto psicológico;
  - rotura social;
  - impacto econômico.
- Dispositivo de Exposição Radiológica (*Radiological Exposure Device* - RED): trata-se da ocultação de fontes seladas em locais de grande público, como estádios de futebol, estações de metrô etc. Pode causar:
  - exposição externa localizada ou de corpo inteiro;
  - SAR/SCR;
  - importante impacto psicológico.
- Dispositivo Nuclear Improvisado (*Improvised Nuclear Device* – IND):
  - a natureza improvisada pode levar à detonação, porém sem potência completa.
  - pode haver contaminação ambiental com ^{239}Pu, ^{235}U e produtos de fissão.
  - fora da zona de letalidade, o maior risco inicial é a inalação, que depende do tamanho da partícula.
  - seguindo-se à possibilidade de inalação, a ingestão de alimentos contaminados deve ser considerada.
  - impacto psicológico e pânico intensos.
- Artefato de destruição em massa (*Weapons of mass destruction* – WMD):
  - características sofisticadas;
  - pequenos artefatos poderiam resultar em potência de vários kT, com doses de 1 a > 10 Gy (~ 500 mil RX de tórax);
  - em uma grande cidade, mais de 5 mil mortes imediatas pelo *"blast"* e queimaduras térmicas;
  - necessidade de tratamento da SAR para um número muito significativo de vítimas;
  - contaminação radiológica interna e externa;
  - lesões associadas e combinadas;
  - contaminação ambiental pela precipitação radioativa;
  - sobrecarga dos serviços de saúde *("worried well")*;
  - Impactos psicossociais, econômicos e financeiros incalculáveis.

▶ Referências

American Nuclear Society. Facilities and medical care for on-site nuclear power plant radiological emergencies. ANS1/ ANS 3.7.1, 1979.

Andrews GA. Management of accidental total-body irradiation. In: Hübner KF, Fry SA. The medical basis for radiation accident preparedness. New York: Elsevier/North Holland, 1980. p.297-310.

Baranov AE, Guskova AK. Acute radiation disease in Chernobyl accident victims. ln: Ricks RC, Fry SA. The medical basis for radiation accident preparedness II. New York: Elsevier, 1990. p.79-87.

Bergonie J, Tribondeau L. Interpretation of some results of radiotherapy and an attempt at determining a logical technique of treatment. Radiation Research, 11: 587, 1959.

Biblioteca Científica Life. A Matéria. Rio de Janeiro: José Olympio, 1963.

Bowers GJ The combined injury syndrome. In: Conklin JJ, Walker RI. Military radiobiology. Orlando: Academic Press, 1987. p.191-217.

Brandão-Mello CE, Farina R. Medical and related aspects of the Goiânia accident: an overview. Health Physics, 60(1): 17-24, 1991.

Brasil. Ministério do Trabalho. Segurança e Medicina do Trabalho – Normas Regulamentadoras (Portaria nº 3.214, de 8 de junho de 1978). 70ª ed. São Paulo: Editora Atlas, 2012.

Carpenter V et al. CNS cancers and radiation exposure: a case-control study among workers at two nuclear facilities. Journal of Occupational Medicine, 29: 601-4, 1987.

Checkoway H et al. Mortality among workers at the Oak Ridge National Laboratory. In: Epidemiology applied to Health Physics, Proceedings of the Health Physics Society. Albuquerque: Health Physics Society, 1983. p.9-13.

Coggle JE. Lessons from 80 years of radiation toxicology. Human Toxicology, 4: 559-62, 1985.

Collins VP, Gaulden ME. A case of child abuse by radiation exposure. In: Hübner KF, Fry SA. The medical basis for radiation accident preparedness. New York: Elsevier/North Holland, 1980, p.197-203.

Comissão Nacional de Energia Nuclear - CNEN. Licenciamento de instalações radioativas. Resolução CNEN-NE 6.02, 1984.

Comissão Nacional de Energia Nuclear - CNEN. Resolução CNEN - 09/84, publicação: 14 dez. 1984, Portaria CNEN - 059/98, publicação no D.O. U. de 08 jun. 1998. Disponível em: <http://www.cnen.gov.br/seguranca/normas/pdf/Nrm602.pdf>

Comissão Nacional de Energia Nuclear. Diretrizes básicas de radioproteção. Resolução. CNEN-NE 3.01, 1988.

Consejo de Seguridad Nuclear; Instituto de Salud Carlos III. Estudio epidemiológico del posible efecto de las radiaciones ionizantes derivadas del funcionamiento de las instalaciones nucleares y radiactivas del ciclo de combustible nuclear españolas sobre la salud de la población que reside en su proximidad. Informe final (Diciembre, 2009). Disponível em: <http://www.csn.es/images/stories/publicaciones/novedades/3_informe_final.pdf>

Cuarón A. Nuclear applications for health: keeping pace with progress. International Atomic Energy Agency - IAEA Bulletin, 36(4): 2-9, 1994.

Cunha P, Freire B, Drexler G. Occupational exposure in X-ray diagnosis in Brazil. Radiation Protection Dosimetry, 43(1-4): 55-8, 1992.

Farina R, Brandão-Mello CE, Oliveira AR. Medical aspects of 137Cs decorporation: the Goiânia radiological accident. Health Physics, 60(1): 63-6, 1991.

Forastiére F et al. Adult myeloid leukemia, geology and domestic exposure to radon and gamma radiation: a case control study in central Italy. Occupational and Environmental Medicine, 55: 106-10, 1998.

Gongora R, Jammet H. Irradiations aigues localisées. Radioprotection,19: 143-54, 1983.

Gopalakrisshnan RK. Basic nuclear physics (radioactivity). In: International Atomic Energy Agency. IAEA regional professional training course on radiation protection. Thane: Perfect Prints, 1998. p.31-41.

Gundestrup M, Storm HH. Radiation-induced acute myeloid leukaemia and other cancers in commercial jet cockpit crew: a population-based cohort study. Lancet, 354(9195): 2029-31, 1999.

Guskova AK et al. Acute radiation effects in victims of the Chernobyl accident. In: United Scientific Committee on the Effects of Atomic Radiation. Annex G: Early effects of high doses of radiation. New York: UNSCEAR, 1988.

Holanah EV. Cellular radiation biology. In: Conklin JJ, Walker RI. Military radiobiology. Orlando: Academic Press, 1987. p.87-110.

International Agency for Research on Cancer - IARC. IARC monographs on the evaluation of carcinogenic risk to humans. Lyon: IARC, 1988. vol. 43: Man-made mineral fibres and radon.

International Atomic Energy Agency - IAEA. Safety series 47: Manual on early medical treatment of possible radiation injury. Vienna: IAEA, 1978.

International Atomic Energy Agency. Safety Series 88: Medical handling of accidentally exposed individuals. Vienna: IAEA, 1988a.

International Atomic Energy Agency. The radiological accident in Goiânia. Vienna: IAEA, 1988b. p.197-203.

International Atomic Energy Agency. The radiological accident in San Salvador. Vienna: IAEA, 1990.

International Atomic Energy Agency. The radiological accident in Soreq. Vienna: IAEA, 1993.

International Commission on Radiation Protection - ICRP. Publication 60. Recommendations of ICRP - Annals of ICRP 1991, v.21, n.1-3, 1990.

International Commission on Radiological Protection. Protection against radon 222 at home and at work. ICRP publication 65. Annals of ICRP, v.23, n.2, 1993.

International Commission on Radiation Protection. Publication 74. Conversion coefficients for use in radiological protection against external radiation - Annals of ICRP, v.26, n.3-4, 1996.

Jammet H, Gongora R, Jockey P. The 1978 Algerian accident: acute local exposure of two children. In: Hübner KF, Fry SA. The medical basis for radiation accident preparedness. New York: Elsevier/North Holland, 1980. p.229-45.

Law GR et al. Residential radon exposure and adult leukaemia. Lancet, 355(9218): 18-88, 2000.

Mozaffari PC, Darby S, Doll R. Cancer near potential sites of nuclear installations. Lancet, 1:1145-7, 1989.

National Council on Radiation Protection and Measurements – NCRP. Report 65: Management of persons internally contaminated with radionuclides. Bethesda: NCRP, 1980.

Oak Ridge Associated Universities. A glossary of terms for REAC/TS course participants. Oak Ridge: Oak Ridge Associated Universities, 1980.

Oliveira AR. Efeitos carcinogênicos de baixas doses de radiação. Revista Brasileira de Cancerologia, 31(4): 269-75, 1985.

Oliveira AR. Un répertoire des accidents radiologiques, 1945-85. Radioprotection, 22: 9-135, 1987.

Oliveira AR, Valverde NJ, Brandão-Mello CE. Skin lesions associated with the Goiânia accident. In: Ricks RC, Fry SA. The medical basis for radiation accident preparedness II: clinical experience and follow-up since 1979. New York: Elsevier, 1990. p.173-81.

Oliveira AR, Brandão-Mello CE, Farina R. Localized lesions induced by 137Cs during the Goiânia accident. Health Physics, 60(1): 25-9, 1991.

Palmas CR. (Ed.). TMT Handbook – Triage, monitoring and treatment of people exposed to ionizing radiation following a malevolent act. Norway: Lobo Media, 2009.

Pershagen G et al. Residential radon exposure and lung cancer in Sweden. The New England Journal of Medicine, 330: 159-64, 1994.

Ramachandran TV. Natural radiation sources. In: International Atomic Energy Agency -. IAEA regional professional training course on radiation protection. Thane: Perfect Prints, p.111-8, 1998.

Rehani MM, Berry M. Radiation doses in computed tomography. British Medical Journal, 320: 593-4, 2000.

Rocha AF. Physical basis. In: Rocha AF, Harbert JC. Textbook of nuclear medicine: basic science. Philadelphia: Lea & Febiger, 1978. p.1-30.

Sankaranarayan K, Cohen JA. Recent advances in the assessment of genetic hazards of ionizing radiation. Atomic Energy Review, 12(1): 47-74, 1974.

Serro R et al. Population dose assessment from radiodiagnosis in Portugal. Radiation Protection Dosimetry, 43(1-4): 65-8, 1992.

Sholtis JA. Ionizing radiations and their interactions with matter. In: Conklin JJ, Walker RI. Military radiobiology. Orlando: Academic Press, 1987. p.55-86.

Steel GG. Introduction: the significance of radiobiology for radiotherapy. In: Steel GG. Basic clinical radiobiology. London: Arnold, 1997. p.1-7.

Tubiana M, Dutreix J, Wambersie A. Introduction to radiobiology. London: Taylor & Francis, 1990.

Valverde NJ, Leite T, Maurmo A. Manual de ações médicas em Eemergências radiológicas. Rio de Janeiro: Capax Dei, 2010.

Valverde NJ et al. The acute radiation syndrome in the 137Cs Brazilian accident, 1987. In: Ricks RC, Fry SA. The medical basis for radiation accident preparedness II: clinical experience and follow-up since 1979. New York: Elsevier, 1990. p.89-107.

Valverde NJ et al. Uma exposição acidental aos raios X de um difratômetro. Revista da Associação Médica Brasileira, 46(1): 81-7, 2000.

Valverde NJ. Management of persons internally contaminated with radionuclides. Prehospital and Disaster Medicine, 5(4): 363-70, 1990.

Vassileva B, Kruschkov I. Suizid mit caesium 137. Psychiatry, Neurology and Medical Psychology, 30:116-9, 1970.

Wei L et al. Epidemiological evidence of radiological effects in high background areas of Yangjiang, China. Journal of Radiation Research, 31(1): 119-36, 1990.

se estimation from the nuclear accident after the 2011 Great East Japan an

Young RW. Acute radiation syndrome. In: Conklin JJ, Walker RI. Military radiobiology. Orlando: Academic Press, 1987. p.163-90.

Zufan T, Yongru C, Shunyuan Z. Case control study of cancer deaths in high background areas of China. Chinese Journal of Radiological Medicine and Protection, 9(2): 77-81, 1989.

14

Campos Elétricos, Magnéticos e Eletromagnéticos: Campos Estáticos, Frequências Extremamente Baixas (ELF), Radiofrequências e Micro-ondas

René Mendes

- **Introdução**
- **Conceitos básicos**
- **Usos e fontes de exposição**
  Campos elétricos e magnéticos estáticos naturais
  Campos elétricos e magnéticos estáticos e de baixa frequência antropogênicos (artificiais)
  Exposições não ocupacionais
  Exposições ocupacionais
  Radiofrequências (RF) e micro-ondas
- **Mecanismos de ação (fisiopatologia)**
  Campos estáticos
  Campos magnéticos e elétricos de frequência extremamente baixa – ELF
  Radiofrequências (RF) e micro-ondas
- **Avaliação do risco à saúde**
  Conhecimento existente a respeito dos perigos e riscos à saúde
  Campos eletrostáticos
  Campos e radiações eletromagnéticas variantes no tempo (baixas frequências de 1 Hz a 100 kHz)
  Radiofrequências (RF) e micro-ondas

  Avaliação da exposição em situações concretas
  Aspectos gerais
  Aspectos específicos
  Análise das relações exposição (dose) x resposta (efeito): Critérios
  Introdução
  Critérios da Resolução da ANATEL Nº. 303, de 2 de julho de 2002.
  Critérios da Norma Brasileira ABNT NBR 15415: 2006
  Critérios da Lei Federal Nº. 11.934, de 5 de maio de 2009
  Critérios da Resolução Normativa da ANEEL Nº. 398, de 23 de março de 2010 (e suas atualizações).
  Critérios das Diretrizes (Guidelines) da ICNIRP.
  Critérios da Diretiva 2004/40/CE, da Comunidade Europeia.
  Critérios dos Limites de Exposição Ocupacional (TLVs®) da ACGIH.
  Caracterização do risco em diferentes cenários
- **Gestão de riscos gerados pela exposição antropogênica (artificial) a campos elétricos, magnéticos e eletromagnéticos**
- **Referências**

Este Capítulo recebeu a colaboração valiosa e extremamente qualificada do Dr. José Antonio Simas Bulcão (Rio de Janeiro – RJ); Engo. Jair Felício (Jundiaí – SP); Engo. Luiz Carlos de Miranda Júnior (Campinas – SP); Engo. Enéas Bittencourt Pinto (Campinas – SP); Engo. Higienista Ocupacional Mario Fantazzini (São Paulo – SP); Dr. Newton Richa (Rio de Janeiro – RJ); Enga. Higienista Ocupacional Ester Cristina Bergsten Lopes (Salvador – BA) e Dr. Bernardo Luiz Silva de Matosinhos (Belo Horizonte – MG), os quais participaram da revisão técnica e da atualização de conteúdo. A todos eles, o reconhecimento e a gratidão.

Introdução

Este capítulo, situado na seção de fatores de risco de natureza física, abrindo a seção das "radiações não ionizantes"[1], tem como propósito enfocar, no contexto do espectro eletromagnético, a zona correspondente aos **campos estáticos**, às **frequências extremamente baixas** (ELF), às **radiofrequências** (VLF – VHF) e às **micro-ondas** (VLF – EHF), sob a perspectiva de seu potencial risco para a saúde humana – em especial sobre a saúde dos trabalhadores –, e os respectivos efeitos adversos decorrentes da exposição excessiva a esses riscos (Fig. 14.1).

Para os efeitos deste capítulo, "**campos estáticos**" ou **estacionários** (elétricos e/ou magnéticos) serão entendidos como campos para os quais a grandeza física que os define não varia em função do tempo. Considera-se, contudo, que na maioria dos ambientes, podem ocorrer campos elétricos e campos magnéticos – nesta faixa – que variam com o tempo, além dos estáticos propriamente ditos. Para estes últimos, considera-se que seu espectro de frequência tem um componente de 0 (zero) Hertz (Hz). Portanto, em torno do componente 0 (zero), os vetores de campo poderão ser considerados como "quase estáticos" ou "quase estacionários".

Por outro lado, para os efeitos deste capítulo, a faixa seguinte irá incluir qualquer campo elétrico, campo magnético ou "**campo eletromagnético**" variante no tempo, no espectro de frequências entre mais que 0 (zero), num extremo, e até 300 GHz (300.000.000.000 Hz), no outro extremo.

Campo elétrico é aquele criado por uma distribuição de cargas elétricas, independentemente do estado de movimento delas. **Campo magnético** é aquele criado por cargas elétricas em movimento, isto é, correntes elétricas, e que só pode ser detectado por uma carga elétrica de prova, que também esteja em movimento. **Campo eletromagnético** é o campo que representa a inter-relação entre forças elétricas e magnéticas (no vácuo, esse campo é descrito por um conjunto de equações chamadas equações de Maxwell) (Roditi, 2005).

Para fins operacionais, a Diretiva 2004/40/CE, da União Europeia, que trata do tema sob a perspectiva da Saúde e Segurança do Trabalho, denomina, de forma ampla, como **campo eletromagnético**, *"qualquer campo magnético estático ou qualquer campo elétrico, magnético ou eletromagnético variante no tempo, com frequências até 300 GHz"* (Comunidade Europeia, 2004).

Assim, para além dos campos estáticos (criados por correntes que não variam com o tempo), as radiações e campos elétricos e magnéticos variantes no tempo, nessa ampla faixa de frequência, podem ser assim agrupados[2]:

> **Frequências extremamente baixas (ELF):** entre 1 Hz e 300 Hz; comprimentos de onda de 100 km ou mais.
>
> **Frequências baixas** ("sub-radiofrequências", excluídas as ELF): entre 300 Hz e 30 kHz; comprimentos de ondas entre 100 km e 10 km.
>
> **Radiofrequências:** entre 30 kHz e 300 MHz; comprimentos de ondas entre 10 km e 1 m[3].
>
> **Micro-ondas:** entre 300 MHz e 300 GHz; comprimentos de ondas entre 1 m e 1mm.

Fonte: construído pelos autores, a partir de várias fontes, com opção preferencial pela ABHO/ACGIH, 2012.

Os critérios físicos de caracterização desses quatro grupos (baseados no comprimento das ondas e, principalmente, na frequência) apontam, até certo ponto, para as diferenças entre os mecanismos de ação sobre os seres biológicos, e, por conseguinte, para a natureza e importância dos efeitos adversos sobre a saúde humana. Servem, também, para antecipar os agrupamentos de uso e aplicabilidade de "limites de exposição", como os TLVs® da ACGIH, por exemplo.

Dentro do espectro das radiações não ionizantes, a faixa correspondente à **radiação óptica** (isto é, o **infravermelho**, a **luz visível**, a **luz ultravioleta** e os *lasers*) será objeto do Capítulo 15 deste livro.

Por outro lado, a faixa do espectro eletromagnético correspondente às **radiações ionizantes** foi objeto do Capítulo 13 deste livro.

Ao iniciar este capítulo e o próximo, dedicados ao tema das radiações não ionizantes e seus efeitos sobre a saúde, destacamos a contribuição de um dos raros médicos do trabalho brasileiros especialistas no tema: o Dr. Antonio Cândido de Lara Duca. Mineiro de Patrocínio, nasceu em 4 de julho de 1940, formado pela Universidade Federal de Minas Gerais, em Belo Horizonte, em 1964, e faleceu em São Paulo, em 10 de maio de 2010. O Dr. Lara Duca foi autor destes capítulos na segunda edição do livro Patologia do Trabalho e encontrava-se em plena atividade de revisão e atualização dos textos, quando a morte precoce encerrou sua brilhante carreira profissional, deixando inconclusa esta tarefa. Assim, enquanto editor do Livro coube-me o desafio de, ao lado de outros estudiosos do tema, dar prosseguimento ao trabalho do Dr. Lara Duca, como expressão de reconhecimento e merecida homenagem.

---

[1] Incluem todas as radiações e campos do espectro eletromagnético que, em condições normais, não têm suficiente energia para produzir a ionização da matéria. São caracterizadas pela energia por fóton menor que aproximadamente 12 e V, o que é equivalente a comprimentos de ondas maiores que 100 nm, ou frequências menores que 3×10^{15} Hz.

[2] Diferentes classificações são utilizadas e pode ocorrer superposição entre algumas faixas de frequência, ou diferenças nos limites exatos entre cada banda, região ou faixa do espectro.

[3] Segundo a resolução no. 303, da ANATEL: "frequências de ondas eletromagnéticas, abaixo de 3000 GHz, que se propagam no espaço, sem guia artificial. Neste regulamento, refere-se à faixa entre 9 kHz e 300 GHz" (ANATEL, 2002).

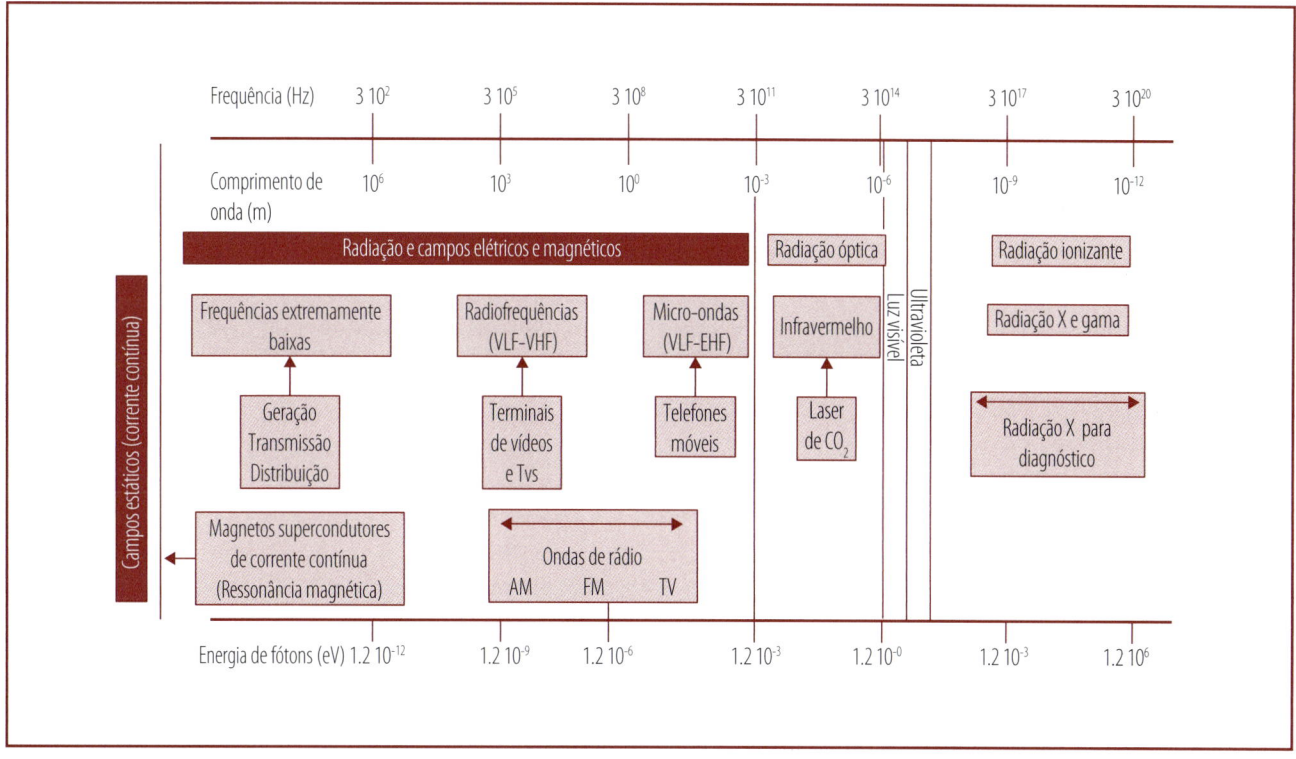

Fig. 14.1. Espectro eletromagnético.
Modificado de IARC, 2002, p. 36.

Essa difícil tarefa é feita com base numa extensa análise e compactada síntese dos aspectos mais relevantes de um sem número de documentos de atualização, de estados da arte, diretrizes e *guidelines* produzidos pela Organização Mundial da Saúde (WHO, 2006; WHO, 2007); pela Organização Internacional do Trabalho (ILO, 2001); pela Agência Internacional de Pesquisa sobre o Câncer (IARC, 2002); e, principalmente, pela *International Commission on Non-Ionizing Radiation Protection* (ICNIRP), entre outras fontes internacionais de referência nesta área temática (ICNIRP, 1994; ICNIRP, 1998; ICNIRP, 2004; ICNIRP, 2008; ICNIRP, 2009; ICNIRP, 2010). Entre os trabalhos brasileiros, destacamos a excelente publicação de Izabel Marcílio, Mateus Habermann e Nelson Gouveia (2009), intitulada *Campos magnéticos de frequência extremamente baixa e efeitos na saúde*: revisão da literatura e a publicação *Exposição a campos eletromagnéticos e saúde*: um estudo brasileiro, organizada por Marilda Emmanuel Novaes Lipp (2010).

Conceitos básicos

Para os fins práticos deste capítulo, será utilizada a conceituação de campo eletromagnético adotada na Diretiva 2004/40/CE, ou seja, *qualquer campo magnético estático ou qualquer campo elétrico, magnético ou eletromagnético variante no tempo, com frequências até 300 GHz* (Comunidade Europeia, 2004).

Enquanto os **campos elétricos** são associados somente com a presença de carga elétrica, os **campos magnéticos** resultam do movimento físico da carga elétrica (corrente elétrica).

Um campo elétrico E exerce forças sobre uma carga elétrica, e é expresso em volt por metro (V/m).

Similarmente, campos magnéticos podem exercer forças físicas sobre cargas elétricas, mas somente quando tais cargas estão em movimento. Campos elétricos e magnéticos têm amplitude e direção (*i.e.* são grandezas vetoriais). Um campo magnético pode ser especificado de duas maneiras — como densidade de fluxo magnético B, expressa em tesla (T), ou como campo magnético H, expresso em ampère por metro (A/m). As duas quantidades são relacionadas pela fórmula:

$$B = \mu H,$$

Onde: μ é a constante de proporcionalidade (permeabilidade magnética). No vácuo e no ar, bem como em materiais não magnéticos (inclusive meios biológicos), μ tem o valor $4\pi.10^{-7}$ quando expresso em henry por metro (H/m).

Para descrever a exposição a campos eletromagnéticos utilizam-se as seguintes grandezas físicas:

- A *corrente de contato* (I_C) entre uma pessoa e um objeto é expressa em ampères (A). Um objeto condutor num campo elétrico pode ser carregado pelo campo.

- A *densidade da corrente* (J) define-se como a corrente que flui através de uma unidade de secção perpendicular à sua direção, num volume condutor, como o corpo humano ou parte deste, expressa em ampères por metro quadrado (A/m^2).
- A *intensidade do campo elétrico* é uma grandeza vetorial (E) que corresponde à força exercida sobre uma partícula carregada, independentemente de seu movimento no espaço. É expressa em volts por metro (V/m).
- A *intensidade do campo magnético* é uma grandeza vetorial (H) que, juntamente da densidade do fluxo magnético, especifica um campo magnético em qualquer ponto do espaço, expressa em ampères por metro (A/m).
- A *densidade do fluxo magnético* é uma grandeza vetorial (B), que dá origem a uma força que atua sobre cargas em movimento, e é expressa em teslas (T). No espaço livre e em materiais biológicos, a densidade do fluxo magnético e a intensidade do campo magnético podem ser intercambiáveis, utilizando-se a equivalência $1 \text{ A/m} = 4\pi \cdot 10^{-7}$ T.
- A *densidade de potência* (S) é a grandeza adequada utilizada para frequências muito elevadas, onde a profundidade de penetração no corpo é baixa. É a potência radiante que incide perpendicularmente a uma superfície, dividida pela área da superfície, e é expressa em watts por metro quadrado (W/m^2 ou em mW/cm^2)
- A *absorção específica de energia* (SA) define-se como a energia absorvida por unidade de massa de tecido biológico, expressa em joules por quilograma (J/kg). É mais utilizada para limitar os efeitos não térmicos resultantes da radiação de micro-ondas constituídas por impulsos.
- A *taxa de absorção específica de energia* (SAR), cuja média se calcula na totalidade do corpo ou em partes deste (exemplo: cabeça e tronco; membros), define-se como o ritmo em que a energia é absorvida por unidade de massa de tecido do corpo, e é expressa em watts por quilograma (W/kg). A SAR relativa a todo o corpo é uma medida amplamente aceita para relacionar os efeitos térmicos nocivos com a exposição à radiofrequência (RF). Para além da SAR média, relativa a todo o corpo, são necessários valores SAR locais para avaliar e limitar uma deposição excessiva de energia em pequenas partes do corpo, em consequência de condições de exposição especiais, como por exemplo, a exposição à RF na gama baixa de MHz de uma pessoa ligada à terra, ou as pessoas expostas num campo próximo de uma antena.

A Tabela 14.1 resume as principais grandezas elétricas, eletromagnéticas, dosimétricas e unidades correspondentes, segundo o Sistema Internacional (SI).

Usos e fontes de exposição

Campos elétricos e magnéticos estáticos naturais

Mesmo sem perceber, todos nós estamos diariamente expostos a campos elétricos e campos magnéticos, tanto de fontes naturais quanto de fontes artificiais ou antropogênicas. As intensidades e as forças dos campos antropogênicos ge-

Tabela 14.1 – Grandezas elétricas, eletromagnéticas, dosimétricas e unidades correspondentes SI		
Grandeza	Símbolo	Unidade
Condutividade	σ	Siemens por metro (S/m)
Corrente	I	Ampère (A)
Carga	q	Coulomb (C)
Força	F	Newton (N)
Densidade da corrente	J	Ampère por metro quadrado (A/m^2)
Frequência	f	Hertz (Hz)
Intensidade do campo elétrico	E	Volt por metro (V/m)
Campo magnético	H	Ampère por metro (A/m)
Densidade do fluxo magnético	B	Tesla (T)
Permeabilidade magnética	μ	Henry por metro (H/m)
Permissividade	ε	Farad por metro (F/m)
Densidade de potência	S	Watt por metro quadrado (W/m^2)
Absorção específica	SA	Joule por kg (J/kg)
Taxa de absorção específica	SAR	Watt por kg (W/kg)

ralmente excedem, em muito, as dos campos naturais. Aliás, a existência de campos geomagnéticos é conhecida há muito tempo. Na natureza, o campo geomagnético é primariamente dipolar. A intensidade total do campo diminui de um máximo de cerca de 60 µT, nos polos magnéticos da Terra (norte/sul), para um mínimo de cerca de 30 µT, perto do Equador.

O campo geomagnético natural não é constante e flutua continuamente, sendo sujeito a variações diurnas, lunares e sazonais. As variações também podem ser de curto prazo, associadas a processos ionosféricos (exemplificado pela formação da "aurora boreal"). Mas, apesar dessas variações de curto e longo prazo, o campo geomagnético é considerado como um campo estático.

A atmosfera também tem um campo elétrico que é direcionado radialmente, porque a Terra é carregada negativamente. A intensidade do campo elétrico depende, de certa forma, da latitude geográfica, sendo mais baixa nos polos e no Equador e mais elevada nas latitudes temperadas. A intensidade do campo elétrico natural é da ordem de 100 V/m em condições de tempo bom, muito embora possa variar de 50 a 500 V/m, dependendo das condições de clima, altitude, da hora do dia e da estação do ano. Em precipitações atmosféricas (chuvas ou neve) e em más condições climáticas, os valores podem variar consideravelmente, numa faixa de intensidade de +/- 40.000 V/m. A intensidade média do campo elétrico natural não é muito diferente daquela produzida por instalações elétricas de correntes de frequência de 50 ou 60 Hz, produzidas artificialmente, exceto se as medições forem feitas muito próximo dos equipamentos elétricos, quando então elas serão bem mais elevadas.

As descargas elétricas naturais – os raios – são processos eletromagnéticos na faixa das radiações de frequências extremamente baixas (ELF), assim como em altas frequências. Estima-se que, a cada segundo, mais de 100 descargas elétricas naturais (raios) ocorram, mundo afora, e elas podem ser detectadas a milhares de quilômetros de distância.

Campos elétricos e magnéticos estáticos e de baixa frequência antropogênicos (artificiais)

As pessoas podem estar expostas a fontes artificiais, antropogênicas, muito diversificadas e de variadas frequências. No caso dos campos e radiações variantes no tempo, as exposições artificiais, antropogênicas, dominam largamente. Com efeito, as frequências de corrente elétrica (50 Hz ou 60 Hz, e seus harmônicos), os campos elétricos e magnéticos artificiais são milhares de vezes maiores que os naturais, provenientes da Terra ou do Sol.

Quando a fonte é espacialmente fixa e a fonte de corrente e/ou a diferença de potencial elétrico é constante no tempo, o campo resultante é também constante, e então se estará referindo a um **campo estático**, seja **magnetoestático**, seja **eletrostático**. **Campos eletrostáticos** são produzidos por diferenças de potenciais fixas. **Campos magnetoestáticos** são estabelecidos por magnetos permanentes e por correntes estáveis. Quando a fonte de corrente ou a voltagem varia no tempo, por exemplo, num formato sinusal ou pulsado, o campo varia proporcionalmente.

Nesse contexto, campos magnéticos e elétricos de frequência variante (na faixa de frequência de 50/60 Hz ou seus harmônicos) estão presentes por toda a parte, no trabalho ou em casa, e sua presença e consequente exposição representam a principal preocupação em termos de saúde de populações, seja em função da proximidade a linhas de transmissão de força, ou à proximidade de subestações, ou em função do uso de equipamentos elétricos.

Exposições não ocupacionais

Em termos de **exposição residencial**, considera-se que as principais fontes são constituídas pela exposição basal ("*background exposure*"), sujeita a grandes variações, em função do *layout* da distribuição e da forma e local de condução dos fios e cabos, na casa; os campos originados do uso de equipamentos elétricos (rádio, televisão, secadores de cabelo, aspiradores de pó, *freezers*, refrigeradores, aparelhos de som, torradeiras, máquinas de lavar roupa, barbeadores, liquidificadores, processadores de alimentos, chuveiro elétrico, computadores etc.), e a fiação de eletricidade, cabos e fios elétricos, de voltagens de 110 V, 220 V e os cabos de alta tensão, até 765 kV.

Em termos de exposição ambiental (não doméstica e não ocupacional), as linhas de transmissão elétrica – externas, superficiais, por via aérea – dependendo da sua voltagem, criam importantes campos elétricos e campos magnéticos, em seu entorno, inversamente proporcionais à distância entre o epicentro dos cabos e a posição da pessoa, em relação à fiação. As Figs. 14.2 e 14.3 representam situações concretas, exemplificativas de condições diariamente vividas por todos nós, tanto em áreas urbanas quanto rurais, e que contribuem, significativamente, na quota das exposições artificiais, ou antropogênicas.

Não podem ser esquecidas, também, as linhas de transmissão por cabos isolados, geralmente subterrâneas, onde há exposição aos campos magnéticos, muito embora o campo elétrico esteja "confinado" pela isolação.

Nas exposições "ambientais" (não necessariamente ocupacionais, mas podendo ser agravadas por situações de trabalho específicas), são incluídas as subestações elétricas. Quando exteriores, pouco contribuem para exposições a campos elétricos e magnéticos, dentro de residências ou prédios de trabalho. Quando localizadas em áreas internas, podem gerar exposição a campos magnéticos, a distâncias entre 5 e 10 m da estação. Já foram detectadas densidades de fluxo da ordem e 10 a 30 µT em pisos acima do local de subestações, dentro de prédios, na dependência da concepção espacial da subestação (IARC, 2002).

Recomendamos, nesta seção, a leitura e análise do interessante livro *Exposição a campos eletromagnéticos e saúde: um estudo brasileiro* (Lipp, 2010), o qual, por sua atualidade temática e pelo foco geográfico em grande área urbana do Brasil

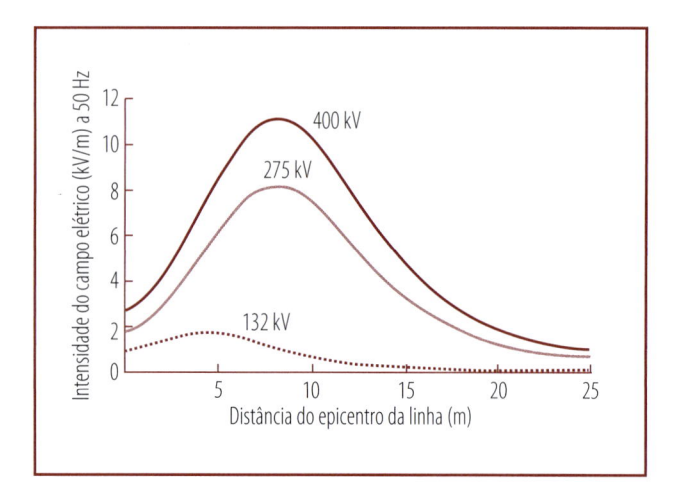

Fig. 14.2. Campos elétricos originados de linhas aéreas de energia de alta voltagem.

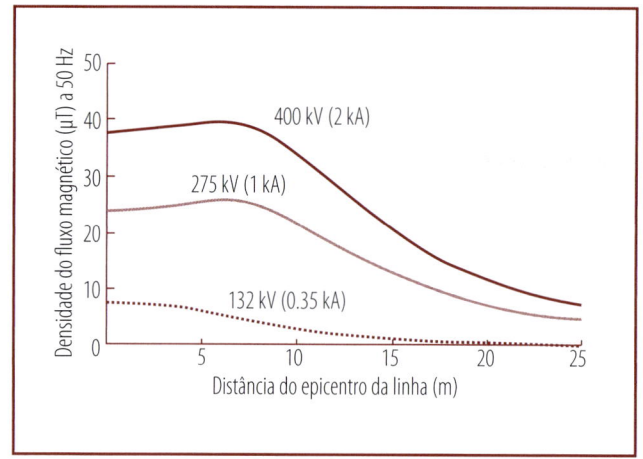

Fig. 14.3. Campos elétricos originados de linhas aéreas de energia de alta voltagem.

(São Paulo), representa uma contribuição oportuna para o aprofundamento deste capítulo.

Por último, mas de grande importância no contexto da saúde, situa-se a questão das exposições a campos magnéticos e elétricos de frequências extremamente baixas (ELF) em escolas, sobretudo no tocante à fração destas exposições na carga total de exposições da criança. Vários estudos analisados por instituições nacionais de países desenvolvidos e por entidades internacionais como a OMS e a IARC – dentre outras – enfocam as contribuições de redes elétricas internas aos prédios de escolas, da utilização de equipamentos elétricos nas escolas (incluindo computadores), bem como as contribuições externas, representadas pela eventual passagem de linhas e transmissão elétrica, próximas ou sobre as escolas. Diferentes variáveis são também analisadas, tais como o tempo de permanência das crianças nas escolas, e também, nos países de clima frio, a proporção de tempo em ambientes externos e em ambientes internos. Contudo, apesar do grande número de estudos, os documentos revisados para este presente texto não revelam dados ou informações de proporções mais alarmantes, a não ser a preocupação com a localização geográfica das escolas, em função das redes de alta tensão, ou vice-versa.

Exposições ocupacionais

A exposição a campos magnéticos varia grandemente segundo as ocupações ou profissões das pessoas, e/ou seu local de trabalho ou ramo de atividade. A possibilidade da avaliação pessoal da exposição tem viabilizado o estudo de profissões ou atividades mais expostas a campos magnéticos. Com efeito, um dos estudos citados na revisão da IARC (2002) conseguiu sintetizar os dados que constam na Tabela 14.2. Chama a atenção, nessa tabela, o grande desvio padrão, o que, para os autores, poderia significar não apenas grande variabilidade, mas a possibilidade de grandes exposições, muito acima dos valores médios ponderados no tempo e, por conseguinte, elevado risco.

✓ *Indústria de energia elétrica*

Fortes campos magnéticos são encontrados, principalmente, em áreas muito próximas a elevadas correntes elétricas. Com efeito, na indústria de energia elétrica, elevadas correntes elétricas são encontradas nas linhas aéreas de transmissão de energia e em cabos subterrâneos, bem como em barramentos em estações e subestações de energia. Barramentos próximos a geradores em estações de energia podem carregar correntes até 20 vezes superiores às tipicamente carregadas pelo sistema de transmissão, de 400 kV.

Exposição aos fortes campos produzidos por essas correntes podem ocorrer como resultado direto da profissão (emprego) – por exemplo, um eletricista de manutenção que faz emendas de fios elétricos –, ou pela localização do posto de trabalho, como, por exemplo, trabalhadores num escritório, dentro de uma estação ou subestação de energia. Assim, o estudo do que seria "exposição", necessariamente requer a combinação entre a descrição detalhada da atividade profissional e a descrição circunstanciada dos locais onde a atividade é exercida, e isso requer que a avaliação da exposição a campos magnéticos seja feita por avaliação pessoal da exposição, não sendo aplicáveis generalizações por categoria profissional.

Interessante capítulo do livro *Exposição a campos eletromagnéticos e saúde: um estudo brasileiro* (Lipp, 2010) trata deste tema e pode ser muito útil aos que desejam se aprofundar na exposição ocupacional aos campos eletromagnéticos. Organizado pelo Prof. Ricardo Cordeiro da Universidade Estadual de Campinas (Unicamp), o capítulo 3, "Um método qualitativo para avaliar a exposição ocupacional a campos eletromagnéticos gerados por redes de distribuição e linha de transmissão elétricas", relata recente estudo sobre o tema e sugere um método indireto para uma primeira avaliação da exposição de trabalhadores expostos aos campos eletromagnéticos provenientes de redes de transmissão e distribuição de energia elétrica. Embora o método possa ser considerado frágil, com algumas vulnerabilidades e incertezas, é útil para dividir a população em estudo entre menos e mais expostos,

Tabela 14.2. Exposição a campos magnéticos (médias ponderadas no tempo) segundo profissão/ocupação		
Profissão/ocupação	Exposição média (µt)	Desvio padrão
Condutor de trem	4,0	Não reportado
Manutenção de cabos elétricos ou telefônicos	3,6	11
Operador de máquina de costura metálica	3,0	0,3
Trabalho florestal de corte de árvores	2,5	7.7
Soldador	2,0	4,0
Eletricista	1,6	1,6
Operador de estação de energia elétrica	1,4	2,2
Operador de laminação de metais	1,3	4,2
Operador de projeção de cinema	0,8	0,7

Fonte: IARC, 2002, p. 62

permitindo que se iniciem avaliações diretas (avaliação individual) com estes últimos.

✓ Soldagem por arco

Na solda a arco, ocorre a fusão das partes de metal pela energia de um arco de plasma emitido entre dois eletrodos ou entre um eletrodo e o metal a ser soldado. Normalmente, uma corrente de energia elétrica produz o arco, mas frequências muito elevadas são utilizadas tanto para a ignição e formação do arco de plasma, como para que ele se mantenha. E é nessa operação que ocorre importante exposição a campos magnéticos, isto é, o cabo alimentador, carregado de corrente de centenas de ampéres, pode tocar o corpo do soldador. Vários estudos mostram que, depedendo da distância e da área do corpo atingida (cabeça, mãos, tórax, tronco, área genital etc.), importantes cargas de campos magnéticos atingem o operador, e esses valores excessivos têm sido registrados por avaliação pessoal da exposição, em escalas de mini ou microteslas, utilizadas para medir a densidade de fluxos magnéticos. Após a ignição do arco de plasma e estabilizada a operação, os campos são comparativamente mais baixos, o que pode ser também inferido pela redução da intensidade do campo elétrico, avaliada por volts/m. Solda MIG (*metal inert gas*) e solda MAG (*metal activegas*) produzem campos magnéticos estáticos de até 5 mT, à distância de 1 cm dos cabos de solda. Os campos magnéticos estáticos produzidos na solda MIG/MAG são muito mais elevados do que os campos magnéticos nas frequências ELF, na ordem de 10:1.

✓ Fornos de indução

Medições feitas em fornos de indução e em aquecedores operando na faixa de frequência de 50 Hz a 10 kHz mostram que podem ocorrer exposições ocupacionais a elevados fluxos de densidade magnética (registrados em µT). A densidade dos campos diminui rapidamente com a distância em relação às bobinas, e as medições realizadas proximamente a elas não necessariamente refletem exposições de corpo inteiro dos operadores, embora não seja raro que isso ocorra. Com efeito, sabe-se que operadores de aquecedores elétricos podem expor-se – ainda que brevemente – a campos relativamente muito elevados, principalmente na aproximação e acesso a bobinas de indução.

✓ Transporte eletrificado

Campos magnéticos estáticos são detectados a bordo de trens e outros veículos eletrificados (*trams*, bondes, ônibus elétricos etc.), embora de forma diferenciada entre operadores (condutores) nas cabines de trens, outros profissionais a bordo, e passageiros em geral. Para usuários habituais de trens elétricos, considera-se que esse meio de transporte represente uma das principais fontes de exposição ambiental diária, podendo caracterizar, indiretamente, a natureza ocupacional dessas exposições, para aqueles passageiros que utilizam tal meio de transporte, indo para o trabalho ou dele retornando para sua residência.

Fluxos de densidade magnética medidos no interior de trens podem alcançar valores tão elevados quanto 1 mT (ou 1.000 µT), como detectado a bordo de trens de alta velocidade (250 km/h), na Itália, operados por fontes de corrente contínua, de 30 kV. Trens modernos de levitação magnética (MagLev) utilizam campos magnéticos extremamente elevados (em torno de 1 T), diretamente sobre os trilhos. No entanto, dentro dos trens, a exposição varia entre 50 µT e 1 a 2 mT, dependendo do *design* do trem e da posição do passageiro dentro da cabine.

✓ Utilização de terminais de vídeo

A exposição ocupacional a campos magnéticos e elétricos de frequências extremamente baixas (ELF) em terminais de vídeo (VDT) vem recebendo crescente atenção por parte dos pesquisadores de saúde e das autoridades responsáveis pela proteção da saúde dos trabalhadores. Terminais de vídeo produzem tanto campos nas frequências habituais de energia elétrica, quanto em frequências mais elevadas, variando num espectro de 50 Hz a 50 kHz. Estudos realizados com operadores de terminais de vídeo mostram exposições médias a campos magnéticos em frequências ELF, em valores de densidade magnética de 0,21 µT, e para frequências entre 15 kHz e 35 kHz, densidades de 0,03 µT. Nessas mesmas faixas de frequência, foram encontrados campos elétricos de intensidade de 20 V/m e de 1,5 V/m, respectivamente.

✓ *Atividades industriais*

Alguns processos de eletrólise ou deposição eletrolítica são clássicos na indústria, com destaque para a produção de cloro (a partir da salmoura) e a produção de alumínio, pela redução eletrolítica da alumina em cubas, segundo o processo Soderberg, entre outros processos industriais extremamente difundidos. Os campos magnéticos estáticos, formados nas salas de cubas da produção de alumínio, são extremamente elevados, e alguns estudos mostram que, próximos às cubas, os trabalhadores se expõem a cerca de 20 mT, ou mais. Outros estudos apontam exposições ocupacionais a densidades de fluxo magnético da ordem de 50 mT, 60 mT, ou mesmo superiores.

✓ *Diagnósticos de imagem por ressonância magnética*

Baseados na ressonância magnética nuclear de prótons, os equipamentos de diagnóstico por imagem utilizando a ressonância magnética (MRI) fazem uso de um forte campo magnético estático homogêneo, campos magnéticos de gradiente variante no tempo, em menor intensidade, e radiação na faixa de radiofrequências. O campo magnético estático é gerado por magnetos permanentes e magnetos supercondutores, e pela combinação de ambos, gerando entre 0,2 e 0,3 T nos equipamentos utilizados na rotina clínica. Em aplicações de pesquisa, esses equipamentos de imagem por ressonância magnética utilizam campos magnéticos de densidade que chegam a atingir a 10 T, numa avaliação de corpo inteiro do paciente. Assim, as cargas de campos magnéticos atingem tanto operadores dos equipamentos, de forma sistemática e repetida, quanto os próprios pacientes. Embora recursos de proteção (barreiras de proteção e blindagens) possam ser introduzidos, bem como recursos administrativos (redução do tempo de trabalho, rodízio etc.), esse tema mobiliza, atualmente, estudiosos e autoridades interessados em melhorar a proteção "radiológica" a pacientes e trabalhadores.

✓ *Outros equipamentos e tecnologias utilizados em pesquisa*

Exposições ocupacionais a campos magnéticos e campos elétricos, estáticos e/ou variantes no tempo podem ocorrer em ambientes tecnologicamente muito sofisticados, como laboratórios de Física, Energia Nuclear, Eletricidade e Energias, onde são utilizados enormes magnetos supercondutores. Do mesmo modo, grandes aceleradores de partículas, como o LEP *(Large Electron Positron Collider)* utilizado, por exemplo, no CERN (Organização Europeia para a Pesquisa Nuclear), em Genebra, consistem de milhares de magnetos, inclusive de grande porte.

Por outro lado, na pesquisa com reatores de fusão termonuclear requerem-se gigantescos magnetos (em torno de 4T) para o confinamento magnético de plasma. Medições de densidade de fluxo magnético mostram valores muito diferenciados, em função da distância da sala de cubas de fusão, nos ambientes internos dos laboratórios, e mesmo valores importantes nas áreas externas, que variam de 45 mT a 0,1 mT.

Pesquisas e desenvolvimentos tecnológicos no campo da magneto-hidrodinâmica – cujo potencial para a geração de eletricidade vem sendo desenvolvido –, também utilizam equipamentos que geram gigantescos campos magnéticos, com potencial exposição ocupacional e ambiental.

Nesta seção, cabe mencionar, por último, a espectroscopia de ressonância magnética nuclear (NMR), a qual também utiliza grandes magnetos supercondutores, na faixa dos 12 a 22 T. Trata-se de uma tecnologia utilizada em química analítica, que complementa a espectroscopia ultravioleta e infravermelha. Os campos magnéticos nucleares são modificados por ambientes químicos, de modo que prótons e outras partículas em diferentes partes da molécula podem ser diferenciados. Essa tecnologia é especialmente aplicada na análise de polímeros e na identificação da estrutura de materiais desconhecidos.

✓ *Outras fontes de exposição*

Pneus radiais com cinta de aço são magnéticos e produzem campos magnéticos de baixa frequência variante no tempo e campos magnéticos estáticos, mensuráveis na cabine dos veículos. Alguns estudos encontraram valores de até 150 µT, à distância de 10 mm do pneu. Numa velocidade de 50 km/h, campos magnéticos estáticos medidos dentro do automóvel não excediam a 0,01 µT. Nesse caso, também, as exposições poderão ser ambientais, em geral, ou poderão ter o caráter ocupacional, para motoristas profissionais, e nas exposições de percurso ou trajeto de trabalhadores.

Equipamentos telefônicos, *headphones* e outros equipamentos auxiliares na telefonia e na ausculta de equipamentos eletrônicos de som também produzem fluxos magnéticos de densidade entre 0,3 e 1,0 mT, em suas superfícies.

Radiofrequências e micro-ondas[4]

As ondas eletromagnéticas utilizadas para comunicações sem fio correspondem à energia transportada através do espaço, na velocidade da luz, na forma de campo elétri-

---

[4] Os autores agradecem a colaboração do Engo. Jair Felício, que os orientou nesta seção e em outros aspectos relacionados às radiofrequências e micro-ondas.

co e magnético. A quantidade de energia associada à onda eletromagnética depende de suas frequências, as quais são medidas pelo número de oscilações (ciclos) por segundo. Por exemplo, ondas elétricas e magnéticas de uma estação de rádio FM típica oscilam em uma frequência de 100 milhões de vezes por segundo ou, em termos usuais, a uma taxa de 100 milhões de Hertz (abreviados como 100 MHz). Estações de TV operam em canais com frequências que variam de 54 MHz até 806 MHz. Os sistemas de telefonia celular usam ondas de frequências ainda mais altas.

A faixa de **radiofrequências (RF)** na qual os sinais sem fio são transmitidos estende-se de 9.000 Hertz (9 kHz) a 300 bilhões de Hertz (300 GHz)[5] e incluem subdivisões identificadas e classificadas em bandas de frequência que pertencem às Faixas de Radiofrequência – RF e Micro-ondas:

- faixas der adiofrequências – RF:
  - ELF (frequências extremamente baixas): 300 Hz a 3 kHz;
  - VLF (frequências muito baixas): 3 kHz a 30 kHz;
  - LF (frequências baixas): 30 kHz a 300 kHz;
  - MF (frequências médias): 300 kHz a 3 MHz;
  - HF (frequências altas): 3 MHz a 30 MHz;
  - VHF (frequências muito altas): 30 MHz a 300 MHz
- micro-ondas:
  - UHF (frequências ultra-altas): 300 MHz a 3 GHz;
  - SHF (frequências superaltas): 3 GHz a 30 GHz;
  - EHF (frequências extremamente altas): 30 GHz a 300 GHz.

Micro-ondas é um termo livremente utilizado, preferencialmente para significar ondas de rádio na faixa de frequência do espectro, de cerca de 300 MHz para cima. Tecnicamente, alguns autores consideram que a faixa considerada de micro-ondas começa em "frequências super altas" (SHF), isto é, de 3 GHz a 30 GHz.

Exposições humanas a campos eletromagnéticos de radiofrequência (RF) podem ocorrer pela utilização de equipamentos pessoais (por exemplo: telefones celulares, telefones sem fio, *bluetooth*, equipamentos de radioamadores etc.); por fontes ocupacionais (por exemplo: aquecedores de indução), e de fontes "ambientais", como são as estações fixas e antenas de telefones celulares, antenas de rádio, e usos diversos, em equipamentos e procedimentos de saúde. Para os trabalhadores, as principais fontes de exposição a campos eletromagnéticos de radiofrequência (CEM-RF) são constituídas pelo trabalho nas proximidades dos campos, enquanto que para as outras pessoas na comunidade, exposições importantes têm origem no uso de transmissores e equipamentos móveis junto do corpo, tipificados pelos telefones celulares (Baan et al., 2011).

A exposição ocupacional a fontes de alta energia pode produzir exposições cumulativas a radiofrequências, mais elevadas do que as produzidas por telefones celulares, mas a energia localmente "absorvida" pelo cérebro é geralmente muito menor do que aquela decorrente do uso de celulares.

Estima-se, também, que as exposições que atingem o cérebro, originadas em antenas de telefones celulares e em antenas de rádio e televisão, são muito inferiores, em quantidade, àquelas produzidas por sistemas de comunicação móvel, da geração GSM ("*global system for mobile communications*"), também conhecidos como "2G", isto é, de "2ª geração", cuja origem diz-se ser na Finlândia, em 1991. No início dos anos 2000, sugiu a geração "2,5G", ou GPRS ("*general packet radio service*"), associada à redução da quantidade dos campos eletromagnéticos. As gerações subsequentes, "3G" (em suas variações), e a "4ª geração", "4G" ou LTE ("*long term evolution*", com capacidade de transmissão de 100 Mb/s) são hoje consideradas extremamente mais seguras, em termos de emissão de campos eletromagnéticos de radiofrequência, em relação às gerações anteriores (Badillo e Roux, 2009; Baan *et al.*, 2011).

Mecanismos de ação (fisiopatologia)

Campos estáticos

Resumindo a vasta literatura científica sobre os mecanismos de interação dos campos eletromagnéticos (na conceituação operacional adotada na Diretiva 2004/40/CE: *qualquer campo magnético estático ou qualquer campo elétrico, magnético ou eletromagnético variante no tempo, com frequências até 300 GHz*) com os sistemas biológicos, três têm sido as explicações predominantes, no caso dos campos magnéticos estáticos (WHO, 2006).

Interações eletrodinâmicas com correntes de condução iônica

As correntes iônicas interatuam com os campos magnéticos estáticos, como resultado das "forças de Lorenz"[6] exercidas sobre os portadores de carga em movimento. Esses efeitos conduzem à indução dos potenciais (de fluxo) elétricos e às correntes. Os potenciais de fluxo são associados, geralmente, com a contração ventricular e a ejeção de sangue na aorta em animais e nos seres humanos. A "interação de Lorenz" resulta, também, em uma força magneto-hidrodinâmica em oposição ao fluxo do sangue. A redução do fluxo de sangue aórtico pode chegar a 10%, em exposições a campos magnéticos de 15 T.

---

[5] Classificação também utilizada pela ANATEL, em sua Resolução N°. 303/2002.

[6] Força que age sobre uma partícula com carga elétrica *q*, em movimento. Na presença de um campo eletromagnético, seu valor é obtido pelo produto vetorial da velocidade *v* com o campo magnético (densidade de fluxo magnético, indução magnética) *B* somado ao campo elétrico *E*, ambos multiplicados pela carga. (Roditi, 2005).

Efeitos magnetomecânicos

Os efeitos magnetomecânicos incluem a orientação espacial de estruturas magneticamente anisotrópicas em campos uniformes, e a translação de materiais paramagnéticos e ferromagnéticos em gradientes do campo magnético. As forças e torques sobre objetos metálicos endógenos e exógenos representam o mecanismo de interação de mais elevada preocupação.

Efeitos sobre os estados do "spin" eletrônico das reações intermediárias

Os efeitos químicos e biológicos dos campos magnéticos já há muito tempo têm sido vistos sob a perpectiva da química dos pares de radicais, correlacionados com os "*spins*" [7].

Várias classes de reações químicas orgânicas podem ser influenciadas por campos magnetostáticos, no espectro de 10 a 100 mT, como resultado dos efeitos sobre os estados do "*spin*" eletrônico das reações intermediárias. O par radical correlacionado com o "*spin*" pode recombinar-se e evitar a formação do produto da reação, no caso de se cumprirem duas condições: (i) o par, formando um tríplice estado, tem que ser convertido em um único estado, por algum mecanismo; (ii) os radicais têm que se reunir fisicamente outra vez, para se combinarem. E, justamente, o primeiro passo pode ser sensível aos campos magnéticos, gerando-se a interferência. Esse mecanismo tem sido mais estudado no caso particular da interferência dos campos magnéticos com os processos biológicos de síntese de enzimas.

Campos e radiações eletromagnéticas de frequências extremamente baixas – ELF

O corpo dos seres humanos e dos animais perturba, de forma significativa, a distribuição espacial de um campo elétrico de baixa frequência. Em baixas frequências, o corpo é um bom condutor e as linhas de campo perturbadas externas ao corpo são quase perpendiculares à superfície do corpo. São induzidas cargas oscilantes na superfície do corpo exposto e estas produzem correntes no seu interior.

Para campos magnéticos, a permeabilidade do tecido é a mesma do ar, pelo que o campo no tecido é o mesmo que no campo externo. O corpo dos humanos e dos animais não perturba o campo de forma significativa. A principal interação dos campos magnéticos é a indução de Faraday de campos elétricos e correntes associadas nos tecidos. Os campos magnéticos podem, ainda, ser induzidos pelo movimento, num campo magnético estático.

Os estudos nesta temática são extremamente numerosos, e mesmo especulativos, mas alguns consensos estão relativamente bem estabelecidos, e serão aqui resumidos, a partir do documento *Environmental Health Criteria* Nº. 238 (WHO, 2007).

Entre os numerosos mecanismos propostos para a interação direta dos campos elétricos e magnéticos (ELF) dentro do corpo humano, três se destacam, na esfera dos mecanismos biofísicos, mais que os outros, por sua potencial atuação em níveis mais baixos do campo: os campos elétricos induzidos em redes neurais; os pares de radicais, e a explicação pelos cristais de magnetita.

Campos elétricos induzidos em redes neurais

Os campos elétricos induzidos nos tecidos, por exposição a campos elétricos ou magnéticos de ELF, irão estimular diretamente fibras nervosas mielinizadas, de uma maneira biofisicamente plausível, quando a intensidade do campo elétrico interno for superior a alguns volts por metro. A transmissão sináptica nas redes neurais, em contraposição ao que se observa em células nervosas isoladas, pode ser afetada por campos elétricos e magnéticos muito mais fracos. Com efeito, o processamento destes sinais pelo sistema nervoso é comumente utilizado, por organismos multicelulares, para detectar sinais ambientais extremamente fracos. Para a discriminação de sinal pela rede neural, foi proposto como um limiar mínimo o valor de 1mV por metro, porém, frente ao estado atual do conhecimento, considera-se, no momento, como limiares mínimos de discriminação ("*threshold*") uma faixa aproximada entre 10 e 100 mV por metro.

Mecanismo do par radical

O mecanismo do par radical é uma maneira largamente aceita de se entender que os campos magnéticos podem exercer influência em tipos específicos de reações químicas, em geral aumentando as concentrações de radicais livres reativos, nos campos baixos, e reduzindo-as nos campo altos. Tal aumento tem sido observado em campos magnéticos de menos de 1 mT. Existem algumas evidências que vinculam esse mecanismo com a navegação de aves migratórias. De acordo com algumas bases teóricas e em função de que as alterações produzidas pelos campos magnéticos de ELF e pelos campos estáticos são similares, estima-se que seja pouco provável que os campos em frequências de energia muito inferiores ao campo geomagnético, de aproximadamente 50 µT, tenham muita importância biológica.

Cristais de magnetita

Nos tecidos dos animais e seres humanos encontram-se cristais de magnetita, isto é, pequenos cristais ferromagnéti-

---

[7] Em mecânica quântica, o termo *spin* associa-se às possíveis orientações que partículas subatômicas carregadas como prótons, elétrons e alguns núcleos atômicos podem apresentar quando imersas em um campo magnético. Refere-se ao vetor momento angular intrínseco de uma partícula e às diferentes orientações (quânticas) deste no espaço, embora o termo seja, muitas vezes, incorretamente atrelado não ao momento angular intrínseco, mas ao momento magnético intrínseco das partículas, por razões experimentais.

cos de óxido de ferro, de diversas formas, ainda que em quantidades insignificantes. Tal como se explica para os radicais livres, também existem teorias que atribuem aos cristais de magnetita a orientação e a navegação nos animais migratórios, ainda que a presença de quantidades insignificantes de magnetita no cérebro humano não lhe confira a capacidade de detectar o fraco campo geomagnético natural. Os cálculos baseados em hipóteses extremas parecem indicar, para os efeitos dos campos de ELF, nos cristais de magnetita, um limiar inferior de 5μT.

Outras interações biofísicas diretas dos campos, tais como a ruptura de ligações químicas, as forças sobre as partículas carregadas e os diversos mecanismos de "ressonância" de banda estreita não parecem ser adequados para explicar, de maneira plausível, as interações nos níveis de campos elétricos e magnéticos (ELF) encontrados nos entornos público e ocupacional.

Com respeito aos efeitos indiretos, a carga elétrica superficial induzida por campos elétricos pode ser percebida e dar lugar a "microchoques" dolorosos, ao se tocar um objeto condutor.

As linhas de energia elétrica de alta voltagem produzem nuvens de íons com carga elétrica, como consequência das descargas do tipo "coroa" ("efeito corona"). Tem sido sugerido que elas poderiam aumentar a deposição de poluentes aéreos sobre a pele e nas vias respiratórias, produzindo efeitos adversos sobre a saúde. No entanto, parece provável que os íons produzidos pelo efeito corona tenham impactos escassos ou nulos sobre os riscos à saúde, no longo prazo, inclusive nas pessoas mais expostas.

Nenhum dos três mecanismos diretos considerados anteriormente parece ser causa plausível e suficiente para explicar o aumento da incidência de doenças, nos níveis de exposição habitualmente encontrados na população. De fato, considera-se que essas explicações biofísicas somente se tornariam plausíveis em níveis de exposição de magnitude bem mais elevada, e pouco se sabe sobre os mecanismos indiretos. Essa falta de um mecanismo explicativo capaz de ser associado à produção de doenças não exclui a possibilidade de efeitos adversos à saúde, mas cria a necessidade de se obterem evidências biológicas e epidemiológicas mais consistentes.

Radiofrequências (RF) e micro-ondas

A principal resposta dos tecidos biológicos à radiação de "micro-ondas" e de "radiofrequências" é a indução de seus próprios campos elétricos e magnéticos. Dependendo da polaridade das moléculas biológicas, poderá ocorrer a rotação e a agitação das moléculas, com a resultante produção de energia térmica, ou calor. Esses efeitos térmicos não produzem padrões uniformes de aquecimento porque as micro-ondas atingem diferentes materiais e tecidos (ex: ossos, gordura e músculo), de diferentes propriedades dielétricas, produzindo combinações não uniformes de ondas absorvidas e refletidas. A distribuição espacial da energia absorvida depende de uma variedade de parâmetros: (i) frequência da radiação inicial; (ii) propriedades elétricas do material receptor (material-alvo); (iii) espessura do material receptor; (iv) tamanho e formatação geométrica do objeto receptor; (v) orientação do objeto, em relação à direção do campo elétrico das ondas incidentes.

A taxa em que a energia é absorvida, por unidade de massa de material absorvente, é conhecida como "taxa de absorção específica" (SAR, de "*specific absortion rate*"), descrita em watts por quilograma (W/kg). A estimativa de SAR para uma variedade de formatos e de materiais é possível de ser feita, e quando essas estimativas são combinadas com o conhecimento de parâmetros do campo incidente, alcançam-se informações importantes, que podem ser utilizadas nos processos de estabelecimento dos limiares ("*threshold*") de manifestação de efeitos importantes, e no consequente estabelecimento de limites permitidos de exposição. Assim, por exemplo, a irradiação do corpo humano com uma densidade de potência (S), de 10 mW/cm^2, irá produzir uma absorção de aproximadamente 58 watts. Tal absorção irá resultar na elevação da temperatura corporal de 1°C.

Elevações de 1°C são consideradas "aceitáveis" e poderiam ser vistas da mesma forma como outras respostas fisiológicas do organismo, também vistas como de significado não necessariamente patológico, segundo o entendimento prevalente. Assim, para fins de comparação, a taxa de metabolismo basal de uma pessoa em repouso é de aproximadamente 80 watts (isto é, de 1,1 a 1,3 W/kg), enquanto o trabalho moderado produz cerca de 290 watts (Krieger e Irms, 1992).

Campos eletromagnéticos gerados por fontes de radiofrequência (RF) acoplam-se com o corpo humano, resultando em campos elétricos e magnéticos induzidos e correntes associadas, dentro dos tecidos. Os mais importantes fatores que determinam os campos induzidos são a distância entre a fonte e o corpo, e o nível de descarga. Além disso, a eficiência desse acoplamento e do resultante campo de distribuição depende da frequência, da polarização, e da direção da onda sobre o corpo, além das características anatômicas da pessoa exposta, incluindo sua altura, seu índice de massa corporal, sua posição; depende, ainda, das propriedades dielétricas dos tecidos. Os campos induzidos, dentro do corpo, são extremamente não uniformes, variando em escala de grande magnitude, segundo o local de incidência.

Com efeito, segurar um telefone celular junto à orelha externa, para fazer uma chamada de voz, pode resultar em altos valores de taxa de absorção específica de energia (SAR) de radiofrequência (RF) no cérebro, dependendo do *design* e da posição do telefone e de sua antena, em relação à cabeça, de como o telefone é segurado, da anatomia da cabeça, e da qualidade do sinal entre a estação de transmissão e o telefone. Quando utilizado por crianças, a média de energia absorvida pelo cérebro é duas vezes mais elevada, e até dez vezes mais elevada na medula óssea do crânio, quando comparado com o uso do celular por adultos (Christ *et al.*, 2010). O uso de *kits* que permitem o uso do celular sem segurá-lo junto à cabeça é capaz de reduzir a cerca de 10% a exposição que ocorre quando do uso do equipamento encostado na orelha, muito embora a exposição de outras partes do corpo possa ser incrementada (Kühn *et al.*, 2009; Baan *et al.*, 2011).

◗ Avaliação do Risco à Saúde

Conhecimento existente a respeito dos perigos e riscos à saúde

Segundo a metodologia que adotamos neste livro, a primeira etapa do processo de avaliação do risco consiste na **identificação ou caracterização da "condição de risco"[8] ou do "perigo"** (*"hazard identification"*), o que é feito por meio da análise cuidadosa e crítica da bibliografia temática existente. Essa análise conduz a duas questões priomordiais que orientam este capítulo:

- Se as radiações não ionizantes – especificamente os campos elétricos e magnéticos em determinadas frequências e comprimentos de onda – de fato, significam um problema potencial ("perigo") à saúde humana.
- Em que condições o "perigo" se torna um "risco", ou seja, quais são as circunstâncias em que pode ocorrer "exposição", e que variáveis incidem em sua atenuação ou em seu agravamento?

Como já enunciado em outra parte do capítulo, esta seção será baseada nos documentos de atualização, de "estados da arte", de diretrizes e de *guidelines* produzidos pela Organização Mundial da Saúde (OMS/WHO); pela Organização Internacional do Trabalho (OIT/ILO); pela Agência Internacional de Pesquisa sobre o Câncer (IARC/WHO); e, principalmente, pela *International Commission on Non-Ionizing Radiation Protection* (ICNIRP), entre outras fontes internacionais de referência nesta área temática. Sempre que oportuno ou necessário, serão utilizadas algumas referências específicas, selecionadas por sua importância e/ou por sua atualidade. No conjunto, seguiremos os textos de síntese, já produzidos por estas organizações. Mais uma vez nos parece oportuno aqui mencionar os estudos publicados no livro *Exposição a campos eletromagnéticos e saúde:* um estudo brasileiro (Lipp, 2010), cujo conteúdo poderá auxiliar na avaliação da condição de risco ou do perigo.

Campos eletrostáticos

Não existem estudos sobre a exposição a campos eletrostáticos por meio dos quais seja possível obter conclusões mais definitivas e sólidas a respeito dos eventuais efeitos adversos à saúde, sobretudo na perpectiva de efeitos crônicos e de efeitos tardios. Sobre o câncer, a IARC/WHO já se pronunciou, em 2002, no sentido de que não existem evidências suficientes para se determinar a eventual carcinogenicidade dos campos elétricos e magnéticos estáticos. Para a IARC, "os campos magnéticos estáticos *e de frequência extremamente baixa e os campos elétricos de frequência extremamente baixa não são classificáveis quanto* à *carcinogênese para o ser humano – Grupo 3"* (IARC, 2002, grifo introduzido).

Do mesmo modo, poucos estudos foram realizados e chegaram a ser conclusivos, sobre os efeitos agudos dos **campos elétricos estáticos**. Em geral, os resultados sugerem que o único efeito agudo adverso à saúde está associado com a percepção direta dos campos e com os incômodos dos "microchoques".

Quanto aos **campos magnéticos estáticos** (ou "magnetoestáticos"), quando em níveis de densidade de fluxo na faixa de teslas (o que é relativamente muito), registram-se alguns efeitos agudos. Respostas cardiovasculares, tais como alterações da pressão arterial e do ritmo cardíaco *têm sido ocasionalmente observadas em voluntários humanos e em estudos em animais de experimentação. Porém, em contextos de exposição a campos magnéticos estáticos de até* 8 T, não se observaram os referidos efeitos.

Vários estudos nessa esfera de efeitos levam a certo consenso sobre três possíveis efeitos produzidos pelos potenciais de fluxo magnético induzidos: (i) pequenas alterações no ritmo dos batimentos cardíacos, que, em princípio, são considerados não necessariamente patológicos; (ii) indução de batimentos cardíacos ectópicos, o que poderia ser fisiologicamente mais significativo; (iii) incremento da probabilidade de arritmias reentrantes, com possibilidade de se prolongar como fibrilação ventricular.

Nesse sentido, entende-se que os primeiros dois tipos de efeitos cardiovasculares antes mencionados têm um limiar acima de 8 T, e que para o terceiro dos efeitos listados seria difícil estabelecer um limiar ("*threshold*") de desencadeamento, mais em função de dificuldades metodológicas, experimentais ou observacionais.

Estima-se que 5 a 10 pessoas em cada 10 mil seriam particularmente suscetíveis às arritmias reentrantes, e o risco para tais pessoas poderia ser incrementado pela exposição a campos magnéticos estáticos, em função de seus gradientes (em teslas).

Alguns estudos registraram a queixa de sensação de vertigem e de náuseas na proximidade de campos magnéticos estáticos, e ainda, a queixa de fosfenos (sensação visual de manchas luminosas, causada por correntes elétricas induzidas que estimulam a retina), e ainda um sabor metálico na boca, em ambientes de densidades de fluxo da ordem de 2 a 4 T.

Estima-se que estes efeitos, ainda que transitórios e reversíveis, poderiam produzir impactos negativos no conforto,

---

[8] Condições de Risco *(hazard)*: "Um agente químico, físico ou biológico ou um conjunto de condições que apresentam uma fonte de risco, mas não risco *per se*." "Fonte de risco físico, químico ou biológico; características de um sistema que representa o potencial para um acidente" (Kolluru, 1996).

no bem-estar e no desempenho dos trabalhadores afetados. Tais efeitos e impactos, aliados aos possíveis efeitos sobre a coordenação olho-mão, podem ser mais prejudiciais a trabalhadores que exercem atividades finas e delicadas, como, por exemplo, cirurgiões, impactando a destreza de suas atividades, seu desempenho, e representando risco para os pacientes.

Em suma, além desses efeitos de curto prazo, mas aparentemente transitórios, a preocupação que predomina nos estudos de saúde sobre os campos magnéticos estáticos centra-se, atualmente, nos possíveis efeitos, ainda não adequadamente pesquisados e corretamente registrados, no referente à utilização disseminada de equipamentos de diagnóstico por imagem, por meio de ressonância magnética (MRI) – risco potencial para operadores e pacientes – e em tecnologias "de ponta", que utilizam grandes e/ou múltiplos magnetos e supercondutores que produzem fluxos de densidade magnética relativamente muito elevados (em unidades, ou em dezenas de teslas).

Campos e radiações eletromagnéticas variantes no tempo (baixas frequências de 1 Hz a 100 kHz[9])

✓ Neurocomportamento

A exposição a campos elétricos de baixa frequência provoca respostas biológicas bem definidas, que vão desde a percepção até o incômodo, por meio de efeitos de cargas elétricas superficiais. Os limiares para a percepção direta em 10% dos voluntários mais sensíveis a 50–60 Hz situaram-se entre os 2 e os 5 kV/m e 5% consideraram 15–20 kV/m incomodativo. A descarga de uma faísca de uma pessoa à terra é considerada dolorosa em 7% dos voluntários num campo de 5 kV/m, ao mesmo tempo em que seria dolorosa para cerca de 50% num campo de 10 kV/m. Os limiares para a descarga de uma faísca a partir de um objeto carregado, por meio de uma pessoa ligada à terra, dependem do tamanho do objeto e, consequentemente, exigem uma avaliação individual.

Já há muitos anos foram devidamente comprovadas as respostas dos tecidos musculares e dos nervos eletricamente excitáveis aos estímulos elétricos, incluindo as respostas induzidas por exposição a campos eletromagnéticos de baixa frequência. Estima-se que as fibras nervosas mielínicas do sistema nervoso periférico humano possuam um limiar mínimo perto de 6 V/m pico, com base em cálculos teóricos utilizando um modelo de nervo. No entanto, a estimulação do sistema nervoso periférico, induzida durante a exposição do voluntário aos campos magnéticos variantes em ressonâncias magnéticas (RM), sugeriu que o limiar da percepção poderá ser tão baixo como 2 V/m, com base em cálculos sobre um modelo humano homogêneo do tipo "fantasma".

Um cálculo mais preciso dos campos elétricos induzidos nos tecidos de um modelo humano heterogêneo, com base nos dados do estudo de RM, acima indicado, foi executado por alguns autores, que conseguiram estimar o limiar mínimo para a estimulação do sistema nervoso periférico entre cerca de 4–6 V/m, com base na suposição de que a estimulação ocorreu na pele ou na gordura subcutânea. Com uma estimulação mais intensa ocorre desconforto e, posteriormente, dor; o percentil mais baixo para a estimulação intolerável é de cerca de 20% acima do limiar médio da percepção (ICNIRP, 2004).

As fibras nervosas mielínicas do Sistema Nervoso Central (SNC) podem ser estimuladas por campos magnéticos induzidos durante a estimulação magnética transcraniana (TMS); os campos pulsantes induzidos no tecido cortical durante a TMS são muito elevados (> 100 V/m pico), apesar de o cálculo teórico sugerir que o limiar da estimulação poderia ser tão baixo quanto 10 V/m pico. Em ambos os conjuntos de nervos, os limiares atingem, superiormente, cerca de 1–3 kHz, devido à disponibilidade de tempo cada vez menor para a acumulação de carga elétrica na membrana dos nervos e, inferiormente, cerca de 10 Hz, devido à acomodação dos nervos a um estímulo de despolarização lenta.

De modo geral, as células musculares são menos sensíveis à estimulação direta que o tecido nervoso. O tecido do músculo cardíaco merece uma atenção especial, pois um funcionamento anormal poderá por a vida em perigo. Contudo, os limiares de fibrilação ventricular excedem os de estimulação do músculo cardíaco num fator igual ou superior a 50 (Reilly, 2002), apesar desse valor baixar muito quando o coração é repetidamente estimulado durante o período vulnerável do ciclo cardíaco. Os limiares sobem até cerca de 120 Hz, devido a uma maior constante de tempo das fibras musculares, em comparação com as fibras nervosas mielínicas.

O efeito mais solidamente comprovado dos campos elétricos abaixo do limiar de excitação direta dos nervos, ou dos músculos, é a indução de fosfenos, isto é, a percepção visual de uma cintilação fraca na periferia do campo visual, nas retinas dos voluntários expostos a campos magnéticos de baixa frequência. O limiar mínimo de densidade do fluxo é de cerca de 5 mTa 20 Hz, aumentando em frequências superiores e inferiores. Nesses estudos, pensa-se que os fosfenos resultam da interação do campo elétrico induzido, com células eletricamente excitáveis da retina.

Isto sucede como resultado de processos no cérebro anterior e pode ser considerado como um modelo bom, mas conservador, para os processos que ocorrem no tecido do SNC (Sistema Nervoso Central) em geral (Attwell, 2003). Estima-se que o limiar para as forças do campo elétrico induzido na retina seja entre 50 e 100mV/m a 20 Hz, aumentando em frequências superiores e inferiores, apesar de existir uma incerteza significativa em relação a esses valores.

Dois grupos de pesquisa analisaram os efeitos dos campos elétricos fracos, aplicados diretamente na cabeça por

---

[9] Diferentes classificações são utilizadas, e pode ocorrer superposição entre algumas faixas de frequência, ou diferenças nos limites exatos entre cada banda, região ou faixa do espectro.

meio de eletrodos. Essa pesquisa investigou os efeitos na atividade e função elétrica do cérebro em seres humanos. Um dos grupos (Kanai *et al.*, 2008) verificou que a estimulação da córtex visual induziu a percepção de fosfenos corticais (de aspecto semelhante aos fosfenos induzidos na retina), quando a frequência do estímulo era característica da atividade cortical visual, em condições sem luz (cerca de 10 Hz) ou com luz (cerca de 20 Hz), mas não a frequências superiores ou inferiores. O outro grupo (Pogosyan *et al.*, 2009) aplicou um sinal de 20 Hz na córtex motora dos voluntários durante a realização de uma tarefa visual-motora e constatou um pequeno, mas estatisticamente significativo, abrandamento do movimento da mão, durante a realização da tarefa, o que era consistente com uma maior sincronização da atividade da córtex motora de 20Hz. Não foi observado qualquer efeito com uma frequência de estímulo inferior. Em síntese, ambos os grupos de autores constataram que os campos elétricos de 10-20 Hz, acima do limiar de fosfenos retinais, conseguem interagir com a atividade elétrica rítmica em curso nas córtices visual e motora, e afetam ligeiramente o processamento visual e a coordenação motora, o que pode significar que os campos elétricos induzidos por CEM de 10-20 Hz, com grandeza suficiente, poderão produzir efeitos semelhantes.

Contudo, é muito menos clara a evidência de efeitos neurocomportamentais sobre a atividade elétrica, a cognição, o sono e a disposição geral, em voluntários expostos a CEM de baixa frequência (Cook *et al.*, 2002; Cook *et al.*, 2006; Crasson, 2003; Barth *et al.*, 2010).

De um modo geral, esses estudos foram realizados com níveis de exposição iguais ou inferiores a 1-2 mT, ou seja, abaixo dos níveis necessários para induzir os efeitos acima descritos, e conduziram a evidências com efeitos sutis e passageiros, quando muito. As condições necessárias para obter essas respostas não estão ainda bem definidas.

Algumas pessoas afirmam ser hipersensíveis aos CEM em geral. Contudo, as evidências de estudos duplamente cegos sugerem que os sintomas registrados não estão relacionados com a exposição a CEM (Rubin *et al.*, 2005; WHO, 2007).

Existem apenas evidências não consistentes e inconclusivas de que a exposição a campos elétricos e magnéticos de baixa frequência cause sintomas depressivos ou suicídio (WHO, 2007).

Nesses termos e à luz dos conhecimentos atuais, a percepção da carga elétrica superficial, a estimulação direta dos nervos e do tecido muscular e a indução de fosfenos na retina são efeitos adversos devidamente comprovados, e que poderiam servir de base de orientação para as medidas de proteção. Além disso, existem evidências científicas indiretas de que as funções do cérebro, como, por exemplo, o processamento e a coordenação motora, podem ser afetadas de forma temporária por campos elétricos induzidos. Contudo, as evidências de outras pesquisas, ao nível neurocomportamental, em voluntários expostos a campos elétricos e magnéticos de baixa frequência ainda não são suficientemente fiáveis para fornecer uma base para a definição dos limites de exposição humana.

✓ *Sistema neuroendócrino*

Os resultados de estudos em voluntários e estudos epidemiológicos residenciais e ocupacionais sugerem que o sistema neuroendócrino não é afetado de forma adversa pela exposição a campos elétricos ou magnéticos de 50-60 Hz. Isto se aplica, sobretudo, aos níveis circulantes de hormônios específicos, incluindo a melatonina liberada pela glândula pineal, e a alguns hormônios envolvidos no controle do metabolismo e da fisiologia do organismo, liberados pela glândula pituitária. A maioria dos estudos laboratoriais sobre os efeitos da exposição a 50-60Hz nos níveis de melatonina, durante a noite, em voluntários, não demonstrou qualquer efeito em situações nas quais foram controlados os possíveis fatores de confundimento (WHO, 2007).

Dentre o vasto número de estudos em animais, sobre os efeitos de campos elétricos e magnéticos de 50-60 Hz, nos níveis de melatonina no plasma sanguíneo e na glândula pineal em ratos, alguns constataram que a exposição resultou na supressão de melatonina durante a noite, ao passo que em outros estudos isso não aconteceu. No caso de animais reprodutores sazonais, as evidências de ocorrência de efeitos, após exposição a campos de 50-60 Hz, nos níveis de melatonina e no estado reprodutivo são, predominantemente, negativas (WHO, 2007). Não foram observados efeitos convincentes num estudo com primatas não humanos cronicamente expostos a campos de 50-60 Hz.

Não foram observados efeitos consistentes nos hormônios do eixo hipotálamo-pituitária-adrenal (HPA), associados ao *stress,* em estudos realizados em diferentes mamíferos, em níveis suficientemente elevados para serem percebidos – com a possível exceção do *stress* de curta duração, que sucede à exposição a campos elétricos de baixa frequência (WHO, 2007). Igualmente, nos poucos estudos realizados, observaram-se, na sua maioria, efeitos negativos ou inconsistentes sobre os níveis do hormônio de crescimento e sobre os hormônios responsáveis pelo controle da atividade metabólica, ou associados ao controle da reprodução e desenvolvimento sexual.

De um modo geral, esses dados não indicam que a forma como os campos elétricos e/ou magnéticos de baixa frequência afetam o sistema neuroendócrino tenha um impacto adverso na saúde humana.

✓ *Doenças neurodegenerativas*

Nas revisões bibliográficas, é comum encontrarem-se trabalhos sobre os possíveis efeitos das exposições a campos magnéticos e elétricos de frequências extremamente baixas (ELF) – em especial nas de 50 ou 60 Hz – na gênese de doenças neurodegenerativas. No caso da doença de Parkinson e da esclerose múltipla, o número de estudos, na verdade, é reduzido e não existem, até o momento, evidências sólidas que demonstrem a associação entre a exposição a campos de baixa frequência e essas doenças. Existem mais estudos publicados para a doença de Alzheimer e para a esclerose lateral amiotrófica (ELA). Alguns desses estudos sugerem que as pessoas que trabalham nos setores relacionados com a energia elétrica poderiam ter um risco mais elevado de sofrer esclerose lateral amiotrófica (Kheifets *et al.*, 2009).

Até o momento, não foi comprovado nenhum mecanismo biológico que possa explicar essa associação, podendo, no entanto, ter surgido em virtude de fatores de confusão, relacionados com a atividade laboral na energia elétrica, como, por exemplo, histórico de choques elétricos. Além disso, estudos com métodos de avaliação da exposição mais avançados, como, por exemplo, matrizes de exposição ocupacional, não detectaram, de um modo geral, um aumento dos riscos (Kheifets *et al.*, 2009).

No caso da doença de Alzheimer, os resultados têm sido considerados inconsistentes (WHO, 2007). As associações mais fortes foram observadas em estudos clínicos com um elevado potencial de enviesamento de seleção, mas foram também observados maiores riscos em alguns, embora não todos, dos estudos demográficos. A análise de subgrupos, no âmbito dos estudos, reforça a ideia da inconsistência dos dados (Kheifets *et al.* 2009). A heterogeneidade estatística entre os resultados disponíveis não é favorável à sua agregação, apesar de terem sido feitas tentativas nesse sentido (Garcia *et al.*, 2008). Além disso, existem algumas evidências de um provável "viés de publicação[10]". Não foi em geral efetuado o controle de possíveis fatores de confusão, resultantes de outras exposições ocupacionais. Até o presente, apenas se encontra disponível um estudo residencial que indica um risco mais elevado de doença de Alzheimer após exposição prolongada, mas este se baseia num número muito reduzido de casos (Huss *et al.*, 2009).

Assim, os estudos que investigaram a associação entre a exposição a baixas frequências e a doença de Alzheimer têm sido considerados inconsistentes pelos especialistas e pelas principais organizações que se dedicam a esse tema. De um modo geral, são inconclusivas as evidências de associação entre a exposição a baixas frequências e a doença de Alzheimer, assim como no caso da esclerose amiotrófica lateral (WHO, 2007; ICNIRP, 2010).

✓ *Doenças cardiovasculares*

Estudos experimentais sobre a exposição de curto e longo prazos indicam que, enquanto o choque elétrico constitui um risco óbvio para a saúde, outros efeitos de risco cardiovascular associados a campos de baixa frequência têm uma probabilidade de ocorrência muito reduzida, sob níveis de exposição que normalmente são encontrados nos ambientes em geral, e nos ambientes de trabalho (WHO, 2007; ICNIRP, 2010). Apesar de a literatura apresentar relatos sobre várias alterações cardiovasculares, a maioria dos efeitos é reduzida, e os resultados não têm sido considerados consistentes (McNamee *et al.*, 2009). Na maioria dos estudos de morbidade e mortalidade por doença cardiovascular não foi demonstrada, de forma consistente, associação com exposição (Kheifets *et al.*, 2007). A eventual existência de uma associação específica entre a exposição e alteração do controle autônomo do coração é algo que ainda não foi definitivamente demonstrado. De um modo geral, as evidências não sugerem uma associação entre a exposição a baixa frequência e as doenças cardiovasculares (WHO, 2007; ICNIRP, 2010).

✓ *Reprodução e desenvolvimento humano*

As revisões bibliográficas evidenciam que, de um modo geral, estudos epidemiológicos não demonstraram, até o momento, uma associação entre efeitos adversos no aparelho reprodutor humano e a exposição materna ou paterna a campos elétricos e magnéticos de baixa frequência. Existem algumas evidências limitadas para um maior risco de abortamento associado à exposição materna a campos magnéticos, mas esta associação, referida em alguns trabalhos, não se encontra descrita em outros, sendo consideradas frágeis, de um modo geral, as evidências que apontam para esta associação (WHO, 2007; ICNIRP, 2010).

Exposições a campos elétricos de baixa frequência de até 150 kV/m foram avaliadas em diversas espécies mamíferas, incluindo estudos com grupos grandes e exposição ao longo de várias gerações. Os resultados demonstram, de forma consistente, a aparente inexistência de efeitos adversos no desenvolvimento humano (WHO, 2007; ICNIRP, 2010).

A exposição de mamíferos a campos magnéticos de baixa frequência não pareceu resultar em deformações externas, viscerais ou esqueléticas graves, numa exposição em campos até 20 mT (Juutilainen, 2003; Juutilainen, 2005; WHO, 2007). De um modo geral, é muito fraca a associação entre a exposição a baixas frequências e os supostos efeitos na reprodução e no desenvolvimento humanos (WHO, 2007; ICNIRP, 2010).

✓ *Câncer*

Um número considerável de relatórios epidemiológicos, realizados sobretudo nos anos 1980 e 1990, indicaram que a exposição de longo prazo a campos magnéticos de 50–60 Hz poderia estar associada ao câncer.

Os primeiros estudos observaram a relação entre o câncer infantil e os campos magnéticos, ao passo que pesquisas posteriores investigaram também o câncer em adultos. Em geral, as associações observadas, inicialmente, entre os campos magnéticos de 50–60 Hz e vários tipos de câncer, não foram confirmadas em estudos destinados a verificar se as observações iniciais poderiam ser replicadas.

---

[10] Periódicos ou revistas que somente aceitam trabalhos favoráveis a certa linha de entendimento do seu corpo editorial e/ou rejeitam artigos que são contrários às crenças dos editores, introduzindo óbvia tendenciosidade. Isto se dá, também, em muitos outros temas, como o do amianto/asbesto, por exemplo.

No Brasil, esses estudos começaram com os trabalhos de Mattos e Koifman (1996), que analisaram a mortalidade específica por alguns cânceres entre eletricitários de uma companhia de energia elétrica no Estado de São Paulo, comparando-a com a mortalidade da população no município de São Paulo.

Outrossim, Koifman *et al.* (1998) publicaram um estudo sobre a ocorrência de um pequeno *cluster* de câncer ocorrido em 1992, entre índios de uma tribo da Amazônia, situada próxima a duas linhas de transmissão de 500 kV, que haviam sido construídas 10 anos antes.

Na revisão da bibliografia sobre tumores malignos e campos eletromagnéticos de frequências extremamente baixas, destaca-se a questão da leucemia infantil. As pesquisas que se seguiram ao primeiro estudo (realizado por Wertheimer e Leeper, em 1979) sugeriram que pode existir uma associação fraca entre os níveis mais elevados de exposição a campos magnéticos residenciais de 50-60Hz e o risco de leucemia infantil, apesar de existirem dúvidas quanto ao fato de sua relação ser diretamente causal e, principalmente, quanto aos possíveis mecanismos de ação, na perspectiva da plausibilidade biológica (WHO, 2007; ICNIRP, 2010). Duas análises agregadas (Ahlbom *et al.*, 2000; Greenland *et al.*, 2000) indicaram que poderia existir um risco acrescido para exposições com uma média que exceda a 0,3-0,4 µT.

Com efeito, Ahlbom *et al.* (2000) analisaram nove estudos que investigaram a relação entre leucemia em crianças de 0 a 14 anos e exposição residencial. A análise abrangeu todos os estudos de base populacional que incluíssem o cálculo do campo magnético ou a medição do campo na casa da criança. Para crianças expostas a níveis de campo magnético entre 0,2 e 0,4 µT, calculou-se um risco próximo ao valor nulo. Para crianças expostas a campos magnéticos iguais ou maiores que 0,4 µT, encontrou-se um *odds ratio* de 2,0 (IC 95%: 1,3 - 3,1) (Marcílio *et al.*, 2009).

Outra análise agregada, com critérios de inclusão menos restritivos, foi publicada, também no ano 2000, por Greenland *et al.* A análise dos dados dos 15 estudos incluídos resultou em um *odds ratio* de 1,7 (IC 95%: 1,2 - 2,3), para crianças expostas a campos magnéticos iguais ou superiores a 0,3 µT, em comparação com aquelas expostas a níveis iguais ou menores que 0,1 µT (Marcílio *et al.*, 2009).

No mesmo ano, os pesquisadores suecos Feychting *et al.* (2000) estudaram o risco de leucemia em crianças, de acordo com a exposição ocupacional de seus pais. Por meio de um estudo de coorte, foi encontrado um risco relativo de 2,0 (IC 95%: 1,1 - 3,5) entre crianças cujos pais estiveram expostos a campos magnéticos iguais ou superiores a 0,3 µT, em relação àquelas cujos pais tiveram exposições iguais ou inferiores a 0,12 µT.

A partir de 2002, a IARC passou a classificar os campos magnéticos de frequência extremamente baixa (ELF) como "possivelmente carcinogênicos" para o ser humano, enquadrando-os, portanto, no Grupo 2B (IARC, 2002).

Como bem registrado na revisão realizada por Marcílio *et al.* (2009), Draper *et al.* (2005), na Grã Bretanha, conduziram um estudo do tipo caso-controle de leucemia em crianças, de acordo com a distância entre as residências e a linha de transmissão de energia mais próxima. Verificaram um risco aumentado entre as crianças que moravam até 200 m das linhas de transmissão (*odds ratio* de 1,7, com intervalo de confiança de 95%, entre 1,1 e 2,5)

Nessa mesma temática, Kabuto *et al.* (2006), no Japão, encontraram uma associação estatisticamente significativa entre exposição a campos magnéticos iguais ou superiores a 0,4 µT e incidência de leucemia, com *odds ratio* de 2,6 (IC 95%: 0,8 - 8,6), quando comparado ao grupo de referência (campos magnéticos inferiores a 0,1 µT). A intensidade do campo magnético foi considerada a partir da média semanal, medida por "dosímetro" no quarto de cada criança.

Dois estudos do tipo caso-controle, realizados no Canadá e na Inglaterra, também encontraram aumento do risco para leucemia entre crianças cujos pais tinham maior exposição ocupacional a campos magnéticos (Infante-Rivard e Deadman, 2003; Pearce *et al.*, 2007).

Outrossim, os estudos realizados por Mejia-Arangure *et al.* (2007) avaliaram o risco de leucemia especificamente entre crianças portadoras da síndrome de Down, tendo encontrado um *odds ratio* de 3,7 (IC 95%: 1,1 - 13,1) para as crianças com mais elevada exposição residencial.

O tema também foi investigado em São Paulo, Brasil, por meio dos estudos de Wünsch Filho *et al.*, (2011), que enfocaram a leucemia linfocítica aguda na infância, e de Marcílio *et al.* (2011), sobre a leucemia, o câncer de cérebro e a esclerose lateral amiotrófica em adultos. (ver "box").

Em outra vertente de preocupações, um número significativo de estudos analisou os efeitos derivados da exposição a campos magnéticos de 50-60Hz nos tumores mamários quimicamente induzidos em ratos (WHO, 2007; ICNIRP, 2010). Foram obtidos resultados inconsistentes, que podem estar relacionados, total ou parcialmente, a diferenças nos protocolos experimentais, como, por exemplo, a utilização de subestirpes específicas. A maioria dos estudos experimentais sobre os efeitos derivados da exposição a campos magnéticos de 50-60Hz na leucemia/linfoma quimicamente induzida, ou induzida por radiação, registrou resultados negativos. Os estudos de lesões pré-neoplásicas no fígado, tumores cutâneos quimicamente induzido, e de tumores cerebrais registraram resultados predominantemente negativos.

Segundo os documentos da ICNIRP, em comparação com as evidências epidemiológicas de uma associação entre a leucemia infantil e a exposição prolongada a campos magnéticos à frequência industrial[11], os dados relativos ao câncer em animais, sobretudo os dados de estudos em larga escala e de longa duração, são quase universalmente negativos.

---

[11] A frequência em que a eletricidade em corrente alternada é gerada. A indústria de energia elétrica gera em frequência de 60 Hz na América do Norte, Brasil, alguns países da América do Sul e em algumas zonas do Japão, e em frequência de 50 Hz na maior parte do resto do mundo.

Resumindo: no caso do câncer, a avaliação global feita pela IARC, em 2002, e válida até o momento (maio de 2013) chegou às seguintes conclusões:

- Existem *evidências limitadas,* no homem, quanto à carcinogênese dos campos magnéticos de frequência extremamente baixa, no que se refere à **leucemia em crianças**.
- Existem *evidências inadequadas,* no homem, quanto à carcinogênese dos campos magnéticos de frequência extremamente baixa, no que se refere a todos os outros cânceres.
- Existe evidência inadequada, no homem, quanto à carcinogênese dos campos magnéticos e elétricos estáticos e dos campos elétricos de frequência extremamente baixa.
- Existe evidência inadequada, em animais de experimentação, quanto à carcinogênese de campos magnéticos de frequência extremamente baixa.
- Não existem dados relevantes sobre estudos em animais de experimentação, no referente à carcinogênese de campos magnéticos ou elétricos estáticos e de campos elétricos de frequência extremamente baixa.

Segundo o enunciado da IARC (2002), "*os campos magnéticos de frequência extremamente baixa são possivelmente carcinogênicos para o ser humano – Grupo 2B*".

Em conclusão, também, "*os campos magnéticos estáticos e de frequência extremamente baixa e os campos elétricos de frequência extremamente baixa não são classificáveis quanto a sua carcinogênese para o ser humano – Grupo 3*".

Estudo realizado em São Paulo

Os estudos avaliando riscos à saúde resultantes da exposição a campos magnéticos têm apresentado resultados controversos. Duas revisões recentes apontam a necessidade de mais investigações sobre o tema. O objetivo deste trabalho foi avaliar o risco de mortalidade por leucemia, câncer de cérebro e esclerose lateral amiotrófica em adultos em relação à exposição residencial a campos magnéticos gerados por linhas de transmissão. Foi realizado um estudo do tipo caso-controle de base populacional, utilizando dados do sistema de informação de mortalidade na Região Metropolitana de São Paulo, entre 2001 e 2005. O risco foi avaliado em relação à distância das residências para as linhas de transmissão e para o campo magnético calculado em cada residência. Foram incluídos no estudo 1.857 casos de leucemia, 2.357 de câncer de cérebro e 367 de esclerose lateral amiotrófica, além de 4.706 controles. Encontrou-se um risco aumentado para leucemia em adultos morando mais perto das linhas de transmissão, em comparação àqueles morando a mais do que 400 m. O maior risco foi entre os que moravam até 50 m da linha (OR=1,47; IC95%=0,99-2,18). Também foi encontrado risco para pessoas morando em casas expostas ao maior campo magnético (OR=1,61; IC95%=0,91- 2,86, para campos magnéticos >0,3 µT). Não foi encontrado aumento para tumores cerebrais ou esclerose lateral amiotrófica. Nenhum dos resultados foi estatisticamente significante. Os resultados sugerem aumento no risco de mortalidade por leucemia entre adultos expostos a campos magnéticos, mas os resultados devem ser interpretados com cautela, uma vez que todos os intervalos de 95% confiança englobavam o risco nulo (Fonte: Marcilio I, Gouveia N, Pereira Filho ML, Kheifets L. Adult mortality from leukemia, brain cancer, amyotrophic lateral sclerosis and magnetic fields from power lines: a case-control study in Brazil. Revista Brasileira de Epidemiologia, 14(4): 580-8, 2011).

Radiofrequências (RF) e micro-ondas

É vasta e complexa a bibliografia sobre os efeitos adversos à saúde, atribuíveis à exposição ambiental (geral) e à exposição ocupacional a campos eletromagnéticos em faixas (bandas) de radiofrequências e micro-ondas. Já se viu que o principal mecanismo de ação das frequências de micro-ondas (incluídas as radiofrequências) é a conversão da energia eletromagnética em energia térmica. Estes efeitos térmicos não produzem padrões uniformes de aquecimento porque as micro-ondas atingem diferentes materiais e tecidos (ex: ossos, gordura, músculo, cérebro, gônadas), produzindo combinações não uniformes de ondas absorvidas e refletidas.

Com efeito, radiações eletromagnéticas na faixa das "micro-ondas" podem penetrar a pele e órgãos internos do ser humano e de animais, em função do comprimento das ondas. Comprimentos de onda inferiores a 0,03 m (3 centímetros) são absorvidas pela superfície externa da pele, enquanto que ondas de 0,03 a 0,1 (3 a 10 cm) podem penetrar entre 1 mm e 1 cm no interior do tecido da pele. A penetração em órgãos internos irá ocorrer no caso de ondas de comprimento entre 0,25 m e 2 m (25 a 200 cm). O corpo humano é essencialmente "transparente" para comprimentos de onda maiores que 2 m.

A probabilidade de ocorrência de lesão ou dano nos tecidos e órgãos impactados pelas radiações e seus efeitos induzidos será inversamente proporcional à capacidade de regulação térmica dos respectivos tecidos e órgãos, isto é, de dissiparem calor por meio do aumento do fluxo sanguíneo.

Assim, os efeitos mais conhecidos e encontrados nos ambientes industriais ou em situações ambientais especiais são as queimaduras de pele, produzidas por radiofrequências. O subcutâneo também pode ser atingido e, na medida em que as lesões forem mais profundas, aumentará, proporcionalmente, a complexidade do tratamento e o tempo para alcançar a recuperação, com o menor grau de sequelas, próprias de queimaduras térmicas. As queimaduras de pele assemelham-se, na aparência clínica e nos graus de gravidade, às queimaduras por radiação solar. Pode haver um desconforto inicial, sem lesões aparentes, e, ao final de algumas horas, poderão aparecer manifestações típicas de queimadura, com eritema, edema e ardor, podendo evoluir, posteriormente, à vesiculação, formação de bolhas e ulceração (D'Andrea *et al.* 2007; Cohen e Wald, 1994).

Uma segunda vertente de preocupações de saúde diz respeito aos possíveis efeitos das micro-ondas (e radiofrequências) sobre o cristalino. De forma bem resumida, a gravidade dos danos oculares associados à exposição a micro-ondas está diretamente relacionada com intensidade, o comprimento das ondas e a direção da exposição. Nesse sentido, extrapolações feitas de observações experimentais em coelhos, para as condições de exposição humana e seus efeitos, mostram ser possível o estabelecimento de um limiar ("*threshold*") para exposições a micro-ondas produtoras de catarata, ou seja, para a cataratogênese humana. Com efeito, a introdução de um fator de segurança de dez vezes, na extrapolação dos valores observados experimentalmente para valores limiares no ser humano, permitiu estabelecer a quantidade de 10 mW/cm^2, como valor limiar. Este número foi incorporado, já na década de 1980, nos documentos orientadores, que tratavam da proteção ocular frente às micro-ondas.

Uma terceira e mais polêmica vertente de preocupações de saúde, associadas à exposição a micro-ondas, em radiofrequências, enfoca a questão da possível associação com a etiologia de tumores malignos, especialmente do sistema nervoso central. Estas observações, sobre as quais ainda não há consenso, foram e vêm sendo feitas por meio de estudos epidemiológicos de coortes, de casos-controles e de estudos ecológicos. As populações analisadas e a natureza das exposições variam desde situações tipicamente ocupacionais, até condições ambientais mais ampliadas, e incluem o uso de telefones sem fio e de telefones celulares. Estes têm sido a fonte de exposição mais analisada, considerando sua ubiquidade (Baan *et al.*, 2011).

Com efeito, o Grupo de Trabalho instituído pela IARC para analisar e categorizar a produção científica relativa a este tema priorizou, inicialmente, um estudo mais robusto, do tipo coorte, e quatro estudos de casos-controles, todos enfocando as possíveis associações entre o uso de telefones sem fio e a ocorrência de glioma.

O estudo de coorte, realizado por Schüz *et al.* (2006), incluiu 257 casos de glioma entre 420.095 assinantes de duas empresas dinamarquesas de telefonia móvel, no período entre 1982 e 1995. A incidência de glioma entre os assinantes de telefonia móvel mostrou-se muito similar às médias nacionais de incidência deste tumor maligno. Contudo, entre as eventuais fragilidades deste estudo, destaca-se a extrapolação da condição de vínculo e contrato com as operadoras, como um suposto indicador "proxy" de efetivo uso destes equipamentos móveis, o que poderia levar a erros de classificação, segundo a análise da IARC (Baan *et al.*, 2011).

Por outro lado, os analistas da IARC admitem que os estudos de caso-controle disponíveis na literatura (como, por exemplo, os estudos de Muscat *et al.*, 2000; Inskip *et al.*, 2001; Auvinen *et al.*, 2002), de resultados "negativos" (ou inadequados para detectar essas possíveis associações causais) corresponderiam a um período de tempo em que recém se iniciava o uso de telefones celulares; ainda não eram usados com tanta frequência; o tempo acumulado de utilização destes equipamentos ainda era relativamente curto, e teriam ocorrido muitas imprecisões nas estimativas.

Contudo, na recente análise da IARC (Baan *et al.*, 2011), há destaque para a suposta qualidade de um robusto estudo multicêntrico, denominado "INTERPHONE" (Interphone, 2010), que teve por objetivo estudar a questão das possíveis associações causais entre o uso de telefones celulares e tumores de cérebro, incluindo o glioma, o neurinoma do acústico, e o meningioma. Através deste estudo multicêntrico, 2.708 casos de glioma foram comparados com 2.972 controles (taxas de participação de 64% e 53%, respectivamente). Comparando os que sempre utilizaram telefone celular com os que nunca o haviam feito, encontrou-se um *odds ratio* de 0,81 (intervalo de confiança de 95%: 0,70 – 0,94). Em termos de tempo acumulado gasto em ligações de celulares, o *odds ratio* foi uniformemente abaixo ou muito próximo da unidade, para todos os decís de exposição, exceto o mais alto (> 1.640 horas de uso), quando, então, o *odds ratio* para glioma foi de 1,40 (IC 95: 1,03 – 1,89). A análise dos dados apontou, também, para um possível incremento de risco produzido pela exposição às radiações emitidas pelos celulares no lado predominante de uso do equipamento, em relação ao lado de mais elevada incidência do glioma, ou seja, uma possível localização ipsilateral, bem como para um predomínio da localização temporal (em relação à localização frontal e occipital), justamente a região do crânio que estaria recebendo mais radiações de radiofrequência.

No contexto deste estudo multicêntrico "Interphone", foram, também, analisadas associações entre glioma e energia acumulada específica absorvida no local do tumor, num subgrupo de 553 casos que possuíam doses estimadas de radiofrequência (Cardis *et al.*, 2011). Observou-se um aumento do *odds ratio* para glioma, relacionado ao aumento da dose de radiofrequência nos casos de exposições ocorridas nos sete anos anteriores ao diagnóstico.

Resultados similares ao estudo multicêntrico foram, também, encontrados em um estudo realizado na Suécia, focalizando usuários de telefone celular, usuários de telefones sem fio, e casos deglioma (1.148 casos), neurinoma do acústico e meningioma (Hardell *et al.* 2011).

Embora esses estudos ("Interphone" e o realizado na Suécia) possam ter problemas metodológicos, em função do fato de dependerem de informações recordatórias e em função de algum viés de seleção, o Grupo de Trabalho da IARC, que analisou a questão das radiofrequências, concluiu que "os achados não poderiam ser desprezados e creditados apenas na conta de vieses, e que a interpretação causal entre exposição a radiofrequências de telefones celulares e o glioma é possível" (Baan *et al.*, 2011, grifo introduzido).

Para o GT da IARC, conclusão similar poderia também ser emitida para o neurinoma do acústico – embora mais raro –, tendo em vista os achados destes dois estudos. Nesta mesma linha, estudo realizado no Japão também encontrou alguma evidência de risco aumentado para o neurinoma do acústico, ipsilateral com o lado do crânio utilizado pelo paciente no contato com o celular (Sato *et al.*, 2011).

Para meningioma, tumores das glândulas parótidas, leucemia, linfomas e outros tipos e localizações de tumores, o Grupo de Trabalho da IARC avaliou que as evidências eram insuficientes para embasar alguma conclusão de potencial associação causal com o uso de telefones celulares. O GT revisou, também, dezenas de estudos experimentais, e ensaios *in vitro*. Examinou, ainda, os principais desfechos investigados no campo do câncer, os principais mecanismos de carcinogênese, incluindo estudos de genotoxicidade, efeitos sobre o sistema imunológico, sobre genes e proteínas, *stress* oxidativo e apoptose, entre outros.

O tema tem sido, também, motivo de estudos e pesquisas realizadas no Brasil, com destaque para o trabalho de Dode *et al.* (2011), realizado em Belo Horizonte. Trata-se de um estudo ecológico, que busca analisar distribuições de mortalidade por neoplasias, em função da localização das residências dos pacientes, no que se refere à distância entre suas residências e a localização de estações de transmissão de radiofrequências da telefonia celular na cidade.

Não podendo desprezar os achados antes referidos, o GT da IARC concluiu que, pelos critérios de classificação da IARC, e em vista da limitada evidência no ser humano e em animais de experimentação, os campos eletromagnéticos de radiofrequência deveriam ser classificados como "possivelmente carcinogênicos para o ser humano" (Grupo 2B), conclusão que foi apoiada pela larga maioria dos membros do GT (Baan *et al.*, 2011).

Contudo, logo após a publicação do posicionamento da IARC a respeito das possíveis relações causais entre campos eletromagnéticos de radiofrequências, gerados por telefones celulares no local da sua utilização, junto à cabeça dos usuários, e tumores malignos cerebrais – em especial o <u>glioma</u> e o <u>neurinoma do acústico</u> – a Comissão Internacional de Proteção contra Radiações Não Ionizantes (ICNIRP), através dos membros de seu Comitê de Epidemiologia, fez publicar em outra revista científica da área de Saúde Ambiental, uma espécie de réplica, de alguma forma tentando desqualificar e relativizar os estudos que embasaram o posicionamento da IARC, em especial o estudo multicêntrico "Interphone".

Assim, em extenso *paper* fartamente documentado, o Comitê que assessora a ICNIRP posicionou-se em defesa da inocuidade dos telefones celulares, no tocante à suspeitada carcinogênese das radiofrequências, na forma como são utilizadas na telefonia celular, concluindo que, "embora permaneça alguma incerteza, a tendência nas evidências acumuladas é crescentemente contrária à hipótese de que o uso de telefones celulares causa tumores cerebrais em adultos" (Swerdlow *et al.*, 2011).

Como se pode notar, este também é um tema que gera controvérsia e mobiliza argumentos e posicionamentos polarmente opostos, provavelmente refletindo menos reais questões de ordem técnica ou científica, e mais interesses de grande monta, cujo resultado prático – no momento – é a desconsideração do *princípio da precaução*, e a permanência de nossa vulnerabilidade.

Avaliação da exposição em situações concretas

Aspectos gerais

A segunda etapa do processo de avaliação do risco à saúde é a de caracterizar a exposição e avaliar os riscos, o que pode ser conduzido quer numa perspectiva geral ("ambiental", "residencial", "escolar" etc.), quer numa perspectiva "**ocupacional**", esta se constituindo na prioridade deste texto, dentro do livro *Patologia do Trabalho*.

Assim, a "**avaliação da exposição**" (em situações concretas) consistirá na determinação da <u>natureza</u> e da <u>extensão</u> da exposição aos campos elétricos e magnéticos, em diferentes condições, e para tanto, múltiplas abordagens e estratégias poderão ser utilizadas. Elas incluem **métodos diretos**, tais como <u>medições ambientais</u> (geral e/ou nos ambientes de trabalho) e <u>medições</u> de exposições <u>pessoais</u> (uma espécie de "dosimetria"), e **métodos indiretos**, como, por exemplo, <u>questionários</u>, <u>entrevistas</u>, uso de <u>informações sobre consumo elétrico</u>, uso e informações sobre <u>tempo gasto em utilização de telefones celulares</u>, <u>número de equipamentos</u> em uso no domicílio, estimativas semiquantitativas do tipo *wirecode*[12], e outras.

Como bem salientado em diferentes documentos, as avaliações da exposição a campos elétricos e magnéticos, para fins de estudos epidemiológicos observacionais ou históricos/recordatórios, de um modo geral, apresentam problemas metodológicos importantes, que devem ser conhecidos previamente e levados em consideração na análise e interpretação dos estudos. Entre estes problemas e limitações, destacam-se:

- **Prevalência da exposição.** Todas as pessoas da população são expostas a algum grau/nível de campos elétricos e magnéticos e, portanto, avaliações de exposição servem, no máximo, para separar os mais expostos dos menos expostos, o que, obviamente, é diferente de separar expostos de não expostos.
- **Incapacidade das pessoas de identificarem exposição.** Em função de sua ubiquidade, a exposição a campos elétricos e magnéticos não é, usualmente, detectável ou detectada pela maioria das pessoas, nem, portanto, lembrada e passível de ser reconstituída sua "memória" ou registro. Por conseguinte, a utilização de informações recordatórias e o uso de questionários sobre exposições pregressas são frágeis e introduzem vulnerabilidades e incertezas nos estudos epidemiológicos que dependem de informações assim colhidas.
- **Falta de claro contraste entre exposição "alta" e exposição "baixa".** A análise de estudos epidemiológicos realizados, em que se descreveram aparentes associações entre exposição a campos elétricos e magnéticos e desfechos de saúde mostra que as classificações de graus de exposição, além de serem frágeis, utilizam escalas de ordem de grandeza muito

---

[12] O sistema *wirecode* classifica a exposição a partir da inspeção visual das linhas e equipamentos de transmissão próximos às casas, levando em consideração características como a provável carga nas linhas de transmissão, a espessura dos fios, a localização dos transformadores, além da proximidade das casas em relação às linhas (Savitz e Kaune, 1993).

limítrofes, isto é, não claramente distinguíveis. Assim, por exemplo, enquanto as médias de exposição típicas nas residências (segundo documento da ICNIRP) são da ordem de 0,05 a 0,1 µT, os estudos que descrevem aparentes associações com a ocorrência de leucemia infantil utilizam o valor de 0,4 µT como limiar da categoria "exposição elevada", e os outros níveis são apenas duas ou quatro vezes inferiores.

- **Variabilidade da exposição, no curto prazo**: é bem conhecido que os campos, particularmente os campos magnéticos, variam muito a sua densidade ou intensidade, numa "régua" de tempo na unidade de segundos. Assim, medir e registrar níveis instantâneos ou "*flashes*" pode não ser representativo do que ocorre na dimensão temporal mais prolongada.
- **Variabilidade da exposição, no longo prazo**: os campos elétricos e magnéticos também são sabidamente variáveis, ao longo de uma escala de tempo medido em unidades de meses, estações e anos. Inferir exposições presentes, a partir de dados do passado, ou, ao contrário, inferir exposições passadas a partir de exposições do presente, pode introduzir vieses e distorções. Por exemplo, no caso do consumo de energia elétrica, a tendência histórica, dita "secular", é de aumento do consumo. Por outro lado, as variações poderão ser populacionais (na dimensão coletiva), ou mesmo em bases de domicílio e família, o que não necessariamente irá representar exposições individuais.
- **Variabilidade da exposição em relação ao espaço:** os campos magnéticos variam muito, segundo a forma dos prédios e a localização das pessoas expostas, sobretudo quando elas se movem de um lugar para o outro. A avaliação pessoal da exposição poderá registrar esta variabilidade, mas outras metodologias, ambientais, podem não registrar adequadamente esta variabilidade.

Cabe lembrar, ainda, que as pessoas podem estar expostas em diferentes locais, ao longo de um dia, o que inclui as exposições domésticas, as exposições na escola, no trabalho, durante viagens e deslocamentos nas ruas, de modo que a reconstituição desta composição de fontes de exposição e doses de exposição é muito complexa, e praticamente irrepetível. Daí a diretriz e recomendação de que se eleja um destes ambientes (residência, escola, trabalho etc.) como a referência mais representativa e de comparação histórica ou longitudinal, na mesma pessoa, ou "transversal", isto é, entre pessoas, num certo período de tempo contemporâneo.

No caso das exposições ocupacionais, em ambientes de trabalho definidos, estamos tomando aqui, como referência, a ***Diretiva Europeia 2004/40/CE***, de 2004, "relativa às prescrições mínimas de segurança e saúde em matéria de exposição dos trabalhadores aos riscos devidos aos agentes físicos (campos eletromagnéticos)". Este documento dedica um longo artigo (4º) à etapa obrigatória de "**determinação da exposição e avaliação dos riscos**", por parte dos empregadores, como estruturante das ações de prevenção e de proteção da saúde dos trabalhadores, estabelecidas pela referida Diretiva (Comunidade Europeia, 2004).

Aliás, esta etapa obrigatória foi instituída pela ***Diretiva 89/391/CEE*** (Comunidade Europeia, 1989), nos artigos 6º e 9º da referida Diretiva, considerada a "mãe" de todas as diretivas de Saúde e Segurança do Trabalho, nos países da União Europeia.

Com efeito, "a entidade patronal deve avaliar e, se for caso disso, medir e/ou calcular os níveis dos campos eletromagnéticos a que os trabalhadores se encontram expostos" (grifos introduzidos). Prossegue a Diretiva, orientando os passos seguintes, e chamando a atenção para a necessidade de que as avaliações sejam feitas por pessoas qualificadas e competentes, sempre em consulta e com a participação dos trabalhadores. Os dados obtidos a partir da avaliação, medição e/ou cálculo do nível de exposição devem ser conservados de forma a poderem ser posteriormente consultados.

Segundo a ***Diretiva 2004/40/CE***, a avaliação dos riscos deve atentar, de forma especial, para os seguintes aspectos:

- nível, espectro de frequência, duração e tipo de exposição;
- valores-limite de exposição[13] e valores que desencadeiam a ação[14];
- efeitos sobre a saúde e a segurança dos trabalhadores expostos a riscos especiais;
- efeitos indiretos, tais como:
  - a interferência com equipamentos e instrumentos médicos eletrônicos (incluindo estimuladores cardíacos e outros implantes);
  - o risco de projeção de objetos ferromagnéticos em campos magnéticos estáticos com uma densidade de fluxo magnético superior a 3 mT;
  - o arranque de aparelhos eletro-explosivos (detonadores);
  - os incêndios e as explosões resultantes da inflamação de materiais inflamáveis, devida a faíscas origi-

---

[13] Definidos como "limites relativos à exposição a campos eletromagnéticos, baseados diretamente em efeitos sobre a saúde, já estabelecidos, e em considerações biológicas. A observância destes limites garantirá a proteção dos trabalhadores expostos a campos eletromagnéticos contra todos os efeitos prejudiciais conhecidos para a saúde" (Comunidade Europeia, 2004).

[14] Definidos como "magnitude de parâmetros diretamente mensuráveis, fornecidos em termos de intensidade do campo elétrico (E), intensidade do campo magnético (H), densidade do fluxo magnético (B) e densidade de potência (S), a partir da qual devem ser tomadas uma ou mais das medidas especificadas na presente diretiva. A observância destes valores garantirá a observância dos valores-limite de exposição aplicáveis (Comunidade Europeia, 2004).

nadas por campos induzidos, correntes de contato ou descargas de faíscas;
- existência de equipamentos de substituição, concebidos para reduzir os níveis de exposição a campos eletromagnéticos;
- informações adequadas (internas e externas) recolhidas para fins de vigilância da saúde, incluindo as publicadas, na medida do possível;
- fontes múltiplas de exposição;
- exposição simultânea a campos de frequência múltipla.

Prossegue, a *Diretiva*, estabelecendo que a avaliação dos riscos deve ser regularmente atualizada, especialmente em caso de alterações significativas, suscetíveis de desatualizá-la, ou quando os resultados da vigilância da saúde demonstrarem que isso é necessário.

Como se pode notar, a "avaliação de riscos" não se resume à medição dos níveis de exposição (nível, espectro de frequência, duração e tipo de exposição), compreendendo uma estruturação muito mais ampla, que guarda alguma semelhança com o que seria uma combinação de PPRA com PCMSO, enquanto instrumentos de gestão da SST. Em outras palavras: não basta "medir"; há que contextualizar as medições e utilizá-las como insumo do processo de gestão, e, mais adiante, como um dos indicadores de resultado desse processo.

Aspectos específicos

Priorizando, intencionalmente, o foco ocupacional, de Saúde e Segurança do Trabalhador, escolhemos adotar, nesta seção e em algumas outras, a sistematização e a essência dos conteúdos da *Diretiva 2004/40/CE*, "relativa às prescrições mínimas de segurança e saúde em matéria de exposição dos trabalhadores aos riscos devidos aos agentes físicos (campos eletromagnéticos)".

Como já mencionado no início deste capítulo, sob o conceito de "**campo eletromagnético**", a *Diretiva* considera "qualquer campo magnético estático ou qualquer campo elétrico, magnético ou eletromagnético variável no tempo, com frequências até 300 GHz", denominação suficientemente ampla para abranger todas as configurações de tipos de campos, de faixas de frequências e de comprimentos de onda analisados nas seções anteriores.

O tratamento das questões "ambientais" – embora relativamente semelhantes – ficará em plano secundário, limitado à indicação das principais metodologias utilizadas e de outras referências complementares.

Assim, na perspectiva "ocupacional", tomaremos como ponto de partida para a sistematização desta seção o enunciado dos "**valores que desencadeiam a ação**", segundo a *Diretiva*:

"... *magnitude de parâmetros diretamente mensuráveis, fornecidos em termos de intensidade do campo elétrico (E), intensidade do campo magnético (H), densidade do fluxo magnético (B) e densidade de potência (S), a partir da qual devem ser tomadas uma ou mais das medidas especificadas (...). A observância destes valores garantirá a observância dos valores-limite de exposição aplicáveis*" (Artigo 2º c)[15].

Como corolário deste enunciado, e como uma estratégia pedagógica de dar visibilidade ao que se pretende com este capítulo, traz-se, também, para o nosso texto, a conceituação de "**valores-limite de exposição**", adotada na *Diretiva*, a saber:

"... *limites relativos à exposição a campos eletromagnéticos, baseados diretamente em efeitos sobre a saúde, já estabelecidos, e em considerações biológicas. A observância destes limites garantirá a proteção dos trabalhadores expostos a campos eletromagnéticos contra todos os efeitos prejudiciais conhecidos para a saúde*" (Artigo 2º b)[16].

Extraídos dos enunciados literais destes dois conceitos fulcrais da Diretiva europeia, utilizaremos seus conteúdos como estruturantes de um agrupamento de diretrizes e políticas, e, ao mesmo tempo, de um elenco de instrumentos técnicos, cujo correto manejo irá requerer competências específicas, mais adiante analisadas.

Como diretrizes e políticas contidas nestes enunciados, destacam-se:

(i) a garantia da proteção da saúde dos trabalhadores expostos a campos eletromagnéticos;

(ii) a proteção contra todos os efeitos prejudiciais à saúde conhecidos;

(iii) a capitalização e uso de indicadores de exposição mensuráveis;

(iv) a possibilidade de detecção precoce de alterações da qualidade dos ambientes de trabalho, que obriguem a adoção de medidas de proteção (e prevenção de agravos à saúde) indicadas, princípio básico do conceito de vigilância da saúde.

Como competências técnicas explicitadas ou inferidas, destacam-se, no enunciado dos textos, as seguintes:

(i) saber prescrever corretamente o que deve (ou o que pode) ser medido na avaliação da exposição ocupacional aos campos eletromagnéticos (na amplitude de seu espectro), e saber interpretar os resultados, quanto à sua validade e confiabilidade;

(ii) saber analisar o significado dos resultados das avaliações ambientais e dosimétricas, detectando precocemente valores excessivos, numa cultura de vigilân-

---

[15] Esse conceito corresponde ao de "níveis de referência", adotado pela ICNIRP.
[16] Esse conceito corresponde ao de "restrições básicas" ou de "limitações básicas", adotado pela ICNIRP.

cia dos ambientes e das condições de trabalho, no referente à exposição aos campos eletromagnéticos;

(iii) saber prescrever corretamente as medidas de proteção apropriadas aos achados das avaliações realizadas, ajustadas e customizadas em função de sua viabilidade técnica, organizacional e política.

Para organizar a primeira destas competências – ou seja, o quê medir – são a seguir identificadas e definidas as principais grandezas físicas que devem ser utilizadas como parâmetros[17] para avaliação da exposição a campos eletromagnéticos, diretamente mensuráveis:

Corrente de contato (I_c) entre uma pessoa e um objeto é expressa em ampères (A). Um objeto condutor num campo elétrico pode ser carregado pelo campo.

Intensidade do campo elétrico: é uma grandeza vetorial **(E)** que corresponde à força exercida sobre uma partícula carregada, independentemente de seu movimento no espaço. É expressa em volts por metro (V/m).

Intensidade do campo magnético: é uma grandeza vetorial **(H)** que, juntamente com a densidade do fluxo magnético, especifica um campo magnético em qualquer ponto do espaço, expressa em ampères por metro (A/m).

Densidade do fluxo magnético: é uma grandeza vetorial **(B)**, que dá origem a uma força que atua sobre cargas em movimento, e é expressa em teslas (T). No espaço livre e em materiais biológicos, a densidade do fluxo magnético e a intensidade do campo magnético podem ser intercambiáveis, utilizando-se a equivalência 1 A/m = $4\pi \cdot 10^{-7}$ T.

Densidade de potência (S): é a grandeza adequada utilizada para frequências muito elevadas, onde a profundidade de penetração no corpo é baixa. É a potência radiante que incide perpendicularmente a uma superfície, dividida pela área da superfície, e é expressa em watts por metro quadrado (W/m²).

Fonte: construído pelos autores a partir de várias fontes, com opção preferencial pela Diretiva 2004/40/CE).

O como medir está, geralmente, estabelecido em normas técnicas, e não constitui objeto deste capítulo. Neste sentido, salientamos a existência e necessidade de aderência à Norma Técnica da ABNT (NBR 15415), de 2006, que trata dos "métodos de medição e níveis de referência para exposição a campos elétricos e magnéticos na frequência de 50 Hz e 60 Hz". Por sua vez, a ANEEL – Agência Nacional de Energia Elétrica, editou, em 2009, a Resolução Normativa nº 398, de 23 de março de 2010, que regulamentou a lei Nº 11.934, de 5 de maio de 2009, "no que se refere aos limites à exposição humana a campos elétricos e magnéticos originários de instalações de geração, transmissão e distribuição de energia elétrica, na frequência de 60 Hz". Em novembro de 2010, a Resolução Normativa Nº 413 alterou a redação dos arts. 6º e 8º, inseriu o art. 8º-A, e substituiu o Anexo da Resolução Normativa Nº 398, de 23 de março de 2010 (ANEEL, 2010a; ANEEL, 2010b). No que se refere à avaliação das radiofrequências, a matéria técnica está fartamente descrita na Resolução Nº. 303, de 2 de julho de 2002, da ANATEL, que "aprova o regulamento sobre limitação da exposição a campos elétricos, magnéticos e eletromagnéticos na faixa de radiofrequências entre 9 kHz e 300 GHz" (ANATEL, 2002).

Na esfera internacional, destacamos os *"guidelines"* emitidos pela *International Commission on Non-Ionizing Radiation Protection* (ICNIRP), a maior parte dos quais listados nas referências bibliográficas deste capítulo.

Reconhecendo que campos elétricos e magnéticos podem ser caracterizados por certo número de parâmetros, isto é, magnitude, frequência, polarização etc., e que a caracterização de um ou mais desses parâmetros – e como eles podem estar relacionados à exposição humana – deve ser corretamente entendida e tratada, a NBR 15415 estimula que sejam estabelecidas, de antemão, "metas" ou "finalidades" das medições, de modo a orientar os requisitos da instrumentação e calibração, isto é, banda passante[18] e instrumentação, limite de magnitude, pontos de calibração da frequência etc.. Em seguida, devem ser elaborados "protocolos" de procedimentos[19], os quais devem incluir os locais de medição e a duração das medições.

Segundo a NBR 15415, a avaliação dos campos magnéticos poderia ter as seguintes finalidades ou "metas":

(i) caracterização de níveis de campo magnético;
(ii) caracterização das variações espaciais;
(iii) caracterização da variação temporal;
(iv) caracterização do campo magnético médio ponderado no tempo;
(v) caracterização da intermitência dos campos magnéticos;
(vi) caracterização da incidência e duração dos níveis de campo exercendo o valor porcentual de referência;
(vii) caracterização do conteúdo de frequência no campo magnético;
(viii) caracterização da polarização do campo magnético;
(ix) caracterização da exposição humana em campos magnéticos.

Sobre a meta "caracterização da exposição humana em campos magnéticos", a Norma da ABNT chama a atenção para o fato de que uma distinção clara deve ser feita entre a caracterização de um ou mais parâmetros do campo magnético e a exposição a tais parâmetros. Segundo a Norma, a exposição é mais bem determinada com o uso de um medidor de campo

---

[17] **Parâmetro,** aqui, é entendido como "variável cuja medida é indicativa de uma quantidade ou função que não pode ser precisamente determinada por métodos diretos (por exemplo: a pressão sanguínea e o ritmo do pulso são parâmetros da função cardiovascular)" (Houaiss, 2001, p. 2129).

[18] Faixa de espectro de frequência que, na transmissão de dados, pode passar com uma baixa atenuação.

[19] Poderá ser útil e recomendável a realização de um **estudo-piloto**, entre a elaboração do "protocolo" e a implementação efetiva, em escala maior ou em caráter mais oficial ou formal.

em miniatura, que periodicamente registra o(s) parâmetro(s) do campo que interessam em um local específico do corpo humano. Estimativas de exposição humana para um dado parâmetro de campo, em uma área específica, podem ser feitas mediante uma combinação de medições de variações espaciais e temporais do parâmetro e informação que descreve padrões de atividade humana, na área de interesse. Na verdade, esta abordagem falha em não considerar as exposições fora das áres de caracterização do campo.

Há no mercado medidores de exposição de três eixos, que podem ser presos ao corpo, e podem ser utilizados para medir exposições efetivas dos parâmetros do campo, identificados na lista de metas, para diversas bandas passantes. Tal instrumentação registra, periodicamente, o valor do campo magnético resultante, por períodos de tempo extensos, em vários dias, dependendo da frequência de amostragem do campo magnético, da capacidade de armazenamento de memória, e da vida útil da bateria. A taxa de amostragem depende, em parte, do modelo assumido para a interação entre o campo e a pessoa. Os dados coletados podem ser transferidos para um computador, e um *software* – fornecido junto com a instrumentação, ou especialmente desenvolvido – é utilizado para determinar a exposição para os parâmetros descritos nas metas de (i) a (vi).

Exposições humanas passadas, em áreas específicas – esclarece a NBR 15415 – podem ser estimadas a partir de um "hospedeiro" portando medidores de exposição, executando atividades que eram conduzidas no passado, em áreas específicas. Esta abordagem assume que as fontes de campo magnético não mudam (ou não mudaram) significativamente através do tempo.

Segundo a Norma da ABNT, de forma análoga à avaliação dos campos magnéticos, também devem ser estabelecidas "metas" para a avaliação dos campos elétricos, tais como:

(i) caracterização dos níveis de campo elétrico;
(ii) caracterização de variações espaciais;
(iii) caracterização da variação temporal;
(iv) caracterização da média ponderada no tempo do campo elétrico;
(v) caracterização da intermitência do campo elétrico;
(vi) caracterização dos níveis de campo excedendo um valor específico;
(vii) caracterização do conteúdo da frequência no campo elétrico;
(viii) caracterização da polarização do campo elétrico;
(ix) caracterização da exposição humana em campo elétrico.

Sobre a meta de "caracterização da exposição humana em campo elétrico", a Norma da ABNT é clara ao alertar que uma distinção deve ser feita entre a caracterização de um ou mais parâmetros do campo elétrico (como acima listados), e a exposição a tais parâmetros. A Norma salienta que, em razão de os medidores de exposição (individuais) não serem facilmente disponíveis e da complexidade da interpretação dos dados registrados, pode ser difícil chegar-se a uma determinação direta da história da exposição. Isso sugere, segundo a Norma, que o campo elétrico não perturbado[20] seja caracterizado em termos de um ou mais parâmetros de interesse considerados nas metas (conforme lista acima). Estimativas da exposição humana para um ou mais parâmetros, em uma área específica, podem ser feitas por meio de uma combinação de medições de variações espaciais e temporais e informações que descrevem padrões de atividades humanas na área. A magnitude do campo na superfície do corpo pode ser estimada, utilizando-se fatores de aprimoramento previamente determinados para a área do campo considerada.

A Norma também orienta que, para geometrias fixas de campo elétrico, durante as quais existe uma movimentação humana limitada, a intensidade do campo elétrico perturbado na superfície do corpo pode ser determinada utilizando-se um manequim vestindo uma calça condutora e sondas planas isoladas eletricamente, ou sensores afixados na superfície do manequim, nos locais de interesse. Os potenciais de referência do manequim e circuitos detectores das sondas são mantidos os mesmos, e podem ser variados, para ficarem quase compatíveis com as condições predominantes nos ambientes reais. Registrando-se o sinal de saída do detector por meio de um registrador de dados, obtém-se a informação sobre a variação temporal do campo perturbado.

Análise das relações exposição (dose) x resposta (efeito): Critérios

Introdução

Um dos fundamentos clássicos do raciocínio básico utilizado no estudo da patogênese dos adoecimentos relacionados com o trabalho (aplicáveis, até certo ponto, no adoecimento relacionado ao meio ambiente não ocupacional) é o que estabelece uma associação entre "exposição" (ou "dose"), e "resposta" (ou "efeito"), cuja tradução quantitativa pode ser expressa na forma de "curvas de dose-efeito" ou de "curvas de dose-resposta". As curvas de "dose-efeito" mostram a relação entre a dose e a magnitude de um efeito. Estas curvas podem adotar formas distintas. Dentro de uma amplitude de dose, podem ser lineares, ainda que, com mais elevada frequência, não o sejam. As "curvas de dose-resposta" mostram a relação entre a dose e a proporção de indivíduos que respondem com um determinado efeito. Em geral, as "curvas de dose-resposta" são sigmoides (crescentes, com assíntotas superiores e inferiores, ainda que nem sempre de 100 e 0%).

Este raciocínio tem servido tanto para explicar a patogênese causada por inúmeras "condições de risco" (*hazards*) de natureza química, física e biológica, bem como para embasar a lógica da prevenção dos danos ou efeitos adversos sobre a

---

[20] "Campo perturbado" é o campo que é modificado em magnitude ou direção, ou ambos, pela introdução de um objeto.

saúde. Este raciocínio, aplicável à maioria das condições de risco, e sobre o qual também se assenta a lógica de "limites de exposição permitidos" – ou outras denominações e conceitos equivalentes – pode não se aplicar para condições de risco geradoras de câncer – substâncias químicas carcinogênicas e radiações ionizantes, como exemplos clássicos, que podem não ser dose-dependentes. Os efeitos ou respostas serão considerados **estocásticos**, e este modelo de raciocínio não é aplicável.

Pois bem, foi enunciado, na seção anterior, que uma das competências básicas requeridas de quem necessita lidar com a questão das radiações não ionizantes (como praticamente em todos os outros problemas da Patologia do Trabalho), será a de saber analisar o significado dos resultados das avaliações ambientais e dosimétricas, detectando precocemente valores excessivos, numa cultura de vigilância dos ambientes e das condições de trabalho, no que tange à exposição aos campos eletromagnéticos.

Assim, esta seção do capítulo tem por objetivo responder às seguintes questões:

(i) Para quê servem as "métricas" ou os "números" obtidos nas avaliações de exposição aos campos eletromagnéticos?

(ii) Quais são os <u>valores de referência</u> que devem ser utilizados, tanto na perspectiva ambiental geral, como, e principalmente, na perspectiva ocupacional?

(iii) Para além da fundamentação técnico-científica, que valores de referência estão estabelecidos em <u>documentos legais ou normativos</u> atualmente em vigor no Brasil?

A primeira questão praticamente já foi respondida na seção anterior, a propósito do que a NBR 15415 (2006) chama de "metas" ou finalidades das avaliações ambientais. A mesma Norma da ABNT inclui, ao final das duas listas (campos elétricos e campos magnéticos), a meta de "caracterizar a exposição humana", agregando os cuidados técnicos necessários para esta difícil tarefa. No contexto da Patologia do Trabalho, é bem provável que esta será a principal motivação, o principal objetivo das avaliações ambientais, sejam elas diretas e "presenciais", ou realizadas de forma indireta ou inferida; seja reconstituindo o presente, ou o passado, para o quê poderão ser utilizadas várias estratégias metodológicas, sobretudo nos estudos epidemiológicos.

A resposta à segunda questão, sobre "**valores de referência**", ou "**níveis de referência**", ou seja, com quê comparar a "métrica" obtida, irá depender, fundamentalmente, do tipo de população avaliada, ou seja, a população geral, não ocupacionalmente exposta, ou populações de trabalhadores ocupacionalmente expostos. Irá depender, também, dos **critérios utilizados**, pois, como se verá em seguida, eles são numerosos e nem sempre coincidentes no conceito, e nos "números".

Em situações de trabalho é bem provável que, além das finalidades de proteção da saúde e segurança dos trabalhadores (objeto da próxima seção deste capítulo), haja, também, interesses periciais, vinculados a normativas trabalhistas e/ou previdenciárias, nelas incluídas questões de adicional de insalubridade e/ou periculosidade. Por este motivo, a resposta à terceira questão estará presente desde já, posto que, no mundo real, ela é inseparável da segunda.

Com efeito, várias são as alternativas que podem ser eleitas para os fins de comparar os valores obtidos nas avaliações ambientais dos campos eletromagnéticos, com "valores de referência", e elas aqui serão mencionadas a título de orientação, sem a intenção de aprofundamento.

Critérios da Resolução da ANATEL Nº. 303, de 2 de julho de 2002.

Do ponto de vista de "antiguidade" e de "especificidade" (em relação à banda ou região do espectro eletromagnético), destacamos a Resolução Nº. 303, de 2 de julho de 2002, da ANATEL – Agência Nacional de Telecomunicações, que aprovou o regulamento sobre limitação da exposição a campos elétricos, magnéticos e eletromagnéticos na faixa de radiofrequências entre 9 kHz e 300 GHz (ANATEL, 2002).

É importante salientar que a Resolução utiliza o conceito de "**limites de exposição**" e estabelece valores para campos elétricos, campos magnéticos e densidade de potência da onda plana equivalente, os quais foram obtidos (por modelagem matemática, introdução de fatores de proteção e outros ajustes) a partir das "**restrições básicas**"[21] da ICNIRP. Na Resolução da ANATEL, "**limite de exposição**" seria um <u>valor numérico máximo de exposição</u>, expresso em valores de intensidade de campo elétrico ou magnético, densidade de potência da onda plana equivalente e correntes (ANATEL, 2002).

Assim, a Tabela 14.3 estabelece os **limites para exposição ocupacional** a campos elétricos, magnéticos e eletromagnéticos na faixa de radiofrequências entre 9 kHz e 300 GHz.

A Tabela 14.4 estabelece os limites para exposição da população geral a campos elétricos, magnéticos e eletromagnéticos na faixa de radiofrequências entre 9 kHz e 300 GHz.

A Tabela 14.5 apresenta os limites máximos de corrente que podem ser causadas no corpo humano por contato com objetos condutores, quando submetidos a campos elétricos, magnéticos e eletromagnéticos, para radiofrequências entre 9 kHz e 110 MHz.

A Tabela 14.6 apresenta os limites de correntes induzidas no corpo, para radiofrequências entre 10 MHz e 110 MHz, na ausência de contato com objetos expostos a campos elétricos, magnéticos e eletromagnéticos.

---

[21] Definidas, na Resolução da ANATEL, como "restrições na exposição a campos elétricos, magnéticos e eletromagnéticos variáveis no tempo, baseadas diretamente em efeitos conhecidos à saúde."

Tabela 14.3. Limites para exposição ocupacional a campos elétricos, magnéticos e eletromagnéticos na faixa de radiofrequências entre 9 kHz e 300 GHz (valores eficazes não perturbados).

Faixa de radiofrequências	Intensidade de campo, E(V/m)	Intensidade de campo, H(A/m)	Densidade de potência da onda plana equivalente, S_{eq}(W/m²)
9 kHz a 65 kHz	610	24,4	—
0,065 MHz a 1 MHz	610	1,6/ f	—
1 MHz a 10 MHz	610/ f	1,6/ f	—
10 MHz a 400 MHz	61	0,16	10
400 MHz a 2000 MHz	$3f^{1/2}$	$0,008 f^{1/2}$	$f/40$
2 GHz a 300 GHz	137	0,36	50

Fonte: ANATEL, 2002.

Tabela 14.4. Limites para exposição da população em geral a campos elétricos, magnéticos e eletromagnéticos na faixa de radiofrequências entre 9 kHz e 300 GHz (valores eficazes não perturbados)

Faixa de radiofrequências	Intensidade de campo, E(V/m)	Intensidade de campo, H(A/m)	Densidade de potência da onda plana equivalente, S_{eq}(W/m²)
9 kHz a 150 kHz	87	5	—
0,15 MHz a 1 MHz	87	0,73/ f	—
1 MHz a 10 MHz	87/ $f^{1/2}$	0,73/ f	—
10 MHz a 400 MHz	28	0,073	2
400 MHz a 2000 MHz	$1,375 f^{1/2}$	$0,0037 f^{1/2}$	$f/200$
2 GHz a 300 GHz	61	0,16	10

Fonte: ANATEL, 2002.

Tabela 14.5. Limites de correntes causadas por contato com objetos condutores para radiofrequências na faixa entre 9 kHz e 110 MHz.

Características de exposição	Faixa de radiofrequências	Máxima corrente de contato (mA)
Exposição ocupacional	9 kHz a 100 kHz	$0,4 f$
	100 kHz a 110 MHz	40
Exposição da população em geral	9 kHz a 100 kHz	$0,2 f$
	100 kHz a 110 MHz	20

f é o valor da frequência, em kHz.
Fonte: ANATEL, 2002)

Tabela 14.6. Limites de correntes induzidas em qualquer membro do corpo humano para radiofrequências entre 10 MHz e 110 MHz.

Características de exposição	Corrente (mA)
Exposição ocupacional	100
Exposição da população em geral	45

Fonte: ANATEL, 2002.

A Tabela 14.7 apresenta as "restrições básicas" para limitação da exposição a campos elétricos, magnéticos e eletromagnéticos, para radiofrequências entre 9 kHz e 10 GHz, em termos de densidades de corrente para cabeça e tronco, taxa de absorção específica média no corpo inteiro, taxa de absorção específica localizada para cabeça e tronco e taxa de absorção específica localizada para os membros.

A Tabela 14.8 apresenta as "restrições básicas" para limitação da exposição a campos elétricos, magnéticos e eletromagnéticos, para radiofrequências entre 10 GHz e 300 GHz, em termos de densidade de potência da onda plana equivalente.

O "Título III" da Resolução nº. 303/2002 da ANATEL é inteiramente dedicado a como medir, e este conteúdo está dividido em cinco "capítulos", a saber:

- dos procedimentos de avaliação de estações transmissoras;
- dos procedimentos de avaliação de estações terminais portáteis;
- dos cálculos teóricos;
- dos métodos de medição;
- avaliação de locais multiusuários.

Tabela 14.7. Restrições Básicas para exposição a campos elétricos, magnéticos e eletromagnéticos, na faixa de radiofrequências entre 9 kHz e 10 GHz.

Características de exposição	Faixa de radiofrequências	Densidade de corrente para cabeça e tronco (mA / m²) (RMS)	SAR média do corpo inteiro (W / kg)	SAR localizada (cabeça e tronco) (W / kg)	SAR localizada (membros) (W / kg)
Exposição ocupacional	9 kHz a 100 kHz	f / 100	—	—	—
	100 kHz a 10 MHz	f / 100	0,4	10	20
	10 MHz a 10 GHz	—	0,4	10	20
Exposição da população em geral	9 kHz a 100 kHz	f / 500	—	—	—
	100 kHz a 10 MHz	f / 500	0,08	2	4
	10 MHz a 10 GHz	—	0,08	2	4

f é o valor da frequência, em Hz.
Fonte: ANATEL, 2002

Tabela 14.8. Restrições Básicas para densidade de potência, para radiofrequências entre 10 GHz e 300 GHz.

Características da exposição	Densidade de potência da onda plana equivalente (W / m²)
Exposição ocupacional	50
Exposição da população em geral	10

Fonte: ANATEL, 2002.

Critérios da Norma Brasileira ABNT NBR 15415: 2006

A ABNT – Associação Brasileira de Normas Técnicas constitui, no Brasil, uma das entidades que primeiro se posicionou – dentro de seu âmbito de competência, enquanto fórum nacional de normalização – quanto à atualização de questões conceituais e operacionais relacionadas aos campos elétricos e magnéticos, principalmente nas frequências extremamente baixas (50 Hz e 60 Hz), fazendo-o por meio de um longo processo de construção, que culminou na edição da **NBR 15415: 2006**, sobre "métodos de medição e níveis de referência para exposição a campos elétricos e magnéticos na frequência de 50 Hz e 60 Hz". Na verdade, a ABNT NBR 15415 foi elaborada no Comitê Brasileiro de Eletricidade (ABNT/CB-03), pela Comissão de Estudo de Compatibilidade Eletromagnética. Como enunciado no Prefácio da Norma, em sua elaboração foi utilizado, como referência, o documento *Guidelines for Limiting Exposure to Time – Varying Electric, Magnetic, and Electromagnetic Fieds (Up to 300 GHz)*, da Comissão Internacional de Proteção à Radiação Não Ionizante (ICNIRP).

O objetivo da Norma da ABNT é estabelecer a metodologia de medição e níveis de referência para exposição a campos elétricos e magnéticos de 50 Hz e 60 Hz para o público geral, ao redor das instalações de geração, transmissão e distribuição de energia elétrica acima de 1 kV. Como salientado no início da ABNT NBR 15415, "os valores de referência para a população ocupacional nos ambientes de trabalho não fazem parte do escopo desta Norma".

É importante destacar que, ao embasar sua fundamentação técnica nas diretrizes da Comissão Internacional de Proteção à Radiação Não Ionizante (ICNIRP), em especial, no documento *Guidelines for Limiting Exposure to Time–Varying Electric, Magnetic, and Electromagnetic Fields (Up to 300 GHz)*, a ABNT NBR 15415 introduziu no contexto brasileiro não apenas o conceito de "níveis de referência", como os quantificou, relativamente ao público em geral. A própria Norma explica que os níveis de referência para o público em geral correspondem a campos com densidades de corrente inferiores a 2mA/m², adotando-se um fator de segurança igual a 50, em relação ao nível de "restrição básica[22]". "Restrição básica" refere-se aos níveis de densidade de corrente induzida no corpo, pela exposição aos campos elétricos e magnéticos variáveis no tempo, a partir dos quais podem ocorrer efeitos diretos na saúde. A grandeza física utilizada para especificar a restrição básica à exposição a campos eletromagnéticos é a <u>intensidade do campo elétrico interno</u> **Ei**, uma vez que é o campo elétrico que afeta as células nervosas e outras células eletricamente sensíveis. A intensidade do campo elétrico interno é difícil de avaliar. Portanto, para o efeito prático de avaliação da exposição, são fornecidos <u>níveis de referência</u> de exposição (ICNIRP, 2010).

De fato, os "níveis de referência" são estabelecidos a partir da "restrição básica", por modelagem matemática e por extrapolação de resultados de pesquisas de laboratório, em frequências específicas. Os níveis são fornecidos para a condição de acoplamento máximo do campo com o indivíduo exposto.

Na Tabela 14.9 são apresentados os "níveis de referência" para campo elétrico e magnético, no limite de segurança da linha de transmissão, no lado externo do perímetro da subestação ou usina, e no limite mínimo do circuito de distribuição.

Como já mencionado, esta Norma da ABNT estabelece "níveis de referência" apenas para o "público geral" (ou "público em geral"). Não o faz para as exposições ocupacionais.

---

[22] Também denominada "limitação básica".

Tabela 14.9. Níveis de referência em valor eficaz de exposição a campos elétricos e magnéticos

Aplicação	Frequência			
	50 Hz		60 Hz	
Campo	Elétrico kV/m	Magnético µT	Elétrico kV/m	Magnético µT
Público em geral	5	100	4,16	83,3

Fonte: ABNT NBR 15415, 2006.

Finalmente, cumpre lembrar que as seções 7 e 8 da Norma são dedicadas inteiramente à normalização do _como_ fazer, ou seja, a seção 7 define como se faz a medição dos campos magnéticos alternados, e a seção 8 define como se faz a medição de campos elétricos alternados, isto é, na frequência de 50 Hz e 60 Hz.

Critérios da Lei Federal Nº. 11.934, de 5 de maio de 2009

A referência principal é a Lei Nº 11.934, de 5 de maio de 2009, que "dispõe sobre limites à exposição humana a campos elétricos, magnéticos e eletromagnéticos".

Com estabelece seu artigo primeiro:

> "Esta Lei estabelece _limites à exposição humana_ a campos elétricos, magnéticos e eletromagnéticos, associados ao funcionamento de estações transmissoras de radiocomunicação, de terminais de usuário e de sistemas de energia elétrica nas faixas de frequências até 300 GHz (trezentos gigahertz), visando a garantir a proteção da saúde e do meio ambiente" (Brasil, 2009, grifo introduzido).

De forma pouco usual nas políticas públicas do Brasil e em seus instrumentos legais e normativos, a Lei Nº. 11.934/09 especifica a preocupação simultânea com a população geral e com os trabalhadores, com o seguinte enunciado:

> "Art. 2º Os limites estabelecidos nesta Lei referem-se à exposição: I - da _população em geral_ aos campos elétricos, magnéticos e eletromagnéticos; e II - de _trabalhadores_ aos campos elétricos, magnéticos e eletromagnéticos em razão de seu trabalho" (Brasil, 2009, grifos introduzidos).

Chama a atenção, por outro lado, um entendimento também pouco usual nas políticas públicas brasileiras, ao se verificar o enunciado do Artigo 4º:

> Para garantir a proteção da saúde e do meio ambiente em todo o território brasileiro, _serão adotados os limites recomendados pela Organização Mundial de Saúde - OMS para a exposição ocupacional e da população em geral_ a campos elétricos, magnéticos e eletromagnéticos gerados por estações transmissoras de radiocomunicação, por terminais de usuário e por sistemas de energia elétrica que operam na faixa até 300 GHz.

> Parágrafo único. Enquanto não forem estabelecidas novas recomendações pela Organização Mundial de Saúde, _serão adotados os limites da Comissão Internacional de Proteção Contra Radiação Não Ionizante - ICNIRP, recomendados pela Organização Mundial de Saúde_ (Brasil, 2009, grifos introduzidos).

Como se pode notar, a Lei tratou de matéria de proteção à saúde humana, de forma integral ou integrada, sinalizando a fragilidade de fronteiras entre o "público em geral" e os "trabalhadores". Os campos elétricos e magnéticos são um excelente exemplo deste espaço sem fronteiras nítidas. Portanto, numa perspectiva positiva, trata-se de um escopo ampliado de Saúde Pública, nela incluída a dos trabalhadores. De outro lado, porém, numa perspectiva menos otimista, a regulamentação da lei veio mostrar que os critérios de proteção de uns e de outros são muito desiguais, ocorrendo a manutenção e consagração do obsoleto conceito de que os trabalhadores podem ser mais expostos, se previamente avisados e treinados, e que alguns dos sintomas que a todos nós incomodam, podem não ser tão incômodos para os trabalhadores avisados e treinados, podendo até ser tomados como inócuos...

Obviamente, não aceitamos esta distinção, mas ela ainda é fortemente prevalente e hegemônica, e não falta quem consiga elaborar argumentos supostamente técnicos – mas, por certo, policamente e eticamente insustentáveis – para a defenderem!

Critérios da Resolução Normativa da ANEEL Nº. 398, de 23 de março de 2010 (e suas atualizações)

A Lei Nº. 11.934/09 foi regulamentada pela ANEEL – Agência Nacional de Energia Elétrica, por meio da **Resolução Normativa nº 398**, de 23 de março de 2010, no que diz respeito aos limites à exposição humana a campos elétricos e magnéticos originários de instalações de geração, transmissão e distribuição de energia elétrica, na frequência de 60 Hz (ANEEL, 2010a).

Posteriormente, A **Resolução Normativa Nº. 413**, de 3 de novembro de 2010, alterou a redação dos arts. 6º e 8º, inseriu o art. 8º-A e substituiu o Anexo da Resolução Normativa Nº. 398 (ANEEL, 2010b).

A Resolução Normativa 398, da ANEEL, entre várias outras normas e procedimentos, consagra os conceitos de "restrição básica" e de "nível de referência", conceituando-os como segue:

> ***Restrição Básica***: *são os limites máximos de exposição humana a campos elétricos, magnéticos e eletromagnéticos variantes no tempo, baseados em efeitos reconhecidos à saúde, estabelecidos pela ICNIRP e recomendados pela Organização Mundial de Saúde - OMS de modo a garantir que essas grandezas físicas não ultrapassem os limiares mínimos de interação biofísica com tecidos vivos, de modo a não causar danos à saúde (ANEEL, 2010a).*

> ***Nível de Referência***: *são os níveis de campo elétrico e magnético variáveis no tempo, para avaliação prática e expedita da exposição humana, estabelecidos pela Comissão Internacional de Proteção Contra Radiação Não Ionizante – ICNIRP e recomendados pela OMS a partir das Restrições Básicas, considerando fatores de segurança que asseguram o atendimento destas restrições (ANEEL, 2010b).*

Em seu artigo 3º, a Resolução Normativa da ANEEL estabelece os "**níveis de referência**" para exposição do público em geral e para os trabalhadores (que a Resolução denomina "população ocupacional", *sic*) (Tabela 14.10).

Como se pode notar, comparando as Tabelas 14.9 e 14.10, para o "público em geral", os valores dos "níveis de referência" estabelecidos na Norma da ABNT e os da Resolução Normativa 398 da ANEEL são similares. Contudo, internamente, na Resolução Normativa 398, é grande a discrepância entre os valores dos níveis de referência para o público em geral, e os níveis de referência para trabalhores ocupacionalmente expostos: para os trabalhadores, eles são o dobro para exposição a campos elétricos, e cinco vezes os estabelecidos para exposição a campos magnéticos.

Finalmente, é oportuno lembrar que o Artigo 7º da Resolução Normativa da ANEEL ensina como fazer as medições, e deve ser conhecido e obedecido.

Tabela 14.10. Níveis de Referência para campos elétricos e magnéticos variantes no tempo na frequência de 60 Hz

Características da população	Campo elétrico (kV/m)	Campo magnético (µT)
Público em geral	4,17	83,33
População ocupacional	8,33	416,67

Fonte: ANEEL, 2010a.

Critérios das Diretrizes (Guidelines) da ICNIRP

Entre as diretrizes ("*guidelines*") mais recentes da Comissão Internacional de Proteção Contra as Radiações Não Ionizantes - ICNIRP, destacam-se as de 2010, relativas aos limites de exposição a campos elétricos e magnéticos variáveis ao longo do tempo (frequências de 1Hz a 100 kHz) (ICNIRP, 2010).

Neste documento são estabelecidas diretrizes com vistas à proteção dos seres humanos expostos a campos elétricos e magnéticos na gama de baixa frequência do espectro electromagnético. Os princípios gerais de desenvolvimento das diretrizes da ICNIRP encontram-se publicados noutro documento (ICNIRP, 2002). Para efeito destas diretrizes, a gama de baixa frequência varia entre 1 Hz e 100 kHz. Acima dos 100 kHz, têm de ser considerados efeitos como o aquecimento, que se encontram descritos noutras diretrizes da ICNIRP. Contudo, na gama de frequências entre 100 kHz e 10 MHz (aproximadamente), poderá ser admitida a proteção contra os efeitos das baixas frequências no sistema nervoso, e a proteção contra os efeitos das altas frequências, dependendo das condições de exposição. Deste modo, algumas orientações destas diretrizes estendem-se até os 10 MHz, de forma a abranger os efeitos sobre o sistema nervoso, nesta gama de frequências. As diretrizes ("*guidelines*") de 2010, sobre baixas frequências, substituem as diretrizes de 1998 (ICNIRP, 1998; ICNIRP, 2010).

A lógica de estabelecer "níveis de referência" – esclarece a ICNIRP em seu documento de 2010 – parte do reconhecimento de que existem vários efeitos agudos, devidamente comprovados, que resultam da exposição do sistema nervoso a campos eletromagnéticos de baixa frequência: a estimulação direta dos nervos e do tecido muscular, e a indução de fosfenos na retina. Existem, igualmente, evidências científicas indiretas de que funções cerebrais, como o processamento visual e a coordenação motora, podem ser temporariamente afetadas por campos eletricamente induzidos. Para a ICNIRP, "todos estes efeitos possuem limites abaixo dos quais não ocorrem e podem ser evitados se forem respeitadas as limitações básicas sobre campos elétricos induzidos no corpo" (ICNIRP, 2010).

Assim, a partir das "limitações básicas" (acima definidas) a ICNIRP desenvolveu (por modelagens matemáticas e pela introdução de fatores de proteção) "níveis de referência", que têm a mesma conceituação já vista acima. Aliás, os documentos da ABNT e da ANEEL baseiam-se nestes conceitos desenvolvidos e adotados pela ICNIRP.

Pois bem, as Tabelas 14.11 e 14.12 resumem os níveis de referência para a exposição ocupacional e para o grande público, respectivamente. Os níveis de referência partem do pressuposto da exposição por um campo uniforme (homogêneo), relativamente à extensão espacial do corpo humano.

Esta diretrizes são amplamente conhecidas e, no caso do Brasil, a Lei Nº 11.934/2009, a NBR 15415 (2006), da ABNT, a Resolução 303/2002, da ANATEL, e a Resolução Normativa 398/2010, da ANEEL as utilizam, promovem e institucionalizam no país, sob a justificativa de que elas seriam "recomendadas" pela Organização Mundial da Saúde (OMS). É um ponto que o organizador deste livro (RM) questiona.

Tabela 14.11. Níveis de referência para a exposição ocupacional a campos eletromagnéticos variáveis ao longo do tempo (valores rms* de campo não perturbado)

Gama de frequências	Intensidade do campo elétrico E (kV/m)	Intensidade do campo magnético H (A/m)	Densidade do fluxo magnético B (T)
1 Hz – 8 Hz	20	$1{,}63 \times 10^5/f^2$	$0{,}2/f^2$
8 Hz – 25 Hz	20	$2 \times 10^4/f$	$2{,}5 \times 10^{-2}/f$
25 Hz – 300 Hz	$5 \times 10^2/f$	8×10^2	1×10^{-3}
300 Hz – 3 kHz	$5 \times 10^2/f$	$2{,}4 \times 10^5/f$	$0{,}3/f$
3 kHz – 10 MHz	$1{,}7 \times 10^{-1}$	80	1×10^{-4}

*Valor eficaz (rms – root mean square) RMS = root mean square: a raiz quadrada da média do quadrado de uma função variável no tempo, F(t), ao longo de um determinado período de tempo de t1 a t2. É apurado calculando a raiz quadrada da função e depois determinando o valor médio dos quadrados obtidos, e tomando a raiz quadrada desse valor médio.

Fonte: ICNIRP, 2010.

Tabela 14.12. Níveis de referência para a exposição do público em geral, ocupacional a campos eletromagnéticos variáveis ao longo do tempo (valores rms de campo não perturbado)

Gama de frequências	Intensidade do campo elétrico E (kV/m)	Intensidade do campo magnético H (A/m)	Densidade do fluxo magnético B (T)
1 Hz – 8 Hz	5	$3{,}2 \times 10^4/f^2$	$4 \times 10^{-2}/f^2$
8 Hz – 25 Hz	5	$4 \times 10^3/f$	$5 \times 10^{-3}/f$
25 Hz – 50 Hz	5	$1{,}6 \times 10^2$	2×10^{-4}
50 Hz – 400 Hz	$2{,}5 \times 10^2/f$	$1{,}6 \times 10^2$	2×10^{-4}
400 Hz – 3 kHz	$2{,}5 \times 10^2/f$	$6{,}4 \times 10^4/f$	$8 \times 10^{-2}/f$
3 kHz – 10 MHz	$8{,}3 \times 10^{-2}$	21	$2{,}7 \times 10^{-5}$

Fonte: ICNIRP, 2010.

Critérios da Diretiva 2004/40/CE, da Comunidade Europeia

Como já mencionado no início deste capítulo, uma das referências mais úteis no campo da Saúde e Segurança do Trabalho, isto é, para exposições "ocupacionais", é a Diretiva 2004/40/CE do Parlamento Europeu e do Conselho, de 29 de Abril de 2004, relativa às prescrições mínimas de segurança e saúde em matéria de exposição dos trabalhadores aos riscos devidos aos agentes físicos (campos eletromagnéticos) (Comunidade Europeia, 2004). Esta *Diretiva* foi utilizada em outras seções deste capítulo e ainda será utilizada nesta seção e na seguinte.

Na presente seção, retomam-se os conceitos de "valores-limite de exposição" e de "valores que desencadeiam a ação", e apresentam-se os números propriamente ditos e as unidades ou grandezas utilizadas.

Saliente-se que a própria *Diretiva* informa que os "**valores que desencadeiam a ação**" foram obtidos por extrapolação e modelagem a partir dos "**valores-limite de exposição**", de acordo com a metodologia utilizada pela Comissão Internacional para a Proteção contra as Radiações Não Ionizantes (ICNIRP), nas suas orientações relativas à limitação da exposição a radiações não ionizantes.

Na verdade, o conceito de "**valores-limite de exposição**" da *Diretiva* corresponde ao conceito de "**restrições básicas**" (ou "**limitações básicas**"), utilizado nos documentos da ICNIRP, e apropriado pelas normativas brasileiras (ABNT, ANATEL, ANEEL, entre outras), como já visto. São conceituados como:

> "limites relativos à exposição a campos eletromagnéticos, baseados diretamente em efeitos sobre a saúde, já estabelecidos, e em considerações biológicas. A observância destes limites garantirá a proteção dos trabalhadores expostos a campos eletromagnéticos contra todos os efeitos prejudiciais conhecidos para a saúde" (Comunidade Europeia, 2004, grifo introduzido).

Como esclarecido na *Diretiva*, em função da frequência, utilizam-se as seguintes grandezas físicas para especificar os valores-limite de exposição aos campos eletromagnéticos (medidos nas pessoas[23]):

---

[23] Pode ser feito por **dosimetria**, entendida como medição ou determinação por cálculo da distribuição interna da intensidade de campo elétrico, da densidade de corrente induzida, da absorção específica ou da taxa de absorção específica, em seres humanos expostos a campos eletromagnéticos.

(i) os valores-limite de exposição prescrevem-se para a densidade da corrente dos campos variantes no tempo até 1 Hz, a fim de prevenir efeitos sobre o aparelho cardiovascular e o sistema nervoso central;

(ii) entre 1 Hz e 10 MHz, prescrevem-se valores-limite de exposição para a densidade da corrente, a fim de prevenir efeitos sobre as funções do sistema nervoso;

(iii) entre 100 kHz e 10 GHz, prescrevem-se valores-limite de exposição para a SAR[24], a fim de prevenir o *stress* do calor em todo o corpo e um aquecimento localizado excessivo dos tecidos. Na gama de 100 kHz a 10 MHz, prescrevem-se valores-limite de exposição, tanto para a densidade da corrente, como para a SAR;

(iv) entre 10 GHz e 300 GHz, prescreve-se um valor-limite de exposição para a densidade de potência, a fim de prevenir o aquecimento dos tecidos na superfície do corpo ou próximo dela.

A Tabela 14.13 resume os "**valores-limite de exposição**" fixados pela Diretiva Europeia 2004/40/CE.

Por sua vez, os "**valores que desencadeiam a ação**", assim denominados na Diretiva, equivalem ao conceito de "**níveis de referência**" dos documentos da ICNIRP e apropriados pelas normativas brasileiras (ABNT, ANEEL, entre outras), como já visto. São conceituados como:

> "*magnitude de parâmetros diretamente mensuráveis, fornecidos em termos de intensidade do campo elétrico (E), intensidade do campo magnético (H), densidade do fluxo magnético (B) e densidade de potência (S), a partir da qual devem ser tomadas uma ou mais das medidas especificadas (...). A observância destes valores garantirá a observância dos valores-limite de exposição aplicáveis*" (Diretiva 2004/40/CE, grifos introduzidos).

A Tabela 14.14 resume os "**valores que desencadeiam ação**", fixados pela Diretiva Europeia 2004/40/CE.

Critérios dos Limites de Exposição Ocupacional (TLVs®) da ACGIH

A *American Conference of Governmental Industrial Hygienists* – ACGIH desenvolveu seus "**limites de exposição ocupacional**" (TLVs®) para os campos e radiações eletromagnéticas, especificamente para:

(i) campos magnéticos estáticos;
(ii) campos magnéticos de sub radiofrequência (30 kHz e abaixo);
(iii) sub radiofrequência (30 Hz e abaixo) e campos eletrostáticos;
(iv) radiação de radiofrequência e micro-ondas, nas faixas de frequência de 30 kHz a 300 GHz.

Segundo a ACGIH, todos os TLVs® representam condições às quais se acredita que a maioria dos trabalhadores possa ser repetidamente exposta, sem efeitos adversos à saúde. A ACGIH alerta, também, que os valores deveriam ser utilizados como guia no controle da exposição e, devido à suscetibilidade individual, não são considerados como linhas divisórias entre níveis seguros e perigosos.

Cabe salientar que a Norma Regulamentadora 9 – NR-9, sobre o "Programa de Prevenção de Riscos Ambientais – PPRA", estabelece, em seu item 9.3.5, que deverão ser adotadas as medidas necessárias suficientes para a eliminação, a minimização ou o controle dos riscos ambientais, sempre que forem verificadas uma ou mais das seguintes situações (...), entre elas a situação "*c*", assim enunciada: "quando os resultados das avaliações quantitativas da exposição dos trabalhadores excederem os valores dos limites previstos na NR-15 ou, na ausência destes, os valores limites de exposição ocupacional adotados pela ACGIH - *American Conference of Governmental Industrial Hygienists*, ou aqueles que venham a ser estabelecidos em negociação coletiva de trabalho, desde que mais rigorosos do que os critérios técnico-legais estabelecidos".

Portanto, indiretamente, os TLVs® da ACGIH estão previstos nas Normas Regulamentadoras de Segurança e Saúde no Trabalho, do Ministério do Trabalho e Emprego, e devem ser conhecidos. Frente à alternativa de transcrever os números e as longas tabelas da ACGIH, preferimos recomendar o manejo, o estudo e a aplicação do livro *ABHO – Associação Brasileira de Higienistas Ocupacionais / ACGIH – American Conference of Governmental Industrial Hygienists. TLVs® e BEIs® - Limites de Exposição Ocupacional (TLVs®) para substâncias químicas e agentes físicos & Índices Biológicos de Exposição (BEIs®)*, na sua edição mais recente, tal como traduzido e publicado pela ABHO.

Caracterização do risco em diferentes cenários

A caracterização do risco é a etapa final do processo de avaliação do risco à saúde.

Com base no conhecimento científico acumulado a respeito dos perigos, riscos e potenciais efeitos adversos ("danos") à saúde; na avaliação quantitativa dos perigos e riscos; e do significado dos resultados das avaliações, frente aos diferentes critérios e referências, pode-se tentar fazer um julgamento profissional mais racional, sobre a existência ou não de risco à saúde em uma situação concreta, sua natureza e magnitude e, principalmente, sobre a natureza da gestão necessária dos perigos e riscos. Este último tema será o objeto da próxima seção.

▶ Gestão de riscos gerados pela exposição antropogênica (artificial) a campos elétricos, magnéticos e eletromagnéticos

Esta seção tem por propósito facilitar o desenvolvimento ou aperfeiçoamento da competência (antes enunciada), de saber prescrever corretamente as medidas de proteção

---

[24] Taxa de Absoração Específica, medida em watt por kg (W/kg).

Tabela 14.13. "Valores-limite de exposição", fixados pela Diretiva Europeia 2004/40/CE

Gama de frequências	Densidade da corrente para a cabeça e o tronco (mA/m²) (rms)	SAR* média para o corpo todo (W/kg)	SAR localizada (cabeça e tronco) (W/kg)	SAR localizada (membros) (W/kg)	Densidade de potência (W/m²)
Até 1 Hz	40	--	--	--	--
1 - 4 Hz	40/f	--	--	--	--
4 - 1.000 Hz	10	--	--	--	--
1.000 Hz – 100 kHz	f/100	--	--	--	--
100 kHz – 10 MHz	f/100	0,4	10	20	--
10 MHz – 10 GHz	--	0,4	10	20	--
10 – 300 GHz	--	--	--	--	50

*SAR = taxa de absorção específica de energia.
Fonte: Comunidade Europeia, 2004.

Tabela 14.14. "Valores que desencadeiam ação", fixados pela Diretiva Europeia 2004/40/CE.

Gama de frequências	Intensidade do campo elétrico (E) (V/m)	Intensidade do campo magnético (H) (A/m)	Densidade do fluxo magnético (B) (µT)	Densidade de potência da onda plana equivalente (S_{eq}) (V/m²)	Corrente de contato (I_c) (mA)	Corrente induzida dos membros (I_L) (mA)
0 – 1 Hz	—	1,63 x 10⁵	2 x 10⁵	--	1,0	--
1 – 8 Hz	20.000	1,63 x 10⁵/f²	2 x 10⁵/f²	--	1,0	--
8 – 25 Hz	20.000	2 x 10⁴/f	2,5 x 10⁴/f	--	1,0	--
0,025 – 0,82 kHz	550/f	20/f	25/f	--	1,0	--
0,82 – 2,5 kHz	610	24,4	30,7	--	1,0	--
2,5 – 65 kHz	610	24,4	30,7	--	0,4f	--
65 – 100 kHz	610	1.600/f	2.000/f	--	0,4f	0,1 – 1 MHz
610	1,6/f	2/f	--	40	--	1 – 10 MHz
610/f	1,6/f	2/f	--	40	--	10 - 110 MHz
61	0,16	0,2	10	40	100	110 – 400 MHz
61	0,16	0,2	10	--	--	400 – 2.000 MHz
$3f^{1/2}$	$0,008f^{1/2}$	$0,01^{1/2}$	f/40	--	--	2 – 300 GHz
137	0,36	0,45	50	--	--	--

Fonte: Comunidade Europeia, 2004.

apropriadas aos achados das avaliações realizadas, ajustadas e customizadas em função de sua viabilidade técnica, organizacional e política.

Tratando-se de um livro de Patologia do Trabalho, priorizaremos a exposição ocupacional, visando proteger a saúde dos trabalhadores e prevenir os agravos à saúde direta ou indiretamente relacionados ao trabalho, no espírito dos conceitos estabelecidos no Capítulo 4 deste livro. Assim, os esforços pela prevenção dos agravos à saúde relacionados com os campos elétricos, magnéticos e eletromagnéticos – nas regiões do espectro eletromagnético abordadas neste capítulo – seguirão os princípios gerais tratados na última parte do livro, principalmente os da Higiene Ocupacional (capítulo 52) e da Segurança do Trabalho (capítulo 53), sem deixar de levar em conta as interfaces com o Meio Ambiente, como abordado no capítulo 47.

Em função da priorização do foco "ocupacional", começaremos por organizar a matéria desta seção, tomando com guia a **Diretiva 89/391/CEE**, da Comunidade Europeia (1989), "relativa à aplicação de medidas destinadas a promover a melhoria da segurança e da saúde dos trabalhadores nos locais de trabalho" (Comunidade Europeia, 1989).

Esta *Diretiva-marco* estabeleceu, entre outras "obrigações das entidades patronais", aquilo que foi denominado "princípios gerais de prevenção", os quais são aqui resgatados. Com efeito, os **"princípios gerais de prevenção"** (de obrigação patronal) não apenas foram listados, mas também dispostos em ordem de prioridade, tal como segue:

- *Evitar riscos.*
- *Avaliar os riscos que não podem ser evitados.*
- *Combater os riscos na origem.*
- *Adaptar o trabalho ao homem, especialmente no que se refere à concepção dos postos de trabalho, bem como à escolha dos equipamentos de trabalho e dos métodos de trabalho e de produção, tendo em vista, nomeadamente, atenuar o trabalho monótono e o trabalho cadenciado, e reduzir os efeitos destes sobre a saúde.*
- *Ter em conta o estádio de evolução da técnica.*
- *Substituir o que é perigoso pelo que é isento de perigo ou menos perigoso.*
- *Planificar a prevenção com um sistema coerente, que integre a técnica, a organização do trabalho, as condições de trabalho, as relações sociais e a influência dos fatores ambientais no trabalho.*
- *Dar prioridade às medidas de proteção coletiva, em relação às medidas de proteção individual.*
- *Dar instruções adequadas aos trabalhadores* (Comunidade Europeia, 1989).

A mesma *Diretiva* estabelece que, sem prejuízo das restantes disposições, a entidade patronal, de acordo com a natureza das atividades da empresa e/ou estabelecimento, deve:

Avaliar os riscos para a segurança e a saúde dos trabalhadores, inclusive na escolha dos equipamentos de trabalho e das substâncias ou preparados químicos e na concepção dos locais de trabalho.

- *Sempre que confiar tarefas a um trabalhador, levar em consideração as suas capacidades em matéria de segurança e de saúde.*
- *Proceder de forma que o planejamento e a introdução de novas tecnologias sejam objeto de consulta aos trabalhadores e/ou aos seus representantes, no que diz respeito às consequências sobre a segurança e a saúde dos trabalhadores, em matéria de escolha dos equipamentos, de organização das condições de trabalho, e de impacto dos fatores ambientais no trabalho.*
- *Tomar as medidas adequadas para que só os trabalhadores que tenham recebido uma instrução adequada possam ter acesso às zonas de risco grave e específico* (Comunidade Europeia, 1989. grifos introduzidos).

Por sua vez, a **Diretiva 2004/40/CE** da Comunidade Europeia (2004), que trata especificamente das "prescrições mínimas de segurança e saúde em matéria de exposição dos trabalhadores aos riscos devidos aos agentes físicos (campos eletromagnéticos)", lista, em seu artigo 5º, as seguintes "**disposições destinadas a evitar ou reduzir os riscos**":

Tendo em conta o progresso técnico e a disponibilidade de medidas de controle dos riscos na fonte, os riscos resultantes da exposição a campos eletromagnéticos devem ser eliminados ou reduzidos ao mínimo.

A redução dos riscos resultantes da exposição a campos eletromagnéticos deve basear-se nos princípios gerais de prevenção constantes da Diretiva 89/391/CEE.

Com base na avaliação dos riscos (...), tão logo sejam ultrapassados os "valores que desencadeiam a ação"[25] (...), a entidade patronal deve elaborar e pôr em prática um programa de ação, com medidas técnicas e/ou organizativas destinadas a evitar que a exposição ultrapasse os "valores-limite de exposição"[26], tomando em consideração, nomeadamente:

a) *Outros métodos de trabalho que permitam reduzir a exposição a campos eletromagnéticos;*

b) *A escolha de equipamento que crie menos campos eletromagnéticos, atendendo ao trabalho a executar;*

c) *Medidas técnicas destinadas a reduzir as emissões dos campos eletromagnéticos, incluindo, se necessário, a utilização de encravamentos, blindagens ou mecanismos semelhantes de proteção da saúde;*

d) *Programas adequados de manutenção para o equipamento de trabalho, o local de trabalho e os postos de trabalho;*

e) *Concepção e disposição dos locais e postos de trabalho;*

f) *Limitação da duração e da intensidade da exposição;*

g) *Disponibilidade de equipamentos de proteção individual adequados* (Comunidade Europeia, 2004. Grifos introduzidos).

Em outra seção da mesma *Diretiva*, salienta-se que o nível de exposição aos campos eletromagnéticos pode ser reduzido mais eficazmente pela adoção de medidas preventivas desde a fase de concepção dos postos de trabalho e dos locais de trabalho, bem como pela escolha do equipamento e dos processos e métodos de trabalho, de modo a reduzir prioritariamente os riscos na origem. "As disposições relativas ao equipamento e aos métodos de trabalho contribuem, pois, para a proteção dos trabalhadores envolvidos", ressalta a *Diretiva* (Comunidade Europeia, 2004).

A mesma Diretiva 2004/40/CEE dá destaque, em seu artigo 6º, à importância da "**informação e formação dos trabalhadores**", fazendo-o nos seguintes termos:

---

[25] Conceito já visto em outra seção deste capítulo.
[26] Conceito já visto em outra seção deste capítulo.

Sem prejuízo do disposto nos artigos 10º e 12º da Diretiva 89/391/CEE, a entidade patronal deve garantir que os trabalhadores expostos aos riscos resultantes de campos eletromagnéticos no trabalho e/ou os seus representantes recebam a informação e formação necessárias, acerca do resultado da avaliação dos riscos (...), em especial no que se refere a:

a) Medidas tomadas, nos termos da presente Diretiva;

b) Valores e conceitos relativos aos "valores-limite de exposição", aos valores que desencadeiam a ação", e aos riscos potenciais associados;

c) Resultados da avaliação, das medições e/ou dos cálculos dos níveis de exposição a campos eletromagnéticos (...);

d) Forma de detectar os efeitos negativos para a saúde resultantes da exposição, e de os comunicar;

e) Circunstâncias em que os trabalhadores têm direito à vigilância da saúde;

f) Práticas de trabalho seguras para minimizar os riscos resultantes da exposição (Comunidade Europeia, 2004).

Por último, mas não menos importante, a Diretiva 2004/40/CEE dá destaque, em seu artigo 8º, ao que ela denomina "**vigilância da saúde**", utilizando os seguintes termos:

Com vista à prevenção e diagnóstico precoce de qualquer efeito adverso para a saúde devido à exposição a campos eletromagnéticos, deve ser efetuada uma adequada vigilância da saúde, de acordo com o artigo 14º da Diretiva 89/391/CEE. Em qualquer caso, quando for detectada uma exposição acima dos valores-limite, deve ser facultado ao trabalhador ou trabalhadores em questão um exame médico, em conformidade com a legislação e a prática nacionais. Se for detectado qualquer prejuízo para a saúde, resultante dessa exposição, o empregador procederá (...) a uma reavaliação dos riscos.

O empregador tomará as medidas adequadas para garantir que o médico e/ou a autoridade médica responsável pelo controle da saúde tenham acesso aos resultados da avaliação de riscos a que se refere o artigo correspondente.

Os resultados da vigilância da saúde serão preservados de forma adequada a permitir a sua consulta em data posterior, tomando em consideração os requisitos de confidencialidade. Qualquer trabalhador terá acesso, a seu pedido, aos seus registos pessoais de dados de saúde (Comunidade Europeia, 2004).

No caso das exposições ocupacionais, cabe lembrar que todas estas medidas, baseadas em referências estrangeiras ou internacionais, não dispensam o cumprimento correto da legislação nacional cabível, relacionada com as áreas da Saúde, do Trabalho, da Previdência Social, e que as atuais ferramentas de gestão da SST – em especial o PPRA/PGR/PCMAT e o PCMSO – devem ser bem feitas e bem utilizadas para os fins a que se destinam, os quais, por certo, não são burocráticos.

Lembramos, novamente, que em função do vazio normativo, por parte do Ministério do Trabalho, no que se refere às radiações não ionizantes, e do que estabelece a NR 9.3.5.c, são aplicáveis em nosso país, "os valores limites de exposição ocupacional, adotados pela ACGIH - *American Conference of Governmental Industrial Hygienists*, ou aqueles que venham a ser estabelecidos em negociação coletiva de trabalho, desde que mais rigorosos do que os critérios técnico-legais estabelecidos". Desejavelmente, para fins de proteção da saúde dos trabalhadores, nos termos do mesmo item NR 9.3.5: "... medidas necessárias, suficientes para a eliminação, a minimização ou o controle dos riscos ambientais", e não para caracterização da "insalubridade".

Obviamente, a **Lei Nº. 11.934/2009**, que "dispõe sobre limites à exposição humana a campos elétricos, magnéticos e eletromagnéticos" deve ser bem conhecida e cumprida, tanto na dimensão da população geral, como na dimensão dos trabalhadores. Sua regulamentação tornou-a operacionalmente factível.

Do mesmo modo, a **Resolução Nº 303/2002**, da **ANATEL**, deve ser conhecida e corretamente cumprida, no que se refere aos campos elétricos, magnéticos e eletromagnéticos na faixa de radiofrequências entre 9 kHz e 300 GHz, posto ter por objetivo limitar a exposição humana a ditos campos. A Resolução utiliza, largamente, a expressão "verificação do atendimento aos limites de exposição". Fazer isto, certamente é o correto, em termos de proteção da saúde (ANATEL, 2002).

Também, no que se refere aos campos elétricos e magnéticos na frequência de 50 Hz e 60 Hz, a **Norma Brasileira ABNT NBR 15415 (2006)** deve ser conhecida e corretamente cumprida, tendo em vista seus objetivos de redução da exposição e prevenção dos danos potenciais à saúde humana em geral (ABNT, 2006).

Neste mesmo sentido, a **Resolução Normativa nº 398/2010**, da **ANEEL**, deve ser conhecida e corretamente praticada, no que se refere aos limites à exposição humana a campos elétricos e magnéticos originários de instalações de geração, transmissão e distribuição de energia elétrica, na frequência de 60 Hz (ANEEL, 2010).

Os numerosos documentos elaborados pela **Comissão Internacional de Proteção contra as Radiações Não Ionizantes (ICNIRP)** abrangem o amplo escopo das radiações não ionizantes, e as "diretrizes" (*guidelines*) constituem ferramenta extremante útil para os que desejam ou precisam trabalhar na proteção da saúde humana, nesta temática. Alguns deles foram citados ao longo deste capítulo, e encontram-se listados ao final (ICNIRP 1994; 1998; 2002; 2004; 2008; 2009; 2010). Temos algumas divergências conceituais e ideológicas com o modo de lidar com algumas questões que envolvem as pessoas e a saúde humana, mas isto não invalida a utilidade de seu trabalho e dos documentos que produz.

Ao encerrarmos este capítulo, sentimos a necessidade de registrar nossa preocupação com uma das muitas questões ainda pendentes, isto é, o que se pode ou se deve fazer com o conhecimento da possível carcinogênese dos campos magnéticos de frequência extremamente baixa (ELF), que, em função de possível associação com leucemia em crianças, a IARC classificou no Grupo 2B. Os "níveis de referência", "limites de exposição", "valores-limite de exposição" e outros números utilizados para a suposta proteção da saúde humana, quanto aos efeitos de curto prazo, não incluem a proteção da saúde humana no longo prazo e, por conseguinte, os eventuais efeitos carcinogenéticos.

Reflexão similar caberia ser feita no tocante às radiofrequências, com a não resolvida polêmica em relação ao câncer de cérebro (glioma e neurinoma do acústico) e o uso prolongado de telefones celulares (Baan *et al.*, 2011).

Como se vê, muitos são os desafios trazidos pelo conhecimento, bem como pela falta de conhecimento...

▶ Referências

ABHO – Associação Brasileira de Higienistas Ocupacionais/ACGIH – American Conference of Governmental Industrial Hygienists. TLVs® e BEIs® - Limites de Exposição Ocupacional (TLVs®) para substâncias químicas e agentes físicos & Índices Biológicos de Exposição BEIs®). 2012. [Tradução da ABHO]. São Paulo: ABHO, 2012.

ABNT – Associação Brasileira de Normas Técnicas. ABNT NBR 15415: Métodos de medição e níveis de referência para exposição a campos elétricos e magnéticos na frequência de 50 Hz e 60 Hz. São Paulo: ABNT, 2006. 51 p.

Ahlbom A, Day N, Feychting M, Roman E, Skinner J, Dockerty J,Linet M, McBride M, Michaelis J, Olsen JH, Tynes T,Verkasalo PK. A pooled analysis of magnetic fields and childhood leukaemia. British Journal of Cancer, 83: 692–8, 2000.

ANATEL – Agência Nacional de Telecomunicações. Resolução nº 303, de 2 de julho de 2002: Aprova o regulamento sobre limitação da exposição a campos elétricos, magnéticos e eletromagnéticos na faixa de radiofrequências entre 9 kHz e 300 GHz.

ANEEL – Agência Nacional de Energia Elétrica. Resolução Normativa nº 398, de 23 de março de 2010: Regulamenta a Lei nº 11.934, de 5 de maio de 2009, no que se refere aos limites à exposição humana a campos elétricos e magnéticos originários de instalações de geração, transmissão e distribuição de energia elétrica, na frequência de 60 Hz.2010a.

ANEEL – Agência Nacional de Energia Elétrica. Resolução Normativa nº 413, de 3 de novembro de 2010: Altera a redação dos arts 6º e 8º, insere o art. 8º-A e substitui o Anexo da Resolução Normativa nº 398, de 23 de março de 2010, que regulamenta a Lei nº 11.934, de 5 de maio de 2009, no que se refere aos limites à exposição humana a campos elétricos e magnéticos originários de instalações de geração,

transmissão e distribuição de energia elétrica, na frequência de 60 Hz. 2010b.

Anselmo CWSF, Bion FM, Catanho MTJA, Medeiros MC. Possíveis efeitos adversos dos campos eletromagnéticos (50/60Hz) em humanos e em animais. Ciência&SaúdeColetiva, 10(S): 71-82, 2005.

Attwell D. Interaction of low frequency electric fields with the nervous system: the retina as a model system. Radiation Protection Dosimetry, 106: 341–48, 2003.

Auvinen A, Hietanen M, Luukkonen R, Koskela RS. Brain tumors and salivary gland cancers among cellular telephone users. Epidemiology,13: 356-9, 2002.

Baan R et al. Carcinogenicity of radiofrequency electromagnetic fields. The Lancet Oncology (Early Online Publication), 22 June 2011.

Badillo P-Y, Roux D. Les 100 mots des télécommunications. Paris: PUF, 2009. [Que sais-je?]

Barth A, Ponocny I, Ponocny-Seliger E, Vana N, Winker R. Effects of extremely low-frequency magnetic field exposure oncognitive functions: results of a meta-analysis.Bioelectromagnetics, 31:173–9, 2010.

Brasil – Decreto No. 93.413, de 15 de Outubro de 1986. Promulga a Convenção no. 148 da Organização Internacional do Trabalho - OIT, sobre a Proteção dos Trabalhadores Contra os Riscos Profissionais Devidos à Contaminação do Ar, ao Ruído, às Vibrações no Local de Trabalho, assinada em Genebra, em 1º de junho de 1977. (DOU de 16 de outubro de 1986).

Brasil – Decreto No. 157, de 2 de Julho de 1991. Promulga a Convenção no. 139, da Organização Internacional do Trabalho – OIT, sobre a Prevenção e o Controle de Riscos profissionais Caudados pelas Substâncias ou Agentes Cancerígenos, assinada em Genebra, em 24 de junho de 1974. (DOU de 3 de julho de 1991).

Brasil – Decreto No. 1.254, de 29 de Setembro de 1994. Promulga a Convenção no. 155 da Organização Internacional do Trabalho - OIT, sobre Segurança e Saúde dos Trabalhadores e o Meio Ambiente de Trabalho, concluída em Genebra, em 22 de junho de 1981. (DOU de 30 de setembro de 1994).

Brasil. Lei nº 11.934, de 5 de maio de 2009. Dispõe sobre limites à exposição humana a campos elétricos, magnéticos e eletromagnéticos; altera a Lei no 4.771, de 15 de setembro de 1965; e dá outras providências.

Bulcão JAS, Souza HM. Percepção de risco de populações expostoas aos CEM de baixa frequência (50Hz - 60Hz) no processo de desenvolvimento de projetos de eletricidade. (apud Lipp, 2010)

Cardis E, Armstrong BK, Bowman JD, et al. Risk of brain tumours in relation to estimated RF dose from mobile phones—results from five Interphone countries. Occupational and Environmental Medicine, 68(9): 631-40, 2011.

Christ A, Gosselin MC, Christopoulou M, Kühn S, Kuster N. Age-dependent tissue-specific exposure of cell phone users. Physics inMedicine and Biology, 55(7): 1767-83, 2010.

Cohen R, Wald PH. Microwawe, radiofrequency, and extremely-low-frequency energy.In: Wald PH, Stave GM (eds.). Physical and biological hazards of the workplace.New York: Van Nostrand Reinhold, 1994. p. 203-14.

Comunidade Europeia. Diretiva 89/391/CEE do Conselho, de 12 de Junho de 1989, relativa à aplicação de medidas destinadas a promover a melhoria da segurança e da saúde dos trabalhadores no trabalho. (Jornal Oficial no. L 183, de 29/6/1989, p. 1-8).

Comunidade Europeia. Diretiva 2004/40/CE do Parlamento Europeu e do Conselho, de 29 de Abril de 2004, relativa às prescrições mínimas de segurança e saúde em matéria de exposição dos trabalhadores aos riscos devidos aos agentes físicos (campos eletromagnéticos) (18ª. Diretiva especial na acepção do no. 1 do artigo 16.o da Diretiva 89/391/CEE). Jornal Oficial da União Europeia, L 159 de 30 de Abril de 2004.

Cook CM, Thomas AW, Prato FS. Human electrophysiologicaland cognitive effects of exposure to ELF magnetic and ELFmodulated RF and microwave fields: a review of recentstudies. Bioelectromagnetics, 23:144–57, 2002.

Cook CM, Saucier DM, Thomas AW, Prato FS. Exposure to ELFmagnetic and ELF-modulated radiofrequency fields: the timecourseof physiological and cognitive effects observed in recent studies (2001–2005). Bioelectromagnetics, 27: 613–27, 2006.

Cordeiro R. Um método qualitative para avaliar a exposição ocupacional a campos emetromagnéticos gerados por redes de distribuição e linhas de trabsmissão elétricas. In: Lipp MEN. (org.). Exposição a campos eletromagnéticos e saúde: um estudo brasileiro. Campinas: Papirus, 2010. p. 89-118.

Crasson M. 50–60 Hz electric and magnetic field effects oncognitive function in humans: a review. Radiation Protection Dosimetry, 106: 333–40, 2003.

D'Andrea JA, Ziriax JM, Adair EA. Radio frequency electromagnetic fields: mild hyperthermia and safety standards. Progressw in Brain Research, 162:107–35, 2007.

Dode AC, Leão MM, Tejo FA, Gomes AC, Dode DC, Moreira CW, Condessa VA, Albinatti C, Caiaffa WT. Mortality by neoplasia and cellular telephone base stations in the Belo Horizonte municipality, Minas Gerais state, Brazil. Science of the Total Environment, 409(19): 3649-65, 2011.

Draper G, Vincent T, Kroll ME, Swanson J. Childhood cancer in relation to distance from high voltage power lines in England and Wales: a case-control study. British Medical Journal, 330(7503): 1290-5, 2005.

Feychting M, Floderus D, Ahlbom A. Parental occupational exposure to magnetic fields and cancer (Sweden). Cancer Causes Control, 11(2): 151-6, 2000.

Garcia AM, Sisternas A, Hoyos SP. Occupational exposure to extremely low frequency electric and magnetic fields and Alzheimer disease: a meta-analysis. International Journal of Epidemiology, 37: 329-40, 2008.

Gouveia N. Campos magnéticos na região metropolitana de São Paulo – Populações expostas e risco à saúde. In: Lipp MEN. (org.). Exposição a campos eletromagnéticos e saúde: um estudo brasileiro. Campinas: Papirus, 2010. p. 73-88.

Greenland S, Sheppard AR, Kaune WT, Poole C, Kelsh MA. A pooled analysis of magnetic fields, wire codes, and childhood leukemia. Epidemiology, 11:624-34, 2000.

Hardell L, Carlberg M, Hansson Mild K. Pooled analysis of case-control studies on malignant brain tumours and the use of mobile and cordless phones including living and deceased subjects. International Journal of Oncology, 38: 1465-74, 2011.

Huss A, Spoerri A, Egger M, Röösli M. Residence near powerlines and mortality from neurodegenerative diseases: longitudinal study of the Swiss population. American Journal of Epidemiology, 169:167–75; 2009.

IARC – International Agency for Research on Cancer. IARC working group on evaluation of carcinogenic risks to humans. Non-ionizing radiation, Part 1: Static and extremely low-frequency (ELF) electric and magnetic fields, 2002.[IARC Monographs, 80].

ICNIRP - International Commission on Non-Ionizing Radiation Protection.Guidelines on limits of exposure to static magneticfields. Health Physics, 66:100-6, 1994.

ICNIRP - International Commission on Non-Ionizing Radiation Protection.Guidelines for limiting exposure to time-varying electric, magnetic, and electromagnetic fields (up to 300 GHz). Health Physics, 74:494–522; 1998.

ICNIRP - International Commission on Non-Ionizing Radiation Protection.General approach to protection against non-ionizing radiation.Health Physics, 82: 540–8, 2002.

ICNIRP - International Commission on Non-Ionizing Radiation Protection. Medical magnetic resonance (MR) procedures: protection of patients. Health Physics, 87:197–216; 2004.

ICNIRP - International Commission on Non-Ionizing Radiation Protection.Statement on EMF-emitting new technologies. HealthPhysics, 94: 376–92; 2008.

ICNIRP - International Commission on Non-Ionizing Radiation Protection.ICNIRP Guidelines on limits of exposure to static magnetic fields. Health Physics, 96(4): 504-14, 2009.

ICNIRP – International Commission on Non-Ionizing Radiation Protection.ICNIRP Guidelinesfor limiting exposure to time-varying electric and magneticfields (1 Hz – 100 kHz). Health Physics, 99(6):818-36; 2010.

ILO – International Labor Organization. Ambient factors: an ILO code of practice. Geneva: ILO, 2001.

Infante-Rivard C, Deadman JE. Maternal occupational exposure to extremely low frequency magnetic fields during pregnancy and childhood leukemia.Epidemiology, 14(4): 437–41, 2003.

Inskip PD, Tarone RE, Hatch EE, et al. Cellular-telephone use and brain tumors. New England Journal of Medicine,344: 79-86, 2001.

INTERPHONE Study Group. Brain tumour risk in relation to mobile telephone use: results of the INTERPHONE international case-control study. International Journal of Epidemiology, 39: 675-94, 2010.

Juutilainen J. Developmental effects of extremely low frequencyelectric and magnetic fields. Radiation ProtectionDosimetry, 106:385–90, 2003.

Juutilainen J. Developmental effects of electromagnetic fields. Bioelectromagnetics, 7:107-15, 2005.

Kabuto M, Nitta H, Yamamoto S, Yamaguchi N, Akiba S, Honda Y, et al. Childhood leukemia and magnetic fields in Japan: A case-control study of childhood leukemia and residential powerfrequency magnetic fields in Japan. International Journal of Cancer,119 (3): 643–50, 2006.

Kanai R, Chaieb L, Antal A, Walsh V, Paulus W. Frequencydependent electrical stimulation of the visual cortex. Current Biology, 18:1839-43, 2008.

Kheifets L, Ahlbom A, Johansen C, Feychting M, Sahl J, Savitz D.Extremely low-frequency magnetic fields and heart disease. Scandinavian Journal of Work Environment & Health, 33:5–12, 2007.

Kheifets L, Bowman JD, Checkoway H, Feychting M, Harrington M, Kavet R, Marsh G, Mezei G, Renew DC, van Wijngaarden E. Future needs of occupational epidemiology of extremely lowfrequency electric and magnetic fields: review andrecommendations. Occupational and Environmental Medicine, 66:72– 80, 2009.

Koifman S, Ferraz I, Viana TS, Silveira CL, Carneiro MT, Koifman RJ et al. Cancer cluster among Indian adults living near power transmission lines in Bom Jesus do Tocantins, Parám Brazil. Cadernos de SaúdePública, 14(S3): 161-72, 1998.

Kolluru RV. Risk assessment and management: a unified approach. In: Kolluru RV et al. (eds.). Risk assessment and management for environmental health and safety professionals. New York: McGraw-Hill, 1996. p.1.l-1.41.

Krieger GR, Irms R. Nonionizing electromagnetic radiation. In: Sullivan Jr. JB, Krieger GR (eds.). Hazardous materials toxicology: clinical principals of environmental heath. Baltimore: Williams & Wilkins, 1992. p.1175-91.

Kühn S, Cabot E, Christ A, Capstick M, Kuster N. Assessment of the radio-frequency electromagnetic fields induced in the human body from mobile phones used with hands-free kits. Physics in Medicine and Biology,54: 5493-508, 2009.

Lipp MEN. Percepção de risco de campos elétricos e magnéticos: efeitos do stress e de outras variáveis. In: Lipp MEN. (org.). Exposição a campos eletromagnéticos e saúde: um estudo brasileiro. Campinas: Papirus, 2010. p. 159-85.

Lipp MEN. (org.). Exposição a campos eletromagnéticos e saúde: um estudo brasileiro. Campinas: Papirus, 2010.

Marcílio I, Habernann M, Gouveia N. Campos magnéticos de frequência extremamente baixa e efeitos na saúde: revisão da literatura. Revista Brasileira de Epidemiologia, 12(2): 105-23, 2009.

Marcilio I, Gouveia N, Pereira Filho ML, Kheifets L. Adultmortalityfromleukemia, braincancer, amyotrophic lateral sclerosisandmagneticfieldsfrompowerlines: a case-controlstudy in Brazil. Revista Brasileira de Epidemiologia, 14(4): 580-8, 2011.

Mattos IE, Koifman S. Cancer mortality among electricity utility workers in the state of São Paulo, Brazil. Revista de Saúde Pública, 30(6): 564-75, 1996.

Mattos IE, Sauaia N, Menezes P. Padrão de mortalidade por câncer em trabalhadores eletricitários. Cadernos de Saúde Pública, 18(1): 221-33, 2002.

McNamee DA, Legros AG, Krewski DR, Wisenberg G, Prato FS, Thomas AW. A literature review: the cardiovascular effects ofexposure to extremely low frequency electromagnetic fields. International Archives of Occupational and Environmental Health, 82:919–33, 2009.

Mejia-Arangure JM, Fajardo-Gutierez AF, Perez-Saldivar ML, Gorodezky C, Martinez-Avalos A, Romero-Guzman L, et al. Magnetic fields and acute leukemia in children with Down syndrome. Epidemiology, 18(1): 158-61, 2007.

Muscat JE, Malkin MG, Thompson S, et al. Handheld cellular telephone use and risk of brain cancer. JAMA, 284: 3001-7, 2000.

Pearce MS, Hammal DM, Dorak MT, McNally RJ, Parker L. Paternal occupational exposure to electro-magnetic fields as a risk factor for cancer in children and young adults: a case-control study from the North of England. Pediatric Blood Cancer, 49(3): 280-6, 2007.

Pelissari DM, Barbieri FE, Wünsch Filho V. Magnetic fields and acute lymphoblastic leukemia in children: a systematic review of case-control studies. Cadernos de SaúdePública, 25 (Suppl. 3): S441-52, 2009.

Pogosyan A, Gaynor LD, Eusebio A, Brown P. Boosting cortical activity at beta-band frequencies slows movement in humans. Current Biology, 19: 1–5, 2009.

Reilly JP. Neuroelectric mechanisms applied to low frequency electric and magnetic field exposure guidelines—part I: sinusoidal waveforms. Health Physics, 83:341–55, 2002.

Roditi I. Dicionário Houaiss de Física. Rio de Janeiro: Objetiva, 2005.

Rubin GJ, Das Munshi J, Wessely S. Electromagnetichypersensitivity: a systematic review of provocation studies.Psychosomatic Medicine, 67:224–32, 2005.

Sato Y, Akiba S, Kubo O, Yamaguchi N. A case-case study of mobile phone use and acoustic neuroma risk in Japan.Bioelectromagnetics, 32: 85-93, 2011.

Savitz DA, Kaune WT. Childhood cancer in relation to a modified residential wire code. Environmental Health Perspectives, 101(1): 76–80, 1993.

Schüz J, Jacobsen R, Olsen JH, Boice JD, McLaughlin JK, Johansen C. Cellular telephone use and cancer risk: update of anationwide Danish cohort. Journal of the Nattional Cancer Institute, 98: 1707-13, 2006.

Swerdlow AJ, Feychting M, Green AC, Kheifets L, Savitz DA. Mobile phones, brain tumours and the Interphone Study: where are we now? Environmental Health Perspectives, 119(11): 1534-8, 2011.

Wertheimer N, Leeper E. Electrical wiring configurations and childhood cancer. American Journal of Epidemiology, 109(3): 273-84, 1979.

WHO - World Health Organization.Static fields: Environmental Health Criteria 232.Geneva: WHO, 2006.

WHO - World Health Organization.Extremely low frequencies. Environmental Health Criteria 238.Geneva: WHO, 2007.

Wünsch Filho V. Campos magnéticos de baixa frequência e leucemia em crianças no Estado de São Paulo. In: Lipp MEN. (org.). Exposição a campos eletromagnéticos e saúde: um estudo brasileiro. Campinas: Papirus, 2010. p. 119-57.

Wünsch Filho V, Pelissari DM, Barbieri FE, Sant'Anna L, Oliveira CT, Mata JF, Tone LG, Lee ML, Andréa ML, Bruniera P, Epelman S, Filho VO, Kheifets Ll. Exposure to magnetic fields and childhood acute lymphocytic leukemia in São Paulo, Brazil. Cancer Epidemiology, 35(6): 534-9, 2011.

15

Radiações Eletromagnéticas não Ionizantes no Espectro da Radiação Óptica: Infravermelho, Luz Visível, Ultravioleta e *Lasers*

René Mendes

- **Introdução**
- **Conceitos básicos e unidades de grandeza**
  Conceitos básicos
  Unidades de grandeza
- **Fontes de exposição natural e antropogênica (artificial)**
  Radiação infravermelha (IRA, IRB, IRC)
  Radiação da luz visível
  Radiação ultravioleta (UVA, UVB, UVC)
  Radiação *laser*
- **Mecanismos de ação (fisiopatologia)**
  Radiação infravermelha (IRA, IRB, IRC)
  Radiação da luz visível
  Radiação ultravioleta (UVA, UVB, UVC)
  Radiação *laser*
- **Avaliação do risco à saúde**
  Conhecimento existente a respeito dos perigos e riscos à saúde
  Radiação infravermelha (IRA, IRB, IRC)
  Radiação da luz visível
  Radiação ultravioleta (UVA, UVB, UVC)
  Radiação laser

  Avaliação da exposição em situações concretas
  Radiação infravermelha (IRA, IRB, IRC)
  Radiação da luz visível
  Radiação ultravioleta (UVA, UVB, UVC)
  Radiação laser
  Análise das relações exposição (dose) x resposta (efeito): Critérios
  Radiação infravermelha (IRA, IRB, IRC)
  Radiação da luz visível
  Radiação ultravioleta (UVA, UVB, UVC)
  Radiação laser
  Caracterização do risco em diferentes cenários
- **Gestão dos riscos gerados pela exposição ocupacional a radiações ópticas.**
  Aspectos gerais
  Aspectos específicos
  Radiação infravermelha (IRA, IRB, IRC)
  Radiação da luz visível
  Radiação ultravioleta (UVA, UVB, UVC)
  Radiação laser: regras gerais de segurança
- **Referências**

Introdução

Este capítulo, situado na seção de fatores de risco de natureza física, prosseguindo a seção das "radiações não ionizantes"[1], tem como propósito enfocar, no contexto do espectro eletromagnético, a zona correspondente à radiação óptica: **infravermelho**, **luz visível**, **ultravioleta** e *lasers*, sob a perspectiva de seu potencial risco para a saúde humana – em especial sobre a saúde dos trabalhadores –, e os respectivos efeitos adversos decorrentes da exposição excessiva a esses riscos (Fig. 15.1).

No capítulo 14, foram abordados os **campos estáticos** (elétricos e/ou magnéticos) e as radiações e campos elétricos e magnéticos variáveis no tempo, sistematizados em três grupos: as **frequências extremamente baixas** (ELF), as **radiofrequências** (VLF-VHF) e as **micro-ondas** (VLF-EHF). A faixa do espectro eletromagnético correspondente às **radiações ionizantes** foi objeto do Capítulo 13 deste livro.

Por "**radiação óptica**" será entendida qualquer radiação eletromagnética na gama de comprimentos de onda entre 100 nanômetros (nm) e 1 milímetro (mm). O espectro da radiação óptica divide-se em radiação ultravioleta, radiação visível e radiação infravermelha. Os *lasers*, de diferentes fontes, estão dentro desta faixa.

Ao iniciar este capítulo – assim como o fizemos no anterior – destacamos a contribuição de um dos raros médicos do trabalho brasileiros especialistas no tema: o Dr. Antonio Cândido de Lara Duca. Era mineiro de Patrocínio, nascido em 4 de julho de 1940, formado pela Universidade Federal de Minas Gerais, em Belo Horizonte, em 1964, e falecido em São Paulo, em 10 de maio de 2010. O Dr. Lara Duca foi autor destes capítulos na segunda edição do livro Patologia do Trabalho e encontrava-se em plena atividade de revisão e atualização dos textos, quando a morte precoce encerrou sua brilhante carreira profissional, deixando inconclusa esta tarefa. Assim, enquanto editor do livro coube-me o desafio de, ao lado de outros estudiosos do tema, dar prosseguimento ao trabalho do Dr. Lara Duca, como expressão de reconhecimento e merecida homenagem.

Essa difícil tarefa é feita com base numa extensa análise e compactada síntese dos aspectos mais relevantes da bibliografia reunida, com destaque para os seguintes documentos:

- Diretiva 2006/25/CE, da Comunidade Europeia, que "estabelece as prescrições mínimas em matéria de proteção dos trabalhadores contra os riscos para a sua saúde e segurança a que estão ou podem vir a estar sujeitos devido à exposição a radiações ópticas artificiais durante o trabalho" (Comunidade Europeia, 2006).
- Seções temáticas na "Enciclopédia de Saúde e Segurança do Trabalho", da OIT, na sua 4ª edição (1998), com ênfase nos artigos de Sliney (1998a, 1998b, 1998c) e de Matthes (1998).
- Publicações da Organização Mundial da Saúde OMS, da série "*Environmental Health Criteria*" (WHO, 1994 e suas atualizações).
- Documentos da Agência Internacional de Pesquisa sobre o Câncer – IARC, especialmente sobre radiação solar e ultravioleta (IARC 1992a; 1992b; 2006; 2007 e 2012).
- Documento da Organização Internacional do Trabalho – OIT, sobre "O Uso de *Lasers* no Local de Trabalho: Guia Prático" (ILO, 1993).
- O livro de Okuno e Vilela (2005), sobre radiação ultravioleta.
- O capítulo sobre *laser*, escrito pelo Dr. Antonio Cândido de Lara Duca, para a 2ª. edição de Patologia do Trabalho (Lara Duca, 2003).
- Outras fontes bibliográficas listadas nas "Referências".

Conceitos básicos e unidades de grandeza

Conceitos básicos

"**Radiação óptica**" é entendida como qualquer radiação eletromagnética na gama de comprimentos de onda entre 100 nm e 1 mm. O espectro da radiação óptica divide-se em radiação ultravioleta, radiação visível e radiação infravermelha. "**Radiação não coerente**" é qualquer radiação óptica, com exceção da radiação *laser* (Comunidade Europeia, 2006).

A radiação solar é a principal fonte de "radiação óptica", e a Figura 15.2 ilustra, esquematicamente, o espectro da radiação solar, com destaque para a importância da "luz visível", mas também mostrando faixas de "luz", que estão na região do "ultravioleta" (UV) e no "infravermelho" (IV).

A lógica de estruturação deste capítulo segue as faixas ou bandas do espectro radiação óptica, segundo os comprimentos de onda, e divide as fontes entre "naturais" (principal fonte: sol), e as "artificiais" ou "antropogênicas". Em ambas a situações, as exposições poderão ser de diversas naturezas, com destaque para as exposições "ocupacionais", sejam de fontes naturais, sejam de fontes artificiais.

Radiação infravermelha (IRA, IRB, IRC)

A **radiação infravermelha** é parte do espectro de radiação não ionizante, compreendida entre as micro-ondas e a luz visível. É parte natural do entorno humano e, portanto, as pessoas estão expostas a ela, em pequenas quantidades, em todas as situações da vida diária, por exemplo, em casa, na rua, ou nas atividades recreativas realizadas ao sol. No entanto, em razão de certos processos técnicos, pode produzir-se uma exposição muito intensa no local de trabalho.

---

[1] Incluem todas as radiações e campos do espectro eletromagnético que, em condições normais, não têm suficiente energia para produzir a ionização da matéria. São caracterizadas pela energia por fóton menor que aproximadamente 12 eV, o que é equivalente a comprimentos de ondas maiores que 100 nm, ou frequências menores que 3×10^{15} Hz.

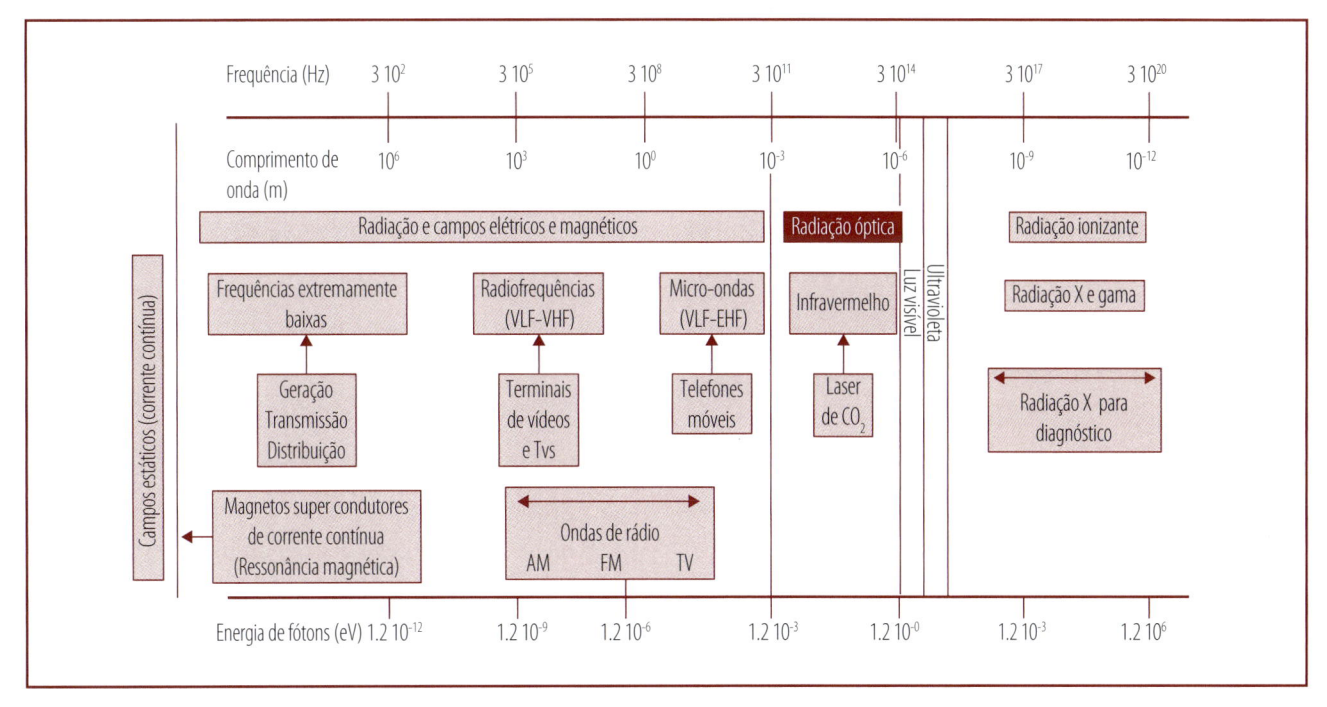

Fig. 15.1. Espectro eletromagnético (Modificado de IARC, 2002, p. 36).

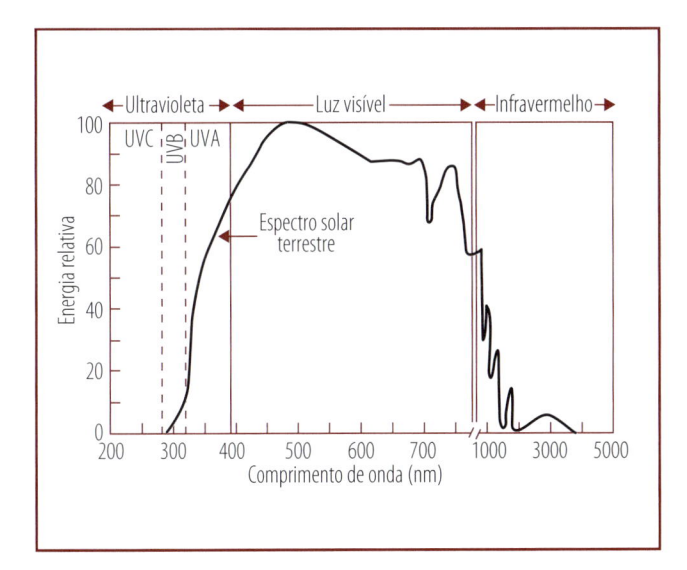

Fig. 15.2. Espectro da radiação solar que alcança a Terra.
Fonte: Rosen, 1995.

Muitos processos industriais implicam a "cura" térmica de distintos tipos de materiais. Normalmente, as fontes de calor utilizadas – ou o próprio material aquecido – emitem níveis tão altos de radiação infravermelha, que podem colocar em risco um grande número de trabalhadores, os quais, muitas vezes, não se dão conta de tal exposição.

A radiação infravermelha (IV), cujos comprimentos de onda estão compreendidos entre 780 nm e 1 mm, é também denominada, comumente, de "radiação térmica" ou "calor radiante". Segundo a classificação da Comissão Internacional de Iluminação (CIE), esta banda se subdivide em IVA (780 a 1.400 nm); IVB (1.400 a 3.000 nm), e IVC (3.000 nm a 1 mm). Tal subdivisão ajusta-se, de maneira aproximada, às características de absorção dependente do comprimento de onda da radiação IV no tecido, e a diferentes efeitos biológicos resultantes (Matthes, 1998; Sliney, 1998b).

A quantidade e a distribuição temporal e espacial da radiação infravermelha expressam-se mediante diferentes magnitudes e unidades radiométricas. Devido às propriedades ópticas e fisiológicas, especialmente do olho, normalmente faz-se uma distinção entre fontes "pontuais", isto é, pequenas, e fontes "estendidas". O critério para esta distinção é o valor, em radianos[2], do ângulo (α) medido no olho, subentendido pela fonte. Este ângulo pode ser calculado como um cociente, dividindo a dimensão D_1 da fonte luminosa, pela distância de visão r.

Para fins de avaliação do risco para a saúde, as magnitudes mais importantes relativas às fontes pontuais ou extensas são a irradiância (**E**, expressa em W/m^2), que é equivalente ao conceito de "taxa de dose de exposição", e a exposição radiante (**H**, em J/m^2), que equivale ao conceito e "dose de exposição".

Em algumas bandas do espectro, os efeitos biológicos devidos à exposição dependem muito do comprimento de onda (λ). Portanto, é necessário utilizar magnitudes espectrorradiométricas adicionais (por exemplo, a radiância

---

[2] Unidade do Sistema Internacional (SI) de medida de ângulo (plano) que corresponde ao ângulo, tomando-se a origem de uma circunferência, subentendido por um arco da circunferência, cujo comprimento seja igual ao raio desta mesma circunferência (Róditi, 2005).

espectral, L_λ, expressa em W/m²/sr/nm), para ponderar os valores físicos da emissão da fonte, com o espectro de ação aplicável, relacionado o efeito biológico (Matthes, 1998).

Radiação da luz visível

O termo "**luz**", ou "**luz visível**", ou "**radiação visível**" deveria ser reservado para os comprimentos de onda de energia radiante, compreendidos entre 400 e 760 nm, que provocam uma resposta visual na retina (Sliney, 1998b). Outros o classificam na faixa entre 380 e 780 nm, aproximadamente (Roditi, 2005; Comunidade Europeia, 2006). É também comum utilizar-se o termo "luz" para regiões do espectro, vizinhas, mas não visíveis, como nos casos das regiões ultravioleta (UV) e infravermelha (IV) (Roditi, 2005).

Radiação ultravioleta (UVA, UVB, UVC)

Assim como a luz, que é visível, a **radiação ultravioleta** é uma forma de radiação óptica de comprimentos de onda mais curtos e *fótons* (partículas de radiação) mais energéticos que os da luz visível, com comprimentos de onda entre 100 nm e 400 nm. Do mesmo modo como a luz se divide em cores que podem ser vistas em um arco íris, a radiação ultravioleta se subdivide em componentes, comumente denominados UVA (315–400 nm), UVB (280–315 nm) e UVC (100–280 nm).

A UVC da luz solar, de comprimento de onda muito curto, é absorvida na atmosfera e não chega à superfície terrestre. A UVC somente se obtém de fontes artificiais, tais como lâmpadas germicidas, que emitem a maior parte de sua energia em um único comprimento de onda (254 nm), que é muito eficaz para matar bactérias e vírus, sobre uma superfície ou no ar.

A UVB é a radiação ultravioleta biologicamente mais prejudicial para a pele e os olhos; apesar de a maior parte desta energia (que é um componente da luz solar) ser absorvida pela atmosfera, ela produz queimaduras solares e outros efeitos biológicos. A radiação ultravioleta de comprimento de onda mais longo, a UVA, encontra-se, normalmente, na maioria das lâmpadas, e é também a radiação ultravioleta mais intensa que chega à Terra. Ainda que a UVA possa penetrar profundamente no tecido, ela não é considerada tão prejudicial, biologicamente, como a UVB, já que a energia individual dos fótons é menor que a da UVB ou da UVC (Sliney, 1998a).

"**Luz negra**" é conceituada como a radiação eletromagnética com comprimento de onda entre 320 e 400 nm, aproximadamente, contida na região do raio ultravioleta (Roditi, 2005).

Radiação laser[3]

A luz convencional (incandescente ou fluorescente) resulta da emissão de *fótons* por parte de átomos e moléculas excitadas por estímulos térmicos, químicos, elétricos etc.. Ela é composta por ondas de diferentes frequências, independentes e defasadas umas das outras. É possível, por diferentes métodos, excitar átomos (em estado sólido, líquido ou gasoso), de modo a produzir feixes luminosos coerentes (harmônicos) e alcançar altíssimos graus de luminosidade, energia e potência.

A luz resultante é chamada *laser (light amplification by stimulated emission of radiation)*. É uma luz rigorosamente monocromática, paralela (colimada) e coerente (mesma fase). O diâmetro do feixe luminoso é pequeno, porém conduz grandes quantidades de energia. A "**radiação *laser***" é a radiação óptica proveniente de um *laser*.

A duração dos impulsos e a energia transportada dependem do tipo de equipamento gerador. Assim, o *laser* pulsátil é formado por feixes *laser* de alta potência (da ordem de megawatts) e de extremamente curta duração (30 a 40 microssegundos). Tais impulsos podem suceder-se em cadências variáveis. No *laser* contínuo, todos os feixes *laser* têm duração superior a 0,1s. Sua potência vai, geralmente, de alguns miliwatts a vários kilowatts.

Os principais tipos de *laser* são:

- "*Maser*" de Amônia: os primeiros aparelhos de *laser* na realidade não produziam luz do espectro visível, mas sim, feixes "monocromáticos", paralelos, colimados e coerentes de micro-ondas. Por isso eram chamados *masers*. Esses aparelhos utilizavam amônia como material emissor e produziam uma onda de comprimento em torno de 1,2 centímetros (faixa do SHF). Essas ondas eram produzidas, ou seja, excitadas por meio de luz. Sendo um gás, as moléculas excitadas podiam ser facilmente separadas por um campo elétrico e conduzidas para uma cavidade de ressonância, dentro da qual ocorriam amplificações. Essa onda penetrava nessa cavidade com facilidade e, após várias ressonâncias, saía por outra extremidade, com raios de muito maior intensidade. Esse tipo de equipamento ainda é utilizado em radioastronomia e em artefatos militares.
- *Laser* de Rubi: cerca de dez anos mais tarde, produziu-se pela primeira vez o *laser* de rubi, utilizando bastões de rubi sintético, ou seja, cristais de alumina, em que alguns átomos de alumínio estão substituídos por outros de cromo. A chamada "inversão de população" se dá no nível desses átomos de cromo. Sua excitação (bombeamento) é feita através de uma lâmpada de *flash* eletrônico, colocada em volta e ao lado do rubi. Os átomos de cromo absorvem fótons. A luz emitida pelos átomos excitados é reaproveitada para estimular novos átomos de cromo. De início, esses *fótons* têm direções arbitrárias. Alguns podem sair do cristal e outros se movem paralelamente à sua extensão. Produzem um feixe de luz vermelha muito intensa, mas geralmente por curto tempo. Por isso,

---

[3] Esta seção foi baseada no texto elaborado por Lara Duca (2003), para a 2ª. edição deste livro, e contém ajustes de atualização.

o *laser* de rubi funciona como sistema descontínuo, ou seja, pulsante. Mas é possível também produzir *lasers* contínuos.

- *Laser de Gás*: atualmente, os *lasers* de gás são os mais utilizados. O bombeamento – ou seja, a estimulação dos átomos – é feito por uma corrente elétrica que passa pelo interior do gás. Os *lasers* de CO_2 são aqueles que apresentam mais elevada potência de emissão, sendo utilizados em processos de corte e soldagem de metais. Também são utilizados para fins militares.
- *Laser de Corante*: o meio ativo é uma solução de tintas orgânicas dissolvidas em álcool etílico, álcool metílico ou água. O corante é excitado por uma fonte externa de luz. A luz emitida pelo corante geralmente é de um comprimento de onda superior à luz utilizada na excitação (uma vez que uma parte da energia é absorvida e emitida em forma de calor). Em geral os *lasers* de corante são emitidos de forma pulsada. Entre os corantes mais utilizados destaca-se a rodamina CG. A quantidade utilizada como meio ativo geralmente é pequena, entretanto, devido aos fenômenos térmicos, ela tende a se degradar, sendo necessária a contínua substituição. Uma das grandes vantagens deste tipo de *laser* é que ele pode ser sintonizado, ou seja, o equipamento permite variação do comprimento de ondas da radiação *laser*. Eles são aplicados em espectroscopia de absorção molecular, separação de isótopos e reações químicas. Encontram também algumas aplicações médicas na área de urologia.
- *Lasers de Excímeros*: o meio ativo é um meio gasoso, sendo capaz de produzir *laser* de ultravioleta pulsado. O comprimento de onda depende do meio ativo (gases nobres, Ar, Kr, Xe). Eles são aplicados especialmente nas áreas de iluminação uniforme, fotolitografia e estudos sobre difração. A palavra excímero é uma abreviatura de dímero excitado. É uma mistura de dois gases: um gás nobre (Ar, Kr, Xe) e um halogênio (Fl e Cl). Quando os átomos são excitados, ocorrem reações químicas com elementos alcalinos, tais como Li, Na e K, mediante descarga elétrica. Durante esta reação química é que aparece a emissão de um fóton ultravioleta.

Unidades de grandeza

- "**Irradiância**"[4] **(E)** ou "**densidade de potência**" ou "**densidade de fluxo radiante**": densidade de energia solar <u>incidente</u>, por unidade de tempo, numa determinada superfície, medida geralmente em watts por metro quadrado (W/m^2) (Roditi, 2005).
- "**Irradiância espectral**" (E_λ) ou "**densidade de potência espectral**": a potência radiante incidente, por unidade de superfície, expressa em watts por metro quadrado por nanômetro [$W/m^2/nm$]; os valores de $E_\lambda (\lambda, t)$ e E_λ resultam de medições, ou podem ser fornecidos pelo fabricante do equipamento.
- "**Irradiância efetiva**" (E_{ef}): irradiância calculada para UV de comprimento de onda da gama de 180 a 400 nm, ponderada espectralmente por $S(\lambda)$, expressa em watts por metro quadrado [W/m^2].
- "**Irradiância total (UVA)**" (E_{UVA}): irradiância calculada para UVA de comprimento de onda da gama de 315 a 400 nm, expressa em watts por metro quadrado [W/m^2].
- "**Exposição radiante**" (**H**): o integral da irradiância em ordem ao tempo, expresso em joules por metro quadrado (J/m^2).
- "**Exposição radiante UVA**" (H_{UVA}): o integral ou a soma da irradiância em ordem ao tempo e ao comprimento de onda para UVA de comprimento de onda da gama de 315 a 400 nm, expresso em joules por metro quadrado [J/m^2].
- "**Ponderação espectral**" [$S(\lambda)$]: estabelecimento da relação entre o comprimento de onda e os efeitos para a saúde da radiação UV sobre os olhos e a pele.
- "**Radiância**"[5] (**L**): o fluxo radiante ou a potência de saída, por unidade de ângulo sólido por unidade de superfície, expresso em watts por metro quadrado por esterradiano[6] ($W/m^2/sr$).
- "**Nível**": a combinação de irradiância, exposição radiante e radiância a que o trabalhador **está exposto.**

▶ Fontes de exposição natural e antropogênica (artificial)

A principal fonte natural de radiações ópticas é o sol – corpo incandescente que emite um espectro de radiação contínuo.

A Tabela 15.1 apresenta a distribuição espectral da irradiância solar acima da atmosfera terrestre. A radiação solar que atinge a superfície terrestre é atenuada pela atmosfera e consiste, basicamente, de uma componente direta e de outra componente, difusa ou espalhada.

A Figura 15.3 mostra a radiação solar média, separada em comprimento de onda na faixa da luz visível, do ultravioleta A, do ultravioleta B, do ultravioleta C e do infravermelho, que atinge o topo da atmosfera, e que atinge o nível do mar, após atenuação pela atmosfera.

---

[4] Em Inglês: "*radiation intensity*" (...) "*power density*".

[5] Em Inglês: "*radiation density*". Também denominada de "exitância": fluxo de alguma quantidade física, por unidade de área, <u>emitida</u> por uma superfície (Roditi, 2005).

[6] Unidade do Sistema Internacional (SI), de medida de ângulo sólido, definida como o ângulo sólido, tomando-se a origem de uma esfera, que corresponde a uma calota da esfera cuja área é igual ao quadrado do raio da esfera (Roditi, 2005).

Tabela 15.1. Distribuição da irradiância solar* que atinge o topo da atmosfera.

Faixa de comprimento de onda (nm)	Irradiância (W/m²)	Porcentual do total (%)
UVC (< 280)	6,4	0,5
UVB (280 – 315)	21,1	1,5
UVA (315 – 400)	85,7	6,3
Luz visível (400 – 700)	532,0	38,9
Infravermelho (> 700)	722,0	52,8

* A irradiância solar é modificada segundo a hora do dia; estação do ano; latitude geográfica; altitude; presença de nuvens; reflexão na superfície; ozônio.
Fonte: Okuno e Vilela, 2005.

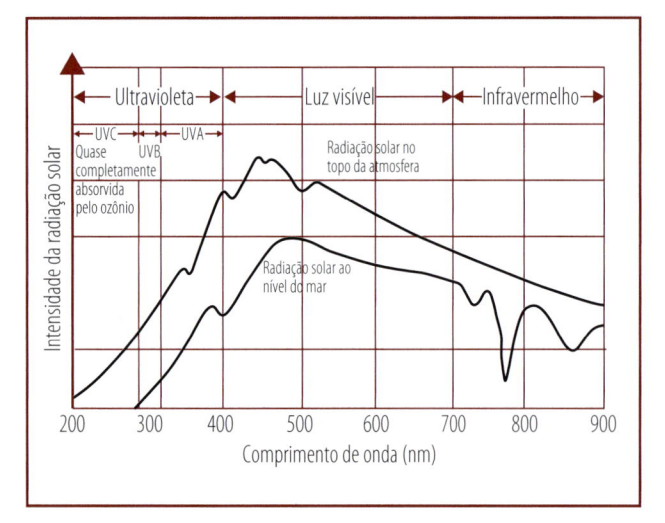

Fig. 15.3. Espectro da radiação solar que atinge o topo da atmosfera e ao nível do mar.
Fonte: adaptado de WHO, 1994 e de Okuno e Vilela, 2005.

Como se pode ver pela Tabela 15.1 e pela Figura 15.2, quase nada da radiação ultravioleta C atinge a superfície terrestre; muito pouco da radiação ultravioleta B, e pouco da radiação ultravioleta A. Uma grande parte da irradiância solar ao nível do mar é devida à onda eletromagnética na faixa da luz visível, e mais da metade é devida à faixa infravermelha (IV).

Exposições antropogênicas (artificiais) a espectros de fluxo contínuo (com todas as faixas de comprimentos de ondas da região de radiação óptica) ocorrem em diversas exposições ocupacionais, como, por exemplo, nas proximidades de vidro ou de metais de fusão.

Radiação infravermelha (IRA, IRB, IRC)

A exposição à radiação infravermelha (IV) se deve a diversas fontes naturais e artificiais. A emissão espectral destas fontes pode limitar-se a apenas um comprimento de onda (como o *laser*, por exemplo), ou distribuir-se sobre uma ampla banda de comprimentos de onda.

Numerosos processos industriais requerem o emprego de fontes que emitem altos níveis de radiação visível e infravermelha, razão pela qual um grande número de trabalhadores, como padeiros, sopradores de vidro, trabalhadores de fornos de cocção, trabalhadores de fundições, ferreiros, trabalhadores metalúrgicos e bombeiros, têm potencial risco de exposição. Além das lâmpadas, devem ser levadas em conta outras fontes, como chamas, maçaricos e a gás, maçaricos de oxiacetileno, banhos de metal fundido e barras metálicas incandescentes. Estas fontes encontram-se em fundições, em aciarias, e em muitas outras plantas da indústria pesada (Matthes, 1998; Sliney, 1998b).

A Tabela 15.2 resume alguns exemplos de fontes de radiação infravermelha e suas aplicações.

Tabela 15.2. Diferentes fontes de radiação infravermelha, população exposta e níveis de exposição aproximados.

Fonte	Aplicação ou População Exposta	Exposição
• Luz solar	• Trabalhadores na intempérie, agricultores trabalhadores da construção, marinheiros, público em geral	500 W/m²
• Lâmpadas de filamento de tungstênio	• População e trabalhadores em geral; • Iluminação geral, secagem de tintas, vernizes e lacas	10^5-10^6 Wm²/sr
• Lâmpadas de filamento de tungstênio halogenado	• Sistemas de cópia (fixação), processos gerais (secagem, cocção, retração etc.)	5-200 W/m² (a 50 cm)
• Diodos fotoemissores (por ex: diodo e GaAs)	• Brinquedos, eletrônica de consumo, tecnologia de transmissão de dados	10^5 W/m²/sr
• Lâmpadas de arco de xenônio	• Projetores, simuladores solares, luzes de exploração; • Operadores de câmaras de imprensa, gráfica, trabalhadores de laboratórios ópticos, artistas etc	10^7 W/m²/sr
• Ferro em fusão	• Fornos de aciaria, trabalhadores de aciarias	10^5 W/m²/sr
• Baterias de lâmpadas de infravermelhos	• Aquecimento e secagem industriais	10^3 a 8.10^3 W/m²
• Lâmpadas de infravermelhos em hospitais	• Incubadoras	100-300 W/m²

Extraído de Matthes, 1998).

A Fig. 15.4 reproduz um dos trabalhos brasileiros clássicos sobre o tema da "catarata dos vidreiros", elaborado pelo Dr. Afonso Fatorelli, médico oftalmologista do Ministério do Trabalho, apresentado no II Congresso Americano de Medicina do Trabalho, realizado no Rio de Janeiro, em 1952, portanto, há mais de 60 anos.

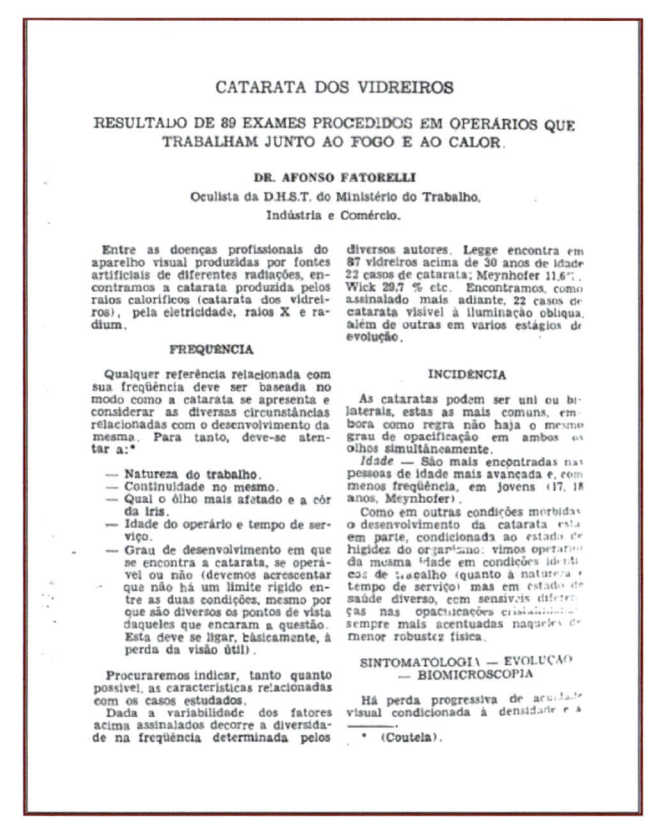

Fig. 15.4. *Facsímile* do trabalho do oftalmologista Dr. Afonso Fatorelii, do Ministério do Trabalho (Rio de Janeiro), apresentado em 1952, enfocando a "catarata dos vidreiros", em que inclui o relato de 89 casos examinados.

Radiação da luz visível

Luz solar

A maior exposição ocupacional à radiação óptica se deve à exposição aos raios solares, por parte dos trabalhadores que realizam suas atividades ao ar livre. O espectro solar abarca desde a região de corte da camada de ozônio estratosférica, ao redor dos 290-295 nm da região do ultravioleta, até uns 5.000 nm (5 µm), na região do infravermelho. A radiação solar pode alcançar um nível de até 1 kW/m2, durante os meses de verão, e pode provocar o estresse pelo calor, dependendo da temperatura ambiental e da umidade (Sliney, 1998b).

Fontes artificiais

Como já visto nas radiações infravermelhas (IV) – e ainda por ver nas radiações ultravioletas (UV) –, as principais fontes de exposição às radiações de luz visível são as mesmas, e podem ser assim listadas:

- Solda e corte: os soldadores e os que estão próximos a eles expõem-se, de forma importante, às radiações das três regiões (infravermelha, visível e ultravioleta), emitidas pelo arco.
- Indústrias de metal e fundições: a fonte mais importante de exposição visível e infravermelha são as superfícies de metal fundido e de metal quente, nas siderúrgicas, nas fundições de alumínio, zinco, prata, ouro, cobre e de outros metais. As exposições dos trabalhadores variam entre 0,5 e 1,2 kW/m^2.
- Lâmpadas de arco: muitos processos industriais e comerciais, por exemplo, aqueles que utilizam lâmpadas de "cura" fotoquímica, emitem luz visível, de onda curta (azul), assim como radiação UV e IV.
- Lâmpadas de infravermelho: estas lâmpadas emitem, predominantemente, no intervalo do infravermelho A (IVA) e costumam ser utilizadas para procedimentos fisioterápicos de tratamento por calor, para secagem de tintas e outras muitas aplicações em serviços, no comércio e na indústria.
- Tratamento médico: em serviços de saúde, são utilizadas para fins diagnósticos e terapêuticos.
- Iluminação em geral: lâmpadas fluorescentes.

Radiação ultravioleta (UVA, UVB, UVC)

Fonte natural: exposição solar

A principal fonte natural de radiação ultravioleta é o sol, e do ponto de vista ocupacional, as pessoas mais expostas são as que trabalham ao ar livre, sem cobertura, telhado ou abrigo. O mesmo raciocínio se aplica à proteção individual básica, representada por chapéu, camisa de manga comprida, calças compridas, e outras formas elementares de proteção contra a luz solar e seu espectro, incluindo a radiação ultravioleta.

A luz solar natural inclui quantidades significativas de energia ultravioleta nas faixas UVA e UVB. As camadas superiores da atmosfera filtram a radiação UVC.

Exemplos destas atividades:

- trabalhadores na agricultura, pecuária e trabalhos florestais;
- marinheiros, pescadores e outros trabalhadores embarcados;
- trabalhadores da construção civil;
- trabalhadores em construção e manutenção de estradas;
- guardas de trânsito.

A exposição é aumentada pelo reflexo (reflexão) da radiação ultravioleta na água, na areia, em salinas ou, onde existe, na neve.

Fontes artificiais (antropogênicas)[7]

Entre as fontes artificiais de exposição ocupacional, destacam-se:

- Soldagem a arco elétrico e oxiacetileno: a principal fonte de exposição potencial à radiação ultravioleta é a energia radiante dos equipamentos de soldagem a arco. O arco elétrico gera calor e também radiação eletromagnética de alta intensidade, nas faixas do infravermelho, luz visível e ultravioleta. Os níveis em torno do equipamento de solda a arco são muito elevados e podem produzir lesões oculares e cutâneas graves, em um tempo de exposição de três a 10 minutos, a distâncias visuais curtas, de uns poucos metros. A proteção dos olhos e da pele é obrigatória.
- - Lâmpadas de radiação UV nos lugares de trabalho: muitos processos industriais e comerciais, tais como a cura fotoquímica de tintas e plásticos, requerem a utilização de lâmpadas que emitem uma radiação intensa na região do UV. Ainda que a probabilidade de exposição prejudicial seja baixa, graças ao emprego de barreiras e blindagens, em algumas situações pode haver exposição acidental.
- "Lâmpadas de luz negra": as lâmpadas de luz negra são lâmpadas especializadas, que emitem predominantemente na região do UV e, em geral, são utilizadas para provas não destrutivas com pós fluorescentes, para a verificação da autenticidade de cédulas de dinheiro e outros documentos, assim como para efeitos especiais em publicidade, e em discotecas. De modo geral não representam risco para a saúde humana, exceto em certos casos, quando a pele já foi fotossensibilizada.
- Usos médicos em serviços de saúde: as lâmpadas de UV são utilizadas em serviços de saúde para diversos fins diagnósticos e terapêuticos. Normalmente, as fontes de radiação UVA são utilizadas para fins de diagnóstico. Os níveis de exposição do paciente variam segundo o tipo de tratamento, e as lâmpadas UV empregadas em Dermatologia requerem utilização cuidadosa por parte de seus operadores.
- Lâmpadas de radiação UV germicidas: a radiação UV em comprimentos de ondas no intervalo de 250-265 nm é mais eficaz para esterilização e desinfecção, em função de corresponder a um nível máximo no espectro de absorção do DNA. Como fonte de UV utilizam-se, com frequência, tubos de descarga de mercúrio de baixa pressão, já que mais de 90% da energia radiada é emitida na linha de 254 nm. Estas fontes costumam ser chamadas de "lâmpadas germicidas", ou "lâmpadas bactericidas" ou, simplesmente, "lâmpadas UVC". São utilizadas em hospitais para combater as infecções hospitalares, e também dentro de cabines microbiológicas de segurança, para inativar micro-organismos do ar e das superfícies. É essencial uma instalação adequada das mesmas, e o uso de proteção ocular.
- Bronzeamento cosmético: em alguns locais são disponibilizadas camas solares em que os clientes podem se bronzear por meio de lâmpadas especiais que emitem principalmente na região da radiação UVA, ainda que, também, algo na região do UVB. O uso habitual de uma cama solar pode contribuir consideravelmente para a exposição cutânea anual de uma pessoa ao UV. Da mesma forma, as pessoas que trabalham em salões de bronzeamento podem expor-se ocupacionalmente a variados níveis de radiação ultravioleta. O uso de meios de proteção ocular, tais como óculos de segurança ou óculos para sol (óculos de sombra) deveria ser obrigatório para os clientes destes serviços de bronzeamento, bem como para os trabalhadores nesses locais (ICNIRP, 2003; Souza, Fischer, Souza, 2004; Okuno e Vilela, 2005; IARC, 2012).
- Iluminação geral: as lâmpadas fluorescentes são de uso habitual nos locais de trabalho, bem como de crescente uso domiciliar. Estas lâmpadas emitem pequenas quantidades de radiação ultravioleta, contribuindo com uma fração ínfima na dose acumulada de UV, ao longo do ano. Lâmpadas halógenas podem representar risco importante de radiação ultravioleta, com risco de queimadura, se estiverem muito próximas e se não houver telas protetoras.

Radiação *laser*[8]

A gama de aplicações do raio *laser* é muito grande (perfuração de materiais, corte de materiais, soldagem, têmpera, tratamento superficial, marcação, telecomunicações, holografia, espectroscopia, manipulação de átomos, fusão nuclear, aplicações médicas, metrologia). Estas aplicações deverão aumentar, não somente substituindo métodos e processos de trabalho nas áreas citadas, como também pela extensão a outras áreas. Este progresso e extensão (na aplicação do *laser*) baseiam-se nas seguintes tendências:

- necessidade cada vez maior de desenvolvimento de processos industriais mais "limpos" e precisos;
- possibilidade de encontrar novas substâncias e novos meios capazes de "armazenar" energia radiante e, consequentemente, possibilitar a produção de luz estimulada (inversão de população);
- barateamento e difusão de equipamentos geradores;
- necessidade mundial de progressivo aprimoramento dos meios de comunicação e armazenamento de voz, de dados, sons e imagens.

---

[7] Seção baseada no excelente texto de David Sliney (1998), escrito para a Enciclopédia de Saúde e Segurança do Trabalho da OIT (1998).

[8] Esta seção tem por base o texto elaborado por Lara Duca (2003), para a 2ª. edição deste livro, contendo atualizações e ampliações a partir de outras fontes.

Processos de corte, furação, solda e têmpera

As tecnologias convencionais de usinagem de materiais (jorro de água, eletroerosão, plasma, oxicorte, corte por punção) apresentam desvantagens ou limitações que são superadas pela aplicação de *laser*. O mesmo acontece em relação às tecnologias de soldagem (feixe de elétrons e soldagem por resistência), marcação de materiais (impressão à tinta e estamparia) e tratamento superficial.

Telecomunicações

As aplicações do *laser* em telecomunicação têm permitido o transporte de imagens de alta qualidade e o acesso a bases de dados com uma possibilidade quase ilimitada de ampliação. Tais dados e imagens, quando feitos através de *laser*, ficam praticamente livres de interferências e distorções. A transmissão de imagens, dados e sons através de fibra ótica encontra larga aplicação no estabelecimento do *link* entre várias estações telefônicas. Constitui, por outro lado, a base para transmissão da televisão por cabo, circuitos fechados de televisão, redes de transmissão urbana e comunicação de longa distância. Anualmente, cerca de uma dezena de milhões de quilômetros de fibra ótica são instaladas em todo o mundo. As principais vantagens da transmissão por fibra ótica são: (i) capacidade de transmissão (perdas extremamente limitadas), o que diminui a necessidade do número de estações repetidoras; (ii) transmissão de sinais livres de interferências.

Holografia

Embora a holografia possa ser realizada sem a luz *laser*, sua aplicação e sua perfeição aumentaram muito com o uso dela. Aplica-se não somente a atividades artísticas, como também científicas e industriais (estudo de regularidade de superfícies).

Espectroscopia

A espectroscopia (análises qualitativa e quantitativa da composição química de substâncias, através do estudo do espectro, ou de absorção, ou de emissão) alcançou grande acurácia e larga aplicação após a descoberta do *laser*.

Pesquisas nucleares

O *laser* tem sido utilizado, também, para seleção de isótopos na indústria nuclear (reatores atômicos e outras aplicações), especialmente para seleção de isótopos de urânio. O tratamento de resíduos radioativos constitui um problema dos mais relevantes para a indústria nuclear. Atualmente, os estudos sobre o assunto se desenvolvem em dois campos, ou seja, possibilidade de confinamento magnético e possibilidade de confinamento inercial ou fusão por *laser*.

Laser na Medicina

A gama de aplicações do *laser* na medicina já é quase universal. A Oftalmologia utiliza *laser* azul para promover fotocoagulação, tanto no tratamento da retina diabética, como no descolamento de retina. Usa-se, em geral, o *laser* de argônio. O *laser* pode ser utilizado, também, para correção de miopias, hipermetropias e astigmatismo, através da modelagem da córnea. Utiliza-se, geralmente, *laser* pulsátil, operando na área do ultravioleta (193 nm). Este comprimento de onda é capaz de romper ligações moleculares com iluminação de material da córnea, sem danificação de tecidos adjacentes. Pode-se utilizar *laser* de iodo para destruir depósitos minerais no tratamento de cataratas secundárias. Utiliza-se um impulso breve, da ordem de alguns milissegundos, que produz ondas de choque. Estas cataratas secundárias decorrem de implante de cristalino artificial.

O *laser* pode ser utilizado tanto no diagnóstico como no tratamento de câncer. Em ambos os casos, o paciente ingere preliminarmente uma substância fotossensível, geralmente hematoporfirina (HPD). Esta substância, penetrando no tecido canceroso, absorve a luz *laser*. Como ela é fluorescente para as ondas situadas entre 600 e 700 nm, permite revelar a presença de tumores precocemente (em relação a outras técnicas convencionais). Esta mesma propriedade pode ser utilizada, também, para tratamento de tumores superficiais (em relação à pele ou aos tratos respiratório, digestivo ou urinário). Quando o tumor se localiza em região mais profunda, a técnica não pode ser utilizada, uma vez que a penetração do *laser* é pequena (poucos milímetros). Esta técnica é chamada terapia fotodinâmica.

O *laser* encontra também larga aplicação em cirurgias para produzir a fotocoagulação (através do aquecimento e queimadura do tecido), ablação e cortes através de vaporização. Algumas dessas cirurgias podem ser feitas através de endoscopia. Geralmente utilizam-se *lasers* pulsáteis de Nd-YAG, CrTI/HO-YAG, Er-YAG e Gás Carbônico (CO_2). O *laser* é também amplamente utilizado em tratamentos urológicos, para destruição de cálculos renais, bem como na retirada de vesícula (colecistectomia), através de laparoscopia. Idêntica aplicação pode ser feita na área de cardiologia, para tratamento de arteriosclerose (angioplastia por *laser*). Utiliza-se, geralmente, *laser* de cloreto de xenônio, que emite luz azul de 308 nm. O raio é transmitido à placa de ateroma através do cateter de fibra ótica.

Laser na Odontologia

O *laser* encontra ainda larga aplicação na Odontologia, desde o diagnóstico e tratamento de cáries, até a remoção de tecidos calcificados e vaporização de partes moles (ablação) (Sweeney, 2008).

Metrologia

O raio *laser* tem muitas aplicações na área de Metrologia, podendo ser utilizado para alinhamento (ou seja, definição de uma direção, com grande precisão), medida de desvios, medidas de distância (interferometria) e telemetria (medição de grandes distâncias), o que se faz analisando a frequência de ondas moduladas. Todas essas aplicações são feitas com *laser* de baixa potência.

Pesquisas genéticas

É possível conduzir energias altas em feixes luminosos de diâmetro ínfimo. Isto é utilizado para seccionar cromossomos e para eliminar ou modificar determinados genes.

Mecanismos de ação (fisiopatologia)

Radiação infravermelha (IRA, IRB, IRC)

Como regra geral, a radiação óptica não penetra em muita profundidade no tecido biológico. Portanto, os principais alvos de uma exposição à radiação infravermelha são a pele e os olhos. Na maioria das condições de exposição, o principal mecanismo de interação da radiação infravermelha é térmico. Somente os impulsos de muito curta duração produzidos pelos *lasers* – como se verá adiante – podem originar, também, efeitos termomecânicos. Com a radiação infravermelha, não são prováveis efeitos devidos à ionização ou à ruptura de ligações químicas, dado que a energia das partículas, sendo inferiores a 1,6 eV, aproximadamente, é demasiadamente baixa para produzir aqueles efeitos. Pela mesma razão, as reações fotoquímicas somente têm alguma importância em comprimentos de onda curtos, nas regiões do espectro, de luz visível e de ultravioleta (UV). Os distintos efeitos adversos sobre a saúde, dependentes do comprimento de onda, devem-se, principalmente, às propriedades ópticas dos tecidos, dependentes, também, do comprimento de onda que tem o tecido, como, por exemplo, a absorção espectral dos meios oculares (Figura 15.5).

Radiação da luz visível

Como parte do espectro óptico, a radiação da luz visível tem mecanismos semelhantes a outras faixas vizinhas (UV e IV), no referente aos mecanismos de ação e aos respectivos efeitos adversos sobre a saúde.

Na faixa de radiação visível com comprimentos de onda entre 380 e 600 nm, as radiações provocam alterações fotoquímicas de moléculas biológicas na retina, com os respectivos efeitos de fotoretinite e, o mais temível, o "efeito da luz azul".

Na faixa da radiação visível e de radiação próxima ao infravermelho A (IVA), com comprimentos de onda entre 400 e 1.400 nm, os mecanismos são de ativação térmica ou inativação e lesão térmica, expressas por queimaduras de pele e queimaduras de retina, podendo ocorrer fotocoagulação, com a desnaturação térmica de proteínas, coagulação e necrose de tecidos (Sliney, 1998b; ICNIRP, 2002).

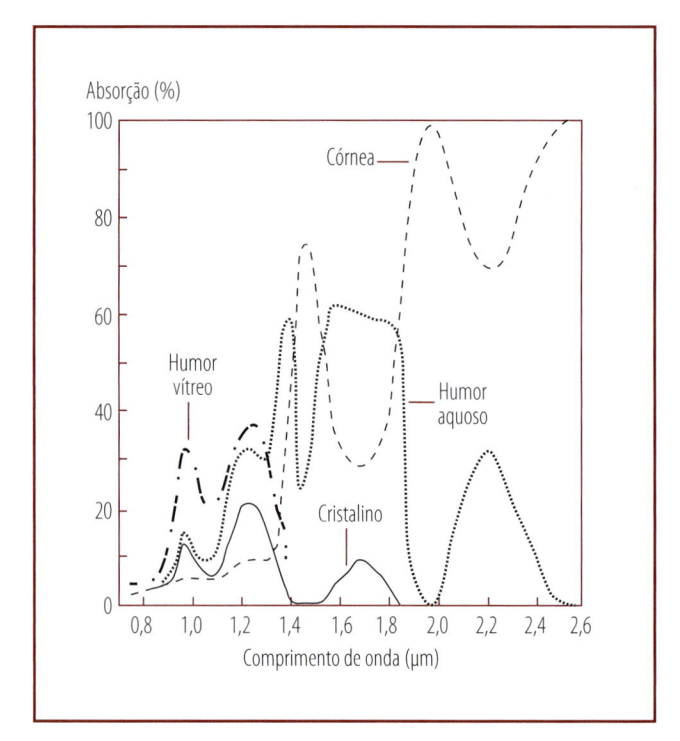

Fig.15.5. Absorção espectral dos meios oculares.
Fonte: Matthes, 1998.

A quantidade física, biologicamente efetiva, será expressa pela irradiância, pela exposição radiante e pelo volume absorvente, no sítio tecidual. Os níveis de referência são expressados em termos de radiância e duração da exposição (ICNIRP, 2002).

Radiação ultravioleta (UVA, UVB, UVC)

Quando a radiação ultravioleta atinge a pele, parte é refletida de volta ao primeiro meio, e a parte transmitida vai sendo absorvida pelas várias camadas, até que a energia incidente seja totalmente dissipada. Uma pequena fração da energia absorvida é reemitida como fluorescência. A absorção da radiação ultravioleta varia muito com seu comprimento de onda. A radiação com comprimento de onda inferior a 315 nm (UVB + UVC) é em grande parte absorvida por proteínas e outros constituintes celulares epidérmicos, reduzindo muito sua penetração na pele. O remanescente é, presumivelmente, absorvido pelo DNA e outros componentes dérmicos: a elastina e o colágeno (Okuno e Vilela, 2005).

A radiação com comprimento de onda superior a 315 nm (UVA) alcança a derme após absorção variável pela melanina epidérmica. É também possível que haja uma absorção mínima por outros pigmentos, como a hemoglobina, a bilirrubina e o betacaroteno. A espessura da pele e o seu teor de melanina interferem na absorção e difusão da radiação (Okuno e Vilela, 2005).

O cromóforo, que é um constituinte tecidual, resulta da absorção da energia da radiação. Na pele, são particularmente importantes o DNA e o ácido urânico, embora outras moléculas também atuem como cromóforos: melanina, tirosina, queratina, triptofano, histidina, porfirinas, caroteno e hemoglobina. A molécula, ao interagir com a radiação ultravioleta, é excitada e induz reações fotoquímicas que alteram diretamente o cromóforo ou, indiretamente, outras moléculas, através da transferência de energia, no processo conhecido como fotossensibilização (Okuno e Vilela, 2005).

As reações fotobiológicas são tão mais intensas quanto mais precoce for o início da insolação, e dependem do tempo e do número de exposições. Também influem a intensidade e o comprimento de onda da radiação que, no caso da radiação ultravioleta solar, variam de acordo com a altitude, latitude, estação do ano, condições atmosféricas e hora do dia. Os efeitos biológicos consequentes são agudos ou imediatos – quando surgem após algumas horas ou alguns dias após a exposição –, e crônicos ou tardios – quando são consequência da somatória de exposições agudas repetitivas, no decorrer da vida (Okuno e Vilela, 2005).

A radiação ultravioleta C (100 – 280 nm) é a radiação com mais elevado poder carcinogênico. A radiação ultravioleta B (280 – 315 nm), eritematogênica, é o principal indutor de câncer cutâneo. A radiação ultravioleta A (315 – 400 nm), ou "luz negra", emite fluorescência visível quando incide sobre determinadas superfícies. A radiação ultravioleta A-I (340 – 400 nm) também é carcinogênica, mesmo em dose suberitematosa, pois pode causar a mutação no gene supressor de tumor p-53, que então não consegue mais controlar o ciclo celular e a apoptose. Ao penetrar a pele, a radiação UVA-I alcança a derme profunda e sua ação é refletida nos vasos sanguíneos, o que explica sua utilização em fototerapia. A radiação ultravioleta A-II (315 – 340 nm), cujo comprimento de onda é próximo ao da radiação ultravioleta B, tem a mesma capacidade eritomatogênica, imunomoduladora e carcinogênica (Okuno e Vilela, 2005).

Na pele, os efeitos imediatos da radiação UV são o eritema ou queimadura solar, o bronzeamento ou melanogênese, e a indução à imunossupressão. Os efeitos tardios estão relacionados ao fotoenvelhecimento e à fotocarcinogênese (Okuno e Vilela, 2005).

Radiação laser[9]

Efeito térmico

A interação do *laser* com o meio biológico obedece às leis da interação das demais radiações não ionizantes, sobre o meio biológico, estudado no capítulo anterior e em outras seções deste capítulo. Os principais fenômenos são: reflexão, penetração, absorção e aquecimento.

A intensidade de cada um desses fenômenos depende, em parte, dos tecidos, e em parte, do comprimento da onda *laser*. Assim, por exemplo, a água absorve preferencialmente a radiação das faixas ultravioleta e infravermelho. A hemoglobina, pelo contrário, tem seu pico de absorção na área do azul. O coeficiente de absorção da melanina decresce do ultravioleta até o infravermelho.

O aquecimento de tecido é diretamente proporcional à absorção. O resfriamento próprio do processo de termorregulação depende diretamente da vascularização do tecido. Existem também efeitos não térmicos, ainda em estudo (dissociação, ou seja, rompimento de ligações químicas, ondas de choque, fluorescência, reações fotoquímicas).

Efeitos não térmicos

- Ionização do meio: resultaria de uma absorção de fótons múltiplos (somatório da energia de vários fótons). Em consequência, os *quanta*[10] poderiam, ao dobrar, triplicar etc., a sua energia, gerar raios como UV ou RX, e provocar uma ionização do meio biológico.
- Efeito elétrico: o campo elétrico da onda eletromagnética poderia atingir altíssimos valores (pela coerência extrema das radiações) e subverter a ordem eletrônica dos átomos da matéria irradiada, com produção de radicais livres ou inversões de polarizações das membranas (desequilíbrios iônicos do potássio, sódio etc.).
- Efeito mecânico: uma verdadeira "onda de choque" acompanha a enorme pressão de superfície que aparece bruscamente com o feixe de *laser*. Estas "ondas de choque" dão nascimento a ultrassons agudos, que se propagam no meio do tecido celular e se comportam, eles próprios, como outro poder lesivo.
- Efeitos não lineares: em teoria, a energia do fóton *laser* poderia provocar a excitação de um átomo, gerando a emissão espontânea de outro fóton de frequência diferente (princípio da emissão espontânea). Assim, um feixe vermelho poderia engendrar um feixe verde (de frequência dupla), ele próprio dando nascimento a um raio ultravioleta suscetível de provocar lesões celulares.
- Vibrações elásticas: tem-se admitido a hipótese de produções de vibrações elásticas do meio e de ondas acústicas.

---

[9] Esta seção tem por base o texto escrito por Lara Duca (2003), com atualizações e ampliações a partir de outras fontes.

[10] Plural de *quantum*. Num sistema físico descrito pela teoria quântica, menor quantidade possível pela qual pode mudar de valor uma grandeza física observável na passagem de um valor discreto para outro. No efeito fotoelétrico, a quantidade de energia que pode ser absorvida pela matéria, quando sobre ela incide radiação eletromagnética, toma valores discretos, cada valor possível sendo um *quantum* de energia de magnitude. Na teoria quântica de campos, um *quantum* pode ser considerado uma excitação, permitindo sua interpretação como uma partícula, por exemplo, no caso da radiação eletromagnética, o *fóton* (Roditi, 2005).

Avaliação do Risco à Saúde

Conhecimento existente a respeito dos perigos e riscos à saúde

Segundo a metodologia que adotamos neste livro, a primeira etapa do processo de avaliação do risco consiste na **identificação ou caracterização da "condição de risco"**[11] **ou do "perigo"** (*"hazard identification"*), o que é feito por meio da análise cuidadosa e crítica da bibliografia temática existente. Esta análise conduz a duas questões primordiais que orientam este capítulo:

- Se as radiações do espectro óptico – especificamente as radiações do infravermelho, a luz visível, as radiações do ultravioleta, e os *lasers* - de fato significam um problema potencial (um "perigo") à saúde humana.
- Em que condições o "perigo" se transforma em "risco", ou seja, quais são as circunstâncias em que pode ocorrer "exposição", e que variáveis incidem em sua atenuação ou em seu agravamento?

Como já enunciado em outra parte do capítulo, esta seção será baseada nos documentos de atualização, de "estados da arte", de diretrizes e de *guidelines* produzidos pela Organização Mundial da Saúde (OMS/WHO); pela Organização Internacional do Trabalho (OIT/ILO); pela Agência Internacional de Pesquisa sobre o Câncer (IARC/WHO), e por outras instituições e pesquisadores. Aqui se irá utilizar apenas a síntese do conhecimento atual, mas as referências listadas ao final oferecem excelentes oportunidades para o aprofundamento temático, como, por exemplo, a robusta revisão da IARC, sobre a carcinogenicidade das radiações no espectro óptico (IARC, 2012).

Radiação infravermelha (IRA, IRB, IRC)

✓ *Efeitos sobre o olho*

Em termos gerais, o olho humano está bem adaptado para se autoproteger frente à radiação óptica do entorno natural. Além disto, o olho está protegido fisiologicamente contra lesões por fontes de luz intensa, como o sol ou as lâmpadas de alta intensidade, mediante uma resposta de aversão que limita a duração da exposição a uma fração de segundo (0,25 segundos, aproximadamente) (Matthes, 1998).

A radiação infravermelha A (IVA) afeta principalmente a retina, devido à transparência dos meios oculares. Além disto, quando se olha diretamente para uma fonte pontual, ou para um *laser*, a capacidade de focalizar na região da radiação IVA torna a retina muito mais suscetível que qualquer outra parte do corpo a sofrer danos. Entende-se, também, que com períodos de exposição curtos, o aquecimento da íris, por absorção de radiação visível ou radiação infravermelha próxima, conduz à formação de opacidades no cristalino.

Ao aumentar o comprimento de onda, a partir de 1μm, aproximadamente, aumenta também a absorção pelos meios oculares. Portanto, considera-se que a absorção de radiação infravermelha A (IVA) pelo cristalino e a íris pigmentada influem na formação de opacidades do cristalino. As lesões do cristalino são atribuídas a comprimentos de onda inferiores a 3 μm (IVA e IVB). O humor aquoso e o cristalino apresentam uma absorção especialmente elevada de radiação infravermelha de comprimento de onda superior a 1,4 μm. (Matthes, 1998) (Figs. 15.5 e 15.6).

Assim, os principais efeitos biológicos adversos atribuídos à radiação infravermelha são as cataratas, conhecidas como "catarata dos vidreiros", ou "catarata dos trabalhadores de fornos".

> **Efeitos das radiações ópticas nos olhos dos trabalhadores, segundo Ramazzini**
>
> *"Esses operários não suportam por muito tempo labor tão impróprio, se não são homens mui robustos e contando mais de vinte anos. (...) os prejuízos a que estão sujeitos os artífices que praticam esse ofício provêm da violência do fogo e da mistura de certos minerais usados como corantes dos vidros. Seminus, até em pleno inverno, ao fabricarem vasos de vidro, os operários permanecem junto aos fumegantes fornos; forçoso é que se prejudique a acuidade da visão, ao dirigi-la constantemente para as chamas ou o vidro em fusão. Os olhos suportam o primeiro ímpeto incandescente, mas logo depois choram seu infortúnio, ficam lacrimejantes, debilita-se sua natural constituição que é aquosa, consumida e esgotada pelo excessivo calor"* (Bernardino Ramazzini, sobre as doenças dos vidraceiros e fabricantes de espelhos, capítulo VII de seu livro *De Morbis Artificum Diatriba*, publicado em 1700).
>
> *"A experiência quotidiana nos ensina que as inflamações dos olhos ameaçam também aos ferreiros, e cremos que não tanto pela violência do fogo, enquanto mantém fixa a atenção visual na chama, mas pelas emanações sulforosas emanadas do ferro incandescente, que irritam e ferem as membranas oculares, excitam a saída de linfa das glândulas e provocam oftalmias e remelas. Dizem que o pai de Demóstenes fabricava espadas, e Juvenal o descreve com conjuntivite..."* (Idem, sobre as doenças dos ferreiros, capítulo X).

Na região IVB e IVC do espectro, os meios oculares tornam-se opacos, em função da elevada absorção pela água que eles contêm. Nesta região, a absorção se produz, principalmente, na córnea e no humor aquoso. Acima de 1,9 μm, o único meio realmente absorvente é a córnea. A absorção, pela córnea, de radiação infravermelha de comprimento de onda longo, pode elevar a temperatura do interior do olho, devido à condução térmica. Graças à rápida renovação das células superficiais da córnea, espera-se que qualquer dano que se limite à sua camada externa seja temporário. Na faixa de IVC, a exposição pode provocar queimaduras na córnea

---

[11] Condições de Risco *(hazard)*: "Um agente químico, físico ou biológico ou um conjunto de condições que apresentam uma fonte de risco, mas não risco *per se*." "Fonte de risco físico, químico ou biológico; características de um sistema que representa o potencial para um acidente" (Kolluru, 1996).

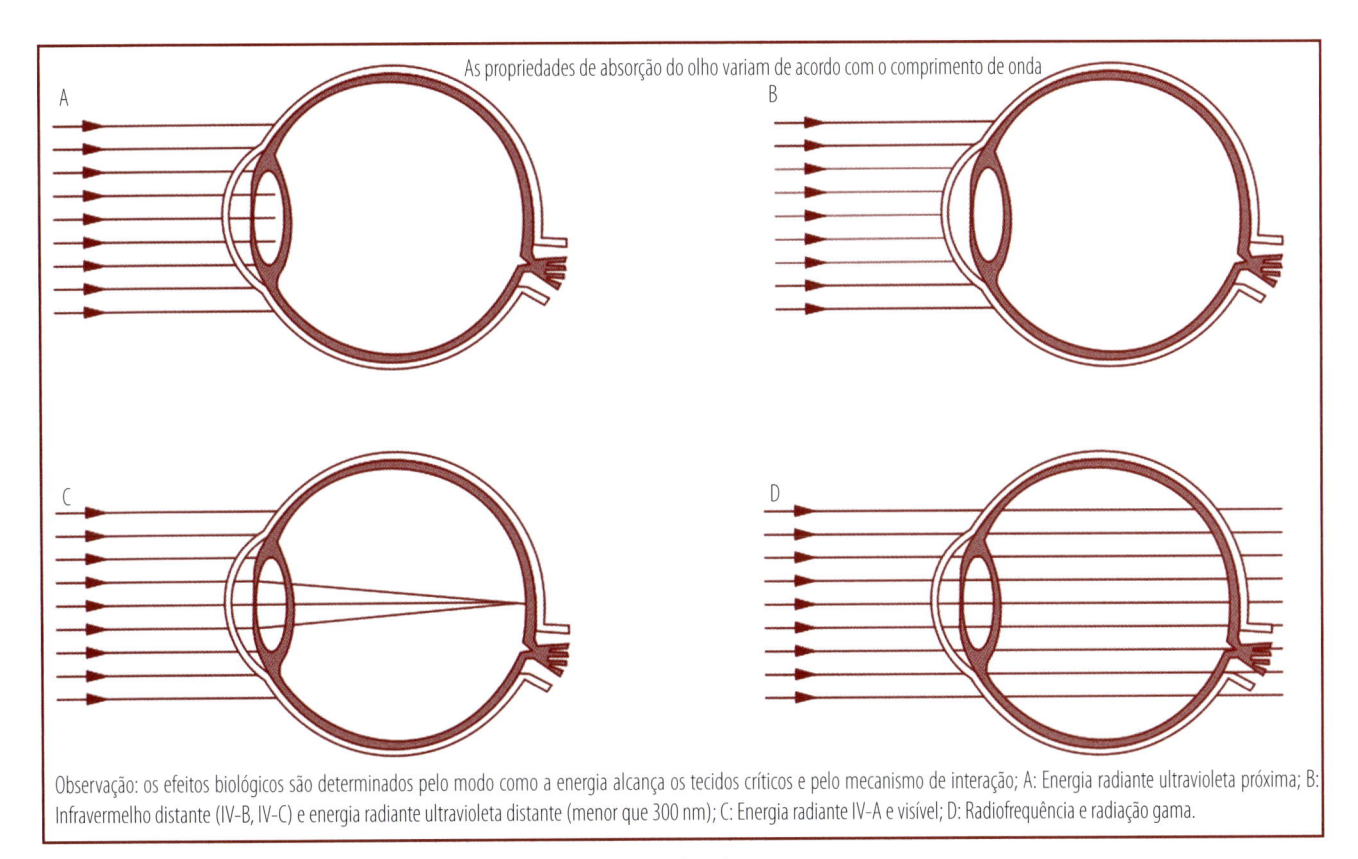

Observação: os efeitos biológicos são determinados pelo modo como a energia alcança os tecidos críticos e pelo mecanismo de interação; A: Energia radiante ultravioleta próxima; B: Infravermelho distante (IV-B, IV-C) e energia radiante ultravioleta distante (menor que 300 nm); C: Energia radiante IV-A e visível; D: Radiofrequência e radiação gama.

Fig. 15.6. As propriedades de absorção do olho variam de acordo com o comprimento de onda.
Fonte : ILO, 1993)

similares às da pele. No entanto, as queimaduras da córnea não são muito prováveis, graças à reação de aversão que desencadeia a sensação dolorosa provocada por uma exposição intensa (Matthes, 1998).

✓ *Efeitos sobre a pele*

A radiação infravermelha não penetra na pele em muita profundidade, razão pela qual a exposição da pele a uma radiação IV muito intensa pode produzir efeitos térmicos de distinta intensidade e, inclusive, queimaduras graves. Os efeitos sobre a pele dependem de suas propriedades ópticas, tais como a profundidade de penetração em função do comprimento de onda. Particularmente, a comprimentos de onda mais longos, uma exposição extensa pode provocar um grande aumento da temperatura local e queimaduras (Fig. 15.7).

Devido às propriedades físicas dos processos de transporte térmico na pele, os valores limites para estes efeitos dependem do tempo. Por exemplo, uma irradiação de 10 kW/m² pode causar uma sensação dolorosa, ao final de cinco segundos, enquanto que uma exposição de 2 kW/m² não produzirá a mesma reação, em períodos de duração inferior a 50 segundos, aproximadamente (Matthes, 1998).

Se a exposição se prolonga durante períodos muito longos, inclusive com exposições muito inferiores ao limiar para

dor, o corpo humano pode sofrer uma elevada carga térmica, especialmente se a exposição abarca a totalidade do corpo, como, por exemplo, frente ao aço fundido, ou em salas de cubas na indústria do alumínio. Isto pode provocar um desequilíbrio do sistema de termorregulação[12]. O limiar de tolerância de tais exposições depende das diferentes condições individuais e ambientais, tais como a capacidade individual do sistema de termorregulação, o metabolismo do corpo durante a exposição ou a temperatura ambiente, a umidade e o movimento do ar (velocidade do ar/vento). Na ausência de trabalho físico, pode-se tolerar uma exposição de 300 W/m², como máximo, durante oito horas, em determinadas condições ambientais; porém, este valor diminui para 140 W/m², aproximadamente, durante o trabalho físico pesado (Matthes, 1998).

Radiação da luz visível[13]

Os principais efeitos adversos sobre a saúde, associados à exposição à radiação visível, superpõem-se, parcialmente, aos efeitos das exposições às regiões do infravermelho e do ultravioleta, pois, na vida real – ambiente e trabalho - a se-

---

[12] Ver Capítulo 16 deste livro.
[13] Texto baseado na revisão elaborada por Sliney, 1998b.

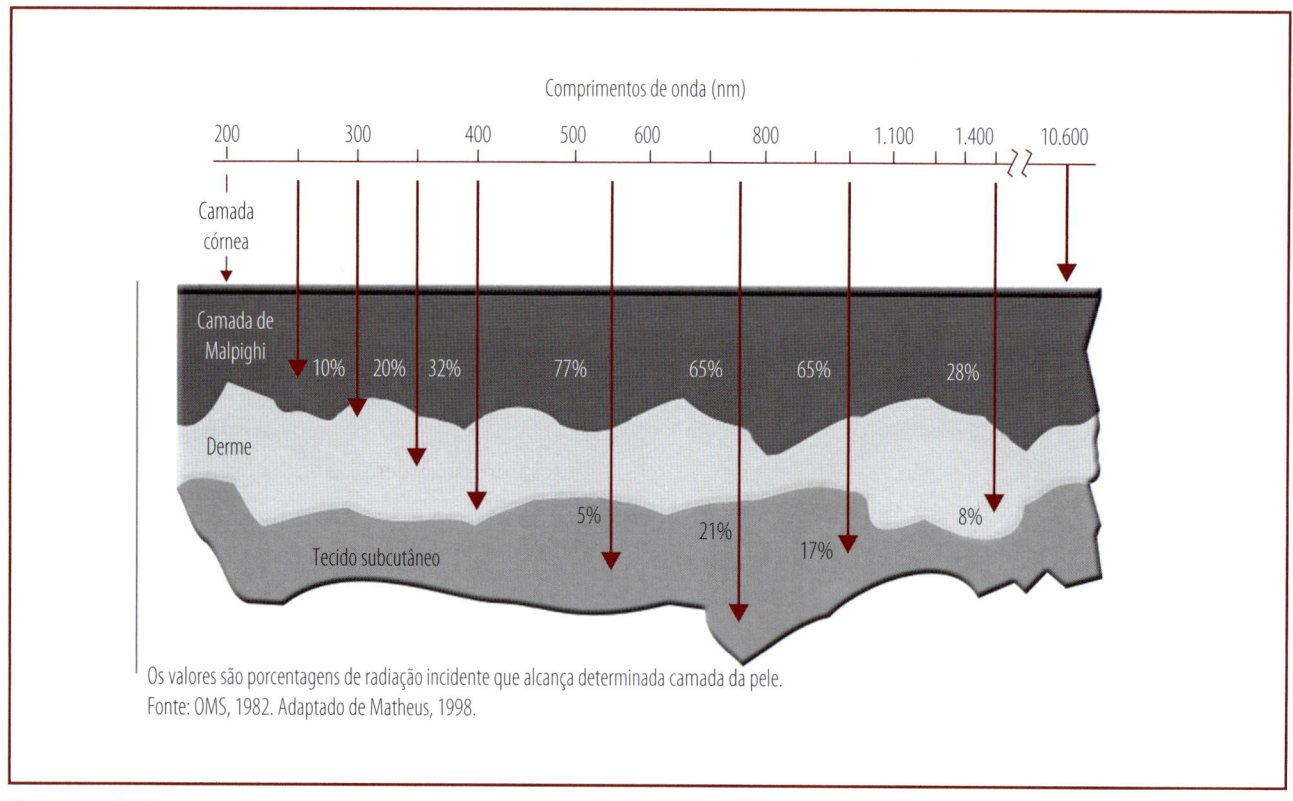

Fig. 15.7. Profundidade de penetração na pele, em diferentes comprimentos de onda.

Os valores são porcentagens de radiação incidente que alcança determinada camada da pele.
Fonte: OMS, 1982. Adaptado de Matheus, 1998.

paração entre estas faixas não existe de forma rígida, daí o interesse pelos efeitos oculares e sobre a pele, tal como nas radiações IV e UV. No entanto, os seguintes aspectos merecem ser destacados nas radiações ópticas de luz visível:

- Lesão térmica da retina: pode ser produzida por comprimentos de onda de 400 nm a 1.400 nm. Normalmente, o perigo/risco deste tipo e lesão está associado à radiação óptica por *laser*. Uma queimadura local da retina produz um "ponto cego" (escotoma).
- Lesão fotoquímica da retina, por luz azul (risco associado principalmente com a luz azul de 400 nm a 550 nm de comprimento de onda): esta lesão é denominada, comumente, de fotorretinite por luz azul, e uma forma especial desta lesão recebe o nome de retinite solar, devido à fonte que a produz. A retinite solar também já foi denominada de "cegueira dos eclipses", com a correspondente "queimadura retiniana". Mais recentemente, foi entendido que a fotorretinite obedece a um mecanismo de lesão fotoquímico, consecutivo à exposição da retina a comprimentos de onda curtas, no espectro visível, concretamente, a luz violeta e a luz azul. Até a década de 1970, acreditava-se que o mecanismo de lesão fosse de natureza térmica. Em contraste com a luz azul, a radiação IVA é muito pouco eficaz como produtora de lesões retinianas.

> **Efeitos da radiação óptica de luz visível na conversão de Saulo de Tarso**
>
> "Ora, aconteceu que, indo de caminho e já perto de Damasco, quase ao meio dia, repentinamente grande luz do céu brilhou ao redor de mim. Então caí por terra, ouvindo uma voz que me dizia: Saulo, Saulo, por que me persegues? Perguntei: Quem és Senhor? Ao que me respondeu: Eu sou Jesus, o Nazareno, a quem tu perseques. Os que estavam comigo, viram a luz, sem, contudo perceber o sentido da voz de quem falava comigo. (...) Tendo ficado cego por causa do fulgor daquela luz, guiado pela mão dos que estavam comigo, cheguei a Damasco. (...) E um homem chamado Ananias (...) veio procurar-me e, pondo-se junto a mim, disse: Saulo, irmão, recebe novamente a vista! Nessa mesma hora recobrei a vista e olhei para ele" (Atos dos Apóstolos, 22: 6-13).
>
> "[Saulo] esteve três dias sem ver, durante os quais nada comeu nem bebeu" (Atos dos Apóstolos, 9: 9).

- Riscos térmicos para o cristalino na região do infravermelho próximo (associados com comprimentos de onda de 800 nm a 3.000 nm, aproximadamente), com potencial formação de catarata. A exposição média da córnea à radiação infravermelha da luz solar é da ordem de 10 W/m². Em exposições ocupacionais, trabalhadores da indústria do vidro e do aço expostos a irradiâncias infravermelhas da ordem de 0,8 a 4 kW/m², diariamente, durante 10 a 15 anos, desenvolvem opacidades lenticulares. Estas faixas espectrais contêm IVA e IVB.

- Lesão térmica da córnea e conjuntiva (a comprimentos e onda de 1.400 nm a 1mm, aproximadamente): a ocorrência deste tipo de lesão limita-se, quase que exclusivamente, à exposição à radiação *laser*.
- Lesão térmica da pele: pode ser produzida por qualquer comprimento de onda do espectro óptico.

Radiação ultravioleta (UVA, UVB, UVC)

A resposta dos tecidos biológicos à radiação ultravioleta é altamente dependente da profundidade da absorção, a qual, por sua vez, depende do comprimento das ondas.

A penetração da radiação ultravioleta nos tecidos humanos é muito limitada. Como consequência, os efeitos adversos são limitados aos efeitos oculares imediatos e tardios, e aos efeitos na pele, imediatos e tardios, e é nesta ordem que serão brevemente descritos, a seguir.

✓ *Efeitos oculares imediatos (ou agudos)*[14]

A menos que os olhos estejam protegidos por lentes apropriadas, o mais típico efeito imediato da exposição à radiação ultravioleta é o da **fotoqueratite** e **fotoconjuntivite**, que é a irritação ocular grave, com inflamação da córnea e da conjuntiva.

É causada pela radiação ultravioleta abaixo de 315 nm, usualmente associada à soldagem de arco, sem proteção para os olhos. A sintomatologia inicia-se de 4 a 24 horas após a exposição, caracterizando-se por dor intensa, vermelhidão, sensação de "areia" no olho, fotofobia e um piscar intermitente e doloroso da pálpebra, conhecido como "blefaroespasmo", nas exposições mais intensas. O quadro pode desaparecer em 1 a 5 dias, dependendo da intensidade da exposição geradora da foto-cerato-conjuntivite. A remissão pode ser completa, sem deixar sequelas (Hathaway e Sliney, 1994b; Okuno e Vilela, 2005).

Ainda que a lesão térmica da retina por fontes de luz seja improvável, danos fotoquímicos podem ser produzidos por exposição a fontes com uma luz componente de luz azul, com redução temporária ou permanente da visão, por **lesão retiniana**. Apesar de a resposta normal de aversão à luz intensa proteger as pessoas deste risco, poderá ocorrer, intencionalmente, o olhar direto e desprotegido para fontes de luz brilhante azul, ou esta exposição poderá ocorrer de forma inadvertida. A contribuição da radiação UV será relativamente pequena, nesta patologia, posto que a absorção pelo cristalino irá limitar a exposição retiniana direta (Sliney, 1998a).

✓ *Efeitos imediatos na pele*[15]

Na pele, os efeitos imediatos da radiação UV são o eritema ou queimadura solar, o bronzeamento ou melanogênese, e a indução à imunossupressão. Os efeitos tardios estão relacionados ao fotoenvelhecimento e à fotocarcinogênese (Okuno e Vilela, 2005).

✓ *Eritema ou queimadura solar*

O eritema, ou queimadura desencadeada pela radiação ultravioleta, ocorre principalmente em indivíduos claros, com pele tipo I ou II[16]. Além de a pele ficar com cor avermelhada, surge um edema, caracterizado pelo aumento da espessura da pele, em decorrência do extravasamento de plasma na derme e/ou hipoderme. Eventualmente podem surgir bolhas, dependendo do total de radiação absorvida e da inflamação consequente (Okuno e Vilela, 2005).

Este processo é desencadeado principalmente pela radiação das bandas UV-C e UV-B. Embora a radiação ultravioleta acima de 300 nm seja menos eficiente na produção de eritema, existe suficiente energia na banda UV-A da luz solar, para produzir forte "queimadura solar". O máximo comprimento efetivo de onda para produzir queimadura solar é 300-307 nm na luz solar, e 297 e 254 nm na luz artificial (Hathaway e Sliney, 1994b).

Os efeitos incluem respostas inflamatórias, com edema, infiltrados linfocíticos, vazamento capilar e evidências de lesões locais no tecido dérmico. A fase aguda pode ter uma duração de 1 a 2 horas; segue-se uma fase mais tardia, que aparece de 2 a 10 horas depois, e pode durar vários dias. A intensidade e duração da queimadura são proporcionais à dose e ao comprimento de onda da radiação UV. Dependem, também, da pigmentação natural da pele da pessoa e da espessura da camada córnea.

Uma preocupação adicional com exposições agudas é seu potencial em termos de **reações de fotossensibilidade**. Agentes fotossensibilizantes podem ter um amplo espectro de respostas biológicas, na faixa da radiação UV-A, e podem agir tanto localmente quanto sistemicamente. Numerosos medicamentos podem ter efeitos sistêmicos fotossensibilizadores, como, por exemplo: sulfonamidas, sulfonilureias, clorotiazidas, fenotiazinas e tetraciclinas. Perfumes e loções utilizadas para fins cosméticos podem produzir o mesmo efeito de fotossensibilização. As reações aos agentes sensibilizantes podem implicar fotoalergia (reação alérgica da pele) e fototoxicidade (irritação da pele), como consequência de exposições ocupacionais a radiação ultravioleta.

Exposições ocupacionais a substâncias químicas fotossensibilizantes podem produzir este mesmo efeito, agindo sinergicamente com as radiações ultravioletas. Exemplo: derivados do alcatrão (coaltar).

---

[14] Ver Capítulo 34 deste livro.
[15] Ver Capítulo 41 deste livro.
[16] A pele humana é classificada em seis tipos, em função de sua cor, sensibilidade à radiação, capacidade de bronzeamento e desenvolvimento do câncer cutâneo. Os tipos I e II correspondem à pele "melano-comprometida": o tipo I queima sempre e bronzeia raramente; o tipo II queima comumente e bronzeia algumas vezes (Okuno e Vilela, 2005, p. 41).

Bronzeamento ou melanogênese

O bronzeamento, ou melanogênese, é o aumento de pigmentação da pele pela ação da radiação ultravioleta, consequente a alterações que ocorrem nos melanócitos. Neste processo, os melanócitos proliferam, tornam-se maiores e exibem maior concentração de melanina nos melanossomas. Estes, por sua vez, são injetados nos queratinócitos adjacentes (Okuno e Vilela, 2005).

O bronzeamento pode ser imediato ou tardio. O imediato surge minutos após a exposição solar em indivíduos morenos ou pardos, e desaparece, gradualmente, nas horas subsequentes; está relacionado à radiação ultravioleta A e à luz visível até 450 nm. O bronzeamento tardio também ocorre em indivíduos morenos, a partir do terceiro dia de exposição à radiação UVB, com pequena participação da radiação UVA, e é influenciado por fatores raciais e genéticos. É mais duradouro e persiste por semanas ou meses (Okuno e Vilela, 2005).

Outros efeitos imediatos na pele

A radiação ultravioleta espessa a pele, induz alterações imunológicas, participa da síntese da vitamina D, e pode causar o descolamento da lâmina ungueal do leito, a chamada onicólise. Esta ação pode ser direta ou pode depender da presença de medicamentos, entre eles a tetraciclina. A radiação UV também pode exacerbar doenças da pele preexistentes e permitir o surgimento de doenças de pele genéticas ou metabólicas (por exemplo: urticária solar; porfirias, lúpus eritematoso sistêmico, entre outras). A depressão imunológica facilita a eclosão e o crescimento do câncer de pele e aumenta a incidência e a gravidade de processos infecciosos (Okuno e Vilela, 2005).

✓ *Efeitos oculares tardios*

Pterígio

O *pterígio* é uma produção carnosa. É um processo anormal em que a conjuntiva cresce invadindo a córnea. Ocorre comumente no canto interno do olho, e causa distúrbios à visão, principalmente se atingir a pupila. A causa exata não é bem conhecida. O pterígio ocorre com maior frequência em pessoas que ficam muito tempo em ambientes externos e, portanto, expostas à radiação ultravioleta solar, assim como em pessoas que apresentam irritação ocular crônica, devido à secura, a poeiras etc. (Okuno e Vilela, 2005).

Catarata

A *catarata* é a opacificação do cristalino, evidente em idade avançada, e que pode causar cegueira. Muitos são os fatores de risco conhecidos (diabetes, desidratação, certos medicamentos como corticoesteroides e psoralênicos, álcool e fumo) e a radiação UVB constitui fator de risco, já há muito tempo conhecido. A faixa mais efetiva para este tipo de lesão são os comprimentos de ondas entre 295 e 315 nm. A radiação acima de 315 nm também causa **catarata** em animais de experimentação. A radiação UVB induz a oxidação de proteínas, entre as quais o triptofano, que filtra a radiação e aumenta o risco de opacificação do cristalino (Hathaway e Sliney, 1994b; Okuno e Vilela, 2005).

Algumas autoridades de saúde defendem a ideia de que a exposição à radiação ultravioleta ambiental é a principal causa de desenvolvimento de **catarata senil,** isto é, a catarata em pessoas idosas (Hathaway e Sliney, 1994b).

Descreve-se, também, a superposição de efeitos da absorção da radiação UV pela conjuntiva e pela córnea, produzindo, no longo prazo, uma modalidade de **querato-conjuntivite**, que já foi rotulada de "cegueira produzida pela neve" (em função do reflexo da radiação UV na superfície da neve). A lesão corneana seria máxima no comprimento de onda de 270 nm (Sliney, 1998a).

✓ *Efeitos tardios na pele*[17]

Fotoenvelhecimento

O *fotoenvelhecimento* é uma deterioração gradual dos constituintes e funções da pele, em consequência da exposição prolongada e recorrente à radiação ultravioleta solar ou a fontes artificiais. A ação cumulativa da radiação sobre o DNA se superpõe às características do envelhecimento intrínseco e genético. Surgem alterações dermo-epidérmicas desencadeadas principalmente pela radiação UVB, sendo que a radiação UVA é, sobretudo, responsável pela deterioração dos componentes dérmicos. Ocorrem, também, alterações das fibras elásticas, desarranjo das fibras colágenas, dilatação e tortuosidade dos vasos sanguíneos e aumento do número de células inflamatórias. Os queratinócitos perdem sua orientação; há distribuição irregular dos melanócitos e diminuição do número das células de Langerhans. A pele torna-se enrugada, seca, de cor amarelada, com menor elasticidade e maior flacidez, e surgem vasos superficiais (teleangiectasias), manchas brancas e pigmentadas, comedos (cravos), e há maior propensão ao desenvolvimento de câncer cutâneo melanoma e não melanoma (Sliney, 1998a; Okuno e Vilela, 2005).

O aparecimento do *fotoenvelhecimento* depende do tipo de pele, da intensidade e duração da exposição à radiação ultravioleta e, no geral, ocorre entre os 30 e 40 anos. A acentuação das características clínicas do envelhecimento é gradual e a influência genética permite uma eclosão precoce, inclusive na infância (Sliney, 1998a; Okuno e Vilela, 2005).

Fotocarcinogênese

Estudos realizados *in vitro*, com células em cultura, bem como estudos epidemiológicos, sugerem que a exposição crônica à radiação ultravioleta B (UVB) e, em menor proporção, à radiação ultravioleta A (UVA), é fundamental para a eclosão do câncer de pele. Isto se deve à cascata de acontecimentos relacionados ao reparo incompleto do DNA, à

---

[17] Ver Capítulo 41 deste livro.

mutação de genes supressores tumorais e ao desequilíbrio imunológico. A ação da radiação UVB é cumulativa a partir de exposição precoce desde a infância e puberdade, com características de cronicidade, sendo a grande responsável pelo desenvolvimento do carcinoma basocelular, queratose actínica e carcinoma espinocelular, coletivamente denominados "câncer de pele não melanoma". O melanoma ("melanoma maligno" ou "melanocarcinoma"), também associado à radiação ultravioleta, aparentemente não depende da ação cumulativa da radiação UVB, e sim de uma exposição intermitente, que possa causar queimadura solar, e estaria mais relacionado à ação da radiação UVA (Sinley, 1998a; Okuno e Vilela, 2005; ICNIRP, 2003; IARC, 2012).

As células basais, espinhosas e os melanócitos são sensíveis à radiação incidente na pele e a mutação resultante destrói a habilidade de reprodução celular equilibrada. Na queratose actínica e no carcinoma espinocelular, ocorre produção exagerada de queratina (proteína insolúvel encontrada na pele, unha e cabelo) e surgem as chamadas "*sunburn cells*", que são células em destruição que, ao contrário das células apoptóticas, perderam sua capacidade de reposição. Os processos dentríticos dos melanócitos aumentam em tamanho, tornam-se fragmentados e ocorre diminuição na transferência de melanina para os queratinócitos (Okuno e Vilela, 2005).

A suscetibilidade ao câncer de pele depende do tipo de pele, da presença ou não de doenças genéticas fotossensíveis e de alterações imunológicas que facilitem seu desenvolvimento (Okuno e Vilela, 2005).

Síntese da avaliação da IARC sobre carcinogenicidade da radiação ultravioleta e da radiação solar

"Existe evidência suficiente no ser humano, sobre a carcinogenicidade da radiação solar. A radiação solar causa melanoma cutâneo maligno, carcinoma de células escamosas da pele e carcinoma de células basais da pele. Foi observada uma associação positiva entre exposição a radiação solar e câncer do lábio, carcinoma de células escamosas conjuntivais e melanoma ocular, baseado, primariamente, nos resultados observados na coroide e no corpo ciliar do olho.

Existe evidência suficiente no ser humano, sobre a carcinogenicidade do uso de equipamentos que emitem radiação ultravioleta para fins de bronzeamento. Os equipamentos que emitem radiação UV para fins de bronzeamento causam melanoma cutâneo maligno e melanoma ocular (observado na coroide e no corpo ciliar do olho). Tem sido observada uma associação positiva entre o uso de equipamentos para bronzeamento, que emitem UV, e carcinoma de células escamosas da pele.

Existe evidência suficiente no ser humano, sobre a carcinogenicidade das atividades de solda. A atual evidência estabelece uma associação causal para melanoma ocular, embora não seja possível sem uma revisão completa da atividade de solda, para atribuir a ocorrência do melanoma ocular à radiação ultravioleta, especificamente.

Existe evidência suficiente em animais de experimentação, sobre a carcinogenicidade da radiação solar, no espectro amplo da radiação ultravioleta, na radiação UVA, na radiação UVB, e na radiação UVC.

A radiação solar é carcinogênica para o ser humano (Grupo 1).

O uso de equipamentos para bronzeamento, emissores de UV, é carcinogênico para o ser humano (Grupo 1).

A radiação ultravioleta (largura de banda entre 100-400 nm, compreendendo UVC, UVB e UVA) é carcinogênica para o ser humano (Grupo 1)."

Fonte: IARC, 2012. Grifos no original.

Radiação laser[18]

Na perspectiva de riscos à saúde, os *lasers* são classificados em quatro grupos, e esta classificação é utilizada – por consequência – para orientar os programas e atividades de prevenção (ILO, 1993; Sliney, 1998c; Lara Duca, 2003).

Resumiremos, a seguir, esta classificação:

- **Classe 1**: esta categoria é considerada "sem risco", e "seguro para os olhos", ou "seguro para a visão". A maioria dos *lasers* totalmente confinados (por exemplo, os registradores *laser* de discos compactos – CDs) é da classe 1. Não há contato do operador com a radiação. *Lasers* da classe 1 não requerem medidas de segurança em sua utilização.

- **Classe 2**: são os sistemas *lasers* em que pode haver contato da radiação com o operador, mas nos quais a potência de emissão é pequena e incapaz de gerar qualquer lesão sobre a pele ou sobre o olho. Situam-se nessa classe os *lasers* de radiação visível entre 400 a 700 nm, com pulsações inferiores a 0,25 segundos. Para *lasers* de radiação visível de caráter contínuo, classificam-se como classe 2 aqueles com potência inferior a 1 miliwatt.

- **Classe 3**: a classe 3 tem uma subcategoria especial, denominada "classe 3A"; o restante dos *lasers* da classe 3 denominam-se "classe 3B".
  - **Classe 3A**: são os *lasers* de emissão contínua, com potência de saída entre 1 e 5 miliwatts. Situam-se também nesta classe os *lasers* pulsáteis ou repetitivos, da região visível (400 a 700 nm), cuja iluminância (densidade de potência) não ultrapasse a 25 watts/m^2, em nenhum ponto do feixe. No caso de *lasers* fora da faixa visível, considera-se como classe 3A aqueles cuja irradiância situa-se em níveis cinco vezes inferiores aos limites de tolerância.
  - **Classe 3B**: situam-se nesta classe: (i) *lasers* contínuos, cuja fonte situa-se entre 5 e 500 miliwatts (ou 0,5 W); (ii) *lasers* pulsáteis, com iluminância situada entre 25 watts/m^2 e 10^5 joules/m^2. Nestas condições, a visão direta do feixe é sempre perigosa para

---

[18] Esta seção tem por base o texto escrito por Lara Duca (2003), para a 2ª. edição, com atualizações e ampliações de outras fontes.

o caso de feixes contínuos, e também perigosa para o caso de *lasers* pulsados (quando a distância entre o olho e o feixe é inferior a 3cm e o tempo superior a 10s).

- **Classe 4**: São os *lasers* cuja potência de saída é superior aos limites especificados para a classe 3B (500 mW ou 0,5 W). Os *lasers* da classe 4 podem provocar risco de incêndio, risco considerável para a pele, ou risco de reflexão difusa. Quase todos os *lasers* cirúrgicos e os de processo para solda e corte de materiais são a classe 4, se não estiverem confinados. Se um *laser* de alta potência, da classe 3 ou 4, estiver totalmente confinado, de maneira que a energia radiante perigosa não seja acessível, o sistema *laser* total poderia ser da classe 1. O *laser* mais perigoso, quando situado dentro de uma carcaça, é denominado "*laser* interno" ou "*laser* encapsulado".

✓ *Efeitos sobre o olho*

Os efeitos do *laser* sobre o olho humano variam de acordo com o comprimento de onda da radiação: as radiações da faixa visível (400 a 700 nm) e o infravermelho A (700 a 1400 nm) atravessam facilmente a córnea, o humor aquoso, o cristalino, o humor vítreo e atingem a retina, produzindo queimadura. Quando o olho está focalizado no feixe de *laser*, esta queimadura incide sobre a fóvea, causando perda irreversível da visão. Se o olho não está focalizando no feixe *laser*, a lesão será também na retina, porém não na fóvea, podendo, inclusive, passar despercebida pela vítima.

A radiação ultravioleta da faixa A – UV-A (315 a 400 nanômetros) causa lesões no nível do cristalino (cataratas). As ondas da faixa do ultravioleta B e C (180 a 315 nm) e infravermelho distante (1,4 micra a 1 milímetro) causam queimaduras no nível da córnea (fotoqueratite).

Em caso de *lasers* contínuos, não resta dúvida que o principal efeito é térmico, ou seja, queimadura. No caso dos *lasers* pulsados, como o tempo de exposição é muito curto, embora a temperatura seja alta, o que se observa mais frequentemente é uma evaporação de líquidos no interior da célula e interstício, o que leva a um rompimento das células (por expansão de gases).

Além disso, haverá, também, uma compressão sobre os tecidos vizinhos, o que conduz a fenômenos degenerativos, alguns minutos ou horas após a exposição. Ocorrem também fenômenos químicos, conduzindo a reações do tipo alérgico (fotossensibilização), ou mesmo a efeitos crônicos.

✓ *Efeitos sobre a pele*

A pele tem uma tolerância em relação ao ultravioleta bem superior à do olho, mas podem ocorrer também queimaduras para as intensidades altas. Essas queimaduras podem ser mais ou menos profundas, de acordo com o comprimento da onda. Em geral, são queimaduras de epiderme, para radiações situadas entre 200 e 350 nm; queimaduras de derme para radiações situadas entre 350 e 550 nm, e queimaduras no nível dos tecidos subcutâneos, para radiações entre 550 e 1.100 nm. Entre 1.100 e 1.400 nm, ocorre uma diminuição da penetração, e ocorrem queimaduras predominantemente de epiderme-derme; acima de 1.400 nm, até 1.600 nm, as queimaduras serão bem superficiais, ou seja, apenas no nível da epiderme.

O revestimento cutâneo é bem menos sensível do que o olho, mesmo porque não existe o sistema de autofocagem (produzido pelo cristalino e outras estruturas). Os parâmetros inerentes ao sistema *laser* acham-se imutáveis. A absorção cutânea é função da pigmentação. Os riscos de lesão são mais frequentes na face dorsal das mãos e no rosto.

✓ *Outros riscos e efeitos potenciais*

Algumas substâncias utilizadas para geração do raio *laser* podem produzir fumos tóxicos ou cancerígenos (como acontece, por exemplo, nos *lasers* de tintas orgânicas). Em outros casos, pode ocorrer o aparecimento de fumos que causam irritação de vias respiratórias e olhos, ou gases absorvíveis pela pele. São relatados, também, casos de gases inertes, mas que provocaram asfixia.

Existem relatos, ainda, de casos de incêndios e de ocorrência de corrosão (em presença de vapor d'água). Em outros casos, são produzidos fumos, gases ou vapores em operações de corte e soldagem ou mesmo de tratamento superficial. Alguns tipos de *lasers* requerem resfriamento com líquidos criogênicos.

Exposições acidentais a potências da ordem de 10Kw, diretas ou refletidas, podem provocar a queima das roupas e dos cabelos.

Riscos elétricos podem estar ligados ao uso de altas tensões para o bombardeio do meio ativo, especialmente em *lasers* de origem gasosa, por exemplo, o nitrogênio e o hélio líquido, que podem provocar não só explosões, em situações específicas de mistura com o oxigênio, como também, "queimaduras criogênicas". Tanto nos *lasers* contínuos como nos pulsados, além da queimadura, é possível, também, a absorção de radiações em certos comprimentos de onda, mesmo para níveis inferiores aos capazes de produzir queimadura (Rinder, 2008).

Raios X: descargas elétricas superiores a 5kV sobre gases podem produzir raios X.

Outros acidentes: são relatados, também, na literatura, casos de projeção de superfícies cortantes, tais como lente, espelhos, lâmpadas etc., em virtude de explosões. As operações com bancos de condensadores podem produzir ruídos superiores aos níveis permissíveis.

Avaliação da exposição em situações concretas

A segunda etapa do processo de avaliação do risco à saúde é a de caracterizar a exposição e avaliar os riscos, o que pode ser conduzido quer numa perspectiva geral ("ambiental", "residencial", "escolar" etc.), quer numa perspectiva "**ocupacional**", esta se constituindo na prioridade deste texto, tratando-se do livro *Patologia do Trabalho*.

Assim, a "**avaliação da exposição**" (em situações concretas) consistirá na determinação da natureza e da extensão da exposição às radiações não ionizantes, do espectro óptico, em diferentes condições, e para tanto, múltiplas abordagens e estratégias poderão ser utilizadas. Elas incluem **métodos diretos**, tais como medições ambientais (geral e/ou nos ambientes de trabalho) e medições pessoais ("dosimetria"), e **métodos indiretos**, como, por exemplo, questionários, entrevistas, uso de informações secundárias, e outros.

Os resultados das medições por métodos diretos – ambientais ou pessoais –, onde cabíveis, serão expressos por meio das unidades de grandeza enunciadas na seção correspondente a este tema, no início do capítulo.

Contudo, a avaliação da exposição constitui etapa mais complexa, não apenas traduzida por números obtidos em medições ambientais, cabendo, nesta seção, trazer o breve texto da **Diretiva 2006/25/CE**, o qual ajuda a organizar esta visão mais ampliada do escopo da avaliação da exposição. Com efeito, a Diretiva europeia preconiza as seguintes atividades:

- Avaliação do nível, gama (faixa, banda, espectro) de comprimentos de onda e duração de exposição a fontes artificiais de radiação óptica;
- Estudo dos "valores-limite de exposição"[19];
- Estudo dos efeitos sobre a saúde e a segurança dos trabalhadores pertencentes a grupos de risco particularmente sensíveis;
- Estudo dos eventuais efeitos sobre a saúde e segurança dos trabalhadores, resultantes de interações, no local de trabalho, entre radiações ópticas e substâncias químicas fotossensibilizantes;
- Estudo dos efeitos indiretos, tais como cegueira temporária, explosão ou incêndio;
- Existência de equipamentos de substituição concebidos para reduzir os níveis de exposição a radiações ópticas artificiais;
- Informações adequadas, colhidas por meio de atividades de vigilância da saúde, incluindo, na medida do possível, informações publicadas;
- Fontes múltiplas de exposição a radiações ópticas artificiais;
- No caso de exposição a *laser*, uma classificação da classe de risco, definida em conformidade com a norma pertinente, e, relativamente a qualquer fonte artificial suscetível de causar danos similares aos de um *laser* de classe 3B ou 4, qualquer classificação semelhante;
- Informações prestadas pelos fabricantes de fontes de radiações ópticas e de equipamento de trabalho associado (por força das diretivas europeias aplicáveis).

Radiação infravermelha (IRA, IRB, IRC)

Para fins de avaliação do risco para a saúde, as magnitudes mais importantes relativas às fontes pontuais ou extensas são a irradiância (**E**, expressa em W/m^2), que é equivalente ao conceito de "taxa de dose de exposição", e a exposição radiante (**H**, em J/m^2), que equivale ao conceito e "dose de exposição".

Em algumas bandas do espectro, os efeitos biológicos devidos à exposição dependem muito do comprimento de onda. Portanto, é necessário utilizar magnitudes espectrorradiométricas adicionais (por exemplo, a radiância espectral, L_λ, expressa em $W/m^2/sr/nm$), para ponderar os valores físicos da emissão da fonte, com o espectro de ação aplicável, relacionado o efeito biológico (Matthes, 1998).

Existem técnicas e instrumentos radiométricos que permitem analisar o risco para a pele e para os olhos, derivado da exposição a fontes de radiação óptica. Para caracterizar uma fonte de luz convencional, costuma ser muito útil medir a radiância. Para definir condições de exposição perigosa a fontes ópticas, são mais importantes a irradiância e a exposição radiante. A avaliação de fontes de banda mais larga é mais complexa que a de fontes que emitem em um único comprimento de onda, ou em bandas muito estreitas, já que deverão ser levadas em conta as características espectrais e o tamanho da fonte. O espectro de certas lâmpadas consiste em uma emissão contínua em uma ampla banda de comprimentos de onda, simultânea à emissão de certos comprimentos de onda individuais ("linhas"). Se não se somar, devidamente, a fração de energia de cada linha à emissão contínua, poderão ser cometidos importantes erros na representação destes espectros (Matthes, 1998).

Radiação da luz visível

A característica mais importante de qualquer fonte óptica é a distribuição de sua potência espectral. Esta se mede utilizando um espectroradiômetro, constituído por um adequado sistema óptico de entrada, um monocromador e um fotodetector (Sinley, 1998b).

Em muitas situações práticas, utiliza-se um radiômetro óptico de banda larga para selecionar uma região espectral determinada. Por razões de iluminação visível e de segurança, configura-se a resposta espectral do instrumento, para adaptá-la a uma resposta espectral biológica. Por exemplo, os luxômetros adaptam-se à resposta fotóptica visual do olho (Sinley, 1998b).

---

[19] Conceituados na Diretiva como "limites relativos à exposição a radiações ópticas, diretamente baseados em efeitos já estabelecidos sobre a saúde e em considerações biológicas. A observância destes limites garantirá a proteção dos trabalhadores expostos a fontes artificiais de radiações ópticas, contra todos os efeitos prejudiciais conhecidos para a saúde."

Normalmente, excetuando-se os medidores de risco de radiação ultravioleta, a medição e a análise de riscos das fontes de luz intensa e das fontes infravermelhas são demasiadamente complexas para os especialistas em Saúde e Segurança do Trabalho que realizam tarefas de rotina (Sliney, 1998b).

Radiação ultravioleta (UVA, UVB, UVC)

Dada a estreita dependência entre os efeitos biológicos e o comprimento de onda, a medida principal de qualquer fonte de radiação ultravioleta é sua potência espectral ou a distribuição de sua irradiância espectral. Esta pode ser medida com um espectrorradiômetro, constituído por um sistema óptico de entrada adequado, um monocromador e um detector e indicador de radiação ultravioleta (Sliney, 1998a).

Este tipo de instrumento não é de uso frequente em Higiene Ocupacional (Sliney, 1998a).

Em muitas situações práticas, utiliza-se um medidor de radiação ultravioleta de banda ampla, para determinar as durações de exposições seguras. Para fins de Saúde e Segurança, podem-se configurar as leituras de resposta espectral segundo as diretrizes utilizadas pela ACGIH e pela IRPA. Se não forem utilizados instrumentos adequados, serão produzidos graves erros de avaliação do risco. Também existem dosímetros pessoais de radiação ultravioleta (por exemplo, película de polisulfona), porém, sua utilização tem ocorrido de forma bem limitada (Sliney, 1998a).

Alternativamente, uma grandeza utilizada mais frequentemente para indicar o potencial da radiação ultravioleta para causar eritemas chama-se MED – dose eritematosa mínima, do inglês *minimal erythema dose*. O valor de 1 MED foi definido como sendo a exposição radiante solar que causa avermelhamento apenas perceptível de uma pele sensível, 24 horas após a exposição. Ela corresponde à exposição da pele à radiação ultravioleta, com comprimento de onda entre 290 e 300 nm, que é a mais eficiente para causar queimaduras. A MED, entretanto, não é uma grandeza plenamente adequada, pois a produção de eritema depende muito da cor e do tipo de pele (Okuno e Vilela, 2005).

Como o uso da grandeza MED é inadequado, e seu padrão é quase impossível de se definir, a Comissão Internacional de Iluminação - CIE introduziu, em 1998, outra grandeza, que foi denominada SED – *standard erythema dose*, ou dose eritematosa padrão. Ela foi definida de modo que 1 SED equivale à exposição radiante H, de radiação ultravioleta no valor de 100 J/m². Nessa definição, levou-se em conta o espectro de ação da radiação ultravioleta que causa eritema (Okuno e Vilela, 2005).

Radiação laser

A maioria dos *lasers* tem um rótulo afixado pelo fabricante, que descreve a sua classe de risco (1, 2, 3A, 3B, 4). Normalmente, não é necessário determinar as irradiâncias do *laser* ou as exposições radiantes, para comparação com limites de exposição.

A publicação da ACGIH (ABHO/ACGIH, 2012) dedica uma seção inteira aos TLVs para *lasers*, e os que necessitarem utilizá-la devem consultar diretamente a publicação, com todas as tabelas e figuras (páginas 161 a 177, na edição de 2012), que não serão aqui copiadas. Contudo, como bem salienta Sliney (1998c), "à diferença do que ocorre com alguns riscos nos locais de trabalho, em geral não é necessário realizar medições para a vigilância de níveis perigosos de radiação *laser* nos locais de trabalho". Dadas as dimensões dos *lasers* confinados e da maioria dos feixes *laser*; a probabilidade de alterar as trajetórias dos *lasers* e a dificuldade e o custo dos radiômetros *laser*, as normas atuais sobre segurança preconizam medidas de controle baseadas na classe de risco, e não na medição no lugar de trabalho (vigilância). O fabricante deve realizar medições para assegurar-se do cumprimento das normas de segurança sobre *lasers* e sobre a adequada classificação do risco. Com efeito, uma das primeiras justificativas para a proposta de se trabalhar com o sistema de classificação de risco (1 a 4) foi, exatamente, a grande dificuldade de se realizarem medições apropriadas, como formas de avaliar o risco (Sliney, 1998c).

Análise das relações exposição (dose) x resposta (efeito): Critérios

Introdução

Um dos fundamentos clássicos do raciocínio básico utilizado no estudo da patogênese dos adoecimentos relacionados com o trabalho (aplicáveis, até certo ponto, no adoecimento relacionado ao meio ambiente não ocupacional), é o que estabelece uma associação entre "exposição" (ou "dose"), e "resposta" (ou "efeito"), cuja tradução quantitativa pode ser expressa na forma de "curvas de dose-efeito" ou de "curvas de dose-resposta". As curvas de "dose-efeito" mostram a relação entre a dose e a magnitude de um efeito. Estas curvas podem adotar formas distintas. Dentro de uma amplitude de dose, podem ser lineares, ainda que mais frequentemente não o sejam. As "curvas de dose-resposta" mostram a relação entre a dose e a proporção de indivíduos que respondem com um determinado efeito.

Este raciocínio tem servido tanto para explicar a patogênese causada por inúmeras "condições de risco" (*hazards*), de natureza química, física e biológica, bem como para embasar a lógica da prevenção dos danos ou efeitos adversos sobre a saúde. Este raciocínio, aplicável à maioria das condições de risco, e sobre o qual também se assenta a lógica de "limites de exposição permitidos" – ou outras denominações e conceitos equivalentes - pode não se aplicar para condições de risco geradoras de câncer – substâncias químicas carcinogênicas e radiações ionizantes, como exemplos clássicos – que podem não ser dose-dependentes. Os efeitos ou respostas serão considerados **estocásticos**, e este modelo de raciocínio não é aplicável.

Assim, de modo similar à estruturação adotada no capítulo anterior, reiteramos que uma das competências básicas requeridas de quem necessita lidar com a questão das radiações não ionizantes (como praticamente em todos os outros problemas da Patologia do Trabalho) será a de saber analisar o significado dos resultados das avaliações ambientais e dosimétricas, detectando precocemente valores excessivos, numa cultura de vigilância dos ambientes e das condições de trabalho, no que se refere à exposição às radiações eletromagnéticas no espectro da radiação óptica.

Assim, esta seção do capítulo tem por objetivo responder às seguintes questões:

(i) Para que servem as "métricas" ou os "números" obtidos nas avaliações de exposição às radiações ópticas?

(ii) Quais são os valores de referência que devem ser utilizados, na perspectiva ocupacional?

(iii) Para além da fundamentação técnico-científica, que valores de referência estão estabelecidos em documentos legais ou normativos, atualmente em vigor no Brasil?

Sobre a questão dos "**valores de referência**", ou "**níveis de referência**", ou seja, com que comparar a "métrica" obtida, irá depender, fundamentalmente, do tipo de população avaliada, ou seja, a população geral, não ocupacionalmente exposta, ou populações de trabalhadores, ocupacionalmente expostos. Em situações de trabalho, é bem provável que, além das finalidades de proteção da saúde e segurança dos trabalhadores (objeto da próxima seção deste capítulo), haja também interesses periciais, vinculados a normativas trabalhistas e/ou previdenciárias, nelas incluídas questões de adicional de insalubridade e/ou periculosidade. Por este motivo, a resposta à terceira questão estará presente desde já, posto que, no mundo real, é inseparável da segunda.

Com efeito, várias são as alternativas que podem ser eleitas para fins de comparar os valores obtidos nas avaliações ambientais das ondas eletromagnéticas do espectro óptico (infravermelho, luz visível, ultravioleta, *lasers*), com "valores de referência", e aqui serão mencionadas, a título de orientação, sem a intenção de aprofundamento.

Ao longo do capítulo, foi repetidamente mencionada a **Diretiva 2006/25/CE**, em vigor no âmbito da Comunidade Europeia, e ela utiliza o conceito de "**valores-limite de exposição" (VLE)**, assim enunciados: "limites relativos à exposição a radiações ópticas, diretamente baseados em efeitos já estabelecidos sobre a saúde e em considerações biológicas. A observância destes limites garantirá a proteção dos trabalhadores expostos a fontes artificiais de radiações ópticas contra todos os efeitos prejudiciais conhecidos para a saúde" (Diretiva Europeia, 2006).

Com este entendimento, a Diretiva traz no Anexo I os valores-limite de exposição para radiações não coerentes, com exceção das emitidas por fontes naturais de radiação óptica. Os valores-limite de exposição para radiações *laser* são os fixados no Anexo II.

Ao longo deste capítulo, também foi reiteradamente utilizado o conceito de **TLV**®, da *American Conference of Governmental Industrial Hygienists* – ACGIH, bem como os respectivos critérios utilizados; as metodologias de avaliação; as "métricas"; as tabelas e os gráficos e seu uso, os quais, ora foram transcritos, ora foram citados e referidos ao documento da ACGIH, cuja versão em português vem sendo disponibilizada no Brasil por meio da Associação Brasileira de Higienistas Ocupacionais – ABHO (ABHO/ACGIH, 2012).

Como é sabido já de longo tempo, para a ACGIH todos os TLVs® representam condições às quais se acredita que a maioria dos trabalhadores possa ser repetidamente exposta, sem disso resultarem efeitos adversos à saúde. A ACGIH alerta, também, que os valores devem ser utilizados como guias no controle da exposição e, devido à suscetibilidade individual, não são considerados como linhas divisórias entre níveis seguros e perigosos.

Cabe salientar que a Norma Regulamentadora Nº. 9 – NR-9, sobre o "Programa de Prevenção de Riscos Ambientais – PPRA", estabelece, em seu item 9.3.5, que deverão ser adotadas as medidas necessárias suficientes para a eliminação, a minimização ou o controle dos riscos ambientais, sempre que forem verificadas uma ou mais das seguintes situações (...), entre elas a situação *c*, assim enunciada: "quando os resultados das avaliações quantitativas da exposição dos trabalhadores excederem os valores dos limites previstos na NR-15 ou, na ausência destes, os valores limites de exposição ocupacional adotados pela ACGIH - *American Conference of Governmental Industrial Hygienists*, ou aqueles que venham a ser estabelecidos em negociação coletiva de trabalho, desde que mais rigorosos do que os critérios técnico-legais estabelecidos".

Portanto, indiretamente, os TLVs® da ACGIH estão previstos nas Normas Regulamentadoras de Segurança e Saúde no Trabalho, do Ministério do Trabalho e Emprego, e devem ser conhecidos. Frente à alternativa de transcrever os números e as longas tabelas da ACGIH, preferimos recomendar o manejo, o estudo e a aplicação do livro *ABHO – Associação Brasileira de Higienistas Ocupacionais/ACGIH – American Conference of Governmental Industrial Hygienists. TLVs® e BEIs® - Limites de Exposição Ocupacional (TLVs®) para substâncias químicas e agentes físicos & Índices Biológicos de Exposição BEIs®)*, na sua edição de 2012, ou mais recente, quando houver.

Radiação infravermelha (IRA, IRB, IRC)

Acredita-se que os efeitos biológicos da exposição à radiação infravermelha, que dependem do comprimento de onda e da duração da exposição, somente são intoleráveis quando ultrapassam certos valores limiares de intensidade ou de dose. Como proteção frente a tais condições de exposição intoleráveis, organizações internacionais como a Organização Mundial da Saúde (OMS), a Organização Internacional do Trabalho (OIT), o Comitê Internacional de Radiação não Ionizante, da Associação Internacional de Proteção contra a Radiação (INIRC/IRPA) e sua sucessora, a Comissão Internacional de Proteção Contra a Radiação não Ionizante (ICNIRP), assim como a Conferência Americana de Higienistas Industriais Governamentais (ACGIH), propuseram limites de exposição à radiação infravermelha de fontes ópticas tanto coerentes como não coerentes. A maioria das propostas nacionais e internacionais sobre guias para limitar a exposição humana à radiação infravermelha baseia-se nos limites de exposição (TLVs®) publicados pela ACGIH (Matthes, 1998).

No contexto da radiação infravermelha, os limites objetivam prevenir as lesões térmicas da retina e da córnea, e a evitar possíveis efeitos tardios no cristalino (Matthes, 1998; ABHO/ACGIH, 2012). No livro da ABHO/ACGIH, edição de 2012, define-se a metodologia e descrevem-se os valores dos limites de exposição para a radiação visível e para o infravermelho próximo. Para este, aplica-se a "seção 4", que, na edição de 2012, está à página 154.

Radiação da luz visível

Conhecendo-se os parâmetros ópticos do olho humano e a radiância de uma fonte luminosa, é possível calcular as irradiâncias (taxas de dose) na retina. Também é de grande interesse conhecer (medir) a exposição das estruturas anteriores do olho humano à radiação infravermelha, sem deixar de considerar a influência relativa da posição em que se encontra a fonte de luz em relação ao olho, bem como a influência da abertura, fechamento e piscar das pálpebras, fatores que, no seu conjunto, afetam a avaliação correta da dose de exposição ocular. Saliente-se, ainda, que no caso das exposições a ultravioleta e a luz visível de curto comprimento de onda, será importante, também, determinar a distribuição espectral da fonte luminosa (Sliney, 1998b).

Vários grupos nacionais e internacionais desenvolveram limites de exposição ocupacional para a radiação óptica. Ainda que a maioria destes grupos tenha desenvolvido ou recomendado limites de exposição para radiação UV e laser, apenas poucos recomendam limites de exposição para a radiação visível (isto é, a luz), como é o caso da ACGIH (ABHO/ACGIH, 2012).

Para a ACGIH, os TLVs® para a radiação visível estão juntos com o infravermelho próximo, com comprimentos de onda na faixa de 305 a 3.000 nm. Segundo as instruções da ACGIH, o primeiro passo consiste em determinar se a fonte é de banda larga, incluindo um espectro visível de luminância suficiente para considerar as contribuições da luz visível, com luminância da fonte maior que 1 candela por centímetro quadrado (cd/cm^2). Neste caso, os TLVs® das seções 1 e 2 serão aplicados. Saliente-se que:

- O uso do TLV® da "seção 1" visa à proteção contra lesão térmica à retina, por fonte de luz visível.
- Se a fonte possui um componente forte de luz azul, tal como um diodo emissor de luz azul (LED), aplica-se a "seção 2", que visa à proteção contra lesão fotoquímica da retina por exposição crônica a fontes de luz azul (305 a 700 nm).
- Se a fonte for da faixa do infravermelho próximo, deverá ser utilizada a "seção 3", que visa à proteção contra lesão térmica à córnea e contra possíveis efeitos tardios sobre o cristalino ("cataratogênese"), por radiação infravermelha (IV).
- A "seção 4" visa à proteção da lesão térmica da retina, por radiação infravermelha.

No livro da ABHO/ACGIH, edição de 2012, define-se a metodologia e descrevem-se os valores dos limites de exposição (TLVs®) para a radiação visível e para o infravermelho próximo (páginas 146 a 154).

Radiação ultravioleta (UVA, UVB, UVC)

Na perspectiva da ACGIH, os TLVs® referem-se à radiação ultravioleta não coerente (UV) com comprimentos de onda entre 180 e 400 nm, e representam condições às quais, acredita-se, a maioria dos trabalhadores saudáveis possa ser repetidamente exposta, sem efeitos agudos adversos à saúde, tais como eritemas e fotoqueratites. Algumas fontes cobertas por estes TLV são arcos de soldagem e de carbono, descargas gasosas e em vapor, lâmpadas fluorescentes, incandescentes e germicidas, assim como a radiação solar (ABHO/ACGIH, 2012).

Estes valores não se aplicam à exposição de indivíduos fotossensíveis à radiação ultravioleta, ou a indivíduos concomitantemente expostos a agentes fotossensibilizantes. Lembra a ACGIH, que a exposição à radiação ultravioleta, concomitantemente com a exposição tópica ou sistêmica a uma variedade de produtos químicos, incluindo alguns medicamentos, pode resultar em eritema cutâneo, em exposições abaixo do TLV®. Deve-se suspeitar de hipersensibilidade se os trabalhadores apresentarem reações cutâneas quando expostos a doses abaixo do TLV®, ou quando expostos a níveis que não tenham causado um eritema perceptível, no passado, no mesmo indivíduo. Como já visto em outra seção deste capítulo, a ACGIH também alerta que, entre as centenas de agentes que podem causar hipersensibilidade à radiação ultravioleta, estão certas plantas e determinados produtos químicos, tais como alguns antibióticos (por exemplo, tetraciclina e sulfatiazol), alguns antidepressivos (por exemplo, imipramina e senequan), alguns diuréticos, cosméticos, drogas antipsicóticas, destilados do alcatrão, alguns corantes e óleo de limão e bergamota (ABHO/ACGIH, 2012).

Outrossim, as exposições oculares cobertas pelo TLV® não se aplicam a indivíduos afácicos (privados do cristalino), complementa a ACGIH (ABHO/ACGIH, 2012).

No livro de TLVs® da ACGIH, na seção "radiação ultravioleta" (páginas 155 em diante, na edição de 2012), descrevem-se os valores dos limites de exposição (TLVs®) para ex-

posição ocupacional à radiação UV incidente sobre a pele ou os olhos, divididos em três grupos:
- "Seção 1": fontes de UV de banda larga (180 a 400 nm) – risco à córnea;
- "Seção 2": fontes de banda larga UV-A (315-400 nm) – risco à retina e ao cristalino;
- "Seção 3": fontes de banda estreita.

Para avaliação da exposição a fontes de UV de banda larga (180 a 400 nm) e cálculo do TLV, o primeiro passo será sempre a determinação da irradiância efetiva (E_{eff}), o que se pode fazer pela ponderação contra o pico da curva de eficiência espectral monocromática de 270 nm (uso da Tabela 1 desta seção do livro da ACGIH, intitulada "TLVs® para radiação ultravioleta e eficiência espectral relativa"). De forma mais prática, a E_{eff} pode ser medida diretamente com um radiômetro UV com uma resposta espectral integrada, como recurso eletrônico que mimetiza os valores de eficiência relativa espectral da referida tabela. A exposição diária (t_{exp}) baseada em E_{eff} é limitada a uma dose de 0,003 J/cm2.

A Tabela 2, da mesma seção do livro da ACGIH ("durações de exposição permitidas para valores de irradiância efetiva de radiação UV actínica"), dá os valores de TLV® para a radiância efetiva, em função de diferentes durações de exposição diárias. Saliente-se que o objetivo é proteger a integridade da córnea.

Para fontes de banda larga UV-A (315 a 400 nm), a irradiância, definida como E_{UV-A}, em mW/cm², pode ser medida com um medidor não ponderado (sem filtro), com sensibilidade para UV-A. Para durações de exposição diária (t_{exp}) menores que 1000 s (17 min), a exposição é limitada pela dose de 1000 mJ/cm²; para exposições diárias a períodos maiores que 1000 s (17 min), a exposição é limitada diretamente pela taxa de 1,0W/cm². Saliente-se que o objetivo é proteger a integridade da retina e do cristalino.

As fontes de banda estreita são aquelas que abrangem um único comprimento de onda ou uma faixa estreita de comprimentos de onda (por exemplo, dentro de 5 a 10 nm). Deve ser localizado o comprimento de onda central da banda (λ) na mesma tabela 1, antes referida, encontrando-se o TLV_λ como um valor limite de dose para 8 horas, em J/m² ou mJ/cm². O TLV® de banda estreita refere-se à proteção tanto de exposições à córnea quanto de exposições à retina. O limite de dose pode ser ajustado, proporcionalmente, para períodos de trabalho de duração maior ou menor. O TLV® como dose limite para um período de exposição diária (t_{exp}) para uma fonte de banda estreita pode ser calculado pelo uso de uma equação própria, constante no livro da ACGIH, usando-se a sensibilidade espectral da mesma Tabela 1 e a irradiância não filtrada (E_λ), medida em W/m² ou em mW/cm².

Radiação laser

Como já mencionado em outra seção, a maioria dos *lasers* tem um rótulo, afixado pelo fabricante, que descreve a sua classe de risco (1, 2, 3A, 3B, 4). Normalmente, não é necessário determinar as irradiâncias do *laser*, ou as exposições radiantes, para comparação com limites de exposição. O potencial para exposições perigosas pode ser minimizado com a aplicação de medidas de controle que sejam apropriadas para a classe de risco do *laser*. As medidas de controle são aplicáveis a todas as classes de *lasers*, exceto para a Classe 1. Tais medidas, além de outras informações de segurança para o *laser*, podem ser encontradas na publicação "*A guide for control of laser hazards*", e nas séries ANSI Z136, publicações da ACGIH, e do "*Laser Institute of America*", respectivamente (ABHO/ACGIH, 2012). A publicação da OIT "*The use of lasers in the workplace: a practical guide*" (ILO, 1993) continua valiosa e útil, para os mesmos fins.

A publicação da ACGIH (ABHO/ACGIH, 2012) dedica uma seção inteira aos TLVs para *lasers*, e os que necessitarem utilizá-la devem consultar diretamente a publicação, com todas as tabelas e figuras (páginas 161 a 177, na edição de 2012), que não serão aqui copiadas.

Contudo, como bem salienta Sliney (1998c), "à diferença do que ocorre com alguns riscos nos locais de trabalho, em geral não é necessário realizar medições para a vigilância de níveis perigosos de radiação *laser* nos locais de trabalho". Dadas as dimensões dos *lasers* confinados e da maioria dos feixes *laser*, a probabilidade de alterar as trajetórias dos *lasers* e a dificuldade e o custo dos radiômetros *laser*, as normas atuais sobre segurança preconizam medidas de controle baseadas na classe de risco, e não na medição no lugar de trabalho (vigilância). O fabricante deve realizar medições para assegurar-se do cumprimento das normas de segurança sobre *lasers* e sobre a adequada classificação do risco (Sliney, 1998c).

Caracterização do risco em diferentes cenários

A caracterização do risco é a etapa final do processo de avaliação do risco à saúde.

Com base no conhecimento científico acumulado a respeito dos perigos, riscos e potenciais efeitos adversos ("danos") à saúde (seção 15.5.1); na avaliação quantitativa dos perigos e riscos (seção 15.5.2); e do significado dos resultados das avaliações, frente aos diferentes critérios e referências (seção 15.5.3), pode-se tentar fazer um julgamento profissional mais racional, sobre a existência ou não de risco à saúde em uma situação concreta, sua natureza e magnitude e, principalmente, sobre a natureza da gestão necessária dos perigos e riscos. Este último tema será o objeto da próxima seção (15.6).

▶ Gestão dos riscos gerados pela exposição ocupacional a radiações ópticas.

Aspectos gerais

Esta seção tem por propósito facilitar o desenvolvimento ou aperfeiçoamento da competência de saber prescrever corretamente as medidas de proteção apropriadas aos achados das avaliações realizadas, ajustadas e customizadas em função de sua viabilidade técnica, organizacional e política.

Tratando-se de um livro de Patologia do Trabalho, priorizaremos a exposição ocupacional, visando a proteger a saúde dos trabalhadores, e a prevenir os agravos à saúde direta ou indiretamente relacionados ao trabalho, no espírito dos conceitos estabelecidos no Capítulo 4 deste livro. Assim, os esforços pela prevenção dos agravos à saúde relacionados com as radiações não ionizantes, do espectro óptico – abordadas neste capítulo – seguirão os princípios gerais tratados na última parte do livro, principalmente os da Higiene Ocupacional (capítulo 52) e da Segurança do Trabalho (capítulo 53), sem deixar de levar em conta as interfaces com o Meio Ambiente, como abordado no capítulo 47.

Em função da priorização do foco "ocupacional", começaremos por organizar a matéria desta seção tomando como guia a **Diretiva 89/391/CEE**, da Comunidade Europeia (1989), "relativa à aplicação de medidas destinadas a promover a melhoria da segurança e da saúde dos trabalhadores no trabalho" (Comunidade Europeia, 1989).

Esta *Diretiva-marco* estabeleceu, entre outras "obrigações das entidades patronais", aquilo que foi denominado "princípios gerais de prevenção", os quais são aqui resgatados. Com efeito, os **"princípios gerais de prevenção"** (de obrigação patronal) não apenas foram listados, mas também dispostos em ordem de prioridade, tal como segue:

- Evitar riscos;
- Avaliar os riscos que não podem ser evitados;
- Combater os riscos na origem;
- Adaptar o trabalho ao homem, especialmente no que se refere à concepção dos postos de trabalho, bem como à escolha dos equipamentos de trabalho e dos métodos de trabalho e de produção, tendo em vista, nomeadamente, atenuar o trabalho monótono e o trabalho cadenciado, e reduzir os efeitos destes sobre a saúde;
- Ter em conta o estádio de evolução da técnica;
- Substituir o que é perigoso pelo que é isento de perigo ou menos perigoso;
- Planificar a prevenção com um sistema coerente, que integre a técnica, a organização do trabalho, as condições de trabalho, as relações sociais e a influência dos fatores ambientais no trabalho;
- Dar prioridade às medidas de proteção coletiva, em relação às medidas de proteção individual;
- Dar instruções adequadas aos trabalhadores (Comunidade Europeia, 1989).

A mesma *Diretiva* estabelece que, sem prejuízo das restantes disposições, a entidade patronal, de acordo com a natureza das atividades da empresa e/ou estabelecimento, deve:

- Avaliar os riscos para a segurança e a saúde dos trabalhadores, inclusive na escolha dos equipamentos de trabalho e das substâncias ou preparados químicos e na concepção dos locais de trabalho.
- Sempre que confiar tarefas a um trabalhador, tomar em consideração as suas capacidades em matéria de segurança e de saúde;
- Proceder de forma que a planificação e a introdução de novas tecnologias sejam objeto de consulta aos trabalhadores e/ou aos seus representantes, no que diz respeito às consequências sobre a segurança e a saúde dos trabalhadores, em matéria de escolha dos equipamentos, de organização das condições de trabalho, e de impacto dos fatores ambientais no trabalho;
- Tomar as medidas adequadas para que só os trabalhadores que tenham recebido uma instrução adequada possam ter acesso às zonas de risco grave e específico (Comunidade Europeia, 1989. Grifos introduzidos).

Por sua vez, a **Diretiva 2006/25/CE**, da Comunidade Europeia (2006), que trata especificamente das "prescrições mínimas de segurança e saúde em matéria de exposição dos trabalhadores aos riscos devidos aos agentes físicos (radiação óptica artificial)", lista, em seu artigo 5º, as seguintes **"disposições destinadas a evitar ou reduzir os riscos"**:

1. Tendo em conta o progresso técnico e a disponibilidade de medidas de controle dos riscos na origem, os riscos resultantes da exposição a radiações ópticas artificiais devem ser eliminados ou reduzidos ao mínimo.

   A redução dos riscos resultantes da exposição a radiações ópticas artificiais deve basear-se nos princípios gerais de prevenção constantes da Diretiva 89/391/CEE.

2. Sempre que a avaliação de riscos (...) sobre trabalhadores expostos a fontes artificiais de radiações ópticas indicar qualquer possibilidade de os valores-limite de exposição serem ultrapassados, o empregador deve elaborar e pôr em prática um programa de ação, com medidas técnicas e/ou organizacionais concebidas para impedir a ultrapassagem dos valores-limite de exposição, tendo em especial atenção:

   a) Outros métodos de trabalho que reduzam os riscos decorrentes de radiações ópticas;

   b) A escolha de equipamento que emita menos radiações ópticas, atendendo ao trabalho a executar;

   c) Medidas técnicas destinadas a reduzir as emissões de radiações ópticas, incluindo, se necessário, a utilização de encravamentos, blindagens ou mecanismos semelhantes de proteção da saúde;

   d) Programas de manutenção adequados para o equipamento de trabalho, o local de trabalho e os postos de trabalho;

   e) Concepção e disposição dos locais e postos de trabalho;

f) Limitação da duração e do nível de exposição;

g) Disponibilidade de equipamentos de proteção individual apropriados;

h) As instruções do fabricante do equipamento, caso este se encontre abrangido por uma diretiva comunitária aplicável.

3. Com base na avaliação de riscos efetuada (...), os locais de trabalho onde os trabalhadores possam encontrar-se expostos a níveis de radiações ópticas provenientes de fontes artificiais que excedam os valores-limite de exposição devem ser sinalizados por meios adequados de acordo com a Diretiva 92/58/CEE do Conselho, de 24 de Junho de 1992, relativa às prescrições mínimas para a sinalização de segurança e/ou de saúde no trabalho (...). Os locais em causa devem também ser delimitados e de acesso restrito, sempre que tal seja tecnicamente possível e exista o risco de os valores-limite de exposição serem ultrapassados.

4. Em todo o caso, a exposição dos trabalhadores não pode ultrapassar os valores-limite. Se, apesar das medidas tomadas pelo empregador para dar cumprimento à presente diretiva no que respeita a fontes artificiais de radiação óptica, os valores-limite de exposição forem ultrapassados, o empregador deverá tomar medidas imediatas destinadas a reduzir a exposição abaixo dos valores-limite de exposição. O empregador identificará os motivos que levaram a que os valores-limite de exposição fossem ultrapassados e adaptará as medidas de proteção e prevenção em conformidade, de modo a evitar que a ultrapassagem desses valores se repita.

5. Nos termos do artigo 15º. da Diretiva 89/391/CEE, o empregador deve adaptar as medidas referidas no presente artigo às necessidades dos trabalhadores pertencentes a grupos de risco particularmente sensíveis.

A mesma **Diretiva 2006/25/CE**, da Comunidade Europeia (2006), que trata das "prescrições mínimas de segurança e saúde em matéria de exposição dos trabalhadores aos riscos devidos aos agentes físicos (radiação óptica artificial)", lista, em seu artigo 6º, **as seguintes disposições relativas à informação e formação dos trabalhadores**:

(...) o empregador deve garantir que os trabalhadores expostos a riscos resultantes de radiações ópticas artificiais no trabalho e/ou os seus representantes recebam a informação e formação necessárias acerca do resultado da avaliação de riscos (...), em especial no que se refere a:

a) Medidas tomadas em aplicação da presente diretiva;

b) Valores-limite de exposição e potenciais riscos associados;

c) Resultados da avaliação, medição e/ou cálculo dos níveis de exposição a radiações ópticas artificiais efetuados (...), acompanhados de uma descrição do seu significado e dos potenciais riscos;

d) Forma de detectar os efeitos negativos para a saúde resultantes da exposição e maneira de os comunicar;

e) Circunstâncias em que os trabalhadores têm direito à vigilância da saúde;

f) Práticas de trabalho seguras para minimizar os riscos resultantes da exposição;

g) Utilização correta do equipamento de proteção individual adequado.

A mesma **Diretiva 2006/25/CE**, da Comunidade Europeia (2006) preconiza, em seu Artigo 7º, **a consulta e participação dos trabalhadores e/ou dos seus representantes,** conforme estabelece o artigo 11º. da Diretiva 89/391/CEE.

Por último, mas não menos importante, a **Diretiva 2006/25/CE**, da Comunidade Europeia (2006), que trata das "prescrições mínimas de segurança e saúde em matéria de exposição dos trabalhadores aos riscos devidos aos agentes físicos (radiação óptica artificial)", estabelece, em seu artigo 8º, as **diretrizes para a vigilância da saúde**, nos seguintes termos:

1. Com os objetivos de prevenir e detectar precocemente eventuais efeitos adversos para a saúde, bem como de prevenir eventuais riscos para a saúde, a longo prazo, e qualquer risco de contração de doenças crônicas resultantes da exposição a radiações ópticas, os Estados-Membros devem aprovar disposições para assegurar uma vigilância adequada da saúde dos trabalhadores, nos termos do artigo 14.o da Diretiva 89/391/CEE.

2. Os Estados-Membros devem assegurar que a vigilância da saúde seja efetuada por um médico, um especialista em medicina do trabalho ou uma autoridade sanitária responsável pela vigilância da saúde, de acordo com a legislação e as práticas nacionais.

3. Os Estados-Membros devem aprovar disposições para assegurar que seja elaborado e atualizado um registo de saúde individual para cada trabalhador sujeito a vigilância da saúde, em conformidade com o Nº. 1. Os registros de saúde devem conter um resumo dos resultados da vigilância da saúde efetuada, e ser conservados de forma que permita a sua posterior consulta, tendo em conta a necessária confidencialidade. Serão fornecidas cópias dos registos adequados à autoridade competente, a pedido desta, tendo em conta a sua eventual confidencialidade. O empregador deve tomar as medidas necessárias para assegurar que o médico, o especialista em medicina do trabalho ou a autoridade sanitária que o Estado-Membro tenha determinado ser responsável pela vigilância da saúde, tenha acesso aos resultados da

avaliação de riscos (...), sempre que tais resultados possam ser relevantes para a vigilância da saúde. Cada trabalhador deve, a seu pedido, ter acesso ao seu registro de saúde pessoal.

4. Em qualquer caso, quando for detectada uma exposição superior aos valores–limite, deve ser facultado ao trabalhador ou trabalhadores em causa, um exame médico, de acordo com a legislação e as práticas nacionais. O exame médico será igualmente realizado se os resultados da vigilância da saúde revelarem que um trabalhador sofre de uma doença ou de uma afecção identificáveis, que sejam consideradas, por um médico ou por um especialista em medicina do trabalho, como resultantes da exposição a radiações ópticas artificiais no local de trabalho. Em ambos os casos, quando os valores–limite forem ultrapassados ou forem identificados efeitos adversos para a saúde (incluindo doenças):

a) O trabalhador deve ser informado, pelo médico ou por outra pessoa devidamente qualificada, dos resultados que lhe digam pessoalmente respeito e, em especial, receber informações e recomendações sobre a vigilância da saúde a que deverá eventualmente submeter–se após o final da exposição;

b) O empregador deve ser informado de quaisquer dados significativos obtidos no âmbito da vigilância da saúde, tendo em conta o necessário sigilo médico;

c) O empregador deve:
– rever a avaliação de riscos realizada (...);
– rever as medidas previstas para eliminar ou reduzir os riscos, nos termos do artigo 5º;
– ter em conta o parecer do especialista em medicina do trabalho ou de outra pessoa devidamente qualificada, ou da autoridade competente, ao aplicar quaisquer medidas necessárias para eliminar ou reduzir os riscos nos termos do artigo 5º, e
– prever uma vigilância contínua da saúde e providenciar no sentido de um exame das condições de saúde de todos os outros trabalhadores que tenham estado expostos de forma semelhante.

Nestes casos, o médico, o especialista em medicina do trabalho ou a autoridade competente podem propor que as pessoas expostas sejam sujeitas a exame médico.

Aspectos específicos

Radiação infravermelha (IRA, IRB, IRC)

A proteção normal mais eficaz frente à exposição à radiação óptica é o confinamento total da fonte e de todas as vias de radiação que possam partir dela. Na maioria dos casos, tais medidas permitem cumprir facilmente os limites de exposição. Não sendo assim, será necessário recorrer à proteção individual. Por exemplo, deverá ser utilizada proteção ocular na forma de óculos, ou roupa protetora. Se as condições de trabalho não permitem adotar tais medidas, poderá ser necessário exercer um controle administrativo e restringir o acesso a fontes muito intensas. Em alguns casos, uma medida para proteger o trabalhador pode ser reduzir a potência da fonte, ou reduzir o tempo de trabalho (mediante pausas que permitam a recuperação do estresse do calor) (Matthes, 1998).

Radiação da luz visível

A exposição ocupacional à radiação visível e ao infravermelho raras vezes acarreta riscos importantes à saúde dos trabalhadores, sendo considerada, em termos gerais, benéfica. Contudo, algumas fontes emitem uma quantidade considerável de radiação visível, provocando uma resposta de aversão ocular natural, o que significa a redução da probabilidade de exposições oculares excessivas. Ao contrário, no caso de exposição à radiação infravermelha de fontes artificiais, existe, sim, o risco de exposições acidentais excessivas. Para evitá-las, é preciso garantir, já no *design* do projeto e das instalações, que as radiações ópticas não alcancem diretamente os olhos, ou que haja a interposição de telas protetoras, medidas que devem ser complementadas pelo uso obrigatório de óculos de proteção.

Além destas medidas gerais do bom senso, indicam-se algumas que têm especificidade setorial, como, por exemplo:

- **Extinção de incêndios**: por lidarem com fogo e incêndios, os bombeiros devem utilizar óculos e capacete de proteção adequados, visando minimizar a exposição direta à luz visível e às radiações infravermelhas, bem como os respectivos riscos para os olhos e para a pele.

- **Proteção ocular em atividades de fundição e de vidro**: os óculos de proteção destinados à proteção ocular frente à radiação infravermelha podem ter um tom de verde, buscando conciliar a proteção contra o infravermelho e a luz visível. Não se deve confundi-los com os óculos de cor azul, que são utilizados nas siderúrgicas e fundições para fins de controle de qualidade da temperatura e da fusão, e que, na verdade, não protegem contra as radiações.

- **Soldagem**: não há dificuldade em se modificarem as propriedades de filtro dos óculos de proteção, para que filtrem o infravermelho e/ou o ultravioleta, requerendo-se, também elevados graus de proteção (3 a 4) para operações de solda a gás, e de 10 a 14, para solda com arco elétrico ou plasma, neste caso, com o uso obrigatório de capacete e proteção (Sliney, 1998b).

Radiação ultravioleta (UVA, UVB, UVC)

A exposição laboral à radiação ultravioleta deve ser minimizada, na medida do possível. No que se refere a fontes artificiais, deverá ser dada prioridade a medidas técnicas tais como filtro, blindagem e confinamento. Os controles administrativos - tais como a limitação de acesso - podem reduzir os requisitos de proteção individual.

Os trabalhadores que atuam na intempérie, como os trabalhadores agrícolas, trabalhadores da construção civil, pescadores etc., devem reduzir ao mínimo seu risco de exposição à radiação UV solar, utilizando roupa apropriada, de tecido mais encorpado, e – o que é mais importante – um chapéu de aba larga para proteger o rosto e o pescoço. Para reduzir ainda mais a exposição, podem ser aplicados filtros solares na pele exposta. Devem ser disponibilizadas áreas de sombra e outras medidas de conforto e proteção.

Na indústria existem numerosas fontes que podem produzir lesões oculares agudas, mesmo com uma exposição breve. Há diversos protetores oculares, com distintos graus de proteção apropriados para cada uso. Entre os de uso industrial, encontram-se os capacetes para soldadura (que, além de oferecerem proteção frente à radiação intensa visível e infravermelha, também protegerem o rosto), óculos de segurança, e os óculos com absorção de ultravioleta. Os protetores oculares para uso industrial devem ser perfeitamente ajustados ao rosto, de maneira que não haja interstícios por onde a radiação UV possa incidir diretamente nos olhos, e devem ser bem construídos, de modo a evitar lesões físicas causadas por seu uso.

A seleção dos meios e proteção ocular deve levar em conta os seguintes aspectos:

- a intensidade e as características da emissão espectral da fonte e UV;
- os padrões de comportamento das pessoas situadas perto das fontes de radiação ultravioleta (são importantes a distância e o tempo de exposição);
- as propriedades de transmissão do material dos óculos protetores;
- o desenho da estrutura e armação dos óculos de proteção, para evitar a exposição periférica dos olhos, a radiação ultravioleta direta, não absorvida (Sliney, 1998a).

Radiação laser: regras gerais de segurança[20]

✓ *Para Instalações Industriais*

A fim de evitar reflexões acidentais, o transporte do feixe, sempre que possível, deve ser feito em sistema fechado, no caso da fibra óptica (*laser* de CO_2). É importante que o sistema condutor conte com o dispositivo detector de vazamentos (rotura). No caso de condução através de espelhos (CO_2), fazer o feixe viajar através de tubos com articulações rotatórias ou telescópicas. Os locais onde existem instalações *laser* devem ser fechados.

Deve-se evitar a presença de pessoas não autorizadas, através de avisos e sinais indicadores. As pessoas que permanecerem no local devem ser protegidas por meio de óculos e roupa de segurança. Nos casos de sistemas que produzem gases ou fumos, é necessária a instalação de equipamentos de exaustão.

✓ *Para Instalações Médicas*

A maioria dos *lasers* utilizados em Medicina pertence às classes 3B ou 4. Aplicam-se, também aqui, as normas dadas anteriormente, quanto às instalações industriais. É importante lembrar o risco de contaminações químicas ou biológicas (especialmente quando ligadas ao uso de *lasers* pulsáteis).

✓ *Equipamentos de Proteção Individual*

No caso de não haver absoluta segurança nas instalações industriais e médicas, recomenda-se o uso de equipamentos de proteção individual, ou seja, óculos de segurança e vestimentas especiais. Via de regra, recomenda-se o emprego de equipamentos de proteção individual para todos os casos de *lasers* da classe 3B ou da classe 4.

Vestimentas

As vestimentas de segurança devem ser de cor clara, reflexiva, e também resistentes ao fogo. Devem ter boa reflexão luminosa, ou boa resistência mecânica.

Óculos

Os óculos devem ser utilizados de acordo com normas específicas. Existem dois tipos de lente: uma aplicável aos comprimentos de onda de 180 nm a 1 mm, e outra aplicável apenas à faixa visível (400 a 700 nm). Ou seja, algumas lentes dão proteção total (incluindo também o infravermelho e o ultravioleta). Outras lentes dão proteção apenas à faixa visível. São importantes as instruções aos operadores, para que tenham clareza do fato de que as lentes se destinam apenas a exposições acidentais e protegem apenas por um tempo máximo de 10 segundos. Elas não devem ser utilizadas para observação do raio *laser*. Devem ser substituídas, em casos de alterações da cor.

✓ *Normas Específicas:* Laser na Usinagem

Confinamento

As operações deste tipo deverão ser efetuadas em locais separados, fechados, controlados e sinalizados.

Pessoal

Somente serão admitidas pessoas indispensáveis aos trabalhos.

---

[20] Esta seção foi baseada no texto escrito para a 2ª edição (Lara Duca, 2003), e contém atualizações ou ampliações, a partir de outras fontes.

Locais: principais características
- revestimento das paredes: escuro e fosco;
- iluminação máxima;
- ausência de objetos refletores;
- dispositivo de segurança rapidamente acessível.

Engaiolamento

Na maior parte das vezes é possível encapsular-se o *laser* e o alvo. Caso contrário, deverão ser dispostos anteparos como proteção contra as radiações refletidas.

Filtros

Os dispositivos de pontaria (por óculos ou por microscópio), frequentemente necessários nos trabalhos de usinagem, deverão dispor de filtros (específicos para comprimento de onda), para evitarem as radiações refletidas.

Proteção Individual

A proteção individual será realizada pelo uso de óculos e de luvas (em casos de necessidade de intervenção manual sobre o alvo).

✓ *Normas Específicas:* **Laser na Construção e Trabalhos Públicos**

Na maioria dos casos (alinhamento, condução do motor, topografia, telemetria), os *lasers* empregados são do tipo hélio-neônio, de fraca potência (raramente superior a 15m W).

Planejamento

O percurso do feixe, suas reflexões e seus desvios deverão ser traçados previamente à execução do serviço (para determinar as zonas eventualmente perigosas).

Distância Crítica entre o Olho e a Fonte Laser

Deve ser calculada esta distância, a partir dos limiares recomendados e das características do *laser*.

Caminho de Raio

Deve ser escolhido um caminho de raio nitidamente mais baixo que a altura média do olho.

Anteparos

Devem ser interpostos anteparos sobre o percurso.

Condições Meteorológicas

Um obstáculo molhado pela chuva pode tornar-se uma superfície refletora. Nevoeiro ou bruma pode modificar a propagação do feixe.

✓ *Normas Específicas:* **Laser em Laboratórios**

Características do Risco

Geralmente são *lasers* de grande potência, de caráter transitório e variável em função dos trabalhos.

Concepção da Área de Trabalho (recomendações):
- uma sala para cada tipo de ensaio;
- acesso apenas da equipe específica;
- altura da instalação do *laser*: não deverá jamais localizar-se à altura dos olhos de um indivíduo sentado ou em pé;
- equipada com um dispositivo de parada urgente de fácil acesso;
- sistema de interfone entre o interior e o exterior do laboratório.

Dispositivos Antideflagrantes

Os *lasers* destinados a atividades de trabalho em atmosfera explosiva deverão dispor de dispositivo antideflagrante.

Material Experimental

Deve ser compatível com os imperativos de segurança.

Capotes e Anteparos de Proteção
- Providenciar para o contorno da bancada de experiência uma "barreira" de 40cm de altura, de forma que o manipulador só possa intervir por cima;
- O material deverá ser "opaco" (ao comprimento de onda específico do *laser*);
- Interpor no percurso um aparelho de medida que indicará eventualmente a presença de um feixe residual;
- Testar o porte do material na potência máxima do *laser*.

Proteção em Salas Cirúrgicas

De acordo com Sliney (1995), merecem atenção especial os pontos abordados a seguir.

Principal Causa do Risco

O tipo mais comum empregado hoje na maioria das aplicações cirúrgicas é o *laser* a CO_2 e a Neodímio: YAG harmônico. Estão na região espectral do infravermelho e são invisíveis. A presença de feixe secundário pode passar despercebida. Isto não acontece com o KTP, que é altamente visível, com feixe azul-verde (488, 514,5 e 532nm).

Problema de Reflexão dos Instrumentos Cirúrgicos

As reflexões são mais sérias em espelhos de superfícies planas (especulares), características de muitos instrumentos cirúrgicos metálicos. Muitos instrumentos cirúrgicos agora têm superfícies pretas anodizadas ou tratadas a areia, ou enrugadas, para reduzir (mas não eliminar) reflexões potencialmente perigosas. A superfície enrugada é mais eficiente do que a superfície preta (ebonizada), visto que o feixe refletido é difuso. Uma superfície preta com aspereza fornece aumento de proteção. Pode ser acrescida de um polímero preto, de forma a oferecer a máxima proteção (Fig. 15.8).

Proteção para o Paciente

Podem ocorrer lesões nos olhos e na pele, por desvio da direção do feixe ou reflexões. A possibilidade de ignição e queimadura é particularmente grave, uma vez que, submetido à anestesia, o paciente encontra-se à mercê da sensação de calor, incapaz de manifestar-se sobre o fato.

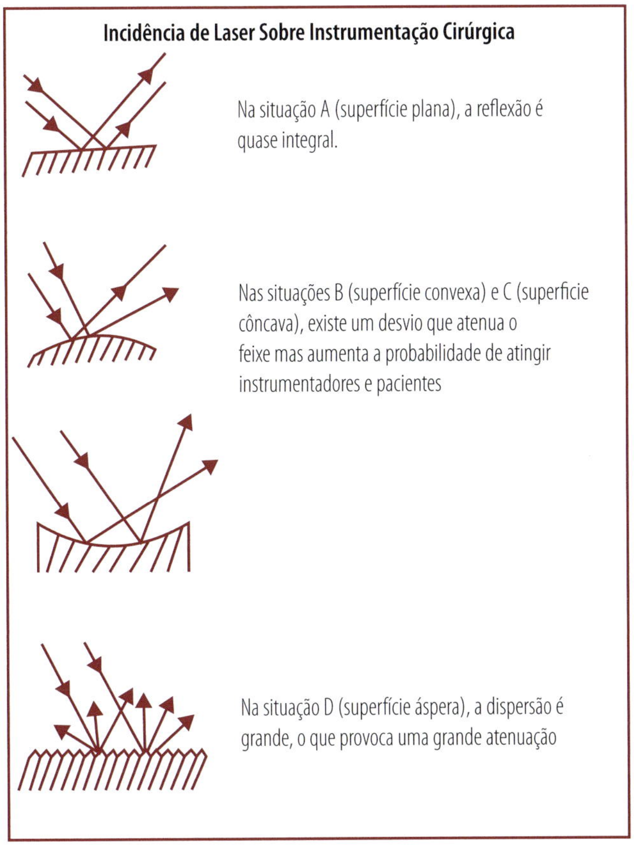

Incidência de Laser Sobre Instrumentação Cirúrgica

Na situação A (superfície plana), a reflexão é quase integral.

Nas situações B (superfície convexa) e C (superfície côncava), existe um desvio que atenua o feixe mas aumenta a probabilidade de atingir instrumentadores e pacientes

Na situação D (superfície áspera), a dispersão é grande, o que provoca uma grande atenuação

Fig. 15.8. O *laser* na instrumentação cirúrgica.

O uso do interruptor de apoio do *laser* pode reduzir o número de tais acidentes, mas nunca eliminar completamente o risco.

Principais Tipos de Acidentes com Pacientes

O uso dos *lasers* nos olhos ou em áreas próximas pode provocar danos acidentais nessas estruturas, porém, existem proteções disponíveis. A segurança do paciente deve ser objeto de particular preocupação para as cirurgias de cabeça e pescoço utilizando o *laser* perto da traqueia. Existem relatos de danos fatais. Deve-se evitar o uso de materiais combustíveis em tubos endotraqueais, mas, é frequente que peças aéreas contenham elementos de plástico ou borracha.

Riscos para o Cirurgião

Geralmente, o olhar do cirurgião está dirigido para sistemas ópticos (endoscopia, microscópio de operação, colposcópio, biomicroscópio com fenda de iluminação etc.). Por isto, os reflexos são atenuados, dentro da óptica. Sob tais condições de visão indireta, o cirurgião não está sujeito a risco significativo. Contudo, se o *laser* for acidentalmente ativado enquanto o cirurgião não estiver agindo através da óptica da visão do equipamento, ele estará correndo risco, assim como qualquer outra pessoa na sala.

Riscos de Incêndios

Tem ocorrido fogo acidental devido à confusão criada pelo múltiplo pé de interruptores posicionados abaixo da mesa operatória. O interruptor de comando do *laser* não deve ser encoberto e deve ser claramente identificado (Rinder, 2008).

Riscos para os Auxiliares

Assistentes estão mais expostos do que os cirurgiões a reflexos secundários de dispositivos cirúrgicos, considerando-se que os olhos do cirurgião estão protegidos pelo sistema óptico. Reflexos da córnea ou de lentes utilizados na cirurgia oftálmica podem ser perigosos para os assistentes ou espectadores.

Segurança de Outros Espectadores

Os espectadores das instalações cirúrgicas ou ambulatórios, presentes para observar ou acalmar o paciente (parentes do paciente), podem ser suscetíveis à exposição de feixes de *laser* refletidos, da mesma maneira como um assistente cirúrgico ou enfermeiro. Por causa da falta de treinamento ou conhecimento sobre os procedimentos cirúrgicos, estes espectadores podem correr grandes riscos, quando, inadvertidamente, se colocam em posições perigosas. Para estes indivíduos deveriam ser providenciados protetores de olhos.

Óculos de Segurança

Devem possuir proteções laterais de policarbonato. Estão disponíveis para uso do *laser* a CO_2, marcados com a indicação da densidade óptica ("OD" = 4 a comprimento de onda do CO_2 de 10,6 μm). Muitos estudos mostram que, em relação a outros plásticos, o policarbonato é, de longe, superior em resistência. Tal uso é largamente justificável para o *laser* a CO_2, acima de 100 watts de energia.

Proteção da Pele

Deve haver uma preocupação grande com as mãos (localizadas perto da zona focal) quando se usa Xe-CI 308-nm. Também a radiação UV é preocupante e a pele deveria ser coberta. O tecido de lã é um fator atenuante.

Proteção Respiratória

Provavelmente, nenhum problema tem causado mais preocupação na segurança relativa ao uso do *laser* cirúrgico do que a potencial falta de ar respirável, devido aos gases produzidos durante a vaporização de tecidos. Embora a fotocoagulação não produza contaminação aérea por fumaça, produz gases e partículas que devem ser considerados como perigo potencial para a respiração. Estudos sobre a produção da toxicidade química devida aos produtos da pirólise e a possibilidade de dispersão de partículas (fragmentos virais) apontam que tais fatores deveriam ser uma real causa de preocupação, a menos que haja disponibilidade de sistemas de ventilação exaustora e de proteção respiratória muito bons. Alguns fornecedores de equipamentos médicos oferecem dispositivos capazes de proteger toda a face contra respingos de materiais de pacientes com infecções virais. Embora não tenham sido projetadas para isto, as máscaras de policarbonato oferecerão também alguma proteção contra exposição a reflexos da radiação *laser*.

Treinamento

Deve abranger todo o pessoal que trabalha diretamente com os *lasers*, ou aqueles cujos postos de trabalho se situam na proximidade de um gerador, isto é:

- todos os manipuladores;
- os vizinhos dos manipuladores;
- o pessoal autorizado a atravessar o local, por uma razão qualquer.

✓ *Vigilância da saúde dos trabalhadores*[21]

A vigilância de saúde deve seguir as normas legais brasileiras, preconizadas nas NRs 7 e 32, as quais incluem a obrigatoriedade dos exames admissionais, periódicos, demissionais, e após mudança de função ou longos afastamentos. Seria recomendável incluir, por negociação coletiva ou por outros instrumentos, o seguimento de saúde, após desligamento, época em que poderão se manifestar efeitos tardios das exposições ocupacionais, sobretudo nos olhos.

Normas estrangeiras habitualmente citadas incluem, no exame admissional, a investigação dos seguintes antecedentes oculares:

- neurite óptica;
- retinite;
- descolamento da retina;
- anomalias vasculares do fundo de olho;
- glaucoma;
- catarata;
- visão monocular;
- perturbações da refração provocando uma acuidade fraca.

Costuma ser incluída a investigação das seguintes doenças (não oculares):

- diabetes;
- hipertensão arterial;
- arteriosclerose;
- esclerose em placas;
- lúpus eritematoso etc.

Finalmente, cabe assinalar que o exame físico deve incluir a avaliação por oftalmologista.

▶ Referências

ABHO – Associação Brasileira de Higienistas Ocupacionais/ACGIH – American Conference of Governmental Industrial Hygienists. TLVs® e BEIs® - Limites de Exposição Ocupacional (TLVs®) para substâncias químicas e agentes físicos & Índices Biológicos de Exposição BEIs®). 2012. [Tradução da ABHO]. São Paulo: ABHO, 2012.

Comunidade Europeia. Diretiva 89/391/CEE do Conselho, de 12 de Junho de 1989, relativa à aplicação de medidas destinadas a promover a melhoria da segurança e da saúde dos trabalhadores no trabalho. (Jornal Oficial no. L 183, de 29/6/1989, p. 1-8.)

Comunidade Europeia. Diretiva 2006/25/CE do Parlamento Europeu e do Conselho, de 5 de Abril de 2006, relativa às prescrições mínimas de saúde e segurança em matéria de exposição dos trabalhadores aos riscos devidos aos agentes físicos (radiação óptica artificial) (19.a diretiva especial na acepção do n.o 1 do artigo 16.o da Diretiva 89/391/CEE) (Jornal Oficial no. L 114, de 27.4.2006, p. 38)

Correa MP. Índice ultravioleta: avaliações e aplicações. São Paulo, 2003. [Tese de Doutorado. Instituto de Astronomia, Geofísica e Ciências Atmosféricas, USP].

Hathaway JA, Sliney DH. Laser radiation. In: Wald PH, Stave GM (eds.) – Physical and biological hazards of the workplace. New York: Van Nostrand Reinhold, 1994a. p. 196-202.

Hathaway JA, Sliney DH. Ultraviolet radiation. In: Wald PH, Stave GM (eds.) – Physical and biological hazards of the workplace. New York: Van Nostrand Reinhold, 1994b. p. 184-8.

Hathaway JA, Sliney DH. Visible light and infrared radiation. In: Wald PH, Stave GM (eds.) – Physical and biological hazards of the workplace. New York: Van Nostrand Reinhold, 1994c. p. 189-95.

IARC – International Agency for Research on Cancer. IARC Monographs on the evaluation of carcinogenic risks to humans: solar and ultraviolet radiation. IARC Monographs on the Evaluation of Carcinogenic Risks to Humans, 55: 1–316, 1992a.

IARC - International Agency for Research on Cancer. Solar and ultraviolet radiation. Lyon: IARC, 1992b. [Monographs on the evaluation of chemical carcinogenic risks to humans, Volume 55].

IARC - International Agency for Research on Cancer (2006a). IARC Working Group Reports – Exposure to artificial UV radiation and skin cancer. Lyon, France: IARC, 2006.

IARC - International Agency for Research on Cancer. The association of use of sunbeds with cutaneous malignant melanoma and other skin cancers: a systematic review. International Journal of Cancer, 120: 1116–1122, 2007.

IARC - International Agency for Research on Cancer. Solar and ultraviolet radiation. Lyon: IARC, 2012. [Monographs on the evaluation of chemical carcinogenic risks to humans, Volume 100D]. Disponível em: http://monographs.iarc.fr/ENG/Monographs/vol100D/mono100D.pdf

ICNIRP - International Commission on Non-Ionizing Radiation Protection. Guidelines on UV radiation exposure limits. ICNIRP Statement. Health Physics, 71(6): 978, 1996.

ICNIRP - International Commission on Non-Ionizing Radiation Protection. Guidelines on limits of exposure to broad band incoherent optical radiation (0,38 to 3mm). ICNIRP Statement. Health Physics, 73(3): 539-54, 1997.

ICNIRP - International Commission on Non-Ionizing Radiation Protection. General approach to protection against non-ionizing radiation. ICNIRP Statement. Health Physics, 82(4): 540-8, 2002.

ICNIRP - International Commission on Non-Ionizing Radiation Protection. Health issues of ultraviolet tanning appliances used for cosmetic purposes. ICNIRP Statement. Health Physics, 84(1): 119-27, 2003.

ILO – International Labor Organization. International Radiation Protection Association/ International Non-Ionizing Radiation

---

[21] Seção baseada no texto da 2ªedição, elaborado por Lara Duca (2003).

Committee. The use of lasers in the workplace: a practical guide. Geneva: ILO, 1993. [Occupational Safety and Health Series, No. 68]

ILO – International Labor Organization. Ambient factors: an ILO code of practice. Geneva: ILO, 2001.

Lara Duca AC. Radiações eletromagnéticas não ionizantes: laser. In: Mendes R. (org.). Patologia do Trabalho. 2ª. ed. Rio de Janeiro: Editora Atheneu, 2003. p. 681-701.

Matthes R. Radiación infraroja. In: OIT – Oficina Internacional del Trabajo. Enciclopedia de salud y seguridad en el trabajo. 4ª. ed. Ginebra/Madrid: Organización Internacional del Trabajo y Ministerio de Trabajo y Asuntos Sociales de España, 1998. Volumen II, p. 49.10. Disponible en: http://www.insht.es/InshtWeb/Contenidos/Documentacion/TextosOnline/EnciclopediaOIT/tomo2/49.pdf

Okuno E, Vilela MAC. Radiação ultravioleta: características e efeitos. São Paulo: Editora Livraria da Física/Sociedade Brasileira de Física, 2005. [Série Temas Atuais de Física]

Rinder CS. Fire safety in the operating room. Current Opinion in Anaesthesiology, 21(6): 790-5, 2008.

Roditi I. Dicionário Houaiss de Física. Rio de Janeiro: Objetiva, 2005.

Rosen CF. Ultraviolet radiation. In: Craighead JE (ed.). Pathology of environmental and occupational disease. St. Louis: Mosby, 1995. p. 194.

Sliney DH. Laser safety. Lasers in Surgery and Medicine, 16: 215-25, 1995.

Sliney DH. Radiación ultravioleta. In: OIT – Oficina Internacional del Trabajo. Enciclopedia de salud y seguridad en el trabajo. 4ª. ed. Ginebra/Madrid: Organización Internacional del Trabajo y Ministerio de Trabajo y Asuntos Sociales de España, 1998a. Volumen II, p. 49.6. Disponible en: http://www.insht.es/InshtWeb/Contenidos/Documentacion/TextosOnline/EnciclopediaOIT/tomo2/49.pdf

Sliney DH. Luz y radiación infraroja. In: OIT – Oficina Internacional del Trabajo. Enciclopedia de salud y seguridad en el trabajo. 4ª. ed. Ginebra/Madrid: Organización Internacional del Trabajo y Ministerio de Trabajo y Asuntos Sociales de España, 1998b. Volumen II, p. 49.14. Disponible en: http://www.insht.es/InshtWeb/Contenidos/Documentacion/TextosOnline/EnciclopediaOIT/tomo2/49.pdf

Sliney DH. Laseres. In: OIT – Oficina Internacional del Trabajo. Enciclopedia de salud y seguridad en el trabajo. 4ª. ed. Ginebra/Madrid: Organización Internacional del Trabajo y Ministerio de Trabajo y Asuntos Sociales de España, 1998c. Volumen II, p. 49.18. Disponible en: http://www.insht.es/InshtWeb/Contenidos/Documentacion/TextosOnline/EnciclopediaOIT/tomo2/49.pdf

Souza SRP, Fischer FM, Souza JMP. Bronzeamento e risco de melanoma cutâneo: revisão da literatura. Revista de Saúde Pública, 38(4): 588-98, 2004.

Sweeney C. Laser safety in dentistry. General Dentistry, 56(7): 653-9, 2008.

WHO. Word Health Organization. Ultraviolet radiation. 2nd. ed. Environmental Health Criteria Document 160. Geneva: WHO, 1994.

WHO. World Health Organization. Global solar UV index: a practical guide. Geneva: WHO, 2002.

WHO. World Health Organization. Intersun. A global UV project: a guide and compendium. Geneva: WHO, 2003.

WHO. World Health Organization. Health and environmental effects of ultraviolet radiation: a scientific summary of Environmental Health Criteria 160: Ultraviolet Radiation ((WHO/EHG/95.16). Disponível em: http://www.who.int/uv/publications/UVEHeffects.pdf

Tensões por Trocas Térmicas: Calor

Cristian Kotinda Júnior
Guilherme Salgado

- Introdução
- Avaliação da exposição ocupacional ao calor
- Limites de tolerância para a exposição ao calor
- Resposta fisiológica ao calor
- Avaliação da sobrecarga fisiológica por calor
- Doenças causadas pela exposição ao calor
- Medidas de controle do calor
- Referências

Introdução

O calor, como agente de natureza física, está presente em diversas atividades profissionais e, sem dúvida, figura entre os que subjetivamente causam mais elevado desconforto aos trabalhadores. Os principais ramos de atividade que geram exposição ao estresse por calor, segundo a OIT, são as siderúrgicas, indústrias de vidro, papel, padarias e indústrias de mineração. Limpadores de chaminés e bombeiros também são expostos ao calor. Pessoas que trabalham em espaços confinados e trabalhadores de meios de transporte também podem sofrer os efeitos do calor. Não se pode esquecer, ainda, dos trabalhos rurais, em que há exposição direta ao calor solar.

O *estresse ocupacional* por calor ocorre quando o ambiente de trabalho (temperatura do ar, temperatura radiante, umidade e velocidade ar), roupas e atividade interagem para produzir uma tendência ao aumento da temperatura corporal. Quanto mais quente o ambiente, menor a diferença de temperatura entre a temperatura da superfície da pele ou da roupa. O ser humano libera calor para o ambiente, principalmente através da combinação de radiação, convecção e evaporação. Dessa forma, são ativados os sistemas de vasodilatação periférica e sudorese, cuja principal função é a transferência de calor do interior do corpo para a periferia (transferência de calor interno), e da periferia para o meio externo (transferência de calor externo). Nessa hora, a evaporação de suor adquire importância crescente com o aumento da temperatura ambiente. Por esta razão, a velocidade do ar e a umidade ambiente (pressão parcial de vapor de água) são fatores ambientais críticos em ambientes quentes. Quando a umidade é elevada, o corpo continua a produzir suor, mas a evaporação é reduzida. A transpiração que não consegue evaporar-se não possui qualquer efeito de refrigeração: escorre através do corpo e se desperdiça, sem causar efeito na regulação térmica. No entanto, em algum momento do estresse pelo calor, essas medidas compensatórias do corpo podem perder a eficácia em manter a temperatura corpórea interna estável. Como resultado, doenças induzidas pelo calor, como a *insolação*, podem acontecer, e serão relatadas a seguir.

A avaliação da *sobrecarga térmica* permite dimensionar o risco à saúde dos trabalhadores e planejar medidas preventivas. Apesar de não ser diretamente abordada pelas normas e legislação brasileira, a avaliação da sobrecarga térmica é de suma importância para melhor proteção da saúde dos trabalhadores.

Avaliação da exposição ocupacional ao calor

A avaliação da exposição ocupacional ao calor pode ser realizada com base em parâmetros ambientais e fisiológicos. Estes critérios são medidos através de índices. Estes índices (medidos ou calculados) são um único número ou valor que integram os efeitos de parâmetros básicos de um ambiente quente no ser humano. Existem mais de 60 índices descritos, que são utilizados no mundo inteiro, e não há um consenso que estabeleça qual é o melhor. Alguns índices não consideram todos os parâmetros básicos e, teoricamente, seriam inadequados. Entretanto, estes índices teoricamente inadequados podem estar justificados para aplicações específicas. O recente surgimento da padronização pela ISO (*International Standards Organization*) vem pressionando para a adoção de um índice similar, no mundo todo. Os índices de avaliação da exposição ao calor podem ser classificados em índices de *conforto* e de *sobrecarga térmica*. Alguns destes índices (os mais amplamente utilizados) serão detalhados adiante.

Entre os índices de conforto térmico, citam-se a **Temperatura Efetiva** e a **Temperatura Efetiva Corrigida**. Entre os índices de sobrecarga térmica, citam-se o **Índice de Sobrecarga Térmica (IST)**, o Índice de Termômetro de Globo e Úmido (ITGU) e o Índice de Bulbo Úmido Termômetro de Globo (IBUTG). A Temperatura Efetiva e a Temperatura Efetiva Corrigida não consideram todos os parâmetros tidos como fundamentais para a correta avaliação da sobrecarga térmica e, portanto, são menos recomendados para um adequado estudo da exposição ao calor. Todos os detalhes referentes a cada um destes índices podem ser encontrados nas ISO e em referências especializadas. Neste capítulo, serão abordados os índices preconizados pela legislação brasileira vigente e pelos orgãos internacionais de segurança e saúde.

A legislação brasileira, através da Portaria número 3.214, de 8 de junho de 1978, regulamentada pelo Anexo 3 da Norma Regulamentadora Nº. 15 - NR- 15, do Ministério do Trabalho e Emprego (MTE), preconiza que a exposição ao calor deve ser avaliada através do Índice de Bulbo Úmido **Termômetro de Globo (IBUTG)**. Certamente é o índice mais utilizado no mundo. Além da medição ambiental, a norma também utiliza como critério a produção corporal de calor com a atividade muscular, denominada *taxa metabólica*. Existem diversas maneiras de se estimar a taxa metabólica, pelo tipo de atividade, postura no trabalho, velocidade na realização das tarefas etc. A metodologia para sua aferição pode ser encontrada no documento *ISO 8996 – Ergonomics of the thermal environment -- Determination of metabolic rate (2004)* e na publicação *Limites de Exposição Ocupacional (TLVs®)* para substâncias químicas e agentes físicos & Índices Biológicos de Exposição *BEIs® da ACGIH (2012)*.

Taxa metabólica

A ISO 8996 faz alusão a quatro níveis de determinação da taxa metabólica, cada um deles com uma metodologia e acurácia, como se segue:

- <u>Nível 1</u>: Rastreamento. Determinação da taxa metabólica baseada na atividade e ocupação. Baixa acurácia com risco muito grande de erro. É a utilizada pela NR 15.
- <u>Nível 2</u>: Observação. Determinação da taxa metabólica por atividades específicas. Acurácia de aproximadamente 20%. Risco grande de erro.

- Nível 3: Análise. Determinação da taxa metabólica através da medida da frequência cardíaca. Acurácia de aproximadamente 10%. Risco médio de erro. É necessário pessoal treinado para realizar as medições sob condições pré-definidas.
- Nível 4: Especializado. Determinação da taxa metabólica por mensuração da calorimetria direta, consumo de oxigênio e outros. Acurácia de aproximadamente 5%. Erros dentro dos limites aceitáveis. Pouco utilizado na prática, devido à dificuldade de coletar os dados.

Segue o que preconiza o anexo da NR 15, em relação à *taxa metabólica* (Tabela 16.1).

Tabela 16.1: Estimativa de gasto energético sugerida pela NR 15, Anexo 3.

Tipo de atividade	Taxa Metabólica (Kcal/hora)
Sentado em repouso	100
Trabalho leve	
Sentado, movimentos moderados com braços e tronco (ex: datilografia)	125
Sentado, movimentos moderados com braços e pernas (ex: dirigir)	150
De pé, trabalho leve em máquina ou bancada, principalmente com os braços	150
Trabalho moderado	
Sentado, movimentos vigorosos com braços e pernas	180
De pé, trabalho em máquina ou bancada, com alguma movimentação	175
De pé, trabalho moderado em máquina ou bancada, com alguma movimentação	220
Em movimento, trabalho moderado de levantar ou empurrar	300
Trabalho pesado	
Trabalho intermitente de levantar, empurrar ou arrastar pesos (ex: remoção com pá)	440
Trabalho fatigante	550

Lembrando que a escolha de um método viável, factível e que gere o mínimo de interferências possíveis e possibilite apresentar um parâmetro objetivo da taxa metabólica média estimada para os trabalhadores expostos ao calor, depende exclusivamente do avaliador.

Índice de temperatura de bulbo úmido termômetro de globo (IBUTG)

Os órgãos estrangeiros NIOSH e ACGIH determinam que o IBUTG somente pode ser utilizado quando os dados da área de trabalho estão disponíveis, e não deve ser utilizado quando os trabalhadores utilizam trajes encapsulados, roupas impermeáveis ou altamente resistentes ao vapor de água ou ao movimento do ar.

O IBUTG é definido por uma equação matemática que correlaciona alguns parâmetros ambientais do ambiente de trabalho. A equação, para o cálculo do índice, varia em função da presença, ou não, de carga solar no momento da medição, conforme e apresentado a seguir:

Ambientes internos ou externos, sem carga solar:

$$IBUTG = 0,7\,tbn + 0,3\,tg$$

Ambientes externos com carga solar:

$$IBUTG = 0,7\,tbn + 0,2\,tg + 0,1\,tbs$$

Onde:
tbn = temperatura de bulbo úmido natural
tg = temperatura de globo
tbs = temperatura de bulbo seco

A Fundação Jorge Duprat Figueiredo de Segurança e Medicina do Trabalho (FUNDACENTRO), órgão de ensino e pesquisa do MTE, publicou a *Norma de Higiene Ocupacional 06 (NHO 06) – Avaliação da exposição ocupacional ao calor*, que descreve os equipamentos e orienta os procedimentos de medição do IBUTG. Cabe salientar que as medições devem ser feitas em grupos homogêneos de exposição e a avaliação deve cobrir todas as condições operacionais e ambientais habituais que envolvam o trabalhador no exercício de suas funções.

A *temperatura do ar* é medida pelo termômetro de bulbo seco (Tbs). O termômetro de bulbo úmido natural (Tbn) também mede a temperatura do ar, porém sofre interferência da umidade relativa do mesmo. A *umidade relativa do ar* pode ser medida com higrômetros ou, indiretamente, por carta psicrométrica, aplicando os valores do Tbs e do Tbn obtidos na avaliação.

Quando houver exposição a duas ou mais situações térmicas diferentes, deve ser determinado o IBUTG média ponderada, assim como a Taxa Metabólica média ponderada, quando houver duas ou mais atividades desenvolvidas. Essas médias são obtidas pela soma dos IBUTG e taxas metabólicas isoladas nas diversas situações, num intervalo de 60 minutos corridos, conforme abaixo:

$$IBUTG = \frac{IBUTG_1 \times T_1 + IBUTG_2 \times T_2 \times \ldots + IBUTG_n \times T_n}{60}$$

Sendo:
$IBUTG_1$ = valor do IBUTG na situação 1
$IBUTG_2$ = valor do IBUTG na situação 2.
$IBUTG_n$ = valor do IBUTG na situação n.
T_1, T_2 e T_n = Tempo, em minutos, das situações distintas.

Os tempos T_1, T_2 e T_n devem ser tomados no período mais desfavorável do ciclo de trabalho, sendo $T_1 + T_2 + ... + T_n = 60$ minutos corridos.

O mesmo princípio deve ser seguido para a taxa metabólica média.

Índice de Sobrecarga Térmica (IST)

Para o cálculo do IST é necessário fazer as medidas do calor radiante (Tg), da ventilação, da temperatura de bulbo úmido natural (Tbn), da temperatura de bulbo seco (Tbs), da umidade relativa do ar e da taxa metabólica. A velocidade do ar pode ser medida com um anemômetro de palhetas com leitura direta. Os valores obtidos são lançados em gráficos, onde é feita a estimativa da evaporação necessária e da evaporação máxima. A Tabela 16.2 mostra como o IST deve ser avaliado. Considera-se que o ambiente apresenta condições aceitáveis quando o IST é de até 50%.

▶ Limites de tolerância para a exposição ao calor

Realizadas as medições ambientais, os cálculos e a estimativa da taxa metabólica, deve-se verificar se os valores estão de acordo com os limites de tolerância. A Tabela 16.3 mostra os limites de tolerância baseados no tempo de trabalho e de descanso e do tipo de atividade, de acordo com o Anexo 3 da NR 15 e do TLV® da ACGIH.

Os limites de tolerância máximos de IBUTG permitidos pela NR-15, em relação à taxa metabólica, consequentemente ao tipo de atividade exercida, estão ilustrados na Tabela 16.4.

Tabela 16.4. Limites de tolerância máximos em relação à taxa metabólica

M (Kcal/h)	Máximo IBUTG (°C)
175	30,5
200	30,0
250	28,5
300	27,5
350	26,5
400	26
450	25,5
500	25,0

Fonte: adaptada da NR 15, Anexo 3.

Tabela 16.2. Valor do Índice de Sobrecarga Térmica (IST) e seus efeitos sobre a capacidade de trabalho

Valor do IST (%)	Efeitos
0	Não há efeito
10 a 30	Pouco efeito sobre o trabalho pesado e possíveis efeitos sobre o trabalho que exija habilidades
40 a 60	Envolve risco à saúde se o trabalhador não está adaptado. A aclimatização é necessária
70 a 90	O trabalhador deve ser selecionado por exames médicos e é necessária uma ingestão de água e sal adequada
100	Máxima tensão térmica tolerada diariamente por um trabalhador jovem do gênero masculino aclimatizado
> 100	O tempo de exposição deve ser limitado pelo risco de choque térmico

Tabela 16.3. Limites de tolerância para exposição ocupacional ao calor (em °C)

Regime de trabalho	% do tempo de trabalho	Tipo de atividade					
		NR 15			ACGIH		
		Leve	Moderado	Pesado	Leve	Moderado	Pesado
Trabalho contínuo	100	até 30,0	até 26,7	até 25,0	31,0	28,0	–
45 minutos trabalho 15 minutos descanso	75	30,1 a 30,5	26,8 a 28,0	25,1 a 25,9	31,0	28,0	–
30 minutos trabalho 30 minutos descanso	50	30,7 a 31,4	28,1 a 29,4	26,0 a 27,9	31,0	29,0	27,0
15 minutos trabalho 45 minutos descanso	25	31,5 a 32,2	29,5 a 31,1	28,0 a 30,0	32,0	30,0	29,0
Não é permitido o trabalho, sem a adoção de medidas adequadas de controle	0	Acima de 32,2	Acima de 31,1	Acima de 30,0	Acima de 32,5	Acima de 31,5	Acima de 30,5

Adaptada da NR 15 e ACGIH.

Resposta fisiológica ao calor

Frente a variações térmicas do meio ambiente, o organismo humano busca o equilíbrio homeotérmico, ou seja, a capacidade de manter a temperatura central do corpo constante. Através de mecanismos de termorregulação, que funcionam continuamente, o organismo mantém o equilíbrio entre a produção e a perda de calor. No estado estável, a produção de calor deve ser igual à perda de calor (Camargo, Furlan, 2011).

Em geral, a temperatura central normal média do adulto situa-se entre 36,7ºC e 37,2ºC. A temperatura dos tecidos profundos do corpo (temperatura corporal central) tende a permanecer praticamente constante, com variação fisiológica de aproximadamente 0,6ºC, salvo em casos de doenças febris (Guyton, Hall, 2011). No entanto, nem todas as partes do corpo humano têm a mesma temperatura, e tampouco são afetadas pelos mesmos fatores. Por isso mesmo, as diferentes formas de medir a temperatura corporal (retal, timpânica, oral, da urina e axilar), apresentam diferenças entre si e entre sua relação com a temperatura corporal central, como veremos adiante neste capítulo.

São quatro os mecanismos de trocas térmicas: condução, convecção, radiação e evaporação:

- **Condução.** Troca de calor que ocorre entre corpos que estejam em contato. Quanto maior a diferença de temperatura, maior será a troca de calor. Para os trabalhadores, essas trocas são pequenas, especialmente se comparadas aos outros tipos de trocas.
- **Convecção.** Troca de calor que ocorre através de um fluido, geralmente o ar atmosférico, em contato com um corpo. O ar, em contato com o corpo, tem sua densidade diminuída, devido ao aumento da sua temperatura, deslocando-se para cima. Dessa forma, juntamente com a troca de calor ocorre a movimentação do fluido (correntes convectivas). A temperatura do ar e a velocidade do ar interferem nas trocas por convecção.
- **Radiação.** Troca de calor que ocorre pela radiação infravermelha (ondas eletromagnéticas não ionizantes), não sendo necessário meio físico para se propagar. Todos os corpos que não estão na temperatura do *zero absoluto* emitem radiação infravermelha, e o calor transmitido através deste mecanismo é denominado *calor radiante*. Em alguns ambientes de trabalho, as fontes radiantes podem ser responsáveis por 60% das trocas térmicas de calor. Apenas a carga radiante do ambiente é que interfere neste tipo de troca, que não é afetada pela temperatura ou velocidade do ar.
- **Evaporação** — é o processo de passagem de um líquido para a fase gasosa, sendo, neste caso, a troca de calor produzida pela evaporação do suor. No corpo humano, são necessárias 580 kcal para evaporar 1 litro de água. Além de sofrer interferência da temperatura e velocidade do ar, a umidade do ar é um importante interferente neste tipo de troca.

Geralmente, nas situações habituais do dia a dia, esses mecanismos de troca de calor promovem perda de calor pelo corpo, dado que a temperatura ambiente é inferior à temperatura corporal. Para temperatura ambiente superior a 37ºC, ocorre ganho de calor pelo organismo, através dos mesmos processos, sendo que a principal forma de troca de calor com o ambiente é através da pele. Quando a temperatura do ambiente é maior que a do corpo, a única forma de do corpo livrar-se do calor é a evaporação (Guyton, Hall, 2011). Quando a vasodilatação máxima não consegue, de forma isolada, eliminar o calor na mesma velocidade em que ele é produzido, o organismo lança mão da sudorese, como mecanismo de perda de calor (Camargo, Furlan, 2011). Pode-se resumir em três os mecanismos importantes para reduzir calor do organismo, frente à temperatura corporal excessiva:

- Inibição da termogênese: diminuição da produção de calor.
- Vasodilatação: intensa dilatação dos vasos sanguíneos cutâneos (pode aumentar a transferência de calor para a pele em até oito vezes)
- Sudorese: ocorre acentuada elevação na velocidade de perda de calor através da evaporação, quando a temperatura corporal total ultrapassa o nível crítico de 37ºC.

Avaliação de sobrecarga fisiológica devida à exposição ao calor

Apesar de não ser diretamente abordada pelas normas e legislação brasileira atualmente em vigor, existem diversas formas de avaliação e monitoramento de sobrecarga térmica por calor, através de medições fisiológicas. O livro de TLVs® e BEIs® da ACGIH (ABHO/ACGIH, 2012) e as normas ISO, em especial a ISO 9886 - *Ergonomics – Evaluation of thermal strain by physiological measurements*, abordam estas avaliações, descrevendo as diversas metodologias, bem como a importância desta avaliação para a proteção da saúde dos trabalhadores. Ambos os documentos discorrem sobre vários métodos de medição e parâmetros fisiológicos para avaliação da sobrecarga térmica, a saber:

- frequência cardíaca (ISO e ACGIH);
- temperatura corporal (ISO e ACGIH);
- perda de massa corporal (ISO e ACGIH);
- temperatura da pele (ISO);
- presença de sintomas (ACGIH);
- sódio urinário (ACGIH).

Além das diferenças quanto aos parâmetros, existem também diferenças metodológicas e de interpretação entre os documentos. A escolha de qual método adotar depende de vários fatores, tais como disponibilidade de equipe treinada, recursos e materiais disponíveis, local de trabalho, conforto do trabalhador, entre outros. Alguns métodos, apesar de apresentarem maior acurácia, são mais dispendiosos e complexos, além de trazerem maior incômodo ao trabalhador. As Tabelas 16.5 e 16.6 apresentam as vantagens e desvantagens de métodos para aferição da temperatura corpórea e para avaliação de sobrecarga, respectivamente.

Apesar dos diferentes parâmetros e métodos existentes quanto à temperatura corporal máxima, existe um consenso de que a mesma não deve ultrapassar os 38ºC, podendo ser medida pela temperatura oral, dentre outros métodos. E caso isso aconteça, o trabalhador deve ser retirado da exposição para avaliação médica. Além disso, devido à facilidade e baixo custo, a avaliação através da frequência cardíaca e temperatura corpórea (oral ou timpânica) são as mais utilizadas, podendo ser aplicadas em diversas organizações, para diferentes atividades laborais. A presença de sintomas tais como fadiga, vertigem, náuseas, desorientação, confusão mental, irritabilidade, deve ser tratada como emergência, sendo necessária avaliação médica e imediato afastamento da exposição.

O monitoramento não tem apenas o caráter de proteção do indivíduo, mas também a prerrogativa de vigilância da saúde dos trabalhadores expostos ao calor. A identificação de sobrecarga em parcela significativa dos trabalhadores é um indicativo da necessidade de controle das exposições. É importante ressaltar que o monitoramento deve ser realizado durante a atividade de trabalho, não sendo, portanto, uma avaliação dentro dos exames ocupacionais (admissional, periódico etc). No entanto, para correta avaliação, tanto do indivíduo quanto da população, são necessários, também, dados gerais da saúde dos trabalhadores, tais como idade, peso, uso de medicamentos, uso de bebida alcoólica, frequência cardíaca em repouso, temperatura corpórea basal, dentre outros. Estas e outras informações podem e devem ser identificadas com um bom e criterioso exame ocupacional.

A escolha de qual metodologia a ser utilizada depende da realidade da organização e da capacitação da equipe de saúde disponível, porém, deve-se sempre tentar adotar os parâmetros mais protetores para saúde dos trabalhadores. Nes-

Tabela 16.5. Métodos para medida da temperatura corporal – vantagens e desvantagens		
Medida	Vantagens	Desvantagens
Temperatura esofagiana	Reflete temperatura do centro termorregulador com maior acurácia	Desconforto Risco de perfuração
Temperatura oral	Reflete satisfatoriamente a temperatura do centro termorregulador	Variação conforme temperatura do ar ambiente
Temperatura retal	Não sofre variações do ar ambiente	Desconforto Não reflete a temperatura do centro termorregulador Limitações: doenças anorretais
Temperatura timpânica	Reflete temperatura do centro termorregulador	Desconforto Necessita boa boa técnica de vedação e condições especiais do ambiente (temperatura do ar entre 18 e 58°, velocidade ar < 1m/s)
Temperatura do canal auditivo	Reflete temperatura do centro termorregulador	Mesmas da temperatura timpânica
Temperatura urinária	Reflete bem a temperatura interna	Medida no jato urinário Temperatura ambiente entre 15 e 25°
Temperatura gastrintestinal	Não sofre variações do ar ambiental	Tempo para interpretação depende do trânsito intestinal

Tabela 16.6. Métodos para medir sobrecarga fisiológica devido ao calor – vantagens e desvantagens		
Medida	Vantagens	Desvantagens
Temperatura da pele	Indicador direto e momentâneo da ação da temperatura no organismo Reflete desconforto	Grande variabilidade de temperatura ao longo da superfície corpórea, que depende da temperatura, umidade e velocidade do ar do ar ambiente e fluxo sanguíneos das diversas áreas
Frequência cardíaca	Praticidade Custo Indicador direto e momentâneo da ação da temperatura no organismo	Medição manual na artéria carótida ou radial: necessita imobilização do trabalhador e medida pontual da frequência cardíaca Sofre influência de outros fatores
Perda da massa corpórea	Custo	Necessidade de medições antes de depois da exposição Influência da ingestão e excreção de sólidos e líquido

se sentido, a princípio, devem ser escolhidos os parâmetros mais sensíveis para avaliação de sobrecarga fisiológica.

▶ Doenças causadas pela exposição ao calor

Temperaturas ambientais extremas não possibilitam que os mecanismos termorreguladores do organismo atuem de maneira eficaz, isto é, que sejam capazes de provocar perda de calor suficiente para reduzir a temperatura corporal, o que acarreta um aumento do metabolismo celular e da produção de calor pelo organismo. Quando a temperatura corporal central atinge a 41ºC, algumas pessoas podem apresentar convulsões e outros sinais e sintomas. Isso chama a atenção para a suscetibilidade individual da exposição ao calor, especialmente no que tange à tolerância. Para uma mesma exposição ambiental, indivíduos diferentes podem apresentar reações diferentes, o que reforça a importância de uma boa avaliação individual da população, inclusive com aplicação de questionários específicos para avaliar a percepção e a tolerância ao calor. Além das questões individuais, são diversos os fatores que predispõem às doenças térmicas: condicionamento cardiopulmonar, aclimatação insuficiente, distúrbios do sono, distúrbios endócrinos, vestimenta inadequada, uso de medicamentos, bebida alcoólica, doenças preexistentes, e hidratação inadequada.

São inúmeras as doenças causadas pela exposição ao calor. Dentre elas, **câimbras**, **espasmos**, **edema pelo calor** e **síncope** são consideradas doenças brandas, sem necessária relação com hipertermia, geralmente desencadeadas por aclimatação inadequada ou estresse térmico. Melhoram com repouso e hidratação. As câimbras e espasmos estão relacionados à diluição de eletrólitos no sangue, devido à sudorese excessiva sem reposição adequada de líquidos e eletrólitos. A síncope e o edema causados pelo calor têm mecanismos semelhantes: a dilatação dos vasos da pele (principalmente de membros inferiores) diminui o retorno venoso e o débito cardíaco, com consequente baixo fluxo cerebral. Da mesma forma, a vasodilatação periférica predispõe ao acúmulo de líquidos e formação de edema, principalmente se o trabalhador permanecer em pé e parado, em um mesmo local, exposto ao calor.

A **hipertermia** apresenta quadros mais graves, como os quadros de **insolação** ou **exaustão térmica**, sendo a elevação da temperatura central não ligada à ação de pirogênios (Camargo, Furlan, 2011). A **intermação** ou **choque térmico** é a forma mais grave e potencialmente fatal de hipertermia, sendo considerada uma emergência médica. Ocorre por uma falha do centro termorregulador, que leva a uma redução da sudorese e, consequentemente, da perda de calor por evaporação, resultando numa elevação acelerada e descontrolada da temperatura interna do corpo. Os sinais clínicos são pele seca, quente, avermelhada, manchada ou cianótica. Se o trabalhador não for retirado imediatamente do ambiente e não for iniciado tratamento adequado, podem aparecer confusão mental, perda da consciência, convulsões e até coma, sendo possível a evolução para óbito, ou para danos neurológicos irreversíveis.

A **exaustão térmica** é um quadro um pouco mais brando e mais comum, podendo preceder o choque térmico (Camargo, Furlan, 2011). O trabalhador com exaustão pelo calor ainda apresenta sudorese e experimenta uma sensação de fadiga e fraqueza extremas, além de tonturas, náuseas e cefaleia. A pele é úmida, pálida ou ruborizada e a temperatura corporal é normal ou levemente elevada. O tratamento é feito pela retirada do ambiente quente e pela administração de líquidos e eletrólitos. Geralmente, não evolui com sequelas.

O risco destas doenças aumenta proporcionalmente à elevação do estresse térmico. A exaustão térmica e o choque térmico são síndromes hipertérmicas que ameaçam a vida e exigem tratamento imediato (Camargo, Furlan, 2011).

Outras doenças podem ocorrer devido à exposição ao calor, tais como as **reações dermatológicas,** sendo as **miliárias** as formas mais comuns. Estas podem ser de três tipos: cristalina, rubra e profunda. A miliária ocorre mais frequentemente em ambientes quentes e úmidos, e em trabalhadores expostos ao calor, que utilizam roupas impermeáveis ao suor. Apesar de rara, a **urticária pelo calor,** que se caracteriza pelo aparecimento de pápulas edematosas, de duração efêmera, porém extremamente pruriginosas, é uma reação dermatológica que pode ocorrer nos expostos ao calor.

Alguns estudos, feitos no exterior, vêm demonstrando associação entre doenças renais e exposição à sobrecarga térmica em trabalhadores (Borghi *et al.*, 1993; Tawatsupa *et al.*, 2012). No Brasil, estudo realizado entre trabalhadores masculinos da siderurgia demonstrou associação significativa (noves vezes maior quando comparada aos não expostos) entre exposição a altas temperaturas e desenvolvimento de nefrolitíase (Atan *et al.*, 2005). Embora ainda sejam necessários mais estudos para completa elucidação dos mecanismos que levam a esta associação, os achados atuais são suficientes para despertar ações de vigilância relacionadas a doenças renais em trabalhadores expostos à sobrecarga térmica.

Vale, ainda, chamar a atenção para possibilidade de **queimaduras, catarata** (a exposição prolongada à radiação infravermelha é reconhecida como uma das causas de catarata), **má formação fetal** (existe a possibilidade de ocorrência quando a temperatura interna do corpo da mulher ultrapassa 39°C por períodos estendidos, no primeiro trimestre da gravidez), e a **infertilidade masculina**, decorrentes da exposição ao calor.[1]

▶ Medidas de controle do calor

A Administração de Saúde e Segurança Ocupacional (OSHA), órgão do Departamento do Trabalho do governo norte-americano, juntamente do NIOSH, recomenda algumas medidas gerais para controle dos trabalhadores expos-

---

[1] Ver Capítulo 45 deste livro.

tos ao calor (OSHA/NIOSH, 2011). Essas medidas são semelhantes às recomendadas pela ACGIH (2012). São elas:

- Treinar os trabalhadores e supervisores sobre os riscos das doenças provocadas pelo calor e as formas de preveni-las.
- Treinar os trabalhadores para reconhecer os sintomas em si mesmos e em outros, e a procurar ajuda imediatamente.
- Aumentar gradualmente a carga de trabalho ou permitir pausas mais frequentes, na primeira semana, para novos funcionários ou para os que ficaram afastados por mais de uma semana.
- Garantir aos trabalhadores água gelada em abundância em locais visíveis e perto da área de trabalho, a uma temperatura de 10 a 15°C, se possível.
- Relembrar os trabalhadores de que devem beber, frequentemente, pequenas quantidades de água, antes de sentir sede, para manter uma boa hidratação. Durante a atividade moderada, em condições moderadamente quentes, os trabalhadores devem beber cerca de um copo (250 mL) a cada 15 a 20 minutos. Informar aos trabalhadores que a urina deve ser clara ou levemente amarelada.
- Os trabalhadores devem comer refeições regulares e lanches, pois eles fornecem bastante sal e eletrólitos que foram perdidos através da transpiração. Bebidas com eletrólitos (por exemplo, Gatorade®) geralmente não são necessárias.
- Verificar rotineiramente (várias vezes por hora) se os trabalhadores estão fazendo uso de água e sombra e se não estão tendo sintomas relacionados com o calor e difundir essa prática de vigilância entre os trabalhadores.
- Conscientizar os trabalhadores de que é prejudicial beber quantidades excessivas de água. Trabalhadores geralmente não devem beber mais do que 48 copos em um período de 24 horas. Se forem necessárias quantidades mais elevadas de reposição de líquidos devido às condições prolongadas de calor elevado, um programa mais abrangente de prevenção de doenças pelo calor pode ser necessário.
- Reduzir as exigências físicas do trabalho. Se não puderem ser evitadas tarefas pesadas, mudar os ciclos de trabalho/descanso para aumentar a quantidade de tempo de descanso.
- Agendar frequentes períodos de descanso, com pausas para beber água, em áreas com sombra ou ar-condicionado. Notar que o ar condicionado não irá resultar em perda de tolerância ao calor e é recomendado nos intervalos de descanso.
- Fornecimento de escudos reflexivos para redirecionar o calor radiante, isolar as superfícies quentes e reduzir a pressão de vapor de água, por exemplo, por meio de selagem de fugas de vapor e de manutenção de pisos secos.
- O uso de ventiladores para aumentar a velocidade do ar sobre o trabalhador melhorará a troca de calor entre a superfície da pele e o ar, a menos que a temperatura do ar seja maior que a temperatura da pele.
- Vestimentas reflexivas de segurança, usadas livremente, podem minimizar os efeitos do calor. Macacões de algodão umedecidos são baratos e são um método individual eficaz de arrefecimento do calor. Vestes com bolsos que mantêm embalagens geladas são efetivas e confortáveis.
- Trajes mais complexos e caros, refrigerados a água, também estão disponíveis no mercado; no entanto, estes podem necessitar de uma bomba a bateria para circulação do líquido de arrefecimento.
- Em locais de trabalho onde ocorrem altas temperaturas (ex: fundições, siderúrgicas) deve ser orientada ajuda profissional, para avaliar a extensão da exposição ao calor e para fazer recomendações sobre como prevenir doenças a ele relacionadas.

Hidratação

Devido à importância do tema e às diversas discussões que o envolvem, vale chamar a atenção para as recomendações referentes à hidratação dos trabalhadores expostos ao calor. É importante salientar a recomendação para oferta e ingestão de água, não existindo, por parte da OSHA, ACGIH ou NIOSH, orientação específica para uso de outros líquidos que não a água. O uso de repositores hidroeletrolíticos deve ser feito de forma individualizada, não havendo evidências que justifiquem o seu uso indiscriminado, sem que haja uma avaliação correspondente. A escolha de um método padrão para avaliação individualizada do estado de hidratação deve levar em conta a capacidade do método em mensurar a osmolaridade plasmática. No entanto, grande parte dos métodos disponíveis para tal pode ser inviável para uso na avaliação dos trabalhadores, devido ao custo, a dificuldade técnica, e por serem invasivos. Apesar disso, a reposição hídrica pode ser mais específica e eficaz, se sua determinação levar em conta a intensidade do trabalho, a exposição ambiental e os ciclos de pausa. Um exemplo dessa abordagem foi o protocolo de reposição hídrica desenvolvido pelo Exército norte-americano, que levou em conta a intensidade do trabalho, a exposição ambiental (medida através do WBTG) e os ciclos de repouso (Kenefick, Sawka, 2007). Tal abordagem diminui a chance da ingestão excessiva ou insuficiente de líquidos, em função do ambiente e da atividade realizada.

Aclimatização

A aclimatização constitui uma adaptação fisiológica do organismo a ambientes quentes ou frios e manifesta-se por uma maior tolerância ao trabalho nestes ambientes. Três fenômenos básicos ocorrem nos indivíduos aclimatizados ao calor: aumento da capacidade de sudorese (aparecimento mais precoce e em maior volume); diminuição da concentração de sódio no suor e diminuição da frequência cardíaca diante de uma mesma carga de calor ambiental e de trabalho. A aclimatização é conseguida em cerca de seis dias e será completada após duas ou três semanas. Recomenda-se que se inicie o trabalho com 50% da carga de trabalho no primeiro dia, aumentando 10% por dia, até atingir 100% no sexto dia. Segundo a ACGIH (2012), essa medida é conseguida através da realização de atividades físicas em condições de sobrecarga térmica, similares àquelas previstas para o trabalho, sendo necessárias 2 horas seguidas de exposição, no mínimo. A perda da aclimatização é observada através da descontinuação gradual da exposição ao calor, sendo completa em 3 ou 4 semanas.

▶ Referências

ABHO – Associação Brasileira de Higienistas Ocupacionais/ ACGIH – American Conference of Governmental Industrial Hygienists. TLVs® e BEIs® - Limites de Exposição Ocupacional (TLVs®) para substâncias químicas e agentes físicos & Índices Biológicos de Exposição BEIs®). 2012. [Tradução da ABHO]. São Paulo: ABHO, 2012.

Atan L, Andreoni C, Ortiz V, Silva EK, Pitta R, Atan F, et al. High kidney stone risk in men working in steel industry at hot temperatures. Urology, 65(5): 858–61, 2005.

Borghi L, Meschi T, Amato F, Novarini A, Romanelli A, Cigala F. Hot occupation and nephrolithiasis. Journal of Urology,150(6): 1757–60, 1993.

Brasil. Ministério do Trabalho. Portaria nº 3.214, de 8 de Junho de 1978. Anexo 9, NR 15, Norma Regulamentadora -15. Atividades e operações insalubres. Brasília, 1978.

Brasil. Ministério do Trabalho e Emprego. Fundação Jorge Duprat Figueiredo de Segurança e Medicina do Trabalho – FUNDACENTRO. Norma de Higiene Ocupacional 06 – NHO 06 . Procedimento Técnico. Avaliação da Exposição Ocupacional ao Calor. São Paulo: Fundacentro, 2002.

Camargo MG, Furlan MMDP. Resposta fisiológica do corpo às temperaturas elevadas: exercício, extremos de temperatura e doenças térmicas. Revista Saúde e Pesquisa, 4(2): 278-88, 2011.

Guyton AC, Hall JE. Tratado de fisiologia médica. 12ª ed. Rio de Janeiro: Elsevier, 2011.

ISO - International Organization for Standardization. Hot environments – estimation of the heat stress on working man, based on the WBGT index. ISO 7243. Geneva, 2004.

ISO - International Organization for Standardization. Ergonomics of the thermal environment – Determination of metabolic rate. ISO 8996. Geneva, 2004.

ISO - International Organization for Standardization. Ergonomics – Evaluation of thermal strain by physiological measurements. ISO 9886. Geneva, 2004.

Kenefick RW, Sawka MN. Hydration at the work site. Journal of the American College of Nutrition, 26(5): 597S–603S, 2007.

Parsons KC. Human thermal environments. The effects of hot, moderate and cold environments on human health, comfort and performance. 2nd. ed. London: CRC Press - Taylor & Francis Group, 2003. p.

Tawatsupa B et al. Association between occupational heat stress and kidney disease among 37,816 workers in the Thai Cohort Study (TCS). Journal of Epidemiology, 22(3): 251-60, 2012.

US Department of Labor. Occupational Safety and Health Administration. OSHA-NIOSH INFOSHEET: Protecting workers from heat illness [Internet]. Washington, DC: US Department of Labor, 2011. Disponível em: http://www.osha.gov/Publications/osha-niosh-heat-illness-infosheet.pdf

Tensões por Trocas Térmicas: Frio

17

René Mendes
Érika Vieira Abritta

- **Introdução**
- **Respostas fisiológicas ao frio**
- **O trabalho em ambientes frios**
- **Riscos do trabalho em ambientes frios – efeitos adversos**
- **Relação entre estresse térmico pelo frio e o tipo de trabalho**
- **Avaliação do risco frio nos ambientes de trabalho e medidas preventivas possíveis**
- **Medidas de controle nos ambientes de trabalho – meios de proteção dos trabalhadores**
- **Legislação brasileira atual**
- **Referências**

Introdução

A discussão técnico-científica em torno do trabalho em ambientes frios passa pelo entendimento de que a sensibilidade térmica apresenta importante subjetividade, tanto em nível *intraindividual*, como também em nível *interindividual*, ou seja, submetidos às mesmas condições térmicas, tanto o mesmo indivíduo, em diferentes momentos, quanto diferentes pessoas, em um mesmo momento, percebem frio/calor de forma diversa. Aliados a essa subjetividade, ainda estão gostos e preferências de cada um e a sua forma de vestir, o que influencia de modo contundente a percepção do que é frio, do que é desconfortável e do que é confortável.

Dito isso, podemos prosseguir com o entendimento de que, para a maioria das pessoas, temperaturas entre 20 e 26 graus Celsius (°C) representam uma *neutralidade térmica*, desde que com roupas apropriadas, ocupadas em atividades muito leves ou em trabalho sedentário, como as de um escritório. Portanto, na ausência de um desequilíbrio térmico local, como ventos ou umidade, diz-se que as pessoas estão em *conforto térmico*.

Condições termoneutras seriam condições da vida cotidiana, geralmente em ambientes fechados, sujeitas a variações "em função de fatores sociais, econômicos e climáticos" (tradução livre). Em publicação oficial da OIT, "*um ambiente frio é definido por condições que causam perda de calor corporal maiores que o normal*" (tradução livre), sendo que "normal" seriam as condições termoneutras já descritas. De forma mais objetiva, ambiente frio seria aquele no qual a temperatura ambiente esteja abaixo de 18 a 20 °C (Holmér, Granberg e Dahlstrom, 1998).

Uma vez que a percepção humana de resfriamento está relacionada ao balanço de calor do corpo e ao balanço de calor no tecido local, o *desconforto térmico*, pelo frio, surge quando o balanço corporal de calor não pode ser mantido, como consequência de um inadequado ajuste entre a atividade (produção de calor metabólico) e a roupa ou vestimenta.

Para alguns especialistas, o *conforto térmico* deixa de ser possível em temperaturas do ar abaixo de 15°C, com sintomas individuais de arrepios, sensações cutâneas de dormência e espirros, sendo que, para a maioria dos autores, em temperaturas abaixo de 10°C o *desconforto térmico* predominaria e, para eliminar tal desconforto, algum fornecimento de calor extra precisaria ser providenciado. Importante frisar que, em ambientes frios, a sensação de *conforto térmico* pode assemelhar-se a apenas uma leve sensação de calor.

As condições de bem-estar térmico em ambientes internos encontram-se detalhadamente descritas e normatizadas na ISO 7730, de 1994.

Respostas fisiológicas ao frio

Diante de baixas temperaturas ambientais há resposta do organismo, na tentativa de manter o corpo aquecido, com aumento na secreção de catecolaminas e hormônios tireoidianos, sendo que o centro primário de controle da temperatura está no hipotálamo. Ocorrem tremores e vasoconstrição dos vasos sanguíneos da pele. Tremores por frio são caracterizados por contrações involuntárias de fibras musculares superficiais, para que ocorra aumento da produção interna de calor. A quantidade de massa corporal é um dos fatores mais importantes para a ocorrência de tremores, ou seja, uma pessoa magra começa a sentir tremores em temperaturas mais altas que um indivíduo obeso (Le Blanc, 1975).

Já a vasoconstrição consiste em uma tentativa de impedir a perda indevida de calor. Essa vasoconstrição é mais pronunciada nas extremidades e objetiva manter a temperatura do sangue que chega ao cérebro. Pode ocorrer comprometimento do fluxo circulatório para algumas regiões, como nariz, orelha e dedos, com risco de necrose (Couto, 1978). Se a temperatura dos tecidos cair até próximo do ponto de congelamento, o músculo liso da parede do vaso deixa de contrair, ocorrendo, então, uma vasodilatação súbita, percebida pela ruborização da pele; e isso pode prevenir as lesões por congelamento, ao fornecer sangue quente à pele (Santos Júnior, 2003).

Na dependência da região do corpo submetida a baixas temperaturas e da presença ou não de dor provocada por temperaturas extremas de frio, há aumento da pressão arterial e alteração na frequência cardíaca. Importante lembrar que existe variabilidade individual, também, na resposta fisiológica ao frio (Holmér, Granberg e Dahlstrom,1998).

A atividade física em ambiente frio funciona como forma de aquecimento do corpo. No entanto, essa atividade não deve ser acompanhada de sudorese e, caso esta ocorra com ventilação concomitante, além de uma perda indevida de água, pode ocorrer perda importante de calor, com a evaporação do suor. Atitudes individuais, como o uso de roupas adequadas e a adoção de posturas que diminuam a exposição das superfícies corporais ao ambiente, podem reduzir, sobremaneira, a perda de calor e ajudar a manter o corpo aquecido (Holmér, Granberg e Dahlstrom,1998).

O trabalho em ambientes frios

Para Holmér, Granberg e Dahlstrom (1998), um ambiente frio seria:

> "*tecnicamente definido como aquele que causa um balanço negativo entre a produção e a perda de calor pelo organismo, levando a alteração do equilíbrio homeotérmico, provocando hipotermia, ou do balanço térmico de extremidades, provocando lesões localizadas. Uma definição mais abrangente é a que considera ambiente frio aquele ambiente com temperaturas baixas que possa afetar a saúde, o conforto e a eficiência do trabalhador*".

De tal forma, a conceituação técnica estaria vinculada aos seguintes componentes obrigatórios:

- Balanço negativo entre a produção e a perda de calor pelo organismo;
- Alteração do equilíbrio homeotérmico;
- Provocação de hipotermia (corpo inteiro); ou
- Balanço térmico negativo das extremidades do corpo, provocando lesões localizadas.

No entanto, na conceituação de um ambiente de trabalho frio, além do eventual dano à saúde, é importante levar em consideração as variáveis conforto e eficiência do trabalhador, para que os princípios da Ergonomia, da Organização do Trabalho e da Promoção da "Humanização" do Trabalho façam parte do conceito.

Existem diversas atividades industriais, dentro da esfera do trabalho, que implicam exposição a ambientes frios. O foco principal das preocupações do trabalho em ambientes frios, no mundo, está voltado às condições e ambientes de trabalho a céu aberto de regiões de clima frio, os chamados *outdoors*, onde se destacam, entre outras, as seguintes atividades ou profissões:

- Trabalhos na agricultura e na pecuária;
- Trabalhos na construção civil (edificações altas e em lugares descampados, manutenção de estradas);
- Trabalhos em portos, em plataformas marítimas *offshore*, em barcos de pesca, em embarcações de apoio logístico à Indústria do Petróleo etc.
- Atividades militares em regiões gélidas, no solo ou no mar;
- Atividades científicas, expedições e missões especiais em regiões gélidas extremas, nas calotas polares, ártica ou antártica;
- Trabalhos externos de guardas rodoviários, policiamento em ruas e avenidas;
- Mergulhadores profissionais e amadores, em pesca profunda, cultivo de ostras, pérolas, e atividades que exigem nado, ou em águas gélidas ou em profundidades gélidas.

No entanto, no Brasil, por tratar-se de um país tropical, entendemos o trabalho em ambientes frios como aqueles realizados em câmaras frias, para conservação de alimentos frescos e congelados e aqueles realizados dentro de frigoríficos. Portanto, um entendimento muito diferente do contexto do trabalho em países de clima frio, onde pessoas que trabalham ao ar livre podem estar expostas ao frio intenso durante os meses do inverno.

O engenheiro José Afonso Hoffmann, em minucioso estudo que realizou sobre o tema do trabalho em condições de frio, propôs parâmetros de classificação, dispostos abaixo, que podem servir como orientação para a adoção de medidas de proteção da saúde e conforto dos trabalhadores em ambientes frios.

- **Frio extremo**: temperaturas abaixo de - 30°C (trinta graus Celsius negativos) a - 50°C (cinquenta graus Celsius negativos), sem ventilação, com vestimenta adequada de proteção. Pode ser permitida uma exposição contínua de no máximo 15 minutos/hora. Após a exposição de 15 (quinze) minutos ao frio extremo, deve haver pausa de, no mínimo, 30 (trinta) minutos, em sala de reconforto térmico (temperatura entre 20 e 25°C).
- **Frio muito intenso**: temperaturas entre - 5°C (cinco graus Celsius negativos) e - 29,9°C (vinte e nove graus Celsius e nove décimos negativos), com vestimenta adequada de proteção. Poderia ser permitida uma exposição contínua máxima de 40 (quarenta) minutos. Após a exposição de 40 (quarenta) minutos, deve haver pausa de 20 (vinte) minutos, em sala de reconforto térmico. Caso realize atividade habitual no ambiente com frio muito intenso e haja atividade intercalada em outro ambiente com temperatura de frio intenso ou frio moderado, após 40 (quarenta) minutos deve haver pausa de 20 (vinte) minutos, em sala de reconforto térmico.
- **Frio intenso**: temperaturas entre 4°C (quatro graus Celsius positivos) e - 4,9°C (quatro graus Celsius e nove décimos negativos), com vestimenta adequada de proteção. Poderia ser permitida uma exposição contínua máxima de 90 (noventa) minutos. Após a exposição de 90 (noventa) minutos, deve realizar atividade de, no mínimo, 30 (trinta) minutos em ambiente com temperatura superior a 4C°. Caso a atividade no ambiente frio intenso seja intercalada com atividade em frio moderado, ou em ambiente sem frio, em cada duas horas, o tempo no ambiente com frio intenso não pode ultrapassar 90 (noventa) minutos. No trabalho em ambiente com frio intenso, havendo proteção com vestimentas adequadas, não há necessidade de pausa em sala de reconforto térmico, pois os 30 (trinta) minutos de atividade em ambiente sem frio intenso são suficientes para a recuperação térmica.
- **Frio moderado**: temperaturas entre 4,1C° (quatro graus Celsius e um décimo positivos) e 15C° (quinze graus Celsius), com vestimenta adequada de proteção. De acordo com o metabolismo da atividade, poderia ser prescrita uma exposição contínua máxima de 6 (seis) horas, intercalada com duas pausas de 10 (dez) minutos, ou uma pausa de 20 (vinte) minutos, entre duas a quatro horas após o início do trabalho. Além disso, a taxa de ocupação não pode exceder 88%, durante o tempo de 6 (seis) horas (Extraído de Hoffmann, 2008).

▶ Riscos do trabalho em ambientes frios – efeitos adversos

Os efeitos adversos provocados pelo frio devem ser discutidos sob a perspectiva da já citada variabilidade intraindividual (no mesmo indivíduo em momentos diferentes) e interindividual (pessoas diferentes nas mesmas condições). Entendem os pesquisadores que "*o efeito global do frio sobre o organismo humano vai desde um simples desconforto térmico à deterioração das funções sensoriais e musculares e, num último estágio, à morte por hipotermia*" (INRS, 2007). Na compreensão dos pesquisadores do maior centro de pesquisas e estudos em Saúde e Segurança no Trabalho da França,

> "*a avaliação dos riscos no trabalho em ambientes frios deve levar em conta a globalidade dos fatores de risco: os fatores físicos (temperatura, umidade, velocidade do ar), a atividade em si (esforço físico, deslocamentos, ou, ao contrário, monotonia, trabalho em cadeia etc.) e as exigências em matéria de qualidade do produto*" *(Ganem, Pomian, Laborde e Brasseur, 2006).*

Quando o corpo esfria, algumas de suas regiões são particularmente afetadas, como mãos, pés e face, o que, na dependência da duração da exposição ao frio, pode levar a lesões por frio e outras alterações.

A Tabela 17.1 mostra as possibilidades de efeitos adversos secundários à exposição em ambientes frios.

O mais temido dos efeitos adversos provocados pelo frio, sem dúvida, é a *hipotermia*, definida pela queda da temperatura corporal a níveis inferiores a 35 °C (trinta e cinco graus Celsius). Na maioria das pessoas, se a temperatura corporal atingir 30 – 31°C (trinta a trinta e um graus Celsius) há perda de consciência e risco de morte secundária à fibrilação ventricular. A Tabela 17.2 detalha os efeitos clínicos progressivos da queda de temperatura corporal.

É importante lembrar que *hipotermia* pode ocorrer em ambientes com temperatura abaixo de 18,3 °C (dezoito graus Celsius e três décimos), sendo que, na água, pode ocorrer, se a temperatura for inferior a 22,2°C (vinte e dois graus Celsius e dois décimos). Isto porque a condutividade térmica da água é 25 (vinte e cinco) vezes maior que a do ar, fato que gera preocupação em atividades de mergulho e pesca profissional, onde a hipotermia pode ocorrer mais rapidamente, se a imersão se der em águas geladas. A hipotermia pode, ao reduzir a atividade mental, diminuir a capacidade de tomada de decisões racionais, levando ao risco de acidentes com consequências graves. Pode, também, se não tratada a tempo e adequadamente, levar à morte.

Geladura ou *frostbite*, ou queimadura pelo frio, é a lesão que atinge as extremidades, decorrentes de exposição prolongada a temperaturas extremamente baixas. Ocorre congelamento dos tecidos e lesão vascular. São lesões que surgem devido à intensa vasoconstrição e à deposição de microcristais nos tecidos, na maioria das vezes acometendo nariz, lóbulos da orelha, dedos das mãos e dos pés. Inicialmente, ocorre uma sensação de picada seguida de dormência. A pele mostra-se branca e fria. Posteriormente, há vermelhidão, edema e temperatura aumentada. Bolhas com conteúdo seroso amarelo ou hemorrágico podem formar-se 24-48 horas após o descongelamento. Pode haver hemorragia sob os leitos ungueais. O curso subsequente pode ser semelhante àquele da oclusão arterial aguda, inclusive com isquemia, necrose e gangrena. Pode ocorrer amputação espontânea em semanas ou meses.

As *geladuras* podem ser classificadas em: de 1° grau: lesões com hiperemia e edema; de 2° grau: lesões com hiperemia, edema e vesículas ou bolhas; de 3° grau: lesões com necrose da epiderme, derme ou subcutâneo; e de 4° grau: lesões necróticas profundas, perda de extremidades.

Tabela 17.1. Duração do estresse térmico pelo frio, não compensado, e reações associadas.		
Tempo	Efeitos fisiológicos	Efeitos psicológicos
Segundos	Inspiração ofegante Hiperventilação Elevação da frequência cardíaca Vasoconstrição periférica Aumento da pressão arterial	Hipersensibilidade cutânea ("urticária pelo frio"), desconforto
Minutos	Esfriamento tecidual Esfriamento das extremidades Deterioração neuromuscular Tremores Congelamento por contato e por convecção	Redução do desempenho (*performance*) Dor provocada pelo esfriamento local
Horas	Prejuízo da capacidade de trabalho físico Hipotermia Lesões pelo frio ("geladura")	Prejuízo das funções mentais
Dias/meses	Lesões pelo frio (distintas de congelamento) Aclimatização	Acostumar-se Redução do desconforto
Anos	Efeitos teciduais crônicos (?)	

Extraído de Holmér, Granberg e Dahlstrom, 1998.

Tabela 17.2. Sinais e sintomas clínicos progressivos de hipotermia	
Temperatura interna (°C)	Sinais e sintomas
37,6	Temperatura retal "normal"
37,0	Temperatura oral "normal"
36,0	Taxa metabólica aumenta para compensar as perdas de calor
35,0	Tremores e calafrios máximos
34,0	Vítima consciente e respondendo, com pressão arterial normal
33,0	Hipotermia severa abaixo desta temperatura
32,0 31,0	Consciência diminuída, dificuldade de aferição da pressão arterial, pupilas dilatadas e reagentes à luz, cessa o calafrio
30,0 29,0	Perda progressiva da consciência, aumento da rigidez muscular, dificuldade de palpação de pulso e de aferição da pressão arterial, redução da frequência respiratória
28,0	Possível fibrilação ventricular, com irritabilidade miocárdica
27,0	Parada do movimento voluntário, pupilas não reagentes à luz, ausência de reflexos superficiais e profundos
26,0	Vítima raramente consciente
25,0	Fibrilação ventricular espontânea
24,0	Edema pulmonar
22,0 21,0	Risco máximo de fibrilação ventricular
20,0	Parada cardíaca
18,0	Temperatura central mais baixa de vítima de hipotermia acidental recuperada
17,0	Eletroencefalograma isoelétrico
9,0	Temperatura central mais baixa de vítima de hipotermia artificial, de recuperação mais difícil

Adaptado de ACGIH, 2012.

Após um quadro de *geladura*, os membros afetados podem permanecer sensíveis ao frio durante certo tempo, ou permanentemente e pode ocorrer o *Fenômeno de Raynaud,* secundário. O exercício muscular do membro afetado e a massagem devem ser evitados, porque tendem a aumentar o edema e a dor. Após os tecidos terem descongelado, as partes expostas devem ficar à temperatura ambiente. O contato com gás liquefeito, em baixas temperaturas, também pode ocasionar queimaduras pelo frio.

A exposição a ambientes frios pode, ainda, levar à irritação de vias aéreas superiores, com desconforto respiratório, em pessoas suscetíveis, a partir de 10 a 15 °C (dez a quinze graus Celsius). Grandes volumes respirados de ar muito frio podem ocasionar broncoespasmo e microinflamação da mucosa de vias aéreas superiores.

A revisão da literatura científica mostra observações de redução progressiva da função pulmonar (medida pelo fluxo expiratório forçado entre 25% e 75% da capacidade vital), acompanhada de hiper-responsividade brônquica, observadas no seguimento de pessoas em ambientes de trabalho com temperaturas entre 3°C e 10°C (três e dez graus Celsius) (Jammes *et al.*, 2002).

Urticária pelo frio também pode ocorrer, definida pela presença de pápulas pruriginosas, secundárias à liberação de histamina dos mastócitos localizados ao redor dos vasos da derme, em resposta ao frio.

Ao refletirmos sobre os efeitos adversos do frio no desempenho e capacidade para o trabalho, devemos lembrar que podem surgir alterações biomecânicas, fisiológicas e neurológicas nas mãos, secundárias à exposição ao frio, o que pode levar à diminuição da destreza, do tato, da sensibilidade e da força manual. A alteração no desempenho está relacionada ao tempo de exposição ao frio, uma vez que, quanto maior o tempo, maiores os efeitos na função neuromuscular. Em geral, a destreza manual depende criticamente da temperatura dos dedos, da mão e de sua musculatura acessória e, segundo Wells-Astete, Giampaoli e Zidan (1985), em publicação técnica da Fundacentro, o aumento da frequência de acidentes do trabalho em baixas temperaturas (inferiores a 18°C) poderia ser atribuído à *perda de destreza manual*. A partir da vasoconstrição periférica, já explicada anteriormente, o frio provocaria uma diminuição da atividade muscular e consequente redução da habilidade nas mãos.

Devido à pequena massa e à grande área de superfície, as mãos e os dedos perdem muito calor, na tentativa de manter a temperatura tecidual relativamente elevada, isto é, em torno de 30 a 35°C. Temperaturas das extremidades, nestas faixas relativamente elevadas, somente podem ser mantidas por meio de produção interna de calor, em alto nível, alcançando as mãos e os dedos graças ao fluxo sanguíneo (arterial) (Holmér, Granberg e Dahlstrom, 1998). Estudos mostram que, se a temperatura da superfície da mão e dos dedos (pele) chega a 15°C (quinze graus Celsius), ocorre importante redução do desempenho manual. Em temperaturas de superfície da mão entre 6°C (seis graus Celsius) e 8°C (oito graus Celsius), ocorrem importantes prejuízos das funções das mãos, com bloqueio dos receptores de sensibilidade e consequentes prejuízos funcionais táteis e de força. Por isso, as perdas de calor das mãos devem ser reduzidas, no frio, pelo uso de vestimentas apropriadas para proteção (luvas). No entanto, dependendo da espessura das luvas e do tipo de material utilizado, ocorre um natural aumento do tamanho das mãos e dos dedos, com alguma perda da flexibilidade e interferência direta sobre a destreza manual, principalmente nas operações mais finas e precisas (Holmér, Granberg e Dahlstrom, 1998). A Fig. 17.1 mostra as temperaturas em que podem ocorrer desequilíbrios térmicos no corpo.

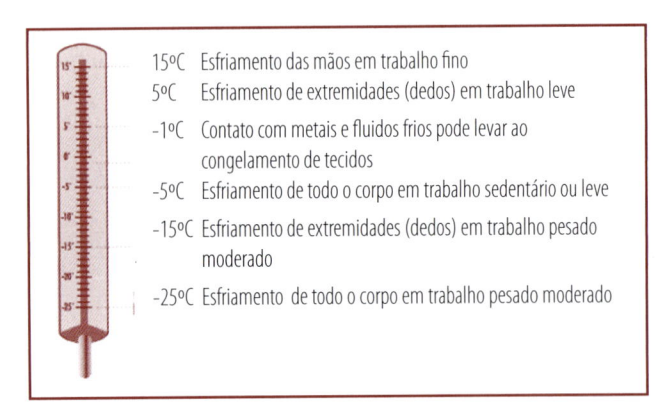

15°C	Esfriamento das mãos em trabalho fino
5°C	Esfriamento de extremidades (dedos) em trabalho leve
-1°C	Contato com metais e fluidos frios pode levar ao congelamento de tecidos
-5°C	Esfriamento de todo o corpo em trabalho sedentário ou leve
-15°C	Esfriamento de extremidades (dedos) em trabalho pesado moderado
-25°C	Esfriamento de todo o corpo em trabalho pesado moderado

Fig. 17.1. Temperaturas nas quais certos desequilíbrios térmicos do corpo podem ocorrer.

Fonte: Holmér, Granberg e Dahlstrom, 1998.

Tabela 17.3. Indicação dos efeitos esperados sobre o desempenho em condições de exposição ao frio suave a extremo

Desempenho	Exposição ao frio suave	Exposição ao frio extremo
Desempenho manual	0 –	– –
Desempenho muscular	0	–
Desempenho aeróbico	0	–
Tempo de reação simples	0	–
Tempo para escolhas e decisões	–	– –
Vigilância e atenção	0 –	–
Tarefas mentais cognitivas	0 –	– –

0 indica ausência de efeito; **–** indica prejuízo; **– –** indica prejuízo importante; **0 –** indica achados contraditórios.

Vários estudos mostram que há uma redução de 2% da força muscular isométrica para cada grau centígrado de redução da temperatura muscular. Sobre a força muscular dinâmica, esta redução seria entre 2 e 4% para cada grau centígrado. Assim, o resfriamento produz a redução do desempenho muscular, com maior expressão nas atividades de contração dinâmica (Holmér, Granberg e Dahlstrom, 1998).

A exposição ao frio provoca, também, uma série de reações psicológicas que podem interferir – por mecanismos complexos e apenas parcialmente entendidos – na resposta fisiológica do organismo. Pode haver redução da *performance* manual e neuromuscular e da capacidade física para o trabalho (Aptel, 1987; Camelo, Souza e Assunção, 2001). O trabalho em ambientes frios exige um maior esforço para enfrentar possíveis fatores de estresse, como prevenir o resfriamento do corpo ou adotar medidas de proteção necessárias e, ainda, provoca um estado de alerta devido ao aumento da atividade nervosa simpática, desencadeado pela baixa temperatura. Pode ocorrer maior distração na execução das tarefas, distração essa influenciada pelo tipo de atividade desenvolvida.

A Tabela 17.3 apresenta uma síntese esquemática dos distintos tipos de efeitos sobre o desempenho (*performance*), que podem ser antecipados (ou previstos) em condições de exposição ao frio em faixas suaves e em faixas extremas.

Exposição a "frio suave" significa, neste contexto, ausência de esfriamento central do corpo, ou esfriamento insignificante, esfriamento moderado da pele e das extremidades. Já a exposição a "frio extremo", resulta em um balanço negativo de calor, queda na temperatura central do corpo e importante redução concomitante da temperatura das extremidades. As características físicas da exposição suave ou exposição extrema ao frio são extremamente dependentes do balanço entre a produção interna de calor do corpo (como resultado do trabalho físico) e das perdas de calor. Portanto, roupas protetoras e condições climáticas ambientais determinam a quantidade de calor perdido.

Em relação à redução da capacidade de trabalho físico, o mecanismo de ação do frio está diretamente relacionado à deterioração do desempenho muscular. Atua como fator contributivo na diminuição da capacidade de trabalho aeróbico, o aumento da resistência periférica da circulação sistêmica. Uma vasoconstrição pronunciada aumenta a circulação central, provocando alterações da diurese e elevação da pressão arterial. Se o esfriamento do corpo alcançar o interior do organismo, poderá haver efeitos diretos sobre a contratibilidade do músculo cardíaco. Estudos mostram que a capacidade de trabalho, medida pela capacidade aeróbica máxima, reduz-se entre 5 e 6% (cinco de seis por cento) por grau centígrado de redução da temperatura central do corpo humano (Holmér, Granberg e Dahlstrom, 1998).

É importante ressaltar o nem sempre consensual conceito de *aclimatização*, pela qual – acredita-se – ocorre uma adaptação fisiológica a ambientes frios e quentes com uma consequente maior tolerância ao trabalho e às atividades da vida diária, nos referidos ambientes, após tempo prolongado de exposição. Em indivíduos expostos, de modo prolongado, ao frio, os mecanismos de *aclimatização* ocorreriam com o aumento gradual do fluxo sanguíneo para as mãos, ao lado de uma sensação de menos desconforto. Isso poderia ser explicado por um reajuste do termostato hipotalâmico a um nível mais baixo (temperatura ideal mais baixa), ou por um aumento da eficiência do indivíduo em produzir calor. Assim, seria observada melhora no desempenho com o passar do tempo. Existem evidências de *aclimatização local* nos dedos e mãos, com manutenção da *performance*, em trabalhadores de ambientes frios. Alguns estudos mostraram que pescadores esquimós expostos à água gelada mantinham a temperatura mais elevada nas mãos. A dúvida é se esse fato atribui-se à aclimatização ou ao fato de, por já estarem lesados, os vasos da mão não serem mais capazes de promover vasoconstrição (Parsons, 2003). Em indivíduos aclimatizados, ocorreriam aumento da vasoconstrição periférica, com consequente aumento do isolamento proporcionado pelos tecidos, capacidade de diminuição "controlada" da temperatura central e maior metabolismo, com consequente aumento da produção de calor metabólico (Santos Júnior, 2003). O aumento do fluxo sanguíneo para as mãos, ao lado de uma sensação de menos desconforto, permitiria a realização do trabalho de modo mais efetivo e aumentaria a habilidade do uso das roupas de proteção.

▶ Relação entre estresse térmico pelo frio e o tipo de trabalho

O *"estresse térmico pelo frio"* é definido como uma carga térmica sobre o corpo, que promove perdas de calor maiores do que as normais, requerendo ações compensatórias de termorregulação, para manter o corpo termicamente neutro. Neste contexto conceitual, "perdas normais de calor" são consideradas aquelas que normalmente ocorrem em condições habitacionais interiores, com temperatura do ar na faixa dos 20 aos 25ºC (vinte a vinte e cinco graus Celsius), como já comentado. O "estresse térmico pelo frio" costuma ser classificado em cinco categorias, abaixo discriminadas, sendo que é mais frequente uma associação entre as diferentes formas de "estresse térmico pelo frio":

- Esfriamento das extremidades
- Esfriamento da pele por convecção ("*Wind chill*")
- Esfriamento da pele por condução (esfriamento por contato)
- Esfriamento das vias respiratórias.

A Tabela 17.4 relaciona o tipo de trabalho, a temperatura ambiente e as possibilidades de "estresse térmico pelo frio".

É importante lembrar, neste momento, que a ACGIH propõe limites de exposição (*Threshold Limit Values* - TLVs) ao frio para proteger os trabalhadores dos efeitos mais graves da sobrecarga por frio ("hipotermia"), bem como de outros efeitos adversos à saúde ocasionados por ele. O objetivo do TLV (limite de tolerância) é impedir que a temperatura do corpo alcance valores abaixo dos 36ºC e prevenir lesões pelo frio nas extremidades do corpo. Os limites de exposição ao frio objetivam fornecer condições para a proteção total, protegendo, contra lesões por frio, todas as partes do corpo, em especial, as mãos, os pés e a cabeça (ACGIH, 2012).

As distintas expressões do "estresse térmico" por frio devem ser avaliadas de forma diferente, por meio da utilização de distintos índices, os quais guardam, também, relação direta com a lógica de adoção dos meios de proteção e prevenção dos danos à saúde, em função de cada modalidade de "estresse térmico".

A Fig. 17.2 sintetiza as distintas expressões do estresse térmico pelo frio e os índices e parâmetros utilizados para a avaliação.

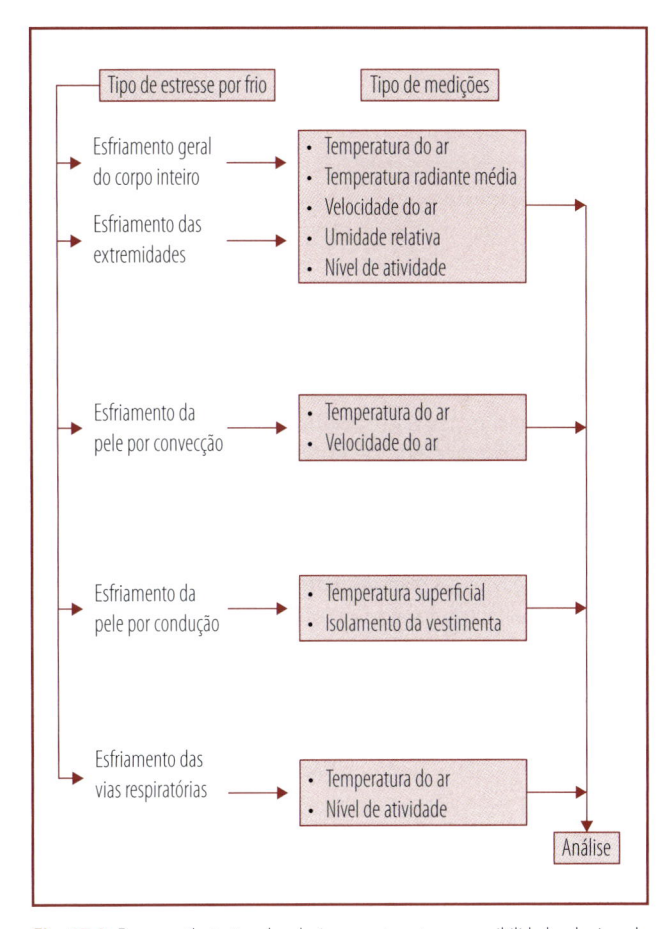

Fig. 17.2. Esquema ilustrativo do relacionamento entre as possibilidades de risco de estresse pelo frio e os procedimentos de medição ou avaliação.
Fonte: extraído de Holmér, Granberg e Dahlstrom, 1998.

Tabela 17.4. Classificação esquemática dos tipos de estresse térmico pelo frio em função das temperaturas do ambiente		
Temperatura	Tipo de trabalho	Tipo de estresse térmico pelo frio
10 a 20° C	Trabalho sedentário, trabalho leve ou trabalho manual fino	Esfriamento do corpo inteiro, esfriamento das extremidades
0 a 10° C	Trabalho sedentário ou parado, trabalho leve	Esfriamento do corpo inteiro, esfriamento das extremidades
–10 a 0° C	Trabalho físico leve, ferramentas e materiais manuais	Esfriamento do corpo inteiro, esfriamento das extremidades, esfriamento por contato
–20 a –10° C	Atividade moderada, manejo de metais e fluidos (gasolina etc.), condições ventosas	Esfriamento do corpo inteiro, esfriamento das extremidades, esfriamento por contato, esfriamento por convecção
Abaixo de – 20° C	Todos os tipos de trabalho	Todos os tipos de estresse térmico pelo frio

Fonte: extraído de Holmér, Granberg e Dahlstrom, 1998.

Avaliação do risco frio nos ambientes de trabalho e medidas preventivas possíveis

É necessária cuidadosa avaliação do risco frio, a fim de que sejam sempre alcançadas boas práticas de trabalho.

A normatização da avaliação do risco de *esfriamento de corpo inteiro* (dependente da temperatura do ar, da temperatura radiante média, da velocidade do ar, da umidade relativa e do nível de atividade) encontra-se detalhada na ISO 15743, de 2008, sendo que a proteção do trabalhador e a prevenção dos efeitos adversos se fará pelo *isolamento térmico provido por roupas ou vestimentas de proteção*, cujas especificações podem ser obtidas pelo cálculo do Índice IREQ (Isolamento Requerido das Roupas), segundo a referida norma.

No caso de risco de *esfriamento das extremidades*, também dependente destes mesmos cinco parâmetros, a resposta ideal do organismo seria a manutenção da temperatura homeostática, pela irrigação sanguínea das extremidades; porém, a vasoconstrição provocada pelo frio poderá prejudicar esta tentativa de equilíbrio. A proteção dos efeitos adversos dependerá, portanto, do *uso de luvas adequadas* e de *calçado isolante térmico*. Até o momento, não existem bons índices ou parâmetros para realizar uma avaliação de risco adequada. A Norma ISO TR 11079, de 1993, recomenda, no caso do frio, que a temperatura das mãos não desça abaixo de 15ºC (quinze graus Celsius). A temperatura das polpas digitais pode alcançar temperaturas entre 5 e 10ºC (cinco e dez graus Celsius) mais baixas que a temperatura da superfície da pele em geral, e/ou da temperatura do dorso da mão. Por outro lado, o *contato entre a mão não protegida e superfícies frias* pode reduzir a temperatura da pele, chegando a provocar lesões por congelamento. Nesta expressão de "estresse térmico pelo frio", os efeitos adversos podem iniciar-se já a temperaturas relativamente "elevadas", isto é, a partir de 15ºC (quinze graus Celsius), para menos. Estes efeitos são particularmente facilitados pelo contato direto da mão desnuda com superfícies de metal. Neste caso, também, não existem índices e parâmetros para avaliar o risco de estresse, mediado pelo contato direto com superfícies frias.

Alguns estudiosos desta matéria criaram uma escala de prováveis efeitos decorrentes do contato das mãos com superfícies frias, que, de forma esquemática, estabelece o seguinte sequenciamento:

- Contato prolongado com superfícies de metal em temperatura abaixo de 15ºC (quinze graus Celsius): pode ocorrer prejuízo da destreza manual;
- Contato prolongado com superfícies de metal em temperatura abaixo de 7ºC (sete graus Celsius): pode ocorrer sensação de adormecimento das mãos;
- Contato prolongado com superfícies de metal em temperatura abaixo de 0ºC (zero grau Celsius): pode ocorrer congelamento ("geladura") pelo frio, em diferentes graus de gravidade;
- Contato breve com superfícies de metal em temperatura abaixo de -7ºC (sete graus Celsius negativos): pode ocorrer congelamento ("geladura") pelo frio, em diferentes graus de gravidade;
- Qualquer contato com líquidos em temperatura abaixo de zero grau Celsius deve ser evitado.

A ISO TR 11079, de 1993, também preconiza o Índice WCI (*Wind Chill Index* ou Índice de Resfriamento do Vento), que permite avaliar o risco de *esfriamento da pele por convecção* (dependente da temperatura do ar e da velocidade do ar). Esse índice é considerado como um método simples e empírico de avaliar o resfriamento da pele da face desprotegida. As tabelas utilizadas para cálculo do WCI consideram o padrão de pessoas ativas, com vestimenta adequada. Na utilização deste indicador, considera-se que existe risco à saúde quando a temperatura equivalente (ajustada em função da velocidade do ar ou do vento) alcança níveis de -30ºC (trinta graus Celsius negativos).

Medidas de controle nos ambientes de trabalho – meios de proteção dos trabalhadores

Na elaboração do programa de controle da saúde das pessoas expostas a ambientes frios deve ser fundamental, como em todos os outros programas, a educação, a informação e o treinamento adequado aos trabalhadores. Boas práticas no trabalho irão prevenir a ocorrência de hipotermia, lesões por frio, diminuição da destreza com as mãos e todos os outros efeitos descritos anteriormente.

Trabalhadores idosos, com problemas circulatórios, diabetes, hipotireoidismo, asma, problemas psicológicos, em uso de medicamentos tranquilizantes e etilistas, devem passar por criteriosa avaliação antes de serem considerados aptos para o trabalho em ambientes frios (Parsons, 2003).

O adequado planejamento das atividades deve ser priorizado e pode ser crucial para a proteção dos trabalhadores. Segundo Parsons (2003), deve-se questionar se há a real necessidade de exposição destes trabalhadores ao frio, especialmente em atividades externas (*outdoors*), já que essas, até certo ponto, são programáveis ou opcionais e podem utilizar-se de recursos como a previsão do tempo e das condições climáticas. Existem algumas ferramentas de planejamento e ergonomia que podem auxiliar nesta direção. Um dos exemplos desses métodos auxiliares é o Índice TOR-TOM, siglas advindas de "taxa de ocupação real" e "taxa de ocupação máxima", respectivamente (Couto, 2006). Esse índice permitiria orientar a proporção de ocupação do tempo em atividades laborativas, de forma escalonada e proporcional às faixas ou níveis de temperatura nos ambientes de trabalho, levando em conta, simultaneamente, a natureza das atividades (leve, moderada ou pesada) e as medidas de proteção individual necessárias.

Assim, na lógica do Índice TOR-TOM, o Prof. Hudson de Araújo Couto, com a colaboração do engenheiro José Afonso Hoffman (entre outros), desenvolveu uma proposta de harmonização entre níveis de temperatura fria, taxa de ocupação e medidas de proteção indicadas conforme mostra a Tabela 17.5.

Na compreensão do autor desta Tabela, "exposição contínua" significa que, dentro do período máximo estabelecido, existe atividade habitual, frequente, não eventual ou ocasional, naquele ambiente com o parâmetro de tempo e temperatura definida. "Em atividade ou não", significa que o trabalhador pode realizar alguma atividade leve de modo habitual. Pode, também, realizar alguma atividade moderada, desde que esta tenha taxa de ocupação de no máximo 75%. "Atividade leve" é atividade feita, em geral, sentado, com movimentos leves a moderados, de mãos e ou braços; ou de pé, com trabalho leve em máquina ou bancada, principalmente com os braços, incluindo a operação de máquinas operatrizes, em que o trabalhador, embora trabalhe de pé, basicamente coloca a máquina em operação, sem fazer esforço para que o serviço seja feito, ou, também, de pé, parado, com pouco esforço. "Atividade moderada" é caracterizada por atividade feita, em geral, de pé, com trabalho leve ou moderado, em máquina ou bancada, com alguma movimentação e algum esforço; ou trabalho em movimento de levantar e empurrar, com algum esforço (Couto, 2006).

Sempre importante é lembrar que se deve limitar o trabalho sedentário e, no extremo oposto, também o trabalho muito pesado nos ambientes frios (Holmér, Granberg e Dahlstrom, 1998; Parsons, 2003; INRS, 2007).

Muitos investimentos podem ser feitos no campo da proteção coletiva, além do já citado planejamento das atividades. Pode-se pensar na *aclimatização* de ambientes frios internos; na aclimatização de cabines ou postos de trabalho abertos ou ventosos; na construção de *abrigos ou salas de reconforto térmico* (indicados, por exemplo, quando as condições de trabalho estão em faixas de frio "muito intenso", entre -5°C e -29,9°C, e de frio "extremo", entre -30°C e -50°C). A questão da *ventilação*, da *velocidade do ar*, da *velocidade do vento*, tanto em ambientes abertos, quanto em ambientes fechados, deve ser avaliada. A colocação de anteparos para proteção contra o vento constitui medida simples e eficaz, dependendo das características do processo de trabalho e do *layout* da planta. Como medida geral, recomenda-se, por exemplo, que a velocidade do ar seja mantida abaixo de 1m/s. O monitoramento das condições por meio do índice WCI ("*wind chill index*", "sensação térmica" ou "índice de resfriamento do vento") pode orientar as providências de proteção coletiva,

Tabela 17.5 - Redução na taxa de ocupação em decorrência do fator frio.		
Fator do ambiente físico	Caracterização	Número de pontos a considerar
Frio geral	Acima de 18°C até 23°C – temperatura efetiva	0
	De 10°C a 17°C – atividade fisicamente moderada a pesada	0
	De 15°C a 17,9°C (regiões de clima quente); de 12°C a 17,9°C (regiões de clima subquente); ou de 10°C a 17,9°C (clima mesotérmico); atividade fisicamente leve	16%
Frio – Frigoríficos e Indústrias de Processamento de Carne Câmaras de conservação de alimentos	9°C a 12°C – Salas de corte e desossa de carnes EPI – Moleton, meia térmica e luvas de borracha	25% - Tempo máximo de exposição contínua ao frio: 6 horas
	5°C a 9°C – Antecâmaras frias, corredores de câmaras frias, câmaras de resfriamentos EPI – Moleton, meias e botas térmicas, luvas de algodão e luvas de borracha	25% - Tempo máximo de exposição contínua ao frio: 6 horas
	-3C a 5°C – Câmaras de resfriamento, de conservação de cortes e produtos *in natura* e produtos cozidos EPI – Moleton, meias e botas térmicas, calça e jaqueta térmica, luvas térmicas	25% - Tempo máximo de exposição contínua ao frio: 2 horas
	-15°C a -37°C – túneis de congelamento e câmaras de conservação de congelados EPI – Moleton, meias e botas térmicas, calça e jaqueta térmica, luvas térmicas	87,5% - Tempo máximo de exposição contínua ao frio: 1 hora
	-37°C a -50°C – túneis de congelamento automático EPI Moleton, meias e botas térmicas, calça e jaqueta térmica, luvas térmicas e manta de proteção da face	97% - Tempo máximo de exposição contínua ao frio: 15 minutos sem nenhuma ventilação

* 16% equivalem a 20 minutos de recuperação fora do ambiente frio a cada 2 horas; ou 10 minutos de recuperação após cada 1 hora trabalhando.
Extraído de Couto, 2006.

desde seu planejamento até a avaliação de sua eficiência e eficácia, passando pela possibilidade de monitoramento contínuo dos ambientes de trabalho (Holmér, Granberg e Dahlstrom, 1998; Parsons, 2003).

Os chamados "*controles de engenharia*", tais como o uso de fontes de calor, de jatos de ar quente, de aquecedores de calor radiante, de placas aquecidas por vapor ou por eletricidade devem ser considerados e adotados, onde indicados. Em determinadas atividades, em ambientes frios, pratica-se ou a melhoria do isolamento (térmico) dos pisos, ou o pré-aquecimento de ferramentas e, mesmo, de máquinas manuais. Devem ser adotadas medidas de proteção e a especificação e desenho de ferramentas adequadas, tanto no que se refere ao material do cabo ou de outros pontos de operação, quanto na adequação de ferramentas ao uso de EPIs, como no caso de luvas para proteção contra o frio. O armazenamento e a estocagem de ferramentas e máquinas manuais podem ser feitos em condições de temperatura mais confortáveis (Holmér, Granberg e Dahlstrom, 1998; Parsons, 2003).

É fundamental o fornecimento de roupas protetoras, de natureza e quantidade proporcionais à intensidade do frio, ao tempo de exposição, à natureza e ao ritmo das atividades a serem desenvolvidas.

A ACGIH recomenda que:

- Os trabalhadores expostos a temperaturas menores que 4ºC (quatro graus Celsius) devem receber roupa isolante seca, a fim de que a temperatura corporal seja mantida acima de 36ºC (trinta e seis graus Celsius).
- Trabalhadores de precisão, que permanecem mais de 10 a 20 minutos expostos a temperaturas inferiores a 16ºC (dezesseis graus Celsius) devem receber atenção especial, com medidas que mantenham suas mãos aquecidas. Podem ser usados jatos de ar quente, aquecedores radiantes ou placas de contato aquecidas. Se as temperaturas estão abaixo de -1ºC (um grau Celsius negativo), as partes metálicas da ferramenta e as barras de controle devem ser cobertas com algum material isolante térmico.
- Luvas devem ser sempre utilizadas pelos trabalhadores, se a temperatura estiver abaixo de 16ºC (dezesseis graus Celsius), para trabalho sedentário; 4ºC (quatro graus Celsius), para trabalho leve; -7ºC (sete graus Celsius negativos), para trabalho moderado, se não for necessária a destreza manual.
- Se existem superfícies frias com temperaturas inferiores a -7ºC (sete graus negativos Celsius) ao alcance das mãos, os trabalhadores devem ser alertados para evitar qualquer contato acidental da pele exposta com estas superfícies.
- Se a temperatura do ar for -17,5ºC (dezessete graus Celsius negativos e cinco décimos), ou inferior, devem ser fornecidas luvas "mitene" (luva de segurança para baixas temperaturas, sem dedos ou de meia mão). O controle das máquinas e ferramentas para uso nestas condições deve ser projetado de forma a ser manipulado sem a necessidade de remover esse tipo de luvas.
- Devem ser colocados anteparos na área de trabalho, a fim de diminuir o efeito de resfriamento resultante do aumento da velocidade do vento, correntes de ar ou equipamentos de ventilação artificial.
- Se o trabalho ocorrer em ambientes frios e quentes, de forma alternada, o trabalhador não pode entrar na área fria, caso sua roupa esteja molhada ou úmida pelo suor. Se o trabalho for leve e existe a possibilidade de molhar a roupa, a parte externa desta deve ser impermeável. A parte externa da roupa deve permitir fácil ventilação, para prevenir o umedecimento das camadas internas pela sudorese. Em intervalos regulares ao longo do dia, os trabalhadores devem trocar as meias e quaisquer outras palmilhas removíveis, ou usar botas impermeáveis que evitem a absorção da umidade.

A norma ISO 9920, de 1995, preconiza a utilização do Índice IREQ ("*required clothing insulation índex*"), ou seja, a determinação do "isolamento requerido para roupas", que objetiva a manutenção do "balanço térmico" do corpo, dentro de condições específicas. O método envolve medições dos parâmetros térmicos do ambiente; a determinação do nível de atividade (taxa metabólica); o cálculo do isolamento térmico requerido das roupas (IREQ); a comparação com o isolamento fornecido pelas roupas já existentes, e a avaliação das condições para o balanço térmico e determinação do tempo limite de exposição (DLE). Para o resfriamento geral do corpo, apresenta-se como um método analítico de avaliação e interpretação, baseado nas trocas de calor entre o corpo e o ambiente e o respectivo isolamento de roupas (IREQ) para manter o equilíbrio térmico (Holmér, Granberg e Dahlstrom, 1998; Parsons, 2003).

▶ Legislação brasileira atual

O frio é condição de risco físico tratada na legislação brasileira, objetivamente, e exemplificado nas citações abaixo.

O Anexo 9 da Norma Regulamentadora Nº.15 (NR-15) do Ministério do Trabalho e Emprego, instituída pela Portaria 3.214, de 8 de junho de 1978, dispõe que:

> "*as atividades ou operações executadas em câmaras frigoríficas ou em locais que apresentem condições similares, que exponham os trabalhadores ao frio, sem a proteção adequada, serão consideradas insalubres em decorrência de laudo de inspeção realizada no local de trabalho.*"

O Artigo 253 da CLT (Lei 6.514/77) estabelece que:

> "*Para os empregados que trabalham no interior de câmaras frigoríficas e para os que movimentam*

mercadorias do ambiente quente ou normal para o frio e vice-versa, depois de uma hora e quarenta minutos de trabalho contínuo será assegurado um período de vinte minutos de repouso, computado esse intervalo como de trabalho efetivo."

"Parágrafo Único - Considera-se artificialmente frio, para os fins do presente artigo, o que for inferior, na primeira, segunda e terceira zonas climáticas do mapa oficial do Ministério do Trabalho, a 15ºC (quinze graus); na quarta zona a 12ºC (doze graus), e nas quintas, sexta e sétima zonas a 10ºC (dez graus)."

A Portaria Nº. 21, de 26 de dezembro de 1994, estabelece que o mapa oficial do Ministério do Trabalho a ser considerado é o mapa "Brasil Climas" do Instituto Brasileiro de Geografia e Estatística (IBGE). Neste, as zonas climáticas do país são divididas de acordo com a temperatura média anual, a média anual de meses secos e o tipo de vegetação natural.

▶ Referências

ABHO – Associação Brasileira de Higienistas Ocupacionais/ACGIH – American Conference of Governmental Industrial Hygienists. TLVs® e BEIs® - Limites de Exposição Ocupacional (TLVs®) para substâncias químicas e agentes físicos & Índices Biológicos de Exposição BEIs®). 2012. [Tradução da ABHO]. São Paulo: ABHO, 2012.

Aptel M. Le travail au froid artificiel dans l´industrie alimentaire: description des astreintes et recommandations. INRS Cahiers de Notes Documentaires, 126: 47-55, 1987.

Brasil. Consolidação das leis do trabalho (CLT). Artigo 253. Lei 6.514, 1977.

Brasil. Ministério do Trabalho. Portaria nº 21, de 26 de dezembro de 1994. Diário Oficial da União, Poder Executivo, Brasília, DF, 1994.

Brasil. Ministério do Trabalho. Portaria nº 3.214, de 8 de junho de 1978. Anexo 9, NR 15, Norma Regulamentadora -15. Atividades e operações insalubres. Brasília, 1978.

Camelo RM, Souza RJ, Assunção AA. Alterações musculoesqueléticas e desconforto térmico. Anais da Academia Nacional de Medicina, 161(1): 24-32, 2001.

Couto HA. Fisiologia do trabalho aplicada. Belo Horizonte: Ibérica Editora Gráfica e Encadernadora, 1978.

Couto HA. Índice Tor-Tom: Indicador ergonômico da eficácia das pausas e outros mecanismos de regulação. Belo Horizonte: Ergo Editora, 2006.

Ganem Y, Pomian JL, Laborde L, Brasseur G. Ambiances thermiques: travailler au froid. Documents pour le Médecin du Travail, 107: 279-295, 2006.

Hoffmann JA. Manifestação técnica sobre exposição ao frio. 2008. 25p. [mimeo]

Holmér I, Granberg P-O, Dahlström G. (1998). Cold environments and cold work. In: Stellman JM (ed.), Encyclopaedia of occupational health and safety Geneva: ILO. 1998. p.4229–4248.

INRS - Institut National de Recherche et de Sécurité. L´entreposage frigorifique: repères en prévention pour la conception des lieux et des situations de travail. Paris. INRS. ED 966, 2007.

ISO - International Organization for Standardization. Evaluation of cold environments - Determination of Required Clothing Insulation, IREQ. ISO [Technical Report - TR 11079]. Geneva, 1993.

ISO - International Organization for Standardization. Ergonomics of the thermal environment – Cold workplaces – Risk assessment and management. ISO 15743. Geneva, 2008.

ISO - International Organization for Standardization. Moderate thermal environments – Determination of the PMV and PPD indices and specification of the conditions for thermal comfort. ISO 7730. Geneva, 1994.

ISO - International Organization for Standardization. Ergonomics of the thermal environment - Estimation of the thermal insulation and evaporative resistance of a clothing ensemble. ISO 9920. Geneva, 1995.

Jammes Y, Delvolgo-Gori MJ, Badier M, Guillot C, Gazazian G, Parlenti L. One-year occupational exposure to a cold environment alters lung function. Archives of Environmental Health, 57(4): 360-365, 2002.

Le Blanc J. Man in the cold. Springfield, Illinois: Charles C Thomas Publications, 1975.

Parsons KC. Human thermal environments. The effects of hot, moderate and cold environments on human health, comfort and performance. 2nd. ed. London: CRC Press - Taylor & Francis Group, 2003. p.31-38; 293-325.

Santos Júnior EA. Tensões por trocas térmicas sobrecarga térmica. Frio. In: Mendes, R (org.). Patologia do Trabalho. 2ª. ed. São Paulo: Editora Atheneu, 2003. p.703– 720.

Wells-Astete M, Giampaoli E, Zidan LN. Riscos físicos. São Paulo: Fundacentro, 1985.

18
Pressões Atmosféricas Anormais

Cid Alves
Luciana Maria Martins Menegazzo

- **Introdução**
- **Descrição das atividades hiperbáricas**
  Mergulho
  Mergulho civil
  Mergulho militar
  Aplicações na construção civil
  Tubulão pneumático
  Túnel pressurizado
  Atividades hiperbáricas na Medicina
  Recompressão terapêutica
  Oxigenoterapia
- **Princípios de física aplicada**
  Lei dos gases
  Lei de Boyle
  Lei de Dalton
  Lei de Henry
- **Doenças profissionais**
  Barotrauma
  Barotrauma de orelha externa
  Barotrauma de orelha média
  Barotrauma de orelha interna
  Vertigem alternobárica
  Barotrauma sinusal
  Barotrauma pulmonar
  Barotrauma facial
  Barotrauma dental
  Barotrauma gastrointestinal
  Barotrauma cutâneo
  Barotrauma corporal
  Embolia traumática
  Artralgia hiperbárica
  Doença descompressiva
  Síndrome Neurológica das Altas Pressões
  Intoxicação pelo oxigênio
  Efeitos da intoxicação pelo oxigênio
  Intoxicação pelo nitrogênio
  Intoxicações por outros gases
  Gás carbônico
  Monóxido de carbono (CO)
  Osteonecrose asséptica
- **Problemas especiais do mergulho de saturação**
- **Prevenção e controle**
- **Referências**

Introdução

Em condições atmosféricas normais, o ser humano raramente se detém para pensar sobre o ar que respira; que passou uma pequena parte de sua vida completamente submerso no líquido amniótico e que passa toda a sua existência pressurizado *"entre a superfície de um mar líquido e o fundo de um mar gasoso"* (Matos, 1973).

Com o organismo perfeitamente ajustado a essa situação, o ser humano precisou aventurar-se em ambientes que, embora não lhe sejam totalmente estranhos, possuem características que ultrapassam os parâmetros ambientais a que está acostumado. Esta situação demanda diversas readaptações fisiológicas e, na sua exploração incessante do desconhecido, busca ainda a ajuda de equipamentos que lhe permitam penetrar em ambientes adversos. Quando a adaptação a essa nova condição não é satisfatória, o organismo sofre alterações patológicas, por vezes irreversíveis.

Para fins de uniformização, adotaremos a seguinte terminologia:

- câmara hiperbárica – equipamento médico estanque, com paredes rígidas, capaz de manter ambiente pressurizado para ocupação humana, geralmente cilíndrico;
- antecâmara – segmento da câmara hiperbárica que permite a entrada e saída de pessoal;
- atividade hiperbárica – ações realizadas em situação em que o ambiente está sob pressão aumentada em relação à pressão atmosférica ao nível do mar (760mmHg). Do grego *hyper,* aumentado, e *baros,* pressão;
- caixão pneumático – compartimento pressurizável, de formato poliédrico, utilizado nos primórdios da técnica de trabalho sob ar comprimido na construção civil. Deu origem à expressão "doença dos caixões";
- câmara de vida – câmara hiperbárica destinada à permanência de mergulhadores, especialmente em mergulho de saturação;
- campânula – câmara através da qual o trabalhador de ar comprimido passa para o interior do tubulão;
- eclusa de pessoal – câmara através da qual o trabalhador de ar comprimido pode entrar e sair do túnel pressurizado;
- hipobárico – pressão (do gr. *baros*) diminuída (do gr. *hypo);*
- medicina hiperbárica – ramo da medicina que se destina ao estudo e aos cuidados e tratamento das patologias decorrentes das alterações da pressão e patologias que se beneficiam com a oxigenoterapia hiperbárica (OHB). Na literatura de língua inglesa, entretanto, esta expressão se refere apenas à utilização médica do oxigênio sob pressão;
- *medicallock*– dispositivo anexo às câmaras hiperbáricas, que permite a entrada e saída de material como medicamentos, alimentos, roupas, utensílios etc.;
- medicina de submarinos – atividade médica dirigida à tripulação de submarinos;
- medicina subaquática – aspectos médicos relacionados ao mergulho em águas doces e salgadas;
- medicina submarina – aspectos médicos relacionados ao mergulho no mar;
- mergulho de intervenção – mergulho profundo de curta duração na profundidade máxima;
- mergulho profundo – mergulho realizado a profundidades maiores do que 50m;
- mergulho raso – mergulho realizado até a profundidade de 50m;
- oxigenoterapia hiperbárica (OHB) – consiste na inalação de 100% de oxigênio puro estando o indivíduo submetido a uma pressão maior do que a atmosférica, no interior de uma Câmara Hiperbárica (resolução CFM nº 1457/95 médico hiperbarista (hiperbárico) – médico com curso em Medicina Hiperbárica com currículo aprovado pelo MEC, responsável pela realização dos exames psicofísicos, admissional, periódico e demissional, em conformidade com os anexos A e B e com o disposto na NR 7 (NR 15 anexo 6 do Ministério do Trabalho e Emprego - MTE).
- *scrubber*– dispositivo para absorção de gás carbônico nos sistemas hiperbáricos;
- sino aberto de mergulho – equipamento para transporte de mergulhadores para o ambiente subaquático, que permite a entrada de água em seu interior e possui um compartimento superior bolha onde se pode respirar sem a peça bucal válvula de mergulho; é utilizado apenas em mergulho raso;
- sino fechado de mergulho – equipamento pressurizado, esférico ou cilíndrico, para transporte de mergulhadores da superfície ao ambiente subaquático;
- tubulão de ar comprimido – estrutura cilíndrica vertical que se estende abaixo da superfície do solo, submerso ou não;
- túnel pressurizado – estrutura sob o solo, cujo eixo maior faz um ângulo não superior a 45° com o plano horizontal, fechada;
- *unscramber*– aparelho de comunicação que permite a correção parcial da distorção da voz provocada pelo ambiente pressurizado, especialmente com hélio.

Descrição das atividades hiperbáricas

Mergulho

Mergulho civil

✓ *Mergulho livre*

É a atividade hiperbárica mais antiga, praticada desde os tempos pré-históricos, tendo sido encontrados sinais de objetos marinhos, como madrepérolas, em cavernas e monumentos da época. Caracteriza-se por ser praticado apenas com o ar contido nos pulmões, sem a ajuda de qualquer equipamento respiratório, sendo, por isso, muito limitado no tempo (poucos minutos) e na profundidade atingida (normalmente até 20 m). Por estar totalmente sem comunicação com a superfície, por contar apenas com seus recursos naturais para enfrentar qualquer adversidade e, ainda, pelo reduzido tempo de imersão, obriga a decisões rápidas e irreversíveis. É uma prática menos segura do que pode parecer à primeira vista, como provam os inúmeros acidentes fatais com mergulhadores experientes e com campeões de caça submarina, esporte em que esta modalidade de mergulho é típica (Tabela 18.1).

Tabela 18.1. Atividades nas quais o homem fica submetido à pressão atmosférica ou hidrostática aumentada

Atividades hiperbáricas	

Mergulho
  Civil
  Militar
	Livre
	Raso
	Profundo
	Convecional
	Operações militares táticas

Construção civil	Tubulão pneumático Túnel pressurizado
Medicina	Recompressão terapêutica Oxigenoterapia hiperbárica

✓ *Mergulho raso*

Considera-se mergulho raso aquele praticado a profundidades de até 50 m, com auxílio de equipamentos respiratórios que fornecem ar comprimido. Tem duração variável, normalmente não ultrapassando uma hora, encontrando grande aplicação profissional. É utilizado também por amadores em atividades de fotografia e exploração do ambiente submarino, exceto a caça, que, *de rigueur,* é feita em apneia.

✓ *Mergulho raso dependente* (standard diving)

É o tipo de mergulho em que a pessoa recebe seu suprimento de ar diretamente da superfície, por meio de recipientes pressurizados, ou, mais comumente, através de um compressor de ar, que pode ser movido por eletricidade ou por motor a explosão. O ar é conduzido através de uma mangueira ("umbilical") que, além de conduzir o ar, pode ser composta também de outras partes, como a linha de vida, que dá mais sustentação física à mangueira, e a linha de comunicação, que conduz sinais de áudio e vídeo. O mergulhador respira através da peça bucal *(mouthpiece)* que está conectada a uma parte fundamental, que é a válvula de demanda ou regulador (válvula de 2º estágio). Este equipamento regula a pressão de ar necessária à respiração, de acordo com a pressão ambiente. No mergulho comercial, o capacete rígido permite a comunicação oral, ao passo que, no equipamento simples (máscara e válvula), a comunicação com a equipe de superfície se faz por meio de sinais convencionados (puxões no umbilical). A partir dos 30m de profundidade, o comprimento da mangueira torna difícil o seu manejo pelo assistente da superfície, o que implica mais um fator de risco, sendo recomendável a utilização de um sino aberto (Fig. 18.1)– um dispositivo que funciona como uma estação intermediária, onde o mergulhador pode se apoiar. O sino permite melhor comunicação por voz com a superfície e transporta todas as ferramentas necessárias ao trabalho a ser executado no fundo. Este tipo de mergulho suprido pela superfície é muito empregado profissionalmente.

✓ *Mergulho (raso) autônomo (*aqualung, scuba – selfcontained under water breathing apparatus*)*

Consiste essencialmente em um suprimento de mistura respiratória (geralmente ar comprimido) que é fornecida através de uma válvula redutora (primeiro estágio), seguida da válvula de demanda (segundo estágio) e peça bucal. O ar expirado é – como no mergulho dependente de circuito aberto – liberado na água, de modo que não haja praticamente mistura entre o ar inspirado e expirado. O suprimento de ar é feito por cilindros, que devem ser de boa qualidade e testados periodicamente.

Esta modalidade é a que permite maior mobilidade, sendo bastante popular; porém tem reduzida duração, limitada à capacidade do(s) cilindro(s).

Sua aplicação profissional se restringe a casos especiais em que as condições de segurança indiquem seu emprego.

✓ *Mergulho profundo*

Considera-se mergulho profundo aquele realizado em profundidades maiores que 50m. É uma prática essencialmente profissional, demandando equipamentos mais sofisticados para a operação, bem como equipe especializada. É obrigatória a mudança da mistura respiratória, geralmente para a mistura *heliox,* composta do gás hélio, que substitui o nitrogênio do ar como diluente do oxigênio, a fim de evitar o efeito narcótico do nitrogênio a pressões maiores, e de oxigênio. É necessário o emprego de complexo hiperbárico na superfície (navio de apoio ou plataforma marítima) constituído basicamente de câmaras, sino de mergulho fechado e unidades de controle das câmaras e do sino. O equipamento dos mergulhadores é mais sofisticado, com capacete rígido, comunicação, roupa de mergulho com dispositivo de aquecimento, sendo o mais comum a circulação de água quente em seu interior. O umbilical é mais completo, com mangueiras para suprimento de mistura respiratória, cabos de reforço da estrutura, mangueira de água quente, cabo elétrico para comunicação, dispositivo de iluminação, eventualmente cabos para medições bioelétricas, mangueira de amostra de gases etc.

✓ *Mergulho profundo de intervenção (bounce diving)*

O trabalho, nessa categoria, é aquele executado em período de tempo normalmente de não mais que 60 minutos, requerendo um período de descompressão de muitas horas. O controle dos tempos de compressão e descompressão tem que ser cronometrado com rigor. O sino fechado de mergulho leva dois mergulhadores à profundidade de trabalho, onde, após pressurizado, é aberta uma escotilha, na parte inferior, por onde sai um dos mergulhadores para realizar sua tarefa, ficando ligado ao sino por um umbilical (Fig. 18.2). O segundo mergulhador permanece no interior do sino, para apoio operacional e assistência em caso de emergência. Esta operação de mergulho só se presta para atividades de curta duração no fundo, sendo pouco econômica, uma vez que é grande a desproporção entre o tempo de trabalho útil e aquele gasto na preparação e depois na descompressão dos mergulhadores (Fig. 18.3).

✓ *Mergulho profundo de saturação*

A fim de permitir um tempo maior de trabalho útil na água, foi desenvolvida a técnica de saturação, assim chamada porque os mergulhadores ficam saturados com o gás inerte da mistura respiratória. À medida que os mergulhadores respiram uma atmosfera pressurizada, o gás inerte vai se acumulando no organismo e, a uma dada pressão, a quantidade desse gás atinge um patamar, por volta de 24 horas. Este nível de gás inerte não aumenta mais no organismo, a não ser que se aumente a pressão. Portanto, independentemente do número de dias que os mergulhadores fiquem pressurizados, ao final do período sofrerão uma descompressão única, necessária à eliminação gradativa do gás inerte (Fig. 18.4).

Tipicamente, um sistema de mergulho de saturação mantém uma equipe de quatro a seis mergulhadores comprimidos em uma câmara (câmara de vida), por duas ou três semanas. O trabalho na água é feito por duplas que descem no sino de mergulho, ficando um dos mergulhadores no sino, para apoio, e o outro realiza a tarefa na água. O sino funciona como um "elevador", servindo de meio de transporte entre a câmara de vida e o local de trabalho, permanecendo pressurizado durante essas operações de transporte. A descompressão ao final do período dura alguns dias.

Para operar um sistema de mergulho profundo de saturação é necessária uma equipe de supervisores, técnicos e mergulhadores especializados. A operação é complexa, porém, hoje em dia já é dominada pelos mergulhadores brasileiros.

Para a manutenção do pessoal sob pressão, muitos parâmetros têm que ser continuamente controlados: o nível de oxigênio adequado à pressão ambiente, o teor de gás carbônico e outros gases contaminantes, o conforto térmico através do ajuste da temperatura e da umidade, a nutrição, a comunicação, a higiene, o tratamento de eventuais alterações da saúde etc. Estes aspectos serão abordados mais adiante.

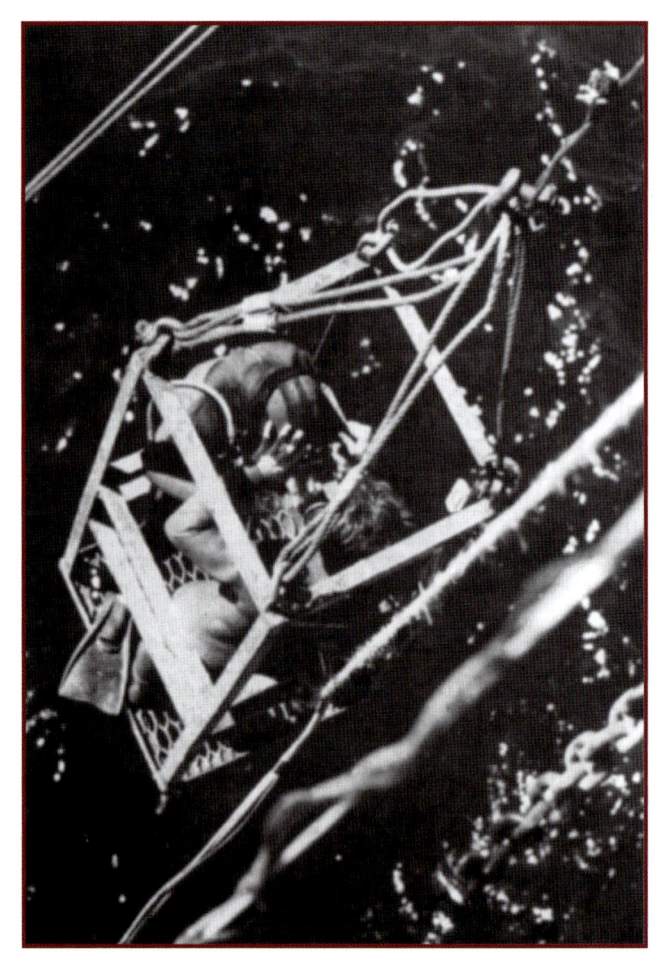

Fig. 18.1. Sino aberto.

Mergulho militar

A Marinha do Brasil é a mais antiga instituição de desenvolvimento do mergulho no país, sendo responsável pela formação e qualificação de um grande número de profissionais, contando com um corpo de instrutores de alto nível, com formação no exterior em diversas modalidades de mergulho. Muitos desses técnicos foram absorvidos pelo mercado de trabalho nas décadas de 1970 e 1980, quando do *boom* da atividade de prospecção de petróleo na plataforma continental brasileira, notadamente na bacia de Campos, no Rio de Janeiro. Estes mergulhadores foram, em grande parte, responsáveis pela rápida absorção de tecnologia sofisticada importada.

A par do desenvolvimento técnico do mergulho militar, foi necessário, concomitantemente, o desenvolvimento da Medicina de Submarinos e da Medicina Hiperbárica, dando origem à especialidade no país, desde 1930, sendo o seu maior expoente o professor Ary de Matos, responsável pela formação em Medicina Submarina de inúmeros médicos civis e militares.

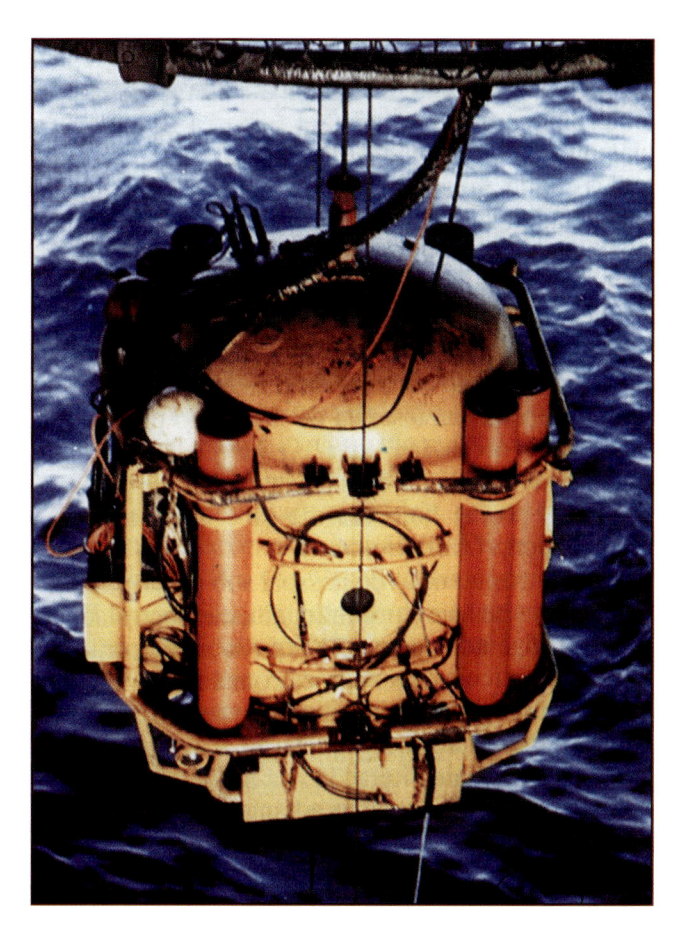

Fig. 18.2. Sino fechado.

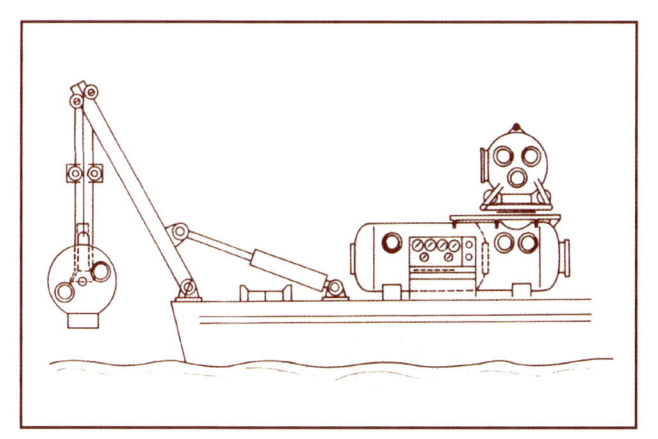

Fig. 18.3. Sistema de mergulho profundo.

A Marinha do Brasil realiza atividades convencionais de mergulho raso e profundo no desempenho de sua missão e, ainda, caracteristicamente, a modalidade de mergulho tático com oxigênio puro, com equipamento autônomo em circuito fechado, que não solta bolhas, para operações especiais. É um mergulho de uso militar exclusivo e apresenta grandes riscos pelo emprego do oxigênio puro.

Aplicações na construção civil

Em diversas obras de engenharia, como a construção de fundações em prédios, pontes e viadutos e em túneis, em terrenos alagadiços, pode ser necessário o emprego da técnica de trabalho sob ar comprimido, a fim de manter o ambiente seco, permitindo as tarefas normais de construção civil.

Tubulão pneumático

É uma estrutura tubular vertical que se estende abaixo da superfície da água e/ou da terra, possuindo um compartimento superior conhecido por campânula, através da qual os trabalhadores entram na estrutura e são pressurizados, podendo então realizar o seu trabalho no fundo, a seco (Fig. 18.5). As pressões são bem menores do que as utilizadas para o mergulho, sendo tipicamente de 0,5 a 2kgf/cm^2, podendo chegar a 3,4Kgf/cm^{2}e as jornadas de trabalho, de quatro a oito horas. O regime de trabalho é regulamentado pela Portaria nº 3.214, de 8 de junho de 1978, Norma Regulamentadora nº 15 anexo 6 (Editora Atlas, 2000).

O maior número de trabalhadores foi empregado, no Brasil, na construção da Ponte Rio-Niteroi, Rio de Janeiro, entre 1971 e 1974, com cerca de 700 homens que executaram 452 fundações para os pilares, tendo sido efetuadas cerca de 50.000 compressões e descompressões. A instalação, nessa obra, de um serviço médico especializado, permitiu a seleção e o controle dos trabalhadores, com incidência reduzida de acidentes graves.

Túnel Pressurizado

Na construção de um túnel, pode ser necessária a pressurização do ambiente com a finalidade de se contrabalançar a pressão externa oferecida pelos lençóis freáticos do terreno, evitando-se a formação de recalques, bem como impedindo desmoronamentos. No Brasil, tem-se como exemplo a construção do Metrô de São Paulo, onde foram escavados, entre 1973 e 1974, 2.195m na linha 1 (norte-sul) e de 1975 a 1977, 2.680m na linha Vermelha. Aqui também foi fundamental a instalação de um serviço médico especializado, responsável pelas medidas de prevenção e controle médico dos acidentes e doenças específicas. Atualmente, com o avanço da tecnologia, durante a construção da linha 4 do Metrô de São Paulo, onde foram escavados cerca de 6.000m, foi utilizado o *Shield*, espécie de escavador de origem alemã, que torna desnecessária a pressurização do túnel, sendo poucos trabalhadores pressurizados apenas em seu cabeçote, para manutenção do sistema, a cada 2 dias ou, no máximo, uma vez por dia.

Atividades hiperbáricas na medicina

O homem vem empregando as variações da pressão atmosférica com finalidades terapêuticas há mais de 300 anos. Em 1662, Henshaw construiu uma câmara provida de dispositivos que permitiam aumentar ou diminuir a pressão em seu interior. Supunha que a pressão barométrica elevada aliviaria distúrbios agudos e a pressão reduzida melhoraria as condições crônicas. Curiosamente, como o ar comprimido aumenta também a pressão parcial de oxigênio, o emprego de oxigênio sob pressão, com fins terapêuticos, embora ainda sem base científica, foi realizado antes mesmo da descoberta desse gás por Priestley, o que só ocorreu em 1775.

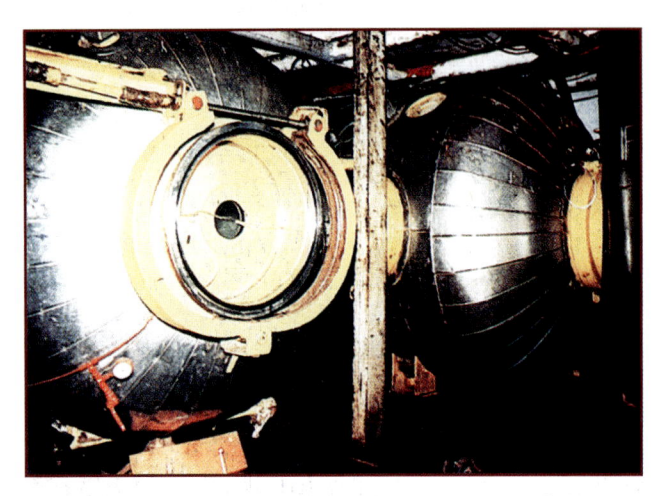

Fig. 18.4. Câmaras de mergulho profundo.

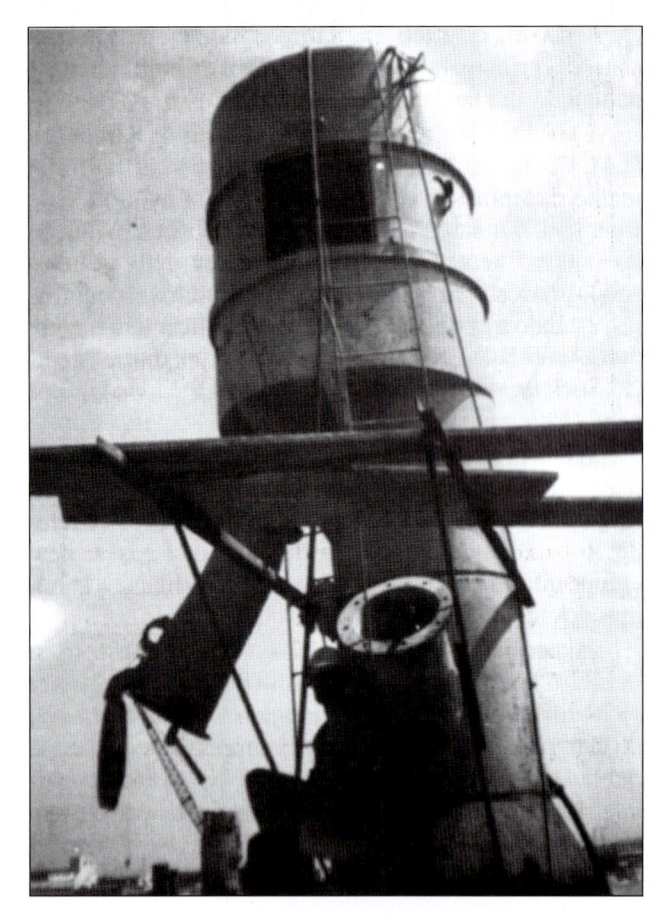

Fig. 18.5. Tubulão pneumático.

O uso médico da pressão precedeu até mesmo os trabalhos sob ar comprimido em construção de pontes, iniciados em 1841.

Em 1830, na França, Junod (em Paris), Tabarie (em Montpellier) e Pravaz (em Lion) construíram câmaras hiperbáricas para tratamento de diversas doenças, tendo iniciado na Europa a era dos *bains d'air comprimé* que alcançaram grande sucesso, atraindo doentes até dos Estados Unidos. Construíram-se câmaras com capacidade de tratar até 50 pacientes por vez. Em 1860 surgiu a primeira câmara hiperbárica no Canadá, e, nos Estados Unidos, a câmara pioneira foi instalada em Rochester, Nova Iorque, em 1891.

Por volta de 1930, por falta de base científica consistente, principalmente, o método foi sendo abandonado após um período de 270 anos de uso.

Cabe registrar que, no Brasil, Ozório de Almeida e M Costa utilizavam oxigênio sob pressão no tratamento da hanseníase e do câncer desde 1934. Em 1960, com Boerema, o método renasceu, agora já com a evolução do conhecimento científico em bases mais sólidas, sendo praticado em todo o mundo por muitos especialistas, estando a atividade orientada cientificamente, entre outras entidades, pela *Undersea and Hyperbaric Medical Society,* sediada em Maryland, nos Estados Unidos; pela *European Undersea Biomedical Society,* na Europa, e no Brasil, pela Sociedade Brasileira de Medicina Hiperbárica (SBMH), que, com o apoio do Conselho Federal de Medicina (CFM) e da Associação Médica Brasileira (AMB), vem ditando as diretrizes de segurança e qualidade do método terapêutico. No Brasil, houve grande incremento da Oxigenoterapia Hiperbárica com a inauguração do Serviço de Medicina Hiperbárica do Hospital das Clínicas da Faculdade de Medicina da Universidade de São Paulo (HC-FMUSP), em 1992 e, concomitantemente, a ativação da Sociedade Brasileira de Medicina Hiperbárica (SBMH). A partir deste momento, houve grande disseminação da modalidade terapêutica, sendo reconhecida pelo Conselho Federal de Medicina desde 1995, através da Resolução nº 1457/95, que estabeleceu as entidades mórbidas beneficiadas pelo tratamento. Atualmente existem no Brasil cerca de 80 serviços, com médicos formados pelos Cursos da Marinha do Brasil e pelo Curso da USP, que a partir de 2008 passou a ser organizado pela SBMH.

A teoria da descompressão, de extrema importância para o desenvolvimento das atividades hiperbáricas, teve seu curso iniciado desde 1670, com as experiências de Robert Boyle, estudioso das leis dos gases, descomprimindo víboras e observando a formação de bolhas nos tecidos oculares.

O astrônomo Edmond Halley (1717) construiu o primeiro sino de mergulho de utilização prática. Entre 1870 e 1890, Paul Bert, considerado o pai da fisiologia do mergulho, recomendou a descompressão lenta, tendo publicado em 1878 o clássico *La Pression Barometrique,* hoje traduzido para o inglês pela *Undersea and Hyperbaric Medical Society.*

Os estudos, porém, que resultaram em tabelas de descompressão práticas, foram realizados pelo professor J. S.

Haldane, fisiologista, na Marinha Britânica em 1906. Essas tabelas foram revistas por estudos posteriores, sendo as tabelas modernas bastante seguras, permitindo o controle adequado das atividades hiperbáricas.

Recompressão terapêutica

Pol e Watelle, em 1854, observaram que os trabalhadores sob ar comprimido acometidos de dores articulares e outras manifestações patológicas tinham seus sintomas aliviados quando eram recomprimidos em nova jornada de trabalho, o que levou à conclusão de que a recompressão tinha efeitos terapêuticos. Assim, o desenvolvimento da técnica com base nos conhecimentos da Fisiologia e das reações do organismo sob a ação da pressão culminou com a elaboração de tabelas de tratamento, com a finalidade de reverter as alterações de saúde oriundas da atividade hiperbárica. Smith, em 1873, tinha uma câmara de tratamento instalada durante a construção da ponte de Brooklyn. O famoso *US Navy Diving Manual* apresentou as primeiras tabelas padronizadas de tratamento em 1924.

As tabelas Van der Auer, de 1945, foram adotadas pela Marinha Americana e são empregadas até hoje, em alguns casos, quando se opta pelo tratamento com Tabelas a Ar.

A partir de 1965, com as tabelas de Workman e Goodman, que são tabelas de tratamento com a utilização do oxigênio, o método chegou ao ponto de maior aperfeiçoamento em termos de eficiência, com ótimos resultados terapêuticos, mínima incidência de sequelas e menor tempo de tratamento.

Para a condução de problemas de mergulho que ocorram a grandes profundidades, desenvolveram-se métodos de descompressão com o emprego de oxigênio com pressão parcial ajustada para tratamento, até que se atinjam pressões compatíveis com o emprego das tabelas de tratamento padronizadas.

Oxigenoterapia Hiperbárica

Os britânicos observaram primeiramente que o oxigênio apresentava vantagens, encurtando o tempo de descompressão de mergulhadores, utilizando este gás entre 60 pés (18m) e a superfície. Paralelamente, várias pesquisas já haviam indicado que o oxigênio com pressão parcial aumentada tinha efeitos adversos no organismo. Com a evolução do conhecimento sobre a fisiologia do oxigênio no organismo, e a experiência anterior do emprego do ar comprimido no tratamento de doenças relacionadas ou não com o trabalho hiperbárico, bem como com a sistematização deste método, hoje, com respaldo científico em nível mundial, chegou-se ao estabelecimento da terapêutica com oxigênio sob pressão, que vem beneficiando um sem-número de pacientes universalmente. A regulamentação da atividade médica hiperbárica no Brasil obedece a Resolução 1457/95 do Conselho Federal de Medicina, na qual se define tratamento hiperbárico, tipos de câmaras hiperbáricas e as aplicações clínicas do tratamento (Figs. 18.6 e 18.7).

Para a execução desse tratamento, alguns profissionais de saúde obrigatoriamente se expõem ao ambiente hiperbárico e às suas possíveis consequências. O oxigênio pode ser considerado como uma droga que, para ter efeitos terapêuticos, deve ser administrada em dosagens corretas e por tempo adequado.

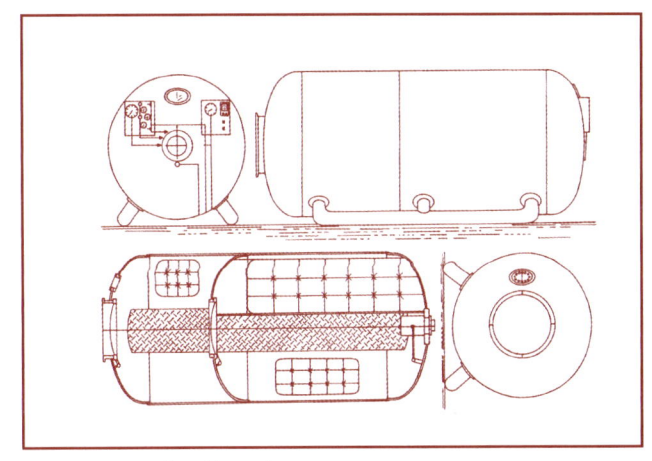

Fig. 18.6. Câmara hiperbárica coletiva.

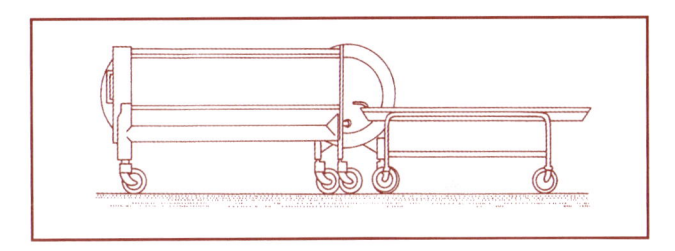

Fig. 18.7. Câmara hiperbárica individual.

▶ Princípios de física aplicada

O fator mais importante no estudo das atividades hiperbáricas é a pressão, definida como a quantidade de força aplicada sobre unidade de área. De acordo com a área de conhecimento, diversas unidades de pressão foram criadas. Assim, para se medir a pressão nos trabalhos sob ar comprimido, é mais comum o kgf/cm^2; no mergulho, o bar, a atmosfera relativa (atm), atmosfera absoluta (ATA), pés de água salgada ou do mar (fsw), metros de água salgada ou do mar (msw); para a medida da pressão sanguínea arterial, o mmHg, e assim por diante[1]. O Sistema Internacional de Unidades (SI), em processo de adoção mundialmente, indica, porém, o pascal

---

[1] Para a conversão de unidades de pressão, recomenda-se consultar o Conversor de Unidades de Medição disponível no site do Instituto de Pesos e Medidas do Estado de São Paulo - IPEM-SP: http://www.ipem.sp.gov.br/5mt/cv2/index.htm.

(Pa) como unidade padrão de pressão. A pressão atmosférica normal, ao nível do mar, corresponde a 760mmHg.

Se considerarmos o homem como um fluido, podemos inferir as seguintes leis:
- se aplicarmos pressão sobre toda a superfície de um fluido circunscrito, esta pressão se transmite a todas as partes deste fluido;
- a pressão em qualquer ponto, num fluido, é a mesma em todas as direções, se este fluido está em repouso;
- em um líquido homogêneo, a pressão é a mesma em todos os pontos de um mesmo plano horizontal.

Desta forma, o homem não sente qualquer sensação de pressão no seu organismo, quando pressurizado, porque passa a fazer parte do sistema de pressão, recebendo e transmitindo as forças em todos os sentidos. Isto não ocorre, porém, em relação às cavidades aéreas do corpo, onde podem ocorrer diferenciais de pressão, com repercussões às vezes importantes.

Diversos aspectos da física têm que ser considerados no estudo do trabalho sob condições hiperbáricas: o homem, imerso na água, sofre um empuxo, de baixo para cima, equivalente ao peso da água por ele deslocada (princípio de Arquimedes) e tem que contrabalançar essa tendência pelo uso de pesos; a mistura respiratória comprimida aumenta sua densidade, aumentando, consequentemente, o trabalho respiratório. Esta condição é agravada, ainda, durante o esforço físico, quando o fluxo da mistura respiratória se torna mais turbulento. A água tem uma condutividade térmica 25 vezes maior do que a do ar, acarretando uma perda de calor do corpo mais rápida. Nos mergulhos profundos recorre-se a sistemas de aquecimento da roupa de mergulho. O meio líquido oferece resistência aos movimentos do mergulhador, o que, somado às limitações impostas pelo trabalho respiratório, com retenção de CO_2 e outros fatores, pode levar a uma degradação do trabalho que pode ultrapassar a 70%, se comparado com valores normais na superfície (Tabela 18.2).

Leis dos gases

Entre as leis físicas estabelecidas que governam o comportamento dos gases perfeitos, destacamos, a seguir, as de maior importância para a atividade hiperbárica.

Lei de Boyle

À temperatura constante, o volume de um gás varia inversamente com a pressão absoluta, enquanto a densidade varia diretamente com esta pressão, ou, ainda, a pressão vezes o volume é constante. Esta lei é útil no entendimento das relações entre pressão e volume das cavidades aéreas do organismo. É importante notar que as variações de pressão são maiores quanto mais próximo da superfície, o que implica maior gravidade de acidentes a pequenas variações de pressão, nos trabalhos sob ar comprimido, e a pequenas profundidades, no mergulho, pela maior variação proporcional dos volumes nas cavidades aéreas do organismo.

$$P.V = k$$
ou
$$P_1V_1 = P_2V_2$$

Lei de Dalton

Para se compreender as alterações da Fisiologia causadas pela respiração de misturas de gases a pressões aumentadas, é necessário o entendimento do conceito de pressão parcial. A composição percentual dos gases numa mistura não varia com o aumento da pressão, ou seja, o ar comprimido será composto de aproximadamente 80% de nitrogênio e 20% de oxigênio, qualquer que seja a pressão a que esteja submetido. A lei de Dalton expressa que *"em uma mistura de gases, a pressão exercida por um desses gases é a mesma que exer-*

Tabela 18.2. Conversão de Unidades de Pressão. Entrada*								
Conversão	kgf/cm²	atm	mmHg (torr)	lb/in² (psi)	msw	fsw	bar	pascal (Pa)
kgf/cm²	1	1,033	$1,360 \times 10^{-3}$	$7,031 \times 10^{-2}$	$1,026 \times 10^{-1}$	$3,127 \times 10^{-2}$	1,020	$1,02 \times 10^{-5}$
atm	$9,678 \times 10^{-1}$	1	$1,316 \times 10^{-3}$	$6,805 \times 10^{-2}$	$9,927 \times 10^{-2}$	$3,026 \times 10^{-2}$	$9,872 \times 10^{-1}$	$9,872 \times 10^{6}$
mmHg	735,5	760	1	51,71	75,5	23	750,2	$750,2 \times 10^{-5}$
lb/in² (psi)	$1,422 \times 10^{1}$	$1,470 \times 10^{1}$	$1,934 \times 10^{-2}$	1	1,458	$4,445 \times 10^{-1}$	$1,451 \times 10^{1}$	$1,451 \times 10^{-4}$
msw	1000×10^{1}	$1,033 \times 10^{1}$	$1,360 \times 10^{-2}$	$7,031 \times 10^{-1}$	1	$3,128 \times 10^{1}$	$1,020 \times 10^{1}$	$1,02 \times 10^{-4}$
fsw	$3,198 \times 10^{1}$	$3,305 \times 10^{1}$	$4,347 \times 10^{-2}$	2,247	3,281	1	$3,263 \times 10^{1}$	$3,346 \times 10^{-4}$
bar	$9,806 \times 10^{-1}$	1,013	$1,333 \times 10^{-3}$	$6,891 \times 10^{-2}$	$9,806 \times 10^{-2}$	$3,065 \times 10^{-2}$	1	1×10^{-5}
pascal (Pa)	$9,807 \times 10^{4}$	$1,013 \times 10^{5}$	$1,333 \times 10^{2}$	$6,895 \times 10^{3}$	$9,806 \times 10^{3}$	$2,989 \times 10^{3}$	1×10^{5}	1

ceria caso ocupasse sozinho o mesmo volume". Para melhor compreensão, podemos considerar que em qualquer mistura de gases sob pressão cada componente exerce uma parte da pressão total (Fig. 18.8).

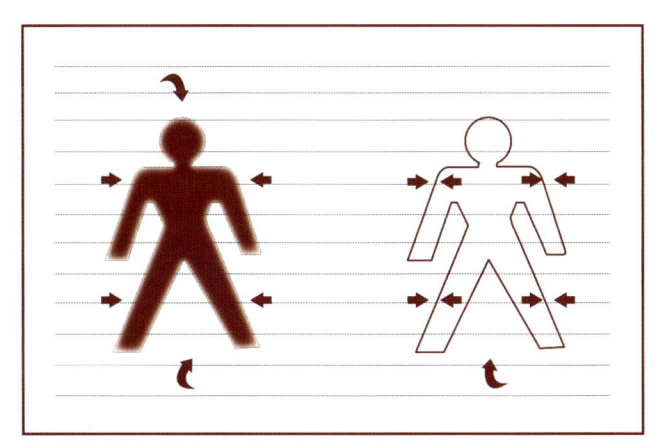

Fig. 18.8. Distribuição da pressão no homem submerso.

Cálculo da pressão parcial (Tabelas 18.3 e 18.4):

$$PP_x = P.X\%$$

ppx= pressão parcial do gás "X"
P = pressão total do gás (absoluta)
X%= porcentagem do gás "X" por volume na mistura

Tabela 18.3. Exemplo 1: pressões parciais do nitrogênio e do oxigênio no ar comprimido a 30m de profundidade
ar= 80% N_2 + 20% O_2
30m= 4bar
ppN_2= 4,80% = >3,2bar N_2
pp O_2= 4,20% = >0,8bar O_2

Tabela 18.4. Exemplo 2: ar comprimido (aprox. 80% N_2+ 20% O_2)		
Profundidade	Pressão absoluta	Pressão parcial
Superfície	1Atm	0,8Atm N_2 + 0,2 Atm O_2
10m	2Atm	1,6Atm N_2 +0,4Atm O_2
40m	5Atm	4Atm N_2 + 1Atm O_2

Note-se, aqui, que o ar comprimido respirado a uma profundidade de 40m tem uma pressão parcial de oxigênio igual a 1atm, o que corresponde à inalação de oxigênio puro na superfície.

Para mergulhar a grandes profundidades, a mistura respiratória tem que ser preparada de tal sorte que a pressão parcial de oxigênio não ultrapasse a 0,5 ou 0,6 bar, exceto sob condições controladas e temporariamente, como nos casos de tratamento. Tal mistura contém uma porcentagem baixíssima de oxigênio, sendo irrespirável na superfície.

Tabela 18.5. Exemplo 3: mistura hélio/oxigênio a 4% em mergulho a 140m		
Profundidade	Pressão absoluta	Pressão parcial
Superfície	1 bar	0,96barHe + 0,004bar O_2
140m	15 bar	14,4bar He + 0,6bar O_2

Lei de Henry

"A quantidade de um gás que se dissolve em um líquido, a uma temperatura constante, é proporcional à pressão parcial deste gás" (Fig. 18.9).

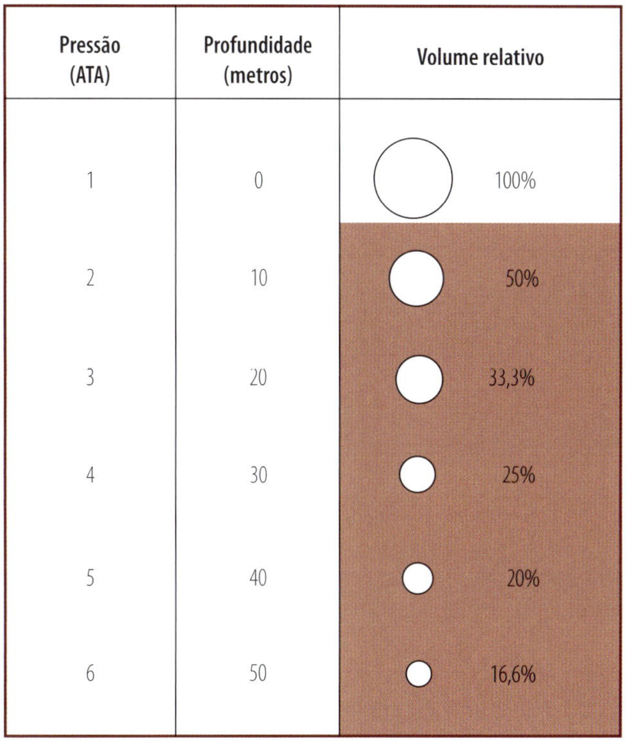

Pressão (ATA)	Profundidade (metros)	Volume relativo
1	0	100%
2	10	50%
3	20	33,3%
4	30	25%
5	40	20%
6	50	16,6%

Fig. 18.9. Relações entre volume e pressão em uma esfera elástica.

A absorção e a eliminação de um gás no organismo, segundo esse modelo, são de caráter exponencial. A saturação e dessaturação são reguladas por equações do seguinte tipo:

Pi= pressão do gás inerte
Pi_0= pressão do gás inerte no tempo zero
k = constante
t = tempo

A partir do estudo da solubilidade dos gases no corpo humano, foram desenvolvidas técnicas de compressão e descompressão que deram origem às tabelas de descompressão, e que permitem ao homem o trabalho nos ambientes hiperbáricos com segurança (Figs. 18.10 e 18.11).

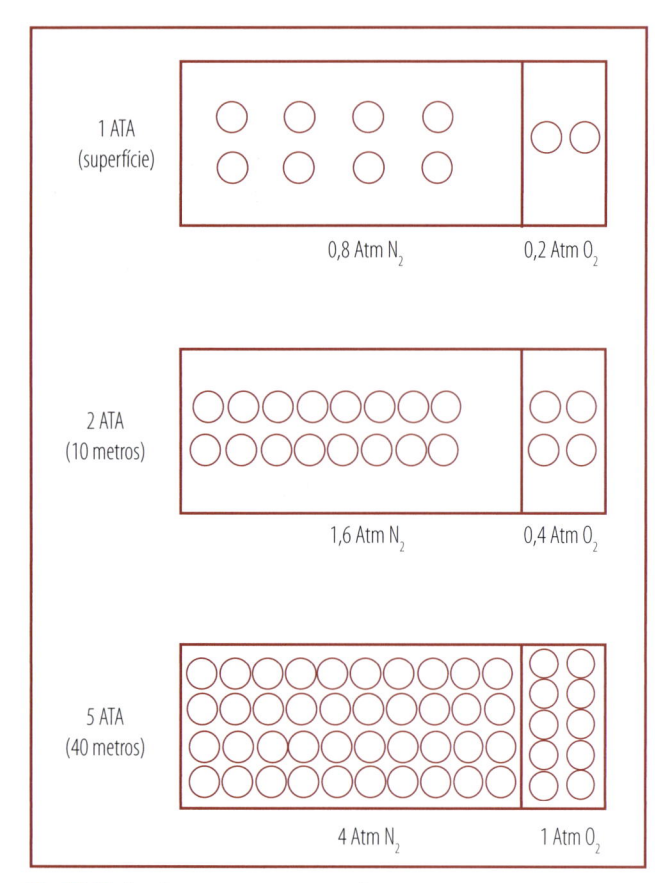

Fig. 18.10. Pressões parciais no ar comprimido.

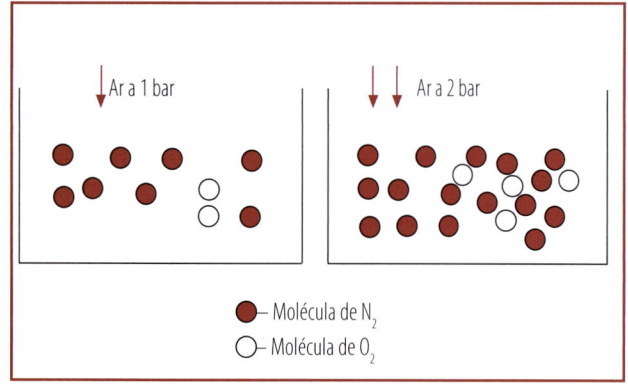

Fig. 18.11. Dissolução do ar em um líquido.

▶ Doenças profissionais

As patologias que se relacionam às atividades hiperbáricas apresentam características especiais, pouco divulgadas no nosso meio, apesar do grande número de trabalhadores envolvidos. A falta de informação nos cursos médicos regulares sobre o assunto, entre outros fatores, leva a uma atenção em níveis não satisfatórios aos trabalhadores em condições hiperbáricas.

As doenças profissionais neste grupo de trabalhadores, tanto nas atividades sob ar comprimido, quanto nas atividades de mergulho, muitas vezes são de instalação muito rápida, assemelhando-se mais, em muitos casos, a acidentes do que a doenças propriamente ditas. A ação, nesses casos, requer uma programação prévia, com previsão de equipamentos, recursos humanos especializados e decisões rápidas.

Os efeitos da pressão no organismo podem ser diretos, decorrentes do aumento da pressão, ou indiretos, decorrentes da solubilidade dos gases da mistura respiratória utilizada durante a atividade hiperbárica no organismo, como consta na Tabela 18.6.

Tabela 18.6. Efeitos diretos e indiretos da pressão no organismo	
Diretos	**Indiretos**
Barotraumas	**Bioquímicos**
Barotrauma da orelha média	Narcose pelo nitrogênio
Barotrauma da orelha externa	Intoxicação pelo oxigênio
Barotrauma dos seios da face	Intoxicação pelo gás carbônico
Barotrauma dos pulmões	Intoxicação por outros gases
Barotrauma total	Apagamento
Barotrauma facial ou de máscara	**Biofísicos**
Barotrauma de roupa	Doença descompressiva
Barotrauma dental	Osteonecrose asséptica
Embolia traumática pelo ar	

Fonte: Corpo de Bombeiros da Polícia Militar do Estado de São Paulo (2006, p. 61).

As doenças relacionadas às atividades hiperbáricas ocorrem nas diversas fases do processo, conforme esquematizado na Fig. 18.12.

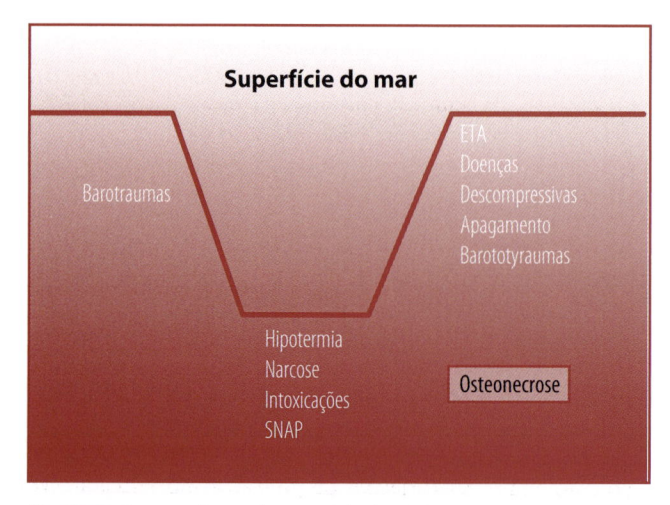

Fig. 18.12. Doenças relacionadas a atividades hiperbáricas.
Fonte: www.ohb-rio.med.br

Barotrauma

O barotrauma é definido como uma síndrome ocasionada pela dificuldade de equilibrar a pressão, no interior de uma cavidade pneumática do organismo, com a pressão do meio ambiente em variação. Além dos espaços aéreos naturais, eventualmente podem ser criados outros por equipamentos, como, por exemplo, um capacete ou uma máscara de mergulho. A gênese do barotrauma está relacionada com a lei da física que regula o comportamento entre as pressões e os volumes (lei de Boyle). É um efeito direto da pressão sobre o organismo do trabalhador.

O barotrauma pode assumir as seguintes formas clínicas:
- da orelha externa;
- da orelha média;
- da orelha interna;
- sinusal;
- pulmonar;
- facial;
- dental;
- gastrointestinal;
- cutâneo;
- corporal.

Barotrauma da orelha externa

Essa condição pode ocorrer quando, na fase de compressão ou no mergulho na água, algo venha a obstruir o conduto auditivo externo (Fig. 18.13). O caso típico é o uso de tampões nas orelhas ou de um capuz de mergulho apertado ou, ainda, a presença de uma rolha de cerume. A câmara fechada que se cria entre a obstrução do conduto e a membrana do tímpano não se equilibra com a pressão ambiente, provocando um efeito de sucção, com dor local, abaulamento da membrana timpânica para fora, edema e congestão do conduto auditivo externo e hemorragia. Eventualmente, a membrana timpânica poderá vir a se romper. Neste caso, haverá o equilíbrio de pressão com cessação imediata da dor.

O tratamento é basicamente conservador, evitando-se o uso de gotas auriculares, afastando-se das atividades hiperbáricas até a recuperação. Não colocar o dedo ou qualquer material estranho no conduto. Caso sobrevenha dor e/ou secreção, avaliar possível infecção.

Barotrauma da orelha média

O barotrauma da orelha média é o problema de mais elevada frequência em todas as atividades hiperbáricas. É resultante de um diferencial de pressão entre a caixa do tímpano e o meio ambiente.

Em condições normais, a orelha média equilibra sua pressão com pequenas variações da pressão atmosférica através da tuba auditiva, que, a par de sua função de drenagem de resíduos celulares e secreções normais ou patológicas, possui a função equipresssiva ou de ventilação. Ela se abre por curtos intervalos de tempo, uma vez por minuto durante a vigília, e uma vez de cinco em cinco minutos durante o sono, permitindo a passagem de cerca de $0,5 cm^3$ de ar por minuto. Anatomicamente apresenta variações classificadas em três tipos:
- Tipo I - Retilíneo, em 48% das pessoas – ideal para o equilíbrio das pressões;
- Tipo II – Angular, em 30% das pessoas -sofrível para o equilíbrio das pressões;
- Tipo III – Sinuoso, em 22% das pessoas - mau para o equilíbrio das pressões.

Como as variações de pressão nas atividades hiperbáricas são significativas, o mecanismo fisiológico de equilíbrio pressórico não é suficiente, demandando o emprego de manobras voluntárias de insuflação da orelha média. A mais comum é a manobra de Valsalva, que consiste em uma expiração forçada, com a boca e as narinas fechadas. Deve-se tomar cuidado com este procedimento, uma vez que o excesso de força pode causar inconvenientes de diversas naturezas:
- Auditivos:
  – pode forçar material infectado para dentro da orelha média;
  – hipertensão endotimpânica com lesões na membrana e na cadeia ossicular;
  – mobilização brusca da membrana e dos ossículos, com repercussões nas estruturas da orelha interna, podendo chegar a provocar fístulas de janela oval e/ou de janela redonda.
- Pulmonares:
  – hiperdistensão das paredes alveolares, podendo provocar lesões no parênquima pulmonar e pneumotórax.
- Cardiocirculatórios:
  – aumento da pressão venosa, com redução do fluxo sanguíneo cerebral, redução do retorno venoso, redução do débito do ventrículo direito e bradicardia.

Outras manobras foram estudadas e descritas a fim de se evitarem esses inconvenientes, como as de Frenzel, Marcante-Odaglia e outras, que visam à abertura das tubas auditivas de maneira voluntária. Requerem treinamento específico e normalmente são de difícil aprendizado. Os trabalhadores, com a experiência, acabam chegando ao seu próprio modo de equilibrar a pressão, com movimentos de deglutição, laterodidução da mandíbula, bocejos, até a abertura voluntária propriamente dita.

✓ *Quadro clínico*

O sintoma predominante é a dor, que se inicia como uma sensação de plenitude ou oclusão auricular, que vai aumentando de intensidade, se o equilíbrio de pressões não for restabelecido. Irradia-se para a região otomastoide e daí para a

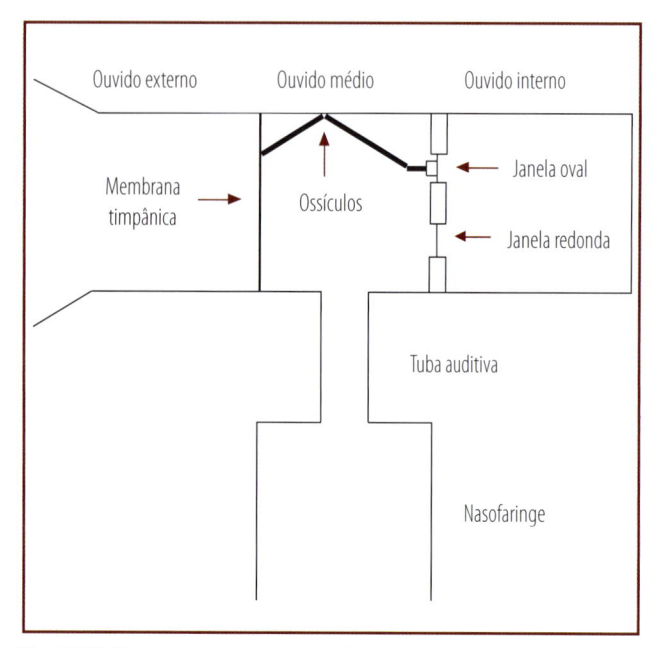

Fig. 18.13. Diagrama esquemático do ouvido.

região frontal, face e pescoço. Acompanhando a manifestação dolorosa, podem ocorrer outros sintomas como o zumbido, hipoacusia e vertigem. Se a membrana timpânica vier a se romper, a dor cessa e, no mergulho, a penetração de água fria na orelha média ocasiona irritação das estruturas do labirinto, levando à desorientação espacial, vertigem, náuseas e vômitos, que cessam logo que a temperatura da água atinja a temperatura corporal.

O exame objetivo revela alterações da membrana timpânica como a retração, redução de mobilidade, opacidade, congestão vascular, sufusões hemorrágicas, hemotímpano e lacerações. A rotura da membrana pode ser suspeitada pela otorragia, expectoração sanguinolenta e saída de ar sibilante pelo ouvido ao assoar-se.

Entre as classificações de barotrauma da orelha média, segundo critérios clínicos e otoscópicos, a que melhor satisfaz às necessidades práticas é a de Matos (Teed modificada).

A observação de deficiência auditiva em trabalhadores em ambientes hiperbáricos é controvertida. Quando ocorre, parece estar relacionada com episódios de barotrauma da orelha média, com componentes de disfunção mecânica do conjunto membrana-cadeia ossicular e, eventualmente, com dano às estruturas da orelha interna.

✓ *Conduta terapêutica*

O tratamento do barotrauma da orelha média vai depender da natureza da lesão, sendo, no modo mais simples, o afastamento da atividade hiperbárica, manter a orelha seca e observação. Nos casos moderados, o curativo seco também é o que tem obtido melhores resultados. Podem ser usados analgésicos e calor seco no local. Os casos mais graves requerem a intervenção do otorrinolaringologista, que estabelecerá a terapêutica. As roturas de membrana timpânica geralmente evoluem para a cicatrização espontânea, porém, eventualmente, é necessária uma solução cirúrgica (Tabela 18.7).

Tabela 18.7. Classificação de matos (modificada de Teed) para barotrauma da orelha média

Grau	Forma	Características
I	Leve	Hiperemia do conduto auditivo e da membrana timpânica Evolução de menos de uma semana
II	Moderada	Bolhas e sufusões hemorrágicas do conduto auditivo e da membrana timpânica Evolução de menos de duas semanas
III	Grave	Rotura da membrana timpânica e/ou sangue livre no conduto auditivo Evolução de mais de duas semanas

Barotrauma da orelha interna

A orelha interna pode ser afetada de diversas maneiras na atividade hiperbárica. No caso do barotrauma, a alteração básica é a rotura da membrana da janela redonda (mais frequente) e/ou da janela oval, levando à fístula perilinfática. Normalmente está associado ao barotrauma da orelha média, com a característica dificuldade de equalização da pressão. Além de a pressão intralabiríntica estar relativamente aumentada em relação à orelha média não equalizada, a manobra de Valsalva forçada acentua esse diferencial, que pode levar à rotura das delicadas membranas da orelha interna. Caso a manobra de Valsalva forçada acabe por permitir uma entrada abrupta de ar na orelha média, a mobilização da membrana timpânica e da cadeia ossicular pode causar uma subluxação do estribo, forçando a janela oval e provocando uma fístula.

A mobilidade da membrana timpânica em condições normais é muito pequena. Para o funcionamento da audição, o deslocamento desta membrana no limite inferior de audibilidade é de cerca de 10^{-9} cm ou cerca de meio diâmetro de uma molécula de hidrogênio.

O caso típico apresenta história de dificuldade de equilibrar as pressões e diminuição súbita e progressiva da audição, zumbido e vertigem. Estas lesões podem se tornar permanentes. É recomendado inicialmente o tratamento conservador, com repouso no leito e elevação da cabeça, para evitar aumento na pressão do líquido cérebro-espinhal, que poderia agravar uma possível fístula perilinfática, e observação por 48 horas. Alguns autores recomendam que, se houver forte suspeita de fístula labiríntica, a cirurgia de reparação deve ser imediata a fim de se evitar danos definitivos.

Nos casos de dano permanente da orelha interna, a atividade hiperbárica deverá ser contraindicada definitivamente.

Vertigem alternobárica

Trata-se de uma disfunção vestibular secundária à assimetria das pressões na orelha média por dificuldade de equilíbrio de pressão unilateral. Parece ocorrer com mais frequência na descompressão e apresenta gravidade no caso de mergulho, pela desorientação e possíveis náuseas e vômitos, que são condições perigosas sob a água.

A condição pode ser observada na superfície se, durante uma manobra de Valsalva, ocorrer vertigem e for observado nistagmo. Neste caso, não é aconselhável a compressão até que a causa básica da dificuldade de equilibrar as pressões nas orelhas de maneira uniforme seja sanada.

Barotrauma sinusal

Os seios paranasais comunicam-se com a nasofaringe pelos óstios sinusais. Estas comunicações permitem o equilíbrio entre a pressão ambiente e o interior dos seios. Qualquer processo que leve à obstrução dessas vias, como inflamações, vegetações linfoides, tumores, má formação e outros, leva à criação de uma pressão relativamente negativa no(s) seio(s) da face, provocando inicialmente edema e congestão da mucosa sinusal, evoluindo para extravasamento de transudato de sangue. Os seios da face mais frequentemente acometidos são os frontais e os maxilares. É um problema típico da compressão ou descida no mergulho, ocorrendo com frequência na fase inicial (Lei de Boyle). Eventualmente, acontece na descompressão ou subida, se houver cistos ou pólipos obstruindo o óstio por mecanismo de válvula.

✓ *Quadro clínico e terapêutica*

O sintoma predominante é a dor sobre a região envolvida, contínua, de intensidade crescente, que alivia pela interrupção da compressão ou pela descompressão. Às vezes ocorre sensação de peso nas regiões afetadas e eliminação de secreção serossanguinolenta ou franca epistaxe. A dor pode irradiar-se, dando a sensação de problema em dentes superiores. Em casos graves pode haver parestesia local e tonturas.

A investigação radiológica dos seios paranasais poderá mostrar resultados normais, inicialmente, e logo após espessamento da mucosa, nível hidroaéreo e total velamento.

O tratamento consiste no afastamento da atividade hiperbárica, uso de descongestionantes locais e sistêmicos e, quando necessário, antibioticoterapia. A maioria dos casos se resolve com tratamento conservador, em cerca de 5 a 10 dias.

Barotrauma pulmonar

O barotrauma pulmonar é resultante do diferencial de pressão que se forma no pulmão quando este atinge seu limiar de compressibilidade, passando a comportar-se como uma cavidade rígida, à semelhança do que acontece nos seios da face. É um problema relativamente raro e característico do mergulho em apneia.

À medida que a profundidade aumenta, os pulmões vão reduzindo o seu volume, segundo a Lei de Boyle. Assim, se a capacidade total dos pulmões for de seis litros na superfície, aos 30m de profundidade passa a ser de um litro e meio, o que corresponde ao volume residual. A partir daí, pode ocorrer congestão pulmonar, edema e hemorragia. Inicialmente há uma sensação de opressão e dor torácica de intensidade crescente. Após o mergulho, poderá haver dispneia, desconforto torácico e tosse, com eliminação de espuma mucossanguinolenta. O tratamento será convencional, de acordo com o quadro clínico, sendo, no mais das vezes, suficientes o repouso e o afastamento temporário das atividades hiperbáricas.

Barotrauma facial

A máscara de mergulho acrescenta um espaço aéreo ao corpo. Este espaço fechado também sofrerá as variações de pressão. A pressão no interior da máscara deverá ser equilibrada com a do meio ambiente através das fossas nasais, exalando-se o ar quando necessário. Caso isto não ocorra, a máscara se comportará como uma ventosa, sugando os tecidos da face, acarretando uma sensação de repuxamento na face, edema, equimose facial, manchas hemorrágicas nas escleróticas ou hemorragia do globo ocular e da conjuntiva e sangramento pelo nariz. O tratamento consiste na aplicação de compressas frias e administração de analgésicos. Os óculos de natação sem comunicação como nariz são contraindicados para o mergulho, pela impossibilidade de equilíbrio das pressões, podendo causar graves lesões oculares.

Barotrauma dental

A odontalgia na atividade hiperbárica, por vezes forte, é atribuída à presença de pequenas bolhas gasosas no interior da polpa dentária ou em tecidos moles adjacentes, que não se comunicam com o exterior, ficando com uma pressão relativamente negativa. É comum acontecer em dentes sob tratamento ou recentemente tratados. O estado de saúde oral nos trabalhadores em ambientes hiperbáricos é importante, embora o barotrauma dental não apresente gravidade.

Barotrauma gastrintestinal

Os gases continuamente produzidos no intestino e a eventual deglutição de ar, aumentando o conteúdo aéreo no estômago, podem, na descompressão, pelo aumento de volume, causar desconforto e distensão abdominal e cólicas. Estes gases são eliminados normalmente pelos orifícios naturais, podendo-se, entretanto, parar a descompressão na câmara ou recomprimir um pouco a fim de aliviar as dores. Embora não seja um evento grave, já foi relatado na literatura um caso de rotura de estômago. O cuidado principal é com a dieta, evitando-se grandes refeições antes de atividades hiperbáricas, bem como a ingestão de bebidas gasosas.

Barotrauma cutâneo

O barotrauma cutâneo, ou de roupa, é ocasionado pela presença de pequenos espaços ou dobras entre a roupa de mergulho e o corpo, que, isolados do meio ambiente, funcionam como pequenas ventosas, ocasionando manchas equimóticas nas áreas comprometidas. Não apresenta gravidade e, geralmente, não necessita de tratamento especial.

Barotrauma corporal

O barotrauma corporal ou total é característico do mergulho com equipamento pesado (escafandro), constituído de um capacete rígido e roupa estanque, de uso cada vez mais restrito. Se um defeito no suprimento de ar que mantém a roupa pressurizada provocar o esvaziamento brusco da mesma, o mergulhador poderá ter toda a superfície corporal pressionada, com tendência a esprêmê-lo para dentro do capacete. Uma queda provocando aumento súbito da pressão ambiente sem o aumento proporcional da pressão no interior do equipamento pode ter as mesmas consequências.

Embolia traumática

A embolia traumática é uma das ocorrências mais sérias da atividade hiperbárica. Pode acontecer em qualquer modalidade de trabalho sob pressão, quando, durante a descompressão, havendo retenção da mistura respiratória, em expansão nos pulmões, a pressão intrapulmonar fica aumentada em relação ao meio ambiente, provocando diversos fenômenos que podem variar desde o choque pleural, que é a hiperdistensão sem rotura de estruturas pulmonares, enfisema intersticial com pneumomediastino ou enfisema subcutâneo, pneumotórax, até a embolia gasosa propriamente dita, que pode atingir toda a circulação com grandes quantidades de mistura respiratória, afetando, com frequência, a circulação cerebral e as artérias coronárias.

Um caso típico é aquele do mergulhador que, numa situação de emergência, abandona o equipamento e realiza uma subida livre com a glote fechada. A técnica correta, neste caso, seria exalar continuamente durante a subida a fim de permitir o equilíbrio da pressão nos pulmões com a pressão do meio ambiente que estará diminuindo rapidamente. Algumas condições patológicas preexistentes podem facilitar o aparecimento do quadro, mesmo com utilização correta da técnica de subida em emergência: espasmos bronquiolares, presença de muco impedindo a saída da mistura respiratória dos sacos alveolares, pneumopatias crônicas com processos cicatriciais, cistos, broncolitos e bolhas de enfisema, dificultando o esvaziamento regional. Outra situação típica seria um trabalhador na fase inicial de uma convulsão por qualquer causa, com a glote fechada, no interior de um tubulão ou câmara hiperbárica, que seja descomprimido rapidamente.

✓ *Quadro clínico*

A velocidade rápida de descompressão e a maior proximidade com a superfície ou pressão atmosférica normal implicarão maior gravidade do quadro.

Os casos mais leves são episódios discretos de tontura e mal-estar. Outras vezes apresentam desorientação, náuseas, vômitos, tosse, dispneia e dor torácica, com distúrbios neurológicos discretos como parestesias e paresias. O quadro mais grave é o de inconsciência, choque e convulsões, dispneia acentuada, cianose e sinais neurológicos como contraturas, midríase, estrabismo, disreflexia, sinal de Babinski e paralisias. Pode haver espuma mucossanguinolenta pela boca, edema cerebral, choque e parada cardiorrespiratória.

Como sinais importantes, podem ser encontradas irregularidades na coloração da pele, pele marmórea, crepitação nos tecidos próximos à região cervical e, no exame de fundo de olho, a presença de bolhas nos vasos da retina.

Algumas vezes encontra-se um quadro de isquemia do miocárdio pela localização coronária das bolhas de mistura respiratória.

✓ *Tratamento*

A embolia traumática é de instalação rápida, imediata ou nos primeiros 10 minutos. Deve ser administrado oxigênio a 100% até que seja possível a recompressão no menor tempo. Possível melhora com o oxigênio não deve evitar ou retardar o tratamento em câmara.

Artralgia hiperbárica

Esta condição é típica dos mergulhos a grandes profundidades, ocorrendo na fase de compressão, especialmente se esta é rápida. Caracteriza-se por uma sensação de rigidez nas articulações, como se estivessem "secas" ou "sem lubrificação", estalando com frequência e com dor aguda aos movimentos mais bruscos. A articulação do ombro é a mais frequentemente afetada, seguindo-se, pela ordem, joelho, punho, coxofemoral e coluna. O mecanismo deste problema não é conhecido, mas se sabe que pode ser evitado ou reduzido pela compressão lenta e com paradas para adaptação gradativa. Após algumas horas na pressão de trabalho, a condição tende a desaparecer.

Doença descompressiva

Esta doença é frequentemente confundida com a embolia traumática, sendo, entretanto, de etiopatogenia, quadro clínico, evolução e tratamento completamente distintos.

Quando o trabalhador respira uma mistura gasosa em ambiente pressurizado, o oxigênio vai sendo utilizado normalmente no metabolismo, e a fração do gás inerte (nitrogênio ou outro gás inerte da mistura respiratória) é dissolvida no organismo, de acordo com a Lei de Henry, acumulando-se nos tecidos em função da pressão, do tempo de exposição e de outros fatores, como a temperatura e a solubilidade do gás em cada tecido. No caso do nitrogênio, a solubilidade é cinco vezes maior nas gorduras do que na água. Quando a pressão ambiente diminui, a soma das tensões do gás inerte nos diversos tecidos pode exceder a pressão ambiente, ocorrendo então um estado de supersaturação que pode levar o gás, que estava dissolvido, ao estado físico de gás livre, e dar início à doença descompressiva. A liberação de gás inerte livre causa distúrbios orgânicos bloqueando artérias, veias e vasos linfáticos, podendo romper ou comprimir tecidos. Quando o gás atua num espaço limitado, como um músculo contido por fáscia, pode provocar uma síndrome compartimental. A formação de bolhas pode se dar também intracelularmente, causando a rotura da membrana celular, com liberação de substâncias tóxicas ou vasoativas. As reações na interface gás/sangue podem ativar mecanismos de coagulação.

O aparecimento desta síndrome pode ser evitado com a redução gradual e programada da pressão (tabelas de descompressão), permitindo que o organismo tenha tempo de promover a eliminação natural do gás em excesso, por via respiratória.

Diversos fatores podem contribuir para o aparecimento do quadro, facilitando a absorção de gás inerte ou dificultando sua eliminação. Entre os fatores de risco estão a obesidade, a idade avançada, a tensão elevada de gás carbônico, o mau condicionamento físico e a temperatura baixa.

As pressurizações repetidas podem causar dificuldades, uma vez que após cada período de trabalho hiperbárico, mesmo em condições normais, permanece uma considerável quantidade de gás inerte no organismo.

Classicamente se divide, segundo as manifestações clínicas, em dois tipos: tipo I, ou leve, e tipo II, ou grave. A manifestação mais comum no tipo I é a dor articular localizada, que se apresenta geralmente dentro de uma hora após a exposição e varia desde um desconforto leve até a dor grave, que pode aumentar continuamente nas 24 ou 36 horas seguintes. As localizações mais comuns no mergulho a ar comprimido são o cotovelo e o ombro. Nos trabalhadores de tubulões, a frequência é três a quatro vezes maior nos membros inferiores. Foi observada também grande frequência de acometimento do joelho em mergulhadores profundos.

Outras manifestações do tipo I incluem o prurido e eritema, manchas acastanhadas lineares em fundo branco (aspecto marmóreo), provavelmente por microbolhas subcutâneas causando estase venosa. Estes sinais podem desaparecer espontaneamente em cerca de 30 minutos, porém sinalizam possível envolvimento sistêmico.

Os sintomas da doença descompressiva do tipo II aparecem mais comumente entre 10 e 30 minutos após a exposição, começando com uma sensação de mal-estar difuso e fadiga. Os sintomas podem, entretanto, evoluir insidiosamente ao longo de vários dias.

O envolvimento do sistema nervoso central é característico, com ampla predominância do quadro medular.

✓ *Quadro clínico*

As manifestações clínicas da doença descompressiva são extremamente variadas, já que todo o organismo pode ser afetado. Acometimentos de diversos órgãos e sistemas podem ocorrer, desde o aparecimento de hematomas de parede abdominal até alterações importantes da área cerebral. No tipo I, o sintoma característico é a dor localizada e o tratamento em câmara terapêutica é de menor duração. No tipo II ocorrem parestesias que evoluem para anestesia, paresia e paraplegia. A lesão medular geralmente está associada a distúrbios esfincterianos. São descritas também dor abdominal, dor em cinta e dor lombar. O envolvimento cerebral se manifesta com cefaleia, visão turva, diplopia, redução do campo visual (visão em túnel), escotomas, disartria, tontura, vertigem, assim como alterações mentais e da personalidade. Nos casos graves, há convulsões e morte.

O aspecto típico de lesões desmielinizantes do sistema nervoso central é atribuído a áreas de baixa perfusão deste sistema, assim como ao seu alto grau de conteúdo lipídico. Recentemente, estudos com cintilografia e tomografia por emissão de fótons sugerem envolvimento multifocal cerebral na doença descompressiva do tipo II, mesmo quando os sinais e sintomas se limitam àqueles da lesão medular. Nos mergulhos profundos, com mistura respiratória hélio/oxigênio, pode surgir acometimento do ouvido interno, com hipoacusia sensorioneural, zumbido e vertigem, como resultado de distúrbios da microcirculação, hemorragias e exsudação de proteínas, provocando irritação na cóclea e canais semicirculares. O acúmulo de bolhas na circulação arterial pulmonar causa desconforto precordial, sensação de fadiga extrema, tosse seca e angústia respiratória.

A diferenciação entre tipos I e II serve para orientar a decisão sobre o tipo de tratamento e a sua urgência. Os primeiros cuidados, mesmo antes da recompressão, devem ser a administração de oxigênio na maior concentração possível e a hidratação. Caso tenha havido um grande intervalo desde o aparecimento da doença, mesmo assim é recomendável a recompressão. Na nossa casuística, já obtivemos bons resultados após um período de 30 dias.

O tratamento é feito de acordo com tabelas terapêuticas produzidas pela Marinha dos Estados Unidos, traduzidas e incorporadas à nossa legislação.

Síndrome neurológica das altas pressões

A síndrome neurológica das altas pressões é um quadro de disfunções fisiológicas e neurológicas que surge no homem que é comprimido a altas pressões. Pode surgir já a partir dos 100 m de profundidade. O início e a gravidade são função tanto da velocidade e perfil da compressão, quanto da pressão absoluta atingida. É caracterizada por distúrbios motores (tremores e contrações musculares involuntárias), sonolência, alterações significativas do eletroencefalograma, distúrbios visuais, tonturas, náuseas e convulsões.

O tremor é mais lento do que o tremor postural normal, situando-se na faixa de 5 a 8Hz, comparável ao do parkinsonismo, rítmico, propagado às extremidades, à cabeça e ao tronco. Reduz-se significativamente por força da vontade de se executar algum movimento, porém as tarefas que exijam coordenação motora precisa ficam prejudicadas.

As alterações eletroencefalográficas se caracterizam pelo aparecimento de ondas lentas, na faixa beta, com aproximadamente 5 a 6Hz, diminuindo as faixas alfa. Surgem surtos de sonolência *(microsleep)*, a transição do estado de sono para a vigília é quase imperceptível, bastando um pequeno estímulo com a voz ou um leve toque. Cessando a estimulação o indivíduo retoma ao estado de sonolência.

Embora este problema venha sendo estudado há mais de 30 anos, o conhecimento das causas desta síndrome é ainda insuficiente. É certo que está fortemente relacionada ao efeito direto de grandes pressões hidrostáticas, mas o papel da natureza dos gases envolvidos, dos mecanismos em nível celular e outros fatores ainda estão por ser esclarecidos. Como medidas práticas de controle, sabe-se que é fundamental o perfil de compressão, que também deve ser de natureza exponencial e com estágios, ao longo da compressão, que permitam a adaptação.

Intoxicação pelo oxigênio

Tanto a deficiência quanto o excesso de oxigênio são prejudiciais ao organismo (Fig. 18.14). Entre estes extremos, o homem desenvolveu mecanismos bioquímicos de compensação que permitem a vida nas condições de tensão de oxigênio na atmosfera terrestre. Os mecanismos conhecidos da intoxicação pelo oxigênio incluem a formação de superóxidos, H_2O_2, e radicais livres. A defesa contra estes agentes oxidantes se faz por inativação enzimática e interação com antioxidantes citoplasmáticos, como o glutation reduzido. A presença de glutation e do NADPH parece ser de importância fundamental nestes processos, assim como a vitamina E (tocoferol), na proteção das células contra a oxidação. O progresso da intoxicação leva à inibição do ciclo de Krebs e consequente prejuízo da respiração celular e interferência no mecanismo de transporte da membrana celular.

Efeitos da intoxicação pelo oxigênio

Em termos práticos, os efeitos da intoxicação pelo oxigênio se dividem em respiratório (efeito Lorrain-Smith) e neurológico (efeito Paul Bert).

A intoxicação pelo oxigênio é regida pela Lei de Dalton. O aumento da pressão parcial de oxigênio acarreta as seguintes formas clínicas:

✓ *Efeitos respiratórios*

Estes efeitos são mais observados na oxigenoterapia hiperbárica e no mergulho profundo. Ocorre inicialmente uma irritação da árvore respiratória, com uma fase exsudativa caracterizada por edema, hemorragia e destruição de células do endotélio capilar. Segue-se uma fase proliferativa, com fibrose e proliferação de células do epitélio alveolar. Podem ocorrer, no homem, exsudato fibrinoso e formação de membrana hialina. Caracteristicamente, todas as lesões em fase inicial são completamente reversíveis, sendo a diminuição da capacidade vital o parâmetro de maior finalidade prática, que permite o cálculo da pressão parcial de oxigênio ótima para as misturas respiratórias e para a oxigenoterapia hiperbárica.

Wright, em 1972, desenvolveu um método para calcular a toxicidade pulmonar cumulativa, que permite a avaliação de exposição ao oxigênio em função da pressão e do tempo, criando as UPTD *(unit pulmonar toxic dose)*. Os valores compõem tabelas que são utilizadas para a montagem de tabelas de descompressão e de tratamento. O referido autor recomenda os seguintes limites para tabelas com oxigênio:

- UPTD de 615 ou menos, para descompressões ou para tratamento de doença descompressiva na forma leve;
- UPTD de 1425 para tratamento de casos difíceis de doença descompressiva grave, como limite extremo;
- 1 UPTD = O_2 a 100% respirado, durante 1 min, à pressão atmosférica de 1 atm (= 100kPa).

✓ *Efeitos neurológicos*

A respiração de oxigênio à pressão parcial de 3atm (= 300kPa) provoca, em alguns minutos, episódio convulsivo na maioria das pessoas, semelhante ao da epilepsia. A convulsão pode ou não vir precedida de sinais de alerta: abalos musculares na face, pálpebras e boca; descoordenação do diafragma; náuseas; dormências; euforia; confusão mental; soluços; bradicardia; pupilas dilatadas e distúrbios visuais (visão em túnel). O tempo de latência até que surja o episódio convulsivo é extremamente variado entre os indivíduos. A fim de detectar trabalhadores hipersensíveis aos efeitos neurológicos do oxigênio, desenvolveu-se o teste de tolerância ao oxigênio, que consiste em respirar, em câmara hiperbárica, oxigênio puro por 30 minutos, em repouso absoluto, à pressão correspondente a 18m de profundidade. Este teste, porém, não apresenta resultados consistentes, tendo sido de utilidade discutível.

Alguns fatores podem facilitar o aparecimento do quadro, como a elevada tensão de gás carbônico, exercícios físicos e a temperatura elevada.

Na ocorrência da convulsão, que dura poucos minutos, é necessário proteger o trabalhador para que não se machuque e reduzir a pressão parcial de oxigênio. Todo o cuidado deve ser observado de modo a não se descomprimir o trabalhador precipitadamente, posto que na fase inicial da convulsão a glote estará fechada e a descompressão poderá causar uma embolia traumática, de graves consequências.

Os mecanismos de transporte de metabólitos e eletrólitos nas membranas celulares dos neurônios, a excessiva razão de oxidação de constituintes celulares essenciais e a interferência na oxidação da glicose estão implicados na gênese da intoxicação neurológica pelo oxigênio. Em episódios isolados, não foram detectadas lesões residuais desse acometimento.

Intoxicação pelo nitrogênio

Este quadro, também conhecido como narcose pelo nitrogênio ou embriaguez das profundidades, é causado pela impregnação difusa do sistema nervoso central pelo nitrogênio, provocando diminuição da habilidade cognitiva e psicomotora, chegando a distúrbios neurológicos e do comportamento. Assemelha-se ao quadro de intoxicação alcoólica. Sua gravidade depende primariamente da pressão ou profundidade, e seu início ocorre a aproximadamente 30m.

Inúmeros estudos relacionam a potencialidade narcótica dos gases inertes utilizados nas atividades hiperbáricas, como o nitrogênio, hélio, neônio, hidrogênio e outros, com as propriedades de solubilidade nos lipídios, peso molecular, temperatura e solubilidade na água. Estas pesquisas servem de base para a elaboração de misturas respiratórias múltiplas, que permitam o trabalho a grandes pressões e por tempos prolongados, com o mínimo de efeitos adversos.

Na prática, os mergulhos com ar comprimido são limitados a 50m de profundidade e, a partir daí, o nitrogênio é substituído pelo hélio, que não possui propriedades narcóticas nas profundidades alcançadas pelo homem. Foi observado que o nitrogênio, em pequenas proporções na mistura respiratória hélio/oxigênio para grandes profundidades, diminui a intensidade da síndrome neurológica das altas pressões.

As manifestações de alteração do caráter e do temperamento dependem em grande parte do tipo de personalidade básica do indivíduo na intoxicação pelo nitrogênio, e todos os distúrbios desta patologia são prontamente reversíveis, quando se reduz a pressão parcial do nitrogênio, sem sequelas.

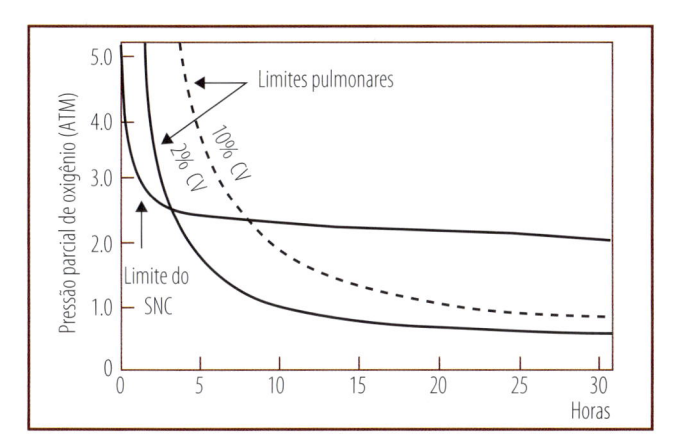

Fig. 18.14. Limites de toxicidade do oxigênio.

Intoxicação por outros gases

Gás carbônico

O ar contém 0,03% de dióxido de carbono, que é equivalente a 0,0003 bar. Este valor deveria ser mantido nas condições hiperbáricas, o que, na prática, não ocorre.

O dióxido de carbono é um constituinte normal do organismo. É continuamente produzido por todo o metabolismo oxidativo e atua de maneira significativa no organismo, especialmente como mensageiro químico e na regulação do equilíbrio acidobásico.

Na situação hiperbárica, a produção de dióxido de carbono em excesso é devida ao próprio organismo ou por deficiência operacional com eliminação deficiente deste gás.

À medida que o CO_2 aumenta na mistura respiratória surge, inicialmente – e é um importante sinal de alerta – o aumento da frequência respiratória. No mergulho profundo, a equipe de superfície, através de sinal de áudio, monitora constantemente a frequência respiratória do mergulhador na água, orientando-o a reduzir ou parar a atividade, quando nota a hiperventilação. A intoxicação pelo CO_2 é agravada se houver hipóxia concomitantemente, ao passo que a hiperóxia faz com que o centro respiratório fique menos sensível ao excesso de gás carbônico. De acordo com o grau de intoxicação, os eventos clínicos variam desde uma leve hiperventilação, cefaleia e dor epigástrica, até tontura, perda da consciência, rigidez muscular, tremores, convulsões generalizadas e morte. Como os mergulhos são feitos geralmente em duplas, caracteristicamente o acometimento ocorre em ambos os mergulhadores.

Como medidas de controle, usa-se a ventilação contínua ou intermitente em tubulões e câmaras hiperbáricas. Os sistemas de mergulho profundo utilizam também dispositivos de absorção de gás carbônico nas câmaras e no sistema de reciclagem para aproveitamento do gás hélio.

A recuperação da intoxicação é normalmente rápida e completa pela recomposição da atmosfera ou mistura respiratória. Nos casos mais graves, é importante que a redução da pressão parcial de CO_2 não seja feita de maneira abrupta, pela possibilidade de liberação de potássio, levando à fibrilação cardíaca.

Monóxido de carbono (CO)

A contaminação da mistura respiratória pode se dar pela má localização da tomada de ar de um compressor movido a motor de explosão, fumaça ou superaquecimento de compressores, por má lubrificação. O CO é também produzido no organismo, em pequenas quantidades, cerca de 0,3 a 1 ml/h, fator a ser considerado em câmaras de longa permanência.

O CO reage com a hemoglobina, deslocando o oxigênio. Possui uma afinidade pela hemoglobina cerca de 200 vezes maior que o oxigênio. A carboxiemoglobina (HbCO) formada desloca a curva de dissociação do oxigênio para a esquerda, de tal forma que reduz drasticamente a capacidade de transporte de oxigênio pelo sangue, levando à hipóxia tissular.

As exposições agudas, graves, produzem sintomas semelhantes aos da hipóxia: cefaleia, náuseas, vômitos, tontura, obnubilação e inconsciência.

A HbCO tem uma cor vermelha mais viva do que a hemoglobina, mesmo a oxigenada, produzindo uma coloração rósea ou avermelhada no leito ungueal, face e lábios, ao contrário do aspecto azulado ou púrpura da hemoglobina reduzida resultante da hipóxia.

O tratamento consiste na correção da atmosfera ou mistura respiratória, oxigênio, ou, de preferência, a aplicação de oxigenoterapia hiperbárica, que é o tratamento de escolha, qualquer que tenha sido a causa do quadro, mesmo em atividades não hiperbáricas.

Osteonecrose asséptica

A associação entre necrose de partes dos ossos longos e trabalho sob pressão atmosférica elevada foi primeiramente descrita em 1911 por Bassoe, nos Estados Unidos da América, e por Bernstein e Plate na Alemanha, na mesma época. Embora o homem já trabalhasse em túneis pressurizados e caixões pneumáticos (equipamentos precursores dos atuais tubulões pneumáticos) desde o final do século XVIII, a caracterização da doença só foi possível após a introdução do exame de raios X (descobertos em 1895) na medicina clínica (Fig. 18.15). A descrição em mergulhadores remonta a 1941, segundo Elliot e Harrison.

Esta doença não tem sido encontrada com frequência no nosso meio. Na nossa experiência, com um grupo de cerca de 150 mergulhadores acompanhados clínica e radiologicamente por dez anos, não foram encontradas lesões características de osteonecrose asséptica.

Ribeiro (1975) também não detectou casos desta doença em 343 trabalhadores de ar comprimido em São Paulo.

A casuística internacional apresenta valores extremamente variados de prevalência, que vão desde 7%, ou menos, até mais de 50% entre os japoneses.

Estudos bem planejados, com critérios rigorosos de classificação e análise, conduzidos na Marinha Americana, excluindo lesões como ilhotas ósseas de densidade aumentada e císticas, revelaram prevalência entre 1,5% e 5%. A observação de que estas taxas aumentam em grupos expostos que não observam o estrito cumprimento de tabelas de descompressão, como em mergulhadores civis e pescadores, sugere a associação desta doença com as descompressões omitidas ou malfeitas, bem como com a ocorrência de doença descompressiva. A relação com a idade está bem estabelecida, sendo de ocorrência maior acima dos 35 anos.

É preocupante, na nossa realidade, o fato de muitas obras de construção civil utilizarem a técnica de trabalhos sob ar comprimido, sem a necessária assistência médica especializada, assim como as atividades de mergulho para a pesca de lagosta, no nosso litoral, e o garimpo de ouro nos rios, por mergulhadores.

✓ *Patologia*

A doença começa por lesões assintomáticas detectáveis apenas pela radiografia de boa qualidade e interpretada corretamente. Ocorre tipicamente no úmero, fêmur e tíbia. Em casos raros, pode aparecer após uma única exposição à compressão. A importância desta doença ocorre pelo fato de ser a única considerada como efeito irreversível e, normalmente, de instalação em longo prazo. As lesões diafisárias são assintomáticas e não levam à incapacidade, embora já tenha sido descrita a associação com o osteossarcoma.

Trata-se de uma doença cuja descrição da patogênese tem sido insatisfatória, sendo, então, a prevenção, de fundamental importância. A história ocupacional tem papel muito relevante, uma vez que a osteonecrose asséptica pode ter outras causas, como o alcoolismo, tratamento com esteroides, anemia de células falciformes, artrite reumatoide, doença de Gaucher e tratamento com fenilbutazona. Outras doenças que apresentam lesões ósseas eventualmente também devem ser consideradas no diagnóstico diferencial: diabetes melito, cirrose do fígado, hepatite, pancreatite, gota, sífilis, alcaptonúria, aterosclerose, tratamento com radiação ionizante, intoxicação pelo tetracloreto de carbono e câncer.

As lesões articulares assintomáticas são compostas de osso e medula óssea desvitalizados, separados do osso normal por uma linha de colágeno denso. A opacidade radiológica é produzida pela aposição de tecido ósseo de regeneração sobre as trabéculas necrosadas. As lesões medulares podem ser bastante extensas e consistem de necrose das trabéculas esponjosas e da medula óssea, que podem ser calcificadas.

O tratamento da osteonecrose é insatisfatório e consiste no afastamento da atividade hiperbárica – o que não garante interrupção do processo patológico – e procedimentos ortopédicos convencionais, como a imobilização, cirurgia para fixação da articulação ou colocação de prótese. As lesões diafisárias não requerem tratamento.

A investigação radiológica das grandes articulações, nos exames médicos ocupacionais, deve ser feita anualmente, conforme Norma Regulamentadora Nº 7 do Ministério do Trabalho e Emprego, observando-se a proteção radiológica das gônadas. Esta periodicidade, estabelecida na legislação brasileira, poderá ser diminuída, quando for necessário o acompanhamento de alterações radiográficas duvidosas.

A detecção da necrose óssea depende de radiografias de boa qualidade e interpretação com critério, especialmente nos estágios iniciais. As lesões ósseas em estágio iniciais podem ser confirmadas por tomografia computadorizada ou cintigrafia óssea. A Ressonância Magnética parece detectar mais precocemente a osteonecrose nos estágios iniciais, em relação à radiografia simples, mas ainda é um exame de custo elevado. Para detectar osteonecrose disbárica numa fase inicial, é importante monitorar os trabalhadores de ar comprimido e mergulhadores com exames de imagem. O Grupo de trabalho de Necrose Óssea do Painel de Doença Descompressiva de 1987, citado por Davidson, recomendou que todos os mergulhadores devem realizar exames radiológicos na conclusão da sua formação inicial de mergulho e que a cintilografia óssea deve ser usada para vigilância posterior para certos grupos, incluindo os de mergulho além dos 30 metros, quando o tempo de exposição de fundo seja superior a quatro horas e em outras situações.

O *British Medical Research Council Decompression Sickness Panel* regulamenta, com o reconhecimento internacional, a classificação radiológica das lesões e a técnica radiológica recomendada para a uniformização de critérios, permitindo a padronização de resultados, para estudos comparativos (Tabela 18.8).

✓ *Técnica radiográfica* (British MRC Decompression Sickness Panel)

- *Ombros* – incidência anteroposterior da cabeça e diáfise proximal do úmero. Ombro em contato com a placa e braço junto ao tronco, em posição neutra. Posicionar de modo a abranger toda a cabeça e o máximo possível da diáfise umeral sem interposições.
- *Quadris* – incidência anteroposterior da cabeça e diáfise proximal do fêmur. Centralizar sobre a cabeça do fêmur, ou seja, cerca de 2,5cm abaixo do ponto médio da linha que une a espinha ilíaca superior à borda superior da sínfise pubiana. Os pés devem estar a 90° em relação à mesa.
- *Joelhos* – incidências anteroposterior e lateral, incluindo a metade distal do fêmur e a metade proximal da tíbia e da fíbula.

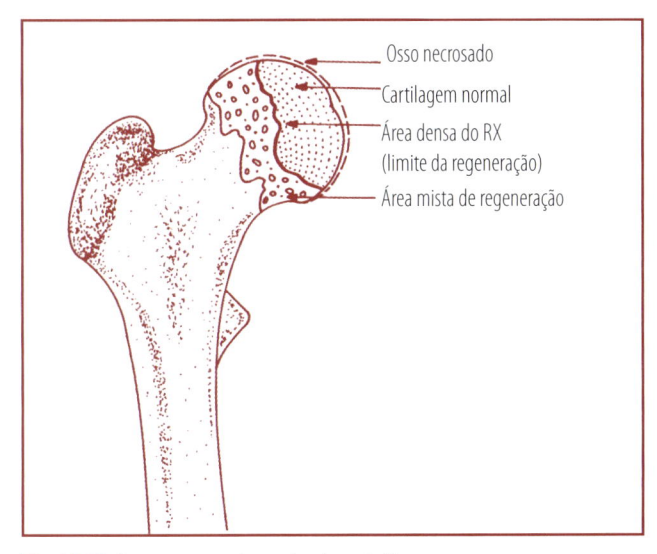

Fig. 18.15. Osteonecrose asséptica da cabeça do fêmur.

Problemas especiais do mergulho de saturação

No Brasil, a maior parte do petróleo no subsolo encontra-se em águas profundas e, na sua obtenção emprega-se, com frequência, a técnica de mergulho de saturação. Esta modalidade permite que o tempo de descompressão final seja o mesmo, independentemente do tempo em que os mergulhadores ficaram pressurizados à pressão constante. A saturação pode também ser empregada a pressões baixas e realizadas com qualquer mistura respiratória, mesmo com o ar comprimido, como ocorre em mergulhos de longa permanência em "habitats submarinos", para fins de pesquisa científica nas áreas de medicina, biologia, arqueologia submarina etc.

O fato de um pequeno grupo ficar isolado, em um espaço limitado, por várias semanas, traz alguns problemas que devem ser considerados. Um aspecto importante é que nenhum elemento da equipe poderá sair daquele ambiente sem cumprir um ritual de descompressão prolongada, que pode durar alguns dias. Desta forma, eventuais desentendimentos entre elementos da equipe têm que ser contornados da melhor maneira possível, sob rigoroso controle da equipe de superfície. Os problemas de saúde surgidos deverão ser administrados de maneira sistematizada, obedecendo aos regulamentos previamente dispostos em um programa médico, com decisões do superintendente de mergulho, sob orientação do médico responsável, que será eventualmente pressurizado, para intervenção direta, quando a situação assim o exigir. Deve ser também prevista a ocorrência de uma grande catástrofe, como incêndio em uma plataforma marítima ou avaria, com ameaça de naufrágio, em embarcação de mergulho, em que os mergulhadores pressurizados não têm como se deslocar rapidamente. Para estes casos, existem manobras de lançamento de câmara pressurizada na água, para posterior resgate ou transferência para embarcações pressurizadas de emergência (botes salva-vidas hiperbáricos).

No transcorrer da operação normal de mergulho de saturação, diversos fatores devem ser levados em consideração, como veremos a seguir.

Tabela 18.8. Classificação de lesões radiológicas (*British MRC Decompression Sickness Panel*)

A - Justarticular
A1 - Áreas densas com córtex articular intacto
A2 - Opacidades esférico-segmentares
A3 - Opacidade linear
A4 - Falhas estruturais
a - faixa subcortical hipotransparente
b - colapso da superfície articular
c - sequestro
B - Cabeça, colo e diáfise
B1 - Áreas de densidade aumentada
B2 - Áreas de calcificação irregular
B3 - Áreas de hipotransparência e cistos

Psicológicos

A absoluta dependência dos mergulhadores saturados em relação à equipe de superfície, desde a própria atmosfera que respiram até a alimentação, fornecimento de roupas, medicamentos e informações gera, sem dúvida, alguma forma de estresse. A privacidade fica extremamente prejudicada. As necessidades fisiológicas são feitas em câmaras sanitárias anexas à câmara principal e dependem de manobras da equipe de superfície para controle de pressão e eliminação dos dejetos. O aspecto de entretenimento, durante os períodos de espera, tem que ser considerado, com o fornecimento de revistas e jornais, jogos, rádio e TV, quando possível. O ritmo normal de trabalho sofre influências, já que as atividades são contínuas, sem observar dia da semana ou feriados.

O perfil de personalidade dos controladores de superfície deve englobar aspectos de conhecimento técnico e estrutura para lidar com situações comuns e de emergência, com apoios técnico e médico remotos.

Fisiológicos

O ambiente de saturação apresenta características especiais. A temperatura e a umidade devem estar sob rígido controle, o que não é muito simples. A atmosfera com hélio apresenta propriedades de controle térmico problemático, já que a condutividade térmica da atmosfera mais densa está aumentada. A faixa de conforto térmico em câmara está entre 28° e 30°C, com umidade relativa de 30% a 70%. Pequenas variações além destes limites provocam frio ou calor intensos.

O ambiente de atmosfera hélio/oxigênio sob alta pressão introduz ainda um aspecto peculiar, que é a alteração significativa da voz, interferindo sobremaneira na comunicação ("voz do Pato Donald"). É necessário o emprego de equipamentos de processamento de voz *(unscrambler)*, que tornam a voz inteligível, embora com o timbre muito alterado.

A dieta deve ser bem balanceada, hipercalórica, hipolipídica e bem variada, com boa apresentação, já que pode haver redução da sensibilidade olfativa e da gustação. Foi observado também um efeito psicológico negativo com o uso de utensílios plásticos descartáveis, sendo preferíveis pratos normais e talheres de aço inoxidável.

Alguns alimentos se alteram sob alta pressão: o pão se torna mais elástico; sopas espessas coagulam; as frituras reduzem o seu volume em cerca de 1/3; o arroz fica mais pegajoso; peras e maçãs apresentam-se mais amassadas e bananas se estragam rapidamente.

Após a alimentação, é recomendável um período de repouso de 2 horas.

Patológicos

A temperatura relativamente elevada no interior da câmara, bem como a umidade, facilitam a proliferação de bactérias e fungos. Os aspectos de limpeza e higiene da câmara de vida e câmara sanitária assumem grande importância.

Os mergulhadores são particularmente vulneráveis à otite externa e infecções de pele. Antes de entrar na câmara é feita a higiene corporal completa, com aplicação de solução antisséptica no corpo e nos ouvidos. O uso de gotas auriculares antissépticas (sem antibióticos, corticoides ou anestésicos) deve ser feito diariamente pelo menos por duas vezes, especialmente após o banho. Podem ser utilizadas soluções de álcool boricado, compostos de ácido acético, álcool e ácido tânico, solução de PVPI e outros.

O uso de medicamentos em ambiente de saturação a alta pressão deve ser muito restrito. O conhecimento do efeito dos fármacos nesta situação ainda é insuficiente, devendo-se empregar somente drogas que já foram testadas. Unguentos e pomadas não são permitidos, por causa de seu conteúdo gorduroso, que representa risco de fogo em situação de atmosfera rica em oxigênio. Termômetros de mercúrio são terminantemente proibidos, porque se quebram facilmente e o mercúrio ataca a estrutura metálica da câmara, comprometendo-a, além das emanações tóxicas em ambiente fechado.

Prevenção e controle

A legislação brasileira que trata das atividades hiperbáricas é a Portaria n°3.214, de 8 de junho de 1978, na NR 15, Anexo n°6, Item 1 – Trabalho sob Ar Comprimido, e Item 2 – Trabalhos Submersos. Considera estas atividades como de insalubridade em grau máximo, e regulamenta, com grande detalhe, o trabalho em condições hiperbáricas, quanto à segurança e à saúde. Nesta Norma são encontradas as tabelas de descompressão e as tabelas terapêuticas, bem como fluxogramas de tratamento da doença descompressiva e da embolia traumática. São descritos também os procedimentos de ordem médica para a seleção e controle dos trabalhadores (Tabela 18.8).

Programa médico

As atividades de saúde devem ser planejadas antes do início da obra de construção civil ou da operação de mergulho, com previsão de instalações físicas adequadas, que podem ser permanentes ou temporárias (base) e instalações remotas de apoio próximas aos locais de trabalho. Equipamentos médicos devem ser previstos para a execução dos exames ocupacionais e o atendimento de emergências, bem como medicamentos de uso corrente e nos acidentes. É recomendável que existam caixas de primeiros socorros específicas para as atividades hiperbáricas e uma maleta médica facilmente transportável para o local das operações (Figs. 18.16 e 18.17 e Tabela 18.9).

Na maioria das situações, o médico responsável não estará próximo, para atendimento imediato nas emergências, sendo de fundamental importância o treinamento da equipe de apoio e instruções claras, por escrito, sobre os procedi-

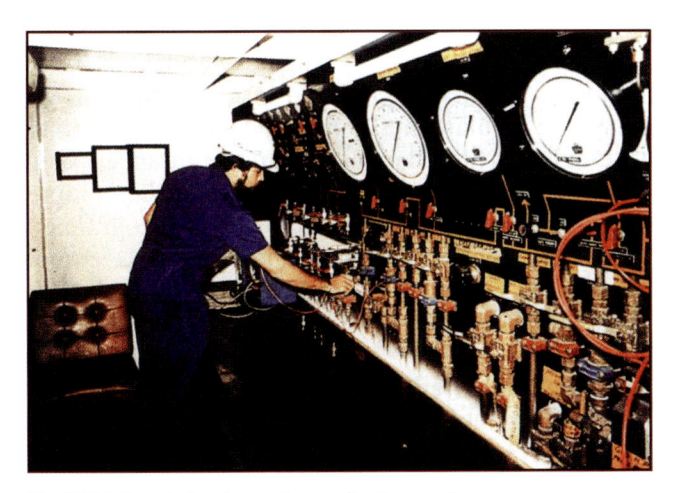

Fig. 18.16. Controle das câmaras de mergulho de saturação.

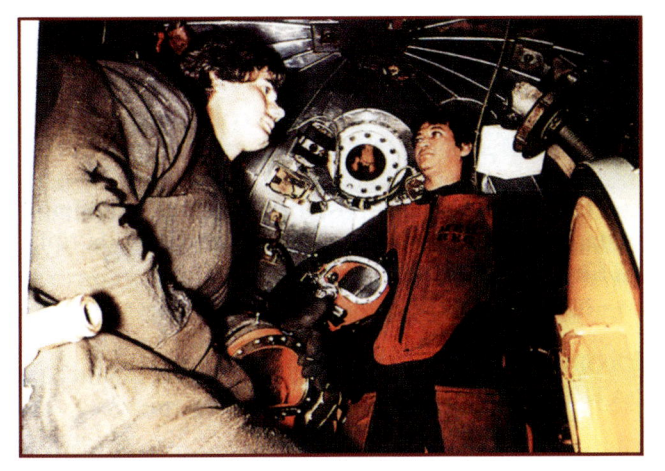

Fig. 18.17. Mergulhadores no interior do sino fechado.

mentos a adotar nas diversas situações. O papel primordial das comunicações não pode ser esquecido, principalmente nas áreas remotas de operação, seja no interior ou no mar, quando a orientação médica via rádio ou telefone é prática comum. Devem ser empregados formulários padronizados, para facilitar a transmissão de informações médicas, por leigos, com seções de informação prioritária, que requerem orientação imediata, e outras, que comporão documento para futura avaliação.

O médico responsável deve ser capaz de se deslocar para áreas remotas em terra e mar, e também estar apto a ser pressurizado, se necessário. Neste caso deverá haver, obrigatoriamente, a assistência de outro médico, com conhecimentos de medicina hiperbárica, que assumirá a responsabilidade pela operação.

Obviamente, o sistema de transporte será previamente planejado, devendo ser o mais rápido possível e com comunicação direta com a área de operação.

Todo local de trabalho hiperbárico deverá contar, como equipamento obrigatório, com uma câmara terapêutica pronta para funcionar, com suprimento de oxigênio e demais dispositivos necessários ao tratamento de doenças e acidentes hiperbáricos. O transporte de acidentados para câmaras afastadas não é conveniente, pela perda de tempo que acarreta, reduzindo as chances de recuperação completa, e pelo fato de o transporte aéreo não ser recomendado, porque tende a agravar um quadro de doença descompressiva ou de embolia traumática. O transporte para câmara terapêutica afastada ou para um centro hiperbárico só deve ser feito em câmaras hiperbáricas próprias para transporte. Esta operação, embora possível, não é de fácil realização.

Tabela 18.8. Tabelas terapêuticas

Metros tabela	50	42	36	30	24	18	15	12	9	6	3	Tempo total
1A	-	-	-	30	12	30	30	30	60	60	120	6h 20min
2A	30	12	12	12	12	30	30	30	120	120	240	10h 59min
3	30	12	12	12	12	30	30	30	720	120	120	18h 59min
4	30 a 120	30	30	30	30	360	360	360	720 ou 660 + 60	120 ou 60 + 60	120 ou 60 + 60	38h 11min
5	-	-	-	-	-	20 + 5 + 20		< 30 >	5 + 20 + 5	< 30 >		2h 15min
6	-	-	-	-	-	20 + 5 + 20 + 5 + 20 + 5		< 30 >	15 + 60 + 15 + 60	< 30 >		4h 45min
6A	30	<	4	>		20 + 5 + 20 + 5 + 20 + 5		< 30 >	15 + 60 + 15 + 60	< 30 >		5h 19min

Controle médico

O exame médico ocupacional dos trabalhadores em condições hiperbáricas é uma importante ferramenta na prevenção de doenças ocupacionais e acidentes. Este exame deve ser realizado cumprindo-se rigorosamente, no mínimo, o prescrito na legislação brasileira.

O exame médico deve obedecer ao mesmo ritual, tanto para o mergulhador raso quanto para o profundo. Considerado em relação ao número de horas em condições hiperbáricas, o mergulho raso é bem mais perigoso que o profundo, contrariamente ao que normalmente se acredita.

A periodicidade dos exames médicos ocupacionais de trabalhadores em condições hiperbáricas, no Brasil, é semestral.

Acidentes fatais

A análise dos acidentes, especialmente os fatais, deve sempre ser realizada por equipe que, além do pessoal de saúde, inclua técnicos com conhecimentos do trabalho sob ar comprimido ou de mergulho. Esta situação deve ser também planejada com antecedência. Os seguintes fatores devem ser investigados no caso de mergulhadores:

- antecedentes médicos – doenças preexistentes, alterações patológicas recentes, último exame médico;
- história pessoal – experiência de mergulho e treinamento, acidentes de mergulho anteriores, incidentes;
- meio ambiente de trabalho – situação climática, estado do mar, visibilidade, vento, temperatura na superfície e na profundidade de trabalho; riscos: cabos, pernas de plataformas, obstruções subaquáticas, válvulas, tubulações, hélices, marés, correntes marinhas, ferramentas de corte e solda, ferramentas de jato d'água, operações com explosivos;
- história do mergulho – história dos últimos mergulhos, profundidade e duração, perfil do mergulho atual, companheiro de mergulho, velocidade de subida, paradas de descompressão cumpridas ou omitidas, eventos ocorridos antes do mergulho, uso de álcool ou drogas, comportamento antes do mergulho, ocorrências na recuperação, ressuscitação, terapia e recompressão;
- equipamento de mergulho – descrever, observando os dispositivos de segurança;
- tempo – estabelecer a ordem cronológica precisa. No caso de ocorrência de morte no interior de uma câmara, deve-se deixar o corpo à mesma pressão por uma hora, para que o processo de coagulação e lise se processe, e, logo após, despressurização à razão de 30m a cada 15min, para que a eliminação do gás livre se faça sem dano tissular excessivo. O corpo deve ser colocado em uma bolsa de polietileno, tomando-se o cuidado de envolver também as mãos com pequenos sacos de polietileno, já que estas trazem informações importantes, como ferimentos e traços de substâncias tóxicas. A conservação deve ser feita entre 0 e 4º C, em câmara frigorífica, ou com gelo.

Na análise objetiva do caso, deve-se obter uma amostra da mistura respiratória que estava sendo utilizada; amostras de sangue, urina, líquido cerebrospinal, humor vítreo, bile, conteúdo estomacal e medula óssea. Quando possível, é desejável um exame radiológico do corpo, especialmente da cabeça e região cervical, para pesquisa de bolhas intravasculares.

É necessário que se esgotem todos os meios de investigação antes de se rotular um acidente fatal em mergulhadores como afogamento, que pode ser um evento final de uma cadeia.

▶ Referências

Alá JD. Proceedings of the IX Congress of the European Undersea Biomedical Society.Barcelona: Edición CRIS, 1984.

Alves C. A medicina do trabalho nas atividades de mergulho profundo. Revista Brasileira de Saúde Ocupacional, 10: 18-21, 1982.

Alves C. Prevenção de acidentes nas atividades hiperbáricas. Segurança e Prevenção 1:10-4, 1985.

Baker DJ. Joint meeting on diving and hyperbaric medicine. Amsterdam, 1990.

Bennett PB, Elliott DH. The physiology and medicine of diving and compressed air work. 3ª ed. San Pedro: Best Publishing Company, 1982.

Bert P. La pression barométrique - Recherches de physiologie expérimentale. Paris: G. Masson, 1878.

Bove AA. The basis for drug therapy in decompression sickness. Undersea Biomedical Research, 9: 91-111, 1982.

Bove AA, Bachrach AJ, Greenbaum Jr LJ (eds.). Underwater and hyperbaric physiology IX. Betthesda: Undersea and Hyperbaric Medical Society, 1987.

Brasil. Ministério da Marinha. Manual didático. Medicina submarina. Ministério da Marinha, 1976.

Butler FK, Knafelc ME. Screening for oxygen intolerance in U.S. Navy divers. Undersea Biomedical Research, 13: 91-8, 1986.

Catron PW, Flynn Jr ET. Adjuvant drug therapy for decompression sickness: a review. Undersea Biomedical Research, 9: 161-74, 1982.

Cox RAF. Offshore medicine. Berlin: Springer - Verlag, 1982.

Davis JC, Hunt TK. Hyperbaric oxygen therapy. Maryland: Undersea Medical Society, 1977.

Davidson JK. Dysbaric disorders: Aseptic bone necrosis in tunnel workers and divers. Baillière's Clinical Rheumatology, 3(1): 1-23, 1989.

Fowler B, Ackles KN, Porlier G. Effects of inert gas narcosis on behavior - a critical review. Undersea Biomedical Research, 12: 369-402, 1985.

Goethe WHG, Watson EM, Jones DT. Handbook of nautical medicine. Berlin: Springer- Verlag, 1984.

Halpern P, Greenstein A, Melamed Y et al. Spinal decompression sickness with delayed onset delayed treatment, and full recovery. British Medical Journal, 284: 1014, 1982.

Haux G. Subsea manned engineering. California: Best Publishing Company, 1982.

Hickey DD. Outline of medical standards for diverse Undersea Biomedical Research, 11: 407-32, 1984.

Kindwall EP (ed.). Proceedings of the Eighth International Congress on Hyperbaric Medicine. California: Best Publishing Company, 1987.

Matos A. Emergências em medicina submarina 103p, 1973.

Matos A. Barotrauma do ouvido médio entre mergulhadores. [Tese]. Academia Brasileira de Medicina Militar, 132p, 1975.

Matos A, Leão JA. "Check-up" do mergulhador. Jornal Brasileiro de Medicina, 272: 67-72, 1974.

Matos A, Teixeira CC. Embolia traumática pelo ar. Jornal Brasileiro de Medicina, 241:58-66, 1973.

Melamed Y, Shupak A, Bitterman H. Medical problems associated with underwater diving. New England Journal of Medicine, 326: 30-5, 1992.

Miles S, Mackay DE. Underwater medicine. 4th.ed. London: Adlard Coles Limited, 1976.

Navy Department. U.S. Navy Diving Manual. California: Best Publishing Company, 1980.

O'Kelly FJ, Lion NC. Medical surveillance of compressed air work support service personnel. Journal of the Society of Occupational Medicine, 34: 124-6, 1984.

Ozorio de Almeida A, Costa HM. Tratamento da lepra pelo oxigênio sob alta pressão associado ao azul de metileno. Arquivos da Fundação Gaffrée e Guinle 11-48, 1938.

Ribeiro IJ. Osteonecrose asséptica em trabalhadores de caixões pneumáticos - apresentação de um caso. In: 14° Congresso Nacional de Prevenção de Acidentes do Trabalho. Rio de Janeiro, 1975. Anais. São Paulo: Fundacentro, 1975. p.917-26.

Schilling CW, Carlston CB, Mathias RA.The physician's guide to diving medicine. New York: Plenum Press, 1984.

Schilling CW, Werts MF, Schandelmeier NR. The underwater handbook: a guide to physiology and performance for the engineer. New York: Plenum Press, 1976.

Shupak A, Doweck I, Greenberg E, Gordon CR, Spitzer O, Melamed Y. Diving- related inner ear injuries. Laryngoscope 101:173-9, 1991.

Warren Jr LP et al. Neuroimaging of scuba diving injuries to the CNS. American Journal of Radiology, 151:1003-8, 1988.

Youngblood DA. Suporte médico para operações de mergulho comercial. In: I Seminário sobre Prevenção de Acidentes em Atividades de Prospecção de Petróleo Offshore. Rio de Janeiro: Fundacentro/DTM, 1982.

Condições de Risco de Natureza Mecânica

19

Luiz Felipe Silva
Josebel Rubin

▶ **Introdução**
▶ **Prensas**
  Prensa mecânica
  Prensa mecânica com embreagem à fricção
  Prensa hidráulica
  Prensa pneumática
▶ **Guilhotinas**
▶ **Prensas dobradeiras**
  Meios de proteção
▶ **Máquinas para trabalhar madeira**
  Serra circular
  Outras máquinas para trabalhar madeira
  Desempenadeira
  Tupia
▶ **Cilindros e calandras**
  Cilindro utilizado na indústria da alimentação (padarias)
  Cilindro utilizado na indústria da borracha
  Calandra
▶ **Máquina injetora**
▶ **Discussão complementar**
▶ **Histórico nacional recente**
  Período compreendido entre 1995 e 2009
  Projeto Sindicato / MTE
  Dois importantes impulsionadores: engenheiros Magrini e Vilela
  Programa de Prevenção de Riscos em Prensas e Similares (PPRPS) e Programa de Prevenção de Riscos em Máquinas Injetoras de Plástico (PPRMIP)
  Avaliação crítica da convenção – debates
  Descompasso
  Notas técnicas do MTE
  Norma Regulamentadora No. 12 – NR 12
  Debate e divergências
  Alcance e fundamentos da NR 12, publicada em 19/12/2010
  Certificação de segurança em máquinas / INMETRO
  Ministério Público do Trabalho: participação crescente
▶ **Máquinas e equipamentos de uso industrial: divisão e conceitos atuais, e as dúvidas suscitadas pela legislação federal brasileira**
  Universo de máquinas: modalidades
  NR 12.
▶ **Fundamentos para a garantia de condição segura no trabalho com máquinas operatrizes**
▶ **Equipamentos de proteção coletiva (EPC) na proteção ao trabalho em máquinas operatrizes**
  Proteções mecânicas fixas
  Proteções mecânicas móveis
  Equipamentos de ação à distância
  Combinação de barreiras mecânicas com equipamentos de ação à distância
▶ **Sistemas de acionamento e parada de ferramenta / sistema de alimentação**
  Acionamento, partida e parada
  Comando bimanual de segurança
  Sistema de pedal
  Alavancas
  Alimentação
  Alimentação por mecanismo simples
  Sistema de alimentação automático
  Alimentação manual
  Proteção
▶ **Monitoramento de segurança para garantia de falha segura**
  Interfaces de segurança / monitoramento de segurança dos equipamentos de ação à distância
  Monitoramento de segurança de máquinas
▶ **Sistemas de parada de emergência**
  Sinalização e atuação adequadas
  Rearme manual
▶ **Retenção mecânica**
▶ **Principais agrupamentos de máquinas operatrizes ou máquinas-ferramenta**
  Máquinas de conformação mecânica
  Classificação de prensas segundo a força que movimenta a ferramenta
  Máquinas com ferramenta de ação rotativa
  Máquinas com ferramenta de ação plana
  Outras máquinas da indústria alimentícia
  Outras máquinas perigosas
▶ **Máquinas operatizes: avaliação de riscos mecânicos (metodologia INPAME)**
▶ **Complementos**
  Normas técnicas: caráter e hierarquia
  O caráter das normas
  Hierarquia das normas
▶ **Considerações finais**
▶ **Referências**

Introdução

> *"O monjolo é humano, reproduz a vontade de quem o fez e de quem o botou para trabalhar as arrobas de arroz" (Rosa, 1988, p. 99).*

A frase elaborada por Guimarães Rosa expressa de modo contundente o entendimento sobre os eventos relacionados aos acidentes com máquinas e sua rede de causalidade. Em seu projeto e em sua concepção está incorporado o desejo de reproduzir uma ação humana com maior eficiência e potência. Portanto, sua construção e o modo em que a máquina é apresentada para a operação são resultado de uma vontade humana.

As máquinas eram visualizadas, na época da revolução industrial, como os equipamentos que portariam a redenção para o homem. Com o seu advento, acreditava-se que as máquinas realizariam o trabalho humano mais penoso, provocando assim uma espécie de possibilidade de libertação para o trabalhador. Karl Marx (1818-1883) descreve nitidamente esta fase de transformação econômica, em que justamente ocorre a absorção de novos personagens pelo mundo do trabalho: mulheres e crianças. As máquinas, que substituíram a força dos homens, poderiam, a partir de sua incorporação na indústria, ser operadas por braços frágeis. Além disso, o uso das máquinas gerou uma realidade oposta à que se aguardava, ou seja, houve uma elevação brutal das horas de trabalho, uma vez que elas eram, e são, o meio mais eficaz de se obter a mais-valia, de baixar o valor da mercadoria. (Marx, 1988)

Os eventos correspondentes aos acidentes de trabalho, que apresentam alguma associação com a operação de máquinas, têm sido objeto de estudo de diversos autores em nível nacional.

Um conjunto de 1.000 acidentes graves ocorridos na região da Grande São Paulo, extraído do banco de dados da Coordenação Regional de Acidentes do Trabalho do antigo INPS (Instituto Nacional de Previdência Social) foi analisado por Clemente (1974). Conforme os resultados do estudo, o grupo de máquinas, referente à classificação dos "agentes" dos acidentes, participou com 855 acidentes, ou 85,5 % do total. As prensas, máquinas de largo uso na indústria, sobretudo na metalúrgica, foram identificadas como as mais significativas neste universo analisado, com 318 (37,2%) acidentes, seguidas pelas máquinas de trabalhar a madeira, com 110 (12,9%). As prensas denominadas excêntricas tiveram a participação mais importante na geração dos acidentes, considerando o grupo de prensas, pois predominaram em 231 acidentes, ou 23,1% do total de acidentes graves observados.

O desfibrilamento do sisal, atividade representativa no processamento desta fibra vegetal na região de Valente, no Estado da Bahia, tem, historicamente, chamado a atenção, em face da grave situação de acidentes de trabalho. As máquinas desfibriladoras empregadas, conhecidas como "paraibanas", e sua operação, têm conduzido a um número expressivo de mutilações de membros superiores dos trabalhadores envolvidos. Diante deste quadro, Robin e Filho (1984), da Fundacentro, decidiram, à época, intervir sobre a máquina, aplicando-lhes um um dispositivo no ponto de alimentação, com o propósito de eliminar os riscos existentes.

A vigilância em saúde do trabalhador representa um procedimento também importante no desvendamento da realidade dos acidentes de trabalho com máquinas. Este fato pode ser demonstrado pelo estudo desenvolvido por Magrini e Martarello (2003) que utilizaram a análise dos dados do Programa de Saúde dos Trabalhadores da Zona Norte, e definiram como prioridade a intervenção sobre o risco de acidentes graves na operação de prensas. Os resultados, entre outros, indicaram que em 74 prensas observadas, 78% apresentam a zona de prensagem (operação) acessível; 46 % eram acionadas por pedal desprotegido e 41% possuíam um ritmo elevado de operação. Estas características, que serão discutidas mais adiante, são variáveis relevantes para a gênese de um acidente grave.

No período compreendido entre 1979 e 1982, as informações acerca dos acidentes fatais ocorridos na região metropolitana de São Paulo investigados pelo Instituto de Criminalística, foram analisadas por Olivan Filho *et al.* (1984). Do total de 187 acidentes estudados, as máquinas eram a segunda principal causa externa dos acidentes, respondendo por 31 (16,6%).

Pesquisa conduzida por Costa (1979) utilizou-se de diversas entrevistas com trabalhadores vítimas de acidentes de trabalho, os quais expuseram a sua interpretação para a causalidade dos eventos. Em vários casos pode ser observada a presença de máquinas na produção de acidentes graves, como na operação de prensas e guilhotinas. Os depoimentos expuseram a percepção dos trabalhadores dos riscos existentes no enfrentamento com as máquinas, salientando a total ausência de dispositivos de proteção, o mau estado de conservação e, além disso, o fato de se submeterem à imposição da cultura da "culpabilização" da vítima, no interesse de preservar o domínio da ideologia do ato inseguro.

A análise das informações coletadas pelo sistema de vigilância para acidentes do trabalho no antigo Programa de Saúde dos Trabalhadores da Zona Norte do então Escritório Regional de Saúde – ERSA-06, atualmente Centro de Referência em Saúde do Trabalhador do Estado de São Paulo – CEREST-SP, foi conduzida por Santos *et al.* (1990). Os autores verificaram que, em 31,5% dos acidentes estudados, as regiões do corpo mais atingidas foram mãos e dedos, sendo que a principal causa esteve associada à operação de máquinas e equipamentos da indústria metalúrgica.

Explorando as mesmas possibilidades do sistema de vigilância e investigando a mesma região, Silva (1991) desenvolveu um estudo de prevalência, por meio do qual empreendeu uma análise mais aprofundada sobre a problemática. De 4.895 acidentes típicos estudados no ano de 1991, as máquinas foram responsáveis por 25% (196) dos acidentes classificados como graves.

O autor empregou a medida de associação Razão de Chances – RC, com o fim de identificar as máquinas que comportam o maior risco de um acidente de natureza grave. No subconjunto dos 196 acidentes graves analisados com maior detalhamento, a prensa, com 49 (25,0%) eventos, RC = 2,80 (IC95%: 1,48 - 6,56), se destaca como a principal máquina, quanto ao risco de um acidente grave, como amputação e esmagamento de membros superiores, sobretudo de dedos ou mão.

Outras máquinas foram identificadas como relevantes na geração dos acidentes, como a serra, com 25 (12,8%) casos; cilindros ou calandras, com 13 (6,6%) casos; máquinas para madeira, com 12 (6,1%) casos; impressora, com 7 (1,8%) casos; guilhotina, com 5 (2,5%) casos; máquina injetora, com 3 (1,5%) casos e esmeril, com 3 (1,5%) casos.

Focalizando os 67 casos de amputação, essencialmente de dedos da mão, o estudo revelou que 24 (35,82%) ocorreram no trabalho com prensas, RC = 2,32 (IC95%: 1,13 - 4,74); 3 (4,48%) com guilhotinas, RC = 2,98 (IC95%: 0,33 - 36,25); 11 (16,42%) com serras, RC = 1,61 (IC95%: 0,62 - 4,10); 3 (4,48%) com máquinas para madeira, RC = 0,96 (IC95%: 0,15 - 4,68); 1 (1,49%) com máquina injetora, RC =0,96 (IC95%: 0,02 - 18,80) e 1 (1,49%) com esmeril, RC = 0,96 (IC95%: 0,20 - 234,13). Já os 31 eventos de esmagamento estiveram assim distribuídos: as prensas, com 13 (41,94%) casos, RC = 2,59 (IC95%:1,05 - 6,18); os cilindros/calandras com 5 (16,13%) casos, , RC = 3,77 (IC95%: 0,89 - 14,18); a impressora, 2 (3,23%) casos, RC = 2,78 (IC95%: 0,24 - 20,27) e a guilhotina com 1 (1,34%) caso, RC = 1,34 (IC95%: 0,03 - 14,16).

As atividades industriais que mais contribuíram para a ocorrência dos 196 acidentes graves estudados foram: a indústria mecânica e de material elétrico e eletrônico, com 31 (15,82%) acidentes, RC = 3,30 (IC95%: 1,88 - 5,76); indústrias diversas, com 20 (10,20%) acidentes, RC = 2,95 (IC95%: 1,49 - 5,81) e a indústria metalúrgica, com 20 acidentes (10,20%), RC = 3,26 (IC95% 1,62 - 6,54).

As pequenas empresas permanecem como um elemento de expressiva complexidade na resolução deste problema de saúde pública. Em nosso caso, tratando-se das empresas envolvidas nos eventos, as indústrias com número de trabalhadores inferior a 21 apresentam uma taxa de prevalência de 9,9 por 100.

A estruturação de uma convenção compreendendo os vários atores envolvidos com o problema de acidentes com máquinas, constituindo-se uma estratégia relevante, como bem analisado por Vilela (1998) em sua dissertação de mestrado. De acordo com o autor, tal estratégia possibilita uma intervenção mais efetiva para sanear os riscos presentes na operação de máquinas, que, no caso daquele estudo específico, envolvia máquinas injetoras.

A discussão sobre os fatores de risco na operação de máquinas concentrar-se-á apenas sobre os de natureza mecânica, significando que outros fatores associados, como químicos e físicos, não serão objeto de consideração.

As máquinas que serão discutidas neste capítulo correspondem, basicamente, àquelas identificadas no estudo desenvolvido por Silva (1991). Em razão de a pesquisa ter-se realizado em região com industrialização expressiva, as máquinas analisadas são as de uso corrente no setor secundário da economia, ou setor industrial.

Na operação de máquinas, o risco de acidentes manifesta-se substancialmente em dois pontos:
- O ponto de operação, onde se processa a transformação da peça trabalhada, seja corte, dobra, moldagem e outros.
- Sistemas de transmissão, nos quais há a transferência de energia mecânica para os elementos da máquina realizarem a operação, tais como: roldanas, polias, correias, volantes, acoplamentos, correntes e engrenagens.

Há ainda outras partes que podem ser importantes na geração de um fator de risco de natureza mecânica, como elementos de movimento transversal e de rotação, e outros mecanismos que, embora não se enquadrem nas categorias citadas, integram o funcionamento da máquina.

De modo bastante didático, a OSHA - *Occupational Safety and Health Administration* (1992) elaborou um manual especialmente dedicado à questão, no qual discorre sobre os movimentos e ações que podem configurar risco na operação de máquinas, além de dar indicações sobre os meios possíveis de proteção em uma variedade de máquinas. Estas características, naturalmente, estão associadas aos elementos citados anteriormente e têm a finalidade de subsidiar a compreensão dos riscos existentes.

Algumas máquinas, de maior expressividade em nossa realidade, serão abordadas com um pouco mais de profundidade. A escolha e a discussão sobre estas máquinas basearam-se em particular na pesquisa de Silva (1991).

Prensas

A revisão dos estudos e pesquisas realizados revelou que as prensas se destacam como máquinas representativas no universo de acidentes de trabalho, sobretudo os de natureza grave, envolvendo amputação ou esmagamento de dedos ou mãos.

Prensa mecânica

Trata-se de um modelo essencial de equipamento para o trabalho a frio com metais, usualmente encontrada na indústria de transformação (metalúrgica); destina-se, principalmente, às atividades de concavar com pouca profundidade, punção, dobramento, e arqueação.

Usualmente, as prensas mecânicas são denominadas de "excêntricas". Esta nomenclatura indica o tipo de transmissão que é empregado para provocar o golpe do martelo. No caso, a transmissão de movimento e força entre o volante e o martelo se processa por meio de um eixo excêntrico. Esta transmissão pode se dar por meio de um eixo-manivela (virabrequim), ou ainda por outras configurações, como por alavanca, pelo sistema de transmissão fricção-parafuso[1] e automáticas.

De acordo com sua capacidade, as prensas mecânicas podem ser classificadas em três categorias, segundo Mäkelt (1968):

- Leves - até 50 toneladas;
- Médias - de 50 a 500 t;
- Grande porte - acima de 500 t.

Outra característica importante para a distinção de uma prensa se refere ao tipo de embreagem empregada:

- Embreagens chamadas de "Chave-Positiva" ou à chaveta (Fig. 19.1), rígidas ou também denominadas de rotação completa;
- Embreagens tipo Freio-Fricção, ou rotação parcial.

As embreagens do primeiro tipo consistem em chavetas e são montadas diretamente e sempre no virabrequim ou no eixo excêntrico. São mais utilizadas nas prensas mais rápidas e de menor porte (até 150 t). Quanto às embreagens do tipo freio-fricção ou rotação parcial, o torque transmitido se processa através do contato direto do volante e o virabrequim, por um elemento de fricção.

O uso de freios, que interrompem a trajetória do martelo em seu curso, é aplicado somente neste último tipo de embreagem. Esta máquina é classificada como uma das mais perigosas, de acordo com a ficha técnica redigida por Adam e Mougeot[1] do INRS - *Institut National de la Recherche Scientifique, da França*. (Adam, Mougeot, 1990)

Uma característica bastante marcante nas prensas é o seu tipo de acionamento. Em grande parte dos casos analisados, o acionamento se dá por intermédio de pedal, como é possível verificar no trabalho de Magrini e Martarello (1989). A conjunção entre este tipo de acionamento e a ferramenta totalmente aberta, onde seja possível o ingresso das mãos do trabalhador ou parte delas, na região de ação do martelo, constitui-se como um grande e expressivo risco de acidentes.

Por sua construção e projeto obsoletos, peculiaridades que justificaram o seu banimento, em termos de produção, na Europa, as prensas mecânicas excêntricas com embreagem rígida ou à chaveta apresentam significativas falhas mecânicas, que podem elevar substancialmente o risco de acidentes (Adam, Mougeot, 1990) .

Uma destas falhas, chamada popularmente de *"repique"*, cria um momento especial de risco de acidentes graves. Na literatura técnica francesa encontramos o termo "golpe redobrado"[2], que significa um movimento inesperado do martelo da prensa surpreendendo o trabalhador. Este mau funcionamento pode ocorrer basicamente por duas razões:

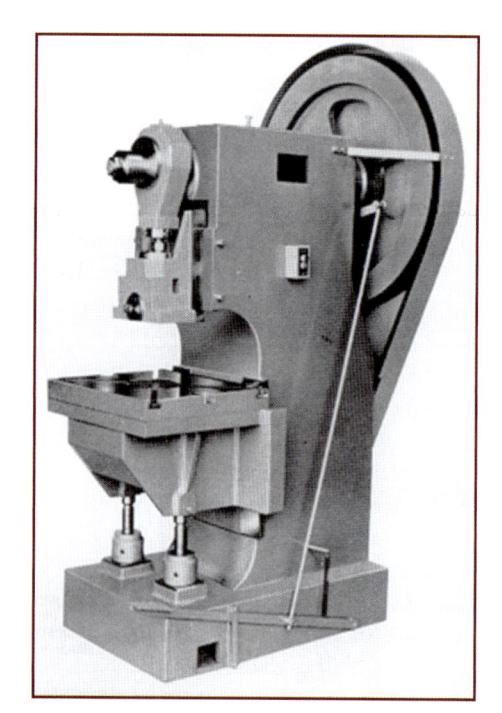

Fig. 19.1. Prensa mecânica acionada por pedal e com embreagem mecânica rígida (à chaveta). Verifica-se que o volante e ponta do eixo da máquina não estão totalmente enclausurados.

1. Após ter efetuado uma volta, a chaveta não encontra a lingueta[3], partindo então para uma nova volta. Este se trata do golpe redobrado imediato.
2. Quando a escora, ou lingueta, retorna para sua posição desligada ou desembreada muito tarde, a chaveta para, mas em posição precária ou instável, e, desse modo, ela pode então retomar novo ciclo, sem ter havido imposição do mecanismo de acionamento.

Este último caso representa o movimento mais inesperado, sendo, portanto, o que oferece o maior risco de acidentes.

A ruptura das chavetas também pode ocasionar o golpe redobrado ou repique. A chaveta da máquina está normalmente submetida a diversos esforços, além do que, a operação pode alcançar 8.000 ciclos/dia. Assim, a fadiga pode ser a principal causa de sua ruptura, segundo estudo de Gonzalez (1978).

A forma essencial de prevenção de acidentes neste tipo de equipamento consiste em afastar as mãos, ou outras regiões do corpo do operador, da zona de risco, ou seja, a de prensagem.

As proteções fixas, que envolvem a região de risco, são as mais indicadas, desde que não ofereçam acesso residual e, naturalmente, não interfiram no desenvolvimento do trabalho. A cobertura pode ser construída em acrílico, de forma a não interferir na visibilidade do trabalho. Nesta alternativa,

---

[1] Em inglês, *"friction-screw-driver"*.
[2] *"Coup redoublé"* no original.
[3] Espécie de ressalto que serve de apoio para interromper o ciclo da chaveta. Em inglês, chamada de *"lug"*; em francês, *"appuye"*.

haveria apenas o espaço suficiente para a introdução da peça a ser trabalhada.

Estas formas de proteção são muito citadas nas publicações do *National Safety Council* (NSC, 1988), que, em praticamente todos os casos, dá preferência para o total enclausuramento da região de risco, com acesso apenas para a peça submetida à operação.

Salienta-se que todas as ferramentas utilizadas nas prensas já devem dispor de dispositivos de proteção compatíveis com seu desenho. Isto porque, normalmente, no processo de fabricação, as prensas podem receber uma grande variedade de ferramentas, com o fim de realizar diversos procedimentos em várias peças.

Prensas dotadas de mesas inclinadas permitem uma maior facilidade na instalação da proteção e o dispositivo pode ser construído de modo deslizante, por intermédio de gavetas ou sulcos para a introdução das peças.

Outras sugestões de valor também podem ser apreciadas na publicação do Ministério do Trabalho do Reino Unido (United Kingdom, 1962). Além dos tipos já citados, há também as matrizes deslizantes, que se movimentam transversalmente à máquina. Ao trabalhador é possível a inserção da peça a ser trabalhada, sem a necessidade de se expor à região de risco, como também os alimentadores com a configuração de um disco de diversos pontos de posicionamento da peça. Este disco é giratório, para conferir à alimentação da peça a região de ataque do martelo, proporcionando uma operação desprovida de riscos.

O ingresso na zona de operação representa risco tanto na alimentação como na remoção das peças. Em virtude disto, é necessário atentar para os métodos de retirada da peça, nos casos em que não são utilizados os sistemas de gaveta ou por disco giratório, ou quando a operação de remoção não é automática.

Segundo a publicação anterior, os métodos de ejeção podem ser basicamente os seguintes: injeção de ar comprimido; extrator e inclinação da mesa (gravidade).

Uma alternativa extremamente comum, como prática de proteção contra acidentes na operação de prensas, é a aplicação de comando bimanual. É imprescindível que algumas considerações sejam feitas sobre este meio, sobretudo quando é implantado em prensas mecânicas com embreagem rígida.

Tratando-se de uma prensa mecânica com embreagem rígida ou à chaveta (Fig. 19.2), operando com ferramenta aberta, ou seja, completamente acessível, o comando bimanual não deve ser classificado como dispositivo de proteção. Reforça-se sua insuficiência como proteção, pois ainda oferece riscos consideráveis, principalmente no caso de haver uma falha mecânica no equipamento, como o golpe redobrado, que foi exposto anteriormente.

Rondino (1975) desenvolveu um projeto para a substituição do comando por pedal pelo bimanual, visando à redução da fadiga pelo movimento e esforço contínuos realizados pelo trabalhador, como também para afastar as mãos da zona de operação. Verifica-se que, para a primeira finalidade, o trabalho é válido, mas há fortes limitações no que toca ao segundo aspecto, uma vez que não comporta nenhuma proteção para a região de prensagem, permanecendo ainda acessível à zona de risco.

Conforme investigação realizada por Gonzalez (1978), na qual foram estudados 221 acidentes com prensas, na comunidade Basca, na Espanha, o autor questiona a eficiência do comando bimanual para prensas excêntricas, pois em 26% do total de acidentes, este dispositivo estava presente.

Já citado anteriormente, o trabalho de Adam e Mougeot (1990) reúne informações úteis sobre medidas exequíveis de proteção em prensas excêntricas. Tais informações, envolvendo uma variedade de máquinas, são apresentadas por meio de fichas técnicas contendo a descrição das características da máquina e dos meios de prevenção de acidentes.

Os autores frisam que a inacessibilidade à área de risco pode ser garantida por meio da instalação de barreiras fixas, móveis, ferramentas fechadas, "gaiola" e outras formas.

A proteção proposta pelos pesquisadores envolve uma transformação da máquina, com a instalação dos protetores, que podem ser fixos e móveis:

- Os protetores fixos visam à cobertura de complementação da região principal e somente podem ser removidos com o auxílio de ferramentas.
- Os protetores móveis, por sua vez, podem ser manuais e automáticos. Os manuais são utilizados essencialmente para cobrir a região principal, principalmente nas prensas que trabalham no automático. Estes protetores não devem somente impedir todo acionamento se os mesmos não estiverem fechados, mas também não podem ser abertos quando os elementos móveis de trabalho estiverem em movimento, lembrando que, novamente, as prensas mecânicas não apresentam possibilidade de frenagem. Quanto aos automáticos, eles são frequentemente aplicados tanto para os trabalhos chamados "golpe por golpe", nos quais é necessário comando por parte do trabalhador, como para os realizados continuamente. Tal como o de característica manual, o funcionamento da máquina está associado à posição do protetor móvel. Isto significa que a máquina somente poderá entrar em operação efetiva se o protetor se encontrar na posição fechada. Se, eventualmente, houver uma deficiência em seu fechamento, o movimento da prensa será interrompido somente no final do ciclo (Ponto Morto Superior - PMS). Neste ponto, os protetores móveis não podem ser abertos, pois se encontram bloqueados.

Há ainda sistemas complementares de proteção, como as ferramentas fechadas e os discos rotativos (tipo "revólver"). O primeiro tipo consiste em um invólucro metálico, que somente abriga a peça a ser trabalhada, não possibilitando qualquer outro acesso. Estas ferramentas são empregadas em atividades de punção e recorte.

Como já discutido anteriormente, merece destaque o fato de que um problema comum entre estas máquinas é o comando inesperado do acionamento do motor e se ela se encontrar em posição embreada na parada, pode gerar relevantes riscos de acidentes. Com o fim de prevenção, adicionando às proposições oferecidas na ficha técnica analisada, concebeu-se um dispositivo que impede o funcionamento do motor se o martelo não estiver em seu PMS (Ponto Morto Superior) e em posição desembreada.

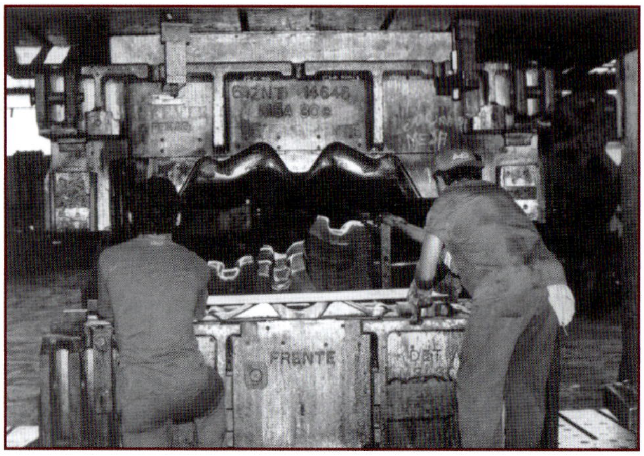

Fig. 19.2. Prensa mecânica de grande porte para estampagem de partes da carroçaria de veículos. Observe que, na inserção da placa na matriz da máquina, há o acesso de partes importantes do corpo do trabalhador à zona de risco.

Prensas mecânicas com embreagem à fricção

Embora existentes em menor número, pois as prensas com embreagem à chaveta são as que predominam nos ambientes de trabalho, as dotadas de embreagem por freio-fricção também devem ser analisadas. Estas máquinas são também denominadas de prensas com embreagem de rotação parcial.

Como exposto anteriormente, a embreagem tem a função de transmitir a energia armazenada no volante para o eixo da máquina, com o fim de acionar o golpe.

As prensas com embreagem à fricção têm uma característica importante no que se refere à segurança: o disco da embreagem permanece sob pressão durante todo o tempo de ação do martelo. Quando esta pressão é liberada, ou seja, se o trabalhador deixa de acionar o comando bimanual, o martelo para e estaciona nesta posição.

Garde (1975) relata e analisa em seu artigo a ocorrência de cerca de 1.250 acidentes com prensa, na Suécia, no período de 1964 e 1970. Em 86 casos, representando 19% do total de eventos com prensas à fricção, os acidentes estavam ligados a defeitos das máquinas, como no acoplamento, freio e controles.

Naquele texto são feitas algumas considerações a respeito do controle bimanual. É citado, por exemplo, que na Inglaterra, este tipo de controle é proibido para as prensas com qualquer tipo de embreagem. Já na Suécia, a proibição existia para as máquinas de embreagem com rotação completa (à chaveta); mas o controle bimanual era aceito para prensas com rotação parcial (com embreagem à fricção).

Os defeitos que podem ocorrer com este tipo de prensa, como já referido anteriormente, podem conduzir ao já conhecido fenômeno relatado para a prensa mecânica com embreagem rígida (à chaveta), ou seja, o golpe repetido do martelo. Portanto, diante desta circunstância, o comando bimanual, mais uma vez, demonstra insuficiência como dispositivo de proteção.

No entanto, o autor declara que, naquela ocasião, já havia tecnologia suficientemente segura para a construção de mecanismos de embreagem e freio e consequentemente, tornariam mais raros estes fenômenos. Garde (1975) ainda afirma que cerca de 20% dos acidentes com prensas à fricção ocorreram naquelas construídas antes de 1965, quando os sistemas de controle eram simples e únicos (limites mecânicos atuados por camo[4] no eixo e válvulas de controle simples).

Após a percepção da existência destes riscos com a utilização deste tipo de controle, foram elaboradas normas, na Suécia, as quais impuseram o emprego de controles eletro-pneumáticos ou eletro-hidráulicos, cuja segurança é mais elevada.

No caso das prensas à fricção, o estudo de cerca de 1.200 acidentes ocorridos no período de 1964 a 1970 na Suécia, revela que naqueles que envolveram prensas a fricção, em 42% dos casos, nenhuma proteção era utilizada; e em 15% a barreira fixa não cobria a região de trabalho de maneira suficiente.

Quanto à classificação sobre o modo de operação das prensas, avaliando 414 casos com prensas à fricção, 242 estavam relacionados com comando a pedal, 121 com bimanual e 51 com alavanca.

Restringindo o olhar para os eventos com comando bimanual, observou-se que, dentre os 124 acidentes nos quais este comando foi utilizado, 75 estiveram associados com defeitos na embreagem, freio ou controle.

O mesmo autor aponta, ainda, uma série de características que estes comandos bimanuais devem obedecer, para se enquadrarem na classificação de adequados, como:

- Devem ter construção rígida para não serem afetados por vibrações durante a operação da máquina.
- O ciclo somente deve ser iniciado com a atuação de ambas as mãos.
- Devem cumprir os requerimentos básicos para distância de segurança, para que o tempo de alcançar a zona de trabalho seja superior ao tempo de parada do martelo, quando houver a liberação do comando.

Nos próprios dados expostos pelo autor, infere-se que a principal causa dos acidentes envolvendo estes comandos bimanuais esteve relacionada com os defeitos de partes vitais

---

[4] Peça giratória de contorno adequado a permitir um movimento alternativo especial a outra peça, chamada "seguidor".

da própria máquina (embreagem, freio e controle). Pontos específicos do comando bimanual, como uma irregularidade ou um defeito de qualquer natureza, tiveram insignificante participação. Demonstra mais uma vez, que o dispositivo não se mostra eficaz quando se depara com uma falha mecânica, além das outras críticas, como a de permitir a região de trabalho exposta.

Portanto, conclui-se, a partir da reflexão sobre estas informações, que a representatividade ocupada pela manutenção neste tipo de máquina tem destaque no sistema de causalidade direta de acidentes. Os regulamentos da Suécia, naquela época, previam que fosse realizada uma inspeção anual nas máquinas, cuja inserção ou retirada de peças fosse manual.

Outras formas de proteção que também podem ser aplicadas às prensas com embreagem à fricção, são os dispositivos de proteção eletro-ópticos.

Garde (1975) salienta que se somente este tipo de proteção for empregado na máquina, é fundamental que o conjunto embreagem, freio e controle sejam projetados e mantidos de tal forma a evitar a ocorrência de golpes repetidos.

Outras particularidades de importância citadas no texto, a respeito deste dispositivo, referem-se às seguintes características:

- Feixe de luz, ou a célula fotoelétrica não deve acionar o ciclo da máquina. Este somente pode se iniciar após a pressão sobre o botão de controle;
- Após a interrupção de um ciclo, pela passagem pelo campo de ação da célula fotoelétrica, o ciclo somente pode ser recomeçado após a atuação do botão de comando.

Todas as recomendações, que envolvem o dispositivo de cortina de luz, preocupam-se em estabelecer medidas de precaução contra o golpe repetido.

Os acidentes ocorridos com este tipo de proteção, de acordo com o autor, dão-se quando há possibilidade de acesso residual acima ou abaixo do feixe de luz. Por esta razão, recomenda-se a cobertura destas regiões, no sentido de prevenir este acesso.

Outra questão considerada como expressiva, trata da distância segura de instalação do sistema, entre o campo de luz e a região de risco, levando em conta velocidade de acesso das mãos do trabalhador.

De qualquer modo, o emprego desse mecanismo como único meio de proteção, com as mãos ingressando na região de risco, apenas deve ser adotado em máquinas com o conjunto aprovado de embreagem, freio e controle.

Após análise destas informações sobre a realidade das prensas a fricção, depreende-se que a prevenção de acidentes comporta uma série de variáveis que devem ser controladas.

Preocupado com estas características que envolvem o devido controle da máquina, Mougeot (1975) analisou, em seu artigo, um dispositivo de controle dos órgãos da máquina, desenvolvido pelo INRS, da França. Estes órgãos que merecem ser controlados envolvem a embreagem, o comando, e principalmente o desempenho de frenagem, e não são permitidas falhas no momento em que há a introdução das mãos do trabalhador à região de trabalho. O tempo de frenagem deve ser inferior ao tempo necessário para ingresso das mãos do trabalhador à região de ação do martelo. O dispositivo criado pelo INRS visa a informar aos trabalhadores, de forma permanente, o desempenho de frenagem das prensas eletropneumáticas com embreagem à fricção.

Verifica-se, no caso destas prensas, a necessidade de manutenção extremamente cuidadosa e meticulosa, com o fim de evitar deficiências em seus elementos. Isto naturalmente constitui-se em ponto desfavorável. Em relação à periodicidade exigida para a manutenção, no artigo há referência à norma alemã, a qual preconiza revisão bimestral destes dispositivos.

Conclui-se que a opção por proteções caracterizadas por maior simplicidade, como as descritas e utilizadas nas prensas mecânicas com embreagem à chaveta, são mais exequíveis.

Convém destacar que o debate sobre os riscos na operação de prensas mecânicas e suas formas de proteção, do qual participaram representantes governamentais e sindicais, culminou na redação de um documento específico que trata sobre as formas de prevenção adequada para esta máquina (Brasil. MTE, 2008a). Indubitavelmente, este é um passo importante para intervir na prevenção de acidentes com esta máquina, que há muito tempo desempenha um risco importante para a saúde do trabalhador.

Prensa hidráulica

Raafat (1983) estudou a avaliação de riscos e sua associação com a segurança em máquinas. Nesta análise, o autor utilizou, como ilustração, um acidente ocorrido em prensa hidráulica de 20 t, com quatro postos de trabalho, empregada na tarefa de aparar uma peça fundida em molde a frio. Nele, a lesão provocada foi a amputação das duas mãos de um dos trabalhadores responsáveis pela operação.

Revela-se, pela análise do acidente, a extrema deficiência da manutenção conferida à máquina, principalmente no que tange a alguns pontos básicos de segurança, como detritos metálicos no interior da caixa do comando bimanual e irregularidades no painel elétrico.

O autor realça, por meio destes itens básicos descritos, a existência de falha considerável na prática da manutenção preventiva, que contribuiu de maneira significativa para a geração do acidente.

Convém destacar a conclusão elaborada pelo pesquisador sobre o comando bimanual:

> *"O controle bimanual não proverá um nível adequado de proteção para uma máquina classificada como sendo de alto risco (como a prensa hidráulica, por exemplo). Estes dispositivos de segurança (se*

trabalharem de forma apropriada) somente fornecem proteção ao usuário da máquina e não a terceiros. Eles são geralmente fáceis de apresentar defeitos e podem ser facilmente burlados» [5] *(Raafat, 1983)*

Estes dispositivos, ainda segundo o mesmo estudo, não são recomendados pelo Departamento de Saúde e Segurança do Reino Unido, exceto quando não há formas práticas e viáveis de utilizarem-se proteções físicas.

A concepção da proteção deve se remeter aos critérios ideais estabelecidos para máquinas consideradas de risco ou perigosas, ou seja, não pode haver acesso de parte ou de todo o corpo do trabalhador às regiões classificadas como sendo de risco. No entanto, este ponto ideal nem sempre se torna possível.

Nestas máquinas é plenamente possível a utilização das barreiras denominadas imateriais, fotossensíveis, com a finalidade de impedir qualquer movimento de risco da máquina, quando nelas houver ingresso do trabalhador.

Baudoin (1990) também discorre sobre o tema, definindo as particularidades fundamentais de tais dispositivos, que são:

a) Sua utilização somente é adotada como proteção principal nas máquinas cujo movimento do elemento móvel do trabalho possa ser interrompido em qualquer instante do ciclo;
b) Estes dispositivos não podem comandar um ciclo. Somente devem agir como elemento de proteção;
c) Não devem ser utilizados nos ciclos automatizados.

Vautrin e Kneppert (1980) destacaram também as características de um sistema de proteção construído de acordo com estes princípios, quando examinaram diversos modelos existentes na França. Segundo estes pesquisadores, as barreiras fotoelétricas devem assegurar em todas as circunstâncias a proteção do trabalhador encarregado de operar a máquina, mas igualmente, a toda pessoa que penetre na zona perigosa durante a fase de risco (descida do martelo). A sua segurança de detecção deve ser total.

Focalizando a atenção sobre a expressão "todas as circunstâncias", cujo significado é a eficácia como meio de segurança, observa-se uma contradição na literatura técnica a respeito do assunto, quando se confronta com publicação do NIOSH (1975), na qual é realizada uma avaliação das necessidades de proteção para diversas máquinas. Neste documento, os sistemas possíveis para a proteção em máquinas, são objetos de crítica, enfocando usos, vantagens e desvantagens da aplicação de cada um. No item correspondente às células fotoelétricas, as desvantagens atribuídas a elas são: investimento inicial muito alto; manutenção regular requerida; não proteção contra a falha mecânica. Justamente neste último ponto localiza-se a contradição sobre as posições tomadas sobre a proteção com dispositivos fotossensíveis, pois a falha mecânica pode ser considerada naturalmente como uma circunstância possível na operação com prensas.

Todavia, destaca-se o papel representado pela manutenção preventiva em máquinas. Ela deve se comportar como uma monitorização sobre a confiabilidade dos componentes críticos da máquina, para agir segundo o princípio ativo da falha, ou seja, qualquer defeito de importância implica a desativação do equipamento.

Raafat (1983), examinando o mesmo evento que ocasionou a amputação de duas mãos em acidente com prensa hidráulica, desta vez com enfoque para a confiabilidade do produto, tece considerações sobre algumas sugestões surgidas como medidas de caráter preventivo. Estas se fundamentaram no *princípio da redundância paralela*, no qual componentes específicos devem falhar de maneira simultânea para gerar alguma deficiência considerada como crítica, como a descida do martelo por gravidade, ou ainda por um golpe inesperado. Este princípio, para possuir real efetividade, deve estar associado com uma política de manutenção planejada e organizada. De acordo com o texto, as normas britânicas exigem uma inspeção para as prensas mecânicas a cada cinco meses, porém não existe nenhuma referência às hidráulicas.

Portanto, além dos sistemas de bloqueio fotossensível, é interessante a instalação de outros, como o próprio comando bimanual (sendo um para cada trabalhador, com possibilidade efetiva de acionamento) e sistemas de alimentação e retirada da peça, nos quais não há a necessidade de se expor à região de trabalho da máquina.

Em relação a estes últimos dispositivos, há uma série de propostas de carga e descarga em prensas de grande porte, contidas em um dos manuais editados pelo Ministério do Trabalho do Reino Unido (United Kingdom, 1962). Elas se baseiam principalmente sobre transportes automáticos, por meio de sistemas mecânicos ou pneumáticos, para a realização das tarefas de alimentação e retirada das peças, impedindo o acesso do trabalhador à região de ação do martelo. Os eventuais acessos residuais são cobertos através de protetores fixos com sensores de posição, significando que a retirada destes implica o não funcionamento da máquina (Fig. 19.3).

Prensa pneumática

As formas viáveis de proteção nestas prensas são similares às utilizadas nas prensas em geral.

Segundo Iotti e Mougeot (1992), as proteções habitualmente instaladas são aquelas constituídas de barreiras materiais móveis, chamadas pelos autores de "proteção direta", ou pelos comandos bimanuais, denominados de "proteção indireta" e, para os acessos residuais, os protetores de construção fixa.

Os autores afirmam que os protetores mais frequentemente utilizados são os comandos bimanuais sincronizados. As restrições impostas a estes comandos são válidas para esta situação, pois conforme já discutido, eles protegem apenas o operador

---
[5] Tradução literal.

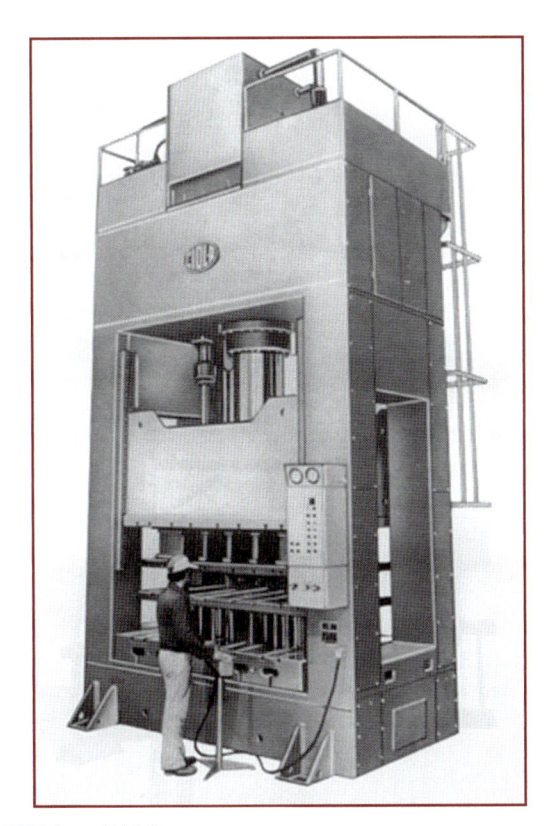

Fig. 19.3. Prensa hidráulica.

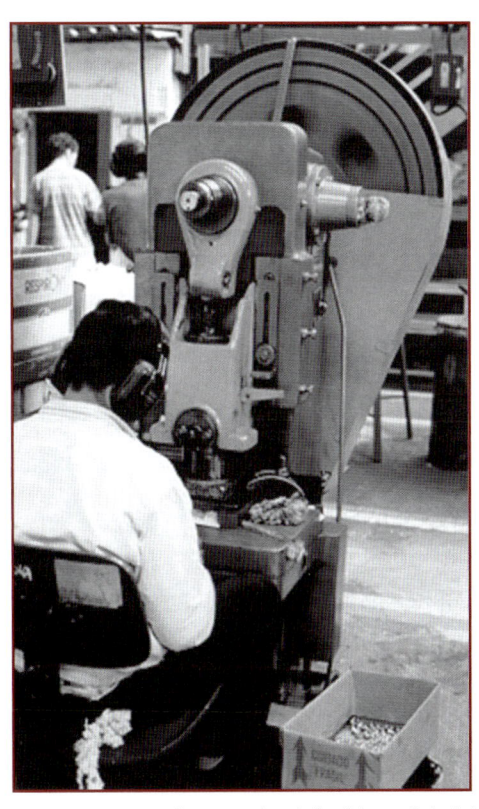

Fig. 19.4. Prensa mecânica cuja ferramenta de trabalho é do tipo fechada. Verifica-se que o volante e ponta do eixo da máquina não estão totalmente enclausurados.

e, ainda assim, com limitações. Os pesquisadores salientam os cuidados que deve haver na instalação e projeto de tal comando, assinalando que o tempo de parada, ou de inversão de movimento perigoso, ou ainda, o tempo de fechamento da ferramenta deve ser inferior ao tempo necessário para o acesso das mãos do operador à região classificada como de risco.

No caso específico de acionamento pneumático, para controle do ruído há recomendações para a aplicação de silenciadores, preferencialmente os de passagem integral, nas seções onde há escapamento de ar.

Os protetores móveis automáticos dotados de fechamento pneumático, que antecedem sempre o movimento de risco, comandados pelo operador e associados ao ciclo da máquina, constituem-se como o sistema de proteção de maior adequação na prevenção de acidentes. Possuem a vantagem de proteger tanto o trabalhador como terceiros e de liberar as mãos do primeiro para outras tarefas.

Os protetores móveis podem ser manuais, com as mesmas vantagens do anterior, mas com cadência diferenciada.

O conceito fundamental deste dispositivo de proteção baseia-se na posição da barreira móvel, associada com dois interruptores de posição. Sua abertura implica o fechamento do circuito pneumático, impedindo qualquer movimento de risco.

As demais medidas de proteção são as já discutidas anteriormente para as prensas mecânicas, como a ferramenta fechada, a alimentação por gavetas e por discos ou "revólver" (Fig. 19.4).

Guilhotinas

Esta máquina guarda grandes similaridades com a prensa, no que se refere ao mecanismo de ação da ferramenta, que, no caso, é uma lâmina, bem como na gênese do risco. Portanto, as medidas de proteção indicadas obedecem fundamentalmente os princípios estabelecidos para as prensas mecânicas, com algumas particularidades.

A proteção mais empregada para prevenir acidentes na operação da guilhotina é a do tipo barreira fixa (Fig. 19.5), que impede a entrada de dedos ou mãos na região de risco, ou seja, onde há ação da lâmina para executar o seccionamento da peça trabalhada, por meio de um movimento de cisalhamento. É importante destacar que a parte traseira da máquina também deve ser objeto de proteção, para eliminar qualquer possibilidade residual de acesso.

A proteção, neste tipo de máquina, é relativamente simples. Sua concepção já foi suficientemente discutida e encontra-se consolidada. As orientações fundamentais, já definidas com clareza no manual, elaborado há mais de 40 anos, pelo Departamento de Emprego e Produtividade do Escritório Central de Informação da Grã-Bretanha (United Kingdom, 1969), permanecem atuais, principalmente considerando a nossa realidade de trabalho.

Na implantação da proteção fixa, devem ser seguidos os padrões definidos para abertura e distância da zona de risco, uma vez que, para o corte de chapas com espessuras maiores, haverá necessidade de aumentar a abertura e, consequentemente, deve haver o afastamento da barreira para impedir o acesso de dedos ou mãos à zona de risco.

Apesar de a proteção fixa ser a mais utilizada neste equipamento, há também a possibilidade de instalação de protetores móveis, sobretudo para o corte de pequenas peças, cuja posição (aberta ou fechada) estaria associada à operação da máquina. Caso estejam abertas, há o bloqueio da embreagem, não permitindo o seu engrenamento, que aciona o movimento da lâmina.

Assim como as prensas mecânicas dotadas de embreagem rígida ou à chaveta, as guilhotinas com esta mesma característica, também apresentam o risco do golpe repetido.

Já as guilhotinas dotadas de acionamento hidráulico permitem, da mesma forma, as proteções destinadas às prensas com esta característica, como bloqueio por meio de dispositivos fotossensíveis.

As guilhotinas também são empregadas no corte de papel, papelão e, em algumas situações, couro e plásticos. No tocante ao uso desta máquina para o corte de papel e papelão, salientam-se alguns aspectos de importância quanto à prevenção de acidentes.

As guilhotinas de concepção mais antiga são operadas a pedal e alavanca. O pedal ativa o "prensador", que prende o maço de papéis para o corte e a alavanca movimenta a descida da lâmina. No procedimento de ativar o "prensador" para prender o volume de papéis, localiza-se o primeiro risco, pois o trabalhador comanda a descida desta parte da máquina, com suas mãos em situação de exposição na zona de risco.

Verifica-se, então, que os riscos de maior relevância nesta máquina referem-se à exposição ao movimento do prensador de papel e da própria lâmina.

O risco é similar ao encontrado nas máquinas de corte de metal, porém, as formas de proteção diferem em alguns pontos, uma vez que a tarefa com a guilhotina para corte de papel possui uma maior zona de exposição, quando há o ajuste para maços de papel de maior espessura.

Nas máquinas mais atuais, o comando de funcionamento de descida da lâmina se dá por intermédio de um comando bimanual sincronizado.

De acordo com Tobenem (1987), as medidas de prevenção aplicam-se de forma diferente para guilhotinas de concepção atual e de concepção antiga.

A intervenção mais efetiva nas máquinas de concepção antiga, de acordo com Tobenem (1987), é a substituição da embreagem por uma eletromagnética, que permite a implantação de um comando bimanual sincronizado, com antirrepetição e de um dispositivo fotoelétrico.

Este tipo de comando bimanual sincronizado impede que haja o acionamento se houver um intervalo superior a 5/10 de segundo entre as ações efetuadas entre os dois botões. Significa que as duas mãos do trabalhador devem estar ocupadas durante a fase de risco da máquina e, havendo a cessação do apoio sobre o comando, haverá a parada da lâmina em seu movimento descendente, antes que o trabalhador tenha tempo de alcançar a região de risco. Para ser eficaz, é importante a existência de um dispositivo de antirrepetição do golpe, que pare o mecanismo em seu ponto morto superior e obrigue o trabalhador a liberar os botões do comando, antes de dar início a um novo ciclo.

A natureza destes dispositivos é eficaz para prevenir as situações de risco de maior interesse na guilhotina para papel, que são relacionados aos movimentos da lâmina e do prensador. O sistema fotoelétrico, segundo Tobenem (1987), é entendido como uma proteção destinada a terceiros, e não ao trabalhador envolvido diretamente na operação da máquina.

A aproximação entre as guilhotinas para corte de metal e papel, no tocante à natureza de seus riscos e às formas de proteção, é representativa. Portanto, entende-se que as transformações aplicadas à guilhotina de corte de papel, que são baseadas em textos mais recentes, podem ser adaptadas às de corte de metal, desde que se processem as modificações necessárias, como o sistema de embreagem. As proposições corretivas para as guilhotinas de corte de metal são mais simples, quando verificamos que se trata substancialmente de protetores fixos. Isto porque, provavelmente, na época em que foi publicado o trabalho sobre estas máquinas, ainda não havia o desenvolvimento destas tecnologias de proteção de maior segurança, como as utilizadas na guilhotina para papel.

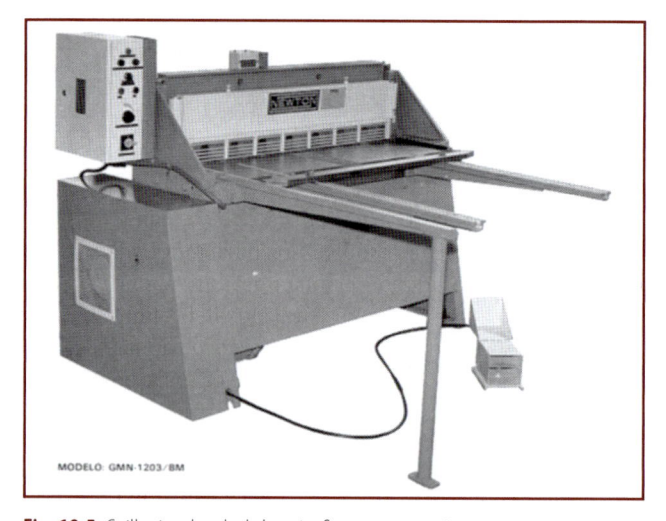

Fig. 19.5. Guilhotina dotada de barreira fixa como proteção.

Prensas dobradeiras

A discussão sobre esta máquina e as possibilidades de proteção sustenta-se em artigo técnico elaborado por Mougeot (1988). A máquina, utilizada em indústrias metalúrgicas para a execução de dobras de perfis e chapas metálicas, possui as mesmas características da prensa mecânica, no tocante à natureza dos riscos e aos mecanismos de funcionamento. O risco advém da zona de cisalhamento, gerada pela ação da placa móvel na execução da dobra do material. O risco tende a se elevar no trabalho com pequenas peças, no qual o trabalhador segura-as com a mão. A distinção mais representativa refere-se à menor velocidade de operação e do movimento da placa móvel, quando comparada com a da prensa mecânica.

Há também outras peculiaridades da máquina, associadas ao mecanismo de acionamento, que contribuem para a prevenção de acidentes. As partes móveis, por exemplo, ligadas à operação da máquina, podem ser imobilizadas a qualquer momento

Salienta-se que o risco de aprisionamento praticamente inexiste quando as partes móveis se aproximam uma da outra (8 mm, ao máximo, entre a ferramenta e a chapa). Nessa situação, torna-se impossível a introdução de um dedo entre elas. O princípio de funcionamento de certos dispositivos fundamenta-se nesta característica.

Meios de proteção

Comando bimanual de segurança: como no caso das outras máquinas discutidas ao longo deste capítulo, a finalidade de um comando bimanual é manter as mãos do operador ocupadas e distantes da zona de risco, durante a execução da atividade. A aplicação deste meio de proteção pressupõe que o operador não terá necessidade de manter a chapa com a mão, enquanto permanecer o ciclo de maior risco, onde a abertura entre a matriz fixa e a ferramenta é superior a 8 mm.

O comando deverá permitir que haja a interrupção de fechamento pela liberação de seu acionamento. Recomenda-se o emprego de comandos específicos, que são capazes de executar a reabertura da ferramenta para atender eventualidades, como aprisionamento de dedos, lembrando também que o comando bimanual não oferece proteção para terceiros. Os sinais devem ser nítidos e claros para se prevenir qualquer tipo de dúvida ou engano durante a operação. Em operações que necessitam de mais de um operador, a cada um deles deve ser fornecido um comando idêntico. O uso destes comandos também pressupõe a existência de apoios de sustentação para as peças submetidas à ação da dobra.

Outros dispositivos empregados para a proteção, nesse tipo de máquina, são a célula fotoelétrica e o feixe de *laser*.

A primeira é uma opção interessante, por cobrir toda a região de trabalho, qualquer que seja o número de operadores e permitir que as mãos dos operadores fiquem livres, no caso de operação através de pedais (Fig. 19.6). A limitação de sua aplicação reside no uso de determinadas dimensões de chapas, devido ao campo de detecção e de sua sensibilidade.

O dispositivo com feixe de *laser*, por sua vez, segue os mesmos princípios do anterior, porém é de uso mais universal e apresenta um número bem menor de inconvenientes. Sua ação é a mais próxima possível da região de execução da operação, ou do eixo da dobra.

Há a necessidade de instalação de proteções complementares, tais como: nas laterais da ferramenta e na parte traseira, por meio de telas, barras fixas e outros mecanismos de igual eficiência.

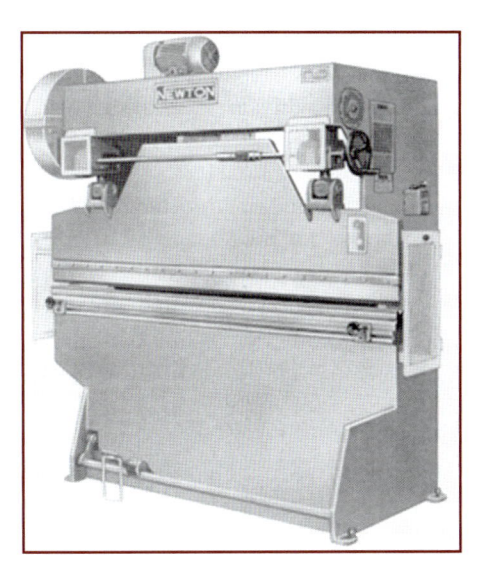

Fig. 19.6. Prensa dobradeira dotada de proteção lateral e com acionamento no pedal.

Máquinas para trabalhar madeira

Serra circular

Certamente trata-se da máquina que se pode encontrar com maior facilidade em marcenarias e carpintarias. Além disso, é de uso comum na construção civil e setores de manutenção vinculados a diversos ramos de atividade.

De acordo com a pesquisa empreendida por Silva (1991), a maior prevalência de acidentes com este tipo de máquina encontrava-se no ramo da construção civil, com 39,2% dos acidentes graves avaliados. Em razão de sua importância na geração de acidentes, a serra circular ocupa um campo de codificação específico, distinto do das demais máquinas para trabalhar a madeira.

Lamoureux e Trivin (1987), pesquisadores do INRS da França, afirmam em seu estudo que há duas regiões de importância ao redor da lâmina, as quais devem ser protegidas:

- Sob a mesa da máquina - nesta região, a própria estrutura da máquina deve ser desenhada de forma a impedir o acesso. Esta proteção normalmente sofre uma complementação pela instalação de defletores, que contribuem no transporte de serragem até o bocal de aspiração.
- Sobre a mesa - considerada como ponto fundamental para a proteção da serra circular, esta região deve possuir um conjunto constituído por uma cobertura de proteção e um cutelo divisor.

Peça de fundamental importância no conjunto de proteção, o cutelo divisor age na prevenção do fenômeno do rejeito ou retrocesso da madeira. Esta rejeição, invariavelmente brutal, é provocada quando a peça que está sendo cortada comprime a seção traseira dos dentes da serra. Também no artigo analisado, há indicações construtivas básicas, como a necessária resistência à ruptura do material, que deve ser de aço.

Em atividade de vigilância em saúde do trabalhador, constatou-se um acidente fatal na operação de uma serra circular que não dispunha do cutelo divisor. Neste caso, o rejeito foi suficientemente violento a ponto de causar uma lesão importante no fígado do trabalhador[6].

Conjugado ao sistema geral de proteção da serra, o estudo menciona um elemento complementar de segurança, o dispositivo de empurrar a peça de madeira, cuja finalidade é manter distantes as mãos, dos dentes da serra, quando a operação se aproxima de seu término.

Há outros itens de interesse no estudo, que não se restringem ao aspecto de segurança, como a referência às normas de segurança vigentes na França, as quais preconizam, entre outros itens, que toda máquina que lance partículas sólidas, capazes de afetar a saúde dos trabalhadores, deve ser dotada de um sistema de ventilação exaustora.

Fica patente que o conjunto da cobertura, a coifa e o cutelo, são imprescindíveis para compor a devida proteção básica da serra circular, mas não é raro depararmo-nos com máquinas deste tipo desprovidas de quaisquer dos sistemas ou dispositivos de segurança citados, representando, assim, um grave risco à saúde do trabalhador.

Outras máquinas para trabalhar a madeira

As máquinas mais utilizadas para trabalhar a madeira, descritas por Silva (1991), podem ser observadas na tabela 19.1.

Nesta parte, serão objeto de discussão a desempenadeira e a tupia, em face de sua participação relevante na ocorrência de acidentes.

Em estudo realizado no período de 1972 a 1983, no âmbito da indústria da madeira, na província de Barcelona, na Espanha, Ardanuy (1985) encontrou que as máquinas específicas para este tipo de trabalho respondiam por 80% dos acidentes graves do setor. Em 45% destes, houve a ocorrência de amputações, as quais, de acordo com o autor, foram devidas a dois fatores: às ferramentas de corte das diversas máquinas, extremamente afiadas e em rotações muito elevadas; às mãos do trabalhador muito próximas das ferramentas de corte, durante toda a operação.

Em nível nacional, e em consonância com os princípios básicos descritos acima, a Norma Regulamentadora N.º 18 contém informações suficientes e adequadas para a prevenção de acidentes neste tipo de equipamento[8].

Desempenadeira

Esta máquina é classificada, pela literatura técnica francesa, como uma das mais perigosas (Lamoureux e Trivin, 1987). Sua função consiste em, basicamente, ajustar ou endireitar a peça de madeira bruta. Ela também pode servir para as operações de acabamento e execução de chanfro.

Tabela 19.1. Distribuição dos acidentes com máquinas para madeira de acordo com o tipo envolvido

Tipo de máquina	Nº	%
Desempenadeira	5	41,7
Tupia	5	41,7
Desengrossadeira	1	8,3
Indefinida	1	8,3
Total	12	100,0

Fonte: Silva (1991)

O seu princípio fundamental de projeto e concepção baseia-se em duas mesas de trabalho, situadas em níveis diferentes, representando a profundidade do passo de corte. Entre estas duas mesas (entrada e de saída) localiza-se um porta-ferramentas, que, em seu movimento de rotação, provoca o desbaste da peça que está sendo trabalhada.

Conforme o artigo técnico elaborado por Lamoureux e Trivin (1987), o porta-ferramentas deve ter forma cilíndrica, caso contrário, a máquina não deverá funcionar, diante do risco de acidentes que ela oferece.

Segundo Ardanuy (1985), a ferramenta de corte, anteriormente, possuía sua seção quadrada, apresentando, portanto, maior risco de acidentes. Com a mudança de sua forma, de paralelepípedo para cilíndrica, a qual oferece uma abertura mínima entre as mesas de entrada e de saída, houve certa redução no risco e também no temor entre os seus operadores.

Os acidentes, segundo o mesmo autor, ocorrem com frequência acentuada na variação da resistência de penetração da madeira. Por qualquer motivo, a peça trabalhada sofre um retrocesso violento, conduzindo as mãos do operador à zona de risco e produzindo um grave acidente, se esta não se encontrar devidamente protegida.

Desse modo, há duas zonas de risco distintas na desempenadeira: nas partes frontal e traseira da guia. Este último elemento serve como referência vertical para o apoio da peça, e pode ser ajustado ao longo do porta-ferramentas. Frequentemente, as guias são inclinadas em 45 graus.

A proteção situada na frente da guia deve ser apoiada ou fixada sobre o canto da mesa de saída, ou ainda, ao lado da estrutura da máquina.

A norma francesa correspondente à desempenadeira estabelece que os pontos de rotação em grande velocidade devem ser dispostos de tal maneira que os trabalhadores não possam tocá-los, involuntariamente, quando em seus postos de trabalho.

Estes protetores situados na frente da guia têm a característica de serem ajustados, no sentido lateral e na altura, de forma manual.

Normalmente, os protetores existentes na França possuem ajuste em altura, um dispositivo elástico que torna esta função praticamente semiautomática, ou seja, após o desbas-

---

[6] Experiência pessoal do autor (LFS).

te, o protetor retorna à sua posição original, para a qual ele havia sido ajustado.

Quanto ao protetor situado na parte traseira da guia, ele deve ser solidário à mesma, de modo que qualquer deslocamento dela implique também a movimentação do protetor. Enfim, o protetor não deve permitir que haja acesso à região da lâmina, e também não dificultar a inclinação da guia.

Tupia

A máquina denominada tupia é empregada principalmente na confecção de molduras.

Conforme Ardanuy (1985), uma das dificuldades existentes para o desenho e a implantação de proteção, reside na versatilidade de operações que ela é capaz de executar. De acordo com o autor, as medidas de prevenção situam-se basicamente nas operações de transformação de perfis retilíneos, que são as de maior frequência nas atividades com esta máquina, tanto em sua utilização como no número de acidentes gerados.

As operações com essa máquina, que tem a capacidade de modificar perfis retilíneos e curvilíneos, são designadas por uma nomenclatura que caracteriza as várias tarefas, como é possível verificar em estudo elaborado por L'Huillier e Trivin (1988).

- Trabalho com guia (Fig. 19.7): normalmente para execução de usinagens em peças retilíneas.
- Trabalho com árvore: usinagem de peças curvilíneas;
- Trabalho de confecção de dente (macho): execução de saliência na peça para ser encaixada ou abrigada em cavidade de outra (fêmea).
- Trabalho em oposição: quando a usinagem da peça de madeira se processa em sentido inverso ao da rotação da ferramenta de corte (fresa).
- Trabalho estacionário: quando a usinagem localiza-se somente numa parte da máquina.

Os protetores possuem uma característica compatível com cada uma das três primeiras operações descritas.

Na tarefa executada com a guia, deve haver uma proteção traseira a ela, onde se localiza a seção não utilizada na usinagem. Ela deve ser concebida de forma a possuir um enclausuramento fixado ao suporte das guias. A proteção deve permitir a substituição das ferramentas (fresas) com facilidade, e ainda, ser dotada de um sistema de captação da poeira de madeira gerada.

Em relação à seção frontal das guias, a proteção deve consistir de uma barreira eficaz para prevenir o acesso das mãos do trabalhador à região de ação da ferramenta. Ela também deve ser capaz de impedir a mão de atingir a região de perigo, no caso da ocorrência do rejeito da madeira. Além disso, deve possuir dois dispositivos que exerçam pressões sobre a peça que está sofrendo o processo de usinagem, no sentido vertical e lateral, com o fim de assegurar a posição da peça usinada sobre as guias e a mesa. Este conjunto é principalmente empregado no trabalho estacionário.

Já nos trabalhos denominados "à árvore", a proteção compreende um "guarda-mão", que evita o contato das mãos do trabalhador com a fresa em rotação. Este aplica uma pressão leve sobre a peça de madeira sob o trabalho de usinagem. A orientação da peça usinada é realizada através de um jogo de anéis que funciona como guia, compatível com as dimensões das ferramentas. O avanço, após o ajuste, é feito de maneira progressiva.

Como toda máquina que processa madeira, a estrutura de aspiração de pó de madeira serve como apoio para os anéis e para o "guarda-mão", que são ajustáveis.

No trabalho destinado à confecção de machos ou dente na peça, os protetores devem prevenir o acesso às partes úteis e não úteis das ferramentas.

Nas partes não consideradas úteis no processo da usinagem, o protetor significa uma cobertura solidária à mesa da tupia. Também há um bocal cilíndrico para a aspiração da poeira de madeira, integrado à cobertura da proteção, que não permite o acesso à ferramenta, mesmo quando ele não se encontra unido à aspiração ou ao sistema de exaustão.

A parte útil, ou a parte onde a usinagem é processada sobre a madeira, é geralmente posicionada distante do alcance do operador, por afastamento e por interposição de um obstáculo localizado sobre o camo de apoio da peça. Este camo deve possuir um sistema de fixação segura nas peças que estão sendo usinadas, de forma a prevenir a ejeção. Uma característica extremamente relevante no quadro de acidentes de trabalho com a tupia reside no rejeito da madeira, que constitui um risco expressivo. Trata-se de uma projeção extremamente violenta e inesperada da madeira, no sentido de rotação da ferramenta. Ocorre geralmente nas operações de trabalho estacionado, no corte em concordância.

As causas deste fenômeno de risco são devidas principalmente à configuração da fresa, a qual influencia no avanço abrupto do passo de usinagem, além de outros fatores, como: número de dentes da fresa; a saliência do dente em relação ao corpo da fresa; ajustes (altura de corte, profundidade do passo); velocidade de corte e o tipo de madeira. Ainda há outras variáveis que podem contribuir para a ocorrência do fenômeno: condições de utilização da tupia; trabalho em concordância, sem apoios, os quais são dispostos ou fixados sobre a guia e a mesa nos pontos de entrada e saída do material; trabalho estacionário ou em concordância sem os apoios, pois estes se configuram com aqueles de maior risco de acidentes; velocidade de rotação não respeitada, não seguindo o tipo e o diâmetro da ferramenta; condições de manutenção das ferramentas; afiamento mal feito.

As medidas de prevenção, conforme o estudo realizado pelos pesquisadores, fundamentam-se nos seguintes aspectos:

- Utilização de ferramentas com limitação contínua do passo de usinagem;

- Verificação da qualidade do afiamento da ferramenta;
- Respeito à velocidade de rotação, de acordo com o tipo e diâmetro da ferramenta.

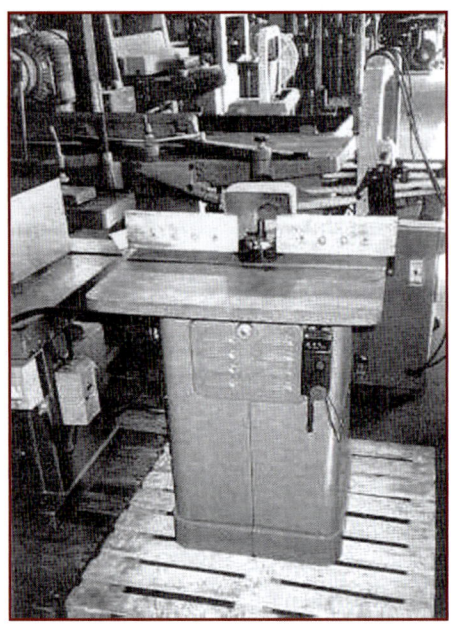

Fig. 19.7. Tupia dotada de guia de apoio para o trabalho. No centro da mesa pode-se observar a ferramentas de desbaste da máquina (fresa).

▶ Cilindros e calandras

Grupos de máquinas que são encontrados em diversos ambientes de trabalho: lavanderias, metalúrgicas, indústrias alimentícias e de borracha. A zona de convergência, formada pelos cilindros em rotação e em sentido contrário, configura-se como a região de risco nestas máquinas. Em virtude da peculiaridade da zona de risco, os acidentes graves estão normalmente associados à lesão de esmagamento, como ficou demonstrado no estudo de Silva (1991).

Cilindro utilizado na indústria da alimentação (padarias)

Nas indústrias alimentícias, estas máquinas são destinadas a laminar as massas, com o propósito de atingir a espessura desejada para a sequência do processo. A tarefa de laminação da massa se efetua entre dois cilindros girando em sentido inverso, sendo que o cilindro inferior tem o eixo estático, enquanto o superior permite ajuste, de acordo com a espessura pretendida. Este tipo de laminador é aplicado usualmente na produção de brioches.

A preocupação com os acidentes gerados por este tipo de máquina, levou à elaboração de uma ficha de segurança, publicada na revista francesa *Travail et Sécurité*, em 1987[7]. As principais causas elencadas foram:

- Durante o funcionamento da máquina:
  - Acesso aos cilindros de laminação da massa;
  - Acesso aos rolos de entrada da esteira.
- Durante as operações de limpeza e manutenção:
  - Acesso aos cilindros de laminação, com introdução da mão na parte superior da máquina após ter despejado o saco de farinha;
  - Acesso aos sistemas de transmissão.

A possibilidade de acesso à região dos cilindros é impedida pelo dimensionamento de grades, instaladas em ambos os lados (entrada e saída da massa), acopladas a um sistema de bloqueio para quando elas se encontrarem erguidas, ou não estiverem em posição apropriada. O dimensionamento deste dispositivo de proteção é estabelecido por norma específica.

As dimensões desta grade de proteção, cuja forma cobre a área dos cilindros e se estende até determinado ponto, suficiente para evitar a introdução das mãos, baseiam-se, fundamentalmente, numa relação entre a distância do eixo dos cilindros até a extremidade da grade; a espessura para a entrada da massa; e a dimensão da abertura da grade em sua abertura.

Outras medidas de prevenção (definidas no artigo) aplicam-se às atividades de deposição de farinha na seção superior da máquina, a qual deve ser executada com esta desligada; além das de manutenção, cuja realização também deve ser com alimentação de energia interrompida e por pessoal qualificado.

O cilindro para a produção de pães é uma máquina bastante comum e de largo uso na indústria da panificação (Fig. 19.8). Na preparação da massa, o trabalhador deve passá-la, manualmente, diversas vezes pelos cilindros, para atingir a textura desejada. O Anexo 2 da Norma Regulamentadora n.º 12 trata particularmente da prevenção de acidentes na operação desta máquina e a principal determinação é a de impedir o acesso à região de convergência, por meio da instalação de barreiras específicas. Este documento foi o resultado de um trabalho em grupo empreendido pelas instituições envolvidas com a questão: Ministério do Trabalho e Emprego, Sistema Único de Saúde, sindicatos de trabalhadores e fabricantes (Brasil. MTE, 2008b)

Cilindros utilizados na indústria da borracha

Embora não figurassem entre os acidentes observados e captados pelo Sistema de Vigilância, os acidentes com cilindros empregados na indústria da borracha são muito expressivos, no tocante à gravidade, razão pela qual essas máquinas foram incluídas neste capítulo.

---

[7] *Laminoirs de boulangerie - dispositions a prendre lors de la commande d'une machine neuve - mesures de prévention a adopter lors de l'utilisation d'un laminoir.* Travail et Sécurité, 12: 647-50, 1987.

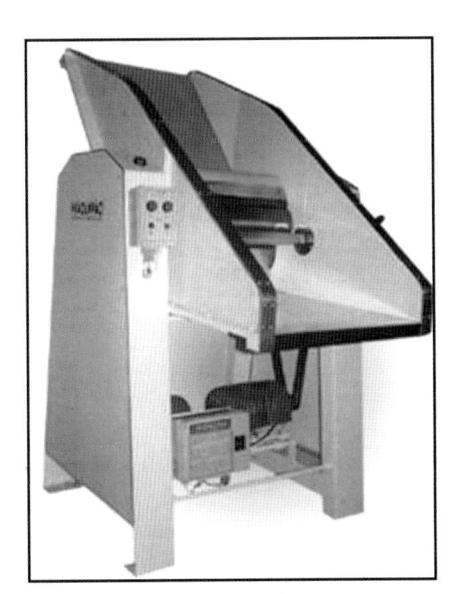

Fig. 19.8. Cilindro utilizado em padaria dotado de proteção.

De um modo geral, os riscos existentes nesta máquina são aqueles encontrados em qualquer máquina que possua a mesma disposição de cilindros em rotação, ou seja, as regiões de convergência ("*Nip points*"), que podem provocar aprisionamento das mãos.

No entanto, quando se trata de cilindros para processamento de borracha, as forças exercidas e as dimensões são maiores. Uma máquina desta natureza, sem os devidos dispositivos de proteção, pode causar desde acidentes com sequelas permanentes, até, em casos mais graves, a morte. Por esta característica, ela é classificada como "extremamente perigosa" (Rubber Industry Advisory Committee, 1991).

Além disso, pelas peculiaridades do trabalho com este equipamento, o trabalhador, frequentemente, tem que se aproximar dos cilindros em rotação para a efetivação da tarefa.

Conforme o estudo feito pelo *Rubber Industry Advisory Committee* (Comitê Consultivo da Indústria da Borracha), os princípios fundamentais de proteção se definem da seguinte forma:

- Meios de parar a máquina, considerando-se que a ação consciente do operador, que sofre o acidente, não pode ser considerada como um método eficiente para prevenir o aprisionamento das mãos;
- A proteção deve ser construída de tal maneira que, durante a operação, em condições normais de velocidade e potência, seja impossível ao trabalhador acessar os pontos de convergência, aí incluídas quaisquer partes do corpo ou suas roupas;
- Na remoção ou na abertura das barreiras de proteção, momentos em que há a exposição das partes de risco, não deve haver a possibilidade de funcionamento da máquina.

O texto expõe uma solução prática, desenvolvida em 1952, divulgada em um manual publicado pela indústria, *Safe Working on Horizontal Two-Roll Mills*: o dispositivo denominado "*Lunn Bar*". Esta barra interrompe o funcionamento do motor de acionamento da máquina e ativa o mecanismo de freio, quando as mãos do trabalhador se aproximam da região de risco (zona de convergência entre os cilindros).

A barra "*Lunn*" deve possuir dois limites de segurança situados em cada extremidade, pois, quando há o movimento das mãos no sentido do ponto de convergência, estes limites devem provocar o corte no motor de acionamento da máquina e acionar os freios (Fig. 19.9). A distância que serve como referência de segurança para ativação dos limites de segurança é uma linha imaginária situada diante do primeiro cilindro, e é equivalente a distância percorrida pela superfície deste, no tempo necessário para o início do procedimento de frenagem. Ainda conforme as explanações constantes do manual citado, a posição da barra é importante. Sua altura em relação ao solo e sua distância em relação à zona de convergência devem ser suficientes para que o trabalhador não ultrapasse o limite estabelecido pela linha de segurança.

Além disso, a barra "*Lunn*" deve preencher os seguintes requisitos:

- Possuir um sistema de frenagem seguro;
- Os limites elétricos de segurança, localizados nas extremidades, devem ser operados de forma positiva[8] pela barra;
- Preenchimento dos acessos residuais, principalmente abaixo da barra.

A penosidade característica da operação de cilindros no trabalho da massa de borracha é reforçada no texto da revista *Travail et sécurité*, já citado. Segundo esse texto, as operações de passagem da massa entre os cilindros, por várias vezes, resultam em esforços físicos consideráveis. Salienta-se ainda que, apesar da velocidade dos cilindros ser relativamente baixa, de 15 a 30 rotações por minuto, a tarefa é extremamente fatigante e desgastante. Portanto, a associação deste desgaste do trabalhador com as partes de risco da máquina expostas desenha um quadro de acentuada probabilidade de acidentes.

As recomendações para proteção contra acidentes na operação de calandras utilizadas em lavanderias constam de uma publicação do comitê nacional do vestuário da França de 1961 (INRS, 1962).

Novamente, o risco reside na região de convergência dos cilindros, onde pode haver aprisionamento das partes avançadas dos membros superiores. Além deste, há outro risco, de menor gravidade, presente em determinados tipos de máquinas mais velhas e mais conhecidas, que é o de contato com o cilindro secador, cuja temperatura da superfície pode atingir de 80 a 140ºC.

---

[8] Diz-se "positivo" quando os contatos são abertos por meio de uma ação mecânica positiva, pela ação de um camo. Isto quer dizer que eles não confiam na mola para retornar à condição segura e não podem ser burlados pela pressão da haste do limite. São preferíveis aos de ação "negativa", quando usados isoladamente.

O princípio de proteção para esta máquina, segundo a recomendação da publicação citada, é similar ao adotado para outras do mesmo grupo, sobretudo as máquinas para processamento de borracha. A recomendação é para que seja instalada uma barra, que pode ser articulada (como um pêndulo). Qualquer avanço da mão sob esta barra aciona dois contatores elétricos, que param o motor. Há uma distância de segurança a ser respeitada, em face da inércia da máquina para a completa parada dos cilindros.

Duas máquinas que devem ser acrescentadas neste grupo de cilindros são o cilindro para trabalho em padaria e a calandra para indústria de borracha. Nesta "família", a natureza do risco consiste na zona de convergência gerada por cilindros em rotação, em sentido contrário, gerando uma zona de risco de aprisionamento de membros superiores.

Calandra

A calandra é uma máquina que consiste de cilindros horizontais, aquecidos ou não, pelos quais o material é submetido a pressão, para conferir uma conformação final ou assegurar a espessura uniforme (Fig. 19.10).

É possível citar três padrões de proteção adotados nesta máquina. Nos processos manuais de alimentação, sugere-se a instalação de uma mesa de alimentação e uma barra protetora, esta com as mesmas características e princípios da barra *Lunn* usada em cilindros. Esta barra, localizada logo abaixo da mesa, quando pressionada, provoca a interrupção de energia da máquina, prevenindo o acidente, já que o trabalhador se aproximou perigosamente da região de risco.

Outra forma de proteção é a do tipo "*manjedoura*", que consiste em uma barreira basculante e em forma de grades. A barreira deve operar positivamente, com auxílio de um interruptor (*micro-switch*), se a borda frontal da proteção for empurrada em direção ao ponto de convergência.

O terceiro meio de intervenção sobre a máquina é a alimentação automática de calandras, com o uso de correias transportadoras. Estes métodos adicionais de alimentação podem, contudo, produzir riscos adicionais durante a manutenção, para a qual se faz necessário um sistema seguro de trabalho.

▶ Máquina injetora

As máquinas injetoras, denominadas popularmente de "prensas injetoras", são usualmente utilizadas na indústria de transformação de plástico, embora o seu emprego seja muito comum também na indústria mecânica e metalúrgica (Fig. 19.11).

O processo de funcionamento da máquina consiste fundamentalmente na transformação de material plástico granulado (polietileno e poliestireno etc.). Este material é transportado pelo interior do corpo da máquina, submetendo-se a aquecimento, para se fundir e assumir a forma projetada pelo desenho do molde, composto de duas partes (uma placa fixa e outra móvel).

O ciclo de trabalho da máquina compreende quatro tempos:

1. Fechamento do molde;
2. Injeção, que seria o transporte do material granulado, sua fusão e conformação, por compressão, ao desenho do molde;
3. Resfriamento, fase que necessita o tempo suficiente para solidificação do material;
4. Abertura do molde e ejeção da peça acabada.

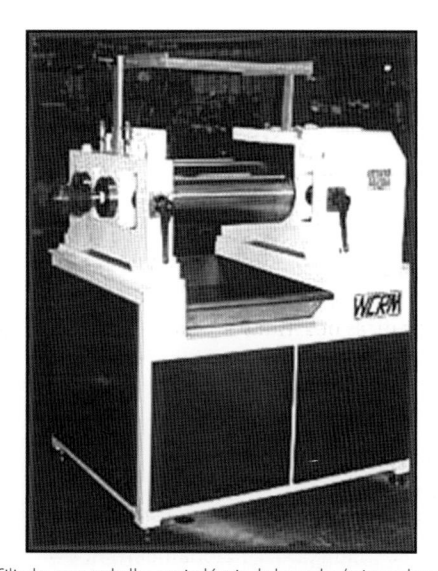

Fig. 19.9. Cilindro para trabalho em indústria de borracha (misturador externo). Observa-se que a máquina não possui a barra *Lunn* de proteção.

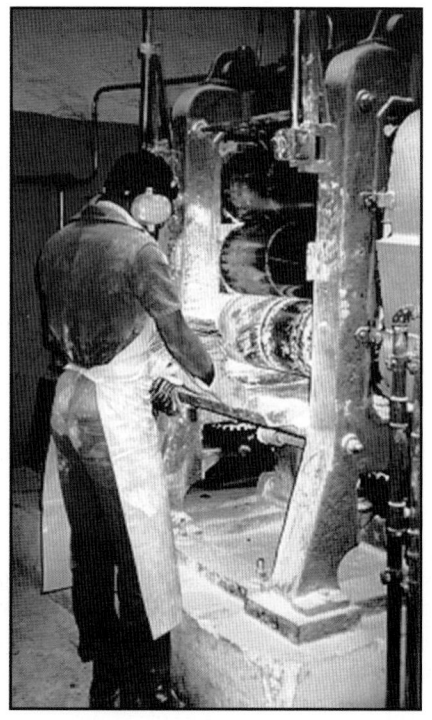

Fig. 19.10. Operação em calandra sem proteção.

Sonet e Sanlias (1970) dedicaram-se a estudar em profundidade os riscos existentes na operação, manutenção e outras atividades com a máquina injetora, bem como as possibilidades de intervenção para a prevenção de acidentes.

Indubitavelmente, como mostra o estudo desenvolvido por estes dois pesquisadores, o maior risco de acidentes localiza-se na região do ponto de operação, ou seja, onde há o movimento do molde.

A intervenção do operador nesta zona é necessária em determinadas máquinas, nas quais a ejeção não é automática. Nestes casos, o trabalhador acessa com frequência a região, para a retirada da peça acabada, ou mesmo para a remoção de resíduos plásticos impregnados no molde.

Para viabilizar a proteção, nestas máquinas, é necessária a instalação de barreiras móveis na região do fechamento do molde, e fixas, nos pontos onde não existe nenhum movimento correspondente ao ciclo.

A implantação dos dispositivos de proteção consolida-se com a adoção de sistemas mecânicos, elétricos e hidráulicos. Os mecânicos são barras que devem ser ajustáveis em relação ao molde que está operando, e impedem o fechamento da placa do molde, quando a porta (proteção móvel) se encontrar aberta. Quanto aos elétricos, são interruptores associados ao movimento de abertura da proteção móvel, e podem ser construídos de forma horizontal ou vertical, em torno do molde, de forma a não permitir o funcionamento do ciclo de trabalho da máquina, quando a proteção móvel estiver aberta. A proteção hidráulica obedece ao mesmo princípio do estabelecido para a proteção elétrica, com a aplicação de válvulas capazes de interromper o circuito de fechamento do molde, se a sua região se encontrar exposta.

Convém frisar que, como em qualquer máquina, esses protetores não devem permitir qualquer tipo de acesso residual.

Ao risco de aprisionamento entre as placas do molde, na injetora acrescenta-se, ainda, o risco de queimadura, que advém da possibilidade de projeção de material plástico fundente. Por este motivo, é aconselhável que estes protetores sejam construídos em matéria plástica transparente, e não em forma de grades.

A atividade de manutenção também é alvo de preocupação do estudo em pauta, que preconiza, entre outras, as seguintes diretrizes de prevenção: antes de remover as proteções, cortar a alimentação de energia elétrica; instalar um calço entre as duas partes do molde, pois mesmo parada, pode haver pressão residual suficiente para movimentação da placa móvel.

Raafat (1993) publicou um texto extremamente interessante, que enfoca as formas de prevenção de acidentes em máquinas injetoras, de forma bastante nítida. Nele, há a análise de um acidente fatal envolvendo uma injetora de grande porte (700 t) e a comparação de estratégias de prevenção preconizadas por três normas: a americana (*ANSI - American National Standards Institute*), a inglesa (*BPF - British Plastic Federation*) e a mais recente, da Comunidade Europeia (*European Standard - EN*).

Tal investigação baseou-se na utilização da "análise de árvore de falhas", com o fim de comparar os níveis de risco existentes, conforme seja adotado o que está prescrito em cada uma das três normas eleitas para a comparação.

Confrontada, a situação em que se encontrava a máquina, quanto aos aspectos de prevenção, com o disposto na norma americana, verificou-se que era cumprido apenas o mínimo do que a norma determinava, ou seja, que as máquinas injetoras devem estar equipadas com três bloqueios de segurança para as portas (uma válvula de bloqueio hidráulico; um bloqueio elétrico, equipado por um interruptor, e um mecânico). Conforme Raafat (1993), a norma americana não especifica os tipos de válvulas ou interruptores (positivo ou negativo) que devem ser aplicados, bem como não diferencia entre diferentes portes das máquinas.

A norma britânica, na verdade, é um documento elaborado pela indústria de plásticos daquele país (BPF), e utilizado pelos inspetores de fábrica do governo britânico como referência, principalmente para as máquinas de maior risco, nas quais o trabalhador tem acesso, com todo o seu corpo, à área de atuação do molde. Enquanto que na primeira norma não se encontravam detalhes mais claros sobre os tipos de bloqueios a serem usados, nesta, há distinção nítida do sistema de bloqueio, para esclarecimento, como por exemplo:

- Bloqueio hidráulico primário - movimentado mecanicamente e instalado na linha hidráulica. Ele é acionado quando a porta da região do molde é aberta;
- Bloqueio elétrico secundário - significa uma proteção adicional, para o caso de os sistemas hidráulico e mecânico falharem. Consiste de dois interruptores dispostos em série, com a válvula de fechamento da placa, um positivo e outro negativo, operados pela porta de proteção da região do molde;
- Em terceiro ponto, como suplemento aos dois sistemas anteriores, há o dispositivo mecânico situado ao lado do operador, que preferencialmente deve ter a característica de cremalheira, para conferir um bloqueio progressivo. O outro tipo aceitável é o ajustável, porém este somente fornece a devida proteção se houver cuidado na realização do ajuste. Sua construção deve responder adequadamente às solicitações dinâmicas ocorridas no trabalho. O bloqueio mecânico progressivo tem sido o adotado e recomendado nas máquinas injetoras do Reino Unido.

A terceira estratégia abordada no estudo tomou por base a norma britânica (BS-6679:1985), que, na época, fora adotada como norma europeia (EN 201:1985). Nesta, o sistema mecânico é substituído por uma monitorização, na qual há a verificação contínua do funcionamento dos bloqueios, em cada ciclo da máquina, prevenindo qualquer movimento de risco.

Desenvolvendo a comparação pelo sistema de árvore de falhas, e construindo um mecanismo avaliador de nível de risco, o autor elegeu a estratégia de número 2, como a de menor risco de acidentes, salientando que o nível de risco gerado pela primeira é intolerável.

Os parâmetros utilizados pelo autor para calcular o nível de risco foram: a probabilidade anual de uma máquina causar um acidente; a frequência e duração da exposição do trabalhador ao risco e o grau de gravidade do acidente.

Atualmente, a norma europeia encontra-se em revisão. Sabe-se, por exemplo, que, para as máquinas de mais elevado risco (nas quais o operador tem a totalidade do corpo exposta) foram adotados sistemas detectores de presença, como células fotoelétricas e tapetes sensíveis (Comité Européen de Normalisation, 1993).

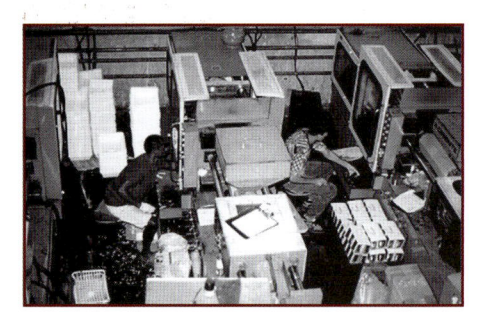

Fig. 19.11. Vista superior de duas máquinas injetoras em operação. Podem ser observadas as portas de proteção instaladas na zona de risco.

▶ Discussão complementar

Evidentemente, a extensa relação de máquinas que oferecem risco, bem como os meios de proteção existentes, não se esgotam nesta discussão. No entanto, foram apresentados casos representativos de máquinas, definições do risco e princípios de prevenção que podem contribuir para a construção de um novo olhar sobre estes equipamentos. Outras máquinas e equipamentos que podem ser citados, dada sua importância para a realidade da saúde do trabalhador e a facilidade com que são encontrados, são:

- Serra de fita para corte de carnes: a proteção desta máquina é mais complexa do que a similar, para o corte de madeira, uma vez que a peça de carne apresenta contorno irregular. Uma solução adotada, embora não totalmente eficiente, é a implantação de uma mesa móvel paralela à ferramenta de corte (serra), com dispositivo para empurrar, com o fim de manter o trabalhador afastado da zona de risco.
- Moedor de carne: a proteção desta máquina, ao contrário, é bastante simples, pois basta a implantação de um dispositivo chamado "protege mão" ao redor da abertura de alimentação de carne, que somente permita a entrada da peça a ser moída.

De modo geral, há princípios fundamentais de proteção que contemplam as diversas famílias de máquinas, que, se respeitados, preveniriam a ocorrência de acidentes. A Diretiva Europeia (Communauté Européene, 1989) é um excelente exemplo de documento abrangente no tocante às necessidades de proteção. Fundamentalmente, as exigências de segurança são:

- Princípios de integração da segurança: abordando questões interessantes, que, aliás, já foram objeto de referência, como: prioridade para o desenvolvimento de soluções adequadas de prevenção dirigidas ao fabricante, ou seja, na ordem: eliminação do risco; medidas de proteção; por fim, informações, advertências e, eventualmente, um protetor individual. Além disso, neste item, há outros pontos de relevo, como a necessidade de redução de fadiga e estresse do trabalhador nas condições de utilização da máquina;
- Comandos: onde são estabelecidas as características fundamentais, os dispositivos de acionamento e parada, defeitos na alimentação de energia etc.;
- Medidas de proteção contra os riscos mecânicos: são enumerados os riscos possíveis (ruptura, quedas e projeção de objetos, superfícies cortantes, máquinas combinadas, variação de velocidades de rotação de ferramentas). Quanto à prevenção dos riscos concernentes aos elementos móveis, a Diretiva distingue entre os de transmissão e os concorrentes para o trabalho. Estes últimos foram o objeto central de nosso enfoque neste trabalho.
- Características exigidas para os protetores e os dispositivos de proteção: a Diretiva refere as exigências gerais e particulares para os protetores fixos, móveis (tipo A e B), reguláveis, que limitam o acesso, e os dispositivos de proteção;
- Medidas de proteção referentes a outros riscos: a Diretiva contempla os demais riscos que compõem a natureza da máquina, como os provenientes da energia elétrica, eletricidade estática, outras (pneumática e hidráulica), erros de montagem, temperaturas extremas, incêndio, explosão, ruído, vibrações, radiações, poeiras, gases etc.;
- Manutenção: a Diretiva expõe formas requeridas para intervenção adequada do trabalhador na máquina sem risco;
- Indicações: trata-se basicamente de manual de informações e instruções sobre a máquina, redigido em linguagem acessível.

As máquinas abordadas neste capítulo estiveram, por muito tempo, envolvidas na ocorrência de acidentes graves e incapacitantes no mundo do trabalho. Pôde ser constatado que esforços têm sido direcionados por diversos atores, com o fim de oferecer uma operação de máquina mais adequada do ponto de vista de segurança e da dignidade ao trabalhador.

É nítida a evolução no modo de desenvolver as possibilidades de prevenção de acidentes na operação e manutenção de máquinas. Acordos entre as partes envolvidas na questão, notadamente com a efetiva participação dos trabalhadores e realizados por distintas vias, parece ser um meio eficaz de tratar o problema, como pode ser verificado no caso das motosserras (Brasil. MTE, 1994); dos cilindros utilizados em padaria (Brasil. MTE, 2008b); das máquinas injetoras (Vilela, 1998) e das prensas mecânicas (Brasil. MTE, 2008a). Este cenário de discussão, evidenciado pela elaboração de convenção coletiva, significa uma avanço expressivo na relação entre capital e trabalho no país, como bem assinalou Mello e Silva (2003).

Ademais, merecem destaque os esforços conjuntos de Ministérios, como o do Trabalho e da Previdência Social, ao estimular publicações que tratam da prevenção de acidentes com máquinas. É o caso de estudo elaborado por Mendes (2001), no qual identifica máquinas e equipamentos inseguros e obsoletos na gênese dos acidentes de trabalho. Esta identificação de máquinas permitiu ajudar a elaborar análises e propostas consistentes, com o propósito de contribuir para a prevenção de acidentes.

Atualmente, a abordagem epidemiológica permite verificar que o trabalho na agricultura tem se destacado na ocorrência de acidentes graves ou fatais envolvendo máquinas (Akdur et al. (2010), Nogalski et al. 2007), Waggoner et al., 2011), em especial os tratores, conforme afirmam Akdur et al. (2010).

Ihekire et al. (2010) constataram, por meio de levantamento de casos atendidos em um setor de emergência na Nigéria, que as máquinas, de modo geral, se comportam como a segunda causa relacionada com lesões importantes, como amputações nas mãos.

É bom retornar à sabedoria de influência capiau de Guimarães Rosa, que destaca o papel do gerador da concepção da máquina. Esta deve, portanto ser concebida não somente com o olhar para a produção, mas também para a proteção e preservação da saúde de todos aqueles que a operam.

Os próximos tópicos deste capítulo, à guisa de atualização, foram elaborados a partir da expressiva vivência consolidada pelo engenheiro Josebel Rubin, nesta área. A sua condução do Instituto de Prevenção de Acidentes em Máquinas e Equipamentos – INPAME tem trazido contribuições inestimáveis para o enriquecimento do mundo da prevenção. Ademais, trata-se de uma oportunidade adequada de conciliar a pesquisa acadêmica com as atividades desenvolvidas pela sociedade organizada, com protagonismo dos trabalhadores, dos empregadores e do poder público.

▶ Histórico nacional recente

No Brasil, a avaliação das atuais condições de segurança e saúde nos postos de trabalho que envolvem a operação de máquinas e equipamentos requer o conhecimento do histórico recente do debate relevante sobre o tema.

Relevante, nesta análise, é todo evento comprometido com a ação organizada, que reconhece a necessidade da participação dos agentes dos processos produtivos, especialmente os trabalhadores, e que, por uma das consequências intrínsecas, requer a utilização de equipamentos e de medidas de proteção coletiva para garantir a saúde do trabalhador.

O histórico sobre o tema pode abranger 40 anos, que devem ser divididos em duas etapas: a primeira, que compreende o intervalo de 1970 a 1995, é marcada pela realização de um número crescente de pesquisas sobre ocorrências de acidentes, condições de trabalho e utilização ou ausência de equipamentos e medidas de proteção.

Em sua quase totalidade, são trabalhos desenvolvidos a partir de centros de estudos vinculados ao poder público, e que pretenderam medir e estudar os chamados acidentes graves, aqueles que produzem danos irreversíveis e a consequente perda, ainda que parcial, de capacidade de trabalho.

São discriminados, nesses estudos, as modalidades de máquina e os setores produtivos. Tais pesquisas reforçam a desconfiança sobre as prensas e sobre o universo geral das máquinas de conformação mecânica, especialmente quando servem à indústria metalúrgica, que sempre respondeu pela maioria desses acidentes, dentre os setores produtivos alcançados pelas ações dos agentes públicos de saúde do trabalhador e pelos pesquisadores[9]

Assim, em 1974, máquinas aparecem como responsáveis por 85,5% do total de acidentes graves, em amostra de 1000 ocorrências da Região Metropolitana de São Paulo. As prensas aparecem como causadoras de 318 desses acidentes, representando 38% do total dos acidentes produzidos por máquinas. O estudo, promovido pela Previdência Social, refere-se à indústria metalúrgica e, em escala menor, às máquinas de trabalhar madeira.

No período compreendido entre 1970-1995, as ações institucionais eram quase sempre derivadas do poder público. É ainda incipiente a presença orgânica dos trabalhadores, especialmente nas décadas de 1970 e 1980, quando os sindicatos e as centrais sindicais estão envolvidos com as lutas por melhores salários e por melhores condições de trabalho e, nos principais centros industriais, estão comprometidas com a consolidação do processo democrático e da liberdade de organização sindical[10].

---

[9] As empresas da indústria metalúrgica, por seu porte e importância econômica, sempre foram mais visíveis aos olhos dos agentes públicos e dos pesquisadores.

[10] No referente ao tema deste capítulo, o organizador deste livro (RM) consigna uma referência especial ao trabalho pioneiro e incansável do líder sindical Carlos Aparício Clemente, do Sindicato dos Metalúrgicos de Osasco (SP) e Região, o qual, desde 1979, tomou a grave questão das amputações de dedos, mãos e antebraços por máquinas, como bandeira de luta pela proteção da saúde e segurança dos trabalhadores. Esta inapagável história pode ser conhecida ou relembrada na recente publicação "*Uma história sem heróis*: registros da luta por saúde e segurança dos trabalhadores", de 2011, acessível no endereço: http://sindmetal.org.br/revistaOI/agosto2011/pdf/livro_uma_historia_sem_herois.pdf

Entretanto, ao longo desses anos, além do crescente envolvimento das entidades sindicais, o período registra o aparecimento de inúmeras entidades de segurança e saúde do trabalho, organizadas a partir da sociedade civil e à margem da organização sindical. Algumas congregam segmentos de profissionais especializados do setor, outras fomentam o debate, para desenvolver pesquisas e estudos e para atuar na criação e na atualização das Normas Técnicas e da Legislação Federal.

Período compreendido entre 1995 e 2009

Em 1995, é firmada, em São Paulo, a **Convenção Coletiva de Segurança do trabalho (SST) em Máquinas Injetoras de Plástico**, em caráter tripartite, com participação igualitária de trabalhadores e de empregadores e com a interveniência do Governo, representado pelo Ministério do Trabalho e Emprego e pelo Sistema Único de Saúde – SUS. Nesta primeira convenção de SST, no Brasil, a participação sindical foi fundamental. A principal iniciativa foi do Sindicato dos Trabalhadores na Indústria Química e Plástica de São Paulo (STIQ-SP).

O acordo foi resultante de diversos encontros entre as partes, que passaram a ocorrer em 1992, inspirados por estatísticas publicadas pela Previdência Social.

Por intermédio de um levantamento feito pelo Sindicato dos Trabalhadores na Indústria Química e Plástica de São Paulo (STIQ-SP), com base nos dados do Centro de Reabilitação Profissional - CRP/INSS-SP referentes ao ano de 1992, constatou-se que 80% dos casos de acidentes e doenças graves estavam associados a máquinas. Deste universo, aproximadamente 50% eram com injetoras de plástico. A maioria destes acidentes com injetoras ocorreu na região de operação da máquina, conhecida como *conjunto de fechamento do molde*, provocando mutilações graves ou perda parcial da capacidade de trabalho, quando não a morte do trabalhador.

Aproximadamente 80% das injetoras em operação, no Brasil, eram obsoletas e encontravam-se em condições precárias de uso e de segurança para os operadores, o que constituía um fator de risco relevante neste quadro. Tal situação levou à formação de uma Comissão Tripartite de Negociação, composta por membros dos sindicatos dos trabalhadores, do sindicato patronal e representantes do poder público (Ministério do Trabalho e Emprego - MTE, Sistema Único de Saúde – SUS), que elaboraram e celebraram uma Convenção Coletiva de Trabalho, pela qual foram estabelecidas as condições mínimas admissíveis de segurança para operação de máquinas injetoras. Esta convenção entrou em vigor no ano de 1995.

No ano de 1996, as estatísticas levantadas pela mesma entidade indicaram uma expressiva redução nas ocorrências de agravos relacionados a estas máquinas.

As máquinas foram responsáveis por 63% dos casos de doenças e acidentes graves; deste porcentual, as injetoras foram responsáveis por 27%.

No ano de 2000, estimou-se que os acidentes com injetoras representaram aproximadamente 10% do total de acidentes com máquinas.

Diante dos números obtidos em 1996 e, especialmente, em 2000, ficou evidenciada a melhoria nos ambientes de trabalho com uso das máquinas injetoras de plástico, a partir da vigência da Convenção Coletiva de Trabalho[11].

Projeto Sindicato / MTE

Entre 1995 e 1999, a Fundacentro/MTE e o Sindicato dos Metalúrgicos de São Paulo desenvolveram o **Projeto Máquina Risco Zero.** Este projeto envolveu 150 empresas metalúrgicas do setor de estamparia, as quais foram previamente selecionadas, de modo a representar o perfil da indústria paulistana do setor. Número de trabalhadores e de máquinas em operação, patrimônio, faturamento, foram alguns critérios utilizados de modo que a amostragem espelhasse, na proporção, as fatias existentes da pequena e da média empresa, e também das empresas convencionadas como de grande porte. O trabalho levou a conclusões importantes, sempre referindo o porte da empresa. O Projeto permitiu quantificar uma grande diversidade de informações, diretamente relacionadas com a exposição aos riscos, principalmente:

- Tipos e quantidades de recursos utilizados na proteção das áreas de conformação (área de ação do ferramental, áreas de prensagem, corte, dobra, laminação, estiramento etc.), com a verificação da avaliação da conformidade às normas e dos riscos inerentes a esses processos.
- Tipos e quantidades de sistemas de acionamento e de alimentação utilizados, com avaliação da conformidade às normas e dos riscos inerentes.
- Tipos e quantidades de recursos utilizados na proteção das partes com transmissão de movimento, fora da área conformação mecânica.
- Aplicação de programas de educação aos trabalhadores, comprometida com a condição de operação segura e com a garantia do direito à informação dos riscos existentes no posto de trabalho (Norma Regulamentadora, NR º1- MTE)
- Quantidade e condição de trabalho das máquinas muito perigosas, de alta exposição ao risco, algumas delas já proibidas em um grande número de países, incluído todo o continente europeu.

Podem ser relacionadas neste caso:

---

[11] Pretende-se mostrar que a convenção coletiva produz ações políticas, com resultados mensuráveis no ambiente de trabalho. Pode não ser a única causa das melhorias produzidas, mas é um fator importante.

- Prensas mecânicas com acionamento por engate de chaveta[12];
- Máquinas de conformação mecânica, com acionamento por engate mecânico[13];
- Dobradeiras, guilhotinas, trefiladeiras, laminadoras e outras, com sistema de engate equivalente à condição de engate de chaveta;
- Calandras e demais máquinas de conformação, com ferramentas de ação rotativa;
- Prensas de fricção-fuso;
- Martelos de queda;
- Prensas e máquinas similares utilizadas nos processos de forjamento à morno e à quente.

Muitas das conclusões, mesmo para o olhar dos mais envolvidos com o tema, pareceram assustadoras e acabaram por desencadear uma série de iniciativas nos anos subsequentes.

Destacamos alguns dos números apresentados pelo **Projeto Máquina Risco Zero**:

a) 61% das prensas em operação não apresentavam <u>nenhuma proteção</u> na área de prensagem;

b) 36% das prensas em operação apresentavam alguma proteção na área de prensagem. Entretanto, permitiam o acesso de dedos e mãos na área de ação do ferramental, <u>sob condição de risco</u>[14], ensejando a possibilidade de acidentes graves com registro de mutilação;

c) Apenas 3% das prensas em operação apresentavam proteção adequada à área de prensagem, não ensejando o acesso de dedos e mãos, na área de ação do ferramental, sob condição de risco;

d) 85% das máquinas de conformação mecânica similares (distintas das prensas) apresentaram proteção parcial ou não apresentavam nenhuma proteção na área de conformação mecânica, ensejando, em todos os casos, o ingresso de dedos e mãos na área de ação do ferramental, sob condição de risco. Permitiam, pois, a ocorrência de acidentes graves mutiladores;

e) 93% das máquinas de conformação mecânica (prensas e máquinas similares) apresentavam proteção parcial ou não apresentavam nenhuma proteção nas partes com transmissão de movimento, fora da área de ação do ferramental, permitindo o ingresso de dedos e mãos em áreas de riscos, sob condição de risco. Permitiam, assim, a possibilidade de ocorrência de acidentes graves com registro de mutilações, esmagamentos e lesões graves de diversas naturezas;

e) Foi constatada a ocorrência de 650 acidentes, por ano, com incidência de mutilação de dedos, mãos e braços, somente no Município de São Paulo, e somente consideradas as indústrias metalúrgicas com processo de conformação mecânica (isto é, com utilização de prensas e de máquinas similares). Tais dados valem no período de 1996 a 2000, assentados nas tabulações do Projeto Máquina Risco Zero.

Engenheiros Magrini e Vilela: importantes impulsionadores

Do conjunto das diversas pessoas que desenvolveram ações políticas de combate aos acidentes graves e fatais nos trabalhos com máquinas e que estimularam a participação dos trabalhadores, destacamos os nomes dos engenheiros Rui Magrini e Rodolfo Vilela.

O trabalho de Magrini se inicia no final da década de 1970, com a publicação de textos, frequentemente em parceria com sindicatos, que denunciam a ação danosa das prensas. Foram consagradas, nesta ocasião, as expressões "prensas mutiladoras" e "boca do leão", que neste caso, referia-se à área de prensagem, especialmente das prensas de chaveta.

O engenheiro Magrini, que atuava na então Delegacia Regional do Trabalho de São Paulo, como auditor fiscal, perseguiu ininterruptamente a ideia de ações sindicais e intersindicais, capazes de elaborar programas preventivos especiais e de produzir, pelo comprometimento das partes, a eliminação ou a expressiva redução de acidentes graves em máquinas. Defendeu sempre a proposta de uma convenção coletiva, especialmente para a indústria metalúrgica e, especificamente, para a segurança do trabalho em máquinas. Com a formalização da convenção coletiva de segurança do trabalho em injetoras de plástico, firmada em 1995, Magrini passou a propugnar com mais força – e então com o apoio de alguns sindicatos patronais e de trabalhadores – a elaboração de uma convenção semelhante. Porém, deveria ser destinada à segurança em prensas e máquinas similares e acabou sendo firmada em 1998. No primeiro momento, a convenção teve a abrangência limitada ao Município de São Paulo. Posteriormente, passou a abranger o Estado de São Paulo, pela adesão

---

[12] Prensas de chaveta: fabricação proibida no Estado de São Paulo, a partir de 29 de novembro de 2002, na assinatura da Convenção Coletiva das Metalúrgicas, firmada pelo SINDIMAQ – Sindicato das Indústrias de Máquinas (de abrangência nacional) e pela ABIMAQ – Associação Brasileira das Indústrias de Máquinas. São chamadas de ciclo completo porque é impossível interromper o curso do martelo, razão principal da alta potencialidade de risco grave. <u>Fabricação proibida em todo o território brasileiro,</u> porque é declarada impedida ou proibida pela norma ABNT NBR 13930, da qual o SINDIMAQ é signatário.

[13] Máquinas de engate mecânico: são todas as máquinas de conformação mecânica, objeto do PPRPS (Programa de Prevenção de Riscos em Prensas e Similares) e da Nota Técnica 16/2005 que não são tratadas como prensas (e que, frequentemente, são designadas por máquinas similares) e que também apresentam ciclo completo, isto é, não possuem recurso de frenagem que atue sobre a ferramenta. São, pois, igualmente proibidas, porque são da mesma condição insegura das prensas de chaveta.

[14] A expressão "sob condição de risco" refere a possibilidade de ingresso nas áreas perigosas da máquina, ainda com movimento. Por tal razão, repete-se sempre que o ingresso na área perigosa é fisicamente impedido (proteções mecânicas) ou deve garantir a pronta parada máquina (por Equipamentos de Proteção Coletiva - EPC de ação a distância).

das principais centrais sindicais de trabalhadores (CUT e Força Sindical) da FIESP, da ABIMAQ e de muitos sindicatos patronais e de trabalhadores. Essa ampliação ocorreu em novembro de 2002.

O engenheiro Vilela, inicialmente atuando como assessor técnico do Sindicato dos Trabalhadores em Indústrias Químicas de São Paulo, foi o grande articulador da convenção das injetoras. Em período seguinte, atuou no Centro de Referência em Saúde do Trabalhador – CEREST, em Piracicaba, São Paulo, onde desenvolveu importantes ações relacionadas com a segurança do trabalho em máquinas.

O Programa de Prevenção de Riscos em Prensas e Similares (PPRPS) e o Programa de Prevenção de Riscos em Máquinas Injetoras de Plástico (PPRMIP).

Em 2002, as convenções coletivas de prensas e de injetoras foram unificadas. Passaram a constituir a nova convenção das indústrias metalúrgicas do Estado de São Paulo para segurança do trabalho em prensas e máquinas similares, em máquinas injetoras de plástico e nos processos de tratamento de superfície[15]. Estas convenções foram dotadas de dois anexos técnicos, apensados ao seu texto e relacionados com a proteção ao trabalho em máquinas: o PPRPS e o PPRMIP

O PPRPS – Programa de Prevenção de Riscos em Prensas e Similares nasceu em 1996, em versão desenvolvida por um conjunto de engenheiros vinculados às indústrias metalúrgicas paulistas, com a participação de técnicos que prestavam assessoria aos sindicatos de trabalhadores. O programa foi incorporado à primeira Convenção Coletiva de Segurança em Prensas e Similares, em 1998, como anexo técnico e, posteriormente, à primeira Convenção Coletiva ampliada das Indústrias Metalúrgicas. Seu texto foi sucessivamente atualizado, a cada nova versão da convenção coletiva. Sua redação atual, bastante distinta da versão de 1996, entrou em vigor com a assinatura de convenção coletiva das metalúrgicas firmada em agosto de 2010 (5ª versão), estimada para encerramento em agosto de 2012.

O PPRMIP – Programa de Prevenção de Riscos em Máquinas Injetoras de Plástico é o resultado da organização das propostas técnicas contidas na convenção das injetoras, assinada em 1995 e sucessivamente renovada, a cada 2 anos.

---

[15] A convenção coletiva de segurança do trabalho das indústrias metalúrgicas do Estado de São Paulo estabeleceu como prioridades, baseadas nas ocorrências de acidentes e doenças graves, as proteções em prensas e máquinas similares (que gerou o PPRPS), em máquinas injetoras de plástico (que gerou o PPRMIP) e o setor de tratamento de superfície de banhos de galvanoplastia, responsável pela alta incidência de <u>doenças graves e fatais</u>, especialmente pelas vias respiratórias. É grande a quantidade de relatos de vítimas de processos cancerígenos, pela inalação ou pela respiração de produtos proibidos ou de fortes restrições, sob a capa da saúde do Trabalhador.

Ao exemplo do PPRPS, também foi atualizado e teve sua versão atual firmada em agosto de 2010, requerendo que as empresas signatárias da convenção completassem a sua implantação em agosto de 2010, prazo estabelecido para atendimento da convenção coletiva das indústrias metalúrgicas.

Ainda que sejam partes integrantes e anexos técnicos da convenção coletiva das indústrias metalúrgicas, pode ser afirmado que esses programas ganharam vida própria e constituíram referência técnica para outros setores produtivos e para outros estados brasileiros.

Avaliação crítica da convenção – debates

Os analistas das convenções coletivas estão divididos e têm divergido, especialmente quando avaliam os seus resultados.

Pretendia-se, pelo comprometimento das partes (trabalhadores e empregadores representados pelos seus sindicatos; governo, representado pela Delegacia Regional do Trabalho - DRT, atual Secretaria das Relações de Trabalho e Emprego - SRTE) que os resultados fossem expressivos, capazes de, se não eliminar, reduzir drasticamente os acidentes produzidos por máquina. A convenção deveria também induzir programas de educação, especialmente para trabalhadores, ao lado de estimular a cultura prevencionista das empresas e a consequente adoção de procedimentos de segurança. Dois avanços provocados pela convenção coletiva podem ser reconhecidos:

- A disseminação do debate e do conhecimento, que não ficou limitado ao Estado de São Paulo, mas que se propagou para os demais estados do país, especialmente os mais industrializados, sobretudo a partir de 2003. Isto significa que, empresas, dirigentes sindicais, agentes públicos de saúde do trabalhador, profissionais prevencionistas, conhecem a necessidade e reconhecem a possibilidade de proteger as máquinas, bem como identificam os recursos de proteção coletiva capazes de garantir a integridade física do trabalhador.
- As convenções contribuíram para um significativo processo de atualização e de utilização de normas técnicas e dos programas especiais (ao exemplo do próprio PPRPS). Também refletiram a necessidade de atualização de lei federal, produzindo ou contribuindo para produzir a reforma da Norma Regulamentadora nº 12, o que culminou na publicação da **nova NR-12,** em 17 de dezembro de 2010.

Descompasso

Ressalta-se que as convenções não foram capazes de produzir, no chamado "chão de fábrica", a mesma velocidade de transformação. A quantidade de máquinas protegidas ainda é incipiente, e os investimentos em programas de educação quase não existem ou repetem a preocupação quase histórica das empresas, de "comprovar o atendimento das exigências legais ou das próprias convenções".

Notas técnicas do MTE

Em 2005, o Ministério do Trabalho e Emprego publicou a Nota Técnica nº 16 (Brasil, 2005). O documento, essencialmente uma reprodução do texto do PPRPS, com pequenas alterações, pretendeu propagar para todos os estados da união, o Programa de Prevenção aos Riscos em Prensas e Similares. A Nota Técnica 16 (Brasil, 2005), ainda que tenha caráter recomendatório, constituiu uma ferramenta importante para os agentes públicos e para os sindicatos.

Em 2009, o Ministério do Trabalho e Emprego publicou a Nota Técnica nº 94 (Brasil, 2009), uma proposta ou um programa de proteção ao trabalho nas máquinas utilizadas em mercearias, açougues, panificadoras, comércio de frios, atualizando a preocupação com os cilindros de massa alimentícia, mas incluindo no debate um grande número de modalidades de máquinas, como as batedeiras, masseiras, fatiadeiras, formatadeiras, dentre outras.

Norma Regulamentadora n.º12 – NR 12

Em 2010 foi publicado um novo texto para a Norma Regulamentadora nº 12. O texto, proposto por Comissão Tripartite e previamente submetido à consulta publica, teve sua redação final elaborada por um grupo técnico então constituído, na forma determinada pelas disposições legais e pelas disposições internas ao MTE.

Debate e divergências

O texto proposto para a NR-12, de um lado elogiado por ter trazido ao texto da legislação os requisitos já contidos em Normas Técnicas e em Programas especiais, também suscita divergências:.

É inegável a importância de incorporar ao texto da lei o conteúdo dos programas especiais decorrentes da convenção coletiva de notas técnicas, ou mesmo de normas técnicas, sejam nacionais ou não, amplamente debatidas.

Desse modo, a proteção em prensas e similares, proposta pelo PPRPS, o programa preventivo de injetoras de plástico consubstanciado no PPRMIP, e as exigências da Nota Técnica 94 (Brasil, 2009) passam a integrar a NR-12 e se tornam obrigatórias em todo país.

No entanto, o texto proposto é extenso, extremamente técnico e detalhado e parece fugir do escopo que muitos imputam às Normas Regulamentadoras, que é o de estabelecer os princípios gerais, que devem definir "o que fazer", mas que não devem especificar "como fazer", tarefa que deve ser reservada para as normas técnicas e para os programas especiais. Cabe, nesse sentido, o importante reforço de que a legislação deve ter perenidade e não deve estar submetida a mudanças ou prejuízo de interpretação de curto ou médio prazo. Ao contrário, as normas técnicas devem ser capazes de atualização permanente e de absorção de novas tecnologias.

Alcance e fundamentos da NR-12, publicada em 17 de dezembro de 2010

Condição já existente no texto anterior, a NR-12, reformulada, aprofunda e enfatiza a obrigatoriedade da sua aplicação em todas as etapas da vida da máquina: projeto, fabricação, transporte, utilização e destinação final. Significa, expressamente, que a primeira responsabilidade sobre a condição segura da máquina é do seu fabricante e que nenhuma máquina pode ser comercializada ou importada, se não comprovar o pleno atendimento da nova norma. Além disso, todas as formas de utilização da máquina estão obrigadas a essa comprovação: máquinas somente podem participar de exposição pública (feiras ou outras formas) e somente podem ser levadas a leilão, para serem destacados dois exemplos, se atestarem sua adequação aos requisitos da NR-12. Seus principais fundamentos técnicos estão explanados nos diversos tópicos deste capítulo (falha segura, distância segura, capacitação para a operação segura, procedimentos de segurança para as diversas etapas de uso das máquinas, condições requeridas para a validação dos componentes de segurança).

Certificação de segurança em máquinas INMETRO

Por solicitação do MTE, o INMETRO iniciou, em 2009, um programa de Declaração de Conformidade para Segurança em Máquinas. As regulamentações para o Programa de Declaração de Conformidade para segurança em prensas mecânicas, primeira a ser escolhida, pela elevada e repetida incidência de acidentes graves, já foram aprovadas e publicadas. A modalidade escolhida é a da Declaração do Fornecedor, significando que os fabricantes de máquinas devem emitir Declaração de Conformidade, sob responsabilidade, comprovando o atendimento aos requisitos firmados pelo INMETRO, sujeitos à averiguação por mecanismos determinados pelo próprio Instituto Nacional de Metrologia.

O segundo trabalho é altamente desafiador: trata da regulamentação para certificação, pelo INMETRO, dos chamados componentes de segurança (expressão utilizada pela NR-12), e se constituem essencialmente em *Equipamentos de Proteção Coletiva*. A grande expectativa é que este trabalho elucide algumas dúvidas fundamentais, mediante critérios objetivos, especialmente alguns conceitos que permanecem dúbios ou contraditórios, mesmo com a atualização da NR-12. O principal exemplo, provavelmente, é a definição das categorias de risco, embasada em Norma técnica, NBR 14. 153 (ABNT, 1998), a qual recorre a critérios não objetivos ou pouco objetivos. A própria norma está em questão, especialmente sob a leitura de normas internacionais dotadas de mesmo escopo.

Ministério Público do Trabalho: participação crescente

Os anos 2000 registram uma eficiente e crescente ação do Ministério Público do Trabalho no aperfeiçoamento da segurança em máquinas e equipamentos. Essas ações começaram, e ainda são mais frequentes, a partir do MPT - 2ª Região (São Paulo), do MPT-14º Região (Campinas-SP), do MPT-4ª Região (Porto Alegre - RS) e do MPT-3ª Região (Belo Horizonte - MG).

As ações do MPT estão mais voltadas para os fabricantes de máquinas, na premissa correta e moderna de que o primeiro passo, para refletir e para realizar a segurança do trabalhador no trabalho em máquina, é o estágio do projeto da máquina. Este já é um princípio legislativo: requer-se que as máquinas somente possam ser comercializadas quando comprovam o atendimento da condição segura de uso em qualquer das suas etapas (operação, manutenção, troca de ferramental, ajustes, outros).

▶ Máquinas e equipamentos de uso industrial: divisão e conceitos atuais e as dúvidas suscitadas pela Legislação Federal Brasileira

A Norma Regulamentadora nº 12 declara-se destinada à segurança do trabalho nos postos que envolvem máquinas e equipamentos. Contudo, seu texto não aborda as máquinas de movimentação de materiais ou de movimentação de cargas. Algumas dessas máquinas são abordadas pela NR-18, outras são simplesmente mencionadas ou superficialmente tratadas pela NR-11. Caldeiras e vasos de pressão são tratados pela NR-13 e os riscos em fornos são abordados pela NR-14. Portanto, qual é o universo ou quais as modalidades de máquinas que são objeto consistente da Norma Regulamentador nº 12 ?

Universo de máquinas – modalidades

Propõe-se a seguinte divisão para o universo de máquinas utilizadas nos processos produtivos:

a) máquinas de movimentação de carga: não são tratadas de forma específica, sob o aspecto da segurança do trabalho, por nenhuma norma regulamentadora. Algumas delas, típicas da indústria da construção, são abordadas pela NR-18, mas não se pode afirmar que esta norma trata especificamente da segurança no uso dessas máquinas. Da mesma forma, a NR-11 trata dos riscos presentes nas atividades de movimentação de carga, mas não trata de modo específico dos riscos das máquinas que atuam nessas tarefas (pontes rolantes, talhas, guinchos, paleteiras, carros plataforma, esteiras).

b) máquinas que empregam temperatura e pressão: identificadas pela capacidade de transformar um processo de variação de temperatura ou de variação de pressão em uma fonte de energia de uso industrial. Podem ser citadas as caldeiras e vasos de pressão, especificamente abordados pela NR-13 e os fornos objetivamente abordados pela NR-14.

c) máquinas operatrizes: aquelas que, pela ação de ferramenta ou ferramentas, modificam ou formam materiais de uso industrial (metais, plásticos, outros) e que também podem ser chamadas, propriamente, de máquinas-ferramenta.

Norma Regulamentadora Nº 12 – NR 12

Portanto, considera-se correto declarar que a NR-12 aborda a segurança do trabalho em máquinas operatrizes, que também podem ser chamadas máquinas-ferramenta.

▶ Fundamentos para a garantia de condição segura no trabalho com máquinas operatrizes

Com o texto reformulado e ampliado da NR-12, e com o importante suporte das normas técnicas brasileiras e internacionais, o Brasil ingressa, ao menos no aspecto das regulamentações oficiais, no período moderno da segurança do trabalho em máquinas operatrizes. Doravante, respeitadas as disposições legais e normativas, para que as máquinas possam ser fabricadas, comercializadas e utilizadas em território brasileiro, deverão atender a uma das condições seguintes:

1. Serem dotadas de recurso de frenagem, capazes de paralisar prontamente o movimento da ferramenta, pelo acionamento de um sistema de parada de emergência e por outros recursos relacionados com o acionamento da ferramenta ou com a segurança das máquinas. Atendem a esta condição as prensas mecânicas com acoplamento por sistema de embreagem (prensas freio-embreagem), as prensas mecânicas servo-acionadas, as prensas hidráulicas, dentre outras, que serão abordadas na sequência, sob o tópico "avaliação dos riscos". Não atendem a esta condição, dentre outras, as prensas mecânicas com acionamento por engate de chaveta (prensas de chaveta), e as demais máquinas de conformação mecânica com acionamento por engate mecânico.

2. Serem dotadas de anteparo mecânico (porta ou outra forma) com dispositivo de bloqueio[16], que impeça o ingresso de qualquer parte do corpo na área de ação da ferramenta, e que somente será aberta ou movimentada com a total paralisação da ferramenta.

---

[16] Dispositivo de bloqueio: recurso de ação eletromagnética, popularizado pelo seu uso nas portas de máquinas de lavar roupas, com atuação explicada no corpo do presente trabalho.

O anteparo, neste caso, é monitorado por um dispositivo eletromagnético, propriamente tratado por *dispositivo de bloqueio*. Atendem a esta condição as máquinas de lavar roupa das últimas gerações, que somente permitem a abertura da porta após a total parada do rotor (requerendo que a máquina seja desligada e que, após o desligamento, o rotor pare pela ação da inércia)

Além da exigência de uma das condições requeridas em (1) ou (2), e que vai depender da estrutura construtiva da máquina, será necessário prover o acesso às áreas de risco, com **Equipamentos de Proteção Coletiva**, tais que, sozinhos ou conjugados, impeçam que partes do corpo do trabalhador – ou de terceiros que circundam a máquina, na área declarada de risco[17], ingressem nas áreas com movimento ou garantam a pronta interrupção desse movimento, na iminência da aproximação humana.

▸ Equipamentos de Proteção Coletiva (EPC) na proteção ao trabalho em máquinas operatrizes

Para proteção ao trabalho em máquinas operatrizes existem, essencialmente, três modalidades de **Equipamentos de Proteção Coletiva** que atendem as exigências legais (neste caso, a NR-12) e as normas técnicas brasileiras e internacionais.

Proteções mecânicas fixas

São também tratadas por barreiras mecânicas fixas. Grades de proteção, metálicas ou construídas com outros materiais rígidos (conforme norma específica) constituem exemplos frequentes deste tipo de proteção.

Para atender a condição segura requerida pela NR-12 e pelas normas técnicas, devem obedecer aos seguintes requisitos:

- Não podem permitir (pelo impedimento mecânico) que as extremidades dos dedos, ou qualquer outra parte do corpo do trabalhador, alcancem as áreas de risco e, especialmente, a área de ação da ferramenta de conformação.
- Devem ser fixadas com parafusos, rigidamente acopladas à carcaça da máquina.
- Para garantir sua eficácia e sua efetividade, devem estar rigorosamente associadas a um procedimento de segurança. Os parafusos somente podem ser removidos após a completa paralisação de todos os movimentos das máquinas que podem ser alcançados pelos dedos/mãos dos trabalhadores.

---

[17] Área declarada de risco: a expressão é frequentemente utilizada para referir o entorno da máquina no qual uma pessoa (trabalhador ou não) pode alcançar pontos de risco da máquina. O termo é impreciso. Está proposta uma norma técnica ABNT, de terminologia para a segurança do trabalho, que deve pacificar a questão, padronizando o uso desse e de diversos outros conceitos.

Proteções mecânicas móveis

Podem ser dos seguintes tipos:

- Intertravadas: isto é, dotadas de um recurso eletromecânico (que associa essa proteção ao comando da máquina), que garante a pronta paralisação dos movimentos da máquina enclausurados pela proteção, sempre que essa proteção é movimentada ou removida.
- Com dispositivo de bloqueio (eletromagnético), tal que somente será possível movimentar a proteção após a total parada do movimento ou dos movimentos enclausurados por essa proteção.

As proteções móveis intertravadas somente podem ser utilizadas nas máquinas dotadas de recurso de frenagem.

As proteções móveis com dispositivo de bloqueio podem ser utilizadas em determinadas máquinas que não possuem recurso de frenagem, ao exemplo já mencionado das máquinas de lavar roupa, quando o bloqueio impede o ingresso, na área de ação do rotor, enquanto este apresentar movimento. Tais proteções estão expostas nas Figs. 19.12 e 19.13.

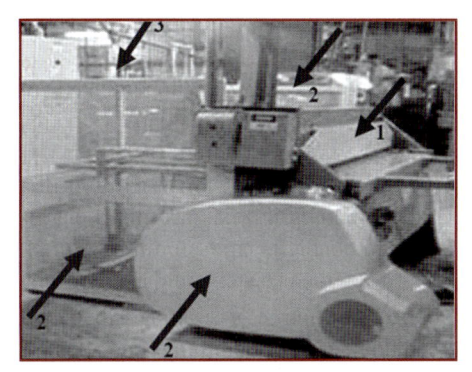

Fig. 19.12. Proteções mecânicas em uma guilhotina.

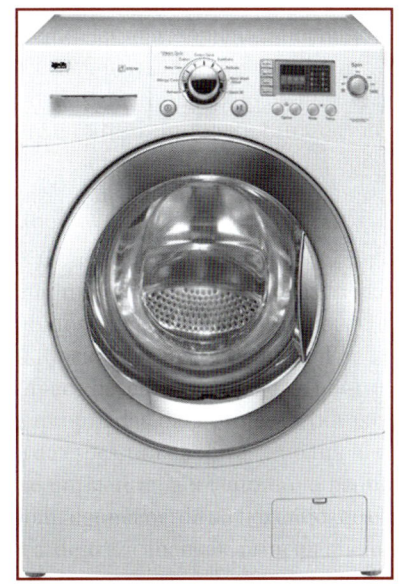

Fig. 19.13. Máquina de lavar. A proteção frontal com visor é dotada de dispositivo de bloqueio.

No caso do exemplo ilustrado na Figura 19.12, merecem destaque os seguintes pontos exibidos: *1*: proteção mecânica fixa para impedir o ingresso à área de corte, isto é, à área de ação da ferramenta (faca de corte), que representa a área de maior exposição a riscos; *2*: proteções mecânicas fixas, que impedem o acesso às partes da guilhotina com transmissão de movimento, fora da área de ação da ferramenta (faca de corte); *3*: proteção mecânica móvel, com intertravamento de segurança, localizado na parte traseira da máquina. Quando a proteção é movimentada, o movimento da faca é prontamente interrompido, impedindo a presença do trabalhador na área de risco e sob condição de risco.

No caso da máquina de lavar, é impossível abrir ou movimentar essa porta antes do rotor estar completamente parado. Acionado o botão de parada (ou eventual botão de emergência), o rotor não vai parar prontamente, dada a inexistência de recurso de frenagem. Somente a parada total do rotor, por inércia, vai liberar a abertura da proteção mecânica, impedindo o acesso à área de risco.

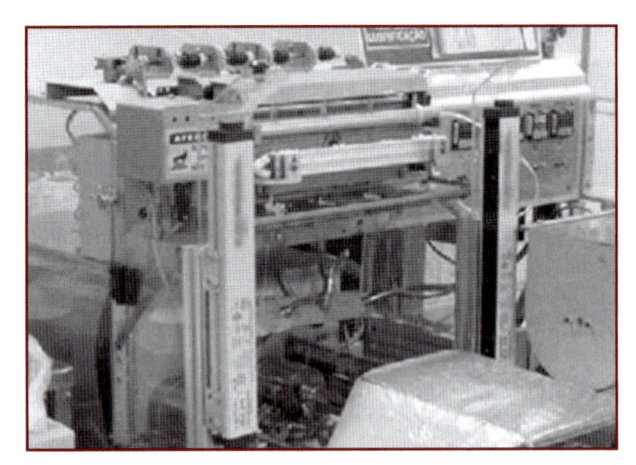

Fig. 19.14. Cortina de luz instalada em máquina operatriz.

Equipamentos de ação a distância

São dispositivos óptico-eletrônicos, que permitem o ingresso em áreas de risco, mas garantem a pronta parada da máquina sempre que a mão ou qualquer parte do corpo do operador ultrapassar uma linha ou um plano que definem a distância de segurança. O valor numérico que define a distância de segurança é função direta da velocidade da máquina e da velocidade da mão humana.

Como pode ser observado na Fig. 19.14, a área de risco está aberta e permite o ingresso de mãos ou de outras partes. Entretanto, essa invasão, ao ultrapassar a cortina, vai interromper o feixe de luz e garantir a pronta parada da ferramenta. Esta modalidade de proteção somente é permitida em máquinas dotadas de recurso de frenagem

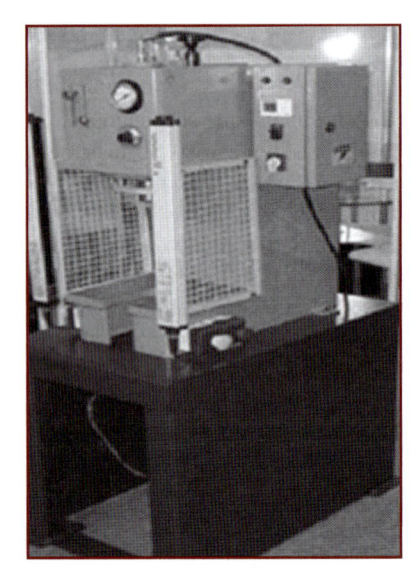

Fig. 19.15. Prensa hidráulica de pequeno porte dotada de proteções fixas e de ação a distância.

Combinação de barreiras mecânicas com equipamentos de ação a distância

A Fig. 19.15 apresenta a situação mais comum na proteção em prensas, combinando proteções mecânicas (fixas, utilizadas nos dois acessos laterais) com equipamentos de ação a distância (cortina de luz, utilizada na parte frontal).

A Fig. 19.16 apresenta uma possibilidade diferenciada de proteção adequada da área de ação do ferramental (área de prensagem): é utilizado um único equipamento de proteção coletiva (cortina de luz). Os feixes de luz propagam-se com a contribuição de dois espelhos polidos, colocados nos dois vértices da face frontal da prensa. Assim, a prensa opera totalmente aberta e, ao mesmo tempo, completamente segura, visto que a invasão da área de risco, por qualquer face, vai interromper feixes de luz e, por consequência, determinará a pronta parada da movimentação da ferramenta.

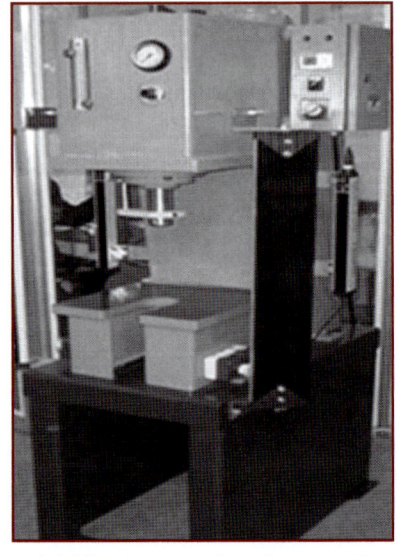

Fig. 19.16. Prensa hidráulica aberta em todas as faces, mas adequadamente protegida.

Sistemas de acionamento e parada da ferramenta/sistema de alimentação

Há três elementos físicos em uma máquina operatriz (ou máquina ferramenta) que são fundamentais para a segurança do trabalho: acionamento, alimentação e proteção.

Acionamento, partida e parada

É o recurso utilizado para movimentar a ferramenta, garantindo o início e a parada desse movimento. Os exemplos mais frequentes são: pedal, comando bimanual, alavanca / acionamentos eletrônicos diversos, como apresentados na Fig. 19.17.

Comando bimanual de segurança

Requer simultaneidade, ou seja, os dois botões devem ser apertados ao mesmo tempo, sem o quê a ferramenta não se movimenta (intervalo máximo de tempo de 0,5 segundo). Tal condição é garantida por um monitoramento elétrico, definido em norma técnica específica. Requer proteção mecânica sobre os botões, como indicado na Fig. 19.17, impedindo o acionamento involuntário ou inadequado. Importante observar que o bimanual não é um equipamento de proteção coletiva, mas um recurso de acionamento. Significa que um sistema bimanual não pode ser considerado, sozinho, proteção adequada para a máquina, sendo necessária a adoção de equipamentos de proteção coletiva, além do uso desse recurso positivo de acionamento[18]. Ao contrário dos pedais, o bimanual é um tipo de acionamento que contribui com a segurança, porque mantém ocupadas as mãos do operador e, para o caso das máquinas com recurso de frenagem, a retirada de uma das mãos determina a pronta parada do movimento da ferramenta.

Sistema de pedal

Requer proteção mecânica sobre o pedal, conforme ilustra a Fig. 19.17. O PPRPS e a Nota Técnica 16/2005 proíbem o uso de pedais mecânicos. Devem ser pneumáticos, elétricos ou eletropneumáticos. Ao contrário dos bimanuais, os pedais dificultam a segurança e acrescentam elementos de exposição aos riscos. Não estão no plano da visão que contempla a ferramenta e as mãos e, frequentemente, são passíveis de acionamento involuntário, por sua acomodação no piso de trabalho.

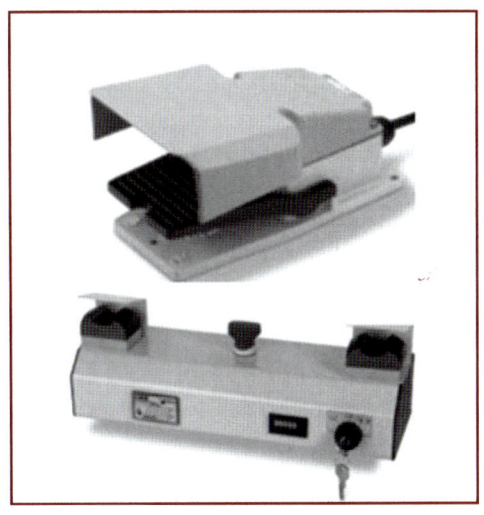

Fig. 19.17. Exemplos de acionamento: pedal e comando bimanual

Alavancas

Constituem recursos em franco desuso. São frequentemente inadequadas, em especial do ponto de vista ergonômico. São pouco encontradas nas máquinas mais novas e tendem à obsolescência, salvo casos muito específicos.

Alimentação

É o dispositivo ou o sistema utilizado para fazer com que o material a ser trabalhado na máquina alcance a área de ação da ferramenta, em condição segura para os operadores e para todas as pessoas que circulam no entorno da máquina. Existem três modalidades básicas de sistema de alimentação:

1. Manual;
2. Mecânico simples;
3. Automático.

O sistema alimentador deve sofrer análise de risco, pois sua condição de trabalho e seu modelo podem contribuir para agravar ou para reduzir a potencialidade da ocorrência de acidentes graves.

Alimentação por mecanismo simples

Conforme a Fig. 19.18, nas imagens superiores, um mecanismo frequentemente designado por gaveta conduz a peça (anel de vedação) para ser estampada. Quando o dispositivo mecânico, que é empunhado e acionado por um operador, atinge seu fim de curso, o anel encontra-se em ponto de estampagem, permitindo o acionamento da ferramenta e a realização da operação. Assim, a mão do operador não ingressa na área de risco, reduzindo a potencialidade da ocorrência de acidentes. Observe que a alimentação por sistema mecânico simples precisa ser acompanhada de proteções no acesso à área de risco, não permitindo o ingresso de dedos e mãos na área de ação da ferramenta, sob condição de risco.

---

[18] Recurso positivo de acionamento: o bimanual é, de fato, um recurso de acionamento que contribui muito com a condição segura, não só por manter as mãos do operador ocupadas, mas também pela condição que geralmente propicia (especialmente quando comparado aos pedais) e por estar no campo de visão ótimo, onde o trabalhador alcança ao mesmo tempo, visualmente, o movimento da máquina, o material a ser estampado, suas próprias mãos e o comando bimanual. Nesse sentido, o pedal está no campo de visão prejudicial à condição segura.

Nas ilustrações, no canto inferior à esquerda da Fig. 19.18, ainda sobre o exemplo do sistema mecânico simples, a área de atuação da ferramenta está confinada por grades de proteção metálica (proteções mecânicas fixas), impedindo qualquer acesso a pontos de risco. Um tambor rotativo (sistema mecânico simples) leva as peças para a área de ação da ferramenta. Repete-se a situação em que a mão do trabalhador não ingressa a área de trabalho e, ao mesmo tempo, não acessa essa área, pois está dotada de proteção mecânica. A ilustração inferior à direita, na Fig. 19.18, constitui um sistema basculante que leva a peça para a área de prensagem, dispensando o ingresso de partes do corpo nas áreas de corte, prevenindo acidentes que podem conduzir a efeitos como mutilação e esmagamento.

Assim, a alimentação por sistemas mecânicos simples reduz a potencialidade do risco, porque dispensa o ingresso das mãos nas áreas de trabalho das ferramentas, mas requer sempre que essas áreas estejam adequadamente protegidas, para impedir qualquer possibilidade de invasão indesejada.

Sistema de alimentação automático

Assim pode ser classificado todo sistema alimentador que não depende, sob nenhuma forma, da intervenção humana para que a peça alcance a área de ação da ferramenta. Os sistemas alimentadores automáticos podem ser mecânicos, eletromecânicos, eletroeletrônicos, pneumáticos, hidráulicos, ou ainda, com a utilização dos recursos da robótica, como é o exemplo na Fig. 19.19, em sua seção inferior.

Ainda na Fig. 19.19, nas duas imagens da parte superior, está representado um sistema automático do tipo mecânico, frequentemente utilizado em prensas e em outras máquinas de conformação mecânica, nas quais o material alimentado é uma chapa na forma de bobina, movimentada por uma desbobinadeira.

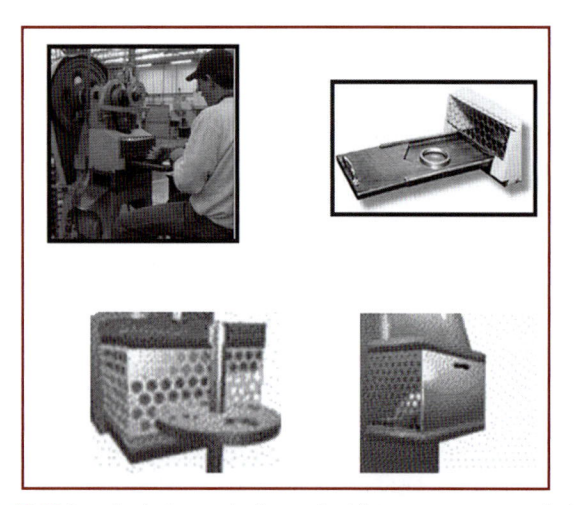

Fig. 19.18. Exemplos de sistemas de alimentação. A figura mostra uma prensa de chaveta, que não apresenta proteção completa no volante e não apresenta nenhuma proteção nas demais partes com transmissão de movimento (ponta do eixo excêntrico e biela).

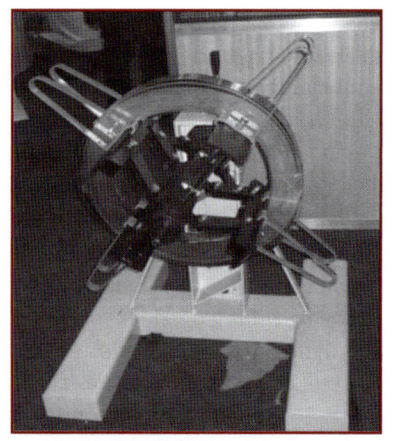

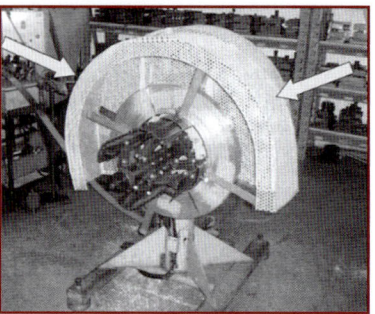

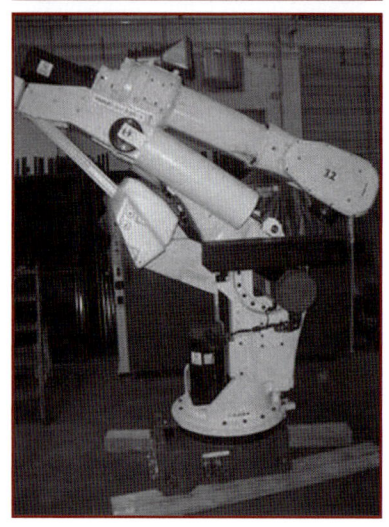

Fig.19.19. Exemplos de sistemas automáticos de alimentação.

Alimentação manual

Assim classificada aquela em que o operador ingressa com a mão na área de ação da ferramenta para colocar a peça para estampo ou para fixá-la, quando for o caso. A alimentação manual requer sempre avaliação rigorosa dos riscos, ainda que possa ser admitida e que possa ser realizada em condição de segurança. Basta que o ingresso da mão seja monitorado por EPC de ação a distância, que garanta a pronta parada da ferramenta muito antes de a mão alcançar sua área de ação, e que atenda a todas as exigências normativas aplicáveis para a proteção em máquinas-ferramenta e para os EPC utilizados.

Proteção

São todos os recursos instalados na máquina para garantir a segurança do trabalhador:
- Proteções mecânicas fixas.
- Proteções mecânicas móveis.
- Proteções de ação a distância.
- Sistemas de parada de emergência.
- Retenção mecânica.

▶ Monitoramento de segurança para garantia de falha segura[19]

Para que as máquinas-ferramenta atendam às novas disposições legais e normativas, são requeridos dois tipos de monitoramento, que vão garantir a chamada falha segura.

Significa que, detectada a possibilidade de falha de um equipamento de proteção, deve haver recurso que garanta a pronta parada da máquina, fazendo com que a falha seja definida como segura.

Interfaces de segurança/monitoramento de segurança dos equipamentos de ação a distancia

Cortinas de luz e demais elementos ópticos-eletrônicos, sistemas bimanuais, intertravamentos de segurança e dispositivos de bloqueio, sistemas de parada de emergência e todos os recursos de ação a distância que representem equipamentos de segurança, ou que contribuam com a segurança, devem ser monitorados por uma interface de segurança. Esta representa um recurso eletrônico que vai garantir a pronta parada da ferramenta, ou do movimento perigoso, ante a detecção da possibilidade de falha desse recurso de ação a distância. A interface de segurança pode ser de três modalidades:
- Relê de segurança.
- CLP (controlador lógico programável) de segurança.
- CCS (controlador configurável de segurança).

Monitoramento de segurança da máquina

É realizado por válvulas de segurança ou por sistemas especiais compostos por estas, que garantem a pronta parada da máquina quando essas válvulas ou sistemas recebem o sinal de possibilidade de falha de qualquer recurso de segurança. Nas máquinas de conformação mecânica, esse recurso é sempre requerido como garantia de falha segura (somado à condição do item 1), sempre que essas máquinas são dotadas de recurso de frenagem (sistema de freio embreagem, sistemas de freio motor, recurso de frenagem de sistemas hidráulicos ou pneumáticos). Portanto, estes dois sistemas de monitoramento não são aplicáveis para prensas com acionamento por engate de chaveta e para as máquinas de conformação com acionamento por engate mecânico. Essa condição representa uma vulnerabilidade dessas máquinas, uma limitação da sua estrutura construtiva que as torna ainda mais perigosas, porque não aceitam nenhuma proteção por ação a distância, e porque nunca permitem a condição de falha segura, além de outras condições.

▶ Sistemas de parada de emergência

Recurso obrigatório em todas as máquinas-ferramenta. É constituído de botões de emergência, ou por cabos de emergência, ou pela combinação desses dois recursos. Um botão de emergência, quando acionado, deve garantir a pronta parada da máquina, com a sua total desenergização, ou a pronta parada dos movimentos da máquina. Em uma máquina operatriz, são sempre necessários dois ou mais botões de emergência, ou a utilização alternativa de cabos de emergência, ou a combinação de botões de emergência com cabos de emergência, conforme norma técnica ABNT NBR 13759.

Sinalização e atuação adequada

O botão deve ser vermelho, tipo trava-cogumelo. A base deve ser pintada na cor amarela, sobre a qual deve ser grafada a palavra "Emergência", em língua portuguesa. Seu destravamento não deve permitir a reabilitação do acionamento; deve exigir o acionamento de um rearme manual. Nas Figs. 19.20 e 19.21 estão expostos alguns destes dispositivos.

Rearme manual

O sistema de parada de emergência deve estar associado com um sistema de rearme manual, que deve impedir partidas inesperadas da máquina. Deve estar no campo de visão do operador, mas nunca ao alcance das suas mãos.

As barras de emergência constituem um recurso em crescente desuso, por serem consideradas de movimentação difícil ou confusa. Requerem o uso do corpo (pernas, por exemplo) para sua atuação. Somente devem ser aceitas em condições específicas, nas quais seja impossível ao operador o acionamento do sistema com as mãos.

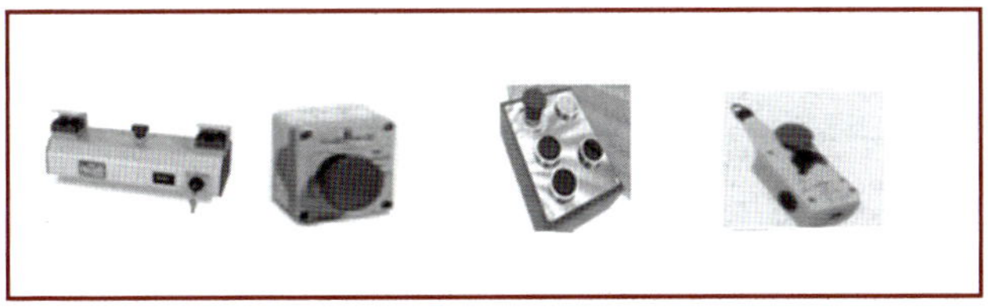

Fig. 19.20. Exemplos de botões de parada de emergência.

---

[19] Falha segura: conceito que admite que os recursos de proteção podem falhar. Entretanto, esta falha deve garantir a pronta parada da máquina ou do movimento perigoso, significando que a falha garante a condição segura; tal condição é exigida pelas normas técnicas, e hoje, pela nova legislação (MTE e INMETRO) e é exercida tecnicamente pelos chamados recursos de monitoramento de falha.

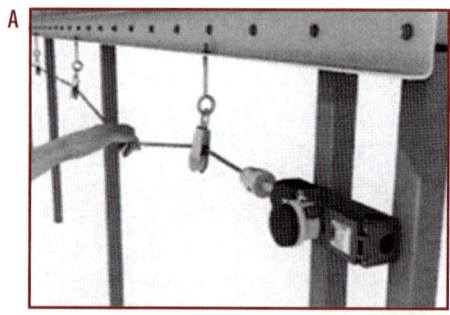

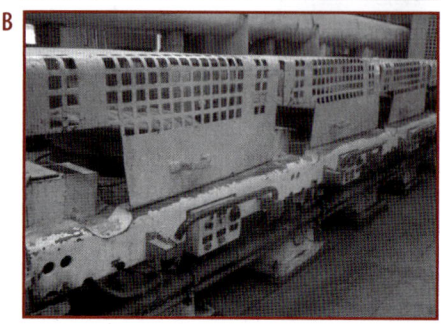

Fig.19.21. Sistema de parada de emergência. (**A**) cabo de segurança; (**B**) Barra de emergência em trefiladeira. Máquina trefiladeira: modalidade de máquina de conformação mecânica tratada no PPRPS e na Nota Técnica 17/2005 como máquina similar.

▶ Retenção mecânica

Recurso obrigatório para as máquinas em que o plano de ação da ferramenta é vertical ou inclinado, mas podem e até devem ser usados, sempre que possível, nas máquinas em que o plano da ferramenta é horizontal. São utilizados nas paradas de máquina, programadas ou não programadas, que exigem a intervenção humana nas áreas de risco.

Os exemplos mais comuns de paradas programadas são:
- Troca de ferramenta;
- Manutenção e
- Ajustes gerais.

Esse recurso é utilizado para travar a ferramenta e para impedir seu movimento enquanto o trabalhador está atuando sob a ação dessa ferramenta, para uma das funções acima ou para qualquer outra parada da máquina, voluntária ou involuntária.

São também conhecidos como calço de proteção e constituídos por duas partes: a primeira parte é a retenção mecânica propriamente dita, que trava mecanicamente a ferramenta, impedindo sua movimentação e, por conseguinte, evitando acidentes graves ou fatais. A segunda parte é a interligação eletromecânica, que garante a parada da máquina, com a retirada do calço da posição de repouso.

O calço de proteção deve ser pintado na cor amarela, para indicar que é um Equipamento de Proteção Coletiva diferenciado. Podem ser usados outros modelos de calços, diferentes do indicado na Fig. 19.22 (travas horizontais, por exemplo).

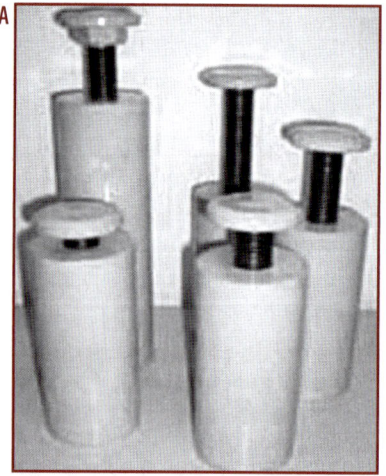

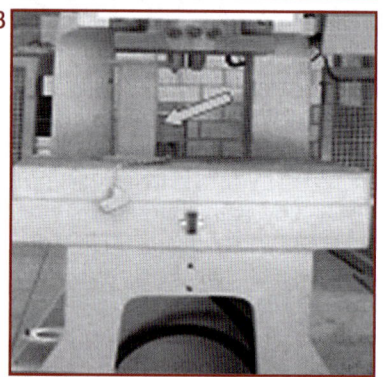

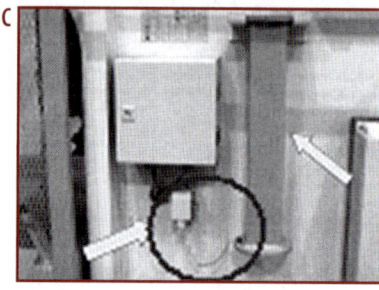

Fig. 19.22. Exemplos de dispositivos de retenção mecânica. (**A**) calços com ajuste por rosca; (**B**) posicionamento do calço; (**C**) Interligação eletromecânica.

▶ Principais agrupamentos de máquinas operatrizes ou máquinas-ferramenta

Os agrupamentos de máquinas relacionadas abaixo consideram a sua identificação pelo setor produtivo (exemplo: indústria metalúrgica) ou pelo processo produtivo (exemplo: máquinas de usinagem).

Máquinas de conformação mecânica

Considerada a potencialidade do risco de acidentes graves, podem ser salientados os conjuntos de máquinas operatrizes, discutidos a seguir.

As máquinas de conformação mecânica estão fortemente associadas à indústria metalúrgica, tratadas pelo PPRPS e pela Nota técnica 16/2005 – MTE. No entanto, são utilizadas em outros setores produtivos, indústrias cerâmica, alimentícia, moveleira, apresentando os mesmos riscos e aceitando os mesmos recursos protetivos, com ressalvas decorrentes dos processos produtivos específicos. São consideradas máquinas de conformação mecânica;

Classificação de prensas segundo a força que movimenta a ferramenta: mecânicas, hidráulicas, pneumáticas ou hidropneumáticas e de fricção com acionamento por fuso

Quanto às últimas citadas, historicamente não apresentavam nenhum recurso de frenagem (portanto, equivaliam, na potencialidade dos riscos de acidentes grave, às prensas de chaveta). Nos últimos anos, foram desenvolvidas modalidades de sistema de freio que ainda estão sob avaliação, especialmente pelo aspecto da garantia de monitoramento de falha segura.

Máquinas com ferramenta de ação rotativa

Calandras, cilindros laminadores, tesouras rotativas, cilindros misturadores são os tipos mais frequentes nas empresas da indústria metalúrgica. Devem ser destacados os cilindros de massa, utilizados na indústria alimentícia (principalmente nas padarias) e os cilindros para a indústria da borracha.

O cilindro misturador, exposto na Fig. 19.23, não apresenta nenhuma proteção na área de ação das ferramentas. Apresenta acionamento do tipo pedal (varão), perigoso e frequentemente proibido, que pode ser considerado um agravante. As setas da parte superior indicam dois botões de emergência, que não serão capazes de parar os cilindros imediatamente, porque não existe recurso de frenagem para a pronta parada. Assim, dado o comando de parada, ou apertado o botão de emergência, os cilindros continuarão girando por mais um tempo, pela ação da inércia, gerando uma situação extremamente perigosa. Trata-se, portanto, de cilindro com acionamento por engate mecânico, isto é, da "família das chavetas".

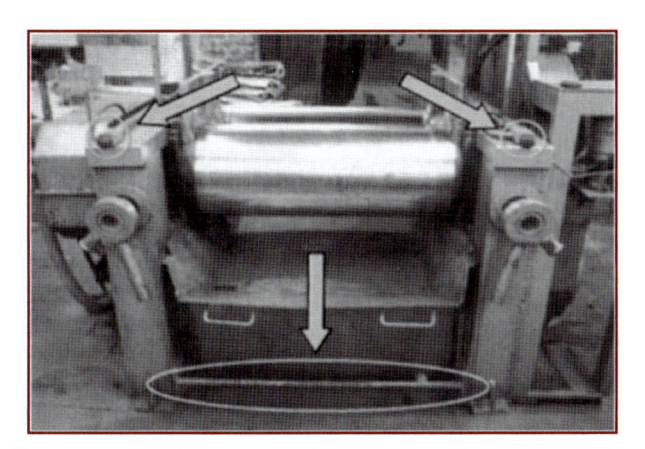

Fig. 19.23. Exemplo de cilindro misturador empregado na indústria da borracha.

Na Fig. 19.24 pode ser observada a aplicação de proteção sobre um cilindro laminador, dotado de proteção mecânica fixa, que acompanha a curvatura do cilindro e que impede que qualquer parte do corpo alcance a área de atuação do cilindro.

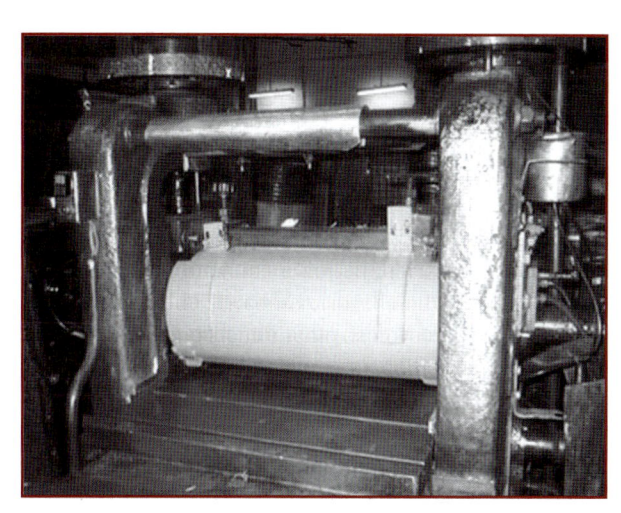

Fig. 19.24. Cilindro laminador dotado de proteção mecânica fixa

Máquinas com ferramenta de ação plana

Guilhotinas, dobradeiras, perfiladeiras, martelos de queda, trefiladeiras, estão entre as mais utilizadas.

Outras máquinas da indústria alimentícia

Os cilindros de massa da indústria alimentícia e, especialmente, aqueles utilizados na indústria da panificação, foram responsáveis por grande número de ocorrências danosas envolvendo o trabalho infantil. Esse quadro provocou uma forte ação do Ministério Público do Trabalho do Estado de São Paulo[20], sobretudo entre 1995 e 1998, que resultou na formação de uma Comissão Tripartite (trabalhadores, empregadores e governo) e na consequente celebração da Convenção Coletiva de Segurança do Trabalho para as Máquinas da Indústria da Panificação.

A convenção, as ações permanentes do Ministério Público, e o forte combate ao trabalho infantil por parcela expressiva da sociedade civil organizada (destaque-se aqui o

---

[20] O Ministério Público do Estado de São Paulo manteve, por muito tempo, uma promotoria especial de segurança e saúde do trabalhador, que produziu importante resultados, alguns mencionados no presente trabalho. Decisão do Supremo Tribunal Federal – STF, em 2003, passou à esfera do Ministério Público Federal (para o caso, o Ministério Público do Trabalho) a competência para tratar das questões relacionadas com a integridade física e a saúde do trabalhador. Tal decisão implicou no encaminhamento de todos os processos então em andamento e sob a ação do Ministério Público Estadual, para a responsabilidade do Ministério Público Federal.

trabalho da Fundação ABRINQ) resultaram na drástica redução dos acidentes graves, nas padarias de São Paulo, ao mesmo tempo em que acentuaram a preocupação com todos os agrupamentos de máquinas utilizados na indústria alimentícia.

Conforme mencionado no histórico, a Nota Técnica 94/2009 e o texto proposto para a reforma da NR-12 abordam essas máquinas, estabelecendo requisitos mínimos para a segurança dos trabalhadores que a operam. Ao mesmo tempo, a ABNT tem publicado Normas Técnicas específicas sobre as máquinas desse setor produtivo.

Outras máquinas perigosas

Todas as máquinas operatrizes, que também podem ser tratadas, sob o foco do presente texto, como máquinas-ferramenta, devem estar adequadamente protegidas. Nesse sentido, deve ser destacada a importância de um sistema de avaliação de riscos aplicável, como proposta geral, para todas as máquinas operatrizes, qualquer que seja o setor produtivo e quaisquer que sejam os processos produtivos utilizados.

Todas as máquinas operatrizes com alguma relevância socioeconômica nos processos produtivos, com algum registro de ocorrência de acidentes, ou com a percepção da possibilidade dessa ocorrência, são ou serão objeto da lei que trata da segurança e saúde do trabalho, de programas especiais, de convenções coletivas e de normas técnicas. Esse é o crédito que deve ser conferido ao debate sobre a segurança do trabalho em nosso país. Tem sido possível verificar um crescimento importante e participação cada vez mais expressiva da sociedade civil organizada, especialmente de sindicatos e de entidades comprometidas com a integridade física e a saúde do trabalhador.

São relacionados abaixo alguns agrupamentos de máquinas, por setor produtivo, que adquirem relevância e já são objeto de debates e de possíveis programas de prevenção de riscos:
- Máquinas da indústria gráfica.
- Máquina da indústria do papel e papelão.
- Máquinas da indústria farmacêutica.
- Máquinas das indústrias de calçados e de produtos de couro.
- Máquinas da indústria do vestuário.
- Máquinas da indústria da construção civil (observe-se que, neste caso, grande parte é composta por máquinas de movimentação de carga que não são objeto do presente trabalho).
- Máquinas da indústria de embalagem (excluídas as empresas de embalagens metálicas, que constituem um segmento da indústria metalúrgica).

Podem ser também considerados os agrupamentos por processo produtivo:
- Máquinas de usinagem.
- Máquinas de moldagem por sopro.
- Máquinas de sinterização - compactação do pó (observar que parte dessas máquinas opera na indústria e apresenta semelhanças com as máquinas de conformação mecânica).

▶ Máquinas Operatrizes: avaliação de riscos mecânicos (metodologia INPAME)

O histórico de acidentes graves, consideradas as ocorrências que registram mutilação ou esmagamento, especialmente de membros superiores, está quase que essencialmente circunscrito ao trabalho em máquinas operatrizes. É apresentada abaixo metodologia de avaliação de riscos em máquinas operatrizes, calcada na experiência de grande número de profissionais especializados e em diversos registros e trabalhos de entidades sindicais e associativas, que prioriza a gravidade dos riscos e o histórico dos acidentes graves ocorridos:

a) Análise preliminar de riscos da unidade de máquina (avaliação por todas as faces de acesso).

A metodologia declara como face frontal aquela onde o operador atua, e na qual se situa, usualmente[21], o painel de comando. Prevalece a condição do operador, para definir a face frontal, nos casos em que o painel de comando não se situa na mesma face. As faces laterais, direita e esquerda, são convencionadas pela posição dos braços direito e esquerdo do operador, quando este se encontra na posição de trabalho. A face posterior (ou traseira) é sempre aquela oposta à face frontal. Necessário ainda, serem considerados os acessos superior e inferior, especialmente quando relacionados com a possibilidade de acesso na área de ação do ferramental. Como exemplo importante, deve ser lembrado que, em muitas máquinas injetoras de plástico, sobretudo horizontais, é possível o acesso inferior à chamada unidade de "*braçagem*" que é o mecanismo que garante o fechamento do molde (condição que já provocou acidentes graves e fatais).

b) Avaliação de riscos da área de ação da ferramenta (prensagem, corte, dobra, usinagem etc.), com a análise específica de cada equipamento de proteção coletiva (EPC) em uso ou proposto.

Posteriormente, deve ser avaliado o Sistema de Proteção Coletiva, que deve assegurar que nenhuma parte do corpo do trabalhador possa alcançar pontos de riscos, sob condição de risco.

---

[21] Em casos muito específicos, o painel de comando pode não estar na mesma face em que atua o operador (por razões ligadas ao processo e ao modelo de máquina), mas deve estar sempre no campo de visão do operador e ao seu acesso fácil, especialmente pelas mãos.

c) Avaliação do sistema de acionamento da ferramenta: deve ser descrita a modalidade, a condição de uso e conformidade ou não conformidade com as exigências regulamentadoras.
d) Avaliação do sistema de alimentação do material a ser processado pelo ferramental: deve ser descrita a modalidade, a condição de uso e conformidade ou não conformidade com as exigências regulamentadoras.
e) Análise dos monitoramentos requeridos pelas normas, para garantia de falha segura.
f) Análise do sistema de parada de emergência, com a discriminação e com a identificação do tipo ou dos tipos utilizados, da sinalização e da posição dos elementos, considerando os requisitos de parada de emergência e as exigências posturais e ergonômicas.
g) Quando exigível e aplicável, verificar o sistema de retenção mecânica, para as situações de parada de máquina (programadas e não programadas). Deve ser avaliada a condição de atendimento, como material utilizado, resistência ao esforço submetido, sinalização.
h) Análise de risco de todas as partes da máquina, fora da área de ação do ferramental, com transmissão de movimento.
i) Além da avaliação da máquina, sob a visão da condição segura do trabalho, é exigível avaliar o atendimento da NR-1, traduzido no direito a informação que deve ser assegurado ao trabalhador, sobre os riscos aos quais está exposto e sobre as medidas que a empresa (ou os seus prepostos) deve adotar para eliminar os riscos existentes. Tal compromisso deve ser documentado.
j) Significa, portanto, a exigência de programas de educação do trabalhador para a garantia de condição de trabalho segura e a garantia política de participação do trabalhador no debate e nas decisões a serem adotadas.
k) Necessária, por consequência do fundamento da NR-1, a adoção de procedimentos de segurança escritos, o acesso dos trabalhadores e o seu comprometimento.
l) Desejavelmente todos os itens devem conter propostas de soluções para as não conformidades, mas em caráter de fundamentos e de conceitos.

▸ Complementos

Normas técnicas: caráter e hierarquia

O caráter das normas

No tocante às normas técnicas, é sabido que não são de cumprimento obrigatório, constituindo uma disposição regulamentadora com caráter de recomendação técnica. Entretanto, há três situações que modificam essa leitura e que fazem ou que podem fazer com que a Norma Técnica ganhe caráter de ação compulsória:

- Sempre que a norma é mencionada por uma lei ou por outra forma de obrigação, passa à condição de aplicação obrigatória. A Norma Regulamentadora nº 10, NR-10, refere a Norma Técnica ABNT NBR 5410 e torna tal norma compulsória, para todos aqueles que devem atender às exigências da Norma Regulamentadora, abarcada pela lei federal 6514/78 e pela portaria 3214/77. Ao mesmo tempo, o PPRPS, cuja implantação é obrigatória para todos os signatários da convenção coletiva, utiliza expressamente uma grande quantidade de Normas Técnicas da ABNT e de normas técnicas internacionais. Assim, a obrigação do PPRPS implica a obrigação da obediência às normas técnicas contidas no programa.
- A ausência ou a inaplicabilidade da lei permitem ao poder público (Judiciário ou Executivo) utilizar as normas técnicas em caráter mandatório. Como reforço, no Brasil há leis federais que são expressas sobre o assunto. Exemplo conhecido é a lei 8.078/90, Código de Defesa do Consumidor, que imputa às normas, princípio de cumprimento obrigatório, quando não há como se socorrer de dispositivo legal, ou quando sua obrigação não é possível. Esta condição, de aplicabilidade das normas técnicas, é sempre verdadeira, mesmo sabendo-se que o Código de Defesa do Consumidor, mencionado como exemplo, não se aplica às relações jurídico-comerciais. Não se aplica, portanto, às atividades de compra e venda de máquinas, que não configuram relações de consumo.
- Ao agente público de saúde do trabalhador é facultado requerer a aplicação de normas técnicas ou de outras formas de regulamentação institucionalizadas, sempre que o faça na busca de assegurar o princípio geral da lei que é a garantia da integridade física e da saúde do trabalhador.
- É impossível desprezar a importância cada vez mais forte e volumosa das normas técnicas nas relações de mercado, de tal modo que elas, cada vez mais, ganham a classificação de necessárias, no estrito sentido que, na absoluta maioria das atividades econômicas, empresas ou atividades que não utilizam normas técnicas, não são competitivas ou não são contempladas nas relações de mercado, como clientes, fornecedores, parceiros, fabricantes, usuários etc.

Hierarquia das normas

Respeitado o caráter das normas, é necessário conhecer sua hierarquia institucional. Para o nosso país, prevalecem sempre as normas da ABNT, hoje tratadas pela sigla ABNT NBR. Somente deverão ser usadas outras normas, na ausência ou na comprovada inaplicabilidade da norma técnica brasileira. Para esses casos (ausência ou inaplicabilidade), deve ser usada a seguinte hierarquia:

- Normas técnicas internacionais (sistemas internacionais de normalização dos quais o Brasil é signatário, representado oficialmente pela ABNT). Para a segurança do trabalho, consideramos os dois sistemas abaixo:
  - ISO (*International Organization for Standardization*), que trata da normalização de produtos e processos (inclusive produtos e processos de segurança do trabalho, sempre que estes não utilizem a energia elétrica ou qualquer recurso de eletricidade).
  - IEC (*International Electrotechnical Commission*), que trata da normalização de produtos e processos de uso de energia elétrica.

Normas técnicas internacionalmente aceitas: o título refere normas consagradas e que ganharam credibilidade e confiabilidade, ao exemplo das normas europeias, canadenses, japonesas, dentre outras. Para o caso brasileiro, a ABNT estabelece, como prioridade, a utilização de normas da União Europeia (UE), que são tratadas pela sigla EN.

▶ Considerações finais: apologia da proteção coletiva

A Norma Regulamentadora nº 6, NR-6, é destinada aos equipamentos de proteção individual (EPI). Contudo, a leitura atenta dos seus primeiros itens leva a uma conclusão diversa, que representa o comprometimento da legislação brasileira com os equipamentos e com as medidas de proteção coletiva.

Leia-se o item 6.3:

*"A empresa é obrigada a fornecer aos empregados, gratuitamente, EPI adequado ao risco, em perfeito estado de conservação e funcionamento, **nas seguintes circunstâncias**:*

a) sempre que as medidas de ordem geral não ofereçam completa proteção contra riscos de acidentes do trabalho ou de doenças profissionais e do trabalho;

b) enquanto as medidas de proteção coletiva estiverem sendo implantadas;

c) para atender a situações de emergência (grifos introduzidos).

Portanto, é assegurado ao agente público o direito, com a necessária contrapartida da obrigação, de exigir, das empresas, programa e cronograma de substituição dos EPI por Equipamentos de Proteção Coletiva.

Forçoso é reconhecer o fosso enorme que separa essa projeção, da realidade das empresas, e mesmo, da realidade que define a atuação dos agentes públicos. Conhecidos são os fatores econômicos, culturais, sociais e políticos que dificultam este avanço. Como reforço, para ilustrar a distância entre o princípio legislativo e a realidade brasileira, mesmo aquela que se refere às regulamentações específicas, devem ser assinalados os seguintes aspectos:

- Existe a Norma Regulamentadora de EPI, a própria NR-6, mas não existe nenhuma Norma Regulamentadora de EPC
- O organograma da ABNT contempla o Comitê Brasileiro de Equipamentos de Proteção Individual, CB-32. Não existe, na ABNT, Comitê Brasileiro de Equipamento de Proteção Coletiva, e nenhuma outra forma de regulamentação que trate da elaboração específica de normas para Equipamentos de Proteção Coletiva.
- Lidas no seu conjunto, as Normas Regulamentadoras em vigor, da NR-1 até a NR-35, apresentam poucas e esparsas referências a equipamentos de proteção coletiva.
- O desafio está posto, para os militantes prevencionistas, para os cientistas que estudam e mensuram o meio ambiente de trabalho, para as entidades e para todos aqueles que compartilham do debate sobre a saúde e segurança do trabalhador.

É lícito e justo esperar (e lutar para) que haja um estímulo à adoção das práticas que se inserem no universo da proteção coletiva. Este é o caminho para ser trilhado progressivamente e que vai garantir maior conforto e maior segurança para os cidadãos trabalhadores brasileiros.

Discutir segurança do trabalho em máquinas significa, inevitavelmente, discutir e defender a proteção coletiva, porque não há como proteger o trabalhador, nessas circunstâncias, senão com o uso exclusivo de EPC – Equipamentos de Proteção Coletiva.

▶ Referências

ABNT – Associação Brasileira de Normas Técnicas - NBR 14153: Segurança de máquinas - Partes de sistemas de comando relacionados à segurança - Princípios gerais para projeto. Rio de Janeiro, 1998.

Adam R, Mougeot B. Presses à clavette. Cahiers de Notes Documentaires, 139(2): 287-301, 1990.

Akdur O, Ozkan S, Durukan P, Avsarogullari L, Koyuncu M, Ikizceli I. Machine-related farm injuries in Turkey. Annals of Agricultural & Environmental Medicine, 17: 253-8, 2010.

Ardanuy TP. Accidentes de trabajo en la industria de la madera. Salud y Trabajo, 48:10-7, 1985.

Baudoin J. Les barrages imateriéls photosensibles de protection à rayonnement visible ou infrarouge. Travail et Sécurité, 10: 571-4, 1990.

Brasil. Ministério do Trabalho e Emprego - Normas Regulamentadoras de Segurança e Saúde no Trabalho - NR 12 - Segurança no Trabalho em Máquinas e Equipamentos [Legislação On Line] Brasília, 2011: Disponível em: http://portal.mte.gov.br/data/files/8A7C812D350AC6F801357BCD39D2456A/NR-12%20(atualizada%202011)%20II.pdf.

Brasil. Ministério do Trabalho e Emprego – Secretaria de Inspeção do Trabalho – Departamento de Segurança e Saúde no Trabalho. Nota Técnica n.º 94/2009/DSST/SIT: Segurança para Máquinas de Panificação, Mercearia e Açougue. Brasília, 2009.

Brasil. Ministério do Trabalho e Emprego – Secretaria de Inspeção do Trabalho – Departamento de Segurança e Saúde no Trabalho. Nota Técnica n.º 16/2005/DSST/SIT: Princípios para a proteção de prensas e equipamentos similares. Brasília; 2005.

Brasil - Ministério do Trabalho. Secretaria de Segurança e Saúde no Trabalho. Comissão tripartite - Projeto de melhoria das condições de trabalho com motosserras. Brasília, 1994.

Brasil. Ministério do Trabalho e Emprego – Divisão de Segurança e Saúde do Trabalhador. Proteção adequada em prensas mecânicas. Brasília, 2008a [Série Convenções Coletivas sobre Segurança e Saúde, n.º 3].

Brasil. Ministério do Trabalho e Emprego - Normas Regulamentadoras de Segurança e Saúde no Trabalho - NR 12 - Máquinas e Equipamentos Anexo II Cilindros de Massa [Legislação On Line] Brasília, 2008b. Disponível em: http://www.mte.gov.br/legislacao/normas_regulamentadoras/nr_12.pdf.

Brasil. Ministério do Trabalho e Emprego - Normas Regulamentadoras de Segurança e Saúde no Trabalho - NR 18 - Condições e Meio Ambiente de Trabalho na Indústria da Construção [Legislação on Line] Brasília, 2008c. Disponível em < http://www.mte.gov.br/legislacao/normas_regulamentadoras/nr_18.asp.

Clemente DS. Investigação de 1000 acidentes graves. In: Congresso Nacional de Prevenção de Acidentes do Trabalho, 13º, São Paulo, 1974. Anais. Brasília, Departamento Nacional de Segurança e Higiene do Trabalho, 1974. p. 517-28.

Comité Européen de Normalisation. Norme Européenne. Machines pour le caoutchouc et les matières plastiques - sécurité - machines à injecter - prescriptions pour la conception et la construction. Bruxelles, Sécretariat Central, 1993.

Communauté Européenne. Directive du Conseil nº 392, du 14 juin 1989: concernant le rapprochement des législations des États membres relatives aux machines. Journal Officiel Communautés Européennes, Paris, 29 juin 1989. p.7.

Costa MR. Relações de produção e acidentes do trabalho em São Paulo. São Paulo, 1979. [Dissertação de Mestrado - PUC-SP].

Garde, G. Increased safety at mechanical presses in Sweden. Professional Safety,.20(2): 34-7, 1975.

Gonzalez FV. Contribución al estudio de la seguridad en el trabajo con prensas excéntricas. Salud y Trabajo, 16(12): 31-45, 1978.

Ihekire O, Salawu SAI, Opadele T. Causes of hand injuries in a developing country. Canandian Journal of Surgery, 53 (3): 161-66, 2010.

INRS - Institut National de Recherche et de Sécurité. Machines dangereuses de blanchisserie. Paris, 1962.

Iotti JM, Mougeot B. Circuits de commandes pour presses pneumatiques - exemples de schémas. Cahiers de Notes Documentaires, 149: 543-58, 1992.

Lamoureux P, Trivin JY. Dégauchisseuses. Cahiers de Notes Documentaires, 127: 187-97, 1987.

L'Huillier JC, Trivin JY. Toupies verticales simples. Cahiers de Notes Documentaires, 133: 593-614, 1988.

Magrini R, Martarello NA. Condições de trabalho na operação de prensa. In: Costa, D.F. et al. (orgs.) Programa de saúde dos trabalhadores: a experiência da Zona Norte: uma alternativa em saúde pública. São Paulo: Editora Hucitec, 1989. p.267-97.

Mäkelt H. Mechanical presses. London: Arnold, 1968. [Tradução de "Die mechanischen Pressen", München, 1961, por Hardbottle R]

Marx K. O capital. São Paulo: Editora Nova Cultural; 1988. v.1.

Mello e Silva, L. negociação coletiva em saúde do trabalhador: segurança em máquinas injetoras de plástico. São Paulo em Perspectiva,17(2): 23-31, 2003.

Mendes R. Máquinas e acidentes do trabalho. Brasília: Ministério do Trabalho e Previdência Social – Ministério do Trabalho e Emprego, 2001. [Coleção Previdência Social. Vol. 13]

Mougeot MB. Presses à embrayage par friction - dispositif de surveillance permanent des performances de freinage. Cahiers de Notes Documentaires, 81: 459-66, 1975.

Mougeot B. Presses plieues. Cahiers de Notes Documentaires, 131: 241-54, 1988.

NIOSH - National Institute for Occupational Safety and Health. Machine guarding - assessment of need. Cincinnati: NIOSH, 1975.

NSC - National Safety Council. Accident preventon manual for industrial operations - engineering and technology. Chicago: NSC, 1988.

Nogalski A, Lübek T, Sompor J, Karski J. Agriculture and forestry work-related injuries among farmers admitted to an emergency department. Annals of Agricultural and Environmental Medicine, 14: 253-8, 2007.

Olivan Filho A, Polachini CO, Morrone LC, Santos NJS, Fermiano SLS, Catini TA, Lago TDG. Estudo epidemiológico dos acidentes do trabalho fatais na Grande São Paulo, no período de 1979 a 1982. Revista Brasileira de Saúde Ocupacional, 12(46): 7-13, 1984.

OSHA – Occupational Safety and Health Administration. Concepts and techniques of machine safeguarding. [Monograph on line] 1992. Disponível em:http://www.osha.gov/Publications/Mach_SafeGuard/toc.html.

Raafat HMN. Product liability - a need for change. Occupational Health, 12: 555-61, 1983.

Raafat HMN. Comparative strategy for the safety of horizontal injection moulding machines. Safety Science, 16: 67-88, 1993

Robin P, Filho FBX. Implantação de proteção em máquina de desfibramento do sisal. Revista Brasileira de Saúde Ocupacional, 12(48): 53-7, 1984.

Rondino, R. Proteção da prensa excêntrica. In: Congresso Nacional de Prevenção de Acidentes do Trabalho, 14º, Rio de Janeiro, 1.975. Anais. Rio de Janeiro, Arte e Texto, 1975: p.831-36.

Rosa JG. Noites do sertão – Buriti. Rio de Janeiro: Editora Record, 1988.

Rubber Industry Advisory Committee. Safeguarding of nips in the rubber industry. London, 1991.

Santos UP, Wünsch Filho V, Carmo JC, Settimi MM, Urquiza SD, Henriques CMP. Sistema de vigilância epidemiológica para acidentes do trabalho: experiência na zona norte do município de São Paulo. Revista de Saúde Pública, 24: 294-9, 1990.

Silva LF. Acidentes de trabalho com máquinas: estudo a partir do sistema de vigilância do Programa de Saúde dos Trabalhadores da Zona Norte de São Paulo, em 1991. São Paulo, 1995. [Dissertação de Mestrado, Faculdade de Saúde Pública da USP].

Sonet J, Sanlias G. La sécurité dans la transformation des matières plastiques. Paris: Institut National de Recherche et de Sécurité, 1970.

Tobenem W. Massicots droits. Cahiers de Notes Documentaires, 126:1-14, 1987.

United Kingdom. Department of Employment and Productivity - Central Office of Information. Safety in the use of guillotine and shears. London, 1969.

United Kingdom. Ministry of Labour - Safety, Health and Welfare. Safety in the use of mechanical power presses. London, 1962.

Vautrin JP, Kneppert M. Les barrages immatériels. Travail et Sécurité,12: 670-3, 1980.

Vilela RAG. Negociação coletiva e participação na prevenção de acidentes de trabalho. Campinas; 1998. [Dissertação de Mestrado, Faculdade de Medicina da UNICAMP].

Waggoner JK, Kullman GJ, Henneberger PK, Umbach DM, Blair A, Alavanja MCR et al. Mortality in the Agricultural Health Study, 1993–2007. American Journal of Epidemiology, 173: 71–83, 2011.

Acidentes do Trabalho com Material Biológico (Objetos Perfurocortantes)

20

Cristiane Rapparini
Arlindo Gomes

- **Introdução**
- **Principais agentes infecciosos**
- **Aspectos epidemiológicos**
  Situação mundial
  Situação no Brasil
  Epidemiologia das exposições percutâneas e mucocutâneas
  Fatores de risco e soroconversões
  Vírus da Imunodeficiência Humana – HIV
  Vírus da Hepatite B – HBV
  Vírus da Hepatite C – HCV
- **Medidas de prevenção**
  Medidas de prevenção primária
  Medidas de prevenção após exposição a material biológico
  Prevenção da transmissão ocupacional do HIV
  Prevenção da transmissão ocupacional do vírus da Hepatite B
  Prevenção da transmissão ocupacional do vírus da Hepatite C
- **Acompanhamento do trabalhador acidentado**
  Organização do pronto atendimento ao acidentado
  Acompanhamento após exposição ocupacional ao HIV
  Acompanhamento após exposição ocupacional ao HBV
  Acompanhamento após exposição ocupacional ao HCV
- **Investigação da(s) causa(s) do(s) acidente(s)**
- **Comunicações ao INSS e Vigilância Epidemiológica**
- **Referências**

Introdução

Desde a obra de Bernardino Ramazzini, *De Morbis Artificum Diatriba*, datada de 1700, há referência a riscos biológicos aos quais estariam submetidos os trabalhadores de determinadas ocupações. Considera-se, porém, que a preocupação com riscos biológicos para trabalhadores da área da saúde tenha surgido, no início do século XX, especialmente a partir da constatação da presença de agravos à saúde entre aqueles que exerciam atividades em laboratórios, onde se dava a manipulação com microrganismos e material clínico. Nos anos 1940, diferentes autores descreveram a ocorrência de casos de infecções bacterianas e virais relacionados com o trabalho, em que era explícito o nexo causal com a atividade em laboratórios. Em sua maioria, eram atribuídos ao procedimento de pipetar com a boca, ou a acidentes envolvendo o uso de seringas e agulhas.

Historicamente, os trabalhadores da área da saúde não eram considerados como categoria ocupacional de alto risco para a ocorrência de acidentes e doenças relacionadas ao trabalho. Entretanto, especialmente nas últimas três décadas, dados alarmantes têm sido revelados quanto ao processo de saúde e doença desses profissionais, em diferentes estudos realizados no campo das Ciências Sociais e Humanas e nas Ciências da Saúde. Os acidentes e as doenças podem atingir aqueles que se inserem direta ou indiretamente na prestação de serviços de saúde. O risco de infecções ocupacionais depende de vários fatores, como as atividades realizadas pelo trabalhador e os setores de atuação dentro dos serviços de saúde; a natureza e a frequência das exposições; a probabilidade de a exposição envolver material infectado pelo agente infeccioso; a resposta imunológica do profissional exposto e a possibilidade de infecção após determinado tipo de exposição.

De uma forma geral, a transmissão dos agentes biológicos ocorre por inalação; penetração através da pele (parenteral); contato com pele e mucosas ou ingestão. Neste capítulo, serão discutidas as infecções por patógenos de transmissão sanguínea decorrentes de exposições percutâneas e/ou mucocutâneas.

Principais agentes infecciosos

As infecções por patógenos de transmissão sanguínea estão entre os principais riscos para os trabalhadores da área da saúde que atuam em hospitais, serviços ambulatoriais, laboratórios clínicos, entre outros.

Uma grande variedade de patógenos pode ser responsável pela contaminação de trabalhadores da área da saúde, após exposição a sangue e outros materiais biológicos, já tendo sido descritos casos de infecção ocupacional com 60 diferentes agentes infecciosos: 26 diferentes vírus, 18 bactérias/micobactérias/rickettsias, 13 protozoários e 3 fungos.

Nas infecções de curta duração, que cursam com baixos níveis do agente infeccioso na circulação sanguínea e nas quais há contenção da infecção pelo sistema imunológico, a possibilidade de contaminação do profissional acidentado durante o curto período de circulação sanguínea é improvável, e essas doenças não são normalmente de transmissão sanguínea. Outras infecções cursam com a presença contínua ou intermitente de partícula infecciosa na corrente sanguínea, oferecendo um risco contínuo de transmissão. Dessa forma, o papel das bactérias, dos fungos e dos parasitas, nas doenças ocupacionais por transmissão sanguínea, não é tão importante quanto os riscos associados à transmissão viral.

O HIV, o vírus da hepatite B e o vírus da hepatite C são os agentes mais importantes envolvidos nessas infecções ocupacionais. Nas infecções causadas por esses vírus, é frequente a ocorrência de longos períodos de tempo sem sinais ou sintomas clínicos que indiquem a suspeita do risco de infecção. Além disso, esses são os agentes etiológicos mais frequentes, pela maior prevalência entre a população geral e a maior gravidade da infecção provocada, podendo representar maior frequência de hospitalização e atendimento em serviços de saúde, em relação a outros agentes infecciosos. Embora o risco para aquisição de hepatite B por acidente de trabalho seja conhecido desde 1949, um plano sistemático para redução dos riscos de exposição só foi desenvolvido após o aparecimento da epidemia da Síndrome da Imunodeficiência Adquirida (AIDS).

As estimativas da Organização Mundial da Saúde (OMS) indicam a ocorrência de 3 milhões de acidentes percutâneos com agulhas contaminadas por material biológico, por ano, entre trabalhadores da área da saúde no mundo inteiro; 2 milhões com exposição ao vírus da hepatite B (HBV), 900 mil ao vírus da hepatite C (HCV) e 170 mil ao HIV.

Aspectos epidemiológicos

Situação mundial

Vários estudos têm sido realizados, em todo o mundo, nas últimas décadas, principalmente nos Estados Unidos, no Canadá e na Europa (destacando-se França, Itália, Espanha e Reino Unido), para avaliar, monitorar e prevenir o risco de contaminação por patógenos veiculados pelo sangue entre trabalhadores da área da saúde e para investigar a incidência e as causas de exposição ocupacional. Sistemas eficazes de vigilância para monitorar as práticas existentes são essenciais para que a segurança no ambiente de trabalho seja alcançada, já que o conhecimento dos fatores determinantes das exposições ocupacionais permite a possibilidade de melhorias nas estratégias de prevenção.

É difícil obter estimativas confiáveis da frequência de contato com sangue ou outros materiais biológicos entre os trabalhadores da saúde. Além disso, a comparação entre os dados é difícil, já que as informações sobre as incidências de exposição são baseadas em diferentes tipos de estudo.

Os trabalhadores da área da saúde submetidos ao risco de exposições percutâneas a material biológico representam 12% da população trabalhadora, um universo de 35 milhões de pessoas em todo o mundo. Baseando-se em um modelo de estudo de carga de doenças, a OMS considera que, em 2000, possam ter ocorrido 16 mil casos de hepatite C, 66.000 de hepatite B e mil de infecção pelo HIV devidos a exposições ocupacionais percutâneas entre estes trabalhadores.

Nos Estados Unidos, as estimativas para o final da década de 1990, levando em conta somente trabalhadores que atuavam em estabelecimentos hospitalares, eram da ocorrência anual de 385 mil acidentes percutâneos, o que resultaria em uma média aproximada de mil acidentes por dia.

Situação no Brasil

O Brasil, até muito recentemente, não havia estabelecido um sistema nacional de vigilância de acidentes do trabalho com material biológico. Os estudos desenvolvidos no país referiam-se, principalmente, a programas realizados de forma individualizada em hospitais universitários e outros serviços de saúde. Algumas cidades e Estados brasileiros tomaram iniciativas, a partir do final da década de 1990, relacionadas com a criação e a implementação de sistemas de vigilância locais. O município do Rio de Janeiro e o Estado de São Paulo são os locais com os sistemas de vigilância mais antigos e com divulgação periódica de boletins informativos.

Em 2004, foi publicada uma Portaria, pelo Ministério da Saúde (Portaria MS/GM N° 777, de 28/04/2004), sobre a regulamentação da notificação compulsória de agravos à saúde do trabalhador, acidentes e doenças relacionados com o trabalho, em uma rede de serviços sentinela. Para os efeitos dessa portaria, os acidentes do trabalho com exposição a material biológico foram classificados como agravos de notificação compulsória. O instrumento de notificação compulsória é a ficha de notificação, que foi padronizada pelo Ministério da Saúde segundo o fluxo do Sistema de Informação de Agravos de Notificação (SINAN). A Portaria 777/2004 foi atualizada por meio da Portaria n° 104, de 25 de janeiro de 2011, que define a relação de doenças, agravos e eventos, em saúde pública, de notificação compulsória em todo o território nacional. Nos primeiros cinco anos de implementação desta notificação pelo SINAN-Net (2007 a 2011), houve a notificação de cerca de 30 mil acidentes por ano.

Epidemiologia das exposições percutâneas e mucocutâneas

Vários instrumentos e dispositivos perfurocortantes podem ser responsáveis pelos acidentes percutâneos envolvendo material biológico. De maneira geral, os principais perfurocortantes, envolvidos em aproximadamente 80% das exposições, são: agulhas hipodérmicas, agulhas de sutura, agulhas de escalpes, lâminas de bisturi, estiletes de cateteres intravasculares e agulhas para tubos de coleta de sangue a vácuo. Resultados semelhantes têm sido encontrados em diversos países, incluindo o Brasil, quanto ao predomínio de acidentes percutâneos envolvendo agulhas com lúmen.

Entre as principais circunstâncias de acidentes, a maioria dos casos ocorre durante as injeções parenterais, a inserção ou a manipulação de acessos vasculares periféricos, a coleta de sangue, a realização de procedimentos laboratoriais e processamento de amostras, a realização de glicemia capilar, o procedimento de descarte de material perfurocortante, o descarte incorreto, a limpeza do instrumental, o recapeamento de agulhas e durante sutura ou outros procedimentos cirúrgicos.

Um importante fator a ser considerado sobre a ocorrência das exposições em geral é a caracterização do momento de ocorrência do acidente. Exposições que ocorrem durante a realização do procedimento são mais difíceis de ser prevenidas e são dependentes das condições nas quais o procedimento é realizado. Por outro lado, aquelas exposições que ocorrem "depois da realização do procedimento e antes do descarte" e, também, aquelas que ocorrem "durante e após o descarte", são mais facilmente prevenidas através do seguimento das normas de precaução padrão, ou mediante o uso sistemático de instrumentos com dispositivos de segurança. Exemplos da ocorrência de exposições após a realização de procedimentos e antes do descarte incluem o recapeamento de agulhas, a presença de materiais perfurocortantes em bandejas e os instrumentos deixados em locais impróprios, como bancadas, cama e o chão.

Apesar de, já no início da década de 1980, haver a recomendação de prevenção de acidentes por meio da prática de não reencapar agulhas, o reencape ainda tem sido uma causa frequente de exposições nos países subdesenvolvidos e em desenvolvimento.

As exposições associadas ao descarte de materiais perfurocortantes e aos coletores também são frequentemente relatadas. Podem ocorrer, durante o trânsito para o descarte, a tentativa de descarte do perfurocortante, o acondicionamento ou a manipulação dos coletores. Circunstâncias comuns de exposição são:

- coletores cheios acima do limite permitido;
- agulhas ou outros materiais perfurocortantes projetados para fora do coletor;
- dificuldade de descarte do próprio instrumento (por exemplo, escalpes);
- montagem incorreta dos coletores;
- localização inadequada dos coletores;
- coletores pequenos ou em número insuficiente para um setor;
- coletores não resistentes a perfurações e a vazamentos.

Fatores de risco e soroconversões

Vírus da Imunodeficiência Humana – HIV

O risco de infecção após exposição percutânea com sangue infectado pelo HIV foi estimado em estudos prospectivos realizados em diversos países. Segundo dados provenientes de 25 estudos, 6.955 profissionais de saúde foram avaliados prospectivamente, após exposição percutânea com sangue infectado pelo HIV. Vinte e dois profissionais se contaminaram, caracterizando-se um risco de 0,32%, com um intervalo de confiança de 95% (IC95%), variando entre 0,18% e 0,45%. Em uma meta-nálise envolvendo 22 estudos, a infectividade encontrada, após exposições percutâneas, variou entre 0 e 2,38% (média 0,23%; IC95% 0-0,46%).

A análise de todos os fatores que podem afetar o risco de contaminação, mesmo com estudos prospectivos e metanálises, é difícil de ser realizada, já que o risco de transmissão é baixo e o número de variáveis a serem estudadas é muito grande.

O risco demonstrado, de 0,3%, representa a média entre diversos tipos de exposições percutâneas, envolvendo pacientes-fonte, em diferentes estágios de infecção pelo HIV. É provável que alguns tipos de exposição apresentem riscos maiores ou menores do que essa média.

Em um estudo caso-controle multicêntrico, envolvendo acidentes percutâneos, um risco maior de transmissão esteve associado às exposições com grande quantidade de sangue do paciente-fonte, cujos marcadores foram: a) perfurocortante visivelmente contaminado pelo sangue do paciente; b) procedimentos com agulha diretamente inserida em acesso arterial ou venoso; e c) lesão profunda na área atingida do trabalhador exposto. Esse mesmo estudo evidenciou que um risco aumentado de transmissão também esteve relacionado com exposições envolvendo pacientes com AIDS em fase terminal, podendo refletir uma quantidade elevada de vírus, ou a presença de outros fatores, como, por exemplo, cepas virais indutoras de sincício (Tabela 20.1).

O risco de contaminação pelo HIV, após exposição ocupacional mucocutânea ou mucosa, é menos definido, tendo sido estimado em 0,03% (IC95%: 0,006-0,19%), com base em uma soroconversão ocorrida entre 2.910 profissionais acompanhados em 21 estudos transversais e prospectivos. É importante observar que este não é o único caso de soroconversão após exposição de membranas mucosas descrito na literatura.

O risco, após exposição cutânea, é inferior ao descrito para exposições mucocutâneas, mas não pode ser analisado com precisão.

Essas estimativas de risco citadas baseiam-se em situações de exposição a sangue. O risco de infecção associado a outros materiais biológicos é provavelmente inferior. Sangue, outros materiais contendo sangue, sêmen e secreções vaginais são considerados materiais biológicos envolvidos na transmissão do HIV. Apesar de o sêmen e as secreções vaginais estarem frequentemente relacionados com a transmissão sexual do HIV, esses materiais não estão envolvidos, habitualmente, nas situações de risco ocupacional para trabalhadores da saúde, mas isso poderia ocorrer em clínicas de reprodução assistida, por exemplo. Líquidos de serosas (peritoneal, pleural e pericárdico), líquido amniótico, líquor e líquido articular são fluidos e secreções corporais potencialmente infectantes. Não existem, no entanto, estudos epidemiológicos que permitam quantificar os riscos associados a tais materiais biológicos. Essas exposições devem ser avaliadas de forma individual, já que, em geral, aqueles materiais são considerados como de baixo risco para transmissão viral ocupacional. Suor, lágrimas, fezes, urina, vômitos, secreções nasais e saliva (exceto em ambientes odontológicos) são líquidos biológicos sem risco de transmissão ocupacional do HIV. A presença de sangue nesses líquidos, porém, os torna materiais infectantes. Qualquer contato sem barreira de proteção com material concentrado de vírus (laboratórios de pesquisa, com cultura de vírus e vírus em grandes quantidades) deve ser considerado uma exposição ocupacional que requer avaliação e acompanhamento. Os casos de infecção pelo HIV entre os trabalhadores da área da saúde são relacionados, em sua maioria, com fatores de risco não ocupacionais reconhecidos. De uma forma geral, após as investigações realizadas, os casos com categoria de transmissão desconhecida conseguem ser reclassificados, restando uma minoria como não tendo categoria de risco de transmissão identificada.

Apesar de a definição ser variável entre os países, casos de infecção ocupacional pelo HIV são habitualmente classificados como comprovados ou prováveis.

Existe uma pequena diferença quanto à classificação dos casos comprovados entre os diferentes sistemas de vigilância. De maneira geral, casos comprovados de contaminação pelo HIV por acidente do trabalho são definidos como aqueles

Tabela 20.1. Estudo caso-controle de fatores de risco para soroconversão pelo HIV após exposições percutâneas entre trabalhadores da saúde

Fator de risco	Razão de chances	IC95%
Lesão profunda	15	6,0-41
Sangue visível no perfurocortante	6,2	2,2-21
Agulha previamente em veia ou artéria do paciente-fonte	4,3	1,7-12
Paciente-fonte com AIDS em fase terminal	5,6	2,0-16
Uso de zidovudina após exposição	0,19	0,06-0,52

IC = Intervalo de confiança
Fonte: Cardo D et al. (1997).

em que há evidência documentada de soroconversão, através de sua demonstração temporal associada à exposição ao vírus e o contexto clínico e epidemiológico desse trabalhador. No momento do acidente, os trabalhadores apresentam sorologia anti-HIV não reativa e, durante o acompanhamento, é evidenciada sorologia reativa. Alguns casos em que a exposição é inferida, mas não documentada, também são considerados como casos comprovados de contaminação. Nestes, a exposição específica do acidente que levou à infecção pelo HIV passou despercebida, ou não foi notificada, ou mesmo, a fonte pode não ter sido precisamente identificada. Tais situações são consideradas como infecções comprovadas, com base na evidência de homologia da análise sequencial do DNA viral do paciente-fonte e do profissional de saúde.

As definições utilizadas em diferentes países para casos prováveis de contaminação são bastante variáveis. A maioria dos sistemas de vigilância classifica como casos prováveis os trabalhadores da área da saúde que apresentam infecção pelo HIV e que não possuem nenhum risco identificado para infecção diferente da exposição ocupacional. A relação causal entre a exposição e a infecção não pode ser estabelecida porque a sorologia do profissional acidentado não foi obtida no momento do acidente e não se documentou uma soroconversão temporal.

O primeiro caso de contaminação pelo HIV em um profissional de saúde foi publicado em 1984 – um acidente ocorrido em 1983 com uma enfermeira, após exposição percutânea durante reencapamento de uma agulha hipodérmica, utilizada em uma paciente com infecção pelo HIV/AIDS para coleta de sangue de uma via arterial.

Desde o início da epidemia da infecção pelo HIV/AIDS, em 1981, até dezembro de 2002, foram publicados, em todo o mundo, 106 casos comprovados e 238 casos prováveis de trabalhadores da área da saúde contaminados pelo HIV por acidente do trabalho. A maioria dos casos envolveu profissionais da equipe de enfermagem e da área de laboratório. De todos os casos comprovados, 89% ocorreram após exposições percutâneas e 8% após exposições mucocutâneas. Na maioria dos casos, a exposição foi provocada por agulhas com lúmen, mas também já foram descritos casos resultantes de acidentes com lancetas, bisturis, entre outros instrumentos perfurocortantes.

Mais de 95% dos casos publicados de infecção ocupacional pelo HIV referem-se a países com sistemas de vigilância bem desenvolvidos (Tabela 20.2). Os Estados Unidos têm o maior número de casos reconhecidos no mundo, mais da metade (57%) dos 344 casos publicados. Menos de 5% de todos os casos comprovados foram relatados por países africanos, havendo, também, uma surpreendente ausência de publicações de países localizados no subcontinente indiano e no sudeste da Ásia. Em alguns desses países, a prevalência de infecção pelo HIV é alta, mas os sistemas de monitoramento e de notificação de exposições ocupacionais são precários, ou mesmo ausentes. As estimativas da OMS (baseando-se em estudos de carga de doenças) mostram 1.000 casos em um ano, comparando-se com estes dados baseados apenas nos sistemas de vigilância em 30 anos de epidemia.

No Brasil, dois casos comprovados de infecção relacionada com o trabalho pelo HIV constam do boletim do Ministério da Saúde publicado em 2012. Outros casos, entretanto, foram identificados em apresentações de congressos científicos, publicações e através de sistemas de vigilância locais.

Analisados de forma isolada, esses dados não refletem a realidade da transmissão do HIV entre trabalhadores da área da saúde. Além de as notificações de casos de infecção pelo HIV por exposição ocupacional serem passivas, a documentação dos casos pode ser difícil, quando as exposições não são relatadas logo após a ocorrência.

Vírus da Hepatite B – HBV

A intensidade do contato direto com sangue e outros materiais biológicos, a frequência de acidentes e a prevalência de portadores do HBV na população de pacientes admitidos na instituição são importantes fatores de risco relacionados com a transmissão da infecção ocupacional pelo HBV.

Além disso, o risco de contaminação pelo vírus da hepatite B está relacionado, principalmente, com a presença ou não do antígeno HBeAg no paciente-fonte. Estudos da década de 1970 descrevem que, em exposições percutâneas envolvendo sangue sabidamente infectado pelo HBV, e com a presença de HBeAg (o que reflete uma alta taxa de replicação viral e, portanto, uma maior quantidade de vírus circulante), o risco de hepatite clínica varia entre 22% e 31%, e o da

Tabela 20.2. Casos de soroconversão pelo HIV entre trabalhadores da saúde por acidente de trabalho com material biológico (até dezembro de 2002)*

Países/regiões	Casos comprovados	Casos prováveis	Total
Estados Unidos	57	139**	196
Europa	35	85	120
Outros países	14	14	28
Total	106	238	344

* *Health Protection Agency Centre for Infections & Collaborators*, 2005. Até 2012, não havia publicação atualizada destas informações; ** publicação do CDC-EUA de 2011 atualiza e descreve 143 casos prováveis.

evidência sorológica de infecção, entre 37% e 62%. Quando o paciente-fonte apresenta somente a presença de HBsAg (e ausência de HBeAg), o risco de hepatite clínica varia de 1% a 6%, e o de soroconversão, de 23% a 37%.

Apesar de serem um dos mais eficientes modos de transmissão do HBV, as exposições percutâneas não são responsáveis pela maioria dos casos ocupacionais de hepatite B entre trabalhadores da saúde. Infecções pelo HBV em trabalhadores da saúde sem história de exposição não ocupacional ou acidente percutâneo ocupacional podem ser resultado de contato, direto ou indireto, com sangue ou outros materiais biológicos em áreas de pele não íntegra, queimaduras ou mucosas. Já foi demonstrado que, em temperatura ambiente, o HBV pode sobreviver em superfícies por períodos de até uma semana. A possibilidade de transmissão do HBV a partir do contato com superfícies contaminadas também já foi demonstrada, em investigações de surtos de hepatite B, entre pacientes e profissionais de unidades de hemodiálise.

O sangue é o material biológico que tem os maiores títulos de HBV, e é o principal responsável pela transmissão do vírus nos serviços de saúde. O HBV também pode ser encontrado em vários outros materiais biológicos (por exemplo, líquor, líquido sinovial etc.). A maior parte desses materiais biológicos não é um bom veículo para a transmissão ocupacional do HBV. As concentrações de partículas infectantes do HBV são cem a mil vezes menores do que a concentração de HBsAg nesses fluidos. Portanto, a maioria dos fluidos corporais não são eficientes veículos de transmissão, apesar da presença de HBsAg.

Nos Estados Unidos, foi estimada a ocorrência anual de milhares de casos de infecções pelo HBV por acidente do trabalho entre trabalhadores da área da saúde. Após a implementação das medidas de precauções universais e de normas rígidas relacionadas, especialmente, com hierarquia de medidas de controle para prevenção da ocorrência de exposições, e obrigatoriedade de disponibilização de vacina para hepatite B pelo empregador, houve uma diminuição importante do número estimado de trabalhadores da área da saúde contaminados pelo HBV, com redução de 95% dos casos durante as últimas décadas, 1,5 vezes maior do que a redução dos casos de hepatite B na população geral. Isso ocorreu de forma semelhante em outros países desenvolvidos.

Embora o risco ocupacional de infecção pelo HBV nos trabalhadores da área da saúde esteja declinando nestes países, ainda há poucos dados disponíveis sobre a incidência, a prevalência e o comportamento dos fatores de risco associados à infecção ocupacional pelo HBV nos países subdesenvolvidos e em desenvolvimento. As estimativas da OMS referentes ao ano 2000 foram da ocorrência de 66 mil casos de hepatite B ocupacional após exposições percutâneas entre trabalhadores de saúde no mundo inteiro. No Brasil, alguns estudos também têm encontrado um percentual elevado de estudantes e trabalhadores vacinados. Mas ainda é preocupante o fato de que, entre algumas categorias de trabalhadores da saúde e em algumas cidades do país, apesar de sua disponibilização na rede pública, a proporção de vacinação contra hepatite B, especialmente com esquemas completos de três doses, é inferior a 50%.

Vírus da Hepatite C – HCV

Estima-se que a incidência média de soroconversão após exposição percutânea com sangue sabidamente infectado pelo HCV é de 1,8% (variando de 0% a 7%). Alguns autores relatam um risco médio de transmissão ainda menor. Com base em dados encontrados em 14 estudos publicados entre 1992 e 2002, com um total de 11.234 trabalhadores de saúde expostos ao HCV em seis diferentes países, verificou-se que houve 59 soroconversões, o que correspondeu a um risco médio de transmissão de 0,5% (IC95%: 0,39-0,65%).

O risco de transmissão em exposições a outros materiais biológicos que não o sangue não é quantificado, mas se considera que seja muito baixo. A transmissão do HCV a partir de exposições em mucosas é rara, mas já foi relatada.

Um estudo caso-controle envolvendo casos de hepatite C relacionados ao trabalho, identificados em sistemas de vigilância de cinco países europeus, demonstrou que todos os casos de soroconversão tinham sido expostos a material biológico em acidentes percutâneos. A maioria (95%) envolveu agulhas com lúmen, sendo que três casos (5%) estiveram associados a agulhas de sutura e outros materiais perfurocortantes. Todos os casos (98,3%), exceto um, ocorreram após exposição a sangue. Na análise multivariada, o risco de contaminação ocupacional pelo HCV esteve relacionado com exposições profundas, envolvendo agulhas com lúmen e previamente utilizadas em veias ou artérias dos pacientes-fonte.

A transmissão do HCV aos trabalhadores da área da saúde após acidentes com material biológico tem sido documentada através de relatos de casos e em estudos prospectivos, e essa forma de transmissão tem sido confirmada por estudos de genotipagem e análise molecular.

As estimativas da OMS para o ano 2000 foram de ocorrência de 16.000 casos de hepatite C ocupacional após exposições percutâneas entre trabalhadores da saúde no mundo inteiro.

Medidas de prevenção

Medidas de prevenção primária

A prevenção da exposição a sangue ou outros materiais biológicos é a principal medida para que não ocorra a transmissão ocupacional dos patógenos veiculados pelo sangue nos serviços de saúde.

A partir da documentação da possibilidade de transmissão do HIV por contato percutâneo ou mucocutâneo com material biológico, e da constatação de que a infecção pelo HIV poderia ser desconhecida na maioria dos pacientes, os

Centers for Disease Control and Prevention (CDC-EUA) implementaram o conceito de precauções universais. O termo "universais" referia-se à necessidade da instituição das medidas de prevenção na assistência a todo e qualquer paciente, independentemente da suspeita ou do diagnóstico de infecções que pudessem ser transmitidas, como a infecção pelo HIV, em vez de precauções especiais usadas somente quando esses fluidos orgânicos fossem de pacientes com infecção conhecida por um patógeno veiculado pelo sangue. As precauções universais englobavam alguns conceitos já adotados nas recomendações prévias para prevenção da transmissão do HIV no ambiente de trabalho, como o uso rotineiro de barreiras de proteção (luvas, capotes, óculos de proteção e protetores faciais) quando o contato mucocutâneo com sangue, ou outros materiais biológicos, pudesse ser previsto. Incluíam, ainda, as precauções necessárias na manipulação de agulhas ou outros materiais perfurocortantes para prevenir exposições percutâneas e os cuidados necessários de desinfecção e esterilização na reutilização de instrumentos de procedimentos invasivos.

Em 1996, os CDC-EUA publicaram uma atualização das práticas de controle de infecção associada à assistência à saúde, englobando a categoria de isolamento de substâncias corporais e as precauções universais no conceito de precauções básicas ou precauções padrão. Esse novo conceito está associado à prevenção do contato com todos os fluidos corporais, secreções, excreções, pele não íntegra e membranas mucosas de todos os pacientes.

A implementação das medidas de precaução padrão é uma importante intervenção, especialmente para prevenção de exposições mucocutâneas. Alguns trabalhos publicados demonstraram que a frequência de exposição a sangue foi reduzida em mais de 50%, quando os esforços foram direcionados à motivação para o cumprimento das normas de precauções universais. Entretanto, nenhuma dessas medidas de comportamento parece ter alcançado, de forma consistente, uma redução satisfatória na frequência de exposições percutâneas.

Estratégias adicionais de intervenção são necessárias para prevenir as exposições ocupacionais. Nos últimos anos, os estabelecimentos de saúde têm adotado, como modelo de prevenção, o conceito de hierarquia de medidas de controle, utilizado nas medidas de higiene e segurança no trabalho em indústrias. Na hierarquia de medidas de controle de exposições percutâneas, por exemplo, a primeira medida prioritária é eliminar ou reduzir o uso de agulhas e outros materiais perfurocortantes, quando possível. Posteriormente, deve ser estabelecido o isolamento do risco do material perfurocortante por meio do uso das medidas de controle de engenharia. Quando essas estratégias não estão disponíveis, ou não proporcionam proteção total, o foco deve ser intensificado para as medidas de práticas de controle de trabalho e uso de equipamentos de proteção individual.

Desde 1991, quando a *Occupational Safety and Health Administration* (OSHA) dos Estados Unidos publicou o documento sobre exposição ocupacional a patógenos veiculados pelo sangue, o foco das atividades, de leis e normatizações, tem sido a implementação da hierarquia de medidas de controle, o que incluiu uma grande atenção para a remoção dos materiais perfurocortantes, pelo desenvolvimento e do uso de medidas de controle de engenharia.

Em 2000, foi aprovada e publicada uma lei americana federal, Lei H.R.5178, denominada *Needlestick Safety and Prevention Act,* que autorizou a revisão das normatizações do OSHA para exigir, explicitamente, o uso de materiais perfurocortantes com dispositivos de segurança.

Na Comunidade Europeia, foi publicada a diretriz EU 32/2010, que estabelece o prazo de maio de 2013 para os países membros implementarem os dispositivos de segurança.

No Brasil, no final de 2005, pela Norma Regulamentadora NR-32, do Ministério do Trabalho e Emprego, e da Portaria MTE Nº 1748 de 30/08/2011, tornou-se obrigatória a implementação de um plano de prevenção de riscos de acidentes com materiais perfurocortantes, que determina a obrigatoriedade dos dispositivos de segurança.

Não existe uma definição mundial única sobre perfurocortantes, com dispositivos de segurança específicos para tais materiais. No Brasil, a Portaria MTE Nº 1.748 de 30/08/2011, define dispositivo de segurança como um *"item integrado a um conjunto do qual faça parte o elemento perfurocortante ou uma tecnologia capaz de reduzir o risco de acidente, seja qual for o mecanismo de ativação do mesmo".*

A maioria dos dispositivos de segurança integrados aos perfurocortantes é classificada como dispositivos ativos, isto é, exigem alguma ação do usuário para assegurar que a agulha ou o elemento cortante ou perfurante seja isolado após o uso. Em alguns modelos de perfurocortante, a ativação do dispositivo de segurança pode ser realizada antes de a agulha ser removida do paciente. Entretanto, para muitos deles, a ativação do dispositivo de segurança é realizada somente após o procedimento. O momento exato da ativação tem implicações sobre a prevenção de acidentes. Quanto mais rápido a agulha for permanentemente isolada, menor é a probabilidade de haver um acidente.

Um dispositivo de segurança passivo é aquele que não exige nenhuma ação do usuário para que a agulha ou o elemento perfurante seja isolado. Isso ocorre automaticamente, depois da realização do procedimento.

Um estudo desenvolvido por Tosini *et al.*, em 2010, envolvendo 61 hospitais na França, para os quais foram comprados mais de 22 milhões de perfurocortantes com dispositivos de segurança, revelou a ocorrência de 453 acidentes com aqueles materiais, correspondendo a uma frequência média geral de 2 acidentes por 100 mil dispositivos de segurança comprados. Os dispositivos de segurança passivos foram associados com a menor taxa de incidência de acidentes. É importante que a vigilância dos acidentes continue sendo realizada, mesmo após a implementação dos perfurocortantes com dispositivos de segurança, já que o conhecimento dos fatores determinantes das exposições permitirá a identificação dos produtos com melhor desempenho para a prevenção dos acidentes e/ou aqueles com diferentes mecanismos de ativação envolvidos com acidentes correlacionados aos riscos inerentes ao procedimento para a qual foram concebidos.

Medidas de prevenção após exposição a material biológico

Quadro 20.1. Plano de prevenção de riscos de acidentes com materiais perfurocortantes - Portaria MTE n.º 1.748, de 30 de agosto de 2011.

1. Comissão gestora multidisciplinar* A comissão deve ser constituída, sempre que aplicável, pelos seguintes membros: a) o empregador, seu representante legal ou representante da direção do serviço de saúde; b) representante do Serviço Especializado em Engenharia de Segurança e em Medicina do Trabalho - SESMT, conforme a Norma Regulamentadora n.º 4; c) vice-presidente da Comissão Interna de Prevenção de Acidentes (CIPA) ou o designado responsável pelo cumprimento dos objetivos da Norma Regulamentadora n.º 5, nos casos em que não é obrigatória a constituição de CIPA; d) representante da Comissão de Controle de Infecção Hospitalar; e) direção de enfermagem; f) direção clínica; g) responsável pela elaboração e implementação do Plano de Gerenciamento de Resíduos de Serviço de Saúde (PGRSS) h) representante da Central de Material e Esterilização; i) representante do setor de compras e j) representante do setor de padronização de material.
2. Análise dos acidentes ocorridos e das situações de risco
3. Estabelecimento de prioridades A partir da análise das situações de risco e dos acidentes de trabalho ocorridos com materiais perfurocortantes, a Comissão Gestora deve estabelecer as prioridades, considerando obrigatoriamente os seguintes aspectos: a) situações de risco e acidentes com materiais perfurocortantes que possuem maior probabilidade de transmissão de agentes biológicos veiculados pelo sangue**; b) frequência de ocorrência de acidentes em procedimentos com utilização de um material perfurocortante específico; c) procedimentos de limpeza, descontaminação ou descarte que contribuem para uma elevada ocorrência de acidentes e d) número de trabalhadores expostos às situações de risco de acidentes com materiais perfurocortantes.
4. Medidas de controle para a prevenção de acidentes a) substituir o uso de agulhas e outros perfurocortantes quando for tecnicamente possível; b) adotar controles de engenharia no ambiente (por exemplo, coletores de descarte); c) adotar o uso de material perfurocortante com dispositivo de segurança, quando existente, disponível e tecnicamente possível e d) mudanças na organização e nas práticas de trabalho
5. Seleção dos perfurocortantes com dispositivo de segurança a) definição dos materiais perfurocortantes prioritários para substituição a partir da análise das situações de risco e dos acidentes de trabalho ocorridos; b) definição de critérios para a seleção dos materiais perfurocortantes com dispositivo de segurança e obtenção de produtos para a avaliação***; c) planejamento dos testes para substituição em áreas selecionadas no serviço de saúde, decorrente da análise das situações de risco e dos acidentes de trabalho ocorridos e d) análise do desempenho da substituição do produto a partir das perspectivas da saúde do trabalhador, dos cuidados ao paciente e da efetividade, para posterior decisão de qual material adotar.
6. Capacitação dos trabalhadores Na implementação do plano, os trabalhadores devem ser capacitados antes da adoção de qualquer medida de controle e de forma continuada para a prevenção de acidentes com materiais perfurocortantes. A capacitação deve ser comprovada por meio de documentos que informem a data, o horário, a carga horária, o conteúdo ministrado, o nome e a formação ou capacitação profissional do instrutor e dos trabalhadores envolvidos.
7. Cronograma de implementação
8. Monitoramento do plano O plano deve contemplar monitoração sistemática da exposição dos trabalhadores a agentes biológicos na utilização de materiais perfurocortantes, utilizando a análise das situações de risco e acidentes do trabalho ocorridos antes e após a sua implementação, como indicadores de acompanhamento.
9. Avaliação da eficácia do plano O plano deve ser avaliado a cada ano, no mínimo, e sempre que se produza uma mudança nas condições de trabalho e quando a análise das situações de risco e dos acidentes assim o determinar.

* É de fundamental importância a participação das equipes diretamente envolvidas na realização de procedimentos com os perfurocortantes (clínica, laboratorial, etc....) na comissão. São eles que melhor compreendem as especificidades envolvidas nos procedimentos e no manuseio de perfurocortantes.
** Por exemplo, aqueles que provocam lesão profunda e envolvem perfurocortantes com sangue visível e previamente presentes em veia ou artéria do paciente-fonte.
*** Formulários com critérios para auxílio na seleção de perfurocortantes com dispositivos de segurança podem ser encontrados nos links: www.tdict.org, www.cdc.gov/sharpssafety e www.riscobiologico.org.

As primeiras medidas recomendadas para prevenir a contaminação por patógenos veiculados pelo sangue referem-se aos cuidados imediatos que devem ser tomados no local em que ocorreu a exposição. Essas medidas incluem a lavagem do local exposto com água e sabão, em caso de exposições percutâneas ou cutâneas. Apesar de não haver nenhum estudo que demonstre o benefício adicional ao uso do sabão neutro, a utilização de soluções antissépticas degermantes é uma opção.

Espremer vigorosamente a área exposta pode promover hiperemia e inflamação no local da ferida, aumentando a exposição sistêmica ao HIV, razão pela qual esta conduta deve ser evitada.

Quando da exposição de áreas mucosas, estas devem ser lavadas com água ou com solução salina fisiológica.

A utilização de substâncias irritantes (como por exemplo, álcool, glutaraldeído, hipoclorito de sódio e peróxido de hidrogênio) deve ser sempre evitada, em todos os tipos de exposições.

Prevenção da transmissão ocupacional do HIV

Desde o surgimento da AIDS, a profilaxia antirretroviral pós-exposição (PEP), como medida de prevenção da contaminação pelo HIV, foi motivo de diversos estudos clínicos e experimentais.

Os resultados parciais encontrados em um estudo multicêntrico do tipo caso-controle, realizado com dados dos Estados Unidos, da França e do Reino Unido, foram publicados no final de 1995. Os mesmos autores incluíram dados provenientes da Itália e, em 1997, publicaram os resultados finais (Tabela 20.1). Nesse estudo, o uso do AZT foi associado a um efeito protetor, com uma razão de chances de 81% entre os indivíduos expostos que fizeram uso da medicação e não se contaminaram, e aqueles que não fizeram uso do AZT e se contaminaram. Por ser um estudo do tipo caso-controle, foi possível a determinação da razão de chances para os fatores de risco identificados na regressão logística, mas não foi possível estimar o risco real da exposição com base na presença ou na ausência dos fatores.

O objetivo da quimioprofilaxia com esquemas combinados de antirretrovirais inclui não somente aspectos relacionados com a maior potência antirretroviral, mas também a uma maior cobertura contra vírus resistentes, já que um número cada vez maior de pacientes faz uso de antirretrovirais e a transmissão de vírus resistentes já foi demonstrada em diferentes situações. O uso crescente de medicamentos antirretrovirais combinados para pacientes infectados pelo HIV tem implicações favoráveis e desfavoráveis na forma de proceder com os trabalhadores expostos ao risco ocupacional. O esquema antirretroviral combinado em um paciente infectado pode resultar em uma carga viral abaixo dos limites de detecção, sendo provável que o risco associado à contaminação do trabalhador da área de saúde exposto seja consideravelmente diminuído. Por outro lado, se a resposta do paciente ao esquema antirretroviral for incompleta e houver persistência ou ressurgimento de viremia detectável, haverá maior probabilidade de exposição a um vírus resistente aos medicamentos utilizados pelo paciente-fonte.

Situações de falha do esquema pós-exposição ocupacional ao HIV já foram relatadas em vários casos descritos na literatura, mesmo em exposições em que o vírus é sensível aos antirretrovirais da profilaxia.

Apesar de ser aconselhável que a PEP seja prescrita por profissionais com experiência no uso de medicamentos antirretrovirais e em transmissão do HIV, reconhece-se que esses especialistas podem não estar disponíveis, particularmente no momento imediato após a exposição. Portanto, estabeleceu-se um regime padrão de medicamentos antirretrovirais para ser iniciado imediatamente após a exposição, levando-se em conta os dados disponíveis sobre o risco da exposição, a potência antirretroviral de cada droga, a toxicidade dos medicamentos disponíveis e a probabilidade de resistência das cepas virais do paciente-fonte a esses medicamentos.

É direito do trabalhador que sofreu o acidente recusar-se a realizar a profilaxia antirretroviral ou outros procedimentos necessários pós-exposição (como, p. ex., coleta de exames sorológicos e laboratoriais). Nestes casos, porém, deverá assinar um documento (por exemplo: prontuário) onde esteja claramente explicitado que todas as informações foram fornecidas no seu atendimento sobre os riscos da exposição e os riscos e benefícios da conduta indicada.

A indicação ou não de profilaxia antirretroviral requer a avaliação do risco da exposição, o que inclui o tipo de material biológico envolvido, a gravidade e o tipo da exposição, a identificação ou não do paciente-fonte e de sua condição sorológica anti-HIV (Tabela 20.3).

Os critérios de gravidade na avaliação do risco do acidente são dependentes do volume de sangue e da quantidade de vírus presente. Acidentes mais graves são aqueles que envolvem *maior volume de sangue*, cujos marcadores são: lesões profundas provocadas por material perfurocortante, presença de sangue visível no perfurocortante, acidentes com agulhas previamente utilizadas em veia ou artéria do paciente-fonte e acidentes com agulhas de grosso calibre e aqueles em que há *maior inóculo viral* envolvendo pacientes-fonte com AIDS em estágios avançados da doença, ou com infecção aguda pelo HIV e, portanto, apresentam viremias elevadas.

A profilaxia antirretroviral deve ser recomendada aos trabalhadores da saúde que tiveram exposições com risco significativo de contaminação pelo HIV. Exposições de alto risco necessitam de esquemas expandidos de medicamentos antirretrovirais. Para exposições com menor risco, a quimioprofilaxia deve ser cogitada, na presença de altos títulos virais no paciente-fonte. A PEP pode não ser justificada naquelas situações com risco insignificante de contaminação, nas quais o risco de efeitos tóxicos dos medicamentos ultrapassa o risco de transmissão do HIV.

A duração da quimioprofilaxia é de 4 semanas. Quando indicada, deverá ser iniciada o mais rápido possível, idealmente dentro das primeiras 2 horas após o acidente. Estudos em animais sugerem que a profilaxia antirretroviral não é eficaz quando iniciada 24 a 48 horas após o acidente. As publicações nacionais e internacionais recomendam que o prazo limite para início de PEP seja de 72 horas após a exposição.

Atualmente, existem diferentes medicamentos antirretrovirais potencialmente úteis, embora nem todos indicados para PEP, com atuações em diferentes fases do ciclo de replicação viral do HIV.

O esquema padrão da zidovudina (AZT) associada à lamivudina (3TC) está indicado para a maioria das exposições. O uso habitual dessa combinação de antirretrovirais está relacionado:

- Ao fato de estes medicamentos existirem combinados em um mesmo comprimido, permitindo, portanto, melhor adesão, pela facilidade do esquema posológico;
- Ao efeito profilático da zidovudina, descrito no estudo caso-controle em profissionais de saúde e no ACTG076 (prevenção da transmissão vertical do HIV);
- A lamivudina ser um dos inibidores de transcriptase reversa com menor ocorrência de efeitos adversos.

Esquemas expandidos (≥3 drogas) estão indicados em exposições com alto risco de transmissão do HIV.

Esquemas expandidos são baseados no uso de:

- Inibidores de protease (IP): a maioria dos *guidelines* tem recomendado o uso do lopinavir/r como droga de 1ª escolha entre os IP. Esses esquemas são especialmente indicados quando há suspeita de resistência viral.
- Combinação de três antirretrovirais inibidores da transcriptase reversa com o uso de tenofovir, além da zidovudina e da lamivudina. Esse esquema tem como vantagem a comodidade posológica (três comprimidos ao dia), a maior adesão e a menor toxicidade em curto prazo.

Deve-se sempre considerar outros esquemas antirretrovirais, em função da possibilidade de exposição a vírus resistente, quando o paciente-fonte for multiexperimentado em terapia antirretroviral. Na ausência de especialistas no momento imediato após a exposição, inicia-se o esquema padrão (Tabela 20.3), com reavaliação do esquema tão logo seja possível.

Doses habitualmente utilizadas na infecção pelo HIV/AIDS devem ser prescritas nos esquemas de PEP.

Novos *guidelines* como, por exemplo, os publicados pelo Departamento de AIDS do Estado de Nova Iorque no final de 2012 (http://www.hivguidelines.org), recomendam a utilização de um esquema de PEP com três drogas para todas as exposições com risco de transmissão ocupacional do HIV. Essas diretrizes são diferentes das publicadas pelo CDC-EUA e priorizam a simplicidade e tolerabilidade da PEP, recomendando um esquema potente e muito bem tolerado com tenofovir, emtricitabina e raltegravir como o esquema preferencial para PEP inicial. Nesses *guidelines*, o AZT (zidovudina) não é mais recomendado no esquema preferencial de PEP, porque se acredita não ter nenhuma vantagem evidente, em termos de eficácia, em comparação ao tenofovire, pelo fato de apresentar taxas significativamente mais elevadas de efeitos adversos, que limitam a profilaxia. A lamivudina (3TC) pode ser um substituto à emtricitabina. Ao contrário dos inibidores de protease (como o lopinavir/r), que bloqueiam a replicação do HIV em etapas após a integração do material genético do vírus com o DNA da célula, todas as três drogas no esquema recomendado pelo Departamento de Nova Iorque (tenofovir, emtricitabina e raltegravir) agem antes da integração viral com o DNA celular, podendo representar uma vantagem teórica na prevenção de estabelecimento da infecção por HIV.

Estudos sobre o uso da profilaxia antirretroviral demonstram que a ocorrência de efeitos adversos é frequente, mas usualmente estes são leves e transitórios. Na maioria dos casos, os sintomas são efeitos gastrintestinais, cefaleia e fadiga. Porém, existem relatos raros da ocorrência de efeitos adversos graves, como pancitopenia, hiperglicemia e exacerbação de *diabetes mellitus* preexistente, anemia severa, hepatite grave, neuropatia periférica, nefrolitíase, choque, arritmias cardíacas e convulsão.

Os acidentados que iniciam PEP devem ser orientados a procurar atendimento assim que surjam quaisquer sintomas ou sinais clínicos que possam sugerir toxicidade medicamentosa. É importante ressaltar que alguns deles, como *rash* cutâneo, podem se confundir e devem ser diferenciados da síndrome de soroconversão.

Na presença de intolerância medicamentosa, o uso de medicamentos sintomáticos e a adequação do esquema terapêutico devem ser tentados, não sendo necessária, na maioria das vezes, a interrupção da profilaxia. Esquemas alternativos de antirretrovirais podem ser necessários naqueles pacientes que não toleram o esquema inicial proposto, na tentativa de se manter a quimioprofilaxia durante as quatro semanas.

Na escolha da PEP, informações sobre condições subjacentes, como hepatopatias ou nefropatias, devem ser investigadas na anamnese do trabalhador acidentado. A possibilidade de interações medicamentosas da profilaxia com medicamentos de que o trabalhador faça uso regular (ex. inibidores da bomba de prótons, estatinas, anticoncepcionais orais, hipoglicemiantes orais etc.) também deve ser sempre avaliada.

Em trabalhadoras da saúde grávidas com indicação de quimioprofilaxia, a utilização dos medicamentos antirretrovirais deverá ser decidida junto da acidentada e com o médico assistente do pré-natal, após avaliação dos riscos e dos benefícios e informação sobre os dados sobre a segurança para o feto. A gravidez não deve ser motivo isolado para deixar

Tabela 20.3. Profilaxia antirretroviral pós-exposição ocupacional ao HIV#

	Paciente-fonte conhecido			Paciente-fonte desconhecido
	HIV positivo	HIV negativo***	HIV desconhecido	
Exposição percutânea				
Maior gravidade (lesão profunda, sangue visível no dispositivo, agulha previamente inserida na veia/artéria do paciente-fonte, agulhas com lúmen e de grosso calibre)	Indicar PEP – esquema expandido	PEP não recomendada	Em geral, PEP não recomendada****	Em geral, PEP não recomendada*****
Menor gravidade (lesão superficial, ausência de sangue visível no dispositivo, agulha de sutura)	Indicar PEP – esquema expandido*	PEP não recomendada	Em geral, PEP não recomendada****	Em geral, PEP não recomendada*****
Exposição em mucosas e/ou cutânea				
Maior gravidade (grande quantidade de material biológico, contato prolongado)	Indicar PEP – esquema expandido	PEP não recomendada	Em geral, PEP não recomendada****	Em geral, PEP não recomendada*****
Menor gravidade (pouca quantidade de material biológico, curto contato)	Considerar PEP – esquema básico**	PEP não recomendada	Em geral, PEP não recomendada****	Em geral, PEP não recomendada*****

Atualizações destas recomendações podem estar disponíveis e devem ser sempre consultadas nos sites www.cdc.gov e www.aids.gov.br.

* Estudos sobre exposição sexual e transmissão vertical sugerem que indivíduos com carga viral < 1.500 cópias/mL apresentam um risco muito reduzido de transmissão do HIV. Em exposições envolvendo paciente-fonte sabidamente positivo e com baixa carga viral, pode-se optar pelo esquema básico de PEP.

** Considerar: indica que a PEP é opcional e deve ser baseada na análise individualizada da exposição, devendo a decisão ser tomada entre o acidentado e o médico assistente.

*** Sorologias negativas indicam que não há risco de transmissão do HIV. A possibilidade de soroconversão recente (janela imunológica), diante de sorologia negativa sem a presença de sintomas de infecção aguda, é extremamente rara, mas deve ser avaliada no atendimento ao acidentado.

**** Quando indicada, a PEP deve ser iniciada com o esquema básico de dois antirretrovirais, até que os resultados dos exames laboratoriais sejam conhecidos, acarretando modificação ou suspensão do esquema, de acordo com o resultado da sorologia do paciente-fonte.

***** Quando o paciente-fonte é desconhecido, o uso de PEP deve ser decidido individualmente, considerando-se o tipo de exposição e a probabilidade clínica e epidemiológica de infecção pelo HIV.

Fonte: Ministério da Saúde - Secretaria de Vigilância em Saúde - Departamento de DST, Aids e Hepatites Virais
Recomendações para terapia antirretroviral em adultos infectados pelo HIV- 2008
Suplemento III - Tratamento e prevenção – Brasília – DF Outubro de 2010
http://www.riscobiologico.org/upload/arquivos/acidentes_2010.pdf
http://www.aids.gov.br/sites/default/files/publicacao/2007/suplemento_consenso_adulto_01_24_01_2011_web_pdf_13627.pdf

de se oferecer a melhor profilaxia relacionada à sua exposição. Algumas drogas devem ser evitadas, nas grávidas, pela ocorrência de efeitos teratogênicos. Casos de acidose láctica (inclusive fatais) foram relatados em mulheres grávidas tratadas, durante a gestação, com alguns antirretrovirais.

Em profissionais de saúde do gênero feminino em idade fértil, a possibilidade de gravidez deve ser discutida, sendo recomendável a realização de testes de gravidez sempre que houver risco de gestação.

Prevenção da transmissão ocupacional do vírus da Hepatite B

A vacina contra a hepatite B, disponível desde o início dos anos 1980, é uma importante medida pré-exposição de prevenção de hepatite B ocupacional entre trabalhadores da saúde. Idealmente, a vacinação deverá ser feita antes da admissão nos serviços de saúde ou, pelo menos, iniciada.

A vacina contra hepatite B é extremamente eficaz (90% a 95% de resposta vacinal em adultos imunocompetentes) e segura. Os efeitos colaterais são raros e usualmente pouco importantes, tais como: dor discreta no local da aplicação, febre nas primeiras 48-72 horas após a vacinação. Mais raramente, fenômenos alérgicos relacionados com alguns componentes da vacina e anafilaxia. A gravidez e a lactação não são contraindicações para a utilização da vacina. Mais detalhes serão encontrados no capítulo sobre Imuniza*ção e vacinação na prevenção de doenças infecciosas.*

O esquema vacinal é composto por uma série de 3 doses, com intervalos de zero, 1 e 6 meses. Devem-se pesquisar os níveis de anti-HBs, após a vacinação (resposta vacinal), um a dois meses depois da última dose da vacina.

Quando não há resposta vacinal adequada após a primeira série de vacinação, grande parte dos trabalhadores (até 40%-60%) responderá a uma série adicional de três doses. Caso persista a falta de resposta, não se recomenda revacinação com uma terceira série. É importante considerar, antes do início da segunda série do esquema vacinal, ou depois da comprovação de falta de soroconversão com seis doses da vacina (não respondedor), a solicitação de HBsAg para descartar a possibilidade de esses trabalhadores apresentarem infecção crônica pelo HBV. O trabalhador da saúde não respondedor (sem resposta vacinal a duas séries com três doses cada) deve ser considerado como suscetível à infecção pelo HBV. Esquemas alternativos com vacinação por via intradérmica, podem ser tentados em serviços de referência. Caso ocorra uma exposição a materiais biológicos com risco conhecido, ou provável, de infecção pelo HBV, o não respondedor deve utilizar a imunoglobulina hiperimune contra hepatite B (Tabela 20.4).

Como a imunidade adquirida com a vacinação é prolongada, não são recomendadas doses regulares de reforço após o esquema vacinal completo, em trabalhadores imunocompetentes.

As doses recomendadas variam conforme o fabricante do produto utilizado. Doses maiores são recomendadas para os trabalhadores que apresentem imunodeficiência e para os que apresentam insuficiência renal e se encontram em programas de diálise.

A aplicação da vacina deverá ser realizada sempre por via intramuscular, em região de músculo deltoide. Isso porque a aplicação em glúteos, comprovadamente, tem menor eficácia (menor frequência de detecção do anti-HBs).

Quando o esquema vacinal for interrompido, não há necessidade de reiniciá-lo. Trabalhadores que tenham feito somente a primeira dose deverão realizar a segunda logo que possível. A terceira dose está indicada com um intervalo de pelo menos dois meses da segunda dose e quatro meses da primeira dose. Trabalhadores que tenham interrompido o esquema vacinal após a segunda dose deverão realizar a terceira dose da vacina tão logo seja possível.

A imunoglobulina hiperimune contra hepatite B (IGHAHB) também deve ser aplicada por via intramuscular. Ela fornece imunidade provisória por um período de 3 a 6 meses após a administração. A gravidez e a lactação não são contraindicações para a utilização da IGHAHB. Quando utilizadas, a vacina e a IGHAHB devem ser aplicadas idealmente dentro das primeiras 24 a 48 horas após o acidente. Não existe benefício comprovado com uso da IGHAHB após 1 semana da exposição. Efeitos adversos da imunoglobulina são raros e incluem febre, dor no local da aplicação e, excepcionalmente, reações alérgicas. A vacina e a IGHAHB podem ser administradas simultaneamente, sendo indicada a aplicação em seringas e locais diferentes.

Tabela 20.4. Recomendações para profilaxia de hepatite B após exposição ocupacional a material biológico*

Situações vacinal e sorológica do trabalhador da saúde exposto	Paciente-fonte		
	HBsAg reagente	HBsAg não reagente	HBsAg desconhecido ou não testado
Não vacinado	IGHAHB + iniciar vacinação	Iniciar vacinação	Iniciar vacinação**
Com vacinação incompleta	IGHAHB + completar vacinação	Completar vacinação	Completar vacinação**
Vacinado			
Com resposta vacinal conhecida e adequada (≥10 mUI/mL)	Nenhuma medida específica	Nenhuma medida específica	Nenhuma medida específica
Sem resposta vacinal após a 1ª série (3 doses)	IGHAHB + iniciar nova série de vacinação (3 doses)	Iniciar nova série de vacinação (3 doses)	Iniciar nova série de vacinação (3 doses)**
Sem resposta vacinal após a 2ª série de vacina	IGHAHB (duas doses, com intervalo de 30 dias entre ambas)***	Nenhuma medida específica	Discutir: IGHAHB (duas doses, com intervalo de 30 dias entre ambas)***
Com resposta vacinal desconhecida	Testar o profissional de saúde: • Se resposta vacinal adequada: nenhuma medida específica • Se resposta vacinal inadequada: IGHAHB + fazer 2ª série de vacinação	Testar o profissional de saúde: • Se resposta vacinal adequada: nenhuma medida específica • Se resposta vacinal inadequada: fazer 2ª série de vacinação	Testar o profissional de saúde: • Se resposta vacinal adequada: nenhuma medida específica • Se resposta vacinal inadequada: fazer 2ª série de vacinação **

IGHAHB - Imunoglobulina hiperimune contra hepatite B.

* Os profissionais que sofreram infecção pelo HBV estão imunes a reinfecção e não necessitam de profilaxia pós-exposição. Tanto a vacina quanto a imunoglobulina devem ser administradas preferencialmente nas primeiras 24 a 48 horas após o acidente, não excedendo o período de sete dias para a imunoglobulina.

** O uso associado de imunoglobulina anti-hepatite B está indicado se o paciente-fonte tiver alto risco de infecção pelo HBV, como por exemplo: usuários de drogas injetáveis, pacientes em programas de diálise, contatos domiciliares e sexuais de portadores de HBsAg, pessoas que fazem sexo com pessoas do mesmo sexo, heterossexuais com vários parceiros e relações sexuais desprotegidas, historia prévia de doenças sexualmente transmissíveis, pacientes provenientes de áreas geográficas de alta endemicidade para a hepatite B, pessoas provenientes de prisões e de instituições de atendimento a pacientes com deficiência mental.

*** A administração da IGHAHB em duas doses deve obedecer ao intervalo de um mês entre elas. Essa opção deve ser indicada para aqueles que fizeram duas séries de três doses da vacina, mas não apresentaram resposta adequada (não respondedor) ou demonstraram alergia grave à vacina.

Fonte: Ministério da Saúde - Secretaria de Vigilância em Saúde - Departamento de DST, Aids e Hepatites Virais
Recomendações para terapia antirretroviral em adultos infectados pelo HIV- 2008
Suplemento III - Tratamento e prevenção – Brasília – DF Outubro de 2010
http://www.riscobiologico.org/upload/arquivos/acidentes_2010.pdf
http://www.aids.gov.br/sites/default/files/publicacao/2007/suplemento_consenso_adulto_01_24_01_2011_web_pdf_13627.pdf

O tipo de profilaxia indicada após exposição ocupacional ao vírus da hepatite B será decidido em função do estado vacinal do trabalhador, da análise da resposta vacinal e da condição sorológica do paciente-fonte (Tabela 20.4).

Prevenção da transmissão ocupacional do vírus da Hepatite C

Não existe nenhuma medida específica eficaz para redução do risco de transmissão do vírus da hepatite C após exposição ocupacional. A única medida eficaz para eliminação do risco de infecção pelo vírus da hepatite C é a prevenção da ocorrência do acidente.

Apesar de não existirem medidas para prevenção da soroconversão, caso esta ocorra, existe grande benefício do tratamento da infecção aguda com antivirais, prevenindo que a maioria dos trabalhadores contaminados evolua para doença hepática crônica. Trabalhadores que tenham apresentado soroconversão para hepatite C devem ser encaminhados para serviços de referência e com experiência no tratamento das hepatites virais.

▶ Acompanhamento do trabalhador acidentado

O acompanhamento clínico-laboratorial deverá ser realizado para todos os acidentados que tenham sido expostos a pacientes-fonte desconhecidos, ou pacientes-fonte com infecção pelo HIV e/ou hepatites B e C, independentemente do uso de quimioprofilaxias ou imunizações.

Para aqueles que iniciam PEP com antirretrovirais, idealmente todos devem ser reavaliados dentro de 3 dias após a exposição. Isso permite rever a natureza da exposição, a análise de dados adicionais disponíveis do paciente-fonte e a avaliação da adesão e toxicidades associadas com os antirretrovirais.

É essencial reconhecer, diagnosticar e orientar:
- As toxicidades medicamentosas ou efeitos adversos associados às imunizações que podem exigir o uso de medicamentos sintomáticos com a finalidade de manter a profilaxia durante a duração prevista.
- A adesão às profilaxias indicadas, adequando-se, sempre que possível, os medicamentos aos horários compatíveis com as atividades diárias do trabalhador. A não adesão pode ser resultado, por exemplo, da falta de compreensão da prescrição e/ou da falta de informação sobre as consequências da interrupção das profilaxias.
- O surgimento de sintomas e sinais clínicos relacionados a possíveis soroconversões (síndrome de mononucleose-*like*, hepatite aguda) e as complicações relacionadas às contaminações (p.ex., insuficiência hepática, alterações neurológicas na infecção aguda pelo HIV).

Se o paciente-fonte não apresentar resultado laboratorial reagente para infecção pelo HIV, HBV e/ou HCV no momento do acidente (levando-se em conta sempre o contexto clínico e epidemiológico), testes adicionais da fonte não estão indicados, nem exames de *follow-up* do acidentado. A possibilidade de "janela imunológica" para o paciente-fonte, ou seja, a existência de infecção, mas com sorologias não reagentes, sem a presença de sintomas de infecção aguda, é extremamente rara. A história clínica e epidemiológica recente do paciente-fonte é essencial para a avaliação de exposição de risco, tais como o compartilhamento de equipamentos para uso de drogas injetáveis e inaladas e a prática de relação sexual desprotegida.

O acompanhamento do profissional exposto deve ser realizado por pelo menos seis meses após exposições envolvendo pacientes-fonte infectados pelo HIV ou pelos vírus das hepatites B e C, e acidentes envolvendo fontes desconhecidas. Excepcionalmente, algumas exposições ocupacionais ao HIV podem ter indicação de acompanhamento sorológico por 12 meses.

Em todos os casos, o exame sorológico inicial do acidentado (para HIV/HBV/HCV, de acordo com a exposição) deve ser sempre colhido no momento do acidente. O objetivo destes exames iniciais é o de descartar que o trabalhador acidentado não apresentasse previamente infecção por qualquer um desses vírus.

Apesar da ocorrência de contaminação por patógenos veiculados pelo sangue ser bastante incomum, o efeito emocional desse risco sobre o profissional de saúde pode ser expressivo. É comum, especialmente nos casos de exposição envolvendo pacientes-fonte infectados pelo HIV, a presença de sintomas de transtorno de estresse pós-traumático como medo, insônia, ansiedade, cefaleia, entre outros. Circunstâncias extremas, como suicídio, também já foram relatadas.

Organização do pronto atendimento ao acidentado

No primeiro atendimento com profissional de saúde, que poderá ser um médico ou qualquer outro profissional da área, como dentista, enfermeiro, técnico de enfermagem, técnico de laboratório, será preciso transmitir confiança e segurança, pois não raramente o acidentado fica extremamente ansioso. Neste momento, ter à mão um Protocolo (Rotina) de Atendimento será benéfico ao acidentado e ao profissional de saúde que prestará o atendimento. Esse atendimento inicialmente poderá ocorrer num grande hospital com todos os recursos possíveis, mas também poderá ocorrer num simples posto de coleta de sangue, numa cidade do interior. Portanto, é necessário elaborar um Protocolo de Atendimento que respeite as peculiaridades locais e regionais e que os profissionais que o utilizarão estejam suficientemente informados do seu conteúdo, bem como adequadamente esclarecidos.

Depois de prestados os primeiros-socorros e seguido o já citado nas medidas de prevenção após exposição a material biológico, será preciso, em algumas situações, decidir pela realização ou não da profilaxia contra a infecção pelo HIV. Nesse caso, corre-se contra o tempo, pois o ideal será iniciar a quimioprofilaxia (PEP) nas primeiras 2 horas após o acidente. Para tanto, o teste rápido para o diagnóstico de possível infecção do paciente-fonte pelo HIV deve estar próximo, assim como as drogas a serem usadas na quimioprofilaxia inicial. O endereço completo, incluindo o número do telefone dos serviços que possuem o *kit* para o atendimento inicial, deve estar descrito no Protocolo de Atendimento. Nas localidades distantes, em áreas confinadas ou de difícil acesso, é necessário disponibilizar *kits* preventivos com testes rápidos e drogas para início da quimioprofilaxia, respeitando-se os prazos de validade dos testes sorológicos e das medicações. Os detalhes sobre a quimioprofilaxia estão no item "Prevenção da transmissão ocupacional do HIV". Somente médicos podem prescrever os antirretrovirais. Uma boa prática será obter do paciente-fonte e do acidentado um termo de consentimento informado, inclusive com a concordância do paciente-fonte em disponibilizar sangue para os testes sorológicos (anti-HIV, HBsAg e anti-HCV), e do acidentado para a realização dos exames laboratoriais e da quimioprofilaxia. O paciente, ao ser transferido para as Unidades de Referência designadas no Protocolo de Atendimento, deverá estar acompanhado de um laudo médico ou relatório conciso e objetivo elaborado pelo profissional que prestou o primeiro atendimento.

Em relação ao risco de efetiva exposição ao vírus da hepatite B, é necessário anotar, no Protocolo de Atendimento, o endereço e telefone do Centro de Referência de Imunobiológicos Especiais (CRIE) existente em cada Unidade Federativa, para eventuais aplicações de Imunoglobulina Humana específica para proteção contra o HBV. Ao contrário da vacina contra a hepatite B, tais imunobiológicos não são encontrados nas Unidades Básicas do Sistemas Único de Saúde (SUS), mas apenas nos CRIEs.

Também é conveniente anexar, ao Protocolo de Atendimento, o endereço e telefone dos Centros de Referência Nacional para HIV e dos Centros de Referência para atendimento de pacientes com hepatite B e C.

Acompanhamento após exposição ocupacional ao HIV

O intervalo de tempo entre a exposição e a determinação da soroconversão é bastante variável, sendo habitual no período de dois a três meses após a exposição. Com os ensaios imunoenzimáticos (EIA, ELISA) atualmente disponíveis, a soroconversão pode ser detectada de forma bastante precoce (a partir de duas semanas após a infecção).

A recomendação atual é de que se acompanhe o acidentado durante seis meses após a exposição. Devem ser realizados testes anti-HIV no momento do acidente, após seis semanas e três e seis meses após a exposição (Tabela 20.5).

Mais recentemente, alguns autores têm considerado que o acompanhamento após exposição ao HIV pode ser completado com três meses. A soroconversão tardia, ou seja, depois de três meses, tem sido raramente relatada, não sendo descrita nos Estados Unidos desde 1990. Não está claro se estes eventos raros foram relacionados às exposições originais ou eventuais exposições posteriores. Levando-se em consideração a raridade dessa ocorrência, o aumento da sensibilidade dos testes diagnósticos para detectar precocemente infecção pelo HIV, e a ansiedade do trabalhador exposto em continuar sendo testado por meses seguidos, estes autores entendem que as consequências negativas de estender o acompanhamento sorológico por 6 meses superam o benefício desta testagem. Mas, em 2012, esta ainda não era a recomendação do Ministério da Saúde (Brasil) ou do CDC-EUA.

O período de acompanhamento deverá ser superior a 6 meses (de um ano após a exposição), quando o profissional acidentado apresentar sintomas de uma possível infecção aguda pelo HIV durante os primeiros 6 meses, uma história clínica sugestiva de imunodeficiência, uma exposição considerada de alto risco para transmissão de HIV ou uma exposição simultânea ao vírus da hepatite C (paciente-fonte coinfectado HIV-HCV).

Durante o acompanhamento, especialmente nas primeiras 8 a 12 semanas, o trabalhador acidentado deve ser orientado a evitar a transmissão secundária do vírus por meio do uso de preservativos durante as relações sexuais; do não compartilhamento de seringas e agulhas, nos casos de uso de drogas injetáveis; contraindicando a doação de sangue, órgãos ou esperma, e evitando a gravidez. Mulheres que estejam amamentando devem ser esclarecidas sobre os riscos potenciais de transmissão de HIV através do leite materno e a interrupção da amamentação deve ser considerada, principalmente nas situações de maior risco. Além do risco de transmissão, alguns antirretrovirais passam para o leite materno, podendo trazer efeitos adversos para o lactente.

Acompanhamento após exposição ao vírus da Hepatite B

O período de incubação da hepatite B é longo: 70 dias em média (variando de 30 a 180 dias). Entre os trabalhadores (adultos e imunocompetentes) que se contaminam com o HBV, a minoria (30%) apresenta sintomatologia, e 6 a 10% evoluem para a cronicidade. Vários marcadores virais e imunológicos poderão ser utilizados no diagnóstico e acompanhamento da hepatite B (Tabelas 20.5 e 20.6). Nos casos de soroconversão, o primeiro marcador sorológico a aparecer é o HBsAg, que pode ser detectado com 1 a 10 semanas após a exposição, e 2 a 6 semanas (média de 4 semanas) antes do surgimento de sintomas clínicos. O anti-HBc aparece aproximadamente 1 mês após o HBsAg.

Para os acidentados previamente vacinados para hepatite B, a determinação do anti-HBs é necessária para confirmação da resposta vacinal. Em exposições que envolvam profissionais de saúde imunes (anti-HBs ≥ 10mUI/ml), não há in-

Tabela 20.5. Acompanhamento laboratorial do trabalhador de saúde após exposições ocupacionais a materiais biológicos

Situação	Momento do acidente	2ª semana	6ª semana	3 meses	6 meses	12 meses*
Uso de QP básica	Hemograma completo Transaminases Ureia e creatinina séricas	Hemograma completo Transaminases Ureia e creatinina séricas	-	-	-	-
Uso de QP expandida	Hemograma completo Transaminases Ureia e creatinina séricas Glicemia	Hemograma completo Transaminases Ureia e creatinina séricas Glicemia	-	-	-	-
Acomp. HIV	anti-HIV EIA/ELISA	-	Anti-HIV EIA/ELISA	Anti-HIV EIA/ELISA	Anti-HIV EIA/ELISA	Anti-HIV EIA/ELISA eventualmente*
Acomp. HBV	Vacinados: anti-HBs Não vacinados: anti-HBs, anti-HBc, HBsAg	-	-	-	Vacinados suscetíveis: anti-HBs Não vacinados: anti-HBs, anti-HBc, HBsAg	
Acomp. HCV	anti-HCV EIA/ELISA ALT/TGP	-	ALT/TGP	Anti-HCV EIA/ELISA ALT/TGP PCR para HCV**	Anti-HCV EIA/ ELISA ALT/TGP	Anti-HCV EIA/ ELISA eventualmente*

* O período de acompanhamento deverá ser superior a seis meses (de um ano após a exposição) quando o profissional acidentado apresentar sintomas de uma possível infecção aguda pelo HIV durante os primeiros seis meses, uma história clínica sugestiva de imunodeficiência, uma exposição considerada de alto risco para transmissão de HIV ou uma exposição simultânea ao vírus da hepatite C (paciente-fonte coinfectado HIV-HCV).
** *Polimerase Chain Reaction*. Permite o diagnóstico precoce de soroconversão e está indicada especialmente após acidentes graves com paciente-fonte sabidamente infectado pelo vírus da hepatite C.

Fonte: Ministério da Saúde - Secretaria de Vigilância em Saúde - Departamento de DST, Aids e Hepatites Virais
Recomendações para terapia antirretroviral em adultos infectados pelo HIV- 2008
Suplemento III - Tratamento e prevenção – Brasília – DF Outubro de 2010
http://www.riscobiologico.org/upload/arquivos/acidentes_2010.pdf
http://www.aids.gov.br/sites/default/files/publicacao/2007/suplemento_consenso_adulto_01_24_01_2011_web_pdf_13627.pdf

dicação de acompanhamento sorológico e nenhuma medida específica de prevenção é necessária.

Nas situações em que não haja imunidade comprovada para hepatite B, e nos profissionais não vacinados, recomenda-se o acompanhamento do acidentado com a realização dos marcadores HBsAg, anti-HBs e anti-HBc no momento do acidente, e a repetição desses exames após 6 meses da exposição (Tabela 20.6). Para trabalhadores da saúde que tenham utilizado IGHAHB no momento do acidente, resultados positivos de anti-HBs durante 6 a 12 meses após o acidente podem representar apenas a grande quantidade de anti-HBs recebida.

Os trabalhadores de saúde que apresentarem HBsAg positivo (no momento do acidente ou durante o acompanhamento) deverão ser encaminhados para serviços especializados para realização de outros testes, acompanhamento clínico e tratamento, quando indicado.

Na prevenção da transmissão secundária do HBV, não há necessidade de evitar a gravidez ou suspender o aleitamento materno. Apesar do vírus de hepatite B ser excretado pelo leite materno, os dados disponíveis até o momento, não contraindicam a amamentação A única restrição a ser feita é não realizar a doação de sangue, órgãos, tecidos ou esperma.

Acompanhamento após exposição ao vírus da Hepatite C

O período de incubação da hepatite C varia de 2 a 24 semanas, sendo, em média, de 7 semanas. A grande maioria (> 75%) dos casos agudos é assintomática, sendo necessária a investigação laboratorial para o diagnóstico.

Apesar de não haver nenhuma medida específica para a prevenção da contaminação pelo vírus da hepatite C, é importante que sempre sejam realizadas a investigação do paciente-fonte e o acompanhamento sorológico acidentado (nos casos de acidentes envolvendo pacientes-fonte HCV+ ou pacientes-fonte desconhecidos ou conhecidos com sorologia desconhecida), para se comprovar uma doença relacionada ao trabalho, caso haja a contaminação do trabalhador, e pela possibilidade do tratamento da infecção aguda (que apresenta bons resultados na prevenção da evolução para cronicidade).

Tabela 20.6. Interpretação dos marcadores sorológicos relacionados à hepatite B

HBsAg	HBeAg	Anti-HBc IgM	Anti-HBc	Anti-HBe	AntiHBs	Interpretação diagnóstica
Pos	Neg	Neg	Neg	Neg	Neg	Fase de incubação
Pos	Pos	Pos	Pos	Neg	Neg	Fase aguda
Pos	Pos	Neg	Pos	Neg	Neg	Portador com replicação viral
Pos	Neg	Neg	Pos	Pos	Neg	Portador sem replicação viral
Neg	Neg	Neg	Pos	Neg	Neg	Provável cicatriz sorológica
Neg	Neg	Neg	Pos	Pos	Pos	Imunidade após hepatite B
Neg	Neg	Neg	Pos	Neg	Pos	Imunidade após hepatite B
Neg	Neg	Neg	Neg	Neg	Pos	Imunidade após vacina contra hepatite B
Neg	Neg	Neg	Neg	Neg	Neg	Ausência de contato prévio com HBV

Fonte: Brandao-Mello *et al.*, 2001.

O acompanhamento do acidentado deverá ser realizado através da dosagem de transaminase glutâmico-pirúvica/alanina aminotransferase (TGP/ALT) no momento do acidente; entre a 4ª e a 6ª semanas; 3 e 6 meses após o acidente, e o acompanhamento sorológico (anti-HCV por técnica imunoenzimática) no momento do acidente e 3 e 6 meses após o acidente. A pesquisa de RNA viral por técnicas de biologia molecular (PCR) permite o diagnóstico precoce de soroconversão e está indicada no 3º mês após o acidente, especialmente após acidentes graves com paciente-fonte sabidamente infectado pelo vírus da hepatite C.

Na prevenção da transmissão secundária do HCV, não há necessidade de evitar a gravidez. O aleitamento materno deverá ser discutido, caso a caso, com um especialista. A única restrição a ser feita é não realizar a doação de sangue, órgãos, tecidos ou esperma.

Investigação da(s) causa(s) do(s) acidente(s)

Uma das lições que poderão ser extraídas dos acidentes é a descoberta das causas, para que fatos semelhantes não voltem a ocorrer. Esse é um princípio básico da infortunística no trabalho. Comumente, não há maiores dificuldades em se apurarem as causas diretas e indiretas dos acidentes. A investigação começa após serem prestados os atendimentos de primeiros socorros à vítima do acidente, ouvindo-se as pessoas envolvidas no evento. Para tanto, utilizar como roteiro, na investigação, a ficha de investigação de acidentes com material perfurocortante e fluidos orgânicos.

Comunicações ao INSS e Vigilância Epidemiológica

Deverá ser providenciada a notificação aos dois órgãos oficiais, por questões legais e sanitárias. São utilizados formulários distintos, sendo comunicado ao INSS por meio da Comunicação de Acidentes do Trabalho– CAT (Ministério da Previdência Social) e a ficha de notificação de acidente de trabalho com exposição a material biológico do SINAN (Ministério da Saúde). Reiteramos que não basta apenas notificar o acidente às autoridades públicas. É fundamental investigar as causas diretas e indiretas dos acidentes, para que os mesmos não se repitam e sejam revistas todas as medidas de proteção individual e coletivas necessárias à proteção do trabalhador.

Referências

Cardo DM, Culver DH, Ciesielski CA et al. A case–control study of HIV seroconversion in health care workers after percutaneous exposure. New England Journal of Medicine, 337: 1485-90, 1997.

Centers for Disease Control and Prevention. Updated U.S. Public Health Service guidelines for the management of occupational exposures to HBV, HCV, and HIV and recommendations for postexposure prophylaxis. MMWR, 50(RR-11):1-54, 2001.

Centers for Disease Control and Prevention. Updated U.S. Public Health Service guidelines for the management of occupational exposures to HIV and recommendations for postexposure prophylaxis. MMWR, 54(RR-09):1-17, 2005.

Centers for Disease Control and Prevention. Workbook for designing, implementing, and evaluating a sharps injury prevention program [online] 2008. Disponível em: URL: http://www.cdc.gov/sharpssafety/.

Do AN et al. Occupationally acquired HIV infection: national case surveillance data during 20 years of the HIV epidemic in the U.S. Infections Control and Hospital Epidemiology, 24:86-96, 2003.

Health Protection Agency Centre for Infections & Collaborators. Occupational transmission of HIV - Summary of published reports - Data to December 2002. London, March 2005. p. 1-39.

Jagger J, Perry J, Gomaa A, Phillips EK. The impact of U.S. policies to protect HCWs from blood-borne pathogens. Journal of Infection and Public Health 1: 62-71, 2008.

Ministério da Saúde. Secretaria de Vigilância em Saúde - Departamento de DST, Aids e Hepatites Virais. Recomendações para terapia antirretroviral em adultos infectados pelo HIV- 2008. Suplemento III – Tratamento e prevenção – Brasília – DF, Outubro de 2010.

Ministério da Saúde. Secretaria de Ciência, Tecnologia e Insumos Estratégicos.Diretrizes gerais para o trabalho em contenção com agentes biológicos. 3ª ed. Brasília, DF. 2010.

Ministério do Trabalho e Emprego. Norma Regulamentadora NR 32 – Segurança e Saúde no Trabalho em Serviços de Saúde. Portaria MTE n.º 485, de 11 de novembro de 2005 (DOU de 16/11/2005) e Portaria MTE n.º 1.748, de 30 de agosto de 2011 (DOU de 31/08/2011).

New York State Department of Health AIDS Institute: www.hivguidelines.org. HIV prophylaxis following occupational exposure. What's New – October 2012 Update.

Phillips EK, Conaway MR, Jagger JC. Percutaneous injuries before and after the Needlestick Safety and Prevention Act. New England Journal of Medicine, 366(7): 670-1, 2012.

Prüss-Üstün A, Rapiti E, Hutin Y. Sharps injuries: global burden of disease from sharps injuries to health-care workers. Geneva: World Health Organization 2003; 1-39. (WHO Environmental Burden of Disease Series No.3).

Rapparini C. Occupational HIV infection among health care workers exposed to blood and body fluids in Brazil. American Journal of Infections Control, 34(4): 237-40, 2006.

Rapparini C. Reinhardt EL. Manual de implementação: programa de prevenção de acidentes com materiais perfurocortantes em serviços de saúde. São Paulo: Fundacentro, 2010. 161 p.

Tarantola A, Abiteboul D, Rachline A. Infection risks following accidental exposure to blood or body fluids in health care workers: A review of pathogens transmitted in published cases. American Journal of Infections Control, 34(6):367-75, 2006.

Tosini W, Ciotti C, Goyer F, Lolom I et al. Needle stick injury rates according to different types of safety-engineered devices: results of a French multicenter study. Infections Control and Hospital Epidemiology, 31(4):402-7, 2010.

World Health Organization. Post-exposure prophylaxis to prevent HIV infection. Joint WHO/ILO guidelines on post-exposure prophylaxis (PEP) to prevent HIV infection. 2007.

Acidentes Provocados por Animais Peçonhentos

21

Fan Hui Wen
Ceila Maria Sant'Anna Málaque
Carlos Roberto de Medeiros
Marcelo Ribeiro Duarte
Pasesa Pascuala Quispe Torrez
Christina Terra Gallafrio Novaes
Francisco Oscar de Siqueira França

- **Introdução**
- **Acidentes ofídicos**
  Acidente botrópico
  Acidente laquético
  Acidente crotálico
  Acidente elapídico
  Acidentes por serpentes das famílías colubridae, dipsadidae e boidae
  Tratamento hospitalar nos acidentes ofídicos
  Aspectos relacionados a acidentes de trabalho e medidas de prevenção
- **Acidentes por aracnídeos**
  Acidentes por escorpiões ("escorpionismo")
  Acidentes por aranhas ("araneísmo")
- **Acidentes por lepidópteros**
- **Acidentes por himenópteros**
- **Soroterapia**
- **Referências**

Introdução

A importância dos acidentes por animais peçonhentos para a saúde pública e, consequentemente, o trabalhador traduz-se nos mais de 100 mil acidentes e quase 200 óbitos registrados por ano. A maioria dos casos ocorre em adultos jovens em atividades laborais, embora muitas vezes relacionados ao trabalho informal ou não remunerado. Nos últimos anos, o escorpionismo vem adquirindo importância crescente, correspondendo a cerca de 30% do total de notificações, superando, em números absolutos, os casos de ofidismo, embora a letalidade seja maior nos acidentes por serpentes.

Acidentes ofídicos

Em 2009, os acidentes por animais peçonhentos no Brasil voltaram a ser agravos de notificação compulsória no país (Portaria Nº. 2.472, de 31/08/2010). Já no ano de 2010, foram registrados 29.635 acidentes por serpentes, entre os quais 85% foram ocasionados por serpentes peçonhentas, 4% por não peçonhentas e 11% por serpentes não identificadas. Desse total, 72,5% corresponderam ao gênero *Bothrops*; predominaram os acidentes na área rural (80% dos casos), e a letalidade foi de 0,41% nos casos tratados. A faixa etária mais acometida foi a de 20 a 49 anos (51%); 77% ocorreram no gênero masculino e em 67% os locais acometidos foram a perna e o pé.

Serpentes de importância médica

No Brasil são registradas 375 espécies de serpentes, das quais 48 (15,1%) são consideradas peçonhentas[1]. Desse elenco, apenas as famílias Viperidae (jararacas, cascavéis e surucucus) e Elapidae (corais verdadeiras) congregam as espécies que chamamos "peçonhentas", que são as serpentes de maior importância clínica. As serpentes desses grupos apresentam as seguintes características:

- Família Viperidae: possuem fosseta loreal, dentição solenóglifa e escamas quilhadas. São cinco os gêneros de importância médica:
  - *Bothrops* (23 espécies): *Bothrops alcatraz*[2], *B. alternatus**, *B. atrox**, *B. brazili*[2], *B. cotiara*[2], *B. diporus*, *B. erythromelas**, *B. fonsecai*[2], *B. insularis*[2], *B. itapetiningae*[2], *B. jararaca**, *B. jararacussu**, *B. leucurus**, *B. lutzi*, *B. marajoensis*, *B. marmoratus*[2], *B. mattogrossensis**, *B. moojeni**, *B. muriciensis*[2], *B. neuwiedi**, *B. pauloensis**, *B. pirajai*[2], *B. pubescens**.
  - *Bothriopsis*[2] (duas espécies): *Bothriopsis bilineata*, *Bothriopsis taeniata*.
  - *Bothrocophias*[2] (uma espécie): *Bothrocophias hyoprora*.

  Do ponto de vista médico, os três gêneros compõem o grupo botrópico. Englobam espécies distribuídas por todo o território nacional, algumas de maior importância por sua extensa distribuição geográfica, como *B. atrox* na Amazônia, *B. erythromelas* e *B. leucurus* no Nordeste, *B. moojeni* nas regiões Centro-Oeste e Sudeste, e *B. jararaca* nas regiões Sul e Sudeste. *Bothrops atrox* e *B. jararaca* são ainda espécies de ampla flexibilidade no hábitat, ocorrendo tanto em ambientes preservados como em áreas altamente impactadas, como nos remanescentes de mata na cidade de São Paulo (Fig. 21.1). São responsáveis por cerca de 90% dos envenenamentos por serpentes peçonhentas.

- *Crotalus* (uma espécie): *Crotalus durissus** (cinco subespécies: *C.d. cascavella*, *C.d. collilineatus*, *C.d. marajoensis*, *C.d. ruruima*, *C.d. terrificus*). O gênero apresenta, caracteristicamente, na cauda, a presença de guizo ou chocalho (Fig. 21.2). Habita áreas abertas, em locais secos e quentes, sendo encontrado na Mata Atlântica do litoral do Nordeste (Salvador, BA) e nas savanas amazônicas e lavrado em Roraima. Há apenas uma espécie no país (*Crotalusdurissus*), com cinco subespécies. São responsáveis por, aproximadamente, 8 a 9% dos acidentes por serpentes peçonhentas no Brasil, com letalidade de 1,8%. Devido ao contínuo desmatamento de áreas florestadas no território brasileiro, admite-se que possa haver um potencial incremento no número de acidentes crotálicos no país, visão não compartilhada por outros autores, que consideram a fauna de áreas abertas mais suscetíveis do que as de áreas florestadas.

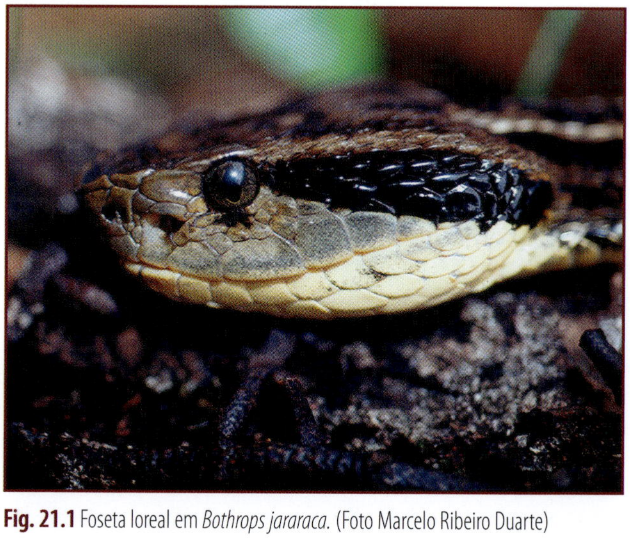

Fig. 21.1 Foseta loreal em *Bothrops jararaca*. (Foto Marcelo Ribeiro Duarte)

---

[1] As serpentes brasileiras das famílias Colubridae e Dipsadidae, consideradas não peçonhentas, também são causadoras de numerosos acidentes no Brasil. De distribuição e biologia altamente diversa, possuem veneno com ampla gama de atividades farmacológicas.

[2] Serpentes raras, insulares ou com dados epidemiológicos virtualmente inexistentes (44% do total de espécies de *Bothrops* do Brasil).

* Espécies de maior importância epidemiológica.

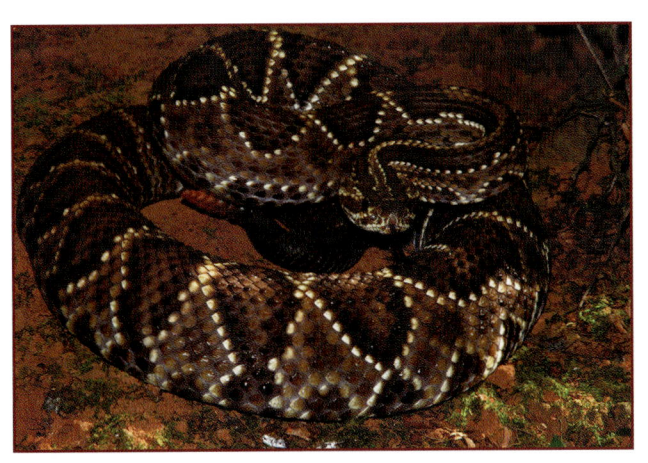

Fig. 21.2. *Crotalus durissus* (Foto Marcelo Ribeiro Duarte).

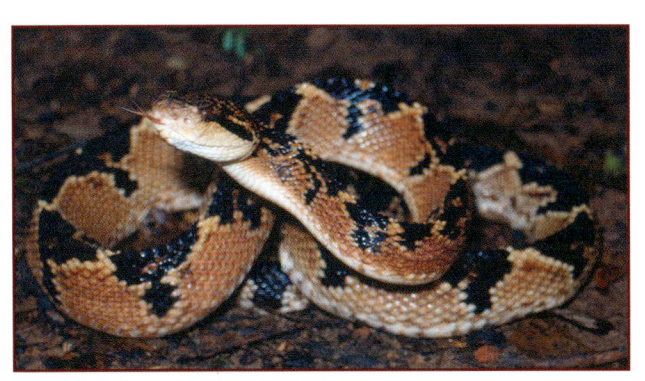

Fig. 21.3. *Lachesis muta.* (Foto Marcelo Ribeiro Duarte).

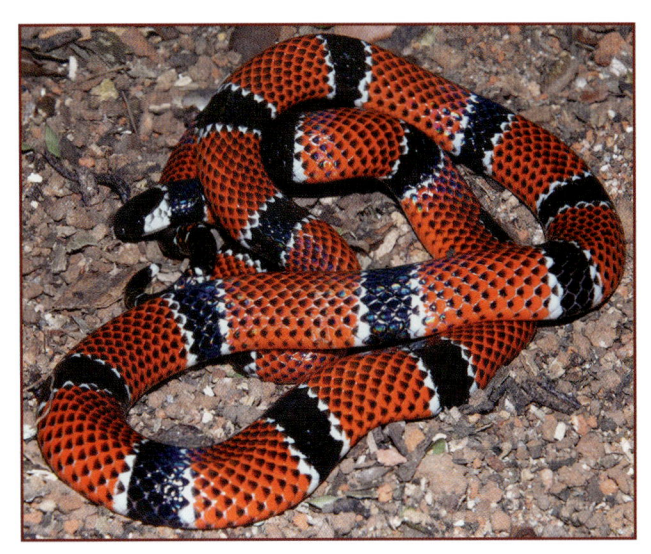

Fig. 21.4. *Micrurus.* (Foto Marcelo Ribeiro Duarte).

- *Lachesis* (uma espécie); *Lachesis muta**. Pode atingir até 4 m de comprimento, *são as maiores serpentes peçonhentas da América Latina*. As *Lachesis* apresentam, caracteristicamente, as últimas escamas da cauda, em forma de "espinhos", mais evidentes nos indivíduos de grande porte. Têm hábitos preferencialmente noturnos e distribuem-se em florestas tropicais primárias, encontradas, no Brasil, na Floresta Amazônica e em áreas restritas da Mata Atlântica (Fig. 21.3). No Brasil encontra-se a única espécie *L. muta*, responsável por 1,4% do total de envenenamentos por serpentes peçonhentas. O micro-habitat e o comportamento de *Lachesis muta* em culturas de cacau (*Theobroma cacao*) é descrito no sul do Estado da Bahia (Argôlo, 2003).

- Família Elapidae: os exemplares desta família possuem dentição proteróglifa, anéis pelo corpo e, na grande maioria das espécies, coloração avermelhada. São dois os gêneros de importância médica:
  - *Micrurus* (24 espécies): *Micrurus albicinctus*[3], *M. altirostris*, *M. annelatus*[3], *M. averyi*[3], *M. brasiliensis*[3], *M. corallinus*, *M. decoratus*[3], *M. filiformis*[3], *M. frontalis*, *M. hemprichii*, *M. ibiboboca*, *M. langsdorfii*[3], *M. lemniscatus*, *M. nattereri*[3], *M. pacaraimae*[3], *M. paraensis*[3], *M. psyches*[3], *M. putumayensis*[3], *M. pyrrhocryptus*[3], *M. remotus*[3], *M. silviae*[3], *M. spixii*[3], *M. surinamensis*, *M. tricolor*[3].
  - *Leptomicrurus* (três espécies): *Leptomicrurus collaris*[3], *L. narduccii*[3], *L. scutiventris*[3]. As corais verdadeiras (Fig. 21.4) estão distribuídas em todo o território nacional. Não apresentam fosseta loreal e têm olhos pequenos e pretos. A maioria das espécies é dotada de anéis coloridos vermelhos, pretos e brancos ou amarelos. São animais de pequeno e médio porte, conhecidos popularmente como corais verdadeiras ou boicorá. O número reduzido de envenenamentos está relacionado à própria conspicuidade do animal (coloração aposemática), vida fossória (subterrânea), pouca agressividade (não dá bote), além de possuir boca pequena e presa inoculadora com pouca mobilidade. Dos acidentes ofídicos registrados no Brasil, os elapídicos representam menos de 0,5%.

Acidente botrópico

No Brasil, o acidente botrópico correspondeu a 72,5% do total de envenenamentos por serpentes notificados pelo Ministério da Saúde em 2010.

Mecanismo de ação do veneno

Os venenos botrópicos apresentam mecanismos de ação extremamente complexos e diversas toxinas apresentam múltiplas atividades, como as metaloproteinases. Além disso,

---

[3] Serpentes raras ou com dados epidemiológicos virtualmente inexistentes (66,6% do total de espécies de Micrurus do Brasil).

podem atuar sinergicamente para induzir um efeito. Didaticamente, são descritas três atividades fisiopatológicas do veneno botrópico: proteolítica, melhor definida como "inflamatória aguda", coagulante e hemorrágica.

✓ *Atividade proteolítica ou "inflamatória aguda local"*

É causada por um conjunto de frações do veneno responsáveis pelos fenômenos locais. São exemplos: as metaloproteinases, fosfolipases A2, serinoproteases. Estas frações possuem atividade indireta, induzindo ou liberando potentes substâncias com diversas atividades inflamatórias, como a bradicinina, prostaglandinas, leucotrienos, prostaciclinas. Neutrófilos e várias citocinas inflamatórias, como o fator de necrose tumoral (TNF), Interleucina 1 (IL-1) e Interleucina 6 (IL-6), também participam desse processo.

É necessário ressaltar a participação da atividade coagulante, desencadeando a formação de trombos na microvasculatura, que pode contribuir para hipóxia, agravamento do edema e necrose tecidual. A atividade hemorrágica pode ampliar o quadro inflamatório, através da sua atividade sobre o Fator de Necrose Tumoral (FNT) pré-formado, liberando a citocina ativa que tem potente atividade inflamatória.

✓ *Atividade coagulante e sobre as plaquetas*

O veneno botrópico é capaz de ativar fatores da coagulação sanguínea, ocasionando consumo de fibrinogênio e de outros fatores de coagulação, com a formação de fibrina, e, secundariamente, o comprometimento da capacidade coagulante até a incoagulabilidade sanguínea, uma vez que os fatores de coagulação consumidos não são restaurados imediatamente pela célula hepática.

A maioria das serpentes do gênero *Bothrops* possui, isolada ou simultaneamente, substâncias capazes de ativar fibrinogênio, protrombina e fator X. Estudo comparativo com venenos de *Bothrops sp* indica variações na intensidade da atividade coagulante em diferentes espécies e subespécies.

São descritos fatores com atividade sobre a função plaquetária e também sobre a agregação e aglutinação dessas células. Portanto, pode haver comprometimento tanto qualitativo como quantitativo (plaquetopenia) da função plaquetária.

Ess quadro é compatível com uma "coagulopatia de consumo", não ocorrendo as manifestações clássicas e graves da coagulação intravascular disseminada.

✓ *Atividade hemorrágica*

A hemorragia, quando presente, é causada por múltiplos fatores. Componentes específicos denominados "hemorraginas", metaloproteinases que contêm zinco e são comuns no gênero *Bothrops,* podem romper a integridade do endotélio vascular. Degradam vários componentes da matriz extracelular, como o colágeno tipo 4, fibronectina e laminina. Além disso, são potentes inibidoras da agregação plaquetária.

Têm como possíveis mecanismos de ação a digestão enzimática da lâmina basal da microvasculatura, e a ruptura completa das células endoteliais ou formação de *gaps*. As clivagens específicas em pontos-chave desencadeariam mecanismos endógenos amplificadores e, atualmente, há clara evidência de ataque proteolítico à lâmina basal vascular. São conhecidos vários fatores hemorrágicos no veneno de diversas espécies de *Bothrops*.

As frações que atuam sobre as plaquetas e a atividade coagulante também podem amplificar a hemorragia. Sobre o papel das metaloproteinases em plaquetas, três mecanismos são considerados: a ação do veneno sobre a coagulação; sobre o endotélio, degradando a matriz proteica e a ação de desintegrina sobre as plaquetas, comprometendo a comunicação intercelular entre as plaquetas e as células endoteliais.

Quadro clínico

✓ *Local*

Após a picada, a região atingida pode evoluir com edema que é caracteristicamente tenso (ou firme), doloroso, apresentando, muitas vezes, tonalidade violácea em decorrência de sangramento subcutâneo (Fig. 21.5). A equimose no local da picada pode acometer porção extensa do membro. O edema, inicialmente circunscrito, pode em até 24 horas estender-se a todo o membro picado (Fig. 21.6). Em poucas horas, pode desenvolver-se linfadenomegalia regional dolorosa, com equimose no trajeto dos vasos que drenam a região.

Após 24 horas do acidente, podem surgir, no local da picada, bolhas em quantidade e proporções variáveis, com conteúdo seroso, hemorrágico, necrótico, ou mesmo, purulento. Não é incomum a ocorrência de equimoses distantes do local da picada.

Na maioria dos casos, o edema pode progredir nas primeiras 48 horas após a picada, mesmo nos pacientes que receberam soroterapia adequada. Após esse período há uma tendência à regressão lenta desse processo inflamatório.

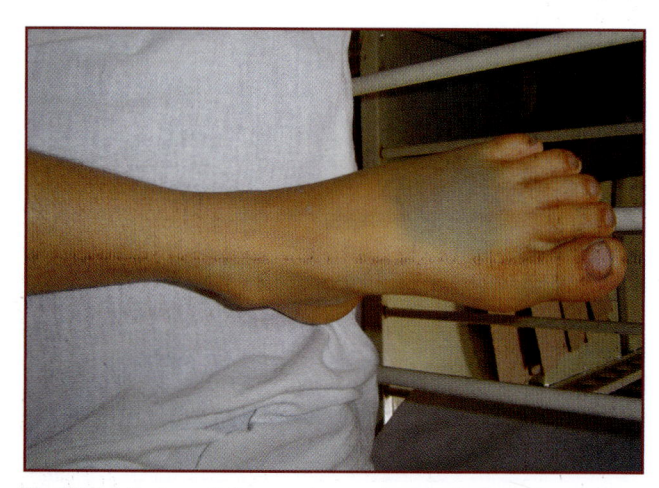

Fig. 21.5. Acidente por *Bothrops:* equimose no local da picada membro inferior esquerdo. (Foto Pasesa Quispe Torrez - Hospital Municipal de Santarém).

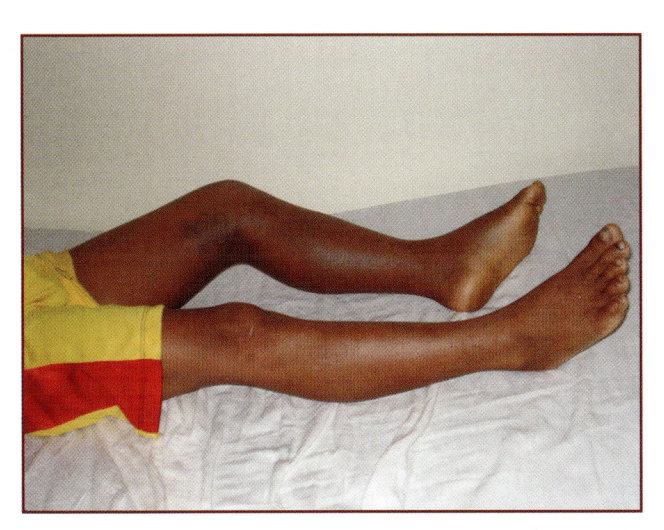

Fig. 21.6. Acidente por *Bothrops:* edema extenso em membro inferior esquerdo. (Foto Pasesa Quispe Torrez - Hospital Municipal de Santarém).

✓ *Sistêmico*

Na maioria dos envenenamentos ocorre uma coagulopatia de consumo acompanhada ou não de manifestações hemorrágicas. Nos acidentes causados por serpentes jovens, a coagulopatia é mais frequente. Sangramentos como gengivorragia, epistaxe, hematúria microscópica e equimose podem ocorrer, mesmo nos acidentes leves e moderados, sem repercussão hemodinâmica. A maioria dos casos graves está relacionada a fenômenos sistêmicos, como: hemorragia grave e/ou choque e/ou insuficiência renal aguda. Sempre deve ser avaliada a coagulação sanguínea nos acidentes botrópicos.

Complicações e tratamento

✓ *Locais*

As principais complicações locais descritas são: infecção secundária (celulite, erisipela e abscesso), necrose e síndrome compartimental, estando, muitas vezes, associadas a intervenções inadequadas como torniquete (Fig. 21.7), sucção, incisão local e uso de substâncias tópicas contaminadas no local da picada. As complicações locais são mais frequentes nos acidentes causados por serpentes com mais de 40 cm de comprimento.

✓ *Infecções*

Uma das mais frequentes complicações dos acidentes botrópicos são as infecções de partes moles. A intensa inflamação local e a necrose criam um microambiente propício à proliferação de bactérias inoculadas durante a picada. A incidência de complicações infecciosas locais varia de 5 a 18%, observando-se associação com a gravidade e a demora na administração do antiveneno. As infecções no sítio da picada podem manifestar-se como celulite, erisipela e abscesso (Fig. 21.8). Raramente há evolução para fasciíte.

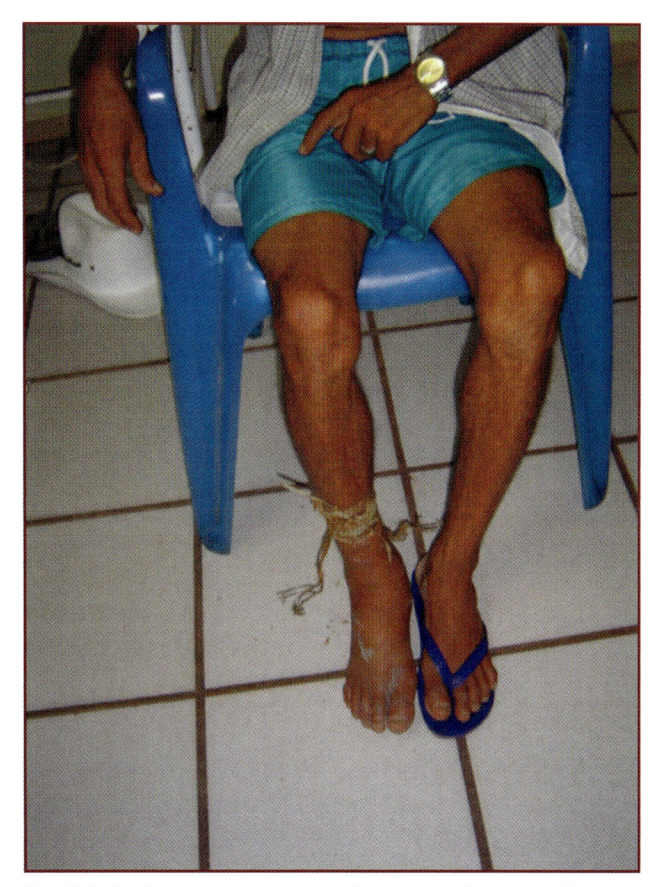

Fig. 21.7. Uso de torniquete em membro inferior direito após acidente ofídico (Foto Pasesa Quispe Torrez - Hospital Municipal de Santarém).

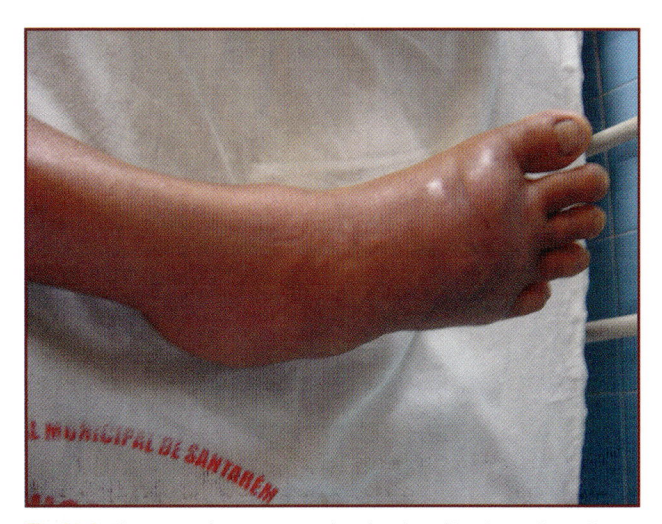

Fig. 21.8. Abscesso em formação em acidente botrópico (Foto Pasesa Quispe Torrez - Hospital Municipal de Santarém).

O início das manifestações do quadro infeccioso ocorre a partir do segundo ou terceiro dia pós-picada. Sinais que apontam para uma possível infecção são: nova piora da dor na região da picada após alguns dias; aumento do edema, rubor e calor local, em paciente cujos mesmos sinais haviam anteriormente se estabilizado ou estavam em regressão; sinais de flutuação (no caso de abscessos); febre a partir do segundo ou terceiro dia após a picada; leucocitose persistente ou ascendente após o terceiro dia (lembrar que o aumento de leucócitos no dia da picada é fato comum e não representa infecção nesse momento); novo aumento das enzimas musculares (CPK, DHL, AST) após uma queda inicial.

Exames complementares que podem auxiliar no diagnóstico de infecção, quando disponíveis são: hemograma completo, hemocultura e cultura do material aspirado de abscesso íntegro.

As bactérias mais frequentemente isoladas dos abscessos decorrentes de acidentes botrópicos coincidem com as isoladas da cavidade oral das serpentes, ou seja, bacilos gram-negativos: *Morganella morganii* (na maioria dos casos), *Eschericha coli*, *Providencia rettgeri*, *Enterobacter sp.*, *Aeromonas hydrophila,* anaeróbios como *Bacteroides* e uma pequena frequência de cocos gram-positivos, como *Streptococcus* do grupo D e *Stafilococcus aureus*. Dentre as infecções, deve-se lembrar ainda do risco real de infecção por *C. tetani,* bactéria presente na cavidade oral das serpentes.

✓ *Necrose*

Usualmente, limita-se ao tecido subcutâneo, mas pode comprometer estruturas mais profundas (Fig. 21.9). O período de instalação é variável, a partir do segundo dia após o acidente. A intensidade e a extensão da necrose estão fortemente relacionadas ao uso de torniquete. Muito raramente ocorre nas primeiras 24 horas pós-picada, porém, nesses casos, necessita rápido reconhecimento e intervenção precoce. É importante observar, entretanto, que as características do edema do acidente botrópico, muitas vezes extenso, volumoso e acompanhado de equimose, pode confundir os profissionais, levando a indicações desnecessárias da fasciotomia.

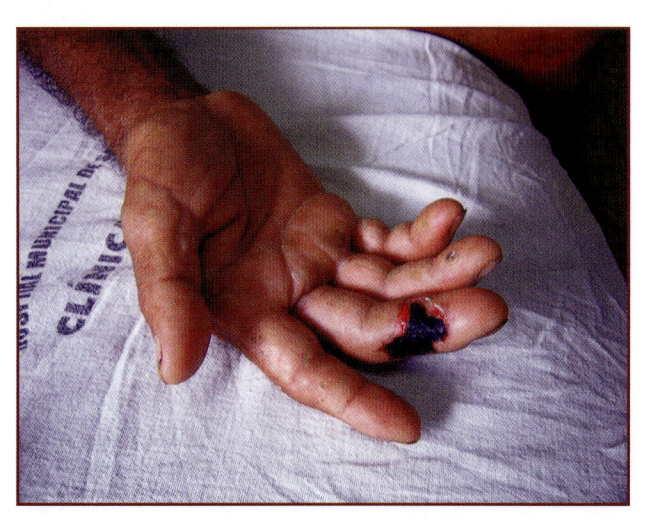

Fig. 21.9. Necrose em acidente botrópico (Foto Pasesa Quispe Torrez - Hospital Municipal de Santarém).

✓ *Déficit funcional*

Raramente, lesões de nervos, tendões, músculos e ossos ocorrem, direta ou indiretamente, em consequência à isquemia e à necrose tecidual, podendo acarretar alterações de sensibilidade e motricidade no membro acometido. Têm grande importância no desencadeamento das complicações locais, intervenções amplamente difundidas, porém extremamente prejudiciais, como:

- Torniquete: o garroteamento no membro afetado pode levar à diminuição da perfusão sanguínea e aumentar a concentração do veneno na região distal ao torniquete, contribuindo para uma maior lesão tecidual.
- Sucção: pode causar a contaminação do local da picada com a flora oral humana, além de intensificar os efeitos isquêmicos. Além disso, esse procedimento não garante a remoção do veneno inoculado e pode levar a transmissão de agentes infecciosos usualmente transmitidos por secreções contaminadas (vírus HIV, das hepatites B e C, etc.) a quem realiza esse procedimento.
- Incisão: aumenta a via de acesso dos microrganismos ao tecido subepitelial, favorecendo a infecção, a destruição tissular e o sangramento local.
- Substâncias sobre o local da picada: é prática popular a colocação, sobre a ferida, de esterco, fumo, pó de café, querosene, entre outros, o que, muitas vezes, leva a uma maior contaminação do local.

A ingestão de substâncias não apresenta respaldo na literatura.

✓ *Sistêmicas*

- **Hemorragia grave**. É caracterizada pela presença de sangramento extenso em órgão nobre, tais como: sangramento pulmonar (hemoptise), digestivo (hematêmese, enterorragia e melena) e urinário (hematúria). Hemorragia no sistema nervoso (encefálico ou meníngea), hipofisiária, genital intensa e hemoperitônio são menos comuns.
- **Hipotensão e choque.** A presença de hipotensão e choque caracteriza o caso como grave, cujas manifestações são observadas, em geral, nas primeiras horas após o acidente. A etiopatogenia do choque é multifatorial, podendo estar relacionada a vômitos, hemorragias, sequestro de líquidos no membro acometido ou a liberação de mediadores endógenos (bradicinina, serotonina, prostaglandina, histamina e outros autacoides).
- **Insuficiência renal aguda.** Não é uma complicação infrequente do acidente botrópico e instala-se, em geral, nas primeiras 24 horas após a picada. É descrita em 0,5 a 13,8% dos casos e é observada, com

maior frequência, em pacientes com mais de 50 anos de idade. Sua patogênese é multifatorial, estando associada à coagulopatia de consumo, hipotensão/choque, hemólise e a uma eventual ação nefrotóxica direta do veneno. A hipotensão, quando ocorre, é fator relevante na gênese da IRA. A maioria dos pacientes picados por serpentes do gênero *Bothrops*, que apresentam insuficiência renal aguda, tem como substrato anatomopatológico a necrose tubular aguda, sendo raramente observada necrose cortical, e, menos frequentemente, nefrite intersticial.

A detecção precoce de comprometimento da função renal pode ser feita do ponto de vista clínico e laboratorial. O monitoramento da diurese, quantidade e mudança de cor da urina, pode detectar evidência precoce de comprometimento renal. São recomendáveis a realização de urina I e ureia/creatinina sérica nos pacientes vítimas de acidente botrópico.

Essas complicações têm ocorrência variável nos acidentes botrópicos e, juntamente da septicemia, são as principais causas de óbito nesse agravo à saúde.

Exames laboratoriais

✓ *Testes de coagulação: tempo de protrombina (TP), Tempo de tromboplastina parcial ativado (TTPA) e tempo de trombina (TT)*

Apresentam alargamento dos tempos, chegando a níveis indetectáveis. Nos serviços de saúde que não dispõem de estrutura laboratorial, recomenda-se a utilização do *t*empo de coagulação. Segundo técnica de Rosenfeld (1963), o Tempo de Coagulação (TC) varia pouco com o diâmetro do tubo de ensaio empregado, mas varia bastante com o volume de sangue da amostra e com a temperatura, devendo-se seguir as seguintes orientações:

- Utilizar sempre tubos com mesmo diâmetro, secos e limpos, sendo os mais práticos os tubos de 13 x 100 mm, de uso corrente.
- O sangue retirado da veia do paciente deve ser transferido, sem espuma, em 2 tubos, no volume de 1 ml em cada tubo.
- Marcar o tempo e colocar imediatamente os tubos em banho-maria a 37°C; ou manter o tubo entre as mãos sem movimento e, a partir do quinto minuto, e a cada minuto, retirar sempre o mesmo tubo do banho-maria para leitura.

Para esse método, os valores de referência são: TC normal: até 9 minutos; TC prolongado: de 10 a 30 minutos e TC incoagulável: acima de 30 minutos.

Pode-se também colher 1 ml de sangue e deixar em tubo de ensaio na temperatura ambiente. Nessa situação, deve haver coagulação até 20 minutos após a coleta da amostra.

As alterações na coagulabilidade sanguínea têm valor diagnóstico, mas não devem ser utilizadas como critério de gravidade nos acidentes ofídicos no Brasil.

✓ *Hemograma*

Observa-se anemia discreta, leucocitose com neutrofilia e trombocitopenia intensa na fase inicial.

✓ *Bioquímica*

Ureia, creatinina e eletrólitos encontram-se alterados nos pacientes que evoluem com comprometimento renal. Creatinoquinase (CPK), desidrogenase lática (DHL) e aspartato aminotransferase (AST) podem estar elevadas em pacientes com processo inflamatório local acentuado com rabdomiólise.

✓ *Urina I*

Podem-se observar hematúria, proteinúria e, mais raramente, hemoglobinúria.

Classificação quanto à gravidade

A presença de manifestações clínicas locais e sistêmicas é fundamental para determinar a gravidade do acidente, cuja avaliação deve ser feita à admissão do paciente no serviço de saúde, uma vez que esta determinará a quantidade de ampolas de antiveneno a ser administrada. Nesse sentido, o exame inicial do paciente deve ser realizado com destaque para a avaliação de alguns parâmetros clínicos:

- parâmetros vitais: pressão arterial, frequência cardíaca e respiratória;
- locais de sangramento: pesquisar hemorragia na região da picada, locais de venopunção, ferimentos prévios, gengivorragia, epistaxe, hematúria etc;
- estado de hidratação, coloração e volume urinários para monitoramento da função renal;
- intensidade e extensão do edema: avaliação do diâmetro do membro no local da picada e regiões adjacentes, comparado ao membro contralateral;
- presença de complicações locais (bolhas, necrose, abscesso, síndrome compartimental).

✓ *Caso leve*

Apresenta quadro local discreto ou pouco perceptível, podendo haver hemorragia no ponto da picada (Fig. 21.10). O tempo de coagulação pode estar normal ou alterado. Em alguns acidentes, particularmente aqueles causados por filhotes de *Bothrops,* tem-se observado ausência de manifestações locais, estando presente como única evidência de envenenamento a alteração da coagulação sanguínea (Tempo de Coagulação prolongado ou incoagulável). Sangramento sistêmico, quando ocorre, é de pequena intensidade (gengivorragia discreta e hematúria microscópica).

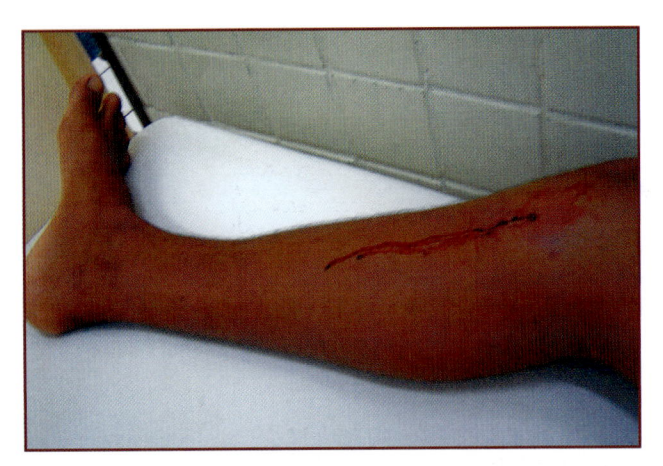

Fig. 21.10. Sangramento no local da picada de paciente picado por *Bothrops* (Foto Pasesa Quispe Torrez - Hospital Municipal de Santarém).

✓ *Caso moderado*

O edema não se restringe ao local da picada, sendo regional. Nos acidentes em membros ocorre extensão do edema para outros segmentos e aumento significativo do diâmetro da região acometida sem, no entanto, atingir todo o membro. O Tempo de Coagulação pode estar normal ou alterado.

Manifestações hemorrágicas sistêmicas podem ou não ocorrer (gengivorragia, hematúria macrosocópica, púrpuras, epistaxe e hipermenorragia etc.), porém, são autolimitadas e não causam repercussão hemodinâmica.

✓ *Caso grave*

Tem como característica fundamental a presença de complicações que podem colocar o paciente sob risco de morte: distúrbios cardiovasculares (hipotensão, choque), alteração da função renal e sangramentos graves como hemorragia digestiva, hemoptise, sangramento do sistema nervoso central. Por outro lado, se, na admissão do paciente, o edema já acomete todo o membro picado, o quadro clínico também deverá ser classificado como grave. Embora extremamente raro, o edema em regiões de cabeça e pescoço que venha a fazer compressão mecânica de vias aéreas superiores, ocasionando comprometimento respiratório, caracteriza igualmente o acidente como grave. O Tempo de Coagulação pode estar normal ou alterado.

É preciso considerar a possibilidade de haver acidente sem ou com pouca inoculação de veneno ("picada seca"), fazendo com que não haja nenhuma evidência clínica e ou laboratorial de envenenamento. Nesses casos, não se recomenda a soroterapia.

Tratamento

✓ *Específico*

O antiveneno constitui a principal terapia para o acidente botrópico. Sua indicação baseia-se nos critérios clínicos de gravidade (Tabela 21.1). Cada ampola contém 10 ml e neutraliza, no mínimo, 50 mg de veneno-referência de *B. jararaca*. A administração do soro heterólogo deve ser feita o mais precocemente possível, por via intravenosa, em solução diluída em soro fisiológico ou glicosado.

É importante, após a soroterapia, o acompanhamento contínuo das alterações locais e sistêmicas, para a detecção e tratamento precoce das complicações e, eventualmente, a administração de doses adicionais de antiveneno.

O antiveneno tem sido utilizado mesmo tardiamente no acidente botrópico. A demonstração do veneno botrópico sérico, num período superior a 72 horas após o acidente, mostra a necessidade da administração de soro antibotró-

Tabela 21.1. Classificação quanto à gravidade e tratamento do acidente botrópico			
	Classificação		
	Leve	Moderado	Grave
Quadro clínico	Edema local de até 1* segmento e/ou • Hemorragia sistêmica ausente ou discreta e/ou TC alterado apenas	Edema de 2 segmentos *e/ou • Hemorragia sistêmica ausente ou discreta • TC normal ou alterado	Edema de 3 segmentos (todo o membro) *e/ou • Hemorragia grave e/ou, hipotensão/choque e/ou insuficiência renal aguda. • TC normal ou alterado
Soroterapia (nº de ampolas) SAB/SABC/SABL¹	4	8	12
Via de administração	Intravenosa		

¹SAB: soro antibotrópico; SABC: soro antibotópico-crotálico; SABL: soro antibotrópico-laquético.

*O membro picado é dividido em três segmentos: em relação ao membro superior: 1. mão/punho; 2. antebraço cotovelo; 3. vraço. Do mesmo modo, divide-se o membro inferior em três segmentos: 1. pé/tornozelo; 2. perna/joelho; 3. coxa.

Picadas secas (pacientes não apresentam evidência de envenenamento, seja clínico ou laboratorial).

O tempo de coagulação alterado pode estar presente no acidente leve, moderado ou grave, não apresentando relação com a gravidade.

pico, mesmo após esse período. Portanto, a soroterapia específica deve ser sempre realizada nos acidentes botrópicos com alterações clínicas e/ou de coagulação, mesmo após esse período. Entretanto, permanece ainda por ser definido até quando a soroterapia pode ser benéfica após o acidente.

O controle da eficácia do soro antibotrópico deve ser realizado pela determinação do TC 12 e 24 horas após o término da soroterapia. Se decorridas 12 horas e o TC ainda permanecer incoagulável (acima de 30 minutos), ou, se após 24 horas, não estiver normalizado, recomenda-se dose adicional de 2 ampolas de soro antibotrópico.

Não se recomenda dose adicional de soroterapia nos pacientes que apresentarem bom estado geral e edema local ou regional e que tenham sido tratados com a dose recomendada de antiveneno, mesmo que haja progressão do edema.

Caso um paciente admitido com quadro definido como leve ou moderado evolua para quadro grave, deverá ser administrada dose adicional de soro compatível com a reclassificação do paciente.

Suporte

✓ *Antibióticos*

Sugere-se para o tratamento das infecções secundárias o uso do cloranfenicol, como primeira escolha, por abranger a maioria das bactérias causadoras dos abscessos e por apresentar ótimos resultados clínicos. Dose: 25 a 50 mg/kg/dia (máximo 4 g/dia), divididos em quatro tomadas (em recém-nascidos ou prematuros, não ultrapassar a dose de 25 mg/kg/dia). Como outras opções, cita-se ampicilina+sulbactam (tem ótimo espectro para todas as bactérias envolvidas, no entanto, tem alto custo e nem sempre disponível); ou ciprofloxacina, isoladamente ou em associação com metronidazol, ou clindamicina, se houver evidência de infecção por anaeróbios. Observe-se que amoxicilina+clavulanato não tem cobertura adequada para *Morganella morganii*, razão da sua não recomendação.

Nos casos de abscessos, a drenagem permanece fundamental para a resolução da infecção; nos casos de fasciítes ou infecções mais profundas acometendo os planos musculares, a avaliação e a abordagem cirúrgica também são potencialmente necessárias.

Não se recomenda o uso de antibiótico de forma profilática, uma vez que as infecções só ocorrem em parte dos casos, e também porque nenhum estudo clínico mostrou benefício da profilaxia com antibióticos.

✓ *Corticosteroides*

Estudo realizado no Hospital Vital Brazil demonstrou que o uso de dexametasona diminuiu a intensidade do edema no acidente botrópico nos primeiros dias após a admissão, quando comparado ao grupo de pacientes que recebeu somente a soroterapia específica.

✓ *Heparina e reposição de fatores de coagulação*

A heparina não neutraliza os efeitos do veneno botrópico sobre a coagulação, portanto, não deve ser administrada com intuito de corrigir os distúrbios de coagulação decorrentes do envenenamento. Da mesma forma, não se justifica a reposição de fatores de coagulação (p. ex.: plasma fresco) enquanto o veneno não é neutralizado, pois esses são substratos para o veneno, com aumento dos níveis de produtos de degradação de fibrina/fibrinogênio, que também são anticoagulantes.

✓ *Debridamento cirúrgico*

A presença de veneno no conteúdo de bolhas tem sido observada, sendo recomendável a aspiração do líquido dessas coleções em condições adequadas de antissepsia. A necrose deve ser debridada quando a área necrótica estiver delimitada, o que ocorre, em geral, alguns dias após o acidente. Dependendo de sua extensão, pode ser necessário enxerto de pele e, mais raramente, amputação.

✓ *Fasciotomia*

Está indicada no tratamento dos pacientes que apresentam diagnóstico de síndrome compartimental (Fig. 21.11), porém, a indicação de fasciotomia deve levar em conta os riscos decorrentes da coagulopatia frequentemente presente nesses acidentes, além de aumentar a área necrótica e os riscos de infecção.

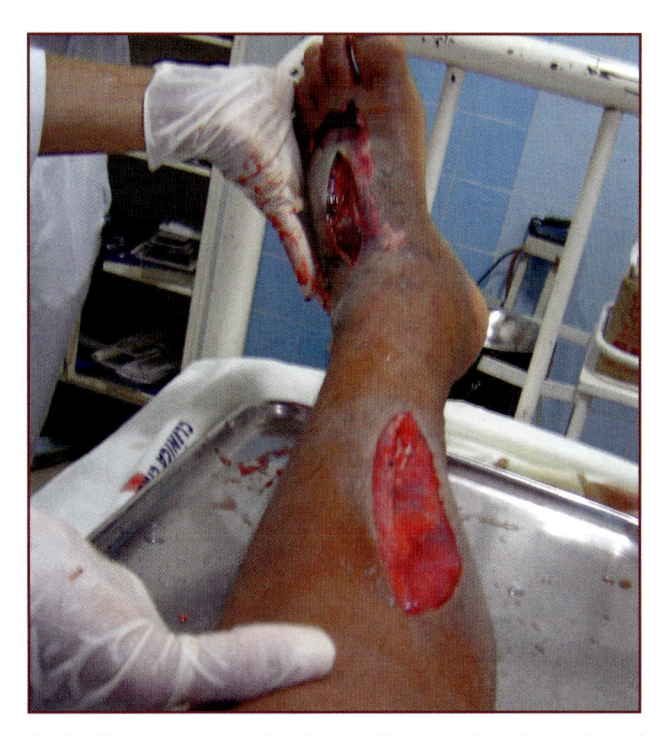

Fig. 21.11. Fasciotomia em acidente botrópico (Foto Pasesa Quispe Torrez - Hospital Municipal de Santarém).

✓ *Profilaxia do tétano*

O tétano após picada de serpente, apesar de extremamente raro, já foi relatado. Vários fatores, no acidente botrópico, propiciam condições para essa grave complicação: possível presença de *C. tetani* na cavidade oral da serpente, com introdução na pele por ferimento perfurante provocado pela picada; atividade "inflamatória aguda" do veneno e anaerobiose restrita, que facilita o crescimento de *Clostridium tetani* na região acometida. Recomenda-se, desta forma, a profilaxia do tétano em todos os acidentes botrópicos, preferencialmente após a normalização do tempo de coagulação (TC), uma vez que tanto a vacina (dT), quanto a imunoglobulina antitetânica são administradas por via intramuscular.

Acidente laquético

No Brasil, o acidente laquético correspondeu a 3,5% do total de envenenamentos por serpentes notificados pelo Ministério da Saúde em 2010. Na literatura geral, 21 registros foram documentados até o ano de 2000.

Mecanismo de ação do veneno

Serpentes de grandes dimensões, como a *Lachesis*, produzem maior quantidade de veneno por exemplar e, em geral, superior àquela extraída de serpentes do gênero *Bothrops* ou *Crotalus*. Na literatura há referência à extração, em média, de 200 a 300 mg/animal, chegando alguns exemplares a 500 mg.

O veneno laquético apresenta atividades fisiopatológicas semelhantes às do veneno botrópico: ação coagulante, hemorrágica e "inflamatória aguda local". Várias frações têm sido isoladas e podem ser responsáveis pelas manifestações clínicas desses acidentes.

Apresenta uma toxina com atividade cininogenase, que poderia explicar em parte algumas alterações clínicas "neurotóxicas". Também é descrita uma atividade tipo trombina, sendo confirmada sua similaridade com a giroxina crotálica. Além disso, é relatada uma atividade ativadora do plasminogênio em veneno de *L muta muta*. Foi isolada, também, uma fosfolipase A2 (LM-PLA$_2$) com atividade inibidora de ativação plaquetária e atividade miotóxica local. Até o momento, foram isoladas duas metaloproteinases (LHF-I e LHF-II) com atividade hemorrágica, no veneno de *L. muta muta*, que provavelmente têm papel importante nas anormalidades hemorrágicas descritas nos acidentes laquéticos. Além disso, atribui-se também a essas metaloproteinases atividade inflamatória local, sendo demonstrada para LHF-II atividade formadora de edema e degradação de componentes da matrix extracelular. No entanto, o edema induzido por veneno de *L. m. rhombeata*, experimentalmente, também é provocado por outros mediadores farmacológicos, tais como histamina, serotonina e metabólitos do ácido araquidônico e do óxido nítrico.

Quadro clínico

Do ponto de vista clínico, o acidente laquético apresenta aspectos bastante semelhantes aos do acidente botrópico.

✓ *Local*

Caracterizado por dor, edema e equimose na região da picada, que pode progredir para todo o membro acometido (Fig. 21.12). Podem surgir vesículas e bolhas de conteúdo seroso ou sero-hemorrágico. As complicações locais descritas no acidente botrópico (infecção secundária, síndrome compartimental, necrose, amputação e déficit funcional do membro) também podem estar presentes.

✓ *Sistêmico*

Hematológico. As manifestações hemorrágicas limitam-se ao local da picada na maioria dos casos. Entretanto, sangramento em local de venopunção, equimose, epistaxe, gengivorragia, hematúria e sangramento digestivo têm sido descritos em alguns casos.

Neurotóxico. Caracterizado por manifestações em que há predomínio da atividade parassimpática nos sistemas cardiovascular e/ou gastrointestinal. Tem ocorrência variável, e caracteriza-se pela instalação precoce de hipotensão arterial. Também são descritos sudorese, náuseas, vômitos, cólicas abdominais e diarreia. A intensificação destas alterações pode levar a choque, bradicardia grave e óbito.

Exames laboratoriais

As alterações nos exames laboratoriais já descritos acima no acidente botrópico também podem ocorrer no acidente laquético.

Diagnóstico diferencial

O diagnóstico diferencial deve ser aventado somente em regiões onde são encontrados esses dois gêneros de serpen-

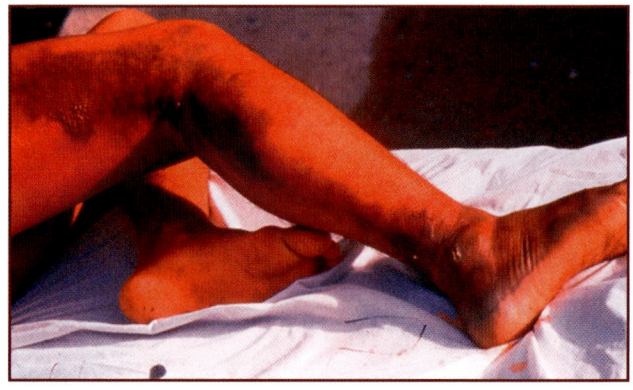

Fig 21.12. Acidente laquético: edema e equimose no membro picado (Foto: Juan Silva Haad).

tes: Amazônia e Mata Atlântica (aproximadamente, do norte do Rio de Janeiro até a Paraíba). Como dificilmente ocorre a captura e a identificação da serpente causadora de acidente, o diagnóstico diferencial entre acidente laquético e botrópico, nessas regiões, dificilmente é definitivo. Manifestações cardiovasculares e gastrintestinais são descritas em menos da metade dos acidentes laquéticos e, nos acidentes botrópicos graves, também pode haver hipotensão, com ou sem sudorese, náusea, vômito, cólicas abdominais e diarreia. Estudo realizado em Belém-PA evidenciou que menos de 1% dos pacientes com alteração inflamatória no local da picada, com ou sem coagulopatia e/ou hemorragia, foi causado por *Lachesis*.

Tratamento

✓ *Específico*

A gravidade do caso é avaliada segundo os sinais locais e intensidade das manifestações cardiovasculares e gastrintestinais, sendo classificado como moderado ou grave. O Ministério da Saúde preconiza a administração de 10 (moderados) a 20 (graves) ampolas de soro antibotrópico-laquéticto, por via intravenosa. Foi demonstrado experimentalmente que o soro antibotrópico não neutraliza a atividade coagulante de *L. muta*.

✓ *Suporte*

Pacientes com hipotensão e/ou choque devem ser tratados com hidratação parenteral vigorosa e, se necessário, drogas vasoativas. O tratamento para as complicações locais não difere do descrito para o acidente botrópico. Nos pacientes que evoluem com insuficiência renal, deverá ser avaliada a indicação de diálise.

Acidente crotálico

No Brasil, o acidente crotálico correspondeu a 8% do total de envenenamentos por serpentes peçonhentas notificados pelo Ministério da Saúde em 2010.

Mecanismo de ação do veneno

✓ *Ação neurotóxica*

A crotoxina, um complexo formado pela crotapotina e fosfolipase A_2, atua na membrana pré-sináptica da junção neuromuscular, impedindo a liberação da acetilcolina, com consequente paralisia muscular. Por esse motivo, a ação do veneno crotálico é denominada neurotóxica pré-sináptica.

✓ *Ação miotóxica*

Também atribuída à crotoxina, principal componente do veneno da cascavel sul-americana, que apresenta potente atividade miotóxica. Experimentalmente, a inoculação em músculo induz à formação de lesões subsarcolêmicas e edema de mitocôndrias, levando à necrose seletiva de fibras da musculatura esquelética.

✓ *Ação coagulante*

O veneno crotálico apresenta atividade trombina-*like*, podendo levar a incoagulabilidade sanguínea. Cerca de 40% dos pacientes apresentam sangue incoagulável ou TC prolongado, devido à hipofibrinogenemia.

Quadro clínico

✓ *Local*

O quadro local é discreto, podendo ocorrer edema leve e parestesia na região da picada.

✓ *Sistêmico*

Os fenômenos neuroparalíticos decorrentes da ação neurotóxica são de aparecimento precoce. A ptose palpebral associada à flacidez da musculatura da face caracteriza a "fácies neurotóxica ou miastênica" (Fig. 21.13) e pode ser acompanhada de distúrbios de acomodação visual, anisocoria, oftalmoplegia, que comumente se instalam nas primeiras 3 a 6 horas após a picada. Como manifestações raras, podemos encontrar paralisia velopalatina, com dificuldade à deglutição e diminuição do reflexo do vômito, alteração da gustação e do olfato e, nos casos mais graves, insuficiência respiratória aguda. De modo geral, os efeitos da ação neurotóxica desaparecem dentro da primeira semana do acidente.

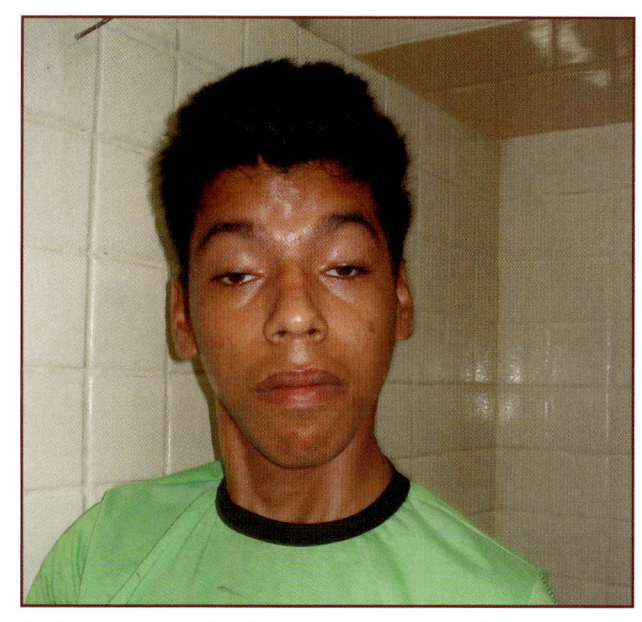

Fig. 21.13. Acidente crotálico-fácies miastênica: ptose palpebral bilateral (Foto Pasesa Quispe Torrez - Hospital Municipal de Santarém).

A atividade miotóxica é traduzida por mialgia generalizada e escurecimento da cor da urina, devido à presença de mioglobinúria (Fig. 21.14). Atribui-se à miotoxicidade papel importante no desencadeamento da insuficiência renal aguda (IRA), que se instala, na maioria das vezes, nas primeiras 48 horas após a picada, sendo a necrose tubular aguda a lesão mais frequentemente observada. Num estudo prospectivo, envolvendo cem pacientes, 29% evoluíram com IRA.

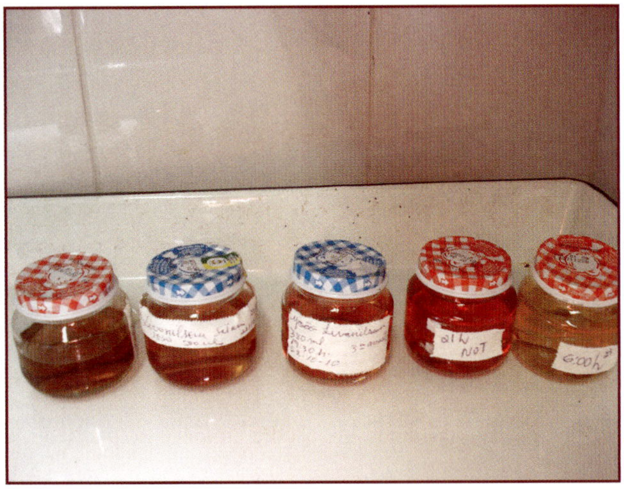

Fig. 21.14. Mioglobinúria em acidente crotálico (Foto Pasesa Quispe Torrez).

Tabela 21.2. Acidente crotálico: classificação quanto à gravidade e soroterapia recomendada

Manifestações e tratamento	Gravidade (avaliação inicial)		
	Leve	Moderada	Grave
Fácies miastênica/ visão turva	Ausente ou tardia	Moderada ou evidente	Moderada ou evidente
Mialgia	Ausente	Moderada ou intensa	Moderada ou intensa
Urina vermelha ou marrom	Ausente	Pouco evidente ou ausente	Presente
Insuficiência renal aguda	Ausente	Ausente	Presente
Insuficiência respiratória aguda	Ausente	Ausente	Presente
Tempo de coagulação	Normal ou alterado	Normal ou alterado	Normal ou alterado
Soroterapia (ampolas)	5	10	20
Via de administração	Intravenoso		

Fonte: Brasil, Ministério da Saúde Modificado, 1998.

Exames laboratoriais

São observadas elevação dos níveis séricos de creatinoquinase (CK), desidrogenase láctica (DHL), AST (aspartato aminotransferase) e aldolase, cuja detecção pode ser útil ao diagnóstico. O aumento dos níveis séricos de CK é mais precoce, podendo atingir intensidade máxima 24 horas após a picada. Na presença de comprometimento da função renal, há elevação dos níveis séricos de ureia, creatinina, potássio e ácido úrico. Pode haver hipocalcemia severa na fase oligúrica, decorrente, em parte, do depósito de cálcio nas áreas de músculo lesado.

O hemograma é caracterizado por leucocitose com neutrofilia e desvio à esquerda.

Tratamento

✓ *Específico*

Os esquemas de dose propostos dependem da gravidade do quadro e estão relacionados na Tabela 21.2.

✓ *Suporte*

A hidratação é fator fundamental na prevenção da IRA. Deve ser administrado aporte hídrico suficiente para manter fluxo de 30 a 40 ml de urina por hora em adultos. Diuréticos também podem ser utilizados para manter o fluxo urinário. Na avaliação da função renal, deve-se observar, continuamente, a quantidade e a cor da urina. É fundamental a realização das provas de função renal. Uma vez estabelecida a IRA, os princípios de tratamento são semelhantes aos indicados no manejo dessa complicação devida a outras causas. Se possível, também se recomenda o uso de bicarbonato de sódio com a finalidade de se manter a urina alcalina. Deve-se ressaltar, no entanto, que a IRA, no acidente crotálico, é frequentemente hipercatabólica, devendo orientar a indicação precoce dos métodos dialíticos. Nos casos de insuficiência respiratória aguda, deve ser utilizada ventilação mecânica.

Acidente elapídico

No Brasil, o acidente elapídico correspondeu a 0,7% do total de envenenamentos por serpentes notificados pelo Ministério da Saúde em 2010.

Mecanismo de ação do veneno

✓ *Ação neurotóxica*

As neurotoxinas elapídicas são proteínas básicas, de baixo peso molecular e apresentam rápida difusão pelos tecidos. Todos os elapídeos brasileiros apresentam neurotoxinas

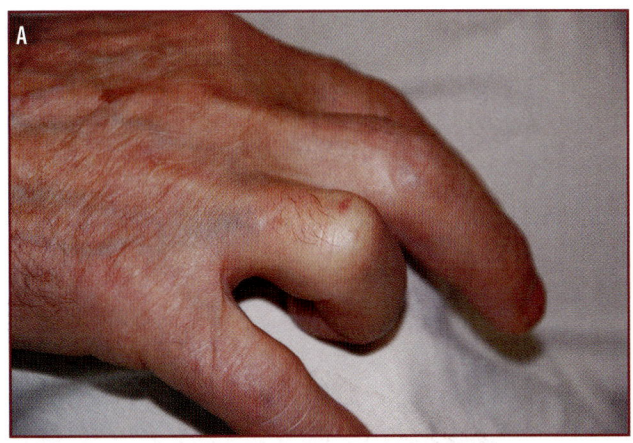

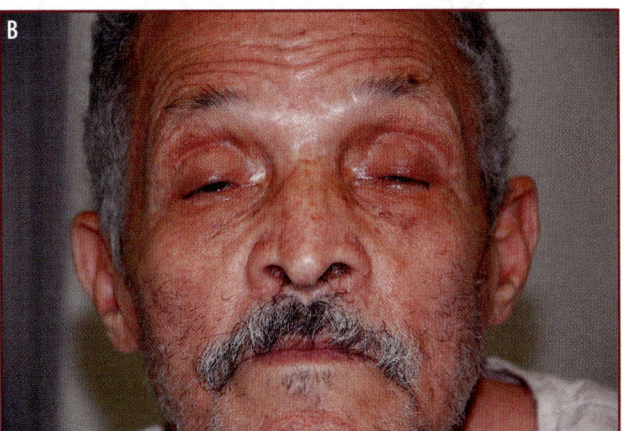

Fig. 21.15. Acidente elapídico: local da picada (**A**) e fácies miastênica (**B**).

pós-sinápticas que têm grande afinidade aos sítios receptores de acetilcolina, na placa motora terminal, com efeitos semelhantes ao do curare. Algumas Micrurus encerram ainda atividade pré-sináptica, que ocasiona inibição na liberação da acetilcolina, como a *M. corallinus*.

Quadro clínico

O surgimento da sintomatologia geralmente é precoce, em virtude da rápida absorção do veneno, mas também pode ocorrer somente horas após o acidente.

✓ *Local*

Na região da picada, o paciente pode referir dor e parestesia. Edema leve pode ser observado, mas não há equimose.

✓ *Sistêmico*

A ptose palpebral, em geral bilateral, é o primeiro sinal de neurotoxicidade, associada ou não à turvação visual, que pode evoluir para diplopia. Oftalmoplegia, anisocoria, paralisia da musculatura velopalatina, da mastigação, da deglutição, sialorreia e diminuição do reflexo do vômito também podem ser observados, com frequência variável. Em raros casos, observa-se diminuição generalizada da força muscular, que pode progressivamente acometer a musculatura intercostal e diafragmática, com consequente comprometimento da mecânica respiratória, evoluindo para insuficiência respiratória aguda. Nos pacientes com insuficiência respiratória aguda, pode haver hipoxemia e acidose metabólica.

Tratamento

✓ *Específico*

O esquema de dose proposto indica a utilização de 10 ampolas de soro antielapídico, considerando todos os acidentes desse grupo como potencialmente graves.

✓ *Suporte*

Nos pacientes com insuficiência respiratória aguda, recomenda-se a utilização de anticolinesterásicos, do tipo neostigmine, na tentativa de reverter os fenômenos neuroparalíticos na dose de 0,05 mg/kg em crianças, e 1 ampola (0,5 mg), no adulto, por via endovenosa. Esta deve ser precedida da injeção de 0,6 mg de atropina EV, para prevenir os efeitos muscarínicos da acetilcolina, principalmente a bradicardia e a hipersecreção. Em geral, a resposta é rápida com melhora evidente do quadro em poucos minutos. Nesse caso, recomenda-se dose de manutenção de 0,05 a 0,1 mg/kg EV a cada 4 horas, sempre precedida da administração de atropina. Dependendo da resposta do paciente, pode haver espaçamento maior entre as doses, até que ocorra a recuperação do quadro.

Nos casos de insuficiência respiratória, também deve ser instituída a ventilação mecânica.

Acidentes por serpentes das famílias Colubridae, Dipsadidae e Boidae

São consideradas serpentes não peçonhentas. Na casuística do HVB, São Paulo, Brasil, cerca de 40% dos atendimentos por picadas de serpentes são devidos às serpentes desses grupos. Embora os dados clínicos sejam exíguos, tais acidentes caracterizam-se pela ação predominantemente local (prurido, dor leve e edema), com alguns raros casos com suspeita de efeitos sistêmicos e, portanto, aparentemente com pouca importância epidemiológica. No entanto, acidentes por serpentes consideradas não peçonhentas são, muito provavelmente, subdimensionados, e a casuística existente não reflete a magnitude desse agravo no país. Nesses casos, há indicação de remoção do acidentado aos serviços de saúde, para excluir acidente por serpente peçonhenta; e, se for afastada esta hipótese, o tratamento deverá ser somente sintomático (analgésicos e, se necessário, anti-inflamatórios, além da limpeza do local da picada). Não é recomendada a administração de soros antiofídicos em acidentes por serpentes que não representam, em sua maioria, risco à saúde humana.

Família Colubridae e Dipsadidae

Compreende espécies áglifas ou opistóglifas, sendo que essas últimas podem causar acidentes com repercussão clínica local. Dentre estas, destacam-se os gêneros *Philodryas* ("cobra verde"), *Clelia* (*C. clelia plumbea* – "muçurana") e *Boiruna macuta*, que podem apresentar quadro local com presença de edema e hemorragia subcutânea, porém, não apresentam alteração na coagulação sanguínea. Nesses acidentes, o tratamento é sintomático, não havendo soroterapia específica.

Família Boidae

No Brasil, inclui os gêneros *Corallus* (cobra veadeira), *Eunectes* (sucuri), *Epicrates* (salamanta) e *Boa* (jiboia), animais com dentição áglifa, incapazes de inocular secreções. Essas serpentes causam trauma mecânico, que pode evoluir com dor, edema local e, ocasionalmente, infecção secundária. Nesses acidentes, o tratamento também deve ser somente sintomático, não havendo soroterapia específica.

Tratamento hospitalar nos acidentes ofídicos

Em pacientes com suspeita de acidente ofídico, recomenda-se a observação do mesmo internado, por 12 horas. Se, após esse período, o paciente não apresentar nenhuma alteração clínica e/ou laboratorial compatível com acidente ofídico, o mesmo poderá ter alta, com a recomendação de retornar ao serviço de saúde, se necessário.

Só devem receber soroterapia os pacientes que apresentarem sinais e/ou sintomas clínicos ou laboratoriais (TC, plaquetopenia etc.) de envenenamento. Quando a soroterapia for indicada, deverão ser levadas em consideração as seguintes medidas:

- tranquilizar o paciente, mas evitando-se drogas de ação depressora do SNC;
- tratar a dor (paracetamol) evitando-se o uso de ácido acetilsalicílico (AAS), pois aumenta o risco de sangramento;
- após a admissão, o paciente deverá ser mantido em jejum até o término da soroterapia antiofídica;
- se possível, evitar administrar medicações por via intramuscular, pois há risco de formação de hematoma no local;
- limpar cuidadosamente o local com água e sabão. Posteriormente, realizar limpeza local com antissépticos (p. ex.: clorexedina 2%);
- monitorizar sinais vitais e volume urinário.

Hidratação

É importante a hidratação vigorosa dos pacientes vítimas de acidente botrópico, com intuito de permitir um fluxo renal adequado. Recomenda-se, inicialmente, hidratação parenteral. Oferecer líquidos (água, chá, suco de frutas), se o paciente não apresentar náuseas e/ou vômitos.

Aspectos relacionados a acidentes de trabalho e medidas de prevenção

Para proteção individual:

- Usar botas de cano alto para andar em locais sujos. As botas de borracha de boa qualidade também fornecem boa proteção. Cerca de 80% dos acidentes ofídicos acometem pés e pernas.
- Usar luvas de raspa de couro ao trabalhar com lenha, tijolos, telhas etc. A luva de raspa pode não dar proteção total no caso de uma serpente grande, mas é eficiente no caso de serpentes pequenas. Recomenda-se uma boa inspeção visual do local, antes de realizar essas atividades. Ao redor de 15% dos acidentes ofídicos acometem as mãos.
- Não manusear serpentes, mesmo aquelas aparentemente mortas. As serpentes são muito resistentes e demoram a morrer. Caso seja necessário, utilizar um instrumento apropriado.
- Não andar desacompanhado em locais ermos ou distantes. Um(a) parceiro(a) pode ajudar a evitar acidentes pela simples detecção visual, e caso este ocorra, socorrer ou buscar ajuda.
- Identificar a unidade de referência mais próxima para atendimento aos acidentados por animais peçonhentos, evitando, assim, perder tempo na busca por socorro médico nos serviços de saúde onde não existem antiveneno.

Empregadores rurais devem fornecer gratuitamente a seus funcionários equipamento de proteção individual (EPI): botas/perneiras/luvas, de acordo com a Portaria 3.067 de 22/04/1988 do Ministério do Trabalho. Os acidentes ofí-

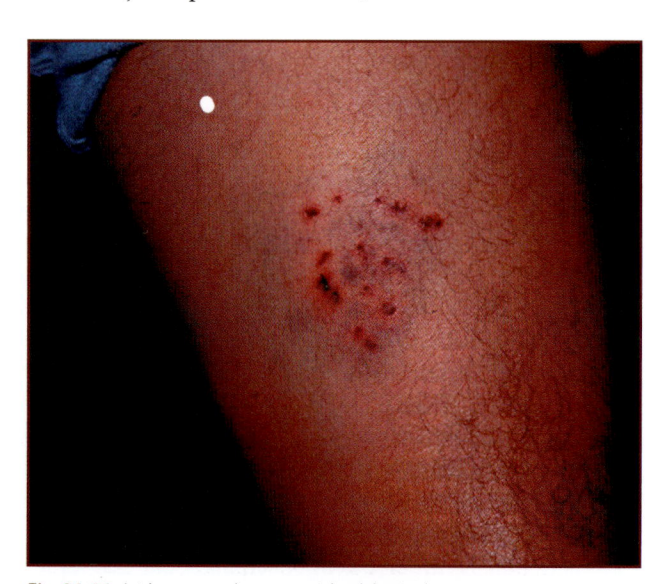

Fig. 21.16. Acidente causado por sucuri: local da picada.

dicos estão diretamente relacionados com a atividade laboral, sendo, em geral, caracterizados como acidentes de trabalho.

Trabalhadores que lidam direta ou indiretamente com o veneno de serpentes e, em particular, o veneno botrópico, podem desenvolver manifestações alérgicas, cujos fatores preditivos estão relacionados ao tempo de exposição e manuseio desses venenos, além de história de atopia prévia. Em se detectando quadro alérgico, o funcionário requer readaptação em outra função e setor, de modo que o risco de anafilaxia seja minimizado.

Para proteção coletiva
- Evitar proximidade a pilhas de lenha, entulho, lixo, telhas ou tijolos, pois esses locais podem dar abrigo a serpentes e a outros animais peçonhentos.
- Manter terrenos limpos, com grama baixa ou chão batido. Evitar jardins e plantas com caules entrelaçantes próximos aos locais com circulação de pessoas.
- Manter a cobertura vegetal natural preservada, pois conserva os predadores e diminui a incidência de serpentes peçonhentas. No ambiente preservado há proporcionalmente menos serpentes peçonhentas em relação às não peçonhentas, ao contrário do que ocorre em ambientes muito impactados pelo homem. A presença do homem atrai ratos (alimento principal de grande parte das cobras venenosas) e diminui a incidência de seus predadores.
- Evitar deixar rações de animais no chão durante o período noturno, pois isso atrai roedores.
- Locais de armazenamento de grãos ou alimentos devem ser fisicamente isolados, para se restringir a oferta de alimento e evitar a proliferação de roedores.

O que fazer em caso de acidente:
- manter o acidentado calmo e, se possível, com o membro em repouso;
- lavar o local da picada apenas com água e sabão;
- não cortar, não sugar ou fazer garrote (torniquete);
- retirar calçados, aliança ou anéis do membro afetado;
- não fazer qualquer tipo de tratamento caseiro;
- levar a vítima o mais rápido possível para a unidade de referência para atendimento aos acidentados por animais peçonhentos;
- não capturar a serpente se não tiver material adequado, porque, na tentativa, outros acidentes poderão acontecer.

▶ Acidentes por aracnídeos

Embora extremamente comuns, esses acidentes nem sempre têm sido correlacionados a atividades do trabalho humano. Algumas associações, contudo, foram já estabelecidas. Assim, os acidentes provocados por escorpiões configuram-se como acidente comum a trabalhadores da construção civil, enquanto as aranhas do gênero *Phoneutria* assumem importância em trabalhadores que manipulam verduras e frutas. A partir da final da década de 1980, acidentes com lagartas do gênero *Lonomia* vêm sendo descritos em número crescente, principalmente em agricultores de pequenas lavouras. Na Amazônia, de maneira mais restrita e com caráter de menor gravidade, é relatada a ocorrência de artropatia em seringueiros que trabalham na extração manual do látex da borracha (*Hevea* sp.), relacionada ao contato com a larva de lepidóptero da espécie *Premolis semirufa*.

Acidentes por escorpiões ("escorpionismo")

Nos últimos anos, os acidentes por escorpiões adquiriram importância crescente, sobretudo na periferia das cidades. Locais com saneamento precário, acúmulo de detritos e lixo em ambiente quente e úmido determinam condições favoráveis para a proliferação desses animais.

Escorpiões de importância médica

Os escorpiões constituem uma ordem de artrópodes pertencentes à classe dos aracnídeos, com cerca de 1.500 espécies descritas.

Seu corpo apresenta-se dividido em cefalotórax, com quatro pares de patas, e abdome, em cuja extremidade há um aparelho inoculador formado por um "ferrão" (telson), utilizado tanto para imobilização da presa como para defesa.

Habitam regiões quentes e temperadas, dando preferência aos ambientes com baixa umidade relativa. Têm hábitos noturnos, escondendo-se, durante o dia, sob pedras e troncos, ou enterrando-se na areia e solo de florestas. Em áreas urbanas, vivem próximo de habitações, onde o lixo doméstico e o entulho propiciam condições para seu desenvolvimento. Podem também ser encontrados dentro das casas, sob tábuas de assoalho, junto a rodapés etc.

Todos os escorpiões de importância médica no Brasil pertencem ao gênero *Tityus,* que representa cerca de 60% da fauna escorpiônica tropical. As principais espécies descritas e sua distribuição geográfica estão relacionadas abaixo:
- *T. serrulatus* (Fig. 21.17), antes restrita a Minas Gerais, devido à sua boa adaptação a ambientes urbanos e sua rápida e grande proliferação, hoje tem sua distribuição ampliada para Bahia, Ceará, Mato Grosso do Sul, Minas Gerais, Espírito Santo, Rio de Janeiro, São Paulo, Paraná, Pernambuco, Sergipe, Piauí, Rio Grande do Norte, Goiás, Distrito Federal e, mais recentemente, alguns registros foram relatados para Santa Catarina.
- *T. bahiensis:* é a espécie que causa mais acidentes em São Paulo, sendo encontrado ainda em Minas Gerais, Goiás, Bahia, Espírito Santo, Rio de Janeiro, Mato Grosso, Mato-Grosso do Sul, Paraná, Santa Catarina e Rio Grande do Sul;

- *T. stigmurus:* é a espécie que causa mais acidentes no Nordeste, presente em Pernambuco, Bahia, Ceará, Piauí, Paraíba, Alagoas, Rio Grande do Norte e Sergipe;
- *T. obscurus:* espécie comum na região Norte, principalmente no Pará e Amapá. Recentemente exemplares têm sido encontrados no Mato Grosso.

Também são registrados acidentes causados por outras espécies do gênero *Tityus*, porém, sua incidência e gravidade são menores, como *T. metuendus, T. silvestris, T. confluens, T. fasciolatus, T. mattogrossensis*.

Epidemiologia

A incidência real do acidente escorpiônico não é bem conhecida, pois nem todos os pacientes procuram o serviço de saúde. Mesmo quando há atendimento médico, nem sempre é necessário o antiveneno, limitando-se o tratamento, na maioria dos casos, a medidas sintomáticas. Ainda assim, partir da implantação da notificação dos acidentes escorpiônicos no país em 1988, vem se verificando um aumento significativo no número de notificações, e os dados atualmente disponíveis indicam a ocorrência de cerca de 58 mil acidentes por ano no país, com um coeficiente de incidência de 23 acidentes/100 mil habitantes por ano.

Explicações para o aumento na incidência estão diretamente relacionadas ao agente causal, como hábitos alimentares, forma de reprodução, proliferação das espécies e comportamento. Aliado às circunstâncias geradas pelo homem, os escorpiões são animais muito bem adaptados, o que tem levado a um grande aumento das populações de diferentes espécies. Como agravante, medidas de controle realizadas de maneira errônea podem causar resultado oposto ao desejado, em especial em situações em que não são bem conhecidos os hábitos do escorpião, potencializando sua proliferação, notadamente em ambientes urbanos

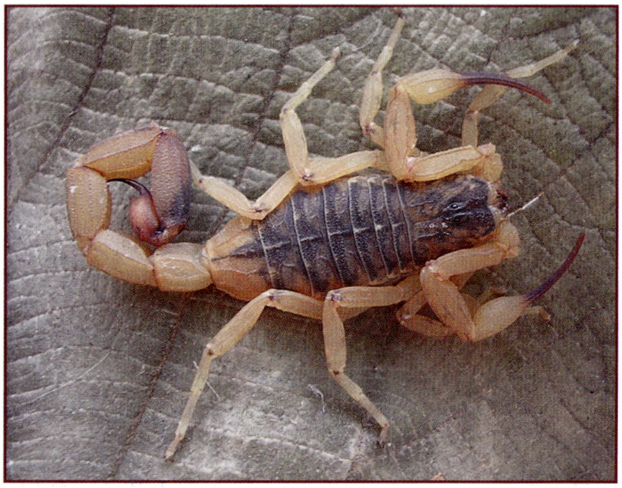

Fig. 21.17. *Tityus serrulatus* (Foto Denise Maria Candido).

A maioria dos acidentes ocorre nos meses quentes e chuvosos (no Sudeste, são mais frequentes de setembro a novembro), atingindo predominantemente os membros superiores, principalmente as mãos e antebraço.

A letalidade situa-se em 0,16% como média nacional (92 óbitos em 2011), sendo que a maior proporção é registrada em indivíduos menores de 14 anos e devida ao *T. serrulatus*.

Farmacologia do veneno de escorpião

O veneno escorpiônico constitui uma mistura complexa de proteínas básicas com baixo peso molecular. As frações alfa e beta-tityustoxina da peçonha de *T. serrulatus* apresentam ação neurotóxica periférica. Essa atividade leva à despolarização das terminações nervosas sensitivas, responsável pelo quadro doloroso do envenenamento escorpiônico. A atuação sobre o sistema nervoso autônomo simpático e parassimpático, com liberação maciça de neurotransmissores (adrenalina e acetilcolina), determina o quadro clínico sistêmico, este dependente da predominância dos efeitos adrenérgicos e/ou colinérgicos nos diversos sistemas ou aparelhos do organismo.

Em casos raros pode haver: convulsão, coma, hipertermia, tremores, agitação, irritabilidade, não se conhecendo o mecanismo exato dessas alterações, que poderiam ser atribuídas à presença de grande quantidade de catecolaminas circulantes.

Quadro clínico

✓ *Local*

A dor no local da picada está presente na maioria dos casos, geralmente intensa, também referida como sensação de ardor, queimação, agulhada. Frequentemente há irradiação para a raiz do membro acometido, podendo, em alguns casos, persistir por até 24 horas após o acidente. Outras manifestações locais incluem parestesia, hiperemia, sudorese e piloereção.

✓ *Sistêmico*

Mais comum em crianças, o quadro sistêmico ocorre precocemente, nas primeiras horas após o acidente. Podem surgir manifestações:

- Gerais: sudorese de intensidade variável, alteração de temperatura corporal, sialorreia, lacrimejamento, priapismo;
- Gastrintestinais: náuseas e vômitos (cuja presença está relacionada à gravidade do envenenamento), dor abdominal que pode ser acompanhada de distensão abdominal (simulando quadro de abdome agudo), cólicas, diarreia e alterações pancreáticas, podendo evoluir para pancreatite aguda;

- cardiovasculares: hipertensão ou hipotensão arterial, arritmias cardíacas, insuficiência cardíaca congestiva, taqui ou bradicardia, e choque;
- respiratórias: taquipneia, dispneia, edema agudo de pulmão;
- neurológicos: agitação psicomotora, sonolência, tremores, fasciculações, contrações musculares, confusão mental, convulsões, hemiplegia.

O encontro dos sinais e sintomas mencionados impõe a suspeita diagnóstica de escorpionismo, mesmo na ausência de história de picada e independentemente da identificação do agente.

A gravidade do envenenamento depende de alguns fatores, tais como: tipo de escorpião envolvido (acidentes por *T. serrulatus* são mais graves), quantidade de veneno inoculada, tamanho do escorpião, superfície corpórea do paciente (acidentes em crianças tendem a apresentar maior gravidade do que em adultos) e sensibilidade individual ao veneno. Com base na presença e intensidade das manifestações clínicas, os acidentes podem ser classificados em leves, moderados e graves. O prognóstico, nos casos graves, depende fundamentalmente do diagnóstico precoce, da soroterapia e do tratamento de suporte.

Tratamento

✓ *Sintomático*

Visa ao alívio da dor, sendo empregado o mesmo esquema terapêutico para o foneutrismo. Consiste no bloqueio com infiltração local de anestésico, do tipo lidocaína, sem adrenalina, 2 a 4 ml. Esse procedimento pode ser repetido até três vezes, com intervalos de 60 minutos. Analgésicos sistêmicos e compressas quentes no local podem ser úteis no tratamento coadjuvante.

✓ *Específico*

A soroterapia deve ser administrada o mais precocemente possível em pacientes com manifestações sistêmicas, de acordo com a gravidade estimada do acidente, sendo utilizada mais frequentemente em crianças. Nestas situações, o paciente deve ser hospitalizado, devendo ser administrado soro antiaracnídico ou antiescorpiônico (Tabela 21.3).

Aspectos relacionados ao trabalho e medidas de prevenção

✓ *Medidas de proteção individual*

O acidente escorpiônico ocorre, muitas vezes, no ambiente intradomiciliar, daí a importância de examinar roupas (inclusive as de cama), calçados, toalhas de banho e de rosto, panos de chão e tapetes, antes do uso. Manter berços e camas afastados, no mínimo, 10 cm das paredes e evitar que mosquiteiros e roupas de cama esbarrem no chão, também são medidas a serem adotadas.

Outra situação comum é a ocorrência do acidente na tentativa de manuseio de escorpiões. A coleta e transporte desses animais cabem preferencialmente a técnicos ou profissionais autorizados e licenciados/habilitados.

Quando do manuseio de materiais de construção, transporte de lenha, madeira e pedras em geral, recomenda-se o uso de luvas de raspa de couro, ou similar, e calçados fechados.

✓ *Medidas de proteção coletiva*

O ambiente natural modificado pelo desmatamento e ocupação do homem causa quebra na cadeia alimentar dos escorpiões, acabando também com seus locais de abrigo. Com a escassez de alimento, esses animais passam a procurar alimento e abrigo em residências, terrenos baldios e áreas de construção.

Tabela 21.3. Escorpionismo: classificação dos acidentes quanto à gravidade, manifestações clínicas, tratamento geral e específico

Classificação	Manifestações clínicas	Tratamento geral	Tratamento específico
leve	Dor local, eritema	Combate à dor Observação clínica	-
Moderado	Dor local intensa associada a uma ou mais manifestações com náuseas, vômitos, sudorese, sialorreia discretos, priapismo, agitação taquipneia e taquicardia	Combate à dor Internação hospitalar	2-3 ampolas SAEs ou SAAr*
Grave	Vômitos profusos e incoercíveis, sudorese profusa, sialorreia intensa, prostração, convulsão, coma, bradicardia, insuficiência cardíaca, edema agudo de pulmão, choque	Internação em Unidade de Terapia Intensiva	4-6 ampolas SAE ou SAAr

Fonte: Ministério da Saúde, 1999.
* SAAr: soro antiaracnídico; SAEs: soro antiescorpiônico.

Locais onde há acúmulo de matéria orgânica, entulho, lixo, depósitos, armazéns, atraem baratas (*Periplanetaamericana* e outras espécies) pela disponibilidade de alimento e umidade. Os escorpiões têm por alimento principal as baratas, e se deslocam aos lugares onde há abundância deste alimento. Por isso, os escorpiões ocorrem com tanta frequência dentro das residências. Comumente, os locais onde há proliferação intensa de escorpiões possuem um histórico de presença abundante de baratas.

Os grupos mais expostos são de pessoas que atuam na construção civil, assim como crianças e donas de casa que permanecem o maior período no intra ou peridomicílio. Ainda nas áreas urbanas, são sujeitos os trabalhadores de madeireiras, transportadoras e distribuidoras de hortifrutigranjeiros, por manusear objetos e alimentos onde podem estar alojados (escondidos) os escorpiões.

Os escorpiões procuram alimento durante a noite, podendo entrar nas residências através de tubulações para fiação e encanamentos de esgoto, além de frestas de paredes, portas e janelas. Podem abrigar-se da claridade do dia em lugares escuros e escondidos como dentro de calçados, armários, gavetas, panos e toalhas em áreas de serviço e banheiros.

Acidentes por aranhas ("araneísmo")

Aranhas de importância médica

São conhecidas, no mundo, cerca de 30 mil espécies de aranhas. A maioria desses animais apresenta glândulas de veneno e quelíceras inoculadoras, contudo, poucas espécies possuem veneno ativo para o homem. No Brasil, existem três gêneros de aranhas responsáveis por envenenamentos humanos importantes como descrito a seguir.

✓ *Loxosceles*

São aranhas de dimensões reduzidas, sendo que o corpo atinge 1 cm e a distância entre as patas, 3 cm. Apresentam coloração marrom, que é uniforme entre as espécies, daí o nome popular de "aranha-marrom". Têm hábitos noturnos e sedentários. Constroem teia irregular e algodonosa. Na natureza, vivem sob cascas desprendidas de troncos, entre raízes e folhagens caídas e outros ambientes sombreados. Adaptaram-se bem ao ambiente humano, refugiando-se sob telhas, tijolos, madeiras e, no interior de domicílios, são encontradas em porões, atrás de móveis e cantos escuros. Não são agressivas.

As principais espécies encontradas no Brasil são *Loxoscels gaucho* (Fig. 21.18), *L. intermedia, L. laeta, L. hirsuta, L. amazonica*.

✓ *Phoneutria*

Conhecida por "aranha-armadeira", "aranha-da-banana" e "aranha-macaca". O corpo atinge 3 cm de comprimento e a largura entre as patas, até 15 cm. As fêmeas são as mais comumente encontradas e as mais agressivas. O corpo é coberto por pequenos pelos acinzentados ou marrons; os ferrões são negros, com curtos pelos vermelhos na base; o ventre tem coloração negra nas fêmeas, e alaranjada nos machos. Quando ameaçadas, assumem posição característica de "defesa armada". São animais erráticos, não constróem teia e vivem próximos aos domicílios, onde encontram proteção e alimento (baratas, grilos, outras aranhas, insetos). Têm hábitos noturnos, sendo encontradas em cachos de banana, palmeiras, debaixo de troncos caídos, pilhas de madeira, entulhos.

As principais espécies encontradas no Brasil são *Poneutria nigriventer* (Fig. 21.19), *P. keyserlingi, P. reidyi, P. fera*.

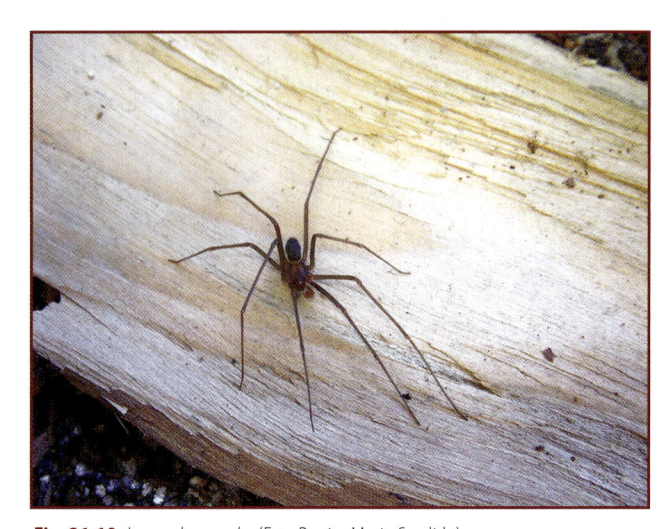

Fig. 21.18. *Loxosceles gaucho* (Foto Denise Maria Candido).

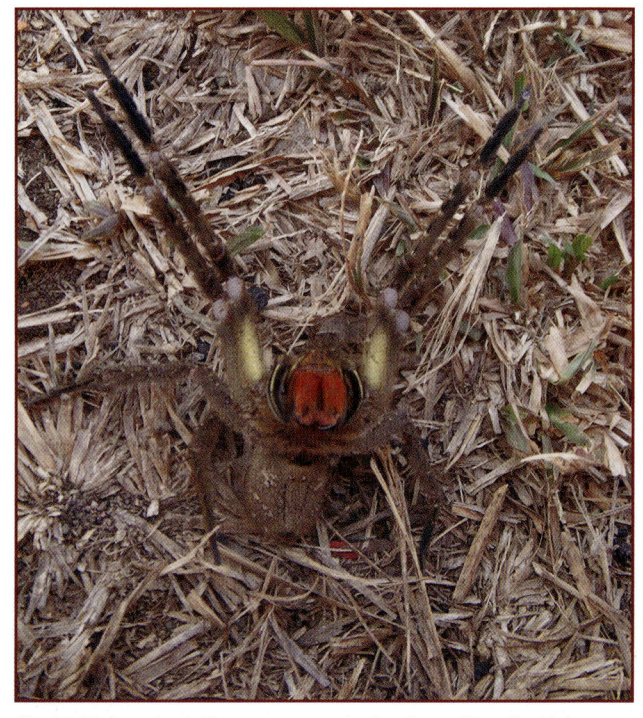

Fig. 21.19. Exemplar de *Phoneutria nigriventer* (Foto Denise Maria Candido).

✓ *Latrodectus*

São conhecidas popularmente por "viúva-negra" ou "flamenguinha". Caracterizam-se pelo abdome globoso, de coloração negra com manchas vermelhas/alaranjadas no ventre. As fêmeas adultas atingem 8 a 13 mm de corpo, enquanto que os machos têm cerca de 3 mm. São sedentárias e constróem teias irregulares. Habitam campos de cultura de trigo, linho, amendoim etc., sendo levadas para as proximidades ou mesmo para o interior de casas, onde se instalam em frestas de muros e janelas, entre tijolos e outros ambientes escuros. Não são consideradas agressivas.

As principais espécies encontradas no Brasil são *Latrodectus mactans*, *L. curacaviensis* e *L. geometricus*.

Epidemiologia

Os dados disponíveis do Sistema de Informação de Agravos de Notificação do Ministério da Saúde indicam a ocorrência de 26 mil acidentes por aranhas em 2011, com uma incidência em torno 14 casos por 100.000 habitantes, com o registro de 40 óbitos no período de 2009 a 2011, 27,5% decorrentes do acidente por *Loxosceles*.

✓ *Loxoscelismo*

Até o final da década de 1980, do total de acidentes araneídicos, o loxoscelismo representava uma proporção menor do que os acidentes por *Phoneutria*, com casos registrados predominantemente nas regiões Sudeste e Sul. Já no período 1990-1993, observa-se um aumento significativo na ocorrência dos acidentes por *Loxosceles* no Paraná, elevando o percentual desse tipo de acidente. Atualmente, os casos de loxoscelismo representam o dobro dos acidentes por *Phoneutria* registrados no país.

A aranha é encontrada no interior dos domicílios, e comumente se refugia dentro de roupas, provocando acidentes relacionados ao ato de vestir. Apresenta sazonalidade semelhante à dos acidentes ofídicos, com predomínio dos casos nos meses quentes e chuvosos. Não têm sido caracterizadas, tipicamente, como causadoras de acidentes de trabalho, estando relacionada à ocupação em menos de 15% dos casos atendidos no HVB.

✓ *Foneutrismo*

Os acidentes por *Phoneutria* representam 15% dos casos de araneísmo notificados no país, predominando os registros nos Estados do Sul e Sudeste. Na época de acasalamento, que coincide com o início da estação fria, esses animais refugiam-se no interior de residências, podendo se alojar dentro de sapatos, nas roupas e atrás de móveis. Desse modo, verifica-se que os locais mais frequentemente acometidos são as mãos e os pés. Nesse período, observa-se elevação na incidência desses acidentes Pelo fato de terem por habitat vãos de caules de bananeiras ou cachos de banana, frequentemente provocam acidentes entre os trabalhadores que manipulam essa fruta. Daí o termo *banana-spider*, utilizado no exterior, para a denominação da *Phoneutria*.

✓ *Latrodectismo*

Em certas áreas da América do Sul (Argentina, Uruguai e Chile), os acidentes provocados pela "viúva negra" ocorrem em áreas de colheita do trigo, pois a *Latrodectus* tem, nos campos de cultivo dessa gramínea, o seu habitat. O envenenamento por *Latrodectus* é reconhecido, em alguns países, como enfermidade característica de camponeses. No Brasil, os acidentes são registrados esparsamente, não havendo informações que possam caracterizar sua importância como acidente do trabalho.

Farmacologia dos venenos de aranhas

Os venenos das aranhas são substâncias de baixo peso molecular, compostos por enzimas e proteínas não enzimáticas. Como os dados bioquímicos dos venenos aracnídicos são muito menos conhecidos do que os disponíveis para os venenos de serpentes, existem dificuldades na abordagem conjunta dos mesmos.

✓ *Loxosceles*

Dentre as várias toxinas isoladas (esfingomielinase-D, hialuronidase, proteases, hidrolases, fosfatase alcalina), o componente mais importante do veneno loxoscélico é a esfingomielinase-D, que interage com membranas celulares, desencadeando reações que envolvem componentes do sistema Complemento, plaquetas e células endoteliais, responsáveis pelo estabelecimento da lesão dermonecrótica. A hialuronidase permite a dispersão das demais frações ao lisar o "cimento intercelular".

Têm papel na gênese da lesão cutânea múltiplos fenômenos que envolvem células polimorfonucleares, ativação do sistema complemento, citocinas e quimiocinas. Atuam ainda, de maneira sinérgica, variadas enzimas hidrolíticas capazes de degradar moléculas constituintes da membrana basal, através da ação direta do veneno ou originadas pela estimulação de células endoteliais e/ou epiteliais.

A hemólise observada no loxoscelismo tem sido atribuída à ação da esfingomielinase-D sobre o sistema complemento, especialmente a via alternada.

✓ *Phoneutria*

A fração purificada PhTx2 do veneno de *P. nigriventer* apresenta os mesmo efeitos do veneno total, sendo provavelmente a principal fração tóxica responsável pelas alterações observadas nos acidentes, segundo em estudos realizados em animais de experimentação. Atuando basicamente sobre os canais de sódio, leva à despolarização de fibras musculares esqueléticas e de terminações nervosas sensitivas, motoras e do sistema nervoso autônomo. O veneno também ativa o sistema calicreina-cininogênio-cinina tecidual, levando à formação de edema. Essas observações justificam a sintomatologia de dor no local da picada, além das raras manifestações sistêmicas decorrentes da liberação de neurotransmissores, principalmente catecolaminas e acetilcolina.

✓ *Latrodectus*

A alfa-latrotoxina, principal componente tóxico da peçonha da *Latrodectus,* possui atividade sobre canais de sódio. Atua sobre terminações nervosas sensitivas, ocasionando dor local. Apresenta também atividade sobre o sistema nervoso autônomo, com consequente liberação de neurotransmissores adrenérgicos e colinérgicos, responsáveis pelas alterações disautonômicas observadas nos quadros de maior gravidade. Sua atividade sobre a junção neuro-muscular pré-sináptica explicaria a presença de fasciculações e hipertonia muscular.

Quadro clínico e tratamento

✓ *Loxoscelismo*

O quadro clínico do loxoscelismo é influenciado por diversos fatores, como a espécie causadora do acidente, gênero, idade e estágio da maturação da aranha, quantidade do veneno injetado, região anatômica da picada e características genéticas do paciente.

O loxoscelismo pode ser classificado em:
- **Forma cutânea.** É a forma clínica mais comumente observada no loxoscelismo. O quadro, de instalação lenta e progressiva, inicia-se com uma picada, em geral pouco dolorosa e que regride rapidamente. Posteriormente a dor reaparece, em período que pode variar de 4 a 8 horas, juntamente de edema e eritema (Fig. 21.20). Na evolução surgem áreas hemorrágicas focais, mescladas com isquemia (placa marmórea), podendo aparecer fenômenos gerais, como febre, náuseas, vômitos, cefaleia e exantema. A maioria dos pacientes evolui com necrose seca e úlcera de difícil cicatrização (Fig. 21.21).
- **Forma cutaneovisceral.** Menos frequente, apresenta, além do comprometimento cutâneo, manifestações clínicas devidas à hemólise intravascular, tais como: anemia aguda, icterícia, hemoglobinúria que, na grande maioria dos casos, surgem nas primeiras 72 horas do envenenamento. Pode haver evolução para insuficiência renal aguda (IRA) e coagulação intravascular disseminada (CIVD).

Vários esquemas terapêuticos, além da soroterapia, têm sido propostos na literatura, particularmente corticosteroides por via sistêmica e dapsona (DDS). Em nosso meio, o soro antiaracnídico tem sido recomendado como rotina. Na Tabela 21.4 estão resumidas as manifestações clínicas e medidas terapêuticas recomendadas.

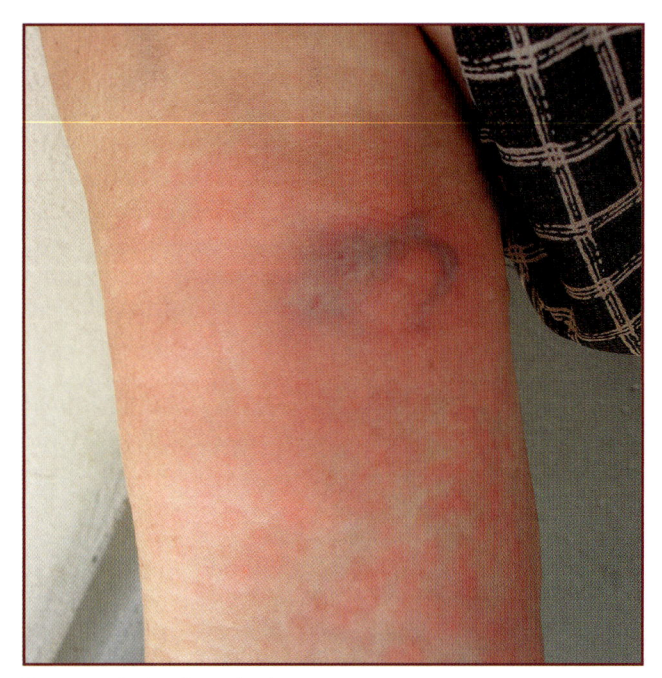

Fig. 21.20. Acidente loxoscélico: lesão precoce.

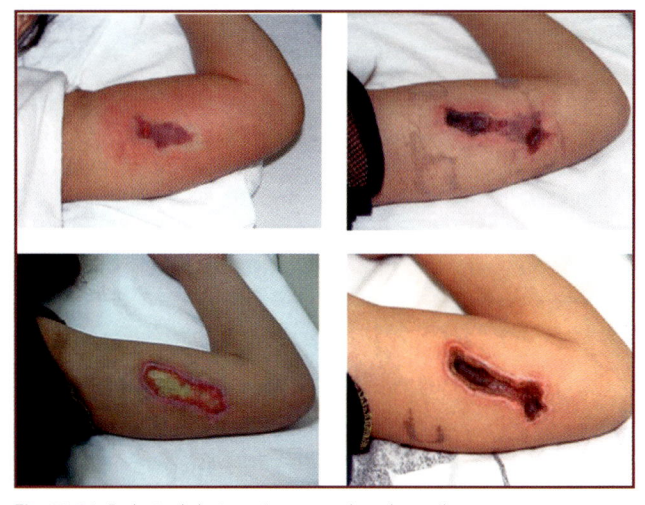

Fig. 21.21. Evolução da lesão cutânea no acidente loxoscélico.

✓ *Foneutrismo*

Predominam as manifestações locais. A dor imediata é o sintoma mais frequente, encontrada na quase totalidade dos casos. Sua intensidade é variável, podendo irradiar-se até a raiz do membro afetado. Outras manifestações, como edema e hiperemia, também são comuns; sudorese no local da picada é ocasionalmente descrita.

Dentre as manifestações sistêmicas, priapismo, sudorese e vômitos são mais comumente observados em menores de 15 anos de idade, enquanto que os maiores de 15 anos apresentam, com maior frequência, sudorese, tremores e hipertensão arterial. Bradicardia, hipotensão arterial, arritmias, convulsões, coma, edema agudo de pulmão são raramente descritos.

O acidente por *Phoneutria* pode ser classificado em:
- Leve: corresponde a cerca de 90% dos casos. Predomina a sintomatologia local, com dor, edema, eritema e sudorese na região da picada; taquicardia e agitação podem ser secundárias à dor.
- Moderado: ocorre em aproximadamente 9%. Além do quadro local, aparecem taquicardia, hipertensão arterial, sudorese, agitação, vômitos, priapismo.
- Grave: muito raro, sendo praticamente só observado em crianças. Além das alterações descritas, associam-se vômitos profusos, sialorreia, diarreia, convulsões, bradicardia, hipotensão, arritmias cardíacas, insuficiência cardíaca, edema agudo de pulmão e/ou choque.

Tratamento:
- **Sintomático.** Visa o alívio da dor, sendo, na maioria dos casos, a única medida terapêutica necessária. Consiste no bloqueio, com infiltração local, de anestésico do tipo lidocaína 2%, sem adrenalina, 2 a 4 mL. Esse procedimento pode ser repetido até três vezes, com intervalos de 1 hora. Analgésicos sistêmicos e compressas quentes no local podem ser úteis como tratamento coadjuvante.
- **Específico.** A soroterapia é indicada nos casos com manifestações sistêmicas em crianças e em todos os casos graves. Nestas situações, o paciente deve ser hospitalizado, devendo ser administrado soro antiaracnídico (Tabela 21.5).

✓ *Latrodectismo*

A dor é imediata, intensa, irradiando-se aos gânglios linfáticos regionais. Com a progressão do envenenamento, podem ocorrer contraturas musculares, com fasciculação, opistótono, abdome em tábua. São ainda descritos trismo, blefaroconjuntivite, sudorese, hipertensão arterial, taquicardia que pode evoluir para bradicardia, retenção urinária, priapismo e choque.

O tratamento local deverá ser realizado com anestésicos locais, como já descritos em acidentes por *Phoneutria*. Gluconato de Ca^{++} 10% endovenoso e miorrelaxantes também têm sido utilizados no tratamento do quadro leve. Nos casos de manifestações sistêmicas, é indicado o soro antilatrodéctico (Tabela 21.6).

Tabela 21.4. Classificação dos acidentes loxoscélicos quanto à gravidade, manifestações clínicas, tratamento geral e específico.			
Classificação	Manifestações clínicas	Tratamento geral	Tratamento específico
Cutâneo	Edema local endurado, dor local, equimose, placa marmórea, vesícula, bolha, necrose, febre, mal-estar geral, exantema.	Prednisona: 1 mg/kg/dia, por 5 dias Dapsona: 100 mg/dia por 14 dias	5 ampSAAr ou SALOX*
Cutâneo-visceral	Além das referidas: anemia aguda, icterícia cutaneomucosa, hemoglobinúria, IRA, CIVD	Prednisona: 1 mg/kg/dia ou dose equivalente de outro corticosteroide Correção de distúrbios hidroeletrolíticos Hidratação parenteral Diuréticos Diálise	10 ampSAAr ou SALOX

Fonte: Ministério da Saúde, 1999.
* SAAr: soro antiaracnídicol; SALOX: soro antiloxoscélico.

Tabela 21.5. Classificação quanto à gravidade nos acidentes por aranhas do gênero *Phoneutria* e propostas de tratamento			
Classificação	Manifestações clínicas	Tratamento geral	Tratamento específico
Leve	Quadro local apenas: dor, edema, eritema, sudorese	Observação clínica Anestésico local e/ou analgésico	--
Moderado	Quadro local associado a: sudorese, vômitos ocasionais, agitação, hipertensão arterial	Internação hospitalar Anestésico local e/ou analgésico	2-4 ampolas de SAAr*
Grave	Além das manifestações acima: sudorese profusa, sialorreia, vômitos frequentes, priapismo, coma, insuficiência cardíaca, bradicardia, edema agudo de pulmão, choque	Internação em Unidade de Terapia Intensiva Anestésico local e/ou analgésico	5-10 ampolas de SAAr*

Fonte: Ministério da Saúde, 1999
SAAr: soro antiaracnídico (1 amp = 5 ml).

Tabela 21.6. Latrodectismo: classificação dos acidentes quanto à gravidade, manifestações clínicas e tratamento

Classificação	Manifestações clínicas	Tratamento geral	Tratamento específico
Leve	Dor local, edema local discreto, sudorese local, dor em membros inferiores, parestesia em membros, tremores e contraturas	Analgésicos, gluconato de cálcio; observação clínica.	-
Moderado	Além dos referidos acima: dor abdominal, sudorese generalizada, ansiedade/agitação, mialgia, dificuldade de deambulação, cefaleia e tontura, hipertermia	Analgésicos, sedativos	SALatr* 1amp IM
Grave	Todos os acima referidos e: taqui/bradicardia, hipertensão arterial, taquipneia/dispneia, náuseas e vômitos, priapismo, retenção urinária, trismo	Analgésicos, sedativos	SALatr* 1 a 2 amp IM

Fonte: Ministério da Saúde, 1999.
*SALatr = Soro antilatrodéctico (até o momento tem sido utilizado o antiveneno proveniente da Argentina; no Brasil, o antiveneno recentemente produzido pelo Instituto Vital Brazil aguarda a realização de testes clínicos para sua distribuição).
** IM = Intramuscular

❱ Acidentes por lepidópteros

Os acidentes ocorrem mais comumente por meio do contato da pele com as formas larvárias dos insetos da ordem *Lepidoptera*, conhecidos popularmente por lagartas ou taturanas. Quando relacionados a acidentes de trabalho, ocorrem, principalmente, nas atividades ligadas à floricultura e jardinagem, colheita de frutas e outras práticas ligadas ao manuseio de plantas e seus produtos. Acometem, desse modo, com maior frequência, mãos e dedos.

Extremamente comuns, os acidentes têm, em geral, evolução benigna. Somente um gênero (*Lonomia*) é capaz de causar distúrbios sistêmicos que podem levar a complicações e até ao óbito. Na década de 1980, acidentes com manifestações hemorrágicas foram descritos no Rio Grande do Sul, Santa Catarina e Paraná, com morbimortalidade significativa, representando hoje importante problema de saúde na região e em outras partes do país, onde são relatados casos esporádicos.

A maioria dos casos ocorre na zona rural, em pequenas propriedades, acometendo crianças ao subirem em árvores, ou adultos que, durante a coleta de frutas ou atividades de jardinagem, inadvertidamente encostam as mãos nas lagartas.

Lepidópteros de importância médica

A ordem Lepidoptera (borboletas e mariposas) constitui uma das maiores dentro da classe *Insecta*, contando com mais de 150 mil espécies. São insetos que possuem asas recobertas de escamas na fase adulta e corpo vermiforme na fase larval, onde determinadas espécies apresentam cerdas.

São considerados de importância médica os lepidópteros cujas larvas apresentam tegumento provido de estruturas aciculares com capacidade de inocular secreções tóxicas, sendo popularmente conhecidas por "taturanas", "lagartas-de-fogo" e "ambirá". Essas lagartas urticantes são as responsáveis pelos acidentes mais frequentes e ainda os mais graves. As formas aladas – as "mariposas"- possuem antenas filiformes, hábitos noturnos, pousam com as asas distendidas no sentido horizontal. Os principais agentes causadores de acidente se distribuem em três famílias: Megalopigydae (Fig. 21.22), Saturniidae (Fig. 21.23) e Arctiidae (Tabela 21.7).

O desenvolvimento dos lepidópteros envolve um ciclo biológico em fases: ovo, larva (lagarta), pupa e adulto. A fêmea acasalada coloca os ovos sobre uma planta hospedeira, na qual as pequenas lagartas de 1º instar eclodem. Estas se alimentam constantemente e, antes de passarem para o próximo instar, formam um novo tegumento, maior e muitas vezes de colorido e desenho modificados. Os lepidópteros são polífagos, sendo encontrados em árvores frutíferas, como goiabeiras, ameixeiras, pereiras, limoeiros, abacateiros e outras. Mesmo aquelas que, em seu habitat, alimentam-se de plantas nativas, como a *Lonomia obliqua*, quando obrigadas a mudar de ambiente, se adaptam com facilidade às frutíferas domiciliares. Normalmente, as lagartas se alimentam durante a noite, "descansando" nos troncos durante o dia. A presença de grande quantidade de fezes, pela manhã, na base das árvores, significa uma plena atividade das lagartas durante a noite.

Ao final de seis ou sete vezes (ecdises), o corpo das lagartas de último instar perde as cerdas e a mobilidade, encurvando-se, para entrar na fase de pré-pupa e, em seguida, pupa, onde passam tempos sob as folhas secas na base das árvores, em contato com a terra úmida. Passado o período de latência, rompe-se a pupa emergindo o adulto (mariposa). Os adultos machos são efêmeros e morrem em 15 dias, após o acasalamento onde as fêmeas são fecundadas.

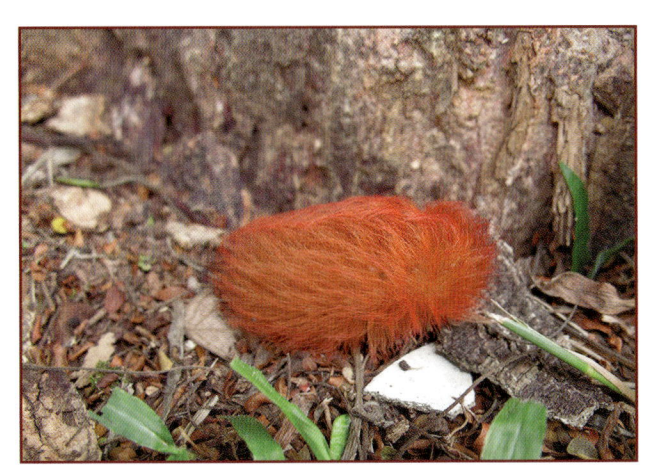

Fig. 21.22. Exemplar de lagarta da família Megalopygidae.

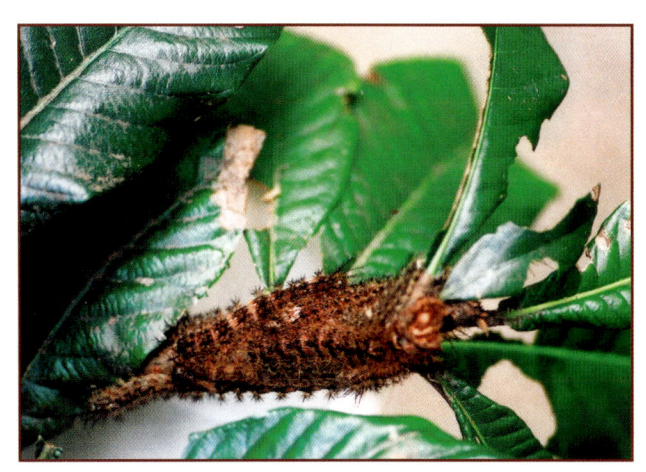

Fig. 21.24. Exemplares de *Lonomia* agrupadas em galho de árvore.

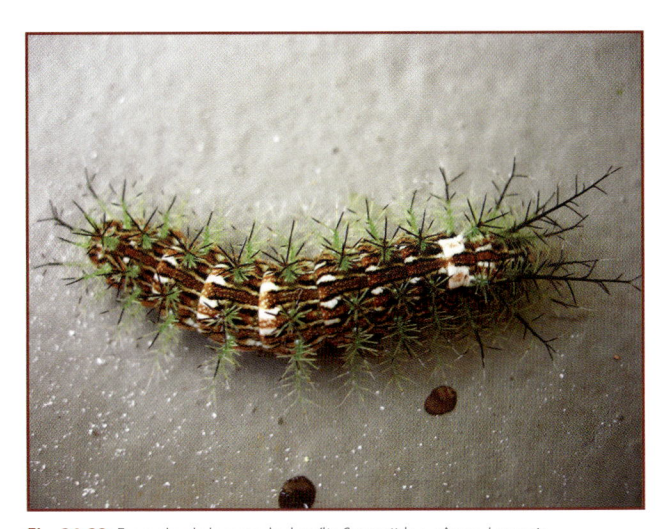

Fig. 21.23. Exemplar de lagarta da damília Saturniidae, gênero *Lonomia*.

Tabela 21.7. Principais lepidóteros de importância médica no Brasil		
Família	Larvas	Adultos
Megalopygidae – apresentam o corpo densamente recoberto por pelos longos e finíssimos, de aspecto piloso; provocam acidentes benignos	Megalopyge Podalia	
Saturniidae – possuem cerdas espiculares únicas ou espículas ramificadas, lembrando espinhos de cactus; a maioria dos acidentes tem boa evolução, mas o gênero *Lonomia* pode causar acidentes graves com sangramentos	Automeris Dirphia Lonomia	Hylesia
Arctiidae – encontradas em troncos de seringueiras	Premolis	

Saturnídeos são geralmente gregários, enquanto megalopigídeos são solitários. *Lonomias* e outros saturnídeos são facilmente reconhecidos devido à posição agrupada que assumem nos galhos ou troncos (Fig. 21.24).

Mecanismo de ação

Não se conhece exatamente como agem os venenos dessas lagartas. Além da histamina, principal componente, atribui-se aos líquidos da hemolinfa e da secreção das espículas desses animais atividade do veneno, sendo essa ação variável provavelmente em função do estágio evolutivo em que se encontra o agente agressor.

Já as toxinas das lagartas do gênero *Lonomia* induzem uma síndrome hemorrágica decorrente da ativação de fatores de coagulação. Estudos com veneno da espécie *Lonomia achelous*, causadora de acidentes na Venezuela, indicam a presença de intensa atividade fibrinolítica, enquanto que o veneno de *L. obliqua*, variedade encontrada na região Sul, apresenta importante componente ativador sobre o fator X do sistema de coagulação. O quadro de envenenamento caracteriza-se, assim, por coagulopatia de consumo com hipofibrinogenemia, além de aspectos sugestivos da ocorrência de fibrinólise intravascular. Não se verifica alteração sobre plaquetas.

Quadro Clínico

Local

Os sintomas e sinais do contato com qualquer lepidóptero são predominantemente do tipo dermatológico e semelhantes entre si. Inicialmente há dor local, com sensação de queimadura, por vezes intensa, edema e eritema (Fig. 21.25). Eventualmente pode haver prurido local. Existe infartamento ganglionar regional característico e doloroso. Nas primeiras 24 horas, a lesão pode evoluir com vesiculação e, mais raramente, com formação de bolhas e necrose na área do contato.

Sistêmico

Manifestações inespecíficas, como mal-estar, tonturas, cefaleia, náuseas e vômitos, nas primeiras horas após o acidente, podem ocorrer e geralmente antecedem o apareci-

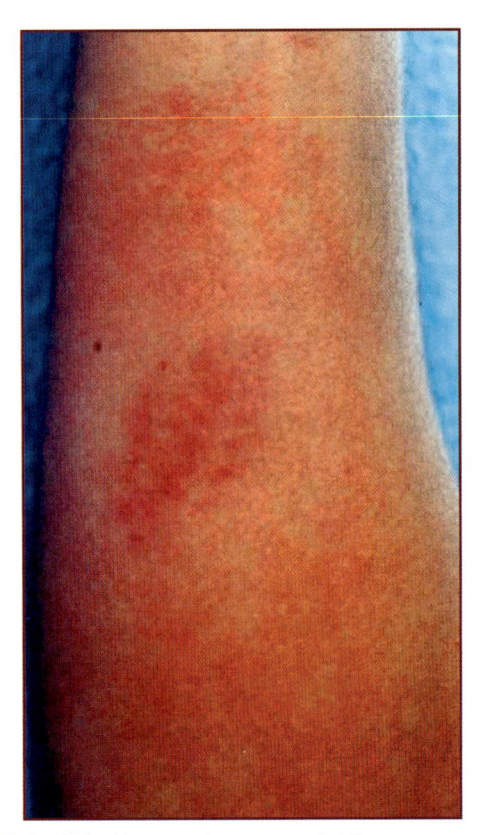

Fig. 21.25. Quadro local decorrente do contato com lepidóptero.

mente observada em pacientes idosos e naqueles com sangramento intenso.

Laboratorialmente, a incoagulabilidade sanguínea pode anteceder o aparecimento de sangramentos, ou ocorrer mesmo na ausência de manifestações hemorrágicas. Surge nas primeiras 48 horas, podendo prolongar-se por vários dias. O coagulograma mostra alteração significativa do Tempo de Protrombina e do Tempo de Tromboplastina Parcial Ativado. A hipofibrinogenemia costuma ser acompanhada por elevação dos produtos de degradação de fibrina e fibrinogênio.

Em caso de suspeita de acidente com *Lonomia*, recomenda-se o acompanhamento dos acidentados durante as primeiras 48-72 horas, com monitoramento da coagulação sanguínea.

Tratamento

Sintomático

Como medida de primeiros socorros, indica-se a lavagem abundante da região afetada e utilização de compressas de água gelada. Nos casos de dor mais intensa, o tratamento de rotina consiste na infiltração local ou troncular com anestésico tipo lidocaína a 2%, preferencialmente sem vasoconstritor. Como tratamento complementar, analgésicos sistêmicos e corticosteroides tópicos têm-se mostrado úteis.

Específico

O soro antilonômico, produzido em 1994 e distribuído pelo Ministério da Saúde a partir de 1997, encontra-se disponível nas regiões de ocorrência dos acidentes. O número de ampolas a ser administrado é dependente da gravidade do envenenamento, conforme mostra a Tabela 21.8. Nos casos de hemorragia intensa, recomenda-se a administração de concentrado de hemácias, enquanto que o uso de sangue total ou plasma fresco está contraindicado, pois pode levar à acentuação do quadro de coagulação intravascular. A utilização de drogas antifibrinolíticas (aprotinina, ácido épsilon-aminocaproico) não tem mostrado resultados satisfatórios.

mento dos fenômenos hemorrágicos, que costumam aparecer, em 50% dos casos, entre 2 e 48 horas após o acidente, dependendo da quantidade de lagartas e da intensidade do contato. Os sangramentos caracterizam-se por equimoses e/ou hematomas pós-traumáticos (incluindo injeção intramuscular), gengivorragia, sangramentos em ferimentos recentes, hematúria macroscópica, epistaxe, entre outros sangramentos. Podem ser observados quadros hemorrágicos sistêmicos graves, com hematêmese, melena, metrorragia, hemotórax e sangramento intracraniano.

A insuficiência renal aguda é observada como complicação que pode contribuir para o óbito, sendo mais frequente-

Tabela 21.8. Classificação de gravidade e orientação terapêutica nos acidentes por *Lonomia*

Classificação	Manifestações locais	Coagulação	Manifestações hemorrágicas	Tratamento
Leve	Presentes	Normal	Ausentes	Sintomático
Moderado	Presentes ou ausentes	Alterada	Ausentes ou presentes em pele/mucosas	Sintomático + SALon* 5 amp
Grave	Presentes ou ausentes	Alterada	Presentes em vísceras e/ou risco de vida	Sintomático + SALon 10 amp

Fonte: Ministério da Saúde, 1999.
* SALON: soro antilonômico.

Pararamose

Descrita no Estado do Pará, constitui a forma de envenenamento caracteristicamente referida como acidente de trabalho. Acomete quase exclusivamente os extratores de látex, que entram em contato com larvas de *Premolis semirufa*. Acomete mãos, ocasionando artropatia interfalangiana que pode levar à incapacitação para o trabalho. Além do traumatismo causado pela penetração das cerdas, há indicações da participação de produtos de secreção que têm sido evidenciados no interior dessas estruturas.

Os sintomas imediatos caracterizam-se por dor em queimação e outros sinais inflamatórios, que podem regredir em horas ou dias. Em alguns pacientes, entretanto, persiste o edema na área lesada, habitualmente na face dorsal dos dedos, podendo provocar tumefação das articulações interfalangianas e limitação de movimentos. Ao edema crônico, segue-se fibrose periarticular, instalando-se, finalmente, o quadro de anquilose, cujas deformações simulam artrite reumatoide. Não há tratamento específico, devendo ser utilizados sintomáticos. Corticosteroides sistêmicos podem ser indicados.

Acidentes com mariposas (formas adultas de lepidópteros)

Apenas o gênero *Hylesia* é responsabilizado por acidentes provocados por formas aladas, ou adultas, de lepidópteros, causando surtos de *dermatite papulopruriginosa*. Nesses casos, fêmeas adultas, atraídas pela luz, invadem os domicílios e, debatendo-se ao redor de focos luminosos, liberam da extremidade do abdome, as "flechas venenosas", que são espículas. Quando em contato com o tegumento, desencadeiam o quadro pápulopruriginoso que acomete principalmente áreas expostas da pele. Nas primeiras horas após o contato, surgem lesões eritemato-pruriginosas que evoluem, nos dias subsequentes, para um quadro papuloso. A cura ocorre em períodos variáveis de 7 a 14 dias após o início dos primeiros sintomas. O tratamento tópico consiste no emprego de compressas frias, banhos de amido e, eventualmente, cremes à base de corticosteroides. O uso de anti-histamínicos por via oral, nas doses habituais, mostra-se útil no controle do prurido.

▶ Acidentes com himenópteros

Acidentes por himenópteros (abelhas, vespas, marimbondos, mamangavas e formigas) são bastante comuns e em geral têm curso benigno. Entretanto, podem, eventualmente, provocar complicações graves.

Himenópteros de importância médica

É uma característica importante dos himenópteros a presença, nas fêmeas, de ovipositor modificado, transformado em ferrão ou aguilhão, que é eficiente arma de ataque e defesa. Nos acidentes por abelhas, é característico o fato de os ferrões com as glândulas produtoras do veneno permanecerem na pele após a picada, o que não ocorre com marimbondos e vespas.

Os himenópteros de importância médica pertencem a três famílias: Apidae (abelhas, zangões, mamangavas), Vespidae (vespas, vespões, marimbondos, caçunungas) e Formicidae (formigas de fogo). No entanto, verifica-se, na literatura, ênfase maior nos estudos sobre o veneno e as manifestações clínicas decorrentes de picada por abelhas, sendo aqui discutidos os aspectos referentes aos acidentes causados por esses insetos.

Epidemiologia

Os acidentes são extremamente frequentes, embora as estatísticas sejam inconsistentes no país. Estima-se que grande parte ocorra em zonas rurais, em apicultores, embora nas periferias das grandes cidades brasileiras sejam relatados, esporadicamente, ataques maciços por enxames de abelhas.

A família Apidae engloba um número variado de espécies e subespécies, sendo uma das mais importantes a *Apis mellifera ligustica* ("abelha europeia"). A partir de 1956, com a introdução, no Brasil, de rainhas puras de abelhas "africanas" (*Apis mellifera scutella,* anteriormente denominada *A. m. adansoni*) que acidentalmente escaparam de um apiário em Rio Claro – SP, os acidentes por abelhas assumem um novo caráter na América Latina. Houve uma hibridização acidental destas com as abelhas "europeias", já existentes no país, resultando no aparecimento das abelhas "africanizadas". O deslocamento desses insetos no Brasil ocorreu mais rapidamente pela região Nordeste. Devido à sua capacidade de expansão, disseminaram-se, em cerca de 30 anos, pelas Américas, distribuindo-se atualmente do norte da Argentina até o sul dos Estados Unidos.

Mecanismo de ação

O aparelho inoculador dos himenópteros tem um papel essencial no mecanismo de defesa da colônia. A picada consiste na injeção de veneno pela fêmea da espécie, através de um aguilhão, um ovipositor modificado, cujo desprendimento ocorre com todo o conteúdo distal do segmento abdominal, levando à morte do inseto pouco após a picada. Esse aparelho inoculador está envolvido por músculos ligados a um gânglio nervoso, que movem o aguilhão alternadamente após atingir a superfície corporal. Após a picada ocorre também a liberação de feromônios, substâncias voláteis que aumentam a agressividade e facilitam a localização da vítima por outras abelhas da colmeia.

Estudos sugerem que os venenos de abelhas europeias e africanas são semelhantes, contendo três tipos de componentes: enzimas, grandes peptídeos e pequenas moléculas.

✓ *Enzimas*

- **Fosfolipases.** São as principais substâncias alergizantes dos himenópteros; agem sobre fosfolípides de diversas membranas, levando à lise celular.

- **Hialuronidase.** Conhecido como "fator propagador" *(spreading factor)*, acelera a difusão do veneno nos tecidos; é também alergizante.

✓ *Grandes Peptídeos*

- **Melitina.** Representa cerca de 50% do peso seco do veneno de abelhas, ausente em vespas e formigas. Provoca ruptura do arranjo de fosfolipídios de membranas celulares e consequente lise; tem ação sinérgica com a fosfolipase A_2 em membranas de células musculares, hemácias, fibroblastos, hepatócitos, leucócitos e plaquetas.
- **Apamina.** Presente somente no veneno de abelhas. É uma neurotoxina com ação no sistema nervoso central e periférico; no entanto, seu papel no envenenamento humano ainda não está bem estabelecido.
- **Peptídeo degranulador de mastócitos.** Embora presente em pequena quantidade, é o principal responsável pela liberação de mediadores dos mastócitos: histamina, serotonina, derivados do ácido aracdônico, fatores que ativam plaquetas e eosinófilos.

✓ *Pequenas moléculas*

- **Peptídeos.** Apresentam baixa toxicidade e provavelmente não desempenham papel relevante no envenenamento humano.
- **Aminas Biogênicas.** Histamina, serotonina, dopamina, noradrenalina estão presentes em pequena quantidade.

Quadro Clínico

A intensidade e o tipo de manifestação decorrente do acidente provocado por himenópteros dependem de alguns fatores: sensibilidade do indivíduo, número de picadas recebidas simultaneamente, local da picada e espécie do agente causador do acidente. O quadro clínico pode ser de natureza alérgica ou tóxica.

✓ *Manifestações alérgicas*

Em indivíduos não sensibilizados ao veneno, ocorre apenas quadro local, geralmente discreto, que se manifesta por eritema, edema, prurido e dor, que podem durar até várias horas. Aproximadamente 10% dos pacientes desenvolvem grandes reações alérgicas locais, com sinais flogísticos de maior intensidade, que podem persistir por alguns dias. Em menos de 1% da população exposta, ocorrem reações de hipersensibilidade imediata sistêmica, que, em geral, surgem poucos minutos após a picada e podem variar em relação à intensidade, duração e local de acometimento, podendo ser classificadas em:

- cutâneas: urticária, angioedema, exantema;
- cardiovasculares e respiratórias: taqui/dispneia, broncoespasmo, edema de glote; arritmia cardíaca, hipotensão/choque, angina/ infarto agudo do miocárdio;
- gastrintestinais: náuseas, vômitos, cólicas abdominais, diarreia;
- outras: cefaleia, hipertermia, calafrios, tonturas, desmaios, coma.

✓ *Manifestações tóxicas*

O quadro clínico tóxico ocorre nos acidentes por múltiplas picadas, em geral acima de 100, mesmo em indivíduos não previamente sensibilizados. Em decorrência do grande número de picadas, ocorre liberação maciça de mediadores, como a histamina, cujas manifestações são semelhantes às observadas nas reações graves de hipersensibilidade. A rabdomiólise instala-se precocemente, é intensa e provoca dores musculares generalizadas. Hemólise de intensidade variável está presente, acompanhada ou não de anemia e icterícia. A excreção renal de pigmentos (mioglobina e hemoglobina) é responsável pela coloração escura da urina e pode contribuir para o desenvolvimento de insuficiência renal aguda. Outros fatores, como a hipotensão e a ação nefrotóxica direta do veneno podem estar envolvidos.

Outras manifestações, como taquicardia, hipertensão arterial, sudorese, hipertermia, também podem ocorrer. Edema pulmonar, lesão miocárdica, arritmias cardíacas, necrose hepática, sangramentos com coagulopatias e trombocitopenia, distúrbios hidroeletrolíticos e convulsões são complicações raras. Estima-se que número de picadas acima de 500 seja potencialmente letal, com morte provocada pelos efeitos tóxicos diretos do veneno.

Tratamento

É fundamental que os ferrões sejam removidos o mais rapidamente possível. Apesar de estudos demonstrarem que praticamente todo o conteúdo da glândula de veneno é liberado dentro de 2 minutos após a picada, nos pacientes atendidos no serviço de saúde recomenda-se que este procedimento seja feito sem que haja compressão das glândulas contidas nos ferrões, para se evitar a inoculação adicional de veneno no paciente. Desse modo, o ferrão deve ser retirado preferencialmente com uma lâmina aplicada paralelamente à pele ou pinça de Halsted.

✓ *Manifestações alérgicas*

O tratamento das reações alérgicas irá depender da gravidade dos sintomas clínicos e não difere do recomendado para as reações de hipersensibilidade aos soros heterólogos (ver seção de Soroterapia).

✓ *Manifestações tóxicas*

Não existe antiveneno específico para os acidentes por himenópteos. Portanto, no tratamento das manifestações tóxicas, recomenda-se a administração de anti-histamínicos, mesmo em pacientes não alérgicos, devido à liberação de histamina; hidratação adequada (para facilitar a excreção de mio e hemoglobina); monitorização da função renal (na presença de IRA a diálise deve ser instituída precocemente), parâmetros vitais e da função respiratória; controle hidroeletrolítico; correção de distúrbios da coagulação e de outras anormalidades presentes.

Soroterapia

O soro antipeçonhento ou antiveneno constitui uma solução purificada de imunoglobulinas específicas, obtidas do soro de equinos hiperimunizados com veneno de serpentes, aranhas e escorpiões. No Brasil, os centros produtores de antivenenos são: Instituto Butantan (SP), Instituto Vital Brazil (RJ), Fundação Ezequiel Dias (MG) e Centro de Produção e Pesquisa em Imunobiológicos (PR).

Todos os antivenenos produzidos pelos laboratórios oficiais são adquiridos pelo Ministério da Saúde, que os distribui para as Secretarias Estaduais de Saúde. Em nível estadual, é definida a política de distribuição aos serviços de saúde considerados "pontos estratégicos" para tratamento dos acidentados por animais peçonhentos, devendo este ser viabilizado sem ônus para o paciente. A distribuição dos antivenenos no país é orientada pelas notificações de casos.

São produzidos os soros:
- antibotrópico, para acidentes por serpentes do gênero *Bothrops*;
- anticrotálico, para acidentes por serpentes do gênero *Crotalus*;
- antielapídico, para acidentes por serpentes do gênero *Micrurus*;
- antilaquético, para acidentes por serpentes do gênero *Lachesis*;
- antibotrópico-crotálico para acidentes por serpentes do gênero *Bothrops* e *Crotalus*;
- antibotrópico-laquético, para acidentes por serpentes do gênero *Bothrops* e *Lachesis*;
- antiaracnídico, para acidentes por aranhas do gênero *Phoneutria* e *Loxosceles*, e escorpiões;
- antiloxoscélico, para acidentes por aranhas do gênero *Loxosceles*;
- antiescorpiônico, para acidentes por escorpiões do gênero *Tityus*;
- antilonômico, para acidentes por lagartas do gênero *Lonomia*;
- antilatrodéctico, para acidentes por aranhas do gênero *Latrodectus*[4].

Os antivenenos brasileiros são apresentados na forma líquida, em frascos-ampolas com 5 ou 10 ml, contendo fração Fab´2 de imunoglobulinas heterólogas, digeridas pela pepsina. Mantidos em geladeira, de 4 a 8ºC, têm validade de 3 anos. Não devem ser congeladas.

Uma vez estabelecida a quantidade de soro a ser administrada, esta deve ser dada em dose única, visando maior rapidez na neutralização do veneno inoculado, tanto para adultos como crianças.

Deve-se usar o antiveneno específico para cada tipo de acidente, pois propicia neutralização mais rápida do veneno inoculado e tem menor risco potencial de causar reações de hipersensibilidade imediata.

A via intravenosa para a administração de antiveneno é a preconizada, pois propicia níveis mais elevados do medicamento em tempo menor. Utiliza-se o antiveneno diluído de 1:5 a 1:10 em soluções salina ou glicosada, infundido em 30 a 60 minutos. Uso sem diluição, gota a gota, pode constituir alternativa, mas deve ser realizado com cautela, pelo possível aumento na incidência de reações adversas.

Reações à soroterapia

Na prevenção das reações precoces, utilizam-se, comumente, por via parenteral, 15 minutos antes da soroterapia, anti-histamícos bloqueadores de H_1 (clorferinamina ou difenidramina). Alguns autores também recomendam bloqueadores H_2 (ranitidina) e corticosteroides, associados ou não. Estudo realizado no Hospital Vital Brazil demonstrou que, no tratamento de acidentes por *Bothrops*, a associação de corticosteroides à soroterapia reduziu a intensidade do edema local, fortalecendo a utilização desse fármaco associado à soroterapia.

É preciso considerar que a pré-medicação não previne totalmente o aparecimento de manifestações alérgicas ao antiveneno, portanto, a administração da soroterapia deve ocorrer sob estrita vigilância médica.

O teste de sensibilidade é prática abolida, pois apresenta baixo valor preditivo para a ocorrência de reações imediatas.

As reações adversas decorrem da presença de proteínas heterólogas, de natureza equina, e podem ser de dois tipos:

Reações precoces

Ocorrem durante a infusão, ou nas primeiras horas após a administração do soro, com manifestações variáveis, como: sensação de calor e/ou prurido, urticária, náuseas, vômitos, cólicas abdominais, broncoespasmo, entre outros. Hipotensão arterial e choque são eventos raros.

---

[4] Em fase experimental, ainda não disponível na rede de distribuição do Ministério da Saúde.

A reação de hipersensibilidade imediata devida ao uso de antiveneno deve ser tratada de acordo com o quadro clínico observado. Se a soroterapia for realizada com uso prévio de bloqueador H_1, diluído em SF0,9% ou SG5% e administrado em período não inferior a 40 minutos, as reações não são frequentes e, se ocorrerem, não costumam ter maior gravidade, manifestando-se usualmente como urticária e/ou náuseas e vômitos.

Raramente pode ser grave, caracterizada pela rápida instalação de alterações sistêmicas, como comprometimento cardiovascular (hipotensão, choque); respiratório alto (comprometimento da via aérea superior, como estridor, disfonia, ronquidão), respiratório baixo (broncoespasmo) e gastrointestinal (dificuldade para deglutir), que podem evoluir para edema de glote e insuficiência respiratória aguda. Estas manifestações podem evoluir com parada cardiorrespiratória, se não tratadas adequadamente; e, nestas situações, devem ser instauradas imediatamente as recomendações de suporte avançado de vida.

A adrenalina é a droga mais importante para o tratamento das reações anafiláticas, sendo recomendada a via endovenosa para os casos graves, e a via subcutânea para os casos leves. Na vigência de reação adversa, deve-se interromper a infusão e administrar adrenalina aquosa 1:1.000. Nos quadros leves e moderados utiliza-se 1/3 de ampola por via subcutânea, a ser repetida, se necessário, e, em casos graves, é preferível utilizar a droga diluída por via intravenosa.

Broncodilatadores inalatórios são úteis no manejo do broncoespasmo. Drogas como corticosteroides e anti-histamínicos têm papel secundário no tratamento destas reações.

Superado o quadro alérgico, retomar com cautela a soroterapia. Se o mesmo foi leve, poderá ser tentada, novamente, a via endovenosa, mas com menor velocidade de infusão.

✓ *Reações tardias*

Trata-se da doença do soro, que se manifesta entre 1 a 3 semanas após a soroterapia, caracterizada por febre, prurido ou urticária generalizada e, mais raramente, por artralgias, linfadenopatia, edema periarticular e proteinúria. Respondem bem ao uso de corticosteroides sistêmicos e analgésicos, e são observadas em cerca de 1% dos pacientes tratados, com bom prognóstico.

▶ Referências

Abdulkader RC, Barbaro KC, Barros EJ, Burdmann EA. Nephrotoxicity of insect and spider venoms in Latin America. Seminars in Nephrology, 28(4): 373-82, 2008.

Amaral CF, de Rezende NA, Silva OA et al. Insuficiência renal aguda secundária ao acidente botrópico e crotálico. Análise de 63 casos. Revista do Instituto de Medicina Tropical de São Paulo, 28(4): 220-7, 1986.

Amaral CFS, Dias MB, Campolina D et al. Children with adrenergic manifestations following Tityus serrulatus scorpion sting are protected from early anaphylactic reactions. Toxicon, 32: 211-5, 1994.

Amaral CFS, Rezende NA. Acidentes por escorpiões. Arquivos Brasileiros de Medicina, 64(4): 212-6, 1990.

Andrade SA, Murakami MT, Cavalcante DP, Arni RK, Tambourgi DV. Kinetic and mechanistic characterization of the Sphingomyelinases D from Loxosceles intermedia spider venom. Toxicon, 47(4): 380-6, 2006.

Argôlo AJS. Lachesis muta rhombeata Wied, 1825 (Serpentes, Viperidae): defensive behavior and snakebite risk. Herpetological Review, 34(3): 210-211, 2003.

Arocha-Piñango CL, Bosh NB, Torres A et al. Six new cases of caterpillar-induced bleeding syndrome. Thrombosis and Haemostasis, 67:402-7, 1992.

Azevedo-Marques MM, Ferreira DB, Costa RS. Rhabdomyonecrosis experimentally induced in Wistar Rats by africanized bee Venon. Toxicon, 30: 344-8, 1992.

Bérnils RS, Costa HC. Répteis brasileiros – Lista das espécies. Disponível em: http://www.sbherpetologia.org.br/. Sociedade Brasileira de Herpetologia.

Brasil. Ministério da Saúde. Manual de controle de escorpiões. Brasília: Ministério da Saúde. 2009, 72 p.

Brasil. Ministério da Saúde. Manual de diagnóstico e tratamento dos acidentes por animais peçonhentos. Brasília: Ministério da Saúde 2001, 131 p.

Bucaretchi F, Baracat ECE, Nogueira RJN et al. A comparative study of severe scorpion envenomation in children caused by Tityus bahiensis and Tityus serrulatus. Revista do Instituto de Medicina Tropical de São Paulo, 37: 331-6, 1995.

Bucaretchi F, Douglas JL, Fonseca MRCC et al. Envenenamento ofídico em crianças: frequência de reações precoces ao antiveneno em pacientes que receberam pré-tratamento com antagonistas H1 e H2 da histamina e hidrocortisona. Revista do Instituto de Medicina Tropical de São Paulo, 36: 451-7,1994.

Bucaretchi F, Mello SM, Vieira RJ, Mamoni RL, Blotta MH, Antunes E, Hyslop S. Systemic envenomation caused by the wandering spider Phoneutria nigriventer, with quantification of circulating venom. Clinical Toxicology, 46(9): 885-9, 2008.

Cardoso JLC, França FOS, Fan HW, Malaque CM, Haddad Jr V. Animais peçonhentos: biologia, clínica e terapêutica dos acidentes. 2ª. ed. São Paulo: Sarvier, 2009. 540p.

Carrijo-Carvalho LC, Chudzinski-Tavassi AM. The venom of the Lonomia caterpillar: an overview. Toxicon, 49(6): 741-57, 2007.

Chippaux JP, Goyffon M. Epidemiology of scorpionism: a global appraisal. Acta Tropica, 107(2): 71-9, 2008.

Cristiano MP, Cardoso DC, Raymundo MS. Contextual analysis and epidemiology of spider bite in southern Santa Catarina State, Brazil. Transactions of the Royal Society of Tropical Medicine and Hygiene, 103(9): 943-8, 2009.

Cupo P, Jurca M, Azevedo-Marques MM et al. Severe scorpion envenomation in Brazil. Clinical, laboratory and anatomopathological aspects. Revista do Instituto de Medicina Tropical de São Paulo, 36: 57-76, 1994.

Cupo P, Azevedo-Marques MM, Menezes JB et al. Reações de hipersensibilidade imediatas após uso intravenoso de soros antivenenos: valor prognóstico dos testes de sensibilidade intradérmicos. Revista do Instituto de Medicina Tropical de São Paulo, 33(2): 115-22, 1991.

Dias da Silva W, Campos ACMR, Gonçalves LRC et al. Development of an antivenom against toxins of Lonomiaobliqua caterpillars. Toxicon, 14: 1045-9, 1996.

Dias LB. Pararama. Instituto Evandro Chagas - 50 anos de contribuições às ciências biológicas e à medicina tropical. Belém. Fundação Serviços de Saúde Pública, 2:799-809, 1986.

Diniz MR, Oliveira EB. Purification and properties of a kininogenin from the venom of Lachesis muta (bushmaster).Toxicon, 30(3): 247-58, 1992.

Duarte AC, Caovilla J, Lorini D et al. Insuficiência renal aguda por acidentes com lagartas. Jornal Brasileiro de Nefrologia, 2(4): 184-7, 1990.

Duarte AC, Crusius PS, Pires CAL, Schilling MA, Fan HW. Intracerebral haemorrhage after contact with Lonomia caterpillars. Lancet, 348:1033, 1996.

Fan HW, Cardoso JLC, Olmos RD et al. Hemorrhagic syndrome and acute renal failure in a pregnant woman after contact with Lonomia caterpillares: a case report. Revista do Instituto de Medicina Tropical de São Paulo, 40(2): 119-20, 1998.

Fan HW, Marcopito LF, Cardoso JLC et al. Sequential randomised and double blind trial of promethazine prophylaxis against early anaphylactic reactions to antivenom for Bothrops snake bites. British Medicine Journal, 318: 1451-3, 1999.

Fraiha H, Ballarini AJ, Leão RNQ et al. Síndrome hemorrágica por contato com larvas de mariposa (Lepidoptera, Saturniidae). In: Instituto Evandro Chagas, 50 anos de contribuição às ciências biológicas e à medicina tropical. Belém. Fundação Serviços de Saúde Pública, 2: 811-20, 1986.

França FOS, Benvenuti LA, Fan HWet al. Severe and fatal mass attacks by "killer" bees (Africanized honey bees - Apis mellifera scutellata) in Brazil: clinicopathological studies with measurement of serum venom concentrarions. The Quarterly Journal of Medicine, 87: 269-82, 1984.

França FOS, Medeiros CR, Málaque CMS, Duarte MR, Chudzinski-Tavassi AM, Zannin M et al. Acidentes por animais peçonhentos. In: Martins MA; Carrilho FJ; Alves VAF; Castilho EA; Cerri GG; Chao LW (Org.). Clínica Médica. Barueri: Manole, 2009, vol. VII. p. 553-613.

Futrell JM. Loxoscelism. American Journal of Medical Sciences, 304(4): 261-267, 1992.

Gamborgi GP, Metcalf EB, Barros EJ. Acute renal failure provoked by toxin from caterpillars of the speciesLonomia obliqua. Toxicon, 47(1):68-74, 2006.

Glasser CM, Cardoso JL, Carrèri-Bruno GC et al. Surtos epidêmicos de dermatite causada por mariposas do gênero Hylesia (Lepidoptera: Hemilucidae) no Estado de S.Paulo, Brasil. Revista de Saúde Pública, 27(3): 217-20, 1993.

Gonçalves LR, Sousa-e-Silva MC, Tomy SC, Sano-Martins IS. Efficacy of serum therapy on the treatment of rats experimentally envenomed by bristle extract of the caterpillar Lonomia obliqua: comparison with epsilon-aminocaproic acid therapy.Toxicon, 50(3): 349-56, 2007.

Gueron M, Ilia R, Sofer S. The cardiovascular system after scorpion envenomation. A review. Clinical Toxicology, 30: 245-58, 1992.

Guerra CM, Carvalho LF, Colosimo EA, Freire HB. Analysis of variables related to fatal outcomes of scorpion envenomation in children and adolescents in the state of Minas Gerais, Brazil, from 2001 to 2005. Jornal de Pediatria, 84(6):509-15, 2008.

Hering S, Jurca M, Vichi FL et al. "Reversible cardiomyopathy" in patients with severe envenoming by Tityus serrulatus – evolution of enzymatic, electro and echocardiographic alterations. Annals of Tropical Paediatrics, 13: 191-200, 1993.

Hogan CJ, Barbaro KC, Winkel K. Loxoscelism: old obstacles, new directions .Annals of Emergency Medicine, 44(6): 608-24, 2004.

Isbister GK, Fan HW. Spider bite. Lancet, 378(9808): 2039-47, 2011.

Kamiguti AS. Platelets as targets of snake venom metalloproteinases. Toxicon, 15: 45(8):1041-9, 2005.

Kelen EMA, Picarelli ZP, Duarte A. Hemorrhagic syndrome induced by contact with caterpillars of the genus Lonomia (Saturniidae, Hemileucinae). Journal of Toxicology, 14: 283-308, 1995.

Lucas S. Spiders in Brazil. Toxicon, 26(9): 759-772, 1988.

Málaque CM, Castro-Valencia JE, Cardoso JL, França FO, Barbaro KC, Fan HW. Clinical and epidemiological features of definitive and presumed loxoscelism in São Paulo, Brazil. Revista do Instituto de Medicina Tropical de Sao Paulo, 44(3): 139-43, 2002.

Malaque CM, Santoro ML, Cardoso JL, Conde MR, Novaes CT, Risk JY, França FO, de Medeiros CR, Fan HW. Clinical picture and laboratorial evaluation in human loxoscelism. Toxicon, 58(8): 664-71, 2011.

Marangoni RA, Antunes E, Brain SD et al. Activation by Phoneutria nigriventer (armed spider) venom of the tissue kallikrein-kininogen-kinin system in rabbit skin in vivo. British Journal of Pharmacol, 109:539-43, 1993.

Marques OAV, Pereira, DN, Barbo FE, Germano VJ, Sawaya RJ. Reptiles in São Paulo municipality: diversity and ecology of the past and present fauna. Biota Neotropica, 9(2): http://www.biotaneotropica.org.br/ v9n2/en/abstract?article+bn02309022009.

Medeiros CR, Barbaro KC, de Siqueira França FO, Zanotti AP, Castro FF. Anaphylactic reaction secondary to Bothrops snakebite. Allergy, 63(2): 242-3, 2008.

Medeiros CR, Barbaro KC, Lira MS, França FO, Zaher VL, Kokron CM, Kalil J, Castro FF. Predictors of Bothrops jararaca venom allergy in snake handlers and snake venom handlers. Toxicon, 51(4): 672-80, 2008.

Medeiros CR, Hess PL, Nicoleti AF, Sueiro LR, Duarte MR, de Almeida-Santos SM, França FO. Bites by the colubrid snake Philodryas patagoniensis: a clinical and epidemiological study of 297 cases. Toxicon, 56(6): 1018-24, 2010.

Mejia G, Arbelaez M, Henao JE et al. Acute renal failure due to multiple stings by Africanized bees. Annals of Internal Medicine, 104(2): 210-1, 1986.

Morena P, Nonoyama K, Cardoso JLC et al. Search of intravascular hemolysis in patients with the cutaneous form of Loxoscelism.

Revista do Instituto de Medicina Tropical de São Paulo, 36(2): 149-51, 1994.

Nahas L, Kamiguti AS, Barros MAR. Thrombin-like and factor X-activator components of Bothrops snake venoms. Thrombosis and Haemostasis, 41(2): 314-28, 1979.

Nicoleti AF, De Medeiros CR, Duarte MR, França FOS. Comparação of Bothropoides jararaca bites with and without envenoming treated at the Vital Brazil Hospital of the Butantan Instituto, State of Sao Paulo, Brazil. Revista da Sociedade Brasileira de Medicina Tropical, 43(6): 657-661, 2010.

Nishioka SA, Silveira PV. A clinical and epidemiologic study of 292 cases of lance-headed viper bite in a Brazilian teaching hospital. American Journal of Tropical Medicine and Hygiene, 47(6): 805-10, 1992.

Oliveira KC, Gonçalves de Andrade RM, Piazza RM, Ferreira JM Jr, van den Berg CW, Tambourgi DV. Variations in Loxosceles spider venom composition and toxicity contribute to the severity ofenvenomation. Toxicon, 45(4): 421-9, 2005.

Otero RP, Tobón GSJ, Gómez LFG. Bites from the bushmaster (Lachesis muta) in Antioquia and Choco, Colombia, report of five accidents. Toxicon, 31(2): 158-159, 1993.

Pardal PPO, Souza SM, Monteiro MRCC, Fan HW, Cardoso JLC, França FOS et al. Clinical trial of two antivenoms for the treatment of Bothrops and Lachesis bites in the north eastern Amazon region of Brazil. Transactions of the Royal Society of Tropical Medicine and Hygiene, 98: 28-42, 2004.

Pinho FMO, Zanetta DMT, Burdmann EA. Acute renal failure after Crotalus durissus snakebite: a propective *survey* on 100 patients. Kidney International, 67: 659-67, 2005.

Prado-Franceschi J, Hyslop S. South American colubrid envenomations. Journal of Toxicology - Toxin Reviews, 21(1-2): 117-58, 2002.

Reis CV, Kelen EMA, Farsky SHP et al. A Ca++ activated serine protease (LOPAP) could be responsible for the haemorrhagic sydrome caused by the caterpillar Lonomiaobliqua. Lancet, 375: 1942, 1999.

Rodrigues DS, Nunes TB. Latrodectismo na Bahia. Revista Baiana de Saúde Pública, 12: 38-43, 1985.

Rodrigues MG. Efeitos danosos da lagarta "pararama" (Premolis semirufa) a seringueiros no Estado do Pará. Boletim da Faculdade de Ciências Agrárias (Pará), 8: 5-31, 1976.

Rosenfeld G, Kalen EM. Measurement of the coagulation activity of snake venoms: importance to scientific research and therapeutic application. Revista Paulista de Medicina, 77(4): 149 -50, 1971.

Rosenfeld G. Animais venenosos e tóxicos do Brasil. In: Lacaz CS, Baruzzi R, Siqueira W. Geografia médica do Brasil Cap. 19, p. 457. São Paulo: EDUSP, 1972.

Rucavado A, Flores-Sanchez E, Franceschi A et al. Characterization of the local tissue damage induced by LHF-II, a metalloproteinase with weak hemorrhagic activity isolated from Lachesis muta muta snake venom. Toxicon, 37(9): 1297-312, 1999.

Salomão, MG, Albolea, ABP, Almeida-Santos, SM. Colubrid snakebite: a public health problem in Brazil. Herpetological Review, 34(4): 307-12, 2003.

Schenone H, Saavedra T, Rojas A et al. Loxoscelismo en Chile. Estudios epidemiológicos, clínicos y experimentales. Revista do Instituto de Medicina Tropical de São Paulo, 31(6): 403-15, 1989.

Sezerino UM, Zannin M, Coelho LK et al. A clinical and epidemiological study of Loxosceles spider envenoming in Santa Catarina, Brazil. Transactions of the Royal Society of Tropical Medicine and Hygiene, 92: 546-8, 1999.

Silva Haad J. Accidentes humanos por las serpientes de los generos Bothrops y Lachesis. Memórias do Instituto Butantan, 44-45: 403-23, 1980/1981.

Silva LM, Diniz CR, Magalhaes A. Purification and partial characterization of an arginine ester hydrolase from the venom of the bushmaster snake, Lachesis muta noctivaga.Toxicon, 23(4): 707-18, 1985.

Simo M. Nota breve sobre la introducción al Uruguay de la araña del banano Phoneutrianigriventer (Keyserling, 1891) y Phoneutriakeyserlingi (Pickard-Cambridge, 1987). Aracnologia (Montevideo) (Supl) 4: 1-4, 1984.

SINAN http://portal.saude.gov.br/portal/saude/profissional/area.cfm?id_area=1539

Souza AL, Malaque CM, Sztajnbok J, Romano CC, Duarte AJ, Seguro AC. Loxosceles venom-induced cytokine activation, hemolysis, and acute kidney injury. Toxicon, 51(1): 151-6, 2008.

Taylor OR. The past and possible future spread of Africanized honey-bees in the Americas. Bee World, 58: 19-30, 1977.

Weinstein SA, Warrell DA, White J, Keyler DE. "Venomous" bites from non-venomous snakes: a critical analysis of risk and management of "Colubrid" snake bites. Amsterdam: Elsevier, 2011 336pp.

WHO. Progress in the characterization of venoms and standardization of antivenoms. WHO Scientific Publication. Geneva, 1981.

Assédio Moral e Insegurança no Emprego: seus Impactos sobre a Saúde dos Trabalhadores

Margarida Barreto
Roberto Heloani

- **Introdução**
  Panorama transcontinental
  Panorama latino-americano
  A situação no Brasil, em particular
- **Conceitos de violência e assédio moral no trabalho**
- **O que se compreende por assédio moral no trabalho?**
- **Causas do assédio moral no local de trabalho: vida ou morte no trabalho**
- **Os fatores psicossociais na organização: os novos riscos não visíveis**
- **Indicadores organizacionais**
  A intensificação do trabalho
  A avaliação individualizada
- **Dinâmica e características dos riscos psicossociais**
- **Exposição ao assédio moral no local de trabalho**
- **Critérios para caracterizar o assédio moral**
- **Consequências do assédio à saúde**
- **Medidas de prevenção de riscos não visíveis**
- **Exemplo de medidas de prevenção, em caráter inicial**
- **Referências e Leitura recomendada**

Introdução

Panorama transcontinental

Em pesquisa recente com trabalhadores de cinco países da Europa e dos Estados Unidos, a Organização Internacional do Trabalho (OIT, 2003) expôs resultados alarmantes quanto a danos ou agravos à saúde dos/as trabalhadores/as, danos estes provenientes do mundo do trabalho, como aumento de distúrbios psíquicos e de vivências depressivas. Do mesmo modo, a Organização Mundial da Saúde (OMS) vem, há algum tempo, chamando nossa atenção para as prováveis doenças das próximas duas décadas, dentre as quais a depressão será a segunda maior causa de morte e de incapacidade no planeta. Não é casual o crescimento da depressão em países europeus, o que se pode observar por meio dos dados que se relacionam com a aposentadoria precoce em consequência de danos psíquicos.

Em dezembro de 2000, o Fundo Europeu para Melhoria das Condições de Trabalho e de Vida (Fundo Dublin) entrevistou 21.500 trabalhadores, tendo concluído que 8% dos trabalhadores da União Europeia (12 milhões) vivenciaram situações de humilhações e constrangimentos, 4% sofreram violência física e 2%, assédio sexual. Essas situações foram mais vivenciadas no setor público (13%), mas também ocorreram no setor de serviços, no de vendas (11%), e no setor bancário (10%). Essa pesquisa aponta, ainda, para um fato significativo: 47% das pessoas que sofrem violência moral referem-se a seu trabalho como muito estressante, o que interfere no aumento do absenteísmo (34%), em consequência do desencadeamento de vários distúrbios, em especial do estresse e do burnout. (Fundo Europeu para Melhoria das Condições de Trabalho e de Vida, 2000).

Segundo a Agência Europeia para a Saúde e a Segurança no Trabalho (Agência Europeia Para a Saúde e a Segurança no Trabalho, 2002), o assédio moral aumentou nos últimos anos na Áustria, Bélgica, Holanda, Irlanda, Espanha e Suécia. Nesse último país, no crepúsculo da década de 1980, o psicólogo do trabalho Heinz Leymann (Leymann, 1996a; Leymann, 1996b) já denunciava o psicoterror (termo usado por ele) ou o assédio moral. Sinalizava que 10% dos trabalhadores/as e 15% dos suicídios registrados naquele país tinham relação com o ambiente de terror vivenciado no trabalho. Diferentes autores reconheceram a relação estreita que existe entre o assédio moral no trabalho e a competitividade entre os pares, o individualismo, as pressões, o aumento da tensão face à exigência de flexibilidade máxima por parte dos trabalhadores, e a redução da segurança profissional, panorama que se torna mais explícito à medida que aumentam as pressões dentro da empresa e o desemprego social.

Um amplo estudo do Ministério de Emprego da França (2006) serviu de base e inspiração à Comissão Nacional dos Direitos Humanos daquele país, passando a caracterizar três tipos de práticas existentes nas organizações francesas, a saber: o assédio institucional, o assédio profissional e o assédio individual. O primeiro é visto como constitutivo das políticas de gestão; o segundo tem como premissa fundamental o afastamento do trabalhador, com a negação de direitos, ou melhor, forçando-o a desistir do emprego; finalmente, aparece o assédio individual, em que sobressai o jogo de poder nas relações hierárquicas. Em todos eles, ocorre a dispensa do trabalhador sem que haja qualquer responsabilidade legal do empregador. Frequentemente, procura-se explicar tais atitudes alegando que são produtos do desenvolvimento tecnológico e do crescente processo de automatização, fatos estes que não justificam tais ações intrinsecamente antiéticas.

Em 2001, a Universidade de Alcalá, na Espanha, coordenou uma ampla investigação na qual 55% dos entrevistados disseram padecer de algum tipo de transtorno mental devido ao assédio moral no trabalho.

Em novembro de 2003, o Instituto de Estudios Laborales – ESAD, na Espanha, divulgou um farto informe, com 65 páginas, intitulado "*Calidad del trabajo en la Europa de los Quince*" (Instituto de Estudios Laborales - Esade-Randstad, 2003), sobre o assédio moral. Neste, os autores chamam nossa atenção para a novidade do fenômeno a partir da sua "*no aceptación moral en las sociedades de democracia avanzada y la conciencia creciente de su inadecuación al complejo entorno competitivo en que se mueven las organizaciones modernas*" e, fundamentalmente, para os fatores psicossociais e as novas patologias daí oriundas. No mesmo ano, foi lançado em Barcelona, com base no conceito de assédio moral de Marie-France Hirigoyen, um "*Guía para afrontar el acoso psicológico em el trabajo*", elaborado por uma associação de pessoas vítimas de assédio moral no local de trabalho.

Mais recentemente, uma nova pesquisa europeia realizada pela Organização de Consumidores e Usuários (OCU, 2009), apontou que as causas do estresse ocupacional estão relacionadas ao trabalho repetitivo (91%), ao ritmo intenso (83%), à exigência de esforços exagerados (68%), às promoções injustas (68%), ao salário inadequado (67%), à falta de reconhecimento (56%), à má gestão no trabalho (52%), ao fato de não se aprender coisas novas (35%), à falta de tempo (25%) e à carência de apoio dos pares (17%). Todos os pesquisados reconheceram que o trabalho, nessas condições, afeta de forma negativa a saúde, interferindo, inclusive, em seus relacionamentos familiares.

Em 2011, a Administração de Saúde e Segurança Ocupacional dos Estados Unidos (OSHA, 2011), dos Estados Unidos, alertou que, em virtude de mudanças cada vez mais rápidas e frequentes conduzidas no mundo do trabalho, o risco, de uma forma geral, torna-se mais difícil de ser identificado, calculado e, portanto, prevenido. Um pouco antes, a Comissão Europeia (2010) fez uma ampla pesquisa, envolvendo 26.756 pessoas de 30 países membros da União Europeia, no período de 2002 a 2006, e chegou à seguinte conclusão: mais de 70% dos entrevistados temiam o aumento de discriminações no local de trabalho, devido à recessão.

Em função da análise desses dados, os pesquisadores reconheceram que, nesse período de crise econômica, houve um aumento de discriminações em relação aos trabalhadores. Um dos fatores que comprovaram tal fato foi o aumento de demissões de pessoas com idade acima de 40 anos (para algumas empresas, indivíduos nessa faixa etária são velhos e improdutivos), fato infelizmente corriqueiro em momentos de recessão na economia.

Hoje, como ontem, esse fenômeno é motivo de preocupação da Comunidade Europeia, por três razões fundamentais: a) por seus efeitos negativos à saúde dos trabalhadores, por envolver uma sociedade que não respeita e não protege os direitos de todos os cidadãos; b) porque afeta negativamente a qualidade do trabalho; c) pelo temor de que a hipercompetitividade das empresas e a consequente pressão sobre os trabalhadores possam gerar ambientes laborais agressivos. Ainda, segundo o relatório ESAD, o crescimento do estresse laboral poderia ser um indicador destas condições.

Ressaltamos que todos os estudos realizados até essa data têm como precursor Heinz Leymann, cujo primeiro artigo sobre o tema foi publicado em 1984, em coautoria com Gustavsson. Dois anos depois, Leymann lançou seu primeiro livro e, desde então, o conceito de *mobbing* foi assumido por ele e o tema passou a ser motivo de investigações em vários países.

Segundo o próprio Leymann (1996b), países como Noruega, Finlândia, Alemanha, Áustria, Hungria e Austrália passaram a investigar o tema. Em outro artigo, Leymann (1996a) comentou que a Holanda, o Reino Unido e a Itália iniciavam investigações a respeito.

Panorama latino-americano

Os primeiros estudos sobre o assédio moral ocorreram no Brasil e, logo depois, países como Cuba, Uruguai, Argentina e Chile enriqueceram a compreensão desse fenômeno, em especial após vários encontros e discussões que fizeram parte do Fórum Social Mundial, em Porto Alegre e na Venezuela. Desde 2000, vários seminários internacionais ocorreram em diferentes regiões do Brasil, com a presença de pesquisadores de vários países da América Latina. Parece relevante ressaltar que, em 2007, Cuba sediou um grande encontro de *Salud y Trabajo*, no qual o tema teve grande repercussão, sendo objeto de 3 dias de discussões com pesquisadores latino-americanos, da Europa e dos Estados Unidos.

As mulheres são as maiores vítimas dessa manifestação da violência laboral, e, talvez por causa disso mesmo, sentem-se inclinadas a enfrentar esse problema, refletindo sobre ele. Vem daí o fato de o estudo do assédio sexual no trabalho ter sido motivo de pesquisas de investigadoras compromissadas com as causas feministas.

Recentemente, estudiosos do México, da Guatemala e do Chile (Moreno *et al.*, 2006) realizaram um estudo exploratório com uma amostra aleatória da população economicamente ativa, usando a escala de "fatores psicossociais" (utilizada pelo Instituto Mexicano del Seguro Social - IMSS) e o "Inventário de Violência e Assédio Psicológico no Trabalho - IVAPT" (Pando *et al.*, 2006). Concluíram que a exposição a fatores psicossociais negativos no trabalho constituía importante fator de risco para o assédio moral, sendo que a taxa mais alta de assédio foi registrada no Chile, enquanto que sua presença, no que se refere a ser marcada pela intensidade da violência, foi observada na Venezuela.

No mesmo ano, estudiosos do México realizaram uma ampla investigação, envolvendo 813 docentes de um centro universitário. A amostra foi constituída por 144 docentes. A idade dos participantes encontrava-se entre 24 e 68 anos, sendo a moda 40 e a média 47 anos. Como estratégia investigativa, os pesquisadores usaram a Escala de Leymann *Inventory Psico-Terror* (LIPT, 1989), adaptando-a à escala espanhola LIPT-60, de Gonzalez de Rivera e Rodríguez-Aubin (2003). Nessa escala, levam-se em consideração seis tipos de estratégias diferenciadas e que envolvem: limitar a comunicação; limitar o contato social; desprestigiar o docente em presença dos pares; desacreditar a capacidade laboral do trabalhador; comprometer sua saúde; dificultar seu desenvolvimento no trabalho. Dos docentes pesquisados, 79,7% avaliaram que vivenciaram o assédio moral no trabalho, sendo que 75% deles consideraram que a tática mais comum dos empregadores envolve a restrição da comunicação.

Nos estudos da área do Direito, países como Equador e Argentina ganharam relevância nos últimos anos. Em face deste contexto, os estudiosos equatorianos reconhecem já que o assédio moral é um risco no ambiente de trabalho, causa lesões e danos, devendo, portanto, ser tratada a matéria tanto na área do Direito Laboral como na do Direito Penal. Quanto aos argentinos, em janeiro de 2004, foi sancionada a Lei de nº 1.225, na Ciudad Autónoma de Buenos Aires, a qual ratifica e previne a violência moral dos superiores hierárquicos no âmbito da administração pública.

Outros países, como a Venezuela e a Colômbia, igualmente, têm suas leis específicas. No caso do primeiro, desde julho de 2005 a Assembleia Nacional promulgou a nova Lei Orgânica de Prevenção, Condições e Meio Ambiente de Trabalho, que normatiza o assédio moral no trabalho. Nessa lei, está prevista a garantia, aos trabalhadores, de condições de segurança, saúde e bem-estar *"em um ambiente de trabalho adequado, propício para o exercício pleno de suas faculdades físicas e mentais, mediante a promoção do trabalho seguro e saudável"*. Na Colômbia, desde 2006, os trabalhadores contam com a lei nº 1.010, na qual estão explicitadas medidas para prevenir, corrigir e sancionar o assédio moral e outras manifestações de violência nas relações laborais. O certo é que a maioria dos países latino-americanos, até o momento, não apresenta leis específicas de combate ao assédio moral e utilizam, como "ferramenta" de combate a essa prática, a Constituição, os Códigos laborais e de Ética no trabalho.

A situação no Brasil, em particular

A primeira pesquisa sobre assédio moral no trabalho realizada no Brasil teve início em março de 1996, tendo sido apresentada como dissertação de mestrado, por Margarida Barreto (Barreto, 2000), no primeiro semestre de 2000, na Pontifía Universidade Católica de São Paulo (PUC) de São Paulo. Foi realizada com trabalhadores dos ramos químico, plástico, farmacêutico e cosmético de São Paulo e envolveu um universo de 2.072 trabalhadores/as de 97 empresas de grande e médio porte, nas quais foi encontrado alto percentual de depressão, distúrbios gástricos, alterações da memória, estresse laboral, hipertensão arterial, distúrbios do sono, alterações de comportamento e diminuição da libido, principalmente entre as mulheres; aumento da ingestão de bebidas alcoólicas e de outras drogas, aumento da violência doméstica, isolamento social, desalento e pensamento e tentativas de suicídio, principalmente entre os homens. Naquele período, 75% das empresas pesquisadas haviam realizado, nos 2 anos anteriores, um processo de reestruturação associado a demissões. Desde então, ficou evidente, para nós, que a questão da organização do trabalho não pode ser desprezada nas análises da etiologia do processo de assédio laboral.

Ao final do ano de 2000, fomos contatados por dirigentes sindicais do setor bancário, que vivenciava o apogeu da política de privatização, com suas desregulamentações e a redução acentuada dos encargos patronais. Tudo isso, ao lado das perdas de direitos e de programas de demissões massivas, características típicas das políticas neoliberais. Naquela época, as empresas públicas foram 'tomadas de assalto' e liquidadas por uma nova elite de dirigentes, ávida de prestígio, de privilégios e de poder. Resolvemos aplicar ali, no setor bancário, questionários de autopreenchimento, para que pudéssemos atingir um maior contingente de trabalhadores em diferentes regiões (Ribeiro, 1997).

Foram distribuídos 3.000 questionários para 886 agências, por meio das gerências regionais, núcleos de administração e de agências de divisões de gerentes e subgerentes, abrangendo a capital de São Paulo, a Grande São Paulo, o Interior e outros estados da União. Dos questionários distribuídos, 1.001 retornaram até a data limite estipulada para o processamento de dados.

O perfil da amostra, distribuída quanto ao genêro, indicava que 549 (55%) eram mulheres e 452 (45%) eram homens. As agências que participaram ativamente da pesquisa, por ordem decrescente, estão localizadas na Grande São Paulo, no interior do estado e na capital paulista. Também participaram 25 municípios da Região Norte e 14 municípios da Região Sul do país.

A pesquisa realizada com bancários mostrava que as práticas abusivas ocorriam, mormente com homens maiores de 45 anos de idade (55%), empregados em postos administrativos, que passavam por um "programa de demissão voluntária" (PDV).

Os bancários que não aderiram ao referido programa foram duramente humilhados e desrespeitados em sua dignidade, tendo seus direitos violados com: invasão de privacidade, ameaças constantes de inadequação face à "modernidade da empresa", premiações negativas que sugeriam incapacidade técnica e incompetência (imagens de dinossauros, micos, macacos, tartarugas e âncoras eram recorrentes em preleções de "respeitáveis consultores" especialmente contratados para esse fim), justificando a política de hostilidades com os trabalhadores, e, quando esse procedimento não era bem-sucedido em relação àqueles que "teimavam" em permanecer na casa na qual haviam passado boa parte de suas vidas, não raro, a sumária demissão era a terapêutica eficaz, reafirmando o *"slogan"* adotado pelos gerentes: primeiro o banco, depois o resto.

Passados alguns anos, muitos dirigentes de trabalhadores reconhecem que os bancários vivem a fase da "geração tarja preta", na medida em que, para conseguir trabalhar e cumprir as metas, "precisam se entupir de remédios, antidepressivos e medicação controlada".

Ainda em 2001, pesquisadoras do Núcleo de Estudos de Saúde Coletiva da Universidade Federal do Rio de Janeiro (NESC/UFRJ) detectaram, em pesquisa no setor saúde, que ali havia denúncias de assédio moral e, a partir daquele momento, passaram a se interessar pelo tema, ampliando suas pesquisas.

Em 2002, uma aluna do Programa de Pós-Graduação em Enfermagem da Universidade Federal de Santa Catarina (UFSC) defendeu seu mestrado com a seguinte dissertação: *"Des" Cuidado em Saúde: a violência visível e invisível no trabalho de enfermagem*. Em seu trabalho, a autora discutia as diferentes manifestações da violência no setor da Saúde, e afirmava que a existência de manifestações de violência neste âmbito era um "sintoma de alerta" dentro da assistência da Saúde e da Enfermagem.

Em 2005, Margarida Barreto defendeu tese de doutorado na PUC-SP, fruto de pesquisa de cunho nacional, em que investigou diferentes categorias de trabalhadores e empresas, envolvendo 10.600 pessoas que responderam a questionário específico sobre assédio moral. A realidade mostrou-se assustadora e alarmante: 63,7% dos que sofrem assédio são mulheres e 36,3% são homens, havendo predomínio de pessoas casadas (35,6%) em relação às pessoas solteiras. No que concerne ao grau de escolaridade, 25% apresentavam o terceiro grau completo, 10% haviam cursado mestrado e doutorado, 15% não concluíram o terceiro grau, 40% possuíam o segundo grau completo e, 10% fizeram o segundo grau incompleto. Nessa população, as práticas discriminatórias associadas às pressões intensas para produzirem mais e prolongarem a jornada de trabalho constituiu o fator mais citado no desencadeamento desse tipo de violência (90% das ocorrências). Entre os pesquisados, 77% sofreram humilhações repetitivas, com frequência variável: de uma a várias vezes por semana. Esta prática foi prevalente nas Regiões Sudeste e Nordeste (70% das ocorrências), seguida da Região Sul, da Centro-Oeste e da Norte (Barreto, 2005).

Em 2007, estudiosas do NESC/UFRJ iniciaram uma nova investigação sobre *Violência e Assédio Moral no Trabalho*, tendo como objetivo conhecer a magnitude e as características desse tipo de violência no âmbito laboral.

Desde a primeira investigação realizada no Estado de São Paulo, várias pesquisas sobre esse tema têm surgido no âmbito da Saúde, em especial no setor de Enfermagem. A pesquisa intitulada "Riscos psicossociais e assédio moral no contexto acadêmico" foi realizada, em 2007, por Vânia Claudia S. Caran, em Ribeirão Preto (SP). Os resultados obtidos mostraram que a condição de ser humilhado nem sempre está relacionada à condição de subordinação. E, no caso específico dessa pesquisa, fica evidente que o processo de subordinação caminha paralelo a um processo de discriminação, fazendo surgir nos protagonistas da pesquisa uma sensação de profunda humilhação.

Em 2009, várias pesquisas abordando o assédio moral no trabalho foram concretizadas. Citamos, como exemplo, trabalhos de conclusão de curso (TCC), além de mestrados e doutorados em diferentes áreas do saber. Destacamos a pesquisa realizada no setor da Saúde, por uma mestranda do (NESC/UFRJ), intitulada *Ouvindo o assédio moral: vozes do sofrimento*. Foram pesquisados diferentes profissionais da área da Saúde (médicos, enfermeiros, fisioterapeutas, nutricionistas, psicólogos, técnicos e auxiliares de enfermagem, técnicos de laboratório e de raios-X, auxiliares administrativos, além do pessoal de apoio).

Em suas conclusões, a pesquisadora encontrou significativo sentimento de autovalorização defensiva. Ou seja, a maior parte dos pesquisados enfatizou, de forma constante, suas competências, sua dedicação e o valor que o trabalho representa em suas vidas, como "*forma de rebater as críticas e humilhações ocorridas no assédio moral*".

Como os dados das referidas pesquisas demonstram, já se foi o tempo em que se podia alegar que o assédio moral era produto de "rusgas oriundas de diferenças culturais" e, portanto, isento da influência da organização do trabalho. Pelo contrário, observa-se que a instrução formal não é antídoto para comportamentos abusivos e mesmo para a barbárie.

◗ Conceitos de violência e assédio moral no trabalho

Aviltamento, exploração, violência, desemprego e exclusão social. Estes são elementos presentes na sociedade contemporânea, desenhada pelo neoliberalismo e pela reestruturação produtiva. A tendência destrutiva da lógica de produção e de concorrência capitalistas, que se intensifica nesse momento histórico-social, tem se convertido em deterioração acelerada das forças produtivas, do trabalhador, como ser humano, da natureza e do meio ambiente (Antunes, 2001).

Neste contexto, a violência no trabalho se expressa em velhas e novas roupagens: a tendência à intensificação do trabalho, impulsionada por sua reorganização (terceirizações, trabalho parcial e temporário) e pelas novas tecnologias; o aumento de acidentes, doenças e óbitos e das novas patologias físicas e mentais relacionadas ao trabalho; os homicídios de dirigentes sindicais e de trabalhadores, em decorrência de sua postura de resistência; o trabalho infantil e o trabalho forçado; o desemprego, que exclui o ser humano das relações sociais e o "demite" da vida; a discriminação do trabalho das mulheres e dos grupos minoritários (Antunes, 2001). Cada uma dessas formas de expressão da violência no mundo do trabalho infringe os direitos humanos, seja pela ameaça ao direito à vida, seja pelo atentado à dignidade.

A violência no trabalho pode ser descrita, conforme propõe a OIT, como *"qualquer ação, todo incidente ou comportamento que não se pode considerar uma atitude razoável e com a qual se ataca, prejudica, degrada ou fere uma pessoa dentro do ambiente de seu trabalho ou devido diretamente ao mesmo"* (Khalef, 2003). Ou seja, esta violência inclui *"todas as formas de comportamento, agressivo ou abusivo, que possam causar dano físico ou psicológico ou desconforto em suas vítimas, sejam estas alvos intencionais ou envolvidos impessoais ou acidentais"* (Warshaw, 1998).

Estudando há muito tempo a violência no e do trabalho, estamos convictos de que, nos dias atuais, o trabalho pode enlouquecer, sim! Para Morgan (1996), todas as organizações hoje, em maior ou menor grau, respondem à metáfora da dominação, ou seja, todas utilizam seus recursos humanos, na medida em que necessitam de seus serviços, e os dispensam quando já não lhes são mais úteis. A obra contemporânea do dramaturgo Arthur Miller, *A morte de um caixeiro viajante* (2009), trata do drama do protagonista, que trabalhava em uma organização autoritária. Viveu uma rotina de subserviência e resistência defensiva, pois tentava acreditar que vivia com amigos leais, que seria rico e atingiria o poder, quando de fato, vivenciava uma situação oposta e sofrida, especialmente quando passou a vender cada vez menos, ante as mudanças do sistema capitalista. Ao final, sem vender, perdeu seu emprego e sentiu-se desorientado, o que culminou em seu suicídio.

Essa lógica de abuso de poder e impunidade está arraigada nas organizações, de tal forma que lhes dá a tranquilidade necessária para demitir os trabalhadores que retornam às suas atividades após afastamento por doenças adquiridas no trabalho.

De acordo com o Instituto de Estudios Laborales (IEL), para compreender o assédio moral, deve-se tomar como metáfora a prisão psíquica. Segundo os estudiosos, as organizações assimilam valores masculinos de agressividade e autoritarismo e, quando essas estruturas são dominantes, o resultado é o medo e a dependência da autoridade, ou seja, vive-se uma situação consentida, onde o abuso de poder e o autoritarismo são permitidos, consentidos e legitimados, cotidianamente (IEL - Esade-Randstad, 2003).

Se o trabalho, por muito tempo, for produtor de sofrimento, bem mais do que de prazer, é perfeitamente possível – para não dizer bem provável –, que a pessoa que o exerce venha a desenvolver transtornos mentais. Desse modo, pode-se dizer que é um conjunto de fatores, dentre os quais o trabalho, que aumentará ou não a probabilidade de adoecimento de qualquer pessoa. Como diria Ramazzini, já em 1700, *"Quando estiver na cabeceira da cama de seu paciente, não se esqueça de perguntar-lhe onde trabalha, para saber se na fonte de seu sustento não se encontra a causa da sua enfermidade"*.

Um dos aspectos mais destacados na psicodinâmica do trabalho é a importância do trabalho na constituição identitária. O trabalho sempre teve uma dimensão extremamente significativa no que concerne à formação imagética das pessoas. É a partir do olhar do outro que nos fazemos como pessoas, como sujeitos. É o outro que nos revela e reafirma a nossa existência. Na vida adulta, o local de trabalho será o *locus* que propiciará justamente isso, ou melhor, trocas afetivas e simbólicas. Lembramos ainda que o conceito de identidade depende do conceito de alteridade, ou seja, do outro, pois é este quem me diz "quem eu sou". Assim, percebe-se a complexidade acarretada pelas relações que se estabelecem entre o indivíduo, o meio ambiente e o meio social.

O mundo do trabalho pode tanto ser gerador de sofrimento, como indutor de crescimento pessoal e desenvolvimento psíquico. O mundo interno do trabalhador, por sua vez, pode entrar em conflito com o mundo externo da empresa. As reestruturações no mundo do trabalho observadas nos últimos anos têm gerado uma série de impactos sobre a saúde do trabalhador. Os procedimentos produtivos – cada vez mais complexos –, demandantes de atividade cognitiva e esforço emocional, geram um conjunto de danos significativos à psique dos trabalhadores. Os sentimentos de medo recorrente e, até mesmo, o pavor de fracassar, de ser mal sucedido, atingem a identidade profissional e até a pessoal do indivíduo.

Às vezes, o trabalhador reclama não do que faz, mas, sim, do que é impedido de fazer. O pânico, causado pelo constante desconforto gerado pela possibilidade de tornar-se "descartável" e sequer "reciclável", produz uma sensação de imprevisibilidade paralisante, ou melhor, de incerteza quanto ao futuro profissional (para muitos, quanto à própria sobrevivência, literalmente). Isto faz com que a angústia recorrente e o sofrimento mental torturante acarretem problemas somáticos de toda ordem.

A alta competitividade cria um ambiente hostil que determina violências "invisíveis", tais como o fenômeno do assédio moral – que estamos estudando, de forma sistemática, há mais de 15 anos e que, por sua natureza silenciosa e, ao mesmo tempo, violenta, leva suas vítimas ao esgotamento físico e mental, superando patologias "mais tradicionais", tais como as Lesões por Esforço Repetitivo (LER/DORT). O grande perigo desse quadro é cairmos na tentação de reduzir o organizacional e o político tão somente à dimensão psíquica do sujeito, interpretando como inerentes à pessoa fenômenos também elaborados no e pelo contexto laboral no qual ela está inserida. Leymann rebatia aqueles que tentavam jogar a responsabilidade do assédio moral na personalidade do sujeito, afirmando:

Valoramos las afirmaciones acerca de problemas de carácter de personas concretas como un falso aserto, por lógica. El mundo del trabajo no se rige por las mismas reglas que la vida cotidiana. En él hay una interdependencia intrínseca, que exige la cooperación efectiva. Un puesto de trabajo está siempre regulado por reglas conductuales. Una de estas reglas trata de la cooperación efectiva, controlada por los supervisores. Los conflictos pueden surgir en cualquier momento; pero, de acuerdo con tales reglas, debe buscársele la solución. (Leymann, 1996a; Leymann, 1996b).

◗ O que se compreende por assédio moral no trabalho?

Desde 1996, Leymann, em um trabalho intitulado *Contenido y desarrollo del acoso grupal/moral (mobbing) en el trabajo*, publicado no *European Journal of Work and Organizational Psychology*, assumiu o termo *mobbing* e o definiu como uma prática de psicoterror na vida laboral, na medida em que leva a uma comunicação hostil e desprovida de ética. Administrada de forma sistemática por um ou por alguns indivíduos, essa prática volta-se principalmente contra um único indivíduo, que, em consequência, é colocado em situação de solidão e isolamento.

Marie-France Hirigoyen (2002) advoga que o vocábulo assédio moral é mais adequado do que *mobbing*, pois o termo "assédio" representa também os pequenos ataques, geralmente de soslaio, tanto de um indivíduo como de um grupo, contra uma pessoa ou um grupo. No nosso entender, Heinz Leymann – considerado pela maioria dos pesquisadores do tema como o precursor dos estudos sobre o fenômeno *mobbing* no ambiente de trabalho –, já conceituava *mobbing* com a mesma amplitude com que a pesquisadora francesa utiliza a denominação assédio moral.

Para Marie-France Hirigoyen (2002), a palavra "moral" empregada não possui apenas um único significado: ela indicaria as agressões de dimensão psicológica e as noções de "bem" e "mal", definidas culturalmente. No *mobbing*, a referência seria a ataques de um grupo contra uma pessoa. No Brasil, o termo utilizado na área acadêmica e em outros espaços de reflexão e luta, difundido por Margarida Barreto, Roberto Heloani, Ester de Freitas e pela equipe do *site* www.assediomoral.org, é **assédio moral**, seguindo o modelo francês de Marie-France Hirigoyen (2000), que assim é descrito:

O assédio moral é uma conduta abusiva, intencional, frequente e repetida, que ocorre no ambiente de trabalho e que visa diminuir, humilhar, vexar, constranger, desqualificar e demolir psiquicamente um indivíduo ou um grupo, degradando as suas condições de trabalho, atingindo a sua dignidade e colocando em risco a sua integridade pessoal e profissional (p. 37).

Nos Estados Unidos, por exemplo, o assédio moral no trabalho é caracterizado como uma prática que ocorre no emprego e em que há abuso de poder. Também é conhecido como terrorismo no lugar de trabalho (*work place terrorism*), tendo como objetivo a perseguição do outro.

Para a OIT (2004), teríamos a prática de assédio quando uma pessoa se comporta com a intenção de rebaixar o outro, por meios vingativos, cruéis, maliciosos ou humilhantes. Estes atos podem estar dirigidos contra uma pessoa ou contra um grupo de trabalhadores. Trata-se de uma prática em que as críticas ao outro são repetitivas, visando desqualificá-lo e menosprezá-lo, isolando-o do contato com o grupo e difundindo falsas informações sobre a vítima.

Na Alemanha, o assédio no trabalho é compreendido como um ataque incessante ao colega, cuja intencionalidade é mudá-lo/transferi-lo de posto de trabalho, forçando-o a pedir demissão ou a mudar de empresa.

Em setembro de 2001, o Parlamento Europeu reconheceu que o assédio moral, no local de trabalho, constituía um "grave problema". Dois meses após, a Comissão Europeia (2001b) ampliou o conceito de assédio moral, incorporando as micro-ofensas e reconhecendo que estas podem causar prejuízos quando se dão em determinadas circunstâncias e com determinada frequência.

Para a Comissão Europeia (2004), os termos-chave de uma situação de assédio, englobam: a) o abuso que explicita comportamentos na organização e se afasta do que se compreende por razoável e/ou aceitável, caracterizando o uso inadequado da força física ou psicológica; b) ameaças, em que há a intencionalidade de causar danos a alguém; c) a agressão, em que os atos buscam causar danos à pessoa.

É consenso, hoje, entre os diferentes pesquisadores estrangeiros, que, dentre as manifestações de violência no local de trabalho, a intimidação, os constrangimentos, as ameaças e o abuso de poder seriam responsáveis por aumento de absenteísmo e estresse laboral. Desde 2005, os Estados Unidos consideram o assédio moral como uma questão de segurança e saúde no ambiente de trabalho, e chamam a atenção para os efeitos devastadores à saúde dos trabalhadores, à organização e sociedade

Em 26 de abril de 2007, a Comissão Europeia adotou o Relatório Geral sobre a Atividade da União Europeia de 2006 e elaborou uma série de medidas relativas ao bem-estar no ambiente de trabalho, adotando, por exemplo, uma política de proteção da dignidade da pessoa e de luta contra o assédio moral e o assédio sexual no ambiente de trabalho. A Comissão Europeia ressaltava, ainda, que, para criar um ambiente de trabalho seguro e saudável, seriam necessárias três condições: consolidação da cultura de prevenção dos riscos, melhor aplicação da legislação em vigor e adoção de uma abordagem global de "bem-estar no trabalho".

O quadro a seguir nos dá uma amostra das características convergentes do assédio laboral na Europa e no Brasil:

Europa	Brasil
Empresas pequenas de 50 a 99 trabalhadores	Médias e multinacionais
Setores mais comuns: Saúde (enfermeiras) – Educação – Bancos – Indústria Química – Serviços (*Telemarketing*) – Comércio	Setores: *Idem*
Profissionais qualificados: médicos, engenheiros, pesquisadores etc.	Misto
Mais comum em tipo de contrato indefinido	Carteira assinada
Características de personalidade: inveja, agressividade, narcíseos, inseguros	Aspectos importantes, porém não determinantes

Fonte: Barreto, M. Relatório de Pesquisa. Sindicato dos Químicos e Plásticos de São Paulo S, 2008.

▶ Causas do assédio moral no local de trabalho: vida ou morte no trabalho

Edição brasileira do jornal *Le Monde Diplomatique* de 2003 apresentou um relatório, divulgado pela OIT, denunciando que 270 milhões de assalariados foram vítimas de acidentes de trabalho e 160 milhões contraíram doenças profissionais no mundo inteiro. Além disso, o estudo revelou passar de 2 milhões por ano o número de trabalhadores mortos no exercício de sua profissão. Isso em uma avaliação cujos números estão abaixo da realidade, segundo o próprio relatório.

A publicação francesa ressalta que, segundo a *Caisse Nationale d'Assurance Maladie* (CNAM), 780 mil trabalhadores morrem anualmente, devido ao trabalho. Em números também subestimados, registram-se aproximadamente 3.700 vítimas de acidentes de trabalho por dia, em um total de cerca de 1,35 milhões de acidentes por ano.

No Brasil, basta olharmos as estatísticas oficiais que, por sua magnitude, apesar das subnotificações, nos falam de uma guerra não declarada. Como bem dizia Heinz Leymann (1996a; Leymann, 1996b), *"nas sociedades do nosso mundo ocidental altamente industrializado, o posto de trabalho constitui o último campo de batalha em que uma pessoa pode matar a outra sem nenhum risco de chegar às barras de um tribunal"*. No nosso entender, é uma contribuição extremamente pesada e dolorosa que o trabalhador oferece ao crescimento e à competitividade, *l'impôt du sang* (o imposto de sangue).

De fato, na lógica de produção capitalista, é de interesse do capital que a força de trabalho execute suas tarefas com saúde perfeita (além de capacidade técnica). Mas condições extremamente desfavoráveis de trabalho podem desgastar o trabalhador, que, como qualquer outra peça da engrenagem, pode vir a ser precocemente eliminado do processo de produção. É o que, infelizmente, parece ocorrer mundialmente, como demonstram os dados do jornal *Le Monde Diplomatique*, em várias edições dedicadas a esse tema.

Na sociedade capitalista, o trabalho tomou a forma de "trabalho alienado", tornando-se apenas um meio de sobrevivência e não a realização do reino da liberdade. A alienação do trabalhador se dá em dois aspectos: na relação do trabalhador com o produto do seu trabalho e no próprio processo produtivo. Além desses dois fatores, há um terceiro: a universalidade do homem, que, como ser genérico, deve ser livre (Marx, 1974, p.163). É o trabalho alienado que transforma sua vida genérica e universal – portanto, livre – em vida individual.

O conceito geral de trabalho apresenta dois níveis: o reino da necessidade, que compreende o que é necessário para a sobrevivência do ser humano e corresponde à produção e à reprodução material; e o reino da liberdade, a práxis existencial que, indo além da produção e da reprodução material, expressa a necessidade de integração dos dois níveis. E o reino da liberdade só acontece quando, livre da necessidade imediata de sobrevivência, o homem se volta para a exploração de toda sua potencialidade; é a divisão da sociedade em classes e a apropriação dos meios de produção pela classe dominante que fazem com que o trabalho se restrinja à dimensão da necessidade (Marx, 1974). Desse modo, busca-se um sentido para o trabalho, em outra organização social que, ao invés de voltar-se para o mercado, para o capital, atenda às necessidades humanas e à realização do trabalhador.

Com efeito, tanto a saúde como a doença mental têm uma forte correlação com as atividades do homem e com sua maneira de lutar pela sobrevivência e constituir sua identidade. Destarte, o trabalho pode, em dois polos opostos, tanto ser benéfico quanto destruidor em relação à saúde de quem trabalha, o que já era conhecido por pensadores da estatura de Sigmund Freud e de Karl Marx.

Se fizermos uma reflexão sobre a complexidade do trabalho em nossa sociedade, teremos que distinguir o trabalho abstrato e o concreto. Para nós, **trabalho abstrato** é o sentido genérico do trabalho, enquanto dispêndio de força produtiva, física ou social, determinado pela sociedade; já o **trabalho concreto** seria o trabalho criativo, no sentido de que cria coisas efetivamente úteis e necessárias. Antunes Acredita que, para se efetuar o salto para além do capital, teremos que superar a fase do trabalho abstrato e tornar nossa sociedade produtora de coisas úteis, *"na construção de uma organização societária que caminhe para a realização do reino da liberdade, momento de identidade entre o indivíduo e o gênero humano"* (Antunes, 1998, p.81).

Enquanto ainda vemos prevalecer a fase do trabalho abstrato, é preciso que realcemos o grande medo do trabalhador: perder seu emprego, seja por motivo de saúde ou mesmo por outras razões, como remanejamento, enxugamento, reestruturação produtiva, *downsizing*, reengenharias e por outras "modernidades". São situações que criam no trabalhador um grande impacto paralisante, em que este se vê utilizado como objeto, facilmente descartável. O desemprego surge, então, como uma violência que abala todos seus sonhos, seus projetos, seu orgulho de ser o provedor de si mesmo ou de sua família.

É o contexto da exclusão, em que fica difícil falarmos de saúde mental no trabalho. O trabalhador excluído, "jogado fora" da realidade de trabalho, divide seu espaço com o trabalhador "ainda" empregado, mas com medo, apavorado pela possibilidade de ser o próximo a ser excluído. O que nos faz lembrar Rousseau (1999), que trata com lúcida sensibilidade da nefanda desigualdade, no trato social, que ocorre em um primitivismo que pode levar ao sofrimento no trabalho: para que apareça, com o contrato social, o estado de humanidade, é preciso que os contratantes estejam em igualdade; nenhum contrato existe sem reciprocidade. Se o mais forte impõe sua lei ao mais fraco, não há mais contrato possível, encontramo-nos diante da precariedade e da injustiça. Essa oposição à lei do mais forte é semelhante ao que é advogado por Habermas em sua *Teoria da ação comunicativa* (1987), de que a força do argumento é o que deve prevalecer, ou seja, a razão comunicativa deve suplantar a razão instrumental.

▶ Os fatores psicossociais na organização: os novos riscos não visíveis

Segundo a Agência Europeia de Segurança e Saúde no Trabalho, os riscos psicossociais são percepções subjetivas que o trabalhador tem da organização do trabalho. E podemos identificá-los a partir de dados empíricos e de sua respectiva análise, o que nos revela a possibilidade de ampliação dos danos à saúde de quem trabalha, atingindo a área psíquica, a moral e o intelecto, entre outros aspectos.

Contidos na ideia de riscos psicossociais, estão os estressores emocionais, interpessoais e aqueles ligados à organização do trabalho. Como variáveis importantes, no que concerne aos estressores, distinguimos: a competitividade; a falta de reconhecimento; a insegurança; o medo de não saber e ser ridicularizado; as novas exigências associadas à falta de autonomia; a ausência de diálogo respeitoso e transparente entre pares; a avaliação individual e a consequente geração de conflitos que se prolongam, transformando o ambiente de trabalho em um lugar de risco à saúde; a falta de confiança que favorece a manutenção de medos e desconfianças, geradora de informações truncadas e muitas vezes absurdamente confusas.

Quanto às relações interpessoais, destacamos a liderança inadequada e, aqui, encontramos o exercício do poder frequentemente centralizador e associado à vigilância exacerbada dos seus "colaboradores", como manifestação do controle disciplinar. O predomínio de atividades confusas e contraditórias, em que a criatividade não é incentivada, revela-se restritivo, o que resulta em uma subutilização da capacidade criativa dos trabalhadores e, consequentemente, em um possível aumento de seu desânimo e desmotivação.

A cultura organizacional tem reflexos nas relações interpessoais (chefes e colegas), especialmente quando as premiações e incentivos podem adquirir aspectos negativos para aqueles que os recebem, levando ao constrangimento público e à violação dos direitos do outro. Essa situação de desconforto também pode ocorrer em um ambiente laboral em que as redes de comunicação sejam cortadas, induzindo a uma comunicação ambígua, de teor próximo a "fofocas", o que dissemina discórdias e maledicências.

Em relação às variáveis relacionadas ao trabalho, temos a excessiva carga de trabalho, seja esta física ou mental, ou, contraditoriamente, a escassez de trabalho, que impõe ao trabalhador um sentimento de inutilidade e vazio. Também a intensificação do ritmo e o aparecimento de novas exigências, em tempo determinado, fatores associados à ausência de solidariedade e de ajuda mútua, acabam por desencadear uma espiral de competitividade estimulada.

Além disso, as jornadas prolongadas que, no caso dos executivos e dos docentes, se estendem até seus lares, interferem nas relações familiares, isolando-os do contato com as pessoas afetivamente mais significativas, ou seja, cônjuge, amigos e filhos. A tarefa dissociada de sentido e, por isso, monótona e repetitiva, é normalmente acompanhada de uma boa dose de desinformação e de rumores de conflitos vinculados a seus pares e a autoridades. O trabalho burocratizante e a supervisão que pune, violando as normas, que são frequentemente ignoradas, estão no marco dos indicadores de risco da organização, dentre os quais se destacam os seguintes:

- cultura organizacional que aprova comportamento de assédio moral ou não o reconhece como problema, o que contribui para pensar que o assédio é aceito;
- mudanças repentinas na organização;
- níveis extremos de exigência e pressão;
- ambiguidade de papéis, o que cria falsas expectativas quanto ao trabalho realizado;
- comunicação escassa ou ordens confusas, com fluxos pobres de informação;
- péssimo relacionamento entre os colaboradores e a alta hierarquia;
- degradação das relações afetivas, condutas abusivas e agressões verbais, instruções confusas sobre responsabilidades;
- deficiências na política de RH e falta de valores éticos e morais;
- dstilos de supervisão autoritários (abuso de poder);
- falta de reconhecimento pelo trabalho realizado, destruição da cultura e do espírito de coletivo.

Desse modo, a organização do trabalho tem sido marcada por ritmo laboral intenso, jornadas prolongadas, pressão para produzir, opressão acentuada para se alcançar as metas pré-determinadas a cada jornada, e que sempre exigem um "a mais". Há exíguo tempo para concluir um projeto, o que leva os trabalhadores a sentirem vergonha por não darem conta das demandas impostas, ou a serem vistos como incapazes ou incompetentes para realizarem suas tarefas, o que gera incertezas quanto ao futuro, medos variados e, principalmente, uma sensação de insegurança constante ante as sucessivas avaliações individuais.

◗ Indicadores organizacionais

A intensificação do trabalho

Alguns elementos que devem ser considerados:

- imposição de prazos rigorosos;
- aumento do ritmo de trabalho;
- maiores volumes de trabalho;
- maior pressão no emprego;
- redução dos locais de trabalho;
- menos pessoas e mais tarefas (*downsizing* e reengenharias);
- quantidade crescente de informação a ser administrada devido às novas tecnologias de comunicação;
- aumento das exigências impostas a um menor número de trabalhadores.

Nesse contexto, as relações afetivas tornam-se, a cada dia, mais tensas e competitivas, predominando o "salve-se quem puder", o que leva à indiferença pelo sofrimento do outro e à quebra dos laços de camaradagem. Do lado da empresa, sobressaem o abuso de poder, a assimetria e o autoritarismo, associados à omissão e à cumplicidade com os desmandos hierárquicos. Para os/as trabalhadores/as que estão expostos/as a níveis diferentes de atos de violência, as múltiplas exigências são transversadas por instruções confusas, ofensas repetitivas, agressões, maximização de 'erros' e culpabilizações que se repetem no cotidiano laboral, degradando deliberadamente as condições de trabalho.

Em meio à degradação das condições de trabalho, o medo é manipulado, o que reforça a submissão, a disciplina, a colonização do imaginário e o pacto do silêncio no coletivo. São condições vivenciadas por todos e que instauram um clima de instabilidade emocional, de desconfiança entre os pares, de quebra dos laços de amizade. Segundo a OMS, um ambiente hostil é responsável pelo aumento de 5 a 10% da morbimortalidade cardiovascular entre os/as trabalhadores/as, assim como pelo aumento do estresse e da depressão. Para maiores esclarecimentos, observe esquematicamente como esses fatores de risco ocorrem no ambiente de trabalho, dentre eles, em especial, a intensificação do trabalho.

Esses novos riscos ou riscos emergentes estão contidos na organização do trabalho em íntima relação com as políticas de gestão e com a cultura organizacional, constituindo "riscos não visíveis" que afetam a saúde e a existência de homens e mulheres. Risco invisível, porém concreto, na medida em que desorganiza as emoções, altera a identidade, fere a dignidade, desencadeia e agrava doenças preexistentes, sendo a exposição a esses riscos repetitiva e prolongada, estendendo-

-se por toda a jornada de trabalho. São agressões verbais, desmoralizações, discriminações e desvalorizações perpetradas por um chefe ou mais de um superior hierárquico a uma pessoa subordinada. Os atos de violência podem ser agravados devido à discriminação, a práticas racistas e sexistas; à intolerância, a problemas pessoais, ao uso de drogas e ao consumo de álcool.

A avaliação individualizada

Esse tipo de avaliação, cada vez mais presente nas organizações, não permite a socialização das práticas laborais, com a consequente corresponsabilidade por fracassos ou pelo não cumprimento de determinadas metas. É frequente o trabalhador sentir-se constrangido por não conseguir dar-se "mais", mesmo que tenha correspondido aos desígnios impostos pela administração. A ideia de superar-se a cada jornada faz com que esse mesmo trabalhador sinta-se derrotado por si mesmo. Há situações em que, mesmo conseguindo superar o estabelecido, o trabalhador é sempre advertido a dar o *plus* e a superar quaisquer eventuais dificuldades. Essa dimensão cria incerteza, na medida em que os empregados se perguntam: "O que superar se já dei o melhor de mim?".

A avaliação individual colabora, e muito, para a fragmentação do espírito de corporação dos trabalhadores, na medida em que os desqualifica e os constrange. Ademais, o sentimento de fraternidade e solidariedade é desprestigiado, favorecendo o egocentrismo, a competitividade e, em alguns casos, certo grau de narcisismo. São condutas abusivas e reiteradas que danificam a saúde individual e coletiva do corpo de trabalho, comprometendo, por sua vez, sua almejada produtividade/qualidade.

Assim, esses riscos invisíveis nos revelam que as determinações do trabalho sobre a saúde não se dão apenas por condições objetivas, mas também por sua condição afetiva relacional. Em um ambiente de degradação deliberada das condições de trabalho, o risco não visível é ampliado e disseminado, "contagiando" e adoecendo um maior número de trabalhadores. A gravidade de cada caso varia de acordo com o nível de exposição, a intensidade, a duração no tempo e o número de pessoas direta ou indiretamente expostas a determinado risco, o que torna este perigo objetivo e constituinte de um indicador importante na avaliação das condições de trabalho e de saúde dos trabalhadores.

▶ Dinâmica e características dos riscos psicossociais

Heinz Leymann (1996b) categorizou 45 situações de violência que ocorrem com maior frequência nas relações laborais, organizando um inventário das condições de trabalho ordenado em cinco grupos, a saber:
a) ações de assédio para reduzir as possibilidades de a vítima se comunicar adequadamente com outros, inclusive com o próprio assediador;
b) ações de assédio para evitar que a vítima tenha a possibilidade de manter contatos sociais;
c) ações de assédio dirigidas a desprestigiar ou impedir a pessoa assediada de manter sua reputação pessoal ou profissional;
d) ações de assédio moral através do descrédito profissional;
e) ações de assédio moral que afetam a saúde física e psíquica da vítima.

Na mesma trilha, Hirigoyen (2002) listou os fatores que caracterizam o assédio, dividindo-os em quatro grupos, a saber: a) atitudes que causam a deterioração das condições de trabalho; b) atitudes que isolam a pessoa e recusam a comunicação; c) o atentado contra a dignidade; d) a violência verbal, física e sexual.

A confluência das ideias destes autores nos autoriza a apontar algumas características comuns a ambos, que, em nossa experiência, são perfeitamente identificáveis na nossa realidade latino-americana. Vejamos tais categorias:

I. **Ações de assédio para reduzir as possibilidades de a vítima se comunicar adequadamente com outros, inclusive com o próprio autor da violência.** O chefe ou assediador não permite que o assediado se comunique com ele e o isola; interrompe continuamente a pessoa enquanto fala; impede que o mesmo se expresse; grita, xinga e espalha rumores e maldades em relação à pessoa assediada; em voz alta, profere ataques verbais, criticando os trabalhos realizados; faz críticas sobre a vida privada da vítima; amedronta o sujeito com ligações telefônicas; ameaça verbalmente e por escrito; evita o contato direto mediante a ausência de cumprimentos e de contato visual, que, se existe, se dá por gestos de rejeição, menosprezo ou despeito; ignora a presença da vítima, passando a tarefa que lhe cabe a terceiros.

II. **Ações de assédio para evitar que a vítima tenha a possibilidade de manter contatos sociais.** O assediador não fala nunca com a vítima e não permite que ela fale com outras pessoas; posiciona-a isoladamente em seu posto de trabalho, afastando-a, simultaneamente, do contato com seus companheiros, o que torna proibitivo qualquer tipo de comunicação; o sujeito, nestas condições, torna-se invisível e passa a ser ignorado por todos.

III. **Ações de assédio com o intuito de desprestigiar ou de impedir o trabalhador de manter sua reputação pessoal ou profissional.** O assediador xinga e calunia, espalha boatos, provoca rumores e fofocas sobre a vida privada e profissional da pessoa visada; o sujeito atingido é ridicularizado em tudo o que faz, sendo que seu superior pode até mesmo chegar a insinuar que aquele trabalhador é um doente mental; força-o, então, a passar por consultas com psiquiatras e psicólogos, para que sejam realizados exames, testes e se chegue a um diagnóstico de saúde mental; espalha (ou faz com que espalhem) que o trabalhador está doente; imita (ou leva a que imitem) seus gestos, sua postura, sua voz, ridicularizando-o; ataca suas crenças políticas ou religiosas e sua orientação sexual; faz piada acerca da sua vida privada, sua origem ou nacionalidade; obriga o trabalhador a realizar trabalho humilhante; controla, monitora, anota, registra tudo o que o trabalhador faz (até mesmo as horas ausentes da produção para satisfazer suas necessidades fisiológicas), visando desqualificar seu trabalho; as decisões da vítima são constantemente questionadas e o assediador usa (ou estimula que sejam usados) termos obscenos ou degradantes contra o trabalhador.

IV. **Ações de assédio moral mediante o descrédito profissional.** A vítima é assediada sexualmente com gestos, proposições, exposição a fotos e revistas de conteúdo obsceno, atitudes lascivas – até mesmo físicas –, que se repetem, mesmo sendo repudiadas e indesejadas; o assediador não lhe passa trabalho ou qualquer tarefa e até a impede de encontrar ou de realizar qualquer atividade; o assediador passa à vítima tarefas totalmente inúteis ou absurdas; rebaixa-a de função ou, ao contrário, exige que a pessoa exerça funções para as quais não foi preparada; submete-a a tarefas inferiores à sua capacidade ou à sua competência profissional, sobrecarregando-a com excesso de trabalho.

V. **Ações de assédio moral que afetam a saúde física/psíquica da vítima.** O assediador obriga a vítima a realizar trabalhos perigosos ou especialmente nocivos para a saúde; faz ameaças físicas; agride-a fisicamente, mas sem gravidade, a título de advertência; providencia propositalmente gastos com intenção de prejudicá-la; ocasiona problemas no seu posto de trabalho; insinua roubos; aconselha-a a pedir demissão.

A 'matriz' de sustentação dos atos de violência no trabalho está ancorada no autoritarismo (abuso de poder), nas mentiras, nas ameaças, na manipulação do medo, na cooptação e nas várias formas de corrupção, concretizadas mediante atitudes tomadas pelos chefes, que causam nas vítimas trabalhadoras uma experiência subjetiva que acarreta danos à saúde, além de prejuízos práticos e emocionais para os empregados e a organização.

São atos que ecoam no coletivo, e que, internalizados, são ressignificados, produzindo e mantendo um ambiente de terror, no qual predomina a hostilidade, a animosidade, a antipatia, a desconfiança, o medo, a insegurança e, consequentemente, a impossibilidade de qualquer estabelecimento de laços fraternos.

A degradação instaurada no ambiente de trabalho resulta do nível de exposição e repetição de atos de violência, gera certa insensibilidade afetiva, que, por sua vez, desencadeia um embotamento afetivo em relação às pessoas expostas a tal situação. Com as emoções em desordem, predominam os sentimentos negativos e repetitivos – como fator de desmotivação – que refletem uma maneira de o corpo/mente falar e reagir às condições de trabalho. Essa nova ordem emocional deixa os colaboradores confusos e muitos chegam a acreditar que o melhor remédio é pedir demissão e livrar-se do sofrimento que lhes foi imposto.

▸ Exposição ao assédio moral no local de trabalho

Todos estão expostos às condições de humilhação no ambiente de trabalho, porém, alguns são mais vulneráveis que outros: os adoecidos e acidentados do trabalho; os questionadores das políticas das metas inatingíveis e da expropriação do tempo vivido em família; os dirigentes ativos e cipeiros. Afinal, criticar a política da empresa ou sugerir mudanças que contemplem o bem-estar do coletivo não são, frequentemente, propostas bem vistas pela alta hierarquia. Quanto aos que testemunham ou assistem aos atos de violência no trabalho, há aqueles que são coniventes com os chefes e naturalizam a situação, internalizando os atos de violência que presenciam e, reatualizando as condutas abusivas de seus chefes, humilham o colega vitimizado. Outros se tornam indiferentes e fazem de conta que nada está acontecendo ou, até mesmo, aconselham a vítima a pedir demissão. Ainda há aqueles que resistem, porém têm medo, e por isso, optam pelo silêncio. O fato é que mesmo aqueles que testemunham as humilhações sofrem, têm a produtividade e a eficiência diminuídas, perdem a confiança na empresa e a incerteza acaba por predominar no coletivo. Ou seja, uma incerteza individual torna-se coletiva.

▸ Critérios para caracterizar o assédio moral

Realizar a difícil – mas necessária – tarefa de caracterizar este tipo de violência laboral, exige que explicitemos e assumamos algumas categorias de análise que, pela nossa experiência, tornaram-se imperativas. Referimo-nos a:
- critérios qualitativos;
- critérios quantitativos.

Devemos considerar a exposição aos atos de violência no local de trabalho como uma ofensa à identidade, à personalidade e à dignidade humanas, o que constitui, de *per si*, uma violação aos direitos humanos fundamentais. Ao avaliarmos a categoria qualitativa, deveremos levar em consideração se os atos de violência são contínuos, repetitivos, sistemáticos, descontínuos, intermitentes, esporádicos e/ou pontuais.

Por sua vez, ao analisarmos a dimensão quantitativa, observamos alguns indicadores fundamentais para firmar um diagnóstico. Entre os mais importantes, citamos o número de exposições a situações constrangedoras, se estes ataques ocorreram durante a jornada de trabalho e qual sua duração:

semana(s), mês/meses ou ano(s)? É importante considerar o número de pessoas envolvidas, quem são os assediados e os assediadores, assim como a composição do coletivo de trabalho ou as pessoas que testemunharam tais atos.

Os assediadores normalmente atuam de forma ativa, com comportamentos e atitudes hostis; suas atitudes são avassaladoras e vexatórias. Em relação aos assediados, verificamos que sua resposta ou ação é de cunho ativo ou inibitório. No primeiro caso, quer mostrar a todos e, em especial, ao humilhador, que é capaz, o que resulta em trabalhar cada vez mais e intensamente. No segundo caso, o assediado entra na lógica do humilhador, ou seja, recua, isola-se e anula-se, evitando entrar em conflito direto. E, frequentemente, faz aquilo que o superior hierárquico lhe impõe, o que aumenta seu sentimento de menos-valia, que o faz viver uma situação de servidão "voluntária". Essa dócil "servidão" verifica-se, também, no comportamento daqueles que testemunham em silêncio "a morte simbólica" dos colegas.

Em resumo, para caracterizar o assédio moral, devemos considerar: a repetição e a persistência dos atos, a habitualidade, a intencionalidade, a temporalidade e os limites geográficos (local em que os atos acontecem, determinando o departamento ou setor), fatores estes que contribuem decisivamente para a degradação deliberada das condições de trabalho. A anamnese ocupacional deve ser minuciosa, levando-se em conta que lidamos com as lembranças de alguém que foi assediado ou supõe que o tenha sido. Os dados coletados deverão nos propiciar uma análise criteriosa, que permitirá firmar o diagnóstico. É necessário estabelecer uma conversa clínica prolongada, sem pressa, e na qual estejamos atentos às exigências cognitivas, às relações interpessoais que se estabelecem no cotidiano, às categorias indicativas de sofrimento e transtorno mental. Também merecem ser investigados a satisfação e o bem-estar no trabalho, o reconhecimento do saber-fazer, a política de promoções e, mormente, as temidas avaliações individuais, entre outras.

Em todos os casos, quer no Brasil, quer em qualquer outro país, encontramos uma matriz comum: isolar, ignorar, desqualificar, desmoralizar e desestabilizar emocionalmente. E, nesses casos, há um fato-ponte responsável pelo início de todo o processo de aniquilamento do outro. Esse fato pode estar assentado na resistência do trabalhador a aderir a práticas ilícitas dos mais diferentes matizes, o que o leva, inicialmente, a ser vítima de violência psicológica (humilhações, discriminações, ameaças, gritos, intimidações, atitudes racistas, atitudes hostis sutis ou ostensivas, entre outras práticas).

Assim, a questão cultural pode determinar certos matizes na configuração dessa violência. Entretanto, temos a certeza de que a cultura de cada país é uma construção social, e representa apenas uma variável se, no que concerne ao assédio moral, for comparada à influência da cultura organizacional, das políticas de gestão e das formas de organizar o trabalho.

Devemos reconhecer, ainda, que os fatores de risco psicossociais e organizativos se interpenetram e guardam coexistência ativa no local de trabalho, como mostra a Fig. 22.1.

Condições de trabalho
Organização / gestão do trabalho

- Assimetria nas relações
- Estilo de mando
- Relações interpessoais
- Desenvolvimento da carreira
- Pausa x descanso
- Funções e tarefas
- Monotonia
- Carga mental
- Comunicação truncada
- Participação na tomada de decisões
- Condições do emprego
- Fluxos pobres informações
- Horários em turno e noturno
- Alta ritmo de trabalho
- Autonomia
- Responsabilidade formação

Fig. 22.1. Fatores de risco psicossocial no trabalho. Fonte: Barreto, 2010.

Ressaltamos que todos os atos a que nos referimos, nos casos de assédio, são exercidos contra o trabalhador por uma ou mais pessoas presentes em seu ambiente de trabalho. E que, acumulados no tempo, trazem sérias consequências à saúde dos trabalhadores.

Tal fenômeno provoca medo, intimidação, angústia e ansiedade nos assediados, sentimentos que os prejudicam, desmotivam e os fazem desistir do trabalho ou pedir transferência de setor, marcando uma mobilidade indesejável. E, em todos os casos de violência, sejam estes expressos por uma violência organizacional, coletiva ou individual, devemos ter em mente que não há "limite de tolerância" para a violência. Como diria Leymann (1996a), "nas sociedades do nosso mundo ocidental altamente industrializado, o posto de trabalho constitui o último campo de batalha em que uma pessoa pode matar a outra sem nenhum risco de chegar às barras de um tribunal". Nesse sentido, o combate eficaz a esta violência deve ocorrer por meio de práticas preventivas, que promovam um meio ambiente de trabalho saudável e decente. São elas que nos permitirão alcançar o limite zero em relação a qualquer tipo de violência, e que nos possibilitarão afastar os trabalhadores de um ambiente destrutivo e adoecedor.

◗ Consequências do assédio à saúde

As consequências do assédio são devastadoras para a estima, na medida em que o sentimento de culpa, o medo, a vergonha, as mágoas, os ressentimentos, o choro frequente, o desalento e a desesperança tomam conta da existência da vítima. Surgem dificuldades emocionais, como irritabilidade, falta excessiva de confiança em si e nos outros – chegando a manifestarem-se manias persecutórias –, diminuição da capacidade para enfrentar o estresse, tristeza profunda e depressão. Assim, a pessoa assediada apresenta dificuldade para concentrar-se; nela ocorre a diminuição da capacidade de recordar; sente medo acentuado, considerando árduo confiar nas pessoas e fazer novas amizades – o que a faz apresentar uma notável redução dos afetos –, e apresenta diminuição de interesse por atividades que anteriormente eram significativas e motivo de prazer.

São os danos à saúde que acarretam um desequilíbrio interno quase sempre duradouro, exigindo, muitas vezes, longo período de tratamento médico ou psicológico. Aos agravos, somam-se as consequências do desemprego involuntário, com ideações suicidas que podem culminar na morte da pessoa. Esse panorama sombrio acarreta medo e maior sujeição daqueles que estão empregados. Ressaltamos que as vítimas de assédio moral pensam em suicídio e são mais propensas a tentá-lo do que o resto da população, segundo uma revisão de 37 estudos realizados em 16 países da comunidade europeia (Comissão Europeia, 2007).

Em casos de adoecimento, faz-se necessária a emissão de uma comunicação de acidente do trabalho (CAT), especialmente em episódios de estresse pós-traumático, *burnout*, síndrome do pânico, depressão, independentemente do estágio, e de outros transtornos decorrentes da violência sofrida. Hoje, é consenso internacional que 47% dos casos de estresse ocorrem em ambientes de trabalho em que a violência moral é a regra, mostrando uma interação entre violência e assédio, como ilustra a Fig. 22.2.

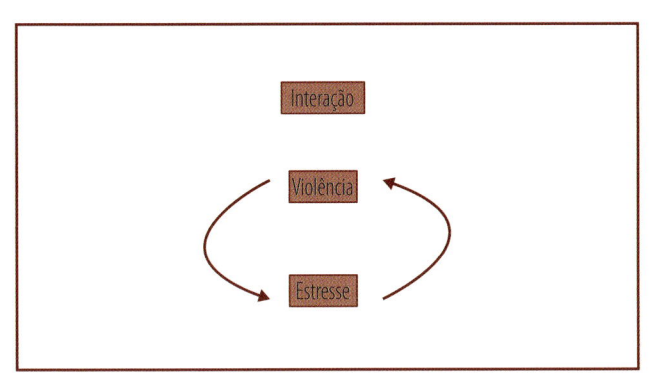

Fig. 22.2. Interação entre violência e assédio. Fonte: OIT, 2009.

Chamamos a atenção para o crescente número de suicídios que guardam relação com a pressão e o estresse laboral, a exemplo do que vem ocorrendo na empresa France-Télècon e, mais recentemente, na Foxconn chinesa, nas quais dezenas de trabalhadores tiraram suas próprias vidas nos dois últimos anos, em consequência da reorganização, intensificação do trabalho e da sobrecarga no exercício da profissão.

No Japão, em 1998, as estatísticas governamentais apontavam um aumento de casos de suicídio, fato que tem crescido nos últimos anos e que tem sido relacionado à recessão econômica, ao aumento do desemprego, ao excesso de trabalho, ao fim da estabilidade no emprego, apresentando-se, portanto, como consequência das reestruturações produtivas tão em voga, o que leva ao aumento do número de trabalhadores que dificilmente retornarão ao mercado. Para os analistas, o aumento de suicídios, no Japão, "representa uma maneira de escapar do fracasso ou de salvar a honra dos parentes, de constrangimentos decorrentes de dificuldades financeiras" (Vilaseca, 2006).

Pesquisas recentes revelam que, no Brasil, entre 1996 e 2005, 181 bancários cometeram suicídio, estando a causalidade deste fenômeno relacionada às pressões no ambiente de trabalho e ao desencadeamento de transtornos mentais "de tal gravidade que as pessoas perdiam a vontade de viver" (Finazzi, 2009).

▶ Medidas de prevenção de riscos não visíveis

Para a OIT (2002), o risco não visível exige enfoques globais, devendo ser enfrentado de forma multifacetada, contemplando medidas preventivas e específicas, segundo a forma de manifestação da violência. Também é preciso que se leve em consideração que essa manifestação de tirania nas relações de trabalho apresenta consequências que perduram, estendendo-se, por vezes, por um longo período de tempo. Portanto, há que se pensar em ações que visem intervenções imediatas, a médio e longo prazos, tanto nos valores e crenças básicos que constituem a cultura organizacional, como na forma de organizar e administrar o trabalho. Para a OIT, as respostas organizacionais devem ser focadas nas causas, e não apenas nos efeitos.

O "*Repertório de recomendaciones prácticas sobre la violencia y el estrése nel trabajo nel sector de los servicios: una amenaza para la productividad y el trabajo decente*" (OIT, 2003) pode servir como guia de ações adequadas de respostas a situações de assédio, respeitando-se e levando-se em consideração as recomendações dos/astrabalhadores/as. Desse modo, o combate ao assédio moral, no local de trabalho, passa por uma ampla sensibilização de todos os trabalhadores, da mais alta hierarquia ao chão de fábrica, sem esquecer as mudanças efetivas na forma de organizar e administrar as pessoas.

As diretrizes devem estar centradas nos princípios do trabalho decente, preconizado pela OIT (2003), e no estímulo constante à criação de uma cultura de respeito ao outro e de não discriminação no trabalho. Fatores que devem aparecer associados ao fortalecimento da cooperação, da igualdade de oportunidades e da aplicação de políticas de gênero e raça, eliminando-se as distorções e os atos de intolerância. É necessária a conscientização de que a violência moral tem efeitos nefastos, que se espalham de forma mais profunda quanto mais longa for a sua duração. Este aspecto nos leva a crer que, neste contexto, as medidas conjunturais não são suficientes, sendo necessária uma intervenção em nível estrutural, ou seja, uma mudança profunda na estrutura subjacente à lógica dominante no atual mundo do trabalho.

▶ Exemplo de medidas de prevenção, em caráter inicial

Formar uma equipe multiprofissional, composta por técnicos da empresa (médicos, psicólogos, assistentes sociais e outros), para atuar, conjuntamente, quando emergirem relatos de conflitos frequentes e repetitivos. Nos casos de assédio moral, faz-se necessário apoio, compreensão e sigilo, de forma a evitar o estigma, típico destes eventos. Nessa condição, é recomendável ampliar a equipe, com representantes dos trabalhadores (eleitos, especificamente, para participar da equipe), dirigentes sindicais, profissionais de saúde que atuem no sindicato dos trabalhadores ou no Centro de Referência em Saúde dos Trabalhadores (CEREST).

- Investigar, preventivamente, as causas da violência em todos os setores, a saber: jornada prolongada, excesso de tarefas, intensificação do ritmo, falta de reconhecimento, avaliações subjetivas e individualizadas, promoções injustas, revistas íntimas etc.
- Estimular o comprometimento do alto escalão da organização no combate aos conflitos e aos atos de violência no local de trabalho, informando os dirigentes quanto às perdas reais e os prejuízos para a empresa caso insistam em manter uma conduta de fuga e se neguem a adotar medidas preventivas.
- Informar e sensibilizar todos os trabalhadores (do alto comando ao chão de fábrica), esclarecendo-os e fornecendo subsídios que lhes permitam saber o que é o assédio moral, quais são as suas características e como evitá-lo. A empresa deve ser transparente e explícita no que concerne ao princípio de intolerância ao assédio moral em suas dependências.
- Colocar, em todos os setores, em lugares bem visíveis e de fácil acesso (refeitórios, banheiros, armários, portaria, ao lado do mapa de riscos), quadros informativos sobre as práticas de violência, estimulando todos os trabalhadores a não aceitá-las.
- Distribuir folhetos, cartilhas, cartazes, que despertem a consciência coletiva e individual de combate a este risco não visível, bem como motivem seu enfrentamento.
- Criar "espaços de confiança e de apoio psicológico" para as vítimas. Em caso de ouvidorias, que estas tenham autonomia para decidir. As questões reveladas não poderão circular e ser motivo de fofocas, pois a quebra da confiabilidade configura mais uma violência.

Sabemos que a saúde é resultante das condições de vida e da convivência solidária, do meio em que predomina a solidariedade e afetividade. Quando as pessoas estão submetidas a condições de trabalho em ambientes degradados, que consideram o ser humano apenas um complemento da produção, e nos quais impera o medo, provocado por ações que infundem terror, atos de violência repetitivos causam feridas invisíveis que demoram a cicatrizar. Desse modo, pensar ações preventivas que eliminem o assédio moral no local de trabalho é um imperativo categórico, moral e ético. É necessário criar novas práticas e compreender que a amizade e a ajuda mútua possibilitam a resistência e a criatividade, potencializando a capacidade de produzir.

Em casos de reincidência da prática de violação aos direitos dos trabalhadores sem que medidas de prevenção (primárias, secundárias ou terciárias) tenham sido adotadas, quer em relação à organização do trabalho, quer em relação à concepção do posto de trabalho, a empresa deverá ser responsabilizada solidariamente. Deverá, também, custear o tratamento dos trabalhadores que adoeceram em função do assédio moral até a obtenção da alta ou a cura da patologia. Aqui, reafirmamos que a subjetividade não é uma abstração!

Acreditamos que é adequado, possível e necessário pensar o "sujeito psicológico" a partir do contexto social vivenciado no trabalho. Logo, combater todas as manifestações de violência no trabalho, visando erradicar suas causas, só pode contribuir para o exercício concreto e pessoal de todas as liberdades fundamentais, o que propiciará o surgimento e o fortalecimento do humano no homem.

Finalmente, para os trabalhadores manterem a saúde, é necessário combater toda e qualquer forma de manifestação da violência moral no local de trabalho, efetuando mudanças na organização que pressupõem: relações éticas, abertura de novos postos de trabalho, diminuição da jornada e do ritmo intenso, estímulo à autonomia, diálogo entre os pares, programas de apoio efetivo etc. Reafirmamos, mais uma vez, que a subjetividade não é uma abstração, tanto quanto não o é o assédio moral, que é possível de ser identificado, provado e caracterizado. E, nesse sentido, medidas preventivas devem ser tomadas, visando sustar a violência em seu curso, impedindo comportamentos violentos e evitando que as condições que geram violência persistam, o que significa, também, sair do autoritarismo e pensar novas formas de organizar e administrar o trabalho.

Referências

Agência Europeia Para a Saúde e a Segurança no Trabalho (OSHA). O assédio moral no local de trabalho, Europa, 2002. Disponível em http://osha.eu.int/ew2002/

Antunes R. Adeus ao trabalho? Ensaios sobre as metamorfoses e a centralidade do mundo do trabalho. São Paulo: Cortez-Unicamp, 1998.

Antunes R. As formas de violência no trabalho e seus significados. In: Silva JF, Lima RB, Rosso SD. (Org.). Violência e trabalho no Brasil. Goiânia: Editora da Universidade Federal de Goiânia. Brasília: MNDH, 2001.

Assédio moral no trabalho: Chega de humilhação! Website concebido por Margarida Barreto e Maria Benigna Arraes Gervaiseau, 2001. Disponível em: <www.assediomoral.org>

Barreto M. El cotidiano de los portadores de lesiones por esfuerzos repetitivos. In: Simposio Internacional – Salud y Trabajo Cuba '97, La Habana, 1997. Apresentação. Havana, 1997.

Barreto M. Uma jornada de humilhações. Dissertação de Mestrado apresentada ao Departamento de Psicologia Social da PUC-SP. São Paulo, 2000.

Barreto M. Assédio moral. Violência psicológica que põe em risco sua vida. São Paulo: Sindicato dos Trabalhadores nas Indústrias

Químicas, Plásticas e Farmacêuticas de São Paulo STIQPF/SP. JCA Gráfica, 2001. Coleção Saúde do Trabalhador, nº 6.

Barreto M. Assedio moral. A violência sutil. Análise epidemiológica e psicossocial no trabalho no Brasil. São Paulo, 2005. [Tese de Doutorado em Psicologia Social. PUC-SP]

Comissão Europeia - Parlamento Europeu. Projecto de relatório sobre o assédio moral no trabalho, Bruxelas, Luxemburgo, 2001a. Disponível em: http://www.europarl.europa.eu/meetdocs/committees/empl/20010620/439425PT.pdf

Comissão Europeia - Parlamento Europeu – Foundation for the Improvement of Living and Working Conditions. Ten years of working conditions in the European Union. Dublin: European, Bruxelas, Luxemburgo, 2001b. Disponível em: http://europa.eu.int/comm/health/ph_projects/2001/monitoring/fp_monitoring_2001_frep_06_en.pdf

Comissão Europeia - Parlamento Europeu. Projecto de Relatório sobre o assédio moral. Comissão de Emprego e dos Assuntos Sociais, Bruxelas, Luxemburgo, 2004.

Comissão Europeia - Parlamento Europeu. Relatório geral sobre a atividade da União Europeia, Bruxelas, Luxemburgo, 2006.

Comissão Europeia - Parlamento Europeu. Community strategy on health and safety at work for 2002-2006. Brussels, Luxemburgo, 2007. Disponível: http://eur-lex.europa.eu/0719:FIN:EN:PDF

Comissão Europeia - Parlamento Europeu. O assédio moral no trabalho, ficha técnica(2010). Disponível em: http://OSHA.europa.eu/en

Finazzi, MA. Patologia da solidão: o suicídio de bancários no contexto da nova organização do trabalho. Dissertação de Mestrado apresentada no Programa de Pós-graduação em Administração PPGA. Brasília, Distrito Federal, 2009.

França. Ministério do Emprego. La coordination des systèmes de sécurité sociale européens. França. 2006. Disponível em: http://www.cleiss.fr/actu/breves0806.html

Freitas, ME; Heloani R, Barreto M. Assédio moral no trabalho. São Paulo: Editora Cengage, 2008.

Fundo Europeu para Melhoria das Condições de Trabalho e de Vida (FEMCVT). Situação da Segurança e da Saúde no Trabalho na União Europeia - Fundo Dublin, 2000.

González de Rivera JL, Rodríguez-Aubin M. Cuestionario de estrategias de acoso psicológico: el LIPT-60 (Leymann Inventory of Psychological Terrorization en versión española). Psiquis, 24(2): 59-69, 2003. Disponível em: <www.psiquis.com/art/03_24_n02_A02.pdf>

Habermas J. Teoría de la acción comunicativa. [Versão em espanhol de Manuel Jiménes Redondo]. Madrid: Taurus, 1987.

Heloani R. Gestão e organização no capitalismo globalizado: história da manipulação psicológica no mundo do trabalho. São Paulo: Atlas, 2003.

Hirigoyen M-F. Assédio moral. A violência perversa no cotidiano. Editora Bertrand Brasil: Rio Janeiro, 2000.

Hirigoyen M-F. Mal-estar no trabalho: redefinindo o assédio moral. São Paulo: Editora Bertrand do Brasil, 2002.

Instituto de Estudios Laborales – IEL - Esade-Randstad. Informe Randstad: Calidad del Trabajo en la Europa de los Quince. Madrid, 2003. Disponível em: <www.randstad.es/content/aboutrandstad/publicaciones/informes/I-Calidad-en-el-trabajo.pdf>

Khalef A. Es la violencia en el trabajo una fatalidad? In: OIT. La violencia en el trabajo: Educación obrera. Ginebra: Oficina Internacional del Trabajo, 2003.

Le Monde Diplomatique (edição brasileira). Relatório da Organização Internacional do Trabalho: La sécurité en chiffres. Indications pour une culture mondiale de la sécurité au travail. Genebra, 2003, ano 4, número 41. Disponível em: www.ilo.org/global/about-the-ilo/media/-centre/press-release/lang--en/index.htm

Leymann H, Tallgren U. Investigation into the frequency of adult mobbing in SSAB a Swedish steel company using the LIPT questionnaire. Arbete, 1989.

Leymann H. The content and development of mobbing at work. In: Zapf D &Leymann H. (Eds.): Mobbing and victimization at work: a special issue of the European Journal of Work and Organizational Psychology, 5(2): 165-184, 1996a.

Leymann H. Mobbing. La persecution au travail. Paris: Editions du Seuil, 1996b.

Marx K. O capital: crítica da economia política. [Tradução de Reginaldo Sant'Anna]. Rio de Janeiro: Civilização Brasileira, 1980.

Marx K. Manuscritos econômico-filosóficos e outros textos escolhidos. [Seleção de Arthur Giannotti]. São Paulo: Abril Cultural, 1974.

Miller A. A morte de um caixeiro viajante e outras 4 peças. São Paulo: Companhia das Letras, 2009.

Moreno MP, Ezqueda BB, Reynaldo S, Tirado C, Bermúdez D. Violencia psicológica y mobbing: datos preliminares de Latinoamérica. In: Primera Reunión de las Américas – Investigación sobre factores psicosociales. Estrés y salud mental en el trabajo. Cuernavaca, Morelos, 2006. Disponível em: <www.acosomoral.org/pdf/P3MPando.pdf>

Morgan G. Imagens da organização. São Paulo: Atlas, 1996.

OCU - Organização de Consumidores e Usuários. Trabajadores de empresas en quiebra: ni salario, ni paro. España: 2009.

OIT - Organização Internacional do Trabalho. Repertorio de recomendaciones prácticas sobre la violencia y el estrés en el trabajo en el sector de los servicios: una amenaza para la productividad y el trabajo decente. Bruxelas, 2002.

OIT - Organização Internacional do Trabalho. Recomendaciones prácticas sobre la violencia y el estrés en el trabajo en el sector de los servicios: una amenaza para la productividad y el trabajo decente. Ginebra, 2003.

OIT - Organização Internacional do Trabalho. Código de boas práticas sobre a violência no local de trabalho no setor de serviços e medidas para a combater. Genebra 2004.

Disponível em: www.ilo.org/public/spanish/dialogue/sector/tecfhme-et/meet/mevsws-cp.pdf

OIT - Organização Internacional do Trabalho. Enfrentando la crisis mundial del empleo. La recuperación mediante políticas de trabajo decente (mimeo). Ginebra, 2009

OSHA – Occupational Safety and Health Administration. Workplace violence, 1993-2009. National Crime Victimization *Survey* (NCVS). U.S. Department of Justice. Office of Justice Programs. Bureau of Justice Statistics. Washington, USA: 2011. Disponível em http://bjs.ojp.usdoj.gov/content/pub/pdf/wv09.pdf

Pando MM, Aranda C, Aldrete MG, Torres TM, Chavero O. Factores psicosociales de la organización asociados a la presencia de mobbing en docentes universitários. Revista de Psiquiatría Facultad de Medicina Barna, México, 33(1): 42-7, 2006.

Ribeiro HP. Estado atual das lesões por esforços repetitivos (LER) no Banco do Estado de São Paulo S.A.- Banespa. Caderno de Saúde/AFUBESP, 1(1): 9-15, 1997.

Rousseau JJ. Do contrato social. São Paulo: Nova Cultural, 1999.

Vilaseca B. El síndrome del trabajador quemado. Montevideo, 2006. Versão digitalizada. <www.rel-uita.org/laboral/trabajador_quemado.htm>

Warshaw LJ. Violence in the workplace. In: International Labour Organization. Encyclopedia of Occupational Health and Safety. 4th ed. Geneva: ILO Publications, 1998. CD-ROM.

❱ Leitura recomendada

Hirigoyen M-F. Mal-estar no trabalho – Redefinindo o assédio moral. [Tradução de Rejane Janowitzer]. Rio de Janeiro: Bertrand Brasil, 2002. 352p.

Zabala IP. Mobbing. Cómo sobrevivir al acoso psicológico en el trabajo. Maliaño, España: Editorial Sal Terrae, 2001. 311p.

Violência e Trabalho

23

Andréa Maria Silveira

- **Introdução**
- **Violência no trabalho**
  Definições de violência no trabalho
- **As estatísticas de violência no trabalho**
- **Violência no trabalho no setor de saúde**
- **A violência contra trabalhadores de escolas**
- **O acidente de trabalho como expressão da violência que atinge trabalhadores**
- **Suicídio no trabalho**
- **Características gerais do trabalho que expõe os trabalhadores a maior risco de violência**
- **Prevenção**
- **Resposta aos incidentes**
- **Referências**

"Repreendido por atrapalhar a aula, um aluno de 19 anos agrediu a professora de 32 anos com um tapa no rosto dentro da sala de aula na escola estadual Carlos Castilho, em Guapiaçu, cidade localizada a 440 km de São Paulo. O incidente ocorreu nesta quarta-feira à noite. De acordo com a polícia, a professora pediu para o estudante retirar o pé de cima da mesa e ele reagiu com agressões. A Polícia Militar lavrou um termo circunstanciado e liberou o estudante. A professora foi encaminhada ao pronto socorro da cidade e liberada em seguida" (Domingos, 2009).

"A violência nos centros de saúde e hospitais de Belo Horizonte, denunciada pelo Estado de Minas no último domingo leva a Guarda Municipal a registrar 100 agressões a funcionários durante atendimento à comunidade, por mês, nas 142 unidades da capital, que atendem pelo Sistema Único de Saúde (SUS). Em virtude do problema, o poder público enfrenta dificuldades para fixar profissionais em 32 postos de atendimento da rede básica, que representam 22% dos serviços na cidade" (Melo, 2007).

"O frentista baleado na cabeça durante um assalto em um posto de combustíveis de Palhoça, na Grande Florianópolis, não resistiu. Luiz Carlos da Costa, 38 anos, morreu por volta das 16h15min desta sexta-feira. Ele estava internado na Unidade de Terapia Intensiva (UTI) do Hospital Regional de São José. O trabalhador foi atingido por um tiro que atravessou a sua cabeça por volta das 3h, em um posto de gasolina, que fica às margens da BR-282. Ele foi socorrido pelo Serviço de Atendimento Móvel de Urgência (SAMU) e em seguida levado ao hospital" (Diário, 2010).

▶ Introdução

A violência vem ocupando, nos últimos anos, espaço de destaque na imprensa diária e no rol de preocupações da população brasileira. Para exemplificar, *survey* sobre condições de vida e vitimização realizado pelo Instituto de Segurança Pública na Região Metropolitana do Rio de Janeiro, em 2007, apontou que 57% dos entrevistados, na capital carioca, temiam ser vítimas de bala perdida; 43,5% temiam ver-se em meio a um tiroteio; 34,7%, ter a residência assaltada, e 37% sentiam-se inseguros ao andar no próprio bairro à noite (Campagnac *et al.*, 2008). Em Minas Gerais, *survey* sobre o sentimento de medo, junto à população da Região Metropolitana de Belo Horizonte, em 2009, revelou que 55% dos entrevistados tinham receio de ser vítimas de homicídio no ano subsequente (Crisp, 2010).

Profissionais de saúde têm estudado a violência segundo a categoria "causas externas" de morbidade e mortalidade da Classificação Internacional das Doenças e Problemas Relacionados à Saúde (CID) da Organização Mundial da Saúde (OMS), a qual compreende eventos causadores de lesões, envenenamentos e outros efeitos adversos, incluindo os agravos relacionados ao trabalho. Para Minayo (1997), essa forma de categorizar a violência é limitada, uma vez que sua operacionalização se dá por meio dos efeitos da violência sobre as pessoas. Além disto, essa forma de lidar com o problema subestima os efeitos de situações de violência que não são passíveis de atendimento médico ou registro policial. (Ristum, 2001).

A OMS define violência como *"uso intencional ou ameaça de uso da força física contra outra pessoa ou si próprio, que resulta em, ou tem a probabilidade de resultar em lesão, morte, dano psicológico"* (WHO, 2002).

Ainda segundo a OMS, a violência pode ser tipificada em:

1. **Autodirigida:** que inclui a ideação suicida, a tentativa de suicídio, o suicídio e a automutilação.
2. **Interpessoal:** subdividida em familial e comunitária. A violência familial ocorre entre membros da mesma família, e quase sempre tem por cenário o domicílio. Aqui encontramos o maior número de casos de violência e abuso sexual contra crianças e adolescentes, e violência contra mulheres e idosos. Já a violência comunitária ocorre entre indivíduos sem relação de parentesco, que podem se conhecer ou não. Habitualmente, o cenário é fora da residência. Nesta categoria estão os casos de homicídios, os acidentes de trânsito[1], as agressões que ocorrem no curso de conflitos que envolvem gangues juvenis, grupos criminosos, agressões cometidas quando de crimes contra o patrimônio (como assaltos), o *bullying* e as mais diversas manifestações de violência institucional, como a violência praticada em escolas, unidades de saúde, instituições correcionais e outras repartições públicas, e que quase sempre tem por autores trabalhadores representantes do Estado. Merece ainda destaque a violência praticada nos ambientes de trabalho, sob a forma do assédio moral[2] ou violência psicológica no trabalho, agressão física e verbal, seja perpetrada por colegas de trabalho, estranhos ou clientes e consumidores, e a violência decorrente da organização do trabalho.

---

[1] Mesmo sendo questionáveis quanto a sua intencionalidade, os acidentes de trânsito no Brasil têm sido considerados uma modalidade de violência.

[2] Trata-se da exposição de trabalhadores a situações vexatórias, constrangedoras e humilhantes durante o exercício de sua função. Aplica-se ao ambiente de trabalho para indicar o comportamento repetitivo e prolongado, injustificável, injusto, agressivo, humilhante ou ameaçador de um ou mais membros do grupo (geralmente chefes) em relação a um trabalhador ou grupo de trabalhadores que se transformam em alvos ou vítimas (WHO, 2002).

3. **Coletiva:** esta modalidade de violência se divide em violência **social, violência política** e **violência econômica**. A primeira é cometida em nome de uma determinada agenda. Aqui estão incluídos os crimes de ódio perpetrados por grupos organizados (contra homossexuais, por exemplo), os atos terroristas (em nome da convicção religiosa) e a violência de multidões (por exemplo, os linchamentos e a violência cometida por grupos de torcedores nos campos de futebol). A violência **política** diz respeito às guerras e conflitos que envolvem o Estado. Já a violência **econômica** relaciona-se aos ataques cometidos por grupos maiores e motivados pelo ganho econômico, voltados para a interrupção da vida econômica de outros grupos, ou tendo por objetivo criar dificuldades no acesso a serviços etc. (WHO, 2002).

As causas da violência são complexas. O fenômeno é considerado multifatorial e dá origem a uma inesgotável polêmica entre profissionais de saúde, cientistas sociais e especialistas em segurança pública. Entre os fatores que aparecem no debate estão a pobreza, o desemprego e, principalmente, a desigualdade social; o enfraquecimento de agentes tradicionais de controle social, como a família, a igreja e a escola; o estilo de vida individualista e consumista; o tráfico de drogas; o uso abusivo de drogas lícitas e ilícitas; a ineficiência das políticas de segurança pública; o grande número de armas de fogo no país; a impunidade; a urbanização; a tolerância a formas violentas de resolução de conflitos, dentre outros fatores (Hunter, 1985; Sampson *et al.*, 1989; Wilson, 1996; Kawachi, 1999; Sampson e Castellano; 1992, Cano e Santos, 2001; Zaluar, Noronha, 1994; Varano *et al.*, 2007; Miller *et al.*, 2007).

Independentemente da teoria que se defenda, é forçoso reconhecer que a violência constitui um fenômeno sociocultural e histórico que acompanha a humanidade desde que se tem notícia de sua existência na face da Terra. Em que pese o aumento do registro dos casos em nosso país, uma visão retrospectiva no plano mundial leva-nos a concluir que, de uma forma geral, a violência vem diminuindo ao longo dos últimos séculos (Pinker, 2011), particularmente nos países desenvolvidos (WHO, 2002).

Do ponto de vista epidemiológico, no Brasil as violências vêm ocupando lugar de destaque no perfil de morbimortalidade no país, após as doenças crônico-degenerativas. Na faixa etária entre 20 e 29 anos, constituem a principal causa de morte e uma importante causa de morbidade, expressa nas lesões físicas e na variada gama de sofrimento e transtornos mentais decorrentes da vivência de situações de violência. Os homicídios, lesões e óbitos relacionados ao trânsito, no Brasil, representam quase dois terços das mortes devidas a causas externas (Reichenheim *et al.*, 2011).

Outra dimensão a ser considerada é a do custo. Os custos da violência afetam desproporcionalmente países com baixa e média renda *per capita*, os quais concentram 90% das mortes violentas no mundo (WHO, 2002). No Brasil, o Instituto de Pesquisa Econômica Aplicada (IPEA) estimou em 92,2 bilhões de reais, ou 5,09% do Produto Interno Bruto, o custo total da violência em 2004 (Cerqueira *et al.*, 2007); em 9,1 bilhões de reais, o custo da perda de capital humano de vida aos homicídios, em 2001; e em 20 bilhões de reais o custo correspondente ao total de mortes por causas externas em 2001 (Carvalho *et al.*, 2007).

A maior parte dos gastos com violência é custeada pelas agências públicas. O caso americano encontra-se bem documentado. Um estudo da Universidade da Califórnia estimou que 87% dos custos com tratamentos por ferimentos de arma de fogo são custeados com recursos públicos (Waters *et al.*, 2005). Supomos que esses gastos, em nosso país, sejam da mesma ordem de grandeza, ou até superiores, considerando que, mesmo pessoas que possuem seguros de saúde, recorrem ao setor público nas situações de emergência (Deslandes *et al.*, 1998).

Outras perdas causadas pela violência relacionam-se à queda dos empregos e dos investimentos e à redução da produtividade, devida ao absenteísmo, bem como da qualidade do trabalho. Territórios que se distinguem por altas taxas de crime e violência afugentam investidores. A decisão de instalar ou manter uma empresa em área violenta pode implicar em aumento dos custos com edificações, instalações e aparatos de segurança (muros, cercas, circuito interno de TV, serviços de vigilância e segurança patrimonial, seguros etc.), além de espantar potenciais clientes, principalmente no caso do comércio varejista e do setor de entretenimento, e amedrontar trabalhadores. A violência pode, ainda, prejudicar a imagem da empresa, dificultando o recrutamento de novos trabalhadores e reduzindo seu valor no mercado. A violência aumenta o estresse no trabalho, a rotatividade da força de trabalho, e reduz a confiança de gestores e trabalhadores, gerando um ambiente hostil (Serantes e Suarez, 2006; HSE 2006; Hoel s/d). Outros custos, que não devem ser subestimados, são os decorrentes de perdas materiais durante os episódios de violência (dano a produtos e equipamentos).

A perda de empregos atinge principalmente os grupos mais vulneráveis, por serem os menos aptos a se ajustarem a mudanças no mercado de trabalho. Nos territórios marcados por grande ocorrência de violência e crime, tendem a se concentrar problemas sociais, como desordens mentais, suicídio, prostituição e drogadição (International Center for Sustainable Cities, 1994).

Existem, ainda, efeitos multiplicados e intangíveis, como a transmissão intergeracional de padrões de comportamento violentos e criminosos para indivíduos mais jovens. A redução da qualidade de vida constitui outra consequência e se manifesta sob a forma de abandono do espaço público, na renúncia à participação em atividades sociais noturnas, na reclusão ao domicílio, na restrição da interação e no sentimento permanente de medo.

No que diz respeito à saúde, os impactos da violência se disseminam por várias dimensões. Assim, os homicídios reduzem os anos potenciais de vida da população (Reichenheim e Werneck, 1994) e a esperança de vida. A morte violenta ou a incapacidade precoce não pune apenas o indivíduo e o grupo que lhe é próximo, mas priva a comunidade de seu potencial econômico e intelectual. Estudos realizados nos Estados Unidos apontam que a violência e os homicídios têm ainda contribuído para fortes desequilíbrios demográficos em algumas comunidades, já que vitimam majoritariamente homens jovens. Esse fato, acrescido das escassas oportunidades de trabalho estável e das altas taxas de encarceramento, reduz ainda as possibilidades, de grande número de mulheres, de encontrarem parceiros em suas comunidades, e constituir núcleos familiares estáveis (Wilson, 1996). As lesões físicas, as sequelas dessas lesões, a humilhação, a perda da autoestima, a lembrança dos episódios violentos, a dor pela perda de pessoas queridas, o medo, o sentimento de injustiça (em função da impunidade) e o desejo de vingança, minam a saúde física e mental dos indivíduos.

Altas taxas de violência impõem sobre as comunidades que as vivenciam estigma que amedronta e afasta profissionais prestadores de serviços essenciais, particularmente de saúde e educação, penalizando moradores com serviços precários ou inexistentes. Alguns autores argumentam que a violência enfraquece as relações de confiança, os laços de solidariedade e cooperação e, dessa forma, reduzem o capital social da comunidade, entendido como o nível de confiança mútua entre os membros da comunidade, e o engajamento cívico (Kennedy *et al.*, 1998).

▸ Violência no trabalho

Ser vítima de violência no trabalho certamente não constitui um fenômeno recente. Trabalhadores, gestores da área de segurança pública, saúde, trabalho, previdência social, sindicatos e associações de trabalhadores, particularmente das categorias mais vulneráveis, conhecem de perto o problema e enfrentam suas consequências há vários anos.

Contudo, a violência, em cenários de trabalho, tem recebido redobrado destaque nas últimas duas décadas. Essa visibilidade decorre de vários fatores, dentre os quais podem ser destacadas as mudanças culturais que, no mundo ocidental, fazem com que diversas formas de violência, outrora toleradas – como aquelas praticadas contra mulheres, crianças, homossexuais, grupos étnicos, raciais e religiosos minoritários etc. –, sejam percebidas como moralmente inaceitáveis, passem a ser criminalizadas e se tornem alvo de estatutos e políticas públicas específicas. Essas mudanças culturais e seus decorrentes desdobramentos normativos e político-institucionais resultam em maior visibilidade de episódios de violência, maior registro de eventos e, portanto, um melhor conhecimento dos cenários nos quais emergem. Nesse contexto, a violência no trabalho também ganha visibilidade e passa a constituir um tema específico de preocupação, debate e pesquisa.

Embora parcela importante de crimes e outros episódios de violência ocorram em situações em que vítimas, autores e testemunhas se encontram em trabalho, o evento frequentemente é encarado apenas como um problema de segurança pública, vinculado a um cenário mais geral de violência urbana, o que obscurece elementos do processo e organização do trabalho, muitas vezes envolvidos e que, explicitados e compreendidos, ajudariam-nos a prevenir a ocorrência de novos eventos e a acolher de forma mais adequada os envolvidos.

Deve-se também considerar que a violência no trabalho é um fenômeno dialético e intersubjetivo, no qual colidem realidades externas, como classe social, o cenário econômico, o mercado de trabalho, o processo e a organização do trabalho, a cultura, e o mundo interior de fantasias, motivos, desejos, percepções, as ansiedades (Bowie, 2002).

Além disso, cada indivíduo percebe esses atos à luz de sua própria experiência, habilidades e personalidade. De tal forma que um mesmo incidente pode ter impactos diferentes sobre pessoas diferentes, alguns percebendo-o como violento e ameaçador e outros não. Para exemplificar, trabalhadores que testemunham episódios de violência contra os colegas podem manifestar mais sofrimento do que o próprio alvo da agressão.

Definições de violência no trabalho

As definições de violência no trabalho formam um continuum, variando daquelas que incluem apenas a agressão física, às definições mais amplas, que incluem ameaças, intimidação, abuso verbal e emocional, e abuso psicológico. A violência não física pode ser mais séria para a vítima do que a violência física, embora seja de difícil mensuração. Budd (*apud* Bowie, 2002) relata que em um *survey* sobre crime no trabalho, as vítimas de ameaças mostravam-se mais afetadas do que as vítimas de agressão física. O autor defende que os gestores, quando de respostas à violência no trabalho, devem considerar as ameaças igualmente sérias, não sendo o nível de dano físico um bom indicador do nível de trauma psicológico experimentado pelos trabalhadores. Nesse sentido, concentrar atenção nos episódios espetaculares pode ofuscar as formas mais prevalentes e insidiosas de violência, as quais podem ter efeitos de mais longo prazo e implicar em maior ônus econômico.

Uma definição de violência que vá ao encontro das necessidades dos profissionais e agências de saúde deve ser abrangente o bastante para incluir a agressão física, o abuso emocional e um entendimento da relação entre o ofensor e o ambiente de trabalho. Segundo a OSHA (*Occupational Safety and Health Administration*) e o NIOSH (*National Institute for Occupational Safety and Health*), ambas dos Estados Unidos, a violência no trabalho pode ser entendida como atos violentos (incluindo agressões físicas e ameaças de agressões) dirigidos a pessoas no trabalho ou trabalhando (2002).

Para a *European Commission*, a violência no trabalho são todos os *"incidentes nos quais as pessoas são ameaçadas, abusadas ou agredidas em circunstâncias relacionadas ao trabalho, envolvendo desafio explícito ou implícito da segurança, do bem-estar e da saúde*" (European Commission on Safety and Health at Work, 2009).

O *Health & Safety Executive* (HSE) da Inglaterra define violência no trabalho como "*qualquer incidente no qual uma pessoa é insultada, ameaçada ou agredida em circunstâncias relacionadas ao seu trabalho*" (HSE, 2009).

A Enciclopédia da Organização Internacional do Trabalho (OIT) assim define a violência: "*qualquer tipo de comportamento agressivo ou abusivo que possa causar um dano ou desconforto físico ou psicológico em suas vítimas, sejam essas alvos intencionais ou envolvidas de forma impessoal ou incidental*" (Warshaw, 1998). Para a OIT, a violência pode ser física e não física, ou psicológica, na forma de abuso verbal, físico e agressão, incluindo o homicídio, *bullying*, *mobbing* e estresse mental. A violência no trabalho pode ser interna (dentro da empresa, entre gerentes, supervisores e trabalhadores), ou externa (entre trabalhadores e intrusos, bem como entre funcionários, clientes, pacientes, estudantes, fornecedores e público em geral) (ILO, 2003). Dessa forma, a categoria violência no (ambiente de) trabalho (*violence at work, workplace violence* na língua inglesa) caracteriza a relação entre violência e trabalho enquanto risco para os trabalhadores (Campos, 2003; 2004).

Oliveira e Nunes (2008) defendem a utilização do termo violência relacionada ao trabalho, entendida "*como toda ação voluntária de um indivíduo ou grupo contra outro indivíduo ou grupo que venha a causar danos físicos ou psicológicos, ocorrida no ambiente de trabalho, ou que envolva relações estabelecidas no trabalho ou atividades concernentes ao trabalho*". Essa violência englobaria as seguintes subdivisões:

- **Violência nas relações de trabalho:** manifesta-se em autoritarismo, agressões físicas, repreensões, constrangimentos e humilhações de superiores hierárquicos para com seus subordinados, visando à dominação, exploração e opressão. Varia da violência física à psicológica. A primeira, menos comum, mas facilmente reconhecível, ocorre sob a forma de chutes, empurrões, socos e tiros etc. A segunda, mais frequente e, atualmente, objeto de maior atenção, apresenta-se sob a forma de: a) ameaça: expressões da intenção de causar dano, por meio da linguagem verbal e corporal ameaçadora, ou ameaças escritas que insinuam o uso de força, com o objetivo de coagir, inibir, constranger um trabalhador ou grupo de trabalhadores, b) assédio: conduta verbal, visual, ou física indesejada e repetitiva, motivada pela idade, deficiência, sexo, orientação sexual, raça, orientação religiosa, política, sindical, e que agride a dignidade do trabalhador; c) *bullying* e *mobbing*[3]: comportamentos persecutórios, de caráter vingativo, malicioso, cruel, que objetivam humilhar e/ou desestabilizar um trabalhador ou grupo de trabalhadores, provocando isolamento do resto do grupo, e disseminando informações falsas.
- **Violência na organização do trabalho:** resulta da forma como o trabalho é organizado (divisão; ritmo, produtividade, modo operatório; contrato e jornada de trabalho; rotatividade; gestão de segurança e saúde etc.), podendo colocar em situação de risco a saúde dos trabalhadores.
- **Violência nas condições de trabalho:** resulta da insalubridade e insegurança das condições de trabalho.
- **Violência de resistência:** resulta das reações dos trabalhadores às violências relacionadas ao trabalho, visando amenizar os esforços no trabalho e torná-lo factível e, como forma de manifestar a resistência ao poder e ao controle gerenciais.
- **Violência de delinquência:** atos considerados legalmente criminosos e que têm por cenário o ambiente de trabalho.
- **Violência simbólica:** expressa-se no tratamento dos trabalhadores como indivíduos de segunda classe, seja pela raça, etnia, grau de escolaridade e qualificação profissional, pela forma de inserção no mercado de trabalho etc.

O *University of Iowa Injury Prevention Research Center* (UIIPRC) oferece uma tipologia alternativa da violência no trabalho para orientar a pesquisa, a educação, a avaliação e a prevenção. Essa tipologia está focada na relação do agressor com o local de trabalho, o que permite um leque abrangente de intervenções (Tabela 23.1).

A violência do tipo 1, ou intrusiva, diz respeito àquela que ocorre no curso de atos com intenção criminosa, como roubos, assaltos, arrombamentos, estupros, e cujo autor não tem nenhuma relação com o ambiente de trabalho. Exempli-

Tabela 23.1. Tipologia da violência no trabalho

Tipo 1: Violência intrusiva
- Ato criminoso da parte de terceiros
- Atos terroristas
- Agressão de indivíduos com doença mental ou sob o efeito de drogas
- Protesto violento

Tipo 2: Violência relacionada ao consumo
- Violência do consumidor/cliente/paciente/usuário contra membros da equipe
- Trauma vicário da equipe
- Violência da equipe dirigida a clientes/consumidores

Tipo 3: Violência entre pessoas que mantêm relação de convivência
- Violência entre membros da equipe de trabalho
- Violência doméstica que tem por cenário o local de trabalho

Tipo 4: Violência organizacional
- Violência da organização contra os trabalhadores
- Violência da organização contra consumidores/clientes e pacientes

Fonte: Cal/OSHA, 1995; Bowie, 2002.

---

[3] *Bullying*, quando realizado por um indivíduo e *mobbing*, quando realizado pelo grupo.

ficam essa situação os assaltos a casas lotéricas, mercearias, postos de gasolina, bancos etc. Outras modalidades, menos frequentes, dessa categoria, seriam os atos de sabotagem, terrorismo e protestos violentos, como bombas em delegacias, embaixadas, sequestros de aviões, invasões de prédios públicos etc. Episódios de violência perpetrados por doentes mentais e usuários de drogas que buscam abrigo em locais de trabalho e resistem de forma violenta à remoção, constituiriam outros exemplos.

A violência do tipo 2, ou relacionada ao consumidor, envolve agressões de consumidores/clientes/pacientes/usuários, ou seus amigos e parentes, contra um trabalhador ou equipe de trabalhadores. Essa categoria inclui, ainda, a violência vicária. Essa última decorre da exposição do trabalhador a situações de violência praticadas contra outras pessoas, ou de testemunhar relatos de violência por parte das vítimas ou autores. Essa modalidade de violência atinge trabalhadores das profissões de "cuidado ou controle", como policiais, agentes penitenciários, assistentes sociais, trabalhadores do sistema sócio-educativo (que cuidam de crianças e adolescentes em conflito com a lei), militares em missão de paz, jornalistas, escrivães e profissionais de saúde, que se expõem aos relatos de violência cometidos contra, ou pelas pessoas que controlam e/ou das quais cuidam, ou com as quais têm de interagir. Esses profissionais têm, nas palavras de Bowie (2002), de lidar com a dupla dose: a violência praticada contra eles pelo cliente, e o horror de ajudar pessoas que protagonizaram violência contra outras, ou são sobreviventes de abuso e violência.

Outra modalidade de violência dessa categoria é aquela cometida pelo trabalhador contra o consumidor/cliente/paciente sob a forma de descortesia, humilhação, insultos, indiferença, abuso verbal, assédio sexual, agressão física etc. Os grupos mais sujeitos a essa modalidade de violência são os pacientes, particularmente os usuários de serviços públicos de saúde mais vulneráveis, como crianças, grávidas, idosos, doentes mentais etc. Outros cenários comuns desta modalidade de violência são as escolas, creches, unidades do sistema de justiça criminal juvenil etc. Essa modalidade de violência frequentemente é o fator que desencadeia, em resposta, violência contra o trabalhador.

A violência entre pessoas que mantêm relação de convivência, correspondente ao tipo 3, se subdivide em duas categorias. Na primeira, a violência ocorre entre membros da equipe de trabalho, é comumente designada de violência horizontal e pode ter por autor um indivíduo ou grupos de indivíduos. No Brasil, a modalidade mais conhecida é a do Assédio Moral, objeto de outro capítulo deste livro. Dentro dessa modalidade, ainda, podem ser incluídas situações nas quais o cenário para a ocorrência da violência é o ambiente de trabalho, mas a motivação encontra-se no plano das relações privadas do empregado, tais como episódios de violência perpetrada por parceiros íntimos do trabalhador no local de trabalho deste.

O tipo 4 é o da violência organizacional, ou seja, a violência decorre da forma como a organização é estruturada ou gerida. A violência da organização contra os trabalhadores se manifesta na colocação consciente de trabalhadores e clientes em situações perigosas, ou quando a organização se omite diante de ocorrências de intimidação, abuso e assédio no ambiente de trabalho. Outras situações, como ameaças de demissões, cobranças de padrões desumanos de desempenho, contratos individuais de trabalho, e estímulo à competitividade entre os trabalhadores, podem resultar em sofrimento mental e favorecer a emergência de episódios de violência entre os trabalhadores.

O mundo tem se transformado em um mercado global, o que tem levado à competitividade crescente entre nações e empresas, com grande pressão em torno dos resultados. Visando à sobrevivência em um mercado competitivo, as empresas são reestruturadas, cortam custos e reduzem os efetivos. Essa redução aumenta a pressão sobre aqueles que mantiveram seus empregos, amplificando a carga e o ritmo de trabalho, e aumentando o número de horas trabalhadas. *Pari passu*, mudanças demográficas aumentam a presença da mulher no mercado de trabalho, principalmente em postos de trabalho precários, embora muitas estejam ascendendo a funções gerenciais. Muitas mulheres enfrentam problemas de assédio sexual e tratamento abusivo, alimentado por crenças culturais e religiosas, ou pelo sentimento de que a presença das mesmas no mercado de trabalho constitui uma ameaça. No setor saúde, as mudanças demográficas, como o envelhecimento da população, geram maior demanda por serviços de saúde, o que, divorciado de uma política adequada de contratação de trabalhadores, resulta em grande pressão sobre as equipes, aumento do risco de descontentamento com a assistência e, consequentemente, de episódios de violência (Hoel, s/d).

Uma revisão internacional de publicações sobre os impactos da insegurança no emprego, do *downsizing* e da reestruturação produtiva sobre a saúde (Sverke Hellgren e Naswall, 2002) concluiu que 88% dos 68 estudos identificados encontraram efeitos adversos sobre, pelo menos, um dos seguintes indicadores: risco de acidentes de trabalho, violência no trabalho, doenças cardiovasculares e sofrimento mental. Outros estudos (Lee, 1999 e Sheehan *et al.*, 1998) associam o *downsizing* e a reestruturação produtiva com a emergência de gestão pragmática e pouco humanista de recursos humanos, *bullying* e violência perpetrada por supervisores, clientes e outros trabalhadores. A insegurança e a redução de efetivos em equipes de saúde têm sido também responsabilizadas pelo aumento do risco de *bullying* perpetrado por supervisores, agressão por parte de pacientes descontentes ou com transtornos mentais e seus familiares. Da mesma forma, a redução do número de trabalhadores aumenta o número de indivíduos trabalhando sozinhos, elevando o risco de vitimização (Snyder, 1994; Viitasara *et al.*, 2003).

A segunda modalidade de violência do tipo organizacional tem por alvos consumidores, clientes ou usuários. Os estudos sobre esta modalidade, no Brasil, onde é conhecida como violência institucional, são escassos e estão focados na violência perpetrada por agências públicas contra os cidadãos. Essa violência tem significado, para vítimas e autores, em termos do conhecimento sobre como o mundo social opera, de forma a manter o poder pessoal e institucional. Nesse caso a violência, ou sua ameaça podem ser mobilizadas em nome das instituições ou do Estado, para manter indivíduos ou grupos de indivíduos "na linha", com o agravante de que, nessas circunstâncias, o agressor está em alguma medida autorizado a fazê-lo. A violência praticada pelas instituições também opera no sentido de manter diferenças sociais fundadas em concepções de gênero, raça, religião, etnia e em condições socioeconômicas (Stanko, 2006). Nos termos da Política Nacional de Redução da Morbimortalidade por Acidentes e Violências, a violência institucional é:

> "aquela exercida nos/pelos próprios serviços públicos, por ação ou omissão. Pode incluir a dimensão mais ampla da falta de acesso à má qualidade dos serviços. Abrange abusos cometidos em virtude das relações de poder desiguais entre usuários e profissionais dentro das instituições, até por uma noção mais restrita de dano físico intencional" (Brasil, 2001).

Essa violência se manifesta na não prestação, na negação do acesso ou atraso na prestação de serviços; na não observância das prioridades legais; na hostilização; na recusa em ouvir; na infantilização; na humilhação; no desrespeito à autonomia; na negligência; na oferta descontínua e aleatória de serviços; na falta de higiene e cuidado físico; na oferta de qualidade de vida precária; na falta de qualificação dos trabalhadores encarregados de prover cuidados; nas agressões físicas, na frieza, rispidez etc. (Nogueira, 1994; Brasil, 2004; Faleiros, 2007; Queiroz, 2006).

A violência institucional pode também ser compreendida como uma relação de poder por meio da qual um grupo de indivíduos, investidos de autoridade pelo Estado (inclusive para o uso da força), faz uso arbitrário de sua autoridade e de seu conhecimento sobre os usuários dos serviços, com a finalidade de dominar, oprimir e explorar. As vítimas mais frequentes desse tipo de violência são os idosos, crianças e adolescentes em conflito com a lei, presos, escolares, usuários de serviços de saúde etc. Deve-se reiterar que, muitas vezes, o clima violento e opressivo gerado pela organização é o fator que desencadeia, em resposta, a violência dos atores externos contra os trabalhadores.

Como se vê, o tema da violência no trabalho é polêmico, comportando várias classificações e tipologias. Os efeitos, sobre a saúde e vida dos trabalhadores, da exposição a situações de violência, são descritos em vários capítulos deste livro. Neste capítulo, daremos destaque às estatísticas da violência no trabalho, enfatizando as categorias mais atingidas e duas formas de violência que atingem trabalhadores, mas que costumam ser pouco contempladas nos textos que tratam de violência no trabalho, a saber: a violência do trânsito e a violência autoinfligida, no caso os suicídios.

◗ As estatísticas de violência no trabalho

Acredita-se que muitos incidentes que envolvem violência nos ambientes de trabalho não são notificados. Myers (1996), com base em resultados de *survey* realizado pelo Departamento de Justiça norte americano, relata que 50% dos episódios de violência no trabalho, nos Estados Unidos, são subnotificados. Isso pode significar que grande número de sintomas físicos e psicológicos decorrentes de agressões físicas e da reação ao stress e ao medo podem não ter sua relação com a violência devidamente valorizada e registrada, compondo as estatísticas de agravos relacionados ao trabalho. Como já ressaltado neste capítulo, as pessoas reagem de formas diferentes a situações de violência. Algumas manifestam sintomas de estresse imediatamente, outras reagem após horas ou dias. Muitas vão experimentar medo, desconforto e terror após os acontecimentos, ou diante da imaginação do que poderia ter acontecido, ao passo de outras parecem reagir de maneira pouco intensa. De fato, as reações vão depender de como os trabalhadores percebem os fatos ocorridos, se estavam preparados ou não para a possibilidade desse tipo de evento, se estavam sozinhos e se tinham experiências prévias com eventos violentos. Para muitos trabalhadores, a consciência de estar trabalhando em situação de exposição a risco de violência ou ameaças causa intenso stress no trabalho (Swedish National Board of Occcupational Safety and Health, 1993).

Os dados sobre violência no trabalho, no Brasil, são precários e dispersos. Uma fonte potencial de informação são os bancos de dados da Previdência Social, provenientes das Comunicações de Acidentes de Trabalho (CAT). Embora o Instituto Nacional do Seguro Social (INSS) disponibilize, no seu sítio na *internet*, tabelas com os agravos relacionados ao trabalho notificados, segundo os capítulos da CID10, o nível de desagregação dos arquivos não nos permite identificar os casos de morte no trabalho devidos a violência, ou afastamentos do trabalho por conta de agravos decorrentes de violências.

Outra fonte potencial de dados é o Sistema de Vigilância de Violências e Acidentes (VIVA), do Ministério da Saúde. O VIVA veio se somar ao Sistema de Informação de Mortalidade (SIM) e ao Sistema de Informações Hospitalares (SIH/SUS). Esses dois últimos sistemas permitem a identificação dos casos mais graves de violência relacionada ao trabalho, que levam à internação e à morte, contudo, não capturam os casos que não geram morte ou demandam internação, espaço que veio a ser preenchido pelo VIVA. Esse último está estruturado em dois componentes: 1) vigilância contínua de violência doméstica, sexual, e/ou outras violências interpessoais (incluindo a violência no trabalho) e autoprovocadas (VIVA Contínuo); e 2) vigilância sentinela de violências e acidentes em emergências hospitalares (VIVA Sentinela). Contudo, a pouca utilização do VIVA pelos profissionais de saúde tem restringido sua utilidade como fonte de informação. Outras fontes potenciais são registros policiais e estimativas a partir de *survey*s de vitimização[4]. Apesar de sua crescente aplicação no Brasil, na área de segurança pública, os questionários que têm sido aplicados nos *survey*s ignoram o problema da violência no trabalho que, de regra, não é investigado, não sendo sequer pesquisada de forma adequada a categoria "ocupação" do respondente. A notificação de agravos relacionados ao trabalho ao SINAN (Sistema de Informação de Agravos de Notificação) constitui outra possível fonte de dados, uma vez que são de notificação compulsória os acidentes de trabalho graves e fatais e os transtornos mentais relacionados ao trabalho. Isso posto, os dados sobre violência no trabalho no Brasil são dispersos e estão em bancos de dados que não se integram (Rabello Neto *et al.*, 2011; Pereira, 2011). As informações disponíveis geralmente resultam de pesquisas voltadas para segmentos profissionais específicos.

Na Europa, estatísticas da década passada apontam que a violência no trabalho é um problema. De 1995 a 2000, a violência física aumentou 2% e o assédio1%, ou seja, quase um empregado em cada 10 (9%) foi assediado e 6% dos empregados foram vítimas de violência física (Tragno *et al.*, 2007). A *European Commission* relata que, em 2004, os trabalhadores mais vitimados pela violência física perpetrada por colega no trabalho foram os trabalhadores em saúde e serviço social, seguidos dos trabalhadores em transporte, telecomunicações e educação, sendo que as mulheres foram mais agredidas do que os homens. No caso de violência física perpetrada por outras pessoas, os trabalhadores mais vitimados foram os da saúde e serviço social, seguidos pela administração pública e defesa social, hotéis e restaurantes e comércio varejista. Aqui, também, as mulheres foram as maiores vítimas (European Commission, 2004), o que vai ao encontro de outras estatísticas internacionais, que apontam serem as mulheres vítimas preferenciais dos episódios de violência no trabalho (Horwitz *et al.*, 2006).

Camerino *et al.* (2008), por meio de um *survey* que entrevistou 34.107 profissionais da equipe de enfermagem de oito países europeus (Bélgica, Alemanha, Finlândia, França, Itália, Holanda, Polônia e Eslováquia), encontraram percentuais muito variáveis entre os países, de vitimização por violência no trabalho: assédio por parte de superiores, entre 1,3%, na Holanda, e 18%, na Polônia; assédio por parte de colegas, de 1,2%, na Holanda, a 12,6%, na Polônia; violência por parte de pacientes e parentes, variando entre 10,4%, na Holanda, e 39,1%, na França; e discriminação, entre 1,2%, na Finlândia, e 6%, na França). Mayhew e Chappell (2007), em estudo realizado também na Europa, identificaram que as formas menos letais de violência no local de trabalho (tais como o abuso verbal) constituem experiência muito comum, para os trabalhadores, em todos os países onde os estudos foram realizados, enquanto ameaças e agressões físicas (incluindo cuspir e puxar os cabelos) são menos frequentes. Na Irlanda, 5% dos agravos relacionados ao trabalho são devidos à violência. Nos anos de 2005 a 2006, 17% dos agravos notificados atingiram trabalhadores do setor de administração e defesa; 16%, trabalhadores do setor de saúde e assistência social; 7%, do setor de educação; 7%, do setor financeiro e de vendas a varejo; 3%, o setor de hoteis e restaurantes, e 3%, o setor de transporte e comunicação (HSA, 2007).

Já para os homicídios no trabalho, por serem ocorrências que exigem investigação policial e sofrem menor subnotificação, existe maior quantidade de dados disponíveis e possibilidades de comparações internacionais. Assim, segundo Chappell e Di Martino (2006), as estatísticas apontavam, no final da década de 1990, que aproximadamente 1,41 homicídios por 100 mil trabalhadores ocorriam no Reino Unido, ao passo que, nos Estados Unidos, esta taxa era de 8,95/100.000 trabalhadores e, na Austrália, 4,88/100 mil trabalhadores. Além disso, a ocorrência variava marcadamente entre os setores: no caso dos Estados Unidos, estavam sob maior risco, no período estudado, os motoristas de táxi, xerifes e oficiais de justiça, policiais, frentistas de posto de gasolina, seguranças e estoquistas (Chappelle Di Martino, 2006). Nos Estados Unidos, os homicídios foram responsáveis por 1.044 casos de morte no trabalho, em 1992. Ao longo das duas últimas décadas, esses números foram caindo progressivamente, tendo sido, os homicídios no trabalho, responsáveis por 506 mortes em 2010, ou seja, 11% do total de casos de morte no trabalho, assim constituindo a terceira causa de morte violenta no trabalho (BLS, 2011).

No que diz respeito à violência não fatal (seguramente a mais numerosa), Gerberich *et al.*(2004), por meio de um *survey* que entrevistou 6.300 profissionais de enfermagem no Estado do Minnesota nos Estados Unidos, identificou que 13,2% foram vítimas de violência física, e 38,8 %, de violência não física, nos 12 meses que antecederam a pesquisa.

O *British Crime Survey* (BCS) estimou a ocorrência de 684 mil incidentes de violência no trabalho, sendo 288.000 casos de agressão e 397 mil casos de ameaça de violência, para o período de 2008 a 2009. Os setores da economia responsáveis pelo maior número de casos foram as ocupações de controle (policiais e agentes de segurança), seguidos de trabalhadores do setor de transportes, saúde, vendas a varejo, lazer (exemplo: trabalhadores de bares). O BCS apontou que 1,7% dos trabalhadores, na Inglaterra e no país de Gales, foram vítimas de um ou mais incidentes de violência no trabalho. No BCS, 22% dos trabalhadores que tinham contato com o público avaliaram como muito ou bastante provável o risco de serem ameaçados no trabalho no ano seguinte ao da

---

[4] As pesquisas de vitimização constituem pesquisas por amostra que, por meio de aplicação de questionários, buscam estimar a ocorrência de crimes e violências, identificar o perfil das vítimas, as causas de não notificação dos episódios de violência, os impactos da violência sobre a vida dos indivíduos, obter informações sobre a experiência das pessoas com o serviço policial etc.

pesquisa, e 9% avaliaram como muito ou bastante provável que viessem a ser vítimas de violência física (Department for Business Innovation & Skills *et al.* 2009).

Para o período de 2010 a 2011, o BCS estimou a ocorrência de 313 mil ameaças de violência para os trabalhadores britânicos, e de 341 mil agressões físicas. Quarenta e três por cento dos trabalhadores ameaçados ou agredidos o foram repetidamente, e foram notificadas pelos empregadores 6.078 lesões provocadas por violência no trabalho (HSE, 2012).

▶ Violência no trabalho no setor saúde

O problema da violência contra profissionais de saúde tem sido descrito em todo o mundo, sendo os profissionais de unidades que tratam de pacientes com problemas de saúde mental e unidades de urgência e emergência os mais vulneráveis à violência (Erkol *et al.* 2007; Ray, 2007, Cezar e Marziale 2006, Hodgee Marshall, 2007, Myers *et al.* 2007)

Na literatura brasileira, o trabalho no setor saúde tem sido o mais contemplado com publicações que tratam da exposição a situações de violência. Alguns autores (Feliciano *et al.*, 2011, Batista *et al.*, 2011) atribuem à violência em determinados territórios a responsabilidade pela grande rotatividade dos profissionais do Programa de Saúde da Família, risco já descrito para serviços de saúde, de uma forma geral, no âmbito do programa *Workplace Violence in the Health Sector* (ILO *et al.*, 2005).

Outro estudo, realizado entre profissionais da equipe de saúde da família nos municípios de São Paulo, Ribeirão Preto e Embu, no Estado de São Paulo (Lancman, 2009), identificou sofrimento mental entre os trabalhadores participantes e obteve relatos de pressão psicológica decorrentes do convívio intenso com situações de violência doméstica e social (as quais causam dilemas de natureza ética quanto à intervenção adequada); medo do risco de exposição à violência quando de visitas à residência de pessoas envolvidas com violência e criminalidade; e percepção de integridade ameaçada. Foi relatado, ainda, temor de represálias de usuários sabidamente violentos e descontentes com o atendimento oferecido. A violência vicária, decorrente da escuta de relatos dos moradores ou do testemunho de situações de violência e desrespeito, gerou sentimentos de impotência, ambivalência e dúvida quanto aos limites entre a ação de saúde e a ação social. Outro aspecto, relatado por Batista (2011), é a pouca disposição dos trabalhadores da saúde para notificar os casos de violência sofrida. Isso resultaria do fato de não identificarem desdobramentos dessa notificação e pela percepção de que, quase de regra, os autores da violência ficam impunes.

Oliveira e D'Oliveira (2008), em estudo transversal realizado entre 179 trabalhadores da equipe de enfermagem de um hospital geral em São Paulo, identificaram diferentes formas de violência sofrida pelos profissionais (em sua maioria mulheres), sendo a violência por parte do parceiro íntimo a mais frequente (63,7%), seguida da violência perpetrada por outros (pacientes/acompanhantes; colegas de trabalho da área da saúde; estranhos, chefia de enfermagem e conhecidos), responsável por 45,8% dos casos.

Cezar e Marziale (2006), em estudo transversal entre 47 trabalhadores do setor de urgência de um hospital de Londrina, identificaram que 12 (85,7%) dos médicos, 7 (100%) dos enfermeiros, 8 (88,9%) dos técnicosem enfermagem e 15 (88,2%) dos auxiliares de enfermagem haviam sido vítimas de violência no trabalho, 88,9% dos episódios tendo ocorrido nos 12 meses que antecederam a pesquisa. As modalidades de violência apontadas pelos médicos foram: agressões verbais, 100%; roubo, 33,3%; assédio sexual, 25%; agressões físicas, 16,7%, e assédio moral, 16,7%. Entre os trabalhadores de enfermagem, foram descritas: agressões verbais, 93,3%; assédio moral, 30%; agressões físicas, 16,7%; roubos, 13,3%; discriminação social, 3,3% e maus tratos, 3,3%.

Barbosa *et al.*, (2011), em pesquisa sobre violência psicológica realizada em 3 hospitais e uma unidade acadêmica no Estado do Paraná, entrevistaram 161 enfermeiras.Verificaram que a violência psicológica acontece tanto no ambiente hospitalar, quanto no acadêmico, e que os agressores, em sua maioria, são mulheres (colegas de trabalho, médico e outros profissionais da equipe de saúde, nessa ordem), sendo as enfermeiras com menos de um ano de formadas as mais agredidas. Dentre as consequências das violências, foram relatadas irritabilidade, raiva, tristeza e diminuição da autoestima.

Contrera-Moreno (2004), em trabalho de revisão sobre violência contra profissionais de saúde, identificou os seguintes fatores de risco para violência no trabalho no setor: trabalho que exige interação face a face; atitude inadequada do profissional de saúde; localização geográfica dos serviços de saúde, em regiões com elevados índices de violência; perfil da clientela (pacientes psiquiátricos, com demência, drogados e pessoas envolvidas em criminalidade, pacientes idosos); demora no atendimento, gerando frustração no usuário; pacientes estressados, com dor, agitados; situações em que devem ser comunicadas más notícias; número reduzido de trabalhadores; medo de desemprego e pressões psicológicas relacionadas aos novos modelos de gestão.

De uma forma geral, os estudos apontam que a violência ocorre durante episódios de alta atividade e interação com paciente e seus familiares e acompanhantes, bem como durante as horas de refeição, visitas e transporte de pacientes. As agressões podem ocorrer quando o serviço é negado ou atrasa, quando o paciente é conduzido involuntariamente à unidade de saúde, ou quando o trabalhador da saúde tenta estabelecer limites sobre refeições, uso de álcool e drogas. Ao contrário de muitos outros setores, nos quais a violência no trabalho está intimamente associada a crimes contra o patrimônio, a violência nas unidades de saúde tem como autores principalmente pacientes e membros de suas famílias, que se sentem frustrados, vulneráveis e fora de controle. As maiores vítimas são os trabalhadores da equipe de enfermagem, trabalhadores da segurança e médicos. As unidades de maior risco são os serviços que atendem pacientes psiquiátricos, salas de emergência, salas de espera e unidades geriátricas. Outras situações e locais de risco são: salas de espera superlotadas e desconfortáveis; trabalhar sozinho; *design* ambiental precário; segurança inadequada; ausência de profissionais treinados para gerenciar crises com pacientes, ou ausência de policiamento; abuso de drogas e álcool; acesso a armas de fogo; ausência de restrição ao fluxo do público; iluminação precária de corredores, quartos, estacionamentos e outras áreas (NIOSH, 2002).

A violência contra trabalhadores de escolas

A violência contra docentes e outros trabalhadores de escolas, particularmente do ensino fundamental, ocupa lugar de destaque nas manchetes policiais do país. Nas duas últimas décadas, a violência na escola, seja aquela entre estudantes, seja destes, dirigida aos profissionais da escola, particularmente docentes, tem recebido grande ênfase. Uma parte dos autores associa esse fenômeno à violência vigente nos entornos da escola, outros a relacionam ao processo de trabalho na escola, e outros, a mudanças culturais. Outra hipótese é que a necessária e desejável massificação da escola permitiu o ingresso de estudantes de distintas origens, valores e culturas, o que, na ausência de preparo dos profissionais para lidar com as diferenças, gerou ambiente de conflito e violência (Chrispino e Santos, 2011). Deve-se lembrar, também, que o fenômeno da violência na escola tem expressão mundial, não constituindo particularidade do contexto brasileiro (UNESCO, 2003; Abramovay, 2004, Galvão *et al.*, 2010).

Gasparini *et al.*(2006), em estudo junto a 751 professores do ensino fundamental da rede municipal de ensino da região nordeste de Belo Horizonte (MG), registraram relatos de episódios de agressão, praticados por funcionários ou outros professores, de 15,3% dos entrevistados; 74% sofreram episódios envolvendo alunos; 57,1%, episódios envolvendo pais de alunos; e 54,9%, agressão por pessoas externas à escola. As autoras também encontraram maior prevalência de transtornos mentais entre docentes que experimentaram episódios de violência na escola.

Levandoski *et al.*, (2011), em estudo realizado junto a educadores físicos de 102 escolas paranaenses, verificaram que 87,3% dos professores já vivenciaram episódio de violência no ambiente escolar, e 73,5% receberam insultos verbais frequentemente. Vinte e sete e meio por cento já tiveram bens danificados (carro) ou roubados (óculos, celular, dinheiro, livros de registro de classe, material didático) e 30,4% foram assediados sexualmente.

A maioria dos autores aponta que a violência psicológica praticada contra professores é mais frequente do que a física, e se manifesta por meio de insultos, agressões verbais e apelidos depreciativos, que atingem a imagem dos professores, e geralmente é perpetrada por alunos.

O acidente de trânsito como expressão da violência que atinge trabalhadores

Estima-se que, a cada ano, morrem 1,3 milhão pessoas vítimas de acidentes de trânsito em todo o mundo, 90% das quais em países de baixa e média renda, a um custo estimado de US$ 500 bilhões (WHO, 2009). Na região das Américas, os acidentes de trânsito constituem a principal causa de morte para indivíduos entre 5 e 14 anos, e a segunda principal causa para indivíduos entre 15 e 44 anos, matando, a cada ano, 130.000 pessoas. Das vítimas fatais, na região, 39% são pedestres, ciclistas ou motociclistas, e 47%, ocupantes de veículos automotores. No ano 2006/2007, 5.054.980 pessoas sofreram lesões não fatais, o que equivale a 35,5 feridos para cada óbito (PAHO, 2009).

Os dados de mortalidade no trânsito constituem um importante indicador da insegurança no trânsito no país. No caso brasileiro, as estatísticas de mortalidade no trânsito são envoltas em controvérsias, dadas as inúmeras fontes de dados, todas apresentando limitações, o que leva diferentes autores, utilizando as mesmas bases de dados, a apresentarem números bastante diferentes para os mesmos eventos.

Basicamente, existem no Brasil três fontes de dados para mortes em acidentes de trânsito, a saber: DENATRAN – Departamento Nacional de Trânsito; DATASUS – Banco de dados do SUS/MS; e Seguros DPVAT - Danos Pessoais Causados por Veículos Automotores de Via Terrestre ou por sua Carga a Pessoas Transportadas ou não. As três bases de dados são absolutamente distintas (CNM, 2009).

Análise do banco de dados do SIM, realizada pelo Instituto Sangari e a RITLA (Rede de Informação Tecnológica Latino Americana) (Waiselfisz, 2011), evidenciou 38.300 mortes por acidentes de trânsito no Brasil em 2008, o que representou um aumento de 23% em relação ao número de mortes ocorridas em 1998 (29.600 mortes). Esses números apontam que as mudanças ocorridas no Código Nacional de Trânsito em 1998, com exigências de melhoria na segurança dos veículos e fiscalização eletrônica, não apresentaram os impactos desejados sobre a mortalidade no trânsito. Comparativamente, o trânsito no Brasil mata 2,5 mais do que nos Estados Unidos e 3,7 vezes mais do que na União Europeia, ainda que a frota brasileira seja três vezes menor que a frota norte-americana.

Estudados segundo o genêro e a faixa etária, os registros de morte no trânsito no Brasil apontam que homens jovens, principalmente na faixa dos 20 a 39 anos, constituem a maioria das vítimas fatais (Bacchieri e Barros, 2011; Waiselfisz, 2011), principalmente nas cidades de pequeno e médio porte, evidenciando o mesmo padrão verificado para outras causas de mortes violentas, e sinalizando que essa população constitui alvo prioritário das politicas de prevenção (Labiak *et al.* 2008; Gomes e Melo, 2007).

A vitimização de ocupantes de veículo se apresenta em taxas baixas até os 17 anos, e a partir de então, tende a estabilizar entre 5 e 6 mortes para cada 100 mil. Já no que diz respeito aos motociclistas, ocorre forte concentração das mortes entre 19 e 22 anos. O estudo também mostrou que, na década estudada, ocorreu mudança no perfil dos acidentes, com redução no número de mortes de pedestres, ao passo que a morte de ocupantes de automóvel mais que duplicou; a ocorrência de morte de ocupantes de caminhão quase triplicou; a de ciclistas, quadruplicou, e a de motociclistas aumentou em 754% no período estudado, como pode ser verificado na Tabela 23.2. Vários outros estudos registram a magnitude que o problema dos acidentes entre motociclistas atingiu em várias cidades do Brasil (Montenegro et al., 2011; Silva et al., 2011).

Grande parte das vítimas de acidentes de trânsito são trabalhadores em atividade, indo para o trabalho, ou retornando deste para o domicílio. A vitimização de trabalhadores no trânsito é particularmente importante para condutores de motocicletas, que cada vez mais constitui um instrumento de trabalho e/ou um meio importante de transporte até o trabalho (Bastos et al., 2005; Gawryszewski et al., 2009; Marin-Leon, 2012). Os acidentes com motociclistas em situação de trabalho estão fortemente ligados a aspectos da organização do trabalho, como: pagamento por deslocamento; rapidez; longas jornadas de trabalho; agilidade e baixo custo como característica definidora da contração; utilização de radiocomunicadores e celulares em trânsito; ritmo acelerado de trabalho; necessidade de redução de custos com combustível, realizada às custas de infrações as regras de trânsito (Veronese e Oliveira, 2006; Silva et al., 2008; Diniz et al., 2005).

Outra categoria profissional vítima frequente de acidentes no trânsito durante o trabalho são os motoristas de caminhões. O pagamento por frete; as longas jornadas; as condições precárias das estradas; o uso de anfetaminas, café e energéticos para manter o estado de vigília; a fadiga; a sonolência; o regime de trabalho em turnos; o uso de álcool como elemento de socialização e para favorecer o relaxamento são alguns dos elementos presentes no cotidiano desta categoria profissional, que contribuem para o elevado número de acidentes (McCartt et al., 2000; Lyznicki, Doege, Davis e Williams, 1998; Viegas, Oliveira, 2006; Souza, et al. 2008; Penteado et al. 2008). Segundo o Ministério dos Transportes (apud Souza, 2008), em análise de 2.372 acidentes fatais, a causa foi falta de atenção; em 80, adormecimento ao volante, e em 53, ingestão de álcool. Situação semelhante é relatada para os motoristas de ônibus. Estudo realizado em Natal (RN), com o objetivo de identificar variáveis relacionadas com acidentes de trânsito, verificou que: horas extras; trabalho em férias; emissão de atestados médicos; reclamações de passageiros; sonolência diurna excessiva e preocupação com: sono, dirigir atrasado e problemas familiares, associam-se positivamente aos acidentes (Oliveira e Pinheiro, 2007). Outro estudo, realizado entre motoristas de ônibus de Belo Horizonte e São Paulo, constatou a presença dos seguintes aspectos: jornadas longas; horários irregulares; ausência de pausas para refeições; trepidação; muito ruído; presença de gases tóxicos; ventilação inadequada, obesidade e vista irritada. Setenta e oito por cento dos motoristas, em Belo Horizonte, e 82% dos motoristas, em São Paulo, relataram temer ser vítima de assaltos (Costa, 2003). Estudo realizado por Leyton et al. (2012), verificou, entre caminhoneiros que forneceram amostras de urina para análise toxicológica, que 9,3% tinham usado drogas ilícitas, com 61,9% apresentando resultados positivos para anfetaminas, 23,8%, para a cocaína, e 11,9%, para maconha. Pechansky et al. (apud Oliveira et al., 2012), em survey conduzido no Brasil, identificou que 9,6% dos motoristas de caminhão entrevistados haviam consumido álcool no dia da entrevista.

A utilização de bicicletas como meio de transporte ao trabalho, ou como instrumento de trabalho, é bastante variável, segundo as condições geográficas, e é ainda pouco estudada no Brasil. Estudo realizado em Pelotas (RS), por Bachieri et al. (2005), verificou que: menos de 1,0% das bicicletas possuíam os equipamentos de segurança exigidos pela legislação brasileira; 15,0% não tinham freios, e 6,0% dos trabalhadores tinham sofrido acidentes de trânsito com lesões corporais nos 12 meses que antecederam a pesquisa. Ressaltem-se, ainda, as precárias condições do transporte coletivo em grande

Tabela 23.2. Óbitos em acidentes de trânsito por categoria, Brasil 1998/2008

Categoria	1998	1999	2000	2001	2002	2003	2004	2005	2006	2007	2008	Δ %
Pedestre	11.227	9.886	8.696	9.720	9.947	9.991	10.166	10.320	10.147	9.657	9.474	-15,6
Ciclista	396	555	789	1.008	1.240	1.263	1.389	1.523	1.668	1.649	1.615	307,8
Motociclista	1.047	1.599	2.492	3.130	3.773	4.292	5.067	5.995	7.198	8.118	8.939	753,8
Automóvel	3.663	4.637	5.266	5.847	6.290	6.402	7.188	7.035	7.639	7.982	8.120	121,7
Caminhão	348	436	664	702	774	842	987	1.038	1.050	1.058	985	183,0
Ônibus	103	94	127	93	135	143	212	166	235	183	179	73,8
Outros	288	374	447	539	558	592	545	600	545	574	514	78,5
Não especificado	13.818	11.988	10.514	9.485	10.036	9.614	9.551	9.317	7.885	8.186	8.447	-38,9
Total	30.890	29.569	28.995	30.524	32.753	33.139	35.105	35.994	36.367	37.407	38.273	23,9

Fonte: IM/SVS/MS;Waiselfisz, 2011.

parte das cidades brasileiras, o que implica longas horas no trajeto casa-trabalho-casa, na opção pelo transporte individual e em grandes riscos de acidentes. Dessa forma, os acidentes de trânsito, na condição de acidente de trabalho típico ou de trajeto, decorrem de fatores relacionados à organização do trabalho e da precária implementação de políticas públicas (transporte, defesa social etc.)

Suicídio e trabalho

O suicídio constitui um fenômeno complexo, que há milênios desafia a compreensão de filósofos, teólogos, médicos e cientistas sociais. O suicídio é definido como um ato de autoagressão realizado com a expectativa de retirar a própria vida, sendo a tentativa de suicídio um ato de autoagressão não fatal, que frequentemente tem o objetivo de mobilizar ajuda (WHO, 2002). Na Grécia antiga, o suicídio era visto como ato voluntário e não condenável, desde que existissem boas razões para cometê-lo. A partir do século XVII, o suicídio passa a ser visto como gesto associado à loucura. Na atualidade, no mundo ocidental, o suicídio se inscreve no campo dos transtornos mentais, adquirindo *status* de patologia (Venco e Barreto, 2010; Santos, *et al.*, 2011).

Segundo a OMS (WHO, 2012), aproximadamente 1 milhão de pessoas suicida-se a cada ano, com uma taxa global de 16 suicídios por 100 mil habitantes. Essa taxa cresceu 60% nos últimos 45 anos. O suicídio está entre as 3 principais causas de morte entre os 15 e 44 anos e, em muitas nações, é a segunda causa de morte no grupo entre 10 e 24 anos. Estima-se que o número de tentativas de suicídio seja 20 vezes superior ao número de suicídios consumados. Tradicionalmente, as taxas de suicídio sempre foram mais elevadas entre homens idosos. Contudo, a taxa entre jovens tem crescido em níveis preocupantes, a ponto de esse grupo ser considerado de mais alto risco em um terço dos países do mundo. Na Europa e nas Américas, consideram-se as desordens mentais (com ênfase na depressão e no uso de álcool) os principais fatores de risco. Na Ásia, a impulsividade é considerada um fator de maior importância. De qualquer forma, o suicídio é um fenômeno complexo, que possui determinações biológicas, psicológicas, sociais, ambientais e culturais.

No Brasil, as estatísticas apontam que, das três principais causas de morte violenta (homicídios, acidentes de trânsito e suicídio), os suicídios foram os que mais cresceram entre 1998 e 2008, ou seja, 33,5%, o que representa uma taxa de 4,9 suicídios por 100 mil habitantes, taxa considerada baixa, se comparada aos níveis mundiais (Waiselfisz, 2011).

Os principais fatores relacionados ao suicídio são as doenças mentais; histórico de tentativas anteriores de suicídio; suicídio na família e eventos estressantes; ausência de suporte social; pobreza, desemprego e baixo nível educacional (Prietro e Tavares, 2005). No nosso país, estudos sobre suicídio sugerem subnotificação desses eventos e baixa qualidade das informações contidas nos certificados de óbito, o que pode levar à subestimação da magnitude desse fenômeno (Marin-Léon e Barros 2003; Minayo, 2005; Minayo, *et al.*, 2006). Ressalta-se que o conhecimento do padrão de distribuição dos suicídios, segundo atributos sociodemográficos e ocupacionais, é fundamental para a identificação de fatores de risco e de estratégias de prevenção, o que inclui a identificação de fatores ligados ao trabalho.

Segundo a OMS, o suicídio e os transtornos mentais que lhe dão origem são responsáveis por grande redução na produtividade do trabalho e no bem-estar geral. Em uma empresa de 1 mil trabalhadores, 200 a 300 sofrem de transtornos mentais ao ano e 1 irá cometer suicídio em 10 anos. Os suicídios responderiam por aproximadamente 8% de todos os dias de trabalho perdidos devido à morte (WHO, 2006).

Em 1990, os suicídios constituíram a 12ª mais importante causa de morte. Estima-se que, em 2020, será a 10ª. A relação entre suicídio e ocupação é controversa. Identifica-se, na literatura, grande número de estudos com abordagens metodológicas distintas, graus diferentes de rigor metodológico e resultados muitas vezes contraditórios, o que aconselha cuidado e aponta a necessidade de mais estudos. De uma forma geral, o suicídio de trabalhadores seria o resultado da complexa interação entre vulnerabilidades individuais, como problemas mentais e condições estressantes de trabalho e de vida.

Em um mundo do trabalho com exigências crescentes sobre os trabalhadores e em rápida mudança, os trabalhadores temem que a admissão de problemas de saúde mental possa colocar em risco o emprego e a carreira. Uma vez que os problemas de saúde mental constituem o denominador comum de um largo espectro de dificuldades no trabalho, variando de redução da produtividade, acidentes e violência, até suicídio, prevenir esse último agravo, a partir de uma perspectiva de saúde pública, significa criar uma força de trabalho mentalmente saudável.

Segundo a OMS (WHO, 2006), as taxas de suicídio variam entre os grupos ocupacionais, dependendo do estresse que a atividade impõe aos trabalhadores, o grau de exposição a episódios angustiantes e incidentes violentos, que dão origem à síndrome do estresse pós-traumático, e o fácil acesso aos meios letais de suicídio, como armas, pesticidas e doses letais de medicamentos.

Ocupações com altas taxas de suicídios incluem médicos (Friedner *et al.* 2009; Petersen e Burnett 2008; Juel *et al.*, 2007; Lindeman *et al.* 1997; Meleiro, 1998). Dentre os fatores passíveis de explicar uma maior taxa de suicídio entre esses profissionais, podem-se citar: estresse no exercício profissional; longas jornadas de trabalho; privação de sono; contato intenso com dor, sofrimento e morte, incertezas e limitação do conhecimento, com medo de erro. Segundo a OMS (WHO, 2006), alguns trabalhadores da indústria química, incluindo farmacêuticos, também teriam maior risco, devido à maior disponibilidade de drogas e produtos químicos letais.

Trabalhadores rurais constituiriam outro grupo ocupacional de risco, supostamente em função de fatores, como: altas taxas de depressão (por fatores ambientais e socioeconômicos e, possivelmente, por exposição a agrotóxicos); ambiente de trabalho de risco; estresse devido às pressões econômicas; isolamento; acesso a grandes quantidades de pesticidas, e acesso precário a serviços de urgência (Hawton et al. 1999, Das, 2011, Pires et al. 2005).

Policiais constituem outra categoria profissional frequentemente associada a maior ocorrência de ideação suicida e suicídio. Nos Estados Unidos, a ocorrência de suicídios entre policiais é três vezes maior do que na população geral. Depressão, estresse pós-traumático, trabalho em turnos e efeitos de traumas psicológicos (Oliveira, Santos, 2010; Violanti et al. 2008; Hem et al., 2004; Falk et al., 2004; Minayo, 2007) constituiriam possíveis explicações para esses suicídios. Contudo, as variações na ocorrência de suicídio entre policiais de países diferentes é muito grande (Loo, 2003). Outra categoria com processo de trabalho parecido seriam os agentes penitenciários, entre os quais Anson et al. (1997) identificaram grande número de tentativas de suicídio e outros transtornos mentais. Não foram encontrados estudos brasileiros que mensurassem a ocorrência de suicídios entre trabalhadores de segurança pública.

No Brasil, estudo realizado por Hesketh e Castro (1978), em Brasília, verificou maior quantidade de mulheres estudantes ou que exercem funções auxiliares (doméstica, servente e auxiliar etc.) e de homens em outras profissões (comerciário, agricultor e operário etc.), entre aqueles que tentaram suicídio em Sobradinho.

A importância dos fatores socioeconômicos na determinação dos suicídios é objeto de debate desde o trabalho seminal de Durkheim sobre as possíveis causas sociais do suicídio (Durkheim, 1996). Nesse sentido, o não trabalho, principalmente aquele decorrente do desemprego involuntário, tem sido objeto de inúmeras pesquisas. Ceccherini-Nelli e Priebe (2011) realizaram estudo longitudinal que considerou taxas de desemprego, Produto Interno Bruto *per capita* e índice de preço ao consumidor nos Estados Unidos, Reino Unido, França e Itália, em diferentes períodos para cada país, variando de 1900 a 2004. Por meio de sofisticadas análises estatísticas, verificaram, nos quatro países, a influência de fatores socioeconômicos sobre as taxas de suicídio, sendo o desemprego o de maior impacto. Dessa forma, nos países estudados, o crescimento nas taxas de desemprego foi acompanhado de elevação das taxas de suicídio e vice-versa. O estudo não aponta relação de causalidade direta, e reconhece que os efeitos do desemprego sobre o suicídio podem ser indiretos e mediados por outros fatores não estudados (uso de álcool e drogas etc.).

Andrés et al., (2009) estudando a relação entre fatores socioeconômicos, gênero e suicídio na população dinamarquesa entre 1981 e 1997, por meio de regressão logística, verificaram maior risco de suicídio entre os trabalhadores desempregados, autônomos e pensionistas, trabalhadores homens de colarinho azul, com baixo nível de qualificação profissional, baixa renda, ou renda inespecífica, quando comparados aos trabalhadores assalariados.

Feijun et al. (2011) estudaram a associação entre as taxas de suicídio, segundo a idade, e os ciclos econômicos, nos Estados Unidos, entre 1928 e 2007. Verificaram que as taxas de suicídio aumentam durante os períodos recessivos e caem durante os períodos de crescimento econômico, com diferenças importantes entre as faixas etárias. Para os grupos entre 25 e 64 anos, as taxas de suicídio aumentam em períodos de recessão e vice-versa, enquanto para as faixas etárias entre 15 e 24 anos e com mais de 64, as taxas não se mostram sensíveis aos ciclos econômicos. No nosso meio, vários estudos (Pordeus, 2009; Souza et al. 2006; Marin-Léon e Barros, 2003) também encontraram evidências de associação entre o não trabalho e o suicídio.

Embora o número de pessoas com problemas de saúde mental seja elevado, poucos se suicidam no trabalho. Estudo realizado nos Estados Unidos estimou que 1 a 3% dos suicídios ocorrem no trabalho, o que significa uma taxa de 2,3 a 2,5 suicídios por milhão de trabalhadores. Noventa por cento dos suicidas são homens, particularmente entre aqueles de faixa etária mais elevada. Cinquenta e oito por cento dos homens e 40% das mulheres se matam com arma de fogo (WHO, 2006).

Déjours e Bègue (2010), motivados por vários casos de suicídio ocorridos no local de trabalho, na França, no final da década de 1990, elaboraram reflexão na qual argumentam que as estratégias de defesa coletiva forjadas para fazer frente aos riscos à saúde, à vida e ao sofrimento gerados pelo trabalho eram marcadas por comportamentos que expressavam coragem, resistência ou indiferença, de forma a negar ou minimizar o sofrimento no trabalho. Este, por sua vez, dificilmente era manifestado no local de trabalho. Quando isso ocorria e era percebido pelos companheiros de trabalho, o coletivo se solidarizava com o trabalhador doente.

Segundo os autores, o mundo contemporâneo do trabalho é marcado pela solidão, por alta competitividade entre os trabalhadores, desconfiança mútua, vigilantismo, por processos individualizados de avaliação de desempenho e busca incessante de padrões de qualidade, mesmo que ao custo do sacrifício da ética e da satisfação de necessidades pessoais. Esses processos privilegiam a identificação dos erros, em detrimento do reconhecimento dos acertos e da qualidade do trabalho – condição fundamental para a constituição da identidade positiva de trabalhador. A degradação da convivência coletiva, a solidão, o sentimento de abandono e desamparo experimentados por trabalhadores nesse cenário hostil seriam determinantes dos casos de suicídio no trabalho.

Características gerais do trabalho, que expõem os trabalhadores a maior risco de violência

Da busca de regularidades nas situações de violência no trabalho emerge o conhecimento sobre as situações de risco para a violência. Assim, existe razoável consenso na literatura de saúde e de segurança pública (HSE, 1999; Swedish National Board of Occcupational Safety and Health, 1993) sobre as condições que favorecem a emergência de violência contra os trabalhadores. Sinteticamente, são as seguintes:

- Trabalhos que exigem contato com o público constituem os de maior risco, com destaque para o trabalho na saúde, educação, comércio e serviços públicos.
- Trabalhos que exigem exercício de controle e autoridade sobre outras pessoas: profissionais de educação, profissionais da saúde, porteiros, vigilantes, policiais, agentes carcerários etc.
- Trabalhos que envolvem o cuidado ou acesso a dinheiro e outros bens ou mercadorias de valor. Nesse caso, o alvo não é o trabalhador em si, mas os bens sob sua guarda. O que ameaça o trabalhador é o fato de o mesmo estar no caminho do potencial criminoso. Assim, a violência ocorre em conexão com a tentativa de roubo. Cenários propícios a este tipo de violência são encontrados em lojas, bancos, postos de gasolina, restaurantes, casas lotéricas etc.
- Postos de trabalho que implicam posições de poder e autoridade. Aqui, o trabalhador ocupa posição que o investe de poder e autoridade em relação a clientes, consumidores, pacientes, alunos ou prisioneiros, podendo recusar, admoestar, ou corrigir um interlocutor que, insatisfeito, pode ameaçar diretamente o trabalhador com a propósito de ferir, intimidar ou vingar-se. Esses fatos podem ocorrer sem premeditação, em situações críticas, ou após decorrido algum tempo, e de forma premeditada. Esse risco pode ocorrer em ocupações orientadas para o cliente, como serviço social, prisões e escolas. Não infrequentemente, o trabalhador é vítima de ligações telefônicas maliciosas, perseguição, sabotagem ou violência, apenas por representar uma organização ou a autoridade contra a qual o agressor tem rancor ou reservas. Tal ocorre, por exemplo, com policiais militares, em algumas cidades do Brasil. Casos especiais, mas não menos incômodos, ocorrem quando a agressão parte de pessoas privadas da razão, senis, ou intelectualmente incapacitados, e não completamente responsáveis por seus atos. Violências perpetradas por essas pessoas podem ser imotivadas. Isso ocorre frequentemente em unidades geriátricas, serviços sociais e serviços para pessoas com problemas mentais.
- Trabalho realizado em locais onde existe possibilidade de interação com pessoas agressivas ou provocadoras. Trata-se de locais frequentados por pessoas agressivas, ou dispostas a atos violentos, por exemplo, pessoas sob a influência do uso de álcool ou outras drogas, instáveis e mentalmente doentes, em ambientes tais como: *shopping centers*, restaurantes, bares, serviços de urgência e emergência médica, transporte público e salas de espera. Outras situações propícias são aquelas que reúnem grande número de pessoas, como em eventos esportivos e marchas. Alguns locais de trabalho podem ser alvos de sabotagem. De forma geral, isso é imprevisível e relaciona-se não a um trabalhador em particular, mas a ataques com conotação política ou terrorista, como aeroportos, estações de trem, lojas de departamentos, clubes, alojamentos de refugiados, centrais de processamento de dados vitais ao funcionamento de grandes empresas ou agência públicas.
- Transporte de passageiros, bens e serviços. Aqui, o alvo também não é o trabalhador, que se interpõe entre o bem e o autor da violência, quase sempre alguém cometendo crime contra o patrimônio.
- Trabalho no horário noturno ou início da manhã. O menor fluxo de pessoas nesses horários, em vias públicas, pontos de ônibus e estabelecimentos, a baixa iluminação, que dificulta a identificação dos ofensores, e a menor vigilância, aumentam o risco de violência.
- Territórios de alta criminalidade. Territórios marcados por altos indicadores de violência urbana e grande percentual de pessoas portando armas de fogo vulnerabilizam trabalhadores da saúde, da educação, transporte público, comércio etc., que ficam mais expostos à violência.
- Trabalho em comunidades isoladas. Aqui, as dificuldades de acesso e a pequena vigilância tornam os trabalhadores mais vulneráveis.
- Trabalho que exige portar ou manusear arma de fogo. Embora seja contraintuitivo, o trabalho com porte de arma expõe os trabalhadores, na medida em que a arma passa a ser o objeto de desejo de indivíduos motivados a cometer outros tipos de crime.
- Trabalho em instalações que permitem livre circulação de grande número de pessoas, sem restrições. A heterogeneidade de público, quase sempre não identificado e, geralmente, em locais que prestam serviços à comunidade, seja de natureza pública ou privada, facilita a violência ao trabalhador, devido às condições que favorecem o anonimato e a fuga.
- Falta de habilidade/treinamento para administrar/ mediar conflitos. Muitos trabalhos, principalmente aqueles que exigem interação com o público, demandam habilidades de negociação, domínio de infor-

mações, capacidade de escuta e iniciativa, os quais, quando ausentes, favorecem a ocorrência de episódios de violência contra o trabalhador.
- Exercer atividades na moradia dos clientes. Trabalhadores de saúde e prestadores de serviços domésticos, dentre outros, ficam mais expostos à violência que ocorre na situação de prestação de serviços em domicílio. A privacidade do lar e a falta de vigilância externa expõem os trabalhadores ao maior risco de violência, particularmente as mulheres.
- Trabalho solitário. Vigilantes, caixas de estacionamentos, porteiros, dentistas e médicos na prática privada, dentre outros trabalhadores que frequentemente trabalham desacompanhados, ficam em situação de maior vulnerabilidade diante de potenciais agressores.

▶ Prevenção

A violência deve receber o mesmo tratamento que recebem outros riscos presentes no ambiente de trabalho. Uma abordagem preventiva em relação ao problema da violência deve estar disponível, assim como um protocolo de respostas à ocorrência de eventos violentos.

Uma abordagem preventiva do problema da violência no trabalho implica na adoção dos seguintes passos.

Diagnóstico do problema

Constitui o primeiro passo e está dirigido para a identificação, mensuração e análise do risco. Muitas vezes o empregador desconhece a real magnitude do problema e considera raros os episódios de violência no trabalho, em descompasso com a experiência dos trabalhadores. Classificar os eventos é igualmente importante, permitindo melhor visualização do cenário e planejamento de ações de intervenção. É importante, ainda, que a empresa tente se antecipar. Para tanto, deve estar atenta às matérias veiculadas na imprensa, de forma a poder antecipar-se, diante de incidentes relevantes e áreas problemáticas. Tomando-se como referência o cenário da empresa, isso significa identificar situações de risco de ocorrência de violência contra trabalhadores, clientes e visitantes que possam ser física ou psicologicamente agredidos. O diagnóstico pode permitir a mensuração dos custos do problema da violência no ambiente de trabalho, em termos materiais, de perda de produtividade, absenteísmo etc.

Podem ser adotados os seguintes passos para a realização do diagnóstico:
- Consulta aos profissionais de saúde e segurança no trabalho e representantes dos trabalhadores (Comissão Interna de Prevenção de Acidentes – CIPA, Sindicatos de trabalhadores, organizações por local de trabalho): por meio de reuniões, grupos focais e consultas diretas aos indivíduos. O importante é conhecer a percepção da comunidade local, o que inclui trabalhadores, equipe local de saúde e segurança no trabalho, gestores e pessoal de segurança da empresa, quando existente. Podem também ser ouvidos agentes públicos locais, como representantes das polícias, quando o problema está ligado à violência urbana incidente no território da empresa, e especialistas no tema.
- Análise das estatísticas: um estudo dos casos notificados de violência contra os trabalhadores na empresa constitui procedimento importante para conhecimento da sua evolução temporal, melhor entendimento da distribuição desses eventos segundo os setores de trabalho, perfil das vítimas, horário de ocorrência, tipos mais comuns de ocorrência etc. Um estudo detalhado dos casos notificados pode ajudar a identificar as situações desencadeadoras de violência e as dificuldades dos trabalhadores e gestores em manejar as situações etc. Contudo, sabe-se que os episódios de violência no trabalho frequentemente são subnotificados, o que pode exigir adoção de outras estratégias para aproximação da realidade da ocorrência de violência contra os trabalhadores na empresa.
- Censos ou *surveys* de vitimização: objetivam verificar a taxa de subnotificação de episódios de violência, além de identificar detalhes não captados nas notificações oficiais, tais como: relação entre vítima e agressor, comportamentos sociais de risco, motivos para não notificação dos eventos etc. As pesquisas são realizadas por meio de questionários anônimos respondidos pelos trabalhadores, que são perguntados sobre a ocorrência de várias modalidades de violência no trabalho, as características das ocorrências, horário, local, envolvidos, número de episódios, ocorrência de notificação à chefia ou equipe de saúde e segurança no trabalho, motivos da não notificação etc. É fundamental, nesse tipo de pesquisa, a garantia da confidencialidade e anonimato para os trabalhadores respondentes.
- Revisão dos registros de absenteísmo: ausências ao trabalho frequentemente estão associadas à ocorrência de episódios de violência e constituem não só uma necessidade, para o tratamento de agravos decorrentes dos episódios, mas, frequentemente, uma estratégia de defesa do trabalhador para não se reexpor ao agressor.
- Revisão dos procedimentos internos de notificação de acidentes e violência.
- Inspeções dos ambientes de trabalho, visando identificar problemas na organização e processo de trabalho e no *design* ambiental que favoreçam a ocorrência de episódios de violência.
- Análise do risco: envolve a avaliação da probabilidade de ocorrência da violência e da extensão do

dano e suas consequências. Esse passo constitui uma forma de estabelecer necessidades e prioridades de intervenção, o tipo de ação a ser adotado, as pessoas que devem ser envolvidas etc. Para determinar o nível do risco, podem ser adotadas as seguintes etapas: 1) reunir informações sobre cada risco identificado; 2) estabelecer o risco de ocorrência de dano, considerando o número de pessoas expostas a cada risco e o tempo de exposição, bem como as diferentes situações que podem existir e amplificar o risco (Occupational Safety and Health Service, 1995; HSE, 2009).

Resposta

Trata-se do estágio de implementação das medidas de eliminação ou controle do risco e das medidas que possam assegurar o monitoramento e revisão dos procedimentos de forma contínua. Existe uma hierarquia dos tipos de intervenção que podem ser adotadas, variando das mais efetivas para as menos efetivas, no sentido de eliminar ou reduzir o risco de dano, o que está sintetizado na Tabela 23.3.

Informação e treinamento

Empregadores devem informar todos os trabalhadores sobre os riscos de agressão e violência no ambiente de trabalho. A informação deve ser clara, objetiva e não excessivamente detalhada.

Essa informação pode ser fornecida por meio de folhetos, cartilhas, guias etc. e, idealmente, devem ser fornecidas quando de treinamentos introdutórios e regulares na empresa, momento em que as dúvidas podem ser esclarecidas. O treinamento pode ser customizado para as situações e postos específicos de trabalho, como porteiros, vigilantes, recepcionistas, caixas, ou seja, deve-se ajustar o treinamento ao nível de risco do trabalhador. Os trabalhadores devem ainda ser

Tabela 23.3. Medidas de prevenção segundo a efetividade

Eliminação do risco e mudanças na organização do trabalho: eliminação de práticas ou situações de risco. O ideal é eliminar o risco por meio de mudanças no processo ou na organização do trabalho. Exemplo: manter número adequado de trabalhadores na equipe de forma a evitar trabalhadores isolados no posto de trabalho. Uso de cheques, cartões de crédito ou *tokens*, ao invés de dinheiro, torna os roubos menos atrativos. A ida a agências bancárias deve ser mais frequente e a rota deve ser modificada, de forma a reduzir o risco. Credenciais de pessoas que frequentam as instalações devem ser checadas e reuniões fora do local de trabalho devem ter os locais checados. Em reuniões ou encontros com potenciais agressores, os trabalhadores devem estar acompanhados de colegas. Trabalhadores em ambientes externos à empresa devem estar munidos de dispositivos que os mantenham em contato com a empresa e o efetivo da mesma deve ser planejado de forma a evitar que os trabalhadores fiquem sozinhos. Trabalhadores dos quais é requerido trabalho noturno devem receber garantias de transporte seguro até em casa e áreas seguras de estacionamento. Medidas administrativas incluem a elaboração de procedimentos de trabalho que evitem o trabalho solitário e minimizem o tempo de espera, a restrição do movimento do público em hospitais, por meio de cartões de controle de acesso, implementação de sistema de alerta ao pessoal de segurança quando da ocorrência de ameaça de violência. Outros exemplos seriam o treinamento de recepcionistas e vigilantes para a comunicação adequada com clientes e em técnicas de mediação de conflito, ajustar horários de mudança de turno para evitar circulação de trabalhadores em via pública em horários de pequeno movimento.	Medida mais efetiva
Substituição: se não é possível eliminar um procedimento de risco, substitui-lo por outro com menor chance de dano. Exemplo: substituir o pagamento em dinheiro a trabalhadores em canteiros de obra por pagamentos em cheque ou depósitos em conta corrente.	
***Design* ambiental ou engenharia de controle:** isolar a atividade de risco, ou proteger os trabalhadores envolvidos em uma atividade de risco, da área geral de trabalho e do público. Exemplo: criar barreiras ou procedimentos que dificultem acesso a trabalhadores que manuseiam valores, tais como barreiras de vidro, grades protetoras, mesas mais largas que dificultem ao cliente tocar ou avançar sobre o trabalhador. Se o risco não pode ser eliminado ou isolado, o redesenho do espaço ou estrutura pode aumentar a segurança no trabalho. Exemplo: nas lojas de conveniência dos postos de gasolina, ter janelas grandes que deixem o caixa visível para clientes abastecendo automóveis e frentistas, que desta forma podem rapidamente identificar situações de risco aos trabalhadores. Instalação de portas detetoras de metal em bancos e repartições públicas. Instalação de sistemas de videomonitoramento e alarmes, fechaduras com códigos de segurança nas portas que separam o público das áreas onde ficam os trabalhadores, pisos elevados do lado interno do balcão para dar mais proteção pessoal. É importante melhorar os assentos, a decoração e a iluminação de salas de espera. Em instalações onde ocorre atendimento ao público, recomenda-se: fornecer *toiletes* e saídas de emergência para os trabalhadores, instalar postos de enfermagem fechados. Instalar balcões largos e vidros não quebráveis e à prova de bala nas áreas de recepção, dispor móveis e outros objetos de forma a minimizar o uso de armas. Iluminar as vias de acesso.	
Equipamento de Proteção Individual: adoção de equipamento de proteção individual pode fornecer maior proteção e ser utilizada como medida temporária, enquanto outras medidas de controle estão sendo planejadas. Essas medidas nunca devem constituir a única de medida de controle, pois são as menos efetivas, devendo sempre ser utilizadas em combinação com outros métodos de reduzir risco. Exemplo: alarmes pessoais em ambientes fechados (consultórios, centrais de atendimento etc.), coletes à prova de balas etc.	Medida menos efetiva

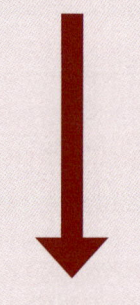

Fontes: Adaptado de Government of Western Australia (2010), HSE (2006).

treinados para identificar e avaliar o risco de uma situação específica, visando à adoção do melhor procedimento, de forma a proteger a si mesmo e garantir a segurança de outros que podem estar sob seu cuidado.

Supervisores e gerentes também devem ser treinados para oferecer supervisão adequada e reforçar os treinamentos e habilidades conferidos nos cursos, assegurando-se de que os trabalhadores sob seu comando possam colocar esses conhecimentos em prática. Devem ainda ser capazes de analisar incidentes notificados e identificar necessidade de novos treinamentos ou informações.

As informações a serem fornecidas aos trabalhadores devem incluir: as causas e a natureza da violência nos ambientes de trabalho, em particular na sua organização, e os desencadeantes destes episódios; medidas preventivas e as melhores práticas para eliminação ou redução a violência; marcos legais sobre o problema e as regulações internas da empresa, como os códigos de ética contra assédio moral do trabalho etc. Discussão geral sobre os aspectos culturais da violência; as práticas sociais e, particularmente, as práticas institucionais que favoreçem seu desencadeamento; as dimensões simbólicas que envolvem a violência de gênero; além disso, as diferenças raciais, étnicas e religiosas devem ser problematizadas de forma a coibir comportamentos discriminatórios e intolerantes que favoreçam a emergência de conflitos. Os trabalhadores devem ser encorajados a notificar os casos e ser orientados a como interagir com pessoas hostis e como lidar com a raiva. Também é importante oferecer noções básicas de gerenciamento de conflitos e de procedimentos de segurança, assim como informações sobre o que fazer caso seja vítima de violência, além dos serviços de assistência à saúde e o suporte social que podem ser acionados. O treinamento dos supervisores deve receber especial atenção, no sentido de transformá-los em agentes de estímulo à notificação dos eventos. Os supervisores devem ser habilitados a apoiar as vítimas dos episódios de violência adequadamente, a implementar medidas disciplinares, a adotar procedimentos básicos de emergência etc. (United States Office of Personnel Management, 1998).

Os trabalhadores devem ser orientados quanto aos sinais que podem estar associados com incidentes violentos, tais como: expressão verbal de raiva e frustração, gestos corporais ameaçadores, sinais de uso de álcool ou drogas, presença de armas. Manter a calma e uma atitude cuidadosa, não rebater as ameaças ou dar ordens, reconhecer os sentimentos do interlocutor (por exemplo: "Eu sei que você está frustrado") e evitar qualquer comportamento que possa ser interpretado como agressivo, (mover-se rapidamente, aproximar-se muito, tocar o interlocutor ou falar alto) podem ajudar a evitar incidentes violentos.

Outros comportamentos dizem respeito à avaliação de cada situação quanto ao risco de violência. Quando ingressar em um cômodo ou interagir com paciente ou visitante, sempre manter aberta uma via para fuga e evitar ficar sozinho com um interlocutor potencialmente violento; evitar, ainda, que o mesmo se poste entre o trabalhador e a porta.

Muitas empresas focam suas estratégias preventivas da violência no trabalho quase que exclusivamente na seleção de trabalhadores com aptidão para mediação de conflitos ou perfis psicológicos adequados e pouco propensos a reações violentas, ou ainda, em estratégias de treinamento para autodefesa, gerenciamento de conflitos, restrição de agressores etc. Contudo, isso implicitamente atribui a violência a uma deficiência, inadequação ou despreparo individual, relevando e desviando a atenção do clima organizacional, que favorece a ocorrência da violência no ambiente de trabalho, o qual muitas vezes permanece intocado. Essa situação deve ser evitada, devendo-se analisar criticamente todos os aspectos que cercam a ocorrência de violência no trabalho.

Monitoramento

Os planos de enfrentamento da violência no ambiente de trabalho devem ser regularmente avaliados, de forma a se assegurar a manutenção de sua atualidade e pertinência. Esse processo deve envolver quadros técnicos da empresa com a participação dos trabalhadores, considerar que os ambientes de trabalho mudam com frequência e novos riscos são introduzidos. A gestão dos riscos é um processo contínuo e, idealmente, aberto a revisões. Faz parte desse processo a análise dos incidentes notificados e a avaliação da necessidade de medidas de treinamento adicional.

É necessário, ainda, manter a atenção sobre o comportamento de trabalhadores e clientes/consumidores/alunos etc., de forma a identificar rapidamente sinais de risco. Mattman (2009) relata análise de 200 incidentes de violência no trabalho que permitiram identificar múltiplos pré-incidentes, indicadores de risco de violência, envolvendo colegas de trabalho, tais como: uso de uso de álcool e/ou drogas ilícitas, aumento inexplicável do absenteísmo, queda significativa da atenção à aparência e higiene, depressão, explosões de raiva ou fúria sem provocação, ameaça verbal, abusos de colegas de trabalho ou supervisores, repetidos comentários que apontam ideação suicida, frequentes queixas físicas vagas, respostas emocionais instáveis, relato de sentir-se perseguido, relato de ter plano para "resolver todos os problemas"; repetidas violações da política de empresa; resistência e reação exagerada às mudanças de procedimentos; alterações frequentes de humor; empatia dirigida a indivíduos que cometeram violências; relato de aumento de problemas domésticos; comentários extemporâneos sobre armas; fascinação com filmes ou publicações que exploram violência e sexo explícito, relatos que sugiram desespero motivado por problemas familiares, financeiros etc. Outros indícios de risco são: portar armas no local de trabalho, relato de inúmeros conflitos com colegas e supervisores, comportamento beligerante, ameaçador, assediador e agressivo (Santos, *et al.*, 2011).

Resposta aos incidentes

Prevenir a violência no ambiente de trabalho constitui uma prioridade absoluta, contudo, deve-se reconhecer que nem sempre é possível eliminar completamente as situações nas quais a violência pode ocorrer. Se isso acontece, é fundamental que a empresa tenha um protocolo que permita uma resposta bem coordenada, com procedimentos acordados e coerentes com os treinamentos oferecidos. A resposta aos eventos deve incluir sempre a notificação e a investigação dos episódios.

Resposta imediata

A resposta individual a um episódio de violência pode perdurar por longo tempo após a ocorrência do incidente e este fato pode ser agravado pela ausência de uma gestão adequada dos episódios. Dessa forma, é essencial que sejam definidos procedimentos a serem seguidos tão logo ocorra uma situação de violência. Um trabalhador deve ser treinado para coordenar a resposta, incluindo o cuidado aos trabalhadores vitimados ou afetados pelo episódio de outras formas. Medidas como fornecer imediato apoio psicológico e pronto atendimento à saúde, retirada das vítimas para local seguro, controle do acesso da mídia aos trabalhadores, fornecer informações às famílias, providenciar transporte até o domicílio para os trabalhadores etc., devem ser providenciadas imediatamente. Deve-se lembrar que o sentimento de abandono, indiferença e desamparo vivenciado pelo trabalhador, quando vítima direta ou vítima vicária (testemunha) de episódios de violência, tem efeitos prolongados.

Trabalhadores aderem mais se participam das medidas de prevenção, daí a importância de envolver todos na elaboração dos protocolos. Um grupo de medidas abrangentes funciona melhor que medidas isoladas. É importante, ainda, equilibrar os riscos para os trabalhadores com possíveis reações do público.

Acolhimento às vítimas

É importante que as vítimas de violência no trabalho encontrem espaço para falar sobre a vivência da violência, tão logo esta tenha ocorrido. Ressalta-se que o abuso verbal pode ser tão impactante quanto a agressão física. Da mesma forma, os indivíduos reagem de formas diferentes à experiência da violência e, em muitas circunstâncias, podem necessitar de aconselhamento de especialistas ou de ajuda legal. A experiência de testemunhar colegas sendo vitimados também tem impactos sobre os trabalhadores e pode igualmente exigir escuta especializada (HSE, 2006).

Apuração dos fatos

A verificação do que realmente ocorreu é fundamental para garantir o acerto da intervenção. Isso deve ser realizado com discrição, de forma a proteger a dignidade e privacidade dos envolvidos. Nenhuma informação deve ser disponibilizada a pessoas não envolvidas no episódio. No caso de denúncias de violência, as mesmas devem ser investigadas sem demora; todas as partes devem ser ouvidas de forma imparcial e receberem tratamento justo. As informações do incidente devem ser recuperadas de forma detalhada. Falsas acusações não devem ser toleradas e devem resultar em ação disciplinar. Muitas vezes, é necessária ajuda externa no processo de investigação (European Social Dialogue, 2007). É importante registrar as seguintes informações: o local e circunstâncias do evento, o que ocorreu, detalhes sobre a vítima, agressor e testemunhas, o impacto do evento sobre o trabalhador (lesões, afastamento do trabalho) e impactos sobre a organização. Muitos trabalhadores naturalizam a violência e a consideram parte do trabalho, não a relatando, ou relutando em notificá-la, por terem sido ameaçados pelos agressores, ou por não acreditarem que providências serão tomadas. É importante encorajar os trabalhadores a notificarem os eventos.

A prevenção da violência constitui uma responsabilidade do empregador, que deve designar um responsável pela segurança da empresa. Em algumas ocupações, como a de policial, embora a violência possa ser inevitável e importante, sempre que possível é preciso evitar danos ao trabalhador, protegendo-o, se necessário, com equipamento de proteção individual. Gastos com segurança, treinamento e orientação e assistência a trabalhadores vítimas de violência devem ser previstos e orçados.

Nos casos especiais, como de acidentes de trânsito, além de um trabalho educativo efetivo, os empregadores devem, sempre que possível, oferecer transporte seguro e cuidar, junto aos gestores públicos, da segurança das vias de acesso à empresa. A legislação de segurança e medicina do trabalho deve ser rigorosamente observada no que diz respeito á duração das jornadas de trabalho, períodos de pausa e descanso para motoristas profissionais e *motoboys*. A vigilância da saúde desses trabalhadores também é importante, visando identificar problemas de saúde que possam comprometer o nível de atenção e a segurança no trânsito.

No que diz respeito à violência autoinfligida, nem todas as tentativas e episódios de suicídio podem ser prevenidos. A prevenção do suicídio no trabalho é resultado da combinação de: a) mudanças organizacionais para prevenir e reduzir o estresse; b) redução do estigma decorrente dos problemas de saúde mental e da busca de ajuda; c) reconhecimento e detecção precoce de problemas emocionais e de saúde mental; e d) intervenção e tratamento apropriados, através de programas de assistência à saúde do trabalhador (WHO, 2006).

Por fim, é fundamental que o profissional de saúde tenha clareza de que a violência no trabalho traz prejuízos à saúde e coloca em risco a vida dos trabalhadores, ameaça a sustentabilidade dos negócios e compromete a qualidade de vida da comunidade. A violência no trabalho não é uma fatalidade e pode ser prevenida de forma eficiente, cabendo aos profissionais de saúde, trabalhadores e gestores das empresas empenharem-se para tanto.

▸ Referências

Abramovay M, Ruas MG (org.). Violências nas escolas. Brasília: Organização das Nações Unidas para a Educação a Ciência e a Cultura; 2004.

Andrés AR, Sunny C, Ping Q. Sex-specific impact of socio-economic factors on suicide risk: a population-based case–control study in Denmark. European Journal of Public Health, 20(3): 265–70, 2009.

Anson RH, Johnson B, Anson NW. Magnitude and source of general and occupation-specific stress among police and correctional officers. Journal of Offender Rehabilitation, 25: 103-13, 1997.

Bacchieri G, Gigante DP, Assunção MC. Determinantes e padrões de utilização da bicicleta e acidentes de trânsito sofridos por ciclistas trabalhadores da cidade de Pelotas, Rio Grande do Sul, Brasil. Cadernos de Saúde Pública, 21(5): 1499-1508, 2005.

Bacchieri G, Barros AJD. Acidentes de trânsito no Brasil de 1998 a 2010: muitas mudanças e poucos resultados. Revista de Saúde Pública, 45(5): 949-63, 2011.

Barbosa R, LabronicI LM, Sarquis LMM, Mantovani MF. Violência psicológica e prática profissional da enfermeira. Revista da Escola de Enfermagem da USP, 45(1): 26-32, 2011.

Bastos YGL, Andrade SM, Soares DA. Características dos acidentes de trânsito e das vítimas atendidas em serviço pré-hospitalar em cidade do Sul do Brasil, 1997/2000. Cadernos de Saúde Pública, 21(3): 815-22, 2005.

Batista Ct, Campos AS, Reis JC, Schall VT. Violência no trabalho em saúde: análise em unidades básicas de saúde de Belo Horizonte, Minas Gerais. Trabalho Educação e Saúde, 9(2): 295-317, 2011.

Bowie V. Define violence at work: a new tipology. In: Gill M, Fisher B, Bowie V. Violence at work: causes, patterns and prevention. Devon: Willian Publishing, p.1-20, 2002.

Brasil. Ministério da Saúde. Plano Nacional de Prevenção da Violência 2004/2007. Brasília: Ministério da Saúde; 2004.

Brasil. Ministério da Saúde. Política Nacional de Redução da Morbimortalidade por Acidentes e Violências, Brasília: Ministério da Saúde, 2001.

BLS - Bureau of Labor Statistics. National census of fatal occupational injuries in 2010. Disponível em http: http://www.bls.gov/news.release/pdf/cfoi.pdf

CAL/OSHA. California Occupational Safety and Health Administration. Cal/OSHA Guidelines for workplace security. San Francisco, CA: State of California Department of Industrial Relations, Californian Division of Occupational Safety and Health. 1995 Disponível em: http://www.annlaw.com/files/calOSHA%20security%20guidelines.pdf

Camerino D, Estryn-Behar M, Conway PM, Van Der Heijden BIJM, Hasselhorn HM. Work-related factors and violence among nursing staff in the European NEXT study: a longitudinal cohort study. International Journal of Nursing Studies, 45(1): 35–50, 2008.

Campagnac V, Luz E, Azevedo J, Ferraz T. Entendendo a pesquisa de condições de vida e vitimização de 2007: principais dados. In: Pinto AS, Dirk R, Campagnac V (Org.) Pesquisa de condições de vida e vitimização 2007. Rio de Janeiro: Instituto de Segurança Pública. 2008.

Campos AS. Violência e trabalho. In: Mendes, R. (Org.). Patologia do trabalho. 2ª. ed. Rio de Janeiro: Atheneu, 2003.

Campos AS. A violência como objeto para a saúde do trabalhador: agressões contra trabalhadores das unidades básicas de saúde do distrito sanitário norte de Belo Horizonte. 2004. Dissertação (Mestrado em Saúde Pública) - Faculdade de Medicina da Universidade Federal de Minas Gerais, Belo Horizonte, 2004.

Cano I, Santos N. Violência letal, renda e desigualdade social no Brasil. Rio de Janeiro: Viveiros de Castro Editora Ltda. 2001.

Carvalho, A; Cerqueira, Dl, Rodrigues RC, Lobão WJA. Custos das Mortes por causas externas no Brasil. Brasília: Instituto de Pesquisa Econômica Aplicada; 2007. (Texto para Discussão 1268).

Ceccherini-Nelli A, Priebe S. Economic factors and suicide rates: associations over time in four countries. Social Psychiatry and Psychiatric Epidemiology, 46: 975–82, 2010.

Cerqueira DRC, Carvalho A, Lobão WJA. Análise dos custos e das consequências da violência no Brasil. Brasília: Instituto de Pesquisa Econômica Aplicada; 2007. (Texto para Discussão nº 1284).

Cezar ES, Marziale MHP. Problemas de violência ocupacional em um serviço de urgência hospitalar da Cidade de Londrina, Paraná, Brasil. Cadernos de Saúde Pública, 22(1): 217-21, 2006.

Chappell D, Di Martino V. Violence at work. Geneva: International Labour Organisation. (3rd ed). 2006

CNM – Confederação Nacional de Municípios. Estudos Técnicos. Mapeamento das mortes por acidentes de trânsito no Brasil, 2009. Disponível em: http://observasaude.fundap.sp.gov.br/RgMetropolitana/AcidTransporte/Acervo/EstTransito.pdf.

Contrera-Moreno L, Contrera-Moreno, MI. Violência no trabalho em enfermagem: um novo risco ocupacional. Revista Brasileira de Enfermagem, 57(6): 746-9, 2004.

Costa LB et al. Morbidade declarada e condições de trabalho: o caso dos motoristas de São Paulo e Belo Horizonte. São Paulo em Perspectiva, 17(2): 54-67, 2003.

CRISP. Centro de Estudos em Criminalidade e Segurança Pública da Universidade Federal de Minas Gerais. Percepção do medo no estado de Minas Gerais. Relatório final de pesquisa, 2010.

Chrispino A, Santos TC. Política de ensino para a prevenção da violência: técnicas de ensino que podem contribuir para a diminuição da violência escolar. Ensaio: Avaliação de Políticas Públicas Públicas em Educação (Rio de Janeiro): 19(70): 57-80, 2011.

Das A. Farmers' Suicide in India: implications for public mental health. International Journal of Social Psychiatry, 57(1): 21-9, 2011.

Dejours C, Bègue F. Suicídio e trabalho: o que fazer? Brasília: Paralelo; 2010.

Department for Business Innovation & Skills et al. Preventing workplace harassment and violence – joint guidance implementing a European social partner agreement. 2009 Disponível em: http://www.hse.gov.uk/violence/preventing-workplace-harassment.pdf

Deslandes SF, Silva CMFP, Ugá MAD. O custo do atendimento emergencial das vítimas de violências em dois hospitais do Rio de Janeiro. Cadernos de Saúde Pública, 14(2): 287-99, 1998.

Diário.com.br. Morre frentista baleado em assalto a posto de combustíveis em Palhoça, Diario.com.br. Disponível em:http://noticias.pozagora.com.br/noticias/morre-frentista-baleado-em-assalto-a-posto-de-combustiveis-em-palhoca.html.

Diniz EPH, Assunção Aa, Lima FPA. Prevenção de acidentes: o reconhecimento das estratégias operatórias dos motociclistas profissionais como base para a negociação de acordo coletivo. Ciência & Saúde Coletiva, 10(4): 905-16, 2005.

Domingos R. Aluno de 19 anos agride professora com tapa no rosto no interior de SP. 05/03/2009. Disponível em: http://g1.globo.com/Noticias/SaoPaulo/0,,MUL1030576-5605,00-ALUNO+DE+ANOS+AGRIDE+PROFESSORA+COM+TAPA+NO+ROSTO+NO+INTERIOR+DE+SP.htmlhttp://g1.globo.com/Noticias/SaoPaulo/0,MUL1030576-5605,00-aluno+de+anos+agride+professora+com+tapa+no+rosto+no+interior+de+sp.html.

Durkheim E. O suicídio: estudo sociológico. Lisboa: Presença, 1996.

Erkol H, Gokdogan M, Erkol Z, Boz B. Aggression and violence towards health care providers – A problem in Turkey. Journal of Forensic and Legal Medicine, 14: 423-8, 2007.

European Commission. Work and Health in the EU. A statistical portrait data 1994-2002. 2004. Disponível em: http://epp.eurostat.ec.europa.eu/cache/ity_offpub/ks-57-04-807/en/ks-57-04-807-en.pdf

European Social Dialogue. Frame agreement on harassment and violence at work. 2007. Disponível em: http://osha.europa.eu/data/links/framework-agreement-on-harassment-and-violence-at-work

Feijun L, Florence CS, Quispe-Agnoli MO, Lijing C, Alexander E. Impact of business cycles on US suicide rates, 1928-2007.American Journal of Public Health, 101(6): 1139-46, 2011.

Faleiros VP. Violência contra a pessoa idosa: ocorrências, vítimas e agressões. Brasília: Editora Universo, 2007.

Falk JRT, Rothschild MA. A case of suicide-by-cop. Legal Medicine, 6:194-6, 2004.

Feliciano KVO, Kovacs MH, Sarinho SW. Burnout entre médicos da Saúde da Família: os desafios da transformação do trabalho. Ciência & Saúde Coletiva, 16(8): 3373-82, 2011.

Fridner A, Belkic K, Marini M, Minucci D, Pavan L, Schenck-Gustafsson K. Survey on recent suicidal ideation among female university hospital physicians in Sweden and Italy (the HOUPE study): crosssectional associations with work stressors. Gender Medicine, 6: 314–28, 2009.

Galvão A, Gomes CA, Capanema C, Caliman G, Câmara J. Violências escolares: implicações para a gestão e o currículo. Ensaio: Avaliação de Políticas Públicas em Educação (Rio de Janeiro): 18(68): 425-42, 2010.

Gasparini SM, Barreto SM, Assunção AA. Prevalência de transtornos mentais comuns em professores da rede municipal de Belo Horizonte, Minas Gerais, Brasil. Cadernos de Saúde Pública, 22(12): 2679-91, 2006.

Gawryszewski VP et al. Perfil dos atendimentos a acidentes de transporte terrestre por serviços de emergência em São Paulo, 2005. Revista de Saúde Pública, 43(2): 275-82, 2009.

Gerberich SG, Church TR, McGovern PM, Hansen HE, Nachreiner NM, Geisser MS, Ryan AD, Mongin SJ, Watt GD. An epidemiological study of the magnitude and consequences of work related violence: the Minnesota Nurses' Study. Occupational and Environmental Medicine, 61: 495–503, 2004.

Gomes LP, Melo ECP. Distribuição da mortalidade por acidentes de trânsito no município do Rio de Janeiro. Escola Anna Nery, 11(2): 289-95, 2007.

Government of Western Australia. Department of Consumer and Employment Protection. Code of practice on violence, aggression and bullying at work. 2007. Disponível em: http://www.dmp.wa.gov.au.documents/Code of Practice/MSH COP PreventionManagementOfViolence.pdf.

HSA - Health and Safety Authority. Violence at work. 2007. Disponível em: http://www.hsa.ie/eng/Topics/Violence_at_Work/

Hawton K, Fagg J, Simkin S, Harriss L, Malmberg A, Smith D. The geographical distribution of suicides in farmers in England and Wales. Social Psychiatry and Psychiatric Epidemiology, 4: 122-127, 1999.

Hem E, Berg AM, Ekeberg O. Suicide among police officers. American Journal of Psychiatry, 161(4): 767-8, 2004.

Hesketh JL, Castro AG. Fatores correlacionados com a tentativa de suicídio. Revista de Saúde Pública, 12(2): 138-46, 1978.

Hodge NA, Marshall AP. Violence and aggression in the emergency department: a critical care perspective. Australian Critical Care, 20: 61-7, 2007.

Hoel H, Sparks K, Cooper CL. Benefits of a violence/stress-free working environment. Report Commissioned by the International Labour Organization p.81. Disponível em: http://www.lex.unict.it/eurolabor/documentazione/oil/rapporti/cost_violence_stress.pdf

Horwitz IB, McCall BP, Horwitz SK. Surveillance and assessment of workplace assault injuries: Analysis of Rhode Island Workers' Compensation claims 1998-2002. Preventive Medicine, 43: 429-32, 2006.

HSA - Health and Safety Authority. Summary of fatality, injury & illness statistics 2004-2005. Disponível em: http://www.hsa.ie/eng/Publications_and_Forms/Publications/Corporate/summary_of_workplace_injury_2004-05.pdf2007.

HSE - Health and Safety Executive. Violence at work: a guide for employers. 2009. Disponível em: http://www.hse.gov.uk/pubns/indg69.pdf

HSE - Health and Safety Executive. Managing work-related violence in licensed and retail premises.Disponível em: http://www.hse.gov.uk/pubns/indg423.pdf

HSE - Health and Safety Executive. Violence at work. A guide for employers. 2006, Disponível em: http://www.hse.gov.uk/pubns/indg69.pdf

HSE - Health and Safety Executive. Violence at work statistics from the 2010/11 British Crime Survey & RIDDOR. Disponível em: http://www.hse.gov.uk/statistics/causinj/violence/violence-at-work.pdf

Hunter A. Private, parochial and public social orders: the problem of crime and incivility in urban communities. In: Suttles G.D.; Mayer N. Z. The challenge of social control: citizenship and institution building in modern society. Norwood, NJ: Ablex Publishing, 1985.

International Center for Sustainable Cities. Urban security and sustainable development in the 21st century (Report of the expert group meeting on urban security). Vancouver, British Columbia, Canada, July 11-14, 1994.

ILO - International Labour Organization. Draft code of practice on violence and stress at work in services: A threat to productivity and decent work, in progress. Document authored by V. Di Martino D. Chappell, discussed at the Meeting of Experts, 8–13 October 2003. Geneva: International Labour Office.

ILO - International Labour Organization. Public Services International. World Health Organization. International Council of Nurses. framework Guidelines for Addressing Workplace Violence in the Health Sector, 2005. Disponível em: http://www.ilo.org/wcmsp5/groups/public/---ed_protect/---protrav/---safework/documents/instructionalmaterial/wcms_108542.pdf

Juel K, Mosbech J, Hansen ES. Mortality and causes of death among Danish medical doctors 1973-1992. International Journal of Epidemiology, 28(3): 456-60, 1999.

Kawachi I, Kennedy BP, Wilkson RG. Crime: social disorganization and relative deprivation. Social Science & Medicine, 48: 719-31, 1999.

Kennedy BP, Kawachi I, Prothrow-Stith KL, Gupta V. Social capital, income inequality, and firearm violent crime. Social Sciences and Medicine, 47(1): 7-17, 1998.

Labiak VB et al. Fatores de exposição, experiência no trânsito e envolvimentos anteriores em acidentes de trânsito entre estudantes universitários de cursos na área da saúde, Ponta Grossa, PR, Brasil. Saude e Sociedade, 17(1): 33-43, 2008.

Lancman S, Ghirardi MIG, Castro ED, Tuacek TA. Repercussões da violência na saúde mental de trabalhadores do Programa Saúde da Família. Revista de Saúde Pública, 43(4): 682-8. 2009.

Lee D. Gendered workplace *bullying* in the restructured UK civil service. Personnel Review, 31: 205–27, 1999.

Levandoski G, Ogg F, Cardoso FL. Violência contra professores de educação física no ensino público do estado do Paraná. Motriz (Rio Claro): 17(3): 374-83, 2011.

Leyton V, Sinagawa DM, Oliveira KCBG, Schmitz W, Andreuccetti G, De Martinis BS et al. Amphetamine, cocaine and cannabinoids use among truck drivers on the roads in the State of Sao Paulo, Brazil. Forensic Science International, 215(1-3): 25-7, 2012.

Lindeman S, Hirvonen J, Lonnqvist J. Suicide mortality among medical doctors in Finland: are females more prone to suicide than their male colleagues. Psychological Medicine, 27(5): 1219-22, 1997.

Loo R. A meta-analysis of police suicide rates: findings and Issues. Suicide and Life-Threatening Behavior, 33(3): 313–25, 2003.

Lyznicki JM, Doege TC, Davis RM, Williams MA. Sleepiness, driving, and motor vehicle crashes. Journal of the American Medical Association, 279(23): 1908-193, 1998.

McCartt AT, Rohrbaugh JW, Hammer MC, Fuller SZ. Factors associated with falling asleep at the wheel among long-distance truck drivers. Accident Analysis and Prevention, 32(4): 493-504, 2000.

Marín-Leon L, Barros MBA. Mortes por suicídio: diferenças de gênero e nível socioeconômico. Revista de Saude Publica, 37(3) : 357-63, 2003.

Marin-Leon L et al. Tendência dos acidentes de trânsito em Campinas, São Paulo, Brasil: importância crescente dos motociclistas. Cadernos de Saúde Pública, 28(1): 39-51, 2012.

Mattman J. Preventing violence in the workplace. 2009, 8 p. Disponível em:

Mayhew C, Chappell D. Workplace violence: an overview of patterns of risk and the emotional/stress consequences on targets. International Journal of Law and Psychiatry, 30(4-5): 327–339, 2009.

Meleiro AMAS. Suicídio entre médicos e estudantes de medicina. Revista da Associação Médica Brasileira, 44(2): 135-40, 1998.

Melo L. Funcionários de postos do SUS são insultados durante atendimento. Prefeitura promete reforço de 1,2 mil guardas Cem agressões por mês em BH. Estado de Minas, 24/08/2007 Disponível em: http://apple.estaminas.com.br/data1/2007/semana_34/sexta/gerais/ege2408p27.pdf

Miller M, Hemenway D, Azrael D. State-level homicide victimization rates in the US in relation to *survey* measures of household firearm ownership, 2001-2003. Social Science & Medicine, 64: 656-64, 2007.

Minayo MCS. Violência, direitos humanos e saúde. In: Canesqui, A. M. Ciências sociais e saúde. São Paulo: Hucitec: Abrasco. 1997.

Minayo MCS, Cavalcante FG, Souza ER. Methodological proposal for studying suicide as a complex phenomenon. Cadernos de Saúde Pública, 22(8): 1587-96. 2006.

Minayo MCS, Souza ER, Constantino P. Riscos percebidos e vitimização de policiais civis e militares na (in) segurança pública. Cadernos de Saúde Pública, 23(11): 2767-79, 2007.

Minayo MCS, Souza ER. Violência contra idosos: é possível prevenir. In: Ministério da Saúde. Impacto da violência na saúde dos brasileiros. Brasília: Ministério da Saúde. 2005, p 141-170.

Montenegro MMS, Duarte EC, Prado RR, Nascimento AF. Mortalidade de motociclistas em acidentes de transporte no Distrito Federal, 1996 a 2007. Revista de Saúde Pública, 45(3): 528-38, 2011.

Myers DW. The mythical world of workplace violence – or is it? Business Horizons, 1996. Disponível em: http://findarticles.com/p/articles/mi_m1038/is_n4_v39/ai_18485575/

Myers DJ, Kriebel D, Karasek R, Punnett L, Wegman DH. The social distribution of risk at work: acute injuries and physical assaults among healthcare workers working in a long-term care facility. Social Science & Medicine, 64: 794–806, 2007.

NIOSH - National Institute for Occupational Safety and Health. Violence Occupational Hazards in Hospitals. Cincinnati: NIOSH, 2002. Disponível em: http://www.cdc.gov/niosh/pdfs/2002-101.pdf

Nogueira MI. Assistência pré-natal: prática de saúde a serviço da vida. São Paulo: Hucitec. 1994

OSHA - Occupational Safety and Health Service. Department of Labour, New Zealand. A guide for employers and employees on dealing with violence at work. p.15, 1995, Disponível em: http://www.hums.canterbury.ac.nz/healthandsafety/violence.pdf

Oliveira ACF, Pinheiro JQ. Indicadores psicossociais relacionados a acidentes de trânsito envolvendo motoristas de ônibus. Psicologia em Estudo (Maringá), 12(1): 171-8, 2007.

Oliveira AR, D'Oliveira AFPL. Violência de gênero contra trabalhadoras de enfermagem em hospital geral de São Paulo (SP). Revista de Saúde Pública, 42(5): 868-87, 2008.

Oliveira LG et al. Alcohol and other drug use by Brazilian truck drivers: a cause for concern? Revista Brasileira de Psiquiatria, 34(1): 116-7, 2012.

Oliveira KL, Santos LM. Percepção da saúde mental em policiais militares da força tática e de rua. Sociologias (Porto Alegre), 12(25): 224-50, 2010.

Oliveira EM et al. The services for women victims of sexual violence: a qualitatif study. Revista de Saúde Pública, 39(3): 376-82, 2005.

Oliveira RP, Nunes MO. Violência relacionada ao trabalho: uma proposta conceitual. Saude e Sociedade, 17(4): 22-34, 2008.

UNESCO - Organização aas Nações Unidas para a Educação, Ciência e Cultura. Violência na escola: América Latina e Caribe. Unesco, Brasília, 2003.

PAHO - Pan American Health Organization. Informe sobre el estado de la Seguridad Vial en Región de las Américas. Washington: WHO, 2009 disponível em: http://www.who.int/violence_injury_prevention/road_safety_status/2009/gsrrs_paho.pdf

Penteado RZ et al. Trabalho e saúde em motoristas de caminhão no interior de São Paulo. Saúde e Sociedade, 17(4): 35-45, 2008.

Pereira ES. Ministério da Previdência Social: fontes de informação para a saúde e segurança do trabalhador. In: Chagas AMR; Salim CA; Servo LMS. Saúde e segurança no trabalho no Brasil: aspectos institucionais, sistemas de informação e indicadores. Brasília: IPEA, p.201-232, 2011.

Petersen MR, Burnett CA. The suicide mortality of working physicians and dentists. Occupational Medicine, 58: 25–9, 2008.

Pinker S. Taming the devil within us. Nature, 478: 309-311, 2011.

Pires DX, Caldas ED, Recena MCP. Uso de agrotóxicos e suicídios no Estado do Mato Grosso do Sul, Brasil. Cadernos de Saúde Pública, 21(2): 598-604, 2005.

Pordeus AMJ et al. Tentativas e óbitos por suicídio no município de Independência, Ceará, Brasil.Ciência & Saúde Coletiva, 14(5): 1731-40, 2009.

Prieto D, Tavares M. Fatores de risco para suicídio e tentativa de suicídio: incidência, eventos estressores e transtornos mentais. Jornal Brasileiro de Psiquiatria, 54(2): 146-54, 2005.

Queiroz ZPV. Identificação e prevenção de negligência em idosos. In: Pessini L, Barchifontaine CP. Bioética, longevidade humana. São Paulo: Edições Loyola, 2006.

Rabello Neto DL, Glatt R, Souza CAV, Gorla AC, Machado JMH. As fontes de informações do Sistema Único de Saúde para a saúde dos trabalhadores. In: Chagas AMR, Salim CA, Servo LMS. Saúde e segurança no trabalho no Brasil: Aspectos institucionais, sistemas de informação e indicadores. Brasília: IPEA, p.2 233-288, 2011.

Ray MM. The dark side of the job: violence in the emergency department. Emergency Nursing Advocacy, .33: 257-61, 2007.

Reichnheim ME, Werneck GL. Anos potenciais de vida perdidos no Rio de Janeiro, 1990. As mortes violentas em questão. Cadernos de Saúde Pública, 10(1): 188-98, 1994.

Reichenheim ME, Souza ER, Moraes CL, Jorge MHPM, Silva CMFP, Minayo MCS.Violence and injuries in Brazil: the effect, progress made, and challenges ahead. Lancet, 37(9781): 1962-75, 2011.

Ristum M. O conceito de violência de professoras do ensino fundamental. 2001. Tese - Faculdade de Educação da Universidade Federal da Bahia, Salvador, 2001

Rodrigues R. Análise dos custos e conseqüências da violência no Brasil. Texto para Discussão 1284. IPEA, 2007. Disponível em: www.ipea.gov.br/sites/000/2/destaque/seminario0237.pdf

Sampson RJ, Castellano T. Economic inequality and personal victimization. British Journal of Criminology, 22(2): 363-85, 1992.

Sampson RJ, Groves WB. Community structure and crime: testing social-disorganization theory. American Journal of Sociology, 94: 774-802, 1989.

Santos MAF, Siqueira MVS, Mendes AM. Sofrimento no trabalho e imaginário organizacional: ideação suicida de trabalhadora bancária. Psicologia Social, 23(2): 359-68, 2011.

Serantes NP, Suárez MA. Myths about workplace violence, harassment and *bullying*. International Journal of the Sociology of Law, 34: 229-38, 2006.

Sheehan M, McCarthy P, Kearns D. Managerial styles during organisational restructuring: Issues for health and safety practitioners. Journal of Occupational Health and Safety, 14: 31–37, 1998.

Snyder W. Hospital *downsizing* and increased frequency of assaults on staff'. Hospital and Community Psychiatry, 45: 378–80, 1994.

Silva DW et al. Perfil do trabalho e acidentes de trânsito entre motociclistas de entregas em dois municípios de médio porte do Estado do Paraná, Brasil. Cadernos de Saúde Pública, 24(11): 2643-52, 2008.

Silva PHNV et al. Estudo espacial da mortalidade por acidentes de motocicleta em Pernambuco. Revista de Saúde Pública, 45(2): 409-15, 2011.

Souza ER, Minayo MCS, Cavalcanti FG. The impact of suicide on morbidity and mortality in the population of Itabira. Ciência & Saúde Coletiva, 11(2): 409-18, 2006.

Souza JC, Paiva T, Reimão R. Sono, qualidade de vida e acidentes em caminhoneiros brasileiros e portugueses. Psicologia em Estudo (Maringá), 13(3): 429-36, 2008.

Stanko E. Violência. In: McLaughilin E, Muncie EJ.The Sage dictionary of criminology. London: Sage Publications, 2006.

Sverke M, Hellgren J, Naswall K. No security: a meta-analysis and review of job insecurity and its consequences. Journal of Occupational Health Psychology, 7: 242–64, 2002.

Swedish National Board of Occcupational Safety and Health. Violence and menaces in the working environment. Solna: Swedish National Board of Occcupational Safety and Health. 1993.

Tragno M, Duveau A, Tarquinio C. Workplace violence and workplace aggression: analysis of literature. European Review of Applied Psychology, 57: 237–55, 2007.

United States Office of Personal Management. Dealing with violence workplace – A guide for agency planners. 1998. Disponível em: http://www.opm.gov/employment_and_benefits/worklife/officialdocuments/handbooksguides/workplaceviolence/index.asp

Varano SP, Moluskey JD, Patchin JW, Bynum TS. Exploring the drugs homicide connection. Journal of Contemporary Criminal Justice, 20(4): 369-92, 2007.

Venco S, Barreto M. O sentido social do suicídio no trabalho. Revista Espaço Acadêmico,108: 1-8, 2010.

Veronese AM, Oliveira DLLC. Os riscos dos acidentes de trânsito na perspectiva dos moto-boys: subsídios para a promoção da saúde. Cadernos de Saúde Pública, 22(12): 2717-21, 2006.

Viegas CAA, Oliveira HW. Prevalência de fatores de risco para a síndrome da apnéia obstrutiva do sono em motoristas de ônibus interestadual. Jornal Brasileiro de Pneumologia, 32(2): 144-9, 2006.

Viitasara E, Sverke M, Menckel E. Multiple risk factors for violence to seven occupational groups in the Swedish caring sector. Relations Industrielles, 58: 202–31, 2003.

Violanti JM, Charles LE, Hartley TA, Mnatsakanova A, Andrew ME, Fekedulegn D, Vila B, Burchfiel CM. Shift-work and suicide ideation among police officers. American Journal of Industrial Medicine, 51(10): 758–68, 2008.

Waiselfisz JJ. Mapa da violência 2011: os jovens no Brasil, São Paulo: Instituto Sangari, 2011. Disponível em: http://www.cnt.org.br/Imagens%20CNT/Not%C3%ADcias/Fevereiro%20de%202011/2011mapa_Viol%C3%AAncia%20(1).pdf

Warshaw LJ. Violence in the workplace. In: Stellman, JM. (Ed.). Enciclopedia de salud y seguridad en el trabajo. Geneva: International Labour Office, 1998.

Waters HR et al. The costs of interpersonal violence – An international review. Health Policy, 73: 303-15, 2005.

WHO - World Health Organization. The suicide prevention (SUPRE), 2002. Disponível em: http://www.who.int/mental_health/prevention/suicide/suicideprevent/en/

WHO - World Health Organization. Preventing suicide. A resource at work p. 32. 2006. Disponível em: http://whqlibdoc.who.int/publications/2006/9241594381_eng.pdf.

WHO -.World Health Organization. Suicide prevention. 2012. Disponível em: http://www.who.int/mental_health/prevention/suicide/suicideprevent/en/

WHO - World Health Organization. Global status report on road safety Time for action. Geneva; 2009. Disponível em: http://www.who.int/violence_injury_prevention/road_safety_status/report/cover_and_front_matter_en.pdf

Wilson WJ. When work disappears: the world of the new urban poor. New York: Alfred A. Knopf, 1996.

Zaluar A, Noronha JC, Albuquerque C. Violência: pobreza ou fraqueza institucional? Cadernos de Saúde Pública, 10: 213-17, 1994.

Yunes J, Zubarew T. Mortalidad por causas violentas en adolescentes y jóvens: un desafio para la región de las Américas Revista Brasileira de Epidemiologia, 2(3): 102-71, 2005.

Acidentes do Trabalho: Descompasso entre o Avanço dos Conhecimentos e a Prevenção

Maria Cecília Pereira Binder
Ildeberto Muniz de Almeida

- **Introdução**
- **Aspectos epidemiológicos**
  Indicadores epidemiológicos
  Perfil epidemiológico dos acidentes do trabalho no Brasil
- **Múltiplos olhares sobre os acidentes de trabalho**
- **Análises de acidentes do trabalho**
  Tipologias de acidentes de trabalho
  Análise de acidentes de trabalho: alguns enfoques e métodos
- **Prevenção de acidentes de trabalho**
- **Aspectos jurídicos**
- **A responsabilidade dos médicos**
- **Referências**

Introdução

Dentre os vários sentidos da palavra acidente, salientam-se "*acontecimento casual, fortuito, inesperado*", assim como "*qualquer acontecimento, desagradável ou infeliz, que envolva dano, perda, lesão, sofrimento ou morte*", conforme pode ser verificado no *Dicionário Eletrônico Houaiss*. Em vários idiomas, o significado corrente dessa palavra é o de evento súbito e imprevisível, que produz resultados não esperados e não desejados. Assim, a denominação "acidente de trabalho" traz embutida uma armadilha, uma vez que pode levar ao entendimento de que se trata de fenômenos casuais, fortuitos, ocorridos por acaso – e mais – imprevisíveis. Nada mais impróprio, sobretudo no caso de "acidentes comuns", denominação utilizada em oposição a acidentes ampliados ou ditos de "grandes proporções", ocorridos em sistemas de elevada complexidade.

No imaginário de muitos trabalhadores, os acidentes de trabalho são considerados consequências de falta de sorte, de azar, ou ainda, de descuidos das próprias vítimas (Kouabenan, 1998; Almeida, 2006).

Trata-se de eventos bem configurados no tempo e no espaço, cujas consequências, imediatas na quase totalidade dos casos, permitem estabelecer facilmente nexo causal com o trabalho. Constituem fenômenos socialmente determinados, resultando, sobretudo, da forma de inserção dos trabalhadores na produção e, em grande parte, dependem da correlação de forças existente na sociedade em diferentes períodos históricos.

Na quase totalidade dos casos, dentre os fatores capazes de desencadear acidentes do trabalho, vários se encontram presentes na situação de trabalho, muito tempo antes que ocorram, o que implica tratar-se de fenômenos previsíveis, ao contrário do que o termo possa insinuar. É preciso notar que, de fato, existe certo grau de imprevisibilidade na ocorrência dos acidentes de trabalho, representado pelo desconhecimento acerca do momento em que ocorrerão, bem como a extensão exata de todas as suas consequências.

A eliminação ou a neutralização dos fatores capazes de desencadear os acidentes de trabalho, presentes na situação de trabalho antes de sua ocorrência, constitui importante pilar da prevenção desses eventos, que ainda constituem importante problema de saúde pública, em numerosos países, particularmente no Brasil. Mais recentemente, também se destaca a importância da existência de medidas de proteção ou mitigação de consequências ou danos decorrentes de acidentes, sejam eles de saúde ou de outra natureza, imediatos ou de longo prazo. Ou seja, embora, por vezes, o tipo de impacto decorrente desses eventos também seja parcialmente explicado pelo acaso, em geral, falhas na gestão de Saúde e Segurança e, em especial, omissões no tocante à rápida identificação e controle da ocorrência, à detecção de danos e ao acionamento de medidas de controle, podem contribuir para o agravamento da situação.

Considera-se que os acidentes de trabalho constituem fenômenos complexos, desencadeados por uma rede de numerosos fatores, de naturezas variadas, e que interagem entre si, objeto de interesse de diferentes áreas do conhecimento, como assinalado há quase 30 anos (Chich *et al.*, 1984). Assim, para que seus múltiplos aspectos sejam adequadamente explorados, seu estudo requer abordagens transdisciplinares, com concurso de diversas especialidades, como engenharia, ergonomia, psicologia, antropologia, medicina, ciências sociais, dentre outras.

No Brasil, a maioria dos acidentes de trabalho, particularmente os "acidentes comuns", se analisados por serviços com atribuições na área Trabalho e Saúde, quase sempre o são de forma limitada, restrita à identificação de fatores imediatamente precedentes à lesão. Assim, apesar dos avanços nos conhecimentos acerca do fenômeno acidente, a concepção de que se trata de eventos que decorrem de atos inseguros praticados pelos trabalhadores, ainda que enfraquecida, permanece.

Cohn *et al.* (1985) deram o título de *Acidentes do Trabalho: uma forma de violência*, a um livro que, passadas quase quatro décadas, continua atual. Nele, dentre outros aspectos, os autores relatam a violência representada por estes eventos para as vítimas e seus familiares. Violência que persiste na sociedade brasileira contemporânea, em que pesem os discursos acerca da "modernidade" do país.

O conceito de Vigilância em Saúde, adotado por Paim (1999) e Porto (2007), parece-nos extremamente pertinente para enfrentar esta realidade. Para esses autores, a vigilância em saúde deveria abordar problemas de saúde, como compostos por três dimensões distintas. A primeira, de origens macropolíticas, por exemplo, as decisões sobre escolhas de modelos de desenvolvimento e de tecnologias, políticas de incentivos, políticas energéticas, de marcos regulatórios no campo da Saúde e Segurança e similares, determinando a criação de perigos e riscos em determinados territórios ou, ao contrário, sua proibição e implantação de processos mais saudáveis ou menos arriscados. Nessa primeira dimensão, podem-se abordar as causas ou macrodeterminantes de possíveis agravos – nas palavras de Porto (2007), regular ou legitimar os riscos.

A segunda dimensão refere-se à implantação, propriamente dita, e à operação dos sistemas sociotécnicos e ambientais em questão, cabendo à adoção de políticas e práticas de gerenciamento, bem como de controle de riscos, que estimulem a prevenção nas situações reais em que se dá a exposição.

Por fim, a terceira dimensão refere-se às consequências ou danos instalados, a ser objeto de respostas de emergência, com sistemas de detecção e mitigação de impactos de curto e longo prazo.

Atualmente, é possível afirmar que um dos principais desafios no campo da Saúde do Trabalhador no país é o da construção da capacidade política e técnica de programar e efetuar intervenções capazes de abordar, de forma sistemática, essas três dimensões.

Nesse sentido, cabe destacar a importância da Vigilância em Saúde do Trabalhador (VISAT) que, com exceção de algumas experiências localizadas, em alguns municípios e microrregiões, ainda pode ser considerada *"emergente, complexa, heterogênea, inacabada e fundamentalmente conflitiva"*, como há mais de quinze anos já assinalava Pinheiro (1996). Para esse autor, trata-se da vigilância, em última instância, do conflito capital-trabalho, ou seja, de disputa sobre quem *"detém a propriedade e o poder sobre os destinos dos processos de trabalho"*.

De modo geral, os setores de Saúde, de Meio Ambiente, e a maioria das populações que serão afetadas, em cada caso, são mantidos excluídos dos núcleos decisórios relacionados à criação de riscos. No caso do Meio Ambiente, as exigências de relatórios de impactos ambientais permitem resistências localizadas e amenizações de consequências, em alguns casos, mas a história recente do país mostra a tendência de predomínio dos interesses econômicos sobre os demais.

As fragilidades, técnica e política, também aparecem como marca da área da saúde no que se refere ao gerenciamento e controle de riscos. Estudo de Pignati e Machado (2011) revelou que, no Estado do Mato Grosso, o sistema público responsável pela Vigilância Sanitária, no sentido amplo de saúde, vem privilegiando a saúde agropecuária, em detrimento da saúde humana. Após citar números de servidores, veículos, laboratórios, sua distribuição por municípios nas duas áreas, o autor conclui que se trata da aplicação do 'Estado mínimo' para os serviços de vigilância à saúde humana e ambiental (públicas) e do 'Estado máximo' para controlar e/ou vigiar a saúde de plantas e animais (privadas).

Em muitos estados e municípios, ainda persistem resistências ao reconhecimento da competência jurídica do Sistema Único de Saúde (SUS), no tocante ao desenvolvimento de ações de vigilância em Saúde do Trabalhador, tampouco consideradas prioritárias. Em seu lugar, são mantidas práticas centradas no atendimento das demandas por consultas médicas, nos marcos da Medicina do Trabalho tradicional e/ou da Saúde Ocupacional.

A abordagem de danos e consequências dos acidentes de trabalho segue os mesmos moldes. As decisões políticas ainda estão longe de alcançar a implantação efetiva de ações de Saúde do Trabalhador na rede básica de saúde, assim como da construção de rede hierarquizada e em condições de detectar e oferecer assistência integral aos agravos à saúde mais frequentes em Saúde do Trabalhador.

A abordagem de consequências tardias de acidentes do trabalho permanece esquecida. A maioria dos casos graves e fatais sequer chega a ser analisada. A integralidade da atenção de saúde permanece como objetivo a ser considerado no planejamento de saúde. Ainda não faz parte da realidade.

Aspectos epidemiológicos

Em relação aos acidentes de trabalho, a Epidemiologia fornece importantes elementos para nortear o estabelecimento de prioridades em termos de prevenção, ao fornecer instrumentos que propiciam: (a) descrever a ocorrência desses fenômenos segundo os parâmetros clássicos de pessoa, local e tempo; (b) estimar riscos de acidentar-se segundo parâmetros, como atividade econômica, ocupação, região geográfica/território, dentre outros; (c) estimar riscos de invalidez e de óbito, segundo ramo de atividade econômica, ocupação, região geográfica, dentre outras variáveis; (d) avaliar a evolução da incidência de acidentes do trabalho segundo variações na atividade econômica, introdução de novas tecnologias e implantação de medidas de prevenção; (e) avaliar o impacto dos acidentes na vida dos acidentados; (f) avaliar os impactos econômicos dos acidentes.[1]

Os métodos epidemiológicos analíticos podem contribuir para desvendar o papel de fatores que têm impacto na acidentalidade (econômicos, tecnológicos, preventivos etc.) e, igualmente, para a avaliação do efeito do acidente na vida das vítimas, comparativamente aos trabalhadores que não se acidentaram, seja em termos de sobrevida (estudos de sobrevivência), seja em termos de morbidade (estudos de caso-controle e de coorte).

Indicadores epidemiológicos

Os indicadores epidemiológicos constituem instrumento valioso para acompanhamento da evolução da ocorrência dos acidentes de trabalho. Dentre esses indicadores, destacam-se: incidência, taxa de frequência, taxa de gravidade e taxa de letalidade

$$\text{Incidência} = \frac{\text{N.º de acidentes do trabalho ocorridos}}{\text{N.º de trabalhadores expostos ao risco de acidentar-se}} \times 1.000$$

A *proporção de incidência* é a razão entre o número de casos de acidentes do trabalho (numerador da fração) e a população exposta ao risco de vir a acidentar-se (denominador da fração), em determinado local (país, região, cidade, ramo de atividade etc.) e em determinado intervalo de tempo. Para evitar trabalhar com cifras muito pequenas, o valor obtido é geralmente multiplicado por 1.000. Por exemplo, em 2011, para 59,1 milhões de empregados contribuintes da Previdência Social (cobertos pelo seguro acidente de trabalho, SAT) foram registrados 423.167 acidentes de trabalho típicos[2]. O cálculo da incidência revela que, nesse ano, no Brasil, ocorreram 8,15 acidentes de trabalho típicos por 1.000 trabalhadores cobertos pelo SAT. Alguns autores, entretanto, optam por multiplicar por valor que resulte em número inteiro, no

---

[1] Ver Capítulo 6 deste livro.
[2] Dados disponíveis em: http://www.mpas.gov.br/arquivos/office/1_121023-162858-947.pdf. Acesso em 10 out. 2012.

caso, 100 mil, resultando: 815 acidentes por 100.000 trabalhadores.

Para os acidentes de trabalho típicos, a *taxa de frequência* é um indicador mais preciso, pois leva em conta o número de horas trabalhadas pelos expostos ao risco de se acidentar no trabalho. Ou seja, apenas o período em que o empregado está trabalhando é considerado.

$$\text{Taxa de frequência} = \frac{\text{N.º de acidentes do trabalho}}{\text{N.º de horas-homem trabalhadas}} \times 1.000.000$$

No cálculo da taxa de frequência, está implícita a consideração acerca da dinâmica da população trabalhadora que, ao deixar o trabalho por demissão, aposentadoria ou outra causa, deixa de contribuir para o denominador (número de horas-homem trabalhadas), pois não está mais exposta ao risco de acidentar-se.

Vejamos dois exemplos: a *empresa A,* com 100 empregados, registrou, em 2011, total de 202.400 horas-homem trabalhadas, sendo que, nesse ano, ocorreram quarenta e quatro acidentes de trabalho. A incidência de acidentes de trabalho nessa empresa, em 2011, foi de 440 casos por 1.000 trabalhadores. Já a taxa de frequência foi de 217,3 acidentes por milhão de horas-homem trabalhadas.

Suponhamos que, no mesmo ano, a *empresa B,* com 180 trabalhadores, tenha registrado 453.520 horas-homem trabalhadas e que tenham ocorrido 22 acidentes de trabalho típicos. A incidência de acidentes de trabalho nessa empresa, nesse ano, será 122,2 casos por 1.000 trabalhadores (22/180 x 1.000) e a taxa de frequência, 48,6 acidentes por milhão de horas-homem trabalhadas (22/453.520 x 1.000.000).

A incidência estima, grosseiramente, o risco de acidentar-se, ou seja, quantos novos acidentes ocorreram no período de tempo considerado. Segundo esse indicador epidemiológico, esse risco foi 3,6 vezes superior na *empresa A,* em comparação com a *empresa B.* Utilizando-se as taxas de frequência, verifica-se que, em 2011, o risco de acidentar-se foi 4,5 vezes superior na *empresa A* do que na *empresa B.*

A taxa de gravidade é um indicador que avalia a gravidade dos acidentes por meio das perdas de dias de trabalho que acarretam, seja por incapacitação temporária (número de dias perdidos), seja por incapacitação permanente – parcial ou total (número de dias debitados).

$$\text{Taxa de gravidade} = \frac{\text{Nº de dias perdidos + Nº de dias debitados}}{\text{Nº de horas-homem trabalhadas}} \times 1.000$$

Para cálculo dos dias debitados, muitos países seguem a orientação da *Sixth International Conference of Labour Statisticians,* que estabelece em 7.500 o número de dias a debitar em caso de óbito e de incapacitação total permanente. No Brasil, em casos de óbito ou de incapacitação total permanente, são debitados 6.000 dias. Em outros tipos de perda, o número de dias a debitar é estabelecido pela NBR 14.280, da Associação Brasileira de Normas Técnicas, ABNT (ABNT, 2001). Por exemplo, em caso de perda de membro superior acima do punho, excluindo o cotovelo, devem ser debitados 3.600 dias e, caso haja perda total de membro superior, 4.500 dias.

Retomando o exemplo das *empresas A* e *B,* se os 44 acidentados da *empresa A,* em consequência das lesões sofridas, permaneceram afastados durante um total de 880 dias, após os quais recuperaram integralmente a capacidade de trabalho, a taxa de gravidade, para o ano de 2011, calculada segundo a fórmula apresentada, será de 4,34 dias perdidos por 1.000 horas-homem trabalhadas (880 dias perdidos/202.400 horas-homem trabalhadas x 1.000).

Suponhamos que, dos 22 acidentes ocorridos na *empresa B,* um resultou em óbito, outro em incapacidade total permanente para o trabalho, enquanto os 20 restantes resultaram em incapacidade temporária, com 600 dias de afastamento do trabalho, no total. No cálculo da taxa de gravidade, além dos 600 dias perdidos, deverão ser debitados 12.000 dias, correspondentes ao óbito e à invalidez permanente, e o resultado será taxa de gravidade de 27,8 dias perdidos por 1.000 horas-homem trabalhadas (12.600/453.520 x 1.000). A taxa de gravidade da *empresa B* foi 6,4 vezes superior à calculada para a *empresa A* no ano de 2011.

A mortalidade é outro indicador epidemiológico utilizado para descrever a ocorrência de acidentes de trabalho num país, região ou localidade em determinado intervalo de tempo.

$$\text{Taxa de mortalidade} = \frac{\text{Nº de óbitos por acidentes de trabalho}}{\text{Número de trabalhadores}} \times 10^5$$

O coeficiente de letalidade é um indicador epidemiológico que, no caso dos acidentes do trabalho, mede a capacidade destes de levar ao óbito, indicando também a gravidade desses fenômenos.

$$\text{Coeficiente de letalidade} = \frac{\text{Nº de óbitos por acidentes do trabalho}}{\text{Nº de acidentes do trabalho ocorridos}} \times 10^4$$

Em 2011, o Instituto Nacional de Seguro Social (INSS) informou que foram liquidados[3] 730.585 acidentes do trabalho (típicos, de trajeto e doenças do trabalho), dos quais

---

[3] Para a Previdência Social, trata-se dos acidentes cujos processos foram encerrados naquele ano pelo INSS, uma vez terminado o tratamento e, em casos com sequelas, estas foram indenizadas.

2.884, fatais. A letalidade nesse ano, portanto, foi de 39,5 óbitos por 10.000 acidentes registrados (2.884 óbitos por AT / 730.585 acidentes x 10.000). Em outras palavras, a cada 10.000 acidentes registrados, 39,5 acarretaram a morte da vítima/segurado[4].

Esses indicadores apresentados são instrumentos importantes, tanto para descrever a ocorrência dos acidentes de trabalho, como para acompanhar sua evolução no país como um todo, em determinadas regiões e localidades, segundo ramo de atividade, ocupação etc., contribuindo para a definição de prioridades e alocação de recursos por parte das várias esferas de governo – do nível central ao nível local.

Voltando ao exemplo das *empresas A* e *B*, verificou-se que a taxa de frequência de acidentes do trabalho típicos na primeira era superior à da segunda. Entretanto, na *empresa B*, um dos acidentes acarretou óbito e outro, invalidez permanente, o que repercutiu na taxa de gravidade (6,4 vezes mais elevada do que a da *empresa A*). Essas informações sinalizam para a necessidade de priorização da *empresa B*, pelas instituições públicas com atuação em Segurança e Saúde no Trabalho, em comparação à *empresa A*. O que não significa deixar de lado essa última.

Perfil epidemiológico dos acidentes do trabalho no Brasil

Em tese[5], os sistemas de informações existentes no Brasil seriam suficientes para dar conta do acompanhamento de acidentes e de doenças do trabalho. "*Na prática os sistemas de informações mostram-se parciais, não se relacionam entre si e não cobrem a totalidade dos trabalhadores*" (Waldvogel, 2011, p. 227).

Por sua vez, Facchini *et al.* (2005) destacam a necessidade de investimentos em capacitação de recursos humanos; articulação e harmonização das bases de dados de interesse à saúde do trabalhador; implantação de infraestrutura de informática nos níveis locais e da coleta das informações na rede de serviços do SUS, além de integração e articulação interministerial.

Freitag e Hale (1999) consideram o reconhecimento e o registro dos acidentes de trabalho como etapa fundamental e indispensável à prevenção desses eventos. Esses autores adotam a denominação de fase de detecção, a partir da qual são selecionados os tipos de eventos a serem estudados em maior profundidade, incluindo a busca de fatores causais relacionados à organização do trabalho; o reconhecimento de padrões de ocorrência; a definição de prioridades; a interpretação dos resultados e a elaboração de recomendações.

Na situação brasileira, sequer a fase inicial, de detecção, foi atingida satisfatoriamente. Sendo otimista, pode-se considerar que os sistemas de registro oficiais captam menos da metade dos acidentes.

Se o objetivo do sistema é a avaliação do impacto do trabalho sobre a saúde da população brasileira, é necessário considerar todos os acidentes do trabalho, sem filtros, como o da vinculação – ou não – ao seguro de acidente de trabalho da Previdência Social, critério adotado para registro das comunicações de acidentes de trabalho no INSS. Além disso, a definição adotada deve ser uniforme em todo o território coberto pelo sistema.

Outro aspecto de crucial importância refere-se à necessidade de utilização de outras fontes de informação além das CAT, ou seja, declarações de óbito, boletins de ocorrência policial, registros de atendimentos de urgência e de emergência, internações hospitalares, de consultas ambulatoriais.

No tocante à obrigatoriedade de registros de acidentes do trabalho, a Resolução Ciplan nº 23, de 1989 (Brasil, 1989) tornou compulsória a notificação desses eventos. Entretanto, nunca foi posta em prática. No Estado de São Paulo, a Resolução SS-60, de 17 de fevereiro de 1992 (Diário Oficial do Estado, 18/02/1992, p. 13), tornou compulsória a notificação de acidentes do trabalho, adotando o mesmo documento utilizado pela Previdência Social, isto é, a comunicação de acidente do trabalho como instrumento de notificação. Tampouco esta foi posta em prática.

Em 2004, o então Ministro da Saúde editou uma portaria dispondo sobre os procedimentos de notificação compulsória de agravos à saúde dos trabalhadores (Portaria Nº 777/GM, de 28/04/2004), dentre os quais os acidentes de trabalho (fatais, com mutilações, envolvendo exposição a material biológico, em crianças e adolescentes e intoxicações agudas exógenas). Nas considerações iniciais desta portaria, lê-se "*que a gravidade do quadro de saúde dos trabalhadores brasileiros está expressa, entre outros indicadores, pelos acidentes do trabalho e doenças relacionadas ao trabalho*" e, mais à frente, "*que é necessário disponibilizar informação consistente e ágil sobre a situação da produção, perfil dos trabalhadores e ocorrência de agravos relacionados ao trabalho para orientar as ações de saúde, a intervenção nos ambientes e condições de trabalho, subsidiando o controle social*" (Brasil, 2004). Passados 8 anos, constata-se que o teor desta portaria, estabelecendo a obrigatoriedade de notificações de acidentes do trabalho, permanece, em grande parte, apenas no papel.

A partir do ano 2000, o Departamento de Saúde e Segurança do Trabalhador do Ministério do Trabalho e Emprego (MTE) elegeu os acidentes fatais como prioridade em termos de análise e prevenção. Seguiu-se, a essa decisão, a organização de cursos de formação de auditores fiscais do trabalho na análise de acidentes do trabalho em todas as Delegacias Regionais, bem como a criação de banco de dados nacional contendo informações sobre aspectos envolvidos na gênese dos acidentes fatais analisados. Essa iniciativa, infelizmente, foi perdendo importância progressivamente, tendo sido

---

[4] Dados disponíveis em: http://www.mpas.gov.br/arquivos/office/1_121023-162858-947.pdf. Acesso em 10 out. 2012.

[5] Grifo nosso.

substituída, em termos de prioridades, pela fiscalização do recolhimento da contribuição para o FGTS pelas empresas[6].

Também no âmbito internacional, os sistemas de informações existentes acerca de processos causais envolvidos nos acidentes de trabalho têm sido considerados genéricos e insuficientes para subsidiar a prevenção. Visando resolver essas limitações, alguns países efetuaram dois tipos de modificações nesses sistemas: a introdução de registros de sequência de eventos causais e a de campos abertos destinados à descrição de acidentes. O sistema ISA (*Information System on Occupational Injuries*), criado na Suécia, abrange todas as lesões ocupacionais que ocorrem no país e seu banco de dados é de livre acesso a todos os estudiosos do assunto. Um aspecto extremamente interessante desse sistema é o fato de as informações referentes à sequência de eventos que desembocam na lesão serem registradas, tornando possível a identificação de mecanismos causais envolvidos (Lindén, 1996). Outro sistema é o NEMESCO (*Nordic Medico-Statistical Committee*), criado nos países nórdicos em 1984, inicialmente constituído por relação de lesões, possibilitando sua classificação e que, na versão de 1997, passou a incluir a relação de causas externas (Laflamme *et al.*, 1999).

Nesse item, inicialmente tentar-se-á delinear o perfil dos acidentes de trabalho com base nas informações contidas, principalmente, nos bancos de dados da Previdência Social, instituição que reconhece a necessidade de melhorar seus registros e superar o problema do subregistro desses eventos (Brasil, 2001).

Continua válida, portanto, a recomendação feita há mais de 15 anos pela Associação Brasileira de Pós-graduação em Saúde Coletiva (ABRASCO, 1996), de envidar esforços visando melhor dimensionar e caracterizar os acidentes do trabalho no país.

Ainda que sob numerosas críticas, as estatísticas oficiais brasileiras de acidentes do trabalho continuam sendo elaboradas a partir de informações contidas nas comunicações de acidentes do trabalho, CAT, instrumento da Previdência Social desenvolvido, com fins securitários, por meio da Lei nº 5.316/1967. Essa lei estabeleceu, no artigo 19, que *"o médico que primeiro atender a um acidentado do trabalho deverá comunicar à previdência social dentro de 72 (setenta e duas) horas a natureza e a provável causa da lesão ou doença e o estado do acidentado, bem como a existência ou não de incapacidade para o trabalho e, na primeira hipótese, a provável duração da incapacidade, fornecendo ao acidentado um atestado com esses elementos"* (Brasil, 1967).

Comunicações de acidentes de trabalho - CAT

As comunicações de acidentes do trabalho fornecem informações sobre a empresa (nome, CNPJ, endereço, ramo de atividade econômica); o acidentado (dados de identificação, ocupação); o acidente (horário de ocorrência, objeto/agente causador da lesão, e descrição sumária da situação geradora do acidente). No item atestado médico (laudo do exame médico, no modelo precedente), há informações referentes à unidade que prestou atendimento, além de descrição da lesão ou lesões, e sua natureza, diagnóstico provável – e respectivo código segundo a Classificação Internacional de Doenças, CID-10 –, se, durante o tratamento, o acidentado deverá afastar-se do trabalho e a duração provável deste.

Vale destacar que essa prática implica reconhecimento formal da Previdência Social da existência desses acidentes sem afastamento do trabalho. Embora esse comentário possa parecer redundante, o fato é que, nos últimos anos, integrantes de alguns serviços de saúde de empresas têm recusado registro de acidentes que demandam simples assistência médica, não ensejando afastamento de trabalho com duração de, pelo menos, 24 horas. Tal prática, além de alimentar disputas e conflitos desnecessários, ferir a imagem do serviço e inibir a prevenção, pode dificultar, e mesmo, impedir o reconhecimento de eventuais consequências futuras desses acidentes. E mais, contraria recomendações de analisar acidentes leves, nos quais a obtenção de informações não sofre interferências de aspectos jurídicos, como atribuição de responsabilidade e/ou de culpa e suas implicações.

A legislação previdenciária estabelece que acidentes do trabalho em empregados regidos pela Consolidação das Leis do Trabalho (CLT), cobertos pelo seguro de acidente de trabalho, SAT, que resultarem em afastamento do trabalho, têm de ser comunicados ao INSS por meio de CAT, até o primeiro dia útil após sua ocorrência. Já os acidentes fatais, além da comunicação ao INSS, devem ser comunicados, de imediato, à autoridade policial.

A partir de sua criação e implantação, a Previdência Social alterou várias vezes as normas e o modelo desses documentos. Inicialmente, apenas a empresa e o INSS podiam emitir CAT. Desde 1991, em caso de omissão da empresa, porém sem isenção de sua responsabilidade, os próprios acidentados, familiares, sindicatos de trabalhadores, médicos de atendimento ou qualquer autoridade pública podem fazê-lo (Brasil, 1991). Entretanto, sua emissão, em grande parte, ainda depende de ato voluntário do empregador ou de seus prepostos. Em nossa prática, temos observado que, quando a empresa não emite a CAT, muitos médicos de atendimento têm receio de preencher o item do atestado médico, revelando desconhecimento de seu compromisso ético nesse sentido.

Em 1999, a Portaria Nº 5.051 estabeleceu novo modelo de comunicação de acidente do trabalho e determinou a emissão de seis vias, sendo a primeira destinada ao INSS e as demais vias à empresa, ao segurado ou dependente, ao sindicato de classe do trabalhador, ao SUS e ao Ministério do Trabalho e Emprego (MTE)/Sub-Delegacia do Trabalho (Brasil, 1999a). Uma instrução normativa da Previdência Social, em

---

[6] Informações recebidas pelos autores do capítulo de diversos auditores fiscais do trabalho, de várias regiões do Brasil.

2005, suprimiu a emissão das duas últimas vias - do SUS e do MTE (Brasil, 2005).

Ainda no mesmo ano de 1999, visando à posterior implantação de sistema eletrônico de registro, o modelo da comunicação de acidente de trabalho foi novamente modificado, para possibilitar seu envio à DATAPREV via internet (Brasil, 1999b), modelo esse conhecido como CAT-eletrônica, CAT-e. Essa nova sistemática – envio das comunicações pelas empresas diretamente ao nível central da Previdência Social facilitou o registro, no INSS, de acidentes que não geram benefício acidentário (AT sem afastamento do trabalho ou com afastamento de até 15 dias), melhorando a captação de casos por este instituto.

Até a implantação da CAT eletrônica, entre a ocorrência do acidente e a chegada da CAT ao INSS, o fluxo era sujeito a interrupções. Uma vez emitida, inclusive com preenchimento do atestado médico, todas as CAT deveriam ser encaminhadas à agência do INSS da área de ocorrência do acidente. Este procedimento ainda persiste, sobretudo para acidentados com previsão de afastamento superior a quinze dias e que, portanto, devem ser submetidos à perícia médica.

Embora a responsabilidade por esse encaminhamento coubesse à empresa, nos casos em que o tempo de afastamento previsto fosse inferior a 15 dias, a chegada da CAT à agência do INSS quase sempre ficava a cargo do acidentado ou de seus familiares. Nesse caminho, existia – e continua existindo – possibilidade de que muitas comunicações, sobretudo as referentes a acidentes leves, não chegassem – e não cheguem – ao seu destino no INSS, quando emitidas em papel. Essa perda de informações, pelo menos em parte, foi superada por meio da implantação da CAT eletrônica.

Atualmente existem, pois, duas formas de registro de acidentes de trabalho: por meio do formulário em papel, entregue e registrado nas agências locais do INSS, e por meio da CAT eletrônica, enviada pela internet.

CAT como fonte das estatísticas oficiais brasileiras

A principal crítica às estatísticas oficiais brasileiras refere-se à abrangência do documento utilizado como fonte de informação, as CAT, limitada a empregados regidos pela Consolidação das Leis do Trabalho, CLT, cobertos pelo Seguro Acidente de Trabalho, SAT, e aos segurados especiais da Previdência Social. Em virtude disso, funcionários públicos estatutários (civis e militares), profissionais liberais, proprietários, trabalhadores autônomos, empregados domésticos e trabalhadores do setor informal, não abrangidos por esse seguro, quando se acidentam, permanecem "invisíveis". Em outras palavras, nossas estatísticas oficiais não revelam a real extensão e gravidade dos acidentes do trabalho e o seu impacto sobre a saúde pública. Sobretudo, porque proporção não negligenciável dos excluídos são trabalhadores precários, submetidos a piores condições do que trabalhadores do setor formal da economia, cobertos ou não pelo SAT.

Outro fator negativo a ser considerado relaciona-se ao fato de a CAT ser um instrumento com finalidades securitárias, e não de notificação de agravos à saúde decorrentes ou relacionados ao trabalho.

Entretanto, alguns autores, como Machado e Gómez (1999) consideram que, para delinear alguns contornos dos acidentes do trabalho no país, as comunicações de acidentes do trabalho (e as declarações de óbito) constituem importantes fontes de informações para conhecer o perfil dos acidentes de trabalho.

Cabe registrar que o Ministério da Previdência e Assistência Social disponibiliza os dados estatísticos sobre acidentes do trabalho em sua *homepage* na *internet*, http://www.mpas.gov.br. Com isso, dentre outras informações, é possível ter acesso ao número mensal e anual de acidentes registrados e liquidados, tipo de evento (doença do trabalho, acidente típico e acidente de trajeto), ramo de atividade econômica, incapacidade temporária ou permanente, parcial ou total, óbitos. Entretanto, esse banco de dados dá acesso apenas a informações segundo grandes regiões e unidades da federação, não havendo possibilidade de desmembrá-los por municípios ou por microrregiões. Assim, serviços locais/microrregionais de saúde, particularmente centros de referência em Saúde do Trabalhador, têm acesso apenas a dados globais anuais, segundo motivo – acidentes típicos, de trajeto e doenças do trabalho, disponibilizados para os municípios pela Previdência Social.

Além disso, a progressiva utilização da CAT eletrônica, sobretudo a partir do início dos anos 2000, visando a melhorar o registro dos acidentes de trabalho no INSS em empregados segurados, aliada à supressão de cópia desses documentos para a vigilância em saúde do SUS, a partir de 2005, significou perda dessa fonte de informação, principalmente para Centros de Referência em Saúde do Trabalhador.

Mais recentemente, Santana *et al.* (2007), a partir de resultados de estudos baseados no Sistema Único de Benefícios (SUB) da Previdência Social, constataram que muitos acidentes e doenças do trabalho vêm sendo reconhecidos como tal por esse sistema, sem que tenha havido registro formal por intermédio da CAT. Por esse motivo, esses autores consideram pequeno o valor preditivo desse instrumento, mesmo para trabalhadores que receberam benefícios em virtude de acidente de trabalho. A maioria dos casos registrados no SUB estariam sendo reconhecidos como relacionados ao trabalho, em função da adoção do nexo técnico epidemiológico (NTEP).

Acidentes do trabalho típicos: perfil construído a partir das CAT

Observa-se, na Tabela 24.1, a evolução do número de empregados segurados da Previdência Social, de acidentes do trabalho típicos, de óbitos por acidentes, bem como as taxas anuais de incidência, de mortalidade e de letalidade desses eventos de 1970 a 2010.

Tabela 24.1. Acidentes do trabalho típicos no Brasil, de 1970 a 2010

Ano	(A) Empregados segurados	(B) Acidentes típicos[1]	(C) Incidência AT típicos (B/A x 10^3)	(D) Óbitos	(E) Mortalidade (D / A x 10^5)	(F) Letalidade (D / B x 10^4)
1970	7.284.022	1.199.672	164,7	2.232	30,6	18,6
1971	7.553.472	1.308.335	173,2	2.587	34,2	19,8
1972	8.148.987	1.479.318	181,5	2.854	35,0	19,3
1973	10.956.956	1.602.617	146,2	3.173	29,0	19,8
1974	11.537.024	1.756.649	152,3	3.833	33,2	21,8
1975	12.996.796.	1.869.689	143,9	4.001	30,8	21,4
1976	14.945.489	1.692.883	113,3	3.900	26,1	23,0
1977	16.589.605	1.562.957	94,2	4.445	26,8	28,4
1978	16.638.799	1.497.934	90,0	4.342	26,1	29,0
1979	17.637.127	1.388.525	78,7	4.673	26,5	33,6
1980	18.686.355	1.404.531	75,1	4.824	25,8	34,3
1981	19.188.536	1.215.539	63,3	4.808	25,1	39,5
1982	19.476.362	1.117.832	57,4	4.496	23,1	38,1
1983	19.671.128	943.110	47,9	4.214	21,4	44,7
1984	19.673.915	901.238	45,8	4.508	22,9	50,0
1985	20.106.390	1.010.340	50,2	4.384	21,8	40,6
1986	21.568.660	1.129.152	52,3	4.578	21,2	43,4
1987	22.320.750	1.065.912	47,7	5.738	25,7	53,8
1988	23.045.901	927.424	40,2	4.616	20,0	49,8
1989	23.678.607	825.081	34,8	4.554	19,2	55,2
1990	22.755.875	632.012	27,8	5.355	23,5	84,7
1991	22.792.858	587.560	25,8	4.464	19,6	76,0
1992	22.803.065	490.916	21,5	3.634	15,9	74,0
1993	22.722.008	374.167	16,5	3.110	13,7	83,1
1994	23.016.637	350.210	15,2	3.129	13,6	89,3
1995	23.614.200	374.700	15,9	3.967	16,8	105,9
1996	24.311.448	325.870	13,4	4.488	18,5	137,7
1997	24.104.428	347.482	14,4	3.469	14,4	99,8
1998	24.491.635	347.738	14,2	3.793	15,5	109,1
1999	25.765.217	326.404	12,7	3.896	15,1	119,4
2000	27.265.342	304.963	11,2	3.094	11,3	101,4
2001	29.767.846	282.965	9,5	2.753	9,2	97,3
2002	30.805.068	323.879	10,5	2.968	9,6	91,6
2003	31.454.564	325.577	10,3	2.674	9,4	82,1
2004	32.200.411	375.171	11,6	2.839	8,8	75,7
2005	34.687.001	398.613	11,5	2.766	8,0	69,4
2006	36.158.570	403.264	11,1	2.798	7,7	69,4
2007	40.088.979	417.036	10,4	2.845	7,1	68,2
2008	42.076.251	441.925	10,5	2.817	6,7	63,7
2009	43.439.321	424.498	9,8	2.560	5,9	60,3
2010	46.709.417	414.824	8,9	2.712	5,8	65,4

Fontes: Anuário Estatístico da Previdência Social (AESP) 2008. Suplemento Histórico; AESP 2010. Disponível no sítio da Previdência Social.

Pelo exposto em parágrafos precedentes, os dados contidos nesta tabela correspondem à captação parcial dos acidentes do trabalho ocorridos no país. Embora a precariedade desses dados tenha sido assinalada, ao longo das últimas décadas, por numerosos autores, dentre os quais Cohn *et al.* (1985), Alves e Luchesi (1992), De Lucca e Mendes (1993), Hirata & Salerno (1995), Machado e Gómez (1999), Binder e Cordeiro (2003), Waldvogel (2003 e 2011), trata-se de dados oficiais, cuja importância não pode ser descartada, em virtude de sua abrangência nacional.

Na Fig. 24.1 encontra-se a evolução da incidência dos acidentes de trabalho típicos ao longo de 40 anos, com indicação das modificações ocorridas na legislação previdenciária e na organização da assistência médica aos acidentados do trabalho. Observa-se, nesse gráfico, que houve aumento da incidência de acidentes do trabalho típicos nos três primeiros anos da série, seguido de queda interrompida em 1974 e novamente em 1986 -1987, anos em que houve discreta elevação. De 2001 a 2010, a incidência oscilou em torno de 10 acidentes típicos por 1.000 trabalhadores segurados. Em relação ao pico máximo ocorrido em 1972, a queda para os níveis mais recentes foi de aproximadamente 550%.

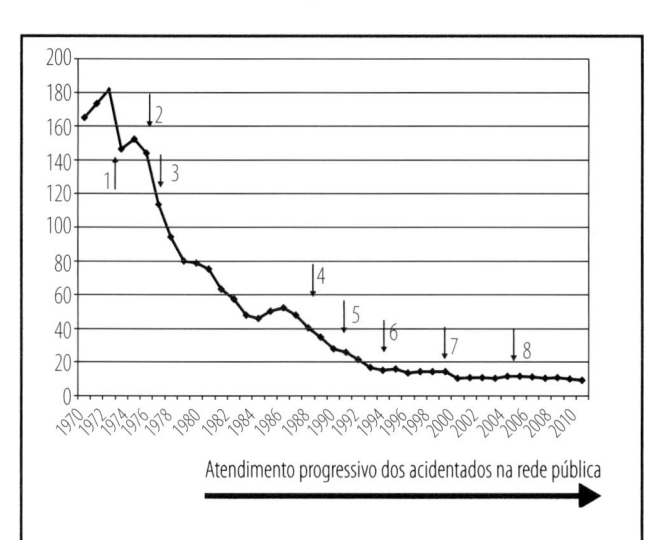

1. 1973: Início da filiação de empregadas domésticas à Previdência Social
2. 1975: PPA: Assistência médica e concessão de benefícios aos acidentados do trabalho por serviços privados (convênios)
3. 1976: Transferência do pagamento dos primeiros 15 dias de afastamento para o empregador
4. 1988: Fim do pagamento diferenciado à rede privada pelo atendimento de acidentados do trabalho
5. 1991: Estabilidade do trabalhador no emprego por um ano após o término do recebimento de benefício acidentário
6. 1994: Extinção do pagamento de pecúlio em caso de invalidez permanente e de óbito por acidente do trabalho
7. 1999: Introdução da CAT eletrônica por meio da Portaria nº 5.200, de 17/05/99
8. 2005: Instrução Normativa da PS suprimindo duas vias da CAT (enviadas até então ao MTE e ao SUS)

Fig. 24.1. Incidência por 1.000 segurados de acidentes do trabalho típicos registrados no Instituto Nacional do Seguro Social, INSS, de 1970 a 2010

Ao longo dos anos, numerosos autores analisaram a evolução dos acidentes do trabalho, assinalando as influências das modificações na legislação previdenciária, bem como na forma de organização do atendimento aos acidentados do trabalho.

Para Possas (1981), resoluções contidas no Plano de Pronta Ação[7] do Instituto Nacional de Previdência Social (INPS), em 1975, influenciaram negativamente a emissão de CAT pelas empresas, em virtude de delegação a estas, por meio de convênios, de procedimentos até então de competência exclusiva da Previdência Social, como concessão de benefícios - previdenciários e acidentários -, realização de perícias médicas e concessão de licenças. A autora questiona o fato de o aumento ocorrido no número de segurados, no quatriênio 1975-1978, ter sido acompanhado de redução do número de acidentes do trabalho registrados.

Cohn *et al.* (1985) assinalam que os números não revelam o drama constituído pelos acidentes do trabalho e, analisando a evolução desses eventos no período de 1968 a 1982, chamam a atenção para o declínio de cerca de 40%, ocorrido na segunda metade do período (1975-1982). Para esses autores, a promulgação da lei nº 6.367, em outubro de 1976, dentre outras medidas, transferindo para o empregador a responsabilidade de pagamento pelos primeiros 15 dias de afastamento do trabalho, passou a contribuir para o subregistro junto à Previdência Social, de acidentes do trabalho leves. Apresentam como argumento a diminuição do número de acidentes que acarretaram incapacidade temporária (que incluem os que implicaram afastamento de até 15 dias), ao mesmo tempo em que os acidentes que acarretaram incapacidade permanente aumentaram em mais de 50%.

A lei 5.859, de 11 de dezembro de 1972, regulamentada pelo Decreto 71.885, de 9 de março de 1973 (Brasil, 1972), incluiu os empregados domésticos no Regime Geral da Previdência Social, contribuindo para diminuição fictícia da incidência de acidentes do trabalho, pois aqueles foram incluídos no denominador (população segurada), sem possibilidade de inclusão no numerador, uma vez que não são cobertos pelo SAT.

Para Rego (1993) e Carmo *et al.* (1995), a progressiva expansão do atendimento aos acidentados do trabalho pela rede pública, ao longo da década de 80, e que culminou, em 1988, com a extinção de pagamento diferenciado aos hospitais privados pelo atendimento desses pacientes, provavelmente contribuiu para a diminuição dos registros desses acidentes na Previdência Social. A favor dessa hipótese, estudos orientados por um dos autores deste capítulo detectaram que, até recentemente, em dois municípios do Estado de São Paulo, um com população de 20 mil habitantes (Cogni, 1999) e outro, de 80 mil habitantes (Avellar, 2005), respectivamente, um hospital e um pronto socorro responsáveis pelo aten-

---

[7] Plano de Pronta Ação (PPA), estabelecido pela resolução INPS 900-10 de 17/02/1975.

dimento da quase totalidade dos acidentados do trabalho dessas localidades, encarregavam-se de fazer chegar as CAT ao INSS. A hipótese aventada pelas autoras e pela orientadora foi de que se tratava de resquícios de rotina implantada no período em que os atendimentos aos acidentados do trabalho eram realizados por meio de convênio entre hospitais e ou pronto-socorros e a Previdência Social, com pagamento realizado de acordo com o número de procedimentos praticados (produtividade). O que ocorreu nesses dois municípios, pode ter também ocorrido em outros, configurando um fator adicional na heterogeneidade dos registros de acidentes do trabalho.

Outro indício de heterogeneidade na qualidade desses registros pode ser observado no estudo de Rego (1993), que revelou queda de cerca de 50% no número de CAT referentes a acidentes de trabalho típicos registrados no INSS no estado da Bahia, de 1988 para 1989, enquanto, no país, o decréscimo foi bastante inferior (cerca de 11%), conforme se pode conferir na Tabela 24.1). Trata-se de tendência geral de queda que vinha ocorrendo em anos anteriores e que continuou nos anos subsequentes, conforme revela a Fig. 24.1.

Cabe assinalar que, em séries históricas, oscilações acentuadas e inexplicáveis de um ano para outro apontam para deficiências do sistema de informação.

Em Estados da federação menos desenvolvidos, observam-se evidências de acentuado subregistro de acidentes do trabalho no INSS (Brasil, 2008 e 2010). Por exemplo, de 1988 a 1994, no Amapá e em Tocantins, não foi registrado nenhum acidente do trabalho, o mesmo ocorrendo em Roraima, de 1988 a 1996. Dados da Previdência Social para 2010 revelam que, no Acre, para 94.283 empregados segurados, foram registrados 422 acidentes do trabalho típicos, o que corresponde à incidência de 4,5 casos por 1.000 segurados. Para o Piauí, a incidência calculada foi de 3,1 casos/1.000 empregados segurados e, para Roraima, de 2,9 casos por 1.000 empregados segurados. Nesses estados, a incidência de acidentes do trabalho típicos foi menor do que a metade da observada no país, para o mesmo ano (8,9 acidentes do trabalho típicos/1.000 empregados segurados). Trata-se de números que apontam para a pequena confiabilidade de bancos de dados oficiais, especialmente em estados menos desenvolvidos da federação.

Dois estudos realizados em Botucatu (SP) apontam na mesma direção, isto é, do subregistro de acidentes do trabalho. Um deles, com base em CAT registradas na agência local do INSS, de 1995 a 1999, revelou diferenças estatisticamente significantes no tempo de afastamento previsto para os acidentes típicos em grandes empresas, quando comparado com o tempo de afastamento previsto para os ocorridos em micro e pequenas empresas. Nestas, o tempo médio observado foi quase 50% superior ao das primeiras. Esse resultado foi considerado pelos autores como forte indício de subregistro de acidentes de menor gravidade por micro e pequenas empresas do município estudado (Binder *et al.*, 2001).

O segundo estudo, realizado por meio de entrevistas domiciliares, utilizando amostra de moradores de 4.782 dos 33.900 domicílios existentes no município, possibilitou estimar em 1.810 o número de acidentes do trabalho (típicos e de trajeto) ocorridos em 1997. Em relação aos casos com obrigatoriedade de emissão de CAT (49%), menos da metade haviam sido registrados junto ao INSS. No geral, os resultados revelaram que os registros previdenciários captaram 22,4% dos acidentes do trabalho. Embora restritos ao município de Botucatu, tais resultados indicam a necessidade de outras fontes de informação, além das CAT, para tornar as estatísticas brasileiras de acidentes do trabalho mais fidedignas (Binder e Cordeiro, 2003).

Barata *et al.* (2000), em municípios paulistas com mais de 80 mil habitantes, investigaram a ocorrência de acidentes de trabalho por meio de estudo de base populacional. Observaram que, do total de eventos, 28,9% haviam sido registrados no INSS e, dentre os que ocorreram em trabalhadores com obrigatoriedade de emissão de CAT, menos da metade dos acidentes (42%) haviam sido registrados.

Na Região Metropolitana de São Paulo, Ribeiro e Barata (1994), também em estudo de base populacional, revelaram que, do total de trabalhadores acidentados, houve emissão de CAT para 26,8%. Dos casos enquadrados na obrigatoriedade de emissão desse documento, 38,35% haviam sido registrados no INSS.

Para Rego (1993), a concessão de um ano de estabilidade no emprego, a partir do término do afastamento do trabalho, aos trabalhadores que recebem auxílio doença acidentário (Lei de Benefícios da Previdência Social nº. 8.213, de 24/07/1991), constitui estímulo negativo ao registro de acidentes junto ao INSS.

Nossa prática tem revelado que, após essa lei, alguns trabalhadores de empresas possuidoras de Serviços Especializados em Engenharia de Segurança e Medicina do Trabalho, apresentando lesões que requerem afastamentos longos (fraturas, amputações) são afastados por 15 dias, voltam à empresa, onde "trabalham" um ou dois dias para, a seguir, ser novamente afastados. Tais empresas têm optado pelo pagamento dos dias parados – além dos primeiros 15 dias – evitando, assim, o pagamento de benefício acidentário previdenciário, o que implicaria a estabilidade referida, o que indica resistência ao cumprimento desse item da legislação.

Outra prática que merece ser investigada a fundo pelas instituições públicas com atribuições na área Trabalho e Saúde, por ser potencialmente prejudicial à saúde das vítimas de acidentes, é a de não afastar trabalhadores que sofreram acidentes graves, inclusive com restrições importantes de mobilidade. Em algumas empresas, tais trabalhadores são trazidos para a empresa, onde permanecem sem executar nenhuma atividade, durante período correspondente à sua jornada de trabalho[8].

---

[8] Relato a um dos autores, de auditor fiscal do trabalho de Minas Gerais que presenciou empregado da empresa indagando a integrante SESMT "*Onde vamos colocar o trabalhador da fratura da perna?*".

Ribeiro (1994) e Wünsch Filho (1999), analisando a evolução da incidência de acidentes do trabalho, parecem ter sido os primeiros autores a argumentar que, tanto as mudanças na legislação, quanto o subregistro, não seriam suficientes para explicar a persistência do declínio observado na incidência desses fenômenos no período por eles analisados. Trata-se de declínio real, não apenas aparente, relacionado, sobretudo à introdução de novas tecnologias, de processos de reestruturação produtiva, de retração do setor secundário com concomitante expansão do setor terciário da economia, bem como da expansão de processos de terceirização.

Wünsch Filho (1999) observou, também, correlação entre o nível de atividade econômica e a incidência de acidentes do trabalho no período estudado (1975 a 1995). Para esse autor, a falta de informações relativas ao setor informal da economia limita de maneira importante o conhecimento da extensão dos acidentes do trabalho no país.

Essa ausência de informações ficou evidenciada no estudo efetuado em amostra populacional, em Botucatu, segundo o qual, 51% dos acidentes detectados ocorreram em trabalhadores informais, ou não abrangidos pelo seguro acidentário, e, em relação aos acidentados com obrigatoriedade de emissão de CAT, menos da metade dos casos haviam sido registrados junto à Previdência Social (Binder e Cordeiro, 2003).

A precarização do trabalho assume diferentes formatos, sobretudo contratos temporários e transferência de atividades perigosas a "terceiras". Tais transferências, geralmente por parte de grandes empresas – "principais" – têm sido propagandeadas como necessárias para que estas focalizem esforços em áreas prioritárias, do ponto de vista de seus objetivos. Trata-se, entretanto, de estratégia de diminuição de custos (um dos pilares do *Toyotismo*). As "terceiras" oferecem menores salários, encarregam-se de atividades que implicam maior risco à saúde e segurança do trabalho, não oferecem as mesmas condições de trabalho ou segurança que as contratantes (principais) e, muitas vezes, não registram em carteira de trabalho todos seus empregados. No entender dos autores, tal forma de convivência de empregados da "principal" e de "terceiras" na mesma planta, configura situação de discriminação em relação aos últimos.

Em grandes empresas, como na indústria do petróleo no Brasil, já foi deflagrado processo de progressiva redução do número de empregados próprios, em relação ao das terceiras, inclusive com a subcontratação de empresas para realizar atividades-fim. Disso resultam enormes prejuízos no tocante à perda de saberes de efetivos antigos e/ou introdução de novos riscos associados à transferência de trabalho – já descrito como complexo, contínuo, coletivo e perigoso –, para grupos de novos contratados que nunca trabalharam juntos; desconhecem as atividades, e não tiveram nem o tempo necessário, nem a ajuda da convivência com colegas experientes, para a aprendizagem que lhes permita desenvolver as competências típicas do fazer coletivo, em situações de trabalho complexo (Ferreira e Iguti, 1996).

Gestores que optam por estratégias de precarização, como as acima descritas, insistem em considerar a aprendizagem em situação de trabalho real como algo que possa ser reduzido à mera prática de repasse de informações ao novo contratado, desconsiderando resultados de estudos como o de Ferreira e Iguti (1996), que mostram numerosos exemplos da importância que tem, a aprendizagem coletiva das características de funcionamento desses sistemas, para a sua segurança.

Também o crescimento do mercado de trabalho informal é preocupante, pois esses trabalhadores, sabidamente, são submetidos a piores condições de trabalho, correndo maiores riscos de adoecer e de acidentar-se no trabalho, em comparação com os inseridos no mercado formal.

Quanto aos óbitos (cifras que englobam acidentes do trabalho típicos, de trajeto e doenças do trabalho), a Tabela 24.1, construída a partir de dados da Previdência Social, revela tendência de elevação, de 1970 até 1987, quando atinge o pico (5.738 casos), oscilando até 1992, ano a partir do qual decresce progressivamente. A partir daquele ano, com exceção de 1995 e 1996, o número de óbitos apresenta tendência à diminuição. Trata-se de dados globais para o país que, para melhor descrição, precisariam ser analisados de acordo com vários outros recortes, dentre os quais, regiões geográficas, estados e municípios, ramos de atividade, gênero e idade dos acidentados, local de ocorrência (empresa ou espaços públicos) etc.

Waldvogel (2011) analisou óbitos por acidentes de trabalho no Estado de São Paulo, de 1997 a 1999, a partir de dois bancos de dados que integrou, denominando-o de base integrada CAT/INSS e declarações de óbito (DO)/SEADE. A autora encontrou, no período, 1.469 óbitos por acidentes de trabalho registrados no INSS e 1.647 óbitos por meio das declarações de óbito. Apenas 530 casos constavam de ambos os bancos de dados.

A Fig. 24.2 revela que, de 1970 a 2010, a mortalidade por acidentes do trabalho típicos apresentou tendência geral de queda.

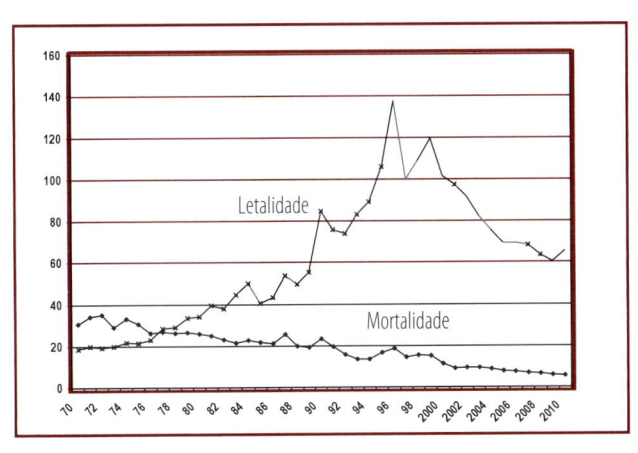

Fig. 24.2. Acidentes do trabalho típicos - mortalidade por 100.000 empregados segurados e letalidade por 10 mil acidentes registrados, de 1970 a 2010.

Em relação à letalidade, pode-se verificar, na Fig. 24.2, uma elevação progressiva de 1970 a 1996, ano em que atinge 137,7 óbitos/10.000 acidentes, para, nos anos seguintes, apresentar tendência geral de queda, com oscilação para cima em 1998 e 1999.

Para Possas (1987) e Costa et al. (1989), a concomitância do decréscimo do número de casos de acidentes do trabalho com o aumento no número de óbitos, no período por eles analisado, indica inconsistência dos dados oficiais, na medida em que é mais difícil deixar de registrar acidentes fatais do que não fatais, particularmente os leves.

Um aspecto importante, no que se refere aos óbitos, relaciona-se ao local de ocorrência – se em espaços da empresa ou em espaços públicos (ou da rua). Dentre os autores que já se ocuparam desse aspecto, Machado (1991), analisando 500 óbitos por acidentes do trabalho no município do Rio de Janeiro, em 1987-1988, observou que 79% haviam ocorrido em locais externos às empresas, ou seja, no "espaço da rua". Em termos de anos de vida perdidos, tais óbitos foram responsáveis pela perda de 11.181 anos, contra 3.063 anos representados pelos óbitos ocorridos no interior de empresas.

Duas pesquisas sobre acidentes do trabalho fatais realizadas em municípios da região de Campinas (SP), um com base em informações contidas em CAT, no período de 1972 a 1978 (Ferreira e Mendes, 1981), e outra com base em declarações de óbito e boletins de ocorrência policial (De Lucca e Mendes, 1993), revelaram que acidentes de trânsito envolvendo veículos motorizados e homicídios, haviam sido as principais causas externas dos óbitos.

Gawryszewski et al. (1998), analisando 540 acidentes fatais ocorridos no Estado de São Paulo em 1995, observaram que 69,4% haviam ocorrido em espaços externos às empresas, sendo que 29,3% foram constituídos por acidentes do trabalho típicos ocorridos no trânsito; 24,5%, por acidentes de trajeto e 15,9%, por homicídios, sem especificação quanto ao motivo (típico ou trajeto). Os autores chamam a atenção para o fato de mais de dois terços dos acidentes fatais estarem ocorrendo fora dos espaços das empresas, mudança da realidade que precisaria ser considerada e estudada em maior profundidade.

Com base na observação da importância dos espaços públicos ou "da rua" como local de ocorrência de acidentes do trabalho fatais, esses autores propuseram classificar os acidentes do trabalho em: a) típicos - apenas os que ocorrerem no interior das empresas; b) de trânsito - os que ocorrerem a serviço da empresa, fora de suas dependências, envolvendo veículos a motor, com o acidentado podendo ser motorista, passageiro ou pedestre; c) de trajeto - os que ocorrerem no percurso para as refeições e de casa para o trabalho e vice-versa; d) homicídios - os decorrentes de agressão dentro ou fora da empresa (Gawryszewski et al., 1998). No entender dos autores deste capítulo, decorridos mais de quatorze anos, esta sugestão, não adotada, continua pertinente, merecendo ser avaliada pelos ministérios mais diretamente envolvidos com as questões relacionadas à Saúde e Segurança do Trabalho, ou seja, Trabalho, Saúde e Previdência Social. As justificativas baseiam-se, sobretudo, na necessidade de políticas públicas diferenciadas, uma vez que as ações de prevenção são também diferenciadas.

Por exemplo, no caso dos acidentes de trânsito, melhoria das condições da malha viária, melhoria de itens relacionados à segurança dos veículos, construção de ciclovias, melhoria da educação para o trânsito de condutores e de pedestres e aumento da fiscalização, dentre outras, são medidas indicadas para prevenir esses eventos. Já os homicídios, que têm aumentado de maneira alarmante, apresentam determinantes econômicos, sociais, políticos e culturais, exigindo resposta social organizada, que conduza a decisões políticas capazes de operar mudanças econômicas e sociais, e à superação das graves contradições existentes no país. Vários autores, dentre os quais Minayo (1994 e 2007a), Lima e Ximenes (1998), Barradas et al. (1999), Souza e Minayo (1999), Freitas et al. (2000) e Souza e Lima (2007), têm estudado o aumento da violência urbana no país que, desde os anos 1980, vem ocupando o segundo lugar entre os óbitos por causas externas, com destaque para homicídios e acidentes.

No caso dos acidentes de trânsito - do trabalho ou não -, vários estudos têm revelado a crescente importância do envolvimento de motocicletas em acidentes graves e fatais (Scalassara, 2000; Andrade e Mello Jorge, 2000; Bastos et al. 2005; Diniz et al. 2005; Barros et al., 2003; Minayo, 2007b; Silva et al., 2008).

Em localidades como Londrina e Maringá, no Estado do Paraná, estudos chamam a atenção para a ocorrência de elevado número de acidentes de trânsito envolvendo bicicletas, muito utilizadas como meio de transporte, sobretudo por trabalhadores, em virtude do baixo custo e da boa adaptação às condições topográficas e climáticas das localidades. Trata-se de resultados de duas cidades paranaenses, mas que podem se repetir em outras localidades onde esse veículo é utilizado, em escala igual ou semelhante.

Acidentes do trabalho fatais: perfil construído a partir de Declarações de Óbito (DO)

A Declaração de Óbito (DO) é um instrumento utilizado para registrar os óbitos em todo o país, sendo que o preenchimento da causa da morte constitui atribuição de médicos. Esse documento é indispensável para registrar o evento em cartório que, por sua vez, emite o atestado de óbito.

As declarações de óbito são a fonte de informação do Sistema de Informação sobre Mortalidade (SIM), que tem origem nos municípios, responsáveis pela inserção dos dados no sistema, sendo coordenado, no nível estadual, pelas secretarias de saúde e, no nível central, pelo Ministério da Saúde, que as disponibiliza no sítio da internet: http://www.datasus.gov.br.

Por conter campos que permitem registrar dados referentes aos acidentes de trabalho, as DO constituem importante fonte de informação nos casos de acidentes de trabalho fatais. Machado e Gómez (1999) mencionam a abrangência nacional desses documentos e a proximidade com o sistema de saúde, como vantagens que lhes conferem potencialidades ainda não exploradas.

Como limitação das DO, Mello Jorge (1990) assinala o registro da natureza da lesão (classificadas no Capítulo XIX da CID 10, códigos S00-T98), ao invés da causa externa (Capítulo XX, códigos V01 a Y98). Esse fato, aliado ao não preenchimento do campo específico sobre tratar-se ou não de acidente do trabalho, impede a identificação do óbito como tal, quando este for o caso.

Para Waldvogel (2011), a principal desvantagem das declarações de óbitos como fontes de informação para estudos de mortalidade por acidentes de trabalho consiste no não preenchimento do campo destinado ao registro do óbito como tendo sido causado (ou não) por esses eventos. Para os autores deste capítulo, isto pode ser explicado, tanto por desconhecimento do médico sobre a situação em que ocorreu o falecimento, como pelo temor de se comprometer ao efetuar tal registro. Outras limitações, segundo a autora, referem-se à falta de campos específicos relativos ao local de ocorrência do acidente e se o trabalhador estava ou não a serviço da empresa, bem como a desconsideração dos homicídios como causa externa de acidentes de trabalho, apesar da legislação previdenciária admiti-los como tal, quando for o caso.

Cordeiro et al. (1999), em estudo com base populacional, cujas informações foram obtidas por meio de declarações de óbitos, entrevistas domiciliares com familiares e de fontes secundárias (prontuários hospitalares, serviço de verificação de óbito e instituto médico-legal), observaram que havia pouca concordância entre a ocupação registrada nas DO, quando confrontadas às obtidas das outras fontes, levando os autores a considerá-las extremamente precárias.

Já em relação aos acidentes de trânsito, Ladeira e Guimarães (1998) estudaram óbitos ocorridos em hospitais de Belo Horizonte e compararam a causa básica registrada nas declarações de óbito com as obtidas por meio de questionário. Esses autores constataram elevada proporção de acidentes não especificados como tal nas DO, em que pese tratar-se de declarações preenchidas por médicos legistas; a perda de informação foi de 70%.

Beraldo et al. (1993), analisando declarações de óbito, verificaram que a mortalidade por acidentes do trabalho correspondeu a 3,3% dos óbitos por causas externas. Comparando os dados obtidos por meio das Declarações de Óbito com os da Previdência Social, para o mesmo período, os autores constataram que as mortes registradas como acidentes do trabalho, nas primeiras, correspondiam a 56,8% das registradas na Previdência Social.

Em Porto Alegre, estudo de amostra de 159 óbitos por causas externas, com base em declarações de óbito e de entrevistas com familiares dos falecidos, revelou que, de acordo com estas, em 31 casos o óbito estava relacionado ao trabalho. Já segundo as declarações de óbito, essa relação aparecia em apenas seis casos. Em relação às causas externas, dos 31 óbitos, 14 foram homicídios; quatro, assalto com morte; nove, atropelamento ou colisão, e quatro, classificados como outras causas (esmagamento por máquina, choque elétrico, carbonização e afogamento). Em relação à inserção no mercado de trabalho, 55% dos trabalhadores mortos estavam inseridos no mercado formal de trabalho, porém, a maioria (64,7%) não se enquadrava na obrigatoriedade de emissão de CAT, por não serem abrangidos pelo seguro acidentário. Dentre as conclusões, destacam-se as recomendações para a melhoria da qualidade das informações registradas nas DO e a necessidade de políticas públicas de segurança que ultrapassem os limites de atuação dos setores da Saúde e do Trabalho (Oliveira e Mendes, 1997).

Nas últimas décadas, o crescimento acentuado da violência urbana, representada pelos homicídios e pelos acidentes de trânsito, tem atingido tanto trabalhadores que desenvolvem suas atividades – total ou parcialmente – no espaço da rua, como todos os que, cotidianamente, transitam por esse espaço, nos percursos de ida e volta ao trabalho. Isso levou Santana et al. (2005) a afirmarem que duas aproximações seriam importantes e frutíferas para a produção de conhecimentos visando à proteção e à promoção da saúde do trabalhador: o entendimento dos acidentes de trabalho como uma forma de violência, aliás, como já assinalavam, há quase três décadas, Cohn et al. (1985), e a articulação da área de Saúde do Trabalhador com o campo de estudos sobre a violência.

Sistema de Informação de Agravos de Notificação – SINAN

O SINAN é um sistema de informações do SUS / Ministério da Saúde, no qual são registrados os agravos de notificação compulsória no país. Em 2004, a portaria nº 777/2004 MS estabeleceu a notificação compulsória para acidentes de trabalho fatais, com mutilação, com exposição a material biológico e em crianças e adolescentes, determinando que seu registro fosse efetuado no Sinan (Brasil, 2004).

Dois anos depois, considerando os impactos negativos dos acidentes de trabalho para os acidentados e suas famílias, para a sociedade e para a economia, o Ministério da Saúde elaborou um protocolo para orientar a notificação de acidentes do trabalho fatais, graves e com crianças e adolescentes, sugerindo a ampliação de sua captação não somente pelas fontes do próprio SUS (SIA/SUS, SIH/SUS, SIM/SUS, SAMU e Sinitox), mas também por meio de boletins de ocorrências policiais – BO, de boletins de registros de acidentes de trânsito do Departamento Nacional de Trânsito – Denatran, e de CAT (Brasil, 2006).

Acidentes-tipo, como quedas de altura, soterramentos, choques elétricos e eletrocussões, acidentes envolvendo veículos automotores, atividades de manutenção, operação de máquinas e de equipamentos de grandes dimensões, incêndios e explosões, dentre outras condições e/ou circunstâncias, são sobejamente conhecidos como fatores causais de numerosos óbitos por acidentes do trabalho. Na experiência dos autores, casos dessa natureza têm configurado situação de desrespeito à legislação de segurança vigente no país, não somente identificáveis por meio de inspeções de segurança, como passíveis de enquadramento em situações de risco grave e iminente, justificando interdição e/ou embargo, conforme o caso. Com frequência verifica-se, também, que o acidente em questão não é o primeiro que ocorre envolvendo aqueles componentes do sistema sociotécnico. E mais, não é raro que análises precedentes tenham ignorado ou deixado de diagnosticar tais situações de risco. Ou então, tendo efetuado o diagnóstico e formulado medidas de correção, estas foram desconsideradas pela empresa.

Entre especialistas do campo, há relativa unanimidade em relação à necessidade da construção e efetiva operacionalização de sistemas de informação capazes de subsidiar autoridades de saúde e demais interessados no desenvolvimento e implantação de política de Saúde do Trabalhador, nos diversos níveis de atuação territorial. Na situação atual, apesar da importância das iniciativas existentes, persistem desafios, dos quais destacamos: a) a criação de mecanismos que permitam a unificação de informações provenientes de diversos subsistemas que operam com linguagens diferentes, que consigam oferecer diagnósticos de saúde compatíveis com o princípio da universalização da assistência, adotado no SUS; b) a estruturação e funcionamento de sistemas de informação e não apenas de banco de dados a ser analisado de forma esporádica e pontual. O sistema precisa ter agilidade na detecção de mudanças de padrões em perfis de mor-bimortalidade, nos diversos territórios, assim como oferecer pistas que auxiliem seu contínuo aperfeiçoamento, identificação de prioridades a serem trabalhadas e incorporar informações sobre resultados de análises em profundidade de acidentes, e iniciativas de suporte à identificação de novos tipos de agravos, em particular, doenças relacionadas ao trabalho, consequências tardias de acidentes, e outros eventos priorizados localmente.

Aparentemente, a ausência de iniciativas políticas de governo que avancem nesse sentido ainda reflete, de um lado, a condição subalterna da área de Saúde do Trabalhador na política de Saúde do país e, de outro, a condição subalterna do campo da saúde nas políticas de governo, em particular a força dos grupos de interesse ligados às principais atividades que usufruem os frutos do atual modelo de "desenvolvimento" econômico do país.

▶ Múltiplos olhares sobre os acidentes de trabalho

Na década de 1930, Heinrich (1959) esboçou a "teoria do dominó"[9], apresentando o acidente como o último evento de uma sequência linear, constituindo tentativa de sistematização que se contrapunha à noção de fatalidade. Essa teoria representa o acidente por uma sequência de cinco pedras de dominó, posicionadas de modo que a queda de uma, desencadeia a queda das subsequentes.

A terceira pedra da série introduziu as noções de atos inseguros e de condições inseguras como fatores imediatamente precedentes ao acidente propriamente dito e à lesão. De acordo com a teoria, os comportamentos, ações ou omissões, do trabalhador, exercem papel de destaque e devem ser contempladas na prevenção. No Brasil, os atos inseguros, provavelmente, ainda estão entre as "causas" mais difundidas de acidentes.

Embora a "teoria do dominó", desenvolvida por Heinrich, descreva o acidente como sequência linear de eventos, sua difusão destaca a dicotomia ato inseguro/condição insegura, que também aparece referida como fator humano/fator técnico, ou "vestindo roupa nova" e sendo reapresentada como "atos fora de padrão", "não conformes" ou outras denominações que priorizam explicação do ocorrido de modo centrado no indivíduo, regra geral, a própria vítima.

Os atos inseguros foram apontados na literatura mundial como as principais "causas" de acidentes, num processo que culminou com sua consagração na legislação. No Brasil, essa ideia foi reproduzida à exaustão em publicações da Fundação Jorge Duprat de Figueiredo, Fundacentro, organismo oficial do MTE e ficou registrada na Norma Regulamentadora número 1 (NR-1), desse mesmo Ministério, durante mais de 20 anos. Publicações e norma definiam a identificação de atos e/ou condições inseguras como objetivos da investigação, considerando-os "causas" dos acidentes. Recentemente, em publicação específica (Brasil, 2010) e na Portaria Nº 84, de março de 2009 (Brasil, 2009), o MTE rompeu com essa noção, retirou o inciso relativo ao "ato inseguro" do item 1.7, alínea b da NR-1 e passou a recomendar formalmente que a mesma não mais fosse utilizada em análises de acidentes. Movimento semelhante deu-se na Fundacentro, que a partir da segunda metade da década de 1990, abandonou a visão reducionista, passando a recomendar a adoção de *concepção multicausal* e *abordagens sistêmicas* de acidentes de trabalho.

No Brasil, Binder *et al.* (1997) e Almeida *et al.* (2000) consideram que as análises de acidentes de trabalho efetuadas por empresas, com base nessa teoria, têm contribuído para a atribuição de culpa às vítimas. Vilela *et al.* (2004) mostram a reprodução desse modelo em práticas periciais de polícia técnica em casos de acidentes fatais.

Estudando a segurança de motociclistas profissionais, Diniz *et al.* (2005) revelaram a natureza falaciosa das leituras que descrevem seus comportamentos como de "cachorros loucos", suicidas potenciais e equivalentes. Os autores revelam que a gestão de risco é parte de conjunto permanente de preocupações desses condutores, e as práticas arriscadas tendem a ser adotadas quando constrangimentos organiza-

---

[9] Ver Capítulo 53 deste livro.

cionais limitam ou impedem o uso das estratégias desenvolvidas para a prevenção.

Nos últimos 40 anos, a literatura consagrou a concepção multicausal de acidentes do trabalho, ampliando os horizontes a serem explorados nas análises, e minimizando a importância atribuída anteriormente aos fatores imediatamente precedentes às lesões, geralmente ações ou omissões do trabalhador acidentado ou colega, ou seja, ao comportamento do acidentado.

Um dos enfoques cujos estudos abordam as ações humanas no trabalho analisando os comportamentos dos trabalhadores sob a ótica dos erros humanos, procurando identificar os tipos de erros ocorridos nos acidentes e centrando a prevenção na supressão desses erros, é o comportamentalista, ou *behaviorista* (Kirwan, 1992a; Kirwan, 1992b; Rassmussen *et al.*, 1987). Trata-se de abordagem que, em virtude de alguns pressupostos que adota, apresenta limitações importantes:

- **Comportamento humano em situação de trabalho:** visto como produto de escolhas racionais, conscientes, em situação na qual teria sido possível escolher agir do "jeito certo";
- **Trabalho propriamente dito:** considerado o trabalho prescrito, desconsiderando as variabilidades, inclusive as mais frequentes, e as estratégias de recuperação que ensejam ocasião em que tendem a criar risco, não identificado no trabalho prescrito, ou segurança;
- **O fenômeno acidente:** reduzido ao que pode ser descrito como evento sem história.

Para Reason (1999), os acidentes de trabalho constituem fenômenos organizacionais. Llory (1999) prefere denominá-los fenômenos psico-organizacionais. Esses autores, de maneira isolada ou associada, utilizam: (a) contribuições da Ergonomia, da Psicologia, da Engenharia de sistemas e de outras correntes de conhecimento acerca de aspectos cognitivos – individuais e coletivos – da confiabilidade humana em sistemas sociotécnicos abertos; (b) aspectos do estudo das formas de gestão da produção e da segurança nesses sistemas. Nos parágrafos a seguir, serão apresentados aspectos da abordagem da dimensão humana das correntes organizacional e psico-organizacional, com destaque para as diferenças de concepção em relação à corrente comportamentalista/*behaviorista*.

Segundo Rassmussen *et al.* (1987) e Reason (1999), as ações humanas podem ser classificadas em três tipos:

- Ações baseadas em <u>habilidades</u>, que se tornam predominantemente "automatizadas", em que se usa a memória não consciente, podendo ser acionadas praticamente de imediato, como trocar marcha de um automóvel, pedalar uma bicicleta e adotar aceleração de modos operatórios na execução de trabalhos manuais repetitivos. Na fase de aprendizagem, os novatos costumam saber descrever as dificuldades percebidas nessas atividades, podendo ainda revelar que, nesse período, precisam lançar mão da atenção durante a operação. Com a aprendizagem obtida na prática, quando a atividade se torna rotineira, a atenção é liberada para uso em outras operações ou tarefas, e eventuais dificuldades do passado costumam ser esquecidas.
- Ações baseadas em <u>regras ou prescrições</u>, que exigem recorrer a estas para definir o comportamento, como, por exemplo, executar manutenção preditiva em equipamento ou respeitar sinalização ou padrões de segurança, em situações precedidas por treinamentos e aprendizagem, como no trabalho em ambientes confinados, ou de condução no trânsito.
- Ações baseadas em <u>conhecimentos</u>, que exigem raciocínios e integração de conhecimentos mais complexos para serem definidas, necessitando, por vezes, de tempo para avaliar o conjunto de informações disponíveis, como por exemplo, a correção de parâmetros em sala de controle de sistema de elevada complexidade. Essa modalidade de gestão psíquica aparece de forma típica na realização de tarefas novas.

Hale e Glendon (1987) afirmam que, se em situação baseada em habilidades, ocorre um acidente e este é atribuído à "falta de cuidado" do operador, a recomendação de mais atenção somente fará sentido se acompanhada por mudanças no nível de controle, isto é, transformação de ações baseadas em habilidades para ações baseadas em regras e/ou conhecimentos. É preciso assinalar que, em algumas situações, tal transformação exigirá modificações na concepção da atividade, porém, em outras, poderá exigir modificações em vários aspectos do processo produtivo.

No *behaviorismo*, os chamados "programas de segurança comportamental" propunham a implantação de práticas de observação do trabalho e recenseamento de comportamentos "inseguros" ou "não conformes", de modo a ensejar *feedbacks* individuais e ou coletivos. As abordagens individuais costumam ser estimuladas por práticas que visam a obter, por parte do observado, confissão da falha cometida. Em suas vertentes mais retrógradas, o foco é exclusivamente no comportamento de operadores situados nos níveis hierárquicos inferiores do sistema. O padrão adotado para a definição de falha é o trabalho prescrito, ou seja, um *a priori* que desconsidera, por exemplo, o tipo de atividade realizada, o modo de gestão psíquica adotado, as razões pelas quais, para o operador, fazia sentido agir da forma escolhida. Além disso, essa abordagem não explora a história do sistema, nem possíveis contribuições de aspectos incubados nas origens daquele comportamento.

Parte dos adeptos do *behaviorismo* defende, como determinante maior da prevenção, a ideia de construção de uma "cultura de segurança", expressão que, atualmente, apresenta vários sentidos na literatura. Nas vertentes mais atrasadas, é apresentada como a soma dos comportamentos dos indivíduos que atuam no sistema, como mera adesão às prescrições ou normas de segurança emanadas da alta cúpula. As práticas de vigilância de comportamentos, de estímulo às confissões, e de *feedbacks* assumem papel central na construção dessa noção de cultura, podendo somar-se a outras, como premiação ou punição - explícita ou dissimulada - dos comportamentos.

Essas práticas desconsideram a contribuição da Antropologia, que aborda cultura como um conjunto de valores e crenças coletivos, compartilhados por grupos populacionais, com propagação que independe das estratégias e objetivos gerenciais da organização. Atualmente, assiste-se à ofensiva de propostas de programas de "segurança comportamental", como receitas de prevenção, independentemente das realidades acidentárias dos sistemas interessados. É a "roupa nova" da atribuição de culpa.

Para Cooper (2000), a existência de cultura de segurança implica identificar *a priori*, em cada um dos processos e tarefas a eles relacionadas, as situações que implicam riscos à saúde e à integridade física dos trabalhadores, avaliando, para cada um deles, os danos potenciais e as probabilidades de ocorrência, devendo-se, a partir desse diagnóstico, adotar medidas de controle. Para esse autor, todos os procedimentos deverão ser registrados, e essa documentação colocada gratuitamente à disposição dos interessados. Mudanças no processo produtivo, introdução de novos equipamentos, de novas matérias primas etc. deverão ser submetidos aos mesmos procedimentos, antes de serem implantados definitivamente. Assim, antes do início das tarefas – de qualquer tarefa, segundo Cooper (2000) – cabe aos membros da equipe avaliar os riscos.

Parte dos autores que propunham o desenvolvimento de culturas de segurança convive com situações nas quais os acidentes ocorrem em sistemas em que a confiabilidade e a segurança, associadas aos componentes técnicos, são elevadas. De acordo com alguns desses estudiosos, o componente humano seria o elo fraco da segurança desses sistemas, o que justificaria a adoção das estratégias de segurança comportamental. Além disso, nessas abordagens, desconsidera-se que os comportamentos humanos nessas situações não se dão de modo independente dos demais componentes, de suas características técnicas, de interações presentes e dos objetivos do sistema. E, tampouco, as mudanças ocorridas nos demais sistemas com os quais se inter-relacionam. Vale lembrar que, no trabalho, a detecção e interpretação de sinais dependem da forma como são apresentados, do respeito às características psicofisiológicas dos operadores, da história da constituição dos coletivos de trabalho, entre outros aspectos.

No limite, é possível dizer que esse enfoque embute o pressuposto de que a rígida adesão aos procedimentos garantiria a segurança. A fragilidade dessa ideia foi evidenciada por Rasmussen (1990), ao estudar a atividade em usinas nucleares consideradas, a princípio, como um dos mais rígidos ambientes de trabalho. Ele demonstrou grande flexibilidade e adaptabilidade a circunstâncias e desvios de recomendações e rotinas. O descumprimento dos procedimentos padronizados não se devia ao desconhecimento e, na verdade, os operadores tentavam "*executar a tarefa da melhor forma que achavam naquele momento*" (Vincent 2009).

O trabalho humano é descrito nas seguintes palavras: "*estamos constantemente nos adaptando às novas circunstâncias, fazendo o melhor que podemos e suportando vários tipos de pressão organizacional*" (Vincent, 2009, p. 125).

Finalizando a discussão, esse autor afirma:

> "*Muitas pessoas que são encarregadas de melhorar a segurança acham que aumentar a padronização e a automatização, realizar mais treinamentos e tornar mais rígidos os procedimentos é o caminho a ser tomado. Embora não devamos subestimar a importância dessas abordagens, particularmente em sistemas desorganizados [...] Rasmussen nos ajuda a compreender que isso jamais poderá ser uma solução completa. A segurança é, tanto no nível individual, como no organizacional, muito mais uma questão de se adaptar ao que acontece em um ambiente que se altera constantemente do que simplesmente estabelecer padrões e esperar que as pessoas os sigam durante todo o tempo. As pessoas que trabalham no sistema de segurança sempre [...] estarão, com mais frequência, aptas a prever acidentes, a antecipar-se a algum evento e a improvisar em um ambiente complexo e mutável*" (Vincent, 2009, p. 126).

As abordagens que entendem o comportamento com o olhar reducionista do comportamentalismo/*behaviorismo* limitam-se a agir de modo a tomar as consequências, ou seja, os comportamentos dos operadores, como "causas" principais ou determinantes dos acidentes, o que não contribui para a prevenção e cerceia o aprendizado a partir do acidente.

De acordo com Freitag e Hale (1999), o aprendizado organizacional, a partir da ocorrência de um acidente do trabalho, implica os seguintes questionamentos (ou etapas a percorrer):

- Por que o planejamento e as avaliações existentes não identificaram o risco em questão?
- Por que o seu controle não foi priorizado?
- Houve definição de responsável por este controle?
- A comunicação foi adequada?
- As metas do sistema de gestão (por exemplo, de segurança e de produção) eram conflitantes?
- Por que não foram alocados recursos adequados?
- Desempenhos e comportamentos esperados foram adequadamente recompensados?

Para Reason (1999), os erros cometidos pelos executantes/operadores, que atuam na linha de frente, e cujas consequências são imediatas, constituem os erros ativos. Os cometidos por idealizadores, construtores do sistema, responsáveis por decisões de alto nível, diretores etc., cujas consequências podem ficar "adormecidas" por muito tempo, são denominados erros latentes. Posteriormente, esse mesmo autor tem utilizado a denominação condições latentes, pois verificou-se que, em muitos casos, decisões que a princípio não podiam ser consideradas erradas, contribuíam para as origens de acidentes.

Segundo esse autor, os esforços para descobrir e neutralizar as condições latentes produzem resultados mais efetivos em termos de aumentar a confiabilidade do sistema do que as tentativas pontuais de reduzir erros ativos.

O modelo de abordagem de acidente desenvolvido por Reason (1999) considera que diversas barreiras colocadas em sequência possuiriam a capacidade de evitar os acidentes. Entretanto, devido a brechas nessas barreiras, é possível que, em algumas ocasiões, elas sejam ultrapassadas, dando ensejo ao acidente. Esse autor apresenta dois caminhos para a origem de acidentes, sendo que, no caminho mais comum, os acidentes são disparados por erros ativos com origens em condições latentes (conforme a situação, erros latentes), representadas por múltiplas e diferentes possibilidades de interações entre fatores e condições de postos e ambientes físicos de trabalho, bem como decisões e escolhas estratégicas relacionadas à organização do trabalho e da produção. Em um segundo caminho, os acidentes resultariam diretamente de interações entre elementos das condições latentes (erros latentes), sem necessidade de ocorrência de erros ativos.

Reason (1999) destaca que as análises de acidentes envolvendo erros ativos devem explorar as origens desses erros nas condições latentes presentes no sistema. O autor enfatiza a inadequação das políticas de segurança centradas na ideia de combate às falhas humanas, uma vez que os mesmos tipos de ações teriam origens em múltiplas e diferentes possibilidades de interações de componentes que configuram condições latentes. Por outro lado, a possibilidade de acidentes sem ocorrência de erros ativos, constitui outra limitação dos programas de segurança comportamental da corrente comportamentalista/*behaviorista*, que nada propõem em relação à prevenção desse tipo de evento.

Para Sperandio (1996), a confiabilidade sistêmica baseia-se justamente nas capacidades e habilidades dos trabalhadores para corrigir perturbações, não apenas não cometendo erros, mas executando o gesto adequado, tomando iniciativas e recuperando o erro da máquina ou de outro operador.

Para Déjours (1995), a abordagem do fator humano nos acidentes de trabalho possui duas vertentes: a da falha humana e a da gestão de recursos humanos. A primeira prioriza a identificação de falhas, de desrespeito a regras, de erros ou de faltas cometidas no trabalho, privilegiando a defesa de regulamentos, de disciplina, de vigilância e de instruções direcionadas para o controle das ações. A vertente da gestão de recursos humanos, por sua vez, prioriza aspectos como a motivação do indivíduo e a cultura da empresa.

"Viver é arriscar-se". As decisões e as práticas de correr riscos estão sempre presentes no cotidiano das pessoas. Estão também presentes na gestão das atividades das empresas, face às variabilidades normais dos processos de produção e de trabalho.

A abordagem dos acidentes do trabalho deve, necessariamente, incluir a análise dos aspectos subjetivos envolvidos nas tomadas de decisão de assumir determinados riscos, ou de arriscar-se. Para Goguelin (1993), arriscar-se implica decisão de agir, e significa expor-se a um perigo, na esperança de obter vantagem ou ganho. Entretanto, o insucesso – capaz de prejudicar o autor e, ou outrem –, pode sobrevir, sendo possível estimar suas probabilidades de ocorrência, bem como a gravidade do resultado ou resultados.

Dentre os fatores que influenciam a decisão de arriscar-se, esse autor menciona a falta de formação adequada, a existência de competitividade nas relações entre o indivíduo (que arrisca) e o grupo, as pressões da organização (empresa), a adaptação ao perigo gerando falsa sensação de segurança, e a existência de medidas/regras de segurança que geram desconforto. A esses fatores, Simard (1993) acrescenta a pressão de colegas, as atitudes da supervisão e a orientação da empresa.

Por sua vez, Vincent (2009) destaca que as próprias medidas de segurança podem afetar os sistemas de maneira inesperada, em especial, por um lado, estimulando a crença de que 'agora' é possível trabalhar em condições mais arriscadas, e por outro lado, pressões daqueles que querem fazer sempre um pouco mais, e colocam a segurança em risco.

No contexto brasileiro, na maioria dos casos, arriscar-se é parte das tarefas habituais, desenvolvidas em contextos de subsistemas técnicos extremamente precários do ponto de vista da segurança. Acresce que, em muitos casos, os trabalhadores assumem riscos em obediência a determinações de chefias, ou seja, sabendo que a consequência possível da desobediência é a perda do emprego, o que paralisa a discussão, ainda que teórica, da aceitabilidade, pelos trabalhadores, de condições sabidamente frágeis do ponto de vista da segurança do trabalho. Nesses casos, arriscar-se não é fruto de decisão baseada em livre escolha do trabalhador. Pelo contrário, trata-se de imposição, em grande parte mediada pelo medo de perder o emprego e/ou pelo desejo de realizar a atividade.

Mesmo em empresas que possuem critérios que definem a aceitabilidade dos procedimentos a serem adotados em situações que podem ensejar acidentes, nem sempre os mesmos são garantidos, particularmente se surgiram sem ampla discussão e sem o apoio explícito e irrestrito dos escalões hierárquicos superiores. A adesão da alta hierarquia, embora não suficiente, é necessária ao desenvolvimento de cultura de segurança na empresa.

Estudos ergonômicos enfatizam a importância do reconhecimento da existência de variabilidade nas formas de realização das atividades pelos trabalhadores. Assim, existe zona ou faixa de interações capaz de conduzir à obtenção dos resultados planejados, correspondendo à "variabilidade normal", esperada, de componentes do sistema. Entretanto, mudanças que perturbam o fluxo da atividade (perturbação) a ponto de subtraí-lo do controle do trabalhador (ou trabalhadores), são consideradas "variabilidades incidentais". Considera-se que as investigações de acidentes, incidentes e quase acidentes exigem:

- a compreensão da existência de variabilidade normal;
- o esclarecimento das estratégias ou "jeitos" de que o trabalhador lança mão no desempenho de suas atividades;
- a identificação dos fatores que, eventualmente, possam acarretar o insucesso dessas estratégias ou "jeitos".

O esclarecimento das origens da desestabilização e do insucesso das estratégias utilizadas pelos trabalhadores exige confrontá-las com as exigências da tarefa. Frequentemente, sem que se busquem tais origens, rotulam-se os insucessos como "erros humanos" ou "falhas humanas", expressões geralmente empregadas, entre nós, como equivalentes de atos inseguros, o que não contribui para a compreensão do ocorrido.

Cabe ressaltar que, na maioria dos processos de produção e de trabalho, particularmente quando há separação entre planejamento e execução, as margens de manobras dos trabalhadores na execução de suas tarefas são extremamente exíguas, uma vez que objetivos, metas de produção, meios a serem utilizados, horários, equipes, prescrições etc., já foram definidos pelos planejadores.

A abordagem ergonômica, entretanto, enfatiza a importância da distinção entre <u>trabalho real</u> e <u>trabalho prescrito</u>, chamando a atenção para possibilidades de equívoco nas análises de acidente, quando se perde de vista esta diferença. No trabalho real, exigências diversas, incertezas de situações que escapam da norma ou a ultrapassam, estão sempre presentes, constituindo a denominada "variabilidade normal" (CCOHS, 2000; Bourgeois *et al.*, 2000).

Trabalhar é fazer face a essa "variabilidade", integrante inseparável da situação de trabalho, por meio do que esses autores denominam gestos (manobras executadas). Os gestos, entretanto, não resultam de livre escolha do operador, pelo contrário, são consequências de relações (compromissos) entre objetivos, tarefa, meios de trabalho, características do operador (Bourgeois *et al.*, 2000). Clot (2007) acrescenta a história da inserção do operador no sistema, em particular no que se refere ao como se deu seu reconhecimento como membro desse grupo. Nesse contexto, ser competente significa saber encontrar o "bom compromisso", ou seja, ser capaz de adquirir habilidades e de adotar estratégias gestuais, individuais e coletivas eficientes. Como as características dos operadores diferem entre si, ainda que tenham tido a mesma formação, seus gestos poderão ser semelhantes, não iguais.

Amalberti (1996) denomina a gestão de situações de regulação do trabalho, face à variabilidade, de compromisso cognitivo, assinalando que se trata de algo forjado na atividade. Esse autor critica estudos que entendem erro humano como falha dos operadores, superáveis por melhoria na formação e aperfeiçoamentos das regulamentações das tarefas, ressaltando que os acidentes e os incidentes graves são raros, muitos deles provavelmente evitados "graças aos atores do sistema", infelizmente sem estatísticas a apoiá-los, exatamente porque foram evitados.

Partindo do reconhecimento da inevitabilidade do erro, Llory (1999) defende a necessidade de mudança do enfoque proposto nas abordagens de erro humano, partindo-se, justamente, do pressuposto que "errar é humano".

Para Amalberti (1996), para gerir o trabalho real, os operadores precisam elaborar compromisso cognitivo entre os diferentes objetivos em jogo, notadamente aqueles relacionados ao desempenho ou cumprimento da tarefa, à segurança do sistema e dos trabalhadores e ao custo humano da realização da atividade. Em outras palavras, o trabalho nunca é executado em condições ótimas, quando visto de todos esses pontos de vista. Regra geral, o compromisso firmado privilegia os interesses do desempenho, em detrimento da segurança e do custo humano.

O compromisso elaborado inclui plano ou "representação para ação". Essas estratégias operatórias, antes do início da atividade, guiam a execução da ação, ajudando a controlar o medo de não saber fazer. Isso se dá em moldes dinâmicos que, por sua vez, exigem constantes atualizações ou "representações pela ação", ajudando a lidar com o medo de perda do controle durante a execução dos modos operatórios escolhidos. A construção desse compromisso é parte da história do sistema. Como os trabalhadores atribuem sentido às diferentes vivências que experimentam? Como transmitem os conhecimentos aos novatos? Como desenvolvem sua atividade? Que aspectos do trabalho valorizam nas diferentes situações? Como usam o corpo, isso é, os órgãos dos sentidos, as habilidades, os conhecimentos e os afetos, nesses processos? Que constrangimentos enfrentam no cotidiano? Reconstituir os termos das negociações firmadas na elaboração do compromisso exige estudar a história do trabalho normal nesse sistema.

Estudando a segurança na mineração subterrânea, Faria (2008) mostrou que, no trabalho de abertura ou expansão de frentes de lavra, mineiros experientes aprendem a reconhecer a situação de estabilidade do maciço rochoso pelo barulho que fazem após as explosões, ou após batidas com pontas de lanças manuais, ou de *scalers*. Essa segurança apoiada no uso do corpo ou dos órgãos dos sentidos e nos conhecimentos adquiridos sobre significados de sinais percebidos é denominada "ecológica", por Amalberti (1996). Para este autor, é fundamental que os responsáveis pela concepção de novos equipamentos e pela organização do trabalho, em especial, na proposição de mudanças e inovações, conheçam a atividade e não criem dificuldades à utilização da segurança ecológica pelos operadores.

Faria (2008) mostrou que, após a introdução de *scalers* com cabines fechadas e refrigeradas que melhoravam o conforto térmico, os operadores ficaram impossibilitados de ouvir o aviso das rochas que desabavam e não chegaram sequer a tentar a fuga durante acidente que teve desfecho fatal.

A complexidade crescente dos sistemas de alta tecnologia pode constituir elemento de desequilíbrio do desempenho do operador, ao colocá-lo em confronto com um sistema que ele sabe não compreender em sua totalidade. Amalberti (1996) utiliza a noção de compromisso cognitivo para referir-se à gestão desse risco, dinamicamente regulada no curso da tarefa, e que inclui uma série de escolhas estratégicas e de táticas locais ("apostas") que permitem ao operador compreender o funcionamento e o estado do sistema. Essa forma de compreender o trabalho leva o autor à ideia de que a falha dos operadores se exprime, em primeiro lugar, pela perda de controle desse compromisso cognitivo, dessa compreensão da situação, antes de configurar uma perda de controle do sistema físico. Lima e Assunção (2000) concordam com essa opinião e afirmam que os acidentes podem apontar como os compromissos cognitivos são rompidos, sem indicar em que consistem tais compromissos.

Amalberti (1996) ainda descreve o operador como inteligente, flexível e adaptável e, ao mesmo tempo, frágil e limitado em seus processos cognitivos. Além disso, esse trabalhador seria dotado de metacognição, ou seja, conhece suas limitações e possui visão reflexiva acerca de suas capacidades. Em outras palavras, "sabe o que sabe e sabe o que não sabe" e, graças a isso, é capaz de conferir eficácia e segurança ao sistema.

No caso de sistemas técnicos de alta complexidade e nível de segurança elevado, com taxa de frequência de acidentes tendendo a zero, mas podendo apresentar acidentes residuais potencialmente muito graves, fala-se em estagnação da prevenção. Considera-se que lições tiradas da análise de tais acidentes não fornecem subsídios para a melhoria da segurança, mensuráveis pelas taxas de frequência, propondo-se "*o deslocamento da análise para as regulações operatórias em situações normais*"[10].

Considerando a afirmação de que a possibilidade de ocorrência dos acidentes está contida no sistema que os pode gerar, Baumecker (2000) descarta a possibilidade de se referir a eles como "fenômenos imprevisíveis", obras do acaso que só se revelariam *a posteriori*. A autora também descarta a visão determinista, segundo a qual os acidentes poderiam ser previstos com certeza absoluta considerando, entretanto, que "*se a situação de trabalho 'contém' o acidente, será possível compreendê-lo e evitá-lo antes de sua ocorrência*".

Outro olhar sobre os acidentes de trabalho é o de Perrow (1999), autor que considera inevitáveis ou "normais" acidentes que ocorrem em sistemas altamente complexos e com fortes interligações entre seus componentes. Para esse autor, exatamente em virtude dessas características, é inevitável a ocorrência inesperada de falhas múltiplas, incompreensíveis em tempo real, capazes de desencadear interações com tal rapidez, que não podem ser interrompidas, ou isoladas de outras partes ou componentes do sistema, consequentemente, impedindo a continuidade da produção de modo seguro.

Segundo esse autor, em sistemas de alta complexidade, cujos componentes são fortemente interligados, nem as melhorias organizacionais, nem as inovações tecnológicas seriam capazes de impedir a ocorrência de acidentes. Falhas consideradas triviais ou sem significado para a segurança, quando presentes de modo isolado, estão na origem desses "acidentes normais". Apesar da existência de sistemas de segurança redundantes, tais falhas tornam-se perigosas ao interagir de modo inesperado e incompreensível, durante espaço de tempo crítico.

Em relação às interações, o autor distingue dois tipos:
- Interações lineares: ocorrem na sequência de uma dada produção e, ainda que não planejadas, possuem visibilidade, sendo consideradas esperadas e familiares;
- Interações complexas: além de inesperadas e não planejadas, apresentam sequências não familiares, não visíveis e, sobretudo, não compreensíveis em tempo real pelos operadores.

A partir do número e do tipo de interações que apresentam, em associação com outras características (distribuição espacial dos processos, possibilidades de substituições de componentes, existência de mecanismos de *feedback* etc.), os sistemas são classificados em lineares ou complexos.

Para Perrow (1999), a expressão "acidentes normais" tem origem nas características estruturais do sistema. E, nesse contexto, a ideia de normalidade não deve ser confundida, erroneamente, com a ideia de frequência.

Uma fonte potencial de confusão associada ao uso dessa terminologia está no fato de que, ao classificar um acidente como "normal", o autor não está afirmando que *todas* as interações presentes sejam necessariamente complexas. No entanto, ao apresentar seus exemplos, ele não especifica quais interações o levaram a considerar "aquele acidente" como "normal".

Perrow distingue acidentes em sistemas complexos e de dimensões catastróficas que não podem ser denominados "normais" como, por exemplo, o de Bhopal, na Índia, em 1984, uma vez que a empresa, União Carbide, convivia com numerosos problemas sérios que, reconhecidamente, implicavam grave ameaça à segurança, não configurando, portanto, situação com ocorrência de interações complexas e inesperadas.

No livro *Acidentes normais*, a leitura de Perrow (1999) é pessimista, pois tais acidentes são descritos como impossíveis de ser prevenidos, por resultarem de interações complexas que, uma vez iniciadas, não podem ser interrompidas, sendo ainda imprevisíveis e incompreensíveis em tempo real pelos operadores e, por isso, não permitem a adoção de regulações capazes de recuperar a perturbação ocorrida.

Poucos anos depois da publicação de *Acidentes normais*, em instigante artigo, Perrow (2002) listou estratégias

---

[10] Lima FPA, correspondência a um dos autores.

que considera úteis para a redução da vulnerabilidade de sistemas complexos, ou seja, para a prevenção de acidentes "normais". O autor defendeu a criação de organizações descentralizadas, com dispositivos de segurança e redundâncias incluídos desde a concepção - não depois -, capazes de implementar práticas de ceticismo estruturado, com canais de comunicação abertos e monitorados, procurando antecipar os piores cenários possíveis, adotando retroalimentação de erros e premiação das contribuições, e estimulando rede de organizações e de colaboradores externos e independentes.

Comentando suas próprias recomendações, Perrow as considera melhores que apelos ingênuos por mais treinamentos, na maioria das vezes dirigidos a rotinas em sistemas lineares, bem como apelos por uma cultura em que a alta hierarquia priorize a segurança, e que, numa sociedade de mercado, podem até ser sinceros, mas tendem a não passar de fantasias.

Vale salientar que, antes disso, o autor já defendia que a existência de sistemas complexos dessa natureza fosse condicionada à aprovação por maiorias populacionais, em processos envolvendo discussões abertas e democráticas. Em outras palavras, a decisão de convivência com tecnologias como a nuclear não deveria ser atribuída a reduzido grupo de burocratas ou especialistas supostamente capazes de fazer a "melhor" escolha. A sociedade deveria participar. No entanto, mesmo esses processos ensejariam problemas éticos e políticos, porque as dimensões potenciais de acidentes com esse tipo de tecnologia não respeitam fronteiras.

Contrapondo-se ao pessimismo de Perrow, a abordagem ergonômica destaca que o acidente tem uma história, com antecedentes que podem ser compreendidos com a contribuição de análise da atividade que identifique os mecanismos de regulação utilizados, permitindo a adoção de estratégias que aumentem as margens de manobras dos trabalhadores, para fazer face ao enfrentamento de imprevistos.

Atualmente, há relativo consenso de que a principal contribuição de Perrow está na identificação da existência da interatividade complexa e que esse fato introduz desafio ímpar para os interessados na prevenção.

▶ Análises de acidentes do trabalho

O desejável é que acidentes do trabalho não aconteçam. Entretanto, quando acontecem, é importante retirar deles o máximo de ensinamentos possíveis, visando melhorar a segurança do sistema e prevenção de novos episódios.

A ocorrência de um acidente de trabalho é explicada de diferentes maneiras, de acordo com o enfoque do analista. Retomamos aqui as duas explicações mais difundidas atualmente: das análises de barreiras, e de mudanças. Na primeira, considera-se que acidentes acontecem em função da falta ou da falha de barreiras contra perigos e riscos presentes no sistema, e cabe à equipe de análise explicar como essas condições participaram do evento e as condições do sistema que permitiram suas origens. Não basta identificar a barreira que faltou ou falhou.

Na segunda corrente, pressupõe-se a existência de mudanças ou variações em relação ao desenvolvimento habitual/"normal" da atividade, sem acidente. Isto porque, se tudo tivesse se desenvolvido como de hábito, o acidente não teria acontecido. E, analisar um acidente implica identificar tais mudanças e buscar suas origens – próximas e remotas.

Neste capítulo, a substituição da palavra "investigação" por "análise", para denominar o processo de reconstituição dos fatores que culminaram no acidente de trabalho, tem o propósito de evitar qualquer conotação com procedimentos policiais.

Acompanhando a opção de diversos autores, será utilizada a expressão "fator de acidente" ao invés de "causa de acidente". Isso porque se entende "causa" como resultado da combinação de fatores tidos como necessários e suficientes para explicar os mecanismos de origem de um acidente. Entretanto, as análises de acidentes nunca podem ser consideradas esgotadas, e sua amplitude é influenciada por outros fatores, tanto internos como externos à empresa, por exemplo, o estágio de segurança já atingido, aspectos socioculturais, políticos, dentre outros.

Segundo Almeida e Vilela (2010):

> *"...para compreender o acidente é necessário entender em que consiste o trabalho, sua variabilidade, como ele se organiza, quais as dificuldades para sua realização com sucesso pelos operadores, os mecanismos e o funcionamento das proteções... Essa compreensão é impossível sem a cooperação e participação dos trabalhadores e equipe envolvida, o que implica dificuldades adicionais quando se trata de ambientes autoritários de trabalho ou de acidentes fatais"* (p. 7).

Tipologias de acidentes de trabalho

Com base em algumas características dos processos de produção em que ocorrem, bem como das características dos episódios em si, segundo Monteau (1992), os acidentes de trabalho podem ser classificados em três tipos. Acidentes de trabalho de *tipo 1* são constituídos por uma sequência quase linear de eventos, que geralmente ocorrem em empresas com baixa incorporação tecnológica, nas quais problemas elementares de segurança, de fácil identificação por meio de inspeções, como proteção de máquinas e inadequações de postos de trabalho, dentre outros, ainda não foram solucionados. Trata-se de empresas com incidências de acidentes do trabalho elevadas, a maioria deles ocorrendo em atividades de trabalho habituais, em sistemas nos quais a segurança depende quase exclusivamente do desempenho do trabalhador, que deve manter níveis de atenção que excedem às capacidades humanas, configurando, segundo Carter e Corlett (1984), situações consideradas como acidente esperando para acontecer.

Nesse contexto, as inspeções de situações e de condições de trabalho podem contribuir de modo decisivo em análises preliminares de risco, ou seja, como parte de estratégias de gerenciamento e controle de riscos, constituindo o método de análise de eleição.

Vale lembrar que, nesses casos, a aplicação do princípio da análise de barreiras implica explorar, também, as condições do sistema que explicam seu descaso em relação ao cumprimento de normas legais que tratam da prevenção. Nossa experiência mostra que tais situações costumam ter origens em rede de aspectos em interações, incluindo, por vezes, omissões explícitas e falhas grotescas na definição e aplicação de políticas e práticas de prevenção, por parte de responsáveis e integrantes de equipes de gestão de saúde e segurança, até situações em que gestores em níveis hierárquicos superiores adotam escolhas estratégicas sob a influência de interesses imediatistas de produção a qualquer custo, desconsiderando as recomendações de equipes de prevenção. Enfim, entendemos que a mera recomendação de cumprimento da norma legal tende a se mostrar infrutífera, nos casos em que os condicionantes das falhas evidenciadas na gestão de saúde e segurança não forem considerados na intervenção.

Do ponto de vista dos autores deste capítulo, tais condições de trabalho são inaceitáveis e configuram desrespeito flagrante a direitos básicos da condição de cidadania, especialmente ao direito a um trabalho seguro e saudável. Em nosso meio, essa maneira de violação de direitos tem sido reconhecida como uma das formas de violência a que são submetidos os trabalhadores (Cohn *et al.*, 1985; Hirano *et al.*, 1990).

Os acidentes de tipo 2 caracterizam-se pela participação de conjunto de mudanças ou variações que, de forma isolada, dificilmente seriam capazes de desencadear acidentes do trabalho, mas que, combinados, são suficientes para fazê-lo. Ocorrem em empresas com grau de incorporação tecnológica mais elevado, que já superaram a maioria dos problemas clássicos de engenharia de segurança, e que apresentam taxas de frequência de acidentes consideradas baixas. A maioria dos casos ocorre durante o desenvolvimento de atividades eventuais, particularmente, de manutenção. Nesse tipo de acidente, observa-se a participação de fatores relacionados à organização do trabalho e ao gerenciamento da empresa, muitas vezes presentes na situação de trabalho, de maneira limitada no tempo.

Como exemplo de acidente de tipo 2 temos o ocorrido em *Shopping Center* na cidade de Osasco (SP), e que envolveu explosão de gás liquefeito de petróleo (GLP). O GLP é definido como explosivo quando, em mistura com o oxigênio, atinge concentração explosiva. A mistura GLP e oxigênio atingiu as condições de explosão, em função da existência de vazamento desse gás numa tubulação cega, deixada no subsolo do prédio. Esse local funcionou como ambiente fechado, permitindo que o acúmulo progredisse por meses, até atingir concentração em que poderia explodir. Dois meses antes da explosão, o cheiro do gás já era percebido, sem que o produto em questão fosse identificado. Os responsáveis teriam contratado profissional que, utilizando "instrumentos" não confiáveis – "olfato e experiência" –, avaliou a situação e concluiu não se tratar de GLP.

A exploração em profundidade desse caso revelou, ainda, falhas na gestão de projeto que, aparentemente, não identificou – ou tolerou – mudança na instalação do sistema de abastecimento de gás que, originalmente, não previa tubulação passando no subsolo. A análise revelou que o gás em questão se destinava a uma loja de alimentos, inicialmente situada fora da praça de alimentação do *shopping* e, posteriormente, instalada nessa praça. Revelou também que, ao invés da remoção da tubulação, em conformidade com o projeto original, a tubulação teve sua extremidade vedada, permanecendo no subsolo. Entretanto, a origem dessa decisão não pode ser esclarecida.

Os acidentes de tipo 3 são aqueles cujas origens exigem a presença de conjunções de numerosas mudanças ou variações independentes entre si. Ocorrem em empresas com elevada incorporação tecnológica, nas quais os acidentes do trabalho constituem evento excepcional. Sob certos aspectos, esses acidentes assemelham-se aos acidentes normais, de Perrow (1999).

Essa noção de "tipologia" de acidentes permite ilustrar que as condições de 'estabilidade' dos gestos, ou estratégias de regulação, adotados pelos trabalhadores, na operação, variam de acordo com as características dos sistemas. À medida que aumentam a confiabilidade e a segurança do sistema, a tolerância ou resiliência organizacional às variações, também aumenta. Assim, nos sistemas em que há predomínio de acidentes de tipo 1, essas estratégias desestabilizam-se com muita facilidade, não tolerando a ocorrência de mudanças, por mínimas que sejam. Nas outras duas situações, as regulações suportam mudanças isoladas, embora algumas delas possam tornar mais frágeis a confiabilidade e a segurança do sistema.

Machado, Porto e Freitas (2000) apresentam outra proposta de classificação geral de acidentes, com base em características sociais, tecnológicas e epidemiológicas. Esses autores identificam uma tipologia de acidentes caracterizados pela ocorrência, durante execução de trabalhos manuais simples envolvendo utilização de ferramentas manuais, assim como quedas. Trata-se de acidentes que predominam, por exemplo, no setor da construção civil, cujos trabalhadores são pouco qualificados, possuem baixo nível de organização e apresentam rotatividade elevada no trabalho. Em relação a aspectos epidemiológicos, verificam-se taxas de frequência altas e taxas de gravidade variáveis: elevadas, médias e baixas. Para esses autores, nessas condições, embora a aplicação de medidas clássicas de engenharia de segurança possa dar conta do controle desses acidentes, a desconsideração de aspectos como o baixo nível de organização dos trabalhadores, possibilita a persistência de análises centradas em comportamentos inadequados dos trabalhadores.

Como tipologia muito distinta desta, têm-se os incêndios, as explosões e os vazamentos, ocorrendo nas indústrias de processo contínuo (nucleares, químicas e petroquímicas), caracterizadas por nível elevado de qualificação e de organização dos trabalhadores, pela elevada complexidade dos sistemas e pela forte integração entre eles. Em relação aos indicadores epidemiológicos, as taxas de frequência de acidentes são baixas, porém, a gravidade é elevada (acidentes que atingem numerosos trabalhadores e/ou populações vizinhas e/ou o meio ambiente). Essa tipologia de acidentes requer abordagem interdisciplinar e participativa (AIPA), apresentada na Figura 24.3, elaborada por Machado et al. (2000).

No caso das análises de acidentes em sistemas de alta complexidade, apesar de essa abordagem apresentar inequívocas vantagens, no Brasil, raros são os grupos com possibilidade de contar com equipe interdisciplinar.

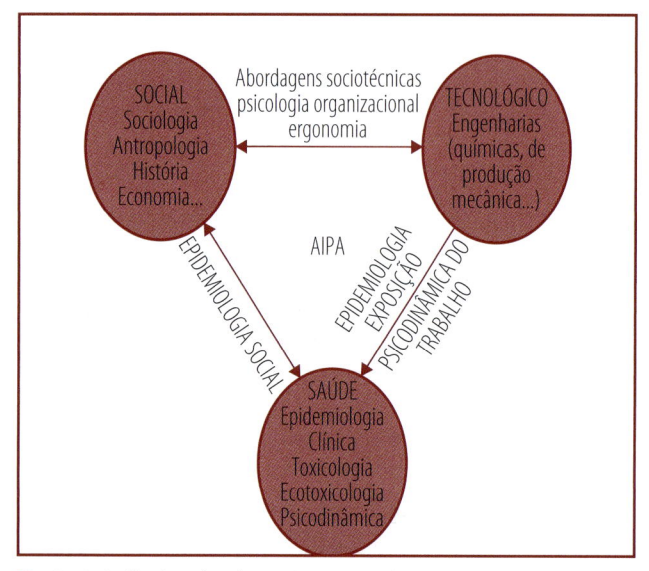

Fig. 24.3. Análise Interdisciplinar e Participativa de Acidentes (AIPA). Exemplos de Disciplinas envolvidas (Machado et al., 2000).
Reprodução autorizada pelos autores.

Análise de acidentes de trabalho: alguns enfoques e métodos

Analisar um acidente de trabalho é tentar recuperar o maior número possível de informações visando reconstituir a rede de fatores envolvidos em sua ocorrência, desde os antecedentes mais remotos até a produção da lesão ou das lesões. Uma etapa fundamental, como já assinalado, consiste na identificação de mudanças ou variações em relação ao desenvolvimento habitual/"normal" da atividade sem acidente.

É importante reconhecer que não existe método capaz de dar conta da totalidade dos fatores envolvidos na gênese de um acidente de trabalho e que, na escolha do método, deve-se considerar o tipo de caso a analisar. Entretanto, a adoção de métodos baseados na teoria de sistemas, adotando práticas de coleta e interpretação de dados guiadas por conceitos que consideram os acidentes de trabalho como resultantes, ou emergentes, de conjunção de redes de múltiplos fatores em interação, pode cumprir papel pedagógico importante na desconstrução do "velho olhar" comportamentalista.

Mesmo em casos aparentemente simples como, por exemplo, acidentes envolvendo máquinas, a compreensão abrangente de sua ocorrência implica ampliar significativamente o perímetro da abordagem, inclusive, retrocedendo no tempo, de maneira a identificar os fatores que explicam a permanência de condições de trabalho que configuram situação de violência para com os trabalhadores. Tampouco se deve acreditar que bastam leis e normas para impedir a ocorrência de eventos dessa natureza. Como foi dito anteriormente, os acidentes do trabalho são fenômenos socialmente determinados, dependentes em grande parte da correlação de forças existente na sociedade em diferentes períodos históricos.

Após um evento emocionalmente traumatizante, como são os acidentes do trabalho, a recuperação de informações por meio da observação dos processos de produção e de trabalho em que ocorreram, associadamente à realização de entrevistas com trabalhadores que possuam relações diretas ou indiretas, seja com o acidentado, seja com as circunstâncias em que o acidente ocorreu, não constitui tarefa fácil. Embora saibamos que nem todos os fatores, direta ou indiretamente implicados na gênese do acidente, poderão ser identificados, é possível afirmar que análises bem conduzidas levarão à identificação da maioria deles, inclusive, com esclarecimento de suas origens.

No Brasil, outra dificuldade consiste na (ainda) persistência da concepção dicotômica atos inseguros e condições inseguras que, ao desembocar na identificação de culpado(s), interrompe precocemente a análise, com evidentes prejuízos em termos de fazer do episódio ocorrido uma fonte de aprendizado. E, o que é pior, propicia a atribuição de culpa ao acidentado pelo acidente que o vitimou.

No passado, algumas instituições contribuíram para a difusão dessa concepção dicotômica e reducionista. Segundo Binder et al. (1997), o modelo de formulário de investigação que compunha o Anexo II na Norma Regulamentadora nº 5, que vigorou até abril 1994 – quando foi substancialmente modificado –, constitui exemplo desta contribuição, ao solicitar registro de "causa do acidente" e de "causa apurada" e, sobretudo, que fosse indicado responsável pelo episódio, induzindo à busca de culpado. A modificação desta norma, ocorrida em 1994, por meio de portaria da Secretaria de Segurança e Saúde no Trabalho (Brasil, 1994a), se criticável quanto ao modo de tentar introduzir o Método de Árvore de Causas (ADC) para análise de acidentes de trabalho pelas Comissões Internas de Prevenção de Acidentes (CIPA), desconsiderando suas indicações e dificuldades, teve, por outro lado, o mérito de iniciar processo de superação da concepção causal dicotômica dos acidentes do trabalho, contribuindo para sua compreensão como fenômenos pluricausais. Embora tenha tido curta vigência, pois foi revogada em agosto do mesmo ano (Brasil, 1994b), essa portaria deixou sua marca e, até onde nossa experiência prática teve condições de perceber, contribuiu positivamente para o questionamento das análises de acidentes do trabalho vigentes no país.

Em outros países é possível, também, encontrar análises de acidentes do trabalho tendenciosas. Nos Estados Unidos, a análise de um acidente fatal envolvendo um robô, efetuada pelo *National Institute for Occupational Safety and Health* (NIOSH), como parte do projeto *Fatal Accident Circumstances and Epidemiology*, concluiu que o comportamento da vítima poderia ter sido o principal fator causal para a ocorrência do acidente (Sanderson *et al.*, 1986). O relatório revelou que o acidentado entrou na área de funcionamento do equipamento e foi prensado entre um dos braços do robô e o poste de limitação de rotação do braço. Contraditoriamente à conclusão mencionada, as medidas de prevenção propostas incluíram o fechamento da área de trabalho do robô; a instalação de painéis de controle do equipamento fora da área de operação; recomendação de não utilização de postes de segurança para limitação de movimentos em caso de descontrole do equipamento. Tais medidas levam ao questionamento da real importância do comportamento da vítima na situação em que o acidente ocorreu.

Há 25 anos, Hale e Glendon (1987) já afirmavam que o último fator desencadeante de um acidente pode ter sido o comportamento do acidentado, assinalando, porém, que intervir sobre esse comportamento era irrelevante, em termos de prevenção. Para esses autores, os acidentes de trabalho indicam que as capacidades de controle do sistema foram ultrapassadas e que era possível prever sua ocorrência antes mesmo que tais capacidades tivessem sido excedidas.

Em outras palavras, os autores já especificavam, naquela época, como de baixa eficiência na prevenção, intervenções que pretendessem mudar comportamentos, agindo de forma centrada nas pessoas, assumindo pressupostos "psicologizantes" sobre as origens de comportamentos humanos em situações de trabalho.

Mais recentemente, com base na exploração em profundidade do trabalho humano, com contribuições de diferentes campos do conhecimento, têm surgido estudos que, embora reforcem a opinião desses autores em relação à prevenção via mudança de comportamentos dos operadores, mostram que o conhecimento sobre as formas como os operadores são levados a agir e a cometer falhas permite indicar novos caminhos para a prevenção, regra geral, com melhorias da concepção de componentes e/ou das interações presentes nos sistemas em questão. Os exemplos a seguir visam a ilustrar situações em que a exploração das origens de comportamentos pode facilitar a formulação de recomendações de prevenção, diferentes daquelas da abordagem tradicional:

- Operador forçado a agir em sistema que cria sobrecarga de trabalho, desconsiderando limitações da memória operacional. Exemplo típico dessa situação é mostrado em um dos filmes da série NAPO, atualmente utilizada no mundo todo para formação na prevenção de acidentes. Um dos filmes da série inicia com o personagem/trabalhador sendo levado por um superior hierárquico até a máquina que irá operar. Ali chegando, o chefe pega um bloco de metal utilizado como matéria-prima, coloca-o na máquina e demonstra, uma só vez, toda a série de operações necessárias, até a peça acabada. Antes que o trabalhador possa perguntar-lhe algo, o responsável pelo "treinamento" entrega-lhe uma pilha de livros e *cds* com informações complementares, informando que a formação acabou, e é hora de trabalhar. Ora, nesse tipo de situação, a memória imediata dos seres humanos tende a ser sobrecarregada e, se colocada a operar nessas condições, aumentam as chances de esquecimentos e erros.
- Condições que exigem que o operador se lembre de que está em situação diferente da rotina, desconsiderando a possibilidade de intrusão do habitual, ou seja, a tendência do ser humano de agir da maneira que é habitualmente mais frequente.
- Operar sistema que não oferece *feedback* que facilite a compreensão e agilização do diagnóstico da situação e adoção de medidas adequadas.
- Quando se exige que novatos acelerem modos operatórios, de maneira incompatível com seu nível de aprendizado naquele momento.
- Lidar com inovações que limitam a detecção de sinais ou a atribuição de sentidos a determinadas ocorrências, resultando em comportamentos que fragilizam a segurança etc.

A compreensão, em profundidade, das origens de comportamentos, pode contribuir para ampliar as intervenções de prevenção, por meio da alteração das condições que originaram tais comportamentos.

Em sistemas de alta complexidade e com baixas taxas de frequência de acidentes, alguns métodos, concebidos para identificação *a priori* de riscos, posteriormente passaram a ser utilizados em análises de acidentes. Alguns desses métodos baseiam-se em questionários exaustivos, capazes de propiciar a identificação de falhas técnicas, gerenciais e/ou riscos assumidos que tenham contribuído em qualquer etapa do desencadeamento do acidente, quer em suas origens remotas, quer no agravamento de lesões, após o acidente propriamente dito, como, por exemplo, o *Management Oversight Risk Tree*, desenvolvido há mais de 30 anos (Johnson, 1975).

Praticamente não existem divergências entre estudiosos de acidentes do trabalho, quanto à importância de análises bem conduzidas, não somente de acidentes do trabalho, como de incidentes e de quase acidentes que visam diagnosticar, tanto as falhas no sistema que deram ensejo à ocorrência do episódio estudado, como suas origens - próximas e remotas -, de crucial importância para a prevenção.

A falta de definição clara dos objetivos tem sido um sério complicador das análises de acidentes do trabalho. Cabe enfatizar que análises visando à prevenção devem buscar esclarecer fatores e condições que participaram do episódio em foco, deixando a identificação de responsáveis e/ou culpados, a cargo da Justiça Civil e da Justiça Criminal, respectivamente. A confusão entre objetivos jurídicos e objetivos de prevenção tem-se revelado altamente prejudicial aos últimos, na medida em que o encontro de culpados ou responsáveis costuma encerrar a análise. Além disso, induzem à sonegação de informações por parte dos trabalhadores, temerosos quanto às consequências em termos de punição por parte da empresa.

Análise de barreiras

Essa forma de sistematizar a análise de acidentes, em seus primórdios compreendia esses eventos como caracterizados pelo encontro entre indivíduo(s) exposto(s) e energia perigosa, até então sob controle e, subitamente, liberada. De acordo com esse ponto de vista, analisar um acidente implica identificar:

- o tipo de energia liberada;
- a forma pela qual essa energia atingiu o exposto (ou os expostos);
- as consequências do encontro entre expostos e energia liberada;
- as razões da existência de energia potencial (perigo) no sistema;
- os fatores associados à liberação da energia que estava sob controle;
- as condições que explicam a existência de expostos;
- as razões da falta ou da falha de barreiras ou de medidas capazes de evitar o encontro entre expostos e energia liberada.

Na revitalização do modelo de análise de barreiras, foram importantes, tanto sua adoção pelo *Workgroup Occupational Risk Model* (WORM), desenvolvido em 2001, na Holanda (Hale *et al.*, 2001), como o livro *Barriers and Accident Prevention* (Hollnagel, 2004), em que esse conceito foi retomado à luz da evolução das discussões sobre acidentes organizacionais e de sua compreensão, como fenômenos sociotécnicos em ambientes submetidos a rápidas e constantes mudanças.

No modelo revitalizado, a compreensão dos perigos e riscos citados é mantida, porém, ampliada para nocividades potenciais em geral. O ciclo de vida das barreiras - incluindo, pelo menos, sua implantação, manutenção e usos - passa a ser considerado. Precedendo a implantação, a análise deve explorar também a formulação da demanda e o processo de concepção das barreiras. Outro aspecto refere-se à definição das funções que deveriam ser exercidas por barreiras ideais, destacando-se seis, que correspondem a três pares:

- efetiva proteção – detecção;
- aviso ou alarme – recuperação;
- contenção – fuga.

Aplicadas ao campo da prevenção de acidentes com máquinas, considera-se que um bom sistema de barreiras deve ter condições de detectar sinais, interpretá-los, ou seja, ser capaz de distinguir se está ou não diante de algo que ameaça a segurança e, se necessário, desencadear ações de controle, e se automonitorar de modo a parar o funcionamento de sistemas, na vigência de falhas.

Aspectos básicos da análise

Face à ocorrência de um acidente do trabalho - qualquer que seja o método que venha a ser adotado em sua análise - é extremamente importante:

- Preservar o local do acidente.
- Iniciar a análise, no próprio local, o mais rapidamente possível, esclarecendo seus objetivos e etapas, explicitando claramente a necessidade e a importância da colaboração de todos os detentores de informações que podem estar relacionadas ao acidente ou às circunstâncias em que ele ocorreu.
- Realizar esquemas, fotografar e filmar, registrando aspectos que podem ser decisivos na compreensão de como o acidente ocorreu (vista geral das instalações, aspectos particulares do local, máquinas, equipamentos, desenvolvimento habitual da atividade durante a qual sobreveio o acidente etc.).
- Entrevistar o acidentado (acidentes não fatais).
- Entrevistar trabalhadores que possam contribuir para o esclarecimento de aspectos direta ou indiretamente relacionados ao acidente, independentemente de sua posição na hierarquia.
- Não interromper a busca de informações nos casos em que sua obtenção depender da colaboração de indivíduos situados em escalões hierárquicos superiores da empresa.
- Não iniciar a elaboração de conclusões durante a coleta de informações, evitando emitir juízos e realizar interpretações precoces que possam configurar pensamentos e/ou atitudes preconceituosas e deletérias à busca de mais informações e à análise.
- Posteriormente à coleta de informações, se necessário, formular hipóteses explicativas e buscar evidências capazes de confirmá-las ou de afastá-las.
- Não advertir, punir ou multar em decorrência de fatos, relacionados ou não ao acidente, que vierem à tona durante a análise.
- Consultar documentos como atas de CIPA, cartões de ponto, registros de manutenção, bancos de dados de acidentes.
- Consultar registros de análises pregressas que incluam aspectos semelhantes ao episódio analisado etc.

Cuidados especiais devem ser adotados durante as entrevistas, que devem ser conduzidas de maneira a obter a máxima colaboração possível do entrevistado – jamais como "interrogatório policial". Deve-se explicitar claramente o objetivo de contribuir para a prevenção, o que inclui a busca da compreensão do ocorrido, do ponto de vista de quem realizava a tarefa. Quando não se consegue obter a confiança dos entrevistados, dificilmente é possível concluir a contento a análise do acidente.

Entretanto, nossa experiência nos leva a alertar para a possibilidade de que, durante condução da análise, a equipe se depare com interlocutor da empresa que insiste em explicar fatores envolvidos no acidente como algo que não poderia ser de outra forma, e que tudo estaria nas melhores condições possíveis. Outra possibilidade é a de atribuição do óbito, em acidente fatal, a causas naturais ou ao imponderável, sobretudo se a vítima trabalhava isoladamente no momento da ocorrência.

Nesse tipo de situação, se o analista (ou analistas) julgar necessário, a orientação é que solicite ao entrevistado que as informações, bem como as razões ou evidências que as apoiam, sejam fornecidas por escrito e assinadas.

Nas últimas décadas, no Brasil, citam-se casos de mascaramento de condições que resultaram em acidentes fatais. Por exemplo, óbito por esmagamento de órgãos internos de um trabalhador preso entre cargas, em porão de navio, apresentada, na primeira versão da empresa, como morte natural. Ausência de dispositivo de fechamento em recipiente contendo metal fundente, justificada por impossibilidade técnica, quando, na verdade, tratava-se de decisão da direção, visando à redução de custos. Esses exemplos indicam que, mesmo se cercando de todos os cuidados, o(s) analista(s) pode(m) se deparar com dificuldades a exigir a ampliação das fontes de informações.

Um bom método deve prover maneiras adequadas de sistematizar a análise, particularmente a coleta de informações, de sorte que os principais aspectos que possam ter contribuído para o desencadeamento do acidente sejam identificados e adequadamente descritos e caracterizados.

Em termos de métodos de análise de acidentes, serão mencionados, a seguir, três grupos principais: da Engenharia, ou tecnocêntrico; do erro humano e os baseados na teoria de sistemas, com destaque para os últimos.

Os *modelos da Engenharia* baseiam-se na engenharia da confiabilidade e em técnicas quantitativas de avaliação de riscos e da confiabilidade humana, e suas principais premissas são:

- que os fatores de risco são identificáveis, mensuráveis e previsíveis;
- que os seres humanos não são confiáveis;
- que os erros ocorrem por negligência do operador.

Atualmente, sobretudo face à evolução dos conhecimentos de Ergonomia e das contribuições de autores que se dedicam ao estudo dos erros humanos, a segunda e a terceira premissas são consideradas equivocadas e, no caso da primeira, a possibilidade de interações complexas precisa ser considerada.

As propostas de prevenção emanadas de análises baseadas nos modelos da Engenharia envolvem realização de melhoramentos tecnológicos, reforço de normas e de treinamentos, e estabelecimento de sanções aos transgressores.

Os modelos do erro humano pressupõem a preponderância dos fatores humanos na gênese dos acidentes de trabalho, bem como partem do pressuposto de que os operadores são livres para escolher a adoção de procedimentos corretos/seguros ou incorretos/inseguros. Não explicam as relações entre os erros e os ambientes sociais em que ocorreram, muitas vezes influenciados ou condicionados por esses ambientes.

Atualmente, considera-se que os métodos baseados na Teoria de sistemas, isto é, que partem do princípio de que as empresas constituem sistemas sociotécnicos abertos, em cujo interior podem ocorrer perturbações potencialmente capazes de desencadear incidentes, quase acidentes e acidentes, e que buscam identificar tais perturbações e, sobretudo, suas origens, são os que propiciam investigações mais abrangentes.

Entende-se por sociotécnico aberto (Fig. 24.4), sistema constituído por dois subsistemas que interagem entre si, recebem influências e influenciam o meio social em que se inserem:

- subsistema técnico: ambiente, máquinas, tecnologia, produtos etc.;
- subsistema social: trabalhadores com diferentes qualificações, que estabelecem entre si relações pessoais e hierárquicas etc.

Interações positivas contribuem para a maximização da produção com qualidade. Interações negativas, cujos resultados não foram planejados, podem perturbar a produção, interferir com a qualidade e desencadear acidentes do trabalho. Uma vez ocorrida a perturbação, os trabalhadores, individual ou coletivamente, podem tentar corrigir o problema,

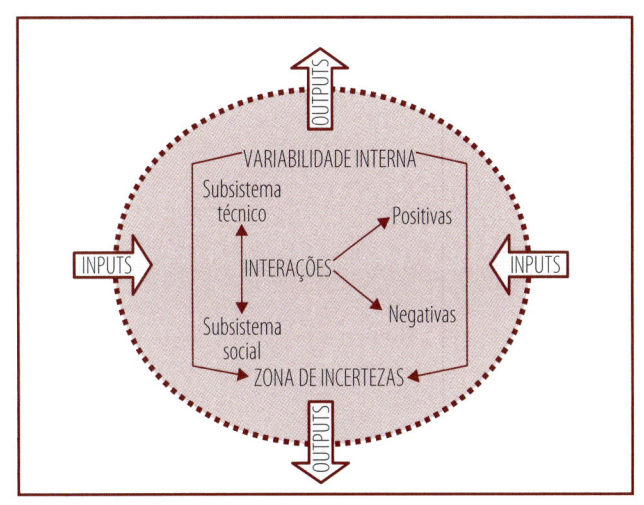

Fig. 24.4. Esquema de sistema sociotécnico aberto

constituindo o que Faverge (1977) denomina "recuperação de incidente" que, não sendo bem sucedida, pode desencadear novas perturbações que, se não corrigidas ou recuperadas, acabam por culminar em acidentes e/ou outras perdas para o sistema.

As relações que os trabalhadores estabelecem entre si, entre níveis hierárquicos equivalentes, assim como entre níveis hierárquicos diferentes, são influenciadas pelo histórico de vida pessoal e profissional de cada um deles, por suas histórias nesses sistemas, em especial pelos papéis que tiveram em eventos marcantes, pelas características das comunidades das quais são oriundos, bem como pela posição que ocupam no interior do sistema, e pelos meios e objetivos definidos pelo sistema e pelos próprios empregados para a execução de suas atividades. Disso resulta que as relações sociais, em cada empresa, possuem características próprias, que influenciam o desenrolar de seus processos de trabalho (relações chefes e subordinados, meios disponibilizados para o desenvolvimento das atividades etc.).

Nas abordagens sistêmicas, a noção de mudanças no curso da atividade assume grande importância, particularmente quando são capazes de perturbar o desenvolvimento habitual ou cotidiano da atividade, afetando a segurança e/ou a confiabilidade do sistema. O esclarecimento das origens de tais mudanças envolve elucidação das interações ocorridas no sistema e/ou as origens dos comportamentos humanos no trabalho. Mais recentemente, estudos com enfoque de Ergonomia enfatizam a variabilidade presente nas situações reais de trabalho e a necessidade de análises do trabalho para a identificação dos mecanismos de regulação de que os trabalhadores - individual e coletivamente - lançam mão para fazer "o que precisam fazer", em especial, face à ocorrência de imprevistos que exigem ações de recuperação.

As implicações desses conhecimentos são de grande importância para a segurança. Os responsáveis pelo gerenciamento e controle de riscos precisam considerar a existência dessas variabilidades e das novas situações que surgem quando os trabalhadores buscam diagnosticar o que está ocorrendo e corrigir os problemas existentes. Atualmente, é inaceitável a persistência de práticas de segurança que somente levam em conta o trabalho prescrito, desconsiderando variabilidades associadas a mudanças em componentes ou interações do sistema.

Do ponto de vista prático, na condução de análises de acidentes, esse conhecimento implica necessidade de estudo aprofundado do que é o trabalho normal ou real dos operadores. São indagações cruciais:

- historicamente, quais as variabilidades mais frequentes, como são detectadas e diagnosticadas?
- que competências individuais e coletivas servem de suporte, face a essas variabilidades?
- que estratégias e modos operatórios os trabalhadores precisam mobilizar para enfrentá-las?
- de que depende o sucesso dessas estratégias?
- que fatores ou condições podem afetar o desempenho nessas circunstâncias?
- como trabalhadores novos nas equipes, ou que são colocados diante da necessidade de fazer, sozinhos, tarefas antes desempenhadas por dois ou mais colegas, podem fragilizar a segurança?
- como as práticas de terceirização, que destroem coletivos historicamente constituídos, podem afetar a segurança?
- que impactos a introdução de inovações tecnológicas e organizacionais podem ter sobre práticas de cooperação vigentes ou sobre estratégias adotadas para diagnóstico do estado do sistema e condução dos ajustes a adotar?

Enfim, análises de acidentes que consideram tais conhecimentos costumam revelar que a estratégia que fracassou, naquele caso, é a mesma já utilizada anteriormente, com sucesso, no sistema, em situação semelhante. E que a tarefa das equipes encarregadas das análises, nesses casos, é muito mais a de explorar razões que expliquem o seu insucesso, do que a de julgar o comportamento adotado na situação, com base em comparação com a situação idealizada no trabalho prescrito, como "jeito certo" ou "seguro" de fazer o trabalho.

Laflamme e Menckel (1996), analisando pesquisas sobre acidentes do trabalho realizadas de 1980 a 1995, na Suécia, identificaram que, ao longo do período, as análises evoluíram em direção às abordagens sistêmicas, consideradas pelas autoras como as mais abrangentes. O foco das pesquisas, realizadas no início do período, era centrado nas lesões e na sequência quase linear de eventos que as precediam. A seguir, progressivamente, passaram a abordar fatores da situação de trabalho para, finalmente, evoluir para englobar os fatores estruturais envolvidos, com destaque para os denominados fatores organizacionais. Em outras palavras, as pesquisas passaram do enfoque unidisciplinar para o multidisciplinar, e a seguir, para o transdisciplinar, evoluindo, também, da proteção para a prevenção e, finalmente, para a promoção da segurança no trabalho. A representação gráfica do exposto no parágrafo precedente encontra-se na Fig. 24.5.

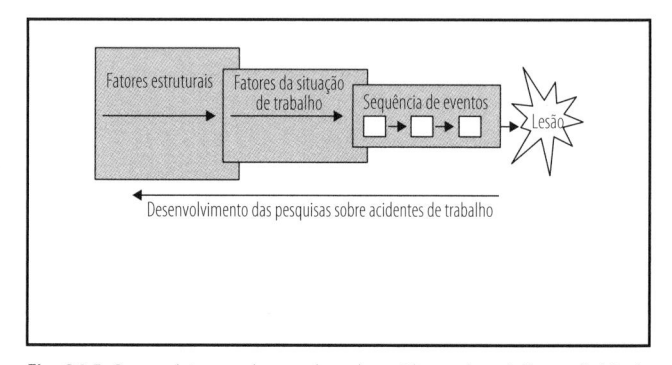

Fig. 24.5. Desenvolvimento dos estudos sobre acidentes do trabalho na Suécia de 1980 a 1995, segundo Laflamme & Menckel (1996).

Replicação da figura autorizada pela autora em 11 de outubro de 2012.

Cabe assinalar que, à medida que evoluíram, as análises incorporaram a identificação de novos aspectos envolvidos na gênese dos acidentes, sem abandono da busca, tanto dos fatores da situação de trabalho, como da sequência quase linear de eventos imediatamente precedentes à lesão.

Para ilustrar, na prática, as implicações da evolução das pesquisas sobre acidentes de trabalho segundo Laflamme & Menckel (1996), será apresentada a análise de um acidente fatal (caso clínico), ocorrido no setor de construção civil.

✓ *Caso clínico: da produção das lesões aos fatores estruturais*

O acidente ocorreu em fevereiro de 2004, na fase de execução das fundações de obra de ampliação das instalações de uma empresa de médio porte do ramo de confecções, situada na região de Botucatu – SP. A área ampliada possuía 2.500 m².

O acidentado, Sr. M., de 68 anos de idade, era pedreiro aposentado e havia três anos atuava como empreiteiro informal, possuindo três empregados (sem carteira de trabalho assinada e filiados à Previdência Social, como autônomos).

Para construir as fundações foi contratada a Construtora Y que, por sua vez, subcontratou verbalmente o Sr. M. para executar o serviço. O acidente ocorreu quando o Sr. M e um de seus empregados "tiravam o nível" de uma perfuração, executada no fundo de uma vala. Na perfuração seriam colocadas as armações de aço de uma das brocas das fundações da obra.

A vala havia sido cavada com uma das paredes junto a um talude[11] a prumo, com 1,80m de altura, sem escoramento e rente a um muro de 2,0 metros de altura, cujas fundações eram rasas e sem baldrames[12].

Bem ao lado do local em que o Sr. M. e seu ajudante se encontravam no momento do acidente, parte do muro havia sido demolido, para permitir a passagem de caminhões transportando materiais, o que provocava frequentes trepidações no terreno.

No momento do acidente, o Sr. M, que estava dentro da vala, grita subitamente para seu ajudante "corre, porque o muro está caindo!". Este aviso salvou a vida do trabalhador. O Sr. M., não conseguindo afastar-se a tempo, foi atingido pela terra do talude, que "desbarrancou", e pelo muro, que tombou. Sofreu traumatismos múltiplos e hemorragia pulmonar, chegando sem vida ao Pronto Socorro.

Até esse ponto, a descrição refere-se quase exclusivamente à sequência de eventos imediatamente precedentes às lesões que acarretaram o óbito do Sr. M. Se encerrada nesse ponto, este acidente poderia ser considerado fruto de "ato inseguro" do acidentado, que não providenciara o escoramento do talude etc. Entretanto, o prosseguimento da análise revelou que:

Dias antes, o Sr. M. havia identificado vários fatores de risco de acidente (muro com fundação rasa e sem baldrames, talude a prumo não escorado, período chuvoso, tráfego de veículos provocando trepidação do solo etc.). Diante dessas constatações, procurou o responsável pela Construtora Y (que o subcontratara) para solicitar, dentre outras medidas, que fosse efetuado o escoramento dos taludes. A Construtora Y tentou negociar, sem sucesso, com diretor da confecção sobre a necessidade de escoramento – não previsto inicialmente e que implicava aumento de custos. O escoramento não foi executado.

Ciente disso, o Sr. M. chamou seus três empregados e orientou-os para que ficassem muito atentos, em virtude da falta de segurança que teriam de enfrentar, situação que definiu como "muito perigosa". Além disso, informou que ele próprio se encarregaria "do trabalho mais perigoso", uma vez que era o mais experiente.

As chuvas aumentaram, atrasando a obra e colocando em risco o trabalho já executado. O Sr. M. passou a ser pressionado para intensificar o ritmo de trabalho.

Para tentar esclarecer por que, ciente do perigo e sem contrato escrito, o Sr. M. optara por realizar o serviço, foram entrevistados seus familiares – esposa e dois filhos adultos, obtendo-se as informações que se seguem.

Frequentemente o Sr. M. fazia contratos verbais, que sempre cumpria. Embora tivesse comentado com a família sobre a falta de segurança da situação de trabalho na qual sobreveio o acidente, em nenhum momento falou em desistir do trabalho. Além disso, o Sr. M. havia construído uma boa casa para a família, cujo revestimento externo estava por fazer, à espera de pagamentos por serviços que viesse a efetuar.

Retrocedendo ainda mais na busca de informações, evidenciou-se que:

A direção da confecção, ao decidir pela ampliação das instalações, contratou arquiteto da capital (São Paulo, localizada a mais de 200 Km do local da empresa). De posse do projeto arquitetônico, ficou estabelecido que um dos sócios faria as contratações necessárias e administraria a obra. Não houve recolhimento da Anotação de Responsabilidade Técnica (ART); não

---

[11] Inclinação numa superfície lateral de um terreno.
[12] Viga horizontal que corre ao longo dos alicerces.

havia diário da obra, de modo que não foi possível verificar se a arquiteta estava ou não acompanhando a obra.

Durante a visita técnica ao local do acidente, observou-se que não havia placa com indicação de engenheiro civil responsável. Vários trabalhadores consultados informaram que, até aquela data, nenhum engenheiro havia comparecido ao local para vistoria. Também se constatou inexistência de alvará de construção, configurando situação de "obra clandestina". A busca de explicações para este fato levou à descoberta de tratar-se de prática frequente no município.

Embora a empresa responsável pela execução das fundações possuísse engenheiro civil em seus quadros, os trabalhadores entrevistados informaram nunca tê-lo visto na obra.

No tocante a instituições públicas com atribuições na área de Saúde e Segurança no Trabalho, na ocasião do acidente, cabe destacar que o Centro de Referência em Saúde do Trabalhador, embora já criado, estava em fase inicial de instalação; o serviço do Ministério do Trabalho e Emprego existente no município tinha atribuições restritas a averiguações de relações de trabalho, e a regional do Ministério Público do Trabalho localizava-se a cerca de 200 Km. E, finalmente, a atuação do sindicato dos trabalhadores da construção civil, em virtude da exiguidade de recursos, era extremamente limitada.

Tabela 24.2. Resumo do caso clínico do acidente sofrido pelo sr. M. segundo esquema de Laflamme e Menckel (1996)*

Sequência de eventos	Sr. M verifica nível de perfuração para colocação de broca Sr. M dentro da vala, junto ao conjuto talude/muro Talude desbarranca e muro cai Corpo do Sr. M é soterrado até altura do tronco
Fatores da situação de trabalho	Vala junto a talude a prumo não escorado e rente a um muro Muro com fundação rasa e sem baldrames Terreno submetido a trepidação Solo encharcado devido a chuvas Atraso no cronograma de execução da obra devido a chuvas Aumento da intensidade das chuvas Risco das chuvas danificarem o trabalho já executado Intensa pressão de tempo para execução das fundações
Fatores estruturais	Terceirização: fundação executada por empreiteiro subcontratado Fundação executada sem supervisão de engenharia Planejamento do início da obra (fundações) em mês chuvoso Obra administrada por leigo Inexistência de engenheiro responsável pela obra Obra realizada sem alvará de construção Fragilidade institucional na área de segurança do trabalho Setor de obras da municipalidade inoperante

O esquema apresentado na Fig. 24.5, de autoria de Laflamme e Menckel (1996), desenvolvido com a finalidade de analisar a evolução das pesquisas sobre acidentes de trabalho na Suécia, foi aplicado ao caso apresentado e o resultado encontra-se resumido na Tabela 24.2.

A Tabela 24.2 revela as implicações de relevantes fatores estruturais nas origens remotas do acidente, dentre as quais a omissão do setor de obras da municipalidade, propiciando que construções sejam executadas na ausência de engenheiro responsável.

Sabendo-se que a construção civil é um dos setores com incidência de acidentes de trabalho das mais elevadas, o conhecimento do porte e da localização das obras registradas nas prefeituras, a partir da solicitação de alvará, constitui importante fonte de informação para programar ações de vigilância por parte de Centros de Referência de Saúde do Trabalhador do SUS e de serviços do MTE.

A decisão da empresa proprietária da obra, de administrar a construção por meio de um dos diretores, sem formação nem experiência nesse tipo de atividade, contribuiu para a ocorrência de numerosos erros latentes, segundo a denominação de Reason (1999). Dentre eles, a não contratação de engenheiro responsável pela obra, a não solicitação de alvará de construção, o fatiamento das várias etapas da construção entre três diferentes empresas, uma das quais lançou mão de terceirização para execução das fundações, falta de previsão de recursos financeiros para realização de escoramento etc.

Esse exemplo revela a importância de decisões remotas, tomadas antes mesmo de iniciada a obra, no desencadeamento do acidente fatal. Também constitui alerta para a complexidade ou natureza do desafio representado pela prevenção, em atividades como essas. Afinal, quantos outros pequenos ou microempresários da Construção Civil trabalham no "território", submetendo-se a condições assemelhadas? Que impacto é possível esperar, do ponto de vista da prevenção, no município, de uma intervenção que concentra o foco de sua atuação, de forma isolada, apenas na atuação da contratante e da contratada envolvidas no relato? Até que ponto serviços vinculados às prefeituras municipais, em particular os Centros de Referência em Saúde do Trabalhador, poderiam articular intervenções e interpelar o poder local, em favor da construção de uma política pública direcionada ao enfrentamento desse tipo de problema?

Diante da ocorrência de acidentes com características semelhantes às do caso descrito, a construção de uma política de Saúde do Trabalhador, no território da jurisdição e atuação do Serviço de Saúde, requer que seja dada visibilidade ao papel de seus macrodeterminantes e, ao mesmo tempo – com base nos desafios de resposta a problemas específicos suscitados pelo caso –, seja estimulada a organização de movimentos sociais articulados, voltados para a prevenção e o aprendizado organizacional, de modo que, em caso de sucesso, possam ser divulgados como exemplos de caminhos para a prevenção.

O exemplo ainda pode ser aproveitado para a discussão de outros aspectos associados à decisão do Sr. M. de continuar trabalhando nas condições descritas. Afinal, não seria de estranhar ouvir de algum representante da empresa, de seus defensores, e até de colegas de trabalho, afirmações do tipo: "Ninguém mandou que ele trabalhasse naquelas condições", "Ele ficou porque quis", "Comigo isso não aconteceria", "Eu não ficaria", ou equivalentes. A literatura registra que algumas dessas citações podem ser explicadas como mecanismos de defesa psíquica por parte de colegas da vítima, em especial daqueles sem proximidade ou laços de amizade com ela.

Em situações como essa, ou assemelhadas, é preciso alertar para influências do viés retrospectivo e do viés de resultado (*hindsight* e *outcome bias*). O primeiro refere-se a como percebemos a probabilidade de um evento, depois que sabemos que ocorreu, e o segundo, à influência do fato de conhecermos o resultado, ao avaliarmos a qualidade das decisões adotadas (Dekker, 2011).

No entanto, um aspecto de importância crucial é a questão do *por que* o trabalhador se submete a condições de falta de segurança, ou que contrariam sua vontade, ou em situações de trabalho degradado? Esse tema é bem analisado por Seligmann-Silva, em seu texto de 2011. Segundo essa autora, a precarização atual do trabalho acompanha-se de metamorfoses que ampliam e intensificam a submissão dos sujeitos, associando estratégias de estímulo à insegurança, fragilização de mecanismos de coesão e de proteção social, disseminação de controles e de estratégias que visam seu mascaramento, controles associados à manipulação e exploração de valores, sentimentos e da desinformação, apagamento ético e captura da subjetividade.

O poder maior desse controle se dá pela interiorização na mente dos sujeitos, num processo de expropriação da subjetividade. Assim, em outras palavras, o sujeito não tem mais a posse efetiva de valores e nem de sentimentos. O conjunto de imposições organizacionais sufoca sua vida afetiva e seu pensamento crítico (Seligmann-Silva, 2011).

Em nossa opinião, as relações estabelecidas entre contratantes e contratadas reproduzem mecanismos assemelhados para a sujeição dessas últimas, situação que se potencializa em contextos vigentes de dificuldades econômicas, de fragilidade da regulação, e de fragilidade do aparato estatal. Nessas condições, o desafio da prevenção passa, também, a exigir ações voltadas para a denúncia e desmistificação dessas práticas.

Árvore de causas: fundamentos do método e análise de um caso

Um método de análise de acidentes de trabalho, baseado na teoria de sistemas, que dispensa o uso de questionários pré-elaborados e que concebe o acidente como fenômeno decorrente de uma rede de fatores em interação, é o *Método de Árvore de Causas* (ADC), cuja divulgação no país iniciou-se da década de 1990.

A compreensão dos acidentes como fenômenos multicausais, iniciada nos anos 1950, foi importante para a elaboração desse método, particularmente estudos realizados na década de 1960, na Bélgica e na França, respectivamente por Faverge (1967) e Leplat (1966). Seu desenvolvimento ocorreu em contexto de estagnação da taxa de frequência dos acidentes de trabalho na França, após período de vários anos de significativo decréscimo, fruto, sobretudo, da adoção de medidas técnicas de Engenharia de Segurança e de Higiene do Trabalho, bem como do desenvolvimento de aparato jurídico-institucional adequadamente preparado e estruturado.

Cuny e Krawsky (1970), responsáveis pela elaboração inicial do Método ADC, partiram de descrições de quase duzentos acidentes do trabalho, ocorridos em pontes rolantes de uma grande empresa. Sua divulgação internacional, em grande parte, decorreu de sua inclusão, a partir de 1983, na Enciclopédia de Saúde e Segurança no Trabalho da Organização Internacional do Trabalho (OIT) (Monteau, 1983).

Trata-se de "método clínico" de análise que, retrospectivamente, a partir da lesão e utilizando os conceitos de *variação* e de *atividade*, propicia a identificação da rede de fatores envolvidos na gênese do acidente (Krawsky *et al.*, 1972; Monteau, 1974a; Meric *et al.*, 1976; INPACT, 1986; Binder *et al.*, 1999).

A análise implica identificar as *variações* ocorridas em relação ao desenvolvimento habitual da atividade durante a qual sobreveio o acidente, e identificar suas origens, conforme esquema apresentado na Fig. 24.6.

Convém esclarecer que o conceito de variação, no método ADC, não tem o mesmo significado do conceito ergonômico de variabilidade normal da tarefa, mas sim, de perturbação – capaz de interferir com o desenvolvimento normal

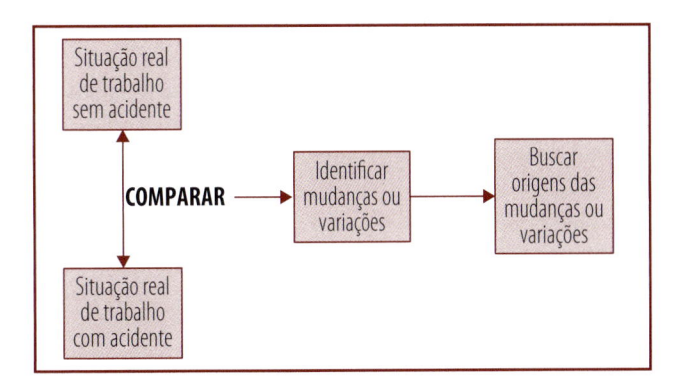

Fig. 24.6. Esquema de identificação de variações e suas origens.

da atividade, acarretando degradação e descontrole na situação de trabalho, podendo culminar em acidente de trabalho.

Ao lado das variações, têm-se os fatos habituais no desenrolar da atividade. A classificação de um *fato* ou *fator* de acidente, como variação, é realizada em relação ao trabalho real e não ao trabalho prescrito. Portanto, situações em que prescrições e/ou regras são, sistematicamente, descumpridas, configuram situações habituais, não variações.

Em muitas análises de acidentes, entretanto, depara-se com situações nas quais os trabalhadores têm dificuldade para identificar o que variou. Na experiência dos autores, isso costuma ocorrer em empresas que apresentam condições de segurança extremamente frágeis, nas quais a confiabilidade do sistema depende, quase exclusivamente, do desempenho do trabalhador. Nessas empresas, a incidência de acidentes de trabalho é elevada e inspeções de segurança podem se revelar muitos úteis na identificação de alvos para a prevenção, antes que os AT aconteçam.

No método ADC, a pesquisa de variações e de fatos habituais deve ser conduzida de maneira sistematizada, segundo os seguintes componentes:

- Indivíduo: aspectos físicos e psicológicos, qualificação, função desempenhada etc., enfim, os atributos que lhe são próprios.
- Atividade: por ocasião da descrição do método, a terminologia adotada era *tarefa*, e se referia à abordagem conjunta de ações realmente executadas pelos trabalhadores (indivíduos), enquanto participantes diretos ou indiretos da produção. A apresentação atual do método na página[13] do INRS já adota a expressão "atividade (trabalho real)".
- Material: meios técnicos disponíveis para a execução da *tarefa*.
- Meio de trabalho: conjunto de ambiente físico e de ambiente social, no qual ocorrem as atividades de produção da empresa.

A partir da lesão, no caso dos acidentes de trabalho, o método constitui valioso auxiliar na identificação de variações e de fatos habituais, relativos a cada um dos componentes citados, que participaram do fenômeno analisado. A busca de informações deve retroceder até ao ponto em que fatos remotos, não registrados documentalmente, caíram no esquecimento, ou quando os analistas avaliarem que já possuem um quadro suficientemente claro do ocorrido (Krawsky *et al.*, 1972; Monteau, 1974b; Meric *et al.*, 1976). Não existem fórmulas para determinar quando encerrar a análise.

Referindo-se a acidentes em sistemas de alta complexidade, Llory (1999) afirma que a análise tende a se prolongar ao longo dos anos, citando como exemplo o caso de *Three Mile Island*.

O método ADC não possui questionário formulado *a priori* e o fio condutor, na coleta de informações, são as variações ocorridas em relação a cada um dos componentes. A análise é dirigida à busca das origens das mudanças identificadas, o que é feito por meio de formulação de perguntas apropriadas ao(s) entrevistado(s).

Obtida a descrição do acidente, utilizando-se as regras do método, organizam-se os denominados fatores de acidente (variações e fatos habituais), a partir dos quais se elabora o esquema ou ADC do episódio pesquisado. É importante ressaltar que, na árvore, a representação dos fatores de acidente identificados deve basear-se em <u>relações lógicas</u>, não em relações cronológicas. Nos vários cursos sobre o método ADC ministrados pelos autores deste capítulo, constatou-se que muitos participantes apresentavam dificuldades na distinção entre relações lógicas e relações cronológicas.

Outra recomendação dos autores do método é que ausências não sejam inseridas no esquema ou árvore.

A etapa seguinte é a de leitura e interpretação da árvore, objetivando retirar ensinamentos do episódio ocorrido, com vistas à prevenção de outros acidentes com aspectos semelhantes, ou não, ao que foi investigado.

Considerando as potencialidades pedagógicas do Método de ADC, bem como o interesse que continua suscitando entre nós, optou-se pela manutenção do exemplo explorado na versão anterior do capítulo (segunda edição, 2003).

✓ *Descrição do caso*

> Trata-se de acidente ocorrido durante execução de manutenção corretiva de veículo de transporte interno de empresa de grande porte, com produção quase totalmente automatizada, instalações abrangendo área superior a 70.000 m^2, e possuidora de 1.200 empregados. O trabalho é organizado sob forma de turnos de revezamento, com 8 horas de duração.
>
> O acidente ocorreu por volta de 21 horas (aproximadamente uma hora antes do final do turno de trabalho), durante realização de conserto urgente do motor de uma empilhadeira. O acidentado, Sr. J., mecânico de manutenção, 26 anos de idade, admitido havia 3 anos e meio e designado para trabalhar na seção de manutenção de veículos de transporte interno, basicamente tratores industriais, empilhadeiras e utilitários.
>
> O conserto estava sendo realizado na oficina de conserto de motores, instalada nas dependências do galpão do setor de manutenção, local espaçoso, bem ventilado, bem iluminado e ruidoso. Para conserto de motores, possuía dois suportes – "girafinhas" -, capazes de sustentar e movimentar o motor de acordo com as exigências das intervenções.
>
> A empresa possui 14 empilhadeiras, das quais uma era deixada "na reserva" e as demais, em uso. Não era raro

---

[13] http://www.inrs.fr/accueil/demarche/savoir-faire/suivi/arbre-cause.html

que, em períodos de maior produção, a empilhadeira reserva fosse utilizada durante semanas seguidas, o que vinha ocorrendo cada vez mais frequentemente, inclusive no período que antecedeu o acidente, donde a urgência do conserto.

No dia do acidente, o motor de uma das empilhadeiras apresentou problema de excesso de pressão no filtro de óleo do motor, provocando seu rompimento. Trata-se de motor com peso aproximado de 100 Kg, medindo cerca 90 x 80 x 40 cm e apresentando faces irregulares que, na semana anterior, devido ao mesmo defeito (excesso de pressão no filtro de óleo), havia sofrido quatro intervenções corretivas, todas efetuadas pelo Sr. J.

Na véspera, esse mecânico abrira o motor e a bomba de óleo e, sem encontrar o defeito, montara tudo novamente. Entretanto, ao fazê-lo funcionar, o motor voltou a apresentar o defeito. Não foi possível esclarecer as origens do insucesso dessas intervenções. Conhecedor desses fatos, no dia do acidente, por volta das 20:00 horas, o supervisor da seção mandou que o Sr. J. trocasse a bomba de óleo do motor da empilhadeira, em pane desde a véspera. O supervisor ressaltou a importância do conserto, pois, caso outra empilhadeira entrasse em pane no turno de 22:00 às 6:00 horas, haveria interferências na produção (atrasos). Além disso, lembrou que, nesse turno, a equipe de manutenção era reduzida.

Na ocasião, as duas "girafinhas" estavam sendo utilizadas com motores de outros veículos. Assim, para cumprir a ordem recebida do chefe, o Sr. J., após retirar o motor da empilhadeira, com auxílio de um ajudante, improvisou um "sistema" de sustentação, com calços de madeira sobre uma bancada, de modo que, entre motor e bancada, havia espaço de cerca de 40 cm.

Os funcionários da oficina informaram que, nos últimos anos, o uso simultâneo das "girafinhas" vinha sendo praticamente constante, dado que o número de veículos da empresa aumentara, sem o correspondente aumento dos equipamentos utilizados para manutenção. Em relação ao efetivo do setor de manutenção, a última ampliação ocorrera há três anos e cinco meses, quando, além do Sr. J., foram contratados dois ajudantes. Segundo trabalhadores entrevistados, o aumento da demanda de consertos vinha sendo resolvido por meio de realização de horas-extras, informação confirmada pela chefia e pela observação de cartões de ponto.

Com o motor no suporte ("girafinha"), os consertos geralmente eram realizados por um único mecânico que, quando necessário - e possível -, recebia ajuda de algum colega. No início do conserto, o Sr. J. havia trabalhado com um ajudante que, na fase final, foi designado pelo chefe para auxiliar na realização de outro serviço, também urgente. Assim, o Sr. J. trabalhava sozinho, isto é, sem o ajudante que até então o auxiliara a manter o motor imóvel sobre os calços. O acidente ocorreu ao final da tarefa, quando, com a mão esquerda, o Sr. J. mantinha uma porca em posição na face inferior do motor, para impedir que caísse sob ação da gravidade e, com a mão direita, apertava o respectivo parafuso.

O acidente ocorreu quando, ao girar com força a chave empunhada pela mão direita, o motor movimentou-se no mesmo sentido, "escapando" de um dos calços. Percebendo o que estava ocorrendo, o Sr. J. retirou rapidamente a mão esquerda debaixo do motor, porém, assim mesmo a falange distal do 3º quirodáctilo foi atingida, sofrendo esmagamento e, posteriormente, amputação.

Em relação às práticas de manutenção em geral, constatou-se que a empresa:

- *não executava manutenções preditivas e nem preventivas em parte de seus equipamentos, particularmente nos veículos de transporte interno;*
- *em relação a esses veículos, registrava de maneira sumária, sem especificar, as intervenções corretivas efetuadas (exemplo: conserto de problema nos freios, troca de reparo na bomba etc.), de modo que, após algum tempo, nem mesmo quem havia realizado o serviço se lembrava do que fora feito;*
- *possuía supervisores de manutenção que instruíam seus subordinados a sempre procurar reparar peças / partes / componentes, ao invés de substituí-los. No acidente em discussão, antes da decisão do supervisor, de trocar a bomba de óleo, houve quatro tentativas de conserto.*
- *adotava a prática de conserto de motor em cima de calços colocados em bancada de trabalho quando as "girafinhas" estavam em uso e surgia alguma demanda urgente.*

O aprendizado do Sr. J. teve início em pequena oficina de automóveis, onde trabalhou dos 17 aos 22 anos, nos dois primeiros anos como ajudante de mecânico e, a seguir, como mecânico. No ano precedente ao ingresso na empresa de grande porte, frequentou curso noturno de técnico em mecânica de motores (10 meses de duração). Ao ser admitido, o Sr. J. não recebeu nenhum treinamento formal, tendo sido orientado para, sempre que necessário, pedir auxílio aos colegas mais experientes. Foi também instruído para tomar cuidado, pois a maioria dos acidentes da empresa ocorria com empregados da manutenção.

Em relação às análises de acidente realizadas pela empresa, observou-se que as descrições eram pobres, baseadas na concepção dicotômica atos inseguros / condições inseguras, com amplo predomínio dos primeiros. As estatísticas da empresa não discriminavam os setores de ocorrência dos acidentes.

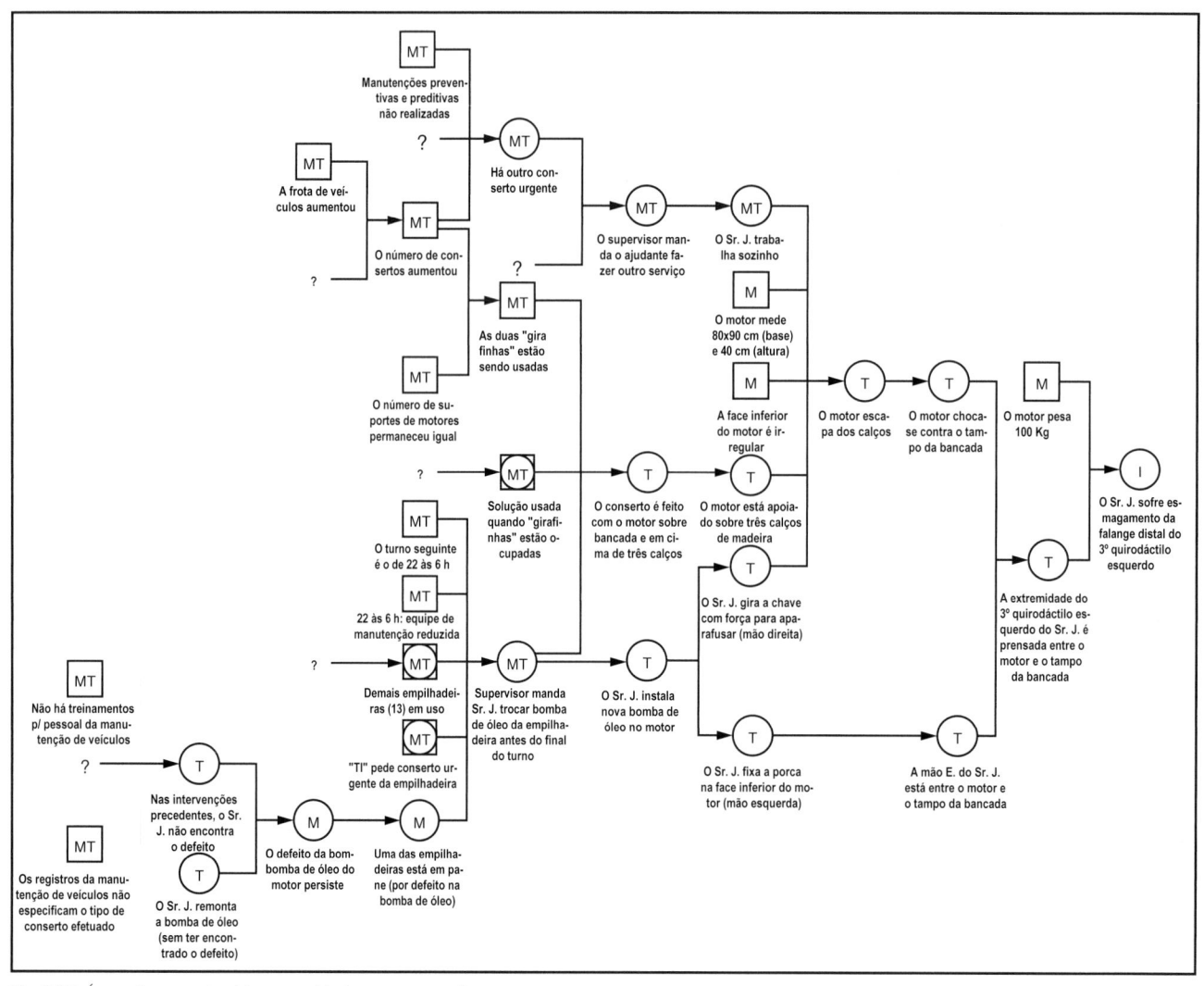

Fig. 24.7. Árvore de causas de acidente ocorrido durante conserto de motor.

A ADC revela:
- vários fatores, a maioria *variações*, participando do acidente;
- que tais fatores não se restringem às "imediações" da lesão;
- que nas "imediações da lesão", ou seja, nos antecedentes imediatos do acidente-tipo (dedo prensado entre bancada e motor), existe um conjunto de fatores que configuram intervenção do trabalhador em condições precárias (uso de meios impróprios/ equilíbrio instável do equipamento);
- precedendo a intervenção nessas condições, identifica-se a existência de situação de urgência em cuja origem observa-se a conjugação de: (a) inadequação do número de empilhadeiras disponíveis na empresa e as necessidades desses equipamentos, (b) falhas na gestão do subsetor de manutenção, resumidas na Tabela 24.3, e (c) aumento da pressão para liberação da empilhadeira em pane;
- na origem da pane que desencadeou a intervenção, observa-se: a) provável despreparo dos mecânicos, relacionado à inexistência de programa de treinamento, b) ausência de manutenção preditiva e preventiva das empilhadeiras, c) insuficiência de registros das intervenções efetuadas e d) incentivo à economia indiscriminada de materiais.

O gerenciamento precário do subsetor de manutenção de veículos de transporte interno, resumido na Tabela 24.3, acarretando redução e, mesmo, eliminação das exíguas margens de manobra dos trabalhadores (como lançar mão de auxílio de colega não previsto e/ou não prescrito) configura condição inaceitável de trabalho que, entretanto, dificilmente é percebida como tal, sendo considerada "normal".

As falhas apresentadas na Tabela 24.3 propiciam que a equipe de segurança apresente, a outros setores da empresa, a existência de problemas até então descurados, como insuficiência de recursos materiais (no caso, empilhadeiras e suporte para conserto de motores), e efetivo insuficiente, particularmente no turno de 22 às 6 horas. A discussão iniciada a partir do caso poderia esclarecer se os problemas detectados constituíam episódios excepcionais, relativamente frequentes ou habituais na empresa e, a partir do aprofundamento de seu diagnóstico, permitiria definir as estratégias adequadas à sua superação.

Na Tabela 24.3 encontram-se, também, elementos indicativos de que o gerenciamento do setor de manutenção apresenta problemas, merecendo ser "profissionalizado".

Continuando a análise, verifica-se que, pressionado pela urgência, o supervisor determina a realização de uma tarefa sem que os meios adequados estejam disponíveis, ou seja, em situação de baixa confiabilidade do sistema que, com o deslocamento do auxiliar para outra tarefa, é diminuída ainda mais, desembocando no acidente.

A partir da ADC, aplicando-se o conceito de Fator Potencial de Acidentes – FPA (Darmon *et al.*, 1975; Monteau, 1974b; Faverge, 1977), é possível sintetizar o esquema do acidente, facilitando sua compreensão, como pode ser verificado na Fig. 24.8.

Como a própria denominação sugere, trata-se de fatores com potencialidade de desencadear acidentes do trabalho. A vantagem de sua utilização relaciona-se ao caráter geral que apresentam, possibilitando sua identificação em várias situações de trabalho, além das específicas do acidente, a partir do qual foram elaborados, contribuindo para a realização do diagnóstico de segurança e para a identificação de medidas de prevenção (Darmon *et al.*, 1975; INRS, 1976; Binder *et al.*, 1998).

A análise revela que a utilização de meios precários para execução de um trabalho, sob ordem da chefia imediata, ocorre em contexto de pressões múltiplas, cabendo ressaltar que se trata de procedimentos "normais", conhecidos e tolerados pela empresa (uso de calços para sustentação de motores). Com os recursos existentes, já em utilização (13 empilhadeiras em uso e uma quebrada/duas "girafinhas"), deparando-se com um conserto urgente, a equipe de manutenção vê-se obrigada a lançar de mão de estratégias precárias do ponto de vista da segurança, de sorte que qualquer perturbação adicional pode culminar em acidente.

Nesse exemplo, a origem dos problemas apresentados pela bomba de óleo da empilhadeira não foi identificada satisfatoriamente, levando os analistas a formularem algumas hipóteses, como qualidade inferior de peças de reposição utilizadas na empresa, e utilização das empilhadeiras contrariando recomendações do fabricante, como, por exemplo, cargas excessivas (além da não realização de manutenções preditivas e preventivas).

Nesse tipo de acidente, não faz sentido sugerir medidas voltadas a mudanças de comportamento do acidentado, que cumpria ordens, utilizando os meios disponíveis no momento. Tampouco faz sentido concentrar as ações de prevenção na supervisão direta, desconsiderando que seu comportamento deriva de demandas que advêm do setor de Transporte Interno, fazendo com que o objetivo principal da manutenção seja o atendimento das solicitações, de modo a manter o ritmo de produção. Em sua decisão, o supervisor leva em consideração seu conhecimento de que a equipe do

Tabela 24.3. Falhas no gerenciamento do setor de manutenção de veículos de transporte interno

Falhas	Comentários
Ausência de manutenções preventivas e preditivas	Origem não esclarecida: analistas externos à empresa, sem acesso a níveis hierárquicos superiores. Hipóteses formuladas: • influência "cultural" (mais provável) • mais vantajosa economicamente, após análise de custos. (menos provável)
Incentivo à economia indiscriminada de materiais	Falha que tende a multiplicar o número de intervenções (*por decisão do supervisor*, a bomba de óleo foi trocada na quinta intervenção)
Inexistência de registros e de controle estatístico de reparos efetuados	Essa falha impossibilita: • avaliar desempenho (inclusive custos) desse setor (ou subsistema) • estabelecer critérios de aceitabilidade da frequência de reparos para cada um dos equipamentos
Falta de formação (treinamentos)	A prática informal e não sistematizada de solicitação de orientação, multiplica o número de intervenções necessárias uma vez que limita: a) o preparo técnico dos profissionais de manutenção; b) a efetividade das intervenções; c) a avaliação dos riscos por parte dos trabalhadores
Inadequação demanda/ equipamentos disponíveis	Essa inadequação enseja indisponibilidade de equipamento necessário a um conserto que, dado o caráter de urgência, origina improvisação por meio do emprego de recursos já previamente utilizados (calços)
Inadequação demanda/ efetivo	Durante realização de conserto em condição improvisada de trabalho pela falta de equipamento necessário, um auxiliar é deslocado para outra tarefa, tornando uma situação de trabalho ainda mais frágil do ponto de vista da segurança

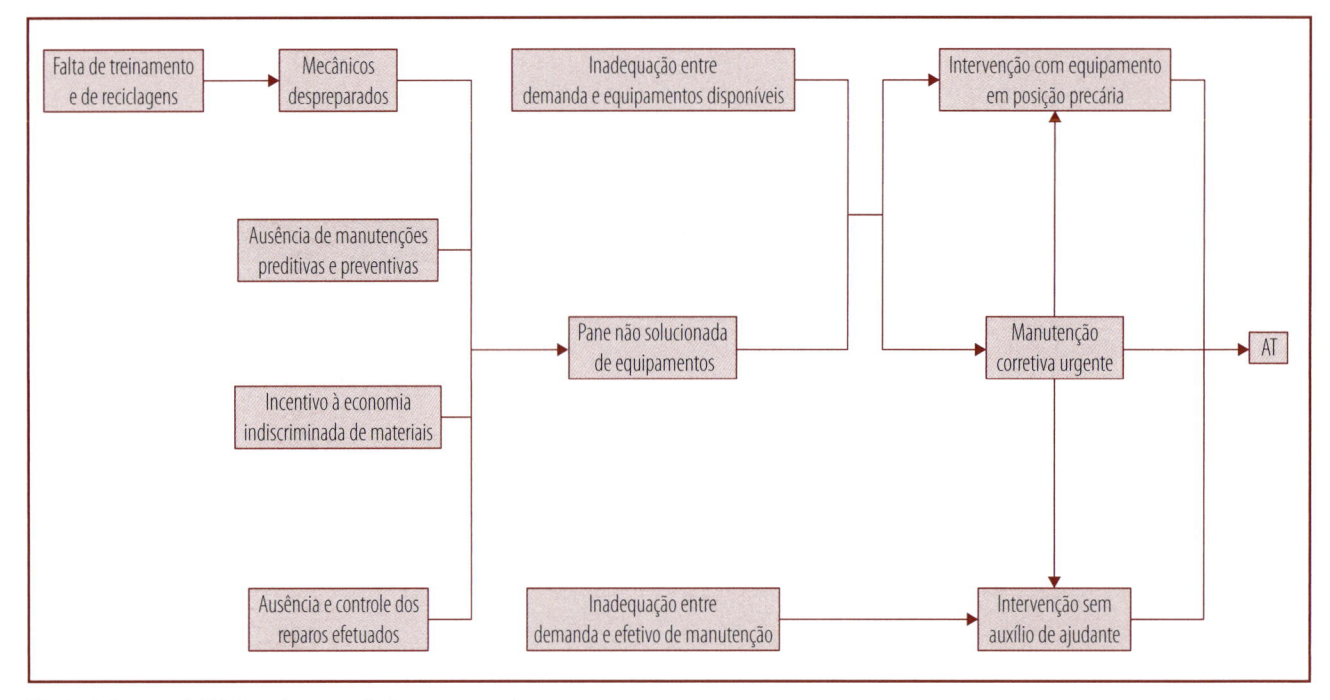

Fig. 24.8. Esquema de FPA de acidente ocorrido durante conserto de motor.

turno seguinte dispõe de efetivo menor e que teria mais dificuldades para efetuar o reparo do motor.

Assim, o exemplo mostra formas que podem ser assumidas pelo antagonismo entre os interesses da segurança e os da produção na empresa. Nesse caso, a noção de aumento de risco não foi sequer aventada e, conforme mostrado na análise, decorria do uso de estratégias já conhecidas e adotadas na empresa.

Para que as medidas de prevenção sejam coerentes com os resultados da análise, é indispensável que todos os fatores evidenciados sejam colocados em discussão. Como se pode deduzir do exemplo apresentado, não se trata de processo de fácil condução, exigindo equipe de segurança tecnicamente bem preparada e, sobretudo, com maior espaço de atuação. Trata-se de implementar mudanças na organização, que somente serão possíveis se houver adesão da direção da empresa.

Os serviços de segurança precisam abandonar vícios e preconceitos acumulados ao longo de sua história, particularmente a visão dos acidentes como fenômenos *pauci* ou unicausais, decorrentes da prática de "atos inseguros"/"atos abaixo do padrão" pelos acidentados, cuja (falsa) superação dependeria de mudanças de comportamento, de modo a eliminar tais práticas.

Se, por um lado, mudanças substanciais na forma como os acidentes do trabalho são tratados pelas empresas, necessitam do engajamento de sua alta hierarquia, por outro lado, se a maioria dos serviços de segurança continuar sendo geridos como sempre o foram, é pouco provável que o quadro atual venha a se alterar, pelo menos em curto e médio prazos. No entanto, cabe assinalar que os conhecimentos de Segurança do Trabalho evoluíram substancialmente e já ultrapassaram, e muito, as práticas da maioria das empresas brasileiras[14].

O exemplo apresentado indica que a gestão de produção na empresa se dá em condições que minimizam ou desconsideram aspectos relacionados à segurança, com escolhas que já configuram práticas habituais, "naturais". A mudança dessa situação exige dos profissionais de Segurança do Trabalho grande preparo técnico, e adequada "sensibilidade política", visando à obtenção da chancela de interlocutores junto à direção da empresa, lembrando que a prevenção depende do efetivo engajamento desta.

Lima e Assunção (2000) chamam a atenção para problemas que podem advir de valorização excessiva de aspectos técnicos do sistema, em detrimento da análise de aspectos da organização do trabalho e do gerenciamento, cabendo assinalar que a escolha dos meios técnicos utilizados se dá por decisões, conscientes ou não, de integrantes dos escalões hierárquicos superiores da empresa.

Análises superficiais, restritas a fatores imediatamente precedentes à lesão, tendem a adotar recomendações centradas na mudança de comportamentos do trabalhador, como "ter mais calma", "prestar mais atenção", "tomar mais cuidado", deixando intocados aspectos da organização do trabalho e do gerenciamento da empresa. Longe de expressar decisão voluntária do trabalhador, tais "comportamentos inadequados", ao contrário, decorrem das condições concretas em que se desenvolve o trabalho.

---

[14] Ver Capítulo 53 deste livro.

Considerando que a análise de casos pelo Método ADC equivale a um diagnóstico de segurança, ainda que parcial, de um ou mais setores, ou mesmo da empresa como um todo, é fundamental que se proceda à validação das informações, por meio de discussões entre os diversos atores.

Do ponto de vista da prevenção, demandas urgentes – desencadeando ou não acidentes - exigem esclarecimento das origens das urgências. Por outro lado, os procedimentos a adotar em tais situações devem ser explicitados e analisados, tanto do ponto de vista da produtividade, quanto da segurança.

Além da ampliação da análise que o Método ADC propicia, o esquema ou ADC permite que o acidente seja visualizado com maior clareza, facilitando a comunicação e o diálogo entre interlocutores com diferentes formações e pertencentes a diferentes níveis hierárquicos. Quando corretamente aplicado, contribui para melhorar a compreensão do fenômeno acidente, bem como das práticas de prevenção, além de fortalecer os mecanismos de resolução de problemas em grupo (Pham e Monteau, 1989; Pham, 1990; Meric, 1991) e de dificultar - ou impedir - a atribuição de culpa pelo acidente ao acidentado, prática ainda vigente em nosso país, explícita ou disfarçadamente.

A possibilidade de conduzir satisfatoriamente análises de acidentes, mesmo não conhecendo em profundidade o processo de produção, constitui inegável vantagem desse método, particularmente para profissionais de instituições públicas e de membros de sindicatos de trabalhadores, que se ocupam da Segurança do Trabalho (Almeida e Binder, 1996). Sua aplicação adequada, entretanto, exige domínio de linguagem, treinamento e disponibilidade de tempo (Meric, 1982; Binder, 1997; Binder e Almeida, 1997, Binder et al., 1999), enquanto seu sucesso em termos de prevenção depende de integração ao conjunto de políticas da empresa, de sorte que iniciativas restritas aos Serviços de Segurança do Trabalho e/ou ao setor de Recursos Humanos, tendem a fracassar.

Na medida em que se aprofunda a análise, é possível identificar fatores para os quais não existam medidas de prevenção definidas em normas legais. Isso tenderá a se revelar em casos em que a análise mostre, como fatores de acidentes, escolhas e decisões consideradas adequadas quando olhadas apenas sob a lógica dos interesses da produção, e que se refiram à organização do trabalho, à continuidade da atividade etc., em especial, em situações de atrasos, intercorrências não previstas, e outros constrangimentos cuja discussão usualmente não é considerada da alçada da segurança.

É preciso não esquecer que a análise com o Método de ADC é um processo a ser desenvolvido coletivamente, com participação de diversos atores (acidentado, colegas de trabalho, contramestres etc.), de tal sorte que a busca / identificação de medidas preventivas deverá também ser realizada coletivamente. Esse tipo de prática, em equipe, apresenta aspectos pedagógicos, particularmente quando se consegue participação de empregados de diferentes níveis hierárquicos (Cuny, 1995; Pham, 1989 e 1990) e a demonstração de como decisões aparentemente desvinculadas da Segurança do Trabalho acabam participando das origens de acidentes.

Na fase de busca ou de identificação de medidas de prevenção, Meric (1991) recomenda "dar asas à imaginação", deixando de lado qualquer preocupação quanto ao custo das medidas propostas, pois, quanto maior o leque proposto, maior a possibilidades de escolhas. Para Meric, Monteau e Szekely (1976), esta fase do trabalho *"apela aos conhecimentos, à experiência e à imaginação"*.

Para os autores do método, as medidas de prevenção devem ser orientadas no sentido de eliminação direta do fator em questão, de instalação de barreiras entre este e seus antecedentes e/ou de eliminação direta dos fatores antecedentes.

Ao finalizar a abordagem do Método de ADC, é de extrema importância reafirmar que não se trata de ferramenta a ser utilizada em qualquer situação. Como uma de suas limitações, pode-se citar o fato de, originalmente, seus autores enfatizarem a abordagem de comportamentos observáveis, em moldes assemelhados à noção de modos operatórios na Ergonomia. Entendemos que a análise não pode prescindir da exploração da dimensão subjetiva presente na atividade, e que a mudança mostrada no *site* do INRS, recomendando a adoção da categoria *atividade* como um dos componentes do sistema a ser analisado no acidente, caminha nessa mesma direção.

Como isso pode ser feito? Em nossa opinião, na atualidade as contribuições mais úteis nesse sentido seguem trilha equivalente à do INRS, acima comentada. Ou seja, a do diálogo com contribuições advindas de abordagens apoiadas em conceitos de outros campos do conhecimento, em especial, aqueles já utilizados, com sucesso, em análises de acidentes. Assim, além das contribuições da Ergonomia da Atividade, é possível destacar, entre outras, as da Psicologia Cognitiva; da Psicologia Social e do Trabalho; da Antropologia, das Ciências Sociais; das engenharias de sistemas, da resiliência e de produção etc., ou seja, da ampliação conceitual da análise (Almeida, 2006). Tal ampliação propicia que fatores de acidentes evidenciados na análise sejam explicados de modo absolutamente distinto daquele que ocorre quando a equipe de análise não lança mão desses conceitos, conforme mostrado em estudo sobre acidentes de trabalho envolvendo omis*sões, que passam a ser explicadas como armadilhas cognitivas* (Almeida e Binder; 2004).

Outro aspecto que nos parece merecer revisão é a recomendação de não inclusão, nas árvores, de referências a ausências constatadas na coleta de dados. Em nossa opinião, nos casos de análises conduzidas com finalidades de Vigilância em Saúde, é importante que a árvore mostre, de modo destacado, como parte de conjunções, a inexistência de barreiras definidas em lei, ou cuja existência está consagrada, na literatura, como indicada para aquela situação. Visando chamar a atenção para tais ausências, sugere-se representá-las no esquema, por exemplo, como losangos ou trapézios.

Por fim, cabe registrar que a utilização do Método ADC deve inserir-se em política de Gestão de Saúde e Segurança, ao lado de outras ferramentas, entre as quais análises ergonômicas do trabalho (AET), visando complementar e/ou aprofundar aspectos envolvidos no acidente e identificados pela aplicação desse método.

Modelo de análise e prevenção de acidentes - MAPA[15]

As ações voltadas à prevenção de acidentes do trabalho sempre tiveram lugar de destaque na experiência desenvolvida no campo da Saúde do Trabalhador, no município de Piracicaba, Estado de São Paulo. Neste item, será destacado o modelo de análise e prevenção de acidentes (MAPA), em desenvolvimento ao longo da última década, em associação com outras medidas destinadas ao fortalecimento de ações de Vigilância em Saúde daquele município (Almeida e Vilela, 2010; Vilela *et al.*, 2012).

Um dos traços que distinguem a trajetória da Saúde do Trabalhador em Piracicaba, não apenas no que se refere à abordagem dos acidentes de trabalho, é seu caráter de construção coletiva, em constante diálogo com interlocutores que atuam em universidades e instituições de pesquisa. Não é de estranhar, portanto, que a proposta do MAPA apresente, como uma de suas características, a incorporação de conhecimentos científicos acumulados sobre acidentes do trabalho - da coleta de informações à interpretação dos dados e elaboração de recomendações de prevenção. Assim, a concepção de acidentes adotada pelo MAPA é de que constituem fenômenos sociotécnicos de natureza sistêmica.

No MAPA, a exemplo do que ocorre no projeto WORM (Hale *et al.*, 2001), o acidente é representado como uma gravata-borboleta (Fig. 24.9). À esquerda, situam-se os fatores que compõem as origens próximas e remotas do acidente; o "nó da gravata" representa o acidente-tipo que acarretou a(s) lesão(ões); à direita, situam-se as consequências imediatas e tardias, para o acidentado, do evento de que foi vítima.

As barreiras de prevenção são representadas à esquerda, na Fig. 24.9, e visam a prevenir ou a evitar o desenlace (AT-tipo), enquanto as de proteção estão colocadas à direita, e têm objetivos de mitigar as consequências.

Se adequadamente aplicado, o modelo deve propiciar a compreensão das três dimensões da vigilância em saúde, conforme proposição de Paim (1999) e Porto (2007), ou seja: (a) causas ou macrodeterminantes, criadores de perigos e de riscos; (b) exposição a esses perigos e riscos e (c) consequências ou danos dessas exposições. Na aplicação do MAPA, recomenda-se verificar se a análise do acidente explorou tais dimensões do modelo da Vigilância em Saúde.

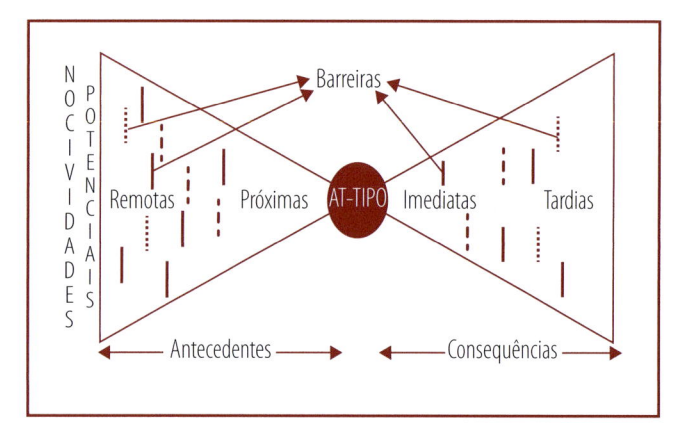

Fig. 24.9. Modelo da gravata borboleta.

Um aspecto inovador do MAPA, cuja operacionalização vem sendo discutida, é a inclusão da busca ativa de sequelas tardias de acidentes de trabalho, o que implica acompanhamento da(s) vítima(s), a longo prazo, para verificar desenvolvimento de quadros como cefaleias pós-trauma crânio-encefálico (TCE), necroses ósseas pós consolidação de fraturas, transtornos psíquicos (como o do estresse pós-traumático, mas não somente isso), impactos na qualidade de vida dos acidentados e de seus familiares, na perspectiva da integralidade da atenção à saúde. Para tanto, será necessária a criação de tecnologias apropriadas para uso geral na rede de serviços do SUS. Trata-se de proposta que teve origem em discussões desencadeadas pela apresentação de um caso por Takahashi (2010)[16], de trabalhador acometido de amnésia duradoura após acidente de trabalho.

No que se refere à prevenção, a aplicação do MAPA implica verificar se as recomendações apresentadas contemplam as três dimensões que compõem o conceito de Vigilância em Saúde, mencionado em parágrafos precedentes, ou seja, controle de causas ou macrodeterminantes, controle de exposições e controle de danos ou consequências advindas do caso analisado.

Quanto à coleta de informações visando à descrição detalhada do acidente, não serão repetidos aspectos abordados em parágrafos precedentes deste capítulo.

Todavia, cabe destacar, em especial:

- A importância da identificação da etapa (ou momento) da atividade em que o acidente-tipo sobreveio, descrevendo o ocorrido com apoio de categorias da Ergonomia.
- A descrição do trabalho real - sem ocorrência de acidente - e quando ocorreu o acidente, identificando o que variou.
- Identificar as regulações ou estratégias adotadas pelos trabalhadores para fazer face às variabilidades

---

[15] Interessados em aprofundar conhecimentos sobre o modelo podem consultar o Fórum de Acidentes do Trabalho - http://www.moodle.fmb.unesp.br/course/view.php?id=52

[16] http://www.moodle.fmb.unesp.br/file.php?file=%2F52%2FEncontros%2F2010%2FProducao_social_dos_AT%2FMara_Takarashi_Apresenta_FORUM.pdf

mais frequentes, bem como para reduzir o custo humano do trabalho.
- Tratando-se de trabalhadores novatos, esclarecer se conheciam as estratégias comumente adotadas por trabalhadores experientes e se as adotaram, ou não.
- Utilizar todas as fontes de informações disponíveis (manuais de equipamentos, atas de CIPA, relatórios de manutenções etc.).
- Efetuar análise de barreiras, de modo a revelar falhas ou inexistência e identificar suas origens.
- A utilização de conceitos da Ergonomia tem como um dos objetivos, por exemplo, identificar razões que expliquem por que uma estratégia habitualmente usada com sucesso, no passado, fracassou no caso em pauta.
- A ampliação conceitual da análise (Almeida, 2006), organizada em torno de crítica formulada por Dekker (2002, 2005), segundo o qual a tarefa que cabe ao(s) analista(s) é a de procurar entender as razões do operador para agir como agiu na ocasião do acidente. Vale esclarecer que, no formato divulgado, o MAPA apresenta uma lista de questões na qual as respostas afirmativas devem ser interpretadas como indicativas de que a análise em questão se beneficiaria de exploração complementar, apoiada em conceitos já utilizados em enquetes de acidentes – no caso, da ampliação conceitual. De modo geral, uma vez identificada tal situação, se necessário deve-se buscar apoio especializado.

De maneira semelhante aos dois exemplos de acidentes apresentados neste capítulo, e que também adotam a mesma concepção sistêmica de acidente do trabalho – fenômeno resultante de rede de fatores em interação no interior de sistemas de maior ou menor complexidade –, também a aplicação do MAPA revela aspectos da organização do trabalho na origem dos acidentes no âmbito das empresas.

Nesse nível, situam-se fatores causais como práticas de gestão que implicam processos lentos e progressivos de degradação da situação de trabalho e/ou decisões sobre a maneira de enfrentar variabilidades do trabalho que fragilizam a segurança. Trata-se de condições que reduzem a tolerância ou a resiliência do sistema a constrangimentos, de tal modo que, mesmo pequenas variações, às vezes imperceptíveis até para o operador, podem disparar um acidente. Regra geral, os achados desse tipo de análise em profundidade revelam contribuições de escolhas gerenciais nas origens de acidentes.

Por outro lado, em muitas situações em que a análise da empresa havia apontado o comportamento da vítima como "causa do acidente", uma análise mais aprofundada utilizando o MAPA revelou tratar-se de situação que configurava uma armadilha cognitiva (Reason e Hobbs, 2003; Almeida e Binder, 2004). Essa expressão designa diferentes situações em que aspectos da concepção de equipamentos, da condução psíquica da ação, da frequência de realização ou da sequência de passos da tarefa, de *feedbacks* oferecidos para o operador, da visibilidade, legibilidade e compreensão dos sinais apresentados ao operador etc., isoladamente, ou em associação, aumentam a chance de adoção de comportamento que resulta em desfecho não pretendido no sistema, inclusive em acidente.

A análise baseada no MAPA é encerrada com conclusões e recomendações de prevenção. A leitura da *gravata-borboleta do acidente* propicia conclusões que podem variar do pior ao melhor cenário. No primeiro, nenhuma das medidas estabelecidas pela legislação vigente estava presente, e a maior ou menor gravidade dos desfechos foi fruto apenas do acaso. No outro extremo, situam-se acidentes em situações nas quais todas as medidas de prevenção e proteção determinadas em lei, e/ou em conhecimentos de Segurança do Trabalho mais recentes, estavam presentes. A identificação da rede de fatores que origina esse tipo de acidente, regra geral explora os limites do conhecimento e/ou outros aspectos de práticas de gestão, originadas em resposta a pressões surgidas concomitantemente a atrasos em prazos de entrega, no alcance de metas consideradas importantes, ou a restrições inesperadas de recursos. Enfim, fruto de decisões, face a variabilidades, que acabam criando riscos não presentes no trabalho habitual/"normal", fragilizando a segurança do sistema.

No tocante à prevenção, o uso do MAPA vem contribuindo para que as equipes de VISAT Piracicaba (e de outros serviços que se propõem a adotar esse instrumento) se deparem com novos desafios. Dentre estes, o que nos parece mais importante é o da construção de propostas de ação que atuem nas três dimensões de vigilância já apresentadas.

Tais desafios referem-se, sobretudo, à ampliação do alcance das respostas / propostas para além do caso individual e da empresa em que ocorreu o acidente. (Almeida *et al.*, 2012a 2012b; Lopes *et al.*, 2012). Atualmente, essa ampliação mais e mais precisa caminhar para além do universo dos danos à saúde, em casos de acidentes, e situar-se em conjunto com as respostas às consequências ambientais, impactos sociais e outros.

▶ Prevenção de acidentes de trabalho

Em decorrência, seja de inspeções de segurança, seja de análises de acidentes, o objetivo de prevenção somente é atingido ao se identificar, selecionar e, sobretudo, implantar e acompanhar o resultado de medidas capazes de eliminar ou de neutralizar as condições que implicam risco para a saúde e integridade física dos trabalhadores.

Dentre os critérios para adoção dessas medidas, alguns são considerados fundamentais:

1º) eliminar ou neutralizar os fatores de risco;
2º) apresentar estabilidade ao longo do tempo: por exemplo, máquina com zona de operação fechada;
3º) ser independente da vontade do operador: por exemplo, *airbag* em contraposição ao uso de cinto de segurança;
4º) não implicar esforço adicional para o operador;

5º) não interferir com a produtividade;
6º) não provocar deslocamento do risco, nem surgimento de novos riscos: por exemplo, <u>sem adoção de outras medidas complementares</u>, melhorar as condições das pistas de uma rodovia, possibilitando maior desenvolvimento de velocidade, poderá acarretar aumento da frequência e/ou da gravidade dos acidentes;
7º) apresentar alcance amplo (quanto mais à montante em relação à lesão, maior amplitude): por exemplo, adequar quantitativa e qualitativamente o efetivo às demandas da empresa;
8º) ter prazo de aplicação compatível com o grau de risco: por exemplo, interditar uma área em que há risco de incêndio ou explosão, independentemente da adoção de outras medidas de implantação a curto, médio e longo prazo;
9º) relação custo / benefício compatível com a capacidade financeira da empresa, excetuando-se condições que configurem situação de risco grave e iminente.

Ao longo deste capítulo, procurou-se apresentar os acidentes do trabalho como fenômenos resultantes de uma rede de múltiplos fatores em interação, em contexto de grande diversidade de processos produtivos e de trabalho, graus variados de incorporação tecnológica e enorme variabilidade de condições de segurança do trabalho. Ao lado de questões políticas, esse quadro configura situações e contextos que implicam enormes dificuldades no tocante à sua prevenção, no Brasil.

A abordagem aqui apresentada tem como objetivo contribuir com os esforços de prevenção desenvolvidos no âmbito do poder público, notadamente os que se incluem em tentativas de construção do chamado campo teórico prático da Saúde do Trabalhador.

Entendidas como uma das ações da VISAT, análises de acidentes são, ou devem ser, encerradas por recomendações de prevenção e abertura de processo de negociação de agenda de *"transformação do trabalho no sentido da promoção da saúde"* (Machado, 2011).

Assumir, como eixo estruturante da luta contra os acidentes do trabalho, as diretrizes da VISAT, significa encarar as dificuldades da construção da integralidade da atenção de saúde.

O fato do trabalho real, em maior ou menor grau, diferir sempre do trabalho prescrito, constitui aspecto frequentemente negligenciado, levando a explicações simplistas acerca da origem dos acidentes, que seriam fruto de desobediência a regras e/ou a prescrições. E, em consequência, propostas de prevenção equivocadas.

Além de dominar as habilidades técnicas requeridas para o desempenho de suas funções, os trabalhadores precisam integrar-se ao coletivo da empresa, processo que implica estabelecer relações com colegas e chefias, conhecer regras formais e informais, desvendar o "clima" ou ambiente psicossocial da empresa e aprender a utilizar procedimentos e estratégias - adotados, aceitos ou tolerados - visando superar as variabilidades e as incertezas presentes na situação real de trabalho. Nesse sentido, é fundamental que os mecanismos cognitivos e afetivos dos seres humanos no trabalho sejam levados em consideração.

Neste texto, também se procurou mostrar prejuízos decorrentes da adoção de concepção comportamentalista de acidentes, não apenas defasada e anacrônica, mas também perversa, no sentido de inibidora de ações de prevenção, marcadas pelo caráter transformador das situações de trabalho. Indo mais além, foram apresentadas, em linhas gerais, ferramentas conceituais que vêm sendo utilizadas em abordagens aprofundadas, seja das consequências desses eventos, seja de aspectos de sua dimensão humana, bem como da orientação de busca, em profundidade, de razões associadas às origens de acidentes e de seus impactos.

O novo olhar aqui apresentado remete à necessidade de compreensão de comportamentos em geral como mediados por artefatos e situados em ambiência coletiva historicamente construída. Ninguém trabalha só, nem mesmo quem realiza suas tarefas isoladamente. Além disso, é importante considerar a evolução dos conhecimentos da Psicologia - cognitiva, social e do trabalho - ao estudar interações de operadores com instrumentos, colegas e chefias; assim como o momento de inserção daquele trabalhador na atividade em questão: É novato? Executa o trabalho pela primeira vez? Trata-se de atividade rotineira influenciada pela confiança construída no conhecimento prévio em relação à história do sistema?

Enfim, na análise é preciso explorar as origens de comportamentos, considerando os pontos de vista dos diversos atores envolvidos. Uma das explicações apresentadas para o caso, mundialmente famoso, do desastre envolvendo o *ferryboat Zeebrügge*, explicita um conjunto de decisões de diferentes personagens (fabricantes, responsáveis pelo carregamento, responsáveis pela venda de passagens, responsáveis por mudanças na embarcação depois de pronta, capitão etc.), inicialmente consideradas corretas, quando pensadas da lógica exclusiva dos respectivos tomadores de tais decisões, mas que, em conjunto, tiveram implicações sistêmicas não antecipadas (Rasmussen e Svedung, 2000).

O enfoque ergonômico destaca a importância da identificação das estratégias de regulação, utilizadas para fazer face à variabilidade normal e incidental da atividade, e que fracassaram por ocasião do acidente.

As análises dos acidentes do trabalho (e também as análises do trabalho) devem evidenciar fatores potencialmente capazes de desencadear tais eventos, para planejar intervenções preventivas, incluindo aí aspectos da organização do trabalho e do gerenciamento da empresa.

Os prejuízos para a prevenção, decorrentes da utilização das noções de atos inseguros e de condições inseguras, originados na década de 1930, têm sido exaustivamente denunciados na literatura, e as normas vigentes no Brasil recomendam expressamente sua abolição. Não se podem mais aceitar essas noções defasadas e ultrapassadas. No Brasil, a Norma Regulamentadora nº 1 (NR-1), bem como recomendações recentes, em documentos específicos dos Ministérios da Saúde e do MTE, já aboliram a explicação de acidentes do trabalho como "fenômenos individuais".

Uma das consequências da evolução da concepção de acidentes tem sido a crescente compreensão da inutilidade de recomendações de prevenção, como "prestar mais atenção", "conscientizar", "tomar mais cuidado", e assemelhadas. Firma-se o entendimento de que o trabalho desenvolvido em condições em que a segurança depende exclusivamente no desempenho do indivíduo na tarefa, exigindo a manutenção de grau vigília incompatível com as capacidades humanas, configura "acidente esperando para acontecer" sendo, portanto, inaceitável.

A maioria dos estudos contemporâneos sobre segurança do trabalho aborda problemas relativos a sistemas de alta complexidade e questionam as formas de organização do trabalho e de gerenciamento das empresas. Por sua vez, já é significativo o uso dos mesmos recursos metodológicos em análises de acidentes e incidentes ocorridos em situações habituais de trabalho, notadamente quando envolvendo incorporação de tecnologias automatizadas e informatizadas e comportamentos que, vistos de fora, suscitam estranhamento e tentativas de explicar o ocorrido de modo centrado na pessoa do operador ou colega de trabalho. De acordo com Simard (1993), as práticas de gerenciamento escolhidas e adotadas pelas empresas dependem da importância dada à Segurança pelos escalões hierárquicos superiores. Para esse autor, dada a resistência de chefias intermediárias, que veem nas práticas de segurança do trabalho entraves à produtividade, as chances de êxito destas dependem de apoio visível da alta direção das empresas.

Kuorinka e Forcier (1995) chamam a atenção para as resistências a mudanças no interior das organizações, afirmando que seu enfrentamento pode se beneficiar da utilização de ferramentas de planejamento, bem como do envolvimento dos trabalhadores nos processos de mudanças, com objetivo de melhorar sua natureza e conteúdo e de facilitar seu gerenciamento. Esses autores sugerem: a) programas estruturados, b) comprometimento e envolvimento das gerências com os programas, c) boa comunicação entre supervisores e trabalhadores e d) envolvimento dos trabalhadores em atividades de saúde e segurança.

De acordo com Pransky et al. (1996), para fazer face aos problemas de segurança do trabalho identificados, as empresas precisam organizar um conjunto de ações, denominado resposta organizacional, que deve possuir as seguintes características:
- envolvimento efetivo do trabalhador, incentivado por meio de formação/treinamento do grupo em habilidades para resolução de problemas;
- um forte líder de projeto;
- flexibilidade organizacional, ou seja, abertura à exploração das causas dos problemas e à adoção de correções, mesmo quando estas impliquem em questionamento de decisões estratégicas;
- consistência entre ações e metas estabelecidas pela organização;
- comprometimento dos recursos com a resposta.

Um dos expoentes da corrente de autores que se ocupam da melhoria da confiabilidade humana em sistemas sociotécnicos, Leplat (1985), considera de grande importância:
- Melhorar o conhecimento acerca do trabalho.
- Aumentar as possibilidades de antecipação de problemas, determinando as variáveis essenciais para o operador, dando-lhe informações sobre a evolução do processo, alargando o seu campo de controle e melhorando os dispositivos de aviso acerca dos momentos em que as variáveis críticas se afastam da zona de segurança.
- Melhorar a percepção e o diagnóstico de erros, concebendo sistemas tolerantes a erros e garantindo acesso a informações acerca dos estados intermediários do sistema, antes do estado final em que pode se manifestar o erro.
- Estabilizar as condições de funcionamento do sistema.
- Eliminar a atribuição de culpa ao autor do erro, de modo a diminuir dificuldades que podem surgir no trabalho daqueles que se dedicam à identificação de erros ocorridos.

Discutindo o que deve ser feito diante da revelação de erros humanos, o *Canadian Center of Occupational Health and Safety* (CCOHS, 1998) afirma expressamente: "*Nunca*[17] *faça recomendações disciplinares a uma pessoa ou pessoas que podem ter cometido uma falta. Isso poderia não somente ir contra o propósito real da investigação, mas poderia por em risco as chances do livre fluxo de informações em investigações futuras*".

Reason (1999), analisando a importância dos erros humanos para a segurança do trabalho, destaca como meios para sua redução:
- A supressão de condições associadas ao seu desencadeamento, consideradas erros latentes ou condições potenciais para a sua ocorrência.
- A introdução de sistemas de ajuda à tomada de decisões, genericamente denominadas próteses cognitivas, capazes de ajudar o operador em seus pontos "fracos", incluindo dispositivos técnicos de aviso à população, melhorias de treinamento e suportes informatizados.
- A inclusão de dispositivos de ajuda à memória de pessoal de manutenção.

---

[17] Grifo no original.

- A incorporação, no sistema sociotécnico, de defesas voltadas para a recuperação dos erros já ocorridos, dentre as quais cita o envolvimento de coletivos de trabalho, regulamentações, procedimentos, organização, gerenciamento e, enfim, da técnica.

Na visão desse autor, é o conjunto de todas essas defesas que confere ao sistema seu desempenho e seu nível de segurança global.

Llory (1999) critica a visão administrativa que pressupõe que o estabelecimento de normas e de procedimentos resolve os problemas e as dificuldades de trabalho. Depois de destacar que essa ideia se difundiu através do movimento da qualidade e estendeu-se ao gerenciamento de recursos humanos, o autor afirma: *"Os procedimentos, as prescrições, mesmo detalhados, não podem ser completos: embora necessários, não são suficientes (...)."*

Criticando as opiniões que consideram que o controle dos erros humanos, ou fatores humanos, implica reduzir o máximo possível a autonomia dos operadores, esse mesmo autor afirma que os defensores dessas estratégias esquecem-se ou perdem de vista o fato de que a introdução de qualquer dispositivo de ajuda pode mudar sensivelmente as relações sociais de trabalho, e tornar inoperantes certos *"savoir faire"* utilizados pelos operadores. Com isso, deslocam seus problemas, desestabilizam as suas práticas de trabalho, as regras informais cotidianas, o que pode ensejar o aparecimento de outras dificuldades ainda não identificadas, desconhecidas. Por isso, Llory (1999) recomenda máxima prudência quando se trata de modificações das condições de trabalho que parecem funcionar por si mesmas.

Amalberti (1996) propõe a noção de compromisso cognitivo, criticando as abordagens de segurança centradas exclusivamente nos erros. Uma ação "sobre a detecção e a recuperação dos erros não seria suficiente para permitir ao operador o restabelecimento de seu equilíbrio cognitivo". A prevenção deve basear-se na descrição daquilo que serve de fundamento a esse compromisso cognitivo, à representação da situação e sua manutenção, dentro de valores pertinentes para o sucesso da tarefa e a segurança do sistema. Para esse autor, os objetivos da prevenção devem ser:
- Não privar o operador de suas defesas naturais e não contrariá-las.
- Deixar o operador regular seu compromisso, deixando-lhe o controle da situação e dos riscos a correr (*"de la prise de risque"*), favorecer a visibilidade de suas próprias ações e das ações do sistema, para que ele regule eficazmente os riscos que corre e suas defesas de modo coerente.

Propostas semelhantes já haviam sido apresentadas por Déjours, para quem o trabalho deve desenvolver-se em clima de confiança, que favoreça o estabelecimento de relações de solidariedade entre os trabalhadores.

Llory (1999) utiliza a expressão *trabalho vivo* para referir-se ao trabalho real, às *"trocas de ideias entre os operadores, [...] decidir como se vai fazer a operação, avaliar [...] os modos [...] menos onerosos [...], julgar a situação dos chefes de equipe, dos colegas, ou a capacidade técnica deles [...]".* Esse autor enfatiza que *"o trabalho vivo se realiza graças ao desenvolvimento da coordenação, de estratégias de cooperação e de um conjunto complexo de comportamentos, de táticas que permitem viver bem, fazer-se entender, ter certeza de ter sido bem compreendido, e ajudarem-se uns aos outros".*

Para Kouabenan (1999), a explicação causal "ingênua" do indivíduo comum, particularmente do próprio acidentado, também deve ser levada em consideração, afirmando que a explicação acerca do ocorrido é uma necessidade das pessoas. A lógica da causalidade, para a vítima, decorre de suas experiências, crenças, percepções, de seu desejo de justiça, mas, sobretudo, de sua legítima aspiração de acreditar possuir "domínio de seu mundo" (*"maître de son monde"*). Os métodos especializados podem aproveitar esses conhecimentos ingênuos, para aumentar a confiabilidade dos dados em que se baseiam suas análises, bem como para melhorar a credibilidade das medidas de segurança que delas decorrem, afirmando que *"as mensagens de prevenção melhorariam em eficácia, e perspicácia, se integrassem os vieses defensivos mais comuns"* [das pessoas].

Para finalizar, a abordagem dos acidentes de trabalho com o recorte sugerido nas três dimensões da noção de vigilância em saúde, adotado neste texto, foi descrita como um dos caminhos para a construção de agenda de *repolitização* da área de Saúde do Trabalhador, incluindo aspectos como a falta de proteção social de vítimas e familiares, impactos extramuros das empresas, como meio ambiente, ampliação de consequências em situações de omissão e fragilidade do poder público, decisões macropolíticas associadas à criação de empresas e atividades que implicam criação de perigos e riscos etc. (Almeida, 2011).

Em estudo sobre acidentes ampliados, mas não só, Llory e Montmayeul (2011) denunciam o que vem aparecendo nas origens desses eventos: o crescimento desenfreado de esforços por aumento de produtividade, de rentabilidade e lucratividade, que se traduzem em fatos observáveis, como redução de efetivos, redução de orçamentos de funcionamento e de manutenção, ensejando aumento de cargas de trabalho, estímulo à diversificação, à polivalência, à divisão de tempo entre diferentes projetos, resultando, também, em clima de relações tensas, de suspeição, de grave degradação das condições em que seriam necessárias práticas de cooperação, de solidariedade técnica e de comunicação entre indivíduos e grupos.

Segundo estes autores, esse quadro estaria nas origens do que denominam estagnação da segurança, cuja superação está a exigir a criação de movimento pela prevenção capaz de eliminar ou derrotar os seguintes entraves:
a) Falta de debate aberto sobre segurança e fatores que obstaculizam seu desenvolvimento.

b) Persistência do paradigma do erro humano dos operadores e ausência do olhar organizacional de chefias e engenheiros nas análises de acidentes.
c) Forte resistência de chefias e tomadores de decisões a análises que subam até os níveis da gestão e que focalizem fenômenos e processos cujas origens se situam em decisões estratégicas relacionadas ao aumento da produtividade e da rentabilidade, desconsiderando efeitos dessas decisões sobre os trabalhadores e a organização.
d) Práticas organizacionais de aumento de pressão de produção, de clima de competitividade, de desregulação, de reticências contra controles externos.
e) A cultura de engenharia - centrada na tecnologia, na técnica e ignorando fenômenos humanos e organizacionais - submetida à pressão quase permanente de planos, da urgência, da obsessão por números, pelo quantitativo e pelos mitos da eficácia e do imediatismo, acompanhados de profunda desconfiança contra a reflexão coletiva e a autocrítica (Llory e Montmayeul, 2011).

Enfim, se trabalhadores, profissionais e cidadãos interessados no controle de acidentes não conseguirem influenciar a criação de barreiras ao processo de precarização de trabalho em curso, dificilmente se obterá sucesso na luta contra os acidentes de trabalho.

Do exposto ao longo deste capítulo, há um longo caminho a percorrer nesse sentido, embora alguns passos estejam sendo dados nessa direção, como a aprovação de Política Nacional de Saúde do Trabalhador, que se soma a esforços como o da criação do Centro Colaborador de Vigilância dos Acidentes de Trabalho[18] apoiado pelo Ministério da Saúde e mantido por pesquisadores da área de Epidemiologia da Universidade Federal da Bahia. O Fórum de Acidentes do Trabalho, iniciativa conjunta de pesquisadores da Faculdade de Saúde Pública da Universidade de São Paulo (USP) e da Faculdade de Medicina de Botucatu da Universidade Estadual Paulista (UNESP)[19] constitui outra iniciativa, assim como o Programa Nacional de Prevenção de Acidentes do Trabalho, do Tribunal Superior do Trabalho, cuja criação foi anunciada como grito de basta à tragédia dos acidentes em nosso país.

▶ Aspectos jurídicos

Inicialmente, é importante assinalar que investigações de acidentes do trabalho com finalidades jurídicas, nas quais a identificação de responsáveis e/ou culpados ocupa papel central, não devem ser confundidas com análises de acidentes do *trabalho* com finalidades de prevenção, como já discutido no início deste capítulo.

A partir da ocorrência de um acidente, a *análise* visando à prevenção deve ser conduzida de modo apartado e independente da investigação com finalidades jurídicas. Entretanto, frequentemente as duas abordagens se cruzam, com sérios prejuízos para a primeira.

O nascimento das fábricas, iniciado na Inglaterra após a Primeira Revolução Industrial, em meados do século XVIII, acompanhou-se de crescente fluxo migratório do campo para as cidades, impondo novas condições de vida e de trabalho à população, processo que se expande progressivamente a outros países. Esse processo teve continuidade com a segunda revolução industrial. A progressiva concentração das populações em áreas urbanas desprovidas de saneamento, habitações precárias, aliadas, dentre outros fatores, a péssimas condições de trabalho, acarretou notável piora das condições de saúde dos trabalhadores, particularmente aumento de doenças infectocontagiosas e de acidentes de trabalho.

Como visto no capítulo 1 deste livro, esse quadro levou à luta por melhores condições de trabalho em vários países, dando origem a conquistas de proteção jurídica pelos trabalhadores, cujo marco inicial é representado pelo *Factory Act* de 1883, na Inglaterra. As primeiras leis de acidentes de trabalho foram promulgadas a seguir: na Alemanha, em 1884, seguida pela Áustria, Noruega, Inglaterra, França, Dinamarca, Itália, Espanha e, no Brasil, em 1919 (Saad, 1993; Oliveira, 1998).

Visando a facilitar a compreensão do que ocorre hoje, em relação à proteção jurídica à saúde dos trabalhadores, é interessante retroceder brevemente aos primórdios da civilização, quando predominava a lei de Talião. Essa lei nada mais era do que a vingança privada, que, além de não reparar dano algum, provocava outro. Sua evolução ocorreu, no Direito Romano, no sentido da reparação pecuniária do dano, a *Lex Aquilia*, de 286 a.C., que regulava a responsabilidade civil. Nessa lei, esboça-se a noção de "culpa" como fundamento de responsabilidade, ou seja, sem culpa, não havia responsabilidade. A reparação pecuniária, nesses moldes, é considerada pelos especialistas a ideia precursora da moderna indenização por perdas e danos (Oliveira, 2005). Trata-se aqui de responsabilidade não regida por contrato.

A noção de culpa como fundamento da responsabilidade significava que, não havendo culpa ou prova da culpa por parte de quem cometeu a ação ou omissão da qual decorreu o dano, não havia possibilidade de ressarcimento das perdas.

Com o avanço da industrialização, essa teoria da responsabilidade, baseada na culpa, foi se tornando insuficiente para atender às novas necessidades sociais surgidas com a expansão industrial. A concepção clássica de culpa passou a ser criticada por sua estreiteza, e as possibilidades de reparação dos danos foram sendo ampliadas, por diferentes formas de extensão do conceito de culpa e, particularmente, sob influência da teoria do risco ou fato criado.

A indenização fundada exclusivamente na culpa, a chamada responsabilidade de natureza subjetiva, começa a conviver, desde o final do século XIX, na França, com a in-

---

[18] Disponível em http://www.ccvisat.ufba.br/
[19] Disponível em http://www.moodle.fmb.unesp.br/course/view.php?id=52

denização decorrente do risco da atividade, a chamada responsabilidade de natureza objetiva, com o propósito de facilitar a reparação dos danos sofridos pela vítima.

Nasce, assim, o conceito de responsabilidade objetiva, sem que a noção de responsabilidade subjetiva (culpa) deixasse de existir, de tal sorte que ambas subsistem no direito contemporâneo. Segundo Pontes de Miranda, o marco histórico na legislação sobre acidentes do trabalho ocorreu na França, em 1896, quando a Corte de Cassação, para fins de reparação dos danos por esses fenômenos, abstraiu qualquer ideia de culpa. Nascia a teoria do risco profissional, baseada no fato de que quem lucra com uma situação deve responder pelas consequências dos riscos por ela criados. Neste sentido, um antigo brocardo jurídico: quem usufrui dos bônus, deve suportar os ônus.

No Brasil, no período que vai da Independência ao surgimento da primeira lei de acidentes do trabalho, em 1919, a reparação dos danos decorrentes dos acidentes de trabalho baseava-se na Lei Aquiliana (*Lex Aquilia*). Em outras palavras, o acidentado devia provar a culpa do patrão para obter reparação dos danos sofridos.

Lima afirma que:

> *"Dentro do critério da responsabilidade fundada na culpa não era possível resolver um sem-número de casos, que a civilização moderna criara ou agravara; imprescindível se tornara, para a solução do problema da responsabilidade extracontratual, afastar-se do elemento moral, da pesquisa psicológica, do íntimo do agente, ou da possibilidade de previsão ou de diligência, para colocar a questão sob um aspecto até então não encarado devidamente, isto é, sob o ponto de vista exclusivo da reparação do dano. O fim por atingir é exterior, objetivo, de simples reparação, e não interior e subjetivo, como na imposição da pena. Os problemas da responsabilidade são tão-somente problemas de reparação de perdas (Lima, 1998).*

Afirma, ainda, esse autor:

> *"Partindo da necessidade da segurança da vítima, que sofreu o dano, sem para ele concorrer, os seus defensores sustentam que 'les faiseurs d' actes', nas suas múltiplas atividades, são os criadores de riscos, na busca de proveitos individuais. Se destas atividades colhem os seus autores todos os proventos, ou pelo menos agem para consegui-los, é justo e racional que suportem os encargos, que carreguem com os ônus, que respondam pelos riscos disseminados - Ubi emolumentum, ibi onus. Não é justo, nem racional, nem tampouco equitativo e humano, que a vítima, que não lhe colhe os proveitos da atividade criadora dos riscos e que para tais riscos não concorreu, suporte os azares da atividade alheia" (Lima, 1998, p. 119).*

Para o magistrado do trabalho, Prof. Sebastião Geraldo de Oliveira:

> *"Onde houver dano ou prejuízo, a responsabilidade civil é invocada para fundamentar a pretensão de ressarcimento por parte daquele que sofreu as consequências do infortúnio. [...] Com isso, além de punir o desvio de conduta e amparar a vítima, serve para desestimular o violador potencial, o qual pode antever e até mensurar o peso da reposição que seu ato ou omissão poderá acarretar" (Oliveira, 2005, p. 68).*

Alguns autores defendem que a responsabilidade civil do empregador somente é cabível se ficar comprovada a sua culpa no acidente, conforme prevê o art. 186 da lei nº 10.406, de 2002, que institui o Código Civil atualmente em vigor:

> *"Aquele que, por ação ou omissão voluntária, negligência ou imprudência, violar direito e causar dano a outrem, ainda que exclusivamente moral, comete ato ilícito". Por outro lado, no artigo 927, o Código Civil em vigor estabelece: "Aquele que, por ato ilícito (arts. 186 e 187), causar dano a outrem, fica obrigado a repará-lo. [...] Haverá obrigação de reparar o dano, independentemente de culpa, nos casos especificados em lei, ou quando a atividade normalmente desenvolvida pelo autor do dano implicar, por sua natureza, riscos para os direitos de outrem".*

As noções de responsabilidade civil e de culpa apresentadas coexistem com a de compensação previdenciária, estabelecida nas leis de acidentes do trabalho, ou seja, o acidentado, além de receber os benefícios conferidos pela Previdência Social, pode ter direito a receber também uma indenização do causador do acidente. São direitos distintos que se acumulam, sem qualquer compensação.

A atual legislação acidentária é de 1991 (Lei nº. 8213/91), e dispõe sobre o Plano de Benefícios da Previdência Social[20]. O artigo 19 desta lei estabelece que:

> *"Acidente do trabalho é o que ocorre pelo exercício do trabalho a serviço da empresa ou pelo exercício do trabalho dos segurados referidos no inciso VII do art. 11[21] desta Lei, provocando lesão corporal ou perturbação funcional que cause a morte ou a perda ou redução, permanente ou temporária, da capacidade para o trabalho" (Brasil, 1991).*

É importante destacar que o artigo 19 também estabelece a responsabilidade da empresa *"pela adoção e uso das medidas coletivas e individuais de proteção e segurança da saúde do trabalhador"*; que o não cumprimento das normas de segu-

---

[20] Ver Capítulo 8 deste livro.
[21] Dentre outros, empregado doméstico, contribuinte individual, pequeno proprietário agrícola, prestadores de serviços eventuais urbanos ou rurais, assentados, parceiros, meeiros, pescadores artesanais, garimpeiros, religiosos (membros de congregação religiosa), síndicos ou administradores de condomínios que sejam remunerados.

rança e higiene do trabalho por parte da empresa "*constitui contravenção penal, punível com multa*"; assim como "É dever da empresa prestar informações pormenorizadas sobre os riscos da operação a executar e do produto a manipular" (Brasil, 1991).

A Constituição Federal de 1988, no capítulo sobre Direitos Sociais, estabelece que:

> "São direitos dos trabalhadores urbanos e rurais, além de outros que visem à melhoria de sua condição social (...) seguro contra acidentes de trabalho, a cargo do empregador, sem excluir a indenização a que este está obrigado, quando incorrer em dolo ou culpa" (Brasil, 1988).

Embora alguns autores considerem o risco profissional como preço inevitável a ser pago ao progresso, para muitos outros, a desigualdade na distribuição dos riscos e das responsabilidades, entre os que decidem e os trabalhadores que se expõem, constitui falha da teoria do risco social, segundo a qual os acidentes são o preço que se paga ao progresso econômico.

A essa visão de "custo do progresso" contrapõe-se o *princípio da precaução* que, segundo Lieber (2008, p. 130), "*é uma diretriz que apela à contenção da exposição ao risco. Seu argumento decorre da impossibilidade do saber absoluto, da incapacidade humana de configurar todas as possibilidades do mundo e da natureza necessariamente contingente da realidade*". No tocante aos agravos decorrentes de exposições ocupacionais, a prova científica de relações causais entre exposições ocupacionais e agravos à saúde, em virtude das poucas informações acerca dos processos de trabalho e/ou dos perfis epidemiológicos à disposição dos trabalhadores, bem como do poder público, as comprovações destas relações podem vir tarde demais (Lieber, 2008). É o caso, por exemplo, de várias neoplasias malignas ou cânceres, cujas relações com exposições ocupacionais são descobertas por meio de estudos epidemiológicos de caso-controle e/ou de coorte, depois que milhares de trabalhadores foram expostos, muitos dos quais adoeceram e morreram.

No caso dos acidentes de trabalho, análises superficiais deliberadamente confundem causa, culpa e responsabilidade e, no Brasil, tal confusão pode ser observada em textos destinados a orientar a condução da análise de acidentes do trabalho. Assim, durante anos, a Norma Regulamentadora nº 5 (Brasil, 1978), bem como as normas elaboradas sob os auspícios da Associação Brasileira de Normas Técnicas, ABNT (1975) e publicações destinadas a integrantes de comissões internas de prevenção de acidentes (Brasil, 1980 e 1983) difundiram, como causa de acidente, as noções de atos inseguros, às vezes rebatizados como práticas inseguras, atos abaixo do padrão ou denominação similar, e de condição insegura ou condição ambiental de insegurança.

Ao discutir a caracterização do ato inseguro, a Norma Brasileira 18, Cadastro de acidentes (ABNT, 1975) remetia diretamente ao que, na literatura jurídica, define *culpa*: "*A pessoa que o pratica pode fazê-lo consciente ou não de estar agindo inseguramente. [...] O ato inseguro não significa, necessariamente, desobediência a normas ou regras constantes de regulamentos formalmente adotados, mas também se caracteriza pela não observância de práticas de segurança tacitamente aceitas.* Na sua caracterização cabe a seguinte pergunta: nas mesmas circunstâncias, teria agido de mesmo modo uma pessoa prudente e experiente?"[22].

A atribuição do acidente à realização de "*ato inseguro*" indica inexistência de base factual para a responsabilização do empregador e/ou de seus prepostos. Para que tal responsabilização não ocorra, a análise não deve ser aprofundada visando identificar as "causas das causas". Nesse ponto, nossa prática e alguns de nossos estudos (Binder *et al.*, 1997; Almeida *et al.*, 2000; Almeida, 2001) têm revelado que análises com finalidades ditas *de prevenção* são conduzidas por técnicos de empresas no sentido de evitar eventuais consequências jurídicas para estas.

Um desses estudos (Binder *et al.*, 1997), objetivando verificar como empresas possuidoras de CIPA conduziam as análises de seus acidentes do trabalho, evidenciou que, à identificação de média de 1,68 "causa" por episódio, seguiu-se recomendação de 1,4 medida de prevenção, em média. Apenas 1,5% dos casos apresentou "atribuição causal" ato inseguro e/ou condição insegura. No entanto, 51% das "causas apuradas" referiam-se a comportamentos e ou características do acidentado. O estudo levou à conclusão que as investigações realizadas pelas empresas eram superficiais, adotavam concepção *pauci*-causal de acidentes e, sobretudo, apontavam "falhas" dos acidentados como "causas" dos acidentes, deixando de assinalar perigos evidentes. Tais investigações desembocavam em prescrição de mudanças de comportamento dos trabalhadores, formuladas de modo genérico, como medidas de prevenção. Um dos aspectos assinalados pelos autores refere-se à confusão entre as noções de causa, culpa e responsabilidade.

No decorrer de análises de acidentes do trabalho, frequentemente técnicos de segurança identificam fatores causais relacionados à organização do trabalho e/ou ao gerenciamento da empresa, oriundos de decisões de chefias e com aval de membros de escalões hierárquicos superiores. Configura-se, então, situação crítica para os técnicos: (a) obedecer a preceitos éticos, registrando as informações obtidas e arriscar-se a entrar em conflito com superiores hierárquicos, ou (b) interromper precocemente a análise ou conduzi-la com base na concepção dicotômica atos inseguros e condições inseguras, omitindo resultados, fugindo do conflito, e arriscar-se a ser rotulado de tecnicamente despreparado? Enfim, conduzir a análise de modo ético e com profissionalismo ou fazê-lo de modo superficial e distorcido, culminando na atribuição de causa, culpa e responsabilidade à própria vítima? É neces-

---

[22] Grifo nosso.

sário assinalar, em defesa dos profissionais de Saúde e Segurança do Trabalho de empresas, a falta de autonomia e, sobretudo, a possibilidade, sempre presente, de demissão, se insistirem na adoção de medidas de segurança que possam interferir com a produtividade. Diferentemente do Brasil, na França existe legislação que torna a demissão de médicos do trabalho, pela empresa, extremamente difícil, propiciando algum grau de autonomia a esses profissionais.

Se o objetivo é jurídico, ou seja, estabelecer responsabilidades, identificadas as pessoas que, no controle de seus atos, estiverem implicadas no desencadeamento dos eventos "anormais", ou na persistência de fatores que representem descumprimento de regras, o processo de análise é interrompido. Nessas situações, a proximidade e, sobretudo, a contiguidade temporal entre as ações executadas pelo(s) trabalhador(es) na execução da tarefa durante a qual sobreveio o acidente, e os danos subsequentes, facilitam as atribuições de causa, de culpa e de responsabilidade aos próprios acidentados.

Ao concluir uma análise, atribuindo o acidente a um "ato inseguro", fica excluída a existência de base factual para a responsabilização jurídica do empregador e/ou de seus prepostos.

Particularmente, nos numerosos casos em que é possível constatar que o acidente do trabalho ocorreu em situação de flagrante violação da legislação de segurança em vigor, acredita-se que a responsabilização civil e criminal das empresas poderá funcionar como importante "motivador" de melhoria das condições de saúde e segurança do trabalho. Entretanto, entendemos que, aos profissionais da VISAT e, portanto, da prevenção de acidentes de trabalho, caberá a condução das análises, visando a fornecer elementos necessários ao controle dos acidentes de trabalho, cabendo à Justiça definir responsáveis e/ou culpados.

Para Oliveira (2011), a visão jurídica tradicional baseava-se na monetização do risco (pagamentos de adicionais de insalubridade ou de periculosidade), no amparo às vítimas (Infortunística) e na proteção ao trabalho (Direito do Trabalho). A proposta atual implica eliminação do risco (criação de ambientes saudáveis); focar a prevenção (Saúde do Trabalhador) e proteger o trabalhador (Direito Ambiental do Trabalho). Esse autor propõe a criação do Estatuto Nacional de Saúde e Segurança no Trabalho, que propicie que os princípios contemplados na Constituição Federal de 1988 sejam detalhados, que haja incorporação dos avanços contidos em Convenções da OIT que o Brasil já ratificou, além de incorporar princípios do Direito Ambiental. Tal estatuto daria visibilidade ao Direito ao meio ambiente de trabalho saudável.

O quadro descrito parece indicar dois cenários, não excludentes, como mais prováveis para o futuro dessa questão. De um lado, sua evolução no sentido do crescimento de iniciativas de responsabilização, sobretudo financeira, de empregadores, em casos de acidentes do trabalho. Os benefícios desse caminho para a prevenção seriam indiretos, como alternativa de minimização de custos associados às decisões judiciais nesses casos. O crescimento das ações regressivas, por parte da Previdência Social, em casos de acidentes que ensejam pagamentos de benefícios ditos acidentários, acrescenta esforços nessa direção. A possibilidade de ações visando responsabilização criminal, em acidentes fatais, também atuaria nesse mesmo sentido.

De acordo com Juffé (1980), na França o patronato mostrou-se muito mais resistente à possibilidade de as mortes no trabalho serem tratadas como homicídios, do que contra a responsabilização financeira.

Entendemos que o caminho defendido por Oliveira (2011) se diferencia do primeiro, por incentivar ações diretas em defesa da vida e da saúde no trabalho. O autor entende que a Constituição Federal, especialmente em seu artigo 7º, inciso XXII, que estabelece como direitos dos trabalhadores urbanos e rurais a *"redução dos riscos inerentes ao trabalho, por meio de normas de saúde, higiene e segurança",* consagraria a existência de *princípio do risco mínimo regressivo.*

Segundo Oliveira (2011), a legislação vigente permite que o sindicato de trabalhadores ajuíze ação exigindo melhoria do ambiente de trabalho, fixando multa diária. O Advogado poderia postular tutela preventiva ou tutela inibitória para inibir o agente danoso, antes, ainda, da instalação de danos. O autor denuncia a inexistência de iniciativas nesse sentido, afirmando que o direito já existe, mas precisaria existir mentalidade de busca do mesmo. Enfim, tornar real o que já é legal.

Entendemos que os dois caminhos não se opõem, mas que estamos diante de situação em que privilegiar o primeiro parece implicar contraposição ao segundo, aparentemente entendido como desnecessário. Conforme discutido neste capítulo, a participação ativa dos trabalhadores em defesa de sua saúde é um dos elementos constitutivos da noção de Saúde do Trabalhador. Afinal, quem melhor do que aqueles que vivenciam diretamente as situações de exposição a perigos e riscos no trabalho, para reconhecer sua existência e reivindicar transformações e melhorias das condições de trabalho?

Segundo Oliveira (2011), atualmente a Justiça do Trabalho vem condenando as empresas a pagarem indenizações (danos materiais, morais e/ou estéticos) quando comprovada a culpa do empregador, ou quando o acidente ocorrer em atividade considerada de risco acentuado, deixando o trabalhador mais vulnerável aos acidentes. Além disso, há uma determinação importante para que processos que envolvem acidentes do trabalho tenham tramitação prioritária, para reparar mais rapidamente os danos sofridos e servir de exemplo pedagógico para mudança de postura das empresas que geram mais acidentes.

▶ A responsabilidade dos médicos

As evoluções possíveis de um acidente do trabalho indicam a importância do reconhecimento legal de direitos sociais de cidadania, cujo acesso é mediado por atos médicos.

Na prática, estabelece-se situação em que cabe ao médico encarregado do atendimento do paciente avaliar a existência de agravo à saúde decorrente do trabalho, ou a ele relacionado, e, em caso positivo, se se trata de dano originado ou agravado por evento instalado de forma súbita (acidente típico) ou insidiosa (exposição crônica). Os casos associados a eventos equiparados aos acidentes, por força de lei, assim como as doenças multicausais, que afetam, em maior proporção, determinadas categorias de trabalhadores, também devem ser formalmente reconhecidos como acidentes de trabalho.

Doenças que se instalam após o acidente e que configuram evolução do quadro, como, por exemplo, necroses ósseas após fraturas, cefaleias após traumatismos cranianos ou transtornos de estresse pós-traumáticos, entre outras, devem ser reconhecidas como sequelas do acidente. Igualmente, respostas a condutas terapêuticas, como as síndromes complexas de dor regional, antigas distrofias simpático-reflexas, que se seguem a tratamentos com imobilização prolongada, devem ser reconhecidas como sequelas.

Em todos esses casos, a tarefa inicial da equipe de saúde – dos médicos, em especial – é a de reponder a questões como: existe dano à saúde? Se sim, qual? Esse dano tem origem ou agravamento relacionado ao trabalho ou a evento dele decorrente ou associado? Atualmente, em muitos casos, a resposta a essa terceira questão é dada automaticamente ao médico perito da Previdência Social, em decorrência da existência do chamado nexo técnico epidemiológico, ou seja, do histórico de registros do mesmo tipo de ocorrência nos empregados da atividade econômica de origem do paciente.

O médico de atendimento (eventualmente, outro profissional de saúde) deve estar atento ao fato de que, se ele não responder a essas questões, ninguém o fará. E que, como cidadão, seu paciente tem direitos cujo acesso pode ser prejudicado, caso adote conduta inadequada como, por exemplo, rotular *a priori*, o paciente como simulador, sobretudo quando o paciente (a) refira possibilidade de demanda relacionada a direito previdenciário (ou outro tipo de seguro); (b) existência de conflito na relação com a Previdência; (c) apresente quadro de evolução arrastada, trazendo vários pareceres, alguns deles contraditórios.

Nesses casos, é papel do médico de atendimento esclarecer o paciente acerca da investigação que será necessária e como será conduzida e, ao final, formalizar sua opinião em relatório médico documentado.

Nessas situações, a avaliação deverá contemplar se, em decorrência do agravo à saúde que apresenta, o paciente possui algum déficit anatômico ou funcional e se, por ocasião da alta do tratamento, ainda apresenta alguma sequela, reversível ou irreversível. De posse desses dados, o profissional deve formular opinião sobre a indicação ou não de afastamento do trabalho ou de exposição ocupacional que exija apenas mudança de função e/ou de setor de trabalho.

A conclusão do médico deve ser registrada em seu relatório e, nos casos em que considere que há necessidade de afastamento do trabalho para fins de programa terapêutico, deve emitir atestado médico, solicitar a abertura da comunicação de acidente do trabalho e/ou efetuar a notificação epidemiológica, de acordo com as normas do SUS.

Nos casos em que o tempo de afastamento do trabalho previsto foi superior a 15 dias, o paciente – se segurado do INSS – deve ser encaminhado à Perícia Médica da Previdência Social, responsável pela avaliação para fins de concessão de benefício acidentário.

Cabe ao médico perito da Previdência Social verificar a existência ou não do agravo informado, se se trata ou não de acidente do trabalho em sua definição jurídica ampliada, se há ou não déficit anatômico e/ou funcional, e se este, em conjunção com o dano, implica necessidade de afastamento do trabalho – limitação parcial ou total da capacidade para o trabalho. Além disso, o médico perito deverá verificar se o quadro constatado configura situação de concessão de benefício acidentário.

A tramitação destes trabalhadores-pacientes entre serviços de assistência, serviços médicos de empresas e perícias médicas já foi comparada a uma "via crucis", por serem tantas as dificuldades enfrentadas. Com frequência, o médico que diagnostica doença relacionada ao trabalho e solicita a emissão de CAT pela empresa costuma ter seu pedido recusado. Se emite a CAT e encaminha o trabalhador à perícia médica, com frequência o recebe de volta informando ter sido considerado apto para o trabalho, o que indica discordância do perito (em relação ao afastamento e/ou ao diagnóstico). Outras vezes, o médico de atendimento vem a saber que a perícia do INSS discordou da existência de nexo causal com o trabalho e o trabalhador foi afastado por doença comum. A partir do nexo técnico epidemiológico, essa última situação tem diminuído, mas ainda não desapareceu.

Nessas situações, considera-se importante que os peritos informem aos médicos de atendimento as razões que embasam sua decisão de recusar o nexo causal com o trabalho. Para evitar transtornos aos pacientes, é da maior importância que haja comunicação entre médicos e peritos do INSS. É imprescindível a existência de canais de diálogo para discutir critérios que facilitem o correto encaminhamento da maioria dos casos, evitando as tentativas de práticas protelatórias que desestimulem o trabalhador a buscar seus direitos previdenciários. Apenas em casos excepcionais haveria necessidade, até por respeito profissional, que médicos de atendimento e médicos peritos apresentassem seus argumentos acerca das evidências que basearam seus diagnósticos, nexo com o trabalho, comprometimentos apresentados pelo examinado e necessidades – ou não – de afastamento do trabalho. Importante salientar que, assim como cabe ao médico de atendimento informar esses aspectos no relatório que encaminha ao médico perito, também este, quando possuir opinião divergente, deve informar o primeiro.

Além das necessárias condutas administrativas, nesses casos, em especial com a redação de pedidos de reconsideração de decisões médico-periciais, conforme a situação, o médico de atendimento deve estar atento às possíveis interferências das decisões dos demais colegas no estado de saúde dos trabalhadores atendidos. Nos últimos anos, cresce no Brasil movimento de pacientes pela humanização nas perícias e muitos são os casos em que pacientes sem condições de retorno ao trabalho, ou que são enviados de volta a situações patogênicas mantidas intocadas pelas empresas de origem, evoluem com agravamento, reagudizações e piora clínica evidente. O médico encarregado da atenção deve documentar a situação de seu paciente e agir com firmeza, nos casos em que considere que sua evolução está sendo prejudicada por decisões de colegas da empresa ou da perícia.

Além disso, o médico de atendimento deve estar aberto à revisão de suas próprias decisões preliminares, especialmente nos casos em que lhe forem apresentados argumentos válidos no sentido de que a decisão mais correta, naquele caso, não é a tomada inicialmente.

Recentemente, colegas médicos peritos começaram a ser questionados em suas decisões e a ser confrontados por representantes do movimento que defende o reconhecimento da cidadania dos trabalhadores nos atendimentos de saúde que recebem. Ao passar a agir como cidadão, ator político com voz e direitos individuais e sociais, o trabalhador e os colegas médicos que os apoiam em sua trajetória passam a ser vistos como criadores de problemas, ao invés de portadores de demandas legítimas.

O desafio dessas situações parece ser o de saber diferenciar demandas legítimas e ilegítimas. Os profissionais que agirem assim estarão contribuindo para a construção de práticas médicas e de saúde do trabalhador mais dignas, mais justas e em conformidade com as exigências do mundo atual.

▶ Referências

ABNT – Associação Brasileira de Normas Técnicas. NB 18 - Cadastro de Acidentes. São Paulo: ABNT, 1975.

ABNT – associação Brasileira de Normas Técnicas. NBR 14280 – Cadastro de acidentes do trabalho – Procedimento e classificação. São Paulo: ABNT, 2001.

ABRASCO – Associação Brasileira de Pós-Graduação em Saúde Coletiva. I Seminário Nacional de Pesquisa em Saúde do Trabalhador. Rio de Janeiro – RJ, 5 a 7 de agosto de 1996. [mimeo]

Almeida IM. Construindo a culpa e evitando a prevenção: caminhos da investigação de acidentes do trabalho em empresas de município de porte médio, Botucatu, São Paulo, 1997. São Paulo, 2001. [Tese de Doutorado, Faculdade de Saúde Pública da USP].

Almeida IM. Trajetória da análise de acidentes: o paradigma tradicional e os primórdios da ampliação da análise. Interface: Comunicão, Saúde, Educação, 9(18): 185-202, 2006.

Almeida IM. Acidentes de trabalho e a repolitização da agenda da saúde do trabalhador. In: Gómez CM, Machado JMH, Pena PGL. (eds.). Saúde do Trabalhador na sociedade brasileira contemporânea. Rio de Janeiro: Editora Fiocruz, 2011. p.203-25.

Almeida IM, Binder MCP. Reflexões sobre o uso do método de árvore de causas pelo movimento sindical. Saúde em Debate, 49/50: 65-72, 1996.

Almeida IM, Binder MCP. Armadilhas cognitivas: o caso das omissões na gênese dos acidentes do trabalho. Cadernos de Saúde Pública, 20(5): 1373-8, 2004.

Almeida IM, Binder MCP, Fischer FM. Blaming the victim: aspects of the Brazilian case. International Journal of Health Services, 30: 71-85, 2000.

Almeida IM, Buoso E, Dias MDA, Vilela RAG. Circuit Board Accident Organizational Dimension Hidden by Prescribed Safety. Work (Reading, MA), 41: 3246-51, 2012a.

Almeida IM, Nobre Junior H, Dias MDA, Vilela RAG. Safety illusion and cognitive trap in an accident with a collectively operated machine. Work (Reading, MA), 41: 3202-6, 2012b.

Almeida IM, Vilela RAG. Modelo de análise e prevenção de acidentes. Piracicaba: Cerest, 2010. 52p. Disponível em: http://www.fundacentro.gov.br/dominios/CEPR/anexos/Curso%20An%C3%A1lise%20de%20Acidentes%20de%20Trabalho/Parte%20III/MAPA.pdf.

Alves S, Luchesi G. Acidentes do trabalho e doenças profissionais no Brasil: a precariedade das informações. Informe Epidemiológico do SUS, 1(3): 5-20, 1992.

Amalberti R. La conduite des sistèmes à risques. Paris: Presses Universitaires de France, 1996.

Andrade SM, Mello Jorge MHP. Características das vítimas por acidentes de transporte terrestre em município da Região Sul do Brasil. Revista de Saúde Pública, 34(2): 149-56, 2000.

Avellar ET. Captação de acidentes do trabalho em Mogi Mirim-SP, de 2001 a 2002, a partir do atendimento médico em pronto socorro. Botucatu, 2005. [Dissertação de Mestrado, Programa de Pós-Graduação em Saúde Coletiva, Faculdade de Medicina de Botucatu, UNESP].

Barata RCB, Ribeiro MCSA, Moraes JC. Tendência temporal da mortalidade por homicídios na cidade de São Paulo, Brasil, 1979-1994. Cadernos de Saúde Pública, 15(4): 711-8, 1999.

Barata RCB, Ribeiro MCSA, Moraes JC. Acidentes de trabalho referidos por trabalhadores moradores em área urbana no interior do estado de São Paulo em 1994. Informe Epidemiológico do SUS, 9(3): 199-210, 2000.

Barros AJD, Amaral R, Oliveira MSB, Lima SC, Gonçalves EV. Acidentes de trânsito com vítimas: sub-registro, caracterização e letalidade. Cadernos de Saúde Pública, 19(4): 979-86, 2003.

Barros Oliveira PA, Mendes JM. Acidentes do trabalho: violência urbana e morte em Porto Alegre – RS. Cadernos de Saúde Pública, 13(Supl 2): 73-83, 1997.

Bastos YGL, Andrade SM, Soares DA. Características dos acidentes de trânsito e das vítimas atendidas em serviço pré-hospitalar em cidade do sul do Brasil, 1997-2000. Cadernos de Saúde Pública, 21(3): 815-22, 2005.

Baumecker IC. Acidentes do trabalho: revendo conceitos e preconceitos com o apoio da ergonomia. Belo Horizonte, 2000. [Dissertação de Mestrado, Faculdade de Engenharia de Produção, UFMG].

Beraldo OSS, Medina MG, Borba EA, Silva LP. Mortalidade por acidentes do trabalho no Brasil: uma análise das declarações de óbito de 1979-1988. Informe Epidemiológico do SUS, 2: 41-54, 1993.

Binder MCP. O uso do método de árvore de causas na investigação de acidentes do trabalho típicos. Revista Brasileira de Saúde Ocupacional, 23 (87/88): 69-92, 1997.

Binder MCP, Almeida IM. Anulando armadilhas. Proteção, 61: 40-5, 1997.

Binder MCP, Almeida IM. Gli infortuni sul lavoro in Brasile. Studio nello stato di S. Paolo del Brasile, regione di Botucatu, utilizzando il metodo dell'albero delle cause. Medicina del Lavoro, 90: 584-95, 1999.

Binder MCP, Cordeiro R. Acidentes do trabalho em Botucatu-SP. Revista de Saúde Pública, 37: 409-16, 2003.

Binder MCP, Almeida IM, Monteau M. Árvore de causas: método de investigação de acidentes de trabalho. São Paulo: Publisher Brasil Editora, 1995.

Binder MCP, Almeida IM, Monteau M. Analyse anthropotechnologique des accidents du travail. Bulletin of the World Health Organization, 77: 1008-16, 1999.

Binder MCP, Azevedo ND, Almeida IM. Análise crítica de investigações de acidentes do trabalho típicos realizadas por 3 empresas metalúrgicas de grande porte do Estado de São Paulo. Revista Brasileira de Saúde Ocupacional, 23(85/86): 103–18, 1997.

Binder MCP, Pham D, Almeida IM. Diagnostic de sécurité d'une entreprise brésilienne à partir de l'étude des accidents du travail avec la méthode de l'arbre des causes. Cahiers Santé, 8: 227–33, 1998.

Binder MCP, Wludarski SL, Almeida IM. Estudo da evolução dos acidentes do trabalho registrados pela Previdência Social no período de 1995 a 1999, em Botucatu – SP. Cadernos de Saúde Pública, 17(4): 915-24, 2001.

Bourgeois F, Lemarchand C, Hubault F, Brun C, Polin A, Faucheux JM. Troubles musculosquelettiques et travail. Quand la santé interroge l'organisation. Paris: Anact, 2000.

Brasil. Brasil. Ministério do Trabalho. Portaria Nº 968 de 09 de agosto de 1994. Diário Oficial da União de 11/08/94 p. 12.113, secção 1. 1994b

Brasil. Casa Civil da Presidência da República. Lei 5.859 de 11 de dezembro de 1972, regulamentada pelo Decreto 71.885 de 9 de março de 1973. Disponível em http://www.planalto.gov.br/ccivil_03/leis/L5859.htm.

Brasil. Casa Civil da Presidência da República. Lei 5.316 de 14 de setembro de 1967. Disponível em: http://www.planalto.gov.br/ccivil_03/leis/1950-1969/L5316.htm

Brasil. Código Civil: Lei n. 3.071, de 1º/01/1916, atualizada e acompanhada de Legislação complementar, inclusive de dispositivos da Constituição de 1988. 46ª ed. São Paulo: Saraiva, 1995a.

Brasil. Código Penal: Decreto-lei n. 2.848, de 07/12/1940, atualizado e acompanhado de Legislação complementar, também atualizada, de dispositivos da Constituição de 1988, de súmulas e de índices. 33ª. ed. São Paulo: Saraiva, 1995b.

Brasil. Constituição da República Federativa do Brasil. 27ª. ed. São Paulo: Saraiva, 2001.

Brasil. Lei n. 8213, de 24 de julho de 1991. Dispõe sobre os Planos de Benefícios da Previdência Social e dá outras providências. In: Coleção das Leis República Federativa do Brasil. Brasília: Imprensa Nacional, 1991. v.183, n. 4, p. 1587 – 1.638.

Brasil. Ministério da Previdência e Assistência Social. Instrução Normativa INSS/PRES Nº 02 de 17 de outubro de 2005 – DOU de 18/10/2005. Disponível em: http://www3.dataprev.gov.br/SISLEX/paginas/38/INSS-DC/2005/118.htm.

Brasil. Ministério da Previdência e Assistência Social. Os números de Acidentes do Trabalho no Brasil – 1996/98. http://www.mpas.gov.br/12_05.htm, 14/04/2001.

Brasil. Ministério da Previdência e Assistência Social. Portaria nº 5.051, de 26 de fevereiro de 1999. DOU DE 02/03/1999a. Disponível em http://www81.dataprev.gov.br/sislex/paginas/66/MPAS/1999/5051.htm

Brasil. Ministério da Previdência e Assistência Social. Portaria Nº 5.200, de 17 de maio de 1999 - DOU DE 09/05/1999b. Disponível em http://www81.dataprev.gov.br/sislex/paginas/66/MPAS/1999/5200.htm

Brasil. Ministério da Previdência e Assistência Social. Portaria Nº 5.817, de 6 de outubro de 1999 - DOU DE 07/10/1999. Disponível em http://www81.dataprev.gov.br/sislex/paginas/66/MPAS/1999/5817.htm

Brasil. Ministério da Previdência Social. DATAPREV. Anuário Estatístico da Previdência Social: Suplemento Histórico (1980 à 1996) Brasília: MPS 2008. 168 p. Disponível em: http://www.mpas.gov.br/conteudoDinamico.php?id=423.

Brasil. Ministério da Saúde. Portaria nº 777, de 28 de abril de 2004. Dispõe sobre os procedimentos técnicos para a notificação compulsória de agravos à saúde do trabalhador em rede de serviços sentinela específica, no Sistema Único de Saúde – SUS. Diário Oficial da União, Poder Executivo, Brasília, DF, nº 81, 29 abr. 2004. Seção 1, p.37-38.

Brasil. Ministério da Saúde. Secretaria de Atenção à Saúde. Departamento de Ações Programáticas Estratégicas. Notificação de acidentes do trabalho fatais, graves e com crianças e adolescentes. Brasília, Editora do Ministério da Saúde, 2006. 32p.

Brasil. Ministério do Trabalho. Portaria nº 5 de 18 de abril de 1994. Diário Oficial da União de 19/04/1994a p. 5741-5744.

Brasil. Ministério do Trabalho e Emprego. Guia de Análise. Acidentes do Trabalho. Disponível em http://portal.mte.gov.br/data/files/FF8080812D8C0D42012D94E6D33776D7/Guia%20AT%20pdf%20para%20internet.pdf.

Brasil. Ministério do Trabalho e Emprego. Portaria Nº 84 de 4 de março de 2009. Disponível em: http://portal.mte.gov.br/data/files/FF8080812BE914E6012BEF0F7810232C/nr_01_at.pdf.

Brasil. Ministério do Trabalho. Fundação Jorge Duprat Figueiredo. CIPA. Curso de Treinamento. São Paulo: Fundacentro, 1983.

Brasil. Ministério do Trabalho. Fundação Jorge Duprat Figueiredo. Manual de prevenção de acidentes para o trabalhador têxtil. São Paulo: Fundacentro, 1980.

Brasil. Ministério do Trabalho. Secretaria de Segurança e Saúde no Trabalho. Portaria nº 5 de 18 de abril de 1994. Diário Oficial da União de 19/04/1994 p. 5741-5744. 1994a

Brasil. Resolução Ciplan Nº 23/1989. Diário Oficial da União (DOU) de 18 de julho de 1989. Seção 1. Pg. 34.

Carmo JC, Almeida IM, Binder MCP, Settimi MM. Acidentes do trabalho. In: Mendes R. (org.). Patologia do trabalho. Rio de Janeiro: Atheneu Editora, 1995.

Carter FA, Corlett EN. Shiftwork and accidents. In: Wedderburn A, Smith P. (eds.). Psychological approaches to night and shiftwork. Edinburgh, Scotland: Heriot-Watt University, 1984.

CCOHS - Canadian Center for Occupational Health and Safety. A guide to accident investigation. 1998. Disponível em: < URL: http://www.ccohs.ca/oshanswers/ hsprograms/investig.html.>

Chich Y, Chartier M, De Keyser V, Malaterre G, Monteau M. L'apport de l'analyse pluridisciplinaire des accidents a l'action de prévention. Le Travail Humain, 47(3): 237-47,1984.

Clot Y. A função psicológica do trabalho. 2ª ed. Petrópolis: Editora Vozes, 2007.

Cogni AL. Acidentes do trabalho nos municípios de Botucatu e São Manuel de 1995 a 1998. Relatório de pesquisa de iniciação científica financiado pela FAPESP. Processo nº 97/10491-5, 1999.

Cohn A, Karsh US, Hirano S, Sato AK. Acidentes do trabalho: uma forma de violência. São Paulo: Editora Brasiliense/ CEDEC, 1985.

Cooper D. Risk based safety culture in industry. Do you have one? 1999. Disponível em: < http://www.behaviour-safety.com >

Cordeiro R, Peñaloza ERO, Cardoso CF et al. Validade das informações ocupação e causa básica em declarações de óbito de Botucatu, São Paulo. Cadernos de Saúde Pública, 14(4): 719-28, 1999.

Costa DF, Carmo JC, Settimi MM, Santos UP. Programa de saúde dos trabalhadores da zona norte: uma alternativa em saúde pública. São Paulo: Hucitec, 1989.

Cuny X, Krawsky G. Pratique de l'analyse d'accidents du travail dans la perspective socio-technique de l'ergonomie des systèmes. Le Travail Humain, 33: 217-28, 1970.

Cuny X. Evaluation qualitative de l'application de l'arbre des causes en entreprise. In: Actes 5èmes Journées de Médecine du Travail, Epidemiologie et Ergonomie dans les Petites et Moyennes Entreprises. Amiens (France), 1995. p.33-5.

Darmon M, Monteau M, Quinot E, Rohr D, Szekely J. Les facteurs potentiels d'accidents. Méthode et instruments pour la prévention des risques industriels. Paris: Institut National de Recherche et de Sécurité (INRS), 1975. [Rapport nº 200 RE]

De Lucca SR, Mendes R. Epidemiologia dos acidentes trabalho fatais em área metropolitana da região sudeste do Brasil, 1979 - 1989. Revista de Saúde Pública, 27: 168-76, 1993.

Dejours C. Le facteur humain. Paris: Presses Universitaires de France, 1995.

Dekker S. Patient safety: A human factors approach. London: CRC Press/ Taylor & Francis Group, 2011.

Dekker SAW. Reconstructing human contributions to accidents: the new view on error and performance. Journal of Safety Research, 33: 371- 85, 2002.

Dekker SAW. Ten questions about human error: a new view of human factors and system safety. Mahwah (New Jersey): Lawrence Erlbaum, Associates Publishers, 2005.

Diniz EPH, Assunção AA, Lima FPA. Porque os motociclistas profissionais se acidentam? Riscos e estratégias de prevenção. Revista Brasileira de Saúde Ocupacional, 30 (111): 41-50, 2005.

Facchini LA, Nobre LCC, Faria NMX, Fassa AG, Thumé E, Tomasi E, Santana V. Sistema de informação em saúde do trabalhador: desafios e perspectivas para o SUS. Ciência e Saúde Coletiva, 10(4): 857-67, 2005.

Faria MP. Fatores intervenientes na segurança do trabalho de abatimento mecanizado de rochas instáveis em uma mina subterrânea de ouro. Belo Horizonte, 2008. [Dissertação de Mestrado, Faculdade de Medicina da UFMG].

Faverge J-M. Psychosociologie des accidents du travail. Paris: Presses Universitaires de France, 1967.

Faverge J-M. Analyse de la sécurité du travail en termes de facteurs potentiels d'accidents. Bruxelles: Laboratoire de Psychologie Industrielle de l'Université Libre de Bruxelles, 1977.

Ferreira LL, Iguti AM. O trabalho dos petroleiros: perigoso, complexo, contínuo, coletivo. São Paulo: Editora Scritta, 1996.

Ferreira RR, Mendes R. Alguns aspectos epidemiológicos dos acidentes de trabalho fatais ocorridos em Campinas – SP (Brasil), 1972-1978. Revista de Saúde Pública, 15: 251-62, 1981.

Freitag M, Hale A. Structure of event analysis. In: Hale A, Wilpert B, Freitag M. (eds.). After the event: from accident to organisational learnig. 2nd. Ed. Oxford: Pergamon, 1999. p.11-22.

Freitas ED, Paim JS, Silva LMV, Costa MCN. Evolução e distribuição espacial da mortalidade por causas externas em Salvador, Bahia, Brasil. Cadernos de Saúde Pública 16(4): 1059-70, 2000.

Gawryazewski M, Mantovanini JA, Liung LT. Acidentes de trabalho fatais. Estudo sobre acidentes de trabalho fatais no estado de São Paulo no ano de 1995. Brasília: Ministério do Trabalho, 1998. [mimeo].

Goguelin P. Risque et prise de risque. In: Goguelin P, Cuny X. (eds.) La prise du risque dans le travail. 2ème ed. Toulouse: Octarès, 1993.

Hale AR, Ale BJM, Goossens LHJ, Heijer T, Bellamy LJ, Mud ML, Roelen A, Baksteen H, Post J, Papazoglou IA, Bloemhoff A, Oh JIH. Modeling accidents for prioritizing prevention. Safety Science, 92: 1701-15, 2001.

Hale AR, Glendon AI. Individual behavior in the control of danger. Amsterdam: Elsevier; 1987.

Heinrich HW. Industrial accident prevention: a scientific approach. 4th. ed. New York: McGraw-Hill, 1959.

Hirano S, Redko CP, Ferraz VRT. A cidadania do trabalhador acidentado: (re)conhecimento do direito aos direitos sociais. Tempo Social: Revista de Sociologia da USP, 2: 127-50, 1990.

Hirata HS, Salerno MS. L'implantation d'outils satatistiques sur l'organisation et les conditions de travail dans les pays dits "semi-développés" - Le cas du Brésil. France. Ministère du Travail, de l'Emploi et de la Formation Professionnelle. Cahier Travail et Emploi, Avril:117-29, 1995.

Hollnagel E. Barriers and accident prevention. Aldershot: Ashgate Publishing, Ltd., 2004. 226 p.

INPACT - Institut pour l'Amelioration des Conditions de Travail. La méthode arbre des causes. Paris: Inpact, 1986.

INRS - Institut National de Recherche et de Sécurité. La notion de facteurs potentiels d'accidents. Paris: INRS, 1976.

Johnson WG. MORT: the management oversight and risk tree. Journal of Safety Research, 7: 4-15, 1975.

Juffé MA. Corps perdu: l'accident du travail existe-t-il? Paris: Seul/Esprit, 1980.

Kirwan B. Human error - Identification in human reliability assessment. Part 1: Overview of approaches. Applied Ergonomics, 23: 299-318, 1992a.

Kirwan B. Human error - Identification in human reliability assessment. Part 2: Detailed comparison of techniques. Applied Ergonomics, 23: 371-81, 1992b.

Kouabenan DR. Beliefs and the perception of risks and accidents. Risk Analysis, 18: 243-52, 1998.

Kouabenan DR. Explication naïve de l'accident et prévention. Paris: Presses Universitaires de France, 1999.

Krawsky G, Cuny X, Monteau M. Methode pratique de recherche de facteurs d'accidents. Principe et application experimentale. Paris: Institut National de Recherche et de Sécurité (INRS), 1972. [Rapport nº 24 RE].

Kuorinka I, Forcier L. (eds.). Work related musculoskeletal disorders (WMSDs): a reference book for prevention. London: Taylor & Francis, 1995.

Ladeira RM, Guimarães MDC. Análise da concordância da codificação de causa básica de óbito por acidentes de trânsito. Revista de Saúde Pública, 32(2): 133-37, 1998.

Laflamme L, Eilert-Petersson E, Lothar S. Public health surveillance, injury prevention and safety promotion. In: Laflamme L, Svanströen L, Lothar S. (eds.). Safety promotion & research. Stockholm: Karolinska Institutet, p.63-82, 1999.

Laflamme L, Menckel E. Introduction. In: Menckel E, Kullinger B. Fifteen years of occupational-accident research in Sweden. Stockholm: Swedish Council of Work Life Research, 1996. 208p.

Leplat J. Recherche communautaire sur la sécurité dans les mines et la siderurgie. Luxembourg: Communauté Europeénes du Charbon et d'Acier, 1966.

Leplat J. Erreur humaine, fiabilité humaine dans le travail. Paris: Armand Colin, 1985.

Lieber R. O princípio da precaução e a saúde no trabalho. Saúde e Sociedade, 17(4): 124-34, 2008.

Lima A. Culpa e risco. 2ª ed. São Paulo: Editora Revista dos Tribunais, 1998.

Lima FPA, Assunção AA. Análise dos acidentes: Cia de Aços Especiais Itabira. Belo Horizonte: Laboratório de Ergonomia, Departamento de Engenharia de Produção da Universidade Federal de Minas Gerais, 2000. [mimeo].

Lima MLC, Ximenes R. Violência e morte: diferenciais da mortalidade por causas externas no espaço urbano do Recife, 1991. Cadernos de Saúde Pública, 14(4): 829-40, 1998.

Lindén A. Injury registration as a preventive aid. The ISA – an information system on occupational injury. In: Menckel E, Kullinger B. (eds.). Fifteen years of occupational accident research in Sweden. Stockholm: Swedish Council for Working Life Research, 1996. p. 57- 64.

Llory M. Acidentes industriais: o custo do silêncio. Rio de Janeiro: Multimais Editorial, 1999.

Llory M, Montmayeul R, L'accident et l'organisation. Bordeaux: Préventique, 2011. 176p.

Lopes MGR, Vilela RAG, Almeida IM, Takahashi M, Mioto OL, Perin FO. Tragedy on grade crossing: driver failure or systemic fragility? Work (Reading, MA): 41 (Supp 1): 3148- 54, 2012.

Machado JMH. Violência no trabalho e na cidade: epidemiologia da mortalidade por acidente do trabalho registrada no município do Rio de Janeiro em 1987 e 1988. Rio de Janeiro, 1991. [Dissertação de Mestrado, Escola Nacional de Saúde Pública da Fiocruz].

Machado JMH. Perspectivas e pressupostos da vigilância em saúde do trabalhador no Brasil. In: Gómez CM, Machado JMH, Pena PGL. (eds.). Saúde do trabalhador na sociedade brasileira contemporânea. Rio de Janeiro: Editora Fiocruz, 2011. p 67-85.

Machado JMH, Gómez CM. Acidentes de trabalho: uma expressão da violência social. Cadernos de Saúde Pública, 10(Supl. 1): 74-87, 1994.

Machado JMH, Gómez CM. Acidentes de trabalho: concepções e dados. In: Minayo MCS (ed.). Os muitos Brasis: saúde e população na década de 80. Rio de Janeiro: Hucitec-Abrasco, 1999. p.126-142.

Machado JMH, Porto MFS, Freitas CM. Perspectivas para uma Análise Interdisciplinar e Participativa de Acidentes (AIPA) no contexto da indústria de processo. In: Freitas CM, Porto MFS, Machado JMH. (eds.). Acidentes industriais ampliados: desafios e perspectivas para o controle e prevenção. Rio de Janeiro: Editora Fiocruz, 2000. p.49-81.

Mello-Jorge MHP. Situação das estatísticas oficiais relativas à mortalidade por causas externas. Revista de Saúde Pública, 24: 217-23, 1990.

Meric M. Étude des modalités de difusion d'une nouvelle méthode d'analyse des accidents dans les bâtiment et les travaux publics: mécanismes de changement et stratégie d'intervention. Paris: Institut National de Recherche et de Sécurité (INRS), 1982. [Rapport nº 1147/RE].

Meric M. Méthode INRS d'analyse des accidents: l'arbre des causes. Paris: Institut National de Recherche et de Sécurité (INRS). 1991.

Meric M, Monteau M, Szekely J. Techniques de gestion de la Sécurité. Paris: Institut National de Recherche et de Sécurité (INRS), 1976. [Rapport nº 243/RE].

Meric M, Szekely J. Diagnostic de sécurité préalable à la definition d'actions de prevention. Paris: Institut National de Recherche et de Sécurité (INRS), 1980. [Rapport nº 399 RE].

Minayo MCS. A violência social sob a perspectiva da saúde pública. Cadernos de Saúde Pública, 10: 7-18, 1994.

Minayo MCS. A inclusão da violência na agenda da saúde: trajetória histórica. Ciência & Saúde Coletiva, 11(supl.): 1259-67, 2007a.

Minayo MCS. Implementação da Política Nacional de Redução de Acidentes e Violências. Cadernos de Saúde Pública, 23(1): 4, 2007b.

Monteau M. Essai de classement des risques professionnels et des actions de prévention. Cahiers de Notes Documentaires, 78: 255-62, 1974a.

Monteau M. Méthode pratique de recherche de facteurs d'accidents: principe et application experimentale. Paris: Institut National de Recherche et de Sécurité (INRS), 1974b. [Rapport nº 140 RE].

Monteau M. Accident analysis. In: Parmeggiani L. (ed.). Encyclopaedia of occupational health and safety. 3rd. ed. Vol 1. Geneva: International Labor Organization, 1983. p.13-16.

Monteau M. La gestion de la sécurité du travail dans l'entreprise: du carter au plan qualité. Performances Humaines & Techniques, 61: 29-34, 1992.

Oliveira JAA, Fleury ST. (Im)Previdência Social. 60 anos de história da Previdência no Brasil. Petrópolis: Ed. Vozes, 1985. 360p.

Oliveira PAB, Mendes JM. Acidentes do trabalho: violência urbana e morte em Porto Alegre, Rio Grande do Sul, Brasil. Cadernos de Saúde Pública, 13(supl. 2): 73-83, 1997.

Oliveira SG. Proteção jurídica à saúde do trabalhador. 2ª. ed. São Paulo: LTr Editora, 1998.

Oliveira SG. Indenizações por acidente do trabalho ou doença ocupacional. São Paulo: LTr Editora, 2005. 357p.

Oliveira SG. Aspectos atuais da responsabilidade em acidentes do trabalho. Palestra realizada em junho de 2011, na Universidade de São Paulo, Fórum sobre Acidentes de Trabalho. [apontamentos]

Paim JS. A reforma sanitária e os modelos assistenciais. In: Rouquayrol MZ, Almeida-Filho N. (eds.). Epidemiologia e Saúde. 5ª ed. Rio de Janeiro: Medsi, 1999. p.473-87.

Pereira Júnior A. Evolução histórica da Previdência Social e os direitos fundamentais. Jus Navigandi, 10 (707), 2005. Disponível em: <http://jus.com.br/revista/texto/6881>.

Perrow C. Normal accidents. New Jersey: Princeton University Press, 1999.

Perrow C. Organizing to reduce the vulnerabilities of complexity. Journal of Contingencies and Crisis Management, 7(3): 150 -5, 2002.

Pham D. Quelques facteurs de réussite ou d'échec de l'introduction dans l'entreprise de la méthode "arbre des causes" de l'INRS. Cahiers de Notes Documentaires 135:347-354, 1989.

Pham D. À l'affut des risques. Paris: Institut National de Recherche et de Sécurité (INRS), 1990. 42p.

Pham D, Monteau M. L'arbre des causes: mieux connaître les risques pour miex les combattre. Le Journal des Psychologues, 72: 42-4, 1989.

Pignati WA, Machado JMH. O agronegócio e seus impactos na saúde dos trabalhadores e da população do Estado de Mato Grosso. In: Gómez CM, Machado JMH, Pena PGL. (eds.). Saúde do trabalhador na sociedade brasileira contemporânea. Rio de Janeiro: Editora Fiocruz, 2011. p.245-72.

Pinheiro TMM. Vigilância em saúde do trabalhador no Sistema Único de Saúde: a vigilância do conflito e o conflito da vigilância. Campinas, 1996. [Tese de Doutorado, Faculdade de Ciências Médicas da Unicamp].

Porto MFS. Uma ecologia política dos riscos. Rio de Janeiro: Fiocruz, 2007. 244p.

Possas C. Avaliação da situação atual do sistema de informação sobre doenças e acidentes do trabalho no âmbito da Previdência Social Brasileira e propostas para sua reformulação. Revista Brasileira de Saúde Ocupacional, 15(60): 43-67, 1987.

Possas C. Saúde e trabalho: a crise na Previdência Social. São Paulo: Hucitec, 1981.

Pransky G, Snyder TB, Himmelstein J. The organizational response: influence on cumulative trauma disorders in the workplace. In: Moon SD, Sauter SL. Eds.) Beyond biomechanics: psychosocial aspects of musculoskeletal disorders in office work. London: Taylor & Francis, 1996. p.251-62.

Previdência Social: 2005, 2006, 2007, 2008, 2009, 2010. Disponível em: http://www.mpas.gov.br/conteudoDinamico.php?id=423.

Rasmussen J. The role of error in organizing behavior. Ergonomics, 33(10/11): 1185-99, 1990.

Rasmussen J, Duncan K, Leplat J. New technology and human error. Chichester: John Wiley & Sons, 1987.

Rasmussen J, Svedung J. Proactive risk management in a dynamic society. Karlstad: Räddningsverket / Swedish Rescue Services Agency, 2000. 160p

Reason J, Hobbs A. Managing maintenance error: a practical guide. Hampshire: Ashgate, 2003.

Reason J. Human error. Cambridge: Cambridge University Press; 1999.

Rego MAV. Acidentes e doenças do trabalho no estado da Bahia: 1970 a 1992. Informe Epidemiológico do SUS, p. 25-39, Novembro/Dezembro, 1993.

Ribeiro HP. O número de acidentes do trabalho no Brasil continua caindo: sonegação ou realidade? Saúde Ocupacional e Segurança, s/n:14-21, 1994.

Ribeiro MCSA, Barata RB. Acidentes de trabalho em trabalhadores do setor formal e informal da economia, região metropolitana de São Paulo, 1994. In: Congresso Brasileiro de Saúde Coletiva. Anais...Salvador: Abrasco, 2000. [CD].

Rouquayrol MZ, Barbosa LMM, Aderaldo LC, Moura LGX. Principais causas de morte no Brasil, 1979-1988. Informe Epidemiológico do SUS, p. 28-37, Outubro/Novembro, 1993.

Sanderson LM, Collins JW, McGlothlin JD. Robot-related fatality involving a U.S. manufacturing plant employee: case report and recommendations. Journal of Occupationnal Accidents, 8: 13-23, 1986.

Santana V, Nobre L, Waldvogel BC. Acidentes de trabalho no Brasil entre 1994 e 2004: uma revisão. Ciência e Saúde Coletiva, 10(4): 841-55, 2005.

Santana V. 20 anos de saúde do trabalhador no Sistema Único de Saúde – SUS. Disponível em http://www.saude.mg.gov.br/politicas_de_saude/visa/Os%2020% 20anos%20da%20ST%20no%20SUS-%20Limites,%20avancos%20e%20desafios.pdf.

Santana VS, Araújo-Filho JB, Silva M, Albuquerque-Oliveira, PR, Barbosa-Branco A, Nobre LCC. Mortalidade, anos potenciais de vida perdidos e incidência de acidentes de trabalho na Bahia, Brasil. Cadernos de Saúde Pública, 23(11): 2672-80, 2007.

Santos APL; Lacaz FAC. Saúde do trabalhador no SUS: contexto, estratégias e desafios. In: Gómez CM, Machado JMH, Pena PGL. (eds.). Saúde do trabalhador na sociedade brasileira contemporânea. Rio de Janeiro: Editora Fiocruz, 2011. p.87-105.

Santos UP, Wünsch Filho V, Carmo JC, Settimi MM, Urquiza SD, Henriques CMP. Sistema de vigilância epidemiológica para acidentes do trabalho: experiência da zona norte do município de São Paulo (Brasil). Revista de Saúde Pública, 24: 286-93, 1990.

Scalassara MB, Souza RKT, Paula Soares DFP. Características da mortalidade por acidentes de trânsito em localidade da região Sul do Brasil. Revista de Saúde Pública, 32(2): 125-32, 2000.

Seligmann- Silva E. Trabalho e desgaste mental. O direito de ser dono de si próprio. São Paulo: Cortez Editora, 2011.

Silva DW, Andrade SM, Soares DA *et al.* Perfil do trabalho e acidentes de trânsito entre motociclistas de entregas em dois municípios de médio porte do estado do Paraná, Brasil. Cadernos de Saúde Pública, 24(11): 2643-52, 2008.

Simard M. La prise de risque dans le travail, un phénomène organisationnel. In: Goguelin P, Cuny X. La prise du risque dans le travail. 2ème ed. Toulouse: Octarès Éditions, 1993.

Souza ER, Lima MLC. Panorama da violência urbana no Brasil e suas capitais. Ciência & Saúde Coletiva, 11(supl.): 1211-22, 2007.

Souza ER, Minayo MCS. O impacto da violência social na Saúde Pública do Brasil. In: Minayo MCS. (org.) Os muitos Brasis: saúde e população na década de 80. 2ª ed. Rio de Janeiro: Hucitec/Abrasco, 1999. p. 86-116.

Sperandio JC. Les processus cognitifs au cours du travail. In: Cazamian P, Hubault F, Noulin M. Traité d'ergonomie. Nouvelle édition actualisée. Toulouse: Octarès Édition; 1996. p.181-90.

Vilela RAG, Almeida IM; Mendes RWB. Da vigilância para prevenção de acidentes de trabalho: contribuição da ergonomia da atividade. Ciência & Saúde Coletiva, 17(10): 2817-30, 2012,

Vilela RAG, Iguti AM, Almeida IM. Culpa da vítima: um modelo para perpetuar a impunidade nos acidentes de trabalho. Cadernos de Saúde Pública, 20(2): 570-9, 2004.

Vincent C. Erro humano e pensamento sistêmico. In: Vincent C. Segurança do paciente. Orientações para evitar eventos adversos. São Caetano do Sul, SP: Yendis, 2009. p.97- 128.

Waldvogel BC. A população trabalhadora paulista e os acidentes do trabalho fatais. São Paulo em Perspectiva, 17(2): 42-53, 2003.

Waldvogel BC. Quantos acidentes do trabalho ocorrem no Brasil? Proposta de integração de registros administrativos. In: Gómez CM, Machado JMH, Pena PGL. (eds.). Saúde do trabalhador na sociedade brasileira contemporânea. Rio de Janeiro: Editora Fiocruz, 2011. p.227-44.

Wünsch Filho V. Reestruturação produtiva e acidentes de trabalho no Brasil. Cadernos de Saúde Pública, 15: 41-51, 1999.

25

Trabalho em Turnos e Noturno: Impactos sobre o Bem-Estar e Saúde dos Trabalhadores. Possíveis Intervenções

Frida Marina Fischer
Claudia Roberta de Castro Moreno
Lucia Rotenberg

- **A ocorrência de trabalho em turnos e noturno, terminologia, escalas de trabalho**
  Aspectos históricos sobre o trabalho em turnos e noturno
  Principais razões para a existência do trabalho em turnos
  Definindo trabalho em turnos
  Terminologia básica que define os esquemas de trabalho em turnos
  Características de escalas de trabalho
  Quantos são os trabalhadores em turnos?
  Legislação brasileira e internacional
- **Organização do trabalho e a dimensão temporal**
- **O trabalho em turnos e a saúde**
  Aspectos relacionados ao sono
  Efeitos à saúde cardiovascular
  Alterações gastrintestinais e metabólicas
  Evidências relacionadas ao câncer
  Envelhecimento
  Dificuldades na vida sociofamiliar
  Questões específicas relacionadas às mulheres trabalhadoras
- **Programas de promoção da saúde: intervenções nas condições de trabalho, em hábitos de vida e estilos de vida, exames periódicos**
  Sono durante o período de trabalho
  Sono fora do período de trabalho
  Uso da Terapia da Luz Intensa (*Bright Light*) e melatonina
  Implementação de esquemas de trabalho em turnos compatíveis
  Nutrição e atividade física
  Contraindicações para trabalhar em turnos
- **Referências**

A ocorrência de trabalho em turnos e noturno, terminologia, escalas de trabalho

Aspectos históricos sobre o trabalho em turnos e noturno

A história da organização do tempo de trabalho pode ser traçada desde o início da vida. O livro *Eclesiastes* já menciona existir um tempo certo para as atividades humanas: *tudo tem seu tempo determinado e há tempo para todo propósito debaixo do céu: há tempo de nascer, e tempo de morrer; tempo de plantar e tempo de arrancar o que se plantou; tempo de matar, tempo de curar; tempo de arrancar, tempo de construir; tempo de chorar, tempo de rir.....*

Uma interessante descrição da evolução e da frequência da ocorrência de trabalho noturno ao longo dos séculos foi feita por Scherrer (1981). Esse autor relata fatos ocorridos desde o Império Romano até a época atual. Segundo ele, havia, nas estreitas ruas das cidades romanas, um grande congestionamento durante o dia, de mercadores, camponeses, artesãos etc. Foi então proibida, pelos imperadores Claudius e Marcus Aurelius, tanto na Itália como em todas as outras cidades do Império, a circulação de veículos durante o dia, exceto de funerais a pé, e a construção e demolição de edifícios. Assim sendo, os trabalhadores que deviam conduzir carroças, cavalos, mercadorias, passaram a trabalhar à noite, perturbando o próprio sono, assim como o das pessoas que habitavam em ruas de grande movimento.

Durante a Idade Média houve diminuição do trabalho noturno, por conta das migrações populacionais das cidades para os campos e da predominância das atividades dos artesãos, que se dedicavam ao trabalho principalmente durante o dia. Após a Idade Média e antes do início da Revolução Industrial, o trabalho noturno volta à cena, principalmente devido à atividade mineira. O livro, escrito em 1556 pelo médico Georg Bauer, *De Re Metallica*, relata as dificuldades que os mineiros enfrentavam no seu cotidiano, incluindo o trabalho noturno (Hunter, 1975). Também Ramazzini, em sua obra *De Morbis Artificum Diatriba*, de 1700, descreveu os padeiros como *"artífices noturnos; quando outros artesãos terminaram a tarefa diária e se entregam a um sono reparador de suas fatigadas forças, eles trabalham de noite e dormem quase todo o dia..."* (p. 91, Ramazzini, 1700, trad. 1985).

A Revolução Industrial na Europa se dá entre 1770 e 1850. Com as grandes descobertas nas áreas da Física e da Química e a mecanização, houve um tremendo aumento do uso do carvão para mover fábricas que passaram a trabalhar dia e noite. Uma rápida urbanização acompanhou a Revolução Industrial. Nesse período, era comum se empregarem homens, mulheres e crianças para trabalharem longas jornadas, que se iniciavam ao redor de 5 horas da manhã, e se estendiam por 12, 14 ou 16 horas consecutivas. Era frequente a ocorrência de acidentes, tanto pela fadiga dos trabalhadores, quanto pelas precárias condições de trabalho existentes nas fábricas.

Uma das limitações ao trabalho noturno era a precária iluminação por lâmpadas a óleo. Esta foi abandonada em 1800, quando surgiu a iluminação a gás, e posteriormente a querosene, na metade do século XIX. No final do século XIX, Thomas Edison inventa a lâmpada elétrica, tornando possível estender em larga escala a jornada de trabalho para os horários noturnos. O grande desenvolvimento das atividades industriais e comerciais no final do século XVIII e início do século XIX, acompanhado da transição de uma sociedade agrária para uma sociedade industrial, levou milhares de pessoas de todas as idades a se dedicarem ao trabalho nas indústrias emergentes. A duração do "dia normal de trabalho" teve cada vez menos relação com as horas do dia: longas e extenuantes jornadas diurnas e noturnas tornaram-se frequentes. Os limites entre o dia e a noite não são mais respeitados para a vigília e o descanso dos trabalhadores - que são organismos diurnos. O trabalho noturno torna-se tão importante como o trabalho diurno, numa grande variedade de locais e tarefas a serem conduzidas. Shapiro *et al.* (1997) comentam, em seu ilustrativo e interessante livro de autoajuda aos trabalhadores em turnos: *"Thomas Edison previu que sua invenção nos liberaria da noite, e transformaria nossas vidas... nós podemos fazer compras, ir a um banco eletrônico, comer fora de casa, fazer ginástica em academias, clubes, e ir a locais de entretenimento à noite. O preço que pagamos por esta liberdade é a necessidade do trabalho em turnos..."* (p. 27).

Moore-Ede (1993) comenta que, nos dias de hoje, somos participantes de uma nova revolução: a conversão de nosso mundo numa única comunidade integrada pela tecnologia, *around-the-clock community*, uma sociedade que trabalha continuamente, 24 horas por dia, e que se desenvolveu em resposta às várias necessidades.

Principais razões para a existência do trabalho em turnos

As razões de se estabelecer o trabalho em turnos podem ser de ordem técnica, social, e/ou econômica: desde as atividades essenciais do setor público (telecomunicações, serviços de eletricidade, água, serviços de saúde, segurança pública), àquelas ligadas às atividades do setor industrial, onde a interrupção dos processos de produção só deveria ocorrer durante paradas programadas para serviços de manutenção. Nestes casos inserem-se quase todas as indústrias petroquímicas, químicas, de petróleo, siderúrgicas, cimento, vidro, papel, mineração, que são empresas de processo contínuo. O setor de serviços também apresenta significativo número de estabelecimentos que mantêm turnos de trabalho. Citam-se como exemplos: transportes urbanos e interurbanos, rodoviário, aéreo e fluvial, serviços de saúde (hospitais e outros serviços de emergência), segurança pública, eletricidade, distribuição e tratamento de água e esgotos, telecomunicações, serviços de compensação bancária, restaurantes, bares, supermercados, estabelecimentos de lazer.

Presser (1999) lembra que em anos recentes cresceram, em todo o mundo, os serviços 24 horas. Segundo essa autora, três fatores podem ser citados para explicar por que houve um grande aumento no trabalho executado fora do horário diurno e de fim de semana: mudanças nas características demográficas, na tecnologia, e importantes modificações na economia americana. Especialmente esse último fator levou a um grande aumento de empregos no setor de serviços, principalmente aqueles que fazem uso de computadores e todas as outras formas de telecomunicação, com elevada prevalência de horários de trabalho não usuais, se comparados com os setores da manufatura, que tinham e ainda têm horários de trabalho mais tradicionais. Também houve um grande aumento do número de corporações internacionais que têm escritórios em vários países do mundo e exigem que estes estejam operando seus serviços 24 horas diárias, para se manterem em permanente contato uns com os outros. Além disso, os mercados financeiros internacionais expandiram suas horas de operação, assim como os serviços de correspondência, particularmente os de operação rápida.

Definindo trabalho em turnos

O trabalho em turnos é caracterizado pela "*continuidade da produção e uma quebra da continuidade no trabalho realizado pelo trabalhador*" (Maurice, 1975). A continuidade da produção, ou da prestação de serviços, é alcançada pela participação de várias turmas, que se sucedem nos locais de trabalho. Essas turmas podem modificar seus horários de trabalho ou ser fixas. Pode haver várias turmas trabalhando continuamente durante as 24 horas, seja mantendo a produção ou a prestação de serviços ininterruptamente, seja paralisando as atividades por algumas horas durante a noite e/ou no fim de semana, ou em dia pré-determinado.

É muito grande a diversidade dos turnos de trabalho existente entre as empresas, ou mesmo intraempresas, em distintos setores da produção. Algumas mantêm turnos bastante regulares, permitindo que os empregados recebam seus calendários de trabalho e folga com até 1 ano de antecedência, como é comum se observar entre os trabalhadores dos ramos das indústrias químicas, petroquímicas, petróleo, siderúrgicas, vidro etc. Certos setores econômicos empregam trabalhadores durante alguns meses do ano e reduzem temporariamente as atividades de trabalho em épocas de menor demanda de produção. Esse é o caso dos produtos agrícolas. Nas usinas de cana-de-açúcar, por exemplo, após a colheita, trabalhadores são contratados para trabalhar por 6 meses, em turnos de 8 ou 12 horas diárias; muitos são dispensados no período da entressafra, permanecendo o pessoal das áreas de manutenção. Antes de certas festas religiosas, como o Natal, por exemplo, são empregados no comércio, temporariamente, para o trabalho, pessoas em turnos diurnos e vespertinos.

Em anos recentes, com o aumento da terceirização, muitas empresas que possuem turnos contínuos têm contingentes de trabalhadores terceirizados que prestam serviços em suas instalações. As jornadas diárias e semanais não têm relação com as dos trabalhadores empregados pela empresa na qual prestam os serviços. Usualmente, estes trabalhadores não gozam dos mesmos benefícios, suas escalas de trabalho costumam ser piores, com menor número de folgas (além de menor remuneração), quando comparados aos benefícios concedidos aos funcionários, nestas empresas.

Outra tendência tem sido observada na Europa, Estados Unidos, Canadá, Austrália. Muitas empresas do ramo petroquímico e petróleo implantaram a "semana comprimida de trabalho". Trabalha-se mais de 8 horas (usualmente 12 horas por dia), em turnos fixos ou rodiziantes, por 3 a 4 dias consecutivos, seguidos de 3 a 4 dias de folga. A principal vantagem é o número de dias de folgas consecutivas. A principal desvantagem é a própria duração da jornada, que pode ser muito fatigante, dependendo do tipo de tarefas que são realizadas, e do número de pessoas que as realizam em cada turno. Quando o tempo de transporte para chegar ao trabalho é longo, por exemplo, em plataformas de produção de petróleo, mineração, os turnos de 12 horas podem ser uma alternativa correta, pois os trabalhadores geralmente não moram próximo do trabalho com suas famílias, dormem em alojamentos e necessitam de um período livre maior para retornar a seus lares. Mas, se o tempo de transporte de ida e volta ao trabalho é demorado, e os trabalhadores devem retornar às suas residências todos os dias, o tempo livre para outras atividades não diretamente associadas ao trabalho torna-se extremamente restrito. Isso trará problemas para a recuperação, com insuficiente repouso, e muitas dificuldades para realizar outras atividades nos dias de trabalho.

Existem escalas de trabalho com uma característica singular: são completamente irregulares. Os horários de entrada e saída no trabalho, assim como os dias de folga, não obedecem a um esquema pré-determinado. Em quase todos os períodos de trabalho semanais há significativas variações na duração, nos inícios e finais de jornadas. Um bom exemplo dessa irregularidade de turnos pode ser encontrado na aviação civil, entre os aeronautas (pilotos, engenheiros de voo e comissários de bordo). Entre esses profissionais há um agravo adicional: a restrita previsibilidade de seus períodos de folga, pois somente alguns dias antes do mês terminar, ou ainda semanalmente, recebem suas escalas de voo contendo os horários de início e fim de suas jornadas diárias, os dias de trabalho e folga, os itinerários a serem cumpridos, em que cidades irão repousar após cada jornada diária (Fernandez & Fischer, 1990; Fischer, 1991).

Terminologia básica que define os esquemas de trabalho em turnos

Turno. Unidade de tempo de trabalho (6, 8 ou 12 horas, em geral).

Turmas. Grupos de trabalhadores que operam em revezamento, isto é, trabalham no mesmo local, nos mesmos horários, sucedendo-se umas às outras.

Turno fixo. Os trabalhadores têm horários fixos de trabalho, sejam diurnos ou noturnos.

Turno alternante ou rodiziante. Os trabalhadores modificam seus horários de trabalho segundo uma escala pré-determinada. Ou seja, são escalados para trabalhar em determinado horário por alguns dias, semana, quinzena ou mês, e, após este período, passam a trabalhar em outro horário ou período.

Ciclo de rotação. Intervalo de tempo compreendido entre duas designações de um trabalhador para o mesmo turno.

Rodízio direto. O trabalhador modifica seus horários de trabalho segundo os ponteiros do relógio. Ou seja, se está trabalhando no turno matutino e o próximo turno que deve cumprir é o vespertino, seus horários de entrada e saída no trabalho se atrasam, em relação ao turno anterior.

Rodízio inverso. O trabalhador modifica seus horários de trabalho ao contrário dos ponteiros do relógio. Se está trabalhando no turno matutino e o próximo turno que deve cumprir é o noturno, seus horários de entrada e saída do trabalho se antecipam, comparados ao do turno anterior.

Sistema de turnos contínuos. O trabalho na empresa é realizado durante 24 horas diárias, 7 dias por semana, o ano todo. Geralmente, há três ou quatro turnos diários, dependendo se as jornadas são de 8 ou 6 horas respectivamente.

Sistema de turnos semicontínuos. O trabalho na empresa é realizado durante 24 horas diárias, mas há uma interrupção semanal de um ou dois dias. Geralmente há três ou quatro turnos diários.

Sistema de turnos descontínuos. A empresa não mantém trabalhadores 24 horas por dia. Geralmente, há um ou dois turnos diários.

Características de escalas de trabalho

Pela descrição das características das escalas de turnos, podem-se avaliar seus aspectos positivos e negativos, bem como propor melhorias na forma de organizar as escalas.

As escalas de trabalho devem ser caracterizadas avaliando-se, pelo menos, os seguintes parâmetros:
- regularidade do sistema de turnos;
- número de equipes (turmas) de trabalho por turno;
- duração do ciclo de turnos;
- duração diária dos turnos;
- horários de início e fim das jornadas de trabalho;
- número de horas de repouso entre dois turnos consecutivos;
- número de noites consecutivas de trabalho;
- número de turnos trabalhados antes da folga;
- direção do rodízio (direto ou inverso);
- outras características (número de dias livres por semana, dias livres em cada ciclo de turnos, dias de férias por ano, possibilidades de trocas entre colegas etc).

As Figs. 25.1, 25.2, 25.3, 25.4 e 25.5 apresentam distintas escalas de trabalho em turnos rodiziantes contínuos.

As Figs. 25.1 e 25.2 apresentam exemplos de escalas em plataforma de petróleo. Os trabalhadores permanecem embarcados por 2 semanas e têm 3 semanas de folga. Esse procedimento obedece à Constituição Federal, que estabeleceu jornadas reduzidas para "turnos ininterruptos de revezamento". Como as pessoas estão longe de suas residências (por vezes a muitas centenas de quilômetros), é preferível ter jornadas mais longas, para poder estar mais tempo com suas famílias durante o período de folga.

Uma das principais dificuldades enfrentadas pelos trabalhadores é o "dia da virada", quando se troca de horário de trabalho – os trabalhadores do turno diurno passam a trabalhar no turno noturno; esses últimos desembarcam, e uma nova equipe inicia o trabalho diurno. Nesse dia, aqueles que completaram 7 dias no turno diurno terão que trabalhar de dia e também à noite, o que reduz o tempo para descanso.

A Fig. 25.3 apresenta escala de trabalho em turnos de indústria petroquímica. Apresenta uma tabela anual de uma escala de trabalho em turnos com 5 equipes que se rodiziam segundo esquema pré-estabelecido de alternância de horários de trabalho a cada 2, 3 ou 4 dias, dependendo do turno de trabalho. A sequência, nessa escala, é a seguinte: 3 tardes X 1 dia de folga X 4 manhãs X 2 dias de folgas X 2 noites X 3 dias de folgas X 3 manhãs X 1 dia de folga X 3 noites X 2 dias folgas X 4 tardes X 1 dia de folga X 2 noites X 4 dias de folga. O ciclo do turno é de 35 dias, com 14 dias de folga e 21 dias de trabalho. As cinco turmas têm o mesmo padrão de dias de trabalho e folgas. O rodízio é inverso numa parte do ciclo, e direto em outra parte. A duração da jornada diária é de 8 horas e a duração média semanal de 33,6 horas. O número total de dias de trabalho e folga varia ao longo das semanas, assim como a duração da jornada de trabalho em determinada semana. As principais vantagens desta escala são: turnos rodiziantes rápidos com 2 ou 3 noites de trabalho, seguidas por folgas prolongadas, o que permite uma melhor recuperação dos dias de trabalho, particularmente das noites de trabalho.

A Fig. 25.4 apresenta uma escala de trabalho com turnos rodiziantes contínuos. Essa escala é composta por 5 equipes de trabalho e, por este motivo, tem como vantagens permitir aos trabalhadores ter dois períodos de 5 dias de folgas, coincidentes com o fim de semana, durante o ciclo de turnos; ter sentido de rotação de turnos horário (manhã - vespertino - noturno), e apresentar poucas noites de trabalho consecutivas. O ciclo do trabalho em turnos é de 35 dias. A duração média da jornada semanal é inferior a 36 horas, conforme prescreve a Constituição Federal (ver item sobre legislação).

A Fig. 25.5 apresenta a escala de trabalho de uma empresa de transporte. Os turnos de trabalho são os seguintes: quatro (manhãs ou tardes) seguidas por duas noites de trabalho e seguidas por quatro dias de folgas, o que provavelmente permite uma boa recuperação após os dias de trabalho. A duração média da jornada semanal é por volta de 30 horas.

25 | Trabalho em Turnos e Noturno: Impactos sobre o Bem-Estar e Saúde dos Trabalhadores. Possíveis Intervenções

Dia	Entrada no trabalho	Saída do trabalho	
01	07:00	19:00	
02	07:00	19:00	
03	07:00	19:00	
04	07:00	19:00	
05	07:00	19:00	
06	07:00	19:00	
07	07:00	19:00	
08	00:00	12:00	Dia de virada
08	22:00	07:00	
09	19:00	07:00	
10	19:00	07:00	
11	19:00	07:00	
12	19:00	07:00	
13	19:00	07:00	
14	19:00	07:00	8 Horas de descanso
14	15:00	24:00	
15	Desembarque 9:45		

Fig. 25.1. Escala de trabalho em plataforma de petróleo.

Dia	Entrada no trabalho	Saída do trabalho	
01	12:00	24:00	
02	12:00	24:00	
03	12:00	24:00	
04	12:00	24:00	
05	12:00	24:00	
06	08:00	16:00	Dia de virada
07	00:00	12:00	
08	00:00	12:00	
09	00:00	12:00	
10	00:00	12:00	
11	00:00	12:00	
12	00:00	12:00	
13	00:00	00:00	8 Horas de descanso
13	16:00	24:00	
14	12:00	24:00	
15	Desembarque 9:45		

Fig. 25.2. Escala de trabalho em plataforma de petróleo

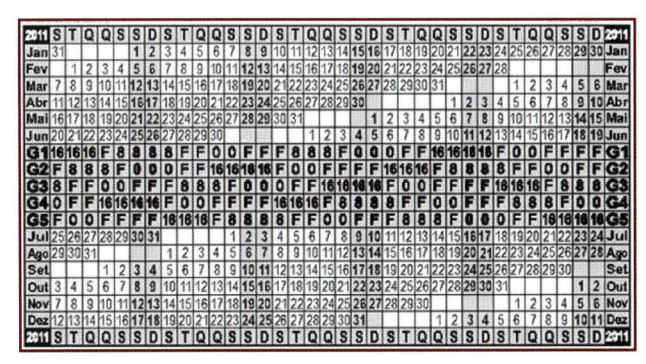

Fig. 25.3. Empresa petroquímica - escala de trabalho com representação das 5 equipes. Turno matutino (8-16h); turno vespertino (16-24h); turno noturno (0-8h); F: dia(s) de folga.

Semana	S	T	Q	Q	S	S	D
1			N	N	N		
2				M	M	M	M
3	V	V	V			N	N
4	N	N					
5	M	M	M	V	V	V	V

Turno matutino (M) 8-16h; turno bespertino (V) 16-24h; turno noturno (N) = 0-8h; Duração da jornada diária = 8 horas; Duração da jornada semanal = 33,6 horas.

☐ = dias livres

Fig. 25.4. Empresa petroquímica: escala de trabalho, representação de uma dentre as cinco equipes de trabalho.

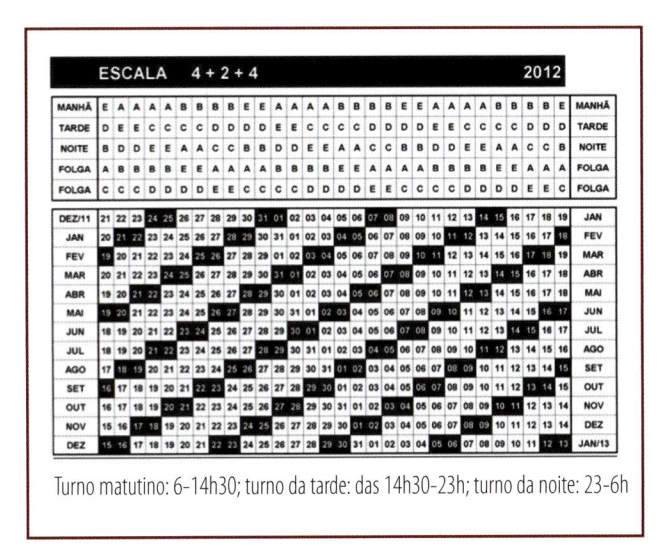

Turno matutino: 6-14h30; turno da tarde: das 14h30-23h; turno da noite: 23-6h

Fig. 25.5. Empresa de transportes.

A Fig. 25.6 e correspondente Tabela 25.1 foram extraídas de um exemplo de Lillqvist *et al.* (1997). Foi construída uma escala de trabalho com cinco turmas. A novidade dessa escala é que há possibilidades de distribuir, de forma diferencial, o total de turnos matutinos, vespertinos e noturnos em que cada equipe vai trabalhar. Por exemplo, os grupos A e C terão menor número de noites do que os outros grupos. Segundo os autores, tal esquema seria adequado em empresas onde alguns funcionários preferem trabalhar um menor número de noites, e outros mais noites de trabalho. Por razões de saúde ou para cuidar da família, trabalhadores mais velhos ou com filhos pequenos podem preferir permanecer em casa, no período da noite, por mais tempo do que trabalhadores mais jovens, que preferem ganhar mais trabalhando à noite. Os autores citados consideram que quanto maior for o número de dias de trabalho noturno, mais exigente será a carga de trabalho desse turno.

As escalas de trabalho flexíveis dependem de modificações: na organização do trabalho, nos tempos de trabalho e esquemas de turnos. Há várias possibilidades, dentro da mesma empresa: grupos que trabalham apenas em jornadas parciais; combinação de jornadas parciais e integrais; horas de trabalho variáveis segundo o mês, ou período do ano; interrupção temporária do emprego para reciclagem, ou estudos, por prazos mais longos; reposição de horas durante períodos de férias; teletrabalho etc. Os esquemas de trabalho vão depender da forma como as tarefas e processos de produção estão organizados ou pretendem se reorganizar (Kogi, 2000). A organização do tempo de trabalho é considerada crucial para melhorar a produtividade, reforçar a competitividade, apoiar o equilíbrio entre vida profissional e vida privada e lidar com a crescente diversidade das preferências e dos modelos profissionais (Comissão Europeia, 2010).

Grupo	Semana 1							Semana 2						
	S	T	Q	Q	S	S	D	S	T	Q	Q	S	S	D
A	-	M	M	M	V	V	N	-	-	-	-	-	M	M
B	M	V	V	V	N	N	-	-	-	-	M	M	M	-	V
C	V	N	N	N	-	-	-	M	M	V	V	V	V	-
D	N	-	-	-	-	M	V	V	-	N	N	N	N	-
E	-	-	-	-	M	M	V	N	N	-	-	-	-	-

Grupo	Semana 3							Semana 4						
	S	T	Q	Q	S	S	D	S	T	Q	Q	S	S	D
A	V	V	N	N	-	-	-	M	M	M	V	V	N	-
B	N	N	-	-	-	M	V	V	V	N	N	-	-	-
C	-	-	-	M	M	V	N	N	N	-	-	-	-	M
D	-	M	M	V	V	N	-	-	-	-	-	M	V
E	M	M	V	V	N	N	-	-	-	-	M	M	V	N

Grupo	Semana 5							Semana 6						
	S	T	Q	Q	S	S	D	S	T	Q	Q	S	S	D
A	-	-	-	M	M	V	V	N	V	N	-	-	-	M
B	-	M	M	M	-	V	N	N	-	-	-	-	M	V
C	M	V	V	V	V	-	-	-	-	-	M	M	V	N
D	V	-	N	N	N	-	-	-	M	M	V	V	N	-
E	N	N	-	-	-	-	M	M	V	V	N	N	-	-

M – Turno matutino

V – Turno vespertino

N – Turno noturno

☐ Dia livre

Fig. 25.6. Escala de trabalho com cinco grupos individualizados.

Tabela 25.1. Turnos de trabalho segundo a turma				
Grupo	Carga de trabalho	Turno matutino	Turno vespertino	Turno noturno
A	Leve	17	14	11
B	Normal	14	14	14
C	Leve	14	17	11
D	Exigente	11	14	17
E	Exigente	14	11	17

Fonte: Lillqvist et al. 1997.

Quantos são os trabalhadores em turnos?

É importante ressaltar que as estimativas dos números de trabalhadores em turnos dependem da definição que é dada a esse tipo de esquema de trabalho. Se corresponder apenas a jornadas não diurnas, os trabalhadores em turnos no período da tarde serão excluídos das estatísticas. Estatísticas mais antigas, como a da Organização Internacional do Trabalho (OIT), estimavam uma frequência entre 15 a 30%, em países em desenvolvimento industrial da força de trabalho empregada em sistemas de turnos (Dumont, 1985). Na Comunidade Europeia, em 1994, ao redor de 20% dos setores de manufatura e serviços trabalhavam em algum sistema de turnos ou em trabalho não diurno (BEST, 1993). Um levantamento publicado por Shapiro et al. (1997) apontou que 1 em cada 4 trabalhadores no mundo desenvolvia suas atividades em horários fora do período entre 8 horas da manhã e 17 horas. Em pesquisa conduzida nos Estados Unidos em maio de 1997, foi constatado que apenas 29,1% dos trabalhadores americanos empregados trabalhavam na chamada "semana padrão", definida como sendo de segunda a sexta feira, num horário de trabalho fixo, e de 35 a 40 horas por semana (Presser, 1999).

Costa et al. (2004) publicaram os resultados do Projeto SALTSA sobre o Terceiro Inquérito Europeu sobre Condições de Trabalho de 15 países europeus, realizado no ano 2000. De acordo com os achados, foi possível constatar que o chamado "horário normal de trabalho" (de segunda a sexta-feira, entre 7-8h e 17-18h) representava mais uma exceção (apenas 24%) do que a regra, entre os trabalhadores entrevistados. Os demais trabalhavam ou "mais de 40 horas semanais", ou "mais de 10 horas diárias", ou "trabalhavam em turnos", ou "trabalhavam à noite", ou "trabalhavam aos domingos", ou "trabalhavam aos sábados", ou "trabalhavam em tempo parcial".

O Quinto Inquérito Europeu sobre Condições de Trabalho, realizado em 2010, apresentou dados sobre os 27 países membros da União Europeia (US). Segundo esse levantamento, cerca de 18% dos trabalhadores europeus trabalhavam à noite, havendo um ligeiro decréscimo em relação a 1994. A porcentagem de trabalhadores em turnos também diminuiu ligeiramente, de 20%, em 2000, para 17%. Os dados revelam existir uma disparidade de gênero quanto ao horário normal de trabalho. Apesar de o trabalho em turnos ter sido desempenhado com frequência idêntica por mulheres e homens nos últimos 10 anos, as mulheres têm maior probabilidade de trabalhar em escalas diurnas do que os homens, e menor probabilidade de trabalhar à noite ou aos sábados (EUROFOUND, 2011).

É possível que o número de trabalhadores em turnos no Brasil (aí incluídos todos os que trabalham em horários não diurnos de forma regular ou irregular) alcance aproximadamente 15% da força de trabalho. Em 1994, no único levantamento que foi realizado pela Fundação SEADE, a pedido da Fundacentro, verificou-se que, entre os trabalhadores residentes na área metropolitana de São Paulo (correspondente a 38 cidades e, na época, a 16 milhões de habitantes), 8,6% eram de trabalhadores em turnos. Destes, 3,3% eram trabalhadores fixos noturnos, 3,0% de turnos alternantes e 2,3% trabalhavam em horários irregulares (Fischer et al., 1995).

O porcentual dos trabalhadores empregados em turnos, em relação ao número total de trabalhadores, depende do ramo de atividade e do tamanho das empresas. Por exemplo, é mais comum haver trabalho em turnos, com jornadas noturnas de trabalho, entre bombeiros, policiais, enfermeiros, do que entre comerciários. Dados do Quarto Inquérito Europeu sobre Condições de Trabalho, realizado em 2005, revelaram que, dentre as ocupações que trabalham em turnos com ocorrência de trabalho noturno, os trabalhadores da saúde têm maior prevalência (35,5%), seguindo-se: operadores de máquina (34,5%); trabalhadores de hotéis e restaurantes (29,9%); trabalhadores de serviços, lojas e vendas (26,9%); manufatura e mineração (25,8%), transporte e comunicação (24,1%), e servidores da segurança e administração pública (17,7%). Na Ásia, o trabalho em turnos é largamente empregado na China, na Malásia e na República da Coreia. Na China, por exemplo, 36,1% dos empregados trabalham em turnos, mas estão altamente concentrados no setor manufatureiro. No setor de serviços, apenas o subsetor de comércio atacadista e varejista, hotéis e restaurantes revela uma utilização extensiva (19,3%) do trabalho em turnos (OIT, 2009). No Brasil, um fenômeno recente na área de Educação tem aumentado o número de trabalhadores em turnos noturnos, com a criação de cursos universitários privados, assim como cursos técnicos sendo ministrados durante a madrugada. Os períodos variam entre 23h e 2h da manhã, durante toda a noite, ou ainda das 5h às 8h. Os cursos parecem ter algum sucesso entre trabalhadores diurnos, que referem usar o tempo de descanso para estudar. Entretanto, esta prática provavelmente põe em risco a saúde dos participantes, assim como dos professores, por prejudicar o sono noturno.

Sobre a duração da jornada de trabalho semanal: na UE, a duração média da semana de trabalho tem diminuído, de 40,5 horas em 1991, nos então 12 Estados Membros da UE, para 36,4 horas em 2010, nos mesmos países (EUROFOUND, 2011). Entre as razões apresentadas para esse decréscimo estão a diminuição da população que trabalha em horários prolongados (mais de 48 horas por semana) e o aumento do número de pessoas que trabalham em tempo parcial (menos de 20 horas por semana), que quase duplicou na UE nas duas últimas décadas.

Existe disparidade entre as jornadas de trabalho no mundo. Segundo a OIT, 2009, os limites das jornadas normais de trabalho variam, também, entre os países da América Latina. No Brasil, a jornada máxima permitida por lei é de 44 horas semanais; no Equador, a jornada regular é restrita a 40 horas semanais; no Chile e Uruguai, está entre 41 e 46 horas; e, na Argentina, no México, no Peru, são permitidas jornadas de até 48 horas semanais.

Não são todos os países que apresentam redução da jornada semanal ou diária de trabalho noturno, ou adicional de pagamento noturno.

Legislação brasileira e internacional

No Brasil, o trabalhador noturno tem hora de trabalho reduzida igual a 52 minutos e 30 segundos, e tem remuneração 20% superior à hora diurna. Pela legislação brasileira (Consolidação das Leis do Trabalho, Seção IV, Do trabalho noturno, lei 5.452/43), é considerado trabalho noturno aquele realizado entre 22 horas de um dia até 5 horas do dia seguinte. O trabalho noturno do trabalhador agrícola ocorre entre as 21 horas e 5 horas da manhã. O trabalho pecuário ocorre entre as 20 horas e 4 horas da manhã. O acréscimo no pagamento será de 25% sobre a hora normal e será computada como sendo de 60 minutos, em conformidade com a lei 5.889/73.

O decreto nº 1.590/95, que dispõe sobre a jornada de trabalho dos servidores federais, em seu art. 3º, autoriza os servidores a cumprirem jornada de trabalho de 6 horas diárias e carga horária de 30 horas semanais, quando os serviços exigirem atividades contínuas de regime de turnos ou escalas, em período igual ou superior a 12 horas ininterruptas, em função de atendimento ao público ou trabalho no período noturno. Estabelece, ainda, no parágrafo primeiro do mesmo artigo, que o período noturno compreende aquele que ultrapassar as vinte e uma horas (Brasil, 2003), diferindo da CLT quanto ao horário de trabalho noturno para trabalhadores urbanos, como mencionado anteriormente.

Em 1988, foi prevista pela nova Constituição Brasileira, em seu art. 7º, inciso XIV, *a jornada de seis horas para o trabalho realizado em turnos ininterruptos de revezamento, salvo negociação coletiva* (Brasil, 1988). Em muitas empresas que possuem 3 turnos contínuos, ou seja, naquelas cujas atividades continuam durante as 24 horas do dia, 7 dias por semana, a *quinta turma* de trabalhadores foi criada. Entretanto, a jurisprudência firmada após a aprovação da nova Constituição estabeleceu que apenas nas empresas onde há modificação dos horários dos trabalhadores haveria exigência de reduzir as jornadas de trabalho. O texto da Constituição menciona "turnos ininterruptos de revezamento", expressão que foi erroneamente confundida com "rodízio dos horários de trabalho". No Novo Dicionário Aurélio (Ferreira, 1999) o termo "revezar" significa substituir alternadamente, trocar de posição e "revezador" significa aquele que reveza ou substitui outro por sua vez ou turno. Portanto, turno de revezamento poderia perfeitamente ser como aquele que tem outro que lhe sucede, e não necessariamente estaria ligado aos horários de cada trabalhador, mas dependeria exclusivamente da existência da continuidade do sistema de turnos em vigor nas empresas. Devido a essa interpretação, muitas empresas fixaram horários de trabalho dos seus empregados, com reais prejuízos para os trabalhadores em turnos, especialmente aqueles que devem cumprir jornadas fixas vespertinas e/ou noturnas. Também com este artifício, as jornadas diárias e semanais não foram reduzidas, e mantidas as 44 horas semanais nos turnos fixos. Vale lembrar que o art. 7º, inciso XXXIII da Constituição Federal de 1988 proíbe o trabalho noturno, perigoso ou insalubre aos menores de 18 anos (Brasil, 1988).

A instrução normativa nº 64, de 25/4/2006, dispõe sobre a fiscalização do trabalho em empresas que operam com turnos ininterruptos de revezamento. Segundo essa instrução, o auditor fiscal do trabalho deverá observar vários itens relacionados com a remuneração e condições de segurança durante a fiscalização. Diz a instrução que o auditor deverá considerar trabalho em turno ininterrupto de revezamento aquele prestado por trabalhadores que se revezam nos postos de trabalho nos horários diurno e noturno, em empresa que funcione ininterruptamente ou não. Para fins de fiscalização da jornada normal de trabalho em turnos ininterruptos de revezamento, o auditor deverá verificar o limite de 6 horas diárias, 36 horas semanais e 180 horas mensais.

A instrução normativa dispõe, ainda, que: *"Caso o auditor fiscal do trabalho encontre trabalhadores, antes submetidos ao sistema de turno ininterrupto de revezamento, laborando em turnos fixados pela empresa, deverá observar com atenção e rigor as condições de segurança e saúde do trabalhador, especialmente daqueles cujo turno fixado for o noturno. Neste caso, deverá o auditor fiscal do trabalho verificar se o aumento de carga horária foi acompanhado do respectivo acréscimo salarial proporcional e respectivo adicional noturno, quando devido"* (Brasil, 2006).

Em 12 de maio de 1999, foi publicado no Diário Oficial da União a nova regulamentação acerca das doenças profissionais e doenças relacionadas com o trabalho, regulamentando o Decreto 3.048, de 6 de maio de 1999. Este dá nova redação ao regulamento da Previdência Social, aí incluindo os benefícios a serem auferidos pelos trabalhadores em caso de acidente e doenças profissionais e do trabalho. O trabalho em turnos e noturno está incluído como agente etiológico ou fator de risco de natureza ocupacional – sendo descrito como *"má adaptação à organização do horário de trabalho - trabalho em turnos e trabalho noturno"* (Z 56.6 da CID-10) –

para o desenvolvimento de transtornos do ciclo vigília-sono devido a fatores não orgânicos (F 51.2, grupo V da CID-10), e de distúrbios do ciclo vigília-sono (G 47.2, grupo VI da CID-10) (Diário Oficial da União, 1999). Isso representa um grande avanço, colocando a legislação brasileira à frente da maioria dos países do mundo no que diz respeito à proteção legal conferida aos trabalhadores em turnos e noturnos.

A 77ª Conferência Internacional do Trabalho (OIT, 1990) discutiu numerosas proposições sobre o trabalho noturno, estabelecendo recomendações quanto à duração do trabalho, períodos de descanso, compensações pecuniárias, aspectos relacionados com a segurança e saúde, serviços sociais, entre outros itens. Entre as recomendações, surge uma novidade: a necessidade de ser dada uma atenção especial aos efeitos cumulativos originados por fatores que provocam agravos à saúde, inclusive às formas de organização do trabalho em turnos. A 77ª Conferência Internacional do Trabalho foi realizada em Genebra, em junho de 1990, e foi nesta edição que foram aprovadas a Convenção e a Regulamentação sobre o Trabalho Noturno (Convenção nº 171 e Regulamentação nº178).

Segundo a Convenção da OIT nº 171, de 1990 (OIT, 1990), a expressão "trabalho noturno" designa todo e qualquer trabalho efetuado durante um período de, pelo menos, sete horas consecutivas, compreendendo o intervalo entre a meia-noite e 5 horas da manhã, a ser determinado pela autoridade competente após consulta das organizações mais representativas dos empregadores e dos trabalhadores ou através de convenções coletivas. Em seu art. 4º, estabelece que *"1 - a seu pedido, os trabalhadores terão direito a um exame gratuito do seu estado de saúde e a ser aconselhados sobre a maneira de reduzir ou evitar os problemas de saúde associados ao seu trabalho: a) antes de serem designados para trabalho noturno; b) em intervalos regulares, durante o período de contratação; c) se, durante a contratação, surgirem problemas de saúde resultantes, exclusivamente, do trabalho noturno. 2 – Com exceção da constatação da inaptidão para o trabalho noturno, o conteúdo destes exames não deve ser transmitido a terceiros sem o acordo dos trabalhadores, nem utilizado em seu prejuízo"* (OIT, 1990).

Constam na Regulamentação nº 178 (ILO, 1990) as seguintes instruções: o trabalho deve ser organizado de forma a evitar ao máximo a realização de horas extras pelos trabalhadores noturnos antes e depois de um período de trabalho que inclua o trabalho noturno. Em ocupações que envolvam riscos adicionais ou estressores físicos ou mentais, não devem ser realizadas horas-extras por trabalhadores noturnos antes ou depois do período de trabalho que inclua trabalho noturno, exceto em casos de força maior ou de acidentes presentes ou iminentes. Nos casos em que o trabalho em turnos envolve trabalho noturno as recomendações são: em hipótese alguma devem ser realizados dois turnos completos, exceto em casos de força maior ou de acidentes presentes ou iminentes; deve ser garantido sempre que possível um período de descanso de pelo menos 11 horas entre dois turnos (ILO, 1990).

A partir da Diretiva 2003/88/CE, os Estados-Membros da US concordaram em tomar as medidas necessárias para que todos os trabalhadores tivessem direito a: a) um período mínimo de descanso diário de 11 horas consecutivas por cada período de 24 horas; b) período de pausa no caso de o período de trabalho diário ser superior a 6 horas; c) um período mínimo de descanso ininterrupto de 24 horas em média, às quais se adicionam as 11 horas de descanso diário, por cada período de 7 dias; d) uma duração máxima de trabalho semanal de 48 horas, incluindo as 4 extras; e) férias anuais remuneradas de, pelo menos, 4 semanas (União Europeia, 2003).

No caso do trabalho noturno, estabeleceu-se que sua duração não deveria ultrapassar 8 horas, em média, por cada período de 24 horas. Sendo que o trabalho noturno que implique riscos especiais ou tensões físicas ou mentais, deve ser definido pelas legislações e/ou práticas nacionais ou por convenções coletivas. A diretiva de 2003 reafirma que os trabalhadores noturnos devem beneficiar-se de um nível de proteção em matéria de saúde e de segurança adequado à natureza do trabalho que exercem (União Europeia, 2003). Entretanto, tornou-se frequente haver turnos de 12 horas diárias em empresas que adotam turnos contínuos. Essa tendência pode ser encontrada no Brasil em várias indústrias do ramo petroquímico, químico e siderúrgico, e em serviços de saúde. Esses últimos costumam adotar escalas de 12 horas diurnas ou noturnas, seguidas de 36 ou mais horas de folga.

Organização do trabalho e a dimensão temporal

O modo como o trabalho é organizado parece ser um fator decisivo para a exposição a todos os riscos no ambiente do trabalho. Gustavsen (1991) resume essa ideia ao afirmar que é a organização do trabalho que determina quem fará o quê e por quanto tempo. Atualmente, deve-se acrescentar à afirmação de Gustavsen que a organização do trabalho determina quem fará o quê, por quanto tempo e quando. O momento em que o trabalho é realizado determina o grau de vulnerabilidade do trabalhador à exposição a fatores de risco presentes no ambiente. A cronobiologia em muito pode contribuir para a determinação dessa vulnerabilidade "temporal" do trabalhador. O foco desta área da biologia denominada cronobiologia é, justamente, a incorporação da dimensão temporal ao estudo da matéria viva. Em outras palavras, talvez a principal contribuição da cronobiologia ao conhecimento científico tenha sido a ideia de que as funções do organismo não são constantes. Nesse sentido, o momento em que o trabalho é realizado e, consequentemente, o horário ao qual o trabalhador está exposto a agentes presentes no trabalho, deve integrar o rol das questões a serem estudadas no escopo da organização do trabalho.

A aptidão para realizar atividades durante o dia e dormir à noite é característica da espécie humana e está relacionada à organização temporal das funções do organismo. As funções ou expressões fisiológicas do organismo (temperatura corporal, sono, vigília, por exemplo), possuem uma ritmicidade própria, determinada por osciladores endógenos. A ritmicidade biológica é, na verdade, resultado da interação entre esses osciladores endógenos e os sincronizadores ambientais (eventos ambientais que são capazes de ajustar osciladores biológicos). Em outras palavras, se o ambiente oscila, o organismo também precisa oscilar para se adaptar ao ambiente. Esse processo pode ser chamado de "adaptação temporal", e diz respeito às relações entre a ritmicidade biológica e os ciclos ambientais (Marques et al., 1997). Ritmos endógenos sincronizados aos ciclos ambientais de 24 horas são chamados de circadianos (Halberg, 1977).

A alternância dia/noite é um dos mais importantes sincronizadores ambientais dos ritmos biológicos do homem (Duffy et al., 1996). Outro potente sincronizador ambiental para a espécie humana é o ciclo de atividade social (Aschoff, 1978). Na verdade, esse último corresponde a um conjunto de sincronizadores sociais, tais como, os horários de trabalho, o calendário escolar dos filhos, atividades religiosas, enfim, atividades sociais que se repetem com periodicidade determinada e que fazem parte da vida de qualquer pessoa. Para um indivíduo que trabalha durante o dia e dorme à noite, a conciliação de todos esses horários não chega a constituir um problema. Para alguém que trabalha à noite, entretanto, isso não é verdade. O horário de trabalho e os compromissos familiares e/ou sociais frequentemente são incompatíveis. Essa contradição temporal pode gerar diversos distúrbios, como problemas gástricos, cardiovasculares e psíquicos. Por outro lado, há indivíduos que pouco ou nada sofrem com o trabalho noturno, o que denota a importância das diferenças individuais em estudos com trabalhadores submetidos a esquemas temporais não usuais de trabalho (Monk, Folkard, 1992). Provavelmente, cada indivíduo lida diferentemente com os diversos fatores que interveem na adaptação aos horários de trabalho.

As diferenças individuais podem ser evidenciadas em situações em que há um conflito de sincronizadores, como é o caso do trabalho noturno. A inversão do horário de trabalho, que atua como um sincronizador social, provoca a mudança das relações de fase entre os ritmos. Essa alteração das relações de fase das oscilações ocorre com a mudança brusca do sincronizador ambiental. É exatamente isso o que acontece com indivíduos submetidos ao trabalho em turnos. Em outras palavras, ocorre uma mudança na referência temporal responsável pelo arrrastamento dos ritmos biológicos. O resultado disso é a perda da ordem temporal interna, pois a velocidade de ressincronização dos diversos ritmos não é a mesma. O ciclo vigília-sono, por exemplo, é arrastado mais facilmente do que o ritmo de temperatura. Isto significa que a alteração dos horários de dormir e acordar de um trabalhador em turnos ocorre mais rápido do que o deslocamento de seu ritmo de temperatura. Entretanto, o arrastamento de um ritmo não é completamente independente dos outros, ocorrendo uma interação entre eles. Um exemplo dessa interação é o efeito do ciclo vigília-sono (ou da atividade) sobre o ritmo de temperatura; a temperatura diminui durante o sono e aumenta durante a vigília. Esse fenômeno recebe o nome de mascaramento (Aschoff, 1960).

É importante ressaltar que o mascaramento se distingue do arrastamento por ser um efeito imediato, pois o arrastamento é um processo lento e a sua relação temporal com o ritmo não é muito precisa[1] (Waterhouse, Minors, 1988). Em outras palavras, se o arrastamento representa um mecanismo para a sincronização geral de um indivíduo ao seu meio ambiente, o mascaramento parece ser adaptativamente importante para o ajuste fino da ritmicidade biológica. A resposta instantânea do organismo a um agente ambiental garante a ele certa flexibilidade em se ajustar a novas situações ambientais. No caso dos trabalhadores em turnos, a importância do mascaramento deve-se ao fato de os horários de trabalho poderem atuar como agentes mascaradores. Um indivíduo que trabalha à noite, por exemplo, deve dormir durante o dia para se preparar para o trabalho. O ritmo de temperatura deste indivíduo pode estar mascarado pelas alterações do ciclo vigília-sono (que, por sua vez, foram provocadas pelos horários não usuais de trabalho).

A organização do trabalho pode afetar a saúde do trabalhador por várias vias, as quais vão desde o aumento do risco de doenças relacionadas ao estresse, o aumento da exposição a substâncias tóxicas e, finalmente, pela interferência de serviços de Saúde do Trabalhador e programas de treinamento (Landsbergis, 2003). Landsbergis sugere que as recentes tendências na organização do trabalho podem aumentar o risco de doenças relacionadas ao trabalho (Landsbergis, 2003).

No caso dos distúrbios de sono, também há fatores de risco, frequentemente observados em algumas categorias profissionais, que podem contribuir para o seu desenvolvimento, assim como o de outros distúrbios. A obesidade, por exemplo, altamente prevalente entre os motoristas de caminhão, é também o fator de risco independente mais importante para o desenvolvimento de apneia obstrutiva do sono. A síndrome da apneia obstrutiva do sono (SAOS) pode ser definida como paradas respiratórias recorrentes, durante a noite, consequentes à obstrução das vias aéreas superiores. O quadro de paradas respiratórias durante a noite tem como consequência fragmentação do sono e ativação do sistema nervoso simpático. A fragmentação do sono típica dos pacientes com SAOS causa grande sonolência diurna. Por outro lado, existe uma complexa fisiopatologia, incluindo a ativação do sistema nervoso simpático, que pode contribuir

---

[1] Isso significa que a curva de um sincronizador ambiental, capaz de arrastar um ritmo, não se sobrepõe exatamente à curva do ritmo biológico manifesto, ao contrário da curva do agente mascarador.

para complicações cardiovasculares nos pacientes com SAOS. Em resumo, a obesidade, fator de risco tanto para a SAOS quanto para doenças cardiovasculares, tem alta prevalência em algumas categorias profissionais tipicamente constituídas por trabalhadores em turnos, devido à privação crônica de sono (Stoohs et al., 1993; WHO, 1997; Taheri et al., 2004; Vorona et al., 2005).

Entre os trabalhadores em turnos e noturnos, os distúrbios de sono, as queixas relativas ao sono e sonolência durante o trabalho têm enorme importância enquanto fatores que dificultam sua adaptação ao trabalho noturno ou em turnos. Obviamente, isso ocorre dado o caráter diurno da espécie humana, que tem de lidar com a inversão de seus horários de dormir e acordar ao trabalhar à noite (Moreno, 1993).

O sono de trabalhadores em turnos e noturnos tem sido descrito, por pesquisadores da área, como de menor duração e com diferenças estruturais, ou seja, a duração das fases do sono diurno não é mesma da observada no sono realizado à noite (Young et al., 2002; Åkerstedt, 1995). O resultado desta redução leva a uma privação crônica de sono, comumente observada em trabalhadores noturnos ou em turnos.

As necessidades de sono são bastante distintas de um indivíduo para outro e, portanto, dormir de 7 a 8 horas a cada 24 horas pode ser suficiente para um trabalhador e não para outro, para o qual a necessidade de sono é maior. Isso ocorre porque o padrão de duração do sono da espécie humana apresenta frações de sono e vigília distintas entre os indivíduos. Aqueles que dormem mais tempo são chamados de "grandes dormidores" (costumam dormir mais de 8 horas) e os que passam pouco tempo dormindo são chamados de "pequenos dormidores" (dormem menos de 8 horas). Logo, um pequeno dormidor poderia ser chamado de grande vigilante, porque ele permanece mais tempo em vigília que dormindo. O mesmo raciocínio pode ser utilizado para o grande dormidor, que poderia ser chamado de pequeno vigilante (Webb, Friel, 1970). Pode-se concluir, portanto, que as estratégias referentes à duração de sono vão depender das características de cada trabalhador, tanto em relação à habilidade de dividir o sono total em vários episódios, quanto em relação à duração de sono.

Existem estudos que discutem a correlação entre polimorfismo nos genes relógio humanos e preferências por horários de atividade/repouso (Katzenberg et al., 1998; Robilliard et al., 2002; Pedrazzoli et al., 2007), sendo que alguns indivíduos são considerados matutinos (preferem dormir mais cedo e acordar mais cedo), outros indivíduos são vespertinos (preferem dormir mais tarde e acordar mais tarde) e a maioria dos indivíduos pode ser considerada neutra para essas preferências (Horne e Östberg, 1977). Os tipos cronobiológicos associados à matutinidade-vespertinidade influenciam os horários de maior sonolência/alerta dos trabalhadores. A temperatura central está relacionada com a maior sonolência: esta última ocorre quando a temperatura atinge seu mínimo valor ao longo das 24 horas (Duffy et al., 2001).

Quando o indivíduo tem vigília diurna e repouso noturno, a temperatura central mínima ocorre de madrugada, por volta das 4h. Em indivíduos extremamente matutinos, o mínimo valor ocorrerá antes do que naqueles indivíduos vespertinos. Entre trabalhadores noturnos (com repouso diurno e vigília noturna), os valores da temperatura central ficam alterados e dificilmente se invertem. Esse ritmo, assim como outros, conflita com as atividades noturnas, o que irá prejudicar o sono diurno (Duffy et al., 2001).

Existem vários fatores que determinam se a duração total de sono ideal para um indivíduo pode ser alcançada com a realização de um único episódio de sono (padrão monofásico), ou mais de um (padrão bifásico ou polifásico). Em primeiro lugar, existe uma propensão individual que determina a habilidade de um indivíduo de dormir em diferentes horários (já citada acima); além disso, há fatores de ordem social que determinam a necessidade de que sejam realizados vários episódios de sono.

Estudos com motoristas de caminhão mostram que cerca de um terço deles já cochilou no volante, número que aumenta para 80% quando se trata de motoristas que trabalham em horários não usuais (Moore-Ede, 1993). Entre esses trabalhadores, pode-se dizer que a sonolência e os baixos níveis de alerta estão entre as principais causas de acidentes no trabalho (Horne, Reyner, 1995). Muitos deles apresentam sonolência excessiva diurna, a qual pode estar associada à apneia do sono. Nesses casos, o grau de sonolência é proporcional à frequência de despertares durante o sono devido à apneia (Hanning e Welsh, 1996). Outros distúrbios de sono, como insônia, por exemplo, também têm sido relacionados à incidência de sonolência durante o trabalho. A sonolência aumenta o risco de os caminhoneiros caírem no sono enquanto dirigem, o que pode ocasionar acidentes (Åkerstedt, 1996; Barbe et al., 1998).

No caso de trabalhadores submetidos a extensas jornadas de trabalho, como é o caso dos motoristas de caminhão que fazem longas viagens, a sonolência excessiva diurna é uma das fortes evidências do reflexo da organização do trabalho sobre a saúde (Häkkänen, Summala, 2000). Essa categoria profissional será utilizada como exemplo, no presente capítulo, para ilustrar os problemas relativos ao sono enfrentados pelos trabalhadores submetidos a horários não usuais de trabalho.

Com o intuito de superar a sonolência e dirigir por muitas horas consecutivas, os motoristas consomem substâncias estimulantes do sistema nervoso. Em um estudo cujo objetivo foi descrever os hábitos alimentares de motoristas de caminhão submetidos a horários noturnos de trabalho, e dos que trabalham apenas no período diurno, observou-se o consumo elevado de café e de outras substâncias estimulantes (Moreno et al., 2001). Além disso, os autores observaram que o consumo de anfetaminas também foi elevado na população de estudo (Tabela 25.2).

A observação da Tabela 25.2 indica que todos os motoristas consomem refrigerantes, principalmente, xaropes à base de cola. O consumo de café é bastante alto, seja puro (82,5%) ou misturado ao leite (85%). Também chama a atenção o elevado consumo de medicamentos que contêm substâncias estimulantes (52,5%). Sem dúvida, o consumo de estimulantes do sistema nervoso, na população de motoristas de caminhão, é utilizado como uma estratégia para prolongar a vigília, permitindo o cumprimento dos rígidos horários de entrega e coleta de mercadorias. Entretanto, essa prática leva à privação de sono, como pode ser observado nas figuras a seguir, denominadas actogramas.

O contraste entre as Figs. 25.7 e 25.8 revela que os motoristas submetidos a horários de trabalho irregulares podem ficar dias sem dormir, o que, em geral, é possível devido ao consumo de substâncias estimulantes.

A privação de sono leva à ocorrência de episódios de extrema sonolência. No mesmo estudo, compararam-se os resultados de uma escala de sonolência baseada em medições feitas em intervalos regulares pelos próprios motoristas. A escala de sonolência de Karolisnka (*Karolinska Sleepiness Scale*- KSS), desenvolvida por pesquisadores do Instituto Karolinska, permite avaliar de forma subjetiva a sonolência, numa escala que vai do escore 1 ao 9. O valor 1 significa muito alerta e o 9, muito sonolento (Åkerstedt, Gillbert, 1990).

Usualmente, os indivíduos registram sua sonolência ao longo do tempo de vigília, incluindo o período de trabalho.

As figuras a seguir ilustram os níveis de sonolência dos dois grupos de motoristas: aqueles que trabalhavam em horários fixos diurnos e os que trabalhavam em horários irregulares (Figs. 25.9 e 25.10).

No caso dos motoristas que trabalhavam em horário irregular, há uma diferença significativa dos resultados, de acordo com a empresa estudada. A observação dos resultados da escala de sonolência, separados por empresa, revela que, na transportadora **A,** praticamente não há registro de sonolência durante a madrugada, conforme pode ser visto na Fig. 25.11. Os resultados obtidos na empresa **B**, ao contrário, demostram que os horários de maior sonolência são os da meia-noite e às três da manhã (Fig. 25.12).

A avaliação da chance de desenvolver a síndrome de apneia, em cerca de 430 motoristas da transportadora **B**, realizada no ano 2000, estimou que 19% deles estavam no grupo de chance elevada para desenvolver a síndrome. Já em 2007, a estimativa foi de 15% para motoristas da mesma empresa.

Em um estudo realizado com mais de 10 mil motoristas de caminhão, observou-se uma porcentagem ainda maior: cerca de 26% dos motoristas estavam em alto risco para a síndrome de apneia (Moreno *et al.*, 2004), o que representa uma porcentagem alarmante, uma vez que a prevalência dessa síndrome na população masculina é de 5% (Young, Peppard, Gottlieb, 2002). É claro que, nesses estudos, foi avaliado o risco, e não diagnosticada a síndrome, mas estes dados sugerem que a prevalência dessa síndrome seja superior

Tabela 25.2. Alimentos mais consumidos por todos os motoristas (n = 40)				
Alimentos	Motoristas (N)	Motoristas (%)	Média	Medidas caseiras
Coca-cola	40	100,0	631 mL/dia	3 copos tipo americano/dia
Pepsi	14	35,0	327 mL/dia	1 lata quase cheia/dia
Guaraná	25	62,5	217 mL/dia	1 copo americano/dia
Mate gelado	2	5,0	106 mL/dia	1/2 copo americano/dia
Mate quente	5	12,5	49 mL/dia	1 xícara de café/dia
Outro chá*	6	15,0	89 mL/dia	Quase 1/2 copo americano/dia
Chá preto	2	5,0	50 mL/dia	1 xícara de café/dia
Pingado	34	85,0	285 mL/dia	1,5 copo americano/dia
Café preto	33	82,5	135 mL/dia	1/2 copo americano/dia
Achocolatado	21	52,5	167 mL/dia	3 xícaras de café/dia
Chocolate	17	42,5	30 g/dia	1 barra pequena/dia
Guaraná em pó	8	20,0	2200 mg/semana	4 cápsulas/semana
Cigarro	6	15,0	13 cigarros/dia	1,5 maço/dia
Cerveja	28	70,0	223 mL/dia	1 copo americano/dia
Pinga	3	7,5	117 mL/semana	1 copo americano/semana
Estimulantes	21	52,5	51 comprimidos/mês	12 comprimidos/semana
Depressores	0	0,0	Não consomem	Não consomem

* Tipos de chá: erva cidreira, mate com limão, canela, erva doce.

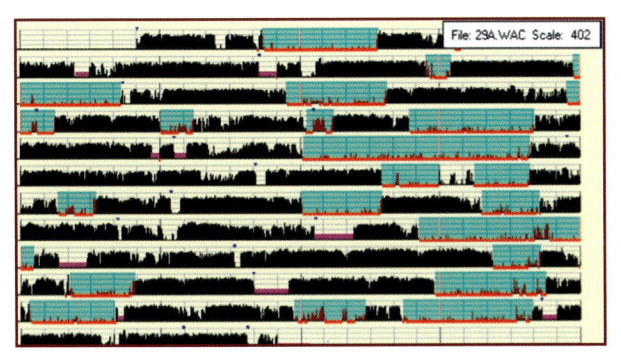

Fig. 25.7. Actograma do motorista 29A que trabalhava em horários irregulares em transportadora de Campinas. Podem-se observar os dias de acompanhamento do ciclo vigília-sono das 12 às 12h. À esquerda observam-se as datas de registro, e os números à esquerda, variando de 1 a 7, referem-se aos dias da semana. Em preto está registrada a atividade do motorista, e o traço vermelho significa o sono, inserido numa faixa em verde, referente ao tempo de permanência na cama. Em rosa estão os registros descartados. A mesma descrição é válida para o outro actograma.

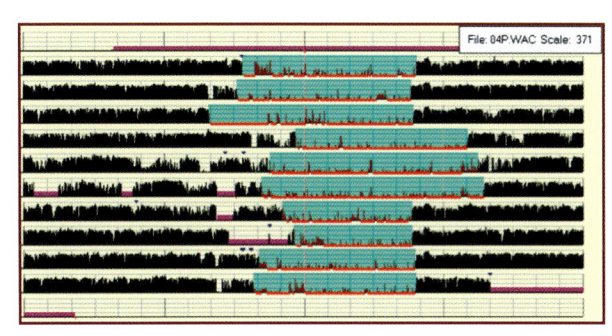

Fig. 25.8. Actograma do motorista 04P, que trabalhava em horários fixos em transportadora de São Paulo.

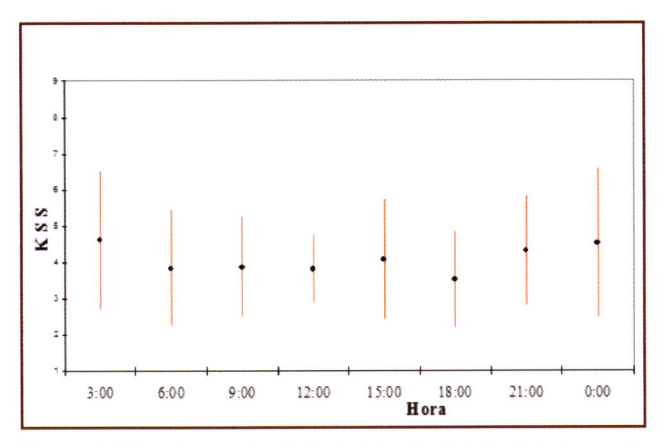

Fig. 25.9. Médias e desvios padrão da Escala de Sonolência de Karolinska de motoristas que trabalhavam em turno fixo, segundo horário do dia.

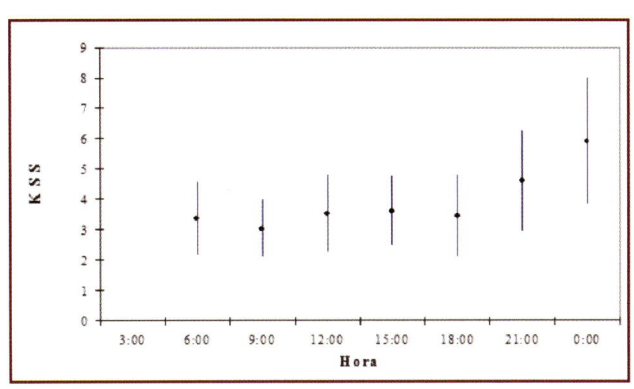

Fig. 25.10. Médias e desvios padrão da escala de sonolência de Karolinska de motoristas que trabalhavam em turno irregular, segundo horário do dia.

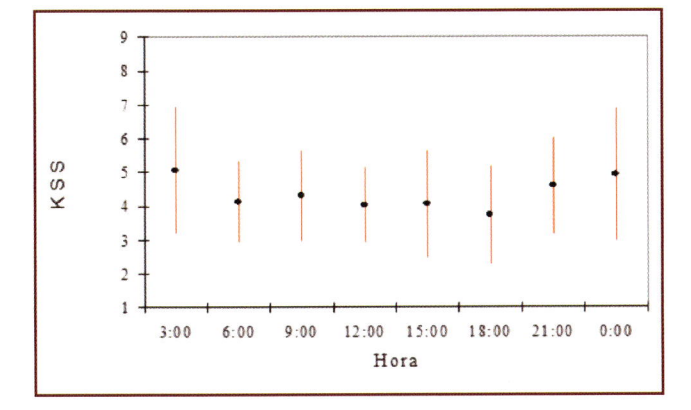

Fig. 25.11. Médias e desvios padrão da Escala de Sonolência de Karolinska de motoristas que trabalhavam em horários irregulares na empresa A, segundo horário do dia.

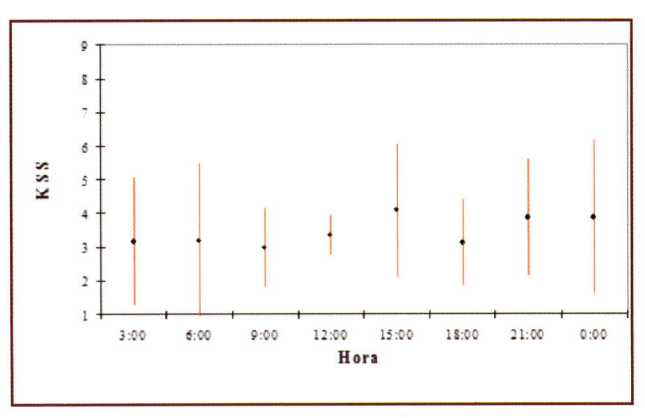

Fig. 25.12. Médias e desvios padrão da Escala de sonolência de Karolinska de motoristas que trabalhavam em horários irregulares na empresa B, segundo horário do dia.

à da população em geral. Em outros países já há evidências de que a prevalência de apneia em motoristas profissionais varia entre 5 a 10%, também superior à da população em geral (Häkkänen, 2000). Além disso, há estudos que mostram evidente associação entre tabagismo, consumo de álcool e de medicamentos e a síndrome (Young et al., 2002; Al Lawati et al., 2009). Esses resultados evidenciam o comportamento de risco dessa população, associado com risco aumentado de sonolência diurna, baixo desempenho e aumento do risco de acidentes. Por outro lado, a prática de atividade física é um fator de proteção à apneia obstrutiva do sono (Moreno et al., 2004).

A relação da SAOS com o vínculo empregatício e a área de trabalho, evidenciada em diversos estudos, precisa ser mais investigada, especialmente no que se refere às implicações dos tipos de vínculos dessa categoria profissional (Lemos et al., 2009). Isso é particularmente relevante, uma vez que as mudanças socioeconômicas contemporâneas levaram a alterações nas formas de organização do trabalho (Fischer, 2001). Atualmente, o número de contratos de trabalho precário e temporário vem aumentando em todo o mundo (Benavides et al., 2000).

Em um levantamento realizado com dados de 15 países europeus, observou-se que trabalhadores submetidos a serviços precários apresentam índices maiores de insatisfação no trabalho, fadiga e dores musculares, quando comparados aos trabalhadores com vínculo empregatício formal. Por outro lado, o absenteísmo e os sintomas de estresse são maiores entre trabalhadores com emprego permanente, em relação aos com trabalho precário (Benavides et al., 2000).

A interpretação desses achados poderia ser a de que, ainda que o vínculo empregatício seja importante na determinação das condições de trabalho e estilos de vida dos trabalhadores, a atividade exercida no trabalho parece ter um impacto maior na saúde dos trabalhadores.

A forma de organização do horário de trabalho afeta a saúde do motorista, também, no que diz respeito à sua alimentação, pois os turnos irregulares podem levar a horários e conteúdo das refeições inadequados (Lennerñas et al., 1994; Amelsvoort et al., 1999), o que pode ocasionar aumento do peso (Cizza et al., 2005; Gangwisch et al., 2005) e, consequentemente, aumentar a incidência da SAOS (Mancini, Halpern, 1997).

Em suma, as características do trabalho desses profissionais, incluindo o vínculo e a área de trabalho, parecem influenciar hábitos e estilos de vida e, consequentemente, seu estado de saúde.

▶ O trabalho em turnos e a saúde

Trabalhar à noite implica contrariar a organização temporal biológica e o padrão da vida social, em que as atividades se concentram durante o dia. Assim, o trabalho em turnos e, em especial, o trabalho noturno, afeta a saúde em seus aspectos biopsicossociais, relacionados ao desajuste dos ritmos circadianos, a mudanças nos hábitos de vida e a dificuldades de ordem sociofamiliar (Costa, 2003a). Os problemas vividos pelos trabalhadores se manifestam de formas diversificadas, em termos da saúde física e mental, e das relações sociais, incluindo queixas relativas ao sono, dificuldades na vida sociofamiliar, problemas cardiovasculares, além de alterações gastrintestinais e metabólicas. Aspectos da saúde reprodutiva relacionados especificamente às mulheres também têm sido descritos. Mais recentemente, a literatura tem se voltado para as evidências de associação entre o exercício do trabalho em turnos e o câncer.

A recente publicação de Lowden et al. (2010) ilustra a complexidade destes efeitos, no que se refere à saúde e bem-estar dos trabalhadores. Os autores exemplificam como se dão as relações entre os horários de trabalho, os hábitos alimentares, os distúrbios de ordem gastrointestinal, as alterações metabólicas e as doenças cardiovasculares. Chamam a atenção para a redução do apetite, à noite, em razão de constituirmos uma espécie diurna, o que leva a dificuldades na absorção do alimento e na maior ingestão de lanches (*snacks*), entre outros problemas. Ao mesmo tempo, o maior consumo de café e de outras substâncias que supostamente ajudam a manter a vigília à noite pode contribuir para o desenvolvimento de problemas gástricos. Alterações metabólicas – também decorrentes do desajuste dos ritmos circadianos – levam ao aumento do risco da síndrome metabólica entre os trabalhadores, o que constitui fator de risco para o desenvolvimento de doenças cardiovasculares. Os autores observam, ainda, a atuação de vários fatores - o estresse, o desajuste dos ritmos circadianos, a privação de sono e a redução na prática de atividade física – que estão associados à síndrome metabólica e às doenças cardiovasculares.

Os itens que se seguem descrevem os principais problemas associados ao trabalho noturno. Sempre que possível, descreveremos resultados de comparações com trabalhadores diurnos e os mecanismos envolvidos. Cabe ressaltar que o termo "trabalho em turnos" abrange uma diversidade de esquemas de trabalho que variam quanto ao número de noites, à duração da jornada, ao tipo de turno (fixo ou alternante) e ao sentido e velocidade de rotação, no caso do trabalho em turnos alternantes, como descrito anteriormente. Aspectos relacionados aos efeitos cumulativos e à mortalidade, e sua possível associação com o trabalho em turnos, também são descritos.

Aspectos relacionados ao sono

Distúrbios de sono são causados pelo conflito entre os horários de trabalho e o sistema endógeno regulador do ciclo vigília-sono dos trabalhadores. Existem estudos que indicam o desenvolvimento de distúrbios crônicos de sono relacionados ao trabalho em turnos (Axelsson et al., 2010).

A Academia Americana de Medicina do Sono incluiu o *Shift Work Sleep Disorder* (Distúrbio de Sono Relacionado ao Trabalho em Turnos) entre os transtornos de sono (item 307.45-1 da *International Classification of Sleep Disorders* -

AASM, 2001). Esse distúrbio é definido como um conjunto de sintomas de insônia ou sonolência excessiva que ocorrem como fenômenos transitórios em relação aos horários de trabalho. Na edição de 2005, encontram-se os critérios diagnósticos atualizados, que incluem: a) o paciente apresenta queixa primária de insônia ou sonolência excessiva; b) a queixa primária é temporariamente associada com o período de trabalho recorrente (usualmente trabalho noturno), que se sobrepõe à fase habitual de sono; c) os sintomas devem ser associados com os horários de trabalho pelo período mínimo de 1 mês; d) ocorre desalinhamento do ritmo circadiano ou do horário de sono demonstrado por monitoramento do sono por 7 ou mais dias; d) não existem outros distúrbios médicos, neurológicos ou mentais, uso de medicamentos ou de outras substâncias que expliquem os sintomas; e) os sintomas não correspondem a nenhum outro distúrbio de sono que produza insônia ou sonolência excessiva (exemplo: síndrome da mudança de fuso horário *"jet lag syndrome"*) (AASM, 2005).

De acordo com Axelsson *et al.* (2010), entre trabalhadores em trabalho noturno, seja ele em turnos alternantes, seja em turno fixo, foram identificadas fortes evidências de insônia transitória e redução do período de sono, quando comparados com os trabalhadores do período diurno.

Como citado anteriormente, a legislação brasileira, a partir de 1999, incluiu os transtornos do ciclo vigília-sono devidos a fatores não orgânicos (F 51.2, grupo V da CID-10) e os distúrbios do ciclo vigília-sono (G 47.2, grupo VI da CID-10) entre as doenças profissionais e doenças relacionadas com o trabalho (Diário Oficial da União, 1999).

Efeitos à saúde cardiovascular

Diversos aspectos do trabalho em turnos podem contribuir para o desenvolvimento de doenças cardiovasculares. Em revisão recente sobre esse tema, Puttonen *et al.* (2010) analisam os diversos mecanismos – psicossociais, comportamentais e fisiológicos – que poderiam explicar as possíveis ligações entre o trabalho em turnos e problemas de ordem cardiovascular. Os mecanismos psicossociais referem-se a dificuldades em controlar os horários de trabalho, problemas relacionados à convivência sociofamiliar e recuperação insuficiente após o trabalho. As mudanças comportamentais mais prováveis são o ganho de peso e o fumo. Os mecanismos fisiológicos plausíveis estão relacionados à ativação do sistema nervoso autônomo, inflamação, alterações no metabolismo de lipídios e glicose, assim como o aumento do risco para a aterosclerose, a síndrome metabólica e o diabetes tipo II, como descrito no item que se segue.

As pesquisas de Knutsson *et al.* (1989) mostraram, por meio de uma série de estudos transversais e longitudinais com diferentes populações de trabalhadores em turnos e diurnos, um aumento significativo do risco relativo de desenvolver doenças cardiovasculares devido ao trabalho em turnos: quanto maior o tempo trabalhado em turnos, maior o risco. Foi comprovado que os trabalhadores em turnos apresentam, com maior frequência, alguns fatores de risco, quando comparados a trabalhadores não sujeitos ao trabalho em turnos, tais como o hábito de fumar, dietas mais ricas em carboidratos e lipídios e mais pobres em fibras. Os estudos de Knutsson revelaram perturbações: (i) na dieta – após o ingresso no trabalho em turnos houve diminuição da ingestão de fibras e aumento de carboidratos e lipídios; (ii) no metabolismo lipoproteico, com aumento dos níveis de colesterol e de apo-b-lipoproteínas; (iii) no aumento do hábito de fumar, possivelmente influenciado pelo ambiente de trabalho, ou como uma forma de passar o tempo. No modelo desenvolvido por esse autor, destaca-se a dessincronização de ritmos biológicos, do aumento de suscetibilidade a doenças, da mudança de hábitos alimentares e de fumo, das perturbações dos padrões sociotemporais combinados com a falta de apoio na área social.

A análise crítica de mais de duas centenas de publicações, relativas aos riscos de desenvolvimento de doença cardiovascular, e os possíveis fatores associados – características das escalas de trabalho; condições de vida; características individuais (gênero, idade, índice de massa corporal, valores sanguíneos de triglicérides, colesterol de baixa densidade e outros marcadores biológicos de estresse); classe social; riscos ambientais; fatores relacionados com o estresse no trabalho) foi realizada por Bøggild (2000). Segundo o autor, a maioria dos estudos apresenta o trabalho em turnos, direta ou indiretamente, como fator de risco para o desenvolvimento das doenças cardiovasculares, embora haja falhas metodológicas em termos de análise e controle de variáveis.

A despeito das evidências de associação entre o trabalho em turnos e as doenças cardiovasculares, há inconsistência dos resultados quando se analisa a literatura especializada. Em 2009, Boggild analisou três importantes revisões sobre a saúde cardiovascular em trabalhadores em turnos, publicadas na *Scandinavian Journal of Work Environment and Health*, renomado periódico na área de saúde ocupacional (Kristensen, 1989; Boggild e Knutsson, 1999; Frost *et al.*, 2009). A questão central é verificar a concordância ou não entre os resultados destes estudos, realizados a intervalos de dez anos, com o intuito de fazer uma prospecção sobre uma possível revisão deste tema em 2019. Embora as três revisões apontem para a associação entre o trabalho em turnos e problemas cardiovasculares, o autor conclui que é necessário superar falhas metodológicas, que contribuem para controvérsias e inconsistências entre diferentes estudos. São problemas que abrangem o desenho do estudo, a escolha do grupo controle e o ajuste apenas pelos fatores de confundimento relevantes. Para Bøggild (2009), a questão crucial refere-se à definição da exposição, ressaltando a insuficiência de haver apenas uma questão sobre o horário de trabalho, e a necessidade de obter informações sobre a história ocupacional em termos dos esquemas temporais de trabalho. Entre as informações consideradas essenciais para melhorar a qualidade dos estudos, estão o tipo de turno (se inclui ou não o trabalho noturno, se turno de rodízio ou fixo, se inclui ou não os fins de semana); o horário de trabalho; o sentido de rotação; o número de noites trabalhadas por mês ou ano e o tempo de trabalho noturno (Bøggild, 2009).

Dois importantes estudos recentemente publicados ilustram tal controvérsia. Os resultados de Hublin *et al.* (2010) sobre uma coorte de gêmeos de mais de 20 mil adultos não apoiam a associação entre o trabalho em turnos e a morbidade cardiovascular. Já a investigação de Thomas e Power (2010) confirma a associação do trabalho noturno com um perfil adverso de fatores de risco cardiovascular, com contribuição de fatores socioeconômicos, ocupacionais e de comportamentos relacionados à saúde.

Alterações gastrintestinais e metabólicas

O trabalho em turnos está associado à maior incidência da úlcera gástrica e duodenal (Pietroiusti *et al.*, 2006; Tüchsen *et al.*, 1994). De fato, os distúrbios gastrintestinais são mais prevalentes entre os trabalhadores em turnos, particularmente naqueles que trabalham à noite, comparados a trabalhadores diurnos (Costa, 1996; Vener *et al.*, 1989). Em revisão sistemática dos estudos sobre a associação entre o trabalho em turnos e doenças gastrintestinais, Knutsson e Boggild (2010) observaram associações significativas em 14 dos 20 estudos analisados. Segundo os autores, o quadro geral indica que o trabalho em turnos está associado com os distúrbios gastrintestinais, mesmo sendo reduzido o número de estudos que se baseiam em grupos diagnósticos.

De acordo com Rutenfranz *et al.* (1985), o trabalho em turnos deve ser incluído como fator de risco no surgimento da úlcera duodenal, aumentando as possibilidades de surgimento de doenças, mas nunca como a única causa. A influência de fatores ambientais, as características individuais, inclusive personalidade, estilos de vida, condições sociais, certamente interferem no desenvolvimento dos problemas gastrintestinais, e também em manifestações de caráter psicoemocional. Como mencionado anteriormente, os conflitos temporais entre os ritmos biológicos e os horários de trabalho favorecem o comprometimento do sono, dificuldades na vida social e familiar, e podem ser fatores agravantes nos quadros de doença gastrointestinal observados (Knutsson, Boggild e 2010).

Segundo Lowden *et al.* (2010), os hábitos alimentares podem levar à maior suscetibilidade dos problemas gastrintestinais. Tais problemas podem decorrer de alterações nos processos de digestão, absorção e armazenamento de alimentos, causadas pelos esquemas temporais de trabalho. Os processos de absorção do sistema digestivo variam em função: (i) do horário do dia (por exemplo, ingerir alimento à noite diminui o pH gástrico mais do que a alimentação pela manhã): (ii) da menor saciedade à noite: (iii) da maior resistência à insulina à noite, e (iv) da menor resposta gastrointestinal após a alimentação durante a noite. Observa-se, portanto, que são problemas decorrentes das dificuldades de adaptação do organismo humano à alimentação durante a noite.

Tepas (1990) levantou uma série de críticas quanto a considerarem-se as diferenças entre trabalhadores em turnos e diurnos em relação aos hábitos de refeições, nutrientes ingeridos e consumo de cafeína e álcool. Lançando mão de estudos envolvendo 1810 trabalhadores dos setores de plástico e borracha, o autor não encontrou diferenças estatisticamente significativas no tocante ao consumo de café e álcool entre trabalhadores em turnos e diurnos. Entretanto, os estudos conduzidos por Knutsson levantam a possibilidade de o trabalhador em turnos adotar práticas não saudáveis, como consumo de tabaco, álcool e outras drogas durante os dias de trabalho noturno, em horários irregulares, ou em dias de folga. Quanto ao consumo de alcool, há a hipótese de que os trabalhadores em turnos consomem mais álcool do que os trabalhadores diurnos, como um recurso para compensar as dificuldades do sono associadas com os horários de trabalho. Entretanto, Dorrian e Skinner (2012), avaliando hábitos de consumo de bebida alcoólica, por meio de inquérito nacional envolvendo trabalhadores australianos, observaram que aqueles que trabalhavam em turnos, incluindo turnos noturnos, embora consumissem menores quantidades de álcool durante os dias de trabalho, quando comparados com os trabalhadores diurnos, apresentavam consumo excessivo de álcool (bebedeira) durante os dias de folga.

No que se refere à qualidade nutricional da dieta, Lennernäs, Hambraeus e Akerstedt (1993) não observaram diferenças na quantidade de gordura, sacarose, fibras, ácido ascórbico e energia nas refeições de trabalhadores em turnos rodiziantes, tampouco detectaram diferenças na frequência de refeições e lanches. Estudos em uma empresa petroquímica no Brasil também não evidenciaram maior consumo de álcool e café entre os trabalhadores em turnos, comparados com trabalhadores diurnos da mesma faixa etária e tempo no emprego (Fischer, 1990; Fischer e Paraguay, 1991).

Em revisão sobre este tema, Lowden *et al.* (2010) confirmam que, em sua maioria, as evidências não apontam diferenças no consumo total de energia ao longo das 24 horas, em comparações entre trabalhadores diurnos e em turnos. No entanto, o turno de trabalho, em especial, o trabalho noturno, parece afetar a quantidade de alimento ingerido, a qualidade da dieta e o consumo energético ao longo do dia. Os autores apontam a maior tendência de consumir pequenas quantidades (ou "beliscar", como se diz popularmente) durante o trabalho noturno. Além disso, a alimentação tende a se tornar mais irregular durante os turnos noturnos. Vários outros fatores podem contribuir para as inconsistências entre os estudos, tais como diferenças na qualidade do alimento disponível aos trabalhadores do turno noturno, e mudanças de hábitos alimentares ao longo do tempo.

Outras alterações observadas entre os trabalhadores em turnos referem-se ao aumento dos níveis de triglicerídeos séricos e menor concentração de colesterol do tipo HDL (Karlsson *et al.*, 2003), quando esses trabalhadores são comparados a trabalhadores diurnos.

A associação entre o trabalho em turnos e o diabetes foi descrita em diversos estudos (Suwazono *et al.*, 2009; Morikawa *et al.*, 2007). Em estudo seccional, Karlsson *et al.* (2003) não observaram maior prevalência do diabetes entre os trabalhadores em turnos. No entanto, em estudo de coorte cuja mortalidade foi acompanhada por 50 anos, Karlsson *et al.* (2005) descreveram aumentos na mortalidade devido ao diabetes e devido à doença isquêmica com o aumento do tempo de tempo de trabalho em turnos.

Segundo revisão efetuada por Antunes *et al.* (2010), o sobrepeso e a obesidade também são mais prevalentes entre os trabalhadores em turnos, comparados a trabalhadores diurnos. Para os autores, há evidências epidemiológicas suficientes de que o trabalho em turnos está associado ao aumento do risco da obesidade, diabetes e doenças cardiovasculares, possivelmente como resultado do desajuste fisiológico e dos horários anormais de sono e alimentação. Trata-se, portanto, de implicações cardiometabólicas do desajuste dos ritmos circadianos, como ocorre cronicamente entre os que trabalham em turnos.

Cabe ressaltar, ainda, os estudos sobre a síndrome metabólica, cujas diversas definições clínicas abrangem um complexo de fatores de riscos para doenças cardiovasculares e diabetes (Szosland, 2010). Uma forte associação entre o trabalho noturno e o desenvolvimento da síndrome metabólica, foi descrita recentemente por Pietroiusti *et al.* (2010). Outras investigações têm revelado resultados semelhantes, tais como as de Esquirol *et al.* (2009), Ha e Park (2005) e Sookoian *et al.* (2007).

Assim, em que pesem algumas controvérsias na literatura, cabe ressaltar a observação de Esquirol *et al.* (2009) sobre as evidências de associação entre a síndrome metabólica e o exercício do trabalho em turnos (Esquirol *et al.*, 2009). Tal afirmativa, por sua vez, é corroborada pelos resultados de Karlsson (2003), segundo os quais os fatores de risco metabólicos, como altos níveis triglicerídeos, baixo colesterol HDL e obesidade aparecem juntos em maior proporção entre trabalhadores em turnos, do que entre trabalhadores diurnos.

Evidências relacionadas ao câncer

Estudos epidemiológicos realizados nos últimos anos têm sugerido um aumento na incidência de câncer de mama e de colo entre trabalhadoras noturnas e em turnos alternantes (Schernhammer *et al.*, 2003, 2006). Aliadas a essas evidências, pesquisas na área de biologia molecular demonstraram que alterações na ritmicidade do chamado gen per 2 (um dos genes responsáveis pelas características rítmicas dos indivíduos) estão associadas a neoplasias (Lee, 2006).

Esse conjunto de informações tem, justificadamente, estimulado a realização de investigações no sentido de confirmar ou refutar a possível ligação entre o trabalho noturno e em turnos e o câncer. Os possíveis mecanismos subjacentes ao desenvolvimento do câncer são complexos e multifatoriais, sendo considerada como importante a supressão da melatonina à noite, devido à exposição à luz durante o trabalho noturno. A melatonina tem, sabidamente, alta atividade oncostática, contrabalançando a proliferação celular nos tecidos da mama e do colo (Haus e Smolensky, 2006). Outro aspecto relevante é a dessincronização interna à qual o organismo é repetidamente exposto, o que leva a problemas na regulação do ciclo circadiano celular, favorecendo o crescimento descontrolado das células (Costa *et al.*, 2010). Cabe ressaltar, neste contexto, a privação crônica de sono, que, sabidamente, afeta a vigilância imunológica, permitindo o estabelecimento e/ou crescimento de células malignas (Costa *et al.*, 2010).

Em outubro de 2007, um painel de 24 especialistas da IARC (International Agency for Research on Cancer) avaliou dados epidemiológicos e experimentais, tendo concluído que o trabalho em turnos que envolve alterações circadianas (ou seja, o desajuste cronobiológico) é, provavelmente, carcinogênico a seres humanos. A preocupação com o tema está associada à inevitável disseminação do trabalho em turnos em todo o mundo e, por outro lado, às evidências de que os cânceres de mama e de próstata (que podem ser associados causalmente com alterações cronobiológicas) são epidêmicos (Erren *et al.*, 2009).

A decisão deste painel tem gerado debates na literatura, como comenta Mead (2007). Para Pronk *et al.* (2010), há muitas evidências experimentais, porém as evidências epidemiológicas são limitadas, não tendo produzido um conjunto consistente de resultados. Em revisão sistemática dos estudos epidemiológicos sobre as relações entre o trabalho noturno e o risco de câncer, Kolstad (2008) sugere haver um efeito de longo prazo do trabalho noturno (por 20 a 30 anos), mas o número de resultados positivos é pequeno, com estimativas de risco moderadamente aumentadas. Para este autor, há evidências limitadas para uma associação causal entre o trabalho noturno e o câncer de mama, porém, as evidências são insuficientes para o câncer de próstata, de colo e o câncer em geral.

No estudo caso-controle realizado na Alemanha, conhecido como GENICA (gene environment interaction and breast cancer), o trabalho noturno por longos períodos foi associado com um aumento modesto, mas não significativo do risco de câncer de mama, enquanto não ter trabalhado nunca à noite não foi associado ao câncer de mama (Pesch *et al.*, 2010). O autor considera que a precisão dos resultados é limitada pela baixa prevalência do trabalho noturno na população estudada.

Revisão recente sobre o tema revela falhas metodológicas importantes (Costa et al., 2010). Embora reconheçam que os estudos utilizam grandes coortes, com controle por diversos fatores de confundimento individuais, Costa et al. (2010) observam problemas nos critérios de definição da exposição ao trabalho em turnos e noturno, o que, consequentemente, impede a avaliação apropriada dos riscos envolvidos. A despeito destes aspectos metodológicos, Costa et al. (2010) consideram que é necessário e urgente definir um protocolo adequado para registrar, de forma mais precisa e sistemática, todas as informações relevantes sobre os horários de trabalho e o tempo de exercício do trabalho noturno e em turnos, de forma a definir a "dose" de exposição. Entre as informações essenciais para a análise, os autores incluem o tipo de turno (fixo ou alternante); a quantidade de turnos noturnos (por mês e ano e o número de anos); horários de início e de fim dos turnos ou plantões; velocidade de rotação: rápida (1 a 3 dias), intermediária (4 a 6 dias), lenta (maior que 7 dias); a direção da rotação (no sentido horário ou anti-horário) e a interrupção, ou não, do trabalho no fim de semana (sistemas semicontínuos ou contínuos). Os autores ressaltam a necessidade de incluir informações sobre o tipo de exposição à luz (natural, artificial), o nível de exposição e a duração, assim como informações sobre os horários de sono.

Para Costa et al. (2010), o alerta dado pelo painel de especialistas do IARC deve ter um efeito positivo na avaliação dos riscos do trabalho em turnos, influenciando higienistas ocupacionais, ergonomistas, médicos do trabalho e empregadores.

Nätti et al. (2012), em estudo longitudinal finlandês que compreendeu o período de 1984 a 2008, investigaram a relação entre o horário de trabalho (noturno/ diurno) e a mortalidade por causas específicas, entre homens e mulheres. De acordo com os achados desse estudo, as mulheres que trabalhavam no período noturno tiveram um risco 2,25 vezes maior de mortalidade em geral do que mulheres que trabalhavam no período diurno, e um risco 2,82 vezes maior de mortalidade por câncer. Os dados foram ajustados por fatores relacionados ao trabalho e à saúde. Segundo esses autores, esses resultados concordam com outros estudos já publicados, que indicam maior risco de câncer de mama entre as mulheres que trabalham à noite. Entre os homens, não houve associação significativa entre trabalho noturno e mortalidade, possivelmente em virtude da maior variabilidade na organização dos horários de trabalho dos participantes deste estudo, o que requer outros estudos confirmatórios.

Envelhecimento

O envelhecimento funcional tende a se agravar devido ao crescente envelhecimento da população trabalhadora. Com uma proporção de idosos (acima de 60 anos) que supera 22 milhões de pessoas, o Brasil tem uma força de trabalho que está envelhecendo. O envelhecimento da população brasileira é uma realidade que afeta o sistema econômico e tem repercussões no contingente de pessoas que permanece trabalhando em turnos. Segundo o Instituto Brasileiro de Geografia e Estatística (IBGE), a expectativa de vida ao nascer, no Brasil, atingiu, em 2010, mais de 73 anos (69,73 para os homens e 77,32 para as mulheres).

Vários artigos (Bohle et al., 2008; Costa e Di Milia, 2008; Folkard, 2008; Gander e Signal, 2008) enfatizam a relação entre o envelhecimento cronológico e o trabalho em turnos, mostrando que os trabalhadores com mais idade têm mais dificuldade em tolerar efeitos como fadiga, sonolência excessiva, fragmentação e redução do tempo de sono, além de haver diminuição significativa do alerta. As razões biológicas são devidas a maior dificuldade em ajustar os ritmos biológicos para trabalho e repouso, assim como dificuldades de sono. Com o envelhecimento, os indivíduos tendem a se tornar mais matutinos, o que implica terem maiores problemas com os turnos noturnos e adaptarem-se mais facilmente a turnos que se iniciam no início da manhã (Folkard, 2008).

A preocupação com os trabalhadores mais velhos deve-se também à maior suscetibilidade a problemas de saúde e de segurança, sendo as doenças e as lesões relacionadas com o trabalho as razões mais comuns para a aposentadoria antes dos 60 anos (Bohle et al., 2008). Segundo Folkard (2008), embora as lesões relacionadas com o trabalho tendam a ocorrer menos entre trabalhadores mais velhos, estas, quando ocorrem, costumam ser mais graves.

Ao longo das próximas décadas aumentará, em todo o mundo, o número de pessoas com mais de 60 anos que são ativas, com boa saúde e dispostas a trabalhar, seja por mudanças no emprego, mas também por modificações nos regimes de aposentadoria que têm ocorrido em numerosos países. Será necessário promover a manutenção da boa capacidade para o trabalho, que possibilita melhor qualidade de vida, maior produtividade e, consequentemente, um período de aposentadoria mais satisfatório, com custos sociais mais baixos tanto para o indivíduo quanto para a sociedade (Fischer et al., 2006; Costa e Di Milia, 2008).

Costa e Di Milia (2008) destacam que a faixa etária crítica para o aumento da intolerância ao trabalho em turnos e noturno, além da redução da tolerância às longas jornadas contínuas (acima de 8 horas), está entre os 45 e 50 anos de idade. Os autores ainda enfatizam que existe uma tendência mais significativa de diminuição da capacidade para o trabalho e envelhecimento funcional entre os trabalhadores em turnos do que os diurnos. As mulheres costumam ter sua capacidade para o trabalho afetada antes, e de forma mais aguda, do que os homens.

Nas últimas duas décadas, têm sido conduzidos estudos epidemiológicos com trabalhadores de Enfermagem, com vistas a analisar a capacidade de trabalho e fatores associados, o envelhecimento funcional precoce, assim como a entender e prevenir a "fuga" desses profissionais para outras atividades de trabalho (NEXT Study - Nurses' Early Exit). Como exemplos de estudos brasileiros que analisaram este tema, podemos citar Rotenberg et al. (2008); Rotenberg et al.

(2009); Silva *et al.* (2011); Vasconcelos *et al.* (2011); Fischer e Martinez (2012); Monteiro *et al.* (2012); e, na UE, publicações sobre o *NEXT study*: Hasselhorn *et al.* (2008); Estryn-Behar *et al.* (2010).

A capacidade para o trabalho sofre interferência de múltiplos fatores sociodemográficos, organizacionais e relacionados às condições de saúde. Entre os trabalhadores de enfermagem, é comum haver o duplo vínculo de trabalho, em outro serviço de enfermagem (no mesmo local do primeiro vínculo ou não). Além disso, sendo a profissão da enfermagem exercida principalmente por mulheres, são significativos os múltiplos papéis assumidos por essas trabalhadoras, o que pode agravar os conflitos entre trabalho e vida pessoal, bem como os sintomas físicos e psicológicos (Rotenberg *et al.*, 2008). Entre os fatores mais frequentes que afetam a capacidade para o trabalho estão: a dupla ou tripla jornada de trabalho, entre trabalhadoras que têm duplo vínculo de trabalho e ainda o trabalho doméstico; os cuidados com crianças; a responsabilidade pela renda familiar; o ambiente, a organização e a carga de trabalho; a violência, tanto agressões verbais quanto conflitos com pacientes; e condições de saúde, como distúrbios osteomusculares, doenças respiratórias e gastrintestinais, problemas relacionados ao sono, como insônia e fadiga (Fischer *et al.*, 2006).

Dificuldades na vida sociofamiliar

Os problemas sociais vividos pelos trabalhadores decorrem, essencialmente, das dificuldades de conciliação entre os horários de trabalho e a vida social, em termos do lazer e atividades domésticas (Costa, 2003a). Esse desencontro de horários restringe as oportunidades de convivência dos trabalhadores com membros da família, e limita as oportunidades de participar de atividades regulares, em especial no caso de trabalhadores em turnos alternantes (Rotenberg *et al.*, 2003), provocando uma sensação de isolamento denominada por Walker (1985) como isolamento temporal.

Como observam Marvelde e Jansen (1991), há um padrão geral adotado socialmente, que se baseia na atividade de trabalho de dia, tempo livre após o trabalho e nos fins de semana, sendo o sono alocado no período noturno. Em função desse padrão, as pessoas atribuem valores diferenciados aos sete dias da semana e aos horários do dia, de forma que os momentos mais valorizados para usufruir a folga são as noites e os fins de semana, sendo o sábado à noite o momento mais valorizado (Wedderburn, 1981). Assim, os esquemas de turnos apresentam efeitos diferenciados, considerando-se mais problemáticos, do ponto de vista social, os esquemas nos quais o trabalho ocorre nos momentos mais valorizados para o tempo livre (Rotenberg *et al.*, 2003).

A maioria dos estudos sobre as relações familiares entre trabalhadores em turnos baseia-se no conceito "conflito trabalho-casa"[2] (do inglês *work-home conflict*), que se refere a algum tipo de incompatibilidade entre as atividades a serem cumpridas nos âmbitos do trabalho e da casa (Greenhaus, Beutell, 1985). Trata-se, nesse caso, de um conflito calcado na questão temporal do trabalho, que prejudica ou inviabiliza a completa realização dos papéis na vida fora do trabalho (Carlson *et al.*, 2000). Características do esquema de turnos, em termos da velocidade de rotação, inclusão ou não do trabalho no fim de semana, entre outras, influenciam o grau de conflito (Demerouti *et al.*, 2004). Alguns esquemas de turnos podem tornar mais aguda a dificuldade vivida pelos trabalhadores em relação à família, como, por exemplo, o regime de embarque off-shore praticado na indústria petrolífera, que alterna semanas de trabalho embarcado com semanas de permanência em casa (Alvarez *et al.*, 2010).

Estudos recentes sobre o conflito trabalho-família demonstram sua associação com o burnout e queixas relativas ao sono em enfermeiros, e apresentam propostas de melhoria do bem-estar e desempenho através de medidas de redução do conflito trabalho-família (Camerino *et al.*, 2010).

De fato, os efeitos nocivos do trabalho em turnos não se restringem aos trabalhadores, mas são vividos por todos os membros da família, o que ressalta a necessidade de se incluírem os efeitos indiretos do trabalho em turnos sobre as pessoas da família (Smith e Folkard, 1993). Alguns estudos descrevem a maior repercussão do trabalho em turnos do pai sobre o estado emocional dos filhos e filhas (Barton *et al.*, 1998), ou sobre o seu desempenho escolar (Maasen, 1981), comparados a crianças cujo pai trabalhava de dia.

Cabe ressaltar que não se trata da falta de tempo de convívio em família, já que os trabalhadores em turnos muitas vezes dispõem de mais tempo em casa, comparados a pessoas que trabalham exclusivamente de dia (Nachreiner *et al.*, 1984). Trata-se, aqui, de uma dificuldade de coordenação de horários, já que, frequentemente, o trabalhador prioriza o sono, o que pode influenciar negativamente a interação com os filhos, como comenta Bunnage (1981). A coordenação de horários também é influenciada pelas características da família (número e idade dos filhos), das atividades pessoais (estudo e trabalho doméstico) e pela disponibilidade de serviços em termos de transporte e comércio (Costa, 2003a; Harrington, 2001).

No que se refere à vida conjugal, Pisarski *et al.* (2006) e Shen e Dicker (2008) descrevem maior taxa de divórcio entre trabalhadores em turnos, comparados a trabalhadores diurnos. Nessa mesma linha, Newey e Hood (2004) observam o quanto a tolerância ao trabalho noturno entre enfermeiras é influenciada pela opinião do parceiro em relação ao esquema de trabalho. Em conjunto, esses resultados confirmam aquele do estudo clássico de Mott (1965) sobre a maior dificuldade em relação à harmonia conjugal e a coordenação das atividades em família entre os trabalhadores em turnos, comparados a pessoas que trabalhavam de dia.

Ao analisar a tolerância ao trabalho em turnos, Nachreiner (1998) observa diferenças de gênero importantes, já que

---

[2] Também denominado "conflito trabalho-família".

a existência de parceiro é determinante da tolerância, na forma de apoio social (geralmente para homens), ou na forma de alguém a ser "cuidado" (geralmente para as mulheres). O item que se segue aborda esta questão, buscando analisar questões específicas que afetam as mulheres que trabalham em turnos.

Questões específicas relacionadas às mulheres trabalhadoras

Entre os problemas que afetam especificamente as mulheres trabalhadoras, estão, por um lado, a sobrecarga decorrente do acoplamento do trabalho profissional à responsabilidade pelo trabalho doméstico e, por outro, efeitos ligados à atividade reprodutiva. Embora a classificação em problemas de cunho fisiológico e dificuldades de conciliação de trabalhos pareça adequada à situação, cabe ressaltar a interação entre os diferentes efeitos. Por exemplo, a menor fertilidade e maior taxa de abortos entre as trabalhadoras em turnos podem dever-se à decisão pessoal de evitar ou limitar a gravidez, em função das dificuldades de organizar a vida, haja vista os conflitos entre os esquemas de trabalho e a vida familiar (Costa, 1997).

Aspectos ligados ao acoplamento entre o trabalho profissional e o doméstico

Em que pesem as consequências do trabalho em turnos à saúde física e mental, os estudos sobre mulheres que trabalham à noite ou em turnos de rodízio demonstram a priorização do trabalho doméstico em detrimento do repouso e de atividades voltadas para si (Estryn-Behar et al., 2005; Nachreiner, 1998).

O trabalho doméstico é objeto de estudos sociológicos, incluindo estudos brasileiros. Em nosso contexto, Souza-Lobo (1989) o caracteriza como um trabalho que *"se distribui no interior da rede familiar, restrito à rede feminina em que as gerações se sucedem nas mesmas funções"* (Souza-Lobo, 1989; p. 177). A vinculação do trabalho doméstico com o gênero feminino expressa a chamada divisão sexual do trabalho, segundo a qual aos homens são designadas as atividades ditas produtivas, enquanto às mulheres cabe as atividades reprodutivas (Hirata e Kergoat, 2003). A maior inserção das mulheres no mercado de trabalho não mudou substancialmente esta divisão, como observa Bruschini (2006).

De fato, em estudo qualiquantitativo em fábrica que adotava turno fixo noturno de segunda à sexta-feira, Rotenberg et al. (2001) observaram um forte contraste entre os operários e operárias, em relação à rotina após o trabalho noturno, já que eles valorizavam o sono e o descanso durante o dia, enquanto, para elas, o sono ou descanso ocorriam "nas brechas" entre uma atividade doméstica e outra.

Estudos com profissionais de enfermagem confirmam a relevância do trabalho doméstico para as mulheres, já que tanto a duração da jornada doméstica como a sobrecarga doméstica[3] se mostraram associadas à pior recuperação após o trabalho. Além disso, o somatório das jornadas profissional e doméstica (mas não a jornada profissional) se mostrou associado à menor recuperação, indicando o quanto as atribuições domésticas podem afetar o repouso (Rotenberg et al., 2010). Nesse contexto, cabe assinalar estudos em hospitais públicos, no Brasil, em que as equipes de enfermagem tinham permissão para repousar durante os plantões noturnos, nas situações em que o ritmo de trabalho assim permitisse. Foram demonstrados efeitos benéficos do cochilo durante os plantões em relação à melhor recuperação após o trabalho. No entanto, esta melhora se restringiu ao grupo de profissionais que dedicava menos tempo ao trabalho doméstico, o que ressalta a complexidade das questões ligadas ao gênero nas relações entre o trabalho e o processo de recuperação (Silva-Costa et al., 2011).

Em conjunto, esses resultados ressaltam o caráter indissolúvel das esferas profissional e doméstica nas relações trabalho-saúde em populações femininas (Araújo e Rotenberg, 2011).

Aspectos ligados à saúde reprodutiva

O ciclo menstrual, como outras funções biológicas, pode ser afetado pelo trabalho em turnos. O organismo tem de se adaptar às mudanças de horários, de forma que funções e sistemas fisiológicos que apresentam padrões circadianos podem sofrer alterações (Nurminen, 1998). A maior incidência de alterações no ciclo menstrual, síndrome pré-menstrual e dores menstruais já foi observada em diversos grupos ocupacionais, como enfermeiras e comissárias (Nurminen, 1998). Como comenta essa autora, os distúrbios hormonais subjacentes a tais problemas tanto podem ocorrer como efeito direto de mudanças nos ritmos circadianos, como podem resultar do estresse psicossocial e dos distúrbios do sono.

Entre as complicações ligadas à gravidez está o aumento do risco de aborto espontâneo, em especial em associação com os turnos alternantes de trabalho (Axelsson et al., 1996; 1989; McDonald et al., 1988; Hemminki et al., 1985). Outros desfechos estudados são o nascimento de bebês prematuros (Xu et al., 1994; Fortier et al., 1995; Mozurkewich et al., 2000) ou com baixo peso para a idade gestacional (McDonald et al., 1988).

▶ Programas de promoção da saúde: intervenções nas condições de trabalho, em hábitos de vida e estilos de vida, exames periódicos

Intervenções no trabalho requerem atento exame das condições de trabalho e apropriada avaliação de fatores que

---

[3] Considera o grau de responsabilidade pelas tarefas domésticas e o número de potenciais beneficiários (Thierney et al., 1990; Aquino 1996).

podem afetar a saúde física e mental (Fischer *et al.*, 2006). Pallesen *et al.* (2010), em revisão de literatura, identificaram algumas medidas comumente utilizadas para minimizar os efeitos nocivos do trabalho em turnos, tais como seleção de pessoal, Terapia de Luz Intensa *(Bright Light)*, administração de melatonina, cochilos, exercícios físicos, uso de estimulantes para melhorar o alerta, e indutores de sono para melhorar o sono diurno, além da reorganização das escalas de trabalho. Embora alguns estudos citados tenham verificado a efetividade de medidas como a luz intensa, a melatonina e o uso de medicamentos estimulantes sobre a sonolência, existem poucas evidências de que essas medidas reduzam, em longo prazo, as consequências negativas do trabalho noturno. Pallesen *et al.* (2010) enfatizam a necessidade de haver um ambiente estimulante durante o turno noturno, com variações no trabalho, interações sociais e atividade física, para que sejam mantidas a atenção e o alerta dos trabalhadores.

Vários autores (Knauth e Rutenfranz, 1982; Rutenfranz *et al.*, 1985; Corlett *et al.*, 1988; Rosa *et al.*, 1990) já sugeriram medidas de intervenção que podem auxiliar a resolver alguns dos graves problemas que normalmente surgem em qualquer empresa que trabalhe em turnos. Para fins didáticos, algumas destas recomendações foram agrupadas e descritas a seguir:

a) Implementação de uma política de Saúde do Trabalhador que objetive, a curto e médio prazos, estabelecer bons padrões de qualidade de condições de trabalho e de vida para os empregados.

b) A existência de um serviço de Saúde Ocupacional que se preocupe não somente em realizar exames pré-admissionais, periódicos e demissionais, mas busque ativamente participar das melhorias das condições de trabalho. No caso do trabalho em turnos, isto pode ser entendido como um programa de vigilância epidemiológica, com a contínua investigação das condições de trabalho, conjuntamente com o setor de Segurança do Trabalho, de levantamentos periódicos junto à população trabalhadora, realizando estudos retrospectivos e prospectivos. O monitoramento de alguns parâmetros biológicos, tais como a duração e a qualidade do sono, que podem ser bons indicadores de algumas das dificuldades que os trabalhadores enfrentam no seu dia a dia. É também importante lembrar que os riscos do trabalho em turnos raramente estão sozinhos. Os trabalhadores expõem-se, usualmente, a vários estressores ao mesmo tempo.

Ao departamento médico cabem atuações mais específicas, como é o caso dos programas de controle médico em saúde ocupacional e de promoção da saúde/qualidade de vida. Atualmente, o médico do trabalho não se atém apenas a esses programas específicos, interagindo com as áreas de segurança e meio ambiente da empresa, o que poderá trazer contribuições para implantação de uma adequada organização do trabalho, no sentido de prevenir acidentes do trabalho e exposições ocupacionais, com repercussões não apenas no ambiente ocupacional, mas na qualidade de vida em geral.

Outras medidas adotadas em muitas empresas têm sido o aconselhamento dos trabalhadores em relação à sua dieta, à prevenção de certos hábitos: fumo, ingestão de bebidas com cafeína, bebidas alcóolicas; mais raramente, é controlada a ingestão de drogas estimulantes ou facilitadoras do sono. Uma das dificuldades apontadas para controle da ingestão de drogas relaciona-se à liberalidade de venda de certos medicamentos que não necessitam de prescrição médica, para aliviar desconfortos, tais como dores de cabeça e tensões. Como as queixas de sono são bastante frequentes entre os trabalhadores em turnos, o uso de benzodiazepínicos por curtos períodos de tempo pode, eventualmente, ser indicado para alguns trabalhadores (Smolensky e Reinberg, 1990). Mais recentemente, medicamento específico para tratamento do *shift work sleep disorder* foi desenvolvido. Entretanto, devemos estar atentos para o fato de que, embora possa ser observada diminuição nas queixas de sono, estes medicamentos não melhoram a capacidade adaptativa dos trabalhadores. Servem apenas como paliativos, sendo que as origens do problema são geralmente a organização dos turnos de trabalho e nem sempre as empresas mostram-se dispostas a modificá-los.

Costa e Di Milia (2008) relembram, também, a importância de considerar a grande variabilidade interindividual na tolerância ao trabalho em turnos e destacam algumas recomendações relacionando trabalho em turnos e envelhecimento: limitar ou abolir o trabalho noturno após 45 a 50 anos de idade; dar prioridade de transferência aos trabalhadores em turnos para o turno diurno; possibilitar livre escolha para o turno preferido pelo trabalhador; reduzir a carga de trabalho; diminuir períodos de trabalho e/ou aumentar períodos de descanso; programar avaliações de saúde com mais frequência; aconselhar ou treinar sobre as melhores estratégias de enfrentamento com relação ao sono, alimentação, gerenciamento do estresse e regularidade das atividades físicas.

Oberlinner *et al.* (2009) avaliaram o impacto a longo prazo (de 1996 a 2006) de um programa de proteção à saúde nas condições de saúde de trabalhadores em turnos de uma importante indústria química, particularmente nos efeitos do programa sobre a capacidade de os trabalhadores lidarem com os estressores associados ao trabalho em turnos, sobre as doenças crônicas e sobre a mortalidade. O programa incluía exames médicos ocupacionais regulares, seminários e atividades de promoção da saúde, além de outras intervenções benéficas em mitigar as consequências nocivas à saúde e ao envelhecimento precoce dos trabalhadores em turnos (exemplo, programas de redução de peso, prevenção de diabetes e de úlceras gástricas). Como resultado, os pesquisadores verificaram os impactos positivos tanto no aumento da detecção das doenças crônicas, quanto na diminuição da mortalidade entre os trabalhadores em turnos que participavam mais ativamente em todas as etapas do programa.

Sono durante o período de trabalho

Com relação aos problemas de sono e a necessidade de ficar atento nas horas mais críticas da madrugada (entre 2 e 5h da manhã), já foi sugerido, por inúmeros autores, que sejam estabelecidos formalmente os cochilos noturnos (Matsumoto *et al.*, 1982; Naitoh *et al.*, 1982; Gillberg, 1985; Thierry e Jansen, 1981, Takeyama *et al.* 2005). Estes poderiam ser implantados em comum acordo com os empregados e a administração, formalizados, e não como costuma ocorrer: geralmente todos sabem que os trabalhadores em turnos tiram seus cochilos de madrugada (ou, pelo menos, "descansam os olhos", se assim podem fazê-lo), mas todos evitam falar sobre o assunto, com um receio de quebrar normas estabelecidas (lembra-nos aquele dito "eu finjo que estou acordado, e você finge que não nota que estou dormindo"). Embora não seja regulamentado o cochilo, esta prática é frequentemente observada em hospitais, entre trabalhadores de enfermagem do turno noturno.

Como muitos estudos mostraram, a sonolência tem sérias repercussões na segurança do trabalho. Os cochilos podem também facilitar a transição do turno diurno para o noturno, especialmente nos primeiros dias de trabalho noturno, mantendo o alerta em níveis aceitáveis e diminuindo a fadiga durante o trabalho.

Estudos mais recentes também avaliaram os efeitos benéficos dos cochilos na recuperação dos trabalhadores em turnos. Borges *et al.* (2009) verificaram que cochilar durante um turno noturno de 12 horas reduz a sonolência no trabalho. Entretanto, em estudo com trabalhadores de enfermagem, Silva-Costa *et al.* (2011) observaram que o tempo de recuperação após o trabalho noturno depende não apenas dos cochilos noturnos, mas também da carga de trabalho doméstico. Ou seja, os papéis desempenhados por homens e mulheres devem ser considerados na avaliação do processo de recuperação dos trabalhadores em turnos.

Sono fora do período de trabalho

Alguns dos conselhos usualmente dados pelos neurologistas para os indivíduos que têm dificuldades em dormir são: mantenha hábitos regulares de sono, vá dormir sempre na mesma hora, arranje um bom local para dormir, confortável do ponto de vista térmico, acústico e que seja escuro; mantenha uma rotina de sono. Para trabalhadores em turnos rodiziantes, o conselho que diz respeito a fixar horários mais regulares de sono também tem sentido, pois mesmo estes trabalhadores podem estabelecer distintas rotinas que funcionem durante os dias de trabalho diurno, vespertino e noturno. O aumento da sonolência e, consequentemente, a menor latência do sono, ocorre concomitantemente com a queda da temperatura corporal (durante o dia, entre 11:00h e l5h, e à noite, após às 22-23h, com mínimo valor próximo das 3h da manhã). Portanto, é mais fácil adormecer quando a pessoa se deita após o almoço, do que no período da manhã (Monk, 1987). Como muitos ritmos biológicos ficam alterados quando ocorre o deslocamento do ciclo vigília-sono, é possível que a queda da temperatura durante o dia não seja da mesma magnitude que aquela que geralmente ocorre quando o indivíduo tem sempre vigília diurna e repouso noturno (Monk *et al.*, 1983). Há, ainda, certas dúvidas sobre se os cochilos diurnos dificultariam a inversão de ritmos biológicos, e uma possível parcial adaptação do trabalhador para o trabalho noturno (especialmente aquele que trabalha sempre à noite). Parece que o indivíduo que cochila muito durante o dia, em vez de dormir por períodos mais prolongados, tem mais dificuldades em manter a vigília noturna, e sente-se mais sonolento nos períodos em que está acordado. Portanto, uma recomendação para evitar múltiplos cochilos curtos durante o dia é apropriada (Tepas e Mahan, 1988).

Outra recomendação é a de que não sejam ingeridas bebidas com cafeína (café, chás não herbáceos, refrigerantes) algumas horas antes da hora de ir dormir, pois poderiam prejudicar o sono diurno. As bebidas gaseificadas e com cafeína poderiam ser substituídas por sucos naturais. Refeições com alto teor de gorduras devem ser evitadas em horários próximos da hora de ir para a cama, e devem ser evitadas bebidas alcoólicas, pois elas podem facilitar o adormecimento, mas interferem na sua continuidade. Exercícios leves frequentes são recomendados, e melhoram a qualidade do sono.

Uso da Terapia da Luz Intensa (*Bright Light*) e melatonina

Tem havido, nas últimas décadas, muitas publicações que analisam o comportamento de ritmos biológicos humanos e a exposição à luz. Alguns estudos têm investigado, em trabalhadores noturnos, os efeitos da exposição à luz intensa *(bright light)* na redução da sonolência, no desempenho e no sono, associados à produção de melatonina (Lowden *et al.*, 2004; Boivin e James, 2005). Lowden *et al.* (2004) em estudo com caminhoneiros, verificaram que a exposição dos trabalhadores à luz intensa, por curtos períodos de tempo, era capaz de suprimir significativamente a produção de melatonina durante o trabalho noturno, especialmente durante a madrugada (por volta das 2h da manhã), sem alterar a melatonina diurna após o trabalho noturno e observando aumento da duração do sono diurno. Boivin e James (2005) observaram os efeitos da luz intensa sobre os ritmos circadianos humanos e a consequente melhor adaptação dos trabalhadores ao turno noturno em função desta intervenção. Recente artigo publicado por Lowden e Akerstedt (2012) mostrou que o aumento na intensidade da luz recebida por trabalhadores de uma central nuclear na Suécia, ao longo dos vários turnos de trabalho (rodízio rápido), modificou a sonolência e a duração do sono. Haus e Smolensky (2006) alertam, contudo, que a exposição frequente à luz no período noturno e a dessincronização dos ritmos circadianos relacionadas ao trabalho noturno, têm sido associadas à potencial ocorrência de câncer (mama, cólon e próstata), em trabalhadores em turnos, conforme já discutido em item anterior.

O hormônio melatonina, produzido pela glândula pineal, é um importante marcador noturno, conhecido como o "hormônio da noite interior" (Menna-Barreto e Wey, 2007). Arendt (2006) considera o perfil da melatonina expresso no plasma sanguíneo, saliva, e/ou do seu metabolito 6-sulphatoxymelatonin (aMT6s) na urina, o temporizador circadiano humano mais preciso e confiável. Segundo essa autora, algumas das provas do importante papel da melatonina no sono é que a supressão farmacológica da produção de melatonina durante o dia diminui a sonolência diurna e o tratamento com melatonina exógena antes de dormir, à noite, auxilia a restaurar o tempo de sono noturno.

Em voos transmeridianos, a ingestão de melatonina exógena durante alguns dias antes do horário de ir dormir pode facilitar a adaptação biológica aos novos fusos horários. No caso do trabalho de aeronautas e trabalhadores em turnos, esta alternativa não é recomendada, pois não se conhecem os efeitos de seu uso contínuo. Neste caso, quando há um maior número de noites sucessivas de trabalho (quatro a cinco), deve-se evitar a exposição à luz no período da manhã após o trabalho noturno. Deve-se lembrar que há importantes diferenças individuais nas respostas biológicas durante e após as intervenções citadas (Arendt, 2009).

Implementação de esquemas de trabalho em turnos compatíveis

Talvez a mais importante medida de promoção de saúde para trabalhadores em turnos já adotada no Brasil tenha sido a redução da jornada de trabalho diária (ou semanal). Normalmente, a organização de turnos de trabalho nas empresas fica a cargo de algum setor de produção (ou de planejamento dos serviços), sendo que, aos principais interessados, os trabalhadores em turnos, geralmente não se pergunta como eles gostariam que fosse organizado o trabalho em turnos. As seguintes recomendações constam de várias publicações (Knauth e Hornberger, 2003; Kogi, 2005; Knauth, 2007) e têm sido reconfirmadas ao longo destas últimas três décadas. São elas:

1. O trabalho noturno deve ser reduzido ao máximo possível. Não manter longos períodos de trabalho noturno. Na maioria dos casos, é preferível manter turnos rodiziantes, do que turnos fixos noturnos. O sistema de turnos deve ter poucas noites (máximo de três noites) sucessivas de trabalho. Os turnos matutinos e vespertinos devem também ter rodízio rápido.
2. A duração da jornada diária deve estar em função das cargas físicas e mentais das tarefas.
3. As folgas devem prever dias de recuperação e dias de lazer. Folgas de um ou dois dias somente proporcionam uma curta e parcial recuperação, prejudicando o lazer. Prover folgas intercalares maiores após os dias de trabalho noturno. Deve haver pelo menos 48 horas de folga para os trabalhadores, entre a saída do turno da noite e a entrada no turno da manhã.
4. Horários de entrada e saída dos turnos devem ser compatíveis com a existência de transporte e segurança para os empregados. Os horários de entrada dos turnos matutinos não devem se iniciar muito cedo pela manhã, pois podem provocar redução do sono noturno. O turno vespertino não deve terminar muito tarde à noite, pois, da mesma forma, prejudicará o sono noturno.
5. Preferencialmente, o rodízio deve ser direto, ou seja, na direção dos ponteiros do relógio (aos turnos da manhã seguem-se os da tarde e da noite).
6. Cochilos no trabalho devem ser permitidos, à noite, pois diminuem a sensação de fadiga e mantêm melhores níveis de alerta. Para tanto, é necessário planejar turmas de trabalhadores que possam se revezar nas funções noturnas.
7. Os turnos devem ser, preferencialmente, regulares e permitir certa flexibilidade nas trocas de horários de trabalho, e a duração do ciclo de turnos não deve ser muito longa.

As organizações geralmente diferem em seus objetivos, estruturas organizacionais, ambientes de trabalho, processos, clientes etc. Assim sendo, alguns dos fatores que influenciam na estruturação de escalas de trabalho, devem levar em conta que: a duração dos turnos depende das cargas físicas e mentais do trabalho; as preferências para a distribuição dos tempos de trabalho e de folga irão depender dos interesses particulares dos trabalhadores; as necessidades de arranjos flexíveis dependem dos clientes; os procedimentos legais (por exemplo, de duração das jornadas), podem variar segundo o tipo de empresa, região etc. (Gärtner et al., 1998). É fundamental que haja um ativo processo participatório, antes e durante a implantação de mudanças de jornadas de trabalho. Durante esse processo, deverá haver completo apoio das gerências e informações que permitam a escolha das melhores opções. Certamente, isso facilitará o consenso entre os grupos e escolhas bem-sucedidas.

A tolerância ao trabalho em turnos e noturno depende, em grande parte, das características da escala de trabalho. As repercussões negativas causadas pela "desorganização" dos ritmos biológicos e sociais serão mais ou menos importantes dependendo da escala. Portanto, melhorias nas escalas de trabalho são fundamentais para promover a saúde e bem-estar dos trabalhadores (Fischer et al., 1997). As necessidades das empresas, assim como as dos trabalhadores, devem ser discutidas, para que ambas as partes possam se beneficiar.

Nutrição e atividade física

Recomenda-se que as refeições servidas aos trabalhadores contenham menos lipídios e sejam ricas em fibras, particularmente no horário noturno. É importante ressaltar este ponto, pois, usualmente, o serviço de alimentação das empresas (próprio ou terceirizado) prepara e congela, ou resfria, as refeições que são servidas em todos os turnos. Em muitos casos, o cardápio diurno geralmente é o mesmo que o noturno, o que o torna não recomendável. A digestão de alguns tipos de alimentos é mais difícil durante a madrugada. A disponibilidade restrita de uma alimentação saudável durante o trabalho noturno pode levar à ingestão excessiva de alimentos contendo elevadas concentrações de açúcar, gorduras e sal (presentes nos chamados "lanches rápidos"), conforme já citado em item anterior. A empresa deve proporcionar refeições balanceadas, segundo o horário de trabalho.

A atividade física regular, recomendada a todas as pessoas, tem grande importância para quem trabalha em turnos. Além de facilitar o sono diurno e noturno, reduz os riscos de doenças cardiovasculares. Estudos foram conduzidos por Härmä et al. (1988) sobre os efeitos de um programa de condicionamento físico entre enfermeiras que trabalhavam em turnos. Observou-se que o grupo que havia realizado treinamento apresentou, ao final de quatro meses, menos queixas de sono, maior disposição para o trabalho, redução da sensação de fadiga (principalmente após o turno noturno), diminuição de queixas musculoesqueléticas, e aumento da VO_2 máximo, comparado ao grupo controle, que não realizou nenhum tipo de exercício.

Contraindicações para trabalhar em turnos

Contraindicar o trabalho em turnos a alguém pode ser urna tarefa delicada, se a pessoa depende do emprego para viver e não tem perspectivas de arrumar outra ocupação durante o dia. Entretanto, há determinados estados patológicos que contraindicam seriamente a permanência da pessoa no trabalho em turnos, especialmente se há necessidade de trabalhar à noite. Scott e Ladou (1990) elaboraram uma lista, baseada em 174 trabalhos publicados por muitos autores. Uma lista semelhante já havia sido publicada por Rutenfranz (1982). Na lista abaixo estão as contraindicações apresentadas pelos autores citados, com atualização a partir da revisão realizada por Costa (2003b):

- Epilepsia: o paciente utilizou-se de medicação durante o ano anterior até o presente.
- Doença coronariana, especialmente se o paciente tem historia de infarto de miocárdio ou angina instável.
- Hipertensão, requerendo uso de múltiplos medicamentos.
- Asma, necessitando medicação regular, especialmente se o paciente é esteroide-dependente.
- *Diabetes mellitus* dependente de insulina. O trabalhador poderá ser capaz de tolerar turnos fixos noturnos, se houver regularidade de refeições, atividades e medicação, em dias de trabalho e de folga.
- Doenças da tireoide e da suprarrenal.
- Úlcera péptica recorrente.
- Síndrome do cólon irritável, se os sintomas são severos.
- Doenças gastrintestinais graves.
- Prejuízo renal crônico.
- Ansiedade e depressão crônicas, ou outro distúrbio psiquiátrico que requer medicação regular.
- Usando medicação que apresente variação circadiana para sua necessária efecácia.
- História de síndrome de má adaptação ao trabalho em turnos ou distúrbios crônicos do sono.
- Tumores malignos.
- Gravidez.

▶ Referências

Åkerstedt T, Gillbert M. Subjective and objective sleepiness in the active individual. International Journal of Neuroscience, 52: 29-37, 1990.

Åkerstedt T. Work hours, sleepiness and the underlying mechanisms. Journal of Sleep Research, 4Suppl(2): 15-22, 1995.

Åkerstedt T. Subjective and objective sleepiness in the active individual. International Journal of Neuroscience, 52: 29-37, 1996.

Al Lawati NM, Patel SR, Ayas NT. Epidemiology, risk factors, and consequences of obstructive sleep apnea and short sleep duration. Progress in Cardiovascular Diseases, 51: 285–93, 2009.

Alvarez, D, Figueiredo M, Rotenberg, L. Aspectos do regime de embarque, turnos e gestão do trabalho na indústria petrolífera offshore da Bacia de Campos. Revista Brasileira de Saúde Ocupacional, 35: 201-16, 2010.

Amelsvoort LGPM, Schouten EG, Kok FJ. Duration of shiftwork related to body mass index and waist to hip ratio. International Journal of Obesity, 23:973-8, 1999.

American Academy of Sleep Medicine. International classification of sleep disorders, revised: Diagnostic and coding manual. Chicago: American Academy of Sleep Medicine, 2001.

American Academy of Sleep Medicine. International classification of sleep disorders, revised: Diagnostic and coding manual. Chicago: American Academy of Sleep Medicine, 2005.

Antunes LC, Levandovski R, Dantas G, Caumo W, Hidalgo MP. Obesity and shift work: chronobiological aspects. Nutrition Research Reviews, 23(1): 155-68, 2010.

Aquino EML. Gênero, trabalho e hipertensão arterial: um estudo de trabalhadores de enfermagem em Salvador, Bahia. Tese de Doutorado, Instituto de Saúde Coletiva, 159p, 1996.

Araújo TM, Rotenberg L. Relações de gênero no trabalho em saúde: a divisão sexual do trabalho e a saúde dos trabalhadores. In: Assunção A, Brito J (Orgs.): Trabalhar na saúde: experiências cotidianas e desafios para a gestão do trabalho e do emprego: Editora Fiocruz, 2011.

Arendt J. Managing jet lag: some of the problems and possible new solutions. Sleep Medicine Reviews, 13: 249–56, 2009.

Arendt J. Melatonin and human rhythms. Chronobiology International, 23(1&2): 21–37, 2006.

Aschoff J. Exogenous and endogenous components in circadian rhythms. Cold Spring Harbor Symposia on Quantitative Biology, 25: 11-28, 1960.

Aschoff J. Features of circadian rhythms relevant for the design of shift schedules. Ergonomics, 39: 739-54, 1978.

Axelsson G, Ahlborg G Jr, Bodin L. Shift work, nitrous oxide exposure, and spontaneous abortion among Swedish midwives. Occupational and Environmental Medicine, 53(6): 374-8, 1996.

Axelsson G, Rylander R, Molin I. Outcome of pregnancy in relation to irregular and inconvenient work schedules. British Journal of Industrial Medicine, 46(6): 393-8, 1989.

Axelsson J, Kecklund G, Sallinen M. Sleep and shift-work. In: Cappucio FP, Miller MA, Lockley SW. (editors) Sleep, Health, and Society – From Aetiology to Public Health. New York: Oxford University Press, 2010.

Barbe, Pericas, Munoz, Findley, et al. Automobile accidents in patients with sleep apnoea syndrome.Am J Respiration. Critical Care Medicine, 158: 18-22. 1998.

Barton, J., Aldridge, J. e Smith, P., 1998. The emotional impact of shift work on the children of shift workers. Scandinavian Journal of Work Environment & Health, 24(suppl 3): 146-150, 1998.

Benavides FG, Benach J, DiezRoux AV, Roman C. How do types of employment relate to health indicators? Findings from the Second European Working Conditions. J Epidemiol Community Health [serial on the Internet]. 2000 [cited 2008 April 15];54: [about 9 p.]. Available from:http://jech.bmj.com/cgi/content/full/54/7/494.

BEST (Bulletin of European Shiftwork Topics). Statistic and news. Dublin: European Foundation for the Improvement of Living and Working Conditions, 1993: (n6).

Bøggild H, Knutsson A. Shift work, risk factors and cardiovascular disease. Scandinavian Journal of Work Environment & Health, 25(2): 85-99, 1999.

Bøggild H. Settling the question - the next review on shift work and heart disease in 2019. Scandinavian Journal of Work Environment & Health, 35(3): 157-61, 2009.

Bøggild H. Shift work and heart disease. Epidemiological and risk factors aspects. [Doctoral thesis]. Aarhus: Centre for Working Time Research, Department of Occupational Medicine, Aalborg Regional Hospital, Faculty of Health Sciences, University of Aarhus, 2000.

Bohle P, Di Milia L, Fletcher A, Rajaratnam S. Introduction: aging and the multifaceted influences on adaptation to working time. Chronobiology International, 25(2&3): 155–164, 2008.

Boivin DB, James FO. Light treatment and circadian adaptation to shift work. Industrial Health, 43: 34–48, 2005.

Borges FNS, Fischer FM, Rotenberg L, Soares NS, Fonseca MB, Smolensky MH, Sackett-Iundeen L, Haus E, Moreno CRC. Effects of naps at work on the sleepiness of 12-hour night shift nursing personnel. Sleep Science, 2(1): 24–9, 2009.

Brasil. Constituição Federal. República Federativa do Brasil. Brasília: Centro Gráfico do Senado Federal, 1988.

Brasil. Decreto nº 4.836, de 9 de setembro de 2003. Altera a redação do art. 3º do Decreto nº 1.590, de 10 de agosto de 1995, que dispõe sobre a jornada de trabalho dos servidores da Administração Pública Federal direta, das autarquias e das fundações públicas federais. Brasília: Presidência da República, Casa Civil, Subchefia para Assuntos Jurídicos, 2003.

Brasil. Instrução normativa nº 64, de 25 de abril de 2006. Dispõe sobre a fiscalização do trabalho em empresas que operam com turnos ininterruptos de revezamento. Secretária de Inspeção do Trabalho, 2003.

Bruschini C. Trabalho doméstico: inatividade econômica ou trabalho não remunerado? XV Encontro Nacional de Estudos Populacionais: São Paulo, 2006.

Bunnage, D, 1981. Study on the consequences of shift work on social and family life. In: The effects of shiftwork on health. Dublin: European Foundation for the Improvement of Living and Working Conditions, 1981.

Camerino D, Sandri M, Sartori S, Conway PM, Campanini P, Costa G. Shiftwork, work-family conflict among Italian nurses, and prevention efficacy. Chronobiology International, 27(5): 1105-23, 2010.

Carlson, DS, Kacmar KM, Williams LJ. Construction and Initial Validation of a Multidimensional Measure of Work–Family Conflict. Journal of Vocational Behavior, 56: 249–76, 2000.

Cizza G, Scarulis M, Mignot E. A link between short sleep and obesity: Building the evidence for causation. Comment on Gangwisch JE, Malaspina D, Boden-Albala B, et al. Inadequate sleep as a risk factor for obesity: analyses of the NHANES I. Sleep, 28(10): 1289-96, 2005.

Comissão Europeia. Revisão da Directiva "Tempo de Trabalho". Comunicação da Comissão ao Parlamento Europeu, ao Conselho, ao Comitê Econômico e Social Europeu e ao Comitê das Regiões: Bruxelas, 2010.

Corlett EN, Queinnec Y, Paoli P. Adapting shiftwork arrangements. Dublin: The European Foundation for the Improvement of Living and Working Conditions, 1988.

Costa C, The impact of shift and night work on health. Applied Ergonomics, 27(1): 9-16, 1996.

Costa G. The problem: shiftwork. Chronobiology International, 14(2): 89-98, 1997.

Costa G. Factors influencing health and tolerance to shift work. Theoretical Issues in Ergonomics Science, 4: 263–88, 2003a.

Costa G. Shift work and occupational medicine: an overview. Occupational Medicine, 53(2): 83–8, 2003b

Costa G, Akerstedt T, Nachreiner F, Baltieri F, Carvalhais J, Folkard S, et al. Flexible working hours, health, and wellbeing in Europe: some considerations from a SALTSA project. Chronobiology International, 21: 831–44, 2001.

Costa G, Di Milia L. Aging and shiftwork: a complex problem to face. Chronobiology International, 25(2&3): 165–181, 2008.

Costa G, Haus E, Stevens R. Shift work and cancer - considerations on rationale, mechanisms, and epidemiology. Scandinavian Journal of Work Environment & Health, 36(2): 163-79, 2010.

Demerouti E, Geurts SA, Bakker AB, Euwema M. The impact of shiftwork on work--home conflict, job attitudes and health. Ergonomics, 47(9): 987-1002, 2004.

Diário Oficial da União. Regulamento da Previdência Social. Brasília: Imprensa Nacional, 12/5/1999. http://www.dou.gov.br/materias/

Dorrian J, Skinner N. Alcohol Consumption Patterns of Shiftworkers Compared With Dayworkers. Chronobiology International, 29(5): 610-18, 2012.

Duffy JF, Kronauer RE, Czeisler CA. Phase-shifting human circadian rhythms: influence of sleep timing, social contact and light exposure. The Journal of Physiology, 15; 495 (Pt1): 289-97, 1996.

Duffy JF, Rimmer DW, Czeisler CA. Association of intrinsic circadian period with morningness-eveningness, usual wake time, and circadian phase. Behavioral Neuroscience, 115: 895–99, 2001.

Dumont C. Shiftwork in Asian developing countries an overview. In: International Labour Office. Shiftwork and related issues in Asian countries. Geneva: ILO Publications, 1985.

Erren TC, Morfeld P, Stork J, Knauth P, von Mülmann MJ, Breitstadt R, Müller U, Emmerich M, Piekarski C. Shift work, chronodisruption and cancer? The IARC 2007 challenge for research and prevention and 10 theses from the Cologne Colloquium 2008. Scandinavian Journal of Work Environment & Health, 35(1): 74-9, 2009.

Esquirol Y, Bongard V, Mabile L, Jonnier B, Soulat JM, Perret B. Shift work and metabolic syndrome: respective impacts of job strain, physical activity, and dietary rhythms. Chronobiology International, 26(3): 544-59, 2009.

Estryn-Behar M, Kreutz G, Nezet O, Mouchot L, Camerino D, Salles RK, Ben-Brik, E, Meyer JP, Caillard JF, Hasselhorn HM. Promotion of work ability among French health care workers – value of work ability index. In: Costa, G., eds. Assessment and promotion of work ability health and well-being of ageing workers. International Congress Series. Verona: Elsevier, 2005, p.73-78.

Estryn-Behar M; van der Heijden BIJM; Fry C; Hasselhorn HM. Longitudinal analysis of personal and work-related factors associated with turnover among nurses. Nursing Research, 59(3): 166-177, 2010.

EUROFOUND - Fundação Europeia para a Melhoria das Condições de Vida e de Trabalho. 2010 Anuário: Viver e Trabalhar na Europa. Luxemburgo: Serviço das Publicações da União Europeia, 2011.

Fernandez RL, Fischer FM. Irregular work schedule a case of a steward. In: Hayes DK, Pauly JE, Reiter RJ. Chronobiology its role in clinical medicine, general biology and agriculture. Part B. New York: Wiley-Bliss, 1990, p. 317-25.

Ferreira ABH. Novo dicionário Aurélio da língua portuguesa. 91a ed. São Paulo: Nova Fronteira; 1999.

Fischer FM. Condições de trabalho e de vida em trabalhadores de setor petroquímico [Tese de livre-docência]. São Paulo: Faculdade de Saúde Pública da Universidade de São Paulo, 1990.

Fischer FM. Shiftworkers in developing countries: health and well-being and supporting measures. Journal of Human Ergology, 30: 155-60, 2001.

Fischer FM, Paraguay AIBB. Condições de trabalho, organização do trabalho e suas repercussões sobre a saúde dos trabalhadores em indústria petroquímica paulista. [Relatório Técnico]. São Paulo: Faculdade de Saúde Pública da Universidade de São Paulo, 1991.

Fischer FM, Bruni AC, Berwerth A, Moreno CRC, Fernandez RL, Riviello C. Do weekly and fast rotating shiftwork schedules differentially affect duration and quality of sleep? International Archives of Occupational and Environmental Health, 69: 354-60, 1997a.

Fischer FM, Costa OV, Taira MT, Watanabe MI. Shift and day workers: some features of the workers'population, working conditions, accidents. A study of the Metropolitan Area of São Paulo, Brazil. In: Shiftwork International Newsletter, 12: 115, 1995.

Fischer FM, da Silva Borges FN, Rotenberg L, Dias de Oliveira Latorre MDR, Santos Soares N, Lima Ferreira Santa Rosa P, Reis Teixeira L, Nagai R, Steluti J, Landsbergis P. Work ability of health care shift workers: What matters? Chronobiology International 23: 1165–79, 2006.

Fischer FM; Martinez MC. Individual features, working conditions and work injuries are associated with work ability among nursing professionals. Work (Reading, MA), 2012.

Folkard S. Shiftwork, safety, and aging. Chronobiology International, 25(2&3): 183–98, 2008.

Fortier I, Marcoux S, Brisson J. Maternal work during pregnancy and the risks of delivering a small-for-gestational-age or preterm infant. Scandinavian Journal of Work Environmental & Health, 21(6): 412-8, 1995.

Frost P, Kolstad HA, Bonde JP. Shift work and the risk of ischemic heart disease - a systematic review of the epidemiologic evidence. Scandinavian Journal of Work Environment & Health, 35(3): 163-79, 2009.

Gander P, Signal L. Who is too old for shiftwork? Developing better criteria. Chronobiology International, 25(2&3): 199–213, 2008.

Gangwisch JE, Malaspina D, Boden-Albala B et al. Inadequate sleep as a risk factor for obesity: analyses of the NHANES I. Sleep, 28(10): 1289-96, 2005.

Gärtner J, Hörwein K, Wahl S. Shiftplanassistant 3.0. A tool for innovative shift rotas. In: Working time changes in work and new challenges. II European Symposium of Ergonomics. Anais.Tróia: Faculdade de Motricidade Humana, Departamento de Ergonomia, 1998, 8p.

Gillberg M. Effects of naps on performance. In: Foldard S, Monk TH. Hours of work temporal factors in work-scheduling. Chichester: John Wiley & Sons, 1985, p. 77-86.

Greenhaus JH, Beutell NJ. Sources of conflict between work and family roles. Academy of Management Review, 10: 50-67, 1985.

Gustavsen RA. Origins of authority: the organization of medical care in Sweden. In: Johnson JV, Johansson G (eds). The psychosocial work environment: work organization, democratization and health. Baywood Publishing Company. Amityville, NY: Policy, politics, health and medicine Series - Vicente Navarro: Series Editor, 1991, p. 49-161.

Ha M, Park J. Shiftwork and metabolic risk factors of cardiovascular disease. Journal of Occupational Health, 47(2): 89-95, 2005.

Häkkänen H, Summala H. Sleepiness at work among commercial truck drivers. Sleep, 23(1): 49-57, 2000.

Häkkänen H. Professional driving, driver fatigue and traffic safety [Tese de Doutorado]. Helsinki: University of Helsinki, 2000.

Halberg F. Implications of biologic rhythms for clinical practice. Hospital Practice, 12(1): 139-49, 1977.

Hanning CD, Welsh M. Sleepiness, snoring and driving habits. Journal of Sleep Research, 5: 51-4, 1996.

Härmä MI, Ilmarinen J, Knauth P. Physical fitness and other individual factors relating to the shiftwork tolerance of women. Chronobiology International, 5: 417-24, 1998.

Harrington JM. Health effects of shift work and extended hours of work. Occupational and Environmental Medicine, 58: 68-72, 2001.

Hasselhorn HM, Conway PM, Widerszal-Bazyl M, Simon M, Tackenberg P, Schmidt S, Camerino D, Müller BH, NEXT study group. Contribution of job strain to nurses' consideration of leaving the profession—results from the longitudinal European Nurses' Early Exit Study. Scandinavian Journal of Work Environment & Health, 6: 75–82, 2008.

Haus E, Smolensky M. Biological clocks and shift work: circadian dysregulation and potential long-term effects. Cancer Causes and Control, 17(4): 489–500, 2006.

Hemminki K, Kyyrönen P, Lindbohm ML. Spontaneous abortions and malformations in the offspring of nurses exposed to anaesthetic gases, cytostatic drugs, and other potential hazards in hospitals, based on registered information of outcome. Journal of Epidemiology & Community Health, 39(2): 141-7, 1985.

Hirata H, Kergoat D. A divisão sexual revisitada. In: Maruani M, Hirata H. (Orgs.). As novas fronteiras da desigualdade: homens e mulheres no mercado de trabalho. São Paulo: Editora Senac, 2003.

Horne JA, Östberg O. Individual differences in human circadian rhythms. Biological Psychology, 5: 179-90, 1977.

Horne JA, Reyner LA. Sleep related vehicle accidents. British Medical Journal, 310: 565-67, 1995.

Hublin C, Partinen M, Koskenvuo K, Silventoinen K, Koskenvuo M, Kaprio J. Shift-work and cardiovascular disease: a population-based 22-year follow-up study. Europen Journal of Epidemiology, 25(5):315-23, 2010.

Hunter D. The diseases of occupations. 5th ed. London: Hodder amd Stoughton, 1975.

International Labour Office. R178 Night Work Recommendation. Geneva: ILO, 1990.

Karlsson B, Alfredsson L, Knutsson A, Andersson E, Torén K. Total mortality and cause-specific mortality of Swedish shift- and dayworkers in the pulp and paper industry in 1952-2001. Scandinavian Journal of Work Environment & Health,.31(1): 30-5, 2005.

Karlsson BH, Knutsson AK, Lindahl BO, Alfredsson LS. Metabolic disturbances in male workers with rotating three-shift work. Results of the WOLF study. International Archives of Occupational and Environmental Health, 76(6): 424-30, 2003.

Katzenberg D, Young T, Finn L, Lin L, King DP, Takahashi JS, Mignot E. A clock polymorphism associated with human diurnal preference. Sleep, 21: 569–76, 1998.

Knauth P, Hornberger S. Preventive and compensatory measures for shift workers. Occupational Medicine, 53: 109–16, 2003.

Knauth P, Rutenfranz J. Development of criteria for the design of shiftwork systems. Journal of Human Ergology, 11: 337-67, 1982.

Knauth P. Extended work periods. Industrial Health, 45: 125–36, 2007.

Knutsson A, Boggild H. Gastrointestinal disorders among shift workers. Scandinavian Journal of Work Environment & Health, 36: 85–95, 2010.

Knutsson A. Shift work and coronary heart disease. Scandinavian Journal of Social Medicine, 44: 1-36, 1989.

Kogi K. International research needs for improving sleep and health of workers. Industrial Health, 43: 71-9, 2005.

Kogi K. Joint change in working schedules and job content: trends towards greater flexibility. Jounal of Science of Labour, 76: 21-8, 2000.

Kolstad HA. Nightshift work and risk of breast cancer and other cancers: a critical review of the epidemiologic evidence. Scandinavian Journal of Work Environment & Health, 34(1): 5-22, 2008.

Kristensen, TS. 1989. Cardiovascular diseases and the work environment. A critical review of the epidemiologic literature on nonchemical factors. Scandinavian Journal of Work Environment & Health, 15: 165-79, 1989.

Landsbergis PA. The changing organization of work and the safety and health of working people: a commentary. Journal of Occupational Environmental Medicine, 45(1): 61-72, 2003.

Lee CC. Tumor suppression by the mammalian period genes. Cancer Causes Control, 17(4): 525-30, 2006.

Lemos LC, Marqueze EC, Sachi F, Lorenzi-Filho G, Moreno CRC. Síndrome da apneia obstrutiva do sono em motoristas de caminhão. Jornal Brasileiro de Pneumologia, 35(6): 500-6, 2009.

Lennernäs MA, Hambraeus L, Akerstedt T. Nutrition and shiftwork: the use of meal classification as a new tool for qualitative/quantitative evaluation of dietary intake in shiftworkers. Ergonomics, 36(1-3): 247-54, 1993.

Lillqvist O, Härmä M, Gärtner J. Improving 5-crew shift. Newsletter of the Finnish Institute of Occupational Health, (Special issue Ergonomics, Work time arrangements), 12-15, 1997.

Lowden A, Åkerstedt T, Wibom R. Suppression of sleepiness and melatonin by bright light exposure during breaks in night work. Journal of Sleep Research, 13: 37–43, 2004.

Lowden A, Åkerstedt T. Assessment of a new dynamic light regimen in a nuclear power control room without windows on quickly rotating shiftworkers—effects on health, wakefulness, and circadian alignment: A pilot study. Chronobiology International, 29(5): 641-49, 2012.

Lowden A, Moreno C, Holmbäck U, Lennernäs M, Tucker P. Eating and shift work - effects on habits, metabolism and performance. Scandinavian Journal of Work Environment & Health, 36(2): 150-62, 2010.

Maasen A. The family life of shiftworkers and the school career of their children. In the effects of shiftwork on health, social and family life Dublin: European Foundation for the Improvement of Living and Working Conditions. 1981.

Mancini MC, Halpern A. Síndrome da apneia obstrutiva do sono e obesidade / Obstructive sleep apnea syndrome and obesity. Revista Brasileira de Clinica Terapêutica, 23(2): 43-7, 1997.

Marques M, Golombek D, Moreno CRC. Adaptação temporal. In: Marques N & Menna-Barreto L (orgs). Cronobiologia: princípios e aplicações. São Paulo: EDUSP/Editora Fiocruz; 1997, p. 45-84.

Marvelde PD, Jansen B. Social and family life as important criteria in the construction of shift systems. Contribution to the Bulletin of European Shiftwork Topics, social and family factors in shift design. European Foundation for the Improvement of Living and Working Conditions, Dublin. 1991.

Matsumoto K, Matsui T, Kawamori M, Kogi K. Effects of nightime naps on sleep patterns of shiftworkers. Journal of Human Ergology, 11: 279-89, 1982.

Maurice M. Shiftwork. Economic advantages and social costs. Geneva: International Labour Office, 1975.

McDonald AD, McDonald JC, Armstrong B, Cherry NM, Côté R, Lavoie J, Nolin AD, Robert D. Fetal death and work in pregnancy. British Journal of Industrial Medicine, 45(3): 148-57, 1988.

Mead MN. Shift work-cancer debate goes on. Environmental Health Perspectives, 115(11): A535, 2007.

Menna-Barreto L, Wey D. Ontogênese do sistema de temporização – a construção e as reformas dos ritmos biológicos ao longo da vida humana. Psicologia USP, 18(2): 133-53, 2007.

Monk TH Subjective ratings of sleepiness. The underlying circadian mechanisms. Sleep, 10: 343-53, 1987.

Monk TH, Folkard S. Making shiftwork tolerable. London: Taylor & Francis, 1992, p. 94.

Monk TH, Leng VC, Folkard S, Weitzman ED. Circadian rhythms in subjective alertness and core body temperature. Chronobiologia, 10: 49-55, 1983.

Monteiro MI, Chillida MSP, Moreno LC. Work ability among nursing personnel in public hospitals and health centers in Campinas - Brazil. Work (Reading, MA), p. 316-19, 2012.

Moore-Ede MC. The twenty-four-hour society: understanding human limits in a word that never stops. Massachusetts: Addison-Wesley, 1993.

Moreno CRC. Critérios cronobiológicos na adaptação ao trabalho em turnos alternantes: validação de um instrumento de medida [dissertação de mestrado]. São Paulo: Faculdade de Saúde Pública da USP, 1993.

Moreno CRC, Carvalho FA, Lorenzi C, Matuzaki LS, Prezotti S, Bighetti P, Louzada FM, Lorenzi-Filho G. High risk for obstructive sleep apnea in truck drivers estimated by the Berlin questionnaire: prevalence and associated factors. Chronobiology International, 21(6): 871-9, 2004.

Moreno RCC, Pasqua I, Cristofoletti F. Turnos irregulares e sua influência nos hábitos alimentares e de sono: O caso dos motoristas de caminhão. Revista da Assocoação Brasileira de Medicina do Tráfego, 36: 17-24, 2001.

Morikawa Y, Nakagawa H, Miura K, Soyama Y, Ishizaki M, Kido T, Naruse Y, Suwazono Y, Nogawa K. Effect of shift work on body mass index and metabolic parameters. Scandinavian Journal of Work Environment & Health, 33(1): 45-50, 2007.

Mott, P.E., Mann, F.C., McLoughlin, Q. e Warwick, D.P., 1965. Shift-work: the social, psychological and physical consequences. University of Michigan Press, Ann Arbor.

Mozurkewich EL, Luke B, Avni M, Wolf FM. Working conditions and adverse pregnancy outcome: a meta-analysis. Obstetrics & Gynecology, 95(4): 623-35, 2000.

Nachreiner F. Individual and social determinants of shiftwork tolerance. Scandinavian. Journal of Work Environment and Health, 24(3): 35-42, 1998.

Nachreiner F, Baer K, Diekmann A, Ernst G. Some new approaches in the analysis of the interference of shift work with social life. In: Wedderburn A, Smith P. (Eds). Psyhocological approaches to night and shift work. Edinburgh: Heriot-Watt University, 1984. p.1-33.

Naitoh P, Englund CE, Ryman D. Restorative power of naps in designing continuous work schedules. Journal of Human Ergology, 11: 259-78, 1982.

Nätti J, Anttila T, Oinas T, Mustosmäki A. Night work and mortality: prospective study among Finnish employees over the time span 1984 to 2008. Chronobiology International, 29(5): 601-9, 2012.

Newey CA, Hood BM. Determinants of shift-work adjustment for nursing staff: the critical experience of partners. Journal of Professional Nursing, 20(3): 187-95, 2004.

Nurminen T. Shift work and reproductive health. Scandinavian Jounal of Work Environment & Health, 24(3):28-34, 1998.

Oberlinner C, Ott MG, Nasterlack M, Yong M, Messerer P, Zober A, Lang S. Medical program for shift workers – impacts on chronic disease and mortality outcomes. Scandinavian Journal of Work Environment & Health, 35(4): 309–18, 2009.

Organização Internacional do Trabalho (OIT). Convenção nº 171 – Convenção relativa ao trabalho nocturno. Adotada em Genebra na 77ª Conferência Geral da Organização Internacional do Trabalho, em 26 de junho de 1990.

Organização Internacional do Trabalho (OIT). Duração do Trabalho em Todo o Mundo: Tendências de jornadas de trabalho, legislação e políticas numa perspectiva global comparada / Sangheon Lee, Deirdre McCann e Jon C. Messenger; Secretaria Internacional de Trabalho. – Brasília: OIT, 2009.

Pallesen S, Bjorvatn B, Magerøy N, Saksvik IB, Waage S, Moen BE. Measures to counteract the negative effects of night work. Scandinavian Journal of Work Environment & Health, 36(2):109–20, 2010.

Pedrazzoli M, Louzada FM, Pereira DS, Benedito-Silva AA, Lopez AR, Martynhak BJ, Korczak AL,Koike Bdel V, Barbosa AA, D'Almeida V, Tufik S. Clock polymorphism and circadian rhythm phenotypes of the Brazilian population. Chronobiology International, 24: 1–8, 2007.

Pesch B, Harth V, Rabstein S, Baisch C, Schiffermann M, Pallapies D, Bonberg N, Heinze E, Spickenheuer A, Justenhoven C, Brauch H, Hamann U, Ko Y, Straif K, Brüning T. Night work and breast cancer - results from the German GENICA study. Scandinavian Journal of Work Environment & Health, 36(2): 134-41, 2010.

Pietroiusti A, Forlini A, Magrini A, Galante A, Coppeta L, Gemma G, Romeo E, Bergamaschi A. Shift work increases the frequency of duodenal ulcer in H pylori infected workers. Occupational and Environmental Medicine, 63(11): 773-5, 2006.

Pietroiusti A, Neri A, Somma G, Coppeta L, Iavicoli I, Bergamaschi A, Magrini A. Incidence of metabolic syndrome among night-shift healthcare workers. Occupational Environmental Medicine, 67(1): 54-7, 2010.

Pisarski A, Brook C, Bohle P, Gallois C, Watson B, Winch S. Extending a model of shift-work tolerance. Chronobiology International, 23(6): 1363-77, 2006.

Presser HB. Toward a 24-hour economy. Science, 284: 1778-9, 1999.

Pronk A, Ji BT, Shu XO, Xue S, Yang G, Li HL, Rothman N, Gao YT, Zheng W, Chow WH. Night-shift work and breast cancer risk in a cohort of Chinese women. American Journal of Epidemiology, 171(9): 953-9, 2010.

Puttonen S, Härmä M, Hublin C. Shift work and cardiovascular disease - pathways from circadian stress to morbidity. Scandinavian Journal of Work Environmental & Health, 36(2): 96-108, 2010.

Ramazzini B. As doenças dos trabalhadores. Tradução de Raimundo Estrela. São Paulo: Ministério do Trabalho, Fundacentro, 1985.

Robilliard DL, Archer SN, Arendt J, Lockley SW, Hack LM, English J, Leger D, Smits MG, Williams A, Skene DJ, Von Schantz M. The 3111 Clock gene polymorphism is not associated with sleep and circadian rhythmicity in phenotypically characterized human subjects. Journal of Sleep Research, 11: 305–312, 2002.

Rosa RR, Bonnet MH, Bootzin RR, Eastman CI, Monk TH, Penn PE, Tepas DI, Walsh JK. Intervention factors for promoting adjustment to nightwork and shiftwork. In: Scott AJ, ed. Occupational Medicine: Shiftwork, State of the Art Reviews. Philadelphia: Hanley & Belfus, 5: 391-414, 1990.

Rotenberg L, Portela LF, Marcondes WB, Moreno CRC, Nascimento CP. Gênero e trabalho noturno: sono, cotidiano e vivências de quem troca o dia pela noite. Cadernos de Saúde Pública, 17(3): 639-49, 2001.

Rotenberg L, Portela LF, Soares RES, Gomes-Silva P, Ribeiro-Silva F, Pessanha J, Benedito-Silva AA, Carvalho FA. Sleep during the night shift and complaints on sleep and fatigue among nurses personnel at two Brazilian public hospitals. Shiftwork International Newsletter, 20(2): 159, 2003.

Rotenberg L, Griep RH, Fischer FM, Fonseca MJM; Landsbergis P. Working at night and work ability among nursing personnel: when precarious employment makes the difference. International Archives of Occupational and Environmental Health, 82: 877-85, 2009.

Rotenberg L, Portela LF, Banks B, Griep RH, Fischer FM, Landsbergis P. A gender approach to work ability and its relationship to professional and domestic work hours among nursing personnel. Applied Ergonomics, 39: 646-52, 2008.

Rotenberg L, Griep RH, Pessanha J, Gomes L, Portela LF, Fonseca MJM. Housework and recovery from work among nursing teams: a gender view. New Solutions, 20: 497-510, 2010.

Rutenfranz J. Occupational health measures for night and shiftworkers. Journal of Human Ergology, 11: 67-86, 1982.

Rutenfranz J, Haider M, Koller M. Occupational health measures for nightworkers and shiftworkers. In: Folkard S, Monk TH, eds. Hours of work. Temporal factors in work-scheduling. Chichester: John Wiley & Sons, 1985. p.199-210, 1985.

Schernhammer ES, Kroenke CH, Laden F, Hankinson SE. Night work and risk of breast cancer. Epidemiology, 17(1): 108-11, 2006.

Schernhammer ES, Laden F, Speizer FE, Willett WC, Hunter DJ, Kawachi I, Fuchs CS, Colditz GA. Night-shift work and risk of colorectal cancer in the nurses' health study. Journal of the National Cancer Institute, 95(11): 825-8, 2003.

Scherrer J. Man's work and circadian rhythms through the ages. In: Reinberg A, Vieux N, Andlauer P (eds). Night and shift work .Biological and social aspects. Advances in the Biosciences, 30. Oxford: Pergamon Press, 1981.

Scott AJ, Ladou J. Shiftwork effects on sleep and health with recommendations for medical surveillance and screening .In: Scott AJ (eds). Occupational Medicine: state of art reviews. Shiftwork. Philadelphia: Hanley & Belfus, 5: 273-99, 1990.

Shapiro CM, Heslegrave RJ, Beyers J, Picard L. Working the shift. A self-health guide for shiftworkers and their families. Toronto: JoliJoco Publications, 1997.

Shen J, Dicker B: The impacts of shiftwork on employees. International Journal of Human Resource Management, 19: 392-405, 2008.

Silva AA, Rotenberg L, Fischer FM. Jornadas de trabalho na enfermagem: entre necessidades individuais e condições de trabalho. Revista de Saúde Pública, 45: 1117-26, 2011.

Silva-Costa A, Rotenberg L, Griep RH, Fischer F M. Relationship between sleeping on the night shift and recovery from work among nursing workers – the influence of domestic work. Journal of Advanced Nursing, 67: 972–81, 2011.

Smith L, Folkard S. The perceptions and feelings of shiftworkers' partners. Ergonomics, 36(1-3): 299-305, 1993.

Smolensky MH, Reinberg A. Clinical chronobiology: revelance and applications to the practice of occupational medicine. In: Scott AJ (ed). Occupationai Medicine: Shiftwork- State of the Art Reviews. Philadelphia: Hanley & Belfus, 1990.

Sookoian S, Gemma C, Fernández Gianotti T, Burgueño A, Alvarez A, González CD, Pirola CJ. Effects of rotating shift work on biomarkers of metabolic syndrome and inflammation. Jornal of Internal Medicine, 261(3): 285-92, 2007.

Souza-Lobo E. Experiências de mulheres. Destinos de gênero. Tempo Social - Revista de Sociologia – USP, 1(1): 169-82, 1989.

Stoohs RA, Guilleminault C, Dement WC. Sleep apnea and hypertension in commercial truck drivers. Sleep, 16: 511-14, 1993.

Suwazono Y, Dochi M, Oishi M, Tanaka K, Kobayashi E, Sakata K. Shiftwork and impaired glucose metabolism: a 14-year cohort study on 7104 male workers. Chronobiology International, 26(5): 926-41, 2009.

Szosland D. Shift work and metabolic syndrome, diabetes mellitus and ischaemic heart disease. International Journal of Occupational Medicine & Environmental Health, 8: 1-5, 2010.

Taheri S, Lin L, Austin D, Young T, Mignot E. Short sleep duration is associated with reduced leptin, elevated ghrelin, and increased body mass index. PLoS Medicine, 1(3): 210-15, 2004.

Takeyama H, Kubo T, Itani T. The nighttime nap strategies for improving night shift work in workplace. Industrial Health, 43(1): 24–9, 2005.

Tepas DI, Mahan RP. The many meanings of sleep. Work & Stress, 3: 93-102, 1988.

Tepas DI. Do eating and drinking habits interact with work schedule variables? Work & Stress, 4: 203-11, 1990

Thierney D, Romito P, Messing K. She ate not the bread of idleness: exhaustion is related to domestic and salaried working conditions among 539 Québec hospital workers. Women Health, 16(1): 21-42, 1990.

Thierry H, Jansen B. Potential interventions for compensating shift work incoveniences. In: Reinberg A, Vieux N, Andlauer P, eds. Night and shift work. Biological and medical aspects. Oxford: Pergamon Press, 1981, p. 251-9. (Advances in the Biosciences, 30).

Thomas C, Power C. Shift work and risk factors for cardiovascular disease: a study at age 45 years in the 1958 British birth cohort. European Journal of Epidemiology, 25(5): 305-14, 2010.

Tüchsen F, Jeppesen HJ, Bach E. Employment status, non-daytime work and gastric ulcer in men. International Journal of Epidemiology, 23(2): 365-70, 1994.

União Europeia. Directiva 2003/88/CE do Parlamento Europeu e do Conselho da União Europeia de 4 de Novembro de 2003 relativa a determinados aspectos da organização do tempo de trabalho. Jornal Oficial da União Europeia, 18/11/2003.

Vasconcelos SP, Fischer FM, Reis AA, Moreno CRC. Fatores associados à capacidade para o trabalho e percepção de fadiga em trabalhadores de enfermagem da Amazônia ocidental. Revista Brasileira de Epidemiologia, 14: 688-97, 2011.

Vener KJ, Szabo S, Moore JG The effect of shift work on gastrointestinal (GI) function: a review. Chronobiologia, 16(4): 421-39, 1989.

Vorona RD, Winn MP, Babineau TW, Benjamin P, Feldman HR, Ware JC. Overweight and obese patients in a primary care population report less sleep than patients with a normal body mass index. Archives International Medicine, 165: 25-9, 2005.

Walker J. Social problems of shiftwork. In: Folkard S, Monk TH, eds. Hours of work. Temporal factors in work—scheduling. Chichester: John Wiley & Sons, 1985, p.211-25.

Waterhouse JM, Minors DS Masking and entrainment. In: Hekkens WTJM, Kerkhof GA, Rietveld WJ (eds). Trends in chronobiology. Pergamon, Oxford, 1988. p.163-71.

Webb WB, Friel J. Characteristics of "natural" long and short sleepers: a preliminary report". The Journal of Psychology Research, 27(1): 63-6, 1970.

Wedderburn AAI. Is there a pattern in the value of time off work? In: Reinberg A, Vieux N, Andlauer P. (eds). Night and shift work. Biological and medical aspects. Oxford: Pergamon Press, 1981. (Advances in the Biosciences, 30).

World Health Organization - WHO. Obesity, preventing and managing the global epidemic. Geneva, 1997. (Série de informes técnicos).

Xu X, Ding M, Li B, Christiani DC. Association of rotating shiftwork with preterm births and low birth weight among never smoking women textile workers in China. Occupational and Environmental Medicine, 51(7): 470-4, 1994.

Young T, Peppard PE, Gottlieb DJ. Epidemiology of obstructive sleep apnea. American Journal of Respiratory and Critical Care Medicine, 165: 1217-39, 2002.

A Qualidade do Ar dos Ambientes de Interiores

26

Leila de Souza da Rocha Brickus
William Waissmann
Marisa Moura

- **Histórico**
- **Tipos de poluentes, fontes e efeitos na saúde humana**
  Fatores físicos
  Poluentes químicos
- **Poluentes biológicos**
  Síndrome do Edifício Doente
  Doença relacionada ao prédio
  Sensibilidade química múltipla e sinergismo
  Ambientes ocupacionais não industriais
- **Avaliação da qualidade do ar de interiores**
- **Legislação brasileira**
- **Considerações finais**
- **Referências**

Histórico

A qualidade do ar de interiores (QAI) pode ser definida como a extensão em que este ar afeta a saúde e o bem-estar dos ocupantes em ambientes de interiores. Um ambiente interno saudável é aquele que promove o bem-estar, saúde e conforto de seus ocupantes. Quando tais critérios não são satisfeitos, os ocupantes podem apresentar queixas e sintomas ocasionados por uma qualidade do ar não adequada.

Todos nós passamos boa parte de nossa vida diária em ambientes internos, seja em casa, no trabalho, no transporte, ou mesmo em locais de lazer. Como resultado, a preocupação com a QAI, no Brasil, tem crescido (Brickus et al., 1998a). Em um país com uma diversidade climática tão extensa, como o território brasileiro, fornecer um ambiente apropriado e agradável, dentro dos edifícios, aos seus ocupantes, é a meta de muitos arquitetos, engenheiros, empresários e administradores, uma vez que a impressão geral que os usuários têm de seu ambiente ocupacional afetará, de uma maneira direta, o seu temperamento, saúde e produtividade.

Até a década de 1970, as pessoas e suas atividades eram consideradas como as únicas fontes de poluentes em um ambiente interno. Pessoas e, principalmente, suas atividades ocupacionais, contribuem significativamente com a poluição do ar em tais ambientes: não apenas pela liberação de dióxido de carbono (CO_2) através da respiração, ou de substâncias químicas pela transpiração, mas também pelo transporte de microrganismos (bactérias, fungos, vírus e ácaros). Atividades humanas, como fumar e o desempenho de funções, como pintar, cozinhar e limpar contribuem para a dinâmica de poluição do ar nesse tipo de ambiente (Shuguang et al., 1994; Thiebaud et al., 1994).

A partir de medos da década de 1970, com o surgimento do movimento mundial de conservação de energia desencadeado pela crise de petróleo que impôs a necessidade de economizar petróleo e seus derivados como consequência da elevação dos preços internacionais deste insumo, a economia de energia passou a ser prioritária, e isso trouxe, como principal consequência, uma redução gradativa das taxas de renovação do ar interior em prédios climatizados, com o intuito de melhorar a eficiência energética. Simultaneamente, os prédios foram projetados com uma arquitetura visando uma vedação térmica mais eficiente, surgindo os chamados "prédios selados", ou enclausurados, que reduziram ao mínimo as perdas energéticas devidas a infiltrações de ar pela estrutura do prédio.

Concomitantemente, houve um aumento contínuo e gradual na diversidade de produtos industrializados disponível no mercado consumidor, para forração, acabamento e mobiliário, a maioria derivados da indústria petroquímica e contendo substâncias químicas passíveis de serem liberadas e dispersas no ar de ambientes de interiores (Brickus e Aquino Neto, 1999). Esses materiais, na maioria dos casos, foram desenvolvidos sem uma preocupação com suas emissões e subsequente impacto na saúde humana. Atualmente, sabe-se que um dos fatores do deterioramento da QAI é devido a essa emissão de substâncias químicas, principalmente compostos orgânicos voláteis (COVs), presentes na composição de materiais de construção, limpeza e mobiliário. Por sua vez, a diminuição da taxa de renovação do ar e melhor vedação dos prédios, junto com a introdução de materiais de acabamento e imobiliário industrializados, com superfícies muitas vezes porosas ou de limpeza difícil, ocasionando retenção de poeira e outros resíduos orgânicos, proporcionou um ambiente propício para a multiplicação biológica, tais como ácaros domésticos, fungos e bactérias, em ambientes de interiores.

Como era de se esperar, a combinação desses três fatores – a diminuição da taxa de renovação do ar interno em ambientes ventilados mecanicamente e melhor vedação dos prédios (fator físico); a presença de materiais industrializados com alta emissão de substâncias voláteis (fator químico), aliadas a um ambiente propício para proliferação biológica (fator biológico) –, pode ocasionar, via de regra, um crescente acúmulo de poluentes nestes ambientes, compatíveis com o aumento de vários sintomas respiratórios e alérgicos observados, indicando uma QAI não satisfatória em um determinado ambiente.

A QAI tornou-se um tema de pesquisa importante na área de Saúde Pública nos últimos 30 anos. Esse interesse ocorreu, inicialmente, devido ao aumento de queixas dos ocupantes de prédios relacionadas à qualidade de ar em ambientes internos, nos países desenvolvidos principalmente em edifícios de microclima artificial, no início da década de 1980. Essas queixas geraram estudos que foram conduzidos em diferentes países e períodos, indicando que o ar, dentro de escritórios e outros ambientes de interiores, pode estar mais poluído do que o ar externo, nas grandes cidades industrializadas. Esses estudos têm sido realizados principalmente na Europa e nos Estados Unidos. Contudo, a simples comparação desses estudos com a realidade brasileira não é recomendável. No Brasil, diferenças relacionadas a fatores climáticos, socioeconômicos, culturais, geográficos e habitacionais são bastante evidentes. Por exemplo, os países desenvolvidos, situados no hemisfério norte, apresentam um clima temperado, ao passo que o Brasil possui um clima predominantemente tropical e subtropical. Somente esta diferença climática acarretará uma variação considerável na dinâmica dos poluentes atmosféricos nesses dois sistemas. Como todos passamos boa parte de nossa vida diária em ambientes de interiores, seja em casa, no trabalho, no transporte, ou mesmo em locais de lazer, a preocupação com concentrações de contaminantes no ar e a qualidade dos ambientes internos justifica mais pesquisas nessa área no Brasil (Brickus et al., 2001).

O meio ambiente interno envolve a combinação de vários fatores complexos que estão constantemente sofrendo alterações. Logo, a avaliação e a remediação dos problemas relacionados à QAI requerem um entendimento das fontes de emissão, da ventilação do prédio e das salas, além dos processos que afetam o transporte e o destino dos contaminantes. Juntos, esses processos determinam as concentrações finais dos contaminantes que, após serem detectados e quantificados, possibilitam a avaliação da QAI.

▶ Tipos de poluentes, fontes e efeitos na saúde humana

O meio-ambiente de um local fechado é complexo. A rigor, podem-se dividir os tipos de poluentes de ambientes de interiores em poluentes físicos, químicos e biológicos. Os poluentes físicos típicos são associados a desajustes em fatores físicos, tais como temperatura, umidade, luminosidade, ruído e até ergonométricos, assim como a própria estrutura do prédio e o tipo de ventilação utilizado, isto é, natural ou mecânica. Os poluentes químicos podem ser classificados em: materiais particulados, aerossóis, vapores e gases, podendo estes ser orgânicos e inorgânicos. Finalmente, os poluentes biológicos mais comumentes presentes em ambientes de interiores são os fungos, bactérias e ácaros domésticos, e as substâncias orgânicas associadas a esses agentes biológicos, tais como endotoxinas, micotoxinas e substâncias alergênicas. Dependendo da dinâmica de um determinado ambiente de interiores, um ou mais componentes destes poluentes pode estar presente, em níveis que podem causar efeitos adversos à saúde dos ocupantes (Brickus et al., 2001).

A densidade de ocupação, assim como a quantidade dos equipamentos e os tipos de revestimento e acabamento com materiais sintéticos (tintas, vernizes, carpetes, aglomerantes, entre outros) afetam de maneira significativa a taxa de emissão de poluentes em ambientes de interiores. Os ocupantes são, portanto, os receptores e interagem com uma ampla variedade de agentes físicos, químicos e biológicos, sem, na maioria das vezes, ter consciência de sua presença. Deve-se salientar que, com o aumento gradual do tempo que as pessoas permanecem em espaços interiores – tempo esse distribuído entre o local de trabalho, habitação, meios de transporte, atividades educacionais, culturais e de lazer –, aumenta consequentemente a exposição em ambientes de interiores (Hodgson, 2002). De uma maneira geral, as pessoas que permanecem mais tempo em ambientes de interiores são aquelas mais suscetíveis a apresentar problemas de saúde. Tais grupos incluem as crianças, os idosos, mulheres grávidas e os ocupantes que possuem deficiências ocasionadas por doenças crônicas, especialmente as respiratórias e cardiovasculares. Eles provavelmente apresentam sintomas sob níveis mais baixos de poluentes do que o resto da população. Além disso, sabe-se que cada indivíduo reage diferentemente em relação a cada poluente usualmente encontrado no ar interno.

As fontes emissoras de poluentes que podem afetar a QAI de um edifício são múltiplas e diversas, e incluem materiais de construção, acabamento e de escritórios, atividades ocupacionais e o próprio ocupante. Carpetes, móveis, roupas, tapetes etc., não somente liberam fibras, formaldeído e outras substâncias químicas, como fornecem ambiente propício para a proliferação de agentes biológicos, tais como bactérias, fungos e ácaros. Simples processos de limpeza, como varrer, aspirar a vácuo (sem filtro HEPA) e espanar a poeira, normalmente removem as partículas grandes, contudo, frequentemente aumentam, por ressuspensão, a concentração de partículas menores no ar (Brickus e Aquino Neto, 1999). Portanto, a presença de diversas fontes de emissão, somadas às diferenças nos processos de transporte e destino dos contaminantes, determinará a dinâmica destes poluentes em tais ambientes.

Com o aumento das emissões de poluentes no ambiente de interiores, existe uma maior incidência de efeitos dispersos e incomodativos, os chamados mal estares, como, por exemplo, a irritação nas vias respiratórias, das mucosas, da pele, dos olhos, mas que não se revelam numa doença sintomática. Problemas na saúde causados por poluentes no ar interno podem ser sentidos logo após a exposição, ou, possivelmente, anos mais tarde (Brickus et al., 2001). De maneira geral, os efeitos na saúde causados pela exposição a esses poluentes podem ser classificados como efeitos imediatos e/ou de curto prazo e efeitos tardios e/ou de médio/longo prazo.

Efeitos imediatos e/ou de curto prazo

Esses efeitos podem ocorrer após uma única exposição, ou após exposições múltiplas em um curto intervalo de tempo. Esses efeitos incluem sintomas como: irritação nos olhos, nariz e garganta, percepção de odores desagradáveis, dor de cabeça, tontura e fadiga. A probabilidade da ocorrência de reações imediatas devidas à presença de poluentes no ar interno depende de vários fatores, dentre os quais a idade e as condições médicas preexistentes. Sabe-se que a sensibilidade do ser humano a um determinado poluente varia muito de indivíduo para indivíduo. Alguns contaminantes biológicos presentes no ar de interiores provocam reações alérgicas imediatas, incluindo rinite alérgica, e alguns tipos de asma, enquanto outros provocam doenças infecciosas (algumas graves), tais como tuberculose, catapora, meningite e conjuntivite. Com relação a contaminantes químicos, a aplicação inadequada de biocida e inseticida em ambientes de interiores, e a geração de elevados níveis de monóxido de carbono (CO) devido à presença de fonte de combustão desajustada, estão associados a sintomas adversos na saúde, com efeitos imediatos e/ou de curto prazo. No caso do CO, dependendo da concentração da exposição, esta pode ser até fatal.

Efeitos tardios e/ou de médio/longo prazo

Esses efeitos podem manifestar-se depois de períodos prolongados ou repetitivos de exposição, ou mesmo, anos. Tais efeitos, que incluem algumas doenças respiratórias, doenças no coração e câncer, podem ser debilitantes, ou mesmo fatais. Reações alérgicas podem aparecer após exposição repetitiva a um agente biológico ou químico específico. Estas podem ocorrer imediatamente após reexposição ou após exposição múltipla. Como resultado, pessoas que apresentavam reações alérgicas brandas, ou mesmo nenhuma reação, com o passar do tempo descobrem que se tornaram sensíveis a um determinado tipo de alérgeno. Alguns contaminantes químicos são considerados agentes carcinogênicos, entre eles o gás radônio, benzeno, benzo(a)pireno, formaldeído, e as fibras de amianto, enquanto que partículas desde tamanho ultrafino (também denominados nanopartículas) a tamanho micro (respiráveis) podem ocasionar, entre outras, doenças respiratórias e cardiovasculares.

Enquanto poluentes comumente encontrados no ar de interiores são responsabilizados por vários efeitos à saúde, existem ainda incertezas relacionadas à concentração e/ou período de exposição necessários para produzir estes problemas. Portanto, é imprescindível a melhoria da qualidade do ar em ambientes internos, mesmo quando sintomas adversos não sejam observados.

Fatores físicos

Ventilação

A ventilação é um dos principais fatores que contribuem para a qualidade do ar de interiores. Sabe-se que a ventilação é necessária para remover os poluentes gerados no ar ou diluir sua concentração para níveis aceitáveis (Seppänen e Fisk, 2004). Portanto, baixas taxas de ventilação ocasionam um aumento dos níveis de CO_2, assim como das concentrações de poluentes emitidos, pelas diversas fontes, para o ar de interiores, que estão associados com a saúde e a percepção da qualidade do ar pelos ocupantes (Seppänen, et al., 1999).

A ventilação, em ambientes de interiores, pode ser natural ou mecânica. A ventilação natural regula o clima interno de um ambiente de interiores por meio da troca de ar, controlada pelas aberturas existentes na estrutura do prédio. Esse tipo de ventilação, quando bem dimensionada, proporciona uma circulação de ar adequada, contribuindo com a diminuição do gradiente térmico, assim como com a renovação do ar interno (remoção dos poluentes), resultando em uma melhor qualidade do ar (Trindade et al., 2010).

A efetividade da ventilação natural está relacionada às aberturas existentes para a passagem de ar, assim como aos números, tamanhos, tipos e posições dessas aberturas, alinhadas com as forças motrizes naturais representadas pelo gradiente de temperatura e força do vento. As forças motrizes naturais geram o chamado efeito chaminé, que tem sua origem na diferença de temperatura entre o ar interno do ambiente de interiores e o ar externo, e nas diferenças de pressão ocasionadas pela ocorrência de vento (Li e Delsante, 2003; Neves e Roriz, 2012).

Em ventilação natural, a velocidade e eficácia da circulação do ar interior e as temperaturas superficiais internas são variáveis que podem ser manipuladas por meio de um *design* arquitetônico bem dimensionado, como por exemplo, o cuidado com a orientação e forma do prédio; o planejamento de espaços que facilitem a circulação do ar no interior da edificação, assim como a atenção às condições climáticas de uma determinada região geográfica. A ventilação natural permite a redução significativa do custo energético da edificação e um ambiente com conforto térmico agradável, que é uma condição importante para um bom rendimento das atividades executadas pelos ocupantes.

Em ambientes climatizados artificialmente, o conhecimento de engenharia de ar condicionado é sempre muito útil. Idealmente, esses sistemas são projetados para fornecer ar com temperatura e umidade adequadas, livre de concentrações perigosas de poluentes. A taxa de ventilação tem sido associada com o desempenho do trabalho em ambientes de escritório e desempenho acadêmico de crianças em idade escolar (Seppänen et al., Lei, 2005; Schaughnessy et al., 2006).

De maneira geral, em um sistema de ar condicionado central, várias salas são servidas por uma mesma máquina *(fan-coil)* e nem sempre, por ocasião do projeto, as atividades exercidas nestas salas serão as mesmas, o que poderá ocasionar a geração/emissão de diferentes tipos de contaminantes. Outro fator complicador é o rearranjo de ambientes com divisórias, sem levar em consideração os diferentes pontos de captação do retorno de ar para cada *fan-coil*. Portanto, o dimensionamento e a implementação de sistemas de ventilação em edifícios deveriam levar em conta as fontes de poluição, de forma a procederem à eliminação, para o exterior, das substâncias poluentes – preferencialmente junto da sua fonte –, evitando, assim, a contaminação do ar interior. Portanto, em locais que possuem atividades com fontes de emissões caracterizadas, tais como salas de fotocópias e impressão, deve-se providenciar uma sistema de exaustão separado, para evitar a circulação deste ar contaminado em todo o edifício. Entradas de ar localizadas no nível do terreno, ou próximas ao tráfego ou outras fontes emissoras, podem captar e espalhar os poluentes por todo o edifício, por meio do sistema de ventilação.

Outro aspecto que deve ser levado em conta é que, geralmente, o período em que um sistema de ventilação se encontra operacional está diretamente relacionado ao período de ocupação do prédio. Já está bem estabelecido que, durante o período em que o sistema de ventilação encontra-se desligado, há um acúmulo gradual dos níveis de poluente emitidos no ar, devido à falta de renovação desse elemento. Logo após ligar-se o sistema, este ar estagnado possui níveis elevados de poluentes, que podem afetar os ocupantes. Para evitar essa situação, o ideal é ligá-lo algumas horas antes que os ocupantes cheguem para suas atividades, e desligá-lo somente depois que eles forem embora.

Finalmente, a manutenção e limpeza de sistema de ventilação mecânica são cruciais para o fornecimento de um ar de boa qualidade aos ocupantes de um determinado edifício. Os filtros devem ser periodicamente inspecionados, e trocados quando necessário. As bandejas de condensação devem ser limpas periodicamente, para evitar a proliferação de agentes biológicos. A Portaria 3.523/98, do Ministério da Saúde (Brasil, 1998), estabeleceu um regulamento técnico relativo a procedimentos de limpeza em sistemas de refrigeração de capacidade superior a 60.000 BTU/H (unidade térmica britânica por hora) e de uso coletivo. Essa portaria estabeleceu que o valor máximo de referência (VMR) de operação da Velocidade do Ar, no nível de 1,5 m do piso na região de influência da distribuição do ar, é de menos 0,25 m/s.

Temperatura

De um ponto de vista geral, uma pessoa está termicamente confortável quando não sente nem calor nem frio. Em face das diferenças entre indivíduos, é impossível especificar condições de conforto que satisfaçam a todos os ocupantes de um mesmo edifício simultaneamente. Haverá sempre uma percentagem de ocupantes insatisfeitos.

Temperatura adequada é um requisito básico para ambientes de interiores. O conforto térmico resulta das trocas de calor existentes entre o corpo humano e o ambiente. Uma das exigências para o bem-estar e o conforto é manter o equilíbrio térmico entre o corpo humano e o meio ambiente. Isso implica conservar a temperatura interior do corpo à temperatura aproximada de 37ºC, independentemente das variações das condições ambientais. Uma forma simplificada de especificar as condições ambientes satisfatórias recorre apenas à temperatura do ar. A Resolução RE Nº 9, da Agência Nacional de Vigilância Sanitária - ANVISA (Brasil, 2003) estabelece as temperaturas de referência para ambientes climatizados mecanicamente, entre 23°C e 26°C para a estação do verão, enquanto que, para a estação de inverno, as temperaturas de referência entre 20 a 22°C.

Temperaturas interiores extremas são um sério risco à saúde (Healy, 2003), pois temperaturas muito altas ou baixas são percebidas como desconfortáveis e desagradáveis. Temperatura muito alta, por exemplo, agrava os efeitos da umidade inadequada (Reinikainen e Jaakkola, 2001; 2003). Em edifícios residenciais, os ocupantes possuem melhores opções para ajustarem a temperatura do ambiente, quer seja através da alteração da atividade metabólica, quer seja através da mudança do tipo de vestuário. A possibilidade de adaptação permite obter temperaturas de conforto mais elevadas, dispensando, assim, o recurso da ventilação mecânica.

Umidade

A umidade é uma dos principais fatores que, potencialmente, ocasionam efeitos na saúde humana (Arundel *et al.*, 1986). Muitos dos agentes biológicos que causam patologias em ambiente de interiores necessitam de umidade para proliferação e sobrevivência. A umidade excessiva, por meio dos fenômenos de condensação, pode ocasionar a degradação dos componentes/estruturas de construção e mobiliário de um determinal local fechado. Frequentemente, as condensações, em ambientes de interiores, podem ser resultado da utilização inadequada do ambiente pelo ocupante, defeito de construção do prédio, ou mesmo, erro no *design* da construção. Acidentes envolvendo água, tais como vazamentos, infiltrações devidas à quebra de telhados e canos, são comuns nestes ambientes e, se não resolvidos de uma maneira hábil, poderão acarretar um acréscimo na umidade do ambiente, além de favorecerem ambiente para proliferação indesejável de agentes biológicos, principalmente bactéria e fungos, muitos podendo ser patogênicos.

A umidade relativa do ar de interiores pode influenciar, direta ou indiretamente, a atividade dos ocupantes. Umidade muito baixa resulta no aumento dos sintomas de pele (rachadura, secura); irritação nos olhos e ressecamento nasal (Reinikainen e Jaakkola, 2003, Wolkoff *et al.*, 2006), ou desconforto no contato com alguns materiais, devido à geração de eletricidade estática. Excesso de umidade pode também originar desconforto (inibe a transpiração através da pele), assim como possibilitar a condensação de água nas superfícies frias, causando danos e problemas de proliferação de agentes biológicos, tais como mofo e ácaros, causadores de alergias, irritações e, em casos mais graves, asma. Valores de umidade relativa entre 30 a 70% são considerados adequados.

A resolução RE Nº 9, da ANVISA (Brasil, 2003) estabelece a faixa recomendável de umidade relativa de referência, para ambientes climatizados mecanicamente, entre 40% a 65% para a estação de verão, enquanto que para a estação de inverno a faixa fica entre 35% a 65%.

Luminosidade

Idealmente, a iluminação em ambientes de interiores tem o objetivo de atender à necessidade dos ocupantes, de serem expostos a uma luz com tonalidade e intensidade adequada para a função desempenhada, assim como oferecer um ambiente agradável, que proporcione um bem-estar ambiental (Figueró, 2008; Martau, 2009). Logo, um bom sistema de iluminação deve assegurar níveis de iluminação que mantenham o conforto visual, garantindo o contraste adequado à tarefa a ser realizada e o controle dos ofuscamentos.

A iluminação natural bem dimensionada em ambientes de interiores promove o conforto psicológico, pois proporciona uma melhor integração com o ambiente no qual os usuários estão inseridos. Torna o ambiente agradável, o que melhora o bem-estar e a produtivade do ocupante, assim como desempenha um papel importante na economia energética do prédio. A iluminação artificial deve ser utilizada quando a luz natural é insuficiente ou impossível de utilizar.

A eficiência dos sistemas de iluminação artificial está associada, basicamente, às características técnicas, à eficiência e ao rendimento de um conjunto de elementos, dentre os quais se destacam: escolha do tipo adequado de lâmpadas e luminárias; reatores; circuitos e controle de distribuição, que consiste em uma localização adequada de modo a obter uma boa uniformidade e aproveitamento da luz natural, assim como boa orientação do feixe de luz, para que este incida corretamente sobre o plano de trabalho, respeitando as cores das superfícies internas, incluindo mobiliário e paredes (Brondani, 2006). Os problemas de iluminação mais frequentes encontrados em ambiente de interiores, são: iluminação em excesso; falta de aproveitamento da iluminação natural; uso de equipamentos com baixa eficiência luminosa; falta de interruptores; ausência de manutenção (Rodrigues, 2002).

Existem estudos científicos que relacionam o desempenho do sistema de iluminação com o rendimento do trabalhador no seu local de trabalho (Van Bommel, 2004). Está bem estabelecido que uma iluminação adequada, além de diminuir a possibilidade de erro ou acidente, diminui a fadiga e exerce uma boa influência sobre o ânimo do trabalhador, melhorando o ambiente de trabalho. Portanto, dependendo da forma com que os espaços são iluminados, podem desencadear-se algumas reações emocionais como ânimo, aborrecimento, prazer, tranquilidade e depressão. A avaliação das condições de iluminação de um ambiente é feita com base na iluminância, que é a medida de luz incidente numa superfície por unidade de área (ABNT, 1992).

Para minimizar o consumo de energia, utiliza-se um sistema de controle de iluminação, que tem como objetivo o fornecimento da quantidade correta de luz para um determinado ambiente. Entende-se por controle de iluminação desde os interruptores comuns até os *dimmers*, temporizadores, fotocontroles, sensores de presença e controles automáticos variados (Matsushima *et al.*, 2007).

Outro aspecto que deve ser considerado é a preservação dos materiais encontrados no interior desses ambientes, principalmente em ambientes de preservação de acervos, como bibliotecas e museus. A luz, natural ou artificial, é um tipo de radiação eletromagnética capaz de produzir alterações físico-químicas na estrutura dos materiais usualmente encontrados no ambiente de interiores, induzindo a um processo de envelhecimento acelerado (Luccas e Seripierri, 1994).

Ruído

O controle de ruído é necessário para favorecer um ambiente de interiores livre do estresse de ruídos indesejados e fornecer ambiente tanto para uma conversa agradável e privada, como para as pessoas exercerem atividades que exigem concentração e ambiente silencioso.

Os níveis de ruído no interior do edifício podem adicionar ainda mais estresse aos ocupantes, quer seja um ruído de nível baixo ou alto, constante ou intermitente. Em escritórios, é comum a existência de ruído de nível baixo, assim como a presença do toque estridente de telefones. Este tipo de poluição sonora é generalizado em escritórios que possuem vários funcionários trabalhando na mesma sala.

O ruído do sistema de ar condicionado é, tipicamente, uma das principais fontes de ruído em edifícios. Nos escritórios, o ruído da ventilação mecânica pode causar aborrecimento e problemas de concentração para os trabalhadores (Landstrom, 2004).

Estudos revelaram que as pessoas que referiram aborrecimento com ruído de baixa frequência também relataram sintomas de fadiga, dores de cabeça e irritação, os quais podem levar a uma diminuição do desempenho no trabalho (Landstrom, 2004; Persson, 2001).

Em estudo realizado em uma academia de ginástica em Curitiba, Lacerda *et al.* (2001) descobriram que os níveis de pressão sonora no ambiente de interiores variou entre 73,9 e 94,2 dB (A), e que a maioria das queixas comuns entre os professores foram: zumbido nos ouvidos (24%), sensação de orelhas entupidas (15%) e dificuldade de concentração (15%). Palma *et al.* (2009) observaram valores acima do limite legal (85 dB(A)) em academias de ginástica na cidade do Rio de Janeiro.

Ergonomia

Ergonomia é a aplicação de informações científicas sobre os seres humanos, incorporando elementos de vários assuntos, tais como anatomia, fisiologia, psicologia e *design*, para o desenho de objetos, mobiliários, equipamentos e ambiente para uso humano.

O uso de computador por trabalhadores de escritórios e dos setores terciários está bem estabelecido na sociedade moderna. Este tipo de função ocupacional está associado com um aumento dos Distúrbios Osteomusculares Relacionados ao Trabalho (DORT) de membros superiores, extremidades e pescoço, assuntos dos capítulos 42 e 43 desta edição. Trabalhadores que fazem uso de computador também relatam desconfortos visuais e sintomas tais como fadiga ocular, visão de manchas, ressecamento e dificuldade de focalização (Carayon e Smith, 2000; Burgess-Limerick *et al.*, 2000). Como a utilização dos computadores, mobiliário e outros equipamentos de escritórios torna-se i*m*prescindível o *t*reinamento dos trabalhadores em métodos e técnicas de uso adequado destes equipamentos, assim como a aquisição de móveis e equipamentos com desenho ergométricos são aspectos importantes para favorecer uma melhor qualidade de ambiente de trabalho e, subsequentemente, melhoria da qualidade da saúde do trabalhador (Robertson *et al.*, 2013).

Poluentes químicos

Essas substâncias, dependendo das suas características e de suas concentrações podem ter efeitos sobre o bem-estar dos ocupantes, que vão desde a sensação ligeira de mal-estar até, no limite, originar doenças graves ou mesmo a morte.

Dióxido de carbono

O dióxido de carbono (CO_2) é um gás incolor, inodoro e não inflamável, que é produzido por processos metabólicos dos ocupantes, assim como em processos de combustão completa de materiais orgânicos. As principais fontes internas de CO_2 são a geração desse gás por meio das atividades metabólicas dos seres humanos e animais de estimação, assim como processos de combustão, tais como fogões a gás, aquecedores e outros aparelhos não ventilados que utilizem algum processo de combustão. Quando a fonte mais importante é a ocupação humana, o CO_2 é geralmente utilizado como indicador para o critério sensorial. Este constitui o bioefluente humano mais importante e é proporcional ao metabolismo. As concentrações de CO_2 em edifícios de escritórios variam, tipicamente, de 350 a 2.500 ppm (Seppänen et al., 1999). A Resolução RE No 9, da ANVISA (Brasil, 2003) define o CO2 como indicador de renovação de ar externo, recomendado para conforto e bem-estar, tendo seu valor máximo de referência (VMR) estabelecido em 1.000 ppm. A American Society of Heating, Refrigerating and Air Conditioning Engineers (ASHRAE) - (Sociedade Americana de Engenheiros de Aquecimento, Refrigeração e Ar Condicionado) recomenda que os níveis de CO2 do ar de interiores seja inferior a 700 ppm acima da concentração atmosférica de CO2 (ASHRAE Standard 62-2001).

✓ *Efeitos*

O CO_2 é um gás asfixiante, não sendo classificado como tóxico ou nocivo. Acima de 30.000 ppm, os efeitos da sua presença são dores de cabeça, tontura e náuseas (Jones, 1999). Em níveis de CO_2 acima de 800 ppm, aumentam as queixas quanto à qualidade do ar (Turiel, 1985). Em geral, estes níveis são uma indicação de falta de ar fresco ou de mistura inadequada de ar numa área ocupada. A exposição a níveis elevados de CO_2 pode aumentar a quantidade do gás presente no sangue, o que é referido como hipercapnia ou hipercarbia. Conforme se intensifica a hipercapnia, aumentam os sintomas, que variam de dor de cabeça a inconsciência (CCOHS, 2012).

Monóxido de carbono

O monóxido de carbono (CO) é um gás inodoro, insípido e incolor; é um intermediário no processo de combustão do carbono (orgânico e inorgânico) e é emitido quando este processo ocorre na presença de quantidade insuficiente de oxigênio para garantir uma combustão completa. As principais fontes internas de CO são aquecedores a gás ou a querosene não ventilados, fumaça de cigarro, chaminés e lareiras com vazamentos, aquecedores de água, fogões e quaisquer outros aparelhos em que haja combustão. Exaustões provenientes de veículos automotivos em edifícios-garagens localizados próximos a prédios não devem ser menosprezados, principalmente se esse prédio possui ventilação natural ou se a entrada de captação do ar externo estiver localizada próximo ao edifício-garagem. Devido a sua implicação na saúde humana, o CO é considerado um dos principais poluentes atmosféricos.

✓ *Efeitos*

O principal efeito imediato do CO é sua forte ligação com a hemoglobina do sangue, formando a carboxi-hemoglobina. Como este gás compete com o O_2 pelos sítios ligantes da hemoglobina, o transporte de O_2 para os tecidos é seriamente prejudicado (o CO tem cerca de 200 vezes maior afinidade pela hemoglobina do que o O_2). Assim, a exposição ao CO reduz a habilidade do sangue em transportar oxigênio. O gás é inodoro e os sintomas causados pela exposição ao mesmo são similares àqueles observados em doenças comuns. Isso faz com que frequentemente a pessoa exposta não perceba que está sendo envenenada. Geralmente os efeitos mortais do CO não são notados e os sintomas clássicos aparecem tardiamente. Baker et al. (1988) observaram sintomas de dores de cabeça, letargia, náusea, ou desmaios, em crianças com níveis de carboxiemoglobina entre 2% a 10%, sendo que o nível normal é de 0,6% (Gold, 1992). Segundo Ilano e Raffin (1990), níveis de até 3% podem ser encontrados em não fumantes, podendo ser considerados como limite normal, enquanto níveis entre 10 a 15% podem ser registrados após fumar-se um cigarro.

Óxidos de nitrogênio

Os principais óxidos de nitrogênio (No_x) formados durante processos de combustão são monóxido de nitrogênio (NO) e dióxido de nitrogênio (NO_2), sendo esse último altamente tóxico. As principais fontes internas de NO_x são aquecedores a gás ou a querosene não ventilados, fumaça de tabaco, chaminés e lareiras com vazamentos, aquecedores de água, fogões e quaisquer outros aparelhos em que haja combustão.

✓ *Efeito*

O dióxido de nitrogênio pode irritar a pele e as membranas mucosas dos olhos, nariz e garganta. Dependendo do nível e da duração da exposição, efeitos respiratórios variam de irritação leve a dor no peito, de tosse a respiração ofegante. Além disso, o NO_2 pode aumentar a suscetibilidade a doenças como a bronquite. A parte da população mais sensível à exposição a NO_2 é aquela que envolve pessoas com doenças respiratórias crônicas, tais como bronquite, asma e enfisema (WHO, 1987). Alguns estudos mostram que existe maior prevalência de gripes e resfriados em crianças expostas a baixos níveis de dióxido de nitrogênio. Mesmo baixos níveis de NO_2 podem ter efeito significativo sobre asmáticos enquanto fazem exercícios, uma vez que suas vias respiratórias podem contrair, facilitando a interação com o material inalado. A agência de proteção ambiental americana, EPA (*Environmental Protection Agency*), estipulou o limite anual de 53 ppb de NO_2 para ambientes urbanos (EPA, 1990).

Material particulado

Existem vários mecanismos pelos quais partículas do ar em ambientes internos podem ser produzidas ou tornar-se aéreas (Owen et al., 1992). O atrito entre partes que se movimentam produzirão partículas sólidas; varrer, tirar a poeira, ou limpar utilizando aspiração a vácuo facilita a reentrada de partículas sólidas no ar; umidificadores e vários tipos de *sprays* produzem partículas líquidas (Kumar et al., 2012; Oie et al., 1992). O ato de fumar ou mesmo cozinhar, produz a condensação de aerossóis, tanto sólidos, como líquidos, bem como o simples acionar da descarga de banheiros.

Os diâmetros das partículas determinam seu destino, isto é, se elas se depositarão em superfícies horizontais e verticais, se ficarão suspensas no ar, ou se serão removidas por filtros de ar condicionado ou aspiradores a vácuo. E uma vez inaladas, se serão removidas pelas vias aéreas superiores ou se irão atingir os alvéolos e depositar-se irreversivelmente. A composição química da matéria particulada no ar, em ambientes internos, é altamente variável, constituindo-se de esporos de mofo, amianto, fibras sintéticas, restos de insetos e comida, pólen, aerossóis de produtos de consumo (desodorante, fixador de cabelos) e alérgenos (Whitehead et al., 2011). Portanto, o conhecimento da composição da matéria particulada de um determinado ambiente possibilitará a previsão de efeitos específicos que sejam adversos à saúde.

O termo "matéria particulada total" (MPT) refere-se à matéria total, em fase líquida e/ou sólida no ar, que é coletável. Matéria particulada inalável (MPI) refere-se somente àquelas partículas que são pequenas o bastante para passar pelas vias aéreas superiores e alcançar o pulmão, o que torna o conhecimento do nível de MPI em um determinado ambiente particularmente importante, pois parte do que é inalado pode ser irreversivelmente depositado nas vias respiratórias. Os efeitos toxicológicos de partículas ultrafinas (< 0,1 um *i.e.*, nanopartículas) foram reconhecidos pela Organização Mundial de Saúde (WHO, 2005). Problemas causados por partículas, além daqueles relacionados à saúde, incluem deposição nas superfícies (Nazaroff e Cass, 1991), resultando em chão e janelas sujas, estragos nas máquinas de precisão, acúmulo de sujeira, descoloração de obras de arte em museus etc.

✓ *Efeitos*

Partículas suspensas no ar podem causar irritações nos olhos, nariz, garganta e pulmões, levando a uma maior incidência de sintomas respiratórios, principalmente em pessoas com antecedentes de problemas pulmonares. Certas substâncias adsorvidas no material particulado podem facilitar o aparecimento de cânceres, principalmente no pulmão. Os efeitos sobre a saúde, causados pelas partículas inaladas, são dependentes de muitos fatores, tais como o tamanho da partícula e as substâncias químicas presentes (Owen et al., 1992). Entretanto, níveis elevados de material particulado estão associados com o decréscimo da função pulmonar e com aumento da prevalência de doenças respiratórias (Darquenne, 2012; Schwartz, 1991). Estudos têm mostrado que, mesmo em concentrações relativamente baixas, tem sido observado um aumento de incidência de bronquite aguda em crianças (Amirav e Newhouse, 2012) e outros sintomas respiratórios (Pope et al., 1991). Por exemplo, a exposição a uma concentração de 150 $\mu g/m^3$ de MPI, durante um período de 24 horas, foi positivamente associada a um aumento de 26% no número de pessoas apresentando sintomas respiratórios superiores, e de 217% no uso de medicação usual para asma, quando comparada com o número de casos numa concentração de 50 $\mu g/m^3$. No Brasil, o Conselho Nacional de Meio-Ambiente (CONAMA, 1990) estabeleceu o limite de 80 $\mu g/m^3$ para exposição a material particulado total, enquanto que a EPA apresenta dois limites para MPI. O limite máximo de exposição para MPI10mm é de 50 $\mu g/m^3$, ao passo que para MPI2, 5 mm é de 15 $\mu g/m^3$. A resolução RE No 9, da ANVISA (Brasil, 2003) estipula o mesmo valor estabelecido pelo CONAMA para ambientes de interiores climatizados artificialmente. Um estudo realizado em escritórios no Rio de Janeiro detectou níveis acima do limite estabelecido por ambas as agências brasileiras, tanto no ar do escritório como no ar externo (Brickus et al. 1998a).

Amianto

A fibra de amianto ou asbestos constitui um tipo de material particulado em suspensão no ar (Castro et al., 2003), consistindo de silicatos hidratados de magnésio, ferro, cálcio e sódio. Divide-se em dois grandes grupos: serpentinas (crisotila ou amianto branco) e anfibólios (tremolita, actinolita, antofilita, amosita e crocidolita etc.). Suas propriedades físicas e químicas, tais como alta resistência mecânica, incombustibilidade, baixa condutividade térmica, boa capacidade de isolação térmica e acústica, flexibilidade, possibilitaram a estas fibras um vasto campo de aplicação, destacando-se produtos de cimento amianto (telhas onduladas, placas de revestimento, tubos, caixas d'água), produtos têxteis, isolantes térmicos, produtos de fricção (discos de embreagem, pastilhas e lonas de freio de veículos).

Elevadas concentrações de partículas de asbesto em suspensão no ar podem ocorrer após a manipulação de materiais que o contenham, como, por exemplo, corte e raspagem. Operações de remoção desses materiais, quando mal sucedidas, podem liberar as fibras no ar. É importante ressaltar que, se tais materiais não forem manipulados, permanecendo em repouso, podem oferecer mais baixo risco de exposição aos usuários.

✓ *Efeitos*

É considerada uma substância de comprovado potencial carcinogênico em quaisquer das suas formas ou em qualquer estágio de produção, transformação e uso. De acordo com a OMS, a crisotila está relacionada a diversas formas de doença pulmonar (asbestose, câncer pulmonar e mesotelioma de pleura e peritônio), não havendo nenhum limite seguro de exposição para o risco carcinogênico, de acordo com o Critério 203, publicado pelo IPCS (*International Programme on Chemical Safety*) da Organização Mundial da Saúde (WHO, 1998). As três principais doenças associadas à exposição às fibras do amianto são: asbestose (fibrose pulmonar), câncer de pulmão (tumor maligno), mesotelioma (tumor maligno de pleura e pericárdio). A maioria dos problemas de saúde relacionados aos asbestos foi experimentada por pessoas que ficaram expostas a concentrações elevadas durante seu trabalho, como por exemplo, mineiros, sem proteções adequadas. Outros desenvolveram doenças pela exposição a roupas e equipamentos que trouxeram de seus locais de trabalho. Depois que as fibras são inaladas, elas podem permanecer nos pulmões, acumulando-se. Existe um estudo que associa o desenvolvimento do câncer de mesotelioma em uma mulher exposta a materiais de construção contendo asbestos no prédio em que ela trabalhava (Schneider *et al.*, 2001). Exposição a índices elevados, mesmo de curta duração, pode resultar em doenças respiratórias em um curto intervalo de tempo. Entretanto, doenças mais graves, tais como: asbestose (acumulação das fibras no pulmão, reduzindo a capacidade pulmonar), câncer de pulmão e certo tipo de câncer que ocorre no peito e no tecido de revestimento do estômago, só aparecem depois de muitos anos após a exposição começar (Mendes, 2001; 2007).

Radônio

O radônio é um gás radioativo produzido pelo decaimento do elemento químico rádio. Esse gás está presente nos solos, águas freáticas, e em inúmeros materiais de construção, tais como concreto, pedras e tijolos (Hendry *et al.*, 2009). Os mecanismos de penetração em ambientes internos variam enormemente. O radônio originário do solo pode entrar em prédios através de fissuras e rachaduras localizadas no alicerce do prédio, paredes e lajes. Paralelamente, materiais de construção de origem natural, tais como tijolo de argila, mármore e arenito, variam amplamente em concentração de radônio, e o nível de radônio em ambientes internos pode aumentar consideravelmente pela emissão a partir desses materiais (Malanca *et al.*, 1995). A Agência de Proteção Ambiental dos Estados Unidos (EPA) tem estimado que a concentração de radônio em milhões de residências nos Estados Unidos é maior que o nível recomendado, de 4 pCi/L, e classifica esse gás como um dos principais poluentes em ambiente de interiores, pois representa um sério risco à saúde da população (Hassen *et al.*, 1992).

✓ *Efeitos*

O radônio deve ser considerado como uma causa potencialmente importante de câncer no pulmão para a população em geral, que é exposta através da contaminação do ar de interiores a partir da emissão deste gás radioativo pelo solo, água e materiais de construção (Darby *et al.*, 2005; Samet *et al.*, 1988).

Chumbo

O chumbo é um metal tóxico para o ser humano, sendo que os dois principais meios de exposição a ele são a inalação de poeira contendo chumbo ou a ingestão de alimentos ou água contaminados. Em países desenvolvidos, o chumbo foi um dos ingredientes principais na composição de tintas como base, agente de secagem, coloração e proteção contra ferrugem, até 1978. No Brasil, a lei nº 11.762, de 1º de agosto de 2008 (Brasil, 2008) estabeleceu restrições à presença de chumbo nas tintas comercializadas no país para uso imobiliário, uso infantil e escolar, vernizes e materiais similares de revestimento de superfícies, e fixou o limite máximo permitido de chumbo em 0,06% em peso (600 ppm). Os autores desconhecem algum estudo que tenha investigado os níveis de chumbo em pinturas decorativas em ambientes de interiores no Brasil.

Historicamente, a contaminação por chumbo em ambientes de interiores ocorria quando a tinta contendo este elemento era utilizada, expondo os trabalhadores e ocupantes à inalação do metal. Exposições atuais em ambientes de interiores ocorrem devido a vários problemas resultantes do desgaste de materiais contendo chumbo (Leighton *et al.*, 2003). Com o passar do tempo, devido a processos de envelhecimento da tinta aplicada, pode ocorrer a fragmentação da pintura (processos comumente conhecidos como descascamento) ocorrendo a liberação do chumbo para o ambiente. Outros processos que podem promover a liberação do chumbo são quando as paredes são lixadas ou raspadas, durante a reforma da pintura, durante a limpeza manual de superfícies pintadas, assim como o simples abrir e fechar de portas e janelas promovendo a fricção nas superfícies. Nesses casos, forma-se uma fina poeira que pode se depositar nas superfícies do ambiente, contaminando extensivamente o ambiente interno, mobiliário e áreas circundantes. Logo, todas as estruturas construídas, em países desenvolvidos, antes de 1978 (no Brasil a data é uma incógnita) estão potencialmente contaminadas. Um estudo realizado pela *Toxics Link* (2009) coletou e analisou tintas para uso decorativo fabricadas em 10 países, inclusive no Brasil. Segundo esse estudo, várias marcas de tintas para paredes vendidas também no território brasileiro contêm níveis de chumbo acima do estabelecido pela lei n. 11.762.

✓ *Efeitos*

O chumbo pode afetar a saúde humana, mas fetos, gestantes e crianças menores de 4 anos de idade correm maior risco. As crianças são consideradas especialmente vulneráveis, pois costumam apanhar objetos do chão e colocá-los na boca, o que faz com que absorvam quantidades muito elevadas deste agente tóxico em relação ao seu peso. Essa absorção pode danificar o desenvolvimento do cérebro e do sistema nervoso do feto e de crianças, muito mais facilmente do que dos adultos. Níveis extremamente elevados em crianças podem causar retardamento mental, coma, convulsões e até morte, enquanto que nível de exposição crônica normalmente apresenta efeitos múltiplos, como dificuldades de aprendizagem, alteração no crescimento e perda de audição (Cohen, 2001). Contudo, muitos indivíduos com níveis bem elevados de chumbo em seus corpos podem não apresentar sintomas, mesmo que sua saúde esteja sendo afetada. Nestes casos, quando os sintomas se apresentam, podem incluir letargia, dor de estômago, prisão de ventre, dores de cabeça e irritabilidade. Crianças apresentam estes sintomas em níveis de exposição menores do que os adultos. Já está bem estabelecido que mesmo exposição a baixas concentrações de chumbo podem causar problemas de saúde graves e irreversíveis, assim como problemas comportamentais (Moreira, Moreira, 2004). Quando absorvido, o chumbo tem uma meia-vida de aproximadamente 28 a 35 dias no sangue. Este elemento é facilmente absorvido e distribuído rapidamente pelo organismo, sendo encontrado no sangue (1%), nos tecidos moles (4%) e nos ossos e dentes (95%). O chumbo armazenado no corpo (ossos) torna-se uma fonte de exposição interna, com uma meia-vida de 20 a 30 anos, podendo ser mobilizado de volta ao sangue. Estudos científicos têm demonstrado que a exposição, mesmo a baixas concentrações de chumbo, pode causar problemas de saúde, enquanto que a exposição a concentrações elevadas pode causar sérios danos em quase todas as partes do corpo, especialmente no cérebro, nos rins e órgãos reprodutivos, a longo prazo.

Compostos orgânicos

São os que apresentam maior variedade. Em sua maioria, são considerados inócuos quando em concentrações baixas. Contudo, existem pessoas que, com o passar do tempo, desenvolvem uma sensibilidade a um determinado composto químico. Os compostos orgânicos são classificados como COVs e COSVs. As principais classes de compostos com potencial mutagênico são as N-nitrosaminas, aldeídos e hidrocarbonetos insaturados e/ou aromáticos.

A habilidade de compostos orgânicos causarem efeitos adversos na saúde varia grandemente, desde os muito tóxicos até aqueles com efeito na saúde desconhecido. Atualmente, não existe muito conhecimento sobre efeitos à saúde devidos a níveis usuais de compostos orgânicos normalmente encontrados em ambiente de interiores. Muitos compostos orgânicos são conhecidos por causar câncer em animais, e alguns são suspeitos de causar, ou efetivamente causam câncer em seres humanos.

✓ *Compostos orgânicos voláteis*

A emissão de Compostos Orgânicos Voláteis (COVs) oriundos de materiais de construção, acabamento, decoração e de mobiliário, processos de combustão, fotocopiadores e impressoras, e material de limpeza são as principais fontes de COVs em ambientes internos (Reisch, 1994). Outras fontes importantes são os processos de combustão e emissões metabólicas de microrganismos (Cailleux *et al.*, 1992). Contribuem, ainda, para agravar o quadro, processos que melhoram o transporte desses compostos para a fase vapor (Wilkes *et al.*, 1992), tais como umidificadores e uso de produtos à base de aerossol (Sack *et al.*, 1992). Até mesmo os sistemas de ar condicionado, supostamente purificadores e condicionadores de ar, podem ser uma das causas principais de poluição no ar interno (Neumeister *et al.*, 1996). Cada uma dessas fontes citadas faz com que os COVs, em ambientes fechados, sejam altamente variáveis, tornando difícil a deteção da fonte. Em outras palavras, as fontes de COVs são numerosas, e uma fonte relativamente pequena pode ocasionar um grande impacto na qualidade do ar, devido a baixos fatores de diluição, ou ao seu alto grau de toxidez. Alguns COVs são relacionados a uma ou outra fonte principal, tais como formaldeído e clorofórmio. A maior fonte de formaldeído são produtos de madeira, com ou sem acabamento, com resina de ureia-formaldeído. O clorofórmio é amplamente introduzido em ambientes fechados, como consequência do simples ato de tomar banho ou abrir uma torneira doméstica (Keating *et al.*, 1997).

A importância das interações entre os COVs e as superfícies dos materiais de construção é largamente reconhecida e tem merecido crescente atenção, devido à enorme influência na QAI. Os processos de adsorção/desadsorção são fenômenos muito complexos, pois variam com o tipo de poluentes e tipo de material, a afinidade entre eles, a microestrutura do material e os parâmetros ambientais. Os métodos considerados mais apropriados para estimar os coeficientes de difusão têm por base a realização de testes em pequenas câmaras de emissão (ISO 16000-9,2006). O conhecimento do modo como as emissões dos COVs evoluem com o tempo, para certo material, é um dado de grande importância para avaliar o impacto das emissões no ambiente interior, bem como nos ocupantes. Em geral, os materiais novos apresentam taxas de emissão elevadas logo após a sua produção, que vão diminuindo ao longo do tempo.

Esses tipos de estudos de emissões de COVs a partir de materiais usualmente utilizados em ambientes de interiores têm representado uma contribuição importante para a melhoria da QAI. Isso porque a identificação e caracterização de materiais que apresentam forte emissão de COVs possibilitam a escolha e instalação de materiais com taxas menores de emissão. Com base em estudos desta natureza, desde 1º de janeiro de 2009 a Agência de Proteção Ambiental do Estado da Califórnia (Cal/EPA), nos Estados Unidos, por meio de seu *Airborne Toxic Board* – CARB começou a regular as emissões de formaldeído em materiais à base de compósitos de madeira (aglomerado, MDF e compensado de madeira), vendidos ou utilizados para confeccionar produtos acabados, comercializados no Estado da Califórnia. Portanto, todos os produtos que contenham compósito de madeira devem respeitar esta medida, também conhecida como "regra do CARB", regra essa que diminuiu consideravelmente a taxa de emissão de formaldeído nestes produtos (Cal/EPA, 2012).

✓ *Efeitos*

Com relação aos COVs, segundo Bardana e Montanaro (1991), o formaldeído afeta principalmente as vias respiratórias superiores, devido à alta solubilidade desse gás em água. As características irritantes do formaldeído, que causam dermatite, irritação nos olhos e nas vias respiratórias superiores, têm sido bem documentadas. Em 2004, o formaldeído foi classificado pela International Agency for Research on Cancer – IARC (Agência Internacional para Pesquisa sobre Câncer) como substância carcinogênica para seres humanos (Classe I), com base no aumento do risco de câncer de nasofaringe (IARC, 2004). São bem conhecidas as características carcinogênicas do benzeno (Rinsky *et al.*, 1987, Stolwijk, 1990). Muitos compostos orgânicos são conhecidos por causarem cânceres em animais, sendo que alguns são suspeitos, inclusive, de afetar seres humanos. Atualmente, não existe nenhum limite estabelecido para COVs. Existe uma sugestão, feita por Molhave e Clausen (1996), para que níveis acima de 300 µg/m^3 de COVs totais (COVsT) sejam evitados em ambientes não industriais. Um estudo francês (Billionnet *et al.*, 2011) mostrou que altas concentrações de mistura de VOCs em casas estavam associadas com aumento da prevalência de asma e rinite em adultos. Um estudo realizado em um prédio de escritórios na cidade do Rio de Janeiro encontrou níveis acima de 1.000 µg/m^3 de COVsT (Brickus *et al.*, 1998a).

✓ *Compostos orgânicos semivoláteis*

Quando um COSV é emitido para o ar, talvez a partição vapor-partícula seja o processo físico-químico mais importante que governa o destino do composto. De fato, a extensão na qual a partição ocorre desempenhará um papel fundamental na determinação da importância relativa de deposição úmida, isto é, condensação de vapores, ou seca. Existe, portanto, um interesse considerável em saber a maneira pela qual um determinado composto se distribui entre as fases vapor e particulada (Kamens *et al.*, 1995; Rosell *et al.*, 1991; Valerio e Pala, 1991).

Nesta classe incluem-se os hidrocarbonetos policíclicos aromáticos (HPA), as bifenilas policloradas (PCBs), sulfonato de perfluoro-octano, e os pesticidas. Os HPA são objeto de preocupação especial, por apresentarem potencial carcinogênico. Estas substâncias orgânicas possuem dois ou mais anéis benzênicos (aromáticos) em sua estrutura molecular. Esses compostos são produzidos como resultado de processos de combustão incompleta, tais como o observado nos motores a óleo diesel. Uma vez que os HPA são emitidos para o ar, eles podem ser adsorvidos em partículas inaláveis. Os pesticidas podem ser classificados como: inseticidas, herbicidas, fungicidas, rodenticidas, desifetantes, e reguladores de ervas daninhas. Como a maioria dos pesticidas é inerentemente tóxica, o uso e armazenamento apropriados são necessários para minimizar os efeitos adversos da exposição. Muitos pesticidas (por exemplo, organoclorados e organofosforados) afetam mais do que um órgão e produzem uma variedade de sintomas, desde irritação na pele, nos olhos e trato respiratório, até sintomas de alteração do sistema nervoso.

O sulfonato de perfluoro-octano (PFOS), seus precursores e compostos relacionados são uma classe de compostos sintéticos altamente estáveis. São usados em muitas aplicações, que vão desde revestimentos repelentes de água e óleo para os tapetes, têxteis, couro, papel, papelão e materiais de embalagem de alimentos, dispositivos eletrônicos e fotográficos, e surfactantes em diversos agentes de limpeza, cosméticos e espumas contra incêndios. Esses compostos têm sido detectados em ar de ambiente de interiores e poeira doméstica (Fromme *et al.*, 2009).

✓ *Efeitos*

Estudos que visam à determinação da concentração de HPAs como agente carcinogênico, frequentemente determinam concentrações de benzo[a]pireno e /ou "HPAs total" (Koo *et al.*, 1994). A determinação de benzo[a]pireno é muito importante, pois esta substância é considerada como agente carcinogênico em seres humanos (IARC, 2012). Como a maioria dos pesticidas é inerentemente tóxica, o uso e armazenamento apropriados são necessários para minimizar os efeitos adversos da exposição. Muitos pesticidas (por exemplo, organoclorados e organofosforados) afetam mais do que um órgão e produzem uma variedade de sintomas desde irritação na pele, nos olhos e trato respiratório até sintomas de alteração do sistema nervoso (London *et al.*, 2002). Com relação à exposição de derivados de sulfonato de perfluoro-octano, um estudo encontrou associação entre exposição a estes compostos e distúrbio de déficit de atenção e hiperatividade em crianças americanas (Hoffman *et al.*, 2010).

Fumaça de tabaco e queima de biomassa

A fumaça de tabaco e a queima de biomassa contêm milhares de constituintes químicos e podem ser, em casos extremos, a maior fonte de matéria particulada respirável do ar em ambientes de interiores, uma vez que a queima de matéria orgânica produz uma mistura complexa de poluentes, muitos dos quais são irritantes respiratórios (Rogge *et al.*,1994; Benner *et al.*, 1989). De todos os constituintes da fumaça do cigarro encontrados no ar, somente a nicotina e outros alcaloides dela derivados, algumas nitrilas, e outros derivados da folha do tabaco, são fornecidos, quase que exclusivamente, pela fumaça do tabaco. A nicotina, uma piridina substituída na posição 3 pela N-metilpirrolidina, é um alcaloide da Nicotiana tabacum; é o principal alcaloide do tabaco. Durante o processo de fumar o cigarro, o tabaco queimado emite nicotina para a atmosfera. Em ar de recintos fechados, a nicotina é considerada o constituinte principal da fumaça do cigarro. Devido à sua alta afinidade por superfícies, a nicotina na fase vapor decai mais rapidamente que os outros constituintes da fumaça de cigarro (Guerin et al., 1992). Essa particularidade faz com que a nicotina não seja considerada um marcador ideal para processos de queima do tabaco. Contudo, enquanto se pesquisa um melhor marcador, o monitoramento da nicotina em ar de recintos fechados é uma prática aceitável.

✓ *Efeitos*

É sabido que concentrações altas de fumaça de tabaco e de biomassa incomodam e irritam indivíduos, e que existe uma preocupação com relação a efeitos potenciais na saúde (Ramirez-Venegas et al., 2006) de componentes com potencial carcinogênico na composição desta fumaça. Portanto, onde existe alta incidência de fumantes e/ou atividades relacionadas com queima de biomassa e mínima ventilação, pode haver acúmulo da fumaça, causando irritação, particularmente no sistema respiratório superior. Estudos epidemiológicos têm relatado associação entre exposição a fumaça ambiental do tabaco (também chamada de fumo passivo ou involuntário ou fumaça do tabaco secundária) e câncer no pulmão, doenças cardiovasculares e outras doenças respiratórias (Du et al., 1995; Etzel, 2007). Murray e Morrison (1986) relataram aumento de reação bronquial e da gravidade de sintomas em crianças com asma que moram com mãe fumante. Com relação às atividades fisiológicas, a nicotina é tóxica quando inalada, causando estresse excessivo nos sistemas circulatório e nervoso e tem sido relacionada ao aumento da suscetibilidade para desenvolvimento de câncer (Eatough et al., 1987).

Oxidantes

Tem havido um interesse considerável em se determinar a concentração de oxidantes no ar em ambientes de interiores (Tamás et al., 2006; Brimblecombe, 1990). O oxigênio pode se combinar com substâncias reativas e/ou luz, formando espécies reativas, tais como dióxido de nitrogênio, oxigênio singlete (Pitts Jr et al., 1969), ozônio, superóxido, peróxido de hidrogênio e peróxidos orgânicos. Esses transientes podem desempenhar um papel importante em reações redox, em atmosfera de ambientes de interiores. Existem vários estudos sendo publicados tratando da problemática da presença de agentes oxidantes na formação/transformação de contaminantes no ar de interiores (Weschler et al., 2006; Zhang et al., 1994; Tamas et al., 2006).

Simulando condições ambientais do ar em ambientes internos, Zhang et al. (1994) mostraram reações de O3 e NO2 com COVs insaturados, formando aldeídos e ácidos orgânicos. Sabe-se que o ozônio é um agente oxidante muito poderoso; esse gás reage rapidamente com certas classes de compostos orgânicos, especialmente aquelas que contêm ligação insaturada carbono-carbono, gerando aldeídos e/ou cetonas. Além de reações em fase gasosa, o ozônio participa também de reações em meio heterogêneo (exemplo, ozônio e borracha), gerando uma série de produtos de oxidação (Weschler, 2000) e, consequentemente, causando a deterioração de materiais de construção e mobiliário dos recintos fechados. Este mesmo ozônio é gerado, usualmente, em pequena quantidade, por máquinas fotocopiadoras (Wolkoff et al., 2006) e impressoras a *laser*.

✓ *Efeitos*

Devido à sua alta reatividade, compostos oxidantes exercem um efeito bastante nocivo à saúde. Ozônio, um gás insolúvel em água, é conhecido por causar mudanças funcionais e efeitos bioquímicos e morfológicos adversos nas vias respiratórias (Thaller et al., 2008; Wolkoff et al., 2000). A principal fonte de formação de ozônio em ar de interiores são as fotocopiadoras e impressoras a *laser*.

Poluentes biológicos

Uma ampla variedade de agentes biológicos está presente em ambientes de interiores. Os organismos variam amplamente em tamanho, desde bactérias com diâmetro de 0,5 a 1,5 μm, até esporos e filamentos fúngicos com dimensões entre 1 e 100 μm. A maioria dessas partículas é de origem externa e geralmente se infiltra no ambiente interno por meio de janelas, portas, sistemas de ar condicionado, corpos e roupas de pessoas.

Embora microrganismos aéreos sejam encontrados em quase todos os tipos de ambiente, eles normalmente não apresentam um risco à saúde para indivíduos a eles expostos. Entretanto, o aumento descontrolado de microrganismos em ambientes de interiores pode causar infecções, principalmente respiratórias, assim como alergias e reações tóxicas (Strausz et al., 2007; Platts-Mills et al., 2000). As infecções são causadas apenas por microrganismos viáveis, ao passo que reações alérgicas e tóxicas podem, também, ser causadas por microrganismos não viáveis. Além do risco para a saúde, existe também o efeito de biodeterioração de materiais presentes em ambientes de interiores (Nazaroff e Cass, 1991; Strausz et al., 2007).

Quando não existe uma situação de higiene adequada nos sistemas de circulação mecânica do ar (principalmente nas bandejas de condensação), existe a possibilidade da formação de um ecossistema hídrico que, se não for erradicado, poderá ocasionar problemas sérios de contaminação microbiológica em ambientes de interiores. Essas bandejas acumulam água, principal meio de proliferação microbiológica, formando biofilmes, os quais não apenas interferem na drenagem, como também contribuem com a contaminação do ar interno que é insuflado pelas máquinas. Este mecanismo, aliado à alta taxa de recirculação do ar interno, promove um considerável aumento de microrganismos em suspensão no ar. Portanto, uma fonte importante de contaminação microbiológica são as bandejas sujas de condensados nas máquinas de refrigeração. Outro aspecto que deve ser levado em conta são as condensações de vapor de água em superfícies frias, defeito de construção do prédio que possibilita a intrusão de água pela fachada e os acidentes envolvendo água, tais como vazamentos, infiltrações devidas à quebra de telhados e canos de água (Rao *et al.*, 2007). Essas situações fornecem ambiente adequado para a proliferação de agentes biológicos, principalmente fungos e bactérias. Esses eventos, uma vez detectados, devem ser remediados o mais breve possível, e todas as superfícies afetadas secas em um período hábil para evitar/minimizar o crescimento microbiano.

Bactérias

As bactérias crescem em ambientes fechados em várias localizações. Os piores lugares para o seu crescimento, em termos de contaminação ambiental, são os filtros, bandejas de condensados e dutos de ventilação dos sistemas de ar condicionado, os umidificadores e os sistemas de água potável (Hugenholtz e Fuerst, 1992). As bactérias tornam-se aéreas por meio de vários mecanismos (Owen *et al.*, 1992). As atividades de faxina e varredura, por exemplo, espalham as bactérias, assim como outras atividades diárias rotineiras, como dar a descarga em toaletes, pode ressuspender esses microrganismos (Yahya *et al.*, 1988) e os demais aerossóis comumente encontrados nos ambientes interiores.

Os gêneros bacterianos mais comuns encontrados em ar interno são: *Bacillus Micrococcus* e *Actinomycetos*. Os gêneros bacterianos mais abundantes em pesquisa de prédios "doentes" são: Staphylococcus, Micrococcus e Flavobacterium, seguidos pela Acinetobacter, Pseudomonas e Streptococcus (Flannigan *et al.*, 1991). Um estudo realizado no Rio de Janeiro observou que os gêneros Bacillus, Micrococcus e Staphylococcus são os mais comumente encontrados, tanto no ar interno como no ar externo (Brickus *et al.*, 1998b).

As paredes celulares de bactérias Gram-negativas contêm macromoléculas de lipopolisacarídeos, frequentemente referidas como endotoxinas. A endotoxina é um lipopolisacarídeo (LPS) consistindo de três regiões principais: um polisacarídeo central, um polisacarídeo O-específico, e uma fração lipídio A. A fração lipídio A é responsável pela maioria dos efeitos adversos e biológicos de LPS e é composta de ácidos graxos, que contêm tamanho de cadeia entre C10 e C22 (Morris *et al.*, 1988). O ácido graxo frequentemente encontrado em maiores concentrações é o ácido 3-hidroxi-mirístico, que tem sido cada vez mais utilizado como biomarcador para esse tipo de bactéria (Fox *et al.*, 1993; Morris *et al.*, 1988).

✓ *Efeitos*

Os riscos à saúde associados à exposição a bactérias, em ambientes fechados, são bem conhecidos, como no caso clássico da bactéria patogênica respiratória Legionella (Muraca *et al.*, 1988). O termo Legionelose é dado à doença causada por esses organismos, principalmente em indivíduos com o sistema imunológico baixo. O primeiro caso notificado da doença, e a subsequente descoberta dessa bactéria, aconteceram em 1976, durante uma convenção realizada em um hotel americano. Naquele episódio, 221 pessoas foram infectadas pela bactéria, com 34 mortes decorrentes (Fraser *et al.*, 1977). A deflagração de Legionelose tem sido ligada a sistema de ventilação mecânica, sistema de água potável (Best *et al.*, 1983), chuveiros (Breiman *et al.*, 1990) e umidificadores ultrasônicos (Mahoney *et al.*, 1992). Febre Pontiac é a infecção branda por Legionella. Essa febre geralmente aparece como epidemia e não está associada com pneumonia. Os doentes apresentam febre, tremores, mal-estar e dores de cabeça e musculares, mas sem complicações. O período de incubação varia de 12 a 36 horas (Pancer *et al.*, 2003).

Tem sido mostrado que a inalação de bactérias, assim como de endotoxinas, que são substâncias tóxicas presentes em bactérias Gram-negativas, pode causar obstruções nas vias respiratórias (Celedon *et al.*, 2007; Simpson *et al.*, 2006; Rizzo *et al.*, 1997). Os efeitos tóxicos da inalação de endotoxinas incluem febre, mudanças nas funções pulmonares e inflamações nas vias aéreas do aparelho respiratório. Rylander *et al.* (1985) constataram alterações nas funções pulmonares e inflamações nas vias respiratórias após exposição de 500 ng/m^3 de endotoxina.

Fungos e/ou mofos

Os fungos estão presentes durante o ano inteiro, com maiores concentrações ocorrendo durante períodos úmidos. A presença de umidade é o principal fator que ocasiona o crescimento de mofo em ambientes de interiores, uma vez que os outros fatores, como temperatura adequada e matéria orgânica, são fatores ubíquos em tais ambientes. Deve-se frisar que as condições úmidas podem também favorecer a proliferação de outros agentes biológicos, capazes de causar efeitos adversos à saúde, incluindo bactérias, baratas e ácaros. Em ambientes que sofreram enchentes ou inundações, caso esses ambientes não sejam secos em tempo hábil, pode ocorrer um crescimento descontrolado de microrganismos, inclusive mofo, e a exposição de ocupantes, em tais situações, pode causar efeitos adversos na saúde, principalmente de indivíduos suscetíveis, independentemente do tipo de mofo ou da extensão da contaminação. Indicadores comuns de problemas de umidade são, por exemplo, manchas de umidade, condensação nas paredes, condensação em janelas, danos causados pela água, inundações, odores e cheiros, crescimento visível de mofo etc. (Bornehag *et al.* 2004).

Os gêneros de fungos mais comuns encontrados em ar interno são: Penicillium, Aspergillus, Cladosporium, Trichoderma, Alternaria, Mucor (Flannigan *et al.*, 1991). Além das infecções causadas por esporos viáveis, os fungos podem causar efeitos adversos na saúde pela liberação de metabólitos, tais como micotoxinas e COVs. As micotoxinas são substâncias tóxicas produzidas por fungos, sendo algumas consideradas carcinogênicas em seres humanos e animais (Jarvis, Miller, 2005). Uma grande variedade de compostos orgânicos voláteis é produzida por fungos (Araki *et al.*, 2010; Korpi *et al.*, 2009). A resolução RE N° 9, da ANVISA (Brasil, 2003) estabeleceu o VMR para contaminação microbiológica de 750 ufc/m^3 de fungos totais, para a relação I/E ≤ 1,5, onde I é a quantidade de fungos no ambiente interior e E é a quantidade de fungos no ambiente exterior, sendo considerado inaceitável a presença de fungos patogênicos e toxigênicos em tais ambientes.

✓ *Efeitos*

Além de infecções, principalmente respiratórias e dérmicas, causadas por esporos de fungos viáveis, vários componentes de fungos podem causar doenças. Fungos crescem como uma massa de filamentos microscópicos, em que tais fragmentos podem causar efeitos adversos à saúde, assim como os esporos dos fungos e determinados componentes de paredes celulares de fungos, quando ficam em suspensão no ar, podem também exercer efeitos adversos para a saúde (Portnoy *et al.*, 2005, Rao *et al.*, 2007). Produtos de fungos, tais como, alérgenos, COVs, muitas vezes criam um odor de mofo e toxinas liberadas por certos tipos de mofo, sob certas condições, também podem causar efeitos adversos na saúde humana. Um exemplo é o mofo Stachybotrys chartarum, que, dependendo das condições ambientais, produz inúmeras toxinas que podem suprimir o funcionamento das células do sistema imunológico (Lai, 2006). Estudos relatam que pessoas que vivem ou trabalham em prédios com problemas de umidade e mofo possuem risco elevado de efeitos adversos à saúde, como tosse, irritações nas vias respiratórias, alergias e asma (Strausz *et al.*, 1997, Bornehag *et al.*, 2004). Com relação a seus metabólicos, segundo Vail e Homann (1990), a citrinina, uma micotoxina produzida por várias espécies de fungos do gênero Aspergillus e Penicillium, causa necrose tubular aguda nos rins e distúrbios nas funções do fígado. Um estudo polonês (Aleksandrowicz *et al.*, 1970) realizado em 44 residências de pacientes que sofriam diversos tipos de neoplasias e/ou leucemia, mostrou concentrações mais elevadas de micotoxinas, particularmente originárias dos fungos Aspergillus flavus e Penicillium meteagrinum, nestas residências do que naquelas de pessoas saudáveis. Uma cultura de A. parasitinum produzindo aflatoxinas B_1 e B_2 foi isolada de uma casa onde três ocupantes e uma pessoa que visitou essa residência diariamente por mais de 2 anos, desenvolveram leucemia (Wray e O'Steen, 1975). Embora não exista uma evidência direta de que micotoxinas causam leucemia em seres humanos, uma ampla variedade de micotoxinas tem efeito imunossupressivo, e é bem conhecido o fato de que existe uma maior incidência de leucemia em pacientes com deficiência imunológica. Com relação aos COVs emitidos por fungos, estes podem causar irritação nos olhos e vias respiratórias superiores (Korpi *et al.*, 2009).

Ácaros, baratas, ratos, animais domésticos e pólen

Esta classe de agentes biológicos constitui importante fonte de alérgenos (Ownby *et al.*, 2002; Simplício *et al.*, 2007; Nielsen *et al.* 2002), que podem se acumular na poeira doméstica e, dependendo da atividade no ambiente, ficar em suspensão. O desenvolvimento e a propagação do ácaro dependem da temperatura e da umidade relativa do ar. Estudos realizados nos Estados Unidos mostraram uma correlação entre a população de ácaros e a umidade (Platts-Mills *et al.*, 1986; Arlian *et al.*, 1982) e concluíram que o crescimento excessivo de ácaros acontece numa temperatura entre 20 e 30°C, e umidade relativa do ar entre 65 e 80%. As espécies de ácaros mais prevalentes em clima tropical são Dermatophagoides pteromyssimus (Df) e Blomia tropicalus (Bt) (Geller *et al.*, 1991). Segundo Kniest *et al.* (1989), o ser humano pode transportar 20 mil ou 30 mil ácaros domésticos vivos em sua roupa. Assim, não é difícil de explicar infestações recentes em ambientes de interiores. Essa alta população de ácaros produz grandes quantidades de poeira contendo alérgenos, que ficam perto das vias respiratórias de um indivíduo. A exposição a alérgenos de baratas e ratos pode ser significativa nas populações de baixo poder econômico e que moram em comunidades sem infraestrutura adequada (Silva *et al.*, 2005; Matsui *et al.*, 2006; Rullo *et al.*, 2009), como ocorre nas favelas e bairros periféricos brasileiros.

✓ *Efeitos*

Sensibilização a aeroalérgenos derivados de ácaros, baratas, animais de estimação e ratos, em ambientes de interiores, tem sido consistentemente associada ao desenvolvimento de sintomas alérgicos no trato respiratório (Ownby *et al.*, 2002; Phipatanakul *et al.*; 2005; Silva *et al.*, 2005). Sensibilização causada pelos alérgenos de ácaros inalados e subsequente manifestação de asma, rinite alérgica e outras doenças respiratórias parecem depender do número de ácaros ou níveis de alérgenos de ácaros, assim como da espécie específica no ambiente. Platts-Mills *et al.* (1987) sugeriram o valor de 10μg de Der p I/g de poeira, como um fator de risco para pessoas alérgicas e/ou asmáticas, o que equivale a aproximadamente 500 ácaros por grama de poeira.

Contaminantes externos

No Brasil, onde uma parcela significativa da ventilação de ambiente de interiores geralmente é feita deixando-se as janelas abertas, a poluição do ar externo, principalmente por fumaça de veículos e emissões industriais, é o principal determinante da qualidade do ar em ambientes fechados, tanto em residências como escritórios, prédios públicos e privados, e estabelecimentos comerciais. A qualidade do ar externo é de importância óbvia na qualidade do ar interno. Se o ar externo não é de boa qualidade, o ar interno, consequentemente, não será bom. Nesses casos, o ar externo deveria ser limpo através dos equipamentos de ventilação, antes de entrar no ambiente fechado. Entretanto, medidas governamentais sérias deveriam ser tomadas a fim de se reduzir a poluição do ar urbano.

As emissões de COVs por veículos desempenham um papel importante na formação de *smog* fotoquímico, que tem ocorrido em áreas urbanas populosas no mundo inteiro (Chan *et al.*, 1991). O *smog* fotoquímico é uma mistura de poluentes secundários, tais como ozônio, dióxido de nitrogênio, ácido nítrico, aldeídos e outros compostos orgânicos, formados a partir de reações fotolíticas entre dióxido de nitrogênio e hidrocarbonetos (Carter *et al.*, 1995). Portanto, a queima de combustível por veículos é uma das maiores fontes de poluentes em áreas urbanas, da qual uma boa porcentagem migra para os prédios, contribuindo para a poluição do ar interno (Perry e Gee, 1994).

Vários estudos têm demonstrado que a qualidade do ar externo tem um impacto significativo no ar interno. Field *et al.* (1992) monitoraram uma ampla variedade de poluentes no ar, tanto interno quanto externo, durante uma inversão térmica em Londres. Foi observado, nesse estudo, que porcentagens significativas de concentração de COVs específicos encontrados no ar externo estavam presentes no ar interno.

▶ Síndrome do edifício doente

A Síndrome do edifício doente (SED) ocorre quando os ocupantes de um determinado prédio experimentam sintomas que não se encaixam no padrão de qualquer doença particular e torna-se difícil localizar uma fonte específica de tais sintomas. Esses efeitos parecem estar vinculados ao tempo de permanência no edifício, mas nenhuma doença específica, ou causa, pode ser identificada. Normalmente, a sintomatologia aumenta durante a permanência no prédio (hora de trabalho) e diminui rapidamente ao sair do prédio para almoço e/ou ao retornar para casa (Whorton *et al.*, 1987). A maioria dos sintomas, com exceção dos cutâneos, melhora nos fins de semana e desaparecem completamente nas férias. Enfim, a SED implica, necessariamente, um ambiente de trabalho desagradável, com eficiência reduzida e aumento no absenteísmo.

As reclamações podem estar localizadas em uma determinada área ou sala, ou podem estar disseminadas por todo o edifício. Em geral, estas pessoas podem reclamar de um ou mais dos seguintes sintomas: irritação e obstrução nasal; desidratação e irritação da pele; irritação e secura na garganta; irritação e sensação de secura nas membranas dos olhos; dor de cabeça, letargia e cansaço generalizado, levando à perda de concentração (Burge, 2004). Fatores tais como o desconforto térmico e/ou acústico, a luminosidade não adequada e o estresse psicológico podem também contribuir para essa sintomatologia. De qualquer modo, a SED contribui para a diminuição da eficiência no trabalho e, também, para um decréscimo da qualidade de vida do trabalhador (Passarelli, 2009).

Esse tipo de síndrome ocorre principalmente em edifícios selados, embora também tenha sido observado em edifícios que são ventilados naturalmente. A SED é um problema mundial, e a circulação mecânica do ar parece ser um fator bastante importante. Milhões de pessoas, no mundo inteiro, trabalham em locais onde a ventilação é regulada por meio de um sistema de circulação mecânica do ar (Turiel, 1983).

A existência de 'prédios doentes' coincide com as mudanças no meio ambiente interno, que ocorrem não apenas devido às trocas arquitetônicas no ambiente interno, com o intuito de economizar energia, como também à introdução de novos produtos em materiais de construção, consumo e mobiliário, como elevada taxa de emissão de substâncias químicas. Os compostos químicos emitidos no ar por esses produtos novos podem ser relacionados ao aumento de problemas médicos relatados e apresentados por pessoas que passam uma parcela de tempo significativa nesses locais.

Doença relacionada ao prédio

É um termo frequentemente confundido com o termo A SED. No entanto, doença relacionada ao prédio (DRP) refere-se a uma doença específica ocasionada pela exposição a um determinado contaminante presente no ambiente do prédio. A DRP inclui sintomas de uma doença diagnosticável, diretamente relacionada com a presença de um agente causador no ambiente de interiores. Por outro lado, a SED implica em efeitos adversos à saúde e/ou desconforto que parecem estar ligados ao tempo de permanência em um prédio específico, sem que isto implique em uma doença específica, identificável (Finnegan e Pickering, 1986).

Ao investigar-se um prédio em que se verificam reclamações referentes à qualidade do ambiente, até que seja identificada um causa primária, se possível, dos sintomas adversos na saúde humana, esse prédio é classificado como SED, uma vez que as causas não são passíveis de uma identificação diferenciada em relação aos sintomas. Contudo, uma vez identificado um agente causal para uma determinada doença, como a incidência de pneumonia, em ocupantes, devida à proliferação descontrolada da bactéria legionella em águas estagnadas em sistema de condicionamento do ar, então essa doença passa a ser classificada como DRP.

Numerosos estudos têm relatado que pessoas que moram ou trabalham em ambientes de interiores com problemas de umidade e subsequente proliferação microbiológica, principalmente fungos, têm risco aumentado de efeitos adversos à saúde, como irritação na pele, olhos e vias respiratórias, alergias e asma (Bornehag *et al.*, 2004; Brickus *et al.*, 2005). Danos relacionados à umidade, em ambientes de interiores, são mais frequentemente causados por vazamento de tubulações do sistema de encanamento de água, entrada de chuva por telhados e janelas quebradas, a partir de condensação em superfícies interiores, assim como acúmulo de umidade no ambiente devido à ventilação insuficiente. Indicadores comuns de umidade são, por exemplo, colônias visíveis de fungos, manchas de umidade, condensação nas paredes, condensação em janelas, danos causados pela água, inundações, odores e cheiros etc.

O adoecimento de ocupantes/trabalhadores de prédios cujos materiais de construção contêm amianto (Magnani et al., 2001), assim como a manutenção de autopeças contendo asbestos, por trabalhadores em oficinas automotivas, também podem ser considerados DRP, embora a associação entre o agente causal e a doença seja mais difícil de comprovar.

Sensibilidade química múltipla e sinergismo

Mesmo quando os níveis de contaminantes individuais não representam risco signiticativo à saúde, pequenas concentrações dessas substâncias podem causar um efeito clínico em seres humanos, tendo em vista que a exposição é regular. Esse efeito sinergístico tem sido diagnosticado como "sensibilidade química múltipla". Segundo a definição da EPA (2012), sensibilidade química múltipla é uma condição na qual uma pessoa relata sensibilidade ou intolerância a um certo número de produtos químicos e outros irritantes em concentrações muito baixas.

Segundo Graveling et al. (1999), sensibilidade química múltipla (SQM), é um distúrbio caracterizado por relatos de sintomas não específicos de vários sistemas de órgãos, atribuídos, pelo indivíduo, à exposição a produtos químicos comuns no ar. Em geral, os sintomas relatados são atribuídos a uma exposição anterior a produtos químicos e em uma exposição subsequente aos mesmos produtos químicos, ou até estruturalmente não relacionados, em níveis considerados, normalmente, como sendo não tóxicos. Sintomas do sistema nervoso central (SNC) são característicos (Lacour et al., 2005). Também se registram sintomas nas vias respiratórias e mucosas, sintomas gastrintestinais e dores musculares e articulares (Graveling et al.,1999; Berg et al., 2008).

Já está bem estabelecido que a exposição aos COVs pode provocar cansaço, dores de cabeça, tonturas, fraqueza, sonolência, irritação dos olhos e pele, sintomas característicos da síndrome do edifício doente, principalmente quando as concentrações destes compostos, no ambiente de interiores, são significativamente mais elevadas (duas a cinco vezes) que no ambiente externo. Como os COVs estão presentes em maiores concentrações no ar de interior, é importante lembrar que existe uma maior probabilidade de um determinado composto interagir com outro componente no ar, processo esse conhecido como sinergia, e fazer com que os efeitos na saúde sejam agravados, isto é, as substâncias juntas apresentam um efeito adverso na saúde humana maior que a soma dos efeitos dos componentes isolados. Fiedler et al. (1992) mostraram que sintomas não consistentes com as propriedades toxicológicas das substâncias envolvidas, nem com o nível de exposição, pressupõem a ocorrência de um efeito sinergético em tais ambientes. Outro estudo mostrou a ocorrência de um efeito sinergístico entre a presença da fumaça do tabaco (fumante passivo) e concentrações baixas de formaldeído (< 25,0-50,0 $\mu g/m^3$), na prevalência de asma (Gorski et al., 1996).

Existe muita controvérsia relacionada à questão do diagnóstico da sensibilidade química múltipla, quer seja em relação ao nome, definição, diagnóstico e tratamento. Alguns pesquisadores consideram sensibilidade química múltipla uma doença psicossomática, condição relacionada com a paranoia psicossocial sobre produtos químicos (Black, 2000, Lacour et al. 2005), enquanto outros consideram que a doença é uma lesão orgânica causada por toxinas no organismo (Winder, 2002).

Ambientes ocupacionais não industriais

Geralmente a contribuição de uma só fonte para a contaminação de ambientes fechados pode não representar risco significativo para a saúde, mas a maioria dos ambientes de interiores possui mais de uma fonte de contaminação. Sendo assim, os principais tipos de ambientes, e os principais contaminates observados em cada um, serão discutidos a seguir:

- **Residência.** O ser humano passa de 90 a 95% da vida em ambientes fechados e, em média, um terço, dormindo. É, portanto, fundamental tomar cuidado com a manutenção do ambiente doméstico. Atualmente, existe uma tendência mundial de trabalhadores utilizarem o ambiente doméstico como escritório, tornando-se assim, as residências, um ambiente de trabalho. Da mesma forma, muitos trabalhadores, tanto na economia informal como microempresas, utilizam seus lares como local de trabalho. No Brasil, a maioria das residências localizadas em áreas urbanas possui fogão a gás e apenas uma pequena parcela possui sistema de aquecimento de água utilizando gás de rua. Esporadicamente, o público toma conhecimento, através da imprensa, de casos de envenenamento por CO devidos à inalação doméstica deste gás (a maioria associado ao uso de chuveiros). Ainda não existe nenhum estudo dos níveis de CO e/ou NO_2 em residências brasileiras. Contaminações significativas por estes dois gases são produzidas pelo uso de fogão e aquecedores a gás em locais com pouca ventilação. Por outro lado, uma variedade de alérgenos está associada com partículas aéreas neste tipo de ambiente. Os principais alérgenos encontrados são de ácaros, animais domésticos (gato, cachorro) e fungos (Flannigan et al., 1991; Platts-Mills et al., 2000). Em alguns casos, principalmente na população de baixa renda, existe a coexistência de baratas e ratos, a cujos alérgenos podem estar expostos os ocupantes. De maneira geral, residências localizadas em climas úmidos são mais suscetíveis à proliferação de fungos e ácaros, que ocasionam uma maior incidência de sintomas respiratórios.

- **Escritórios.** Os grandes centros urbanos brasileiros seguem a tendência mundial de construção de prédios de escritórios, sejam administrativos ou comerciais, utilizando o sistema de ventilação mecânica central. Apesar da conveniência de um prédio climatizado artificialmente, esse tipo de sistema vem apresentando alguns aspectos limitantes que influenciam significativamente no bem-estar dos ocupantes. Com o intuito de obter economia de energia, os administradores minimizam a taxa de troca do ar interno com o externo, o que ocasiona um acúmulo progressivo de poluentes no ar de interiores. As bandejas de condensados das máquinas de refrigeração devem ser periodicamente limpas, para não proporcionar um ambiente propício para desenvolvimento microbiológico, que poderá ser um foco de contaminação biológica importante em tais ambientes. Em outras palavras, sistemas de climatização artificial contaminados possibilitam a propagação de bioaerossóis e contaminantes químicos pelo prédio inteiro, devido à circulação do ar por máquinas e dutos. Outro aspecto importante é o alto índice de reclamações referentes ao desconforto térmico que ocorre em tais prédios, contribuindo para um aumento do estresse e decréscimo da produtividade. Até o presente momento, este é o tipo de ambiente mais avaliado no Brasil. Estudos realizados em prédios localizados nas cidades do Rio de Janeiro e São Paulo indicaram a presença de concentrações elevadas de inúmeros poluentes no ar de escritórios (Miguel *et al.* 1995; Brickus *et al.* 1998a; 1998b).

- **Escolas e creche.** O ambiente de escola e creche é bastante característico, devido tanto à sua alta densidade ocupacional, como à diversificação na idade dos ocupantes (adultos e crianças na idade de 6 meses - 5 anos em creches e 5 a 18 em escolas). Norbäck e Torgen (1989) relataram estudos realizados em escolas onde se verificou maior prevalência de sintomas e sinais alérgicos entre os estudantes que frequentavam salas de aula com revestimento nas paredes e no assoalho, em comparação com as salas sem revestimento. Portanto, baixa QAI em tais ambientes tem o potencial de causar reclamações referentes à saúde e ao conforto, e afetar diretamente o desempenho dos alunos e professores (Mendell e Heath, 2005).

- **Lazer.** Nos principais centros urbanos brasileiros, cada vez mais aumentam locais de lazer localizados em ambientes fechados, principalmente nos *shopping centers*. Esse aumento deve-se a uma combinação de fatores, tais como comodidade, segurança, diversidade e proximidade do lar. Um *shopping center*, por exemplo, pode acomodar uma grande variedade de opções de lazer, tais como cinemas, teatros, restaurantes, piano-bar, galerias de arte, espaços culturais, boliches, jogos eletrônicos, pistas de patinação e de *kart*. O que torna esses ambientes peculiares é o número elevado de ocupantes por metro quadrado, o que propicia a proliferação de agentes biológicos (bactéria e vírus), quando existem, entre os ocupantes, indivíduos infectados. Por meio de um estudo baseado em questionário, Costa e Brickus (2000) observaram a prevalência de sintomas e sinais referentes à síndrome do edifício doente em um *shopping center* localizado na cidade de Niterói, no Estado do Rio de janeiro.

- **Hospitais.** O ambiente hospitalar apresenta condições especiais, decorrentes das atividades específicas desenvolvidas nesses locais. Boa parte da população transitória (pacientes ou internos) possui algum tipo de complicação de saúde, decorrente do seu atual estado clínico. É conhecido que hospitais contêm relativamente altas concentrações ambientais de alguns poluentes. Isso pode ser devido à diversidade das substâncias voláteis usadas nas inúmeras atividades que aí são observadas (anestesia, endoscopia, esterilização, radiologia etc). Existem, assim, riscos potenciais específicos, tanto do ponto de vista ocupacional, para as pessoas que trabalham em ambiente hospitalar, quanto para pacientes, cujo estado de saúde os torna particularmente vulneráveis. Tobin *et al.* (1981) relataram que o sistema de encanamento de água (sistema tipo *boiler*) pode ser um importante foco de infecção em hospital. Espécies da bactéria *Legionella* foram encontradas no sistema de aquecimento/esfriamento de água, indicando sérios riscos à saúde dos pacientes de um hospital em Oxfort, Inglaterra. No Brasil, existe legislação específica para esses ambientes. A Portaria no. 930 do Ministério da Saúde (Brasil, 1992) determina que "todos os hospitais do país devem manter uma Comissão de Controle de Infecção Hospitalar (CCIH) independentemente da natureza da entidade mantenedora", enquanto que a Lei nº 9.431 determina a *"obrigatoriedade de manutenção do programa de controle de infecções hospitalares pelos hospitais do País"* (Brasil 1997).

- **Meio de transporte.** Os meios de transportes utilizados pela sociedade moderna são ambientes bastante específicos, podendo a qualidade do ar interior afetar tanto os funcionários do sistema de transporte, como o usuário, que geralmente passa algumas horas nesses locais. As pessoas que trabalham ou moram próximo aos aeroportos e terminais rodoviários e ferroviários, também são atingidas, reclamando do barulho e da poluição do ar devido à queima ou emissão de combustíveis. As aeronaves que fazem voos de longa distância podem apresentar uma baixa taxa de renovação do ar nas cabines dos passageiros, com o intuito de economizar combustível, resultando num ar estagnado durante o trajeto. Evans e Hibeault (2009) alertam para a necessidade de o setor de aviação reservar recursos com vistas à preparação para uma pandemia global, pois a probabilidade de transmissão de doenças a bordo de aeronaves, transmissão da doença em edifícios dos terminais de aeroportos internacionais durante uma pandemia não tem sido adequadamente estudada. Um estudo realizado em Uberlândia mostrou que veículos de transporte público, principalmente ônibus e táxis, constituem um reservatório importante de alérgeno de ácaros e gato (Pereira et al., 2004). O ambiente de terminais de metrô e trens, assim como os próprios trens, constituem ambientes que estão a demandar mais estudos, devido tanto à sua alta densidade ocupacional, principalmente na hora de maior movimentação, como à diversidade na idade dos ocupantes.

Avaliação da qualidade do ar de interiores

A maioria das investigações relacionadas à QAI resulta de reclamações dos ocupantes de um determinado prédio, relacionada a efeitos adversos na saúde ou conforto. Outra parcela de investigações relaciona-se ao aparecimento de odores, crescimento microbiano ou suspeitas de doenças relacionadas ao prédio. Investigações também podem ser realizadas, como parte do programa de manutenção de um edifício.

É altamente recomendável que os proprietários e administradores/gestores de ambientes de interiores tenham disponível um documento específico para lidar com esta questão, tanto em termos de prevenção, como também, para mitigar problemas de QAI em seus edifícios. Existem disponíveis na internet inúmeros documentos escritos por agências governamentais estrangeiras (EPA/NIOSH, 1991; EPA, 2001; OSHA, 2011), que podem servir de modelo para a elaboração daquele documento. Pode-se também contratar empresas de consultoria especializadas em estudos de QAI para elaborá-lo. Esse documento deverá conter a política de QAI do ambiente, com os registros da situação da QAI atual e histórica do edifício, por meio do arquivamento dos registros de manutenções e listagem das manutenções preventivas e emergenciais, avaliações de serviços terceirizados referentes a essa temática ou outras ações necessárias de inspeções periódicas.

Métodos utilizados em uma investigação QAI podem incluir identificação de fontes poluidoras, avaliação do sistema de ventilação mecânica, observação dos processos e práticas de trabalho, medindo níveis de contaminação e de exposições de ocupantes, realização de entrevistas com funcionários e revisão de registros de exames médicos, histórias de trabalho e lesões e doenças (OSHA, 2011).

No Brasil, a resolução RE nº 09, da ANVISA (Brasil, 2003) recomendou a adoção de quatro Normas Técnicas para fins de avaliação e controle do ar ambiental interior dos ambientes climatizados de uso coletivo:

- Norma Técnica 001: Qualidade do Ar Ambiental Interior. Método de Amostragem e Análise de Bioaerosol em Ambientes Interiores.
- Norma Técnica 002: Qualidade do Ar Ambiental Interior. Método de Amostragem e Análise da Concentração de Dióxido de Carbono em Ambientes Interiores.
- Norma Técnica 003: Qualidade do Ar Ambiental Interior. Método de Amostragem. Determinação da Temperatura, Umidade e Velocidade do Ar em Ambientes Interiores.
- Norma Técnica 004: Qualidade do Ar Ambiental Interior. Método de Amostragem e Análise de Concentração de Aerodispersóides em Ambientes Interiores.

Legislação brasileira

Em 1992, a Organização da Aviação Civil Internacional, em conjunto com a IATA (*International Air Transport Association*) e a OMS, recomendaram aos seus 185 membros a proibição total do uso de produtos derivados de tabaco em todos os vôos, a partir de 1º de julho de 1996, o Brasil tendo sido um dos signatários. O ano 1996 coincidiu com a Lei Federal nº 9.294/96 (Brasil, 1996), que restringiu o uso – e também a propaganda – de produtos derivados de tabaco em locais coletivos, públicos ou privados, com exceção das áreas destinadas para seu consumo, desde que isoladas e ventiladas (também conhecidos como fumódromos). Em 2011, a regulação do uso de tabaco foi alterada pela a Lei nº 12.546 (no Artigo 2º) estabelecendo a proibição do uso de cigarros, cigarrilhas, charutos, cachimbos ou qualquer outro produto fumígeno, derivado ou não do tabaco, em recinto coletivo fechado, privado ou público, em todo o país, e também proibiu a existência dos "fumodrómos" (Brasil, 2011).

A partir da morte prematura por infecção pulmonar, em abril de 1998, do Ministro Sérgio Mota, cujo quadro clínico foi agravado pela sua exposição a microrganismos (provavelmente legionella) em suspensão no ar, presentes no sistema de ventilação mecânica de seu gabinete, o assunto QAI passou a receber maior atenção das autoridades governamentais. No mesmo ano, a Portaria 3.523/98, do Ministério da Saúde (Brasil, 1998), estabeleceu um regulamento técnico relativo a procedimentos de limpeza em sistemas de refrigeração de capacidade superior a 60.000 BTU/H (unidade térmica britânica por hora) e de uso coletivo, que tem o objetivo de:

> "promover o estabelecimento de medidas referentes à limpeza dos sistemas de climatização e medidas específicas de padrões da qualidade do ar identificando poluentes de natureza física, química e biológica com suas respectivas fontes, visando a prevenção de riscos à saúde dos ocupantes desses ambientes".

Essa legislação fixou os seguintes prazos para limpeza e manutenção dos componentes de ar-condicionado:
- tomada de ar externo – limpeza mensal ou, se descartável, troca após, no máximo, três meses;
- filtros – limpeza mensal ou, se descartável, troca após, no máximo, três meses;
- bandeja de condensado – limpeza mensal;
- Serpentinas de aquecimento e de resfriamento – limpeza trimestral;
- umidificador – limpeza trimestral;
- ventilador – limpeza semestral;
- casa de máquinas – limpeza mensal.

A orientação é para que empresas e condomínios contratem técnicos ou um estabelecimento especializado para realizar limpezas periódicas. Esta portaria deve ser observada tanto nos prédios já existentes, como nos novos e nos que estão em fase de construção.

Em outubro de 2000, a ANVISA publicou a Resolução 176/00, com algumas orientações técnicas sobre "Padrões Referenciais da Qualidade do Ar de Interiores em Ambientes Climatizados Artificialmente de Uso Público e Coletivo" e os procedimentos a serem utilizados pelas Vigilâncias Sanitárias referentes à fiscalização da qualidade do ar. Essa resolução foi revisada e atualizada em janeiro de 2003 e publicada como Resolução 9/03 (Brasil, 2003).

A resolução RE Nº 09 recomenda determinados padrões referenciais de qualidade do ar interior em ambientes com ventilação mecânica de uso público e coletivo. Nela, são listados valores máximos recomendados (VMR) para os seguintes parâmetros: contaminação microbiológica, CO_2, aerodispersoides (matéria particulada), além dos parâmetros físicos de temperatura, umidade, velocidade, e taxa de renovação. Além disso, essa resolução traz, em seus anexos, quatro normas técnicas especificando as metodologias de coleta e análise para os parâmetros supracitados.

Em 2008, a Lei Federal n. 11.762 (Brasil, 2008) estabeleceu restrições à presença de chumbo nas tintas comercializadas no Brasil para uso imobiliário, uso infantil e escolar, vernizes e materiais similares de revestimento de superfícies e fixou o limite máximo permitido de chumbo em 0,06% em peso (600 ppm), que foi um valor menos restritivo que valores recomedados pela comunidade científica e por governos de inúmeros países. Por exemplo, os Estados Unidos, desde 1978, tinha fixado o limite de 600 ppm, mas devido aos avanços tecnológicos e da medicina diagnóstica, observou que o limite estabelecido estava defasado para proteção da saúde pública e ambiental, tendo, em 2009, abaixado o valor para 90 ppm (EPA, 2009).

▶ Considerações finais

As interações dos inúmeros poluentes, frequentemente presentes em ambientes de interiores, com os ocupantes, e seus os respectivos efeitos na saúde humana, vêm sendo motivo de pesquisas e investigações nas últimas décadas. Esse assunto necessita de mais estudos focando os aspectos ambientais, socioeconomicos e culturais do Brasil, assim como as inúmeras questões referentes à dinâmica de poluentes e suas interações com o meio-ambiente de interiores e os ocupantes.

Se, por um lado, existem muitas questões a serem respondidas relativamente a essa temática, por outro lado existem muitas respostas bem estabelecidas, referentes ao ambiente de interiores. O profissional de saúde pública, ao deparar com um problema ou questão referente ao ambiente de interiores, deve estar ciente das práticas atuais de QAI, como seus tipos e fontes de poluentes, assim como seus efeitos na saúde humana, de maneira a estar mais bem preparado para uma diagnose ou investigação bem direcionada.

Os estudos de emissão de COVs por materiais de construção, mobiliário e materiais de consumo são inexistentes no Brasil. A criação de um banco de dados de emissão de COVs por produtos produzidos no país, pode servir de base para orientar indústria e consumidores no sentido de utilizarem materiais com níveis de emissões reduzidos. Portanto, estes tipos de estudos são necessários e ocasionariam uma melhora significativa na qualidade de ambiente de interiores brasileiro.

No Brasil, estudos referentes à QAI são esporádicos e isolados. A integração de profissionais de diferentes áreas, tais como química, engenharia civil, mecânica, medicina, arquitetura e urbanismo, saúde pública, epidemiologia, toxicologia e catálise geraria estudos abrangentes das condições ambientais encontradas no âmbito nacional.

Outro aspecto a respeito da qualidade do ar de interiores no Brasil refere-se à necessidade de conscientização da população. A literatura está repleta de estudos indicando que a maioria dos prédios em que ocorrem reclamações dos ocupantes, procedimentos de manutenção inadequados, tais como filtros de ar condicionado sujos ou mesmo inexistentes, dutos e bandejas de ar condicionado sujos, fotocopiadoras sem sistema próprio de exaustão, têm sido o motivo principal do desconforto. O conhecimento, pelos ocupantes, de situações que poderiam contribuir para o aumento das concentrações de agentes químicos e biológicos em ambientes de interiores possibilitaria uma intervenção mais efetiva por parte do pessoal encarregado da manutenção do prédio, ou do proprietário da residência.

Agradecimentos

Os autores agradecem o apoio do Conselho Nacional de Desenvolvimento Científico e Tecnológico (Processos: 472769/2008 e 552131/2011-3) e da Coordenação de Aperfeiçoamento de Pessoal de Nível Superior (Processo: 936/09). Dra. Leila de Souza da Rocha Brickus agradece à Fiotec pela concessão uma bolsa de pesquisa. Dr. William Waissmann foi *fellowship* do *The Fogarty International Center ITREOH Program*, com *Award Number* D43TW000640. O conteúdo deste texto é de responsabilidade exclusiva dos autores e não representa necessariamente a visão da *Fogarty International Center of the National Institutes of Health*.

▸ Referências

ABNT. Associação Brasileira de Normas Técnicas - ABNT NBR 5413:1992 – Iluminância de interiores. 30/04/1992.

Aleksandrowicz J, Smyk B, Czachor M, Schiffer Z. Mycotoxins in aplastic and proliferative blood disease. Lancet, 295: 43, 1970.

American Society of Heating, Refrigerating and Air-Conditioning Engineers (ASHRAE): Standard for Ventilation for Acceptable Indoor Air Quality (ASHRAE 62-2001). Atlanta, Ga. ASHRAE, 2001.

Amirav I, Newhouse M. Deposition of small particles in the developing lung. Paediatric Respiratory Reviews, 13: 73–78, 2012.

Araki A, Kawai T, Eitaki Y, Kanazawa A, Morimoto K, Nakayama K, Shibata E, Tanaka M, Takigawa T, Yoshimura T, Chikara H, Saijo Y, Kishi R. Relationship between selected indoor volatile organic compounds, so-called microbial VOC, and the prevalence of mucous membrane symptoms in single family homes. Science of the Total Environment, 408(10): 2208-15, 2010.

Arlian LG, Bernstein IL, Gallagher JS. The prevalence of house dust mite, Dermatophoides spp., and associated environmental conditions in homes in Ohio. Journal of Allergy and Clinical Immunology, 69: 527, 1982.

Arundel A, Sterling E, Biggin J, Sterling T. Indirect health effects of relative humidity in indoor environments. Environmental Health Perspectives, 65: 351-61, 1986.

Baker MD, Henretig FM, Ludwig S. Carboxyhemoglobin levels in children with nonspecific flu-like symptoms. Journal of Pediatrics, 113: 501-4, 1988.

Bardana E JJR, Montanaro A. Formaldehyde: an analysis of its respiratory, cutaneous, and immunologic effects. American Alergy, 66: 441-52, 1991.

Benner CL, Bayona JM, Caka FM, Tang H, Lewis L, Crawford J, Lamb JD, Lee ML, Lewis EA, Hansen LD, Eatough DJ. Chemical composition of environmental tobacco smoke. 2. Particulate-phase compounds. Environmenatl Science &Technology, 23: 688-99, 1989.

Berg ND, Linneberg A, Dirksen A, Elberling J. Prevalence of self-reported symptoms and consequences related to inhalation of airborne chemicals in a Danish general population. International Archives of Occupational and Environmental Health, 81:881–7, 2008.

Best MJ, Stout J, Muder RR. Legionellaceae in the hospital water supply: epidemiological link with disease and evaluation of a method for control of nosocomial Legionnaires' disease and Pittsburgh pneumonia. Lancet, 2: 307-10, 1983.

Billionnet C, Gay E, Kirchner S, Leynaert B, Annesi-Maesano I. Quantitative assessments of indoor air pollution and respiratory health in a population-based sample of French dwellings. Environmental Research, 111: 425–34, 2011.

Black, DW. The relationship of mental disorders and idiopathic environmental intolerance. Occupational Medicine, 15(3): 557–70, 2000.

Bornehag CG, Sundell J, Bonini S, Custovic A, Malmberg P, Skerfving S, Sigsgaard T, Verhoeff A. Dampness in buildings as a risk factor for health effects, EUROEXPO: A multidisciplinary review of the literature (1998–2000) on dampness and mite exposure in buildings and health effects. Indoor Air, 14(4): 243–57, 2004.

Brasil. Ministério da Saúde. Portaria no 930/MS, de 27 de agosto de 1992. Diário Oficial da União, Brasília, 27 de agosto de 1992. Disponível em: http://www.anvisa.gov.br/legis/portarias/930_92.htm

Brasil. Presidência da República. Lei nº 9.294, de 15 de julho de 1996. Diário Oficial da União, Brasília, 15 de julho de 1996. http://www.planalto.gov.br/ccivil_03/Leis/L9294.htm. Brasil. Presidência da República. Lei no 9.431, de 6 de janeiro de 1997. Diário Oficial da União, Brasília, 6 de janeiro de 1997. Disponível em http://www.anvisa.gov.br/legis/leis/9431_97.htmBrasil. Ministério da Saúde. Portaria no 3.523/GM, de 28 de agosto de 1998, Diário Oficial da União, Brasília, 28 de agosto de 1998. Disponível em http://www.anvisa.gov.br/legis/portarias/3523_98.htmBrasil. Ministério da Saúde. Agência Nacional de Vigilância Sanitária (ANVISA). Resolução – RE no 9, de 16 de janeiro de 2003. Diário Oficial da União, Brasília, 20 de janeiro de 2003. Disponível em http://www.anvisa.gov.br/legis/resol/2003/re/09_03_1.pdf. Brasil. Presidência da República. Lei nº 11.762, de 1 de agosto de 2008. Diário Oficial da União, Brasília, 4 de agosto de 2008. http://www.planalto.gov.br/ccivil_03/_ato2007-2010/2008/lei/l11762.htmBrasil. Presidência da República. Lei nº 12.546, de 14 de dezembro de 2011. Diário Oficial da União, Brasília, 14 de dezembro de 2011. http://www.planalto.gov.br/ccivil_03/_Ato2011-2014/2011/Lei/L12546.htm#art49Breiman RF, Cozen W, Fields BS. Association of shower use with Legionnaire's disease. Journal of the American Medical Association (JAMA), 263: 2924-46, 1990.

Brickus LSR, Cardoso JN, De Aquino Neto, FR. Distributions of indoor and outdoor air pollutants in Rio de Janeiro, Brazil: Implications to indoor air quality in bayside offices. Environmental Science & Technology, 32(22): 3485-90,1998a.

Brickus LSR, Siqueira LFG, Aquino Neto FR, Cardoso JN. Occurrence of airborne bacteria and fungi in bayside offices in Rio de Janeiro, Brazil. Indoor Built Environment, 7: 270-5, 1998b.

Brickus LSR, Aquino Neto FR. A qualidade do ar de interiores e a Química. Quimica Nova, 22: 65-74, 1999.

Brickus LSR, Costa MFB, Moreira JC. A qualidade do ar de interiores e a saúde pública. Revista Brasileira de Toxicologia, 14:29-35, 2001.

Brickus LSR, Costa MF, Machado JMH, Moreira JC. Chapter 9: Transitional Countries - Fungi *survey*s in tropical Southeastern Brazil In: Bioaerosols, Fungi, Bacteria, Mycotoxins and Human Health. Albany, New York: Fungal Research Group Foundation, Inc, 2005. v.1: 429-36.Brimblecome P. The composition of museum atmospheres. Atmospheric Environment, 24B:1-8, 1990.

Brondani SA. A percepção da luz artificial no interior de ambientes edificados. Florianopolis: Tese (Doutorado em Engenharia de Produção), Universidade Federal de Santa Catarina, 2006. Disponivel em http://www.tede.ufsc.br/teses/PEPS4934.pdf.Burge PS. Sick building syndrome. Occupational and Environmental Medicine, 61:185–90, 2004.

Burgess-Limerick R, Mon-Williams M, Coppard VL. Visual display height. Human Factors, 42: 140-50, 2000.

Cailleux A, Bouchara JP, Daniel V, Chabasse D, Allain, P. Gas Chromatography-mass spectrometry analysis of volatile organic compounds produced by some micromycetes. Chromatographia, 34: 613-17, 1992.

Cal/EPA, California Environmental Protection Agency. Composite Wood Products ATCM 2012 disponível em http://www.arb.ca.gov/toxics/compwood/compwood.htm Carayon P, Smith MJ. Work organization and ergonomics. Applied Ergonomics, 31: 649-62, 2000.

Carter WPL, Pierce JA, Luo D, Malkina IL. Environmental chamber study of maximum incremental reactivities of volatile organic compounds. Atmospheric Environment, 29: 2499-511, 1995.

Castro H, Giannasi F, Novello C. A luta pelo banimento do amianto nas Américas: uma questão de saúde pública. Ciência & Saúde Coletiva, 8(4): 903-11, 2003.

CCOHS, Canadian Centre for Occupational Health and Safety. Health Effects of Carbon Dioxide Gas. 1997. Disponivel em:

http://www.ccohs.ca/oshanswers/chemicals/chem_profiles/carbon_dioxide/health_cd.html. Celedon JC, Milton DK, Ramsey CD, Litonjua AA, Ryan L, Platts-Mills TA, Gold DR.

 Exposure to dust mite allergen and endotoxin in early life and asthma and atopy in childhood. Journal of Allergy and Clinical Immunology, 120: 144–9, 2007.

Chan CC, Ozkaynak H, Spengler JD, Sheldon L. Driver exposure to volatile organic compounds, CO, ozone, and NO2 under different driving conditions. Environmental Science &Technology, 25: 964-72, 1991.

Cohen SM. Lead poisoning: a summary of treatment and prevention. Pediatric Nursing, 27(2): 125-, 2001.

CONAMA (Conselho Nacional do Meio Ambiente). Padrões de Qualidade do Ar. Resolução n° 3 - de 28/06/1990.Costa MFB, Brickus LSR. Effect of ventilation system on prevalence of symptoms associated with sick buildings in Brazilian commercial establishment. Archives of Environmental Health, 55: 279-83, 2000.

Darby S, Hill D, Auvinen A, Barros-Dios JM, Baysson H, Bochicchio F *et al.* Radon in homes and risk of lung cancer: collaborative analysis of individual data from 13 European case-control studies. British Medical Journal, 330, 223. Epub 2004 Dec 21. (2005)

Darquenne, C. Aerosol deposition in health and disease. Journal of Aerosol Medicine and Pulmonary Drug Delivery, 25(3): 140-7, 2012.

Du Y, Cha Q, Chen X, Chen Y, Lei Y, Xue S. exposure to environmental tobacco smoke and female lung cancer. Indoor Air, 5(4): 231–6, 1995.

Eatough DJ, Benner CL, Bouona JM, Caka FM, Mooney RL, Lamb JD, Lee ML, Lewis EA, Hansen LD, Eatough NL. Identification of conservative tracers of environmental tobacco smoke. Proceedings of the 4th International Conference on Indoor Air Quality and Climate, Berlin (West), 17-21 August, 1987.

EPA. Environmental Protection Agency/NIOSH. Building Air Quality: A Guidefor Building Owners and Facility Managers (EPA /400/1-91/033, DHHS (NIOSH) 91-114). Retrieved from http://www.epa.gov/iaq/largebldgs/baqtoc.html (Acessado em 4/11/2012). Washington, D.C.: EPA, 1991.

EPA. Environmental Protection Agency. Indoor Air Quality Building Education and Assessment Model (I-BEAM). http://www.epa.gov/iaq/largebldgs/i-beam/forms.html Washington, D.C.: EPA, 2001.EPA. Environmental Protection Agency: National lead poisoning prevention week October 18-24, 2009. http://www.epa.gov/region9/lead/leadweekfeature.html. EPA, 2009. EPA. Environmental Protection Agency. Indoor air quality: glossary of terms. Disponível em http://www.epa.gov/iaq/glossary.html.EPA. Environmental Protection Agency. National Ambient Air Quality Standards (NAAQS) Disponível em http://www.epa.gov/air/criteria.html.

Etzel RA. Indoor and outdoor air pollution: Tobacco smoke, moulds and diseases in infants and children. International Journal of Hygiene and Environmental Health, 210 (5): 611-6, 2007.

Evans AD, Hibeault C. Prevention of spread of communicable disease by air travel. Aviation, Space and Environmental Medicine, 80: 601-2, 2009.

Fiedler N, Maccic C, Kipen H. Evaluation of chemically sensitive patients. Journal of Occupational Medicine, 43: 529-35, 1992.

Field RA, Philipps JL, Goldstone ME, Lester JN, Perry R. Indoor/outdoor interactions during air pollution event in central London. Environmental Technology, 13:391-408, 1992.

Figueiró M. A luz e a sua relação com a saúde. Lume, 8(44), junho de 2010.

Finnegan MJ, Pickering CAC. Building related illness. Clinical Allergy, 16: 389-405, 1986.

Flannigan B, McCabe EM, McGarry F. Allergenic and toxigenic micro-organisms in houses. Journal of Applied Bacteriology, 70:61s-73s, 1991.

Fox A, Rosario RMT, Larsson L. Monitoring of bacterial sugars and hydroxy fatty acids in dust from air conditioners by gas chromatography-mass spectrometry. Applied and Environmental Microbiology, 59: 4354-60, 1993.

Fraser DW, Tsai TR, Orenstein W, Parkin WE, Beecham HJ, Sharrar RG, Harris J, Mallison GF, Martin SM, McDade JE, Shepard CC, Brachman PS. Legionnaires' disease: description of an epidemic of pneumonia. New England Journal of Medicine, 297: 1189-96, 1977.

Fromme, H, Tittlemier SA, lkel WO, Wilhelm M, Twardella D. Perfluorinated compounds – exposure assessment for the general population in western countries. International Journal of Hygiene and Environmental Health, 212: 239–70, 2009.

Geller M, Esch RE, Fernandez-Caldas E. Domestic mite allergic sensitivity in Rio de Janeiro - a preliminary report. Revista da Associação Brasileira de Alergia e Imunopatologia, 16: 269-72, 1991.

Gold DR. Indoor air pollution. Clinical Chest Medicine, 13: 215-29, 1992.

Górski P, Palczynski C, Hanke W, Stankiewicz J, Kolacinska B, Ruta U, Gruchala J, Krakowiak A, Szulc B, Jakubowski J, Gromiec P, Brzeznicki S, Wesolowski W. Does indoor formaldeyde exposure contribute to respiratory allergy development? Indoor Air'96 Proceedings of the 7th International Conference on Indoor air quality and climate. 1:173-77, July 21-26, Nagoya, Japan, 1996.

Graveling RA, Pilkington A, George JP, Butler MP, Tannahill SN. A review of multiple chemical sensitivity. Occupational and Environmental Medicine, 56: 73–85, 1999.

Guerin MR, Jenkins RA, Tomkins BA. The chemistry of environmental tobacco smoke: composition and measurement. Indoor Air Research Series, Lewis Publishers, p. 230-235. 1992.

Hassen NG, Ghosh TK, Hines AL, Loyalka SK. Adsorption of Radon from a humid atmosphere on activated carbon. Separation Science and Technology, 27: 1955-68, 1992.

Healy JD. Excess winter mortality in Europe: a cross country analysis identifying key risk factors. Journal of Epidemiology and Community Health, 57: 784-89, 2003.

Hendry JH, Simon SL, Wojcik A, Sohrabi M, Burkart W, Cardis E, Laurier D, Tirmarche M, Hayata I. Human exposure to high natural background radiation: what can it teach us about radiation risks? Journal of Radiologic Protection, 29: A29–A42, 2009.

Hodgson, M. Indoor environmental exposure and symptoms. Environmental Health Perspective, 110: 663–7, 2002.

Hoffman K, Webster TF, Weisskopf MG, Weinberg J, Vieira VM. Exposure to polyfluoroalkyl chemicals and attention deficit/hyperactivity disorder in U.S. children 12–15 years of age. Environmental Health Perspectives, 118: 1762–7, 2010.

Hugenholtz P, Fuerst JA. Heterotrophic bacteria in an air-handling system. Applied and Environmental Microbiology, 58: 3914-20, 1992.

IARC. IARC Classifies formaldehyde as carcinogenic to humans. Press release no 153. 15 de junho de 2004. Disponível em http://www.iarc.fr/en/media-centre/pr/2004/pr153.html.IARC. Agents Classified by the IARC Monographs, Volumes 1–105 Disponível em http://monographs.iarc.fr/ENG/Classification/ClassificationsGroupOrder.pdf. 2012 Ilano AL, Raffin TA. Management of carbon monoxide poisoning. Chest, 97: 165-9, 1990.

ISO 16000-9. Indoor air - Part 9: Determination of the emission of volatile organic compounds from building products and furnishing -- Emission test chamber method, 2006.

Jarvis BB, Miller JD. Mycotoxins as harmful indoor air contaminants. Applied Microbiology and Biotechnology, 66(4): 367-72, 2005.

Jones, AP. Indoor air quality and health. Atmospheric Environment, 33(1): 4535-64, 1999.

Kamens R, Odum J, Fan ZH. Some observations on times to equilibrium for semivolatile polycyclic aromatic hydrocarbons. Environmental Science & Technology, 29: 43-50, 1995.

Keating GA, McKone TE, Gillett JW. Measured and estimated air concentrations of chloroform in showers: Effect of water temperature and aerosols. Atmospheric Environment, 31: 123-30, 1997.

Kniest F, Liebenberg B, Bischoff E. Presence and transport of dust mites in clothing. Journal of Allergy and Clinical Immunology, 83:262, 1989.

Koo LC, Matsushita H, Ho JHC, Wong MC, Shimizu H, Mori T, Matsuki H, Tominaga S. Carcinogens in the indoor air of Hong Kong homes: levels, sources, and ventilations effects on 7 polynuclear aromatic hydrocarbons. EnvironmentalTechnology, 15:401-18, 1994.

Korpi A, Järnberg J, Pasanen AL. Microbial volatile organic compounds. Critical Reviews in Toxicology, 39(2): 139-93, 2009.

Kumar P, Mulheron M, Som C. Release of ultrafine particles from three simulated building processes Journal of Nanoparticle Research, 14:771-85, 2012.

Lacerda ABM, Morata TC, Fiorini AC. Características dos níveis de pressão sonora em academias deginástica e queixas apresentadas por seus professores. Revista Brasileira de Otorrinolaringologia, 67(5): 656-9, 2001.

Lacour M, Zunder T, Schmidtke K, Vaith P, Scheidt C. Multiple chemical sensitivity syndrome (MCS) – suggestions for an extension of the U.S. MCS-case definition. International Journal of Hygiene and Environmental Health, 208: 141–51, 2005.

Lai KM. Hazard identification, dose-response and environmental characteristics of stachybotry toxins and other health-related products from Stachybotrys. Environmental Technology, 27(3): 329-35, 2006.

Landström U. Ventilation noise and its effects on annoyance and performance. Journal of the Acoustical Society of America, 115(5): 2370(A), 2004.

Leighton J, Klitzman S, Sedlar S, Matte T, Cohen NL. The effect of lead-based paint hazard remediation on blood lead levels of lead poisoned children in New York City. Environmental Research, 92(3): 182-90, 2003.

Li Y, Delsante A. Natural ventilation induced by combined wind and thermal forces. Building and Environment, 36: 59-71, 2003.

London L, de Grosbois S, Wesseling C, Kisting S, Rother HA, Mergler D. Pesticide usage and health consequences for women in developing countries: out of sight, out of mind? International Journal of Occupational and Environmental Health, 8(1): 46-59, 2002.

Luccas, L, Seripierri D. Conservar para não restaurar - Uma proposta para preservação de documentos em bibliotecas. Thesaurus, 1994, p 19.

Magnani C, Dalmasso P, Biggeri A, Ivaldi C, Mirabelli D, Terracini B. Increased risk of malignant mesothelioma of the pleura after residential or domestic exposure to asbestos: a case–control study in Casale Monferrato, Italy. Environmental Health Perspectives, 109: 915–9, 2001.

Mahoney FJ, Hoge CW, Farly TA. Community wide outbreak of Leggionnaires's disease associated with a grocery store mist machine. Journal of Infectious Diseases, 165: 736-9, 1992.

Malanca A, Pessina V, Dallara G, Luce CN, Gaidolfi L. Natural radioactivity in building materials from the Brazilian state of Espírito Santo. Applied Radiation and Isotopes, 46(12): 1387–92, 1995.

Martau BT. A luz além da visão: iluminação e sua relação com a saúde e bem-estar de funcionários de lojas de rua e de shopping centers em Porto Alegre. Tese (Doutorado em Engenharia Civil - Área Arquitetura e Construção) - Faculdade de Engenharia Civil, Arquitetura e Urbanismo da Universidade Estadual de Campinas. Campinas, 2009. Disponível em http://www.bibliotecadigital.unicamp.br/document/?code=000440980&fd=y,Matsui EC, Eggleston PA, Buckley TJ, Krishnan JA, Breysse PN, Rand CS, Diette GB:

Household mouse allergen exposure and asthma morbidity in inner-city preschool children. Annals of Allergy, Asthma & Immunology, 97: 514–20, 2006.

Matsushima K, Sarro Y, Ichikawa S, Kawauchi T, Tanaka T, Hirano R, Tazuke F. Indoor lighting facilities. Journal of Light & Visual Environment, 31(3): 173-90, 2007.

Mendell MJ, Heath GA. Do Indoor pollutants and thermal conditions in schools influence student performance? A critical review of literature. Indoor Air: International Journal of Indoor Environment and Health, 15(1): 27-52, 2005.

Mendes, R. Asbesto (amianto) e doença: revisão do conhecimento científico e fundamentação para uma urgente mudança da atual política brasileira sobre a questão Cadernos de Saúde Pública, 17(1): 7-29, 2001.

Mendes R. Amianto e política de saúde pública no Brasil. Cadernos de Saúde Pública, 23(7): 1508-9, 2007.

Miguel AH, Aquino Neto FR, Cardoso JN, Vasconcellos PC, Pereira AS, Marquez KSG. Characterization of indoor air quality in the cities of São Paulo and Rio de Janeiro, Brazil. Environmental Science & Technology, 29:338-45, 1995.

Molhave L, Clausen G. The use of TVOC as an indicator in IAQ investigations. In: Proceedings. 7th International Conference on Indoor Air Quality and Climate, 2: 37-42, 1996.

Moreira FR, Moreira JC. Os efeitos do chumbo sobre o organismo humano e seu significado para a saúde. Revista Panamericana de Salud Publica/Pan American Journal of Public Health, 15(2):119-28, 2004.Morris NM, Catalano EA, Berni RJ. 3-Hydroxymyristic acid as a measure of endotoxin in cotton lint and dust. American Industrial Hygiene Association Journal, 49: 81-8, 1988.

Muraca PW, Stout JE, Yu VL, Yee YC. Legionnaires's disease in the work environment: Implications for environmental health. American Industrial Hygiene Association Journal, 49: 584-90, 1988.

Murray AB, Morrison BJ The effect of cigarette smoke from the other on bronchial responsiveness and severity of symptoms in children with asthma. Journal of Allergy & Clinical Immunology, 77: 575-81, 1986.

Nazaroff WW, Cass GR. Protecting museum collections from soiling due to the deposition of airborne particles. Atmospheric Environment, 5A: 841-52, 1991.

Neumeister HG, Moritz M, Schleibinger H, Martiny H. Investigation on allergic potential induced by fungi on air filters of HVAC systems. In: Proceedings. 7th International Conference on Indoor Air Quality and Climate, 3:125-130, 1996.

Neves LO, Roriz M. Procedimentos estimativos do potencial de uso de chaminés solares para promover a ventilação natural em edificações de baixa altura. Ambiente Construído, 12(1): 177-92, 2012.

Nielsen GD, Hansen JS, Lund RM, Bergqvist M, Larsen ST, Clausen SK, Thygesen P, Poulsen OP. IgE-mediated asthma and rhinitis I: A role of allergen exposure? Pharmacology &Toxicology, 90: 231-42, 2002.

Norbäck D, Torgen M. A longitudinal study relating carpeting with sick building syndrome. Environment International, 15: 129-35, 1989.

Oie S, Masumoto N, Hironaga K, Koshiro A, Kamiya A. Microbial contamination of ambient air by ultrasonic humidifier and preventive measures. Microbios, 72: 161-6, 1992.

OSHA. Occupational Safety and Health Administration. Indoor air quality in commercial and institutional buildings OSHA 3430-04 2011 http://www.osha.gov/Publications/3430indoor-air-quality-sm.pdf

Owen MK, Ensor DS, Sparks LE. Airborne particle sizes and sources found in indoor air. Atmospheric Environment, 26A: 2149-62, 1992.

Ownby DR, Johnson CC, Peterson EL. Exposure to dogs and cats in the first year of life and risk of allergic sensitization at 6 to 7 years of age. Journal of the American Medical Association (JAMA), 288: 963–72, 2002.

Palma, A, Mattos UAO, Almeida MN, de Oliveira, GEMC. Level of noise at the workplace environment among physical education teachers in indoor bike classes. Revista de Saúde Pública, 43(2): 1-7, 2009.

Pancer K, Stypulkowska-Misiurewicz H. Pontiac fever – non-pneumonic legionellosis. Przegl Epidemiology, 57: 607-12, 2003.

Passarelli GR. Sick building syndrome: an overview to raise awareness Journal of Building Appraisal, 5: 55–66, 2009.

Pereira FL, Deise AO, Silva DAO, Sopelete MC, Sung SJ, Taketomi EA. Mite and cat allergen exposure in Brazilian public transport vehicles. Annals of Allergy, Asthma & Immunology, 93:179–84, 2004.

Perry R, Gee IL. Vehicle emissions and effects on air quality: Indoors and outdoors. Indoor Environment, 3:224-36, 1994.

Persson WK. The prevalence of annoyance and effects after long term exposure to low frequency noise. Journal of Sound & Vibration, 240: 483-97, 2001.

Phipatanakul W, Gold DR, Muilenberg M, Sredl DL, Weiss ST, Celedon JC. of indoor exposure to mouse allergen in urban and suburban homes in Boston. Allergy,60: 697–701, 2005.

Pitts JR JN, Klan AU, Smith EB, Wayne RP. Singlet oxygen in the environmental sciences. Singlet molecular oxygen and photochemical air pollution. Environmental Science &Technology, 3: 241-7, 1969.

Platts-Mills TAE, Heymann PW, Longbottom JL, Wilkins SR. Airborne allergens associated with asthma: particles sizes carrying dust mite and rat allergens measured with a cascade impactor. Journal of Allergy & Clinical Immunology, 77: 850-7, 1986.

Platts-Mills TAE, Chapman MD. Dust mites: immunology, allergic disease, and environmental control [CME article]. Journal of Allergy & Clinical Immunology, 80: 755-75, 1987.

Platts-Mills TAE, Rakes G, Heyman PW. The relevance of allergen exposure to the development of asthma in children. Journal of Allergy & Clinical Immunology, 105: S503-S508, 2000.

Pope CAIII, Dockery DW, Spengler JD, Raizenne ME. Respiratory health and PM10 pollution: a daily time series analysis. American Review of Respiratory Diseases, 144: 668-74, 1991.

Portnoy JM, Kwak K, Dowling P, Vanosdol T, Barnes, C. Health effects of indoor fungi. Annals of Allergy, Asthma & Immunology, 94(3): 313-20, 2005.

Ramírez-Venegas A, Sansores RH, Pérez-Padilla R, Regalado J, Velázquez A, Sanchez C, Mayar ME. Survival of patients with chronic obstructive pulmonary

disease due to biomass smoke and tobacco. American Journal of Respiratory & Critical Care Medicine, 173: 393-7, 2006.

Rao CY, Riggs MA, Chew GL, Muilenberg ML, Thorne PS, Van Sickle D, Dunn KH, Brown C. Characterization of airborne molds, endotoxins, and glucans in homes in New Orleans after hurricanes Katrina and Rita. Applied and Environmental Microbiology, 73(5): 1630-4, 2007.

Reinikainen L, Jaakkola JJK. Effects of temperature and humidification in the office environment. Archives of Environmental Health, 56: 365-8, 2001.

Reinikainen L, Jaakkola JJK. Significance of humidity and temperature on skin and upper airway symptoms. Indoor Air, 13: 344-52, 2003.

Reisch MS. Paints & Coatings. Chemistry & Engineering, 3:44-66, 1994.

Rinsky RA, Smith AB, Hornung R, Fillow TG, Young RJ, Okun AH, Landdrigan PJ. Benzene and leukemia: an epidemiologic risk assessment. New England Journal of Medicine, 316: 1044-50, 1987.

Rizzo MC, Naspitz CK, Fernandez-Caldas E, Lockey RF, Mimica I, Sole D. Endotoxin exposure and symptoms in asthmatic children. Pediatric Allergy and Immunology, 8: 121–6, 1997.

Robertson MM, Ciriello VM, Garabet AM. Office ergonomics training and a sit-stand workstation: Effects on musculoskeletal and visual symptoms and performance of office workers. Applied Ergonomics, 44: 73-85, 2013.

Rodrigues P. Manual de iluminação eficiente. Procel – Programa Nacional de Conservação de Energia Elétrica. 1ª. Edição. Julho 2002. Disponível em: <http://www.eletrobras.gov.br/elb/procel/services/DocumentManagement/FileDownload.EZTSvc.asp?DocumentID=%7BDFD1A9C8-9030-4D35-A899-B80D570B64D1%7D&ServiceInstUID=%7BAEBE43DA-69AD-4278-B9FC-41031DD07B52%7D>.Rogge WF, Hildemann LM, Mazurek MA, Cass GR, Simoneit BRT. Sources of fine organic aerosol. 6. Cigarette smoke in the urban atmosphere. Environmental Science Technology, 28:1375-88, 1994.

Rosell A, Grimalt JO, Rosell MG, Guardino X, Albaigés J. The composition of volatile and particulate hydrocarbons in urban air. Fresenius' Journal of Analytical Chemistry, 339: 689-98, 1991.

Rullo V, Arruda K, Cardoso R, Valente V, Zampolo AS, Nóbrega F, Naspitz CK, Solé D. Respiratory Infection, Exposure to Mouse Allergen and Breastfeeding: Role in Recurrent Wheezing in Early Life. International Archives of Allergy and Immunology. 150:172–8, 2009.

Rylander R, Haglinf P, Lundholm M. Endotoxin in cotton dust and respiratory function decrement among cotton workers in experimental cardroom. American Review of Respiratory Diseases, 131: 209-313, 1985.

Sack TM, Steele DH, Remmers J. A survey of household products for volatile organic compounds. Atmospheric Environment, 26A:1063-70, 1992.

Samet JM, Marbury MC, Spengler JD. Health effects and sources of indoor air pollution. Part II. American Review of Respiratory Diseases, 137: 221-42, 1988.

Schneider J, Rödelsperger K, Brückel B, Kleineberg J, Woitowitz HJ. Pleural mesothelioma associated with indoor pollution of asbestos. Journal of Cancer Research and Clinical Oncology, 127(2): 123-7, 2001.

Schwartz, J. Particulate air pollution and daily mortality in Detroit. Environmental Research, 56: 204-13, 1999.

Seppänen OA, Fisk WJ, Mendell MJ. Association of ventilation rates and CO2

concentrations with health and other responses in commercial and institutional buildings. Indoor Air, 9: 226-52, 1999.

Seppänen OA, Fisk WJ. Summary of human responses to ventilation. Indoor Air, 14 (Suppl 7):102-18, 2004.

Seppänen OA, Fisk WJ, Lei QH. Ventilation and performance in office work. Indoor Air, 16: 28-36, 2005.

Shaughnessy RJ, Haverinen-Shaughnessy U, Nevalainen A, Moschandreas D. The effects of classroom air temperature and outdoor air supply rate on the performance of school work by children. Indoor Air, 16: 465-8, 2006.

Shuguang L, Dinhua P, Guoxiong W. Analysis of polyciclic aromatic hydrocarbons in cooking oil fumes. Archives of Environmenatal Health, 49: 119-22, 1994.

Silva JM, Camara AA, Tobias KR, Macedo IS, Cardoso MR, Arruda E, Chapman MD,

Platts-Mills TA, Arruda LK, Ferriani VP. A prospective study of wheezing in young children: the independent effects of cockroach exposure, breast-feeding and allergic sensitization. Pediatric Allergy and Immunology, 16: 393–401, 2005.

Simplício EC, Silva DAO, Braga IA, Sopelete MC, Sung SJ, Taketomi EA. Mite and pet al.lergen exposure in hotels in Uberlândia, Midwestern Brazil. Indoor Air, 17: 278–83, 2007.

Simpson A, John SL, Jury F, Niven R, Woodcock A, Ollier WE, Custovic A. Endotoxin exposure, CD14, and allergic disease: an interaction between genes and the environment. American Journal of Respiratory & Critical Care Medicine, 174: 386–92, 2006.

Stolwijk JAJ. Assessment of population exposure and carcinogenic risk posed by volatile organic compounds in indoor air. Risk Analysis, 10: 49- 57, 1990.

Strausz MC, Brickus LSR, Machado JMH. Análise de um acidente por contaminação fúngica em uma biblioteca pública no município do Rio de Janeiro. Revista Brasileira de Saúde Ocupacional, 32(115): 69-78, 2007.

Tamás G, Weschler CJ, Toftum J, Fanger PO. Influence of ozone-limone reactions on perceived air quality. Indoor Air, 16: 168-78, 2006.

Thaller EI, Petronella SA, Hochman D, Howard S, Chhikara RS, Brooks EG. Moderate increases in ambient PM2.5 and ozone are associated with lung function decreases in beach lifeguards. Journal of Occupational and Environmental Medicine, 50: 202-11, 2008.

Thiebaud HP, Knize MG, Kuzmicky PA, Felton JS, Hsieh DP. Mutagenicity and chemical analysis of fumes from cooking meat. Journal of Agricultural and Food Chemistry, 42: 1502-10, 1994.

Tobin JO, Swann RA, Bartlett CL. Isolation of Legionella pneumophila from water systems: methods and preliminary results. British Medical Journal, 282:515–17, 1981.

Toxics Link. Eliminating lead in paint – Global study to determine lead in new decorative paints in 10 countries. Toxic link, New Delhi, India, 2009. http://www.okinternational.org/docs/Toxics%20Link%2010%20country%20paint%20exec%20summary.pdf. Trindade SC, Pedrini A, Duarte RNC. Métodos de aplicação da simulação computacional em edifícios naturalmente ventilados no clima quente e úmido. Revista Ambiente Construído, 10(4): 37-58, 2010.

Turiel I. Indoor Air quality and human health. Stanford: Stanford University Press, 1985.

Valerio F, Pala M. Effects of temperature on the concentration of polycyclic aromatic hydrocarbons (PAHs) adsorbed onto airborne particulates. Fresemius' Journal of Analytical Chemistry, 339: 777-9, 1991.

Vail RB, Homann MJ. Rapid and sensitive detection of citrinin production during fungal fermentation using high-performance liquid chromatograhy. Journal of Chromatography, 535: 317-23, 1990.

Van Bommel WJM. Lighting for work: a review of visual and biological effects. Lighting Research and Technology, 36(4): 255-69, 2004.

Wang Z, Wagner J, Wall S. Characterization of laser printer nanoparticle and VOC emissions, formation mechanisms, and strategies to reduce airborne exposures. Aerosol Science and Technology, 45:1060–8, 2011.

Weschler CJ. Ozone in indoor environments: concentrations and chemistry. Indoor Air, 10: 269-88, 2000.

Weschler CJ, Wells JR, Poppendieck D, Hubbard H, Pearce TA. 2006. Workgroup report: Indoor air chemistry. Environmental Health Perspectives, 114: 442-6, 2006.

Whitehead T, Metayer C, Buffler P, Rappaport S. Estimating exposures to indoor contaminants using residential dust. Journal of Exposure Science and Environmental Epidemiology, 21: 549-64, 2011.

WHO. World Health Organization. Air quality guidelines for Europe, series no. 23, WHO: Copenhagen, Denmark, 1987.

WHO. World Health Organization. Environmental Health Criteria 203 – Chrysotile Asbestos, 1998. Disponível em http://www.inchem.org/documents/ehc/ehc/ehc203.htm. WHO. World Health Organization. Guidelines for air quality. World Health Organization, 2005.

Whorton MD, Larson SR, Gordon NJ, Morgan RW. Investigation and work-up of sick building syndrome. Journal of Occupational Medicine, 29(2): 142-7, 1987.

Wilkes CR, Small MJ, Anderlman JB, Giardino NJ, Marshall J. Inhalation exposure model for volatile chemicals from indoor use of water. Atmospheric Environment, 26A: 2227-36, 1992.

Winder C. Mechanisms of multiple chemical sensitivity. Toxicology Letters, 128(1): 85–97, 2002.

Wolkoff P, Clausen PA, Wilkins CK, Nielsen GD. Formation of strong airway irritants in terpene/ozone mixtures. Indoor Air, 10: 82–91, 2000.

Wolkoff P, Wilkins CK, Clausen PA, Nielsen GD. Organic compounds in office environments — sensory irritation, odor, measurements and the role of reactive chemistry.Indoor Air, 16: 7–19, 2006.

Wray BB, O'Steen KG. Mycotoxin-producing fungi from house associated with leukemia. Archives of Environmental Health, 30: 571-3, 1975.

Yahya MT, Cassells JM, Straub TM, Gerba CP. Reduction of microbial aerosols by automatic toilet bowl cleaners. Journal of Environmental Health, 55: 32-4, 1988.

Zhang GJ, Wilson WE, Lioy PJ. Indoor air chemistry: Formation of organic acids and aldehydes. Environmental Science &Technology, 28: 1975-82, 1994.

Impactos das Nanotecnologias sobre a Saúde e a Segurança dos Trabalhadores

27

William Waissmann
Marisa Moura
Leila Brickus

◗ **Introdução**
◗ **Definições e termos comumente usados**
◗ **Fontes de exposição a nanomateriais**
◗ **Propriedades físicas e químicas que podem mudar na nanoescala**
◗ **Riscos potenciais de exposição a nanopartículas e nanomateriais**
  Efeitos em nível celular
  As vias aéreas como sistema de passagem
  Distribuição
◗ **Questões relacionadas ao controle de ambientes de trabalho e modelos de investigação**
◗ **Regulação em nanotecnologias em saúde**
◗ **Considerações finais**
◗ **Referências**

Introdução

Em 1959, em famosa palestra no Instituto de Tecnologia da Califórnia, o prêmio Nobel Richard Feynman (Feynman, 1959) afirmou que não havia motivos físicos para que a Enciclopédia Britânica não pudesse ser escrita por completo na cabeça de um alfinete.

Provocava Feynman seus colegas a avançarem na conquista de moléculas e átomos, para poderem fazer uso dos "espaços" existentes e manipularem a matéria, intencionalmente, mesmo átomo a átomo, na construção de dispositivos moleculares. A partir da década de 1980, com a descoberta da microscopia de tunelamento (Binnig e Rohrer, 1983) e posterior desenvolvimento por vários ramos da ciência e tecnologia, começou-se, de fato, a dar resposta a Feynman. Convém lembrar que o termo "nano" foi cunhado pelo professor Norio Taniguchi, em 1974, da *Tokyo Science University*, para descrever a produção de materiais em nanoescala (Taniguchi, 1974).

Na realidade, o que se vive, hoje, é o início de uma era de domínio de materiais nanoescalares, com repercussões em todas as esferas da produção. Para muitos, adentrou-se uma nova revolução do capitalismo industrial, que deve dominar o século XXI. Essa revolução, entretanto, parece ter se iniciado em função da preocupação de alguns pesquisadores com problemas planetários, desde fins de século XX. A ideia do uso de menor quantidade de matéria para o alcance de resultados energeticamente melhores e mais adequados, permitia vislumbrar um potencial de maior sustentabilidade. A prática do mercado não poupou tais intenções. Rapidamente, as vantagens chamaram atenção e o mundo produtivo hegemônico da grande produção e consumo encampou as nanotecnologias (Joachim e Plévert, 2009), que podem ser entendidas como constituindo uma plataforma tecnológica que incorpora processos, sistemas e materiais na escala nanométrica (bilionésima parte do metro). Nanotecnologias são várias, sendo a escala, o fator dimensional, o que as assemelha (Miller e Senjen, 2008).

Mas nanotecnologias, em sentido estrito, não são inovações. Ouro coloidal, negro-de-fumo, sulfito de chumbo são utilizados há milhares de anos, para fins estéticos e curativos, desde as antiguidades greco-romana, egípcia, chinesa até a atualidade (Daniel e Astruc, 2004; Walter *et al.*, 2006). Depois, do período medieval até a Renascença, filmes com óxidos e sais metálicos de prata, cobre e ouro tornavam brilhantes superfícies de porcelanas e vidros (Rawson, 1984). Catedrais do período contêm vitrais com tons avermelhados a azulados, pintados com ouro coloidal, em nanoescala. Sabia-se que certas técnicas (como moagem) poderiam mudar características de materiais. Mesmo a compreensão de alguns dos fenômenos da nanoescala não é atual. Desde Faraday (1857) esta progressão tem avançado.

O que tipifica, então, o momento atual como revolucionário? A consciência da produção nanoescalar voltada para materiais com propriedades novas e específicas e produtos delas dependentes, com início de substituição vantajosa de materiais de uso corrente e previsão de consumo intensivo, a partir de 2020 (Roco *et al.*, 2010).

Em nanoescala, compostos podem possuir propriedades diferentes daquelas de quando maiores. Em geral, em nanoescala, uma maior quantidade relativa de átomos é superficial, a relação área superficial/massa é maior, com maior reatividade química. Com dimensões muito pequenas, podem mudar comportamento ótico, elétrico e magnético de materiais, por efeito quântico (Roukes, 2008; Whitesides e Love, 2008; The Royal Society, 2004).

Podem-se obter nanomateriais mais resistentes, solúveis, com maior adesividade, para uso em lubrificantes, detergentes, impermeabilização, tintas, material bactericida, microprocessadores, semicondutores, conversores de energia, LED etc. Seu uso é possível em remediação ambiental, quando podem adsorver poluentes; em medições mais específicas, em biossensores e sensores ambientais. No Complexo Industrial da Saúde, podem ser usados para maior seletividade de ação de princípios ativos (*drug delivery*), produção vacinal, de contrastes, equipamentos de imagem, sensores etc. (The Royal Society, 2004).

Se a nanoescala permite o desenvolvimento de novas propriedades em materiais, utilizados na geração de produtos, cabe pensar que mudam as propriedades de tais materiais quando em confronto com organismos. Em suma, suas toxicidades podem variar e devem ser estudadas e compreendidas. De fato, fenômenos diferenciados também serão encontrados na denominada nanotoxicologia, a se iniciar por uma das questões mais básicas do estudo de efeitos, que é a métrica das doses estudadas, como se verá adiante.

Os anos 1980 foram de grande importância, uma vez que, com o advento da microscopia eletrônica de varredura por sonda, passou a ser possível a construção de nanomateriais com a utilização de manipulação atômica. Nesse processo, geralmente denominado "de baixo para cima", os blocos de materiais nanoescalares são erigidos a partir de átomos e moléculas. Processo inverso também é possível, pela redução de materiais maiores a um tamanho menor, nanométrico, a partir, em geral, de técnicas de corrosão química controlada, dito, "de cima para baixo" (Melo e Pimenta, 2004). A partir do controle das dimensões e da forma dos materiais, podem-se atingir as propriedades desejadas. Nanotecnologias são aquelas tecnologias que propiciam o desenvolvimento de materiais em nanoescala e que permitem analisar, nessa escala, materiais de múltiplas composições. Com elas, nanomateriais, nanopartículas e funcionalidades em nanoescala podem ser estudadas, além de incorporarem processos, sistemas e materiais que, de fato, abrem a possibilidade de reformulação de vários segmentos produtivos (Miller e Senjen, 2008).

Definições e termos comumente usados

A ampliação da utilização de tecnologias e produtos em nanoescala trouxe definições e terminologias que vêm sendo incorporadas, não só por grupos envolvidos na produção, comércio e pesquisa, principalmente, mas também pelos consumidores de uma forma geral. Os termos precisam ser bem compreendidos, para que haja êxito na comunicação entre as várias partes envolvidas em nanociências e nanotecnologias. Seguindo o que foi estabelecido pela Organização Internacional de Padronização em publicações de 2011 e 2012 (ISO/PDTR 13014; ISO/TC 229 /SC), nanotecnologia compreende a aplicação de conhecimento científico para a manipulação e controle de materiais em nanoescala, quando se enseja o uso das suas propriedades dependentes do seu tamanho e da sua estrutura. Essas propriedades devem ser distintas daquelas associadas a átomos ou moléculas individuais, assim como ao material de maior tamanho.

Como conceitos centrais, nanoescala é uma variação de tamanho compreendido entre 1 nm e 100 nm. Desta forma, 1nm é a bilionésima parte de um metro. As partículas com diâmetro menor do que 100 nm são designadas como partículas ultrafinas. Nano objetos são materiais com uma, duas ou três dimensões externas em nanoescala e compreendem, por exemplo, nanopartículas, nanofibras e nanodiscos.

Nanopartículas possuem as três dimensões em nanoescala; nanofibras têm duas dimensões externas similares e em nanoescala e a terceira significativamente maior; e os nanodiscos têm uma dimensão externa em nanoescala e as duas outras dimensões externas significativamente maiores. Nanotubos são nanofibras com seu interior oco, enquanto que nanobastões possuem o centro sólido. Nanofios são nanofibras condutoras ou semicondutoras de eletricidade são os nanofios. Bastante usados são os pontos quânticos (*quantum dots*), que são partículas cristalinas cujas propriedades são dependentes do tamanho, relacionadas aos efeitos do confinamento quântico nos estados eletrônicos.

De importância, também, é o termo "nanomaterial manufaturado" que compreende os materiais intencionalmente produzidos, com fins comerciais, para terem propriedades e funções específicas. De maneira semelhante são os "nanomateriais engenheirados". A terminologia é óbvia para os nanotubos de carbono (CNT), materiais usualmente formados por camadas de grafenos e que podem ser formados de paredes únicas ou múltiplas. Os fulerenos, nanocompostos bastante utilizados na indústria, compreendem a terceira forma mais estável do carbono, depois do diamante e do grafite. São constituídos por uma rede formada por pentágonos e hexágonos na forma de "gaiolas", ou seja, têm a forma fechada em si.

▶ Fontes de exposição aos nanomateriais

O ser humano convive e respira nanopartículas desde sua origem. Partículas originárias de incêndios florestais e erupções vulcânicas são de diferentes tamanhos, algumas das quais em nanoescala. Também vírus e partículas biogênicas que possuem o tamanho nanométrico fazem parte do meio em que se deu o processo evolutivo humano e podem, de certo modo, tê-lo influenciado (Bastús et al., 2008). Com isso, especula-se sobre a possibilidade de que a nanoescala tenha mediado, ao menos em parte, nossa base patológica evolutiva, tanto por agentes externos causais, biogênicos ou não, quanto por moléculas orgânicas corporais, que com eles têm interagido.

Também, muitas atividades produzem partículas nanométricas, como um produto residual, não intencional. No campo ocupacional, isto pode ocorrer durante o jateamento de areia, o uso de soldas e outros processos industriais. Algumas partículas geradas nestes processos têm sido associadas com efeitos adversos, na área de saúde pública e ocupacional (UK HSE, 2004).

Objeto de interesse mais recente são os nanocompostos, que foram intencionalmente concebidos, manufaturados ou modificados, com a utilização de engenharias específicas, para estarem na nanoescala. Alguns exemplos são metais, como nanoprata e nanopartículas semicondutoras, conhecidas como "pontos quânticos", e nanomateriais à base de carbono, como os nanotubos. Nanopartículas de cerâmica (óxido de metal), como o dióxido de titânio, são encontradas em protetores solares e nanopartículas de polímeros à base de hidrocarbonetos têm sido empregadas no diagnóstico e tratamento de algumas patologias.

▶ Propriedades físicas e químicas que podem mudar na nanoescala

Como regra geral, com a diminuição do tamanho, os efeitos de superfície são mais pronunciados, pelo aumento na relação entre área superficial e volume. De forma simplificada, pode-se dizer que, principalmente nos materiais menores do que 30 nm, os átomos localizados na parte interna tornam-se expostos na superfície, onde ficam mais disponíveis para reagir (Melo e Pimenta, 2004). Nesse caso, as leis clássicas da física não são mais aplicáveis, mas sim as leis da física quântica, resultando em novas propriedades e funções não encontradas na macroescala química. Os efeitos quânticos se fazem presentes e são responsáveis, por exemplo, pelas diferenças significativas na condutividade elétrica, reatividade, resistência mecânica, elasticidade, adesividade, leveza, mobilidade, solubilidade, propriedades magnéticas e ópticas, incluindo alterações de cor (Hodge e Bowman, 2007). Essas novas propriedades estimulam sua utilização em extensa faixa de atividades industriais. Os materiais podem ser organizados em estruturas maiores que, por suas funções, podem proporcionar uma gama quase infinita de novos produtos, nos mais diversos setores industriais (Roukes, 2008; Whitesides e Love, 2008; The Royal Society, 2004). A importância dessas novas propriedades não é igual para todos os materiais e cada um terá seu próprio conjunto de propriedades variáveis.

Em nanoescala, a massa e o volume do material não são alterados pela divisão do bloco em pedaços pequenos, embora exista uma área de superfície consideravelmente maior. Área de superfície e efeitos da mecânica quântica são responsáveis por muitas das mudanças nas propriedades físicas e químicas observadas em nanoescala. Entre os efeitos dessas diferentes propriedades da superfície, está a tendência das nanopartículas a se agruparem, formando aglomerados ou agregados (ISO/TC 229 /SC, ISO/TS 27687). Nos aglomerados, a ligação entre as partículas é fraca e a área da superfície externa é semelhante à soma das áreas das superfícies dos componentes individuais. Nos agregados ocorre um fenômeno diferente. As partículas estão fortemente ligadas, ou mesmo fundidas, e a área da superfície externa resultante, por consequência, pode ser significativamente menor do que a soma das áreas das superfícies dos componentes isoladamente (ISO/TC 229 /SC, ISO/TS 27687).

▶ Riscos potenciais de exposição a nanopartículas e nanomateriais

Os seres humanos sempre foram expostos a materiais na escala nanométrica. A Revolução Industrial trouxe um expressivo aumento dessa exposição, com a instalação de fábricas e usinas produtoras de energia e, principalmente, a utilização de equipamentos com motores de combustão interna. Nos últimos anos, o rápido crescimento na utilização de nanotecnologias, com a formulação e comercialização de elementos na escala nano, acrescentou ainda mais incertezas e também preocupações quanto aos efeitos de substâncias químicas nos organismos. Elementos na escala nanométrica possuem trajetórias diferentes da que caracteriza os mesmos elementos em maior dimensão, podendo alcançar o interior celular. Dado o tamanho e, em especial, as propriedades físico-químicas da superfície destes novos compostos (também dimensão-dependentes), os parâmetros toxicológicos devem ser revistos, uma vez que resultados de estudos recentes mostraram diferentes comportamentos e mecanismos de toxicidade. Os estudos acerca da toxicidade de nanocompostos são numerosos, mas ainda pouco conclusivos. Na área da saúde, existe uma situação paradoxal, porque as mesmas propriedades físico-químicas que conferem às nanopartículas e aos nanomateriais potencial efeito lesivo, permitem que se preveja a possibilidade de serem usadas no diagnóstico e tratamento de condições patológicas de diversas naturezas. Atualmente, na ausência de respostas consistentes, a população em geral, e, principalmente, trabalhadores envolvidos na produção, podem estar expostos a riscos químicos pouco conhecidos.

Efeitos em nível celular

O tamanho e as propriedades físico-químicas estabelecidas pela superfície das nanopartículas (composição química, área superficial, tamanho, cargas, grupos funcionais superficiais, presença de compostos acoplados etc.) parecem ser os principais determinantes da extensão das interações celulares, podendo estar associados a mecanismos de toxicidade semelhantes, mesmo em partículas com composições diferentes. Nanocompostos e nanopartículas podem levar a danos e até à morte celular, alcançando estruturas intracelulares, como mitocôndrias, e mesmo o núcleo, de difícil alcance por partículas com dimensões maiores (Elsaesser e Howard, 2012). Há toxicidade diferenciada de organelas segundo o tipo de nanopartícula e este é um fator inicial de dificuldade, tendo em vista seu grande potencial numérico (Soenen et al. 2011).

A produção de radicais livres de oxigênio, também referidas como espécies reativas de oxigênio (ROS) é um fenômeno bastante comum e parece ser o principal processo químico envolvido em nanotoxicologia. O estresse oxidativo gerado é um desequilíbrio entre a produção de ROS e a sua degradação por antioxidantes. Em geral, aumentos pequenos e transitórios de ROS podem ser tolerados pela maioria das células, já que existem mecanismos endógenos antioxidantes, como o sistema glutationa redutase, que pode tamponar determinada quantidade de ROS (Soenen et al. 2011).

Mecanismos físicos também podem atuar na origem das lesões celulares, compreendendo a possibilidade de rompimento da membrana celular (Xia et al., 2009; Pisanic et al., 2009), distúrbios no transporte transmembranoso (Stroh, et al., 2004) e alteração nos mecanismos de conformação e agregação de proteínas (Jain et al., 2008; Soto et al., 2007; Arbab et al., 2003). Caso os mecanismos de defesa falhem, os radicais desencadeiam reação inflamatória, com liberação de citoquinas e interleucinas.

Desde que foi relatado que nanopartículas podem penetrar no núcleo celular, o risco genotóxico passou a merecer atenção e várias partículas foram testadas. Entretanto, o mecanismo potencial de dano ao DNA não foi completamente esclarecido, assim como quais propriedades das nanopartículas são as responsáveis pelos possíveis efeitos. Todavia, também a geração de ROS parece ter função essencial nos mecanismos de danos ao DNA (Soenen et al., 2011).

Alterações na morfologia e estabilidade da membrana celular, por exposição a nanopartículas, podem ocorrer por diferentes mecanismos. Sua integridade e estabilidade são o que mantém a habilidade de controlar a homeostase intracelular, por meio da manutenção de permeabilidade seletiva e do controle dos mecanismos de transporte transmembrânico. Porém, embora ROS possam danificá-la (Li et al., 2009), parece que maiores interações adversas são consequentes às propriedades físico-químicas das nanopartículas, como tamanho, hidrofobicidade e densidade das cargas superficiais (Choi et al., 2007).

Fato notório é a potencial ação inflamatória de nanopartículas, às quais se atribuem, diretamente, consequências adversas no organismo. Há ativação de macrófagos e estímulo de células dendríticas e linfócitos para a produção de citoquinas e interleucinas. Esse resultado foi visto em diferentes tipos de exposições a nanocompostos, como CO, CNT, SiO_2, Ni, TiO_2 etc. (Dwivedi et al., 2009).

De forma resumida, a passagem das nanopartículas pela membrana celular depende de algumas características, como a área superficial, cargas, tamanho, presença de contaminantes e outros compostos acoplados etc., ocasionando peroxidação lipídica e estresse oxidativo, além de aumento de cálcio citosólico. A partir daí, podem penetrar, passiva ou ativamente, no núcleo, interagir com o DNA, assim como com mitocôndrias, interferindo na cadeia respiratória, com geração de ROS. Por diferentes mecanismos, nanopartículas podem ser incorporadas por endocitose e por fagocitose, neste caso, com ativação de NADPH oxidase. Nas duas situações, há produção de ROS, com geração de estresse oxidativo. Mecanismo adicional de produção aumentada de ROS é a ativação de receptores celulares (por exemplo, fator de crescimento epidérmico). Esses processos, que levam à ativação de receptores, cálcio e ROS aumentados, ativam a transcrição de genes de fatores de transcrição pró-inflamatórios, como NF-kB. Os produtos da peroxidação lipídica podem formar adutos com o DNA e levar à genotoxicidade e mutagenicidade e, em associação às alterações nas mitocôndrias, podem causar apoptose e necrose (Oberdörster et al., 2007).

A partir desse modelo de geração de estresse oxidativo, em que a exposição celular a nanopartículas leva à indução de enzimas antioxidantes e detoxificantes, para conter o excesso de radicais livres gerados, fica mais clara a compreensão da evolução desde o processo inflamatório até à apoptose. Ele aponta possíveis efeitos celulares e, com isso, indica mecanismos a serem estudados e melhor esclarecidos.

Se o estresse oxidativo é baixo, o equilíbrio redox celular é restaurado. O fator de transcrição Nrf-2 ativa elementos de resposta detoxificante e há indução de enzimas antioxidantes. Com isso, a taxa de glutationa reduzida/glutationa oxidada permanece elevada. Com estresse oxidativo moderado, este mecanismo protetor pode ser superado pela inflamação e pelos efeitos tóxicos celulares. Neste caso, ocorre ativação de cascatas pró-inflamatórias, com produção de citocinas e quimioquinas. Níveis elevados de estresse oxidativo podem determinar a morte celular, em função de alterações mitocondriais e liberação de fatores pró-apoptóticos, que têm como consequência, disfunção da cadeia respiratória, geração de citotoxicidade e apoptose. Aqui, na tentativa de compensar a produção elevada de ROS, muita glutationa reduzida é oxidada e as taxas de glutationa reduzida/glutationa oxidada tornam-se baixas. Polimorfismo genético de genes envolvidos com enzimas antioxidantes da fase II determina diferentes suscetibilidades e pode explicar por que alguns indivíduos não desenvolvem efeitos tóxicos (Nel et al., 2006).

Além da toxicidade dos nanocompostos, deve ser ressaltada a capacidade de muitas nanopartículas/materiais de carrearem contaminantes do ambiente, o que faz com que, para muitos elementos, a toxicidade possa dever-se aos contaminantes que carreia, além da sua própria estrutura (Kagan et al., 2006).

O potencial patogênico das nanopartículas tem sido avaliado por vários tipos de ensaios, tendo como desfecho, por exemplo, evidências de citotoxicidade, potencial proliferativo, genotoxicidade e interferência sobre a expressão gênica (RNA, proteínas). Apesar de ainda necessitarem melhor adequação, atualmente eles são de grande importância como instrumentos de avaliação. O uso destes ensaios pode ser exemplificado com o estudo de Pacurari et al. (2008), em que se avaliaram respostas de células mesoteliais malignas e não malignas humanas à exposição a CNT de paredes múltiplas. No estudo, utilizou-se o ensaio de exclusão do Trypan blue, ensaio de LDH, ensaio de apoptose e ensaio cometa. Os dados gerados por estudos toxicológicos são numerosos e de importância crescente. Estudos em culturas de células têm limitações, uma vez que, essencialmente, não proveem informações sobre complexidades que envolvem todo o organismo, como, por exemplo, os intrincados sistemas de absorção, os mecanismos de opsonização, os produtos do metabolismo e a translocação para locais distantes. Também são limitados para esclarecer como se dá a ativação de mecanismos para a manutenção da homeostase e a liberação de citoquinas e outras substâncias, como consequência do processo inflamatório, e que poderão agir em sítios distantes de onde foram liberados. Entretanto, há estudos in vitro que esclarecem, em muitas situações, os mecanismos de toxicidade e possíveis efeitos citotóxicos (Yokel e MacPhail, 2011).

Para que se atinja maior grau de eficiência na identificação de novos mecanismos de toxicidade, sugere-se também o uso de tecnologia molecular, incluindo incorporação das "ômicas", incluindo toxômica, aos estudos de biologia e toxicologia sistêmica (Balbus et al., 2007).

A compreensão de inúmeras questões nesse campo ainda é limitada e, para isso contribuem as variadas metodologias, não parametrizadas, seguidas nas pesquisas. Por exemplo, são estudadas interações entre determinada nanopartícula e certo tipo de célula, com propriedades físico-químicas específicas, por meio de estudos de poucos parâmetros, desfechos distintos e sob condições variadas de incubação. Tudo isso torna difícil a comparação dos resultados. Embora os estudos toxicológicos já tenham elucidado inúmeras lacunas do conhecimento acerca dos efeitos de nanopartículas em organismos biológicos, em sua maioria só se dedicaram eles somente estudarem efeitos citotóxicos agudos. Efeitos sobre a homeostase celular consequentes a exposições prolongadas são menos evidentes e pouco conhecidos (Soenen et al., 2011).

As vias aéreas como sistema de passagem

O sistema respiratório é, na esfera ocupacional, a principal via de absorção de substâncias químicas e, paralelamente, pode sofrer graves consequências quando exposto a nanopartículas antropogênicas, não antropogênicas e nanomateriais engenheirados.

Nesse processo, o tamanho dos materiais respirados pode determinar diferentes dinâmicas. No caso das nanopartículas, a fração de deposição pulmonar total aumenta com a diminuição do diâmetro das partículas (Xia et al., 2009). Em geral, para partículas maiores, considera-se que, quanto menores, mais fundo penetram no pulmão e alcançam os alvéolos. Isso pode não ocorrer com as nanopartículas. No caso de partículas de 1 nm, por exemplo, em torno de 90% se depositam no nariz e faringe, e 10% na árvore traqueobrônquica. Essencialmente, nenhuma na região alveolar. Com 5nm, 90% de todas nanopartículas serão retidas e se distribuirão com relativa uniformidade pela árvore respiratória. Já partículas com diâmetro compreendido entre 10 e 20 nm alcançam os alvéolos. A deposição, nos alvéolos, de partículas com 20 nm, pode ser maior do que 50% (mas 20% delas serão exaladas do pulmão) e cerca de 15% nas regiões nasais e traqueobrônquicas. A absorção pulmonar de nanopartículas com 20nm pode chegar a 80% (Oberdörster, 2004; Xia et al., 2009).

Uma vez tendo alcançado as menores e mais internas estruturas do trato respiratório, as nanopartículas podem seguir diferentes caminhos, segundo suas propriedades físico-químicas e do microambiente alveolar. Elas poderão ser absorvidas por macrófagos e células dendríticas; aglomerar-se; depositar-se no surfactante pulmonar e, então, desaglomerar-se e ligar-se a complexos proteicos e receptores. Nanopartículas insolúveis, que se depositam no pulmão, são comumente eliminadas pelo epitélio mucociliar traqueobrônquico. Caso os macrófagos sejam eficientes, as nanopartículas insolúveis, ou pouco solúveis, serão fagocitadas e destruídas, sendo esta fagocitose muito dependente do formato e tamanho das partículas, mesmo quando não aglomeradas. Se atingirem o espaço interpleural, nanopartículas podem ser drenadas pelos linfáticos da pleura parietal, alcançar a circulação e daí distribuir-se a vários órgãos. De modo similar, podem alcançar o sangue por via alveolar e desta forma, distribuir-se também por todo o organismo (Donaldson et al., 2010). Este mecanismo será posteriormente discutido.

Ao contrário de partículas maiores, a via nasal é importante na absorção de nanopartículas. Atravessando a mucosa, ganham os nervos olfatórios e outros, e através de transporte axonal retrógrado, podem alcançar o sistema nervoso central, sem passarem pela circulação sanguínea. Já na década de 1940, estudos de virologia mostraram a transmissão de poliovírus de 30 nm do nariz para o cérebro, via nervo olfatório de chimpanzés (Bodian e Howe, 1941). Posteriormente, várias nanopartículas tiveram demonstrada a translocação nasoencefálica (Elder et al., 2006; Hunter e Undem 1999; Oberdörster et al., 2004). Atente-se para o fato de que a cavidade nasal é a única região corporal onde o sistema nervoso está exposto diretamente ao meio ambiente, e que, em muitos casos, até um terço da dose inspirada que alcança o cérebro tem origem nesta via. Por isso, devem-se repensar muitos dos indicadores de exposição, por exemplo, de metais, já que quantidade considerável de fumos metálicos está sob a forma nanoparticular.

Distribuição

Translocação no sistema circulatório

Ao atingirem o interstício pulmonar, partículas podem passar para a circulação sanguínea. Esse mecanismo é importante para nanopartículas, pois ele é tão mais eficiente quanto menor for o tamanho das partículas. Berry et al. (1977) foram os primeiros pesquisadores a descrever a translocação de nanopartículas através do epitélio alveolar, após instilação traqueal de nanopartículas de ouro, em ratos. Observaram grande quantidade desta partícula em plaquetas de capilares pulmonares e concluíram ser esta uma importante via de transporte de pequenas partículas oriundas da poluição ambiental para órgãos distantes. Este fato, confirmado por vários estudos com diferentes tipos de partículas, parece ser bastante dependente não só do tamanho da partícula, mas também das características da sua superfície e da sua composição química, o que poderia explicar os resultados contraditórios.

As evidências da translocação de nanopartículas para a circulação sanguínea em humanos são contraditórias (Oberdörster et al., 2005; Boutou-Kempf. 2011). Enquanto estudo com voluntários em bom estado de saúde, expostos, por inalação, a partículas ultrafinas de carbono associadas a um marcador radioativo, mostraram o rápido aparecimento na circulação sanguínea e difusão da radioatividade para o fígado e bexiga (Nemmar et al., 2002), estudos mais recentes, utilizando exposição semelhante, não verificaram nenhuma translocação de partículas para outros órgãos (Brown et al., 2002; Wiebert et al., 2006a; Wiebert et al., 2006b; Möller et al., 2008; Mills et al., 2006). Os autores assinalam que não pode ser excluída a possibilidade de limitação dos instrumentos de aferição para detectar uma translocação sistêmica pequena, ou que o material tenha penetrado no interstício pulmonar sem que tenha ocorrido uma passagem pela circulação sanguínea (Hubbs et al., 2011). A favor da translocação de partículas do pulmão para tecidos extrapulmonares, em seres humanos, foi o estudo de Calderón–Garcidueñas et al. (2008), feito a partir de material obtido da autópsia de residentes da Cidade do México, um local com elevados índices de poluição atmosférica. O estudo mostrou acúmulo de partículas nos nervos olfatórios, no bulbo olfatório no cérebro, nas células de Kupfer, em eritrócitos e células endoteliais de capilares sanguíneos.

Yu et al. (2007) mostraram que, após 5 dias de exposição nasal, nanopartículas de ouro estavam em níveis muito elevados na língua, nos pulmões, no encéfalo, no bulbo olfatório, septo, córtex entorinal, *striatum* e tronco cerebral. Após 15 dias, apesar de permanecerem altos os níveis respiratórios e neurais, observou-se distribuição por todos os sistemas corporais. Estes resultados sugerem que a translocação de nanopartículas pode também ocorrer por outras vias, como o fluido cérebro-espinhal, ou por transposição da barreira hematoencefálica (Yokel e MacPhail, 2011). Esse fato foi também apontado por Elder et al. (2006), ao observarem, após inalação de aglomerados de nanopartículas de manganês por ratos, aumento do metal em regiões encefálicas, além do bulbo olfatório. Translocação ou penetração através da barreira hematoencefálica pode justificar este resultado. Em ambiente ocupacional e em possíveis usos medicamentosos, este fato é de particular importância, uma vez que evidencia a capacidade de transposição pela barreira hematoencefálica. Em todos os casos e independentemente da via de exposição, a distribuição do nanocomposto depende, principalmente, do seu tamanho e de características da sua superfície.

Efeitos pulmonares

A indução do processo inflamatório pulmonar, após aspiração faríngea ou instilação intratraqueal, de suspensão de nanomateriais engenheirados contendo CNT, foi investigada por vários autores (Donaldson et al., 2002; Lam et al., 2004; Warheit et al., 2004; Shvedova et al., 2005, 2008, 2009; Donaldson et al., 2006; Lam et al., 2006; Alenius et al., 2009). Resultados de experimentos com exposição por via inalatória foram similares (Savolainen et al., 2010).

Um dos mais importantes debates atuais sobre toxicidade pulmonar das nanopartículas diz respeito ao efeito dos CNT. Tendo relação comprimento-diâmetro-1, quase sempre muito elevada, o que os faz, em sua maioria, fibrilares, estes compostos podem causar quadro inflamatório e tóxico-clínico asbesto-like. As primeiras evidências do potencial inflamatório de compostos em nanoescala vieram de estudos com partículas ultrafinas e com CNT de parede simples. Estudos com camundongos demonstraram significativa inflamação pulmonar, com a formação de granulomas, após exposição por inalação ou aspiração (Lam, 2004; Shvedova, 2005; 2008) e aumento do número de neutrófilos polimorfonucleares e macrófagos no fluido de lavado broncoalveolar. A inflamação foi confirmada por evidências histopatológicas e elevação de citoquinas inflamatórias. Além da formação de granulomas, observou-se fibrose intersticial nos pulmões de camundongos expostos a CNT de parede simples, mesmo na ausência de sinais inflamatórios (Shvedova, 2005; 2008). Estudos recentes em camundongos mostraram que também podem induzir o processo inflamatório (Porter et al., 2010) com formação de granulomas e fibrose, sendo frequente a extensão para a pleura.

Assim como nos estudos in vitro, também os efeitos causados por exposição prolongada foram pouco estudados. Ma-Hock et al. (2009) expôs ratos a CNT de paredes múltiplas, por inalação, em concentrações de 0, 0.1, 0,5 ou 2,5 mg/m^3 durante três meses e observou reação inflamatória com formação de granulomas em todas as doses.

A hipótese de indução de mesotelioma por exposição a CNT de paredes múltiplas, assim como asbesto, também foi aventada, devido a semelhanças nas características dimensionais, conformacionais e persistência biológica dos CNT. Entretanto, os resultados foram contraditórios e outras investigações estão em curso (Donaldson et al., 2010; Jaurand et al., 2009; Pacurari et al. 2010; Takagi et al., 2008). Donaldson et al. (2010) defendem a hipótese de que a dimensão, em nanoescala, dificulta a fagocitose (fagocitose frustrada), em função da forma muito alongada dos CNT e que a penetração das CNT no interstício pulmonar e, mesmo, até o espaço interpleural, sem drenagem eficaz, pela fagocitose frustrada, seria responsável pela reação inflamatória pulmonar sustentada e, potencialmente, por quadros cancerígenos pleurais. Reação inflamatória aguda existiria, e seria consequência tanto das próprias caraterísticas dos CNT, como de grupos funcionais, contaminantes e outras estruturas que se podem acoplar a eles.

Há descrição de relação entre nanopartícula e mesotelioma não causado por CNT, como é o caso de nanopartícula de tungstênio e tântalo encontrada em tecido pulmonar, além da presença de nanopartículas em granuloma sarcoidótico, em pulmão de dentista, idêntica à encontrada em pasta de clareamento por ele utilizada durante anos (Gatti e Montanari, 2008).

Os estudos acerca da toxicidade de nanopartículas respiráveis não fibrosas mostraram que a toxicidade é, usualmente, determinada pela toxicidade dos componentes (Hubbs et al., 2011), como é o caso de íons de cromo hexavalente, berílio e níquel (Cohen et al., 2007; Wise et al., 2004; 2006). Neste caso, a massa da partícula, aliada à maior deposição pulmonar atribuída ao diminuto tamanho da partícula, é um importante fator de toxicidade (Cassee et al., 2002). Particularidades da superfície, como a composição heterogênea (Wallace et al., 1985), a presença de fraturas (Vallyathan, 1995) e a reatividade (Warheit et al., 2009) podem afetar a toxicidade, por meio da maior produção de radicais livres. Também a área da superfície desempenha importante função, uma vez que é muito maior, quando comparada com partículas maiores respiráveis (Oberdörster et al., 1994, Sagere Castranova, 2009, Sager et al., 2008).

Os efeitos tóxicos de nanopartículas não fibrosas foram bem estudados com nanopartículas engenheiradas de prata. Seguindo inalação destas partículas, observou-se, além de evidências de inflamação pulmonar, a presença da prata em múltiplos tecidos (Ji et al., 2007; Sung et al., 2009; Takenaka et al., 2001), e hiperplasia biliar, sugerindo que ocorra redistribuição do metal inalado (Sung et al., 2009).

Muitos nanomateriais podem determinar quadros inflamatórios e, mesmo, alérgicos. A febre associada à exposição a fumos metálicos é uma síndrome clínica, de curta duração, resultante da inalação de partículas metálicas finas ou ultrafinas, comumente óxido de zinco, em alta concentração. Caracteriza-se pelo aparecimento súbito de febre alta, tosse, vômitos e cefaleia, sem correspondência de gravidade nos achados radiológicos pulmonares. Embora o mecanismo fisiopatológico não seja ainda bem esclarecido, sugere-se que ocorra uma elevada liberação de citocinas, principalmente por macrófagos pulmonares. Alguns estudos observaram que a inalação de partículas de óxido de zinco e outros fumos metálicos ocasionaram um importante aumento de leucócitos no fluido de lavagem broncoalveolar, com aumento da produção de TNF, IL-6 e IL-8 (Kuschner *et al.*, 1995; Martin *et al.*, 1999).

Asma brônquica e quadros asmatiformes podem estar associados à exposição a nanopartículas, como as da exaustão de diesel (DEP). Por outro lado, partículas de pequenas dimensões, em doses controladas, podem ser usadas no tratamento da mesma condição respiratória. Nanocápsulas de PGLA (ácido lático poliglicólico), com pólen de bétula, foram pesquisadas com sucesso no tratamento dessensibilizante da asma decorrente da exposição ao pólen, em animais (Dwivedi *et al.*, 2009).

Estudos sobre efeitos de exposições a múltiplas nanopartículas são recentes e pouco conclusivos. Entretanto, com os elementos investigados, parece haver aumento de sensibilização e inflamação, quando comparados com efeitos de exposições únicas; em algumas situações, o efeito pode ser mais do que aditivo. Uma vez que, em exposições ambientais e ocupacionais, diversos elementos compõem o ar inalado, interações potenciais de nanopartículas certamente merecerão maior atenção de pesquisadores no futuro (Hubbs *et al.*, 2011).

No que diz respeito à toxicidade dos CNT, que podem servir de exemplo a outros nanomateriais/partículas, sua toxicidade pode ser intensificada pela presença de contaminantes, como mostram Muller *et al.* (2008). Em algumas situações, a toxicidade do nanocomposto é atribuída principalmente a esses contaminantes.

Efeitos cardiovasculares

A associação entre mortalidade e morbidade cardiovascular e exposição a material particulado, oriundo da poluição atmosférica, foi demonstrada em vários estudos epidemiológicos (Abbey *et al.*, 1999; Dockery *et al.*, 1993; Pope *et al.*, 1995; Samet *et al.*, 2000). Os efeitos incluíram a observação de alterações da frequência e da variação da frequência cardíaca (Gold *et al.*, 2000; Pope *et al.*, 1999), da pressão sanguínea (Zanobetti *et al.* 2004; Ibald-Mulli *et al.*, 2001), do tônus e da reatividade vascular (Brook *et al.*, 2002; O'Neill *et al.*, 2005), da coagulabilidade sanguínea (Nemmar *et al.*, 2003, Mutlu *et al.*, 2007; Peters *et al.*, 1997; Baccarelli *et al.*, 2007), além da severidade de lesões ateroscleróticas (Sun *et al.*, 2005, Araújo *et al.*, 2008; Suwa *et al.*, 2002; Künzli *et al.*, 2005; Hoffmann *et al.*, 2007). Embora muitos tenham se limitado a avaliar partículas menores do que 2,5 µ (PM 2,5), acredita-se que os principais efeitos sejam creditados às partículas ultrafinas contidas neste grupo de partículas.

Exposição às nanopartículas e, potencialmente, a nanomateriais engenheirados, também pode levar a uma variedade de efeitos cardiovasculares, através de mecanismos ainda não totalmente conhecidos, mas que envolvem disfunções endovasculares, incluindo trombóticas. Credita-se ao contato frequente com nanopartículas a inflamação crônica da camada íntima, facilitando o desenvolvimento de aterosclerose e trombose (Simklovich *et al.*, 2008). Deb *et al.* (2006) estudaram o potencial trombogênico de nanopartículas e mostraram que nanomateriais como ouro, cobre, ferro e sulfeto de cádmio (CdS) podem ligar-se às plaquetas, e que a capacidade de agregação plaquetária parece depender do material e da forma das partículas. Com exceção do CdS, a agregação pode ser revertida com uso de anticoagulantes adequados, como clopidogrel.

Li *et al.* (2007) expuseram camundongos, por aspiração faríngea, a CNT que ocasionaram transitório e significante dano oxidativo, evidenciado por marcador de estresse oxidativo cardiovascular em tecido aórtico e cardíaco, após sete dias. No mesmo trabalho, identificaram-se efeitos subcrônicos em camundongos, seguindo múltiplas exposições, com a formação de placas de aterosclerose nas artérias aorta e braquiocefálica. Nurkiewicz *et al.* (2008) observaram que a inalação de nanopartículas de dióxido de titânio, incapazes de ocasionar aumento de marcadores de inflamação pulmonar, diminuiu a vasodilatação de arteríolas de músculos esqueléticos, em resposta à administração de vasodilatadores. De forma semelhante, recentemente, Leblanc *et al.* (2009) observaram alteração na vasodilatação de arteríolas coronarianas, 24 horas após a inalação de nanopartículas de dióxido de titânio. Essa disfunção da microvascularização sistêmica teria como consequência uma inabilidade de adequação da resistência periférica e do fluxo sanguíneo coronariano durante o exercício, com consequente diminuição da oxigenação miocárdica.

Material particulado é um dos componentes do ar ambiental e contribui significativamente para a poluição atmosférica. Além do tamanho, superfície, reatividade e outras propriedades físico-químicas das partículas, a sua composição é também um determinante importante da sua toxicidade. Entre os componentes destacam-se as nanopartículas com metais, compostos orgânicos voláteis e aqueles derivados de combustão, em especial exaustão de veículos, como as partículas da exaustão do diesel (DEP) (Biswas e Wu, 2005). A estas, são atribuídos vários efeitos adversos. Agudamente, DEP, por exemplo, determinam disfunção endotelial, com rigidez arterial, e importante interferência no potencial trombótico, com redução da capacidade fibrinolítica, da liberação do ativador tecidual de plasminogênio (t-PA) e aumento da ativação plaquetária (Simklovich *et al.*, 2008).

Efeitos de DEP sobre vasoconstricção, sobre efeitos de vasodilatadores, e, mesmo, sobre a produção de substâncias endógenas em resposta a vasodilatadores, em homens jovens e saudáveis, foram mostrados recentemente por Barath *et al.* (2010). Esse estudo traz alguns dados relevantes. Foi feito comparando-se os mesmos homens realizando atividade física (pedalar), em dois ambientes: com ar filtrado e ar ambiente com DEP e hidrocarbonetos aromáticos policíclicos (PAH). Seis horas após a administração endovenosa de vasodilatadores, avaliou-se o fluxo sanguíneo arterial e mediram-se compostos endógenos. O que se observou foi fluxo significativamente menor quando de exposição ao ar com DEP e PAH, mesmo em resposta a quaisquer dos vasodilatadores utilizados (bradicinina, nitroprussiato de sódio, acetilcolina e verapamil). Quando se confrontou o uso de bradicina e a liberação esperada de antígeno de t-PA, a resposta foi, também, significativamente menor para os que haviam sido expostos ao ar não filtrado. O estudo, feito com humanos, contém a ideia de que nanopartículas contaminantes ambientais como DEP e PAH, podem reduzir vasodilatação dependente e independente do endotélio, de óxido nítrico e de liberação de t-PA, induzida por medicamentos. Estes resultados são semelhantes aos encontrados por Nurkiewicz *et al.* (2008) e Leblanc *et al.* (2009) em estudos experimentais. A explicação para tal efeito pode depender das disfunções básicas, em nível celular, determinadas por nanopartículas. Estresse oxidativo pode levar ao excesso de superóxido, que se combina com NO, rapidamente, na parede vascular, para formar peroxynitrite, limitando a disponibilidade de NO e reduzindo o relaxamento da musculatura lisa.

O poder explicativo da liberação de agentes pró-inflamatórios como causa de eventos cardiovasculares agudos, que ocorrem pouco tempo após a exposição a nanoestruturas, foi questionado por Lotti *et al.* (2009). Afirmam que os já descritos efeitos crônicos, como aterogênese, tendência à formação de trombos, miocardites etc. podem ser relacionados a quadros inflamatórios respiratório, cardiovascular, sistêmicos, mas que não seriam suficientes para justificar os efeitos cardiovasculares de ocorrência precoce, pouco após exposição a nanoestruturas. A ação de partículas diretamente sobre plaquetas ou mecanismos endoteliais e metabólicos de caráter mais rápido é, porém, uma explicação potencial para tais eventos agudos.

Efeitos e absorção cutânea

A grande variedade na composição de nanopartículas/materiais, com diferentes propriedades estruturais, aliadas à complexa estrutura cutânea, tornam o tópico da permeabilidade cutânea a tais materiais e sua toxicidade pendentes de mais estudos, conforme reforçado por Baroli (2010) em revisão recente.

A pele é composta de três leitos primários: o mais externo, a epiderme, que é uma barreira firme e tensa contra a penetração de nanopartículas para a derme, contém o estrato córneo, estrato granuloso e estrato espinhoso. Abaixo, estão a derme e a hipoderme. O folículo piloso é uma invaginação do estrato córneo. A absorção para a derme ocorre primariamente por difusão e pode se dar por via intercelular, intracelular e por penetração folicular. Os materiais que se difundem através do espaço intercelular do estrato córneo, rico em lipídio, são compostos lipofílicos, de baixo peso molecular. Uma vez no estrato granuloso, queratinócitos podem liberar citoquinas pró-inflamatórias e, ao atingir leitos mais profundos, como o estrato espinhoso, ocorre ativação da resposta imune mediada por células de Langerhans (Yokel e MacPhail, 2011). A derme é rica em macrófagos sanguíneos e tissulares, vasos linfáticos, células de Langerhans e diferentes tipos de terminações nervosas sensitivas. Neste nível, praticamente não existe barreira para absorção ao sistema circulatório e linfático (Oberdörster *et al.*, 2005). Entretanto, esse processo não é simples. A penetração pode se dar de formas diversas e depende de vários parâmetros, como: forma, tamanho da nanopartícula, diâmetro, composição da cobertura do nanomaterial/nanopartícula, cargas superficiais, ponto isoelétrico, pKa, coeficiente de partição o/w, presença de agente estabilizante contra reatividade química, ligações, metabolismo, agregação (e potencial de agregação e desagregação), deformidades e rupturas (Baroli, 2010). Tanto a rota de penetração, a profundidade de penetração, o coeficiente de difusão nos veículos de dispersão e na pele, como o potencial de estabelecer interações com os componentes da pele, podem ser influenciados por tais parâmetros.

A integridade da pele desempenha uma importante função no processo de absorção cutânea de nanopartículas. Blundell *et al.* (1989) e Corachan *et al.*, (1988) relataram casos de acúmulo de grande quantidade de partículas do solo, mesmo de maiores tamanhos (0,5 – 7 μm), em linfonodos inguinais de indivíduos que tinham o hábito de andar ou correr descalços. Também, um estudo in vitro, com a utilização de pele humana submetida à tração mecânica, mostrou que este procedimento aumentou a penetração, pelo estrato córneo, de partículas de 500 e 1.000 nm de dextran fluorescente, com distribuição para a derme e epiderme (Tinkle *et al.*, 2003).

Em geral, na pele íntegra, para que a penetração possa se dar por esta via, sem acelerantes, é necessário que as partículas sejam muito pequenas (5 a 7 nm). Fulerenos menores do que 3,5 nm, pontos quânticos (esféricos>elípticos>em agulha) e outras estruturas com tais dimensões têm potencial de passar por essa via. Absorção via poro aquoso pode ocorrer com partículas até 36 nm, sendo que as ainda maiores, até alguns micrômetros, podem penetrar via bulbo piloso. Nanopolímeros de estireno, por exemplo, via de regra não são absorvidos, mas até 40 nm de tamanho, a absorção pode ocorrer, via folículo piloso (Baroli, 2010; Monteiro-Rivieri *et al.*, 2007). Entretanto, embora existam evidências de que nanomateriais podem atingir camadas mais profundas da pele, não foram encontradas evidências diretas de que tenham penetrado na circulação sistêmica.

Atualmente, inúmeros produtos de consumo possuem nanomateriais na sua composição, o que determina expressiva exposição cutânea. Nesse campo, destacam-se pontos quânticos, titânio e óxidos de zinco em bloqueadores solares, e prata como agente antimicrobiano em tecidos de roupas e outros materiais. Estudos mais recentes, com exposição a filtros solares contendo titânio na sua composição, não encontraram evidências de penetração na derme de porcos e de humanos, inclusive em portadores de psoríase cutânea (Filipe et al., 2009; Gamer et al., 2006; Pinheiro et al., 2007; Popov et al., 2010). Resultado parecido foi visto com o mesmo produto contendo nanomateriais de ferro ou óxido de zinco na sua composição (Baroli et al., 2007; Cross et al., 2007).

A necessidade de introduzirem-se medicamentos e outros produtos através da pele levou ao desenvolvimento de lipossomas especializados. Em alguns, várias partes da membrana foram substituídas por proteínas com flexibilidade controlada, de modo a poderem dobrar-se e desviar-se de obstáculos em seu caminho transcutâneo (Baroli, 2010). Alguns estudos mostram que nanopartículas de TiO_2 e de zinco podem atravessar apenas algumas camadas do estrato córneo (três a cinco camadas de corneócitos) (Gontier et al., 2008), enquanto outras, como os citados lipossomas, em especial quando em meio lipídico, podem atravessá-la.

A capacidade de indução de reposta imunológica seguindo exposição cutânea a nanocompostos foi também investigada e corroborada por Tinkle et al. (2003), que observaram o desenvolvimento de uma resposta celular hapteno específica após aplicação tópica de berílio, em ratos. Se formulações em nanoescalas induzem hipersensibilização, depois de exposição cutânea, depende da capacidade de penetrar a barreira da pele e interagir com proteínas. A ligação de uma substância a uma proteína pode resultar na formação de um hapteno, cuja estrutura pode ser reconhecida pelo sistema imune, resultando em hipersensibilidade.

Outra importante questão é a capacidade de captação de nanopartículas por terminações nervosas cutâneas e de translocá-las a sítios distantes, dado que tal mecanismo foi demonstrado na região nasal e traqueobrônquica do trato respiratório. O transporte neuronal de nanopartículas ao longo de nervos cutâneos sensitivos foi bem explicado para o vírus do herpes-zóster. Nanopartículas de ferritina e do complexo ferro-dextran foram detectadas no núcleo do nervo hipoglosso, depois de injetadas na língua de camundongos. De forma semelhante, injeções intramusculares das mesmas nanopartículas e de ouro-proteína resultaram em rápida penetração na fenda sináptica da junção neuromuscular. Parece haver um mecanismo dependente do tamanho da partícula, com um limite entre 10 e 20 nm (Oldfors e Fardeau, 1983). Contudo, esta forma de penetração de nanopartículas necessita de outros estudos para que sejam esclarecidos os seus determinantes.

Na pele, queratinócitos podem converter estímulo externo em citoquinas pró-inflamatórias (interleucina 1, fator de necrose tumoral-α) funcionando, dessa forma, como transdutores de sinais ambientais para o meio orgânico interno. Partículas em interação com queratinócitos podem, em tese, deste modo, levar a alterações, mesmo à distância, em particular se houver contato permanente, como em situações ocupacionais.

Efeitos e absorção digestivos

Nanopartículas/materiais podem ser prontamente absorvidos pelo trato gastrointestinal (GI). A translocação pela parede epitelial depende, como pelos outros meios, além da própria fisiologia do GI, de uma série de características físico-químicas dos elementos como: tamanho, carga superficial, lipofilicidade/hidrofilicidade, presença/ausência de ligante, aglomeração, agregação, adsorção a componentes alimentares, além da cobertura com surfactantes. Este mecanismo envolve enterócitos fagocíticos especializados (células M) nas placas de Peyer, folículos linfoides e enterócitos normais, e depende, também, da difusão no muco intestinal, do fluxo celular e de eventos pós-translocação. Partículas compostas de polímeros positivamente carregados são pouco absorvidas por repulsão eletrostática e captura pelo muco. A relevância do tamanho ficou evidenciada com a observação de Hillyer e Albrecht (2001) de que a captação gastrointestinal de nanopartículas de ouro, administradas oralmente a camundongos, aumentou com a diminuição do tamanho. Da mesma forma, Szentkuti (1997), usando diferentes materiais, demonstrou que partículas menores são absorvidas mais pronta e rapidamente do que as maiores: dois minutos para as com diâmetro de 14nm, 30 minutos para aquelas com diâmetro de 415 nm. Partículas com diâmetros de 1000 nm não foram capazes de translocar a barreira.

Alguns materiais podem ser absorvidos somente após tratamento químico. Por exemplo, os mesmos materiais com coberturas, como ferro, podem ser absorvidos de forma passiva, dependendo da natureza e do tamanho das partículas e coberturas (Pierucci et al., 2006). Dada essa nova conformação, poderiam ser usados no tratamento de quadros carenciais ou na complementação alimentar para atletas.

Uma vez na submucosa, podem seguir para capilares linfáticos, tendo, possivelmente, uma função importante na indução da resposta imune. Ao irem para capilares sanguíneos, podem ser carreadas para órgãos distantes. Partículas maiores (> 30 nm) tendem a ficar no trato GI, mas as menores serão distribuídas a órgãos como rins, fígado, pulmões etc. A excreção/eliminação dependerá de muitas das mesmas características similares às da absorção. Cargas positivas superficiais tendem a aumentar a eliminação urinária e fecal (Balogh et al., 2007).

Em geral, a penetração intestinal de partículas foi mais estudada e é melhor compreendida do que o mesmo fenômeno pelas vias respiratória e cutânea. Entretanto, maior atenção é demandada quando as partículas são elaboradas, por exemplo, para acrescentar alguma propriedade ao alimento ou para que sejam veículo de medicação com atuação em outro órgão. Nesses casos, existem outras regras que devem ser asseguradas.

O conhecimento limitado da etiologia de inúmeras patologias desperta o interesse de pesquisadores na busca de associações válidas. As dúvidas acerca dos efeitos dos nanomateriais na saúde os tornam alvo de grandes investigações. Alguns efeitos intestinais, dignos de nota, merecem ser relatados. Destacam-se dois importantes distúrbios que estudos atuais indicam estar potencialmente associados com nanopartículas e, em futuro próximo, talvez, a nanomateriais. A interferência na integridade funcional neuroimunopsíquica entre o cólon e o Sistema Nervoso Central (SNC) é a tese mais defendida hoje para a síndrome do cólon irritável (SCI). Acredita-se que, após absorção intestinal, nanomateriais, notadamente metálicos, alcançam neurônios e determinam a liberação de neutransmissores. Como exemplo, as taquikynines são tidas como envolvidas em alguns dos importantes quadros da SCI e nanopartículas associadas a um ambiente genético propício poderiam explicar etiologia a ser esclarecida.

Um envolvimento semelhante pode ocorrer com duas das mais relevantes doenças do cólon, com suas comorbidades, a doença de Crohn e a retocolite ulcerativa. De etiologia desconhecida, mas sugerida uma combinação de predisposição genética e fatores ambientais, caracterizam-se por uma inflamação transmural do trato gastrointestinal. São comumente associadas a quadros microbianos e imunitários prévios e têm ocorrido descrições de pacientes em que há, na intimidade celular, nanopartículas. Em um estudo randomizado duplo cego, houve melhora dos sintomas em portadores de doença de Crohn que tiveram a dieta pobre em partículas através do menor consumo de partículas exógenas e de cálcio (Lomer *et al.*, 2002).

Com nítida inter-relação familiar, principalmente quando se trata de pólipos ou doença polipomatose familiar, câncer de cólon é comum, tem alta morbidade e relevante mortalidade. Também neste caso, tem sido encontrada, em peças histopatológicas, quando devidamente examinadas por Microscopia eletrônica de varredura ambiental, presença de nanopartículas, como de prata, de grande uso na atualidade, inclusive em embalagens de alimentos (Gatti e Montanari, 2008).

Efeitos neurológicos, endócrinos, hepáticos e em outros órgãos

O sistema nervoso central é bastante sensível às ações de substâncias tóxicas, dada à sua limitada capacidade regenerativa, grande diversidade de tipos de células, elevado conteúdo lipídico, além da alta demanda energética. Nanopartículas podem atingi-lo após translocação para o sistema circulatório e passagem através da barreira hematoencefálica, seguindo deposição pulmonar (Nemmar *et al.*, 2001; Shimada *et al.*, 2006) e através da mucosa nasal, por transporte axonal retrógrado de neurônios olfatórios para o bulbo olfativo (Elder *et al.*, 2006; Hunter e Undem, 1999; Oberdörster, 2010). Em todas as circunstâncias, foram descritas alterações inflamatórias e estresse oxidativo em regiões corticais.

A translocação e/ou a permeabilidade da barreira hematoencefálica, um fenômeno bastante estudado, é bastante dependente da superfície química das nanopartículas, à qual é atribuída, também, a integridade da barreira e o tipo de resposta celular (Lockman *et al.*, 2004). Quanto a essa resposta, Veronese *et al.* (2008) mostraram que, para específicas funcionalizações da superfície da nanopartícula, ocorrem distintas expressões genéticas dos neurônios. Também, a forma do nanocomposto pode se associar a variadas respostas celulares. Aspiração faríngea de nanofios, mas não de nanoesferas, de titânio, resultou em neuroinflamação em áreas cerebrais (Porter *et al.* 2008). Assim como com metais ou óxidos de metais, nanopartículas de carbono também podem ocasionar efeitos neurotóxicos, envolvendo estresse oxidativo e inflamação de estruturas nervosas.

Win-Shwe e Fujimaki (2011) propõem um modelo segundo o qual, uma vez no SNC, nanopartículas podem induzir inflamação, apoptose e estresse oxidativo. Esse processo é mediado pela liberação de mediadores tóxicos, como o óxido nítrico, e os que atuam em sentido contrário, como citoquinas anti-inflamatórias e neutrofinas. Especula-se que o resultado possa levar a alterações neurodegenerativas.

Existem muitas lacunas que dificultam um melhor entendimento dos fatores envolvidos, mas é sabido que várias nanopartículas metálicas, fulerenos, pontos quânticos, podem atravessar a barreira hematoencefálica. Aventa-se a possibilidade de que estejam associadas a alterações compatíveis com patologias degenerativas, como doença de Parkinson e de Alzheimer, em situações de exposição a níveis elevados de poluição ambiental, DEP e nanomateriais (Bondy, 2011). Alterações na junção neuromuscular foram, também, descritas, para nanopartículas metálicas de 10 a 20 nm, o que pode fazer crer em possíveis mecanismos explicativos para doenças das placas motoras.

Apesar das extensas pesquisas acerca das aplicações farmacêuticas e biomédicas de nanopartículas, e de ser o fígado o principal órgão encarregado da detoxificação no organismo humano, os estudos que procuraram delinear a hepatotoxicidade de nanopartículas são limitados. Nanopartículas e nanomateriais podem alcançar órgãos linfo-hematopoiéticos regularmente, pela própria dimensão do fluxo sanguíneo, ligando-se, ou mesmo, neles se acumulando. Há relato de nanomateriais levando ao desenvolvimento de toxicidade hepática e, com a manipulação de suas caraterísticas, reversão do efeito tóxico. Boa descrição de tal fato fizeram Dutta *et al.* (2008), ao estudarem o poli (propilenoimina) dendrímero (PPI), de quinta geração (PPI). PPI é um dendrímero amino terminal hemolítico e citotóxico in vitro. PPI foi comparado com o mesmo dendrímero com o grupo amino "encoberto", em estudo com camundongos. Amostras de sangue foram analisadas em 24 horas e 15 dias e estudo anatomopatológico foi realizado nos mesmos tempos. O que se pode observar foi redução de hemácias e alterações dos parâmetros hematimétricos, somente com PPI, no 15º dia. O mesmo se deu com as enzimas hepáticas. A estrutura hepática mostrou sinais de degeneração nas primeiras 24 horas de uso de PPI, mas não com os demais dendrímeros com o grupo amino "encoberto". O que se pode deduzir é que, ao menos em parte, a toxicidade demonstrável in vitro e in vivo do PPI decorre do grupo amino terminal, e que esta pode ser reduzida com funcionalizações adequadas. Isso é de grande interesse, tanto para uso dos nanomateriais como carreadores de drogas, como para avaliação geral de produção de dendrímeros biocompatíveis.

A aquisição de potencial hepatotóxico por composto somente na escala nano foi observada com interações biológicas entre células hepáticas e nanopartículas de quitosana. Em tamanho molecular, este polímero natural é reconhecidamente biocompatível e biodegradável. Em meio de cultura com células hepáticas humanas e em processo dose-dependente, ocorreu dano à integridade da membrana celular, evidenciado pela liberação de transaminases no meio extracelular e aumento de atividade de enzima do sistema citocromo oxidase. Observou-se também a presença de nanopartículas de quitosana no núcleo celular e evidências de morte celular autofágica ou necrótica (Loh et al., 2010).

Embora o significado fisiopatológico do achado de nanopartículas em estudos histopatológicos de doenças hepáticas já conhecidas, como, por exemplo, granulomas consequentes a tratamentos com ouro coloidal e carcinomas (Gatti e Montanari, 2008), não tenha sido ainda bem esclarecida, esta linha de estudos, não exclusiva ao fígado, pode reforçar contribuições do papel do estresse oxidativo na gênese de doenças.

Mcauliffe e Perry (2007) observaram, em revisão, poucos trabalhos acerca dos efeitos de nanocompostos em células germinativas e/ou outras células testiculares. Havia pesquisas in vivo, com nanosílica, com cobertura de iodeto de sódio ou cloreto de sódio, óxido de silício magnético, óxido de molibdênio, de látex, utilizando gavagem oral com polimetilmetecrilato (PMMA), e in vitro, com nanopartículas de prata, molibdênio, alumínio e polivinil acetato com magnetita. O que se mostrou, de um modo geral, é que nanopartículas podem atravessar a barreira testicular, ligam-se com afinidade às mitocôndrias espermáticas, há efeitos citotóxicos dose-dependentes e que nanopartículas de prata são as mais tóxicas dentre as estudadas, e as de molibdênio, as menos tóxicas.

Muito se tem estudado acerca da interferência de nanocompostos em outros processos endócrinos. Entre outros estudos, a desregulação da produção de estrogênio e progesterona pode ocorrer quando nanopartículas de óxido de cádmio, fosfato de cálcio e ouro sofrem endocitose ou penetram passivamente em organelas intracelulares envolvidas na esteroidogênese ovariana, e interferem no desenvolvimento e maturação folicular in vivo e in vitro. Nesse processo, pode haver apoptose de células da granulosa humana (Liu et al., 2010), levando à desregulação da produção de estrogênios e progesterona. Alteração na homeostase tireoidiana foi vista por Hinther et al. (2010), com a observação de que pontos quânticos e nanopartículas de prata, na presença ou ausência de tri-iodotironina, alteraram a expressão gênica do hormônio tireoidiano. Esses dados, com anfíbios, podem não se reproduzir em humanos.

O emprego de nanotecnologia tem sido importante na terapêutica de patologias do sistema visual, com estudos de toxicidade associados. Bons exemplos dizem respeito às lentes do cristalino, cada vez com maior uso de nanomateriais, e ao emprego de antibióticos e antivirais sob a forma de lipossomas e outros nanomateriais, para liberação contínua e controlada no espaço ocular. O uso de betametasona em nanopartículas encapsuladas com PLA (ácido polilático) é efetivo para uveoretinite autoimune, assim como aciclovir o é para casos virais, e brimonidine em nanopartículas com ácido policarboxílico servem bem ao tratamento de glaucoma (Prow, 2009). A preocupação com a via ocular como sítio de absorção de nanocompostos foi pouco investigada, segundo apontavam Zimmer et al., já em 1991. Segundo estes autores, nanocompostos podem ser absorvidos, através da córnea, ou por drenagem da órbita ocular para a cavidade nasal, através do ducto nasolacrimal.

Também incertos e poucos estudados são os resultados sobre a transferência transplacentária de nanopartículas e possíveis efeitos para o feto. Uma pesquisa de perfusão de placenta humana com nanopartículas de ouro, com diâmetros entre 10 e 30 nm, recobertas com polietilenoglicol, não mostrou passagem pela barreira materno-fetal nas seis horas seguintes à administração (Myllynen et al., 2008). Com administração intravenosa, em ratas grávidas, de nanopartículas de ouro com diâmetros crescentes, Semmler-Behnke et al. (2007) viram que as placentas capturaram 3% das partículas de 1,4 nm e 0,2% das partículas de 18nm. Identificaram no feto 0,06% das partículas de 1,4 nm e 0,005% das partículas de 18 nm, documentando, assim, a existência de uma passagem transplacentária dependente do tamanho das partículas.

Estudo recente de Keelan (2011) com camundongos mostrou que nanopartículas/materiais de sílica de até 70nm, e de dióxido de titânio de até 35 nm podem atravessar a placenta, acumular no feto e ocasionar alterações do crescimento. Todavia, esse efeito pode ser revertido por alterações na carga superficial da partícula. Assim, nanopartículas e nanomateriais contendo coberturas de grupos amino ou carboxila não foram absorvidas pela placenta, o que pode ser de grande importância para futuros medicamentos nanoestruturados.

▶ Questões relacionadas ao controle de ambientes de trabalho e modelos de investigação

Pesquisas mostram que a população em geral, quando informada, teme as nanotecnologias mais que os pesquisadores, que visualizam mais seus benefícios potenciais. No entanto, quando o tema dos riscos enfoca o ambiente e a saúde, os pesquisadores passam a revelar mais temor do que a população (Scheufele *et al.*, 2007). Mesmo assim, o fomento ao estudo de riscos e regulação nanotecnológica é quase 40 vezes menor do que o direcionado ao desenvolvimento de novos materiais e produtos, na área (Linkov *et al.*, 2009). E isso poderá vir a ter repercussões negativas importantes.

Com o objetivo de avaliar o conhecimento e a percepção de trabalhadores sobre nanomateriais, Balas *et al.* (2010), avaliaram 240 trabalhadores (39,6% da Europa; 37,1% da Ásia; 17,9% da América do Norte e 5,5% do resto do mundo), sendo 95% de universidades ou laboratórios de pesquisas públicos e 63,1% que trabalhavam com nanomateriais ao menos há 5 anos. Dos respondentes, 90% não sabiam se havia regulamentações locais ou nacionais sobre riscos relacionados a nanomateriais, e três quartos responderam não haver regras internas, em seus laboratórios, para o manuseio de nanomateriais. Cinquenta porcento disseram não haver quaisquer regras, e 27,9% não haviam sido informados sobre a existência de regras internas. Ainda, dos respondentes, 40% não usavam qualquer proteção; 47,5% trabalhavam em capelas padrão, e apenas 19,6% usavam capelas para nanomateriais. Mesmo quando os pesquisadores reconheciam que os materiais utilizados poderiam produzir aerossóis, 29,8% não usavam quaisquer proteções respiratórias e 36,2% utilizavam máscaras sem filtros (ineficazes). Quando a análise se refere a todos os trabalhadores respondentes, 48,8% não usavam qualquer proteção respiratória e 24,4% utilizavam máscaras sem filtro (menos de 6% usavam máscaras com filtros adequados).

Estudos com objetivos similares também podem ser observados no Brasil. Waissmann *et al.* (2012) realizaram pesquisa sobre posição de atores-chave em relação à nanotecnologia, regulação e risco, em especial nanoalimentos, em que as perguntas foram estruturadas a partir de entrevistas com especialistas e busca bibliográfica. De lista prévia com mais de 950 nomes selecionados de publicações e projetos, foram escolhidos 108, pela proximidade ao campo temático, sendo 12 de cada um dos seguintes grupos: Pesquisadores; Reguladores, Pessoal de Agências de Fomento (PAF), Saúde Pública/Ambientalistas, Empresários, Representantes de Trabalhadores/Sindicatos, Consumidores, Legisladores, Organizações Não Governamentais (ONGs). Foi feito estudo com método Delphi, via *e-mail*, tendo sido enviados 108 questionários (de cinco questões cada), na primeira fase, dos quais 43 (40%) foram completados e respondidos. Apenas duas rodadas foram necessárias. Dos 43 questionários enviados, na segunda rodada, 33 (77%, sendo 31% do total) foram completados. Não foram obtidas respostas por parte de legisladores e ONGs. Somente duas respostas foram modificadas e isso não mudou o resultado geral, que mostrou: 60% dos respondentes consideraram os benefícios iguais ou superiores aos riscos, mas reconheceram que a população deveria compreender melhor os riscos. Mais de 20% creem que toda pesquisa e produção em nanotecnologia deve ser suspensa, até que aumente o conhecimento em nanoriscos. Cerca de 60% dos respondentes acreditam que o Brasil está em posição desvantajosa no mercado de produtos nanotecnológicos, em comparação com outros países em estágio similar de desenvolvimento, mesmo entre aqueles que concordam que a pesquisa está em bom nível, no país. Oitenta por cento consideram inadequada e insuficiente a legislação brasileira que lida com riscos nanotecnológicos; quase 100% entendem que os consumidores têm informação insuficiente, e mais de 80% que, mesmo trabalhadores que lidam com nanotecnologias, têm pouca informação sobre legislação relacionada a riscos potenciais. Foram usados meios regulares para envio dos *e-mails*, similares para todos os grupos.

Acrescente-se a dessas informações a noção de que, da massa de nanopartículas/nanomateriais em aerossóis presentes em determinado ambiente, 30 a 99% podem alcançar o trato respiratório, sendo que 20 a 50% o espaço alveolar (ICRP, 1994; ISO, 2007) – valores que são superiores aos verificados com a partículas de maiores dimensões – e que nanomateriais engenheirados (NMEs) têm, geralmente, maior toxicidade – quando comparados a compostos de mesma composição e maiores dimensões, além da capacidade de atravessarem membranas e de alcançarem o sistema nervoso central via nervo olfatório, sem passagem pulmonar e sanguínea –compreende-se quão relevante e urgente é a elaboração de mecanismos de avaliação de exposição e controle de ambientes que utilizem nanomateriais, bem como a realização de estudos sobre seus efeitos, o estabelecimento de regras de controle de seu manuseio e sua divulgação.

Muitos são os aspectos a serem considerados para o controle de ambientes de trabalho, onde se manipula NMEs. Sistemas de controle gerais, ligados tanto às próprias construções e arquitetura, quanto ao mobiliário e equipamentos utilizados para o manuseio de compostos, em escala maior do que a da nanoescala, podem não ser suficientes e adequados para nanomateriais e nanotecnologias.

No entanto, reconhecer a insuficiência não implica a existência de regras pacificadas, assumidas, internacionalmente. O que se encontra, na prática, são várias tentativas, pesquisas, projetos de estabelecimento de medidas internas de empresas e de instituições de pesquisa, ao lado, mesmo, de normas de matiz temporário, de uso recomendado por alguns países para modos diferentes de manuseio de diferentes NMEs.

Podem-se diferenciar tais medidas em, ao menos, dois grupos principais: medidas de engenharia e de controle local e de processos (MECLP), e medidas de controle médico-sanitário de expostos (MCMS).

O controle MECLP estrutura-se, tradicionalmente, por medidas de contenção de ambientes, isolamento de processos, uso de capelas e sistemas de exaustão e pressão negativas adequadas, realização de processos com técnicas estabelecidas, guarda de compostos e dispensação correta de resíduos.

Para nanomateriais, mesmo tais medidas podem ser de difícil estabelecimento, se o que se deseja é a determinação de regras gerais. Explica-se: poucos limites de exposição ocupacional (LEOs) foram desenvolvidos para nanomateriais. Destacam-se as recomendações do *National Institute for Occupational Safety and Health* (NIOSH) e do Instituto de Segurança e Saúde Ocupacional do Seguro de Acidente Social Alemão (IFA, 2009).

O NIOSH estabeleceu recomendações de limites de exposição (rels) para nano TiO_2, CNT e negro de fumo, que diferem de modo relevante de seus correspondentes em dimensão não nano (TiO_2: 15 mg.m^{-3}, TiO_2 submicrômico, mas > 100 nm: 2,4 mg.m^{-3}, nano TiO_2: 0,3 mg.m^{-3}; CNT: 7 μ.m^{-3}, negro-de-fumo: 3,5 mg.m^{-3}). No caso alemão, nanomateriais biopersistentes granulares, metálicos e óxidos metálicos com densidade > 6.000 kg.m^{-3} não devem ultrapassar 20.000 partículas.cm^{-3}. Se os nanomateriais biopersistentes granulares tiverem densidade < 6.000 kg.m^{-3}, não se devem ultrapassar 40.000 partículas.cm^{-3}. Para CNT sem maiores informações, são válidos os mesmos valores que para asbestos, de 0,01 fibras.cm^{-3}. Para nanopartículas líquidas, como gorduras, hidrocarbonetos, siloxanos, os limites máximos regulares em ambientes de trabalho devem ser empregados, devido à ausência de efeitos especiais como às partículas sólidas (Schulte *et al.*, 2010).

Nanomateriais diferentes costumam ter comportamentos diversos. Alguns podem tender mais que outros a se aglomerar, o que muda suas características de reatividade e cinética ambiental, tempo no ambiente, fixação a matrizes dos ambientes de trabalho etc. Mas nanomateriais podem ser compostos muito diversos em suas composições, formatos, grupos reativos superficiais, cargas de superfícies, dimensões, relação comprimento/largura, potencial zeta e outros. Em suma, podem possuir características físico-químicas muito diversas, o que impõe que devam ser tratados de forma diferenciada.

E há uma dificuldade adicional. Vive-se num ambiente pleno de nanopartículas não intencionais (partículas menores do que 100 nm, produzidas não intencionalmente, como as derivadas da combustão de motores, de produtos da exaustão de diesel, de fotocopiadoras, da fumaça de cigarros, de motores elétricos e outros, utilizados nos processos produtivos, provenientes dos ambientes externos às fábricas etc.). Parte dessas partículas também pode estar presente nos ambientes de trabalho e pode se associar a patologias humanas. Como diferenciá-las de nanomateriais engenheirados intencionais, matérias primas ou produtos dos processos, com segurança, qualidade, rapidez, organização e custos compatíveis?

Todas essas questões perpassam as propostas que vêm surgindo e estão sendo analisadas, mundialmente, para avaliação da exposição e impacto sobre a saúde. Os quesitos não são de fácil resposta. Um exemplo desta dificuldade é o processo metodológico que a própria Organização Mundial da Saúde (OMS) assumiu para elaboração de um guia para que se possa lidar com nanomateriais em ambientes ocupacionais. Ao invés de quesitos pré-estabelecidos, um grupo interno da OMS elaborou um número grande de questões, que foram modificadas e estão sendo reduzidas por um pequeno grupo de desenvolvimento formado por especialistas externos, de todos os continentes, até que se alcance quantitativo específico suficiente para que se possam definir áreas de necessidade de elaboração de revisões sistemáticas, e busca de críticas e análise posterior de um grupo ampliado de especialistas mundiais. A tarefa inicial, assim, é a definição de quais objetos é fundamental que sejam enfrentados. Este rigor metodológico traduz a seriedade do tema, a dificuldade de abordá-lo e a importância de enfrentá-lo.

Tais precauções e preocupações não são sem motivo. Evidências acumulam-se quanto ao comportamento diverso do mesmo material quando alcança a nanoescala e tem-se mostrado que pode haver exposição a nanomateriais quando do uso de técnicas comuns. Johnson *et al.* (2009), por exemplo, mostraram que a sonicação pode aumentar teores ambientais de CNT de paredes múltiplas, que se encontravam dispersos em meio líquido.

Quanto ao que se tem proposto para avaliação de ambientes, dá-se destaque a três propostas. A do NIOSH, conhecida como *Nanoparticle Emission Assessment Technique* (NEAT); a de controle de bandas, exemplificada pelo projeto da *Agence Nationale de Sécurité Sanitaire, de L´alimentation, de L´environnment et du Travail* (ANSES, 2008), francesa, em avaliação pelo Comitê Técnico da *International Standard Organization* (ISO/TC 229), e uma nacional, elaborada no seio da Empresa Brasileira de Pesquisa Agropecuária (Embrapa).

O NEAT foi desenvolvido pelo grupo de pesquisa de campo em nanotecnologia do NIOSH, criado em 2006 (Methner *et al.*, 2010a). O grupo teve como base elaborar instrumento que permitisse diferenciar e determinar fontes específicas intralaborais de NMEs, com uso de instrumentos portáteis de leitura direta e filtros para amostragem, assumindo que muitos instrumentos e técnicas podem ser de alto custo e complexidade, e que a falta de portabilidade pode dificultar definições de fontes específicas. O que se propõe, e foi testado, é a vistoria prévia de locais onde se manipula e/ou produz NMEs para se conhecer o processo produtivo, quantitativos, equipamentos etc. Fazem-se, então, medições com contadores de nanopartículas portáteis por detecção ótica do número de nanopartículas ambientais, antes do início da operação das máquinas. Isso é relevante, pois as próprias máquinas podem ser produtoras de nanopartículas. Tais medições são realizadas ao menos em dois locais, distantes dos equipamentos de produção ou manuseio. Após, repetem-se medições ambientais durante o processo, e também, próximas aos equipamentos, e às áreas respiratórias dos operadores. Finalizam-se as medidas com contagens após o desligar dos equipamentos. As médias entre as medidas prévias e posteriores serão descontadas para se compreender o quanto se obtém de valores, descontado o ambiente sem produção. Os filtros são disponibilizados aos pares, com bombas de amostragem e fluxos que dependerão do que se está a medir. Um dos filtros será utilizado para estimar a massa elementar do nanomaterial em investigação, de acordo com critérios diversos, a depender do material – os métodos variam de acordo com o material de base. O outro filtro servirá para análise das características do material em microscopia eletrônica. Em resumo, assume-se que o método proposto tem características semiquantitativas, que pode determinar a fonte e permitir diferenciação entre NME e nanopartículas de fundo. Importante é a coleta de amostras dos materiais maiores e não só em nanoescala, para auxiliar o desenvolvimento do trabalho do microscopista. O NEAT tem sido testado em condições e com materiais diversos (Methner *et al.*, 2010b).

O sistema de controle de bandas parte da compreensão dos riscos de substâncias utilizadas num dado ambiente (buscados na bibliografia, se houver, em similares, ou mesmo em dimensões maiores das mesmas substâncias). Classificando-as em intervalos ou bandas de riscos e bandas de exposições (por exemplo, risco de irritação da pele, substâncias muito tóxicas, cancerígenas), haverá a sugestão de medidas de controle (por exemplo, exaustão local, contenção, EPIs.). É, portanto, um sistema qualitativo, usado para avaliar e gerir os riscos no local de trabalho, que determina um conjunto de controles úteis que irão prevenir danos para os trabalhadores (ANSES, 2008).

O método desenvolvido pela Embrapa para avaliação de impacto baseia-se em dados retirados da literatura. A identificação de indicadores potenciais de impacto das nanotecnologias foi baseada em pesquisa na literatura especializada, cujo foco foi captar as informações mais relevantes e úteis ao público geral, cientistas e atores-chave da esfera pública. Em torno de 70 indicadores foram formulados e divididos em cinco dimensões: a) ambiente e saúde; b) sociedade, ética e instituição; c) economia e política; e d) ciência, tecnologia e inovação, e) ocorrências inesperadas. A validação foi feita por via remota (Delphi) e mediante oficinas presenciais. Em tese, o método permite que se incluam informações adicionais a cada vez que delas se disponha, requalificando seus resultados. Apesar do grande interesse despertado pelo instrumento, a ponderação relativa de riscos parece arbitrária, assim como a assunção de busca plena da bibliografia, o que pode interferir na avaliação final. Referências, no tema, somavam, de 2000 a 2009, mais de 30.000 (de um total de mais de 500.000 para nanotecnologias) (Waissmann *et al.*, 2011), e sua revisão, validação e consolidação de temas prioritários têm sido motivos de debates e controvérsias. Constitui, porém, um passo importante para se operarem avaliações de impactos. Instrumentos similares poderiam somar-se às propostas de controle por bandas de risco e enriquecer mecanismos de avaliação dos ambientes laborais e gerais onde se manuseiam nanomateriais (Jesus-Hitzschky e Assis, 2010).

Nesse contexto, passa a ser relevante que haja estudos controlados com número maior de trabalhadores sobre efeitos à saúde. É o sentido que deu o NIOSH ao propor estudo epidemiológico transversal com trabalhadores norte-americanos expostos a nanotubos (CNT) e nanofibras de carbono (CNF), envolvidos em sua produção e distribuição. A proposta é de que o estudo seja conduzido em duas fases, iniciando-se pela avaliação da exposição industrial de trabalhadores, em que se aprofundem e se refinem métodos de medição de CNT e CNF. Na sequência, será realizado estudo transversal relacionando as melhores métricas de exposição de CNT e CNF a marcadores de doença pulmonar precoce ou efeitos cardiovasculares. Serão feitas entrevistas por questionário, via computador, seguidas de exame médico com avaliação da função pulmonar, pressão arterial, coleta de escarro e sangue. Serão considerados fatores de confundimento: fumo, idade, gênero, coexposição no trabalho, incluindo nanopartículas ou partículas ultrafinas (Federal Register, 2012). Se críticas podem ser feitas ao fato de considerarem-se partículas não intencionais como fatores de confundimento, e não como potenciais fatores principais, por outro lado, o que pretende o NIOSH é avaliar o efeito de CNT e CNF, que sofrem, talvez, as maiores restrições teóricas à saúde, mas possuem imensa gama de utilidade industrial.

▸ Regulação em nanotecnologias em saúde

O exemplo do setor saúde será aqui utilizado, em função da relevância do Complexo Industrial da Saúde e das mudanças por que terão que passar seus modelos de governança e regulação.

Tendências de mercado devem ser levadas em conta para a evolução do pensamento em governança e regulação. Por exemplo, parte considerável da tendência, nos Estados Unidos, das áreas de nanoterapêutica e a nanodiagnóstica, tende a ser dedicada a doenças crônicas de alta prevalência e debilitantes (Roco *et al.*, 2010).

Não há como se aguardar a evolução da ciência para que o Estado se posicione como instância de estímulo e regulação. Há que haver mudanças consideráveis de atitude, com destaque para o que se pode denominar de "regulação antecipatória e participativa".

Para tal, em especial no campo da saúde, alguns aspectos devem ser levados em conta:

- Nanotecnologias devem ser encaradas em seu conjunto, como plataforma tecnológica. Um mesmo material ou produto intermediário pode ter múltiplas funções e necessitar de grupo interdisciplinar de profissionais para seu projeto e elaboração. No campo da saúde, produtos voltados, simultaneamente, ao diagnóstico, terapêutica e acompanhamento de pacientes, ou "teradiagnose", começam a multiplicar-se.
- Um nanomaterial pode ter vários modos de produção. Porém, os modos de produção, a intenção da

produção e os próprios materiais podem determinar diferenças no produto final.

- Nanotecnologias são transversais e podem incorporar-se a quaisquer produtos tradicionais regulados, em saúde. Por outro lado, a compreensão de seus aspectos toxicológicos e regulatórios é sofisticada, interdisciplinar, e não deve ser uma subparte espraiada por vários segmentos de agência regulatória. Impõe ambiente de avaliação particular, espaço de prospecção e inovação.
- Nanotecnologias mostram um processo evolutivo nas nanoestruturas, que migram de uma primeira geração com produtos passivos, engendram uma segunda geração com estruturas ativas, que se adaptam, buscam locais, órgãos alvos, até sistemas de nanossistemas e nanossistemas moleculares, feitos sob medida, a partir de projetos moleculares e atômicos (Renn e Roco, 2006).
- No caso da governança de nanopartículas, nanomateriais e produtos nanotecnológicos em saúde, devem existir mecanismos de controle social, que se traduzam por políticas públicas e regulamentos conexos, ao menos para o conjunto de órgãos do SUS, incluindo o sistema complementar. Os conselhos municipais, as câmaras setoriais, os sindicatos devem ser envolvidos. Trata-se, assim, de ampliar o escopo para uma regulação de caráter anticipatório, prospectivo e participativo, voltada para o desenvolvimento sustentável, a proteção à saúde, o ambiente e às necessidades de segurança, sociais, éticas e legais.

Tais aspectos se sustentam no que afirma Bosso (2010), de que, dada a inabilidade das agências reguladoras de, adequadamente, direcionarem as avaliações necessárias de substâncias químicas tradicionais, parece ser improvável que reguladores venham a ter capacidade de atender às demandas regulatórias das nanotecnologias, a não ser que adotem novas abordagens de governança sobre a introdução de novas substâncias no mercado.

Não é tolice o que defende Bosso (2010) quanto à carência de avaliações. Menos de 10% dos compostos de uso corriqueiro no mercado norte-americano foram submetidos a testes crônicos. Se isso é verdade para o país central da produção científica e tecnológica, a realidade de outros países pode ser ainda pior. A antecipação e a participação popular fazem-se fundamentais.

▸ Considerações finais

As nanotecnologias parecem representar a grande transformação produtiva do século XXI. Por outro lado, podem carrear perigos e riscos diversos. Perigos e riscos, no caso dos nanomateriais, apresentam forte dependência dos processos produtivos em que estão envolvidos. É relevante, desse modo, avaliar perigos e riscos em diferentes fases de processos de produção, no consumo e no descarte, reuso, novos usos, para se atentar à saúde dos trabalhadores, consumidores e impactos ambientais.

Por outro lado, nos Estados Unidos, vem ocorrendo concentração de patentes em nanotecnologias. De 2004 a 2010, a porcentagem destas aumentou de 14 para 19% das patentes depositadas pelas 10 empresas que mais depositaram patentes, aumento esse de 20 para 27%, quando se leva em conta as 20 principais empresas. Acompanha esta tendência concentradora a queda de participação das instâncias públicas nas cinco principais entidades com patentes. Patentes podem estimular o desenvolvimento de ramos produtivos, mas o excesso de concentração pode traduzir-se em altos custos a novos empreendedores e reverter tendências (Roco *et al.*, 2010).

Entende-se que são irreversíveis os processos produtivos baseados em nanotecnologias. Sua reversão implicaria atuação supranacional, em acordos internacionais que, ao que se sabe, não frutificaram em quaisquer outros ramos produtivos. Se a reversão não é possível, acordos sobre usos adequados podem ser tentados, como em outros momentos da produção, respeitando-se trabalhadores, consumidores, produtores, pesquisadores, reguladores, legisladores etc.

É fundamental que se busquem acordos, por meio de ação regulatória anticipatória e participativa, de modo a evitar a concentração do poder. Mas uma participação mais significativa por parte da população demanda certa compreensão de riscos invisíveis. É importante, assim, o fornecimento dos instrumentos básicos para a compreensão e participação livre e consciente. Para tal, é clara a necessidade de acesso universal à educação de alta qualidade, de modo que o adulto votante ou participante tenha o direito de conhecer sobre o que se fala. Processos decisórios inclusivos demandarão, cada vez mais, populações educadas para poderem, de fato, decidir.

Agradecimentos

Os autores agradecem o apoio do Conselho Nacional de Desenvolvimento Científico e Tecnológico (Processos: 472769/2008 e 552131/2011-3) e da Coordenação de Aperfeiçoamento de Pessoal de Nível Superior (Processo: 936/09). William Waissmann foi *fellowship* do *the Fogarty International Center ITREOH program*, para estudos na mesma área de atuação, com *Award Number* D43TW000640. O conteúdo deste texto é de responsabilidade exclusiva dos autores e não representam necessariamente a visão da *Fogarty International Center of the National Institutes of Health*.

▸ Referências

Abbey DE, Nishino N, McDonnell WF, Burchette RJ, Knutsen SF, Beeson WL, Yang JX. Long-term inhalable particles and other air pollutants related to mortality in nonsmokers. American Journal of Respiratory and Critical Care Medicine, 159(2): 373-82, 1999.

Alenius H, Pakarinen J, Saris O, Andersson MA, Leino M, Sirola K, Majuri ML, Niemelä J, Matikainen S, Wolff H, Von Hertzen L, Mäkelä M, Haahtela T, Salkinoja-Salonen M. Contrasting immunological effects of two disparate dusts - Preliminary observations. International Archives of Allergy and Immunology, 149(1): 81-90, 2009.

ANSES. Development of a specific control banding tool for nanomaterials. French agency for food. Environmental and Occupational Health & Safety. http://www.anses.fr/Documents/AP2008sa0407RaEN.pdf, 2008.

Araújo JA, Barajas B, Kleinman M, Wang X, Bennett BJ, Gong KW, Navab M, Harkema J, Sioutas C, Lusis AJ, Nel AE. Ambient particulate pollutants in the ultrafine range promote early atherosclerosis and systemic oxidative stress. Circulation Research, 102(5): 589-96, 2008.

Arbab AS, Bashaw LA, Miller BR, Jordan EK, Lewis BK, Kalish H, Frank JA. Characterization of biophysical and metabolic properties of cells labeled with superparamagnetic iron oxide nanoparticles and transfection agent for cellular MR imaging. Radiology, 229(3): 838-46, 2003.

Baccarelli A, Zanobetti A, Martinelli I. Effects of exposure to air pollutants on blood coagulation. Journal of Thrombosis and Haemostasis, 5: 250-1, 2007.

Balas F, Arruelo M, Santamaría J. Reported nanosatefy practices in research laboratories worldwide. Nature Nanotechnology, 5: 93-6, 2010.

Balbus JM, Maynard AD, Colvin VL, Castranova V, Daston GP, Denison RA, Dreher KL, Goering PL, Goldberg AM, Kulinowski KM, Monteiro-Riviere NA, Oberdörster G, Omenn GS, Pinkerton KE, Ramos KS, Rest KM, Sass JB, Silbergeld EK, Wong BA. Meeting report: Hazard assessment for nanoparticles-report from an interdisciplinary workshop. Environmental Health Perspectives, 115(11): 1654-9, 2007.

Balogh L, Nigavekar SS, Nair BM, Lesniak W, Zhang C, Sung LY, Kariapper MS, El-Jawahri A, Llanes M, Bolton B, Mamou F, Tan W, Hutson A, Minc L, Khan MK. Significant effect of size on the in vivo biodistribution of gold composite nanodevices in mouse tumor models. Nanomedicine, 3(4): 281-96, 2007.

Barath S, Mills NL, Lundbäck M, Törnqvist H, Lucking AJ, Langrish JP, Söderberg S, Boman C, Westerholm R, Löndahl J, Donaldson K, Mudway IS, Sandström T, Newby DE, Blomberg A. Impaired vascular function after exposure to diesel exhaust generated at urban transient running conditions. Particle and Fibre Toxicology, 7: 19, 2010.

Baroli B, Ennas MG, Loffredo F, Isola M, Pinna R, López-Quintela MA. Penetration of metallic nanoparticles in human full-thickness skin. Journal of Investigative Dermatology, 127(7): 1701-12, 2007.

Baroli B. Penetration of nanoparticles and nanomaterials in the skin: Fiction or reality? Journal of Pharmaceutical Sciences, 99(1): 21-50, 2010.

Bastús NG, Casals E, Vázquez-Campos S, Puntes V. Reactivity of engineered inorganic nanoparticles and carbon nanostructures in biological media. Nanotoxicology, 2(3): 99-112, 2008.

Berry JP, Arnoux B, Stanislas G, Galle P, Chretien J. A microanalytic study of particles transport across the alveoli: Role of blood platelets. Biomedicine, 27(9-10): 354-7, 1977.

Binnig G, Rohrer H. Scanning tunneling microscope. Surface Science, 126: 236-44, 1983.

Biswas P, Wu C-Y. Nanoparticles and the environment. Air & Waste Management Association, 55: 708-46, 2005.

Blundell G, Henderson WJ, Price EW. Soil particles in the tissues of the foot in endemic elephantiasis of the lower legs. Annals of Tropical Medicine and Parasitology, 83(4): 381-5, 1989.

Bodian D, Howe HA. Experimental studies on intraneural spread of poliomyelitis virus. In: Bordley JI, ed. Bulletin of the Johns Hopkins Hospital. Baltimore: The Johns Hopkins University Press, 1941. p.248-67.

Bondy SC. Nanoparticles and colloids as contributing factors in neurodegenerative disease. International Journal of Environmental Research and Public Health, 8: 2200-11, 2011.

Bosso C. Governing uncertainty: environmental regulation in the area of nanotechnology. Washington: RFF, 2010. 155p.

Boutou-Kempf O. Éléments de faisabilité pour un dispositif de surveillance épidémiologique des travailleurs exposés aux nanomatériaux intentionnellement produits. Saint-Maurice: Institut de Veille Sanitaire, 2011. 69p.

Brook RD, Brook JR, Urch B, Vincent R, Rajagopalan S, Silverman F. Inhalation of fine particulate air pollution and ozone causes acute arterial vasoconstriction in healthy adults. Circulation, 105(13): 1534-6, 2002.

Brown JS, Zeman KL, Bennett WD. Ultrafine particle deposition and clearance in the healthy and obstructed lung. American Journal of Respiratory and Critical Care Medicine, 166(9): 1240-7, 2002.

Calderón-Garcidueñas L, Solt AC, Henríquez-Roldán C, Torres-Jardón R, Nuse B, Herritt L, Villarreal-Calderón R, Osnaya N, Stone I, García R, Brooks DM, González-Maciel A, Reynoso-Robles R, Delgado-Chávez R, Reed W. Long-term air pollution exposure is associated with neuroinflammation, an altered innate immune response, disruption of the blood-brain barrier, ultrafine particulate deposition, and accumulation of amyloid β-42 and α-synuclein in children and young adults. Toxicologic Pathology, 36(2): 289-310, 2008.

Cassee FR, Muijser H, Duistermaat E, Freijer JJ, Geerse KB, Marijnissen JC, Arts JH. Particle size-dependent total mass deposition in lungs determines inhalation toxicity of cadmium chloride aerosols in rats. Application of a multiple path dosimetry model. Archives of Toxicology, 76(5-6): 277-86, 2002.

Choi AO, Ju SJ, Desbarats J, Lovrić J, Maysinger D. Quantum dot-induced cell death involves Fas upregulation and lipid peroxidation in human neuroblastoma cells. Journal of Nanobiotechnology, 2007. Disponível em: http://www.jnanobiotechnology.com.ez68.periodicos.capes.gov.br/content/5/1/1

Cohen MD, Sisco M, Prophete C, Chen L, Zelikoff JT, Ghio AJ, Stonehuerner JD, Smee JJ, Holder AA, Crans DC. Pulmonary immunotoxic potentials of metals are governed by select physicochemical properties: Vanadium agents. Journal of Immunotoxicology, 4(1): 49-60, 2007.

Corachan M, Tura JM, Campo E, Soley M, Traveria A. Podoconiosis in aequatorial guinea. Report of two cases from different geological environments. Tropical and Geographical Medicine, 40(4): 359-64, 1988.

Cross SE, Innes B, Roberts MS, Tsuzuki T, Robertson TA, McCormick P. Human skin penetration of sunscreen nanoparticles: In-vitro assessment of a novel micronized zinc oxide formulation. Skin Pharmacology and Physiology, 20(3): 148-54, 2007.

Daniel MC, Astruc D. Gold nanopartilces: assembly, supramolecular chemistry, quantum-size-related properties, and applications toward biology, catalysis, and nanotechnology. Chemical Reviews, 104(1): 293-346, 2004.

Deb S, Chatterjee M, Bhattacharya J, Lahiri P, Chaudhuri U, Choudhuri SP, Kar S, Siwach OP, Sen P, Dasgupta AK. Role of purinergic receptors in platelet-nanoparticle interactions. Nanotoxicology, 1(2): 93-103, 2006.

Dockery DW, Pope III CA, Xu X, Spengler JD, Ware JH, Fay ME, Ferris Jr BG, Speizer FE. An association between air pollution and mortality in six U.S. cities. New England Journal of Medicine, 329(24): 1753-9, 1993.

Donaldson K, Aitken R, Tran L, Stone V, Duffin R, Forrest G, Alexander A. Carbon nanotubes: A review of their properties in relation to pulmonary toxicology and workplace safety. Toxicological Sciences, 92(1): 5-22, 2006.

Donaldson K, Brown D, Clouter A, Duffin R., MacNee W, Renwick L, Tran L, Stone V. The pulmonary toxicology of ultrafine particles. Journal of Aerosol Medicine: Deposition, Clearance, and Effects in the Lung, 15(2): 213-20, 2002.

Donaldson K, Murphy FA, Duffin R, Poland CA. Asbestos, carbon nanotubes and the pleural mesothelium: a review of the hypothesis regarding the role of long fibre retention in the parietal pleura, inflammation and mesothelioma. Particle and Fiber Toxicology, 7: 5, 2010. Disponível em: http://www.particleandfibretoxicology.com.ez68.periodicos.capes.gov.br/content/7/1/5.

Dutta T, Garg M, Dubey V, Mishra D, Singh K, Pandita D, Singh AK, Ravi AK, Velpandiyan T, Jain NK. Toxicological investigation of surface engineered fifth generation poly (propyleneimine) dendrimers in vivo. Nanotoxicology, 2(2): 1-9, 2008.

Dwivedi PD, Misra A, Shanker R, Das M. Are nanomaterials a threat to the immune system? Nanotoxicology, 3(1): 19-26, 2009.

Elder A, Gelein R, Silva V, Feikert T, Opanashuk L, Carter J, Potter R, Maynard A, Ito Y, Finkelstein J, Oberdörster G. Translocation of inhaled ultrafine manganese oxide particles to the central nervous system. Environmental Health Perspectives, 114(8): 1172-8, 2006.

Elsaesser A, Howard CV. Toxicology of nanoparticles. Advanced Drug Delivery Reviews, 64(2): 129-37, 2012.

Faraday M. Experimental relations of gold (and other metals) to light. The Philosophical Transactions of the Royal Society of London, 147: 145–81, 1857.

Federal Register Notice. A notice by the Centers for Disease Control and Prevention on 09/20/2012. Disponível em: https://www.federalregister.gov/articles/2012/09/20/2012-23194/proposed-data-collections-submitted-for-public-comment-and-recommendations.

Feynman RP. Plenty of room at the bottom, 1959. Disponível em: http://www.its.caltech.edu/feynman/plenty.html.

Filipe P, Silva JN, Silva R, Cirne De Castro JL, Marques Gomes M, Alves LC, Santus R, Pinheiro T. Stratum corneum is an effective barrier to TiO 2 and ZnO nanoparticle percutaneous absorption. Skin Pharmacology and Physiology, 22(5): 266-75, 2009.

Gamer AO, Leibold E, Van Ravenzwaay B. The in vitro absorption of microfine zinc oxide and titanium dioxide through porcine skin. Toxicology in Vitro, 20(3): 301-7, 2006.

Gatti AM, Montanari S. Nanopathology: the health impact of nanoparticles. Singapore: Pan Stanford Publishing, 2008. 298p.

Gold DR, Litonjua A, Schwartz J, Lovett E, Larson A, Nearing B, Allen G, Verrier M, Cherry R, Verrier R. Ambient pollution and heart rate variability. Circulation, 101(11): 1267-73, 2000.

Gontier E, Ynsa MD, Bíró T, Hunyadi J, Kiss B, Gáspar K, Pinheiro T, Silva JN, Filipe P, Stachura J, Dabros W, Reinert T, Butz T, Moretto P, Surlène-Bazeille J-E. Is there penetration of titanium nanoparticles in sunscreens through skin? A comparative electron and ion microscopy study. Nanotoxicology, 2(4): 218-31, 2008.

Hillyer JF, Albrecht RM. Gastrointestinal persorption and tissue distribution of differently sized colloidal gold nanoparticles. Journal of Pharmaceutical Science, 90(12): 1927-36, 2001.

Hinther A, Vawda S, Skirrow RC, Veldhoen N, Collins P, Cullen JT, van Aggelen G, Helbing CC. Nanometals induce stress and alter thyroid hormone action in amphibia at or below North American water quality guidelines. Environmental Science & Technology, 44(21): 8314-21, 2010.

Hodge G, Bowman D. Engaging in small talk: nanotechnology policy and dialogue processes in the UK and Australia. The Australian Journal of Public Administration, 66(2): 223-37, 2007.

Hoffmann B, Moebus S, Möhlenkamp S, Stang A, Lehmann, N, Dragano, N, Schmermund, A, Memmesheimer M, Mann K, Erbel R, Jöckel K.-H. Residential exposure to traffic is associated with coronary atherosclerosis. Circulation, 116: 489-96, 2007.

Hubbs AF, Mercer RR, Benkovic SA, Harkema J, Sriram K, Schwegler-Berry D, Goravanahally MP, Nurkiewicz TR, Castranova V, Sargent LM. Nanotoxicology—A pathologist's perspective. Toxicologic Pathology, 39(2): 301-24, 2011.

Hunter DD, Undem BJ. Identification and substance P content of vagal afferent neurons innervating the epithelium of the guinea pig trachea. American Journal of Respiratory and Critical Care Medicine, 159(6): 1943-8, 1999.

Ibald-Mulli A, Stieber J, Wichmann H-, Koenig W, Peters A. Effects of air pollution on blood pressure: A population-based approach. American Journal of Public Health, 91(4): 571-7, 2001.

ICRP. Human respiratory tract model for radiological protection. In: Smith H (ed.) Annals of the ICRP, ICRP Publication No. 66. International Commission on Radiological Protection, Tarrytown, New York, 1994.

IFA. Criteria for assessment of the effectiveness of protective measures. Disponível em: http://www.dguv.de/ifa/en/fac/nanopartikel/beurteilungsmassstaebe/index.jsp (2009).

ISO. ISO/TC 229. Technical Committee 229 – Nanotechnologies. Disponível em: http://www.iso.org/iso/iso_technical_committee?commid=381983.

ISO. Workplace atmospheres—ultrafine nanoparticle and nanostructured aerosols—inhalation, exposure characterization and assessment. Document No. ISO/TR 27628. International Organization for Standardization, Geneva, 2007.

ISO/CD TS 80004-3 - Nanotechnologies – Vocabulary – Part 3: Carbon nano-objects. International Organization for Standardization (ISO), 2010.

ISO/PDTR 13014 - Nanotechnologies — Guidance on physicochemical characterization for manufactured nano-objects submitted for toxicological testing. International Organization for Standardization (ISO), 2011.

ISO/TC 229 /SC - Nanotechnologies -- Vocabulary -- Part 2: Nano-objects - Nanoparticle, nanofibre and nanoplate (2012). Annex A: ISO/TS 27687 – Nanotechnologies: Terminology and definitions for nano-objects - Nanoparticle, nanofibre and nanoplate. International Organization for Standardization (ISO), 2008.

Jain TK, Reddy MK, Morales MA, Leslie-Pelecky DL, Labhasetwar V. Biodistribution, clearance, and biocompatibility of iron oxide magnetic nanoparticles in rats. Molecular Pharmaceutics, 5(2): 316-27, 2008.

Jaurand M-F, Renier A, Daubriac J. Mesothelioma: do asbestos and carbon nanotubes pose the same health risk? Particle and Fibre Toxicology, 6: 16, 2009.

Jesus-Hitzschky KR, Assis OBG. Impact assessment of nanotechnology: a rapid appraisal approach for environmental and human sustainability. Journal of Biotechnology, 150S: 571-2, 2010.

Ji JH, Jung JH, Kim SS, Yoon J-, Park JD, Choi BS, Chung YH, Kwon IH, Jeong J, Han BS, Shin JH, Sung JH, Song KS, Yu IJ. Twenty-eight-day inhalation toxicity study of silver nanoparticles in sprague-dawley rats. Inhalation Toxicology, 19(10): 857-71, 2007.

Joachim C, Plévert L. Nanociências – a revolução do invisível. Tradução: André Telles. Rio de Janeiro: Zahar, 2009. 163p.

Johnson DR, Methner M, Kennedy AJ, Steevens JÁ. Potential for occupational exposure to engineered carbon-based nanomaterials in environmental laboratory studies. Environmental Health Perspectives, 118: 49-54, 2009.

Kagan VE, Tyurina YY, Tyurin VA, Konduru NV, Potapovich AI, Osipov AN, Kisin ER, Schwegler-Berry D, Mercer R, Castranova V, Shvedova AA. Direct and indirect effects of single walled carbon nanotubes on RAW 264.7 macrophages: role of iron. Toxicology Letters, 165: 88-100, 2006.

Keelan JA. Nanotoxicology: Nanoparticles versus the placenta. Nature Nanotechnology, 6: 263-4, 2011.

Künzli N, Jerrett M, Mack WJ, Beckerman B, LaBree L, Gilliland F, Thomas D, Peters J, Hodis HN. Ambient air pollution and atherosclerosis in Los Angeles. Environmental Health Perspectives, 113(2): 201-6, 2005.

Kuschner WG, D'Alessandro A, Wintermeyer SF, Wong H, Boushey HA, Blanc PD. Pulmonary responses to purified zinc oxide fume. Journal of Investigative Medicine. The Official Publication of the American Federation for Clinical Research, 43(4): 371-8, 1995.

Lam CW, James JT, McCluskey R, Arepalli S, Hunter RL. A review of carbon nanotube toxicity and assessment of potential occupational and environmental health risks. Critical Reviews in Toxicology, 36(3): 189-217, 2006.

Lam C-W, James JT, McCluskey R, Hunter RL. Pulmonary toxicity of single-wall carbon nanotubes in mice 7 and 90 days after intratracheal instillation. Toxicological Sciences, 77(1): 126-34, 2004.

Leblanc AJ, Cumpston JL, Chen BT, Frazer D, Castranova V, Nurkiewicz TR. Nanoparticle inhalation impairs endothelium-dependent vasodilation in subepicardial arterioles. Journal of Toxicology and Environmental Health - Part A: Current Issues, 72(24): 1576-84, 2009.

Li KG, Chen JT, Bai SS, Wen X, Song SY, Yu Q, Li J, Wang YQ. Intracellular oxidative stress and cadmium ions release induce cytotoxicity of unmodified cadmium sulfide quantum dots. Toxicology in Vitro, 23(6): 1007-13, 2009.

Li Z, Hulderman T, Salmen R, Chapman R, Leonard SS, Young S, Shvedova A, Luster MI, Simeonova PP. Cardiovascular effects of pulmonary exposure to single-wall carbon nanotubes. Environmental Health Perspectives, 115(3): 377-82, 2007.

Linkov I, Satterstrom FK, Monica Jr. JC, Hansen SF, Davis TA. Nano risk governance: current developments and future perspectives. Nanotechnology Law & Business, 6: 203-20, 2009.

Liu X, Qin D, Cui Y, Chen L, Li H, Chen Z, Gao L, Li Y, Liu J. The effect of calcium phosphate nanoparticles on hormone production and apoptosis in human granulosa cells. Reproductive Biology and Endocrinology, 8: 32-9, 2010.

Lockman PR, Koziara JM, Mumper RJ, Allen D. Nanoparticle surface charges alter blood-brain barrier integrity and permeability. Journal of Drug Targeting, 12(9-10): 635-41, 2004.

Loh JW, Yeoh G, Saunders M, Lim LY. Uptake and cytotoxicity of chitosan nanoparticles in human liver cells. Toxicology and Applied Pharmacology, 249(2): 148-57, 2010.

Lomer MCE, Thompson RPH, Powell, JJ. Fine and ultrafine particles of the diet: influence on the mucosal immune response and association with Crohn's disease. Proceedings of the Nutrition Society, 61(1): 123-30, 2002.

Lotti M, Olivato I, Lorenzo B. Inflammation and short-term cardiopulmonary effects of particulate matter. Nanotoxicology, 3(1): 27-32, 2009.

Ma-Hock L, Treumann S, Strauss V, Brill S, Luizi F, Mertler M, Wiench K, Gamer A, van Ravenzwaay B, Landsiedel R. Development of a short-term inhalation test in the rat using nano-titanium dioxide as a model substance. Inhalation Toxicology, 21(2): 102-18, 2009.

Martin CJ, Le XC, Guidotti TL, Yalcin S, Chum E, Audette RJ, Liang C, Yuan B, Zhang X, Wu J. Zinc exposure in Chinese foundry workers. American Journal of Industrial Medicine, 35(6): 574-80, 1999.

Mcauliffe ME, Perry MJ. Are nanoparticles potential male reproductive toxicants? A literature review. Nanotoxicology, 1(3): 204-10, 2007.

Melo C, Pimenta M. Parcerias Estratégicas, n°18- Agosto/2004. Disponível em: http://seer.cgee.org.br/index.php/parcerias_estrategicas/article/viewFile/130/124.

Methner M, Hodson L, Dames A, Geraci C. Nanoparticle Emission Assessment Technique (NEAT) for the identification and measurement of potential inhalation exposure to engineered nanomaterials – Part: B: Results from 12 field studies. Journal of Occupational and Environmental Hygiene, 7(3): 163-76, 2010a.

Methner M, Hodson L, Geraci C. Nanoparticle Emission Assessment Technique (NEAT) for the identification and measurement of potential inhalation exposure to engineered nanomaterials – Part: A. Journal of Occupational and Environmental Hygiene, 7(3): 127-32, 2010b.

Miller M, Senjen R. Out of the laboratory and onto our plates: nanotechnology in food & agriculture. A report prepared for Friends of the Earth Australia, Friends of the Earth Europe and Friends of the Earth United States. 2 ed. 2008. Disponível em: http://www.foeeurope.org/activities/nanotechnology/Documents/Nano_food_report.pdf.

Mills NL, Amin N, Robinson SD, Anand A, Davies J, Patel D et al. Do inhaled carbon nanoparticles translocate directly into the circulation in humans? American Journal of Respiratory and Critical Care Medicine, 173(4): 426-31, 2006.

Möller W, Felten K, Sommerer K, Scheuch G, Meyer G, Meyer P et al. Deposition, retention, and translocation of ultrafine particles from the central airways and lung periphery. American Journal of Respiratory and Critical Care Medicine, 177: 427-32, 2008.

Monteiro-Riviere NA, Inman AO, Ryman-Rasmussen JP. Chapter 19. Dermal effects of nanomaterials. In: Nanci A, Monteiro-Riviere NA, Lang Tran, C (eds.). Nantotoxicology: characterization, dosing, and health effects. New York: Informa Healthcare, 2007.

Muller J, Huaux F, Fonseca A, Nagy JB, Moreau N, Delos M, Raymundo-Pinero E, Beguin F, Kirsch-Volders M, Fenoglio I, Fubini B, Lison D. Structural defects play a major role in the acute lung toxicity of multiwall carbon nanotubes: toxicological aspects. Chemical Research in Toxicology, 21: 1698-705, 2008.

Mutlu GM, Green D, Bellmeyer A, Baker CM, Burgess Z, Rajamannan N, Christman JW, Foiles N, Kamp DW, Ghio AJ, Chandel NS, Dean DA, Sznajder JI, Budinger GRS. Ambient particulate matter accelerates coagulation via an IL-6-dependent pathway. Journal of Clinical Investigation, 117(10): 2952-61, 2007.

Myllynen PK, Loughran MJ, Howard CV, Sormunen R, Walsh AA, Vahakangas KH. Kinetics of gold nanoparticles in the human placenta. Reproductive Toxicology, 26(2): 130-7, 2008.

Nel A, Xia T, Mädler L, Li N. Toxic potential of materials at the nanonovel. Science, 311(5761): 622-7, 2006.

Nemmar A, Hoet PHM, Dinsdale D, Vermylen J, Hoylaerts MF, Nemery B. Diesel exhaust particles in lung acutely enhance experimental peripheral thrombosis. Circulation, 107(8): 1202-8, 2003.

Nemmar A, Hoet PHM, Vanquickenborne B, Dinsdale D, Thomeer M, Hoylaerts MF, Vanbilloen H, Mortelmans L, Nemery B. Passage of inhaled particles into the blood circulation in humans. Circulation, 105(4): 411-4, 2002.

Nemmar A, Vanbilloen H, Hoylaerts MF, Hoet PHM, Verbruggen A, Nemery B. Passage of intratracheally instilled ultrafine particles from the lung into the systemic circulation in hamster. American Journal of Respiratory and Critical Care Medicine, 164(9): 1665-8, 2001.

Nurkiewicz TR, Porter DW, Hubbs AF, Cumpston JL, Chen BT, Frazer DG, Castranova V. Nanoparticle inhalation augments particle-dependent systemic microvascular dysfunction. Particle and Fibre Toxicology, 5: 1, 2008.

Oberdörster G, Ferin J, Lehnert BE. Correlation between particle size, in vivo particle persistence, and lung injury. Environmental Health Perspectives, 102(5): 173-9, 1994.

Oberdörster G, Oberdörster E, Oberdörster J. Nanotoxicology: an emerging discipline evolving from studies of ultrafine particles. Environmental Health Perspectives, 13(7): 823-39, 2005.

Oberdörster G, Sharp Z, Atudorei V, Elder A, Gelein R, Kreyling W, Cox C. Translocation of inhaled ultrafine particles to the brain. Inhalation Toxicology, 16(6-7): 437-45, 2004.

Oberdörster G, Stone V, Donaldson K. Toxicology of nanoparticles: A historical perspective. Nanotoxicology, 1(1): 2-25, 2007.

Oberdörster G. Inhaled nano-sized particles: potential effects and mechanisms. In: Nanomaterials: a risk to health at work? First International Symposium on Occupational Health Implications of Nanomaterials. D. Mark (Chair), 2004, p.35-46.

Oberdörster G. Safety assessment for nanotechnology and nanomedicine: concepts of nanotoxicology. Journal of Internal Medicine, 267(1): 89-105, 2010.

Oldfors A., Fardeau M. The permeability of the basal lamina at the neuromuscular junction. An ultrastructural study of rat skeletal muscle using particulate tracers. Neuropathology and Applied Neurobiology, 9(6): 419-32, 1983.

O'Neill MS, Veves A, Zanobetti A, Sarnat JA, Gold DR, Economides PA, Horton ES, Schwartz J. Diabetes enhances vulnerability to particulate air pollution-associated impairment in vascular reactivity and endothelial function. Circulation, 111(22): 2913-20, 2005.

Pacurari M, Castranova V, Vallyathan V. Single- and multi-wall carbon nanotubes versus asbestos: are the carbon nanotubes a new health risk to humans? Journal of Toxicology and Environmental Health - Part A: Current Issues, 73(5-6): 378-95, 2010.

Pacurari M, Yin XJ, Ding M, Leonard SS, Schwegler-Berry D, Ducatman BS, Chirila M, Endo M, Castranova V, Vallyathan V. Oxidative and molecular interaction of multiwall carbon nanotube (MWCNT) in normal and malignant human mesothelial cells. Nanotoxicology, 2(3): 155-70, 2008.

Peters A, Döring A, Wichmann H, Koenig W. Increased plasma viscosity during an air pollution episode: A link to mortality? Lancet, 349(9065): 1582-7, 1997.

Pierucci AP, Andrade LR, Baptista EB, Volpato NM, Rocha-Leão MH. New microencapsulation system for ascorbic acid using pea protein concentrate as coat protector. Journal of Microencapsulation, 23(6): 654-62, 2006.

Pinheiro T, Pallon J, Alves LC, Veríssimo A, Filipe P, Silva JN, Silva R. The influence of corneocyte structure on the interpretation of permeation profiles of nanoparticles across skin. Nuclear Instruments and Methods in Physics Research, Section B: Beam Interactions with Materials and Atoms, 260(1): 119-23, 2007.

Pisanic TR, Jin S, Shubayev VI in: S.C. Sahu, DA. Casciano (Eds.), Nanotoxicity: from in vivo and in vitro models to health risks; London: John Wiley & Sons, Ltd., 2009. p.397-425.

Pope III CA, Dockery DW, Kanner RE, Villegas GM, Schwartz J. Oxygen saturation, pulse rate, and particulate air pollution: a daily time-series panel study. American Journal of Respiratory and Critical Care Medicine, 159(2): 365-72, 1999.

Pope III CA, Thun MJ, Namboodiri MM, Dockery DW, Evans JS, Speizer FE, Heath Jr. CW. Particulate air pollution as a predictor of mortality in a prospective study of U.S. adults. American Journal of Respiratory and Critical Care Medicine, 151(3 Pt I): 669-74, 1995.

Popov A, Zhao X, Zvyagin A, Lademann J, Roberts M, Sanchez W, Priezzhev A, Myllylä R. ZnO and TiO2 particles: a study on nanosafety and photoprotection. In: Progress in biomedical optics and imaging - Proceedings of SPIE, 7715: 77153G/1-77153G/7, 2010.

Porter DW, Holian A, Sriram K, Wu N, Wolfarth M, Hamilton R, Buford M. Engineered titanium dioxide nanowire toxicity in vitro and in vivo . The Toxicologist, 102: A1492, 2008.

Porter DW, Hubbs AF, Mercer RR, Wu N, Wolfarth MG, Sriram K, Leonard S, Battelli L, Schwegler-Berry D, Friend S, Andrew M, Chen BT, Tsuruoka S, Endo M, Castranova V. Mouse pulmonary dose- and time course-responses induced by exposure to multi-walled carbon nanotubes. Toxicology, 269(2-3): 136-47, 2010.

Prow TW. Toxicity of nanomaterials to the eye. Toxicity of nanomaterials to the eye. Wiley Interdisciplinary Reviews: Nanomedicine and Nanobiotechnology, 1(4): 317-33, 2009.

Rawson PS. Ceramics. Philadelphia: University of Pennsylvania Press, 1984. 240p.

Renn O, Roco MC. Nanotechnology and the need for risk governance. Journal of Nanoparticle Research, 8(2): 153-91, 2006.

Roco MC, Harthorn B, Guston D, Shapira P. Chapter 13. Innovative and responsible governance of nanotechnology for societal development. In: Roco MC, Hersam MC, Mirkin CA (eds.). Nanotechnology research directions for societal needs in 2020 – retrospective and outlook. Berlin and Boston: Springer, 2010.

Roukes M. Espaço suficiente lá embaixo. Scientific American Brasil Nanotecnologia Edição Especial, 22: 6-13, 2008.

Sager TM, Castranova V. Surface area of particle administered versus mass in determining the pulmonary toxicity of ultrafine and fine carbon black: comparison to ultrafine titanium dioxide. Particle and Fibre Toxicology, 6: 15, 2009.

Sager TM, Kommineni C, Castranova V. Pulmonary response to intratracheal instillation of ultrafine versus fine titanium dioxide: role of particle surface area. Particle and Fibre Toxicology, 5: 17, 2008.

Samet JM, Dominici F, Curriero FC, Coursac I, Zeger SL. Fine particulate air pollution and mortality in 20 U.S. cities, 1987-1994. New England Journal of Medicine, 343(24): 1742-9, 2000.

Savolainen K, Aleniusa H, Norppaa H, Pylkkänena L, Tuomia T, Kasperb G. Risk assessment of engineered nanomaterials and nanotechnologies—A review. Toxicology, 269(2-3): 92–104, 2010.

Scheufele DA, Corley EA, Dunwoody S, Tsung-Jen S, Hillback E, Guston DH. Scientists worry about some risks more than the public. Nature Nanotechnology, 2: 732-4, 2007.

Schulte PA, Murashov V, Zumwalde R, Kuempel ED, Geraci CL. Occupational exposure limits for nanomaterials: state of the art. Journal of Nanoparticle Research, 12: 1971–87, 2010.

Semmler-Behnke M, Fertsch S, Schmid G, Wenk A, Kreyling WG. Uptake of 1,4 nm versus 18 nm gold nanoparticles in secondary target organs is size dependent in control and pregnant rats after intratracheal or intravenous application. Proceedings of the EuronanoForum 2007 Nanotechnology in Industrial Application, 2007, p.102-4.

Shimada A, Kawamura N, Okajima M, Kaewamatawong T, Inoue H, Morita T. Translocation pathway of the intratracheally instilled ultrafine particles from the lung into the blood circulation in the mouse. Toxicologic Pathology, 34(7): 949-57, 2006.

Shvedova AA, Kisin ER, Porter D, Schulte P, Kagan VE, Fadeel B, Castranova V. Mechanisms of pulmonary toxicity and medical applications of carbon nanotubes: Two faces of Janus? Pharmacology and Therapeutics, 121(2): 192-204, 2009.

Shvedova AA, Kisin ER, Mercer R, Murray AR, Johnson VJ, Potapovich AI, Tyurina YY, Gorelik O, Arepalli S, Schwegler-Berry D, Hubbs AF, Antonini J, Evans DE, Ku B-K, Ramsey D, Maynard A, Kagan VE, Castranova V, Baron P. Unusual inflammatory and fibrogenic pulmonary responses to single-walled carbon nanotubes in mice. American Journal of Physiology - Lung Cellular and Molecular Physiology, 289(5): L698-708, 2005.

Shvedova, AA, Kisin E, Murray AR, Johnson VJ, Gorelik O, Arepalli S, Hubbs AF, Mercer RR, Keohavong P, Sussman N, Jin J, Yin J, Stone S, Chen BT, Deye G, Maynard A, Castranova V, Baron PA, Kagan VE. Inhalation vs. aspiration of single-walled carbon nanotubes in C57BL/6 mice: Inflammation, fibrosis, oxidative stress, and mutagenesis. American Journal of Physiology-Lung Cellular and Molecular Physiology, 295(4): L552-65, 2008.

Simklovich BZ, Kleinman MT, Kloner RA. Air pollution and cardiovascular injury: epidemiology, toxicology, mechanisms. Journal of American College of Cardiology, 52: 719-26, 2008.

Soenen JS, Rivera-Gil P, Montenegro J-M, Parak WJ, De Smedt SC, Braeckmans K. Celular toxicity of inorganic nanoparticles: Common aspects and guidelines for improved nanotoxicity evaluation. Nano Today, 6(5): 446-65, 2011.

Soto K, Garza KM, Murr LE. Cytotoxic effects of aggregated nanomaterials. Acta Biomaterialia, 3(3): 351-8, 2007.

Stroh A, Zimmer C, Gutzeit C, Jakstadt M, Marschinke F, Jung T, Pilgrimm H, Grune T. Iron oxide particles for molecular magnetic resonance imaging cause transient oxidative stress in rat macrophages. Free Radical Biology and Medicine, 36(8): 976-84, 2004.

Sun Q, Wang A, Jin X, Natanzon A, Duquaine D, Brook RD, Aguinaldo JS, Fayad ZA, Fuster V, Lippmann M, Chen LC, Rajagopalan S. Long-term air pollution exposure and acceleration of atherosclerosis and vascular inflammation in an animal model. Journal of the American Medical Association, 294(23): 3003-10, 2005.

Sung JH, Ji JH, Park JD, Yoon JU, Kim DS, Jeon KS, Song MY, Jeong J, Han BS, Han JH, Chung YH, Chang HK, Lee JH, Cho MH, Kelman BJ, Yu IJ. Subchronic inhalation toxicity of silver nanoparticles. Toxicological Sciences, 108(2): 452-61, 2009.

Suwa T, Hogg JC, Quinlan KB, Ohgami A, Vincent R, Van Eeden SF. Particulate air pollution induces progression of atherosclerosis. Journal of the American College of Cardiology, 39(6): 935-42, 2002.

Szentkuti L. Light microscopical observations on luminally administered dyes, dextrans, nanospheres and microspheres in the pre-epithelial mucus gel layer of the rat distal colon. Journal of Controlled Release, 46(3): 233-42, 1997.

Takagi A, Hirose A, Nishimura T, Fukumori N, Ogata A, Ohashi N, Kitajima S, Kanno J. Induction of mesothelioma in p53+/- mouse by intraperitoneal application of multi-wall carbon nanotube. Journal of Toxicological Sciences, 33(1): 105-16, 2008.

Takenaka S, Karg E, Roth C, Schulz H, Ziesenis A, Heinzmann U, Schramel P, Heyder J. Pulmonary and systemic distribution of inhaled ultrafine silver particles in rats. Environmental Health Perspectives, 109(4): 547-51, 2001.

Taniguchi N. On the basic concept of "Nano-Technology". Proceedings of International Conference in Production Engineering. Tokyo, Part II. V.18, Japan Society of Precision Engineering, Tokyo, Japan, 1974.

The Royal Society. Nanoscience and nanotechnologies: opportunities and uncertainties. Plymouth: Latimer Trend, 2004. 116p.

Tinkle, SS, Antonini JM, Rich BA, Roberts JR, Salmen R, DePree K, Adkins EJ. Skin as a route of exposure and sensitization in chronic beryllium disease. Environmental Health Perspectives, 111(9): 1202-8, 2003.

UK HSE. Nanoparticles: An occupational hygiene review. 2004. Disponível em: http://www.hse.gov.uk/research/rrpdf/rr274.pdf.

Vallyathan V, Castranova V, Pack D, Leonard S, Shumaker J, Hubbs AF, Shoemaker DA, Ramsey DM, Pretty JR, McLaurin JL, Khan A, Teass A. Freshly fractured quartz inhalation leads to enhanced lung injury and inflammation: potential role of free radicals. American Journal of Respiratory and Critical Care Medicine, 152(3): 1003-9, 1995.

Waissmann W, Alencar MSM, Moura M, Veggi AB, Santana RBB, Pastorello T. Nanotoxicology and nanohealth bibliometric from 2000 to 2009. Nanotoxicology and nanohealth bibliometric from 2000 to 2009. Annals of the 50th Annual Meeting of the Society of Toxicology, Washington, USA, 2011.

Waissmann W, Barros R, Moura M, Engelman W, Arcuri ASA, Pinto V, Veggi AB, Pastorello T, Brickus L. A Delphi study with Brazilian stakeholders about nanotechnology, nanomaterials, risk, and regulation. 4º Encontro do Instituto Nacional de Ciência e Tecnologias de Nanomateriais de Carbono, Goiânia, 2012.

Wallace Jr. WE, Vallyathan V, Keane MJ, Robinson V. In vitro biologic toxicity of native and surface-modified silica and kaolin. Journal of Toxicology and Environmental Health, 16(3-4): 415-24, 1985.

Walter P, Welcomme E, Hallegot P, Zaluzec NJ, Deeb C, Castaing J, Veyssière P, Breniaux R, Leveque J-L, Tsoucaris G. Early use of PbS nanotechnology for an ancient hair dying formula. Nano Letters, 6: 2215-19, 2006.

Warheit DB, Reed KL, Sayes CM. A role for nanoparticle surface reactivity in facilitating pulmonary toxicity and development of a base set of hazard assays as a component of nanoparticle risk management. Inhalation Toxicology, 21(1): 61-7, 2009.

Warheit, DB, Laurence BR, Reed KL, Roach DH, Reynolds GAM, Webb TR. Comparative pulmonary toxicity assessment of single-wall carbon nanotubes in rats. Toxicological Sciences, 77(1): 117-25, 2004.

Whitesides GM, Love JC. A arte de construir pequeno. Scientific American Brasil Nanotecnologia Edição Especial, 22: 15-23, 2008.

Wiebert P, Sanchez-Crespo A, Falk R, Philipson K, Lundin A, Larsson S et al. No significant translocation of inhaled 35-nm carbon particles to the circulation in humans. Inhalation Toxicology, 18(10): 741-7, 2006a.

Wiebert P, Sanchez-Crespo A, Seitz J, Falk R, Philipson K, Kreyling WG et al. Negligible clearance of ultrafine particles retained in healthy and affected human lungs. European Respiratory Journal, 28(2): 286-90, 2006b.

Win-Shwe TT, Fujimaki H. Nanoparticles and neurotoxicity. International Journal of Molecular Sciences, 12: 6267-80, 2011.

Wise SS, Holmes AL, Ketterer ME, Hartsock WJ, Fomchenko E, Katsifis S, Thompson WD, Wise Sr. JP. Chromium is the proximate clastogenic species for lead chromate-induced clastogenicity in human bronchial cells. Mutation Research - Genetic Toxicology and Environmental Mutagenesis, 560(1): 79-89, 2004.

Wise SS, Holmes AL, Xie H, Thompson WD, Wise Sr. JP. Chronic exposure to particulate chromate induces spindle assembly checkpoint bypass in human lung cells. Chemical Research in Toxicology, 19(11): 1492-8, 2006.

Xia T, Li N, Nel AE. Potential health impact of nanoparticles. Annual Review of Public Health, 30: 137-50, 2009.

Yokel RA, MacPhail RC. Engeneered nanomaterials: exposures, hazards, and risk prevention. Journal of Occupational Medicine and Toxicology, 6: 7, 2011

Yu LE, Yung L-Y L, Ong C-N, Tan Y-L, Balasubramaniam KS, Hartono D, Shui G, Wenk MR, Ong W-Y. Translocation and effects of gold nanoparticles after inhalation exposure in rats. Nanotoxicology, 1(3): 235-42, 2007.

Zanobetti A, Canner MJ, Stone PH, Schwartz J, Sher D, Eagan-Bengston E, Gates KA, Hartley LH, Suh H, Gold DR. Ambient pollution and blood pressure in cardiac rehabilitation patients. Circulation, 110(15): 2184-9, 2004.

Zimmer A, Kreuter J, Robinson JR. Studies on the transport pathway of PBCA nanoparticles in ocular tissues. Journal of Microencapsulation, 8(4): 497-504, 1991.

Índice Remissivo

▶ A

Abelhas, 655-657
Aberrações cromossômicas, 99, 438, 439, 457, 458, 935, 1006
Abortamento "espontâneo", 772, 1486, 1488, 1491-1494
Abrasão dentária relacionada ao trabalho (estigmas profissionais), 1294
    Chanfraduras ou sulcos dentários em tapeceiros, sapateiros, costureiras, cabelereiros, 1294
    Dentes em "meia lua" em artesãos vidreiros, 1294
    Desgastes nas bordas incisais dos dentes anteriores em artesãos de charutos e cigarrilhas, 1294, 1302
Abrasivos e seus efeitos respiratórios, 1269, 1270
Absenteísmo no trabalho
    Estudo das causas de saúde, como atividade típica da Medicina do Trabalho, 1763-1768
    Estudo de custo do absenteísmo por causas de saúde, 1765
    Índices e indicadores sugeridos, 1763
    No trabalho noturno e em turnos, 766
Acetona
    Efeitos sobre a reprodução, 1493
    Intoxicação aguda, 1533, 1534
Acidentes ampliados (acidentes de grandes proporções ou "maiores"), v. Preparação para situações de emergência e catástrofes, 1853-1880
Acidentes do trabalho, 701-751
    Análise de acidentes do trabalho, 720-737, 1715, 1716
        Alguns enfoques e métodos, 722-737, 1715, 1716
        Tipologias de acidentes do trabalho, 720, 721
    Aspectos epidemiológicos, 703-714
        Indicadores epidemiológicos, 703-705, 707-714
        Perfil epidemiológico dos acidentes do trabalho no Brasil, 705, 706
    Aspectos históricos, 36, 702, 703, 1688, 1689
    Aspectos jurídicos, 741-744, 1689-1694
    Comunicações de acidente do trabalho (CAT), 706, 707, 1693
    Conceito legal de acidentes do trabalho, 742, 743
    Múltiplos olhares sobre os acidentes do trabalho, 714-720
    Prevenção de acidentes do trabalho, 737-740
    Responsabilidade dos médicos, 744-746
    Trabalho noturno e em turnos, 763-765
Acidentes do trabalho com material biológico (objetos perfurocortantes), 613-629
    Acompanhamento do trabalhador acidentado, 625-628
        Acompanhamento após exposição ocupacional ao HBV, 626, 627
        Acompanhamento após exposição ocupacional ao HCV, 627, 628
        Acompanhamento após exposição ocupacional ao HIV, 626
        Organização do pronto atendimento ao acidentado, 625, 626
    Aspectos epidemiológicos, 614-618
        Epidemiologia das exposições percutâneas e muco-cutâneas, 615
        Fatores de risco e soroconversões, 615-618
        Situação mundial, 614, 615
        Situação no Brasil, 615
    Comunicação ao INSS e vigilância epidemiológica, 628
    Investigação da(s) causa(s) do(s) acidente(s), 628
    Medidas de prevenção, 618-625

　　　　　　Prevenção após exposição a material biológico, 621
　　　　　　Prevenção da transmissão ocupacional do HIV, 621-623
　　　　　　Prevenção da transmissão ocupacional do vírus da hepatite B, 623-625
　　　　　　Prevenção da transmissão ocupacional do vírus da hepatite C, 625
　　　　　　Prevenção primária, 618-620
　　　　Principais agentes infecciosos, 614
Acidentes de trânsito como expressão da violência que atinge trabalhadores, 686-688
Acidentes provocados por animais peçonhentos, 631-660
　　　　Acidentes ofídicos, 632-645
　　　　　　Acidente botrópico, 633-640
　　　　　　Acidente crotálico, 641
　　　　　　Acidente elapídico, 642, 643
　　　　　　Acidente laquético, 640, 641
　　　　　　Aspectos relacionados a acidentes do trabalho e medidas de prevenção, 644, 645
　　　　　　Tratamento hospitalar nos acidentes ofídicos, 644
　　　　Acidentes por aracnídeos, 645-652
　　　　　　Acidentes por aranhas ("araneísmo"), 648-652
　　　　　　Acidentes por escorpiões ("escorpionismo"), 645-648
　　　　Acidentes por himenópteros, 655-657
　　　　Acidentes por lepidópteros, 652-655
　　　　Soroterapia, 657, 658
Aclimatização (aclimação)
　　　　Conceito geral aplicado à Patogênese do Trabalho, 83
　　　　Trabalho em ambientes frios, 83, 546, 1344, 1345, 1824
　　　　Trabalho em ambientes quentes, 83, 538, 1024
　　　　Trabalho em grandes altitudes (montanhas), 83, 84, 1813, 1814
Acrilamida
　　　　Efeitos sobre o sistema endócrino, 1029-1038
　　　　Efeitos neurocomportamentais, 1107-1112
Acrilatos
　　　　Asma, 173
　　　　Conjuntivite, 169, 1125
　　　　Fibrose pulmonar crônica, enfisema crônico difuso, bronquiolite obliterante crônica, 174, 1231, 1237-1240, 1245, 1268, 1269, 1272, 1273, 1535
　　　　Rinite alérgica, 172
Acrilonitrila
　　　　Câncer dos brônquios e dos pulmões, 166, 932
　　　　Efeitos neurotóxicos, 1107-1112
Acrocianose e acroparestesia
　　　　Cloreto de vinila, 1215, 1379, 1380
　　　　Doença relacionada ao trabalho, especificada na lista brasileira em vigor, 162, 171
　　　　Frio (trabalho em baixas temperaturas), 75, 83, 546, 1215, 1344, 1345, 1824
　　　　Vibrações localizadas, 382-397, 1215
Actinomicetos termófilos
　　　　Pneumonia por hipersensibilidade, 173, 1273, 1274
　　　　Sistemas de ar condicionado e umidificação de ar, 794-796
Acúmulos de glicogênio, 101
Acúmulos de lipídeos, 100
Acúmulos de proteínas, 101

Adaptação: conceito aplicado à Patogênese do Trabalho, 81-87, 455
Adaptações celulares, 93
Aflatoxinas
    Câncer do fígado, 933, 1318
    Efeitos hepatotóxicos, 1318, 1319
Agentes biológicos
    Acidentes: preparação para emergências e catástrofes, 1877
    Dermatoses, 1343
    Doenças relacionadas ao trabalho, especificadas na lista brasileira em vigor, 163
    Efeitos sobre a reprodução, 1496, 1497
    Pneumonia por hipersensibilidade, 173, 1273, 1274
    Poluentes do ar de ambientes de interiores, 794-796
    Precauções universais, 619, 620
    Vacinação e imunização, 621-625, 1795, 1801-1805
Agentes físicos
    Calor, 531-539, 1343
    Frio, 541-551, 1344, 1345, 1824
    Pressões atmosféricas anormais, 553-575
    Radiações ionizantes, 423-460
    Radiações não ionizantes, 462-498, 1346
    Radiações ópticas, 499-529
    Ruído, 350-378
    Vibrações, 380-475
Agranulocitose (neutropenia tóxica)
    Benzeno, 1005-1008, 1531, 1532
    Radiações ionizantes, 436, 438, 451, 1008-1010
    Reconhecimento e menção específica na Lista B em vigor, 166
Agricola, v. Georgius Agricola
Agrotóxicos carbamatos
    Efeitos cardiovasculares, 1198, 1206
    Efeitos nefrotóxicos, 1464-1474
    Efeitos neurotóxicos, 1107-1112
Agrotóxicos (geral)
    Populações expostas segundo etapas do processo produtivo, 1549
Agrotóxicos organoclorados
    Intoxicação aguda, 1528, 1529
    Efeitos crônicos ou tardios
        Doença renal crônica, 1464-1474
        Efeitos hepatotóxicos, 1318-1326
        Efeitos neurotóxicos, 1107-1112
        Efeitos sobre o sistema endócrino, 1022, 1023, 1029-1038
        Impactos sobre a saúde da comunidade, 73, 74, 1558, 1560
        Leucemias e linfomas, 952, 956, 957, 1010
        Outros tumores malignos, 958
    Exposições ambientais ampliadas, 73, 74, 1559, 1560
Agrotóxicos organofosforados
    Discussão de caso clínico, 207
    Efeitos crônicos ou tardios
        Doença renal crônica, 1464-1474

Efeitos cardiovasculares, 1198, 1206
Efeitos na cavidade oral, 1299
Efeitos sobre o sistema endócrino, 1023, 1029-1038
Polineuropatias periféricas, 1112
Efeitos neurotóxicos, 1107-1112
Intoxicação aguda, 1512-1514
Exposição potencial segundo etapas do processo produtivo, 1549
AIDS, v. Síndrome da imunodeficiência adquirida
Álcalis
Dermatoses, 1344, 1348, 1374
Efeitos sobre o olho, 1122-1125
Alcatrão, breu, betume, coque, hulha mineral, parafina e resíduos
Câncer de bexiga, 932, 947, 950
Câncer de pele, 932, 1382-1384
Câncer dos brônquios e dos pulmões, 932, 944, 1276, 1277
Doenças relacionadas ao trabalho, especificadas na lista brasileira em vigor, 162
Melanodermia, 1382, 1383
Álcool, Alcoolismo e outras drogas
Alcoolismo relacionado ao trabalho, 1080-1082
Fator de risco cardiovascular, 1189-1191
Fator de risco para câncer, 929, 938, 939, 941, 942, 950, 955
Fator de risco para doença hepática, 1318-1326
Prevenção e manejo do problema de álcool e outras drogas em trabalhadores, 1191, 1621, 1622, 1837-1851
Avaliação dos programas, 1849, 1850
Conceitos, 1838-1840
Implementação de programas de prevenção na empresa, 1840-1846
Abordagem, 1843-1846
Criando uma política interna, 1841-1843
Rede de apoio ou de referência, 1846
Treinamento da equipe técnica ou gestora do programa, 1843
Tratamento eficaz e princípios, 1846-1849
Reintegração – reinserção social, 1848, 1849
Testagem, 1847, 1848
Psicopatologia e saúde mental no trabalho, 1080-1082
Reconhecimento e menção específica na Lista B em vigor, 168
Aldrin, v. Agrotóxicos organoclorados
Alice Hamilton, 32, 44, 1656
Algodão (poeira)
Asma, 1250-1253
Aspectos históricos e importância em Epidemiologia, 217, 1253
Bissinose, 1253, 1254
Doenças relacionadas ao trabalho, especificadas na lista brasileira em vigor, 164
Doença pulmonar obstrutiva crônica, 1255
Rinites alérgicas, 1249, 1250
Alteração temporária do limiar auditivo (por ruído excessivo), 1146, 1147
Alterações pós-eruptivas da cor dos tecidos duros dos dentes, 1294, 1295
Névoas de cobre ou níquel (manchas esverdeadas ou negras), 1537, 1539
Névoas de cádmio (manchas amarelas ouro), 1295
Outras exposições: prata, ferro, mercúrio, níquel, bismuto, berílio, fenol, 1537

Reconhecimento e menção específica na Lista B em vigor, 174
Alumina (poeira)
  Pneumoconiose por material abrasivo ("Doença de Shaver"), 1269, 1270
    Reconhecimento e menção específica na Lista B em vigor, 173
Alumínio
  Efeitos sobre o sistema endócrino, 1029-1038
  Efeitos neurotóxicos e neurocomportamentais, 1107-1112
Alumínio (produção primária pelo método de Sodeberg)
  Câncer de bexiga, 933, 950
  Câncer de pulmão, 933
Alveolite alérgica extrínseca, v. Pneumonia por hipersensibilidade
Ambientes interiores, v. Qualidade do ar dos ambientes de interiores
Amianto, v. Asbesto
Aminas aromáticas
  Câncer de bexiga, 221, 222, 932, 933, 934, 950, 1475
  Meta-hemoglobinemia, 1002, 1003, 1578, 1579
4-Aminobifenila
  Câncer de bexiga, 932, 933, 934
Amônia
  Fibrose pulmonar crônica, enfisema crônico difuso, bronquiolite obliterante crônica (efeitos tardios), 174, 1231, 1237-1240, 1245, 1268, 1269, 1272, 1273, 1535
  Intoxicação aguda por amônia, 1237, 1238, 1251
  Rinite aguda por irritantes, 172, 1249, 1250
  Rinite crônica, 172, 1249, 1250
  Síndrome de disfunção reativa das vias aéreas (SDVA/RADS), 1251
Amosita, v. Asbesto
Anamnese ocupacional (história ocupacional), 190-192, 1240, 1241
Ancilostomose
  Aspectos de sua história em relação ao trabalho, 20, 21
Anemia aplástica (aplasia medular)
  Benzeno, 1005-1008, 1531, 1532
    Discussão de caso clínico em empresa produtora de equipos de soro, 1570-1572
  Radiações ionizantes, 436, 438, 451, 1008-1010
  Reconhecimento e menção específica na Lista B em vigor, 166
Anemia hemolítica
  Discussão e caso clínico de anemia hemolítica por deficiência de G6PD em trabalhador expostos a óleo de anilina, 1579
  Reconhecimento e menção específica na Lista B em vigor, 166
Anestésicos
  Efeitos hepatotóxicos, 1319, 1324
  Efeitos sobre a reprodução, 1494
Angina *pectoris*, 1201
  Monóxido de carbono, 1204
  Nitroglicerina e outros ésteres do ácido nítrico, 1204
  Reconhecimento e menção específica na Lista B em vigor, 171
  Sulfeto de carbono (CS_2), dissulfeto de carbono, 1204, 1530, 1531
Angiossarcoma hepático
  Cloreto de vinila, 964, 1320, 1326
  Doença relacionada ao trabalho, especificada na lista brasileira em vigor, 165

Anidrido ftálico
   Asma, 173, 1241, 1250, 1252
   Irritação aguda das vias respiratórias, 1238
   Rinite alérgica, 172
Anilina e anilinas, 221, 222, 1002, 1579
Animais peçonhentos, v. Acidentes provocados por animais peçonhentos
Anosmia (transtorno do nervo olfatório)
   Cádmio, 169, 1109, 1535, 1536
   Sulfeto de hidrogênio (H_2S), 169
   Reconhecimento e menção específica na Lista B em vigor/ 169
Anóxia, 89
Antimônio, 1207, 1269
Antofilita, v. Asbesto
Antracosilicose, 1270
Antraz, v. Carbúnculo
Aplasia, 95
Aplasia medular, v. Anemia aplástica
Apneia obstrutiva do sono, v. Síndrome da apneia obstrutiva do sono
Apoptose celular, 92
Aposentadoria por invalidez
   Estudo das causas, como função da Medicina do Trabalho, 1769, 1770
Ar comprimido, v. Pressões atmosféricas anormais
Aranhas e araneísmo, 648-652
Áreas contaminadas
   Baixada Santista: deposição clandestina de resíduos organoclorados, 1559, 1560
   Cidade dos Meninos: HCH e DDT, 73, 74, 1559, 1560
   Condomínio Barão de Mauá: gás metano e outros compostos orgânicos voláteis, 1559, 1560
   Condomínio Mansões Santo Antonio (Campinas): resíduos químicos de empresa recuperadora de solventes, 1559, 1560
   Santo Amaro da Purificação: Pb, Cd, Cu, Zn, 1559
Aranhas (araneísmo), v. Acidentes provocados por animais peçonhentos
Argiria (conceito), 102
Arritmias cardíacas, 171, 1205-1207
   Agrotóxicos organofosforados e carbamatos, 1206
   Arsina, 1206
   Derivados halogenados dos hidrocarbonetos alifáticos, 1206
   Monóxido de carbono, 1206, 1604
   Nitroglicerina e outros ésteres do ácido nítrico (nitratos), 1206
   Reconhecimento e menção específica na Lista B em vigor, 171
   Solventes e propelentes, 1206
Arsênio e seus compostos
   Angiossarcoma hepático, 1320, 1326
      Reconhecimento e menção específica na Lista B em vigor, 165
   Arritmias, 158
   Blefarite, , 169, 1125-1129
   Câncer de pele, 947, 1383, 1546
      Reconhecimento e menção específica na Lista B em vigor, 166
   Câncer do pulmão, 932, 942, 945, 1276, 1277
   Reconhecimento e menção específica na Lista B em vigor

Ceratose plantar e palmar, 177
Conjuntivite, 169, 1127
Dermatite de contato por irritantes, 158
Doenças da reprodução e malformações congênitas, 1491
Doenças relacionadas ao trabalho, especificadas na lista brasileira em vigor, 158
Efeitos cardiovasculares, 1210
Efeitos hematotóxicos, 1004
Efeitos hepatotóxicos, 1318-1326
Estomatite ulcerativa crônica, 1300, 1301
Fibrose pulmonar crônica, enfisema crônico difuso, bronquiolite obliterante crônica (efeitos tardios), 174, 1231, 1237-1240, 1245, 1268, 1269, 1272, 1273, 1535
Gastroenterite e colite tóxicas 174, 1509
    Reconhecimento e menção específica na Lista B em vigor, 174
Hipertensão portal, 1324
    Reconhecimento e menção específica na Lista B em vigor, 175
Intoxicação aguda, 1509, 1510
Leucodermia, 158
Melanodermia, 158
Polineuropatia periférica, 158
Queratite e Queratoconjuntivite, 158
Rinite crônica, 158

Arsina
Efeitos cardiovasculares, 1206
Efeitos hematotóxicos, 1000
Efeitos nefrotóxicos, 1464-1474
Intoxicação aguda, 1509, 1510

Artralgia hiperbárica, v. Pressões atmosféricas anormais

Artrite reumatoide associada a pneumoconiose dos trabalhadores do carvão (Síndrome de Caplan) e à silicose, 174, 177, 198, 1261, 1268
Discussão de caso clínico, 198
Reconhecimento e menção específica na Lista B em vigor, 177

Asbesto (amianto)
Alterações pleurais não malignas, 1264, 1265
    Calcificações pleurais, 103, 1264, 1265
    Derrame pleural benigno, 1264, 1265
    Espessamento pleural difuso, 1264, 1265
    Reconhecimento e menção específica na Lista B em vigor, 174
Asbestose, 26, 173, 1262-1265
    Discussão de caso clínico, 201
Aspectos históricos e importância em Epidemiologia, 56, 63, 231, 232, 967, 968
Câncer de pulmão, 63, 944, 945, 1265
Câncer da laringe, 941
Câncer de ovário, 1265
Doenças relacionadas ao trabalho, especificadas na lista brasileira em vigor, 158, 173, 174
Exposições em ambientes internos, 790
Exposições paraocupacionais, 71, 225
Mesoteliomas malignos, 942, 946, 1265, 1266
    Reconhecimento e menção específica na Lista B em vigor, 166
Placas epicárdicas ou pericárdicas, 1209

Vigilância e controle, 967, 968
Asbestose, v. Asbesto
Asfixiantes químicos
- Cianeto: intoxicação aguda, 1510-1512
- Discussão de caso clínico fatal de asfixia por nitrogênio em trabalhador de companhia aérea operando selante de tanque de avião, 1603
- Discussão clínica de asfixia por gás cianídrico em galvanoplastia de metalúrgica que fabricava fechadura, 1603, 1604
- Doenças relacionadas ao trabalho, especificadas na lista brasileira em vigor, 162
- Exposição ocupacional a monóxido de carbono em porteiro apontador de garagem subterrânea, 1604
- Monóxido de carbono: intoxicação aguda, 1515, 1516
- Sulfeto de hidrogênio (gás sulfídrico): intoxicação aguda, 1517

Asma relacionada ao trabalho, 1250-1253
- Acrilatos, 173
- Anidrido ftálico, 173, 1241, 1252
- Cromo e seus compostos, 1252, 1536
- Discussão de caso clínico, 1588-1590
- Enzimas de origem animal, vegetal ou bacteriana, 173, 1251
- Furfural e álcool furfurílico, 173
- Isocianatos orgânicos, 173, 1241, 1251
- Medicamentos: macrólidos,, ranetidina, penicilina e seus sais; cefalosporinas, 1252
- Níquel e seus compostos, 173, 1252, 1537
- Pentóxido de vanádio, 173, 1252
- Poeiras de algodão, linho, cânhamo e sisal, 14, 15, 1253, 1254
- Produtos da pirólise de plásticos, cloreto de vinila, teflon, 173
- Proteínas animais em aerossóis, 1252
- Reconhecimento e menção específica na Lista B em vigor, 173
- Substâncias de origem vegetal (cereais, farinhas, serragem etc.), 1252
- Sulfitos, bissulfitos e persulfatos, 173, 1252

Assédio moral e insegurança no emprego, 661-676
- Causas do assédio moral no local de trabalho, 667
- Conceitos de violência e assédio moral no trabalho, 665-667
- Consequências do assédio moral sobre a saúde, 672, 673
- Critérios para caracterizar o assédio moral, 671, 672
- Dinâmica e características dos riscos psicossociais, 670, 671
  - Discussão de caso clínico de transtorno depressivo causado por assédio moral no trabalho, 1608-1610
- Fatores psicossociais na organização: os novos riscos não visíveis, 668, 667
- Indicadores organizacionais, 669, 670
  - Avaliação individualizada, 670
  - Intensificação do trabalho, 669
- Medidas de prevenção, 673, 674
- Panorama do problema, 662-665

Ataxia cerebelosa, 1107-1112
- Mercúrio e seus compostos tóxicos, 1107-1112
- Reconhecimento e menção específica na Lista B em vigor, 161, 168

Aterosclerose
- Monóxido de carbono, 1204
- Reconhecimento e menção específica na Lista B em vigor, 171
- Sulfeto de carbono (CS_2), 1215, 1530, 1531

Atrofias, 93, 94

ATSDR (Agency for Toxic Substances and Disease Registry)
    Consulta a base de dados, 335
    Metodologia de avaliação (análise) de risco, 1558, 1559
Audição, v. Ouvido (orelha)
Audiometria, v. Ouvido (orelha)
Auramina (produção)
    Câncer de bexiga, 221, 222, 932, 933, 949, 950
Avaliação de ambientes de trabalho
    Roteiros, 193, 194
Avaliação de risco (em Saúde Ambiental), 1558-1560
Avaliação do impacto das medidas de prevenção e controle (em Saúde Ambiental), 1563-1565
Avaliação neuropsicológica, v. Doenças do sistema nervoso relacionadas com o trabalho
Aves, efeitos respiratórios nos tratadores, 173, 1238, 1273, 1274

▶ B

Bactérias, v. Agentes biológicos
Bagaço de cana e Bagaçose, 173, 1238, 1273, 1274
Barita (poeira)
    Baritose, 1270
Barotrauma, v. Pressões atmosféricas anormais
Barulho, v. Ruído
Benzenismo, v. Benzeno
Benzeno
    Anemia aplástica (aplasia medular), 997, 1005-1008
        Discussão de caso clínico, 1570-1572
    Aspectos históricos e importância em Epidemiologia, 34, 35, 966, 967
    Doenças relacionadas ao trabalho, especificadas na lista brasileira em vigor, 158
    Hipoplasia medular, 1005-1008
    Intoxicação aguda, 1531, 1532
    Leucemias 932, 933, 955, 966, 967, 1005-1010, 1531, 1532
    Leucopenia
        Discussão de caso clínico, 205-207
    Neutropenia, 1005-1008
    Púrpura e outras manifestações hemorrágicas, 1004
    Síndrome mielodisplásica, 1005-1008
    Vigilância, 966, 967
Benzidina
    Câncer de bexiga, 222, 932, 933, 950
Benzopireno (benzo-alfa-pireno), v. Hidrocarbonetos policíclicos aromáticos
Berilio e compostos
    Beriliose, 1271, 1272
    Bronquite e pneumonite química aguda, 1237, 1238, 1271, 1272
    Câncer dos brônquios e dos pulmões, 945, 1276
    Reconhecimento e menção específica na Lista B em vigor, 166
    Conjuntivite, 169, 1127
    Efeitos hepatotóxicos, 1318-1326
    Doença pulmonar pelo berílio, 1238, 1271, 1272
    Doenças relacionadas ao trabalho, especificadas na lista brasileira em vigor, 158, 173

       Doença renal crônica, 1464-1474
       Edema pulmonar agudo, 173, 1238, 1272

Bernardino Ramazzini
       Biografia e obra, 9-13, 1656
       Contribuições para a Epidemiologia, 216, 217, 218, 224
       Contribuições para a Medicina do Trabalho, 53, 54, 143, 144, 754, 1640, 1656, 1732, 1797

Bernardo Bedrikow, 10, 27, 28, 30, 31

Beta-naftilamina
       Câncer de bexiga, 221, 222, 932, 933, 950, 1475

Betume, v. Alcatrão

Bexiga
       Câncer
              Alcatrão, breu, betume, hulha mineral, parafina e seus resíduos, 932, 950
              Aminas aromáticas e seus derivados (4-aminofibenila; beta-naftilamina; 2-cloroanilina; benzidina; orto-toluidina; 4-cloro-orto-toluidina), 221, 222, 932, 933, 950, 1475
              Aspectos históricos e importância em Epidemiologia, 221, 222, 950
              Emissões de fornos de coque, 933
              Produção de alumínio (método Soderberg), 933, 950
              Reconhecimento e menção específica na Lista B em vigor, 166
       Cistite aguda
              Aminas aromáticas: reconhecimento e menção específica na Lista B em vigor, 179

BHC: v. HCH

Bifenilas policloradas, v. PCBs

Bipiridilo, v. Paraquat

Bissinose, 173, 1253, 1254
       Reconhecimento e menção específica na Lista B em vigor, 173

Blefarite, 1125-1129
       Cimento (poeira), 169, 1125-1129
       Radiações ionizantes, 169, 437, 1125-1129
       Reconhecimento e menção específica na Lista B em vigor, 169

Boca, v. Doenças da cavidade oral relacionadas com o trabalho

Borracha
       Dermatoses ocupacionais, 1358-1362
       Indústria da borracha: tumores malignos relacionadas com o trabalho, 931, 932, 934, 939, 944, 949, 952, 953, 955, 956, 958, 962, 982

Breu, v. Alcatrão

Brometo de metila
       Distúrbios visuais subjetivos, 1131, 1132
       Intoxicação aguda, 1528
       Neurite do nervo óptico (neurite óptica), 1131
       Transtornos mentais (*Delirium* e outros), 167
       Tremor, 168

Brometo de vinila
       Leucemia, 932

Bromo
       Bronquite e pneumonite química aguda, 1237, 1238
       Dermatite de contato por irritantes, 1344, 1348
       Doenças relacionadas ao trabalho, especificadas na lista brasileira em vigor, 159

    Edema pulmonar agudo, 1237, 1238
    Estomatite ulcerativa crônica, 1300, 1301
    Faringite aguda, 1249, 1250
    Fibrose pulmonar crônica, enfisema crônico difuso, bronquiolite obliterante crônica (efeitos tardios), 174, 1231, 1237-1240, 1245, 1268, 1269, 1272, 1273, 1535
    Laringotraqueíte aguda, 1249, 1250
    Síndrome de disfunção reativa das vias aéreas (SDVA/RADS), 1251
    Sinusite crônica, 1250

Brônquios e pulmões, v. Doenças respiratórias relacionadas ao trabalho

Brucelose relacionada ao trabalho
    Clínica e epidemiologia, 851-853
    Doença relacionada ao trabalho, especificada na lista brasileira em vigor, 164

Bullying, v. Assédio moral, psicopatologia e saúde mental, violência

Burnout, v. Síndrome de *burnout*

Busca de informações sobre produtos químicos na Internet, 327-349
    Alguns conceitos e definições básicos, 328-330
    Bases de dados, 335-340
        ATSDR: Portal de Informações de Substâncias Tóxicas, 335
        CHEMINFO®, 340
        HAZ-MAP, 339
        IPCS INCHEM, 338
        NIOSH *Pocket Guide to Chemical Hazards* (NPG), 335
        Projeto *eChemPortal*, 336
        RTECS, 340
        Right to Know Hazardous Substance Fact Sheets, 339
        TOXNET®: *Toxicology Data Network*, 337
    Como buscar a informação e o que é importante, 341-348
    Fontes de informações, 330-335

1,3-Butadieno
    Leucemias, 932, 933, 955, 956, 1010

▶ C

Cádmio e seus compostos
    Alterações pós-eruptivas da cor os tecidos duros dos dentes, 1294, 1295
    Bronquiolite e pneumonite química, 1237, 1238, 1536
    Câncer dos brônquios e dos pulmões, 932, 1373
    Câncer dos rins, 1475
    Dermatoses, 1373
    Efeitos cardiovasculares, 1199
    Efeitos hepatotóxicos, 1318-1326
    Doenças da reprodução e malformações congênitas, 1490
    Doenças relacionadas ao trabalho, especificadas na lista brasileira em vigor, 159
    Efeitos neurotóxicos, 1107-1112
    Efeitos sobre o sistema endócrino, 1022, 1025, 1029-1038
    Enfisema intersticial, 1254
    Reconhecimento e menção específica na Lista B em vigor, 174
    Fibrose pulmonar crônica, bronquiolite obliterante crônica (efeitos tardios), 174, 1231, 1237-1240, 1245, 1268, 1269, 1272, 1273, 1535

Gastroenterite e colite tóxicas: reconhecimento e menção específica na Lista B em vigor, 174, 1536
Intoxicação aguda, 1535, 1536
Nefropatia túbulo-intersticial induzida por metais pesados, 1465, 1471, 1472, 1536
    Reconhecimento e menção específica na Lista B em vigor, 179
Osteomalácia do adulto (*itai itai*)
    Reconhecimento e menção específica na Lista B em vigor, 178
Síndrome de disfunção reativa das vias aéreas (SDVA/RADS), 1251, 1536
Transtorno do nervo olfatório (inclui "anosmia"), 169, 1109
Tumores malignos relacionados com o trabalho, 918, 932, 942, 944, 960

Calçados, fabricação, v. Benzeno
Calcificação patológica, 102, 103
Calor (temperaturas extremas), 531-539
    Avaliação da exposição ocupacional ao calor, 532-534
    Avaliação da sobrecarga fisiológica por calor, 535, 536
    Conforto térmico em ambientes exteriores, 1823, 1824
    Conforto térmico em ambientes interiores, 787
    Doenças causadas pela exposição ao calor, 537, 1344
        Urticária devida ao calor e ao frio, como doença relacionada ao trabalho, especificada na Lista B, 176, 1344
    Doenças da reprodução e malformações congênitas, 537, 1494, 1495
    Limites de tolerância para a exposição ao calor, 534
    Medidas de controle do calor, 537-538
    Respostas fisiológicas ao calor, 535, 1024, 1823, 1824
Câmaras frigoríficas, 542-551
Campos elétricos, v. Radiações não ionizantes
Campos eletromagnéticos, v. Radiações não ionizantes
Campos magnéticos, v. Radiações não ionizantes
Cana de açúcar
    Impacto ambientais e de saúde por queimadas, 72, 966
    Mortes atribuídas ao excesso de trabalho, 70
Câncer e cancerígenos, v. Tumores malignos relacionados ao trabalho
Candidíase relacionada ao trabalho
    Candidíase oral, 1305
    Clínica e epidemiologia, 886, 887
    Doença relacionada ao trabalho, especificada na lista brasileira em vigor, 165
Cânhamo (poeira)
    Asma, 164, 173
    Bissinose, 164, 173
        Doenças relacionadas ao trabalho, especificadas na lista brasileira em vigor, 164
    Outros efeitos respiratórios crônicos, 164
    Rinites alérgicas, 164, 172
Capacidade e incapacidade para o trabalho, 314-316, 1211, 1212
Carbamatos, V. Agrotóxicos carbamatos
Carbetos (carbonetos) de metais duros (cobalto e titânio)
    Asma, 1237, 1252, 1268, 1271, 1272, 1537
    Fibrose pulmonar crônica, enfisema crônico difuso, bronquiolite obliterante crônica (efeitos tardios), 174, 1231, 1237-1240, 1245, 1268, 1269, 1272, 1273
    Pneumoconiose, 1237, 1252, 1268, 1271, 1272, 1591-1593
    Rinite alérgica, 1537

Carbonetos metálicos de tungstênio
	Asma, 173, 1237, 1252, 1268, 1271, 1272
	Doenças relacionadas ao trabalho, especificadas na lista brasileira em vigor, 159, 173
	Pneumoconiose, 173, 1237, 1252, 1268, 1271, 1272
Carboxiemoglobina, 1003, 1004
Carbúnculo (Antraz) relacionado ao trabalho
	Clínica e epidemiologia, 849-851
	Doença relacionada ao trabalho, especificada na lista brasileira em vigor, 164
Carcinogênse
	Carcinógenos de origem ocupacional, 929-936
	Mecanismos biológicos, 918-926
	Biomarcadores moleculares em câncer, 920-926
Carga de trabalho, 63, 64
Carvão mineral (ver também hulha mineral)
	Câncer dos brônquios e dos pulmões, 57
	Doença pulmonar obstrutiva crônica, 57, 1266-1268
	Emissões de fornos de coque, 933
	Pneumoconiose dos trabalhadores do carvão, 57, 1266-1268
	Reconhecimento e menção específica na Lista B em vigor, 173
	Síndrome de Caplan, 174, 177, 198, 1261, 1268
CAT (Comunicação de Acidente do Trabalho), 706-712, 1693
Catarata, 1129, 1130
	Campos eletromagnéticos, 1129, 1130
	Doenças do olho relacionadas com o trabalho, 1129, 1130
	Radiação infravermelha, 170, 510, 1129
	Radiações ionizantes, 170, 1130
	Reconhecimento e menção específica na Lista B em vigor, 170
Catástrofes, v. Preparação para situações de emergência e catástrofes
Caulino, v. Pneumoconiose pelo caulino
Causa, causas
	Conceito ampliado, originado da Filosofia, 238
	Conceito médico-legal, 237-247
	Conceito no campo da Epidemiologia, 227, 228
Cavidade nasal e seios paranasais
	Câncer
		Cromo hexavalente, 940, 1368, 1369, 1370, 1372, 1374, 1383, 1536
		Formaldeído, 940, 1527, 1528
		Indústria do petróleo, 938
		Níquel (refino e galvanoplastias), 221, 940, 1371, 1537
		Poeiras de madeira, 932, 939, 940, 944, 1384
		Poeiras orgânicas (indústria têxtil e padarias), 940
		Reconhecimento e menção específica na Lista B em vigor, 165
		Trabalhadores em oficinas mecânicas, 939
	Sinusite relacionada ao trabalho, 563-565, 1249, 1250
		Reconhecimento e menção específica na Lista B em vigor, 172
Ceratite e ceratoconjuntivite, v. Queratite e queratoconjuntivite
Ceratose palmar ou plantar, v. Dermatoses relacionadas ao trabalho
Cervicalgia, 1405, 1406
Cesarino Júnior, Antonio Ferreira, 24, 25, 77, 145

Choque (em Medicina), 108
Chumbo e seus compostos tóxicos
	Anemias e outras manifestações hematológicas, 1000, 1001, 1519
	Aspectos históricos e importância em Epidemiologia, 14, 29, 30, 35, 57, 62, 1108
	Carcinoma renal, 1474
	Discussão de casos clínicos
		Caso clínico de encefalopatia de saturnínica em trabalhador de indústria produtora de lonas de freios, 1574, 1575
		Caso clínico de intoxicação pelo chumbo em empresa produtora de plásticos, 1572-1574
		Caso clínico de intoxicação, recorrente, pelo chumbo em fábrica de acumuladores elétricos, 1573-1575
		Caso clínico em trabalhador de fábrica de baterias, 204
		Tratamento da intoxicação pelo chumbo com EDTA-dissódico de cálcio, 1575-1577
	Doenças da reprodução e malformações congênitas, 1488, 1489
	Doenças relacionadas ao trabalho, especificadas na lista brasileira em vigor, 159, 177
	Efeitos hepatotóxicos, 1318-1326
	Efeitos neurotóxicos, 62, 1107-1112, 1488, 1489
	Efeitos sobre o sistema endócrino, 1022, 1029-1038
	Exposições ambientais ampliadas, 29, 71, 72, 1559
	Exposições ambientes internas (ar dos ambientes interiores), 791
	Gota induzida pelo chumbo: reconhecimento e menção específica na Lista B em vigor, 177
	Hipertensão arterial, 1199, 1472
	Hipotireoidismo relacionado ao trabalho, 1025, 1026
	Infertilidade masculina, 179, 1480, 1487, 1488, 1489
	Insuficiência renal crônica, 1461, 1463-1474
		Reconhecimento e menção específica na Lista B em vigor, 179
	Intoxicação aguda, 1518, 1519
	Linha de Burton, 30, 1298, 1572
	Nefropatia túbulo-intersticial induzida por metais pesados, 1464-1474
		Reconhecimento e menção específica na Lista B em vigor, 179
	Porfiria, 1001, 1002, 1023, 1326
	Queixas gastrintestinais, 174, 1519
	Transtorno cognitivo leve, 62, 1488, 1489
Cianetos e seus sais tóxicos
	Discussão de caso clínico de asfixia por gás cianídrico em galvanoplastia de metalúrgica que fabricava fechadura, 1603, 1604
	Doenças relacionadas ao trabalho, especificadas na lista brasileira em vigor, 162
	Intoxicação aguda, 1510-1512
	Efeitos neurocomportamentais, 1107-1112
	Efeitos sobre o sistema endócrino, 1023, 1029-1038
Ciclohexano, 1029
Ciclohexanona, 1534
CID: Classificação Internacional de Doenças e Problemas Relacionados à Saúde, 295-296
CIF: Classificação Internacional de Funcionalidade, Incapacidade e Saúde, 293-324
	Aplicações da CIF na Saúde do Trabalhador, 314-316
	Aplicações da CIF no envelhecimento, 318, 319
	Checklist, core sets e outros protocolos elaborados com base na CIF, 312, 313
	Codificação da CIF, 299-310
	Conceito e modelo biopsicossocial, 296, 297
	Estrutura da CIF, 297, 298

Principais aplicações da CIF, 313, 314
Principais benefícios e ações afirmativas voltadas para pessoas com deficiência, 316-318
Cilindros e calandras, 590-592
Cimento (poeira)
Blefarite, 169, 1125-1129
Conjuntivite, 169, 1125-1129
Dermatoses ocupacionais, 1354-1358
Rinite crônica, 1250
Rinolitíase, 1250
Cinetose ("*motion sickness*"), 1815, 1816
Cirrose hepática, v. Doença Hepática Ocupacional e Ambiental
Classificação de Schilling das doenças relacionadas ao trabalho, 38, 51, 144, 190, 231, 232, 238, 276, 1194, 1480
Cloracne
2,3,7,8-Tetraclorodibenzo-p-dioxina (TCDD), 176
Reconhecimento e menção específica na Lista B em vigor, 176
2-Cloroanilina
Câncer de bexiga, 221, 222, 947
Clordano
Efeitos sobre o sistema endócrino, 1029-1038
Clordecone ou clordecona (Kepone)
Doenças da reprodução e malformações congênitas, 179, 1487
Efeitos hepatotóxicos, 1318-1326
Efeitos sobre o sistema endócrino, 1029-1038
Cloreto de etila
Conjuntivite, 169, 1127
Cloreto de metila
Efeitos neurotóxicos, 1107-1112
Porfiria cutânea tardia, 1326
Cloreto de metileno (diclorometano)
Distúrbios visuais subjetivos, 170, 1132
Neurite do nervo óptico (neurite óptica), 1131
Transtorno extrapiramidal do movimento, 168
Cloreto de vinila
Acrocianose, 1215, 1216, 384, 1380
Reconhecimento e menção específica na Lista B em vigor, 171
Angiossarcoma hepático, 932, 964, 1326
Reconhecimento e menção específica na Lista B em vigor, 165
Câncer dos brônquios e dos pulmões, 932, 942
Reconhecimento e menção específica na Lista B em vigor, 166
Câncer do sistema nervoso central, 959
Efeitos hepatotóxicos, 1319, 1323, 1324, 1326
Efeitos sobre o sistema endócrino, 1029-1038
Hipertensão portal, 1324
Reconhecimento e menção específica na Lista B em vigor, 175
Osteólise de falanges distais de quirodáctilos, 1379, 1380
Reconhecimento e menção específica na Lista B em vigor, 178
Porfiria cutânea tardia, 1326
Síndrome de Raynaud, 1215, 1380
Reconhecimento e menção específica na Lista B em vigor, 171

Cloro gasoso (gás cloro)
    Bronquite e pneumonite química aguda, 1237, 1238, 1249, 1250
    Dermatite de contato por irritantes, 1344, 1348
    Doenças relacionadas ao trabalho, especificadas na lista brasileira em vigor, 159
    Edema pulmonar agudo, 1237, 1238
    Estomatite ulcerativa crônica, 1300, 1301
    Fibrose pulmonar crônica, enfisema crônico difuso, bronquiolite obliterante crônica (efeitos tardios), 174, 1231, 1237-1240, 1245, 1268, 1269, 1272, 1273
    Faringite aguda, 1249, 1250
    Laringotraqueíte aguda, 1249, 1250
    Rinite crônica, 1250
    Síndrome de disfunção reativa das vias aéreas (SDVA/RADS), 1251
    Sinusite crônica, 1249, 1250

2-Cloroanilina
    Câncer de bexiga, 222, 932, 933, 950

Clorobenzeno
    Efeitos hepatotóxicos, 1318-1326

Clorofenóis, clorofenoxiácidos
    Efeitos sobre o sistema endócrino, 1029-1038

Clorofórmio
    Discussão de caso clínico de hepatite tóxica, 1605, 1606
    Efeitos hepatotóxicos, 1318-1326, 1605
    Intoxicação aguda, 1530

Clorometil éteres
    Câncer dos brônquios e dos pulmões, 945
        Reconhecimento e menção específica na Lista B em vigor, 166

Cloronaftalenos
    Efeitos hepatotóxicos, 1318-1326

4-Cloro-orto-toluidina
    Câncer de bexiga, 222, 950

Cobalto e seus compostos
    Dermatoses, 1537
    Doença pulmonar por exposição a metais duros, 173, 1237, 1252, 1268, 1272, 1537
        Reconhecimento e menção específica na Lista B em vigor, 173
    Efeitos cardiovasculares, 1210, 1537
    Efeitos sobre o sistema endócrino, 1029-1038, 1537
    Intoxicação aguda, 1537

Cobras e serpentes, v. Acidentes provocados por animais peçonhentos

Cobre e seus compostos
    Alterações pós-eruptivas da cor dos tecidos duros dos dentes, 1294, 1295, 1539
    Dermatoses, 141, 1539
    Efeitos hematotóxicos, 1539
    Efeitos hepatotóxicos, 1318-1326, 1539
    Efeitos sobre o sistema endócrino, 1022, 1029-1038
    Febre dos fumos metálicos, 1238
    Intoxicação aguda, 1539

Coluna vertebral, v. Distúrbios osteomusculares relacionados ao trabalho: coluna vertebral

Compostos orgânicos (voláteis e semivoláteis) no ar de ambientes de interiores, 792

Comprometimento da discriminação auditiva e hiperacusia, 1147

Comunidades, impactos do trabalho sobre, 72-74, 1543-1568
Condromalácia
    Discussão clínica sobre caso de condromalácia em vendedora de roupas para mulheres, 1600-1602
Conflito trabalho-casa, 771
Conjuntivite, 1125-1129
    Acrilatos, 169, 1127
    Arsênio e seus compostos, 169, 1127
    Berílio, 169, 1127
    Cimento, 169, 1127
    Cloreto de etila, 169, 1127
    Enzimas de origem animal ou vegetal, 169, 1127
    Flúor, 169, 1535, 1127
    Furfural e álcool furfurílico, 169, 1127
    Iodo, 169, 1127
    Isocianatos orgânicos, 169, 1127
    Radiações ultravioletas, 169, 1127
    Radiações ionizantes, 169, 1127
    Reconhecimento e menção específica na Lista B em vigor, 169
    Selênio e seus compostos, 169, 1127, 1535
    Sulfeto de hidrogênio (H_2S), ácido sulfídrico, 169
    Tetracloreto de carbono, 1127, 533, 1530
Construção civil
    Discussão de caso clínico de hepatite tóxica, 1606
    Dermatoses pelo cimento, 1354-1358
    "Sarna dos pedreiros", 1354-1358
    Trabalho em ambientes hiperbáricos, 557
Contratura de Dupuytren (Doença de Dupuytren, Moléstia de Dupuytren), 1409, 1410
    Vibrações localizadas, 391-395
Coping, 85, 86, 87
Coque, v. Alcatrão
Cor pulmonale (doença cardio-pulmonar crônica)
    Efeitos cardiovasculares, 1210, 1211
    Reconhecimento e menção específica na Lista B em vigor, 171
    Sílica (complicação evolutiva da silicose), 1258
Coração, v. Doenças cardiovasculares relacionadas com o trabalho
Cortiça, v. Suberose
Creosoto
    Carcinoma renal, 1475
Crisotila, v. Asbesto
Cristobalita, v. Sílica-livre cristalina
Critérios de Bradford Hill, 229, 1482, 1483
Crocidolita, v. Asbesto
Cromo e seus compostos
    Asma, 1252, 1536
    Câncer dos seios paranasais e cavidade nasal, 940, 1370, 1384, 1536
    Câncer de brônquios e pulmões, 932, 942, 944, 945, 1370, 1536
    Reconhecimento e menção específica na Lista B em vigor, 161, 165
    Dermatoses, 30, 1355, 1356, 1368-1370
    Doenças relacionadas ao trabalho, especificadas na lista brasileira em vigor, 160

Doença renal crônica, 1464-1474
Efeitos sobre o sistema endócrino, 1022, 1029-1038
Intoxicação aguda, 1536
Rinite alérgica, 1252, 1370, 1536
Rinite crônica, 1252, 1370, 1536
Úlcera crônica da pele, 30, 1355, 1356
Úlcera (perfuração) do septo nasal, 1250, 1370, 1536
Vigilância, 967
Cronobiologia, v. Trabalho noturno e em turnos

D

2,4-D (ácido 2,4-diclorofenóxiacético)
    Cancerígeno, 1052, 1053
    Efeitos sobre a reprodução, 1482
    Efeitos sobre o sistema endócrino, 1027, 1037
DBCP, v. Dibromocloropropano
DDT (Diclorodifeniltricloroetano) e seus metabólitos
    Como disruptor (interferente) endócrino, 1017, 1029-1038
    Efeitos hematotóxicos, 1004
    Efeitos hepatotóxicos, 1323
    Efeitos neurotóxicos, 1107-1112
    Intoxicação aguda, 1528
Defesas: conceito aplicado à Patogênese do Trabalho, 78, 79, 80, 81
Defesas psicológicas, 81
Déficit e deficiência, 294-299
Degeneração gordurosa, 100
Delirium relacionado ao trabalho
    Brometo de metila, 167, 1112, 1131, 1132, 1528
    Sulfeto de carbono, 167, 1530, 1531
    Reconhecimento e menção específica na Lista B em vigor, 167
Demência relacionada ao trabalho, 1107-1112
    Manganês, 1107-1112, 1536
    Reconhecimento e menção específica na Lista B em vigor, 167
    Sequela da ação de asfixiantes (CO, H_2S etc.), 1107-1112
    Sulfeto de carbono, 1107-1112, 1530, 1531
Dengue relacionada ao trabalho
    Clínica e epidemiologia, 859-861
    Doença relacionada ao trabalho, especificada na lista brasileira em vigor, 165
Dentistas
    Exposição a agentes biológicos, 869, 878-880
    Vacinação e imunização, 874-876
Dependência química, v. Prevenção e manejo do álcool e outras drogas
Dermatites de contato alérgicas, v. Dermatoses relacionadas ao trabalho
Dermatites de contato por irritantes, v. Dermatoses relacionadas ao trabalho
Dermatofitose e outras micoses superficiais
    Clínica e epidemiologia, 884-886
    Doenças relacionadas com o trabalho, legalmente reconhecidas, 165
Depressão, v. Psicopatologia e saúde mental no trabalho

Dermatoses relacionadas ao trabalho, 1341-1390
    Aspectos históricos, 14, 28, 30, 221, 918, 947
    Causas mais comuns de dermatoses ocupacionais, 1354-1382
        Borracha, 1358-1362
        Cimento, 1354-1358
            Discussão de caso clínico, 203
        Derivados do petróleo, 1362-1364
            Discussão de caso clínico, 202
        Indústria de eletrodeposição de metais (galvanoplastia), 1369-1374
        Indústria metalúrgica, 1364-1368
        Madeiras, 1374, 1375
        Resinas, 1375-1382
            Discussão e caso clínico de dermatite de contato por resina epóxi em artesã autônoma, 1602
    Diagnóstico, 1348-1354
    Doenças relacionadas ao trabalho, especificadas na lista brasileira em vigor, 164, 175
    Tumores malignos relacionados ao trabalho, 1382-1385
        Alcatrão, breu, betume, hulha mineral, parafina, piche e seus resíduos, 14, 221, 918, 947, 1383
        Arsênio e seus compostos, 932, 945, 1383
        Aspectos históricos e importância em Epidemiologia, 14, 221, 918, 947
        Fuligem, 932, 1383
        Hidrocarbonetos policíclicos aromáticos, 14, 221, 918, 947, 1382-1384
        Óleos minerais derivados do petróleo, 1383
        Radiações ionizantes, 947
        Radiação ultravioleta, 947, 1384
        Reconhecimento e menção específica na Lista B em vigor, 166
Derrame pleural, v. Asbesto
Desempenadeira (máquinas e equipamentos), 588
Desemprego ou ameaça de perda de emprego, 662, 665, 668, 673, 679, 685, 688, 689, 1055-1057, 1061, 1062, 1064, 1066, 1074, 1083, 1087, 1088.
Deslocamento, luxação, artrose das articulações têmporo-mandibulares, 1310, 1311
    Boxeadores profissionais, 1310, 1311
    Estresse, 1310, 1311
    Mergulho profissional, 571, 6261368, 1311
    Músicos profissionais, 1310, 1311
Determinante
    Conceito em Saúde e Epidemiologia, 77, 227, 228
Diabetes
    Fator de risco cardiovascular, 1184, 1185
    Importância em Medicina do Trabalho, 1750
Diarreia dos viajantes, v. Trabalhadores viajantes e expatriados
Dibromocloropropano (DBCP)
    Efeitos sobre a reprodução, 179, 1487
    Efeitos sobre o sistema endócrino, 1029-1038
    Infertilidade masculina, 179
1,1-Dicloroetano
    Efeitos nefrotóxicos, 1464-1474
1,2-Dicloroetileno
    Efeitos nefrotóxicos, 1464-1474

Diclorometano (cloreto de metileno)
    Transtorno extrapiramidal do movimento, 168
Dieldrin, v. Agrotóxicos organoclorados
Diesel, v. Óleo diesel
Dimetilaminopropionitrila
    Efeitos neurotóxicos, 1107-1112
Dimetilformamida
    Efeitos hepatotóxicos, 1319, 1336
Dimetilsulfato
    Câncer de pulmão, 932
Dinitrobenzeno (todos os isômeros)
    Efeitos hepatotóxicos, 1319
Dinitro-o-cresol
    Efeitos nefrotóxicos, 1464-1474
Dióxido de carbono
    Intoxicação aguda, 1531
    Nas atividades hiperbáricas, 569
    No ar de ambientes de interiores, 789
Dióxido de enxofre (SO_2)
    Intoxicação aguda, 1533
Dióxido de nitrogênio
    Efeitos sobre a voz, 1171
    Pneumonite tóxica, 1237, 1238, 1249
Dioxinas (PCDDs) e furanos (PCDFs)
    Cancerígenos, 933
    Efeitos hepatotóxicos, 1318-1326
    Efeitos sobre a reprodução e malformações congênitas, 1492, 1493
    Efeitos sobre o sistema endócrino, 1022, 1026, 1029-1038
    Ver também 2,4-D, 2,4,5-T e 2,3,7,8,-T
Discromias, 1366
Disfonia, v. Voz: distúrbios relacionados com o trabalho
Disfunção e sua importância na Saúde do Trabalhador, 294-299
Disgenesias (malformações), 97, 98
Dislipidemias
    Fator de risco cardiovascular, 1182-1184
    Programas de promoção da saúde no trabalho, 1747-1749
Displasias, 96
Dissulfeto de carbono (CS_2), v. Sulfeto de carbono
Distúrbios da imunidade, 109-114
    Doenças autoimunitárias, 111
    Imunodeficiências, 111-112
    Reações de hipersensibilidade, 109-111
Distúrbios genéticos, 108, 109, 438, 439, 457, 458, 935, 1006
    Mutação cromossômica, 108
    Mutação genômica, 108
    Mutação gênica por alteração no ponto final de transcrição, 108
    Mutação gênica por deleção, 108
    Mutação gênica por erro na matriz de leitura, 108
    Mutação gênica por inserção, 108

Mutação gênica por substituição, 108
Distúrbios visuais subjetivos, 1131, 1132
    Brometo de metila, 167, 1112, 1131, 1132, 1528
    Cloreto de metileno, 1131, 1132
    Reconhecimento e menção específica na Lista B em vigor, 170
Doença: conceito, 140
Doença da descompressão, v. Pressões atmosféricas anormais
Doença de De Quervain, 1419
    Reconhecimento e menção específica na Lista B em vigor, 178
Doença de Hodgkin, v. Hematopatias relacionadas ao trabalho; v. Tumores malignos relacionados ao trabalho
Doença de *itai itai*, v. Cádmio
Doença de Kienböck do adulto (ósteo-condrose do adulto do semilunar do carpo)
    Reconhecimento e menção específica na Lista B em vigor, 178
    Vibrações localizadas, 162, 178
Doença de Lutz, v. Paracoccidiodomicose
Doença de Shaver, v. Pneumoconiose por material abrasivo (alumina)
Doença descompressiva, v. Pressões atmosféricas anormais
Doença dos tratadores de aves
    Clínica e epidemiologia, 857-859
    Doença relacionada ao trabalho, especificada na lista brasileira em vigor, 165
    Ver pneumonias por hipersensibilidade, 1273
Doença glomerular crônica
    Mercúrio, 1464-1474
        Reconhecimento e menção específica na Lista B em vigor, 179
Doença hepática ocupacional e ambiental (DHOA), 1315-1339
    Conceito e classificação das toxinas hepáticas, 1316-1320
    Doença hepática gordurosa não alcoólica (DHGNA) e esteatohepatite não alcoólica (ENA) e Síndrome metabólica, 1326-1328
    Exames complementares: avaliação laboratorial, exames por imagem, exames histológicos, 1329-1333, 1744-1747
    Mecanismos de ação, 1321, 1322
    Principais formas de lesão hepática, 1322-1326
        Cirrose hepática, 1324
        Colestase, 1324
        Esteatose, 1324
        Esteatohepatite não alcoólica, 1324,
        Hepatite aguda, 1323, 1324
        Lesões hepáticas malignas, 1326
        Lesões vasculares, 1324
        Outras formas de lesão hepática, 1326
    Principais toxinas hepáticas de natureza ocupacional ou ambiental, 1318-1326
        Discussão de caso clínico de hepatite tóxica em trabalhador da construção civil, 1606
    Reconhecimento e menção específica na Lista B em vigor, 175
    Tumores malignos relacionados ao trabalho: carcinoma hepatocelular e angiossarcoma, 964, 1320, 1326
    Arsênio e seus compostos, 165, 932
    Cloreto de vinila, 165, 932, 964, 1326
    Reconhecimento e menção específica na Lista B em vigor, 165
    Vigilância da saúde do trabalhador quanto ao risco hepatotóxico, 1334
Doença isquêmica do coração, v. Doenças cardiovasculares

Doença pelo Vírus da Imunodeficiência Humana (HIV)
    Acidentes do trabalho com material biológico, 614-629
    Doença relacionada com o trabalho, legalmente reconhecida, 165
    Infecção pelo HIV e a doença, 876-884
        Aspectos clínicos e epidemiológicos, 876
        Prevenção, 882-884
        Tratamento, 881
Doença profissional, v. Doenças relacionadas com o trabalho
Doença pulmonar obstrutiva crônica, 1255
    Carvão mineral, 1255
    Sílica-livre, 1260, 1261
Doença relacionada ao prédio, v. Qualidade do ar dos ambientes de interiores
Doenças cardiovasculares relacionadas com o trabalho, 1177-1285
    Arritmias cardíacas, 1205-1207
    Avaliação da capacidade laborativa, 1211, 1212
        Discussão de caso clínico de insuficiência cardíaca congestiva e incapacidade para o trabalho de merendeira, 1607, 1608
    Cor pulmonale, 1210, 1211
    Doença isquêmica do coração, 1201-1205
    Doenças das artérias e veias periféricas, 1214-1220
        Acrocianose e acroparestesia, 1216, 1379
        Aterosclerose e outros acontecimentos arteriais, 1214, 1215
        Doença venosa, 1216, 1217
        Síndrome de Raynaud, 1215, 1345, 1379, 1380
        Trombose venosa profunda e tromboembolismo pulmonar, 1217, 1220, 1802, 1803
    Doenças do miocárdio, 1209, 1210
    Doenças do pericárdio, 1209
    Estresse e trabalho: impactos cardiovasculares, 1191-1194
    Fatores de risco e doença cardiovascular, 1179-1191
        Avaliação do risco cardiovascular, 1180, 1181, 1747-1751, 1755, 1756
        Fatores de risco cardiovascular, 1181-1191
    Hipertensão arterial, 1195-1201
        Diagnóstico e classificação, 1196-1201
        Hipertensão arterial relacionada ao trabalho, 1198-1201
        Investigação laboratorial e decisão terapêutica, 1196
        Prevenção primária e tratamento da hipertensão arterial, 1197
        Vigilância da saúde: observações da Medicina do Trabalho, 1759, 1760
    Parada cardiorrespiratória, 1207-1209
    Promoção da saúde no trabalho, 1212-1214, 1614-1624
    Reconhecimento e menção específica na Lista B em vigor, 171
    Trabalho em turnos, 767, 768, 1195
    Trombose venosa profunda e tromboembolismo pulmonar, 1217, 1220, 1802, 1803
Doenças da cavidade oral relacionadas com o trabalho, 1291-1314
    Conceituação, 1292
    O campo da Odontologia ocupacional ou do trabalho, 1292
    Principais alterações e doenças da cavidade oral que podem estar relacionadas com o trabalho
    Alterações dos tecidos mineralizados, 1292-1297
        Abrasão dentária, 1293, 1294
            Alterações pós-eruptivas da cor dos tecidos duros dos dentes, 1294, 1295

Erosão dentária, 1292, 1293
Osteomielites e necrose dos maxilares, 1296, 1297
Reconhecimento e menção específica na Lista B em vigor, 174
Alterações dos tecidos moles: estomatites, 1300-1310
Lesões brancas da cavidade oral, 1301-1307
Candidíase oral, 1305
Eritroplasias e eritroleucoplasias, 1305, 1306
Hiperceratose (friccional) focal, 1302, 1303
Leucoplasias, 1302, 1303
Leucoplasia pilosa, 1303, 1304
Líquen plano, 1304, 1305
Queilite actínica, 1306, 1307
Lesões erosivas e ulcerativas da cavidade oral, 1300, 1301
Estomatite aftoide recorrente, 1300
Estomatite ulcerativa crônica, 1300, 1301
Alterações dos tecidos periodontais, 1297-1300
Gengivite crônica, 1297, 1298
Periodontite, 1298-1300
Reconhecimento e menção específica na Lista B em vigor, 174
Doenças autoimunes que se manifestam na cavidade oral, 1307-
Eritema multiforme, 1308-1310
Lúpus eritematoso, 1307, 1308
Pênfigo vulgar, 1308
Penfigoides, 1308
Dor orofacial e odontalgia atípicas, 1311
Patologia das articulações temporomandibulares, 1310, 1311
Deslocamento, luxação e artrose, 1310, 1311
Doenças da reprodução e malformações congênitas relacionadas com o trabalho, 1479-1504
Nexo causal e evidência de associação em estudos epidemiológicos, 1481-1483
Duração e vulnerabilidade do ciclo reprodutivo a agravos, 1483-1485
Exposição ocupacional e fertilidade masculina e feminina, 1485
Exposição ocupacional dos pais e desenvolvimento dos filhos, 1485-1487, 1553
Efeitos da exposição paterna, 1486
Efeitos da exposição materna durante a gravidez, 1486
Efeitos da exposição durante a amamentação, 1486, 1487
Exposições ocupacionais relacionadas a distúrbios da reprodução, 1487-1497
Agentes biológicos, 1496, 1497
Agrotóxicos, 1487, 1488
Clordecone (Kepone), 179, 1487
Dibromopropano (DBCP), 179, 1487
Outros agrotóxicos, 1487, 1488
Calor extremo, 537, 1494
Dibenzo-*p*-dioxinas (PCDD), dibenzofuranos policlorados (PCDF) e bifenilas policloradas (PCB), TCDD, 1492, 1493
Estresse psicológico, 1497
Hidrocarbonetos aromáticos policíclicos (HPA ou HAP), 1492
Medicamentos, 1491, 1492
Metais e metaloides, 1488-1491
Arsênio, 1491

                    Cádmio, 1490
                    Chumbo, 1488, 1489
                    Mercúrio, 1489, 1490
                    Molibdênio, 1491
            Radiações ionizantes e não ionizantes, 179, 1495, 1496
            Solventes e vapores, 1493
            Trabalho em turnos e noturno, 772
Doenças do olho relacionadas com o trabalho, 1115-1135
    Avaliação da incapacidade para o trabalho, 1132
    Bases anatômicas e anatomopatológicas das doenças do olho, 1119-1122
    Medidas de prevenção de danos e de promoção da saúde ocular dos trabalhadores, 1133, 1134
    Principais fatores de risco para o aparelho visual, 1116-1118
            Agentes biológicos, 1118
            Agentes físicos, 1116, 1117
            Agentes químicos, 1117, 1118
            Fatores ergo-oftalmológicos, 1118
    Principais problemas e doenças dos olhos relacionadas com o trabalho, 1122-1132
            Blefarite relacionada com o trabalho, 1125
            Catarata relacionada com o trabalho, 1129, 1130
            Ceratite e ceratoconjuntivite relacionadas com o trabalho, 1128, 1129
            Conjuntivite relacionada com o trabalho, 1126-1128
            Inflamação coriorretiniana relacionada com o trabalho, 1130, 1131
            Neurite óptica relacionada com o trabalho, 1131
                    Discussão de caso clínico de perda visão por metanol, 1580-1582
                    Discussão de caso clínico de perda visão por sulfeto de carbono, 1583, 1584
            Perdas oculares e distúrbios visuais subjetivos relacionados com o trabalho, 1131, 1132
            Trauma ocular, 1122-1125
    Reconhecimento e menção específica na Lista B em vigor, 169-170
Doenças do sistema nervoso relacionadas com o trabalho, 1097-1114
    Aspectos históricos, 13, 30
    Exame neurológico, 1098-1103
    Exame neuropsicológico, 1103-1105
    Intoxicações de origem ocupacional ou ambiental, 1107-1112
            Acrilonitrila, 1110
            Agrotóxicos organofosforados, 1111, 1112
            Alumínio, 1109
            Arsênio, 1109
            Chumbo inorgânico, 1108
            Chumbo orgânico, 1108
            Cádmio, 1109, 1535, 1536
            Dimetilaminopropionitrila, 1110
            n-Hexano, 1110
            Manganês, 1107, 1108, 1536
            Mercúrio, 1108
            Metanol, 1110, 1524, 1525
            Selênio, 1109, 1535
            Solventes orgânicos, 1110, 1111
            Tetraclorodibenzodioxina (TCDD), 1110
            Tetracloroetileno, 1110, 1539

Tri-orto-cresil-fosfotato, 30
Reconhecimento e menção específica na Lista B em vigor, 168-169
Síndromes neurológicas e suas relações com possíveis intoxicantes
 Convulsões
  Acrilonitrila, 1112
  Hexaclorobenzeno (HCB), 1112
  Diclorodifeniltricloroetano (DDT), 1112, 1528
 Encefalopatia aguda, 1112
  Acetona, 1112, 1533, 1534
  Alumínio, 1112
  Brometo de metila, 167, 1112, 1131, 1132, 1528
  Cádmio, 1112, 1535, 1536
  Chumbo, 1112
  Cloreto de metila, 1112
  Dimetilsulfato, 1112
  Etanol, 1112
  Monóxido de carbono, 1112, 1604
  Selênio, 1112, 1535
  Solventes orgânicos, 1112
  Tetracloreto de carbono, 1112, 1529, 1530
  Tricloroetileno, 1112
 Encefalopatia crônica
  Agrotóxicos organofosforados, 1112
  Alumínio, 1112
  Cádmio, 1112, 1535, 1536
  Etanol, 1112
  Mercúrio, 1112
  Solventes orgânicos, 1112
  Sulfeto de carbono, 1112, 1530, 1531
  Tetraclodibenzodioxina (TCDD), 1112
  Tetracloretileno, 1112
 Neuropatia periférica
  Agrotóxicos derivados do ácido carbâmico (carbamatos), 1112
  Agrotóxicos organofosforados, 1112
  Arilamida, 1112
  Chumbo, 1112
  Hexaclorobenzeno, 1112
  n-Hexano, 1112
  Mercúrio, 1112
  Monóxido de carbono, 1112
  Solventes orgânicos, 1112
  Tetracloreto de carbono, 1112, 1529, 1530
  Sulfeto de carbono, 1112, 1530, 1531
 Síndrome cerebelar
  Chumbo, 1112
  Cloreto de metila, 1112
  Mercúrio, 1112
 Síndrome extrapiramidal
  Hexaclorobenzeno, 1112
  n-Hexano, 1112

Traumatismos cranioencefálicos, 1105, 1106
Doenças do trabalho, v. Doenças relacionadas com o trabalho
Doenças endócrinas relacionadas com o trabalho, 1015-1052
    Alguns princípios básicos da toxicologia endócrina, 1018-1021
    Distúrbios do metabolismo intermediário, lipídico, glicídico, protídico e nutricionais, 1021-1024
    Agentes químicos, 1022-1024
    Interferência endócrina por fatores não primariamente químicos, 1024
    Efeitos tóxicos diretos hipotalâmicos, hipofisários e da pineal, relacionados ao GH, hormônio antidiurético e melatonina, 1024, 1025
    Agentes químicos, 1024, 1025
    Interferência endócrina por fatores não primariamente químicos
    Eixo hipotálamo-hipótese-gonadal, 1029-1038
        Algumas substâncias e condições associadas a efeitos pró e anti-androgênicos, 1030-1034
        Algumas substâncias e condições associadas a efeitos pró e anti-estrogênicos, 1035-1038
        Interferência endócrina por fatores não primariamente químicos
    Paratireoides e hormônios relacionados, 1027, 1028
    Agentes químicos, 1027, 1028
    Interferência endócrina por fatores não primariamente químicos, 1034
    Suprarrenais (adrenais) e hormônios relacionados, 1028, 1029
    Agentes químicos, 1028, 1029
    Interferência endócrina por fatores não primariamente químicos, 1029
    Tireoide e hormônios relacionados 1025-1027
    Substâncias químicas, 1025-1027, 1537
Doenças genéticas (conceito e classificação), 108, 109
Doenças infecciosas e parasitárias relacionadas ao trabalho, 833-915
    Introdução e princípios gerais, 834-838
    Reconhecimento e menção específica na Lista B em vigor, 164, 165
        Brucelose relacionada com o trabalho, 851-853
        Candidíase relacionada com o trabalho, 886, 887
        Carbúnculo (Antraz) relacionado com o trabalho, 849-851
        Dengue [Dengue Clássico], relacionado com o trabalho, 859-861
        Dermatofitose e outras micoses superficiais, relacionadas com o trabalho, 884-886
        Doença pelo vírus da imunodeficiência humana (HIV), relacionada com o trabalho, 876-884
        Febre amarela relacionada com o trabalho, 16, 20, 862, 863, 1794, 1795, 1818-1820
        Hepatites virais relacionadas com o trabalho, 863-876, 1795
        Leishmaniose cutânea ou leishmaniose cutaneomucosa relacionada com o trabalho, 891-893
        Leptospirose relacionada com o trabalho, 853-856
        Malária relacionada com o trabalho, 889-891, 1820, 1821
        Paracoccidioidomicose relacionada com o trabalho, 887-889
        Psitacose, ornitose, doença dos tratadores de aves relacionadas com o trabalho, 857-859, 1273
        Tétano relacionado com o trabalho, 856, 857
        Tuberculose relacionada com o trabalho, 899-849
    Relação entre as doenças infecciosas e o trabalho, 838-842
    Sumário de outras doenças infecciosas relacionadas ao trabalho (não estabelecidas nas listas brasileiras, mas relevantes), 893-904
    Citomegalovirose, 903
    Coqueluche, 904
    Gripe e resfriado comum, 894-896
    Herpes simples, 903

Histoplasmose, 904
Sarampo, rubéola e caxumba, 893, 894
Síndrome respiratória aguda grave, 896-902
Varicela-Zoster, 903
Doenças osteomusculares relacionadas ao trabalho: coluna vertebral, 1423-1457
    Avaliação do risco ocupacional para as lombalgias e dorsalgias, 1441-1445
        Avaliação pelo trabalhador, 1443
        Avaliação quantitativa da vibração de corpo inteiro, 1445
        Equação do NIOSH – Limite de peso recomendado e índice de levantamento, 1443, 1444
        Modelos biomecânicos, 1443
    Causas das lombalgias e dos transtornos dos discos intervertebrais, 1429-1432
    Causas do envelhecimento precoce dos discos, 408-413, 1427-1429
    Conceitos básicos relacionados à anatomia e cinesiologia da coluna vertebral, 1424-1429
    Doenças da coluna vertebral relacionadas com o trabalho, 1432-1435
        Hérnia de disco intervertebral, 1424, 1428-1430,1434, 1435
        Lombalgia/dorsalgia por fadiga da musculatura paravertebral, 1432, 1433
        Lombalgia por distensão músculo-ligamentar, 1433, 1434
        Lombalgia por instabilidade articular na coluna vertebral, 1434
        Lombalgia por protrusão intradiscal do núcleo pulposo, 1434
        Lombalgia por torção da coluna ou por ritmo lombopélvico incorreto, 1433
    Pontos fundamentais da avaliação clínica e do tratamento de pessoas com lombalgias, 1435-1441
        Considerações sobre cirurgias e outros procedimentos invasivos, 1439, 1440
        Considerações sobre diversos meios físicos de tratamento, 1440, 1441
        Considerações sobre métodos complementares de diagnóstico, 1436
        Diagnóstico, 1436
        Tratamento, 1436-1438
        Tratamento dos distúrbios dolorosos da região lombar, baseado em evidências (segundo *Guideline* da ACOEM, 2004), 1438
        Visão geral sobre a eficácia de tratamentos, 1438, 1439
        Visão geral sobre a questão da incapacidade laboral e os litígios trabalhistas, 1456
    Prevenção, 1445-1456
        A importância das medidas de melhoria dos postos de trabalho visando à Ergonomia, 1445-1450
        A reabilitação precoce de trabalhadores que sofreram hérnia de disco, 1450-1452
        Programas de condicionamento físico, 1454
        Seleção de pessoas para o trabalho com alta exigência de coluna, 1453, 1454
        Técnicas de manuseio e cargas, 1454-1456
    Reconhecimento e menção específica na Lista B em vigor, 169, 177, 178
Doenças osteomusculares relacionadas ao trabalho: membro superior e pescoço, 1391-1421
    A Ergonomia e suas relações com os DORT, 1392-1394
    Discussão de casos clínicos
        Caso clínico de bursite do ombro direito e lesão de tendão supra-espinoso em copeira, 1598, 1599
        Caso clínico de síndrome do manguito rotatório e capsulite adesiva em professora, 1597, 1598
        Caso clínico de síndrome do túnel do carpo, 197
        Caso clínico de síndrome do túnel do carpo em merendeira, 1595, 1596
        Caso clínico de tendinite do supraespinhoso e da porção longa da cabeça do bíceps, 196
    Noções de semiologia ortopédica, 1394-1405
        Exame da coluna cervical, 1394-1396
        Exame da mão e do punho, 1401-1405
        Exame do cotovelo, 1400-, 1401

Exame do ombro, 1396-1400
Patologias da coluna cervical e membros superiores, 1405-1420
Cervicalgia, 177, 1405, 1406
Tendinites e tenossinovites, 1406
Doença de De Quervain, 178, 1419, 1420
Epicondilite lateral, 178, 1414-1416
Epicondilite medial, 178, 1417, 1418
Fibromatose da fáscia palmar: contratura ou moléstia de Dupuytren, 178, 1409, 1410
Síndrome do manguito rotatório, 1410-1413, 1597, 1598
Tendinite bicipital, 1413, 1414
Tenossinovite estenosante do estiloide radial de De Quervain, 1407, 1408, 1419, 1420
Reconhecimento e menção específica na Lista B em vigor, 169, 177-178
Doenças profissionais, v. Doenças relacionadas com o trabalho
Doenças relacionadas com o trabalho
Aspectos legais, 37, 38, 145
Classificações, 38, 143, 144, 189, 190
Conceito de adoecimento relacionado ao trabalho, 35, 138, 139,140, 141
Conceito de doença e outros agravos à saúde, 140
Critérios de inclusão, 142, 143
Listas
Aspectos históricos, 19, 37, 143, 147
Listas brasileiras: Lista A, Lista B, Lista C, 37, 145, 147-150, 158-183
Lista da OIT, 19, 145, 146, 153-155
Listas da Comunidade Europeia, 146, 155-157
Doenças respiratórias relacionadas com o trabalho, 1229-1290
Aspectos da metodologia diagnóstica em doenças ocupacionais respiratórias, 1240-1249
Avaliação clínica, 1241
Broncofibroscopia e lavado broncoalveolar, 1249
História ocupacional, 1240, 1241
Imagem: radiologia convencional e digital e tomografia computadorizada, 1242-1244
Indicações de biopsia, 1249
Provas de função pulmonar, 1244-1249, 1757-1759
Aspectos da resposta pulmonar a agentes agressores, 1231-1240
Doenças pulmonares ocupacionais por hipersensibilidade, 1237
Doença granulomatosa intersticial difusa por exposição ao berílio, 1238
Febre por inalação de fumos metálicos e de polímeros, 1238
Pneumonia por hipersensibilidade, 1237
Pneumonite tóxica ou edema pulmonar, 1238
Exemplos representativos da resposta pulmonar a partículas inaladas, 1237
Princípios gerais da histologia brônquica e alveolar, 1231-1234
Resposta pulmonar frente a agentes inaláveis, 1234-1240
Câncer ocupacional do trato respiratório (Ver também Tumores malignos relacionados com o trabalho), 942-947, 1275-1277
Adenocarcinoma dos seios da face, 937-940
Carcinoma broncogênico, 942-946
Mesotelioma, 942, 946, 1265, 1266
Doenças das vias aéreas, 1250-1255
Asma relacionada ao trabalho, 1250-1253
Discussão de caso clínico em supervisora de serviços de limpeza, 1588-1590

Discussão de caso clínico e trabalhador que manipula agrotóxicos, 202
Bronquite crônica (BC), enfisema pulmonar e doença pulmonar obstrutiva crônica (DPOC), 1254, 1255
Exposição a poeiras orgânicas e vias aéreas, 1253, 312
Doenças do parênquima pulmonar e pleura, 1255-
Doenças associadas ao asbesto (amianto), 26, 1261-1266
Doenças relacionadas à sílica (ver também Sílica livre), 1255-1261
Outras doenças ocupacionais respiratórias, incluindo pneumoconioses menos frequentes, 1268-1275
Baritose, 1270
Bronquiolite associada a aromatizantes de alimentos "Pulmão da pipoca", 1274
Doença intersticial por inalação de compostos de *Indium*, 1274, 1275
Doença por exposição a metais duros: cobalto, nióbio, tântalo, titânio, tungstênio, vanádio, 1262, 1537
Discussão de caso clínico em amolador de metais, 1591-1593
Doença pulmonar pelo berílio, 1238, 1271
Exposição por flocados de polímeros sintéticos ("Flock lung"), 1275
Discussão de caso clínico de febre dos fumos de polímeros em sinterizador de *Teflon*®, 1604, 1605
Estanose, 1271, 1373, 1538
Manganês, 1271, 1536
Pneumoconiose pelo caulino, 1270
Pneumoconiose por exposição a rocha fosfática, 1271
Pneumoconiose por material abrasivo, 1270
Pneumoconiose por poeira mista, 1269, 1270
Pneumonia por hipersensibilidade, 165, 857-859, 1273, 1274
Siderose, 1271
Síndrome de Ardystil, 1274
Pneumoconiose dos trabalhadores do carvão, 26, 57, 1266-1268
Doenças do trato respiratório alto, 1249, 1250
Carcinoma de cavidade nasal, 937-940, 1250
Rinites irritativas e ou alérgicas, 1250
Rinolitíase, 1250
Ulcerações e perfurações do septo nasal, 1250
Prevenção e controle, 1277, 1278
Reconhecimento e menção específica na Lista B em vigor, 172-173
Vigilância da saúde: uso de exames em Medicina do trabalho
Domicílio (residência, moradia)
Impactos do trabalho sobre o domicílio, 71, 72
Trabalho doméstico, 82
Dorsalgia
Reconhecimento e menção específica na Lista B em vigor, 177
Drogas
Prevenção e manejo, 1837-1851

▶ E

Edema, 106
Edema pulmonar agudo relacionado ao trabalho ("edema pulmonar químico"), v. Doenças respiratórias relacionadas com o trabalho
Elaioconiose (erupção acneiforme)
Dermatoses, 1366, 1370

    Reconhecimento e menção específica na Lista B em vigor, 176
Embolia
    Doença descompressiva, 107, 1585
    Embolia gasosa, 107
    Embolia gordurosa, 107
Embolia traumática, v. Pressões atmosféricas anormais
Emergências, v. Preparação para situações de emergência e catástrofes, 1853-1880
Emissões de diesel
    Câncer dos brônquios e do pulmão, 944, 1277, 1384
Emissões de fornos de coque (v. Hidrocarbonetos policíclicos aromáticos)
    Câncer dos brônquios e pulmões, 933, 942-947
Encefalopatia tóxica aguda, 1107-1112
    Arsênio e seus compostos, 1107-1112
    Chumbo e seus compostos, 159, 1107-1112
    Mercúrio e seus compostos, 1107-1112
    Tolueno e Xileno, 1107-1112, 1532
Encefalopatia tóxica crônica, 1107-1112
    Chumbo e seus compostos, 1107-1112
    Mercúrio e seus compostos, 161, 1107-1112
    Substâncias asfixiantes (sequelas): CO e H_2S, 1107-1112
    Sulfeto de carbono, 1107-1112, 1530, 1531
    Tolueno e Xileno, 1107-1112, 1532
Endocrinologia, v. Doenças endócrinas relacionadas com o trabalho
Endrin, v. Agrotóxicos organoclorados
Enfermeiros, v. Trabalhadores da Saúde
Enfisema intersticial, 1254, 1255
    Cádmio e seus compostos, 1255, 1475, 1476, 1535, 1536
    Reconhecimento e menção específica na Lista B em vigor, 174
Envelhecimento
    Aplicações da CIF, 318, 319
    Envelhecimento celular, 103
    Envelhecimento precoce, 514
    Fotoenvelhecimento (radiações ultravioletas), 514
    Trabalho em turnos e noturno, 770, 771
    Vantagens do envelhecimento e senioridade, 80, 81, 82
Enzimas de origem animal, vegetal ou bacteriana
    Asma, 173, 1251
    Conjuntivite, 169, 1125-1129
    Pneumonia por hipersensibilidade, 1273
    Rinite alérgica, 172, 1250
Epicondilite lateral, 1414-1416
Epicondilite medial, 1416-1418
Epidemiologia, 211-236
    Aspectos históricos, 212-222
    Conceito, 212
    Conceito de "causa", "fator de risco", "determinante", "associação causal", 227, 228
    Critérios de Bradford Hill, 229, 1688, 1713
    Etapa analítica da Epidemiologia, 230-233, 1740
        Estudos de corte transversal ou de prevalência, 230

Estudos longitudinais de coortes, 221, 230, 232
Estudos longitudinais do tipo "casos x controles", 221
Etapa descritiva da Epidemiologia, 222-230
Formulação de hipóteses (sobre associações causais), 226, 227
Outros usos da Epidemiologia, 233-234
Episódios depressivos, v. Psicopatologia e saúde mental no trabalho
Equipamentos de proteção coletiva (EPC)
Perspectiva da Higiene Ocupacional, 1656-1683
Perspectiva da Segurança do Trabalho, 1700
Equipamentos de proteção individual (EPI)
Perspectiva da Higiene Ocupacional, 1673, 1674
Perspectiva da Segurança do Trabalho, 1700, 1701
Ergonomia, 1639-1654
Ação ergonômica e saúde, 1640, 1641
Análise ergonômica como instrumento de diagnóstico do trabalho, 1650
Atividade de trabalho e sua importância na ação ergonômica, 1644
Características da população, 1645
Características de produção e sua importância para uma ação ergonômica, 1645
Diagnóstico do trabalho e sua contribuição às diferentes abordagens, 1642
Diferentes abordagens e os pressupostos sobre o ser humano em atividade, 1641
Entre a tarefa e a atividade: o trabalhar, 1642, 1643
Ergonomia para o projeto e para a transformação do trabalho, 1651, 1652, 1738, 1739
Discussões sobre a importância da Ergonomia na prevenção dos distúrbios osteomusculares relacionados com o trabalho, 1392-1394, 1445-1450
Importância e limites nas normas em Ergonomia, 1650
Significado da variabilidade em Ergonomia, 1644
Trabalho em seus diferentes aspectos, 1646-1650
Trabalho em seus aspectos cognitivos, 1647
Trabalho em seus aspectos físicos, 1646
Trabalho em seus aspectos subjetivos, 1650
Trabalho enquanto processo na construção da saúde, 1642
Ergolfaltomologia, v. Doenças do olho relacionadas com o trabalho
Eritema ab-igne (dermatoses), 1344, 1345
Eritema pérnio (frio), 1344, 1345
Erosão dentária, 1292, 1293
Flúor (névoas de fluoretos), 1293, 1535
Outras névoas ácidas, 1293
Reconhecimento e menção específica na Lista B em vigor, 174
Escorpiões (escorpionismo), v. Acidentes provocados por animais peçonhentos
Espécies reativas de oxigênio, 103, 104
Espectro de resposta biológica, 1729
Estanho e seus compostos
Dermatoses, 1373, 1538
Estanose (estanhose), 1271, 1373, 1538
Reconhecimento e menção específica na Lista B em vigor, 173
Intoxicação aguda, 1538
Esteatose, 100
Esteatose hepática, 1323, 1324
Estilo de vida
Perspectiva da Promoção da Saúde no Trabalho, 1614-1626

        Perspectiva da Promoção de saúde cardiovascular, 1213, 1214
        Uma perspectiva em Medicina do Trabalho, 1733-1735
Estibina
        Efeitos hematotóxicos, 1000
Estireno (monômero)
        Efeitos hepatotóxicos, 1318-1326
        Efeitos hematotóxicos: leucemia, 932, 955, 956, 1010
        Efeitos neurocomportamentais, 1107-1112
        Efeitos sobre a reprodução, 1493
        Efeitos sobre o sistema endócrino, 1029-1038
Estireno-butadieno (indústria da borracha), 955, 956
Estômago
        Alterações gástricas no trabalho em turnos, 768, 769
        Alterações gástricas na exposição a vibrações de corpo inteiro, 416
        Câncer relacionado ao trabalho, especificado na Lista B
                Asbesto, 165
Estomatite ulcerativa crônica, 1300, 1301
        Arsênio e seus compostos, 1300, 1301
        Bromo, 1300, 1301
        Mercúrio e seus compostos, 1300, 1301
        Reconhecimento e menção específica na Lista B em vigor, 174
Estresse
        Efeitos cardiovasculares, 1191-1195, 1200
        Doenças da reprodução e malformações congênitas, 1497
        Enfrentamento do estresse, na perspectiva da Promoção da Saúde no Trabalho, 1622
        Mecanismos e modelos explicativos, 59, 60
        Patologia das articulações têmporo-mandibulares, 1310
Estresse Pós-Traumático
        Acidentes graves, 1077
        Assédio moral, 673
        Fator de risco cardiovascular, 1194
        Psicopatologia e saúde mental no trabalho, 1077-1079
        Reconhecimento e menção específica na Lista B em vigor, 168
Estricnina
        Intoxicação aguda, 1519, 1520
Estrógenos, 1015-1052
Etanol, v. Álcool, alcoolismo e outras drogas
Etilenoglicol
        Efeitos nefrotóxicos, 1464-1474
        Efeitos neurocomportamentais, 1107-1112
        Intoxicação aguda, 1525-1527
Etil mercúrio (mercúrio orgânico)
        Malformações congênitas, 1489, 1490, 1551, 1553, 1554
Excretas de animais
        Poeiras orgânicas e pneumopatias profissionais, 1273, 1274

▶ F

Fadiga

Mecanismos e expressões, 64, 65
Psicopatologia e saúde mental no trabalho, 1069, 1070
Faringe
Câncer de faringe relacionado ao trabalho, 937-942
Faringite relacionada ao trabalho, 172, 1249, 1250
Reconhecimento e menção específica na Lista B em vigor, 172
Farinha de trigo
Pneumopatias ocupacionais, 1251-1254
Fator de risco
Conceito em epidemiologia, 227, 228
Fatores de risco cardiovascular, 1179-1191
Fatores de risco para câncer, v. Tumores malignos relacionados ao trabalho
Fatores de risco ocupacionais e sua importância, 1731, 1735-1740
Fatores psicossociais
Na situação de trabalhador viajante ou expatriado, 1827-1830
Os novos riscos não visíveis (assédio moral), 668, 669
Perspectiva da ergonomia e organização do trabalho, 1640-1654
Perspectiva da psicopatologia e saúde mental, 1054-1070
Febre amarela relacionada ao trabalho
Aspectos clínicos e epidemiológicos, 862, 863
Aspectos históricos, 16, 20
Doença relacionada ao trabalho, especificada na lista brasileira em vigor, 165
Imunização e vacinação, 1794, 1795, 1818-1820
Trabalhadores viajantes e expatriados, 1818-1820
Febre por inalação de fumos metálicos e de polímeros, 1238
Fenol e homólogos do fenol
Efeitos nefrotóxicos, 1464-1474
Intoxicação aguda, 1517, 1518
Ferro (poeiras)
Efeitos sobre o sistema endócrino, 1029-1038
Efeitos sobre o sistema respiratório, 1271
Fertilidade e infertilidade, v. Doenças da reprodução e malformações congênitas relacionadas com o trabalho
Fibras de lã de vidro ou fibras de vidro, 1239, 1381, 1382
Fibras sintéticas, 1239
Fibras têxteis
Doenças respiratórias relacionadas com o trabalho, 1253-1255
Fibromatose da fascia palmar ("Contratura ou Moléstia de Dupuytren")
Vibrações localizadas, 391-397, 1409, 1410
Fibrose pulmonar crônica, enfisema crônico difuso, bronquiolite obliterante crônica
Acrilatos, 174, 1231, 1237-1240, 1245, 1268, 1269, 1272, 1273
Amônia, 174, 1231, 1237-1240, 1245, 1268, 1269, 1272, 1273
Arsênio e seus compostos, 174, 1231, 1237-1240, 1245, 1268, 1269, 1272, 1273
Berílio, 174, 1231, 1237-1240, 1245, 1268, 1269, 1272, 1273
Bromo, 174, 1231, 1237-1240, 1245, 1268, 1269, 1272, 1273
Cádmio, 174, 1231, 1237-1240, 1245, 1268, 1269, 1272, 1273, 1535, 1536
Carbetos de metais duros, 174, 1231, 1237-1240, 1245, 1268, 1269, 1272, 1273, 1591-1593
Cloro (gás cloro), 174, 1231, 1237-1240, 1245, 1268, 1269, 1272, 1273
Flúor, 174, 1231, 1237-1240, 1245, 1268, 1269, 1272, 1273, 1535
Iodo, 174, 1231, 1237-1240, 1245, 1268, 1269, 1272, 1273

　　　　　Manganês e seus compostos, 174, 1231, 1237-1240, 1245, 1268, 1269, 1272, 1273, 1536
　　　　　Paraquat, 174, 1231, 1237-1240, 1245, 1268, 1269, 1272, 1273, 1520-1523
　　　　　Reconhecimento e menção específica na Lista B em vigor, 174
　　　　　Selênio e seus compostos, 174, 1231, 1237-1240, 1245, 1268, 1269, 1272, 1273, 1535
Fígado, v. Doença hepática ocupacional e ambiental
Flúor (flúor gasoso, gás flúor, fluoreto de hidrogênio)
　　　　　Bronquite e pneumonite química aguda, 174, 1231, 1237, 1535
　　　　　Conjuntivite, 160, 169, 1125-1129
　　　　　Dermatite de contato por irritantes, 160, 1348
　　　　　Doenças relacionadas ao trabalho, especificadas na lista brasileira em vigor, 160, 178
　　　　　Edema pulmonar agudo, 1237,1535
　　　　　Efeitos hematotóxicos, 1005
　　　　　Efeitos sobre o sistema endócrino, 1029-1038
　　　　　Erosão dentária, 160, 1293
　　　　　Fibrose pulmonar crônica, enfisema crônico difuso, bronquiolite obliterante crônica (efeitos tardios), 160, 174, 1231, 1237-1240, 1245, 1268, 1269, 1272, 1273, 1535
　　　　　Gengivite, 1298
　　　　　Fluorose do esqueleto, 103, 160, 178
　　　　　Intoxicação aguda, 1535
　　　　　Rinite crônica, 160, 1249, 1250
Fluorose do esqueleto, 103, 160, 178
Formaldeído
　　　　　Asma brônquica, 173, 1252
　　　　　Câncer de nasofaringe, 932, 940
　　　　　Câncer de pulmão, 942, 942
　　　　　Efeitos neurocomportamentais, 1107-1112
　　　　　Intoxicação aguda, 1527, 1528
　　　　　Rinite alérgica, 172, 1249, 1250
Fosfato de triortocresila
　　　　　Efeitos neurocomportamentais, 30, 1107-1112
Fosfina
　　　　　Intoxicação aguda, 1529
Fósforo e seus compostos tóxicos
　　　　　Doenças relacionadas ao trabalho, especificadas na lista brasileira em vigor, 160
　　　　　Efeitos cardiotóxicos, 1210
　　　　　Efeitos hepatotóxicos, 1318-1326
　　　　　Osteonecrose dos maxilares, 1295, 1296
　　　　　　　　Reconhecimento e menção específica na Lista B em vigor, 178
　　　　　Polineuropatia crônica, 1107-1112
　　　　　Rocha fosfática (inalação de poeiras), 1271
　　　　　Ver também agrotóxicos organofosforados
Frio (temperaturas extremas), 541-551
　　　　　Aclimatização, 83, 546, 1824
　　　　　Avaliação da exposição ocupacional ao frio, 548
　　　　　Conforto térmico em ambientes externos, 1824
　　　　　Conforto térmico em ambientes internos, 787
　　　　　Doenças relacionadas ao trabalho com o frio, 543-547, 1344, 1345, 1824
　　　　　Geladura (*frostbite*), como doença especificada na Lista B, 177, 1344, 1345
　　　　　Efeitos adversos do trabalho em ambientes frios, 543-547, 1215, 1216, 1824

Legislação brasileira atual sobre exposição, limites e pausas, 550, 551
Limites de tolerância para a exposição ao frio, 550, 1205
Medidas de controle nos ambientes frios, 548, 1824
Respostas fisiológicas ao frio, 542, 1205, 1215, 1216
Trabalho em ambientes frios e sua categorização, 542, 543

Fuligens (hidrocarbonetos policíclicos aromáticos)
Câncer de pele, 14, 221, 918, 947, 1383, 1482
Câncer de pulmão, 932, 933, 1276

Fumo, v. Tabaco e tabagismo
Fumos metálicos e de polímeros, 1238
Furanos, 1022, 1026
Furfural e ácido furfúrico
Asma, 173
Conjuntivite, 1125-1129
Rinite alérgica, 172

▶ G

Galvanoplastia
Dermatoses ocupacionais, 1368-1374
Ulceração, perfuração, necrose de septo nasal, 1249, 1250, 1370

Garimpo e garimpeiros
Exposição a mercúrio, 1553, 1554
Exposição a poeiras de sílica; silicose, 1256, 1257
Perigos e riscos do trabalho, 1554

Gás amônia, v. Amônia
Gás arsina
Intoxicação aguda, 1509
Gás carbônico, v. Dióxido de carbono
Gás cianídrico
Discussão de caso clínico de asfixia por gás cianídrico em galvanoplastia de metalúrgica que fabricava fechadura, 1603, 1604
Intoxicação aguda, 1510, 1511
Gás sulfídrico, v. Sulfeto de hidrogênio
Gases anestésicos
Efeitos hepatotóxicos, 1318-1326
Efeitos sobre a reprodução, 1494
Gasolina
Dermatoses, 1362, 1363
Efeitos hematotóxicos, 1010
Efeitos nefrotóxicos, 1464-1474
Gastroenterite e colite tóxicas
Arsênio e seus compostos, 174, 1509
Cádmio e seus compostos, 174, 1535, 1536
Radiações ionizantes, 436
Reconhecimento e menção específica na Lista B em vigor, 174
Geladura (*frostbite*)
Reconhecimento e menção específica na Lista B em vigor, 177
Trabalho em temperaturas extremas: frio, 541-551

Gengivite crônica, 1297, 1298
    Chumbo (ver também Linha de Burton), 30, 1298, 1572
    Fluoretos (névoas), 1298
    Mercúrio e seus compostos tóxicos, 1298
    Reconhecimento e menção específica na Lista B em vigor, 174
Georgius (Georg) Agrícola (Bauer), 7, 8, 215, 754, 1656
Gestão de riscos
    Em Higiene Ocupacional, 1681
    Em Saúde Ambiental, 1546-1550, 1556-1563
    Em Segurança do Trabalho, 1696-1699
Gestão de segurança e saúde no trabalho – SST, 1711-1721
    Perspectiva da Higiene Ocupacional, 1681
    Perspectiva da Medicina do Trabalho
        Gestão da informação, 1713-1715, 1728-182
    Perspectiva da Segurança do Trabalho, 1711-1721
Glóbulos brancos, v. Hematopatologia relacionada ao trabalho
Glóbulos vermelhos, v. Hematopatologia relacionada ao trabalho
Gestante
    Exposições ocupacionais potencialmente tóxicas, 1486
    Imunização e vacinação, 1793
Gota induzida pelo chumbo: reconhecimento e menção específica na Lista B em vigor, 177
Gravidez, v. Doenças da reprodução e malformações congênitas relacionadas com o trabalho
Guilhotinas, 585, 586

▶ H

Halotano
    Efeitos hepatotóxicos, 1318-1326
    Efeitos sobre a reprodução, 1494
    Porfiria cutânea tardia, 1326
HCB, v. Hexaclorobenzeno
Hemácias, v. Hematopatologia relacionada ao trabalho
Hematopatologia relacionada ao trabalho, 989-1013
    Avaliação do sistema sanguíneo, 997, 1743, 1744
    Hematopoese, 990-997
    Hemopatias relacionadas com o trabalho, 997-1010
        Alterações das plaquetas
            Por diminuição numérica, 1004, 1005
        Alterações dos glóbulos brancos
            Por diminuição dos granulócitos (neutropenia), 1004
        Alterações dos glóbulos vermelhos, 998-1004
            Por diminuição: hemólise e hipoprodução, 998-1001, 1579
            Por alteração no metabolismo do heme: porfiria, 1001, 1023, 1326
            Por alteração no transporte de oxigênio: meta-hemoglobinemia, sulfo-hemoglobinemia e carboxi-hemoglobinemia, 1002-1004
        Alterações dos órgãos hematopoéticos, 1005
            Por alteração qualitativa das células da medula óssea: displasias, pré-leucemias, leucemias mieloides agudas e crônicas, mielofibrose, 954-957
            Por diminuição numérica das células da medula óssea (aplasia), 1005-1010

      Proliferação linfoide: leucemias linfoides agudas e crônicas, linfomas, mieloma múltiplo, 951-953, 1010
    Reconhecimento e menção específica na Lista B em vigor, 166-167
Hemorragia, 106, 1004
Hemostasia, 106, 1004
Hepatites relacionadas ao trabalho
  Tóxicas, 1318-1320, 1323, 1324
  Virais
   Acidentes do trabalho com material biológico, 613-629
   Clínica e epidemiologia, 863-876
    Hepatite A, 864, 867, 870
    Hepatite B, 864, 868, 869, 871
    Hepatite C, 864-866, 869, 872
    Hepatite D, 866, 870, 873
    Hepatite E, 867, 873
    Hepatite G, 867
   Reconhecimento legal no Brasil, 165
   Vacinação e imunização, 613-629, 874-876, 1795
Hepatopatias, v. Doença hepática ocupacional e ambiental
Heptaclor, v. Agrotóxicos organoclorados
Herbicidas
  Câncer, 952, 953, 957-959
  Efeitos hematotóxicos, 1002, 1003
  Efeitos hepatotóxicos, 1318-1326
  Efeitos nefrotóxicos, 1464-1474
  Efeitos neurocomportamentais, 1107-1112
  Efeitos sobre o sistema respiratório, 174, 1231, 1237-1240, 1245, 1268, 1269, 1272, 1273, 1520-1523
  Intoxicação aguda, 1520-1523
Hérnia de disco intervertebral, 1424, 1428-1430, 1434
Hexaclorobenzeno (HCB)
  Câncer de tiroide, 1023
  Efeitos hematotóxicos, 1004
  Efeitos hepatotóxicos, 1318-1326
  Efeitos sobre o sistema endócrino, 1022, 1029-1038
   Hipotireoidismo, 1026
   Porfiria, 1023, 1326
  Efeitos neurotóxicos, 1107-1112
  Exposições ambientais ampliadas, 73, 74, 1560
Hexaclorociclohexano (HCH) (v. Agrotóxicos organoclorados)
  Efeitos sobre o sistema endócrino, 1022
  Efeitos hematotóxicos, 1004
n-Hexano
  Cancerígeno, 953
  Efeitos neurocomportamentais, 1107-1112
Hidrargirismo, v. Mercúrio
Hidrocarbonetos alifáticos ou aromáticos
  Doenças relacionadas ao trabalho, especificadas na lista brasileira em vigor, 160, 161
Hidrocarbonetos halogenados
  Doenças relacionadas ao trabalho, especificadas na lista brasileira em vigor, 160, 161

		Efeitos cardiovasculares (arritmias), 1206
		Efeitos hepatotóxicos, 1319, 1320, 1323, 1333
		Efeitos nefrotóxicos, 1464-1474
			Reconhecimento e menção específica na Lista B em vigor, 179
		Efeitos neurotóxicos, 1107-1112
Hidrocarbonetos policíclicos aromáticos (HPA ou HAP)
		Câncer de bexiga, 932, 933, 950
			Reconhecimento e menção específica na Lista B em vigor, 166
		Câncer de pele, 918, 947, 1366
			Reconhecimento e menção específica na Lista B em vigor, 166
		Câncer do pulmão, 932, 933, 942-945
			Reconhecimento e menção específica na Lista B em vigor, 166
		Doenças da reprodução e malformações congênitas, 1492
Higiene do trabalho, v. Higiene ocupacional
Higiene ocupacional, 1655-1686
		Conceito e evolução, 1656, 1657
		Importância da prevenção e controle dos riscos ocupacionais, 1657, 1658
		Princípios de prevenção e controle de riscos, 1658-1681
			Controle da propagação dos agentes de risco, 1655-1670
				Barreiras, 1656
				Enclausuramento da fonte, 1655
				Isolamento, 1665
				Sistemas fechados, 1666
				Tempo e espaço, 1656
				Ventilação industrial, 1666-1670
			Medidas relativas ao trabalhador, 1671-1674
				Comunicação de riscos, educação e treinamento, 1671
				Equipamentos de proteção individual (EPI), 1673, 1674
				Higiene pessoal e das roupas de trabalho, 1674
				Limitação no tempo de exposição; rotação, 1674
				Políticas de trabalho adequadas, 1672
				Vigilância da saúde, 1674
			Outras medidas relativas ao ambiente de trabalho, 1670, 1671
				Armazenamento e rotulagem adequados, 1670
				Layout e organização do trabalho, 1670
				Limpeza, 1670
				Sinais e avisos; áreas restritas, 1671
				Vigilância ambiental e sistemas de alarme, 1671
			Prevenção primária de risco na fonte, 1660-1665
				Eliminação de material ou processo, 1660, 1661
				Manutenção, 1665
				Métodos úmidos, 1664, 1665
				Substituição de materiais, 1661
				Substituição/modificação de processos e equipamentos, 1663, 1664
			Programas de prevenção e controle de riscos, 1674-1681
				Avaliação de programas, 1680
				Avaliação de riscos, 1678, 1736-1738
				Considerações gerais, 1674, 1675
				Implementação de medidas preventivas, 1680

    Normas, 1675
    Reconhecimento, 1676-1678
    Sistemas de gestão em programas de prevenção e controle de riscos, 1681
   Sugestão de algumas fontes de informação úteis para a prevenção e controle de riscos ocupacionais, 1681-1683
Himenópteros, 655, 656
Hiperbarismo, v. Pressões atmosféricas anormais
Hiperceratose (friccional) focal
  Boquilhas de instrumentos de sopro, 1302
  Dispositivos para mergulho autônomo, 1302
  Pipetas, 1302
  Varas ou canas para soprar vidro, 1302
Hipertensão arterial, 1195-1201
  Diagnóstico e classificação, 1252, 1759, 1760
  Fatores de risco relacionados ao trabalho, 1198
    Agrotóxicos organofosforados e carbamatos, 1198
    Cádmio, 1199, 1471, 1535, 1536
    Chumbo, 1199, 1472
    Estresse, 1200, 1201
    Organização do trabalho, 1200, 1201
    Ruído excessivo, 1200
    Sulfeto de carbono, 1198
    Trabalho noturno e em turnos, 767, 768, 1195, 1200
  Investigação laboratorial e decisão terapêutica, 1196
  Prevenção primária e tratamento, 1197
  Reconhecimento e menção específica na Lista B em vigor, 171
Hipertensão portal
  Arsênio e seus compostos, 1324
  Cloreto de vinila, 1324
  Reconhecimento e menção específica na Lista B em vigor, 175
  Tório, 1324
Hiperplasias, 94
Hipertrofias, 94, 95
Hipoacusia ototóxica
  Reconhecimento e menção específica na Lista B em vigor, 170
  Tetracloroetileno, 1149, 1150, 1539
  Tolueno, 1149, 1150, 1532
  Tricloroetileno, 1149, 1150
  Xileno, 1149, 1150, 1533
Hipoplasia medular
  Benzeno, 1531, 1532
  Radiações ionizantes, 450, 451, 1005-1008
Hipóxia, 89
HIV
  Acidentes do trabalho com material biológico, 614-629
  Doença relacionada com o trabalho, legalmente reconhecida, 165
  Infecção pelo HIV e a doença, 876-884
    Aspectos clínicos e epidemiológicos, 876-881
    Prevenção, 882-884
    Tratamento, 881-884

I

IARC (International Agency for Research on Cancer), v. Tumores malignos relacionados com o trabalho, 917-988
Impactos das nanotecnologias, 809-885
Imunização e vacinação, 1779-1810
    Aspectos éticos e legais das imunizações, 1807, 1808
    Calendários de vacinação, 1808-1810
    Conceitos básicos, 1780-1791
        Administração simultânea de vacinas e intervalo de administração, 1788, 1789
        Avaliação da resposta imunológica, 1790
        Classificação e composição das vacinas, 1782-1784
        Condutas na prescrição de vacinas, 1789, 1790
        Conservação, transporte e manipulação de imunobiológicos, 1785-1788
        Fatores que interferem na imunização, 1782
        Imunização ativa e passiva, 1780, 1781
        Respostas imunológicas: primária e secundária, 1781, 1782
        Segurança, precauções, contraindicações e eventos adversos, 1784, 1785
        Técnicas de aplicação, 1788
    Condutas em casos de surtos na empresa, epidemias e pandemias, 1806
    Estratégia para vacinação dos trabalhadores: vantagens e benefícios, 1797-1800
    Imunização no futuro, 1806, 1807
    Imunoglobulinas disponíveis: indicações, 1791, 1792
    Vacinação dos trabalhadores de acordo com as situações de risco, 1801-1805
        Vacinação de coletores de lixo, 1805, 1806
        Vacinação dos profissionais administrativos, 1805
        Vacinação dos profissionais do sexo, 1805
        Vacinação dos profissionais lotados em empresas de alimentos e bebidas, 1804
        Vacinação dos profissionais que lidam com dejetos e/ou águas potencialmente contaminadas, 1804
        Vacinação dos profissionais que trabalham com animais, 1804, 1805
        Vacinação dos trabalhadores em educação, 1804
        Vacinação dos trabalhadores em serviços de saúde, 1802-1804
    Vacinas em situações especiais, 1792-1797
        Vacinação da gestante, 1793
        Vacinação de imunodeprimidos, 1792, 1793
        Vacinação do paciente portador de doenças de base, 1793
        Vacinação do profissional que viaja, 1794-1797
            Diarreia do viajante, 1797, 1813
            Doença meningogócica, 1796
            Encefalite japonesa, 1796
            Febre amarela, 16, 20, 862, 863, 1794, 1795, 1818-1820
            Febre tifoide, 1796
            Influenza, 1795, 1796
            Hepatites virais, 863-876, 1795
            Poliomielite, 1795
            Raiva, 1796
            Sarampo, 1795
Incapacidade laboral ou laborativa
    Avaliação pela Perícia Médica, 252-266
    Auxílio acidente, 271

　　　　　Auxílio-doença, 260, 261
　　　　　CIF: Classificação Internacional de Funcionalidade, Incapacidade e Saúde, 293-324
　　　　　Conceito de capacidade e incapacidade, 261, 262, 314-316, 1211, 1212
　　　　　Estudo das causas, como atribuição da Medicina do Trabalho, 1763-1768
　　　　　Graus, duração e abrangência da incapacidade laboral, 262, 314-316
　　　　　Invalidez, 264, 265
　　　　　Profissiografia, 263
　　　　　Reabilitação profissional, 267-270
　　　　　Visão geral da questão no caso dos DORT de coluna vertebra, 1456
Incêndio, v. Segurança do trabalho
Indicadores de saúde e segurança no trabalho
　　　　　Perspectiva da Medicina do Trabalho, 1772-1775
　　　　　Perspectiva da Segurança do Trabalho, 1688, 1713
Infarto, 107
Infarto agudo do miocárdio
　　　　　Monóxido de carbono (CO), 1204
　　　　　Nitroglicerina e outros ésteres do ácido nítrico, 1204
　　　　　Problemas relacionados com o emprego e desemprego, 1205
　　　　　Reconhecimento e menção específica na Lista B em vigor, 171
　　　　　Sulfeto de carbono (CS_2), 1204, 1205
Infertilidade masculina
　　　　　Calor (trabalho em temperaturas elevadas), 179, 1034
　　　　　Chumbo, 179, 1035
　　　　　Clordecone, 179, 1029-1038
　　　　　Diclorobromopropano, 179, 1029-1038
　　　　　Radiações ionizantes, 179, 1034
　　　　　Reconhecimento e menção específica na Lista B em vigor, 179
Inflamação coriorretiniana, 1130, 1131
　　　　　Manganês e seus compostos, 1130, 1131, 1536
　　　　　Reconhecimento e menção específica na Lista B em vigor, 170
Inflamações, 104
Infrassom, 375
Infravermelho, v. Radiação infravermelha
Insegurança no emprego, v. Assédio moral e insegurança no emprego
Insuficiência renal aguda
　　　　　Hidrocarbonetos alifáticos halogenados nefrotóxicos, 1464-1474
　　　　　　　　Reconhecimento e menção específica na Lista B em vigor, 179
Insuficiência renal crônica
　　　　　Chumbo, 1464-1474
　　　　　　　　Reconhecimento e menção específica na Lista B em vigor, 179
Intoxicações agudas (ver também pelo agente intoxicante), 1505-1542
Iodo
　　　　　Bronquite e pneumonite química aguda, 1237, 1238, 1249, 1250
　　　　　Dermatite de contato por irritantes, 1344, 1348
　　　　　Doenças relacionadas ao trabalho, especificadas na lista brasileira em vigor, 161
　　　　　Edema pulmonar agudo, 161, 1249
　　　　　Estomatite ulcerativa crônica, 1300, 1301
　　　　　Faringite aguda, 161, 1249
　　　　　Fibrose pulmonar crônica, enfisema crônico difuso, bronquiolite obliterante crônica (efeitos tardios), 174, 1231, 1237-

    1240, 1245, 1268, 1269, 1272, 1273
    Laringotraqueíte aguda, 1249
    Síndrome de disfunção reativa das vias aéreas (SDVA/RADS), 1251
    Sinusite crônica, 1250
Irritantes
    Olhos, 1122-1129
    Pele, 1344, 1348
    Sistema respiratório, 1249, 1250
Isocianatos orgânicos
    Dermatoses, 1380
    Efeitos sobre o sistema respiratório, 1238, 1250-1253, 1273
    Efeitos sobre as mucosas oculares, 169, 1127
Isquemia e lesão isquêmica, 89, 90

J

Jateamento de areia, 1257, 1258, 1259, 1277
Jet lag, 1814, 1815
Joalheiros, 1272
Juta (poeiras orgânicas), 173, 1254, 1286

K

Karasek: modelo de demanda- controle-desgaste, 58, 59, 84, 85, 1024, 1191-1195
Karojisatsu (suicídio pelo excesso de trabalho), 70
Karoshi (morte por trabalho excessivo), 70, 1205
Kepone, v. Clordecona ou clordecone

L

Lã de vidro (efeitos respiratórios), 1239
Labirintite
    Brometo de metila, 167, 1112, 1131, 1132, 1528
    Pressões atmosféricas anormais, 564
    Reconhecimento e menção específica na Lista B em vigor, 170
Lâmpadas de sódio e mercúrio
    Fonte de radiação, 504-506
Lâmpadas fluorescentes
    Fonte de radiação, 504-506, 1384
    Mercúrio, 1582, 1583
Laringe
    Câncer
        Asbesto, 165, 941
        Misturas de ácidos inorgânicos fortes, 941
    Laringite relacionada ao trabalho, 1249, 1250
        Reconhecimento e menção específica na Lista B em vigor, 172
Laringotraqueíte aguda, 1249, 1250
    Reconhecimento e menção específica na Lista B em vigor, 172
Laser, v. Radiação *laser*
Lavanderias (lavagem a seco), v. Hidrocarbonetos halogenados

Legionella pneumophila, v. Qualidade do ar de ambientes interiores
Leishmaniose cutânea e Leishmaniose cutaneomucosa
    Clínica e epidemiologia, 891-893
    Doença relacionada ao trabalho, especificada na lista brasileira em vigor, 165
Lepidópteros, 652-655
Leptospirose relacionada ao trabalho
    Clínica e epidemiologia, 853-856
    Doença relacionada ao trabalho, especificada na lista brasileira em vigor, 164
LER/DORT, v. Distúrbios osteomusculares relacionados ao trabalho: membro superior e coluna
Leucemias relacionadas ao trabalho
    Agrotóxicos organoclorados 956, 957, 1010
    Benzeno, 932, 933, 955, 966, 967, 1005-1010, 1531, 1532
    Brometo de vinila, 932
    1,3-Butadieno, 932, 933, 955, 956, 1010
    Campos eletromagnéticos, 955, 1010
    Estireno, 932, 955, 956, 1010
    Óxido de etileno, 932, 956, 1010
    Poeira da indústria do couro, 934
    Radiações ionizantes, 955, 1008, 1009
    Reconhecimento e menção específica na Lista B em vigor, 166
Leucócitos, v. Hematopatologia relacionada ao trabalho
Leucodermia
    Conceito e exemplos, 1366, 1367
    Arsênio, 158
    Reconhecimento e menção específica na Lista B em vigor, 177
Leucopenia, v. Hematopatologia relacionada ao trabalho
Lindano, v. Hexaclorociclohexano (Isômero gama)
Linfócitos, v. Hematopatologia relacionada ao trabalho
Linha de Burton
    Chumbo, 30, 1298, 1572
    Gengivite crônica, 1298
Linho (poeira)
    Asma, 1254, 1286
    Aspectos históricos e importância em Epidemiologia, 14
    Bissinose, 1254, 1286
    Doença pulmonar obstrutiva crônica, 1254
    Doenças relacionadas ao trabalho, especificadas na lista brasileira em vigor, 164
    Rinites alérgicas, 1254, 1286
Lombalgia/dorsalgia por fadiga da musculatura paravertebral, 1432, 1433
Lombalgia por distensão músculo-ligamentar, 1433, 1434
Lombalgia por instabilidade articular, 1434
Lombalgia por protusão intradiscal do núcleo pulposo, 1434
Lombalgia por torção da coluna lombar (ou por ritmo lombopélvico inadequado)
Louis René Villermé, 14, 217, 220, 221
Luminosidade de interiores, 787
Luz visível, v. Radiação da luz visível, ou radiação óptica visível

▶ M

Macrófagos, 105

Madeiras, v. Poeiras de madeiras
    Cancerígeno, 932, 939, 940, 944, 1384
    Dermatoses, 1374-1376
Magenta (produção)
    Câncer de bexiga, 35, 221, 222, 932, 933, 950
Malária relacionada ao trabalho
    Aspectos clínicos e epidemiológicos, 889-891
    Aspectos históricos, 20
    Doença relacionada ao trabalho, especificada na lista brasileira em vigor, 165
    Prevenção em geral, 890, 891
    Prevenção em trabalhadores viajantes e expatriados, 891, 1820, 1821
Malformações congênitas, 97, 98, 99, 1479-1504
Malathion, v. Agrotóxicos organofosforados
Manganês e seus compostos inorgânicos
    Aspectos históricos e importância em Epidemiologia, 30
    Discussão de caso clínico de intoxicação crônica pelo manganês, 1577, 1578
    Doenças relacionadas ao trabalho, especificadas na lista brasileira em vigor, 161
    Intoxicação aguda, 1536
        Bronquiolite obliterante, 1237, 1238, 1536
        Bronquite e pneumonite química aguda, 1237, 1238, 1536
        Inflamação coriorretiniana, 1130, 1131
    Intoxicação crônica, 1536
        Efeitos neurotóxicos, 1107-1112, 1536
        Efeitos sobre o sistema endócrino, 1035
        Enfisema crônico, 1271
        Fibrose pulmonar crônica, enfisema crônico difuso, bronquiolite obliterante crônica (efeitos tardios), 160, 174, 1231, 1237-1240, 1245, 1268, 1269, 1271, 1272, 1273
        Parkinsonismo secundário, 1107-1112, 1536
        Transtorno mental orgânico, 1107-1112, 1536
Máquinas e equipamentos
    Riscos de natureza mecânica, 57, 577-612
    Segurança do trabalho, 1705-1708
Máquinas injetoras, 592, 594
Máquinas para trabalhar madeira, 587-590
Marinheiros, 7, 58, 219
Medicina do Trabalho
    Aspectos históricos da formação de uma especialidade médica, 3-48
    Seu papel na gestão de informações de saúde, 1728-1772
    Seu papel na promoção da saúde e prevenção de doenças, 1613-1626
    Seu papel na vigilância da saúde
        Utilização de exames laboratoriais, de imagem e de função, 1726-1775
Medicina Legal como uma das matrizes de formação da Medicina do Trabalho, 18, 19, 23, 24
Medula óssea, v. Hematopatias relacionadas com o trabalho
Meio ambiente
    Ambientes interiores, 783-807
    Meio ambiente em geral e enfoques da Saúde Ambiental, 1543-1567
Melanodermia (melanose)
    Arsênio, 158
    Conceito, 102

    Reconhecimento e menção específica na Lista B em vigor, 177
Melanoma maligno, 514, 515, 947, 949, 1383, 1384
Mercúrio e seus compostos tóxicos
    Aspectos históricos e importância em Epidemiologia, 1108, 1490
    Ataxia cerebelosa, 1112
    Contaminação ambiental, 72, 1553, 1554
    Discussão de caso clínico de intoxicação por mercúrio metálico em trabalhador de fábrica de lâmpadas, 1582, 1583
    Doenças relacionadas ao trabalho, especificadas na lista brasileira em vigor, 161
    Efeitos cardiovasculares (hipertensão arterial), 1199, 1200
    Efeitos hematotóxicos, 999
    Efeitos nefrotóxicos, 179, 1464-1474
    Efeitos neurocomportamentais, 1107-1112
    Efeitos sobre a cavidade oral, 1298
    Efeitos sobre a reprodução e malformações congênitas, 1489, 1490, 1551
    Efeitos sobre o sistema endócrino, 1022, 1029-1038
    Intoxicação aguda, 1515-1517
    Mineração do ouro (garimpo), 1550, 1553, 1554
Mergulhadores, v. Trabalho em pressões atmosféricas anormais
Mesotelioma maligno de pleura (peritônio, pericárdio), v. Asbesto
Meta-hemoglobina e meta-hemoglobinemia, 1002, 1003
    Agentes causadores, 999, 1002, 1578
    Aminas aromáticas, 1002, 1578
    Discussão de caso clínico por absorção cutânea de óleo de amina, 1578, 1579
    Reconhecimento e menção específica na Lista B em vigor, 167
Metais duros, v. Doença por exposição a metais duros, 1272
Metais pesados, v. cada metal em particular
Metanol
    Intoxicação aguda, 1524, 1525
    Neurite do nervo óptico (neurite óptica), 1131
    Neurite do nervo óptico: discussão de caso clínico de amaurose por metanol em pintor de automóveis, 1580-1582
Metil butil cetona (MBK)
    Intoxicação aguda, 1534
Metil etil cetona (MEK)
    Intoxicação aguda, 1534
Metil isobutil cetona (MIBK)
    Intoxicação aguda, 1534
Metil mercúrio (mercúrio orgânico)
    Malformações congênitas, 1489, 1490, 1551, 1553, 1554
Metileno dianilina
    Efeitos hepatotóxicos, 1320, 1323, 1324
Metoxiclor
    Efeitos sobre o sistema endócrino, 1029-1038
Metoxiflurano
    Efeitos hepatotóxicos, 1318-1326
Micro-ondas e radiofrequências, v. Radiações não ionizantes
Miocárdio e doenças do miocárdio, v. Efeitos cardiovasculares
Mirex, v. Agrotóxicos organoclorados
Mobbing, v. Violência e trabalho; Assédio moral
Modelo de demanda- controle-desgaste (Karasek)

　　　　Aspectos conceituais e gerais, 84, 85, 1191-1195
　　　　Risco cardiovascular, 1191-1195
　　　　Saúde mental no trabalho, 85, 1061, 1085
　　　　Sistema endócrino, 1024
Modelo de demanda- controle-desgaste-apoio social (suporte social) (Karasek, Johnson e Hall)
　　　　Risco cardiovascular, 1191-1195
　　　　Saúde mental no trabalho, 85, 1061, 1085
Moléstia de Dupuytren
　　　　Vibrações localizadas, 1409, 1410
Molibdênio
　　　　Doenças da reprodução e malformações congênitas, 1491
Monóxido de carbono (CO)
　　　　Doenças relacionadas ao trabalho, especificadas na lista brasileira em vigor, 162
　　　　Dose e resposta, 61
　　　　Efeitos cardiovasculares, 1204, 1215, 1604
　　　　Efeitos hematotóxicos (como asfixiante químico), 1003, 1004, 1604
　　　　Efeitos neurotóxicos agudos e tardios, 1107-1112
　　　　Efeitos sobre o sistema endócrino, 1023, 1029-1038
　　　　Intoxicação aguda, 61, 1514-, 1515, 1604
　　　　Exposição e intoxicação no trabalho em ambientes hiperbáricos, 569, 570
　　　　Exposição em ambientes de interiores, 789
Morte e mortalidade
　　　　Aspectos gerais e epidemiológicos, 15, 215, 216
　　　　Estudo das causas de morte como função da Medicina do Trabalho, 1770, 1771
　　　　Mortes por excesso de trabalho, 70, 1205
Motion sickness, v. Trabalhadores viajantes e expatriados
Motoristas
　　　　Hipertensão arterial, 1179, 1222
　　　　Motoristas profissionais de caminhão, 763, 764
　　　　Motoristas profissionais de ônibus, 70, 1061
　　　　Efeitos das vibrações de corpo inteiro, 409-415, 1427-1429
Mulheres trabalhadoras, 83, 772
Multicausalidade e incerteza, 188, 189, 1480
Mutações, mutagênse e mutagenicidade, 108, 918, 919-922

▶ N

Naftaleno
　　　　Intoxicação aguda, 1523, 1524
　　　　Efeitos hematotóxicos (meta-hemoglobinemia), 1002, 1003
2-Naftilamina (ver também beta-naftilamina)
　　　　Câncer de bexiga, 221, 222, 932,933, 950
Nanotecnologias: impactos sobre a saúde e segurança dos trabalhadores, 809-885
　　　　Definições e termos comumente utilizados, 810, 811
　　　　Fontes de exposição a nanomateriais, 811
　　　　Propriedades físicas e químicas que podem mudar na nanoescala, 811, 812
　　　　Questões relacionadas ao controle de ambientes de trabalho e modelos de investigação, 820-823
　　　　Regulação em nanotecnologias em saúde, 823, 824
　　　　Riscos potenciais de exposição a nanopartículas e nanomateriais, 812

As vias aéreas como sistema de passagem, 813-820
Distribuição, 814-84
Efeitos cardiovasculares, 816, 817
Efeitos e absorção cutânea, 817
Efeitos e absorção digestivos, 818, 819
Efeitos neurológicos, endócrinos, hepáticos e em outros órgãos, 819, 820
Efeitos pulmonares, 815
Translocação no sistema circulatório, 814
Efeitos em nível celular, 812, 813
Nariz, v. Cavidade nasal e seios paranasais
Necrose celular, 91, 92
Nefropatias relacionadas ao trabalho, 1459-1478
Classificação segundo o sítio primário lesado, 1462
Doença glomerular imunologicamente induzida, 1462
Nefrite túbulo-intersticial, 1462
Toxicidade glomerular direta, 1462
Toxicidade tubular direta, 1462
Disfunções da bexiga, 1474-
Irritação química, 1474
Neuropatia sacral, 1474
Doenças renais agudas, 1464-1470
Agrotóxicos: organofosforados, carbamatos e derivados do bipiridilo (Paraquat), pentaclorofenol, dinitrofenol, dinitro-o-cresol, 1469, 1470, 1520-1523
Arsina (hemólise), 1470
Cádmio, 1465, 1535, 1536
Chumbo, 1465, 1466
Cromo hexavalente, 1465, 1536
Fenóis, 1469
Glicóis, 1468
Hidrocarbonetos alifáticos halogenados, 1467
Hidrocarbonetos aromáticos, 1468
Mercúrio e compostos mercuriais, 1465
Monóxido de carbono, 1470
Solventes, 1466
Doenças renais crônicas, 1470-1474
Berílio, 1472
Cádmio, 1471, 1472, 1535, 1536
Chumbo, 1472
Cromo hexavalente, 1471, 1536
Mercúrio e compostos mercuriais, 1471
Sílica-livre, 1473
Solventes, 1473
Sulfeto de carbono, 1474
Urânio, 500
Metodologia diagnóstica das nefropatias, 1462-1464
Anamnese clínico-ocupacional, 1462
Exame clínico, 1463
Exames complementares, 1463, 1464, 1756, 1757
Reconhecimento e menção específica na Lista B em vigor, 179

Tumores malignos, 1474-1476
 Carcinoma renal: cádmio, chumbo, creosoto, 1474, 1475
 Carcinoma da bexiga: alcatrão, breu, betume, hulha mineral, parafina e seus resíduos; aminas aromáticas e seus derivados (beta-naftilamina, 2-cloroanilina, benzidina, orto-toluidina, 4-cloro-orto-toluidina), 222, 223, 950, 1475
 Emissões de fornos de coque, 932, 933

Neoplasias: conceito, 96, 97

Neoplasias malignas, v. Tumores malignos relacionados ao trabalho

Neurite do nervo olfatório (inclui "anosmia")
 Cádmio e seus compostos tóxicos, 1535, 1536
 Sulfeto de hidrogênio (H_2S), 169

Neurite do nervo óptico (neurite óptica), 1131
 Brometo de metila, 167, 1112, 1131, 1132, 1528
 Cloreto de metileno, 1131
 Metanol, 1131, 1524, 1525, 1580-1582
 Reconhecimento e menção específica na Lista B em vigor, 170
 Sulfeto de carbono, 1131, 1583, 1584
 Tetracloreto de carbono, 1131, 1529, 1530

Neurite do nervo trigêmeo
 Tricloroetileno, 169

Neurose, v. Psicopatologia e saúde mental no trabalho

Neutrófilos, v. Hematopatologia relacionada ao trabalho

Névoas ácidas produtoras de erosão dentária e estomatites, 1293, 1300-1310
 Ácido crômico, 1293
 Ácido fluorídrico, 1293
 Ácido nítrico, 1293
 Ácido sulfúrico, 1293
 Ácido tartárico, 1293
 Fluoretos, 1293

Névoas ácidas (galvanoplastia)
 Câncer de pulmão, 1276

Névoas e neblinas de óleo mineral
 Câncer, 932, 944
 Pneumonia por hipersensibilidade (contaminação por toxinas de micobactérias), 1273, 1274

Nexo causal
 Conceito, 140, 141, 227, 228, 229
 Critérios de inclusão, 142, 142
 Multicausalidade e incerteza, 188, 189, 1480
 Nexo estabelecido em bases clínicas, 141, 142, 185-209
  Anamnese ocupacional, 192-195
  Casos clínicos (exemplos), 196-208
  Investigação das condições de trabalho, 193
 Nexo estabelecido em bases epidemiológicas, 142, 226-229. 1482, 1483
  Critérios de Bradford Hill, 229, 1482, 1483
 Nexo estabelecido em bases previdenciárias, 249-291
  Nexo individual (acidente do trabalho e doença profissional), 272, 273, 274
 Nexo profissional (Anexo II do Decreto 3.048/99), 277
  Nexo técnico epidemiológico previdenciário (NTEP), 150, 151, 278-287, 1693
  Lista C, 180-183

Perspectiva médico-legal e judicial, 237-247
    Perspectiva do Direito Civil, 242-245
    Perspectiva do Direito do Trabalho, 245-246
    Perspectiva do Direito Penal, 238-242
    Perspectiva do Direito Previdenciário, 246

Nióbio
    Doença pulmonar por exposição a metais duros, 1272

Níquel e seus compostos
    Alterações pós-eruptivas da cor dos tecidos duros dos dentes, 1294, 1295
    Asma, 173, 1252, 1537
    Aspectos históricos e importância em Epidemiologia, 221, 967
    Câncer dos brônquios e dos pulmões, 221, 932, 942-945, 1372, 1537
        Reconhecimento e menção específica na Lista B em vigor, 166
    Câncer dos seios paranasais e da cavidade nasal, 221, 932, 937-940, 1372, 1537
        Reconhecimento e menção específica na Lista B em vigor, 166
    Dermatoses relacionadas ao trabalho, 1371, 1372, 1537
    Efeitos sobre o sistema endócrino, 1022, 1029-1038
    Intoxicação aguda, 1537
    Rinite alérgica, 1372, 1537
    Rinite crônica, 1372, 1537

Niquel-carbonila, 1537

Nitratos orgânicos
    Efeitos cardiovasculares, 1204, 1206
    Efeitos hematotóxicos (meta-hemoglobinemia, 999, 1002

Nitritos,
    Efeitos hematotóxicos (meta-hemoglobinemia, 999, 1002

Nitrobenzeno
    Efeitos hematotóxicos, 1002, 1003
    Efeitos hepatotóxicos, 1323

Nitroglicerina e outros ésteres do ácido nítrico
    Angina *pectoris*, 171, 1204, 1215
    Arritmias cardíacas, 171, 1204, 1215
    Infarto agudo do miocárdio, 171, 1204, 1215

Nitropropano
    Efeitos hepatotóxicos, 1318-1326

Nitrosaminas
    Efeitos sobre o sistema endócrino, 1023, 1029-1038
    Tumores malignos relacionados ao trabalho, 921, 931, 944, 959

N,N-dimetilformamida
    Efeitos hepatotóxicos, 1318-1326

Normas regulamentadoras, v. Segurança do trabalho

NTEP: Nexo técnico epidemiológico previdenciário, 150, 151, 278-287,
    Lista C, 180-183

▶ O

Obesidade
    Fator de risco cardiovascular, 1187, 1188
    Programas de promoção de saúde no trabalho, 1620, 1621

Objetos perfurocortantes, v. Acidentes do trabalho com material biológico
Odontopatologia ocupacional, v. Doenças da cavidade oral relacionadas com o trabalho
Oftalmologia. V. Doenças do olho relacionadas com o trabalho
Óleo diesel (emissões de produtos de combustão)
    Câncer de pulmão, 1078, 1277, 1384
Óleos de corte (dermatoses), 1364-1366
Óleos minerais, v. Hidrocarbonetos policíclicos aromáticos
Olhos, v. Doenças do olho relacionadas com o trabalho
Organização do trabalho
    Assédio moral no trabalho, 669, 670
    Efeitos cardiovasculares, 58
    Efeitos sobre o ciclo vigília-sono, 1071
    Efeitos sobre o sistema endócrino, 1024, 1029-1038
    Lesões por esforços repetitivos (LER), 65
    Mecanismos de patogênese do trabalho, 58
    Observações de Bernardino Ramazzini, 13
    Psicopatologia e saúde mental no trabalho, 58, 65, 66, 1058-1062
    Síndrome de *burnout*, 65, 66, 67, 1071-1076
    Trabalho em turnos e noturno, 753-782
    Violência e trabalho, 677-699
Organoclorados, v. Agrotóxicos organoclorados
Organofosforados, v. Agrotóxicos organofosforados
Ornitose
    Clínica e epidemiologia, 857-859
    Doença relacionada ao trabalho, especificada na lista brasileira em vigor, 165
    Ver pneumonias por hipersensibilidade, 1273
Orto-toluidina
    Câncer de bexiga, 221, 222, 932, 933, 950
Ossos
    Câncer dos ossos e das cartilagens articulares (inclui "Sarcoma ósseo")
        Reconhecimento e menção específica na Lista B em vigor, 166
        Radiações ionizantes, 166
    Osteo-condrose do adulto do semilunar do carpo ("Doença de Kienböck do adulto")
        Vibrações localizadas, 162, 178
    Osteólise de falanges distais de quirodáctilos
        Cloreto de vinila, 1379, 1380
        Reconhecimento e menção específica na Lista B em vigor, 178
    Osteomalácia do adulto
        Cádmio (*itai itai*), 178
        Fósforo e seus compostos, 178, 1295, 1296
        Reconhecimento e menção específica na Lista B em vigor, 178
    Osteonecrose
        Fósforo e seus compostos tóxicos, 178, 1295, 1296
        Reconhecimento e menção específica na Lista B em vigor, 178
    Osteonecrose asséptica
        Pressões atmosféricas anormais, 1586
        Reconhecimento e menção específica na Lista B em vigor, 178
Otites, v. Ouvido (orelha)
Ototoxicidade, v. Hipoacusia ototóxica

Ouvido (orelha): doenças relacionadas ao trabalho, 1137-1166
    Perda auditiva induzida pelo ruído (PAIR)
        Bases fisiopatológicas de tipos de resposta do sistema, 1145-1148
        Diagnóstico, 1150-1156
            Audiometria tonal, 1152
            Anamnese clínica e história ocupacional, 1150, 1151
            Critérios de avaliação das perdas auditivas, 1152-1155
            Diagnóstico diferencial, 1155, 1156
            Exame físico, 1151
            Testes audiométricos, 1151, 1751-1755
        Discussão de caso clínico de PAIR em mestre de calderaria, 1584
        Efeitos da exposição intensa
            Acúfenos ou zumbidos, 1147
            Deterioração do reconhecimento da fala, 1147, 1148
            Hiperacusia, 1147
            Otalgia, 1148
            Perda auditiva permanente, 1147
            Perda auditiva temporária, 1146
            Trauma acústico, 1146
        Elementos essenciais de anatomia e fisiologia do ouvido humano, 1140-1145
        Evolução e prognóstico, 1156
        Fatores que influenciam a perda auditiva induzida pelo ruído, 1148-1149
        Interação com outros agentes nocivos, 1148-1150
            Substâncias químicas ototóxicas no trabalho: gases asfixiantes, solventes orgânicos, 1139, 1149, 1150
        Medidas e providências decorrentes do diagnóstico, 1156-1159
            Aconselhamento de risco, 1159
            Estabelecimento de nexo causal, 1157
            Incapacidade, 1157
            Notificação e encaminhamento, 1158
            Reabilitação social, 1159
        Programas de prevenção de perdas auditivas no trabalho, 373, 1159-1162, 1751-1755
            Perspectiva de Medicina do trabalho, 1751-1755
    Perdas auditivas e outros problemas do ouvido relacionados com o trabalho
        Labirintite
            Brometo de metila, 167, 1112, 1131, 1132, 1528
            Pressões atmosféricas anormais, 563, 564
        Otalgia e secreção auditiva
            Pressões atmosféricas anormais, 563, 564
        Otite barotraumática
            Pressões atmosféricas anormais, 563, 564
        Otite média não supurativa
            Pressões atmosféricas anormais, 563, 564
        Otorreia ou Otorragia
            Pressões atmosféricas anormais, 563, 564
        Reconhecimento e menção específica na Lista B em vigor, 170
        Sinusite barotraumática
            Pressões atmosféricas normais, 563, 564
        Vertigem alternobárica, 565

Reconhecimento e menção específica na Lista B em vigor, 170
Ovário
    Câncer relacionado ao trabalho, 1265
Óxido de etileno
    Cancerígeno (leucemias), 932, 956
    Efeitos neurocomportamentais, 1107-1112, 1539
    Intoxicação aguda, 1539
Óxido de ferro (poeira)
    Siderose, 1271
Óxido nitroso
    Efeitos hematotóxicos, 999, 1001
Ozônio
    Efeitos sobre o sistema endócrino, 1028
    Impactos ambientais, 1544

P

PAIR (perda auditiva induzida pelo ruído), v. Ouvido (orelha)
Pâncreas, 165, 957
Paracoccidiodomicose
    Clínica e epidemiologia, 887-889
    Doença relacionada ao trabalho, especificada na lista brasileira em vigor, 165
Parada cardiorrespiratória, 1207-1209
    Reconhecimento e menção específica na Lista B em vigor, 171
Paradiclorobenzeno
    Efeitos hematotóxicos (meta-hemoglobinemia, 1002, 1003, 1523, 1524
Parafenileno-diamina
    Efeitos hematotóxicos, 1005
Paraquat
    Efeitos hematotóxicos, 1002, 1003
    Efeitos hepatotóxicos, 1318-1326
    Efeitos nefrotóxicos, 1464-1474
    Efeitos neurocomportamentais, 1107-1112
        Efeitos sobre o sistema respiratório, 174, 1231, 1237-1240, 1245, 1268, 1269, 1272, 1273, 1520-1523
    Intoxicação aguda, 1520-1523
Pararama, paramose, 655
Parkinsonismo secundário
    Manganês e seus compostos tóxicos, 1107, 1108, 1536
    Reconhecimento e menção específica na Lista B em vigor, 168
Parto prematuro e baixo peso ao nascer, 1481, 1486, 1489, 1492, 1493, 1498
Patch test, v. Testes de contato, 1351-1354
PCBs (bifenilas policloradas)
    Efeitos hepatotóxicos, 1318-1326
    Efeitos sobre a reprodução e malformações congênitas, 1486, 1487, 1492, 1493
    Efeitos sobre o sistema endócrino, 1022, 1029-1038
PCDD (dibenzo-*p*-dioxinas)
    Efeitos sobre a reprodução e malformações congênitas, 1492, 1493
PCDF (dibenzofuranos policlorados)
    Efeitos sobre a reprodução e malformações congênitas, 1492, 1493

Pedra-sabão, v. Silicatos: talco
Pedreiros
    Blefarite, 169, 1125-1129
    Conjuntivite, 169, 1125-1129
    Dermatoses ocupacionais, 1354-1358
    Rinite crônica, 1250
    Rinolitíase, 1250
Pele, v. Dermatoses relacionadas ao trabalho
Pentaclorofenol
    Efeitos nefrotóxicos, 1464-1474
    Efeitos sobre o sistema endócrino, 1022, 1029-1038
Pentóxido de vanádio
    Asma, 173, 1252, 1537
    Rinite alérgica, 172, 1252
Percival Pott, 14, 221, 918, 947, 1482
Percloroetileno, v. Tetracloroetileno
Perfuração da membrana do tímpano
    Pressões atmosféricas anormais, 563, 564
    Ruído excessivo, 1146
    Reconhecimento e menção específica na Lista B em vigor, 170
Perfuração do septo nasal
    Cromo (galvanoplastia), 1249, 1250, 1368-1374, 1536
    Reconhecimento e menção específica na Lista B em vigor, 172
Pericárdio
    Mesotelioma maligno (asbesto), 942, 946, 1265, 1266
    Pericardite relacionada ao trabalho, 1209
    Placas pericárdicas (asbesto), 1209
Perícia médica previdenciária
    Atribuições, 254
    Avaliação da incapacidade laboral, 260
    Estabelecimento de nexo causal entre adoecimento e trabalho, 272-282
    Preceitos básicos, 253, 254
    Sigilo profissional e ética médica, 255-260
Perigos e riscos de natureza mecânica, 577-612
    Aspectos históricos: evolução e tendências, 578, 579, 594-600, 1705-1708
    Normalização, 599, 600, 609, 610, 1705-1708
    Principais agrupamentos de máquinas operatrizes ou máquinas-ferramenta, 606-609
    Principais fontes de risco (estudo específico)
        Cilindros e calandras, 590-592
        Guilhotinas, 585, 586
        Máquinas injetoras, 592, 594
        Máquinas para trabalhar madeira, 587-590
        Prensas, 579-585
        Prensas dobradeiras, 586, 587
    Trabalho seguro
        Fundamentos, 600, 601
        Medidas de proteção coletiva (EPC) e outras medidas técnicas, 601-606, 610
Periodontite, 1298, 1299
    Agrotóxicos organofosforados, 1298, 1299

        Chumbo, 1298, 1299
        Fluoretos (névoas), 1299
Peritônio
        Mesotelioma maligno (asbesto), 942, 946, 1265, 1266
Pessoas com deficiência
        Principais benefícios e ações afirmativas voltadas para pessoas com deficiência no Brasil, 316-319
Pesticidas, v. Agrotóxicos
Piche (hidrocarbonetos policíclicos aromáticos)
        Câncer de pele, 933, 1383
        Câncer de pulmão, 933, 1276
Pigmentação patológica, 101, 102
Placas epicárdicas ou pericárdicas, v. Asbesto
Placas pleurais, v. Asbesto
Plaquetas, v. Hematopatologia relacionada ao trabalho
Pneumoconioses
        Asbestose, 1261-1265
        Baritose, 1270
        Caulino, 1270
        Estanose, 1271, 1538
        Exposição a rocha fosfática, 1271
        Material abrasivo: alumina ou corindo (Al_2O_3), carborundo (carbeto de silício), 1270
        Poeira mista, 1269, 1270
        Siderose, 1271
        Silicose, 1256-1261
        Trabalhadores do carvão, 1266-1268
Pneumoconiose dos trabalhadores do carvão, 1266-1268
Pneumonia por hipersensibilidade (PH), 1273, 1274
        Poeiras orgânicas, 1273
                Bagaçose (cana mofada), 1273, 1274
                Doença pulmonar devido a sistemas de ar condicionado e umidificação do ar, 1273, 1274
                Névoas de óleo mineral contaminado (endotoxinas de micobactérias), 1273, 1274
                "Pulmão do agricultor" ("pulmão do fazendeiro"), 1273, 1274
                "Pulmão dos criadores de aves", 1273, 1274
                "Pulmão dos manipuladores de animais e peixes", 1273, 1274
                "Pulmão dos que trabalham com cogumelos", 1273, 1274
                "Pulmão dos trabalhadores de malte, cogumelos, boldo", 1273, 1274
                Reconhecimento e menção específica na Lista B em vigor, 173
                Sequoiose (poeira mofada), 1273, 1274
                Suberose (cortiça), 1273, 1274
        Poeiras inorgânicas, 1273, 1274
                Exposição a isocianatos, 1273, 1274
        Reconhecimento e menção específica na Lista B em vigor, 173
Pneumonite por hipersensibilidade, v. Pneumonia por hipersensibilidade
Pneumopatias ocupacionais, v. Doenças respiratórias relacionadas ao trabalho
Poeiras da indústria do couro
        Câncer da cavidade nasal e dos seios paranasais, 934
        Leucemia, 934
Poeiras de madeira e outras poeiras da indústria do mobiliário
        Asma, 1252

Câncer da cavidade nasal e dos seios paranasais, 932, 939, 940, 944, 1384
Dermatoses, 1374, 1375
Poeiras de origem vegetal (cereais, farinhas, serragem etc.)
Asma, 1252, 1253
Rinite alérgica, 172, 1250
Poeiras orgânicas (indústria têxtil e padarias)
Câncer da cavidade nasal e dos seios paranasais, 940
Polineuropatias periféricas, 1107-1112
Agrotóxicos fosforados, 1112
Arsênio e seus compostos, 1112
Chumbo, 1112
n-Hexano, 1112
Metil-n-Butil Cetona (MBK), 1112, 1534
Radiações ionizantes, 163, 169
Porfirias e Porfiria cutânea tardia
Chumbo, 1001, 1002, 1023, 1326
Doença relacionada ao trabalho, especificada na lista brasileira em vigor, 166
Hematopatologia relacionada ao trabalho, 1001, 1002
Hexaclorobenzeno (HCB), 1023, 1326
Reconhecimento e menção específica na Lista B em vigor, 159, 167, 177
TCDD, 1023, 1326
Praguicidas, v. Agrotóxicos
Precarização social, do trabalho, da saúde, 1063-1066
Prensas, 579-585
Prensas dobradeiras, 586, 587
Preparação para situações de emergência e catástrofes, 1853-1880
Aspectos técnicos e gerenciais, 1857, 1858
Glossário de conceitos e definições, 1854, 1855
Panorama internacional e legislação brasileira, 1855-1857
Participação da equipe de saúde nos planos de contingência, 1875-1877
Classificação de desastres, das vítimas e das zonas do desastre, 1875, 1876
Emergências com agentes biológicos, 1877
Emergências envolvendo produtos químicos, 1876, 1877
Emergências radiológicas, 434-441, 451-455, 1877
Plano de emergências médicas – PEM, 1859-1874
Presenteísmo no trabalho
Comentários na perspectiva da Medicina do Trabalho, 1761, 1762
Comentários na perspectiva da Psicopatologia do trabalho e saúde mental, 1089
Pressões atmosféricas anormais, 553-575
Descrição das atividades hiperbáricas, 554
Doenças e acidentes relacionados com o trabalho, 562-571
Artralgia hiperbárica, 566, 567
Barotrauma, 563-566
Reconhecimento e menção específica na Lista B em vigor, 170
Controle médico, 574
Doença descompressiva, 566, 567
Reconhecimento e menção específica na Lista B em vigor, 170
Doença descompressiva: discussão de caso clínico em trabalhador de empresa especializada na construção de fundações que utilizava "tubulão" de ar comprimido, 1585-1586

　　　　　Embolia traumática, 566
　　　　　Intoxicação pelo nitrogênio, 569
　　　　　Intoxicação pelo oxigênio, 568
　　　　　Intoxicação por outros gases, 569
　　　　　Osteonecrose asséptica, 570, 571
　　　　　　　Reconhecimento e menção específica na Lista B em vigor, 178
　　　　　Osteonecrose asséptica de cabeça de fêmur: discussão de caso clínico de trabalhador em "tubulão" de ar comprimido, 1586, 1587
　　　　　Otite barotraumática
　　　　　　　Reconhecimento e menção específica na Lista B em vigor, 170
　　　　　Síndrome neurológica das altas pressões, 567, 568
　　　Doenças relacionadas ao trabalho, especificadas na lista brasileira em vigor, 163
　　　Prevenção e controle, 572
　　　Princípios de Física aplicada, 559-562
　　　Problemas especiais do mergulho de saturação, 571, 572, 1302, 1310
　　　Trabalho em ambientes hipobáricos, 75
　Previdência Social no Brasil
　　　Breve histórico, 250, 251
　　　Perícia médica previdenciária, 252-259
　　　Quadro atual legal e institucional, 252, 253
Processo de trabalho, 54, 55
Programa de conservação auditiva (PCA), 373, 1159-1162, 1751-1755
Programas de gestão de segurança e saúde no trabalho, 1726-1728
Promoção da saúde na perspectiva ambiental, 1555
Promoção da saúde no trabalho, 1614-1626
　　　Conceito e prática gerais, 1614, 1615
　　　Conceito e prática aplicados às doenças cardiovasculares, 1212-1215
　　　Da saúde ocupacional à saúde integral, 1666-1858
　　　Efetividade dos programas de promoção da saúde e prevenção de doenças, 1624
　　　Estratégias de promoção da saúde, 1615, 1666
　　　Programas de promoção da saúde no trabalho, 1858-1623
　　　　　Ações coletivas, 1619-1622
　　　　　　　Cessação do tabagismo, 1621
　　　　　　　Consumo equilibrado de bebida alcoólica, 1621, 1622
　　　　　　　Enfrentamento do estresse, 1622
　　　　　　　Incentivo à atividade física, 1619
　　　　　　　Reeducação alimentar, 1620
　　　　　Ações individuais, 1622, 1623
Protrusão intradiscal do núcleo pulposo, 1434
Provas de função pulmonar, 1244-1249
Psicodinâmica do trabalho, 1627-1638
　　　A ação em Psicodinâmica do Trabalho, 1631-1633
　　　Aspectos epistemológicos e a racionalidade prática, 1630, 1631
　　　Breve histórico: da Ergonomia para a Psicopatologia e para a Psicodinâmica do Trabalho, 1628, 1630
　　　Enfatizando alguns conceitos em Psicodinâmica do Trabalho, 1633-1636
　　　Novos desafios, 1636, 1637
Psicopatologia e saúde mental no trabalho, 1053-1095
　　　Anamnese: sugestões para a formação profissional, 1088
　　　Conceito de psicopatologia no trabalho, 1055-1058

Flexibilidade: o princípio que se tornou dominante, 1058-1066
Parâmetros clínicos para diagnóstico dos distúrbios psíquicos relacionados à situação de trabalho e ao contexto social, 1068-1088
- Alcoolismo crônico relacionado ao trabalho, 1080-1082
- Estresse pós-traumático secundário, 1079
- Psicopatologias da violência, 1076, 1077
- Síndrome da fadiga crônica (fadiga patológica, fadiga industrial), 1070
- Síndrome do esgotamento profissional (Burnout), 1071-1076
- Síndromes depressivas, 1082-1087
  - Discussão de caso clínico de transtorno depressivo causado por assédio moral no trabalho, 1608-1669
- Suicídios no trabalho, 16, 70, 673, 688, 689, 1078, 1087-1088
- Transtorno de estresse pós-traumático, 168, 673, 1077-1079
- Transtorno do ciclo vigília-sono devido a fatores não orgânicos, 168, 766-772, 1071

Situação de trabalho e psicopatologia, 1058-1062
- Condições de trabalho, 1058
- Organização do trabalho e o gerenciamento, 1058-1062

Psitacose (ornitose, doença dos tratadores de aves)
- Clínica e epidemiologia, 857-859
- Doença relacionada ao trabalho, especificada na lista brasileira em vigor, 165
- Ver pneumonias por hipersensibilidade, 1273

Pulmão, v. Doenças respiratórias relacionadas ao trabalho

Púrpura e outras manifestações hemorrágicas, 1004
- Arsênio, 1004
- Benzeno, 1004, 1531, 1532
- Hexaclorociclohexano (HCH), 1004
- Reconhecimento e menção específica na Lista B em vigor, 167

▶ Q

Qualidade de vida
- Conceituação tentativa em Medicina do Trabalho, 1731-1733

Qualidade do ar dos ambientes de interiores, 783-807
- Avaliação da qualidade do ar de interiores, 800
- Introdução, 784
- Legislação brasileira, 800, 801
- Síndrome do edifício doente, 797-799
  - Ambientes ocupacionais não industriais, 798-800
  - Doença relacionada ao prédio, 797, 798
  - Sensibilidade química múltipla e sinergismo, 798
- Tipos de poluentes, fontes e efeitos na saúde humana, 785-797
  - Fatores biológicos, 848851
  - Fatores físicos, 786-788
  - Poluentes químicos, 788-794

Quartzo, ver Sílica

Queilite actínica, 1306, 1307
- Luz visível e radiação ultravioleta B

Queimaduras (pele), 1344

Quelantes, v. Intoxicações agudas relacionadas com o trabalho

Queratite (ceratite) e Queratoconjuntivite, 1125-1129
    Arsênio e seus compostos, 1125-1129
    Doenças do olho relacionadas com o trabalho, 1125-1129
    Radiações infravermelhas, 1125-1129
    Radiações ionizantes, 1125-1129
    Radiações ultravioletas, 1125-1129
    Reconhecimento e menção específica na Lista B em vigor, 170
    Sulfeto de hidrogênio H_2S (ácido sulfídrico), 1125-1129

Querosene
    Efeitos hematotóxicos, 1005

Quinonas
    Efeitos hematotóxicos, 1002

▶ R

Radiação *laser*, 502, 503
    Avaliação da exposição, 516, 518
    Efeitos adversos sobre a saúde, 515
        Efeitos sobre a pele, 516, 1347
        Efeitos sobre o olho, 516
        Outros riscos potenciais, 516
    Fontes de exposição e usos, 506-508
    Mecanismos de ação, 509
    Medidas de proteção, 525-82
    Normalização
        Diretiva 2006/25/CE, 517, 519
        OIT: Código de prática, 500, 529

Radiações da luz visível, 502, 505
    Avaliação da exposição, 517, 519, 520
    Catarata, 511, 1129, 1130
    Lesão térmica da córnea e conjuntiva, 512, 1129, 1130
    Lesão térmica da pele, 512, 1346, 1347
    Mecanismos de ação, 508
    Queilite actínica, 512, 1306, 1307
    Prevenção e controle, 522-524
    Reconhecimento e menção específica na Lista B em vigor, 176

Radiações infravermelhas, 500-502
    Avaliação da exposição, 517, 519
    Efeitos adversos sobre a saúde, 510, 511
        Catarata, 170, 510, 1129, 1130
        Efeitos sobre a pele, 511, 1346, 1347
        Queratite e Queratoconjuntivite, 511, 1125-1129
    Fontes de exposição, 504, 505
    Mecanismos de ação, 508
    Normalização
        Diretiva 2006/25/CE, 519, 522
        Limites de exposição ocupacional da ACGIH (TLVs®), 520
    Prevenção e controle, 522-525
    Reconhecimento e menção específica na Lista B em vigor, 176

Radiações ionizantes, 423-460
	Acidentes com radiação, 434-441
		Cases recentes: Chernobyl, Goiânia e Fukushima, 453-456, 1877
		Contaminação radiológica externa, 449, 450
		Contaminação radiológica interna, 445-449
		Irradiação acidental, 435
		Síndrome aguda da radiação, 435-441
		Síndrome cutânea da radiação, 441-445
		Síndrome da lesão combinada e lesões associadas, 445
	Anemia aplástica (aplasia medular), 436, 1008-1010
		Reconhecimento e menção específica na Lista B em vigor, 163, 166
	Aspectos históricos e relacionados com Epidemiologia, 424, 430, 455, 456, 947
	Blefarite, 169, 437, 1125-1129
		Reconhecimento e menção específica na Lista B em vigor, 163, 169
	Catarata, 170, 1125-1129
		Reconhecimento e menção específica na Lista B em vigor, 163, 170
	Conjuntivite, 163, 169, 1125-1129
		Reconhecimento e menção específica na Lista B em vigor, 163, 169
	Contaminação radiológica externa, 449, 450
	Contaminação radiológica interna, 445-449
	Controle médicos-ocupacional de trabalhadores expostos, 450, 451
	Doenças da reprodução e malformações congênitas, 179, 1495, 1496
		Reconhecimento e menção específica na Lista B em vigor, 163
	Doenças relacionadas ao trabalho, especificadas na lista brasileira em vigor, 163, 174, 176
	Efeitos de baixas doses de radiação, 455-458
		Alterações genéticas, 457
		Cancerização, 221, 455, 456, 947, 955
		Conceito, 455
		Resposta adaptativa, 455
	Efeitos nefrotóxicos (do urânio), 500
	Emergências radiológicas (planejamento e gestão das atividades de preparação para situações de emergência e catástrofes), 451-455, 1877
	Física nuclear básica, 426-431
	Gastroenterite e colite tóxicas, 436
		Reconhecimento e menção específica na Lista B em vigor, 163, 174
	Irradiação e contaminação: diferenças, 431
	Leucemias, 932, 955
		Reconhecimento e menção específica na Lista B em vigor, 163, 174
	Osteonecrose
		Reconhecimento e menção específica na Lista B em vigor, 163, 178
	Pneumonite por radiação
		Reconhecimento e menção específica na Lista B em vigor, 163, 174
	Polineuropatia induzida pela radiação
		Reconhecimento e menção específica na Lista B em vigor, 163, 169
	Queratite e Queratoconjuntivite
		Reconhecimento e menção específica na Lista B em vigor, 163, 170
	Radiodermatite aguda ou crônica, 1346
		Reconhecimento e menção específica na Lista B em vigor, 163, 176
		Ver Síndrome cutânea da radiação, 441-445

Radiopatologia, 433, 434
Radiosensibilidade, 433
Síndrome aguda da radiação, 435-441
Síndrome cutânea da radiação, 441-445, 1346
Síndrome mielodisplásica, 1005-1008
 Reconhecimento e menção específica na Lista B em vigor, 163, 166
Terrorismo radionuclear, 458
Tumores malignos relacionados à exposição a radiações ionizantes
 Brônquios e pulmão (radônio), 500, 456, 944, 945, 1277, 1384
  Reconhecimento e menção específica na Lista B em vigor, 163, 166
 Pele, 947
  Reconhecimento e menção específica na Lista B em vigor, 163, 166
 Leucemias, 456
  Reconhecimento e menção específica na Lista B em vigor, 163, 166
 Ossos e cartilagens articulares (inclui "Sarcoma ósseo"), 455
  Reconhecimento e menção específica na Lista B em vigor, 163, 166
 Seios paranasais e cavidade nasal, 939
  Reconhecimento e menção específica na Lista B em vigor, 163, 165
 Tireoide, 456

Radiações não ionizantes: campos elétricos, magnéticos e eletromagnéticos, campos estáticos, frequências extremamente baixas, radiofrequências e micro-ondas, 462-498
 Avaliação da exposição, 480-496
 Campos eletrostáticos, 463-465
 Campos estáticos, 463-465
 Campos magnéticos, 463-465
 Campos magnéticos e elétricos de frequência extremamente baixa (ELF), 463-465
 Conceitos básicos e unidades de medida, 464, 465
 Efeitos adversos sobre a saúde, 473-480
  Câncer, 476-480, 959
  Catarata, 478, 1125-1129
  Doenças neurodegenerativas, 475, 476
  Efeitos cardiovasculares, 476
  Efeitos neurocomportamentais, 474, 475
  Efeitos sobre a reprodução e desenvolvimento humano, 476
  Sistema neuroendócrino, 475
 Exposições não ocupacionais e ocupacionais, 465-470
 Mecanismos de ação (fisiopatologia), 470-473
 Micro-ondas e radiofrequências, 469, 472, 478-480, 1347
 Normalização
  Diretiva 2004/40/CE da Comunidade Europeia, 491, 492
  Diretrizes da ICNIRP, 489
  Lei federal no. 11.878/2009, 488
  Limites de exposição ocupacional da ACGIH (TLVs®), 492
  Norma Brasileira ABNT NBR 1487:2006, 487
  Resolução ANATEL no. 303/2002, 485, 486
  Resolução Normativa da ANEEL no. 346/2010, 488
 Radiofrequências e micro-ondas, 469, 470, 472, 478-480, 959
Radiações ópticas, v. Radiações da luz visível, radiações infravermelhas, radiações ultravioletas
Radiações ultravioletas UVA, UVB, UVC, 500-529

Avaliação da exposição, 518, 520, 521
Efeitos adversos sobre a saúde, 513
    Carcinoma basocelular, 514, 515, 947, 949, 1346, 1382-1384
    Catarata, 514, 1125-1129
    Eritema ou queimadura solar, 513, 1347
    Fotocarcinogênese: carcinoma basocelular, queratose actínica, carcinoma espinocelular, melanoma, 514, 515, 947, 949, 1347, 1382-1384
    Fotoconjuntivite, 169, 513, 1125-1129
    Fotoenvelhecimento da pele, 514, 1346
    Fotoqueratite, 513, 1125-1129
    Lesão retiniana, 513, 1125-1129
    Pterígio, 514, 1118-1129
    Quelite actínica, 1346
    Queratite e Queratoconjuntivite, 513, 1125-1129
Fontes de exposição, 505
Mecanismos de ação, 508, 509
Normalização
    Diretiva 2006/25/CE, 519
    Limites de exposição ocupacional da ACGIH (TLVs®), 520, 521
Prevenção e controle, 522-525, 1384

Radicais livres, 90
Rádio (Ra), 221
Radiodermatite ou radiodermite, v. Radiações ionizantes
Radiofrequências e micro-ondas, v. Radiações não ionizantes
Radônio (gás)
    Câncer dos brônquios e pulmões, 500, 456, 944, 945, 1277, 1384
    Poluente do ar de ambientes interiores, 791
Reabilitação profissional (Previdência Social), 267-271
Reprodução humana, v. Doenças da reprodução e malformações congênitas relacionadas com o trabalho
Resiliência
    Perspectiva global, aplicada ao campo dos desastres e catástrofes, 1855
    Perspectiva da Segurança do trabalho, 1708, 1709
Resinas
    Dermatoses ocupacionais, 1375-1382, 1602
Rim e trato urinário, v. Nefropatias relacionadas ao trabalho
Rinite alérgica, 1250
    Acrilatos, 172
    Anidrido ftálico, 172, 1252
    Azodicarbonamida, 172
    Carbetos (carbonetos) de metais duros: colbalto, titânio e tungstênio, 172
    Cromo e seus compostos, 172, 1252, 1536
    Enzimas de origem animal, vegetal ou bacteriana, 172, 1250, 1251
    Furfural e álcool furfurílico, 172,
    Isocianatos orgânicos, 172, 1252
    Medicamentos: macrólidos, ranetidina, penicilina e seus sais; cefalosporinas, 172, 1252
    Níquel e seus compostos, 172, 1252, 1537
    Pentóxido de vanádio, 172, 1252
    Poeiras de algodão, linho, cânhamo e sisal, 172
    Produtos da pirólise de plásticos, cloreto de vinila, teflon, 172

    Proteínas animais em aerossóis, 172, 1252
    Reconhecimento e menção específica na Lista B em vigor, 172
    Substâncias de origem vegetal (cereais, farinhas, serragem etc.), 172, 1252
    Sulfitos, bissulfitos e persulfatos, 172, 1252
Rinite crônica, 1250
    Amônia, 172
    Anidrido sulfuroso, 172
    Arsênio e seus compostos, 172
    Cimento (poeira), 172
    Cloro gasoso, 172
    Cromo e seus compostos tóxicos, 172, 1252, 1536
    Fenol e homólogos, 172
    Gás de flúor e fluoreto de hidrogênio, 172, 1535
    Névoas de ácidos minerais, 172
    Níquel e seus compostos, 172, 1252, 1537
    Reconhecimento e menção específica na Lista B em vigor, 172
    Selênio e seus compostos, 172, 1535
Risco, risco relativo, risco atribuível (em Epidemiologia), 214, 231, 232
Riscos mecânicos, v. Perigos e riscos mecânicos
Riscos psicossociais, v. Fatores psicossociais
Rocha fosfática (poeiras)
    Pneumoconiose, 1271
        Reconhecimento e menção específica na Lista B em vigor, 173
Ruído, ultrassom e infrassom, 350-378
    Alteração temporária do limiar auditivo, 1146, 1147
    Avaliação de ruído de impacto, 363, 364
    Avaliação de ruído para conforto acústico, 369-373
    Comprometimento da discriminação auditiva e hiperacusia, 1147
    Doenças relacionadas ao trabalho, especificadas na lista brasileira em vigor, 162
    Equipamentos de proteção individual (EPI), 373
    Fontes de informação, 376
    Formas de controle de ruído
    Hipertensão arterial, 1200
        Reconhecimento e menção específica na Lista B em vigor, 162, 171
    Indicação de metodologia para avaliação de ruído, 364-369
    Infrassom, 375
    Instrumentos de medida, 354-358
    Normas e critérios de risco internacionais, 358-363
    Perda auditiva induzida pelo ruído (PAIR), 1137-1166
    Programa de conservação auditiva (PCA), 373, 1159-1162, 1751-1755
    Ruptura traumática do tímpano (perfuração da membrana do tímpano), 563, 564, 1146, 1148
    Ultrassom, 374, 375

▶ S

Sais de cianeto, 1510, 1511
Sangue, v. Hematopatias relacionadas ao trabalho
Saturnismo, v. Chumbo e seus compostos
Saúde: conceito (OMS), 78, 79, 138

Saúde Ambiental, 1543-1567
    Aspectos conceituais e históricos, 1544-1546
    Atividades de destaque na prática da Saúde Ambiental, 1556-1563
        Análise dos processos produtivos, 1556-1558
        Avaliação de risco, 1558-1560
        Vigilância em Saúde Ambiental, 1560-1562
    Avaliação do impacto das medidas de prevenção e controle, 1563-1565
    Princípios de toxicologia, 1550-1554
    Processos produtivos e saúde, 1546-1550
    Promoção da saúde, prevenção e controle dos efeitos adversos do ambiente, 1555, 1556

Saúde do Trabalhador
    Aspectos históricos, caracterização da área e aspectos institucionais, 3-48, 186-188

Saúde mental, v. Psicopatologia e saúde mental no trabalho

Saúde Ocupacional: conceito e evolução, 27, 138, 139

Saúde Pública (Saúde Coletiva) como matriz de origem da área de Saúde do Trabalhador, 13-18, 21-23, 26-31

Schilling, v. Classificação de Schilling das doenças relacionadas com o trabalho

Sedentarismo
    Fator de risco cardiovascular, 1188, 1189
    Programas de promoção da saúde no trabalho, 1619, 1620

Segurança do Trabalho, 1687-1724
    Engenharia da resiliência, 1708, 1709
    Ferramentas de gerenciamento de riscos, 1696-1699
        Gestão do risco, 1698, 1699
        Histórico, 1696
        Mudanças na abordagem de avaliação de riscos, 1698
        Passos para a avaliação de perigos e riscos, 1697, 1698
    Gestão de segurança e saúde no trabalho (SST), 1711-1721
        Contribuições para a gestão de SST, 1713
        Empresas certificadas em OHSAS 18001 no Brasil, 1712
        Essencialidade do compromisso da alta direção das organizações, 1717-1719
        Informatização e uso da Epidemiologia na gestão de SST, 1713-1715
        Investigação de acidentes/incidentes, 720-737, 721, 1716
        O desafio da (re)construção de uma "cultura de SST", 1721
        Os desafios para estabelecer objetivos e escopos de SST cada vez mais amplos, 1719-1721
        Referenciais de gestão de SST, 1711
    Gestão de segurança do produto, 1710, 1711
    Legislação e documentação de SST, 1689-1696
        Implicações pelo não atendimento à legislação de SST, 1691, 1692
        Manutenção de paradigmas nas Normas Regulamentadoras, 1690, 1691
        Mudanças de paradigmas nas Normas Regulamentadoras, 1691
        Outras legislações, 1693
        Uso de "modelos" e "esquemas" estrangeiros e internacionais, 1695
        Uso de referências estrangeiras e internacionais, 1694, 1695
        Uso de referências nacionais, 1694
    Segurança de processo, 1716
        Histórico, 1716
        Disseminação da segurança de processo, 1717
        Gestão de segurança de processo, 1716
    Segurança nos trabalhos com eletricidade, 1704, 1705

Tecnologia de equipamentos de proteção, 1699
- Equipamentos de proteção coletiva – EPC, 1700
- Equipamentos de proteção individual – EPI, 1700, 1701

Tecnologia de proteção contra incêndio, 1701-1704
- Breve histórico da legislação de SST, relativa a proteção a incêndio, 1702
- Gestão de proteção contra incêndio, 1702
- Importância, 1701

Tecnologia de proteção de máquinas e equipamentos, 577-612, 1705-1708

Seios paranasais
- Câncer, v. cavidade nasal e seios paranasais, 934, 937-940, 1250, 1370, 1372, 1374
- Sinusite relacionada ao trabalho, 1249, 1250

Selênio e seus compostos
- Efeitos sobre o sistema endócrino, 1026, 1035
- Efeitos sobre o sistema respiratório, 174, 1231, 1237-1240, 1245, 1268, 1269, 1272, 1273, 1535
- Efeitos neurotóxicos, 1107-1112
- Intoxicação aguda, 1535

Senioridade no trabalho e cooperação, 80

Sensibilidade e hipersensibilidade (Distúrbios da imunidade), 109-114, 798

Serpentes e cobras, v. Acidentes provocados por animais peçonhentos

Seveso, 1017

Siderose (pneumoconiose), 1271
- Reconhecimento e menção específica na Lista B em vigor, 173

Sílica-livre cristalina
- Aspectos históricos e importância em Epidemiologia, 25, 28, 29, 35, 56
- Câncer de pulmão, 945, 968, 1261
  - Reconhecimento e menção específica na Lista B em vigor, 166
- *Cor pulmonale*, 1210, 1211
- Doença pulmonar obstrutiva crônica, 1260
- Doenças autoimunes, 1261
- Doença renal crônica, 1261, 1473
- Doenças relacionadas ao trabalho, especificadas na lista brasileira em vigor, 162, 173
- Mecanismos de patogênese, 105, 1239
- Silicose, 1256-1261
  - Discussão de caso clínico de silicose em cavador e poços, 201
  - Discussão de caso clínico de silicose em ceramista, 1594
- Silicose aguda, 1258
  - Discussão de caso clínico no trabalho em moagem de quartzo, 1594
- Sílico-tuberculose, 1260
  - Aspectos históricos, 26
  - Discussão de caso clínico em lixador de piso de quadra poliesportiva, 1587, 1588
- Síndrome de Caplan, 174, 177, 1261
  - Discussão de caso clínico, 198

Silicose, v. Sílica-livre cristalina

Silicotuberculose, 1260
- Reconhecimento e menção específica na Lista B em vigor, 173
- Ver também Tuberculose, 899-849

Síndrome aguda da radiação, 435-441

Síndrome cervicobraquial
- Reconhecimento e menção específica na Lista B em vigor, 177

Vibrações localizadas, 391-397, 1405-1420
Síndrome cutânea da radiação, v. Radiações ionizantes
Síndrome da apneia obstrutiva do sono, 766, 1189
Síndrome da fadiga ("neurastenia"), 1070
    Reconhecimento e menção específica na Lista B em vigor, 168
Síndrome da hipersensibilidade a substâncias químicas múltiplas, 112-114, 798
Síndrome de Ardystil, 1274
Síndrome de *burnout*
    Conceito, 65, 1071-1073
    Fatores de risco no trabalho, 1071-1073
    Profissões ou atividades mais elevada incidência, 65, 66, 1074-1076
    Reconhecimento e menção específica na Lista B em vigor, 168
Síndrome de Caplan
    Discussão de caso clínico, 198
    Pneumoconiose dos trabalhadores do carvão e ou silicose, 174, 177, 1261, 1268
    Reconhecimento e menção específica na Lista B em vigor, 174, 177
Síndrome de disfunção reativa das vias aéreas (SDVA/RADS), 1251
    Reconhecimento e menção específica na Lista B em vigor, 174
Síndrome de esgotamento profissional, v. Síndrome de *burnout*
Síndrome de Raynaud
    Conceituação e clínica, 1215
    Fatores de risco de natureza ocupacional, 1215
        Cloreto de vinila, 1215, 1380
        Frio (trabalho em baixas temperaturas), 1215, 1345, 1824
        Vibrações localizadas, 1215
    Reconhecimento e menção específica na Lista B em vigor, 171
Síndrome do estresse pós-traumático, v. Estresse pós-traumático
Síndrome do manguito rotatório (rotador), 1410-1413
    Reconhecimento e menção específica na Lista B em vigor, 169
    Discussão de caso clínico em professora, 1597, 1598
Síndrome do túnel do carpo, 1739
    Discussão de caso clínico, 197
    Reconhecimento e menção específica na Lista B em vigor, 169
Síndrome do túnel do carpo em merendeira: discussão de caso clínico, 1595-1597
Síndrome dos edifícios doentes, 76, 797, 798
Síndrome metabólica
    Doença hepática ocupacional e ambiental, 1328
    Fator de risco cardiovascular, 1181, 1184
Síndrome mielodisplásica
    Benzeno, 932, 955, 966, 967, 1005-1010, 1531, 1532
    Radiações ionizantes, 436, 932
    Reconhecimento e menção específica na Lista B em vigor, 166
Síndrome nefrítica aguda,
    Reconhecimento e menção específica na Lista B em vigor, 179
Síndrome neurológica das altas pressões, 567, 568
Síndrome respiratória aguda grave (SRAG), 896-902
Sinovites e tenossinovites, 1406-1420
    Reconhecimento e menção específica na Lista B em vigor, 178
Sinusite, v. Cavidade nasal e seis paranasais

Sisal (poeira)
	Asma, 164, 173
	Bissinose, 164, 173
		Doenças relacionadas ao trabalho, especificadas na lista brasileira em vigor, 164
	Outros efeitos respiratórios crônicos, 164
	Rinites alérgicas, 164, 172
Sistema endócrino, v. Doenças endócrinas relacionadas com o trabalho
Sistema nervoso, v. Doenças do sistema nervoso relacionadas com o trabalho
Sistemas de gestão de segurança e saúde no trabalho
	Perspectiva da Higiene Ocupacional, 1681
	Perspectiva da Medicina do Trabalho, 1726-1776
	Perspectiva da Segurança do Trabalho, 1711-1721
Sistemas de umidificação do ar (interiores), 787, 794, 795
Sobrecarga térmica, v. Calor (trabalho em temperaturas extremas)
Solventes orgânicos
	Carcinogênse, 931, 932, 940, 944, 952, 953, 959, 960
	Dermatoses, 1362-1364
	Efeitos cardiovasculares, 1200
	Efeitos hepatotóxicos, 1318-1326
	Efeitos nefrotóxicos, 1464-1474
	Efeitos neurocomportamentais, 1107-1112
	Efeitos sobre a reprodução e malformações congênitas, 1493
	Efeitos sobre o sistema endócrino, 1029-1038
Sono, v. Trabalho em turnos e noturno
Stress, v. Estresse
Suberose, v. Pneumonia por hipersensibilidade, 173, 1273, 1274
Suicídio relacionado ao trabalho
	Aspectos históricos e relacionados com Epidemiologia, 16, 70
	Sulfeto de carbono (CS_2), 16, 1530, 1531
	Como consequência de assédio moral no local de trabalho, 673, 688, 689
	Como consequência e expressão de violência no trabalho, 688, 689
	Como consequência do excesso de trabalho (*karojisatsu*), 70
	Psicopatologia e saúde mental no trabalho, 1078, 1079, 1087
Sulfeto de carbono (CS_2), dissulfeto de carbono
	Angina *pectoris*, 1204, 1205
	Aspectos históricos e relacionados com Epidemiologia. 16, 34
	Aterosclerose, 100, 101, 1198, 1204, 1205
	Doença aterosclerótica do coração, 1198, 1204, 1205
	Doenças relacionadas ao trabalho, especificadas na lista brasileira em vigor, 162
	Doença renal crônica, 1464-1474
	Efeitos sobre o sistema endócrino, 1023, 1029-1038
	Efeitos neurotóxicos, 1107-1112
	Infarto agudo do miocárdio, 1204, 1205
	Intoxicação aguda, 1530, 1531
	Neurite do nervo óptico (neurite óptica), 1131
	Neurite do nervo óptico: discussão e caso clínico de amaurose por sulfeto de carbono, 1583, 1584
	Suicídio relacionado ao trabalho, 16
	Transtornos mentais (*Delirium* e outros), 1107-1112
Sulfeto de hidrogênio (H_2S), gás sulfídrico, ácido sulfídrico

Demência (sequela), 167
Doenças relacionadas ao trabalho, especificadas na lista brasileira em vigor, 162
Intoxicação aguda, 1517
Queratite e Queratoconjuntivite, 1125-1129
Sulfitos, bissulfitos e persulfatos
Asma, 173
Rinite alérgica, 172
Sulfo-hemoglobinemia, 1003

▶ T

2,4.5-T (2,4,5-triclorofenóxiacético)
Cancerígeno, 1052, 1053
Efeitos sobre a reprodução, 1482
Efeitos sobre o sistema endócrino, 1027, 1037
Tabaco e tabagismo
Fator de risco de doenças cardiovasculares, 1185-1187
Fator de risco em doenças respiratórias, 1241, 1254, 1255, 1260, 1262, 1263, 1265, 1267, 1271, 1275, 1277
Fator de risco em neoplasias malignas, 918, 921, 922, 925, 938, 940, 942, 943, 944, 950, 956
Programas de cessação do tabagismo, 1621
Tabagismo passivo, 944, 968, 969
Talco, talcose, 173, 1667
Talco contendo fibras asbestiformes (cancerígeno), 932, 1276
Tântalo
Doença pulmonar por exposição a metais duros, 1272
TCDD, v. 2,3,7,8-tetraclorodibenzo-p-dioxina
Tendinite bicipital, 1413, 1414
Reconhecimento e menção específica na Lista B em vigor, 178
Tendinite do supraespinhoso, 1410, 1411
Discussão de caso clínico, 196
Tendinites e tenossinovites, 1406-1420
Reconhecimento e menção específica na Lista B em vigor, 178
Tenossinovite estenosante do estiloide radial, 1407-1409
Reconhecimento e menção específica na Lista B em vigor, 178
Teratogenicidade, 98, 99
Tétano relacionado ao trabalho
Clínica e epidemiologia, 856, 857
Doença relacionada ao trabalho, especificada na lista brasileira em vigor, 164
Prevenção e imunização, 857, 1782, 1785, 1789, 1790, 1804, 1805, 1808
Tetracloreto de carbono
Cancerígeno, 953
Efeitos hepatotóxicos, 1318-1326
Efeitos nefrotóxicos, 1464-1474
Efeitos neurotóxicos, 1107-1112
Efeitos sobre o olho, 1131
Intoxicação aguda, 1529, 1530
2,3,7,8-Tetraclorodibenzo-p-dioxina (TCDD)
Dermatoses (porfiria cutânea, hipertricose, hiperpigmentação da pele, cloracne), 176
Efeitos carcinogênicos, 1010, 1023

Efeitos endócrinos e sobre a reprodução, 1017, 1022, 1029-1038, 1492, 1493
Efeitos hepatotóxicos, 1318-1326
Efeitos neurotóxicos, 1107-1112
Porfíria cutânea tardia, 1023, 1326

1,1,2,2-Tetracloroetano
Intoxicação aguda, 1539, 1540
Intoxicação crônica, 1539, 1540
Dermatite de contato por irritantes, 1344, 1348
Efeitos hepatotóxicos, 1539, 1540
Hipoacusia ototóxica, 1139, 1149, 1150
Transtorno cognitivo leve, 1107-1112
Transtornos depressivos, 1107-1112

Tetracloroetileno (Percloroetileno)
Dermatoses, 1344, 1348, 1539
Efeitos nefrotóxicos, 1539
Efeitos hepatotóxicos, 1318-1326, 1539
Efeitos neurocomportamentais, 1107-1112
Efeitos ototóxicos, 1139, 1149, 1150
Efeitos sobre a reprodução, 1493, 1494
Intoxicação aguda, 1539

Tiocianato
Efeitos sobre o sistema endócrino, 1027

Tioureia
Efeitos sobre o sistema endócrino, 1027

Tireoide
Câncer
Hexaclorobenzeno (HCB), 1023
Radiações ionizantes, 456
Outras alterações funcionais (hipertireoidismo ou hipotireoidismo), 1025, 1026, 1027, 1537
Reconhecimento e menção específica na Lista B em vigor 167

Titânio
Doença pulmonar por exposição a metais duros, 1272
Reconhecimento e menção específica na Lista B em vigor, 173

Tolueno
Efeitos cardiovasculares, 1206
Efeitos hepatotóxicos, 1318-1326
Efeitos nefrotóxicos, 1464-1474
Efeitos neurocomportamentais, 1107-1112
Efeitos sobre a reprodução, 1493, 1494
Efeitos sobre o sistema endócrino, 1029-1038
Intoxicação aguda, 1532

Tolueno 2,4-diisocianato
Efeitos hematotóxicos, 1004
Efeitos respiratórios, 1249, 1250, 1251, 1273

Toluidinas (meta, orto, para)
Câncer de bexiga, 222, 223, 932, 933, 934, 950, 1475
Efeitos nefrotóxicos, 1464-1474

Tório
Hipertensão portal, 1324

Reconhecimento e menção específica na Lista B em vigor, 175
Câncer de fígado em pessoas que foram submetidas a exames contrastados com *Thorotrast*, à base de Tório, 456, 1323
Toxafeno, v. Agrotóxicos organoclorados
Toxicidade, 61
Toxicologia ocupacional e ambiental, 121-135, 328-330, 1550-1554, 1740
    Exposição, 1550, 1551
    Toxicocinética, 122-130, 1551, 1552
        Absorção, 122
        Distribuição, 125
        Biotransformação, 126
        Eliminação, 130
    Toxicodinâmica, 130-135, 1552
        Mecanismos de ação tóxica, 131-135
        Sinais e sintomas (fase clínica), 1552
Trabalhadores coletores da limpeza pública
    Vacinação e imunização, 1805
Trabalhadores da Educação
    Problemas ergonômicos, 1597, 1598
    Problemas de voz, 1168-1176
    Síndrome de *burnout*, 1074, 1075
    Vacinação e imunização, 1804
    Violência no trabalho, 686
Trabalhadores da Saúde
    Agentes neoplásicos, 956
    Perigos e riscos biológicos, 868, 869, 878-880, 896-902, 903
    Perigos e riscos químicos, 956, 959
    Síndrome de *burnout*, 1075, 1076
    Suicídio, 688
    Trabalho noturno e em turnos, 70
    Vacinação e imunização, 874-876, 1802-1804
    Violência no trabalho, 685, 686
Trabalhadores de empresas de alimentos e bebidas
    Vacinação e imunização, 1804
Trabalhadores profissionais do sexo
    Vacinação e imunização, 1805
Trabalhadores que lidam com animais
    Vacinação e imunização, 1804
Trabalhadores que lidam com dejetos e/ou águas potencialmente contaminadas
    Vacinação e imunização, 1804
Trabalhadores viajantes e expatriados, 1812-1836
    Aconselhamento e orientações para o viajante, 1831, 1832
        Preparação, 1831
        Proatividade, 1830
        Proteção, 1831
    Aspectos psicossociais do trabalhador viajante, 1827-1830
        Avaliação pré e pós viagem, com foco em saúde mental, 1830
        Efeitos sobre a saúde mental, 1828-1830
    Conceito e importância, 1812, 1813

　　　　　　Consulta para o trabalhador viajante e vacinação, 1794-1797, 1825, 1826
　　　　　　Riscos relacionados a viagens de trabalho, 1813-1825
　　　　　　　　　Acidentes e violência, 1824
　　　　　　　　　Diarreia do viajante, 1797, 1813
　　　　　　　　　Doenças dermatológicas, 1817
　　　　　　　　　Doenças infectocontagiosas mais comuns, 1818-1821
　　　　　　　　　　　Febre amarela, 16, 20, 862, 863, 1794, 1795, 1818-1820
　　　　　　　　　　　Malária, 889-891, 1820, 1821
　　　　　　　　　Doenças relacionadas à altitude, 1813, 1814
　　　　　　　　　Doenças relacionadas ao clima, 1823, 1824
　　　　　　　　　　　Efeitos à saúde relacionados ao calor, 535, 1024, 1027, 1823, 1824
　　　　　　　　　　　Efeitos à saúde relacionados ao frio, 75, 83, 546, 1824
　　　　　　　　　Doenças respiratórias, 1816, 1817
　　　　　　　　　"*Jet lag*", 1814, 1815
　　　　　　　　　"*Motion sickness*" (Cinetose), 1815, 1816
　　　　　　　　　Trombose venosa profunda, 1217, 1220, 1802
　　　　　Trabalhador expatriado, 1831
　　　　　　　　　Cultura, choque cultural e aculturação, 1832
　　　　　　　　　Efeitos sobre a saúde, 1833
　　　　　　　　　Medidas de controle, 1833
Trabalho como determinante e/ou promotor de saúde, 52, 1881-1892
Trabalho confinado, 75
Trabalho em grandes altitudes (montanhas), 74, 75, 1813, 1814
Trabalho em posição sentada, por tempo prolongado, 1216-1220
Trabalho em temperaturas elevadas (calor), 531-539
Trabalho em temperaturas baixas (frio), 75, 83, 1344, 1345, 1824
Trabalho em turnos e trabalho noturno, 753-782
　　　　　Aspectos históricos e razões da existência, 754, 755
　　　　　Atividades e profissões de mais elevada ocorrência, 69, 70, 755, 759, 760
　　　　　Conceituação: definições e escalas de trabalho, 755
　　　　　Legislação brasileira e internacional, 760, 761
　　　　　Organização do trabalho e a dimensão temporal, 761-766
　　　　　Programas de promoção da saúde e prevenção dos efeitos adversos, 773-776
　　　　　Trabalho em turnos e a saúde, 766-772
　　　　　　　Aspectos relacionados ao sono, 766, 767, 1071
　　　　　　　Aspectos ligados à vida reprodutiva, 772
　　　　　　　Dificuldades na vida sócio-familiar, 771, 772
　　　　　　　Doenças relacionadas ao trabalho, especificadas nas listas oficiais brasileiras (Lista B), 168, 760, 761, 1071
　　　　　　　Efeitos adversos cardiovasculares, 767, 768, 1195
　　　　　　　Efeitos adversos gastrintestinais e metabólicos, 768, 769, 1328
　　　　　　　Efeitos adversos sobre o sistema endócrino, 1024
　　　　　　　Envelhecimento, 770
　　　　　　　Questões específicas sobre as mulheres trabalhadoras, 772
　　　　　　　Registros sobre relações com o câncer, 769, 770
Trabalho feminino, 772
Trabalho hiperbárico, v. Pressões atmosféricas anormais
Trabalho infantil, do adolescente ou trabalho precoce, 67, 68
Trabalho nocivo: conceito e mecanismos de nocividade, 52-76
Trabalho noturno, v. Trabalho em turnos e trabalho noturno

Trabalho *offshore*, 75
Trabalho precoce
    Aspectos históricos, 67-69
    Estudos brasileiros, 67-69
Transtorno cognitivo leve, 1098-1112
    Brometo de metila, 167, 1112, 1131, 1132, 1528
    Chumbo e seus compostos tóxicos, 1107-1112
    Manganês e seus compostos tóxicos, 1107-1112, 1536
    Mercúrio, 1107-1112
        Reconhecimento e menção específica na Lista B em vigor, 161
    Reconhecimento e menção específica na Lista B em vigor, 167
    Sulfeto de carbono, 1107-1112, 1530, 1531
    Tolueno, 1107-1112, 1532
Transtorno do ciclo vigília-sono, 1071
    Reconhecimento e menção específica na Lista B em vigor, 168
Transtorno extrapiramidal do movimento, 1098-1112
    Cloreto de metileno (diclorometano)
    Mercúrio, 1107-1112
    Reconhecimento e menção específica na Lista B em vigor, 168
Transtorno mental orgânico ou sintomático, 1098-1112
    Manganês e seus compostos tóxicos, 1107-1112, 1536
    Mercúrio, 1107-1112
    Reconhecimento e menção específica na Lista B em vigor, 168
    Tolueno, 1107-1112, 1532
Transtornos do nervo olfatório, 1109, 1535, 1536
    Reconhecimento e menção específica na Lista B em vigor, 169
Transtornos do nervo trigêmeo
    Reconhecimento e menção específica na Lista B em vigor, 169
Trauma acústico, 1146
Trauma ocular
    Doenças do olho relacionadas com o trabalho, 1122-1125
Traumatismo crânio-encefálico, 1105, 1106
Tremor, 1107-1112
    Brometo de metila, 167, 1112, 1131, 1132, 1528
    Mercúrio, 1107-1112
    Reconhecimento e menção específica na Lista B em vigor, 168
Triazina
    Efeitos sobre o sistema endócrino, 1029-1038
1,2,4-Triclorobenzeno
    Efeitos sobre o sistema endócrino, 1029-1038
1,1,2-Tricloroetano
    Efeitos hepatotóxicos, 1323, 1324
Tricloroetileno
    Efeitos agudos
        Efeitos neurocomportamentais, 1107-1112
    Efeitos crônicos
        Dermatoses, 1344, 1348
        Efeitos hepatotóxicos, 1318-1326
            Discussão de caso clínico de hepatite tóxica em trabalhador da construção civil, 1606

Efeitos nefrotóxicos, 1464-1474
Efeitos neurocomportamentais, 1107-1112
Efeitos ototóxicos, 1139, 1149, 1150

Trifluorotricloroetano, 1206

2,4,6-Trinitrotolueno
Efeitos hematotóxicos, 1002, 1003, 1005
Efeitos hepatotóxicos, 1318-1326

Trombose, 107

Trombose venosa profunda e tromboembolismo pulmonar, 1217, 1220, 1802, 1803

Tuberculose
Sílico-tuberculose, 173, 1260, 1587, 1588
Tuberculose relacionada ao trabalho, 899-849
Clínica e epidemiologia, 899-849
Doença relacionada ao trabalho, especificada na lista brasileira em vigor, 164

Tumores malignos relacionados ao trabalho, 917-988
Aspectos históricos, 221, 918
Carcinogênese, 918-926, 1382, 1383
Carcinógenos de origem ocupacional, 929-936, 1382-1384
Controle, prevenção e vigilância, 962, 965, 966, 967
Doenças relacionadas ao trabalho, especificadas na lista brasileira em vigor, 165-166
Epidemiologia das neoplasias malignas relacionadas com o trabalho, 926-929
Estudo das neoplasias com mais elevado significado epidemiológico na sua relação com o trabalho, segundo localização
Bexiga, 949-951
Alcatrão, breu, betume, hulha mineral, parafina e seus resíduos, 932, 950
Aminas aromáticas e seus derivados (4-aminabifenila; beta-naftilamina; 2-cloroanilina, benzidina; orto-toluidina; 4-cloro-orto-toluidina), 222, 223, 932, 933, 934, 950, 1475
Aspectos históricos e relacionados com Epidemiologia, 221, 222
Hidrocarbonetos policíclicos aromáticos (HPA), 932, 933, 950
Produção de alumínio (método Soderberg), 933, 950
Boca, septo nasal e seios paranasais, 937-940, 1250
Cromo hexavalente, 940, 1370, 1384, 1536
Formaldeído, 940, 1527, 1528
Indústria do petróleo, 938
Níquel (refino e galvanoplastias), 221, 940, 1371, 1537
Poeira da indústria do couro, 934
Poeiras de madeira, 932, 939, 940, 944, 1384
Poeiras orgânicas (indústria têxtil e padarias), 940
Trabalhadores em oficinas mecânicas, 939
Brônquios, pulmões e pleura, 942-947
Acrilonitrila, 942
Alcatrão, breu, betume, hulha mineral, parafina, piche, emissões de fornos de coque, fuligens, 932, 933, 944
Arsênio e seus compostos, 932, 942, 945, 1277
Asbesto (amianto), 63, 942, 944, 945, 1265, 1266
Aspectos históricos e relacionados com Epidemiologia
Berílio e seus compostos, 932, 942, 945
Cádmio e seus compostos, 918, 932, 942, 944, 960
Cloreto de vinila, 932, 942

Clorometil éteres, 932, 933
Cromo hexavalente seus compostos, 932, 942, 944, 945, 1370, 1536
Diesel (produtos de combustão), 944, 1277, 1384
Emissões de fornos de coque, 933
Formaldeído, 942, 1527, 1528
Fuligem, 932, 1383
Gás mostarda, 932
Hidrocarbonetos policíclicos aromáticos (HPA), 942, 944, 945, 1277, 1383
Indústria do alumínio (fundições)
Indústria da borracha, 944
Neblinas de óleos minerais, 932, 944
Névoas ácidas (galvanoplastias), 1276
Níquel (Refino e galvanoplastias), 221, 944, 945, 1372, 1537
Produção de alumínio (método Soderberg), 933, 950
Radiações ionizantes (Radônio), 500, 456, 942, 944, 945, 1277, 1384
Sílica-livre, 942, 944, 945, 1261
Talco contendo fibras asbestiformes, 932, 1276

Estômago
- Asbesto, 165

Fígado, 1326
- Aflatoxinas, 933
- Arsênio e seus compostos, 932, 1326
- Cloreto de vinila, 932, 1326

Laringe, 940-942
- Asbesto, 941
- Misturas de ácidos inorgânicos fortes, 941

Leucemias, 954-957, 1010
- Agrotóxicos organoclorados 956, 957, 1010
- Benzeno, 932, 933, 955, 966, 967, 1005-1010, 1531, 1532
- Brometo de vinila, 932
- 1,3-Butadieno, 932, 933, 955, 956, 1010
- Campos eletromagnéticos, 955, 1010
- Estireno, 932, 955, 956, 1010
- Óxido de etileno, 932, 956, 1010
- Poeira da indústria do couro
- Radiações ionizantes, 955, 1008, 1009

Linfomas (Linfoma Não Hodgkin), 951-1053
- Agrotóxicos organoclorados (herbicidas), 952, 953, 1010
- Óxido de etileno, 956, 1010

Ovário, 1265
- Asbesto (amianto), 1265

Pâncreas, 957

Pele, 947-949, 1382-1384
- Alcatrão, breu, betume, hulha mineral, parafina e seus resíduos, 14, 221, 918, 948, 1383
- Arsênio e seus compostos, 948, 1383
- Aspectos históricos e relacionados com Epidemiologia, 14, 221, 918, 947
- Hidrocarbonetos policíclicos aromáticos (HPA), 14, 221, 918, 933, 947, 1366, 1383
- Fuligens, 14, 221, 918, 933, 947, 1383, 1482
- Radiações ionizantes, 456, 947

Radiações ultravioleta, 514, 515, 947, 949, 1383, 1384
Rim
Cádmio, 1474
Chumbo, 1474
Creosoto, 1475
Sistema nervoso central, 957-960
Agrotóxicos organoclorados, 958
Campos eletromagnéticos de baixa tensão, 959
Cloreto de vinila, 959
Radiofrequências e micro-ondas, 959
Trabalhadores da indústria da borracha, 958
Trabalhadores em refinarias de petróleo, 959
Tiroide
Hexaclorobenzeno (HCB), 1023
Radiações ionizantes, 456
Exposição ocupacional dos pais e câncer na infância, 960-962
Tungstênio, 173, 1237, 1252, 1268, 1271, 1272

▶ U

Ulceração, perfuração ou necrose do septo nasal, 1250
Cromo e outros, 1250, 1368, 1369, 1370, 1536
Reconhecimento e menção específica na Lista B em vigor, 172
Ultrassom, 374, 375
Umidade de interiores, 787
Urânio
Efeitos nefrotóxicos, 500
Minas de urânio (radônio), 500, 456, 944, 945, 1277, 1384
Radiações ionizantes, 456

▶ V

Vacina e Vacinação, v. Imunização e vacinação
Vanádio
Doença pulmonar por exposição a metais duros, 173, 1252, 1272, 1537
Varicela e varicela-zoster, 839, 903, 1781, 1782, 1783, 1790, 1791, 1793, 1794, 1798, 1802, 1804, 1806, 1817, 1818
Varíola
Aspectos históricos, 1780
Varizes dos membros inferiores, 1216-1219
Ventilação em ambientes interiores, 786
Vertigem alternobárica, 565
Vibrações de corpo inteiro, 397-475
Avaliação da vibração de corpo inteiro, 399, 1445
Efeitos da exposição
Lombalgia e distúrbios da coluna, 408-413, 1427-1429
Outros efeitos adversos, 413
Exposições combinadas, 414-416
Estudos brasileiros, 416
Normalização nacional e internacional, 399-406
Princípios de prevenção, 406-408

Vibrações localizadas ou transmitidas pelas mãos, 382-397
    Acrocianose e acroparestesia e Síndrome de Raynaud, 391-395, 1215, 1216
        Reconhecimento e menção específica na Lista B em vigor, 162, 171
    Afecções auditivas, 395, 396
    Afecções dos nervos periféricos, 391-395, 1347
    Afecções dos vasos sanguíneos periféricos, 391-395, 1215, 1347
    Distúrbios osteomusculares relacionados, 396, 397
        Doença de Kienböck do adulto
            Reconhecimento e menção específica na Lista B em vigor, 162, 178
        Fibromatose da fascia palmar ("Contratura ou Moléstia de Dupuytren")
            Reconhecimento e menção específica na Lista B em vigor, 162, 178
        Síndrome cervicobraquial
            Reconhecimento e menção específica na Lista B em vigor, 162, 178
    Doenças relacionadas ao trabalho, especificadas na lista brasileira em vigor, 162
    Exposição, 383
    Medição, 382
    Normalização, 384, 386-389
    Prevenção, 389, 390

Vigilância da saúde
    Conceito e perspectiva epidemiológica, 234, 1728
    Em Higiene Ocupacional, 1671
    Em Saúde Ambiental, 1560-1562, 1728
    Em Saúde do Trabalhador (geral), 1674, 1728
    Em Medicina do Trabalho
        Conceito e sua relação com o PCMSO, 1727, 1728
        Utilização máxima das informações de saúde, 1728-1730

Violência e trabalho, 677-699
    Acidente do trânsito como expressão de violência que atinge trabalhadores, 686
    Características do trabalho que expõe os trabalhadores a mais elevado risco de violência, 690, 691
    Conceituação e formas de violência no trabalho, 678-682
    Estatísticas de violência no trabalho, 683-685
    Prevenção, 691-694
    Psicopatologia e saúde mental no trabalho, 1076, 1077
    Resposta aos incidentes, 694
    Situação de trabalho dos trabalhadores viajantes e expatriados, 1824
    Suicídio e trabalho, 688, 689
    Violência do trabalho no setor educação, 686
    Violência no trabalho no setor saúde, 685, 686

Visão (ver também Olhos)
    Catarata, 1129, 1130
        Radiações infravermelhas, 170, 510, 1129, 1130
        Radiações ionizantes, 170, 1125-1129
        Radiações ultravioletas, 514, 1125, 1129
    Distúrbios visuais subjetivos, 1131, 1132
        Brometo de metila, 167, 1112, 1131, 1132, 1528
        Cloreto de metileno, 1131, 1132
    Doenças do olho relacionadas com o trabalho, 1122-1134
    Neurite do nervo óptico (neurite óptica), 1131
        Brometo de metila, 167, 1112, 1131, 1132, 1528

Cloreto de metileno, 1131
Metanol, 1131, 1524, 1525, 1580-1582
Metanol: discussão de caso clínico de amaurose, 1580-1582
Sulfeto de carbono, 1131, 1530, 1531, 1583, 1584
Sulfeto de carbono: discussão de caso clínico de amaurose, 1583, 1584
Tetracloreto de carbono, 1131, 1529, 1530

Vitiligo, v. Dermatoses relacionadas ao trabalho
Voláteis de alcatrão, v. Hidrocarbonetos policíclicos aromáticos
Voláteis de coque (emissões de fornos de coque), v. Hidrocarbonetos policíclicos aromáticos
Voz: distúrbios relacionados com o trabalho, 1168-1176
- Avaliação da disfunção vocal, 1168-1170
- Diagnóstico e conduta, 1174-1176
- Discussão de caso clínico de cordite à esquerda em professor de educação física, 1608
- Problemas relativos ao contato com substâncias irritativas da mucosa respiratória, 1168, 1171, 1172
  - Laringite inespecífica, 1168
    - Aguda (alérgica e hiperreacional), 1168
    - Irritativa, 1168
  - Laringite crônica, 1168
    - Imunológica, 1168
    - Irritativa, 1168
- Problemas relativos à condição individual frente ao ambiente de trabalho, 1168, 1172, 1173
  - Alterações estruturais mínimas, 1168
- Problemas relativos ao uso da voz no ambiente de trabalho, 1168, 1173
  - Laringite crônica, 1168, 1173, 1174
    - Circunscrita, 1168, 1173, 1174
    - Difusa, 1168, 1173, 1174
  - Mialgia funcional, 1168, 1173, 1174
    - Cervical, 1168, 1173, 1174
    - Faríngea, 1168, 1173, 1174

Vulnerabilidade
- Conceito global, aplicado à preparação para manejo e desastres e catástrofes, 1854, 1855
- Perspectiva de saúde e epidemiologia, 225
- Perspectiva da Patogênese do Trabalho, 76, 77, 78

▶ W

William Farr, 15, 215

▶ X

Xileno (todos os isômeros)
- Efeitos hepatotóxicos, 1318-1326
- Efeitos neurocomportamentais, 1107-1112
- Efeitos sobre o sistema endócrino, 1029-1038
- Intoxicação aguda, 1533

Xisto betuminoso, 932, 933, 934, 948, 1266-1268

▶ Z

Zinco e seus compostos

Dermatoses, 1372, 141
Efeitos sobre o sistema endócrino, 1022, 1029-1038
Febre por inalação de fumos metálicos, 1538
Pneumonite tóxica, 1538
Intoxicação aguda, 1538

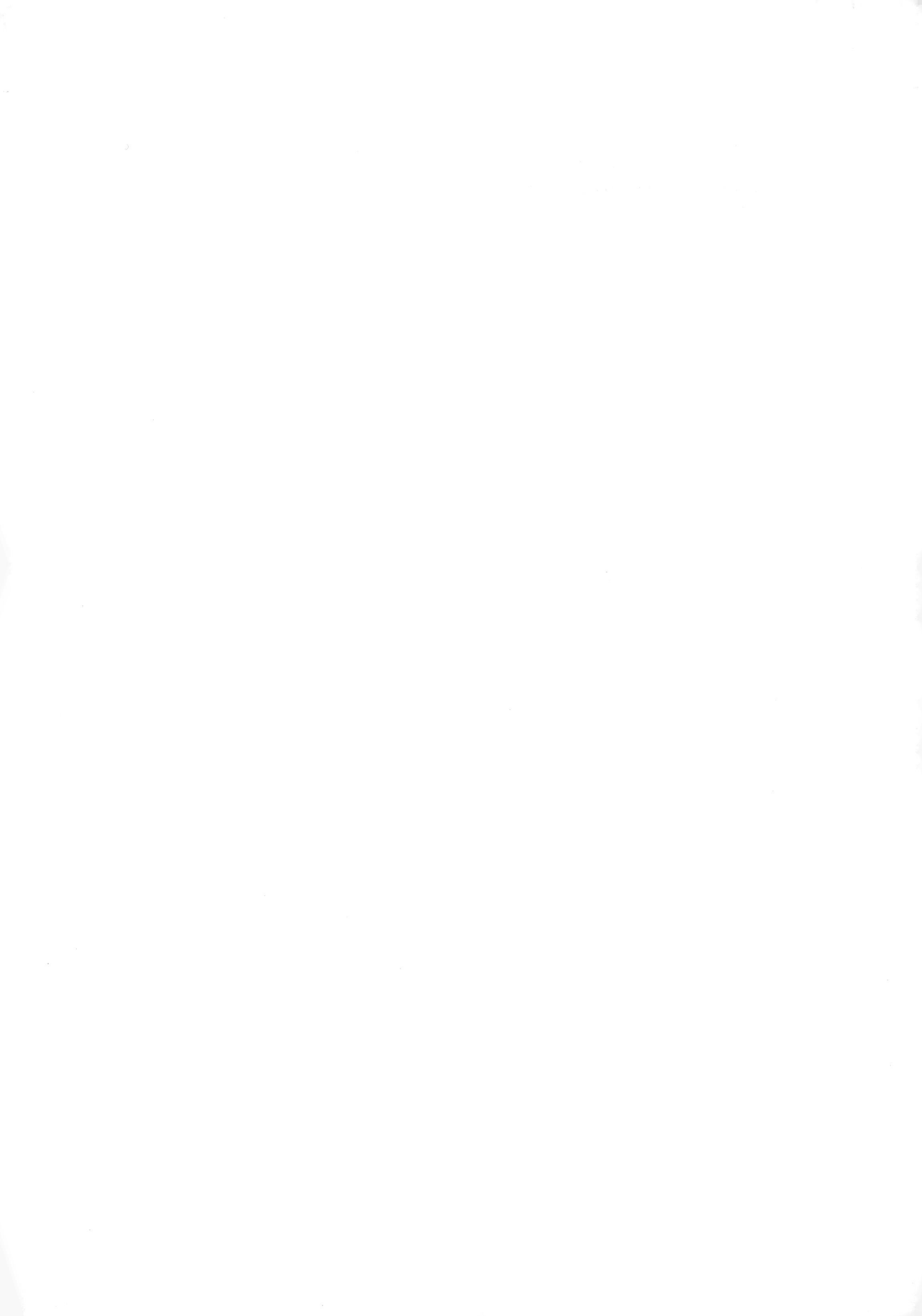

Impressão e Acabamento:

Geográfica
editora